Spezielle pathologische Anatomie

Ein Lehr- und Nachschlagewerk

Begründet von Wilhelm Doerr und Erwin Uehlinger

Band 13/VI.A

Herausgegeben von
Professor Dr. Dres. h.c. Wilhelm Doerr, Heidelberg
Professor Dr. Gerhard Seifert, Hamburg

Pathologie des Nervensystems VI.A

Traumatologie von Hirn und Rückenmark

Traumatische Schäden des Gehirns
(forensische Pathologie)

Von

F. Unterharnscheidt

Mit 224 zum Teil farbigen Abbildungen
in 317 Einzeldarstellungen

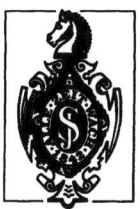

Springer-Verlag Berlin Heidelberg GmbH

Professor Dr. F. Unterharnscheidt
Neuroscience, Inc.
3512 Camp Street, New Orleans, LA 70115, USA

Professor Dr. Dres. h. c. W. Doerr
Pathologisches Institut der Universität
69120 Heidelberg, Im Neuenheimer Feld 220/221
Bundesrepublik Deutschland

Professor Dr. G. Seifert
Institut für Pathologie der Universität
29251 Hamburg, Martinistraße 52 UKE
Bundesrepublik Deutschland

ISBN 978-3-642-63434-5   ISBN 978-3-642-58015-4 (eBook)
DOI 10.1007/978-3-642-58015-4

Die Deutsche Bibliothek – CIP-Einheitsaufnahme
Spezielle pathologische Anatomie : ein Lehr- und Nachschlagewerk / begr. von Wilhelm Doerr und Erwin Uehlinger. Hrsg. von Wilhelm Doerr ; Gerhard Seifert. – Berlin ; Heidelberg ; New York ; London ; Paris ; Tokyo ; Hong Kong ; Barcelona ; Budapest : Springer.
Teilw. mit der Angabe: Begr. von Erwin Uehlinger und Wilhelm Doerr.
NE: Uehlinger, Erwin [Begr.]; Doerr, Wilhelm [Hrsg.]
Bd. 13. Pathologie des Nervensystem. 6. Unterharnscheidt, Friedrich : Traumatologie von Hirn und Rückenmark. Traumatische Schäden des Gehirns (forensische Pathologie), A (1993)
Pathologie des Nervensystems. – Berlin ; Heidelberg ; New York ; London ; Paris ; Tokyo ; Hong Kong ; Barcelona ; Budapest : Springer. (Spezielle pathologische Anatomie ; Bd. 13)
6. Unterharnscheidt, Friedrich : Traumatologie von Hirn und Rückenmark. Traumatische Schäden des Gehirns (forensische Pathologie), A (1993)
Unterharnscheidt, Friedrich : Traumatologie von Hirn und Rückenmark / von F. Unterharnscheidt. – Berlin ; Heidelberg ; New York ; London ; Paris ; Tokyo ; Hong Kong ; Barcelona ; Budapest : Springer.
(Spezielle pathologische Anatomie ; Bd. 13)
Traumatische Schäden des Gehirns (forensische Pathologie). A. – (1993) (Pathologie des Nervensystem ; 6)

Dieses Werk ist urheberrechtlich geschützt. Die dadurch begründeten Rechte, insbesondere die der Übersetzung, des Nachdrucks, des Vortrags, der Entnahme von Abbildungen und Tabellen, der Funksendung, der Mikroverfilmung oder der Vervielfältigung auf anderen Wegen und der Speicherung in Datenverarbeitungsanlagen, bleiben, auch bei nur auszugsweiser Verwertung, vorbehalten. Eine Vervielfältigung dieses Werkes oder von Teilen dieses Werkes ist auch im Einzelfall nur in den Grenzen der gesetzlichen Bestimmungen des Urheberrechtsgesetzes der Bundesrepublik Deutschland vom 9. September 1965 in der jeweils geltenden Fassung zulässig. Sie ist grundsätzlich vergütungspflichtig. Zuwiderhandlungen unterliegen den Strafbestimmungen des Urheberrechtsgesetzes.

© Springer-Verlag Berlin Heidelberg 1993
Ursprünglich erschienen bei Springer-Verlag Berlin Heidelberg New York 1993

Die Wiedergabe von Gebrauchsnamen, Handelsnamen, Warenbezeichnungen usw. in diesem Werk berechtigt auch ohne besondere Kennzeichnung nicht zu der Annahme, daß solche Namen im Sinne der Warenzeichen- und Markenschutz-Gesetzgebung als frei zu betrachten wären und daher von jedermann benutzt werden dürften.

Produkthaftung: Für Angaben über Dosierungsanweisungen und Applikationsformen kann vom Verlag keine Gewähr übernommen werden. Derartige Angaben müssen vom jeweiligen Anwender im Einzelfall anhand anderer Literaturstellen auf ihre Richtigkeit überprüft werden.

Reproduktion der Abbildungen: Gustav Dreher GmbH, 70180 Stuttgart
Satz: Fotosatz-Service Köhler, 97084 Würzburg
25/3130 – 5 4 3 2 1 0 – Gedruckt auf säurefreiem Papier

Geleitwort des Herausgebers

Als wir daran gingen, uns mit Herrn Professor Friedrich UNTERHARNSCHEIDT in die Darstellung seines monumentalen Wissens um Ursachen und Bedingungen, Formen und Folgen der traumatischen Läsionen von Hirn und Rückenmark einzulassen, konnten wird nur von ungefähr ahnen, wie überreich sein persönliches Erfahrungsgut wäre. Hatte schon der vorangegangene Band betreffend die Traumatologie des Rückenmarkes alle Erwartungen übertroffen, konturiert die Präsentation der traumatischen Läsionen von Gehirn, Hirnhäuten und Schädel ein Feld der Krankheitsforschung, dessen Grenzen hinter fernen Horizonten unendlich vieler, noch immer offener Fragen des pathogenetischen Details verdämmern. F. UNTERHARNSCHEIDT hat erneut gezeigt, daß er die Kunst der Synopsis in einem Maße beherrscht, wie man derlei sonst kaum jemals finden kann. So ist es selbstverständlich, daß er die Biophysik der Schädelverletzungen vorwiegend mathematisch zu charakterisieren weiß, wie wir Pathologen dies seit Richard THOMA (1909) in der speziellen pathologischen Anatomie nie mehr erfahren hatten. Aber auch die Pathophysiologie wird bei allen angesprochenen Ereignisgruppen – Commotio, Contusio, Concussio, Compressio cerebri – herausgearbeitet, so daß ihm vor allem durch Berücksichtigung der Zeitgestalt der verschiedenen Geschehensabläufe die Charakterisierung von Entitäten, nämlich und besonders die Darstellung des nosologischen Profils, gelingt. Es ist nur natürlich, daß er sich im gegebenen Zusammenhang besonders mit der Erörterung der verschiedensten Schädelfrakturen, unter anderem der Kopfschußformen, beschäftigt. Lokalisation und Ausbreitungsmuster von Blutungen der Kopfschwarte, der harten und weichen Hirnhäute, mit und ohne gleichzeitige Läsionen der knöchernen Hülle oder Schädelbasis, vor allem aber die berüchtigte, gerade auch gutachtlich interessante Trennung zwischen chronisch-subduralem Hämatom und Pachymeningosis haemorrhagica interna werden sorgfältig abgehandelt. Wer von den älteren Fachgenossen erinnert sich nicht an die Generaldebatte auf der Mannheimer Pathologen-Tagung (1959)? Auf Schritt und Tritt setzt F. UNTERHARNSCHEIDT das Trauma der verschiedensten Qualitäten in Bezug zu konstitutionellen Prämissen und akzidentellen Gestaltungsfaktoren (Alkoholismus, Wundinfektionen, Sinusthrombosen etc. etc.), um aus der Konvergenz aller Bedingungen den tatsächlich beobachteten Einzelfall zu klären. Das Werk ist besonders sorgfältig ausgestattet an kasuistischen Belegen, allgemein-historischen, auch philologisch bemerkenswerten Begriffsableitungen, vor allem aber was die Problemgeschichte des Verstehens komplizierter Befundgruppen angeht. Gerade in dieser Hinsicht hat F. UNTERHARNSCHEIDT enzyklopädisch-lexikalische Pionierarbeit geleistet. Das Buch wendet sich vorwiegend an die Kollegen aus dem Bereiche der Rechtsmedizin. An der Erörterung juridischer Fragen, natürlich auch aus der differierenden Wertung naturwissenschaftlicher, besonders aber auch kausaler Zusammenhänge im Sinne der praktischen Rechtssprechung wurde nicht gespart.

Das Werk fällt insofern aus der Reihe einer rein pathologisch-anatomischen Abhandlung heraus, obwohl auch an Hinweisen auf besondere Modi sogenannter Sektionstechniken nicht gespart wird. Wie ein roter Faden zieht sich durch alle Kapitel der Rückgriff auf eigene, umfangreiche experimentelle Beobachtungen und Erfahrungen. Hier gewinnt der Leser einen Einblick in die Werkstatt des traumatologischen Forschungsinstitutes der US-Navy, eines Arbeitsplatzes von höchstem wissenschaftlichem Rang.

Wir danken Herrn F. UNTERHARNSCHEIDT, daß er – wie immer – bereit war, sich einer Kritik zu stellen und Anregungen aufzunehmen. Den imponierenden Umfang des Gesamtopus rechtfertigen wir durch die Auseinandersetzung des Verfassers mit dem kompliziert gewordenen Gutachterwesen im Bereiche der forensischen Traumatologie. Wir glauben, daß das vorgelegte Werk in keinem Institut für Rechtsmedezin, in keiner Bücherei eines Gerichtsarztes fehlen darf, aber auch für die Sozialgerichtsbarkeit essentiell sein wird. Wir danken auch heute dem Springer-Verlag, Herrn Professor Dr. Dietrich GÖTZE und Herrn Dr. Thomas THIEKÖTTER, besonders der bewährten Herstellerin Frau Dora OELSCHLÄGER sowie Frau Stefanie BENKO und Frau Hildegard HEINZMANN, die mit unendlicher Geduld und freundlicher Beratung hilfreich waren.

Heidelberg und Hamburg

Wilhelm DOERR
Gerhard SEIFERT

Vorwort

„Habent sua fata libelli", die Büchlein haben ihre eigenen Schicksale, stammt aus dem Werk „De litteris, syllabis, metris" (Über Buchstaben, Silben, Metren) des Terentianus MAURUS (Ende des 3. Jahrhunderts nach Chr.). Wie Terentianus MAURUS selbst seinen Ausspruch weiterhin verstand, zeigen die vorausgehenden Worte „pro captu lectoris", je nachdem, wie der Leser sie aufnimmt. Hier möchte ich aber noch hinzufügen, „pro captu auctoris", ebenso „nach dem Konzept des Autors", über das ich im folgenden einige Anmerkungen zu machen habe. Die erste Fassung des vorliegenden Manuskriptes war bereits 1971 fertiggestellt. Nach damaligem Wissensstand ließen sich die traumatischen Schäden des Gehirns und seiner Umhüllungen noch so darstellen, daß das Manuskript etwa ein Fünftel des heutigen Umfanges einnahm. Während eines Umzuges wurde fast die gesamte wissenschaftliche Traumasammlung des Autors, darunter auch sämtliche Abbildungen für diesen Beitrag, mit Ausnahme der experimentellen Projekte versehentlich vernichtet. Es erwies sich deshalb als notwendig, den alten Text dem heutigen Stand unserer Kenntnisse anzupassen und neues Abbildungsmaterial zu finden. Erfreulicherweise stellten Kollegen Abbildungsmaterial aus ihren Instituten zur Verfügung. Retrospektiv kann das als ein Gewinn bezeichnet werden, denn auf diese Weise sind die Ergebnisse anderer Autoren, Institute und Schulen sicherlich in viel stärkerem Maße berücksichtigt worden.

Die gewaltigen Fortschritte, die die Neurotraumatologie in den letzten Jahren gemacht hat, spiegeln sich eben in dem Umfang dieses Beitrages wider. Hier drängt sich die Frage auf, ob die Darstellung etwas hervorgebracht hat, das der Romanist Ernst Robert CURTIUS einmal, wohl anläßlich einer Buchbesprechung, spöttisch bezeichnet hat als „ein Buch, das, geworfen, tödlich wirkt" – ein gewalteinwirkendes Objekt, oder ob der Umfang des Gebietes der Neurotraumatologie den Umfang dieses Beitrages diktiert hat. Auch fiel mir das bekannte Zitat von KALLIMACHOS, bei ATHENAIOS ein: „Μεγα βιβλίον, μεγα κακόν" („Ein dickes Buch ist ein großes Übel"). Ich dachte auch an jenes etwas verwirrte, aber dennoch sehr einsichtige Schulkind, das einen Aufsatz über ein umfangreiches Textbuch über Kaninchen schreiben mußte und sich u.a. so äußerte: „Aus diesem Buch lernte ich mehr über Kaninchen als ich zu wissen wünschte". Die Entscheidung dieser Frage muß dem Leser überlassen bleiben, der Verfasser vertritt die letztgenannte Erklärung, nämlich daß der Umfang des Gebietes der Neurotraumatologie den Umfang dieses Beitrages bestimmt.

Die Durchsicht der bisher vorliegenden Kapitel und zusammenfassenden Darstellungen über die traumatischen pathomorphologischen Schäden des Gehirns ergibt, daß sie nicht systematisch sind, sondern nur mehr oder weniger willkürlich ausgewählte Teilgebiete enthalten. Auf der einen Seite wurden viele wichtige Teilaspekte gar nicht behandelt oder Umstrittenes einfach ausgeklammert, auf der anderen Seite viele seit langem bekannte Teilgebiete zu ausführlich abgehandelt. Es waren also, wie man es in der Medizin nennt, ausgewählte Kapitel.

Der Verfasser dieses Beitrags ist Facharzt für Neurologie, Psychiatrie und Neuropathologe. Er sieht sich selbst entweder als organisch oder somatisch ausgerichteter Neuropsychiater oder auch als klinisch orientierter Neuropathologe. Es handelt sich hierbei trotz der verschiedenen Bezeichnungen um dasselbe. Obwohl der Verfasser keine formale Ausbildung in den Ingenieurwissenschaften, der Mathematik oder Physik hat, ist er mit dem Grenzgebiet zwischen Biomechanik und neurologischer Wissenschaft doch besonders dadurch vertraut, da er seit mehr als 30 Jahren mit Vertretern dieser Fächer zusammenarbeitet und daher deren Nomenklatur kennt und mit ihren Projekten vertraut ist. Zudem war der Autor für etwa 15 Jahre als Medical Officer und experimenteller Neuropathologe in einer Forschungsgruppe der US Navy tätig, in der Grundlagenforschung auf dem Gebiet der Biomechanik betrieben wurde. Daraus leitet sich ab, daß in diesem Beitrag häufig experimentelle Projekte angeführt werden, wenn mit ihrer Hilfe tiefere Einsicht in Unfallabläufe und darauf folgende Gewebeschäden erreicht werden können.

Ein moderner Beitrag zur Neurotraumatologie der Schädel-Hirn-Verletzungen sollte heute nicht mehr ohne Einbeziehung biomechanischer Aspekte geschrieben werden. Die Biomechanik hat wesentlich zu unserem Vertändnis der traumatischen Schäden des ZNS beigetragen, eine Darstellung des Gebietes ohne sie in einem modernen Beitrag ist für mich undenkbar.

Es werden daher typische Unfallabläufe unter Berücksichtigung bestimmter Vektorrichtungen der einwirkenden Gewalt analysiert und die mechanischen Kräfte mit den klinischen und neurologischen Befunden in Beziehung gesetzt. Die genauere Kenntnis der Biomechanik bestimmter Unfallabläufe und -geschehen erlaubt zudem die Entwicklung und Einführung von Schutzmaßnahmen, die einen schweren oder tödlichen Gewebeschaden ganz verhüten oder aber einen bisher zu Dauerschäden oder Tod führenden Ablauf überlebbar machen oder so beeinflußen, daß nur leichtere, möglichst reversible Körperstörungen auftreten. CROCK (1976) hob hervor, daß Wissenschaftler, die mit Grundlagenforschung auf dem Gebiet der Biomechanik befaßt sind, oft wenig oder keine klinischen Kenntnisse oder Kontakte zu Klinikern haben, so daß sie mit den klinischen und morphologischen Aspekten der Traumatologie nur wenig vertraut sind.

Die meisten Verletzungen sind durch Energieübertragung oder Interferenz von Energieübertragungen verursacht. Der ätiologische Faktor besteht in der Übertragung von kinetischer Energie, die entweder durch sich bewegende Objekte wie Geschosse, Messer, Fahrzeuge oder fallende Gegenstände wie Werkzeuge etc. oder von sich bewegenden Personen auf relativ oder absolut stationäre Oberflächen wie Windschutzscheiben, Barrieren, Treppen oder Bodenflächen übertragen wird.

Die einwirkende Gewalt führt je nach Intensität, Einwirkungsdauer und Richtungsvektor zu einem in Qualität und Ausbreitung wohldefinierten Gewebeschaden oder Schadensmuster, das in einigen Fällen voraussagbar ist. Erreicht die Gewalt nicht den für die Schädigung der betroffenen Gewebestruktur benötigten Schwellenwert oder Schwellenbereich, ergeben sich funktionelle Störungen, die reversibel oder irreversibel sind. Die einwirkende kinetische Energie (Vorgang) wird auf das Gewebe fortgeleitet und erzeugt den traumatischen Gewebeschaden (morphologischen Befund). Der Terminus Befund darf und soll hier nicht als etwas Statisches betrachtet werden, denn der pathomorphologische Befund ändert sich ja mit der zunehmenden Überlebenszeit.

Der Ausdruck Trauma kann sich auf einen Unfallhergang beziehen oder auch dessen Folgen beschreiben. Wegen seiner Doppeldeutigkeit ist er möglichst zu vermeiden. Er wurde meist dann von mir benutzt, wenn ich andere Autoren zitiere, die ihn anwenden.

Es bestehen keine grundsätzlichen Unterschiede zwischen *Verletzung* und *Erkrankung*. Mechanische Gewalteinwirkung größerer Intensität führt zu traumatischen „Verletzungen" der Wirbelsäule, dieselben über einen längeren Zeitraum einwirkenden Mikrotraumen führen zu einer traumatischen *Bandscheiben- „erkrankung"* als Folge eines Bandscheibenschadens.

In einem späteren Abschnitt wird der Frage nachgegangen, welchen Einfluß die stetige Abnahme der Zahl der Autopsien für die künftige Erforschung der traumatischen Schäden des ZNS hat. In der forensischen Pathologie und forensischen Neuropathologie werden jedoch Autopsien mit steigender Häufigkeit vorgenommen. Noch 1970 stieß DANIEL's Äußerung kaum auf Widerspruch, daß der Gerichtsmediziner weder die Zeit noch die Kenntnisse habe, das Gehirn hinreichend zu untersuchen. „His almost universal practice of cutting the fresh brain makes certain that most lesions, apart from the usual uninteresting and not very informative contusions, will be missed." Diese Behauptung ist heute sicherlich falsch. Gerade die Gerichtsmedizin hat in den letzten Jahrzehnten wesentliche Beiträge zum Verständnis der traumatischen Schäden des ZNS gebracht, wie nachstehend erhellt. Ansätze für eine forensische Neuropathologie liegen bereits vor, wenngleich eine zusammenfassende Bearbeitung noch aussteht. Aber ohne Zweifel wurden in den letzten 30 Jahren von Gerichtsmedizinern bedeutende Beiträge zu einer forensischen Neurotraumatologie geliefert.

Diese forensischen Arbeiten auf dem Gebiet der Neurotraumatologie erfolgten zu einer Zeit, in der Neurologen, Psychiater und Internisten, die ja seit Mitte des letzen Jahrhunderts mitgearbeitet hatten, die Fundamente der allgemeinen und speziellen Neuropathologie zu legen, sich kaum noch neuropathologisch betätigen und beklagenswerterweise das Interesse an diesem Spezialfach verloren zu haben scheinen. Die beklagenswerte Abwendung der Kliniker von der Neuropathologie muß sich in gutachterlichen Stellungnahmen, die sich mit der Neurotraumatologie befassen, widerspiegeln, da das bisherige so selbstverständliche Vertrautsein mit neurotraumatologischen Details und neuropathologischen Kenntnissen in dem bisherigen Maße nicht mehr besteht. Gerichtsmediziner haben hier mit ihrem Engagement ganz offensichtlich diese Lücke geschlossen. Jedoch besteht mit der auch heute noch in einigen Instituten geübten Zerlegung des unfixierten Gehirns in tabula ein altes Problem fort. Die Zerlegung eines nichtfixierten Gehirns in tabula stellt m. E. einen ärztlichen Kunstfehler dar, der vor allem von Rechtsmedizinern nicht begangen werden sollte! Ein Sektionsprotokoll, das wegen der Fixierung des Gehirns und anschließender Zerlegung in Frontalscheiben zwar einige Tage später als das des frisch zerlegten Gehirns fertiggestellt wird, bietet jedoch einen weit überlegenen makroskopischen Befund.

So wie in einem modernen Beitrag zur Neurotraumatologie der Schädel-Hirn-Verletzungen die Abhandlung biomechanischer Aspekte imperativ ist, so müssen in gleicher Weise klinische Aspekte zumindest zusammenfassend dargestellt werden, weil sie ein wesentlicher Bestandteil der Symptomatik sind.

Neuropathologie sollte und darf auch nicht losgelöst von der Pathologie dargestellt werden, weil damit nur ein Teilaspekt gegeben würde. Eine solche Darstellung ist auch insofern gefährlich, weil die Auslassung wichtiger Befunde der allgemeinen und speziellen Pathologie nur ein beschränktes, unvollständiges und damit letztlich oft auch falsches Bild vom bestehenden Gewebeschaden bietet.

Bei der Autopsie besteht oft eine Art „Niemandsland" zwischen Pathologen und Neuropathologen; Areale, die oft weder von dem einen noch dem anderen untersucht werden. Dazu gehört beispielsweise die Untersuchung der Hypophyse, die bei jeder Autopsie eines Patienten mit einer Schädel-Hirn-Verletzung und/oder einer Verletzung von HWS bzw. Halsmark untersucht werden muß. Bei Verletzungen der kraniozervikalen Übergangsregion und indirekten und direkten Verletzungen der HWS bzw. des Halsmarkes sind Wirbelsäule mit umgebenden anatomischen Strukturen in situ in einem Block zu entfernen, oder aber es ist eine schichtweise Untersuchung dieser Region durchzuführen. Die Untersuchung eines traumatisch geschädigten Rückenmarks allein ohne eine entsprechende der dazugehörigen Wirbelsäule mit allen ihren anatomischen Strukturen ergibt ein nur unvollständiges Bild des Schadensmusters, umgekehrt, wie auch die Untersuchung der Wirbelsäule allein, ohne Beschreibung der traumatischen Schäden am Rückenmark ein unvollständiges Schadensmuster ergibt. Bei traumatischen Schäden am kraniozervikalen Übergang ist der Schnitt zwischen unterer Medulla oblongata und C1 zu vermeiden, stattdessen sollte diese Region in toto mit der Medulla oblongata entnommen werden.

Die Untersuchung der Karotiden und die der Aa. vertebrales sollte, wenn nicht routinemäßig, so doch bei entsprechenden Autopsien durchgeführt werden. Die Auswertung der Literatur zeigt, daß erhebliche Lücken in unserem Wissen um die pathologischen Prozesse in dieser Region bestehen.

Eingehende und fundierte anatomische Kenntnisse sind ebenfalls zum Verständnis neurotraumatologischer Syndrome vonnöten. Es kann und sollte vom Leser dieses Beitrages nicht erwartet werden, für das grundlegende Verständnis topographisch und funktionell neuroanatomischer Gesichtspunkte zunächst nach weiterer, weit verstreuter und oft schwer zugänglicher neuroanatomischer Literatur zu suchen. Die anatomischen Grundlagen zum Verständnis des traumatischen Schadens sind in diesem Beitrag in gestraffter Form geliefert worden; die genannte Literatur wird dem näher Interessierten weitere Quellen für ein vertieftes Verständnis liefern.

Dieses Kapitel ist nicht nur für den Pathologen und Neuropathologen geschrieben, der sich mit der geweblichen Untersuchung der traumatischen Hirnschäden befaßt, sondern auch für den Gerichtsmediziner, für den die Neurotraumatologie nicht nur von größter Wichtigkeit ist, sondern der an speziellen rechtsmedizinschen Aspekten der Neurotraumatologie besonders interessiert ist. Diese Darstellung der Neurotraumatologie ist nach den Vorstellungen des Autors aber auch für den interessierten Kliniker geschrieben, wie Neurologen, Neurochirurgen, Chirurgen, Orthopäden, Pädiater, Otologen, Psychiater, Ophthalmologen etc., für die das Gebiet der Neurotraumatologie besonders wichtig ist und die Informationen über bestimmte Aspekte suchen. Das bearbeitete Thema ist eigentlich für jede medizinische Fachrichtung von Wichtigkeit, da das Gehirn nicht nur ein regulierendes, sondern auch ein reguliertes Organ darstellt und daher bei traumatischen Schäden am Gehirn auch andere Körperregionen oder Organe beteiligt sind, wie umgekehrt auch traumatische Körperschäden das Gehirn beeinflußen.

Die traumatischen Schäden des Gehirns können nicht dargestellt werden, ohne daß die der Umhüllungen des Gehirns selbst und die des knöchernen Schädels unter Einbeziehung des Gesichts- und Gehirnschädels miteinbezogen werden. Denn die traumatischen Schäden des knöchernen Schädels stellen einerseits wichtige Symptome oder Syndrome bei bestimmten Hirnverletzungsformen dar, andererseits gibt der Schädelknochen oft die einwirkende kinetische Energie auf das Gehirn weiter, er wird damit zum verletzenden Agens. Eine „reine" Neurotraumatologie des Gehirns mit Außerachtlassung der traumatischen Schäden an den knöchernen Umhüllungen würde m. E. nur einen limitierten und damit falschen Teilaspekt des krankhaften Geschehens darstellen.

Es wird angestrebt, das Gebiet der traumatischen Schäden des Gehirns und seiner Umhüllungen systematisch darzustellen. Historische Rückblenden sollen die Gültigkeit umstrittener Vorstellungen und den mehrsinnigen Gebrauch bestimmter Bezeichnungen entscheiden helfen. Dabei wird es evident werden, daß viele sog. Neuentdeckungen aus den 60er, 70er und 80er Jahren bereits viele Jahrzehnte vorher bekannt und publiziert waren. Hier drängt sich ein Satz von SANTAYANA auf: „Those who cannot remember the past are condemned to repeat it". Es handelt sich dabei kaum um ein neues Phänomen, denn Rudolf VIRCHOW klagte schon im Jahre 1870: „Es ist eine der schlimmsten Seiten unserer gegenwärtigen Entwicklungsperiode in der Medicin, daß die historische Kenntnis der Dinge mit jeder Generation von Studierenden abnimmt. Sogar von den selbstthätigen jüngeren Arbeitern kann man in der Regel annehmen, daß ihr Wissen im höchsten Falle nur bis auf 3–5 Jahre rückwärts reicht. Was vor 5 Jahren publiciert ist, existiert nicht mehr". Die ärgerliche Unart einiger Autoren, nur noch die Literatur der letzten 5 Jahre zu berücksichtigen, führt häufig zu sog. „Erstbeschreibungen" von Befunden, die dem mit der Literatur Vertrauten bereits seit vielen Jahrzehnten bekannt sind. Es ist nach Meinung des Autors erstaunlich und traurig zugleich, daß der Name von Hugo SPATZ, mit dem die moderne Neurotraumatologieforschung beginnt, in der angloamerikanischen Literatur nicht zitiert wird, obgleich ein größeres zusammenfassendes Kapitel von ihm in englischer Sprache erschien (SPATZ 1950), das sehr leicht zugänglich ist, andererseits seine Befunde mit oft großer Selbstverständlichkeit ohne ihn zu zitieren verwandt werden. Es sind durchaus nicht immer die mangelnden Kenntnisse von Fremdsprachen bei einigen angloamerikanischen Autoren für die wiederholten peinlichen Neuentdeckungen längst bekannter Befunde und Daten verantwortlich zu machen, sondern oft, zu oft, werden Plagiate begangen; es wird abgeschrieben, ohne zu zitieren.

Da diese Abhandlung für Schädel-Hirn-Verletzungen der jüngsten Zeit und zurück bis in die letzten Weltkriege zu Rate gezogen wird, stellt es den Wandel dar, den Pathomorphologie und Klinik der Schädel-Hirn-Verletzungen in den Kriegen, nach Verkehrs-, Sport-, Arbeits- und Haushaltsunfällen usw. erfahren haben. Der Inhalt muß deshalb eine weite Spanne von Traumasyndromen behandeln, etwa den pathomorphologischen Befunden eines hirnverletzten Kriegsteilnehmers, der vor vielen Jahrzehnten verletzt wurde und zu dessen mechanisch bedingten Hirnveränderungen sich noch arteriosklerotische gesellt haben, Schäden durch Blastverletzungen durch Terroristentätigkeit, Probleme erörtern wie traumatischer Parkinsonismus, Trauma und Hirntumor, bis zu Körperschäden nach Schleudersitzrettung aus Kampfflugzeugen.

Die Literatur zur Neurotraumatologie ist kaum noch zu übersehen. Der Autor hat versucht, eine ausgewogene Auswahl aus der internationalen Literatur zu geben mit dem Ziel, dem näher interessierten Leser weitere Quellen für ein vertieftes Studium ihn besonders interessierende Aspekte vorzulegen. Dies ist auch insofern wichtig, als eine Bibliographie über die traumatischen Schäden des ZNS nicht vorliegt. Ein Ausspruch von Oliver Wendell HOLMES aus dem Jahre 1842 kam mir in Erinnerung: „There is a dead medical literature and a live one; the dead one is not all ancient and the live one is not all modern." Es ist mir völlig bewußt, daß trotz des ausführlichen Literaturverzeichnisses nicht alle wesentlichen Beiträge berücksichtigt werden konnten. Das hätte den Rahmen dieses Beitrages räumlich gesprengt.

Im vorhergehenden hatte ich ausgeführt, daß es bei der umfangreichen Literatur zum Thema der traumatischen Schäden des ZNS nicht mehr möglich ist, einen vollständigen Überblick zu haben. Sollten im Text durch mich Auslassungen oder fehlerhafte Darstellungen erfolgt sein, so bitte ich, mich darauf aufmerksam zu machen, und mir die entsprechenden Kommentare und Sonderdrucke zuzusenden. Eine kritische Diskussion mit dem Leser würde ich sehr begrüßen.

Es wird hin und wieder die Meinung vertreten, daß die klassische Neuropathologie doch tot sei, daß sie kaum noch etwas beizutragen habe. Solche Ansichten werden entweder von solchen geäußert, die mit der Neuropathologie nicht vertraut sind, nie gelernt haben, eine klinisch-pathologische Konferenz zu geben, oder solchen, die eine einzige, zugegeben oft moderne Methodik oder Technik beherrschen, und von diesem beschränkten Sichtpunkt noch beschränktere Vorstellungen vertreten. Wie die Durchsicht dieser Beiträge zur Neurotraumatologie des Gehirns und seiner Umhüllungen und die des Rückenmarks und dessen Umhüllungen einschließlich Wirbelsäule eindeutig und überzeugend zeigen wird, ist eine solche Ansicht unbelegt und irrig. Diese zusammenfassenden Darstellungen sagen vielmehr, wieviel noch unbekannt und unvollständig geblieben ist.

In diesem Beitrag wird bewußt von Zeichnungen und Abbildungen ausgiebig Gebrauch gemacht, denn es ist meine Überzeugung, daß eine gute Abbildung mehr besagt als 1000 Worte.

Diese Beiträge hätten sowohl in deutsch als auch in englisch geschrieben werden können. Im Jahre 1969, als ich den Auftrag annahm, diese Beiträge zu schreiben, war von seiten der Herausgeber um deutsch geschriebene Kapitel ersucht worden. Ich lieferte die Manuskripte 1971 ab. Im Jahre 1971 standen die National Institutes of Health (NIH), Bethesda, im amerikanischen Bundesstaat Maryland, der Förderung eines Projektes der Publikation einer zusammenfassenden mehrbändigen Darstellung der traumatischen Schäden von Gehirn und Rükkenmark durch mich in englischer Sprache sehr positiv gegenüber und äußerten Interesse an einer mehrjährigen finanziellen Unterstützung eines solchen Vorhabens. Da jedoch der damalige Principal Investigator an der amerikanischen Universität, an der ich tätig war, dem NIH ohne mein Wissen brieflich sein Desinteresse an einem solchen Projekt mitteilte, und daher für mich mit keiner finanziellen Unterstützung zu rechnen war, entschloß ich mich später, die damals noch in Kapitel-, jetzt jedoch in Buchform erscheinenden zusammenfassenden Beiträge in deutscher Sprache zu schreiben, um einer eingangs gegebenen Zusage nachzukommen. Retrospektiv hätten die Bände sicherlich einen weiteren Leserkreis erreicht, wären sie in englischer Sprache geschrieben worden.

Einige kürzere und manchmal auch längere Zitate in englischer Sprache habe ich mit Absicht nicht übersetzt, da bei einer Übersetzung ins Deutsche zuviel von der Originalität und Prägnanz des englischen Originals verloren gegangen wäre.

Herr Kollege DOERR, einer der Herausgeber, hat den Autor bei der Abfassung, Umschreibung und Fertigstellung der umfangreichen Manuskripte, in einem Prozeß, der sich über mehrere Jahre erstreckte, immer wieder mit Rat und Tat unermüdlich unterstützt. Seine klassische Belesenheit, sein kreatives Engagement und sein souveränes Wissen haben dem Autor letztlich den Abschluß des gesamten Buchprojektes ermöglicht. Häufige, sich über Tage erstreckende Diskussionen mit Herrn Kollegen DOERR haben mir neue Einsichten und vertiefte Erkenntnisse geliefert. Nicht zuletzt hat Herr Kollege DOERR dem Autor auch die Zeit gewährt, die Arbeiten an den begonnenen Manuskripten abschließen zu können. Für diese Toleranz, gepaart mit Vertrauen, kann ich nicht genug danken. Ich möchte als Autor das Verhältnis zwischen Herausgeber und Autor beim Zustandekommen dieser Bände – es war eine freundschaftliche Kooperation – als besonders glücklich und harmonisch nennen, ein Umstand, der ohne Zweifel auch dem Inhalt zugute gekommen ist.

Ich möchte noch einmall allen Kolleginnen und Kollegen, die mit mir Teile des Manuskriptes diskutierten und durchsahen, die mir Literaturhinweise gaben und vor allem, die mir Abbildungen aus ihren eigenen Instituten zur Verfügung stellten, sehr danken. Besonders zu danken habe ich den Kollegen Proff. Karl SELLIER, Winfried PIOCH, Bonn, Proff. Otto STOCHDORPH, Parviz MEHRAEIN und Dr. Ernst Theodor MAYER, München, Hansjürgen BRATZKE, ehemals München, jetzt Frankfurt, dem verstorbenen Prof. Walter KRAULAND, ehemals Berlin, später Salzburg, Prof. Klaus-Steffen SATERNUS, ehemals Köln und Berlin, jetzt Göttingen, Prof. Hartmut SCHNEIDER, ehemals Berlin, jetzt Freudenstadt, Frau Doz. Dr. Gisela STOLTENBERG, Berlin, Proff. Günter ULE und Wilhelm DOERR, Heidelberg, Prof. Hugo NOETZEL, Freiburg, Prof. J. A. N. CORSELLIS, Saffran Walden, Essex, Prof. J. Trevor HUGHES, Oxford, Proff. L. S. TREIP und P. M. DANIEL, Cambridge und Ivan JANOTA, London, Colonel Prof. Ludwig KEMPE, Charleston, South Carolina, sowie all den vielen Kolleginnen und Kollegen, die mir erlaubten, Abbildungen aus ihren Beiträgen zu benutzen. Ohne ihre selbstlose Hilfe und großzügige Unterstützung wären diese Bücher nicht möglich gewesen.

Mein besonderer Dank gilt meinem Fotografen Mr. Art PRELL, und vor allem meinem langjährigen technischen Histologieassistenten Mr. Jeff HAMBY, dessen vorzügliche histologische Technik die Auswertung der Befunde erst ermöglichte, weiter dem technischen und Röntgenassistenten Mr. Nick PRICE.

Die Fertigstellung der Manuskripte und Arbeiten am Computer mit vielen Einfügungen und Umschreibungen erfolgten durch Ms. Shelly WITHERS, Ms. Ulrike MICHLER, Frau Friedl ECKERT sowie Frau Irmgard ZAFF, die mit unendlicher Geduld und Motivation die langwierigen Arbeiten ausführten. Für die letzten beiden Fassungen des Manuskriptes habe ich Fräulein Gertraud KÄFER und Frau Eva FUNK besonders zu danken, die unermüdliche Mitarbeiter waren.

Meine ganz besondere Dankbarkeit gilt meiner Frau Julia, ohne deren ständige Hilfe und unermüdliche Unterstützung, die sich über die letzten Jahre erstreckte, die Fertigstellung dieser Manuskripte unmöglich gewesen wäre. Mein junger Sohn Friedrich Alexander hat mir mit seiner Fröhlichkeit und Lebhaftigkeit die Inspiration gebracht, dieses Projekt, das viel mehr Zeit beanspruchte, als zunächst angenommen, zu einem vollständigen Abschluß zu bringen. Julia hat die verschiedenen Versionen der Manuskripte aus einer Form des 19. Jahrhunderts in die Welt der modernen Computertechnologie übertragen, die einzige Möglichkeit ein derartig umfangreiches Projekt abzuschließen.

Den Mitarbeiterinnen und Mitarbeitern des Springer-Verlages, aus der Planung Medizin, des Copyediting und der Herstellung, die die letzten Fassungen der umfangreichen Manuskripte in drei hervorragend ausgestattete Bücher verwandelten, gilt mein Dank für ihr Engagement und ihre gediegene und vielfältige Unterstützung.

New Orleans   FRIEDRICH UNTERHARNSCHEIDT

Meinen Lehrern

Hans Walter GRUHLE, Luis BARRAQUER-FERRÉ, Hans Jörg WEITBRECHT,
Willibald SCHOLZ und Hugo SPATZ,

dem Andenken

der Rechtsmediziner Herbert ELBEL, Walter KRAULAND und Georg STRASSMANN,

der Neurologen und Psychiater Stefan KÖRNYEY, Paul MIFKA, Herbert REISNER
und Werner SCHEID,

der Neurochirurgen Joseph P. EVANS, Elisha S. GURDJIAN
und Richard C. „Dick" SCHNEIDER,

der klinischen Neurophysiologen Frederic A. und Erna L. GIBBS,

des Biochemikers Donald RAPOPORT,

dem Freund und Kollegen Luis BARRAQUER-BORDAS,

Joseph P. POLLARD, CAPT, MC, USN (ret.), Director, Biological Research,
Office of Naval Research, Washington, D.C.,

sowie dem Freund, dem Physiker und Rechtsmediziner Karl SELLIER,
ohne dessen sich über 35 Jahre erstreckenden Beiträge, Kommentare und
Anregungen die Fertigstellung dieser Beiträge nicht denkbar gewesen wäre,

gewidmet!

Inhaltsverzeichnis

A. **Epidemiologie** 1
   I. Einführung 1
   II. Epidemiologie der verschiedenen Verletzungsformen
      und Änderungen in ihrer Verteilung 1
      1. Bundesrepublik Deutschland 1
      2. England und Wales 1
      3. Vereinigte Staaten 2
   III. Sozioökonomische Situation 5
   IV. Vorsätzliche Verletzungen, zwischenmenschliche
      Gewalttätigkeiten und selbstbeigebrachte Verletzungen ... 7
   V. Straßenverkehrsunfälle 8
      1. Europäische Länder und Bundesrepublik Deutschland .. 8
      2. Vereinigte Staaten 26
   VI. Arbeitsunfälle 27
   VII. Haushaltsunfälle 27
   VIII. Unfälle im Kindes- und Jugendalter 27
   IX. Anstieg der Unfallverletzungen alter Menschen 30
   X. Altersverteilung 30
   XI. Geschlechtsverteilung 31
   XII. Alkohol und andere Drogen 31
   XIII. Unfallverhütung 31
   XIV. Forschung 31
   XV. Unmittelbare Todesfälle, Frühtodesfälle, Spättodesfälle ... 34

B. **Biomechanik** 36
   I. Einführung 36
   II. Physikalische Grundlagen 37
      1. Geschwindigkeit und Beschleunigung 37
      2. Stoßgeetze 38
         a) Theorie 38
         b) Experimente 39
         c) Zeitlicher Verlauf der Beschleunigung beim Stoß;
            Beziehung zwischen Aufprallgeschwindigkeit v_0,
            Beschleunigung b und Stoßzeit t_s 39
         d) Reaktionskräfte beim Stoß 41
      3. Welche physikalische Größe ist für die gedeckte
         Schädel-Hirn-Verletzung wesentlich? 45
      4. Druckverhältnisse im Schädel beim Stoß 46
         a) Allgemeines 46

        b) Berechnung der auftretenden Drücke 48
    5. Modalitäten der Gewalteinwirkung 51
        a) Stumpfe (breitflächige) Gewalteinwirkung
           – gedeckte oder geschlossene Hirnverletzungen 51
        b) Scharfe (umschriebene) Gewalteinwirkung
           – offene Hirnverletzungen 51
        c) Gewalteinwirkung bei frei beweglichem
           und fixiertem Schädel 51
    6. Verschiedene Typen der Gewalteinwirkung auf den
       frei beweglichen und den fixierten Schädel 52
        a) Translationstraumen (Beschleunigungs- und
           Verzögerungstraumen) 52
        b) Rotationstraumen 57
        c) Kombiniertes Auftreten von Translations-
           und Rotationsbeschleunigung 58
        d) Impressionstraumen 60
        e) Impressions- versus Beschleunigungstrauma 60
        f) Sogenannte „percussion concussion" 61
        g) Kompressions-(Quetschungs-)Trauma 64
    7. Vektorrichtungen der einwirkenden Gewalt 65
    8. Begriff der Mechanogenese 69
    9. Bemerkungen zum Terminus Trauma 70
  10. Einteilung der pathologischen Gewebs- oder
      Organveränderungen 70
  11. Primär- und sekundärtraumatische Gewebeschäden
      am Gehirn 71

C. Verletzungen und Hämatome der Kopfschwarte 73
   I. Einführung 73
  II. Subaponeurotisches Hämatom 73
 III. Subperiostales Hämatom oder Zephalhämatom 74
 IV. Skalpierungen 74
  V. Ausbreitungsweg von Infektionen von Kopfplatzwunden . . 74

D. Materialeigenschaften des Schädels und dessen traumatische Schäden . 76
   I. Physikalische Eigenschaften und Anatomie
     des Schädelknochens 76
    1. Deformation des Schädels 76
    2. Das knöcherne Schädeldach 79
        a) Anatomische Vorbemerkungen 79
        b) Dicke der Knochen des Schädeldaches 79
        c) Zugfestigkeit der Lamina externa, Diploe
           und Lamina interna 79
        d) Druckfestigkeit und Elastizitätsmodul der Laminae
           und der Diploe 79
        e) Biegebruchmoment 79
    3. Toleranzwerte für Schädelbrüche 79

Inhaltsverzeichnis

II. Auswahl aus der Literatur	80
III. Einteilung der Schädelbrüche nach ihrer Lokalisation	80
IV. Einteilung der Schädelbrüche aufgrund der Bruchformen	82
1. Einführung	82
2. Formen der Schädelbrüche	85
a) Direkter Bruch (Biegungsbruch)	85
b) Isolierte Frakturen der Tabula externa der Schädelkalotte	86
c) Impressionsfrakturen	87
d) Indirekter Bruch (Berstungsbruch)	88
e) Geformter Bruch oder Lochbruch	91
f) Brüche des Schädels durch hohen Innendruck (Schußverletzungen)	94
g) Brüche des Daches der Orbitae	94
h) Ringbrüche	94
i) Puppe-Regel	94
V. Brüche der Schädelbasis mit Begleitverletzungen	95
1. Historisches	95
2. Anatomische Vorbemerkungen	95
3. Einteilung der Frakturen der Schädelbasis	96
4. Veröffentlichte Serien	97
5. Schädelbasisbrüche nach Aufschlag des Gesichtsschädels	99
6. Zunahme der Schädelbasisfrakturen	99
7. Klinische Befunde	101
8. Beteiligung der vorderen Schädelgrube bei Schädelbasisfrakturen	103
9. Komplikationen durch Insertion eines nasogastrischen Schlauches in die Schädelhöhle	103
10. Luftembolie beim Schädelbasisbruch	103
11. Rhinoliquorrhö beim Schädelbasisbruch	104
12. Otoliquorrhö beim Schädelbasisbruch	105
a) Einführung	105
b) Komplikationen	105
c) Mitgeteilte Literatur	107
13. Pneumenzephalus beim Schädelbasisbruch	108
a) Einführung	108
b) Mitgeteilte Kasuistiken und Serien	108
c) Einteilung der intrakraniellen Pneumatozelen	108
14. Weitere Begleitverletzungen beim Schädelbasisbruch	109
Gefäßverletzungen	109
VI. Lochbrüche der Schädelbasis	110
1. Einführung	110
2. Veröffentlichte Serien	110
VII. Frontobasale und temporobasale Schädelbrüche (Verletzungen der Frontobasis oder Rhinobasis) mit Begleitverletzungen	111
1. Anatomisch-topographische Vorbemerkungen über die sogenannte Rhinobasis	111

2. Einführung 112
3. Verletzungsursachen 114
4. Häufigkeit 114
5. Einteilung der Frakturtypen 114
6. Veröffentlichte Serien 118
7. Klinische Befunde 120
8. Pathomorphologie und Komplikationen 121
   a) Beteiligung des Nasenrachenraumes und der Orbitae . 121
   b) Primäre und Frühliquorrhö und sekundäre oder Spätliquorrhö 121
   c) Entzündliche Spätkomplikationen nach frontobasalen Verletzungen 124
   d) Rhinogene Meningitis 124
   e) Intrakranielle Pneumatozelen 127
   f) Traumatische Schäden von Hirnnerven 127
   g) Verletzungen der basalen Sinus 127
   h) Thrombose des Sinus cavernosus 128
   i) Weitere Komplikationen 128

VIII. Indirekte Frakturen der vorderen Schädelgrube bei Schußverletzungen 129
1. Einführung 129
2. Historische Aspekte 130
3. Region der Schußverletzung 131
   a) Gruppe 1, okzipitale Treffstelle 131
   b) Gruppe 2, parietale und temporale Treffstelle 133
   c) Untergruppe der Nahschüsse 135
   d) Gruppe 3, frontale Treffstelle 136

IX. Verletzungen des Gesichtsschädels mit Einbeziehung der fazioorbitokraniellen Verletzungen und orbitokraniellen Wunden 137
1. Einführung 137
2. Häufigkeit 137
3. Schwellenwerte für Gesichtsschädelfrakturen 138
4. Mittelgesichtsfrakturen 138
   a) Einführung 138
   b) Einteilung 138
   c) Mitgeteilte Serie 140
   d) Komplikationen bei Verletzungen des Gesichtsschädels durch nasogastrische Intubation 141

X. Frakturen des Sinus frontalis 141
1. Einführung 141
2. Anatomische Vorbemerkungen 142
3. Experimentelle Untersuchungen 142
4. Verletzungen der Mukosa des Sinus frontalis 142
5. Fraktur der hinteren Wandung des Sinus frontalis 143
6. Durchgehende Frakturen des Sinus frontalis, die sowohl die Vorder- und Hinterwände einnehmen 143

Inhaltsverzeichnis

7. Trümmerbrüche des Sinus frontalis	143
XI. Komplizierte (offene) Frakturen im Bereich der äußeren Nase	143
1. Frakturen der nasofrontalen-ethmoidalen (Siebbein)Region	144
a) Einführung	144
b) Kasuistik	144
XII. Frakturen und Impressionsfrakturen des Os zygomaticum (Jochbeinfrakturen)	144
1. Anatomische Vorbemerkungen	144
2. Klinische Befunde	145
3. Mitgeteilte Serie	145
4. Experimentelle Untersuchungen	145
XIII. Frakturen der Maxilla	145
XIV. Frakturen der Mandibula	146
XV. Fazioorbitokranielle Verletzungen	147
1. Pfählungsverletzungen	147
2. Frakturen der knöchernen Orbita	149
3. Anatomische Vorbemerkungen	149
4. Einteilung	149
5. Berstungsfrakturen der Orbita („blow-out fractures")	150
a) Einführung	150
b) Verletzungsmechanismen der Berstungsfrakturen der Orbita	150
c) Einteilung der Berstungsfrakturen der Orbita	151
d) Mitgeteilte Serien	154
e) Orbitarandbrüche	154
f) Frakturen des Foramen opticum	154
g) Transorbitale Schuß- und Stichverletzungen des Gehirns	154
XVI. Ringbrüche der Schädelbasis	158
1. Einführung	158
2. Historisches	159
3. Bisherige Literatur	159
4. Analyse der Entstehungsmechanismen	162
XVII. Frakturen des Condylus occipitalis	164
1. Einführung	164
2. Häufigkeit	165
3. Klassifizierung der Kondylusfrakturen	165
4. Kombination von Bruchform und Vektorrichtung der einwirkenden Gewalt	166
a) Absprengung des Condylus occipitalis bei axialer Kompression	166
b) Querfraktur des Condylus occipitalis bei axialer und schräger Kompression	166
c) Abriß des Kondylus bei Traktion und rotatorischer Mischbewegung	167

d) Frakturen des Condylus occipitalis
bei der Schädelberstung in der Sagittalebene 167
5. In der Literatur mitgeteilte Kasuistiken
und Unfallmechanismen 168

**E. Intrakranielle extrazerebrale traumatische Gewebeschäden
(Compressio cerebri)** 169
  I. Grundsätzliches zur Terminologie Blutung und Hämatom . 169
  II. Häufigkeit der verschiedenen Typen intrakranieller
Hämatome 170
  III. Traumatische epidurale (extradurale) Blutungen
und Hämatome............................. 170
    1. Einführung............................. 170
    2. Anatomische Vorbemerkungen 170
    3. Historisches 171
    4. Mitgeteilte Kasuistiken und Serien 173
    5. Häufigkeit 174
    6. Ätiologie und Verletzungstypen 175
    7. Verhältnis des Vorkommens epiduraler Blutungen
zu dem von subduralen 180
    8. Geschlechtsverteilung 180
    9. Altersverteilung 180
    10. Lokalisationen........................... 181
    11. Typische Lokalisationen 182
    12. Atypische Lokalisationen.................... 186
      a) Frontale epidurale Hämatome 187
      b) Epidurale Hämatome der vorderen Schädelgrube . . 187
      c) Frontopolare epidurale Hämatome 187
      d) Subfrontale epidurale Hämatome 187
      e) Temporobasiläre epidurale Hämatome 188
      f) Subtemporale epidurale Hämatome 188
      g) Epidurale Hämatome des Vertex 188
      h) Okzipitale epidurale Hämatome 190
      i) Epidurale Hämatome im Clivusbereich 190
      j) Epidurale Hämatome der hinteren Schädelgrube . . 190
    13. Beziehungen zwischen der Lokalisation der epiduralen
Blutung und Mortalität 191
    14. Bilaterale epidurale Hämatome 191
    15. Frakturen des Schädels bei Vorliegen von epiduralen
Hämatomen 192
    16. Verlaufsformen 193
      a) Akute Verlaufsformen 193
      b) Subakute Verlaufsformen 194
      c) Chronische Verlaufsformen 194
      d) Epidurale Blutungen mit verspätet einsetzenden
(„delayed") Symptomen 195

17. Gleichzeitig vorkommende andere traumatische
    intrakranielle Läsionen 197
18. Klinische Befunde 199
    a) Bewußtseinsstörungen 201
    b) Motorische Ausfallerscheinungen 203
    c) EEG-Befunde 206
    d) Welche klinischen Befunde führen zum
       chirurgischen Eingriff? 206
19. Unfallmechanismen, die epidurale Blutungen
    und Hämatome zur Folge haben 207
20. Mechanogenese und formale Pathogenese 207
21. Pathomorphologie 213
22. Gerichtsmedizinisches Untersuchungsgut
    von unbeseitigten epiduralen Hämatomen 215
23. Massenverschiebungen des Gehirns
    infolge epiduralen Hämatoms 217
24. Mortalität 220
    a) Mortalitätsrate der epiduralen Blutungen
       in Beziehung zur Schnelligkeit des Einsetzens
       klinischer Symptome 222
    b) Mortalitätsrate der epiduralen Blutungen
       in Beziehung zur Bewußtseinslage von Patienten
       mit epiduralen Blutungen 222
    c) Ein Vergleich der Sterblichkeitsquoten in Bezug
       auf die Bewußtseinslage zur Zeit der Operation ... 223
    d) Beziehungen zwischen luzidem Intervall, Morbidität
       und Überleben 223
    e) Abhängigkeit der Mortalität epiduraler Hämatome
       von der Schnelligkeit, mit der sich der Hirndruck
       entwickelt 224
    f) Operationsergebnisse und Überlebenszeit 225
    g) Lokalisation der epiduralen Hämatome in Bezug
       auf Mortalität und Häufigkeit von gleichzeitig
       vorliegenden anderen intraduralen Läsionen 226
25. Volumen der epiduralen Hämatome 228
IV. Epidurale Abszesse 228
V. Traumatische subdurale Blutungen und Hämatome 228
1. Historisches 228
2. Anatomische Vorbemerkungen 231
3. Akute und subakute subdurale Blutungen und Hämatome 231
   a) Einführung 231
   b) Häufigkeit 232
   c) Alters- und Geschlechtsverteilung 232
   d) Lokalisationen 234
   e) Atypische Lokalisationen 234
4. Einteilung und Verlaufsformen 236
5. Frakturen 237

6. Klinische Befunde 238
7. Beziehungen zwischen Volumen der subduralen Blutung und neurologischen Befunden 239
8. Zuverlässigkeit der computertomographischen Diagnose 240
9. Mechanogenese und formale Pathogenese 240
   a) Abriß von Brückenvenen 241
   b) Klassische Selbstschilderung eines Neurochirurgen . 244
   c) Eröffnung der Sinus, vor allem des Sinus sagittalis superior 247
   d) Isolierte Risse von arteriellen und venösen Gefäßästen 247
   e) Subdurale Blutung aus isolierter Verletzung einer kortikalen Schlagader 248
   f) Subdurale Blutung aus Riß der A. parietalis 251
   g) Akute subdurale Blutung aus traumatischem (subakutem) Aneurysma der A. angularis 252
   h) Subdurale Blutungen verbunden mit intrazerebralen Blutungen und Hirnwunden 257
   i) Vereinzelte Beobachtungen von subduraler Blutung nach einer massiven subarachnoidalen Blutung ... 257
   j) Auftreten von subduralen Hämatomen bei bestimmten Verletzungsformen und Syndromen 258
10. Zusammenfassung 262
11. Technik zur Aufdeckung der Blutungsquelle 262
12. Doppelseitige subdurale Hämatome 262
13. Pathomorphologie 263
    a) Gewebeschäden am Gehirn beim subduralen Hämatom 267
    b) Zusätzliche Hirnverletzungen bei Vorliegen eines subduralen Hämatoms 268
    c) Massenverschiebungen des Gehirns bei subduralen Hämatomen 268
14. Mortalität 274
15. Doppelseitige akute subdurale Hämatome 277
16. Chronisches subdurales Hämatom 278
    a) Einführung 278
    b) Häufigkeit 279
    c) Geschlechtsverteilung 279
    d) Ätiologie 279
    e) Beidseitige chronische subdurale Hämatome 283
    f) Atypische Lokalisationen 284
17. Klinische Befunde 284
18. Rangordnung der Operationsindikation 285
19. Mechanogenese und formale Pathogenese 286
20. Kontralateral gelegene Erweiterungen von hinteren Anteilen des Ventrikelsystems 287

21. Chronische subdurale Hämatome der hinteren
    Schädelgrube 287
22. Chronische subdurale Hämatome nach operativer
    Versorgung von intrakraniellen Hämatomen 288
23. Einfluß der Größe der subduralen Blutung auf den
    klinischen Verlauf 288
24. Einfluß des Alters des Patienten mit subduraler Blutung
    auf den klinischen Verlauf 289
25. Subdurale Hämatome bei Patienten mit verschiedenen
    Psychosen, die in psychiatrischen Heil- und Pflegeanstalten
    untergebracht waren, dort starben und bei denen eine
    Autopsie durchgeführt wurde 290
26. Häufigkeit und Quellen subduraler Blutungen bei
    gerichtlichen Leichenöffnungen 291
27. Verknöcherte und verkalkte chronische subdurale
    Hämatome 292
28. Experimentelle Erzeugung von chronischen subduralen
    Hämatomen 293

VI. Subdurale Empyeme 294
    1. Einführung 294
    2. Historisches 294
    3. Mitgeteilte Kasuistiken und Serien 294
    4. Prozesse, bei denen sich subdurale Empyeme bilden können . 295
    5. Auftreten von chronischen subduralen Empyemen nach
       längerem freiem Intervall 296
    6. Pathomorphologie 296
    7. Das flächenhafte und das massive, raumbeengende
       subdurale Empyem 296
    8. Neuropathologische Befunde 297
    9. Mikroskopische Befunde 297
    10. Beidseitige subdurale Empyeme 297
    11. Subdurales Empyem des Interhemisphärenspaltes 297
    12. Begleitkrankheiten 297

VII. Epidurale Blutungen der hinteren Schädelgrube
     (zerebelläre oder infratentorielle epidurale Blutungen) 298
    1. Historisches 298
    2. Häufigkeit 298
    3. Altersverteilung 299
    4. Mitgeteilte Kasuistiken und Serien 299
    5. Mechanogenese und formale Pathogenese 299
    6. Blutungsquellen 300
    7. Verlaufsformen 301
    8. Klinische Befunde 301
    9. Mortalität 301
    10. Kombiniertes Vorkommen mit anderen Läsionen 302

VIII. Subdurale Blutungen der hinteren Schädelgrube
      (zerebelläre oder infratentorielle subdurale Blutungen) 302

1. Einführung 302
2. Häufigkeit 302
3. Mitgeteilte Kasuistiken und Serien 302
4. Mechanogenese und formale Pathogenese 303
5. Chronische subdurale Hämatome der hinteren Schädelgrube 303
6. Klinische Befunde 303

IX. Zum Problem Pachymeningosis haemorrhagica interna vs. chronisches subdurales Hämatom 304
1. Neuroanatomische Vorbemerkungen zur Gefäßversorgung der Dura mater 304
2. Historisches zur Pachymeningosis haemorrhagica interna 305
3. Häufigkeit 306
4. Altersverteilung 306
5. Geschlechtsverteilung 306
6. Klinische Befunde 306
7. Unmöglichkeit der klinischen Unterscheidung beider Prozesse 306
8. Pathogenese 307
9. Deutung der Genese der Pachymeningosis haemorrhagica interna in unfallgutachterlicher Beurteilung 308
10. Pathomorphologie 309
    a) Makroskopische Befunde 309
    b) Feingewebliche Befunde 310
    c) Verlauf 310
    d) Unterschiede in der Organisation einer subduralen Blutung von einer Pachymeningosis haemorrhagica interna 310
    e) Auswertungen von Obduktionsbefunden 311

X. Subdurales Hydrom oder Hygrom 312
1. Historisches 312
2. Einführung 312
3. Mechanogenese und formale Pathogenese 313
4. Häufigkeit 317
5. Akute und chronische Formen 317
    a) Akutes subdurales Hydrom 317
    b) Chronisches Hydrom der Dura mater 318
6. Klinische Befunde 318
7. Serien aus der Literatur 318
8. Geschlechtsverteilung 320
9. Altersverteilung 320
10. Serie von PIA (1961) 320
11. Traumatische subakute oder chronische Hydrome des Greisenalters 321
12. Differentialdiagnose 322

XI. Traumatische subarachnoidale Blutungen und Hämatome . 322

	1. Einführung	322
	2. Subarachnoidale Blutungen bei offenen Schädel-Hirn-Verletzungen	322
	3. Subarachnoidale Blutungen bei geschlossenen Schädel-Hirn-Verletzungen	322
	4. Blutungsquellen	323
	5. Anteil der spontanen Subarachnoidalblutungen unter den Todesfällen aus natürlicher Ursache	323
	6. Häufigkeit tödlicher traumatischer Subarachnoidalblutungen	323
	7. Serien von traumatischen Subarachnoidalblutungen	323
	8. Pathomorphologische Befunde	324
	9. Experimentelle subarachnoidale Blutungen	327
	10. Nachweis der Blutungsquelle	327
	11. Intrakranielle Blutungen und Hämatome bei massiven subarachnoidalen Blutungen	328
	12. Klinische Befunde	328
	13. Basale traumatische Subarachnoidalblutungen	328
	14. Risse und Abrisse gesunder Arterien des Gehirns bei Gewalteinwirkungen gegen den Kopf	335
	15. Subarachnoidale Blutungen des Groß- und Kleinhirns bei Gewalteinwirkungen, die nicht das Gehirn selbst betreffen	336
	16. Tödliche Subarachnoidalblutung auf dem Boden einer dysontogenetischen Vorschädigung nach tätlicher Auseinandersetzung	337
	17. Mögliche Zusammenhänge zwischen tödlichen subarachnoidalen Blutungen und Alkoholisierung	338
	18. Zur Frage der ursächlichen Verknüpfung zwischen tödlicher subarachnoidaler Blutung und Gewalteinwirkung	339
XII.	Intrakranielle Blutungen und Hämatome (epidurale, subdurale, subarachnoidale und intrazerebrale) bei Hämophilie	340
XIII.	Traumatische arachnoidale (leptomeningeale) Zysten	340
	1. Einführung	340
	2. Zur Ätiologie und Pathogenese	342
	3. Einteilung	342
	4. Differentialdiagnose	343
	5. Mitgeteilte Kasuistiken	343

F. Gedeckte Schäden des Gehirns ... 344
    I. Einteilung ... 344
        1. Schädelprellung und Begriff der Subcommotio cerebri ... 346
            a) Einführung ... 346
            b) Verletzungsursachen und Verletzungsfolgen ... 346
            c) Der Begriff Subcommotio cerebri ... 347

2. Commotio cerebri (Gehirnerschütterung) 347
   a) Einführung 347
   b) Geschichtlicher Überblick 347
   c) Commotio cerebri als Trägheitsphänomen
      bei Beschleunigung und Verzögerung 352
   d) Die „acute compression anemia" und die Hirnanämie
      als angebliche Erklärung einer Commotio cerebri ... 353
   e) Hirnödem als angebliche Ursache einer
      Commotio cerebri 353
   f) Auspressen des Liquors aus den Virchow-Robin-Räumen
      als angebliche Ursache der Commotio cerebri 353
   g) Thixotropie und Commotio cerebri 353
   h) Untersuchungen der elektrischen Aktionspotentiale
      bei experimenteller Commotio cerebri 354
   i) Versuche, die Entstehung einer Commotio cerebri
      auf zellulärer Ebene zu deuten 355
   j) Definition der Commotio cerebri 355
   k) Dauer der Bewußtlosigkeit 357
   l) Klinische Symptome der Commotio cerebri 358
   m) Die Commotio cerebri als Hirnstamm- oder
      Großhirnrindensyndrom 358
   n) Verhämmerungsmethoden zur Klärung des Mechanismus 360
   o) Zur Frage der tödlich ausgehenden Commotio cerebri . 361
   p) Auftreten eines „Kommotionssyndroms" bei einem
      Patienten mit einem Hirntumor 361
   q) „Cerebral" concussion 361
   r) Zur Differentialdiagnose der Commotio cerebri und
      primärtraumatischer Gewebeschäden des Gehirns ... 361
3. Explosions- oder Detonationserschütterungen
   („Blast Concussion") 362
   a) Einführung 362
   b) Druckstoß („Air Blast") 364
   c) Wirkungen 366
   d) Gewebliche Alterationen 366
   e) Experimentelle Untersuchungen am Tiermodell 367
   f) Immersion-Blast-Erschütterung 369
4. Sogenannte Rindenprellungsherde oder kortikale
   Kontusionen 369
   a) Einführung 369
   b) Verschiedene Gewebeschäden, bisher unter dem
      Terminus sogenannte Rindenprellungsherde
      zusammengefaßt 370
   c) Unterscheidung von sogenannten Rindenprellungsherden
      und Kreislaufstörungen bei Gefäßerkrankungen,
      insbesondere skleratheromatöser Natur 374
   d) Stoßrichtungen der einwirkenden Gewalt 375
   e) Syndrom der Temporallappenkontusion 387

f) Contrecoupeffekt 390
g) Nichtauftreten von sogenannten Schockwellen 392
h) Prädilektionsstellen 393
i) Schizogyrien 394
j) Zusammenfassung 394
k) Pathomorphologie der sogenannten
   Rindenprellungsherde 396
l) Stadien der sogenannten Rindenprellungsherde 397
m) Differentialdiagnose der Rindenprellungsherde
   gegenüber gefäßbedingten Erweichungen 426
n) Differentialdiagnose gegenüber Massenblutungen ... 427
o) Mechanogenese und formale Pathogenese
   der sogenannten Rindenprellungsherde 427
p) Diskrepanz zwischen klinischem
   und morphologischem Bild 435
q) Erwiderung auf GROMOVs kritische Stellungnahme .. 438
r) Unterscheidung von Sturz- und Schlagverletzungen .. 441
s) Besprechung von Literatur, die sich mit der Entstehung
   von Schädel-Hirn-Verletzungen auseinandersetzt ... 441
II. Äußerer Prellschuß 460
   1. Historisches 460
   2. Einführung und Unfallmechanik 460
   3. Einteilung 462
   4. Mitgeteilte Serien 462
   5. Mortalität 470

G. Offene Verletzungen des Gehirns 471
   I. Schußverletzungen des Gehirns 471
      1. Historische Darstellung der Schußwunden 471
         a) Deutschland 471
         b) Italien 471
         c) Frankreich 472
         d) Die Behandlung der Schußwunden
            im 19. Jahrhundert 472
         e) Frühere Untersuchungen von Schußverletzungen
            des Gehirns 472
         f) Der ungewöhnliche Fall der offenen
            Schädel-Hirn-Verletzung des Phineas P. GAGE 473
      2. Einteilung der Gehirnverletzungen 475
      3. Anatomische Vorbemerkungen 476
      4. Einteilung der Hirnwunden 477
      5. Schußverletzungen des Gehirns
         und Kommotionssyndrom 479
      6. Wundballistik 479
      7. Militärwaffen 480
      8. Granatsplitter 480
      9. Geschoßwirkung auf Schädel und Gehirn 480

10. Geschoßtemperatur nach dem Abschuß und Sterilität
   von Geschossen 483
11. Wundinfektion durch das Geschoß 484
12. Zur Frage der Bleiresorption und Bleivergiftung
   durch Geschosse 484
13. Unterschied zwischen Schußverletzungen durch
   Kriegs- und Zivilwaffen 485
14. Pathomorphologie der Hirnwunden 485
15. Technik der Gehirnkonservierung bei Schußverletzungen . 497
16. Intrakranielle Geschoßwanderung 498
   a) Geschoßwanderung in einem Gefäß (Geschoßembolie) 498
   b) Geschoßwanderung im Gewebe 500
17. Schußverletzungen des Kopfes durch Tandemgeschosse 501
   a) Einführung 501
   b) Mitgeteilte Kasuistiken 501
18. Unerwartete Wirkung eines Geschosses 503
19. Schußverletzungen des Gehirns durch um- und
   selbstgebaute Waffen 504
20. Experimentelle Schußverletzungen des Gehirns
   am Tiermodell 505
21. Experimentelle Untersuchungen über die Wirkung
   von Hochgeschwindigkeitsgeschossen 505
22. Computertomographie bei Schußverletzungen
   des Gehirns 505
23. Puppe-Regel bei Schußverletzungen des Kopfes 506
24. Handlungsfähigkeit bei Opfern von tödlichen
   Schußverletzungen 506
25. Verschlimmerung von Verletzungsfolgen 511
26. Schädel-Hirn-Durchschüsse 512
27. Offene Hirnverletzungen mit Ventrikeleröffnung
   und transventrikulären Schußwunden des Gehirns 514
28. Offene Verletzungen der venösen Sinus 516
29. Vergleich der Schußverletzungen im 1. und 2. Weltkrieg,
   im Korea- und Vietnamkonflikt und in Nordirland ... 516
   a) 1. Weltkrieg 516
   b) 2. Weltkrieg 517
   c) Koreakonflikt 518
   d) Offene Schädel-Hirn-Verletzungen im Vietnamkonflikt . 522
   e) Schußverletzungen des Kopfes in Nordirland 523
30. Schußverletzungen des Gehirns durch zivile Waffen ... 523
   a) Einführung 523
   b) Kasuistiken 523
   c) Gerichtsmedizinische Autopsieserien 526
31. Schrotschußverletzungen des Kopfes 527
   a) Einführung 527
   b) Schrotpatronen – technische Details 527
   c) Wirkung von Schrotflinten 528

d)	Einteilung der Schädel-Hirn-Verletzungen durch Schrotschüsse	528
e)	In der Literatur mitgeteilte Kasuistiken und Serien	529

32. Verletzungen des Gehirns durch Druckluftwaffen 530
    a) Einführung 530
    b) Ballistische Daten 530
    c) Schußversuche 530
    d) „Dieseln" in Luftdruckwaffen 530
    e) Verletzungen der Augen und transorbitale Verletzungen 531
    f) Schädel-Hirn-Verletzungen als Folge von Unfällen mit Luftdruckwaffen 532
    g) Schädel-Hirn-Verletzungen als Folge von Suiziden mit Luftdruckwaffen 533
    h) Kopf- und Halsverletzungen als Folge von tätlichen Angriffen mit einer Luftdruckwaffe 535
33. Die sogenannten Krönlein-Schüsse 535
    a) Biomechanik 535
    b) Kasuistiken 536
    c) Krönlein-Schüsse bei Flinten 537
34. Schädel-Hirn-Verletzungen durch herabfallende Geschosse 537
    a) Ballistik 537
    b) Kasuistiken 538
35. Offene Schädel-Hirn-Verletzungen nach Explosion der Gewehrkammer 539
36. Maligne Hyperthermie nach alter Kopfschußverletzung .. 539
    a) Einführung 539
    b) Kasuistiken 539
37. Innerer Prellschuß des Gehirns 540
    a) Einführung und Biomechanik 540
    b) Einteilung 541
    c) Kasuistiken 541
    d) Die sogenannten Ringelschüsse 543
38. Schußverletzungen von Kopf und Hals aus Gaspistolen .. 544
    a) Absolute Nahschüsse 544
    b) Nahschüsse 544
    c) Berührungsschuß der Halsseitenfläche 544
39. Traumatischer Pneumenzephalus 544
    a) Historisches 544
    b) Beschreibung des Syndroms 545
    c) Intravaskuläre Lufteinlagerungen bei Patienten mit schweren offenen Schädel-Hirn-Verletzungen 545
40. Entzündliche Komplikationen offener Schädel-Hirn-Verletzungen 546
    a) Einführung 546
    b) Traumatischer Hirnprolaps (Fungus cerebri) 547

41. Komplikationen von Infektionen 549
   a) Direkte und indirekte traumatische Meningitis 549
   b) Infektion des Ventrikelsystems mit Ependymitis,
      Pyocephalus internus und massivem Hirnprolaps .. 556
   c) Traumatische Hirnabszesse (Früh- und Spätabszesse) . 560
   d) Phlegmonöse Markenzephalitis 568
   e) Gasbrandinfektion des Gehirns 569
   f) Mukormykose des Gehirns nach offener
      Schädel-Hirn-Verletzung 570
   g) Tuberkulose und Schädel-Hirn-Verletzung 571
   h) AIDS-Infektion nach Kfz-Unfall aus blutender
      Wunde eines verletzten Mitfahrers 573
II. Offene Schädel-Hirn-Verletzungen durch Kugelschuß-
    und Bolzenschußapparate (Viehschußmasken)
    und baugewerbliche Bolzensetzgeräte 574
   1. Technische Unterscheidung der verschiedenen
      Gerätetypen 574
   2. Kugelschuß- und Bolzenschußapparate 575
      a) Bolzenschußapparate 575
      b) Kugelschußapparate 575
   3. Bolzenschußverletzungen des Kopfes 578
      a) Einführung 578
      b) Mechanismus der Verletzung und äußerlich sichtbare
         Verletzungszeichen 578
      c) Ladestärken der Platzpatronen 578
      d) Verletzungsmuster 578
      e) Morde 582
      f) Suizide 582
      g) Frontobasale Fraktur bei Suizid 583
      h) Lokalisation der Einschußöffnung 586
      i) Mortalität 586
      j) Suizide nach Manipulation des Schußapparates 586
      k) Experimentelle Untersuchungen zur Feststellung
         der Wundmerkmale von Bolzenschüssen 587
III. Offene Schädel-Hirn-Verletzungen durch Nagelschuß-,
     Mauerschuß-, Nagelsetz- oder Bolzensetzgeräte 587
   1. Technische Beschreibung der Geräte 587
   2. Bisherige Literatur 588
   3. Verletzungen beim Menschen 588
   4. Ursachen für Verletzungen 589
   5. Unfälle 589
   6. Prognose 596
   7. Suizidversuche und Suizide mit Bolzensetzgeräten 596
IV. Gesichts- und Gehirnschädelverletzungen durch Hart-
    gummigeschosse („rubber-bullets") und Plastikgeschosse .. 598
V. Offene Schädel-Hirn-Verletzungen durch zylinderförmige
   Leuchtpistole (Signalstift) 599

VI. Fremdkörper im Gehirn	600
1. Einführung	600
2. Auswahl von Kasuistiken	600
VII. Schädel-Hirn-Verletzungen durch Glassplitter	604
VIII. Suizide durch Kopfschuß mit Faustfeuerwaffen	604
1. „Waffe in der Hand" – Zur Frage der Differenzierung „Tötung durch eigene oder fremde Hand"	605
2. Mord durch Erschießen oder Suizid?	606
3. Hinweise für Suizide durch „eigene Hand"	606
4. Ungewöhnliche Einschußstellen am Kopf bei Suiziden	606
a) Einschüsse im Bereich der Scheitelhöhe	606
b) Suizide durch Schuß in den Hinterkopf	606
5. Suizide mit mehrfachen Schußverletzungen des Kopfes	607
a) Frage der Handlungsfähigkeit nach der ersten Schußverletzung	607
b) Suizide mit zwei Kopfschüssen	608
c) Suizide mit drei Kopfschüssen	609
d) Suizide mit vier Kopfschüssen	611
e) Suizide mit fünf Kopfschüssen	611
6. Suizide unter gleichzeitiger Verwendung zweier Feuerwaffen	613
7. Suizid mit Alarmpistole	613
8. Suizide mit Faustfeuerwaffen und Schlangenschrot	613
9. Dissimulierter oder verheimlichter simulierter Selbstmord und Doppelselbstmord	614
a) Dissimulierter oder verheimlichter Suizid	614
b) Simulierter Suizid	614
c) Doppelselbstmord	614
d) Kombinierte Suizide	614
e) Kombinierter Suizid mit Schußwaffe und Kleinkalibergewehr	616
IX. Suizidversuche und Suizide durch Einschlagen von Nägeln oder Drähten in den Kopf	617
X. Schädel-Hirn-Verletzungen bei psychotischen Patienten bei Suizidversuchen	618
XI. Suizide mit einem Kraftfahrzeug	620
XII. Suizide von Fußgängern im Straßenverkehr	620
XIII. Der posttraumatische Suizid nach offenen und gedeckten Schädel-Hirn-Verletzungen	621
1. Einführung	621
2. Retrograde Amnesien	622
3. Posttraumatische Amnesie	623
4. Traumatischer Dämmerzustand oder geordneter Dämmerzustand (STRAUBE)	623
5. Mitgeteilte Kasuistik	625
6. Traumatische Dämmerzustände bei Boxern	626
7. Besprechung und Diskussion der verschiedenen Termini	626

8. Kurzdauernde traumatische amnestische Zustände
(sogenannte „dinged states") 626
9. Besprechung von Art und Dauer etwaiger Amnesien und
die in diesem Zeitraum begangenen Handlungen bei
einem Patientenkollektiv mit einer Commotio cerebri .. 627
10. Fehlen von Suiziden während eines posttraumatischen
Dämmerzustandes 628
11. Suizide nach Kriegs- und Kraftfahrzeugunfällen 628
XIV. Traumatische Psychosen 631
XV. Schädel-Hirn-Verletzungen durch Hieb-, Stich-, Pfeil-
und Tierbißverletzungen 634
1. Häufigkeit 634
2. Mechanismen der Hiebwunden 634
3. Scharfer Säbelhieb 634
4. Stumpfer Säbelhieb 634
5. Beil- und Axthiebverletzungen 635
6. Hiebwunden durch Stockschläge und andere
stumpfe Hiebwaffen 636
7. Begleitverletzungen 637
8. Prognose 637
9. Infektionen von Hiebwunden 637
XVI. Propeller- oder Propellerflügelverletzungen des Kopfes ... 637
1. Propellerflügelverletzungen von Kraftfahrzeugmotoren . 638
2. Schädel-Hirn-Verletzungen durch Ventilatorblätter 638
3. Schädel-Hirn-Verletzungen durch laufende
Flugzeugpropeller 638
4. Rotorblattverletzungen des Kopfes durch Hubschrauber . 639
XVII. Eindringen von Zähnen in das Gehirn 640
XVIII. Stichverletzungen des Schädels und Gehirns 641
1. Historisches 641
2. Häufigkeit 641
3. Kasuistiken 641
4. Neurologische Befunde 645
5. Reaktion des Hirngewebes auf eingedrungene
Fremdkörper 645
6. Verletzungsmuster 647
a) Stichverletzungen des Kopfes als Folge von Unfällen 651
b) Stichverletzungen des Kopfes bei Suiziden 651
c) Gehirnverletzungen durch intrazerebral gelegene
Näh- und Stricknadeln 652
7. Stichwunden im Tiermodell 653
8. Untersuchungen an implantierten intrazerebralen
Elektroden verschiedenen Materials 653
XIX. Verletzungen des Kopfes durch Pfeile 654
XX. Schraubenzieher-Stichverletzungen des Kopfes 655
XXI. Verletzungen des Kopfes durch Meißel 656
XXII. Kopfverletzungen durch Brecheisen 656

XXIII. Identifizierung von Instrumenten, die bei Stichverletzungen
verwendet wurden 657
XXIV. Verletzungen des Kopfes durch fernöstliche Waffen 657
   1. Nunchakus 657
   2. Wurfstern 657
XXV. Gesichts- und Kopfverletzungen durch Kettensägen 657
XXVI. Verletzungen des Kopfes durch Kreissägen 658
XXVII. Verletzungen des Kopfes durch Feinsägen 658
   1. Mitgeteilte Kasuistik 658
   2. Leichenversuche 659
XXVIII. Penetrierende Schädel-Hirn-Verletzungen durch Tierbisse .. 659
XXIX. Verletzungen bei Bombenanschlägen 660

Literatur 661

Sachverzeichnis 759

Inhaltsübersicht Teil B

A. Kompressions-(Quetschungs-)Verletzungen des Kopfes
B. Disseminierte intravaskuläre Koagulation bei Bestehen einer Schädel-Hirn-Verletzung
C. Zentrale pontine Myelinolyse
D. Traumatische Gefäßverletzungen
E. Traumatische intrazerebrale und intrazerebelläre Blutungen und Hämatome
F. Kombinierte traumatische intrakranielle Blutungen und Hämatome
G. Zentrale traumatische Großhirnschäden einschließlich der Balkenläsionen
H. Traumatische Hirnstammschäden
J. Zur Problematik der sogenannten Bollinger-Spätapoplexie
K. Traumatische Enzephalopathien mit prolongierten Bewußtseinsstörungen (das sogenannte apallische Syndrom)
L. Folgen intrakranieller Drucksteigerung – dissoziierter Hirntod oder intravitaler Tod (Hirntod, „coma dépassé", überschrittenes Koma, „cerebral death", „respirator brain", „mort du cerveau")
M. Traumatische Hirnnervenschäden
N. Gewebeschäden der Hypophyse und des Hypothalamus bei Schädel-Hirn-Verletzungen
O. Gewebs- und Gefäßschäden infolge chiropraktischer Eingriffe oder sogenannter „Adjustierungen" an der Halswirbelsäule und deren Auswirkungen auf Gehirn und Rückenmark
P. Schädeltrauma und Parkinsonismus
Q. Schädel-Hirn-Verletzungen und Hirngeschwülste
R. Komplikationen nach zerebraler Angiographie
S. Tottreten mit den beschuhten und unbeschuhten Füßen
T. Patienten die „sprechen und dann sterben" („who talk and die")

Literatur

Sachverzeichnis

Inhaltsübersicht Teil C

A. Traumatische Schäden des Gehirns mit gleichzeitiger Beteiligung von Wirbelsäule und/oder Rückenmark
B. Traumatische Hirnschäden infolge von Sportverletzungen, insbesondere die traumatische Enzephalopathie des Boxers
C. Schädel-Hirn-Verletzungen bei Ausübung verschiedener Sportarten
D. Hirnzerreißung (Lazeration und Zermalmung)
E. Ungewöhnliche Formen von Schädel-Hirn-Verletzungen
F. Hirnödem und Hirnschwellung
G. Schädel-Hirn-Verletzungen in utero, im Neugeborenen-, Säuglings-, Kleinkindes- und Kindesalter
H. Schädel-Hirn-Verletzungen des alternden Menschen
J. Zerebrale Fettembolie
K. Traumatische Knochenmarksembolie
L. Embolien von Hirngewebe in die Lungen nach tödlichen Schädel-Hirn-Verletzungen
M. Paradoxe Embolien von Körpergewebe in das Gehirn
N. Zerebrale Luftembolie
O. Schädel-Hirn-Verletzungen bei Verkehrsunfällen
P. Sturz aus der Höhe mit Aufschlag auf dem Boden
Q. Zur Frage der posttraumatischen Demenz
R. Autopsietechniken
S. Zur Problematik der klinischen Diagnostik der traumatischen Schäden des Gehirns
T. Vergleichende pathologisch-anatomische und klinische Untersuchungen
U. Die Computertomographie in der Diagnose und Differentialdiagnose traumatischer Gewebeschäden des ZNS
V. Zur Begutachtung der traumatischen Schäden des ZNS
W. Experimentelle Untersuchungen mit verschiedenen Vektorrichtungen der einwirkenden Gewalt; ihre Übertragbarkeit auf Menschen

Literatur
Sachverzeichnis

A. Epidemiologie

I. Einführung

Es ist nicht vorgesehen, in diesem Kapitel die Epidemiologie der traumatischen Schäden des Zentralnervensystems detailliert darzustellen, das würde nicht in den Rahmen dieses Beitrages passen, aber eine kurze Zusammenfassung scheint mir imperativ, da sie die Bedeutung zeigt, die die traumatischen Schäden des ZNS für den einzelnen Verletzten und Verunfallten und für die Allgemeinheit haben.

II. Epidemiologie der verschiedenen Verletzungsformen und Änderungen in ihrer Verteilung

1. Bundesrepublik Deutschland

Während die Häufigkeit von Kopfverletzungen um die Jahrhundertwende 1,5–4% betrug, liegt sie heute bei etwa 30% (KRÖSL 1972). Um die Jahrhundertwende stand der Arbeitsunfall an 1. Stelle; mehr als 50% der Schädel-Hirn-Verletzungen waren damals die Folge von Stürzen. Während 1910 nur 8% der stationär behandelten Unfallverletzten eine Schädel-Hirn-Verletzungen erlitten hatten, sind es heute etwa 30% (FRANKE 1972).

Tabelle 1 zeigt, daß sich im Jahre 1973 in der Bundesrepublik Deutschland 35 098 tödliche Unfälle ereigneten. Davon wurden 16 302 im Straßenverkehr getötet, 11 502 erlitten tödliche Verletzungen in Haushalt- und Freizeitunfällen, 4011 tödliche Verletzungen am Arbeitsplatz und 3283 erlitten sonstige tödliche Verletzungen.

Schädel-Hirn-Verletzungen waren die Folge von Verkehrsunfällen in 74,5%, Haushaltsunfällen in 14,2%, Betriebsunfällen in 3,5% und sonstigen Unfällen in 6,9% (ZIEGLER et al.1970).

Tabelle 1. Zahl der unfallbedingten Todesfälle in der Bundesrepublik Deutschland in Beziehung zum Unfallmodus. (Aus VOTH u. FAUPEL 1977)

Straßenverkehr	16 302
Haushalt, Freizeit	11 502
Arbeitsplatz	4 011
Sonstige	3 283
Gesamtzahl	35 098

2. England und Wales

FIELD (1976) berichtete über das Vorliegen von Schädel-Hirn-Verletzungen in England und Wales im Jahre 1972. Schädel-Hirn-Verletzung war definiert als: „trauma which carried some risk of damage to the brain". Die Studie schloß ambulant behandelte oder vor

Krankenhausaufnahme infolge schwerer Schädel-Hirn-Verletzungen verstorbene Personen aus. Die Schätzungen ergaben 142 000 Krankenhausaufnahmen und 68 000 Konsultationen von Allgemeinärzten, also 210 000 Fälle entsprechend 4,3 Fälle pro 1000 Einwohner.

3. Vereinigte Staaten

Eine tabellarische Zusammenstellung sämtlicher Unfälle, aller Kfz-Unfälle, der öffentlichen Nichtstraßenverkehrsunfälle, der Haushalts- und Arbeitsunfälle in den USA für die Jahre 1968 und 1969 zeigt die folgende Tabelle 2.

Der Head and Spinal Cord Injury Survey der Vereinigten Staaten von Amerika für 1974 schätzte 1275 Mio. Fälle von Schädel-Hirn-Verletzungen, oder 6 Verletzungen pro 1000 Einwohner. Diese Zahlen enthalten allerdings auch die Frakturen des Gesichts- und Gehirnschädels ohne Beteiligung des ZNS.

Jedes Jahr nehmen 75 Mio. Amerikaner für Verletzungen ärztliche Hilfe in Anspruch (US National Center for Health Statistics, 1978). 1977 wurden 152 000 Amerikaner tödlich verletzt, darunter 20 000 Opfer von Totschlägen und Morden sowie 27 000 Selbstmorden.

Akute Schädel-Hirn-Verletzungen, die stationäre Behandlung erfordern, kommen in den USA pro Jahr bei etwa einer Million Personen vor; die bereits überforderten Gesundheitseinrichtungen werden dadurch noch mehr beansprucht. Es wird geschätzt, daß die Kosten, die der Allgemeinheit in den USA im Jahre 1980 allein durch die Behandlung von Schädel-Hirn-Verletzungen entstanden, US $ 4 Mrd. übersteigt.

Verletzungen durch Unfälle stellen in den USA die vierthöchste Todesursache dar. Unter den 104 500 Unfallverletzungen mit Todesfolge im Jahr 1978 waren 51 500 die Folge von Verkehrsunfällen und 13 800 die Folge von Stürzen; es kamen 27 000 Suizide und 20 000 Morde vor (US National Center for Health Statistics 1978). Unfälle führten im gleichen Jahr zu 10,2 Mio. Körperschäden, deren Gesamtkosten US $ 68,7 Mrd. betrugen. Nach Angaben des US National Center for Health Statistics kamen von 1976 bis einschließlich 1977 728 238 Schädel-Hirn-Verletzungen und 2 392 935 Gesichts- und Halsverletzungen vor.

Die Aufstellung des National Center for Health Statistics des US Department of Health, Education and Welfare aus dem Jahre 1978 zeigt den Anteil der tödlichen Verletzungen pro 100 000 Einwohner der USA im Jahre 1976 (Abb. 1).

Eine Zusammenstellung des National Center for Health Statistics des US Department of Health, Education and Welfare für das Jahr 1976 zeigt die wichtigsten Kategorien bei Tod infolge Verletzung, dargestellt nach ihrer Häufigkeit für bestimmte Altersgruppen (Tabelle 3).

Daten des US National Health Injury Survey aus dem Jahre 1976 ergaben eine Gesamtheit von 7 560 000 Schädelverletzungen, von denen 6 305 000 (83%) leichtere oder oberflächlichere und 1 255 000 (17%) schwere Verletzungen waren. Von den letzteren waren

Tabelle 2. Tabellarische Zusammenstellung sämtlicher Unfälle, der Kfz-Unfälle, der öffentlichen Nichtstraßenverkehrsunfälle, der Haushalts- und Arbeitsunfälle in den USA für die Jahre 1968 und 1969. (Aus Traffic Safety, März 1970)

	1968	1969		
	Tote	Verletzte	Tote	Gesamtkosten (Milliarden U.S.$)
Sämtliche Unfälle	115 000	10,8 Mill.	116 000	23,5
Kraftfahrzeugunfälle	55 200	1,9 Mill.	56 400	12,5
Öffentliche Nichtstraßenverkehrsunfälle	20 500	2,7 Mill.	21 500	1,5
Haushaltsunfälle	28 500	2,2 Mill.	27 000	1,6
Arbeitsunfälle	14 300	4 Mill.	14 200	7,9

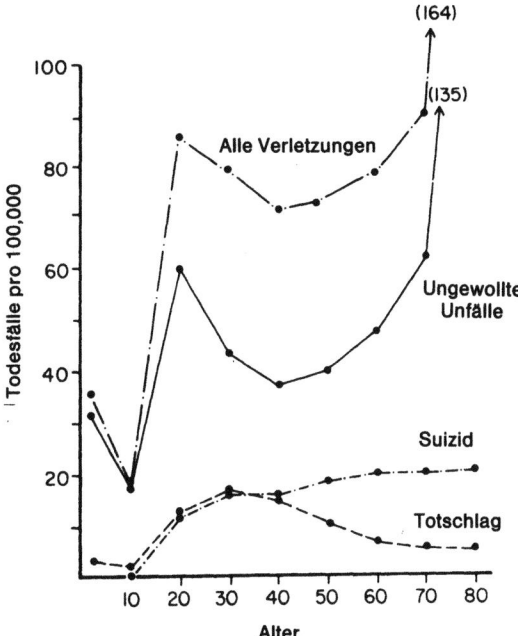

Abb. 1. Anteil der tödlichen Verletzungen in verschiedenen Altersgruppen, per 100 000 Einwohner der USA, 1976. (Aus National Center for Health Statistics, US Department of Health, Education and Welfare, 1978)

Tabelle 3. Wichtigste Kategorien bei Tod infolge Verletzung (mit Ausschluß von Mord, Totschlag und Suizid) dargestellt nach ihrer Häufigkeit für bestimmte Altersgruppen. (Aus National Center for Health Statistics, US Department of Health, Education, and Welfare 1976)

Alter < 5	15–24	75+	Alle Altersgruppen[a]
Kfz-Insassen	Kfz-Insassen	Stürze	Kfz-Insassen
Brand im Haus	Ertrinken	Kfz-Insassen	Stürze
Ertrinken	Vergiftung	Fußgänger	Fußgänger
Fußgänger	Fußgänger	Ersticken[b]	Ertrinken
Ersticken[b]	Feuerwaffen	Brand im Haus	Vergiftung
Stürze	Stürze	Inbrandsetzen von Kleidung	Brand im Hause

[a] Wenn Mord, Totschlag und Suizid eingeschlossen würden (die etwa 30 000 Todesfälle pro Jahr verursachen) wären sie die zweitwichtigste Kategorie für alle Altersgruppen.
[b] Inhalation oder Einnahme von Nahrungsmitteln, Erbrechen oder andere Objekte die Ersticken verursachen.

Epidemiologie

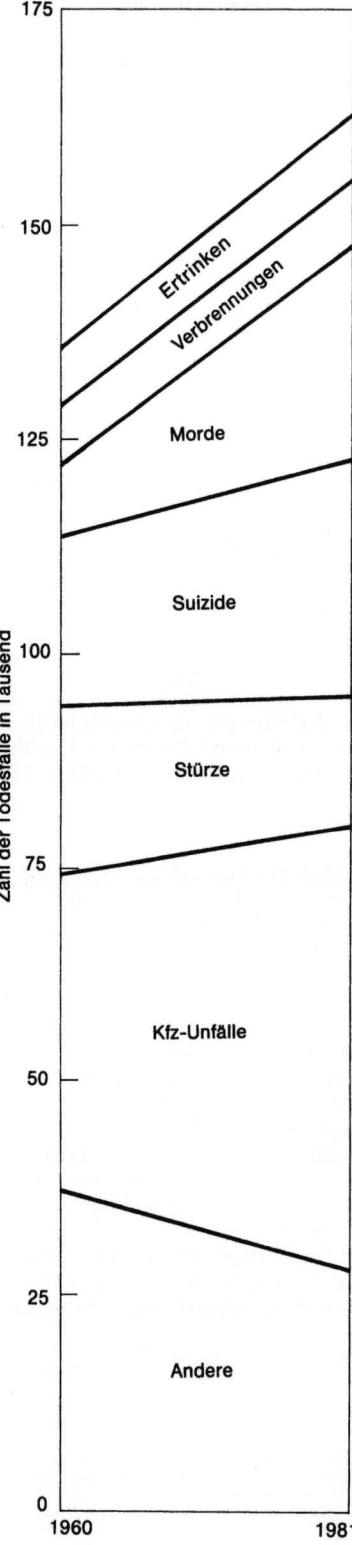

51% Hirnerschütterungen und 49% bestanden in Schädelbrüchen, intrakraniellen Blutungen, Kontusionen, Lazerationen oder anderen intrakraniellen Schäden. In diesen Zahlen sind sehr viele Patienten lediglich mit Schädelverletzungen ohne Anhalt für das Vorliegen von Hirnverletzungen enthalten. Diese Zahlen müssen deshalb mit entsprechender Vorsicht gesehen werden.

Im Jahre 1982 ereigneten sich etwa 165 000 tödliche Verletzungen in den USA; für jeden Todesfall wurden zusätzlich wenigstens 2 Fälle mit dauernder Körperbehinderung oder Invalidität registriert (TRUNKEY 1983). Für jeden Todesfall ereigneten sich zudem wenigstens 2 Unfälle mit dauernder Invalidität (TRUNKEY 1983). Laut Statistiken des Department of Health and Human Services stieg die Gesamtzahl von Verkehrsunfällen, Morden und Selbstmorden für die Altersgruppe zwischen 15 und 24 Jahren seit 1979 um 50% an.

Unfälle verursachten im Jahr 1988 96 000 Todesfälle in den USA, sie stehen damit unter den Todesursachen für alle Altersgruppen an 4. Stelle, in der Altersgruppe zwischen 1 und 37 Jahren jedoch an 1. Stelle (National Safety Council). Das bedeutet, daß sich pro Stunde 11 Todesfälle und etwa 1000 schwere Verletzungen durch Unfälle ereignen.

Mehr als die Hälfte der Todesfälle durch Unfälle im Jahre 1988 waren die Folge von Verkehrsunfällen. 47 093 Individuen wurden 1988 in Verkehrsunfällen in 42 119 Kfz-Unfällen tödlich verletzt (National Highway Traffic Safety Administration).

Etwa 40% der tödlichen Sturzverletzungen ereignen sich im Haus (Centers Disease Control). Mehr als die Hälfte der Stürze betreffen Personen, die 75 Jahre und älter sind.

Da die mechanischen Gewalteinwirkungen hauptsächlich jüngere Menschen betreffen, die kurz vor oder inmitten ihrer produktivsten Arbeitsjahre stehen, kann der allein mit Todesfolgen und Invalidität verbundene Produktionsausfall in einen Lohnausfall von mehr als US $ 63 Mio. pro Tag umgerechnet werden (National Safety Council 1981). Mechanische Unfallfolgen verursachen durch Lohnausfall, Behandlungskosten und indirekte Arbeitsverluste jährliche Verluste von etwa US $ 50 Mrd.

Die Darstellung von TRUNKEY (1983) zeigt die Tendenzen in der Mortalität von Traumen in den USA, die nach den Todesursachen aufgezeichnet sind (Abb. 2).

Von 12 Todesfällen in den USA ist einer die Folge von Verletzungen; pro Jahr ereignen sich 160 000 Todesfälle als Folge von Verletzungen (BAKER et al. 1984). Die jährliche Todesrate für Schädel-Hirn-Verletzungen beträgt etwa 30/100 000/Jahr (= 44%) aller Todesfälle infolge von Verletzungen in Höhe von 71/100 000/pro Jahr (KRAUS 1987).

Detaillierte Statistiken finden sich bei KRAUS (1980), KALSBEEK et al. (1980), ANDERSON u. KALSBEEK (1980), ANDERSON u. MCLAURIN (1980), sowie ANDERSON et al. (1980).

III. Soziökonomische Situation

Die wirtschaftliche Bedeutung von Schädel-Hirn-Verletzungen annähernd zu bestimmen, ist von staatlicher und versicherungswirtschaftlicher Seite wiederholt unternommen worden. Die mit den ZNS Traumen verbundenen Probleme sind viel größer, als gemeinhin angenommen wird. In der Regel sieht der Einzelne nur Ausschnitte des Gesamtproblems: Die Behandlung, Begutachtung, Versicherung, Invalidität des Betroffenen, die Folgen seines Arbeitsausfalls für die Gesellschaft insgesamt.

Die Gesamtkosten dieser Unfälle umfassen Lohnausfall, Kosten für Arzt und Krankenhaus, Verwaltung und Versicherung, indirekte Kosten aus Arbeitsunfällen sowie Sachschäden aus Verkehrsunfällen und Brandfällen. Der durchschnittliche Verlust pro Todesfall beträgt in Unfällen mit Kfz-Beteiligung US $ 38 000, ohne Kfz-Beteiligung US

Abb. 2. Tendenzen in der Mortalität von Traumen in den USA sind in dieser Darstellung nach der Todesursache aufgezeichnet (Daten vom National Center for Health Statistics). Die Zahlen für 1960 sind entweder genaue Zahlen für dieses Jahr oder Durchschnittswerte von 1952 bis einschließlich 1963. Die Zahlen für 1981 beziehen sich auf eine Probe von 10% der Todesfälle desselben Jahres. (Aus TRUNKEY 1983)

$ 75 000, in Haushaltsunfällen US $ 75 000 und in Arbeitsunfällen US $ 275 000. Die vom National Safety Council geschätzten Unfallkosten für 1969 in Höhe von US $ 23,5 Mrd. entsprechen den militärischen Kosten des Vietnamkonflikts von US $ 23 Mrd. im gleichen Jahr. Die gleiche Quelle bezeichnet die traumatischen Körperschäden als „die vernachlässigte Epidemie der modernen Gesellschaft... die hauptsächliche Todesursache in der ersten Lebenshälfte". Sie zählt 1969 fast 11 Mio. Unfallverletzte, die mindestens einen Tag nach dem Unfall arbeitsunfähig waren.

Die Versicherungswirtschaft macht für 1968 entsprechende Angaben (SCHLUETER 1970): Der Gesamtausfall durch Unfalltod und Invalidität, ausschließlich der Sachschäden aus Straßenverkehrsunfällen und Feuerschäden, betrug US $ 17 Mrd. Das sind nahezu die Kosten von 20 Mrd. für den Vietnamkonflikt im gleichen Jahr (HOGAN 1970).

Da physikalische Traumen im wesentlichen Altersgruppen betreffen, die auf der Höhe oder am Beginn ihrer am meisten produktiven Lebensjahre stehen, sind die Kosten, verursacht durch verlorene Produktivität sowohl von Tod als auch Invalidität außergewöhnlich hoch: Allein US $ 63 Mio. pro Tag gehen durch Lohnausfall verloren (National Safety Council). Die jährlichen Gesamtkosten durch physikalische Traumen in den USA einschließlich Lohnausfall, Ausgaben für die medizinische Betreuung und in direkten Arbeitsverlusten belaufen sich jährlich auf etwa US $ 50 Mrd.

Unfälle, die zum Tode oder zur Invalidität des Betroffenen führen, verursachten in den USA im Jahre 1981 Kosten in Höhe von US $ 87,4 Mrd. In dieser Summe sind Verdienstausfall, medizinische Kosten, Versicherungskosten und Sachschäden enthalten. Im einzelnen entstanden der Allgemeinheit Kosten für Kraftfahrzeugunfälle in Höhe von US $ 40,6 Mrd., Arbeitsunfälle in Höhe von US $ 32,5 Mrd. und andere Unfälle US $ 6,6 Mrd. Die Gesamtzahl der Todesfälle als Foge von Kraftfahrzeugunfällen betrug etwa 51 000, 11 700 kamen infolge von Stürzen zu Tode, 6000 ertranken, 4900 verstarben an den Folgen von Verbrennungen, während die restlichen 23 700 Todesfälle Folge anderer Ursachen waren (Accident Facts, National Safety Council 1982).

Unfälle verursachen einen jährlichen Ausfall von 500 Mio. Arbeitstagen und einen Bedarf von 19 Mio. Krankenhausbettentagen, mehr als von allen Herzpatienten und viermal mehr als von allen Tumorpatienten beansprucht werden. Während in der letzten Dekade die Zahl der Todesfälle infolge von Herzkrankheiten und Strokefolgen um jeweils 22% und 32% fielen, stieg die Zahl der Todesfälle infolge von Unfällen seit 1977 jährlich um etwa 1% (TRUNKEY 1983). Es besteht kein Zweifel darüber, daß die traumatischen Schäden eines der größeren medizinischen und sozialen Probleme für die USA und andere Industrieländer darstellen.

Interessante Daten wurden von MACKENZIE et al. (1988) über die Behandlungskosten von Traumapatienten vorgelegt. Die Autoren analysierten die Kosten für Krankenhausbehandlung und Rehabilitation von 487 Verletzten im Alter von 16–45 Jahren. Pro Patient betrugen die Behandlungskosten für leichtere Verletzungen (Abbreviated Injury Scale Severity Score 1 oder 2) 8100 US $, für die mit schweren Verletzungen (Abbreviated Injury Scale Severity Score 5) und für Schädel-, Hirn- und Wirbelsäulen-/Rückenmarksverletzte 105 350 US $. Wenn die Ergebnisse auf alle Personen, die im Alter zwischen 16 und 45 Jahren in allen Krankenhäusern des amerikanischen Bundesstaates Maryland behandelt wurden, übertragen werden, dann betrugen die Kosten 109 Mio. US $.

Die direkten Behandlungskosten für die Behandlung aller physikalischen Verletzungen in den USA für das Jahr 1980 wurden von RICE et al. (1989) auf 19 Mrd. US $ geschätzt. Damit liegen die direkten Behandlungskosten für physikalische Verletzungen an 4. Stelle, nach Herz-Kreislauf-Erkrankungen (32 Mrd. US $), Erkrankungen des Verdauungssystems (31 Mrd. US $) und psychiatrischen Erkrankungen (20 Mrd. US $). Zu diesen direkten Kosten kommen noch die indirekten.

IV. Vorsätzliche Verletzungen, zwischenmenschliche Gewalttätigkeiten und selbstbeigebrachte Verletzungen

Mehr als 11 000 der 26 000 Fälle von Mord und Totschlag in den USA wurden im Jahr 1982 mit Handfeuerwaffen ausgeführt. Zusätzlich waren mehr als 10 000 Todesfälle die Folge von Suiziden und Unfällen mit Handfeuerwaffen.

Etwa 20 000 Menschen sterben in den USA pro Jahr als Folge von tätlichen Angriffen mit Schußwaffen. Die Zahl der tätlichen Angriffe nahm von 1960–1980 um 60 % zu (BAKER et al. 1984).

In den USA starben im Jahre 1984 31 091 Menschen infolge von Schußverletzungen, 55 % davon waren Suizide. Suizide durch Waffen waren in 40 von 50 Jahren zwischen 1933 und 1982 häufiger als Tötungen durch Schußwaffen (WINTEMUTE 1987). Schußwaffen waren für 58 % der 29 453 Suizide in den USA verantwortlich. Diese Prozentzahl hat seit 1900 stetig zugenommen (BOYD 1984). Schußwaffen werden in den USA von Frauen jetzt bei Suiziden häufiger benutzt als Gifteinnahme. MARTIN et al. (1988) analysierten die Krankengeschichten aller Patienten (n = 131), die im Jahre 1984 im San Francisco General Hospital wegen Schußverletzungen behandelt wurden, um die Höhe der Behandlungskosten und Herkunft der Geldmittel für diese Verletzungen festzustellen. Da dieses Hospital ein Traumazentrum darstellt, kann davon ausgegangen werden, daß hier sämtliche behandelten Schußverletzungen, die in San Francisco im Jahre 1984 vorkamen, behandelt wurden. Allein die Krankenhauskosten (ohne ärztliche Leistungen) betrugen US $ 905 809, das entspricht durchschnittlichen Kosten von US $ 6915 pro Patient. Die Öffentlichkeit bezahlt 85,6 % dieser Kosten, während von privater Seite lediglich 14,4 % beigetragen wurden. Daraus läßt sich ableiten, daß der Steuerzahler in den USA pro Jahr mehr als US $ 1 Mrd. für Patienten mit Schußwunden bezahlt. Diese Zahlen enthalten nicht die Kosten für Krankentransporte, Arztkosten, zusätzliche spätere Behandlungen, Rehabilitation und Pflegekosten für Schwerverletzte. Dazu kommen noch indirekte Kosten für verlorene Arbeitszeit, Krankengeld und Rechtsanwaltskosten. Man hat geschätzt, daß diese indirekten Kosten zweifach höher als die direkten sind (MUNOZ 1984). Auch diese werden vorzugsweise von der öffentlichen Hand bezahlt.

Die Mortalität der Patienten mit Schußverletzungen des Kopfes und der Hals-Nackenregion betrug 27 %.

Die meisten der Patienten waren jung und männlich, eine unverhältnismäßig große Zahl bestand aus Schwarzen. Die meisten Verletzungen waren die Folge von tätlichen Angriffen, am häufigsten wurden Faustwaffen benutzt.

Obwohl Suizide in den USA etwa die Hälfte der tödlichen Schußwaffenverletzungen darstellen, wurden nur wenige – da meist tödliche Verletzungen vorlagen – stationär behandelt (BAKER et al. 1980, 1984). Suizidversuche mit Schußwaffen waren in 92 % erfolgreich (CARD 1974).

Die Tatsache, daß die öffentliche Hand die Hauptbürden für die Bezahlung von Verletzungen durch Schußwaffen zu tragen hat (MARTIN et al. 1988) zeigt sich in gleicher Weise für orthopädisch-unfallchirurgische Verletzungen von Unfällen von Motorradfahrern (BRAY et al. 1985) sowie von nicht unfallbedingten Verletzungen (LUNA et al. 1988).

Auf die Literatur über die finanziellen Kosten von Verletzungen und sozioökonomische Fragen kann aus Platzgründen nicht weiter eingegangen werden (HARTUNIAN et al. 1980; MUNOZ 1984; RICE et al. 1989; FISCHER et al. 1985; ETTER 1987; MC LENNAN 1987; SMITH u. FALK 1987).

Im Jahre 1982 wurden Schußwaffen in der Altersgruppe von 15–24 Jahren bei 64 % der männlichen und 57 % aller weiblichen Suizidanten benutzt.

Über die Art der Schußwaffen, die bei Suiziden benutzt wurden, liegen widersprüchliche Berichte vor: Faustwaffen wurden von 83 % der Suizidanten in einem Kreis im amerikanischen Bundesstaat Ohio (BROWNING 1974), aber langläufige Waffen (Gewehre und Schrotflinten) wurden von 64 % von 12–24 Jahren alten Suizidanten in zwei Kreisen im amerikanischen Bundesstaat Minnesota in den Jahren 1980 und 1981 benutzt (GERBERICH et al. 1985).

SLOAN et al. (1988) verglichen die Zahl der Gewalttätigkeiten in Seattle im amerikanischen Bundesstaat Washington mit der in Vancouver im canadischen Bundesstaat British Columbia in der Zeit zwischen 1980 und 1986. In diesem Zeitraum hatten beide Städte eine fast gleich hohe Zahl von Einbruchdiebstählen und Raubüberfällen. Jedoch war die Zahl der tätlichen Angriffe mit Schußwaffen in Seattle 7mal höher als in Vancouver. Die Möglichkeit, mit einer Schußwaffe umgebracht zu werden, war in Seattle 4,8mal höher als in Vancouver. Die Autoren kamen zu der Schlußfolgerung, daß die schärferen Regulationen für den Gebrauch von Schußwaffen in Vancouver für diesen Unterschied verantwortlich sind.

Unter jungen weißen US Staatsbürgern sind Kraftfahrzeugunfälle die Haupttodesursache, sie sind verantwortlich für etwa 40% der Todesfälle. Unter jungen schwarzen US Staatsbürgern sind Totschlag und Mord mit etwa 40% die Haupttodesursache, sie nehmen etwa den gleichen Prozentsatz ein. In größeren Städten der USA besteht für junge Schwarze eine Wahrscheinlichkeit von 1:20, vor ihrem 30. Lebensjahr als Folge von tödlicher Körperverletzung umzukommen. Dieser jähe Anstieg von Gewalttätigkeiten, vor allem in Stadtgebieten, stellt den wesentlichen Faktor für die jährliche Zunahme von Körperverletzungen mit Todesfolge dar; sie stieg von 8464 im Jahre 1960 auf über 26 000 im Jahre 1982.

TRUNKEY berichtete 1983, daß in den 15 Jahren, in denen er als Chirurg an der Universität von Kalifornien am San Francisco General Hospital Medical Center tätig war, die Zahl der Patienten mit penetrierenden Verletzungen (hauptsächlich Schuß- und Stichwunden) auf etwa 40% aller Traumafälle angestiegen ist.

V. Straßenverkehrsunfälle

1. Europäische Länder und Bundesrepublik Deutschland

CRANDON u. WILSON (1905) berichteten, daß unter 530 Schädel-Hirn-Verletzungen 80% die Folge von Stürzen waren. Im Jahre 1928 gaben MC CLURE u. CRAWFORD Stürze nur noch bei 20% an.

SCHÜCK (1928) gab die Zahl der Schädel-Hirn-Verletzten im Jahre 1910, bezogen auf die Gesamtzahl der Unfälle, mit 8% an, im Jahre 1927 sind es bereits 12,6%.

In einer Serie, die von WOODWARD (1948) in England veröffentlicht worden war, hatten bei 149 Kraftfahrzeugverletzungen 63,5% der Patienten Schädel-, Hirn- und Hals-Nackenverletzungen erlitten.

Es gibt nur wenige frühe Studien über Straßenverkehrsunfälle in Deutschland (PAAS 1931; JORNS 1932; KIRSCHNER 1938).

Es ist unglücklicherweise schon so weit gekommen, daß von Jemandem, der durch einen Verkehrsunfall getötet wurde, angenommen wird, daß er einen natürlichen Tod gefunden habe. Eine frühe Studie über Straßenverkehrsunfälle in Deutschland stammt von KIRSCHNER aus dem Jahre 1938. Dieser Autor analysierte 775 stationäre und 682 ambulante Patienten der Chirurgischen Klinik der Universität Heidelberg aus den Jahren 1934-1936. Die Hälfte dieser Patienten waren Insassen von Kraftfahrzeugen. Interessant ist die Verteilung der Körperschäden. In der Periode von 1934-1936 wiesen 28% der Verunfallten Schädel-Hirn-Verletzungen und 62,5% Verletzungen der Extremitäten auf. Während des Zeitraumes von 1947-1951 war die Verteilung zwischen diesen beiden Verletzungsfolgen fast gleich, nämlich 30,4% Schädel-Hirn- und 52,59% Extremitätenverletzungen. In der Zeit von 1952-1958 hatten 71,3% von 4954 in der Heidelberger Chirurgischen Klinik behandelten Patienten Schädel-Hirn-Verletzungen. Vor 1952 waren Schädel-Hirn-Verletzungen in 59% von tödlich ausgehenden Unfällen die Ursache, während sie in der Zeit von 1952-1955 88,3% betrugen (GÖGLER 1965).

In der Bundesrepublik Deutschland waren es besonders der Heidelberger Chirurg BAUER und seine Schüler, die auf die Verkehrsunfälle aus der Sicht des Chirurgen aufmerksam machten.

Der Anteil von Schädel-Hirn-Verletzungen an der Gesamtzahl der Unfallverletzten betrug nach SCHÜCK (1910) 8%, 1927 12,5%. KIRSCHNER (1938) gab 28% an, GÖGLER u. LAQUA (1953) fanden im Krankengut der Heidelberger Universitätsklinik (1947–1951) eine Beteiligung von Schädel-Hirn-Verletzungen mit 46,1%.

MARCUS (1956) berichtete, daß 36% aller bei Verkehrsunfällen erlittenen Verletzungen, die in der I. Unfallstation Wien behandelt wurden, den Kopf betrafen.

1964 starben in 23 europäischen Ländern 68 510 Menschen im Straßenverkehr, 1,8 Mio. wurden verletzt.

In der Bundesrepublik Deutschland ereigneten sich im Jahre 1964 etwa 1 Mio. Straßenverkehrsunfälle, 445 494 Personen erlitten dabei Verletzungen, 16 432 Menschen (3,7%) tödliche Verletzungen. Allein 72,6% aller Schädel-Hirn-Verletzungen entfallen auf das 2. und 3. Lebensjahrzehnt.

1970 betrug in der Bundesrepublik Deutschland die Zahl der zugelassenen Kraftfahrzeuge 16,8 Mio., die Gesamtlänge aller Straßen 162 344 km. Wären alle Kraftfahrzeuge gleichzeitig im Straßenverkehr, stünden jedem zugelassenen Fahrzeug 10 m Straße zur Verfügung. Die Zahl der PKWs ist mit 83% am größten; es folgen Zugmaschinen mit 9%, Lastkraftwagen, Krafträder und Motorroller sowie andere Fahrzeuge mit jeweils 1%.

In der Bundesrepublik Deutschland betrug 1967 die Zahl der Straßenverkehrsunfälle 1,143 Mio. Es gab 17 061 tödliche und 451 311 mehr oder weniger schwere Verletzungen. Die Zahl der Unfalltoten stieg in diesem Zeitraum in Europa und den USA in 10 Jahren um 49% (REHN 1973).

Nach den Angaben von GÖGLER (1971) betrug die Zahl der im Straßenverkehr Verletzten in der Bundesrepublik Deutschland in 10 Jahren über 10 Mio., davon 1,4 Mio. Schwerverletzte.

Eine Sektionsstatistik aus dem Heidelberger Pathologischen Institut von 1965–1967 über 1638 tödliche Verkehrsunfälle ergab, daß 51,4% Fußgänger, 16% Mitfahrer in Kraftfahrzeugen, 13% Radfahrer, 12,6% Fahrer von Kraftfahrzeugen und 6,3% Motorradfahrer waren. „Die unterschiedliche Gefährdung ist fraglos zu erklären aus der völligen Schutzlosigkeit des Fußgängers und Zweiradfahrers gegenüber dem in seinem Auto besser gesicherten PKW-Insassen" (REHN 1973).

So waren unter 68 195 Unfallverletzten, die 1957–1965 in Berlin (DDR) stationär behandelt wurden, 23,9% Schädel-Hirn-Verletzte. In Linz (Österreich) (1951–1952) betrug der Anteil der Schädel-Hirn-Verletzten an der Gesamtzahl der Unfall-Krankenhauspatienten (n = 9068) 28,8%, in Heidelberg (Bundesrepublik Deutschland) (1947–1964; n = 6196) 30,4% und in Graz (Österreich) (1950–1964; n = 9655) 33,6%.

Nach Erhebungen der Europäischen Länder kommen bei einer Bevölkerung von 332 Mio. pro Jahr etwa 1 Mio. Schädel-Hirn-Verletzungen vor, das sind rund 0,3% der Gesamtpopulation. Auf das Gebiet der Bundesrepublik Deutschland entfallen hiervon allein 200 000 Fälle, das sind exakt 20%. Nicht nur bei Kinderunfällen, sondern auch bei den Unfällen Erwachsener liegt die Bundesrepublik Deutschland an erster Stelle (VOTH u. FAUPEL 1977).

Eine interessante Untersuchung über die zeitlichen Zusammenhänge zwischen Unfall und Tod, das Ergebnis von 1000 tödlichen Verkehrsunfällen, legte HÄNDEL (1964) vor. Von 1000 Verkehrstoten starben: sofort 27,3%, binnen einer Stunde 18,0%, nach 1–3 h 7,8%, nach 3–6 h 6,0%, nach 6–12 h 4,4%, nach 12–24 h 5,5%, somit binnen 24 h 69,0%.

Großangelegte Studien über die Folgen von Straßenverkehrsunfällen wurden von GÖGLER in den Jahren 1962 und 1969 veröffentlicht. Diese Studien haben auch heute noch großen Wert, sie sind wegen ihrer Gründlichkeit und Vollständigkeit unübertroffen. Neuere, diesen Mitteilungen gleichwertige Untersuchungen liegen m.E. nicht vor.

Ich folge GÖGLER und gebe eine Zusammenfassung seiner Ergebnisse.

Während des Zeitraumes von 1950–1959 wurden in der Bundesrepublik Deutschland insgesamt 3 020 809 Personen bei Straßenverkehrsunfällen verletzt und 106 999 getötet. Tabelle 4 zeigt die Zunahme der zugelassenen Kraftfahrzeuge, der Unfälle und der getöteten und verletzten Verkehrsteilnehmer im Zeitraum von 1936–1959. In dieser Zeit geht die Zahl der Unfälle in etwa parallel zur Zahl der zugelassenen Kraftfahrzeuge, mit deutlichen Ausnahmen in den Perioden 1952/1953 und 1957/1958. Der Aufhebung der Geschwindigkeitsbegrenzung am 1. Januar 1953 folgte ein scharfer Anstieg der Zahl der

Tabelle 4. Zahl der zugelassenen Fahrzeuge und der Straßenverkehrsunfälle in der Bundesrepublik Deutschland während des Zeitraumes von 1936–1959, nach Angaben des Statistischen Bundesamtes Wiesbaden. Die Zunahme der Verkehrsunfälle ist etwa proportional der Zunahme der Kraftfahrzeugzulassungen, mit einer deutlichen Ausnahme in den Zeiträumen 1952/1953 und 1957/1958. Die Abschaffung der Geschwindigkeitsbegrenzung am 1. Januar 1953 war von einem steilen Anstieg der Zahl der Unfälle gefolgt: Zunahme in der Zahl der Unfälle: 70 269, in der Zahl der Verletzten: 65 373 und in der Zahl der tödlich Verletzten: 2 165. (Aus GÖGLER 1965)

Jahr	zugelassene Fahrzeuge	Unfälle	Anzahl der verletzten oder getöteten Personen			Schwer verletzt	Leicht verletzt
			Insgesamt	Verletzt	Getötet		
1936	1 372 000	153 000	107 578	102 509	5 069		
1937	1 604 000	152 000	107 471	102 738	4 733		
1938	1 836 000	156 000	110 933	106 348	4 585		
1947	749 000 [a]	73 000 [b]					
1948	919 000 [a]	101 000 [b]					
1949	1 413 000	164 000 [b]					
1950	1 949 000	248 000	156 739	150 415	6 324		
1951	2 493 000	320 000	209 482	201 927	7 555		
1952	3 275 000	375 430	240 442	232 858	8 860 [c]		
1953	4 054 000	445 699	309 256	298 231	11 025	123 132	175 090
1954	4 700 000	493 687	328 929	317 280	11 649	127 914	189 366
1955	5 184 000	567 819	362 826	350 486	12 340	137 856	212 630
1956	5 673 000	625 546	373 935	361 052	12 883	144 295	216 757
1957	6 137 000	633 685	365 832	353 370	12 462	141 677	211 693
1958	6 498 000	703 944	362 689	350 992	11 697	136 193	214 799
1959 [d]	6 894 000	804 915	417 798	404 262	13 536	142 846	261 416

[a] Geschätzte Gesamtzahlen für die Bundesländer Rheinland-Pfalz und Baden-Württemberg.
[b] Geschätzt aufgrund der Zuwachsraten in 5 Bundesländern der Bundesrepublik Deutschland und in Proportion für diese Bundesländer der Gesamtzahl der Unfälle in der Bundesrepublik Deutschland in den Jahren 1950 und 1951.
[c] Die Gesamtzahl wurde adjustiert um geschätzte Zahlen von solchen aufzunehmen, die 30 Tage nach dem Unfall verstarben; basiert auf einer Gesamtzahl von 7 590 Umgekommenen oder innerhalb von 3 Tagen nach dem Unfall Verstorbenen.
[d] Einschließlich des Saarlandes.

Unfälle: Die Zahl der Unfälle nahm um 70 269, die der Verletzten um 65 373 und die der Getöteten um 2165 zu. Nach Wiedereinführung der Geschwindigkeitsbegrenzung am 1. September 1957 wurden die folgenden Änderungen beobachtet: Die Zahl der zugelassenen Kraftfahrzeuge stieg um 361 000, die Zahl der Unfälle um 70 259 und die Zahl der Leichtverletzten um 3106, die Zahl der Schwerverletzten nahm um 5464 ab und die Zahl der Getöteten um 765. Das läßt sich deutlich in Abb. 3 zeigen.

Der Anteil der Verletzungen in Stadt- und Landgebieten, bezogen auf die verschiedenen Körperregionen ergibt sich aus Abb. 4.

Die Analyse der Straßenunfälle, bezogen auf den Typ der Straßenbenutzer, zeigt einige interessante Daten. Kraftfahrzeuginsassen sind in 77% der Straßenverkehrsunfälle betei-

Europäische Länder und Bundesrepublik Deutschland

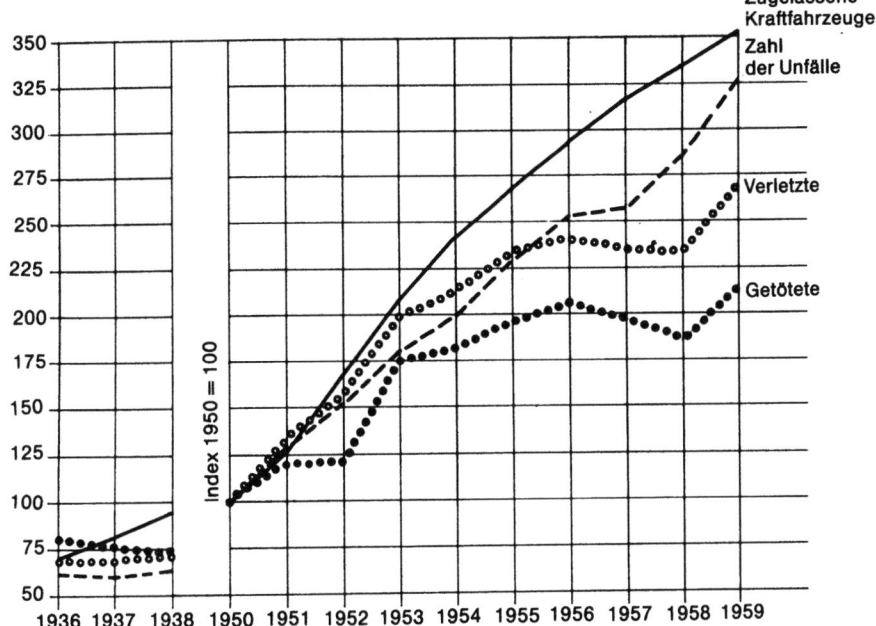

Abb. 3. Zugelassene Kraftfahrzeuge und Zahl der Unfälle im Zeitraum von 1936–1938 und 1950–1959, nach Angaben des Statistischen Bundesamtes, Wiesbaden. (Aus GÖGLER 1965)

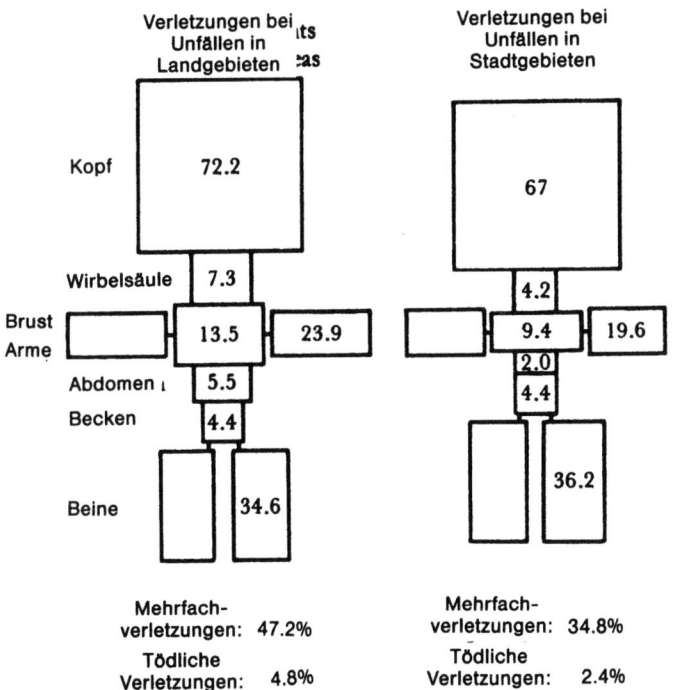

Abb. 4. Prozentuale Beteiligung der Körperregionen bei Unfällen in Stadt- und Landgebieten. Stationär behandelte Patienten der Chirurgischen Klinik der Universität Heidelberg. (Aus GÖGLER 1965)

ligt, Fußgänger und Radfahrer dagegen nur jeweils in 7%. Von 100 Fußgängern erleiden 80% eine Körperverletzung, während nur 20% der Fahrzeuginsassen eine solche erleiden. Der Unterschied zwischen Fußgängern und Fahrzeuginsassen ist jedoch noch ausgeprägter, wenn man die Mortalitätsziffern betrachtet: Jeder 22. Fußgänger, der in einen Unfall verwickelt ist, erleidet tödliche Verletzungen im Vergleich zu jedem 150. Fahrzeuginsassen.

Betrachtet man die Altersgruppen, die in Straßenverkehrsunfälle verwickelt sind, so zeigt sich, daß bei den Fußgängern die Kinder und die älteren Menschen erheblich stärker beteiligt sind, während bei Kraftfahrzeuginsassen und Motorradfahrern dagegen die Altersgruppen zwischen 18 und 30 Jahren bevorzugt beteiligt sind (Abb. 5).

Abbildung 6 zeigt die Zahl der an Straßenverkehrsunfällen Beteiligten in den verschiedenen Altersgruppen, verglichen mit der der Gesamtbevölkerung. Die normale Altersverteilungspyramide ist auf der linken Seite dargestellt (sie zeigt deutlich Lücken, die durch den 1. und 2. Weltkrieg bedingt sind). Die Altersverteilung von Verunfallten im Straßenverkehr im Jahre 1955 ist zum Vergleich auf der rechten Seite der Abbildung

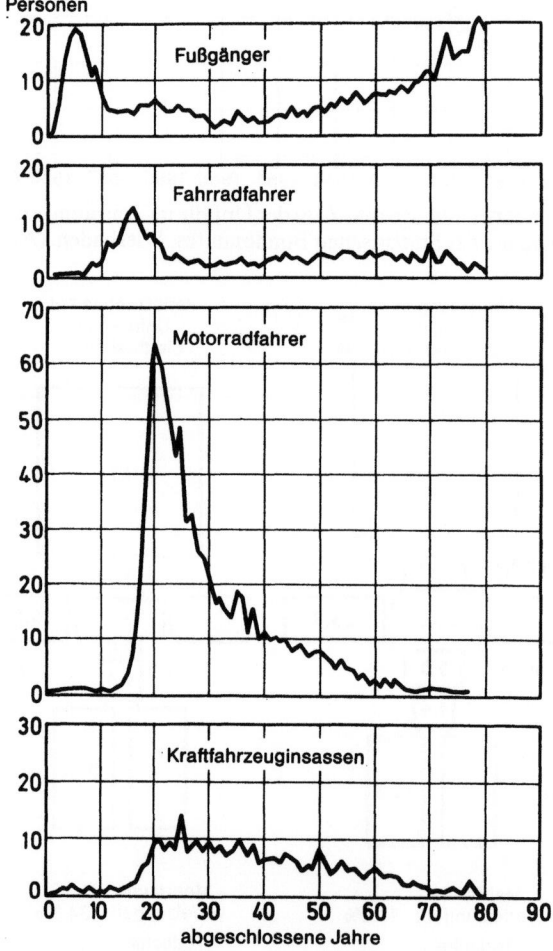

Abb. 5. Altersverteilung der getöteten oder schwer verletzten Patienten als Folge von verschiedenen Straßenunfällen in Baden-Württemberg im Jahr 1955. (Pro 10000 Patienten des gleichen Alters in der Bevölkerung). Statistisches Landesamt. (Aus GÖGLER 1969)

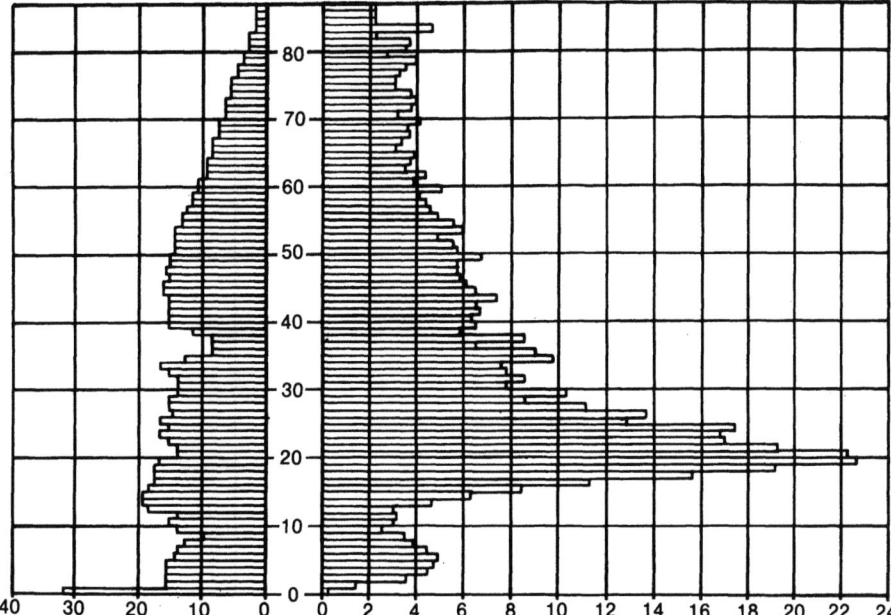

Abb. 6. Altersgruppen pro 1000 Bevölkerung verglichen mit der Verteilung von Verunfallten im Straßenverkehr. Der linke Teil der Abbildung zeigt die Altersgruppen der Gesamtbevölkerung (Zahlen pro 1000). Der rechte Teil der Abbildung zeigt die Altersverteilung von 1955 Straßenverkehrsunfällen (Zahlen pro 1000 der korrespondierenden Altersgruppe). (Aus GÖGLER 1965)

dargestellt. Es ergibt sich daraus, daß die Altersgruppe zwischen 16 und 40 Jahren am häufigsten beteiligt ist.

Abbildung 7 zeigt den Anteil der verschiedenen an Unfällen beteiligten Verkehrsteilnehmer sowie deren Mortalität.

Aus den Daten von GÖGLER (1962) ergibt sich die große Zahl von Schädel-Hirn-Verletzten bei Straßenverkehrsunfällen. Abbildung 8 zeigt, daß von 160 Fußgängern, die in einen Straßenverkehrsunfall verwickelt waren, 66,6% eine Schädel-Hirn-Verletzung erlitten, während diese Zahl bei anderen Verletzungen nur 31,3% betrug. Weiterhin ergab sich, daß von 100 Patienten, die an den Folgen von Straßenverkehrsunfällen starben, 70 schädel-hirn-verletzt waren. Von den tödlich ausgehenden Straßenverkehrsunfällen von Motorradfahrern verstarben 93,7% an den Folgen von Schädel-Hirn-Verletzungen.

Die Todesursache von 269 tödlichen Straßenverkehrsunfällen sind in 70,26% Schädel-Hirn-Verletzungen, sie stellen demnach die Haupttodesursache dar (Abb. 9).

Die Verteilung der Verletzungen bei 605 Patienten mit Kraftfahrzeugverletzungen und damit die Körperzonen, die besonders häufig betroffen sind, zeigt Abb. 10. Der Kopf ist in 81,0% beteiligt.

Einen Vergleich der verletzten Körperregionen von 2524 Fußgängerunfällen gegenüber 4000 Arbeitsunfällen und 7883 Haushaltsunfällen, die in der Chirurgischen Klinik der Universität Heidelberg in der Zeit von 1953–1967 stationär behandelt wurden, zeigt Abb. 11.

Die Darstellung von GÖGLER (1969) zeigt die Mortalität bei 11 662 Patienten mit Straßenverkehrsunfällen, die in der Chirurgischen Klinik der Universität Heidelberg von 1953–1967 stationär behandelt worden waren. 573 Patienten (= 4,9%) verstarben. Die Mortalität dieser Patienten ergibt sich aus Abb. 12.

Die Aufteilung von 26 416 in der Chirurgischen Klinik der Universität Heidelberg von 1953–1957 stationär behandelten Patienten nach Unfallursache zeigt Abb. 13.

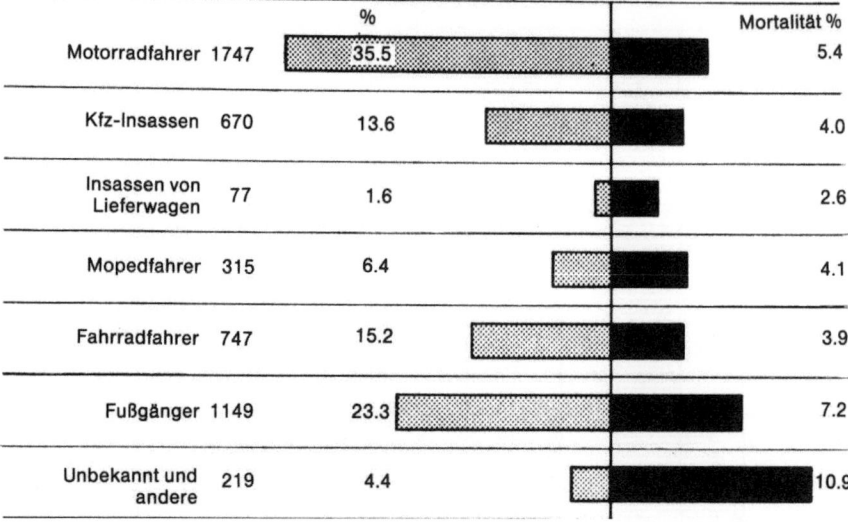

Abb. 7. Verteilung der Verletzungen bei verschiedenen Verkehrsteilnehmern und deren korrespondierende Mortalität. Stationär aufgenommene Patienten der Chirurgischen Klinik der Universität Heidelberg, 1952–1958. (Aus GÖGLER 1965)

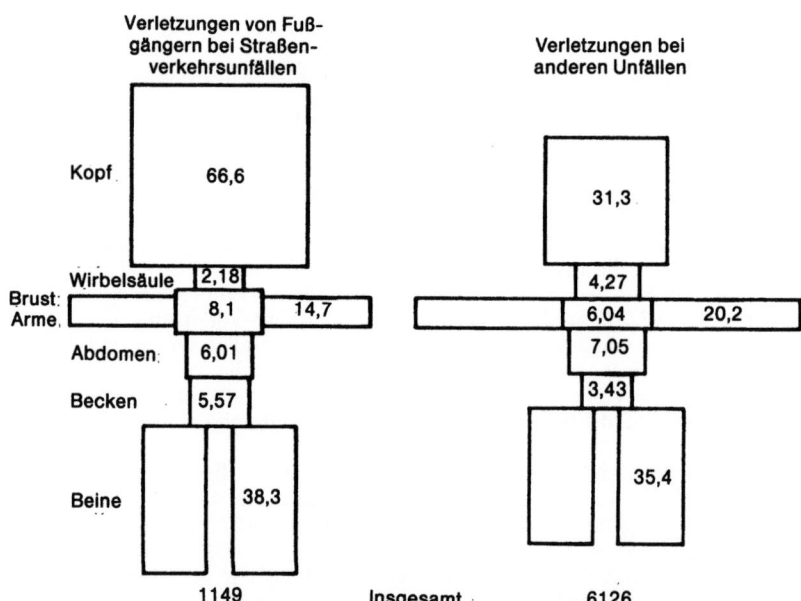

Abb. 8. Prozentuale Beurteilung der Verletzungen an den verschiedenen Körperarealen bei Fußgängern in Straßenverkehrsunfällen verglichen mit der von anderen Unfällen. Stationär aufgenommene Patienten der Chirurgischen Klinik der Universität Heidelberg, 1952–1958. (Aus GÖGLER 1965)

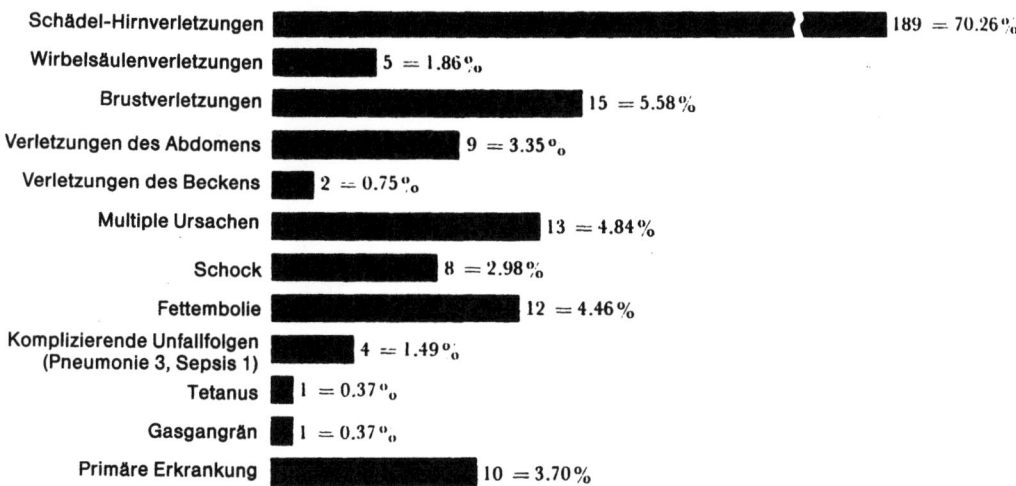

Abb. 9. Todesursachen in 269 tödlichen Straßenverkehrsunfällen. Stationär aufgenommene Patienten der Chirurgischen Klinik der Universität Heidelberg, 1952–1958. (Aus GÖGLER 1965)

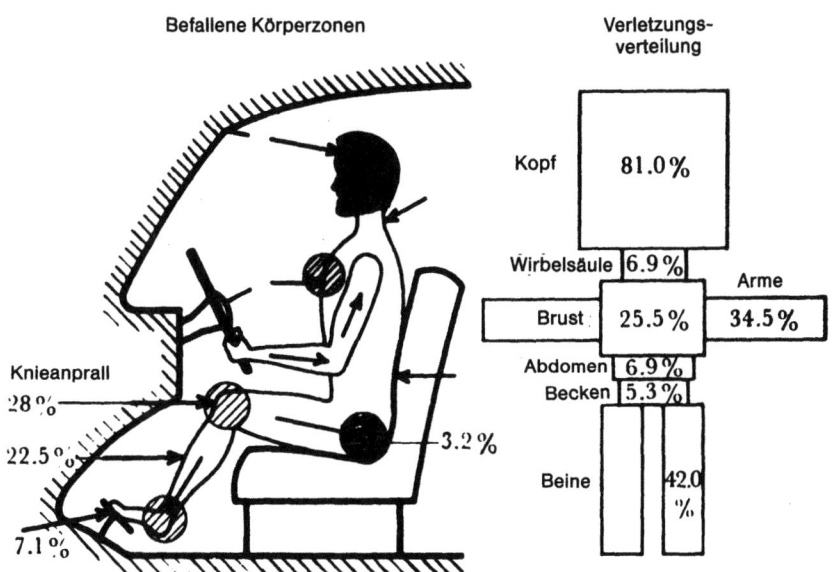

Abb. 10. Befallene Körperzonen und Verteilung der Verletzungen bei verunfallten Insassen von Kraftfahrzeugen. (Aus GÖGLER 1965)

Der Prozentsatz von verletzten Körperzonen von stationär behandelten Patienten und Straßenverkehrsunfällen, Kraftfahrzeuginsassen und Kraftradfahrern findet sich in Abb. 14.

Von 26416 stationär behandelten Unfallpatienten der Chirurgischen Klinik der Universität Heidelberg hatten 12671 Schädel-Hirn-Verletzungen (GÖGLER 1962). Der Anteil der Straßenbenutzer an Straßenverkehrsunfällen ergibt sich aus Abb. 15.

Epidemiologie

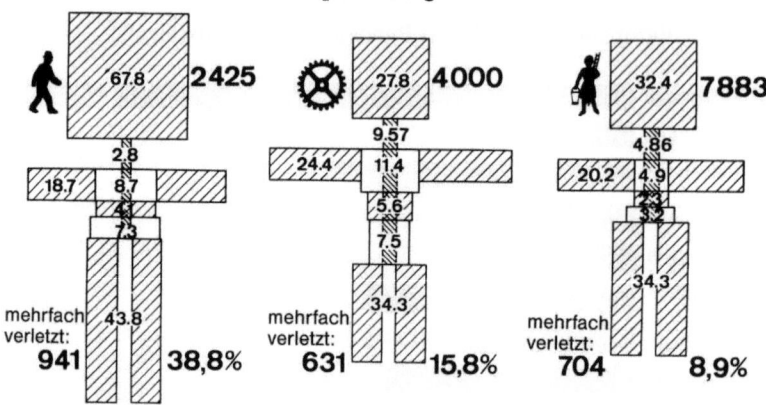

Abb. 11. Verletzte Körperregionen von 2425 verletzten Fußgängern. 4000 Arbeitsunfällen und 7883 Haushaltsunfällen von Patienten, die in der Chirurgischen Klinik der Universität Heidelberg stationär behandelt worden waren. (Aus GÖGLER 1969)

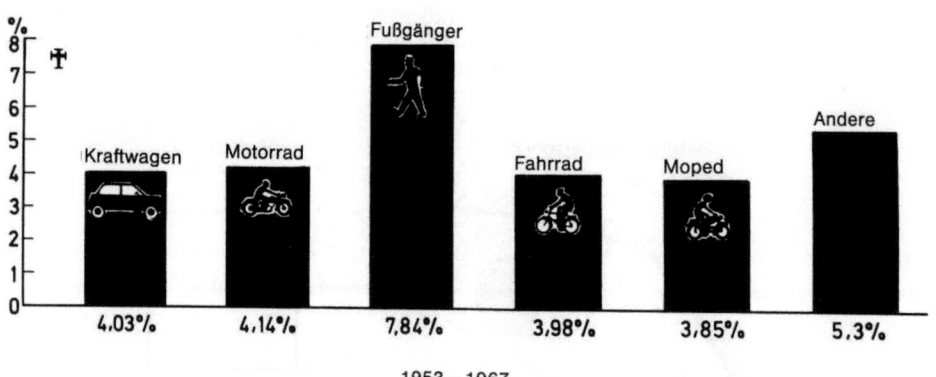

Abb. 12. Mortalität bei 11 662 Patienten mit Straßenverkehrsunfällen, die in der Chirurgischen Klinik der Universität Heidelberg von 1953–1967 stationär behandelt worden waren. 573 Patienten = 4,9% verstarben. (Aus GÖGLER 1969)

Die tabellarische Darstellung von GÖGLER (1968) zeigt die im Jahre 1965 in der Bundesrepublik Deutschland bei Verkehrsunfällen Verletzten und Getöteten, deren Gesamtzahl 449 243 Personen betrug (Tabelle 5).

Die Zahl der bei Verkehrsunfällen in der Bundesrepublik Deutschland Getöteten, Schwer- und Leichtverletzten aus den Jahren 1956–1965 ist in der folgenden Tabelle von GÖGLER aufgeführt (Tabelle 6).

Tabelle 7 von GÖGLER (1968) zeigt die Häufigkeit von tödlichen Kraftfahrzeugunfällen in verschiedenen Ländern. Die Bundesrepublik Deutschland steht im Jahre 1963 an der Spitze aller industrialisierten Staaten, gefolgt von Australien, Österreich, Canada und den USA.

Die tabellarische Zusammenstellung von GÖGLER (1968) ergibt einen Überblick über die Zahl der im Jahre 1965 in der Bundesrepublik Deutschland schwer Verletzten und Getöteten bei Verkehrs-, Arbeits- und anderen Unfällen sowie die Zahl der gewaltsamen Todesfälle (Tabelle 8).

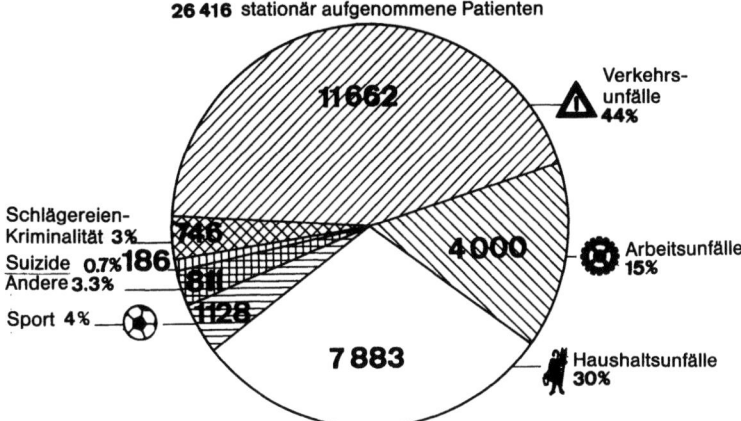

Abb. 13. 26 416 in der Chirurgischen Klinik der Universität Heidelberg stationär behandelten Unfallpatienten (von 1953–1967). (Aus GÖGLER 1969)

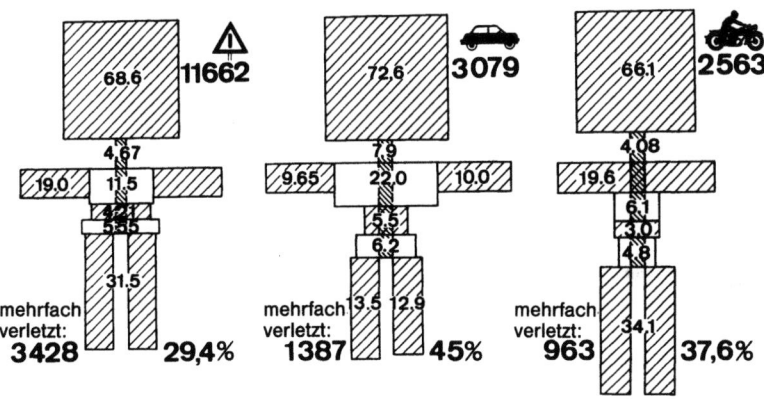

Abb. 14. Verletzte Körperregionen von 11 662 Patienten mit Verkehrsunfällen, 3079 Fahrzeuginsassen und 2563 Motorradfahrern, die in der Chirurgischen Klinik der Universität Heidelberg von 1953–1967 stationär behandelt wurden. (Aus GÖGLER 1969)

Die tabellarische Zusammenstellung von GÖGLER (1968) ergibt einen Überblick über die Zahl der in der Bundesrepublik Deutschland im Jahre 1960 und 1967 bei Verkehrsunfällen Verletzten sowie die Gesamtzahl der Unfälle (Tabelle 9).

Die tabellarische Aufstellung von GÖGLER zeigt die am Unfallort, während des Krankentransportes und im Krankenhaus infolge von Verkehrsunfällen in der Bundesrepublik Deutschland im Jahre 1965 Verstorbenen (Tabelle 10).

Die Zahl der Verkehrsunfälle mit Verletzten, den verschiedenen beteiligten Fahrzeugen und Fußgängern nach einer Angabe des Statistischen Bundesamtes Wiesbaden kann Abb. 16 von GÖGLER (1969) entnommen werden.

Die verletzten Körperregionen von 2425 verletzten Fußgängern, 4000 Arbeitsunfällen und 7883 Haushaltsunfällen, die stationär behandelt wurden, sind in Abb. 11 von GÖGLER (1969) dargestellt.

Interessant ist ein Vergleich der Mortalität in drei hochmotorisierten und drei weniger motorisierten Ländern bezogen auf das Lebensalter der tödlich Verletzten und Todesfälle

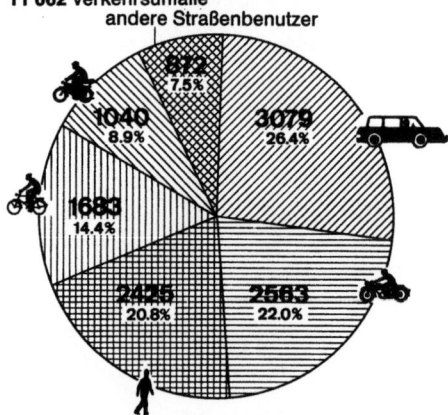

Abb. 15. Stationär aufgenommene Unfallpatienten, die von 1953–1967 in der Chirurgischen Klinik der Universität Heidelberg behandelt wurden. Die Gesamtgruppe ist in verschiedenen Untergruppen aufgeteilt. (Aus GÖGLER 1969)

Tabelle 5. Verkehrsunfälle in der Bundesrepublik Deutschland im Jahre 1965. 449 243 Patienten wurden verletzt oder getötet. (Aus GÖGLER 1968)

Verletzt oder getötet	%
248 523 Kraftfahrzeuge	55,0%
30 921 Motorräder	6,9%
25 262 Mopeds	5,7%
43 025 Fahrräder	9,6%
24 380 Andere Fahrzeuge	5,5%
77 143 Fußgänger	17,3%
449 243 Insgesamt	100%

Tabelle 6. Verkehrsunfälle, Bundesrepublik Deutschland, 1956–1965. (Aus Gögler 1968)

Getötet	142 576
Verletzt, insgesamt	4 186 974
schwer	1 406 120
leicht	2 780 852

Tabelle 7. Die Häufigkeit von tödlichen Kraftfahrzeugunfällen in verschiedenen Ländern. (Aus GÖGLER 1968)

	Tödliche Unfälle pro 100 000 Einwohner
Bundesrepublik Deutschland [a]	25,4
Australien	24,5
Österreich	24,4
Canada [b]	23,6
USA [b]	23,1
Frankreich [c]	21,4
Dänemark	17,9
Schweden [a]	15,7
Großbritannien	13,6
Norwegen [a]	9,5

[a] 1962
[b] Bedeutet bis zu einem Jahr nach dem Unfall verstorben. Die anderen Daten, falls nicht anders angegeben, beinhalten Todesfälle innerhalb von 30 Tagen nach dem Unfall.
[c] Beinhaltet lediglich Todesfälle innerhalb von 3 Tagen nach dem Unfall.

Tabelle 8. Zivile Verletzungen, Bundesrepublik Deutschland 1965. (Aus GÖGLER 1968)

Schwer verletzt und getötet	
Verkehrsunfälle	148 478
Arbeitsunfälle	100 000
Andere Unfälle	250 000
Insgesamt	500 000
Gewaltsamer Tod	47 587

80,6 per 100 000 Einwohner.

Tabelle 9. Verkehrsunfälle, Bundesrepublik Deutschland. (Aus GÖGLER 1968)

	Unfälle	Verletzte	Todesfälle
1960	610 377	436 100	14 018
1967	1 143 503	461 977	17 079
1960–1967	+8,4%	+5,9%	+21,8%

Tabelle 10. Todesfälle infolge von Verkehrsunfällen, 1965, Bundesrepublik Deutschland. (Aus GÖGLER 1968)

Total	15 753	%
Am Unfallort verstorben	6 774	43
Während des Krankentransportes	1 890	12
Im Krankenhaus	7 089	45

pro 100 000 der Bevölkerung. Australien, USA und die Bundesrepublik Deutschland zeigen fast identische Kurvenverläufe, wobei England und Wales etwa in der Mitte zwischen den beiden Gruppen liegen. Beide Gruppen zeigen, mit Ausnahme von Japan und Ceylon ein Maximum der tödlich Verletzten in der Altersgruppe um 20 Jahre und in sämtlichen Ländern ein weiteres in den höheren Altersgruppen (Abb. 17).

Ein Vergleich der wichtigsten Schädel-Hirn-Verletzungen in den Autopsieserien von zwei Rechtsmedizinischen Instituten in der Bundesrepublik Deutschland und dem Office des Chief Medical Examiners in Baltimore im amerikanischen Bundesstaat Maryland zeigt die folgende Zusammenstellung (Tabelle 11).

Neuere umfassende epidemiologische Befunde, die eine gute Ergänzung zu den früheren Arbeiten von GÖGLER (1962, 1969) darstellen, hat FRANKE (1985) vorgelegt.

Die folgende tabellarische Darstellung zeigt die Zunahme der Patienten mit Schädel-Hirn-Verletzungen an den stationär behandelten Unfallverletzten aller Altersklassen von 1910–1974. Die Zusammenstellung von FRANKE (1985) zeigt einen dramatischen Anstieg der Verletzten mit Schädel-Hirn-Verletzungen von 8% auf 39% (Tabelle 12).

Den Anteil der Schädel-Hirn-Verletzungen an den stationär behandelten unfallverletzten Kindern in verschiedenen Kliniken der DDR, BRD, Österreich, Sowjetunion und England zeigt die folgende Tabelle von FRANKE (1985); die Prozentzahlen schwanken zwischen 20,3% und 55,0% (Tabelle 13).

Die folgende Tabelle von FRANKE (1985) zeigt den Anteil der Schädel-Hirn-Verletzungen bei tödlichen Verkehrsunfällen. Die Zusammenstellung umfaßt Arbeiten aus Kliniken und Instituten der Bundesrepublik Deutschland und den USA (Tabelle 14).

Die Zahl der in verschiedenen Ländern (USA, Japan, DDR, BRD und Norwegen) stationär behandelten Patienten mit Schädel-Hirn-Verletzungen und deren Komplikationen für alle Altersklassen ergibt sich aus einer Zusammenstellung von FRANKE (1985) (Tabelle 15).

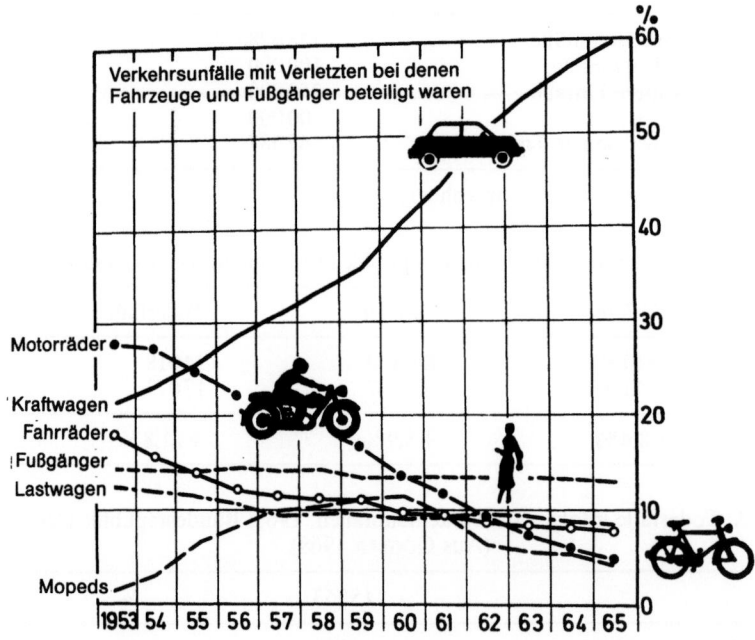

Abb. 16. Verkehrsunfälle mit Kraftwagen. Motorradfahrern, Radfahrern, Fußgängern, Lastwagen und Mopeds von 1953–1965. Statistisches Bundesamt Wiesbaden. (Aus GÖGLER 1969)

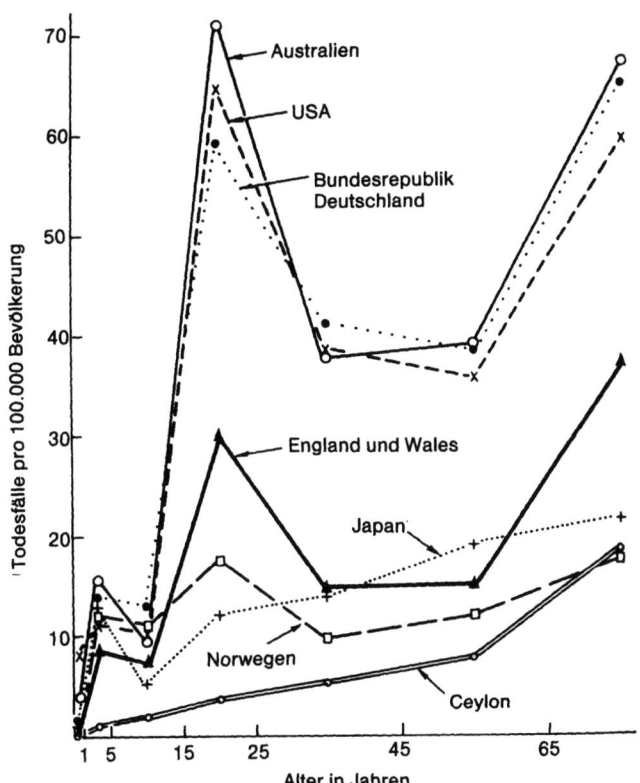

Abb. 17. Mortalität bei Straßenverkehrsunfällen in drei hochmotorisierten und drei weniger motorisierten Ländern (Mod. von NORMAN 1962, mit für England und Wales superimponierten Werten)

Tabelle 11. Überblick über die Häufigkeit der wichtigsten Schädel-Hirn-Traumen bei gerichtlichen Leichenöffnungen. E. Freytag, Office of the Chief Medical Examiner, Baltimore, USA; Schleyer, Institut für Rechtsmedizin der Universität Bonn; Krauland, Institut für Rechtsmedizin der Freien Universität Berlin. (Aus KRAULAND 1963)

Schädel-Hirn-Verletzungen	1367 E. FREYTAG (Baltimore)		223 F. SCHLEYER u. G. KERSTING (Bonn) 1963		109 Stichprobe (Berlin) 1962	
davon:	absol.	%	absol.	%	absol.	%
Schädelbrüche	956	70	175	78	86	78,9
Rindenprellungen u. Lazerationen	1213	89	186	83,5	77	70,6
Blutungen						
epidural	211	15	35	16	19	17,4
subdural	861	63	111	50	45	41,3
subarachnoidal	164	12	–	–	–	
i. d. Stammganglien	368	27	72	32,4	31	28,4
i. d. Mittelhirn u. im Hirnstamm	310	23	–	–	14	15

Tabelle 12. Anteil der Schädel-Hirn-Verletzungen an den stationär behandelten Unfallverletzten aller Altersklassen. (Aus FRANKE 1985)

Ort, Zeitraum	Autor	n – klinische Unfallpatienten	davon Schädel-Hirn-Verletzung %
1910	SCHÜCK	o. A.	8
1927	SCHÜCK	o. A.	12,5
Berlin-DDR (1957–1965)	FRANKE	68 217	23,5
Linz (1951–1953)	SEEWALD	9 068	28,8
Heidelberg (1947–1951)	GÖGLER, LAQUA	6 196	30,4
Graz (1950–1964)	EHALT	9 655	33,6
DDR – (1974)	ZV Statistik	164 310	39,0

Tabelle 13. Anteil der Schädel-Hirn-Verletzungen an den stationär behandelten unfallverletzten Kindern. (Aus FRANKE 1985)

Ort, Zeitraum	Autor	n – klinische Unfallpatienten	davon Schädel-Hirn-Verletzung %
Rostock (1957–1963)	KIENE u. KÜLZ	2 172	20,3
Österreich (AUVA) (1966–1976)	JONASCH u. BERTEL	15 845	21,9
Jena (1961–1965)	LANGER	1 138	23,2
Berlin-DDR (1957–1965)	FRANKE	11 846	28,1
Freiburg/BRD (1952–1961)	GRUENAGEL u. JUNKAT	2 557	31,1
Timirjasew-Khs. Moskau (1945–1947)	DAMJE	6 326	41,3
Liverpool (1957–1960)	DICKHAM	4 986	51,5
Karl-Marx-Stadt (1966–1974)	HAŠEK u. WEHNER	3 390	55,0

Tabelle 14. Anteil der Schädel-Hirn-Verletzungen an den tödlichen Verkehrsunfällen. (Aus FRANKE (1985))

Autor, Ort, Jahr, n – Todesfälle, Klinik	%	Tödliche Kopfverletzungen bei
K. H. BAUER	22,2	VU – verletzter Auto-Insassen
Heidelberg, 1954	17,8	VU – verletzter Fußgänger
n. BG-Statistik	14,7	VU – verletzter Motorradfahrer
	10,0	VU – verletzter Radfahrer
	aber	
K. H. BAUER	79,2	tödl. Motorradunfälle infolge Schädel-Hirn-Verletzung
wie oben	78,2	tödl. Fahrradunfälle infolge Schädel-Hirn-Verletzung
HAMELMANN, Chir. Univ. Klinik München, 1953–1963 n (Unfalltote) = 123	55,0	verstorben infolge Schädel-Hirn-Verletzung
GÖGLER/LAQUA Chir. Klinik Heidelberg, 1947–1951 n (Unfalltote) = 277	53,0	verstorben infolge Schädel-Hirn-Verletzung
davon n (VU-Tote) = 110	67,2	verstorben infolge Schädel-Hirn-Verletzung
FREYTAG Baltimore, 1951–1960 n = 1 367 tödliche Schädel-Hirn-Verletzung *davon*	43,0	infolge VU
n = 578 tödliche Schädel-Hirn-Verletzung nach VU	54,3	Fußgänger
	40,8	PKW-Insassen
ERNST Bonn, 1962	53,0	der Motorradfahrer
n = 200	50,0	der Radfahrer
BECKER	39,0	der Fußgänger
Bonn, 1965	36,0	der PKW-Insassen
n = 2 000	28,0	der LKW-Insassen
PRIBILLA u. ZÖLLNER	46,0	Schädel-Hirn-Verletzung als alleinige Todesursache
Kiel, 1959–1961	10,0	Schädel-Hirn-Verletzung als konkurrierende Todesursache
n = 100 VU-Tote (unausgelesen)	25,0	Schädel-Hirn-Verletzung als Begleitverletzung

NOLTE hat 1972 Zahlen vorgelegt, aus denen sich die Steigerung der Unfallzahlen und die Zunahme der Häufigkeit von Schädel-Hirn-Verletzungen durch umfassende Dokumentationen belegen ließen. Überschaubarer und damit greifbarer sind oft Angaben aus einem regional begrenzten Bereich, in diesem Fall das Gebiet der Industriestadt Osnabrück mit seiner engen, vorwiegend landwirtschaftlich strukturierten Umgebung mit zusammen etwa 180 000 Einwohnern. Wie zu erwarten war, dominieren mit einem Anteil von 42% die Verkehrsunfälle, gefolgt von häuslichen und Arbeitsunfällen zu gleichen Teilen von 20%. Schul- und Sportunfälle waren ursächlich mit 8,4% beteiligt. Der gleiche Anteil entfällt auf

Tabelle 15. In verschiedenen Ländern stationär behandelte Schädel-Hirn-Traumen aller Altersklassen und ihre Komplikationen. (Aus FRANKE 1985)

Ort, Zeitraum Autor	Schädel-Hirn-Verletzung n	Jahres-Durchschnitt n	Verstorben %	Intrakranielle Blutung %	Frakturen %
SANO, Japan (97 Mio EW) 1963	–	etwa 500000	etwa 4,0	o. A.	o. A.
ANDERSON, u. MCLAURIN, USA (210,7 Mio EW) 1974	–	422000	3,0[a]	2,2	o. A.
TÖNNIS et al. BRD (57,4 Mio EW)	–	150000– 200000	10,0[b]	8	o. A.
DDR (ZV-Statistik) (17,1 Mio EW)					
1971–1975	179849	35969	6,3[c]	o. A.	24,0
1976–1981	250812	41802	5,7[d]	o. A.	25,8
Norwegen (3,77 Mio EW) 1.4.63–31.3.64 Ringkjøb	–	5457	3,9	3,6	o. A.

[a] Ohne tot Eingelieferte und am Unfallort Verstorbene.
[b] Schätzwert der BRD-Ges. für Neurochirurgie.
[c] 37,7% bereits am Unfallort verstorben.
[d] 42,6% bereits am Unfallort verstorben.

Tabelle 16. Klinisch statistische Auswertung der jährlichen Notfälle der Städtischen Krankenanstalten Osnabrück mit 650 Betten, aus der sich ergibt, daß innerhalb der letzten 6 Jahre eine Zunahme der Schädel-Hirn-Verletzungen um mehr als das Doppelte erfolgte. Diese Tatsache ist umso bemerkenswerter, als die eigentliche Zahl der Notfälle nur eine Steigerung um 21,6% erfahren hat. (Aus NOLTE 1972)

Jahr	Notfälle	Schädeltraumen	♂	♀
1965	9307	619	443	176
1966	9658	557	414	143
1967	8883	771	555	216
1968	7250	709	512	197
1969	10733	1355	1001	354
1970	11235	1540	968	572
	57166	5551	3893	1658

Gewaltdelikte verschiedenster Art. Der Anteil der schweren Schädel-Hirn-Verletzungen, wie Frakturen, Kontusionen und intrakranielle Blutungen betrug 5,2% (Tabelle 16).

Die relative Häufigkeit der Ursachen von Schädel-Hirn-Verletzungen aus einer Reihe von repräsentativen Serien sind in Tabelle 17 von COOPER (1982) zusammengestellt. Folgende Schlußfolgerungen können aus dieser Serie gezogen werden: (1) Bei Erwachsenen stellen Kraftfahrzeugunfälle die häufigste Ursache für Schädel-Hirn-Verletzungen dar, (2)

Tabelle 17. Relative Häufigkeit der Ursachen von Schädel-Hirn-Verletzungen (in %). (Aus COOPER 1982)

Autor	Kfz-Unfälle	Haushalts-unfälle	Sport-unfälle	Arbeits-unfälle	Tätliche Angriffe	Stürze	Andere
BARR u. RALSTON (1964)	67	11	11	9	2		
SELECKI et al. (1978)	31	6	12	5	7	17	29
JENNETT et al. (1977)	58			2	17	23	6
KLONOFF u. THOMPSON (1969)[a]	53		3	11	4		7
MALONEY u. WHATMORE (1969)	64	12	6	9	11		8
HENDRICK et al. (1964)[b]	32					53	15
CRAFT et al. (1975)	33	27,5			7		33

[a] Stationär aufgenommene Patienten.
[b] Nur Kinder.

bei Kleinkindern sind Stürze die häufigste Ursache für Schädel-Hirn-Verletzungen, während Kraftfahrzeugunfälle an 2. Stelle stehen. Die Ergebnisse mehrerer großer Serien zeigen, daß Kinder hauptsächlich Schädel-Hirn-Verletzungen als Fußgänger oder Fahrradfahrer erleiden.

2. Vereinigte Staaten

Eine frühe klinisch-statistische Untersuchung über Straßenverkehrsunfälle in den USA wurde von POWERS (1940) veröffentlicht; der Autor analysierte 712 stationär behandelte Patienten, die im wesentlichen bei Kraftfahrzeugunfällen verletzt worden waren. Seit 1903 der erste „*pferdelose Wagen*" öffentlich zugelassen wurde, sind schätzungsweise *6,5 Mio. Amerikaner* bei *Straßenverkehrsunfällen* umgekommen. Das sind mehr Menschen als die Nation in ihren Kriegen, einschließlich Korea und Vietnam verloren hat (CAMPBELL 1954). Heute werden jährlich mehr Amerikaner im Straßenverkehr getötet als im Koreakonflikt ums Leben kamen (HOGAN 1970).

Die geschätzten jährlichen Kosten für Kraftfahrzeugunfälle in den USA betragen etwa US $ 18 Mrd. (FAIGIN 1976). Das entspricht etwa 1 % des gesamten Nationalproduktes.

Eine Studie der Haupttodesursachen im Jahre 1981 durch das Insurance Institute for Highway Safety ergab, daß die Kosten für die Wirtschaft, vor allem in bezug auf verlorene Produktionskapazität als Folge von Fahrzeugunfällen jährlich etwa US $ 20 Mrd. beträgt. Im Gesundheitssektor werden diese Kosten nur übertroffen durch Krebsfolgen, Erkrankungen der Herzkranzgefäße und Strokefolgen, die freilich vorzugsweise die höheren Altersgruppen betreffen.

Die unverhältnismäßig große Zahl von tödlichen Kraftfahrzeugunfällen junger Kraftfahrzeugfahrer in den USA im Jahr 1978, getrennt nach Geschlechtern kommt in der folgenden graphischen Darstellung zum Ausdruck (Abb. 18).

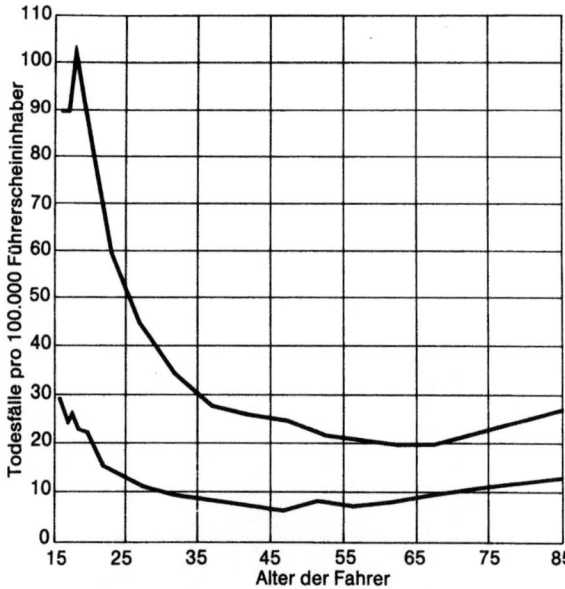

Abb. 18. Junge Kfz-Fahrer sind mit einer unverhältnismäßig großen Zahl an tödlichen Kfz-Unfällen beteiligt, wie es in dieser graphischen Darstellung der Todesziffern für männliche Fahrer (*obere Kurve*) und weibliche Fahrer (*untere Kurve*) zum Ausdruck kommt. Die Zahlen gelten für die USA für das Jahr 1978 (Insurance Institute for Highway Safety)

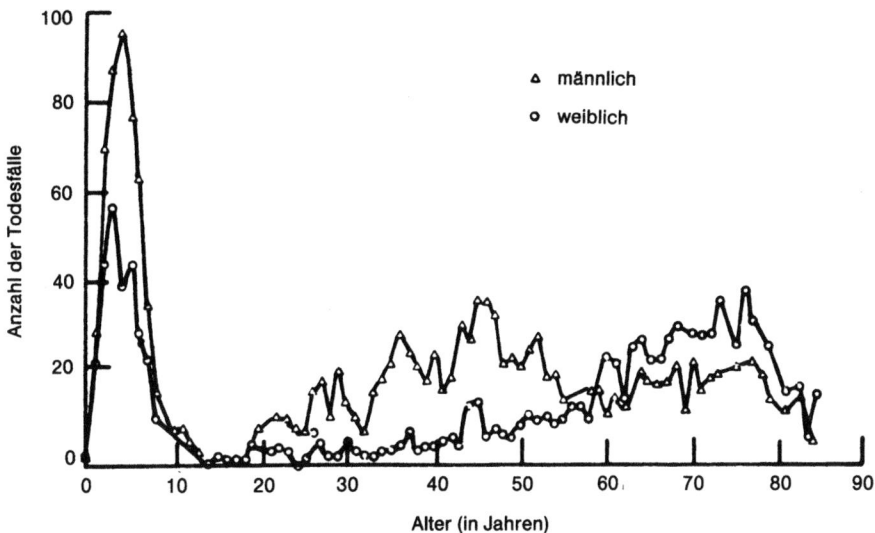

Abb. 19. Anzahl der tödlich verletzten Fußgänger in den USA nach Alter und Geschlecht. (Aus VERMA u. REPA 1983)

Abbildung 19 zeigt die Zahl der tödlich verletzten Fußgänger in den USA nach Alter und Geschlecht aufgegliedert. Hervorstechend ist der steile Gipfel im ersten Lebensjahrzehnt, ein weniger ausgeprägter im 5. und dann ein erneuter im 8. Lebensjahrzehnt.

VI. Arbeitsunfälle

Die *Gesamtzahl* der *Arbeitsunfälle* in der *Bundesrepublik Deutschland* betrug 1971 1 959 759; dagegen lag die Zahl der Unfälle auf dem Wege von und zur Arbeit bei 188 565 (REHN 1973). Bei den Arbeitsunfällen sind in 10% der Schädel und in 5% die Wirbelsäule betroffen (REHN 1973). Dies steht in starkem Gegensatz zur Häufigkeit der verletzten Körperteile, die in Verkehrsunfällen verletzt wurden (REHN 1973). 71,32% Arbeitsunfälle stehen 19,62% Verkehrsunfällen gegenüber (REHN 1973).

VII. Haushaltsunfälle

Eine Zusammenstellung der *Häufigkeit häuslicher Unfälle* ist 1969 von GÖGLER vorgestellt worden. Von insgesamt 430 000 Schwerverletzten in der Bundesrepublik Deutschland waren 200 000 infolge häuslicher Unfälle, 150 000 im Verkehr und 80 000 durch Arbeitsunfälle verletzt worden. Eine Statistik über 75 841 Unfälle in Norwegen ergab, daß sich im Haus 41,1%, im Beruf 31,0%, im Straßenverkehr 14,8% und bei Tätlichkeiten 2,1% der gesamten Unfälle ereigneten.

VIII. Unfälle im Kindes- und Jugendalter

Der *Unfalltod* stellt in der Bundesrepublik Deutschland wie in anderen technisch hochentwickelten Ländern seit Jahrzehnten die *häufigste Todesursache im Kindes- und Jugendalter dar* (Abb. 20). Im Jahr 1969 waren etwa 5000 Kinder in Unfallereignisse mit

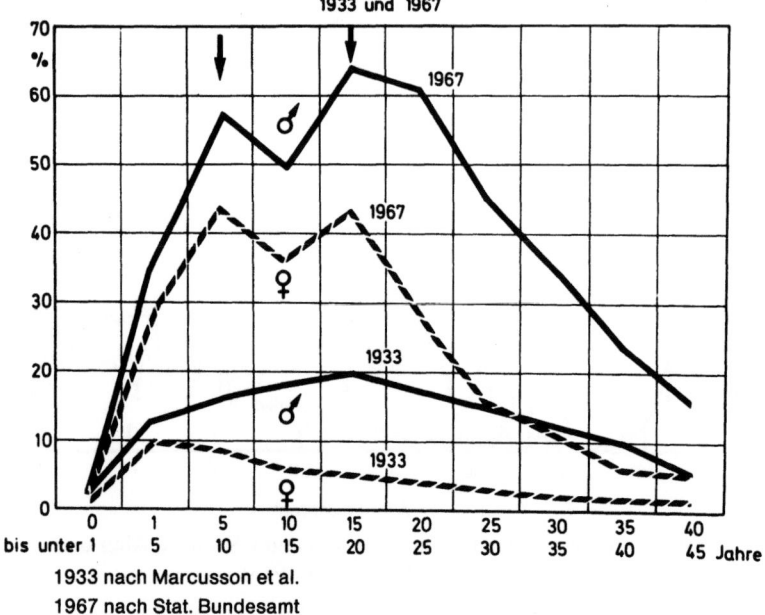

Abb. 20. Anteil der unfallbedingten Todesfälle an den Gesamtsterbefällen in Abhängigkeit von Alter und Geschlecht. (Aus GENZ 1972)

Todesfolge verwickelt. Hinsichtlich ihrer Gefährlichkeit stehen die traumatischen Knochenbrüche des Gehirn- und Gesichtsschädels mit 50–57% in allen Altersgruppen an erster Stelle. Es folgen die kontusionellen Schäden des Gehirns mit 10–20% und die schweren kombinierten inneren Verletzungen. Knochenbrüche, Kontusionen und Kommotionen zusammen haben einen Anteil von etwa 70% (GENZ 1972).

Jeder 6. und 7. Schwerverletzte im Verkehr (15,2%) ist ein Kind. Unter den Unfalltoten sind 11,5% Kinder. Alle 3 h stirbt in der Bundesrepublik Deutschland ein Kind durch Unfall auf der Straße. Die höchsten Unfallziffern finden sich bei den 6- bis 14jährigen, die sich als Fußgänger und Radfahrer im Verkehr bewegen (REHN 1973).

Die Ursachen der Schädel-Hirn-Verletzungen von Kindern im Olmsted County im amerikanischen Bundesstaat Minnesota (1935–1974) und für die Bronx, Stadtteil von New York, USA (1980–1981), wurden untersucht. Stürze beim Spiel oder im Haus sind die häufigsten Ursachen für Schädel-Hirn-Verletzungen in der Altersgruppe unter 5 Jahren. Stürze sind auch die Hauptursache für Schädel-Hirn-Verletzungen in der Altersgruppe von 5–13 Jahren, aber Fahrradunfälle und Unfälle beim Spielen spielen ebenfalls eine große Rolle. Hervorzuheben ist, daß bei allen Altersgruppen Kraftfahrzeugunfälle die Ursache für schwere und tödliche Schädel-Hirn-Verletzungen sind.

Der Anteil von Schädel-Hirn-Verletzten an der Verletztenzahl im Kindesalter ist noch höher. In Rostock (DDR) (1957–1963) waren unter 2122 klinisch behandelten kindlichen Unfallverletzten 20,3% Schädel-Hirn-Verletzungen, in Berlin (DDR) (1957–1965; n = 4846) 22,5%, in Moskau (UdSSR) (1945–1947; n = 6326) 41,3% und in Liverpool (England) (1957–1960; n = 4986) 49,5% (FRANKE 1972).

Im sog. United States Health Interview Survey für das Jahr 1975 wurden 9 759 000 Schädel- oder Hirnverletzungen angegeben (BLACK 1976). Die Häufigkeit für Kinder in der Altersgruppe von 0–5 Jahren betrug 18 480 für eine Bevölkerung von 100 000 und 6140 für Kinder in der Altersgruppe von 6–16 Jahren. Die große Mehrzahl dieser Verletzungen bestand in Schürf-, Schnitt- oder Platzwunden von Kopfhaut und Gesicht. Über die Zahl der schweren Schädel-Hirn-Verletzungen liegen keine genauen epidemiologischen Angaben vor. ANNEGERS (1983) ermittelte die Mortalität kindlicher Schädel-Hirn-Verletzungen für das Olmsted County im amerikanischen Bundesstaat Minnesota [in diesem County (= Kreis, bzw. Bezirk) befindet sich die Mayo-Klinik]; sie betrug 16 pro 100000 pro Jahr für Knaben im Alter von 0-4 Jahren und 12 für solche im Alter von 5-14 Jahren. Die entsprechenden Zahlen für Mädchen betrugen 6 bzw. 5. Somit sterben pro Jahr 10 von 100000 Kindern in den USA an den Folgen von Schädel-Hirn-Verletzungen. Die Zahl der Todesfälle für die gleiche Altersgruppe an zweiter Stelle beträgt für Leukämie 1,9%.

Eine interessante Statistik aus der Bundesrepublik Deutschland wurde von FLACH et al. (1972) vorgelegt. Die Autoren untersuchten die Gefährdung der Kinder in verschiedenen Lebensaltern durch Vergleich der Unfallhäufigkeit bei beiden Geschlechtern mit der Anzahl der lebenden Kinder der entsprechenden Jahrgänge. Säuglinge erleiden weitaus häufiger Unfälle als nach der Anzahl lebender Kinder unter einem Jahr zu erwarten wäre. Dies gilt auch noch im 2. Lebensjahr. Beginnend mit dem 3. Lebensjahr liegt die Unfallhäufigkeit über dem prozentualen Anteil des Jahrgangs an der kindlichen Bevölkerung. Diese Entwicklung verstärkt sich besonders bei den 11-14jährigen. Landkinder haben bis zum 6. Lebensjahr mehr Unfälle als Stadtkinder, später ist das Verhältnis umgekehrt und Stadtkinder verunfallen sehr viel häufiger.

Unfälle im Haushalt sind bei Kindern häufig, es ergeben sich zahlreiche Verletzungsmöglichkeiten. „Die Auseinandersetzung des kleinen Kindes mit der Umwelt beginnt in der häuslichen Umgebung. Die völlige Unerfahrenheit und die Unkenntnis möglicher Gefahrenherde und der Spieltrieb bedeuten eine hohe Gefährdung." Knaben erleiden doppelt so viel Unfälle (69%) wie Mädchen (31%). Unfälle im Kindesalter stellen mit 45% bei den 1- bis 9jährigen in der Schweiz die wichtigste Todesursache dar. Die Hälfte der tödlichen Unfälle ereignet sich im Verkehr. 80% aller Unfälle des Säuglings ereignen sich im Haus (REHN 1973). GÄDECKE (1962) fand unter 1999 Unfallverletzungen von Kindern bei 13,3% Schädelverletzungen.

Abbildung 20 zeigt den Anteil tödlicher Unfälle, bei ihnen sind Schädel-Hirn-Verletzungen die häufigste Todesursache in Abhängigkeit von Alter und Geschlecht. Einbezogen sind hier die Altersgruppen bis zum 45. Lebensjahr. Diese tabellarische Darstellung zeigt einen Vergleich von 1967 mit der Situation im Jahr 1933. In der

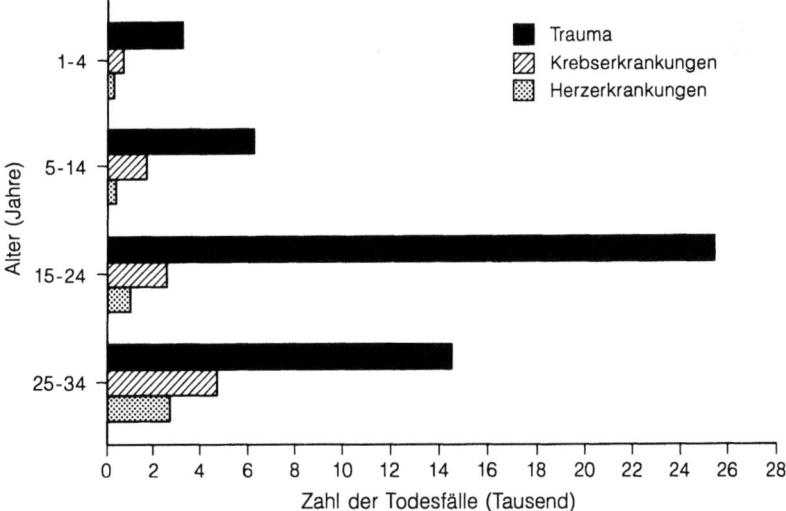

Abb. 21. Vergleich der 3 häufigsten Todesursachen für junge Amerikaner. Die Mortalitätswerte gelten für das Jahr 1977 und wurden von Mitarbeitern des National Center for Health Statistics, US Department of Health, Education, and Welfare zusammengestellt. (Aus TRUNKEY 1983)

Altersgruppe zwischen 1 und 16 Jahren erlitten 69,9% aller Unfallverletzten Schädel-Hirn-Verletzungen. Unter den Todesursachen liegen die Schädel-Hirn-Verletzungen in dieser Gruppe an der Spitze, in weitem Abstand gefolgt vom Schocktod mit 20%, während alle anderen Todesursachen eine Häufigkeit von jeweils unter 5% aufweisen. Das heißt: „In der Altersgruppe der Kinder und Jugendlichen ist eine Unfallverletzung bei rund Dreiviertel der Verletzten gleichbedeutend mit einer Schädel-Hirn-Verletzung" (VOTH u. FAUPEL 1977). In der männlichen Gruppe betrug der Unfalltod im Jahre 1933 maximal 20%, dagegen findet sich im Jahre 1967 ein steiler Gipfel von 65% in der Altersgruppe zwischen 15 und 20 Jahren, ein zweiter Gipfel findet sich in der Altersgruppe zwischen 5 und 10 Jahren. Die Situation beim weiblichen Geschlecht zeigt gleiche Verlaufsweisen, jedoch auf einem niedrigeren Niveau.

Diese graphische Darstellung des National Center for Health Statistics des US Department of Health, Education and Welfare gibt einen Vergleich der drei wichtigsten Todesursachen für junge Amerikaner. Die Modalitätswerte gelten für das Jahr 1973 und zeigen, daß Traumafolgen in allen Altersgruppen vom 1. bis zum 34. Lebensjahr die häufigste Todesursache sind. Besonders ausgeprägt ist der Modalitätswert für die Gruppe der 25- bis 34jährigen (Abb. 21).

IX. Anstieg der Unfallverletzungen alter Menschen

Die Zunahme der Lebenserwartung bedingt einen Anstieg der Unfallverletzungen alter Menschen, worauf REHN (1973) mit den besonderen Problemen der allgemeinen und örtlichen Therapie hinwies. Fast die Hälfte (45%) der innerhalb von Ortschaften getöteten Fußgänger ist 65 Jahre alt (REHN 1973).

X. Altersverteilung

In der Altersgruppe von 1–14 Jahren sind etwa 50% aller Todesursachen das Ergebnis von Verletzungen durch Gewalteinwirkung. Das entspricht einer jährlichen Zahl von 12000. Physikalische Gewalteinwirkung sowohl als Folge von Unfällen als auch als Ergebnis von tätlichen Körperverletzungen stellen in der US-Bevölkerung die Haupttodesursache in der Altersgruppe vom 1. bis zum 38. Jahr dar. Die Unfallverletzungen stehen für alle Altersgruppen an vierter Stelle. Die Gesamttodeszahl für amerikanische Teenager und jüngere Erwachsene ist etwa 50% höher als die für vergleichbare Altersgruppen in anderen Industriegesellschaften. Statistiken, zusammengestellt vom Department of Health and Human Services, ergeben, daß für Amerikaner in den Altersgruppen zwischen 15 und 24 Jahren der Anteil von tödlichen Verletzungen als Folge von Kraftfahrzeugunfällen, Totschlag, Mord und Suizid seit 1976 um 50% angestiegen ist.

Zusätzlich zu jedem tödlich ausgehenden Unfall in der Altersgruppe zwischen 13 und 19 gibt es 41 Verletzte, die stationär und 1100 Individuen, die in Notaufnahmeräumen behandelt werden müssen (GALLAGHER et al. 1984).

Daten aus den USA ergeben, daß die Folge von Unfallereignissen bei mehr als 1,7 Mio. Individuen, die jünger als 25 Jahre sind, körperliche Störungen von wenigstens 3 Monaten Dauer vorliegen. Unter ihnen finden sich 32000 Fälle mit Lähmungen und 198000 Amputationen (US Department of Health and Human Services, National Center for Health Statistics 1986). Etwa 5–10% der Verletzten mit Schädel-Hirn-Verletzungen sterben (KLAUBER et al. 1981; FRANKOWSKI 1986).

Eine andere Gruppe weist, faßt man alle Verletzungen zusammen, den höchsten Anteil von Unfalltoten auf, nämlich 164 pro 100000 in der Altersgruppe zwischen 75 und 84 Jahren, verglichen mit 86 pro 100000 für die Altersgruppe zwischen 15 und 24 Jahren (US Department of Health 1978).

Alle Berichte und Mitteilungen aus den USA zeigen einen Häufigkeitsgipfel von Schädel-Hirn-Verletzungen in der Altersgruppe von 15–24 Jahren, ein zweiter schließt

Kleinkinder und Kinder (COOPER et al. 1983; WHITMAN et al. 1984) und die höheren Altersgruppen ein (ANNEGERS et al. 1980; COOPER et al. 1983; WHITMAN et al. 1984).

XI. Geschlechtsverteilung

Das Risiko für einen tödlichen Unfall ist für Männer zweieinhalbmal größer als für Frauen.

XII. Alkohol und andere Drogen

Alkohol trägt zu allen Arten von Unfällen bei. Über die Hälfte aller tödlich verletzten Kraftfahrer und ein beachtlicher Teil der Erwachsenen, die in Stürzen, Feuern oder Gewalttätigkeiten verletzt werden, haben eine Blutalkoholkonzentration von mehr als 1,0‰. Dieser Wert gilt in fast allen amerikanischen Bundesstaaten als gerichtlicher Beweis für Trunkenheit am Steuer.

Die folgende tabellarische Zusammenstellung von FRANKE (1985) zeigt die Zahl der Schädel-Hirn-Verletzungen, die unter Alkoholeinfluß erlitten wurden. Die Zusammenstellung zeigt sowohl ambulante als auch klinische Patienten sowie Sektionsfälle. Die Ergebnisse stammen aus Serien aus der BRD, DDR, Ungarn, Österreich und den USA (Tabelle 18).

Kraftfahrzeugverkehrsunfälle sind für etwa 40% der Todesfälle in der Altersgruppe von 15–24 Jahren verantwortlich. Etwa die Hälfte dieser tödlich Verletzten bestehen aus alkoholisierten Fahrern. Im amerikanischen Bundesstaat Tennessee wurde das Alter von Jugendlichen, die alkoholische Getränke kaufen dürfen auf 21 Jahre erhöht. Man führte strengere Strafen für alkoholisierte Fahrer ein. Auf Alkohol zu beziehende tödliche Verkehrsunfälle nahmen um 33% in der Altersgruppe zwischen 15 und 18 Jahren ab.

XIII. Unfallverhütung

Der einzige Weg, die Zahl der „unmittelbaren Todesfälle" zu verringern, führt über präventive Maßnahmen. Man kann mit guten Gründen annehmen, daß etwa 40% aller Todesfolgen nach mechanischer Gewalteinwirkung durch die Einführung und auch Gebrauch von verschiedenen präventiven Maßnahmen vermieden werden können.

XIV. Forschung

Die Feststellung ist zum Allgemeinwissen geworden, daß Industrialisierung und Unfallschäden miteinander zunehmen. Es liegt in der Natur der Technisierung, daß sie die Schädigung des ZNS begünstigt. Trotz der gewaltigen Zahlen von Verletzten und Getöteten stellt offenbar keine Regierung zureichende Forschungsmittel für das Gebiet der traumatischen Verletzungen des zentralen Nervensystems bereit. In den USA wird sehr wenig Geld für Forschungsvorhaben auf dem Traumasektor ausgegeben. Nationale Prioritäten in der medizinischen Forschung sind ganz offensichtlich auf die Erforschung von Tumor- und Herzerkrankungen und neuerdings AIDS ausgerichtet, obgleich die Folgen mechanischer Gewalteinwirkung zu mehr verlorenen Lebensjahren führen als Tumor- und Herzerkrankungen zusammengenommen. Die US National Institutes of Health wenden umgerechnet für jeden der 10 Mio. Unfallversehrten des Landes jährlich 50 cents in Forschungsgeldern an. Hingegen entfallen auf jeden der geschätzten 540 000 Turmorpatienten US $ 220 und für jeden der 1,4 Mio. Herzkranken US $ 76 (HOGAN 1970).

Die folgende Darstellung von TRUNKEY (1983) zeigt eindrücklich die Diskrepanz der Kosten von traumatischen Schäden, ausgedrückt in verlorenen Lebensjahren und den

Tabelle 18. Schädel-Hirn-Verletzungen unter Alkoholeinfluß. (Aus FRANKE 1985)

Ort, Zeitraum	Autor	n	Alkohol %	Besonderheiten
Hamburg-Eppendorf (1954)	CARSTENSEN	378 K	10,0	
Berlin-Pankow (1964–1966)	FRANKE	829 K	14,95	
Pirmasens (1954–1957)	MEYER	267 K	20,0	
Nyiregykáza (1957–1961)	HARTOS u. MEDVEY	389 K	25,7	
Dortmund (1962–1964)	KRAMER	1428 K	18,5	
Wien (1957–1959) II. Chir. Univ. Klinik	AMANN et al.	503 K	21,1	
Baltimore (1951–1960)	FREYTAG	1367 S	23,0	Schädel-Hirn-Verletzung durch stumpfe Gewalt
Baltimore (1951–1960)	FREYTAG	129 S	55,0 38,0	Mord Selbstmord Schädelschüsse
USA (1927)	VANCE	512 S	29,6	Schädelfrakturen
Kiel (1959–1961)	PRIBILLA u. ZÖLLNER	100 S	20,0	Verkehrsunfälle

K Klinikpatienten, *A* ambulante Patienten, *S* Sektionsfälle.

nationalen Anstrengungen, das Traumaproblem zu lösen, ausgedrückt in US Dollars, die für Forschung ausgegeben wurden. Besonders eindrucksvoll ist ein Vergleich mit den entsprechenden Zahlen für Krebs- und Herzerkrankungen. Hinsichtlich Einzelheiten verweise ich auf Abb. 22a, b.

Einen lesenswerten und gleichzeitig nachdenklich stimmenden Beitrag über finanzielle Aufwendungen für Forschungsarbeiten in den Neurosciences hat SPETZLER (1990) gegeben, dessen Ausführungen ich im folgenden zusammenfassend darstelle.

Der amerikanische Kongreß hat die 1990ziger zur „*Dekade des Gehirns*" erklärt. Als die wesentliche Ursache für Krankenhausbehandlung in den USA erfordern die krankhaften Prozesse des Gehirns einen wesentlichen Anteil der Geldmittel für Krankenbehandlung. Nach Angaben des *National Advisory Neurological and Communicative Disorders and Stroke Council* leiden etwa 48 Mio. Individuen an einer der wesentlichen neurologischen Krankheiten, wofür jährlich etwa 120,6 Mrd. US $ aufgewendet werden müssen. Die Behandlung und Fürsorge für nur zwei von diesen Krankheiten, nämlich AIDS und Alzheimer-Krankheit, werden viele zusätzliche Milliarden Kostenaufwand bis zum Ende dieses Jahrhunderts erfordern.

Die Diskrepanz zwischen der Zusage von finanzieller Unterstützung und tatsächlichen geldlichen Aufwendungen für Forschung im Gebiet der Neuropsychiatrie ist ironisch. Das *National Institute of Neurological and Communicative Disorders and Stroke (NINCDS)*

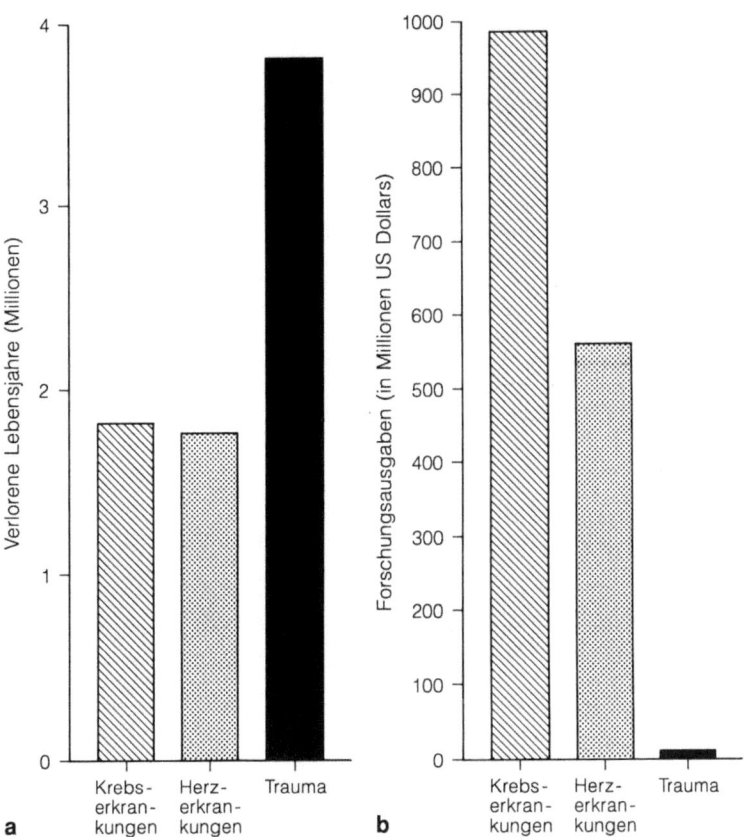

Abb. 22 a, b. Die Diskrepanz zwischen den Kosten von traumatischen Schäden ausgedrückt in verlorenen Lebensjahren und den nationalen Anstrengungen das Traumaproblem zu lösen, ausgedrückt in US Dollar, die für Forschung ausgegeben wurden, ist besonders eindrucksvoll bei einem Vergleich mit den entsprechenden Zahlen für Krebs- und Herzerkrankungen. Die Säulen der linken Abbildung beruhen auf Schätzungen, die im Report des Surgeon General im Jahre 1975 veröffentlicht wurden. Die Säulen der rechten Abbildung beruhen auf Angaben des National Institute of Health, die 1982 veröffentlicht wurden. Die Angaben enthalten lediglich die Forschungsausgaben, die unter der Leitung des National Cancer Institute, National Heart, Lung and Blood Institute, und (im Falle der Traumaforschung) National Institute of General Medical Sciences aufgewendet wurden. (Aus TRUNKEY 1983)

verteilte im Jahre 1987 lediglich 4/10 eines Prozentes der 120,6 Mrd., die für Behandlung ausgegeben wurden für Forschung. Die Zuteilung von Geldmitteln für Grundlagenforschung im Gebiet der Neurosciences war verschwindend gering mit lediglich 0,069%! Im ersten Jahr der neu benannten „Decade of the Brain" besserte sich die Situation nicht viel. Die erbetene Erhöhung des *NINCDS* Etats auf 703 Mio US $ war bescheiden. SPETZLER (1990) fragt mit Recht: „What, then, can prevent this laudable congressional resolution from becoming a meaningless exercise in political sophistry?" Die zunächst so löbliche Erklärung der 90er Jahre zur „Dekade des Gehirns" wird bei der Zuteilung der Mittel zur Grundlagenforschung auf diesem Gebiet mit „Antizerebralismus" beantwortet!

XV. Unmittelbare Todesfälle, Frühtodesfälle, Spättodesfälle

Tödliche Verletzungen zeigen ein *dreiphasiges Verteilungsmuster:* Wenn die Zahl der tödlichen Verletzungen als Funktion der Zeit nach der Gewalteinwirkung aufgezeichnet wird, ergeben sich drei Gipfel. Der *erste Gipfel* als „*unmittelbarer Tod*" bezeichnet, enthält Patienten, die sehr bald nach der Gewalteinwirkung sterben. Die Todesfälle sind allgemein die Ursache *schwerer Verletzungen* des *Herzens, größerer Körperorgane, größerer Gefäße,* des *Gehirns,* der *Wirbelsäule* und des *Rückenmarks.*

Der *zweite Gipfel,* als „*Frühtodesfälle*" bezeichnet, beinhaltet Patienten, die innerhalb weniger Stunden nach einer Gewalteinwirkung versterben. Diese Verletzungen sind gewöhnlich das Ergebnis von *schweren Kombinationsverletzungen,* solchen Verletzungen mit *erheblichem Blutverlust* und verursacht durch *große innere Blutungen* des *Schädelinnenraumes,* des *Thorax,* der *Bauchorgane* sowie der *Extremitäten*. Durchwegs alle diese Verletzungsfolgen sind mit den heute verfügbaren modernen medizinischen Methoden als erfolgreich behandelbar einzustufen. Entscheidend ist das Intervall zwischen Unfall und

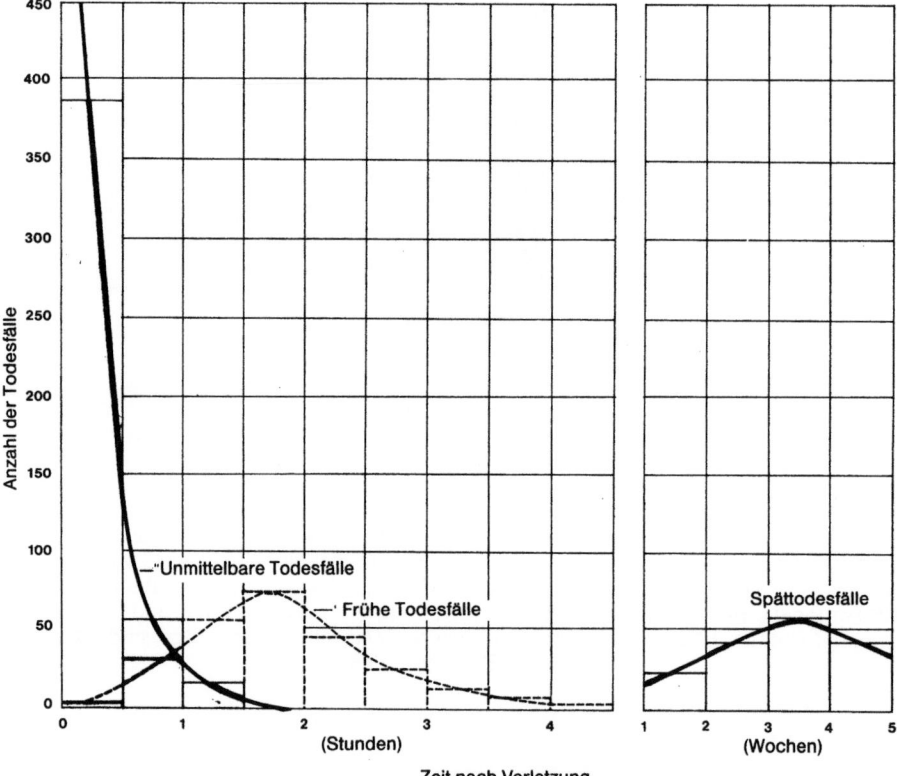

Abb. 23. Dreiphasisches Verteilungsmuster von Todesfällen nach mechanischer Gewalteinwirkung. Dieses Verteilungsmuster ergibt sich, wenn eine ausreichend große Probe solcher Todesfälle als Funktion der Zeit nach Gewalteinwirkung aufgezeichnet wird. Der *erste Gipfel* („*unmittelbare Tod*") umfaßt Patienten, die sofort am Unfallort oder sehr bald nach der Gewalteinwirkung versterben. Das Verteilungsmuster der Verletzungen in dieser Kategorie ist im Text (S. 34) beschrieben. Der *zweite Gipfel* („*Frühtodesfälle*") umfaßt Patienten, die innerhalb weniger Stunden nach Gewalteinwirkung sterben. Die Ursachen für diese Todesfälle sind ebenfalls im Text aufgeführt. Diese graphische Darstellung beruht auf 862 Traumapatienten aus dem San Francisco General Hospital. (Aus TRUNKEY 1983)

Einsetzen der Behandlung, die Wahrscheinlichkeit der Genesung hängt entscheidend von dieser Zeitspanne ab.

Der *dritte Gipfel*, als „*Spättodesfälle*" bezeichnet, umfaßt Patienten, die Tage oder Wochen nach einer Gewalteinwirkung versterben. In etwa 80% dieser Fälle ist die Todesursache entweder *Folge* eines *infektiösen Prozesses* oder die von *mehrfachem Organversagen* (TRUNKEY 1983). Bei diesen Patienten ist der Zeitfaktor weniger wichtig als die Qualität der medizinischen Behandlung und die Anwendung von hohem medizinischem, diagnostischem und therapeutischem Wissen und Können.

Etwa 30% aller Todesfälle nach Gewalteinwirkung fallen in die Kategorie der „*Frühtodesfälle*". Diese Gruppe kann wiederum in zwei größere Untergruppen aufgeteilt werden, nämlich ZNS-Verletzungen und verschiedene Typen von Verletzungen mit massiven Blutungen, und etwa 20% aller Todesfälle nach Gewalteinwirkung fallen in die Kategorie der „*Spättodesfälle*".

Die Darstellung von TRUNKEY (1983) zeigt das dreiphasige Verteilungsmuster von Todesfällen nach mechanischer Gewalteinwirkung. Einzelheiten finden sich in der graphischen Darstellung von Abb. 23.

MITTMEYER u. FISCHER (1983) werteten ein Obduktionsgut von 673 tödlichen Verkehrsunfällen aus. Von den betroffenen Personen starben rund $^2/_3$ unmittelbar am Unfalltag. Etwa $^1/_4$ überlebten eine Woche, rund 14% zwei Wochen, 9% drei Wochen und 6–7% vier Wochen. In Übereinstimmung mit MÜLLER (1965) konnten MITTMEYER u. FISCHER (1983) zeigen, daß das Lebensalter eine entscheidende Größe für die Überlebenszeit darstellt.

Im Bezug auf die Todesursache zeigte sich, daß erwartungsgemäß die tödliche Schädelverletzung mit einer mittleren Überlebenszeit von 2–3 Tagen im Vordergrund steht. Etwa jeder 4. Todesfall war auf eine Schädel-Hirn-Verletzung zurückzuführen, wobei vorwiegend jüngere Verkehrsteilnehmer betroffen wurden.

B. Biomechanik

Der Abschnitt, in dem die Biomechanik dargestellt wird, beruht in sehr wesentlichen Teilen auf Befunden und Ergebnissen von Karl SELLIER, die zuerst in einer zusammenfassenden Monographie von SELLIER u. UNTERHARNSCHEIDT im Jahre 1963 und in einem englisch geschriebenen Kapitel von UNTERHARNSCHEIDT u. SELLIER (1966) veröffentlicht wurden. Karl SELLIER stellte mir auch später uneigennützig wesentliche weitere Beiträge zur Verfügung, die ich für dieses Buch verwenden konnte. Dieser Abschnitt hätte ohne seine generöse und nachhaltige Hilfe und Unterstützung in vorliegender Form nicht geschrieben werden können. Weitere Teile beruhen auf seinen Befunden.

I. Einführung

Zur Charakterisierung einer Gewalteinwirkung ist die Kraft in Verbindung mit der Stoßzeit als primäre Größe anzusehen.

Welche physikalische Größe verursacht einen Schaden an einem biologischen Gewebe oder einer biologischen Struktur? Die Analyse ergibt, daß die relative Bewegung zweier Massenelemente zueinander zu Sturkturschäden führt. Diese relative Bewegung oder Verschiebung ist die primäre Größe, die bei Überschreiten eines Grenzwertes Skr (kritische Verschiebung bei der Schäden auftreten).

Bei näherer Betrachtung zeigt sich, daß es mehrere Grenzwerte gibt. Sie sind für verschiedene Körperorgane, Gewebe und anatomische Strukturen verschieden, sie zeigen eine Abhängigkeit vom Alter und Geschlecht des Individuums. Krankhaft vorgeschädigtes Gewebe oder bereits vorverletzte anatomische Strukturen haben geringere Grenzwerte als gesunde Gewebe oder unverletzte anatomische Strukturen.

Es gibt verschiedene Grenzwerte, man spricht auch von Toleranzwerten, einmal, bei denen nur reversible Störungen von Organsystemen auftreten, etwa der Schwellenwert, bei der eine Commotio cerebri (Hirnerschütterung) erfolgt, oder solche, bei denen Organ- oder Gewebeschäden auftreten und solche, die zum sofortigen Tod führen. Es gibt also ein Kontinuum von Körperstörungen und -schäden, das von reversiblen oder irreversiblen Störungen, mechanischen Körper- oder Organschäden, die reversibel oder irreversibel sein können, bis zum sofortigen Tod reichen kann. Der Tod eines Individuums infolge mechanischer Gewalteinwirkung stellt also den morphologischen Endpunkt eines Input-/Outputsystems dar.

Man muß ferner berücksichtigen, ob eine Kraft auf ein biologisches System statisch oder dynamisch einwirkt.

II. Physikalische Grundlagen

1. Geschwindigkeit und Beschleunigung

Zwei Größen spielen bei der stumpfen Gewalteinwirkung auf den Schädel eine Rolle: Die Geschwindigkeit v und die Beschleunigung b. Geschwindigkeit ist Änderung des Weges in der Zeiteinheit,

$$v = \frac{\Delta s}{\Delta t} \text{ (Abb. 24),} \qquad (1)$$

ausgedrückt in m/s oder km/h (1 m/s = 3,6 km/h). Die Beschleunigung gibt an, wie sich die Geschwindigkeit in der Zeiteinheit ändert:

$$b = \frac{\Delta v}{\Delta t} \qquad (2)$$

Bei gleicher Geschwindigkeitsänderung v kann sich b sehr stark ändern, wenn die Zeit, in der sich die Geschwindigkeit ändert, sehr groß oder sehr klein ist.

Beim Stoß beschreiben Geschwindigkeit und Beschleunigung verschiedene

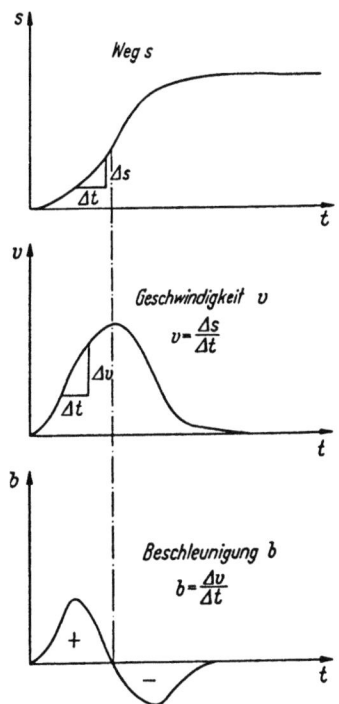

Abb. 24. Zusammenhang zwischen zurückgelegtem Weg, zugehöriger Geschwindigkeit und Beschleunigung (s. Text). (Aus SELLIER u. UNTERHARNSCHEIDT 1963)

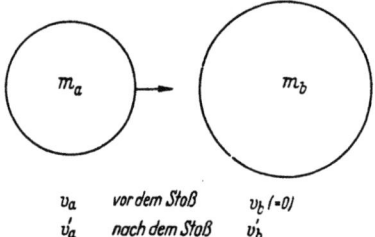

v_a vor dem Stoß $v_b\,(=0)$
v'_a nach dem Stoß v'_b

Abb. 25. Symbolerklärung zu den Stoßgesetzen. Kugel mit der Masse m_a stößt auf Kugel mit Masse m_b. Zur Vereinfachung der Gleichungen soll m_b vor dem Stoß ruhen ($v_b = 0$). (Aus SELLIER u. UNTERHARNSCHEIDT 1963)

Seiten des Problems. Die Geschwindigkeit v_a in Verbindung mit der Masse des Stoßkörpers m_a gibt den sog. Impuls $I = m_a \cdot v_a$ an. Diese Größe bleibt beim Stoß erhalten, auch wenn während des Stoßes durch bleibende Deformation Energie vernichtet wird (Impuls-Satz).

2. Stoßgesetze

a) Theorie

Es sollen Stoßgesetze für einen speziellen Fall abgeleitet werden. Der stoßende Körper mit der Masse m_a und der Geschwindigkeit v_a stößt auf den ruhenden Körper m_b (Abb. 25). Dieser erfährt durch den stoßenden Körper eine Beschleunigung, und es wird ihm eine Geschwindigkeit erteilt, die nach Ende des Stoßes v'_b sei. Es gilt:

im elastischen[1] Fall $k = 1$

$$v'_b = (1 + k) \frac{m_a}{m_a + m_b} \cdot v_a \qquad (3)$$

im plastischen[1] Fall $k = 0$

Der stoßende Körper erleidet einen Geschwindigkeitsverlust. Nach dem Stoß besitzt er eine Geschwindigkeit v'_a. Sie beträgt:

$$v' = \frac{m_a - k \cdot m_b}{m_a + m_b} \cdot v_b \qquad (4)$$

Durch die Stoßgesetze werden nur Beziehungen zwischen Anfangs- und Endzustand hergestellt, der Verlauf der Geschwindigkeitsänderung (und damit der

---

[1] Die Verformung, die ein Körper erfährt, heißt elastisch, wenn er nach Aufhören der Kraftwirkung vollständig in seine Ausgangsform zurückkehrt. Ist der Körper plastisch, so verbleibt nach Entlastung eine Restverformung.

Stoßkräfte) wird davon nicht erfaßt. Die Größe der auftretenden Kräfte hängt von den physikalischen Eigenschaften der Stoßkörper (Material) ab.

Die Energieübertragung des stoßenden Körpers auf den gestoßenen Körper ist dann am größten, wenn beide Körper gleiche Masse besitzen.

Über die beim Stoß auftretenden Kräfte kann bei Kenntnis der Geschwindigkeiten und Masse der Stoßpartner allein nichts ausgesagt werden. Allein die Beschleunigung (oder Verzögerung; diese Ausdrücke werden synonym benutzt) b kann mit Hilfe der Gleichung

$$K = m \cdot b, \quad K = Kraft$$

über die Kräfte Auskunft geben. Die Beschleunigung b kann aus der Änderung von v während des Stoßes berechnet werden, wenn die elastischen Eigenschaften und Formen der stoßenden Körper bekannt sind.

Es ist verständlich, daß durch federnde Elemente zwischen den stoßenden Körpern die Beschleunigung und damit die Stoßkräfte wesentlich beeinflußt werden können wegen der Änderung der Stoßzeiten t_s ($b = \Delta v / \Delta t_s$), obwohl die Geschwindigkeiten der beiden Stoßpartner nach dem Stoß durch die variable Federung nicht beeinflußt werden. Die entscheidende Größe beim Stoß ist damit die Beschleunigung. Die Geschwindigkeit spielt nur insofern eine Rolle, als sie bei gleichen Stoßverhältnissen (Masse, Oberfläche, Elastizität) etwa der Beschleunigung proportional ist und somit eine Abschätzung derselben gestattet.

b) Experimente

Zur Illustration dieser Gesetze und zur Vorbereitung für die späteren Tiermodelle wurden mit der „concussion-gun" Stoßversuche auf zwei verschiedene Massen ausgeführt, die an einem Faden von etwa 2 m Länge an der Decke aufgehängt waren. Die stoßende Masse hatte ein Gewicht von 0,8 kp, die der gestoßenen Masse betrug 4,26 kp bzw. 7,74 kp. Der Stoß erfolgte etwa elastisch. Die Geschwindigkeit v'_b der gestoßenen Masse errechnet sich somit aus der Gleichung (3). Daraus folgt, daß v_b um so größer wird, je kleiner m_b wird. Da die Stoßverhältnisse gleich sind, ist die erteilte Beschleunigung etwa proportional der Endgeschwindigkeit v'_b.

c) Zeitlicher Verlauf der Beschleunigung beim Stoß; Beziehung zwischen Aufprallgeschwindigkeit v_0, Beschleunigung b und Stoßzeit t_s

Die Verzögerung, die ein Körper beim Stoß erfährt, beginnt bei Null, geht durch ein Maximum b_{max} und dann wieder auf Null zurück (Abb. 26, 27). Beim elastischen Stoß auf eine *große* Masse erfährt der Körper eine Umkehr seiner Geschwindigkeit. Der Stoßverlauf selbst ist etwa parabelförmig. Es gilt dann

$$2 v_0 = \int_0^{t_s} b \cdot dt \tag{5}$$

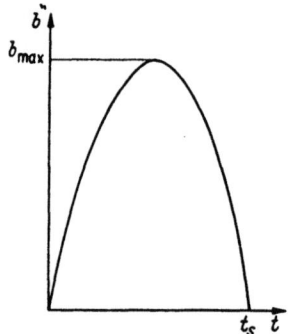

Abb. 26. Beschleunigungsverlauf beim Stoß (schematisch), t_s = Stoßzeit. (Aus SELLIER u. UNTERHARNSCHEIDT 1963)

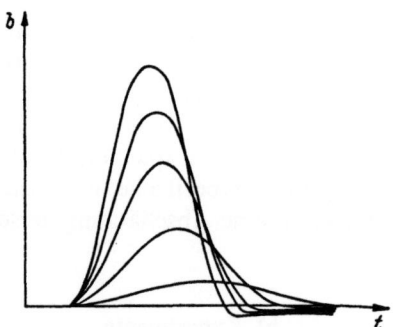

Abb. 27. Experimentell erhaltene Beschleunigungskurven beim Stoß einer Kugel gegen eine feste Wand. Beachte den geringen Einfluß der Maximalbeschleunigung (und damit der v_0 der Kugel) auf die Stoßzeit. (Aus SELLIER u. UNTERHARNSCHEIDT 1963)

[Faktor 2 deshalb, weil die Kugel an der Wand elastisch reflektiert wird und wieder mit $v_0 - (-v_0) = 2\,v_0$ zurückfliegt.]

Für die Parabel folgt daraus:

$$v_0 = \frac{1}{3} \cdot b_{max} \cdot t_s = 0{,}33 \cdot b_{max} \cdot t_s \tag{6}$$

Legt man einen sinusförmigen Kraftverlauf zugrunde, ändert sich die Beziehung nur unwesentlich:

$$v_0 = \frac{1}{\pi} \cdot b_{max} \cdot t_s \tag{7}$$

Ist der Stoß nicht elastisch, sondern bleibt der Stoßkörper nach dem Stoß in Ruhe (Beispiel: Fall in den Sand), so gilt:

$$v_0 = \int_0^{t_s} b \cdot dt \tag{8}$$

und damit

$$v_0 = \frac{2}{3} b_{max} \cdot t_s \qquad (9)$$

für die Parabel

$$\sim 0{,}7 \, b_{max} \cdot t_s$$

Sind Aufprallgeschwindigkeit und Stoßzeit bekannt, kann die maximal auftretende Verzögerung, je nachdem ob der Stoß elastisch oder plastisch ist, berechnet werden.

d) Reaktionskräfte beim Stoß

Um die während des Stoßes auftretenden Kräfte berechnen zu können, muß eine Annahme über die Reaktion der Oberflächen beim Stoß gemacht werden. Während des Stoßes tritt an beiden Körpern eine Deformation an der Stoßfläche ein, die maximal ist, wenn die Körper relativ zueinander ruhen. In guter Annäherung an die Wirklichkeit kann die Deformation beider Körper an den Stoßflächen durch eine dazwischengeschaltete Feder und starre Oberfläche beider Körper ersetzt werden (Abb. 28). Bei Stößen auf eine Hohlkugel liegt die Federung ganz in der Schale derselben, während der Stoßkörper meist massiv ist und damit starr. Es tritt dann beim Stoß keine Deformation der Stoßkörperoberfläche ein, sondern nur eine Einbeulung der Hohlkugelschale. Durch geeignete Dimensionierung der Federung kann das Federmodell als guter Ersatz der Wirklichkeit dienen. Die Eigenschaft der Feder wird durch ihre Steifigkeit c

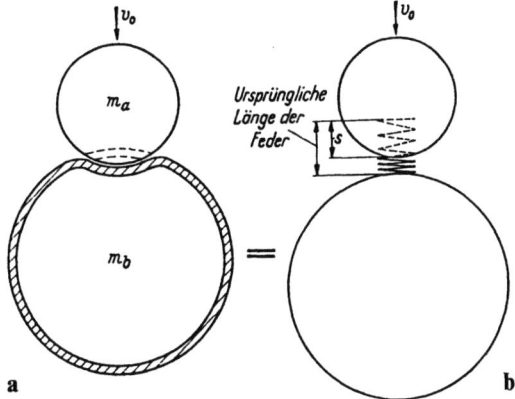

Abb. 28a,b. Reaktionskräfte beim Stoß. Um die Reaktionskräfte beim Stoß berechnen zu können, werden die beiden stoßenden Kugeln (**a**) [davon die stoßende Kugel als Vollkugel, die gestoßene als Hohlkugel gedacht] ersetzt durch zwei sehr harte Kugeln mit dazwischengeschalteter Feder (**b**) von der „Steifigkeit" c. (Aus SELLIER u. UNTERHARNSCHEIDT 1963)

gekennzeichnet. Sie wird gemessen in Kraft pro Weg = kp/cm und bedeutet die von der Feder erzeugte Kraft, wenn sie um 1 cm zusammengedrückt wird.

Beispiel: c = 15 kp/cm bedeutet, daß eine Feder dieser Steifigkeit beim Zusammendrücken um 2 cm eine Kraft von 2 · 15 kp = 30 kp erzeugt.

Nun lassen sich die Reaktionskräfte leicht berechnen. Der Stoßkörper habe eine Geschwindigkeit v_0, damit die Energie $m_a/2\ v_0^2$. Beim Stoß werde die Feder um den Betrag s zusammengedrückt. Ist das erreicht, hat die Feder die gesamte kinetische Energie aufgenommen und es gilt: Kinetische Energie = elastische Energie

$$\frac{m_a}{2} \cdot v_0^2 = \frac{c}{2} \cdot s^2 \qquad (10)$$

Daraus folgt:

$$s = v_0 \cdot \sqrt{\frac{m_a}{c}} \qquad (11)$$

und

$$K_{max} = c \cdot s = v_0 \cdot \sqrt{m_a \cdot c} \qquad (12)$$

Die Maximalkraft ist damit proportional der Geschwindigkeit des Stoßkörpers. Wichtig ist noch die Stoßzeit (= Berührungszeit) t_S. Sie ergibt sich zu

$$t_S = \pi \cdot \sqrt{\frac{m_a}{c}} \qquad (13)$$

Sie ist unabhängig[1] von der Geschwindigkeit des Stoßkörpers und proportional der Wurzel aus der Masse des Stoßkörpers. Diese Beziehung wird für die folgenden Überlegungen sehr wichtig. Eine genauere Rechnung zeigt, daß beim Stoß zweier Körper nicht die Masse des Stoßkörpers in die Rechnung eingeht, sondern die sog. reduzierte Masse μ. Sie berechnet sich aus den am Stoß beteiligten Massen m_a und m_b zu

$$\frac{1}{\mu} = \frac{1}{m_a} + \frac{1}{m_b} \qquad (14)$$

Wenn die Masse m_b sehr viel größer als m_a ist, gilt

$$\frac{1}{\mu} \approx \frac{1}{m_b} \quad \text{oder} \quad \mu \approx m_b \qquad (14a)$$

---

[1] Das gilt nur für den Idealfall. In Wirklichkeit ist eine geringe Abhängigkeit der Stoßzeit von der Geschwindigkeit vorhanden (s. Abb. 27).

Erst wenn $m_a = m_b$ ist, wird $\mu = m_a/2 = m_b/2$.

Das ist der kleinste Wert, den μ gegenüber der kleineren beim Stoß beteiligten Massen annehmen kann.

Umgekehrt kann man nun bei bekannter Stoßzeit t_s und Stoßkörpermasse m_a bzw. reduzierter Masse die einer Feder äquivalente Steifigkeit c des gestoßenen Hohlkörpers nach Gleichung (13) ausrechnen.

Um eine Abschätzung der bei Stößen auftretenden Beschleunigung zu bekommen, kann die einfache Gleichung

$$b = \frac{v^2}{2\,s}, \quad s = \text{Weg} \ (= \text{Abbremsstrecke}), \tag{15}$$

benutzt werden. Sie folgt aus elementaren Gesetzen:

$$s = \frac{b}{2} \cdot t^2 \tag{15}$$

und

$$v = b \cdot t \tag{15b}$$

durch Zusammenfassung und sagt aus, daß die erzielte Beschleunigung von der Geschwindigkeit v des Stoßkörpers und der Abbremsstrecke s abhängt, wobei die Beschleunigung konstant sein soll. Bei gegebener Geschwindigkeit hängt die Beschleunigung nur von s ab.

Man mache sich aber ausdrücklich klar, daß diese einfache Gleichung nur gilt, wenn die Beschleunigung konstant ist. Das ist beim Stoß nie der Fall. Die Gleichung gibt daher nur einen Mittelwert. Exakt ist sie, wenn mit ihrer Hilfe die gefahrene Geschwindigkeit eines Fahrzeuges aus Bremsweg s und Bremsverzögerung b berechnet werden soll, weil in diesem Fall die Bremsverzögerung konstant ist. Zur überschlägigen Abschätzung der Beschleunigung leistet die Gleichung jedoch wertvolle Hilfe.

In der Praxis gilt es bei der Entwicklung von Schutzmaßnahmen zur Verhütung von Schädelverletzungen, die Abbremsstrecke s möglichst groß zu machen, damit die Bremsverzögerung b klein bleibt (auch beim Sturzhelm wird durch elastische Einlagen ein Abbremsen auf möglichst langem Weg angestrebt). Wird ein Kopf mit der Geschwindigkeit von etwa 20 km/h ≈ 6 m/s auf einer Strecke von 1 cm abgebremst, so entsteht eine Beschleunigung von 180 g. Diese Gegebenheit tritt ein beim Fall eines Menschen von 1,80 m Größe auf den Kopf. Fällt er mit dem Kopf auf Steinboden, dann wird er auf weniger als 1 cm Strecke auf v = 0 abgebremst, und es treten g-Zahlen auf, die weit im Bereich eines „Contrecoup"-Effektes liegen.

Da gerade bei Verkehrsunfällen sehr häufig Schädelhirnverletzungen auftreten, soll an dieser Stelle aus der Unfallmechanik dargestellt werden, was zur Erläuterung der abgeleiteten Gleichungen und zum Thema wichtig ist.

Stößt ein Kraftwagen gegen eine sehr feste Mauer (sie soll beim Aufprall nicht verrückt werden), so wird er in Fahrtrichtung zusammengeschoben. Der Deformationsweg beträgt bei 50 km/h ≙ 15 m/s etwa 50 cm. Innerhalb dieser Strecke wird der PKW von 50 auf 0 km/h abgebremst. Diese Abbremsung ist nicht gleichmäßig. Die weiter vorne liegenden Teile werden schneller abgebremst als die hinteren. Durch Anwendung der Gleichung $b = v^2/2\,s$ ergibt sich eine *mittlere* Verzögerung des Fahrzeuges von $b = 15^2/2 \cdot 0{,}5 = 225$ m/s^2 = 22,5 g. Man sollte bei Betrachtung der Gleichung annehmen, daß die Verzögerung quadratisch mit der gefahrenen Geschwindigkeit wächst. Das stimmt nicht ganz, denn bei höherer Geschwindigkeit wächst auch der Deformationsweg s. Dadurch wird der quadratische Einfluß der Geschwindigkeit gemildert. Der Anstieg der Beschleunigung mit der gefahrenen Geschwindigkeit wird etwas mehr als linear sein.

Damit wird bei 100 km/h ungefähr eine Verzögerung des Fahrzeugs von 50 g vorhanden sein, bei 25 km/h etwa eine solche von 10 g.

Die frei beweglichen Gegenstände im Fahrzeug machen diese Verzögerung nicht mit, sondern sie fliegen mit der ursprünglichen Geschwindigkeit weiter, bis sie durch den Aufschlag auf Karosserieteile auf einer sehr kurzen Strecke abgebremst werden.

Stößt zum Beispiel der Kopf mit 50 km/h gegen die Windschutzscheibe, so wird er auf einer Strecke von etwa 1 cm auf Null abgebremst. Daraus ergibt sich eine Beschleunigung von

$$b = 15^2/2 \cdot 0{,}01 = 11\,200 \text{ m/s}^2 = 1120 \text{ g}.$$

In Wirklichkeit ist die Verzögerung der freien Gegenstände im PKW geringer, weil sie nicht auf die ruhenden Karosserieteile fliegen, sondern sich diese selbst noch im Bremsvorgang befinden. Bei 15 m/s und einem Abstand des Kopfes etwa 50 cm von der Windschutzscheibe hat der Kopf diese in 1/30 s erreicht, wenn sie ganz plötzlich von v_0 auf Null abgebremst würde. In Wirklichkeit dauert der Bremsvorgang länger, etwa 0,5 s. Man sieht aber aus dem Beispiel, daß der Kopf nicht auf die ruhende Scheibe stößt, sondern auf eine in gleicher Richtung fliegende, wenn auch mit stark verzögerter und mit wesentlich geringerer Geschwindigkeit als der Kopf sich bewegende Scheibe. Die Relativgeschwindigkeit zwischen Kopf und Scheibe ist jedenfalls nicht 15 m/s, sondern geringer, etwa die Hälfte oder noch weniger. Diese geringere Relativgeschwindigkeit muß nun in die Gleichung eingesetzt werden. Dadurch verringert sich die mittlere Verzögerung des Kopfes wesentlich. Sobald der Kopf auf die Scheibe aufgeschlagen ist – und seine Überschußgeschwindigkeit gegenüber der Scheibe verloren hat –, nimmt er an der gegenüber dem Aufschlag weichen Verzögerung der Scheibe teil. Es wurde oben gezeigt, daß bei 15 m/s die festen Fahrzeugteile etwa eine Verzögerung von rund 20 g erleiden. Dieser Wert ist 10- bis 20mal geringer als die Verzögerung des Kopfes durch Aufschlagen auf die festen Hartholzteile.

Die Verwendung geeigneter Sicherheitsgurte vermeidet nach den Angaben von CAMPBELL (1955) 70–90% und nach SHELDEN (1955) fast 75% aller Verletzungen. Der Sicherheitsgurt erlaubt, den (gegenüber einem Stoß recht weichen) Verzögerungs-(= Deformations-)vorgang des Fahrzeugs voll für den Körper auszunutzen, indem der Gurt ihn fest mit dem Fahrzeug verbindet. Dadurch findet im Idealfall kein Aufschlagen von Körperteilen auf die Karosserie mit den hohen Verzögerungen statt.

Es wurde festgestellt, daß bei 15 m/s und einem Deformationsweg von 15 cm eine Verzögerung von rund 20 g auftritt. Der am Gurt fixierte Körper wird dann 20fach schwerer und zerrt bei einem Körpergewicht von 75 kg mit einer Kraft von 1500 kp an den Gurten, bei höheren Geschwindigkeiten entsprechend mehr. Es gibt daher nur wenige Karosserieteile, an denen die Gurte befestigt werden können, wenn sie wirksam werden sollen.

Die menschliche Toleranzgrenze gegenüber starken Verzögerungskräften ermittelte STAPP mit einem von ihm entwickelten Raketenschlitten, der auf einer etwa 600 m langen Schienenstrecke lief. Negative Beschleunigungen des Schlittens bis zu 35 g wurden bei Anwendung geeigneter Gurte mit nur geringfügigen, vorübergehenden Beschwerden vertragen.

3. Welche physikalische Größe ist für die gedeckte Schädel-Hirn-Verletzung wesentlich?

In der Literatur werden etwaige Aussagen über die Intensität der Gewalteinwirkung auf Schädel oder Wirbelsäule mit der Angabe der Energie des einwirkenden Körpers (z. B. mkp) verbunden. Diese Angabe ist aus folgenden Gründen nicht sinnvoll: Angenommen, ein Stoßkörper mit der Energie E_0 träfe den Schädel. Ist eine Masse sehr groß, so muß seine Geschwindigkeit sehr klein sein, damit das Produkt $m/2 \cdot v^2 = E_0$ ist. Da die Berührungsgeschwindigkeit zwischen Stoßkörper und Schädel sehr klein ist, wird auch die Beschleunigung des Schädels sehr gering sein. Es entsteht damit eine Gewalteinwirkung, die praktisch zu vernachlässigen ist.

Ist umgekehrt die Masse des Stoßkörpers sehr klein (Geschoß), so muß, wenn die Energie gleich E_0 sein soll, die Geschwindigkeit sehr groß sein. Auch in diesem Falle ist die Einwirkung der Kräfte auf den Gesamtschädel sehr gering, wenn auch örtlich starke Zerstörungen auftreten.

Zwischen diesen beiden Extremen der sehr großen und der sehr kleinen Masse mit geringer Krafteinwirkung gibt es den Stoßkörper mit einer Masse, der bei gleicher Energie eine maximale Gewalteinwirkung auf den Kopf herbeiführen kann (oder besser gesagt: bei dem eine maximale Energieübertragung stattfindet); die Größe dieser Masse ist die des Kopfes. Die Beispiele zeigen, daß bei gleicher Energie sehr verschiedene Krafteinwirkungen zustande kommen können. Es ist also die Energie kein geeignetes Maß, die Größe einer Gewalteinwirkung zu charakterisieren.

Ebensowenig ist dazu der Impuls $I = m \cdot v$ geeignet, obschon er beim Stoß die überragende Rolle spielt. Mit Hilfe des Impulssatzes (der besagt, daß der Impuls beim Stoß konstant bleibt) können die Geschwindigkeiten der Stoßpartner *nach* dem Stoß berechnet werden. Er kann aber nichts über die Einwirkung der Stoßpartner aufeinander *während* des Stoßes aussagen. Sind zum Beispiel die sich berührenden Oberflächen sehr hart, so wird der Stoß sehr schnell vor sich gehen. Entsprechend wird er eine längere Zeit benötigen, bis sich die Körper wieder voneinander entfernen, wenn sie über eine sehr weiche Feder zusammenstoßen. In beiden Fällen ist die Endgeschwindigkeit der Körper gleich groß, während der Stoßvorgang im ersten Fall sehr schnell, im zweiten Fall sehr langsam abläuft. Es ist auch ohne Rechnung einleuchtend, daß die Berührungskräfte wesentlich verschieden sind. Daraus ist ersichtlich, daß die Stoßzeit eine wesentliche Rolle mitspielt, wenn Aussagen über eine Gewalteinwirkung gemacht werden sollen. Genauer gesagt, kommt es auf die Impulsänderung in der Zeiteinheit an:

$$\text{Gewalteinwirkung} \sim \frac{\Delta(m \cdot v)}{\Delta t} \tag{16}$$

Da die Masse m beim Stoß konstant bleibt, kann auch geschrieben werden $m \cdot \Delta v/\Delta t$. Der Ausdruck $\Delta v/\Delta t$ ist aber nichts anderes als die Beschleunigung b. Das Produkt $m \cdot b$ bedeutet die einwirkende Kraft.

Um also exakte und vergleichbare Aussagen über eine Gewalteinwirkung machen zu können, müssen folgende Größen vorhanden sein: entweder der Impuls des Stoß- oder des gestoßenen Körpers vor und nach dem Stoß (um die Impulsänderung berechnen zu können) und die Stoßzeit t_s oder die Beschleunigung während des Stoßes. In den meisten Fällen ist es einfach, aus den gegebenen Daten der Versuchsanordnung oder der Unfallsituation die Impulse zu bestimmen, während die Stoßzeit nur grob geschätzt werden kann. Darin liegt die Unsicherheit der Methode. Das eleganteste Verfahren ist immer noch die Messung der Beschleunigung selbst. Dies ist in den meisten Fällen aber nicht möglich.

4. Druckverhältnisse im Schädel beim Stoß

a) Allgemeines [1]

Zur Erklärung der Stoßwirkung auf den Schädel geht man am besten vom frei beweglichen Kopf aus. Die komplizierte Schädelform wird zweckmäßig, um den physikalischen Vorgang durchrechnen und mit den experimentellen Ergebnissen vergleichen zu können, durch ein einfaches Modell ersetzt, nämlich zunächst durch eine starre Kugelhülle mit flüssigem Inhalt. Die Frage nach dem Modellmaterial, das für die betrachteten mechanischen Vorgänge der Gehirnsubstanz entspricht, beantworteten unsere Untersuchungen bei dem später näher beschriebenen Schädelmodell dahin, daß das Material die Ergebnisse nur gering beeinflußt.

Die sehr geringen Dichteunterschiede zwischen Hirnrinde, -mark und Liquor können bezüglich der mechanischen Wirkungen völlig vernachlässigt werden [2]. Auch die anatomischen Grenzen zwischen Gehirn und Liquor sind für eine akustische Welle, wenn sie aufträte, nicht vorhanden, da beide Medien sich in Dichte ϱ und Schallgeschwindigkeit c_0 gleich sind; ob Reflexion einer Welle auftritt, hängt vom sog. Wellenwiderstand $Z = \varrho \cdot c_0$ ab. Dieser ist aber für beide Medien gleich.

---

[1] Es soll vorweggenommen werden, daß für die mechanische Wirkung auf das Gehirn nur der Unterdruck bzw. negative Druck bedeutsam ist, nicht der Überdruck. Das wird später ausführlich begründet.

[2] Das spezifische Gewicht der grauen Substanz beträgt 1029–1039, das der weißen 1039–1043, das des gesamten Gehirns 1035–1043; das des Blutes 1050–1060, das des zisternalen Liquors um 1002–1005.

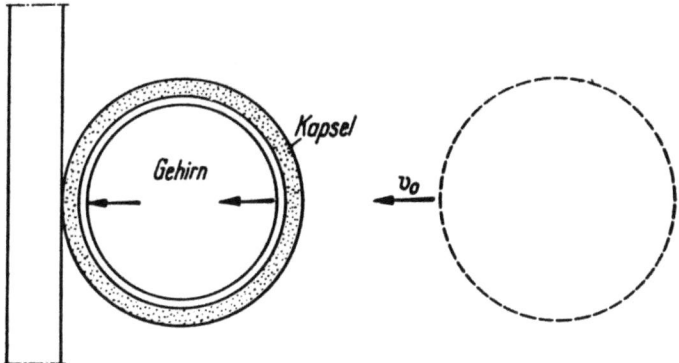

Abb. 29. Beim Stoß gegen eine feste Wand wird der Schädel stark abgebremst, während das Gehirn wegen seiner Trägheit weiterfliegt und gegen die Schädelkapsel gedrückt wird. Dadurch entsteht an der Stoßstelle ein Überdruck (*linker Pfeil*), an der Gegenpolstelle ein Unterdruck (negativer oder reduzierter Druck, *rechter Pfeil*). Physikalisch ist es gleichgültig, ob sich die Wand bewegt und der Schädel ruht oder umgekehrt, es kommt nur auf die Relativbewegung an. (Aus SELLIER u. UNTERHARNSCHEIDT 1963)

Es wurden zur Füllung des Schädelmodelles verwendet: Wasser, wenig zähes und ziemlich zähes Mineralöl. Die einzigen Unterschiede bestanden im spezifischen Gewicht und in der (zähigkeitsbedingten) Dämpfung der durch den Stoß mechanisch angeregten Flüssigkeit.

Beim Stoß wird die starre Kugelhülle mehr oder weniger schnell abgebremst (Abb. 29). Sie soll dabei – um die Versuchsbedingungen übersichtlich zu halten – zunächst nicht deformiert werden. Es ist gleichgültig, ob die Kugel mit der Geschwindigkeit v auf einen anderen Körper trifft und dabei abgebremst wird oder ob der andere Körper auf die Kugel trifft und dieser die Geschwindigkeit v erteilt. Hinsichtlich der Kraftwirkung kommt es nur auf die Relativbewegung der beiden Stoßpartner an. Die Masse der Flüssigkeit wird am Stoßpol kraft ihrer Trägheit in Bewegungsrichtung gegen die innere Begrenzung der starren Hülle gedrückt, während am Gegenpol die Flüssigkeit sich von dieser Begrenzung zu entfernen trachtet (Abb. 30). Es entsteht so am Stoßpol ein Überdruck (positiver Druck), am Gegenpol ein Unterdruck (negativer oder reduzierter Druck = Sog). Als Bezugsnorm wird der atmosphärische Druck (= 1 Atm) angenommen, er wird (willkürlich) gleich Null gesetzt. Der positive Druck in Richtung zum Kugelmittelpunkt nimmt gleichmäßig ab (Abb. 31), d. h., der positive Druck am Stoßpol geht stetig in den negativen Druck am Gegenpol über. An einer bestimmten Stelle im Schädelinnern muß er durch Null gehen (Knotenpunkt). Bei der Kugel liegt diese Stelle aus Symmetriegründen im Mittelpunkt. Aus den gleichen Gründen herrscht beim Stoß nicht nur im Mittelpunkt, sondern auch in der ganzen Äquatorebene der Druck Null, wobei Stoß- und Gegenpol Nord- und Südpol darstellen. Positiver und negativer Druck – absolut genommen – sind an entsprechenden Stellen der Kugel gleich. Alle diese Überlegungen, das sei nochmals betont, gelten nur für die Kugel mit ideal starren Wänden.

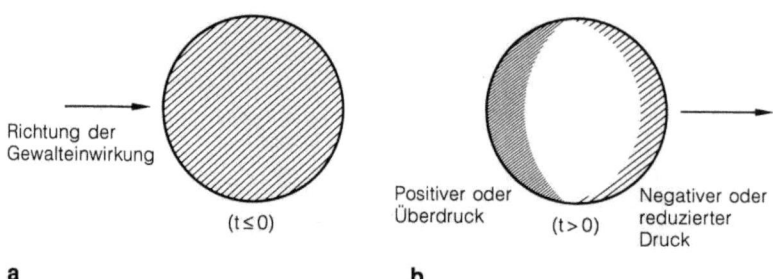

Abb. 30 a, b. Translations- oder lineares Beschleunigungstrauma. Breitflächige, stumpfe Gewalteinwirkung gegen eine nicht deformierbare flüssigkeitsgefüllte Kugel. **(a)** Hohlkugel vor der Gewalteinwirkung, **(b)** Beschleunigte Hohlkugel. (Richtung der Gewalteinwirkung). An der Stoßstelle findet sich (+) Überdruck, an der dem Stoß gegenüberliegenden Seite (−) negativer oder reduzierter Druck

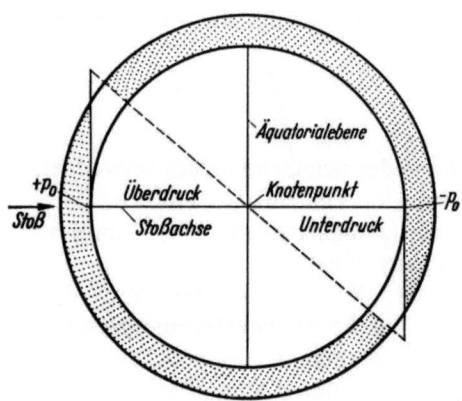

Abb. 31. Schema der Druckverteilung über der Stoßachse mit den Extremalwerten am Rande und Druck Null im Knotenpunkt. (Aus SELLIER u. UNTERHARNSCHEIDT 1963)

b) Berechnung der auftretenden Drücke

Die Druckdifferenz $2 p_0$ zwischen Stoß- und Gegenpol ist nur eine Funktion der auf die Kugel wirkenden Beschleunigung oder Verzögerung (im folgenden immer als Beschleunigung bezeichnet, ob mit positivem oder negativem Vorzeichen geht aus dem Sachverhalt hervor) und des spezifischen Gewichts ϱ [p/cm³] der Flüssigkeit. Die Druckdifferenz berechnet sich zu

$$2 p_0 = l \cdot \varrho \cdot b \quad \text{oder} \quad p_0 = \frac{l}{2} \cdot \varrho \cdot b \tag{17}$$

Der entstehende positive bzw. negative Druck ist proportional der Länge der Flüssigkeitssäule vom Stoß- bzw. Gegenpol bis zum Knotenpunkt (Abb. 32, 33) und der Beschleunigung (das gilt allgemein; auch wenn der Knotenpunkt nicht

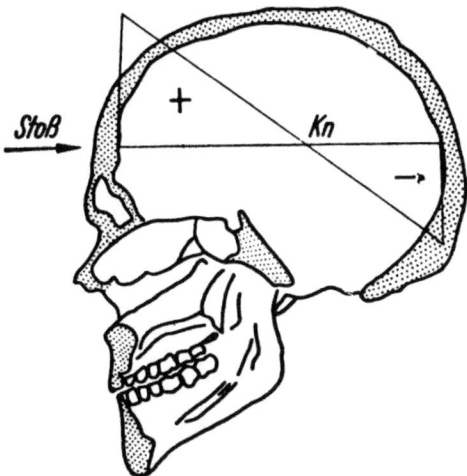

Abb. 32. Schema des Druckverlaufes im Schädel bei frontalem Stoß, *Kn* Knotenpunkt. Der Knotenpunkt liegt wegen der Deformation nicht symmetrisch. (Aus SELLIER u. UNTERHARNSCHEIDT 1963)

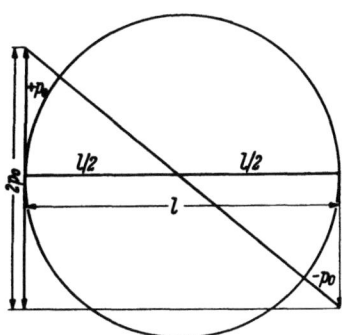

Abb. 33. Schema für Druckdifferenz zwischen Stoß- und Gegenpol. (Aus SELLIER u. UNTERHARNSCHEIDT 1963)

symmetrisch liegt, kommt es für den erreichten positiven bzw. negativen Druck nur auf diese Flüssigkeitssäule an).

Wegen der äußerst geringen Kompressibilität einer Flüssigkeit genügen sehr kleine Volumenänderungen, um einen sehr hohen Druck zu erzeugen. Beispiel: Eine Wassersäule von 20 cm Länge (etwa sagittaler Durchmesser des Gehirns) um 1/100 mm zusammengedrückt erzeugt einen Überdruck von 1 Atm. Gegensatz: Um den gleichen Überdruck bei einer gleich langen Gassäule zu erzielen, muß diese auf die Hälfte zusammengedrückt werden.

Die Lage des Knotenpunktes ist damit entscheidend für die (positive oder negative) Druckwirkung am Stoß- oder Gegenpol. Wird z. B. am Gegenpol ein feines Loch gebohrt, so daß dort immer der Atmosphärendruck (Druck Null) herrscht, kann sich beim Stoß kein negativer Druck entwickeln, d. h., die gesamte

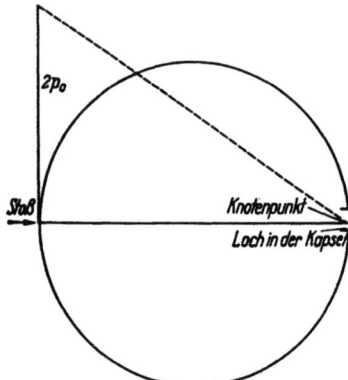

Abb. 34. Verschiebung des Knotenpunktes beim Stoß bei Eröffnung des flüssigkeitsgefüllten Hohlraumes am Gegenpol. (Aus SELLIER u. UNTERHARNSCHEIDT 1963)

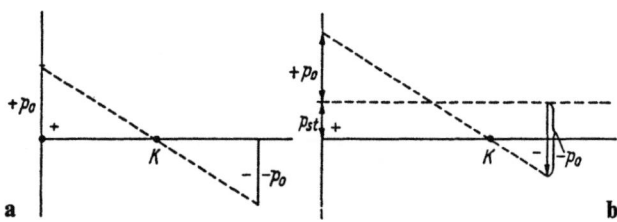

Abb. 35 a, b. Druckverhältnisse bei Überlagerung des „dynamischen" (durch Beschleunigung erzielten) Druckes mit einem statischen Druck. **a** Nur dynamischer Druck (am Stoßpol: $p = +p_0$, am Gegenpol: $p = -p_0$); **b** dynamischer und statischer Druck (am Stoßpol: $p = +p_{st}$, am Gegenpol: $p_{st} = -p_0 + p$; p_{st} = statischer Druck). (Aus SELLIER u. UNTERHARNSCHEIDT 1963)

Druckdifferenz $2\,p_0 = 1 \cdot \varrho \cdot b$ erscheint als positiver Druck am Stoßpol (Abb. 34). Man sollte annehmen, daß bei einer offenen Schädelverletzung dieser Fall eintritt. Zeitlich gesehen erfolgt die traumatische Eröffnung der Schädelhöhle jedoch erst, wenn der Druck-Unterdruck-Mechanismus bereits abgelaufen ist.

Ein anderer, weniger extremer Fall tritt ein, wenn die Kugelhülle nicht starr ist, sondern mehr oder weniger durch den Stoß deformiert werden kann. Da der (negative) Druck durch ein sehr geringes Auseinanderweichen von Flüssigkeit und Kapsel entsteht, muß diese Wirkung kleiner werden, wenn die Kapsel der Flüssigkeit mehr oder weniger folgt. Auch dadurch verschiebt sich der Knotenpunkt um eine gewisse Strecke zum Gegenpol hin und hat zur Folge: Vergrößerung des positiven Druckes am Stoßpol, Verkleinerung des negativen Druckes am Gegenpol. Die Druck*differenz* bleibt dabei immer unverändert; sie ist bestimmt durch die Beschleunigung. Durch die Ortsveränderung des Knotenpunktes ändert sich nur die Aufteilung der Differenz auf positiven und negativen Druck.

Wird der durch den Stoß hervorgerufenen symmetrischen Druckverteilung (am Stoßpol $+p_0$; am Gegenpol $-p_0$) ein gleichmäßiger, durch Kompression des Schädels hervorgerufener positiver „statischer" Druck überlagert (Abb. 35 a, b), werden die Druckextreme ihrer Amplitude nach geändert. Der positive Druck wird höher, der negative geringer. Es kann der Fall eintreten, daß der (positive) statische Druck den am Gegenpol durch Beschleunigung erzeugten negativen Druck überwiegt. Dann tritt im gesamten Schädelinnenraum an keiner Stelle mehr negativer Druck auf.

5. Modalitäten der Gewalteinwirkung

a) Stumpfe (breitflächige) Gewalteinwirkung – gedeckte oder geschlossene Hirnverletzungen

Eine *Schädel-Hirn-Verletzung* ist die Folge einer kurzdauernden mechanischen *Gewalteinwirkung auf den Schädel.* Je nach *Querschnittfläche* und *Intensität der einwirkenden Gewalt* kann man *stumpfe* und *scharfe Gewalteinwirkungen* unterscheiden. Die Folgen *stumpfer Gewalteinwirkung* sind zumeist *offene Hirnverletzungen*. Bei stumpfer Gewalteinwirkung wird der Schädel breitflächig getroffen. In der Regel bleibt die Dura mater trotz Knochendeformation und eventueller Fraktur intakt. Jedoch können bei erheblicher Gewalteinwirkung ausgedehnte Frakturen und Impressionen der Schädelkalotte sowie Schädelbasisbrüche auftreten, die von Einrissen der Dura mater begleitet sind.

b) Scharfe (umschriebene) Gewalteinwirkung – offene Hirnverletzungen

Bei *scharfer Gewalteinwirkung* (Stöße und Schläge mit scharfen oder spitzen Gegenständen, einschließlich Geschossen) ist eine *kleine Fläche* des *Schädelskelettes* betroffen. Bei entsprechender Intensität durchtrennt sie das Schädeldach, die harte Hirnhaut und das Gehirn und verursacht durch die *primäre* oder *mechanische Zerstörung* von Hirngewebe die sog. *Hirnwunde*. Da diese mit der Außenwelt kommuniziert, treten möglicherweise als Komplikation Infektionen durch eingedrungene unsterile Partikel hinzu.

Die Unterscheidung von geschlossener und offener Hirnverletzung ist auch im Hinblick auf die verschiedenen Endstadien von Nutzen. Nach offenen Verletzungen bildet sich unter dem Knochendefekt eine hauptsächlich aus Bindegewebe, weniger aus Glia, bestehende Hirn-Dura-Narbe. So stellen die Endstadien von Geschoß- oder Granatsplitterkanälen glattwandige zystische Hohlräume dar. Der Endzustand der häufigen sog. Rindenprellungsherde ist ein zystischer, mit Liquor gefüllter Defekt. In dessen Umgebung findet sich häufig als Folge partieller Nekrosen (elektive Parenchymnekrosen) gliöses Narbengewebe, das als Folge sekundärtraumatischer oder kreislaufbedingter Schädigungen auftreten kann.

c) Gewalteinwirkung bei frei beweglichem und fixiertem Schädel

Es wird zwischen *Gewalteinwirkung* auf den *frei beweglichen* und auf den *fixierten Schädel* unterschieden. Es handelt sich im ersten Fall um ein *Beschleunigungstrauma* („*acceleration concussion*"), im zweiten Fall um ein *Kompressions-* oder *Quetschungstrauma* („*compression concussion*"). Der Schädel gilt als fixiert,

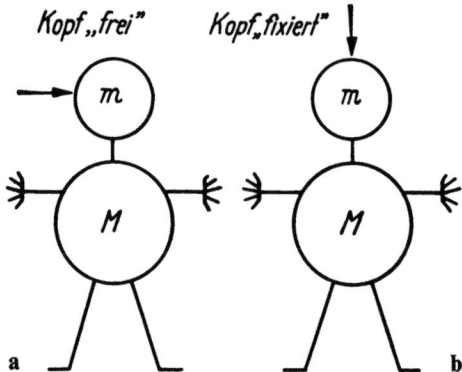

Abb. 36a, b. Verschiedene Möglichkeiten der Gewalteinwirkung: **a** Stoß von frontal, okzipital, temporal. Der Kopf kann in der Zeit während des Stoßes (wenige ms) als frei betrachtet werden. Die Wirbelsäule hat keinen Einfluß: „Beschleunigungstrauma"; **b** Der Stoß erfolgt in Richtung auf die Wirbelsäule. Der Kopf ist wegen der Wirbelsäule und der großen Körpermasse M „dynamisch fixiert": „Kompressionstrauma"; an der Auftreffstelle am Kopf kann es bei ausreichender Intensität der einwirkenden Gewalt zu einem „Impressionstrauma" kommen. (Aus SELLIER u. UNTERHARNSCHEIDT 1963)

wenn er fest aufliegt oder eingeklemmt ist, oder wenn er bei aufrechter Körperhaltung einen Stoß von oben erhält, wobei die als Feder wirkende Wirbelsäule keine oder nur eine geringe Beschleunigung zuläßt (Abb. 36a, b).

6. Verschiedene Typen der Gewalteinwirkung auf den frei beweglichen und den fixierten Schädel

Die Gewalteinwirkung auf den frei beweglichen Schädel verursacht hauptsächlich 2 Beschleunigungsformen: *Translationsbeschleunigungen*, wenn die Stoßachse durch den Mittelpunkt des Schädels oder in seiner Nähe verläuft, *Rotationsbeschleunigungen (Winkelbeschleunigungen)*, wenn die Stoßachse tangential zum Mittelpunkt des Schädels verläuft. Die Analyse des Stoßablaufs läßt erkennen, daß beide Typen der Gewalteinwirkung voraussagbare, *unterschiedliche Schädigungsmuster* im Hinblick auf *Ausbreitung* und *Qualität der Gewebeschäden* ergeben (Abb. 37a–c).

a) Translationstraumen (Beschleunigungs- und Verzögerungstraumen)

Beim Stoß wird die starre Kugelhülle mehr oder weniger schnell abgebremst (Abb. 31). Sie soll – um die Versuchsbedingungen zunächst übersichtlich zu halten – zunächst nicht deformiert werden. Es ist gleichgültig, ob die Kugel mit einer bestimmten Geschwindigkeit auf einen anderen Körper aufschlägt und dabei verzögert wird, oder ob der andere Körper auf die Kugel trifft und dieser eine bestimmte Geschwindigkeit erteilt. Hinsichtlich der Kraftwirkung kommt es nur auf die Relativbewegung der beiden Stoßpartner an. Die Masse der Flüssigkeit wird am Stoßpol kraft ihrer Trägheit in Bewegungsrichtung gegen die innere Begrenzung der starren Hülle gedrückt, während am Gegenpol sich die Flüssigkeit

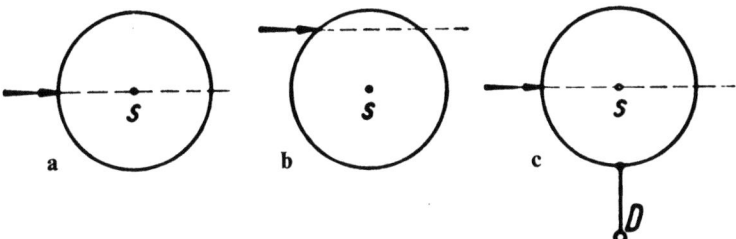

Abb. 37 a–c. Die Möglichkeit des Kopfes, bei Stoß eine Rotation erteilt zu bekommen (und damit eine Rotation des Gehirns relativ zum Schädelknochen). **a** Stoßachse durch Schwerpunkt „S": Translation, *keine* Rotation; **b** Stoßachse nicht durch S: Translation + Rotation (um S) Modell für Kinnhaken; **c** Körper kann sich an einer Stange um D drehen; auch wenn Stoßachse durch S geht, gibt es Translation und Rotation (um D). Die Rotation ist jedoch gering (Modell für Kopf mit HWS). Für einen kurzen Stoß spielt nur die Translation eine Rolle, nicht die Rotation. (Aus SELLIER u. UNTERHARNSCHEIDT 1963)

von dieser Begrenzung zu entfernen trachtet. Es entsteht so am Stoßpol ein Überdruck (positiver Druck), am Gegenpol ein Unterdruck (negativer oder reduzierter Druck = Sog). Als Bezugsnorm wird der atmosphärische Druck (= 1 Atm) angenommen, er wird (willkürlich) gleich Null gesetzt. Der positive Druck in Richtung zum Kugelmittelpunkt nimmt gleichmäßig ab (Abb. 31), d.h. der positive Druck am Stoßpol geht stetig in den negativen Druck am Gegenpol über. An einer bestimmten Stelle im Schädelinnern muß er durch Null gehen (Knotenpunkt). Bei der Kugel liegt diese Stelle aus Symmetriegründen im Mittelpunkt. Aus den gleichen Gründen herrscht beim Stoß nicht nur im Mittelpunkt, sondern auch in der ganzen Äquatorebene der Druck Null, wobei Stoß- und Gegenpol Nord- und Südpol darstellen. Positiver und negativer Druck – absolut genommen – sind an entsprechenden Stellen der Kugel gleich. Alle diese Überlegungen, nochmals betont, gelten nur für die Kugel mit ideal starren Wänden (SELLIER u. UNTERHARNSCHEIDT 1963).

Der menschliche Schädel besitzt je nach der Altersgruppe eine mehr oder minder große Deformierbarkeit. Bei einem frontalen Stoß liegt wegen der Deformation des Schädelknochens eine andere Druckverteilung vor. Der Knotenpunkt Kn liegt wegen der Deformation des Schädels nicht symmetrisch. $+p_0$ am Stoßpol ist größer als $-p_0$ an der dem Stoß gegenüberliegenden Schädelseite (Abb. 32).

Gibt die Hülle beim Stoß nach – und das trifft in der Praxis mehr oder weniger auch ein –, werden die Druckamplituden, absolut gesehen, unsymmetrisch. Man muß sich vorstellen, daß der Unterdruck am Gegenpol durch relatives (aber äußerst geringes!) Auseinanderweichen von Hirnsubstanz bzw. Liquor und knöcherner Hülle zustande kommt. Ist die Schädelhülle also nicht ganz starr, wird dieser Effekt vermindert. Nun hängt aber die Höhe des Gesamtdruckes (Differenz zwischen Druck am Stoß- und Gegenpol) nur von der Beschleunigung ab. Wenn am Gegenpol der Druck geringer wird, muß er am Stoßpol um den gleichen Wert steigen. Die Druckverteilung wird damit unsymmetrisch. Ein Extremfall ist der völlig nachgiebige Schädel des Säuglings. Bei ihm erscheint fast der gesamte Druck als positiver Druck am Stoßpol, am Gegenpol ist ein nur geringer oder

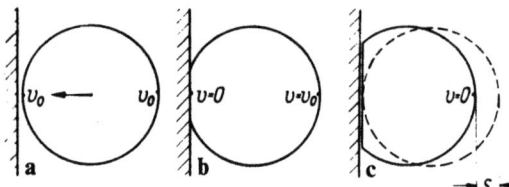

Abb. 38a–c. Zur Berechnung der Schädeldeformation aus der Zeitspanne zwischen Beginn des Druckanstiegs am Stoßpol und Beginn des Druckabfalls am Gegenpol. **a** Vor dem Stoß haben Stoß- und Gegenpol gleiche Geschwindigkeit v_0; **b** während des Stoßes am Stoßpol $v = 0$, am Gegenpol noch die Geschwindigkeit $v = v_0$; **c** auch der Gegenpol ist auf $v = 0$ abgebremst. Er hat sich seit Beginn des Stoßes um die Strecke s weiterbewegt. (Aus SELLIER u. UNTERHARNSCHEIDT 1963)

überhaupt kein Unterdruck vorhanden. Durch die Deformation der Hülle werden unsere Ergebnisse weiter modifiziert. Eine völlig starre Hülle erleidet in allen ihren Teilen, besonders also am Stoß- und Gegenpol, die gleiche Verzögerung zu gleicher Zeit. Dadurch erfolgt der Druckanstieg am Stoßpol gleichzeitig mit dem Druckabfall am Gegenpol. Bei der nachgiebigen Hülle gilt das alles nicht mehr. Die Anteile am Stoßpol werden schon abgebremst, wenn die Anteile am Gegenpol noch mit ihrer ursprünglichen Geschwindigkeit weiterfliegen. Es erfolgt eine Deformation (Abplattung) der Hülle. Daraus folgt, daß der Unterdruck zeitlich hinter dem Überdruck herhinkt und daß der Überdruck auf Kosten des Unterdruckes wächst (Abb. 32) (SELLIER u. UNTERHARNSCHEIDT 1963).

Daraus ergibt sich, daß bei einem Neugeborenenschädel wegen der extremen Deformation der negative Druckbereich sehr gering ist, jedoch bei einem alten Menschen mit einem starren Schädel groß ist.

Da der negative Druck am Gegenpol bei Translationstraumen, wie später ausführlich dargestellt wird, infolge Kavitationswirkung sog. Rindenprellungsherde erzeugt – der Terminus ist falsch, wie die Analyse des Stoßablaufes zeigt – sind beim Neugeborenen und Kleinkind solche Läsionen nicht zu erwarten. In der Tat werden sie im Alter bis zu etwa 2 Jahren auch wirklich nicht beobachtet. Bei einem älteren Menschen mit einer starren Schädelhülle sind dagegen ausgeprägte sog. Rindenprellungsherde „par contrecoup" – die wie ich später zeigen werde, keine Rindenprellungsherde sind – zu erwarten, und sie werden tatsächlich auch gefunden.

Aus der Zeitspanne zwischen Beginn des Druckanstieges am Stoßpol (= Beginn des Stoßes) und Beginn des Druckabfalls am Gegenpol läßt sich die Größe der Schädeldeformation abschätzen. Kurz vor Beginn des Stoßes besitzen alle Knochen- und Gehirnteile gleiche Geschwindigkeit v_0 (Abb. 38a). Kurz danach sind die Anteile des Knochens und Gehirns an der Stoßstelle auf $v = 0$ abgebremst (Abb. 38b): die Teile am Gegenpol fliegen noch mit $v = v_0$ weiter (Beginn der Deformation). Nach der Zeit t_d (Deformationszeit) ist auch der Knochen am Gegenpol auf $v = 0$ abgebremst, während die benachbarten Hirnteile noch etwa mit v_0 weiterfliegen. Der Druck am Gegenpol beginnt nun zu sinken (Abb. 38c).

Bei den *Translationstraumen* besteht der analytisch gesehen einfachste Vorgang in der reinen linearen Beschleunigung oder Verzögerung des Schädels, wobei

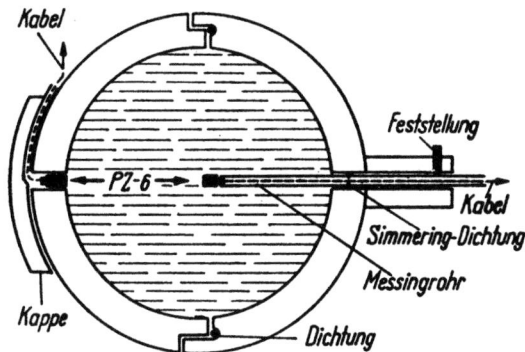

Abb. 39. Modellschädel zur Untersuchung der zeitlichen und räumlichen Druckverteilung. Die Hülle besteht aus Trogamid B. Links im Bild befindet sich die geschützte Stoßstelle mit Druckgeber PZ-6. Der Druckgeber am Gegenpol kann bis weit über die Mitte des Models zum Stoßpol hin verschoben werden. (Aus Sellier u. Unterharnscheidt 1963)

die *Stoßachse durch den Mittelpunkt des frei beweglichen Schädels* verläuft. Da das Hirngewebe von relativ uniformer Dichte ist (geringe Unterschiede im spezifischen Gewicht von grauer und weißer Substanz, Blut und Liquor sind unerheblich) und von einer vergleichsweise starren knöchernen Hülle umgeben ist, kann das gesamte System für analytische Zwecke als dünnwandiges kugelförmiges Modell mit Flüssigkeitsfüllung angesehen werden. Ein derartiges Modell wurde von Sellier u. Müller (1960) sowie Sellier u. Unterharnscheidt (1963) beschrieben (Abb. 39). Die Untersuchungen ergaben, daß eine lineare oder Translationsbeschleunigung des Modells in der Richtung der Stoßachse einen linearen Druck entstehen läßt, dessen Maximum am Ort der Gewalteinwirkung und dessen Minimum an der dieser Stoßstelle gegenüberliegenden Kugelseite, dem Antipol, auftritt. Der *Druck* ist an jeder Stelle hydrostatisch, d. h. es entstehen keine Scherkräfte. Wird der atmosphärische Druck willkürlich gleich Null gesetzt, dann herrscht an der *Stoßstelle positiver Druck*, am *Antipol reduzierter Druck*. Demzufolge existiert ein zwischenliegender Punkt, an dem keine Druckänderung eintritt, der sog. Knotenpunkt. Im Falle einer imkompressiblen Flüssigkeit und eines nichtdeformierbaren Schädelknochens muß der Knotenpunkt im Mittelpunkt des Systems liegen, dem sog. *Äquatorialpunkt*. Ist dagegen die Flüssigkeit kompressibel und wie beim menschlichen Schädel die knöcherne Hülle deformierbar, so bleibt zwar der Druckgradient linear, aber die Position des Knotenpunktes ist verändert. Dabei bleibt der Gesamtdruck gleich, und nur die Verteilung zwischen positivem und reduziertem Druck ändert sich in dem Sinne, daß der positive Druckbereich größer, der reduzierte Druckbereich kleiner wird (Abb. 40, 41). Diese Modellversuche haben es ermöglicht, die wesentlichen physikalischen Größen des Stoßablaufes zu erfassen. Die Befunde wurden anhand ähnlicher Modelle bestätigt (Edberg et al. 1963; Lindgren 1966; Thomas et al. 1967; Hodgson 1968; Benedict 1969; Benedict et al. 1970; Fiala 1970; vergl. auch Gross 1958).

Soweit wir aus allgemeinen biologischen Prinzipien wissen, verursacht positiver Druck gemeinhin keine nennenswerten Gewebeschäden. Dagegen kann

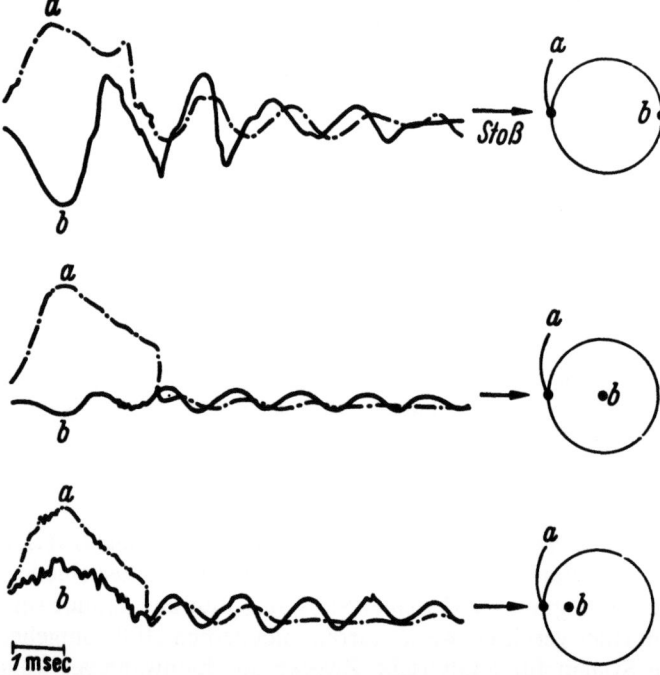

Abb. 40. Experimenteller Druckverlauf in einer flüssigkeitsgefüllten Hohlkugel mit fast starren Wänden bei verschiedener Stellung des Gegenpol-Druckgebers. *Kurve a* Druckverlauf am Stoßpol; *Kurve b* Druckverlauf am Gegenpol. – Die maximale Amplitude bei a beträgt 3,0 Atm., die bei b −2,1 Atm. Die Abszisse ist die Zeitachse. Der Druck (absolut) am Stoßpol ist größer als am Gegenpol, weil die Wände nicht ganz starr sind und sich deshalb beim Stoß geringfügig deformieren. Auch ist der Druckverlauf im Beginn weniger steil. Die Stellung der Druckgeber ist aus der schematischen Darstellung rechts von der Kurve zu entnehmen. (Aus SELLIER u. UNTERHARNSCHEIDT 1963)

reduzierter Druck Gewebeschäden verursachen, wenn er unter einen kritischen Wert, den sogenannten Dampfdruck absinkt. Unter dieser Voraussetzung sind Kavitationen im Gewebe möglich. Gewebeschäden, deren mechanische Entstehungsweise auf solche Art erklärbar sind, weren an späterer Stelle anläßlich der Erörterung der sog. Rindenprellungsherde und des sog. Contrecoup besprochen (s. S. 370).

Ein klassisches Verzögerungstrauma ist bei Wilhelm BUSCH abgebildet. Herr BÖTEL fällt hier in einem klassischen Verzögerungstrauma auf seinen Hinterkopf, es handelt sich dabei um Stoßrichtung I VON SPATZ. Der Absturzmechanismus der Hände fehlt bei dieser Stoßrichtung. Schwere und oft tödliche Läsionen par Contrecoup sind bei einem solchen Unfallablauf die Folge. Einzelheiten werden im Kapitel über die sog. Rindenprellungsherde im Contrecoupbereich auf S. 375 mitgeteilt. Obwohl der Unfallablauf von Wilhelm BUSCH zeichnerisch sehr treffend wiedergegeben ist, sollte man seiner Prognose jedoch nicht folgen: „Bald zeigt sich, wie die Sache steht, Herr BÖTEL lebt und ist komplett." Ein solcher Unfallablauf hätte sicherlich zu sofortiger Bewußtlosigkeit infolge ausgeprägter

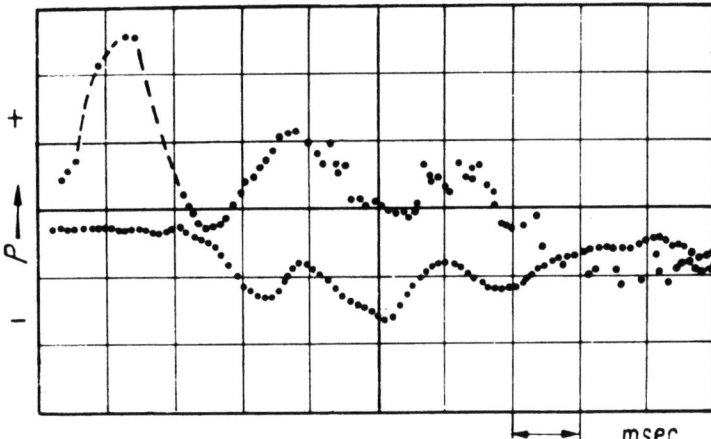

Abb. 41. Druckmessung am mazerierten menschlichen Schädel. Stoß frontal mit der „concussion gun". *Obere Kurve*: Druckverlauf am Stoßpol, *untere Kurve*: Druck am Gegenpol. Der Unterdruck am Gegenpol erscheint über 0,2 ms später, weil sich die knöcherne Hülle beim Stoß deformiert, daher ist der Unterdruck auch geringer als der Überdruck (gleicher Druckmaßstab bei beiden Kurven). (Aus SELLIER u. UNTERHARNSCHEIDT 1963)

primärtraumatischer Contrecoupläsionen im Stirn- und Schläfenbereich, möglicherweise sogar zum tödlichen Ausgang geführt. Schädelfrakturen an der Stoßstelle, am Okziput, hätten vorgelegen (Abb. 42a, b).

HOLBOURNs Ansicht, daß Translationsbeschleunigung harmlos und daß lediglich Rotationsbeschleunigung zu Schäden im Gehirn führen könne, ist nicht haltbar. An anderer Stelle wurden die unterschiedlichen Schadensmuster im Gehirn nach linearer und Rotationsbeschleunigung des Kopfes eingehend beschrieben, vgl. S. 450 u. 451.

b) Rotationstraumen

Um eine *reine Rotationsbeschleunigung des Kopfes* zu erzeugen, muß ein *reines Drehmomentum* erfolgen. Der Vorgang ist der Winkelbeschleunigung eines undeformierbaren, wassergefüllten Kugelmodells vergleichbar. Die Modellwandung wird beschleunigt, während der Inhalt in Ruhe verbleibt. Wird das Wasser durch eine viskose Flüssigkeit ersetzt, ist die relative Bewegung zwischen Modellwand und Inhalt reduziert. Die zur Beschleunigung der Flüssigkeit erforderlichen Kräfte können von den Scherkräften abgeleitet werden, die zwischen Modellwand und Inhalt sowie den wandnahen Flüssigkeitsschichten entstehen. Ohne Zweifel treten unter gewissen Voraussetzungen enorme Scherkräfte auf. Schädelhülle und Gehirn bilden vergleichsweise ein sehr kompliziertes System mit Öffnungen für den Ein- und Austritt von Nerven und Blutgefäßen, Unregelmäßigkeit der inneren Knochenflächen, Membranen und andere Strukturen, die das Gehirn relativ zur Schädelhülle in seiner Lage halten. Infolge Relativbewegung zwischen Knochenhülle und Gehirn sowie verschiedener Ge-

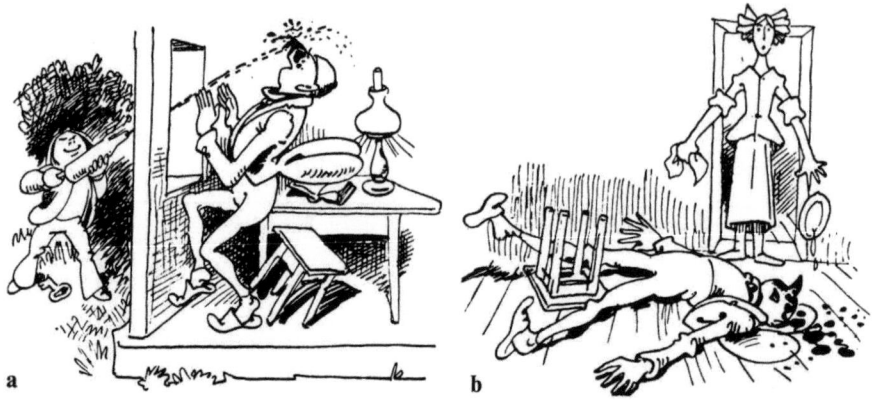

Abb. 42 a, b.

„Ich muß mal aus dem Fenster sehn".
Es zischt der Strahl, von Blut gerötet;
a Herr Bötel ruft: „Ich bin getötet".
b Mit diesen Worten fällt er nieder
und streckt die schreckgelähmten Glieder.
Frau Bötel war beim Tellerspülen;
Sie kommt und schreit mit Angstgefühlen:

„Ach, Bötel! lebst du noch, so sprich!"
„Kann sein!" – sprach er – „Man wasche mich!"
Bald zeigt sich, wie die Sache steht.
Herr Bötel lebt und ist komplett.

(Aus Wilhelm BUSCH 1959)

hirnteile zueinander, werden bei ausreichender Intensität die weniger widerstandsfähigen Elemente dieses Systems überbeansprucht und verletzt. Es werden Blutgefäße überdehnt und zerrissen, Nervenfasern abgerissen und Gewebeschäden verursacht, wo die größten Scher- und Zugkräfte auftreten. Für eine genaue Beschreibung dieser mechanisch bedingten Gewebeschäden s. S. 450.

KRAULAND et al. (1981) führten an Schädel-Hirn-Präparaten Rotationsversuche durch. Entsprechend dem Trägheitsmoment waren erhebliche Relationsbewegungen und Deformierungen der oberen Hirnhälfte innerhalb des Schädeldaches nachzuweisen. Sie waren bei atrophischen Gehirnen am stärksten ausgeprägt und betrugen bis zu 2 cm. Die Verschiebungen wurden mit einer Schnellkamera und Bildgeschwindigkeiten bis zu 3000 Bildern/s erfaßt. Die erreichten Beschleunigungswerte lagen zwischen 2000 und 8000 rad/s^2, die Stoßdauer betrug zwischen 8 und 32 ms.

c) Kombiniertes Auftreten von Translations- und Rotationsbeschleunigung

Beide Beschleunigungsformen treten normalerweise gemeinsam auf. In bestimmten Bereichen – dem kraniozerebralen Übergang – ist der Schädel drehbar mit der HWS als einer Art Trägersystem verbunden, so daß sich der Kopf bei Beschleunigung um einen bestimmten Punkt im Raum drehen muß. Infolgedessen hat selbst eine Gewalteinwirkung, deren Stoßachse durch den Mittelpunkt des Schädels geht, sowohl eine lineare wie eine anguläre (Winkel-)Beschleunigung zur Folge, deren eine oder andere Form in verschiedenen Phasen des Unfallablaufs dominiert.

Als ein vorzügliches Beispiel für ein kombiniertes Auftreten von Translations- und Rotationsbeschleunigung, hier sogar noch kompliziert durch eine thermische Verletzung, bringe ich diese Unfallabfolge von Wilhelm BUSCH (Abb. 43 a–c).

Verschiedene Typen der Gewalteinwirkung

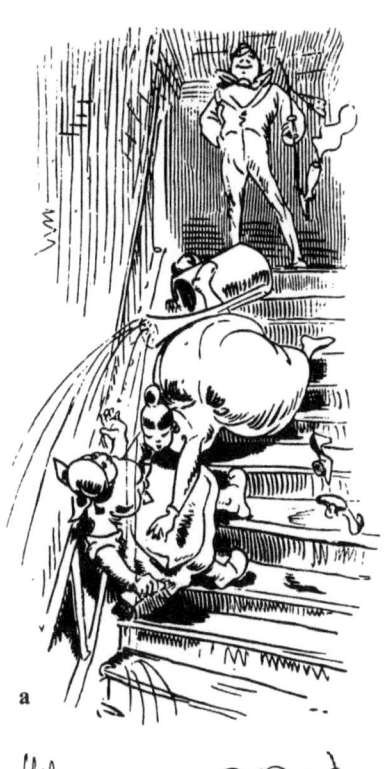
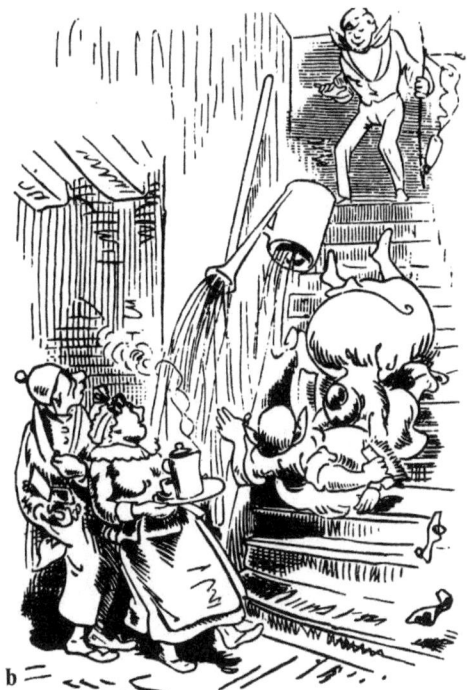
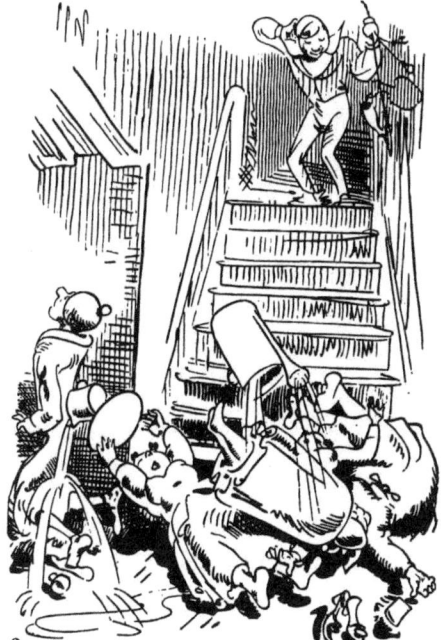

Abb. 43 a–c.
Plemm!! – Stößt sie an die alte Brause,
Die oben steht im Treppenhause.
a Sie kommt auf Hannchen hergerollt,
Die Frantzen's Stiefel holen wollt.
b Die Lene rutscht, es rutscht die Hanne;
Die Tante trägt die Kaffekanne,
c Da geht es klirr! und klipp! und klapp!
und auch der Onkel kriegt was ab.
(Aus Wilhelm Busch 1959)

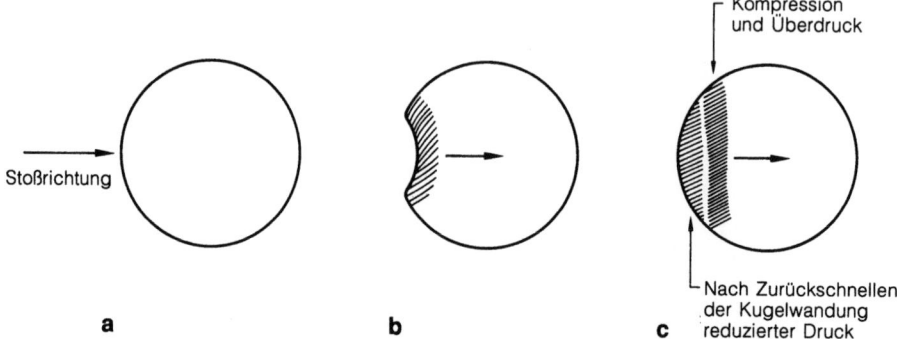

Abb. 44a–c. Impressionstrauma einer deformierbaren flüssigkeitsgefüllten Hohlkugel. Lokale Eindellung der Kugel, zunächst Kompression der Flüssigkeit mit Überdruck. Nach Rückschnellen der Kugelwandung an der Stoßstelle verminderter (reduzierter) Druck

d) Impressionstraumen

Impressionstraumen treten unter mehreren Voraussetzungen auf, die nicht alle gleichzeitig erfüllt sein müssen: Gewalteinwirkung auf eine kleine Schädelfläche, dünner und elastischer Knochen an der Auftreffstelle, kurze Stoßzeit, fixierter Schädel, der keine oder geringe Beschleunigung erlaubt (Abb. 44). Im Extremfall verursacht die umschrieben einwirkende Gewalt eine *Impressionsfraktur*, die als Ganzes oder durch einzelne Knochensplitter einen stetigen Druck auf das darunterliegende Gehirn ausübt. Sofortiges chirurgisches Eingreifen ist nötig, um die eingedrückten oder eingeklemmten Fragmente zu heben und zu entfernen *(traumatische Nekrose* oder *Kontaktnekrose)* und eingeklemmte Gefäße zu befreien (traumatische Aneurysmen), um sekundärtraumatische Hirnschäden zu vermeiden.

Ein reines *Impressionstrauma*, bei dem höchstens eine geringe Beschleunigung des Schädels stattfindet, verursacht hauptsächlich *Gewebeschäden an der Stelle der Gewalteinwirkung* infolge der Deformation, die mit komplizierten Impressionsfrakturen verbunden sein kann. In diesem Vorgang ist die knöcherne Schädelhülle zunächst umschrieben eingedrückt und das darunterliegende Gehirn erleidet eine lokale Druckwirkung. Danach schnellt der Knochen in seine Ausgangslage und eventuell darüber hinaus zurück. In der ersten Phase kann lokale Druckwirkung bei genügender Intensität Gewebeschäden erzeugen. In der zweiten Phase sind Gewebeschäden infolge Kavitationswirkung möglich, wenn sich an der Stoßstelle eine Zone reduzierten Drucks bildet und der herabgedrückte Knochen elastisch in seine Ursprungslage zurückschnellt (Abb. 45a–d).

e) Impressions- versus Beschleunigungstrauma (Tabelle 19)

Reine Impressions- und reine Beschleunigungstraumen sind die beiden Extreme in einem Kontinuum physikalisch-mechanischer Gewalteinwirkung. Ist diese Gewalt groß genug, um primärtraumatische Schäden zu erzeugen, treten bei *reinen Impressionstraumen* die *Gewebeschäden an der Stoßstelle* auf. *Reine Translationstraumen* dagegen erzeugen *Gewebeschäden* hauptsächlich an der dem

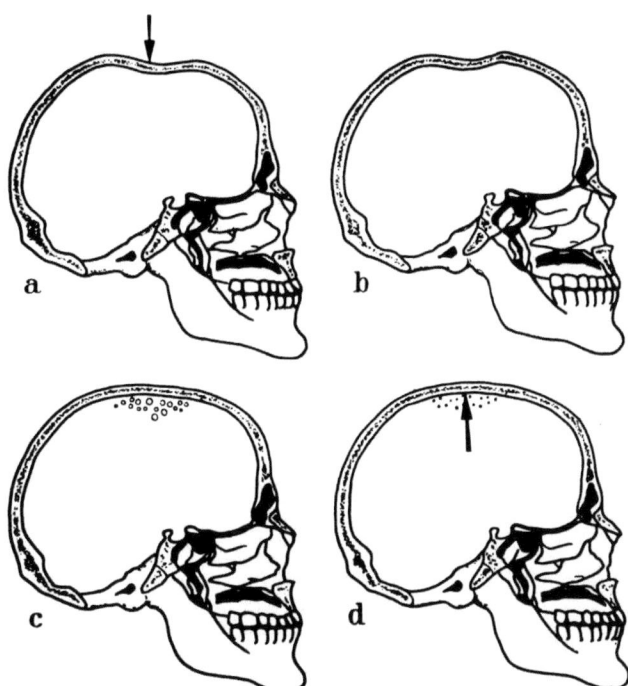

Abb. 45 a–d. Mechanismus der Kavitation infolge Gewalteinwirkung bei Impressionstrauma. **a** Umschriebene Gewalteinwirkung auf der Scheitelhöhe verursacht lokale Deformation des Schädelskeletts (Einbuchtung); **b** Nach Aufhören der einwirkenden Gewalt bleibt das Schädelskelett lokal deformiert unter hochgradiger Spannung; **c** Zurückschnellen des deformierten Schädelskeletts in die normale Stellung und daher lokale Kavitation; **d** Zusammenfallen der entstandenen Kavitation und daher punktförmige Kontusionsherde bei Schlag- oder Stoßverletzung. Dieser Mechanismus tritt bei lokaler Gewalteinwirkung mit Objekten von geringer Masse auf; daher keine oder nur geringe Beschleunigung. (Aus GROSS 1958)

Stoß gegenüberliegenden Schädelseite. Diese *Contrecoupverletzungen* entstehen gewöhnlich bei Einwirkung breitflächiger Gegenstände auf weniger deformierbare Teile der knöchernen Schädelhülle, und nur bei frei beweglichem Schädel.

Alle *Zwischenformen* sowie Kombinationen von linearem Beschleunigungstrauma mit Impressionstrauma sind möglich. Welcher dieser Typen vorherrscht, hängt besonders von der Eigenart des Unfallablaufs und den strukturellen Eigentümlichkeiten der betroffenen Schädelregion ab. *Dieser bedeutende Umstand ist bisher in der medizinischen Literatur weitgehend unberücksichtigt geblieben.* Infolgedessen hatten statistische Auswertungen die Tendenz, alle klinischen und pathomorphologischen Befunde in eine einzige Gruppe zu klassifizieren.

f) Sogenannte „percussion concussion"

Bei einem *Perkussionstrauma* (*„percussion concussion"*) wirkt eine Kraft, meist handelt es sich um Flüssigkeit, durch ein abgedichtetes Trepanationsloch direkt auf den Inhalt der Schädelhöhle, das Gehirn ein. Im allgemeinen bleibt bei

Tabelle 19. Vergleich zwischen Impressions- und Beschleunigungstrauma

	Impressionstrauma	Beschleunigungstrauma
Stoßkörper	kleine Masse kleiner Belastungs- querschnitt große Geschwindigkeit	große Masse großer Belastungs- querschnitt kleine bis mittlere Geschwindigkeit
Gesamtbeschleunigung des Schädels	praktisch null	groß
Stoßenergie	erschöpft sich an der Stoßstelle	teilt sich dem Gesamt-schädel mit
Knochen	lokale Eindellung direkter Bruch = Biegungsbruch	evtl. Gesamtverformung indirekter Bruch = Berstungsbruch
Gehirnverletzung	am Stoßpol bei hoher Intensität auch am Gegenpol	am Gegenpol bei hoher Intensität auch am Stoßpol
Mechanismus	umschriebene Eindellung durch Stoßkörper, Zurückschnellen des Knochens mit lokalem Unterdruck	Gesamtbeschleunigung des Schädels, Zurückbleiben des gesamten Gehirns, Stoßpol Überdruck, Gegenpol Unterdruck

diesen Versuchen die zerebrale Dura mater intakt, so daß die Kraft also primär auf diese Struktur einwirkt. Dies bewirkt einen *Druckpuls auf die Hirnsubstanz*.

Bei einem *Beschleunigungstrauma („acceleration concussion")* wirkt die einwirkende Gewalt auf die Außenfläche des Kopfes ein und beschleunigt denselben mit seinem Inhalt. Es besteht dabei keine Kommunikation mit der Außenwelt durch ein Trepanationsloch. Während bei dem Perkussionstrauma ein Druckpuls auf den Schädelinhalt einwirkt und das System in Ruhe verbleibt, kommt es bei dem Beschleunigungstrauma zunächst zu einer Beschleunigung der Schädelhülle, der Schädelinhalt, besonders das Gehirn bleibt aufgrund seiner Trägheit zunächst zurück. Es bildet sich ein Druckgradient im Innern der Schädelhöhle, wie wir zeigen konnten (SELLIER u. UNTERHARNSCHEIDT 1963).

Eine wesentliche Variable beim Beschleunigungstrauma stellt die mehr oder minder starke Deformierung der Schädelhülle dar. Diese Deformierbarkeit unterliegt einmal individuellen Schwankungen, zum andern ist sie stark altersabhängig. Je älter die Person ist, desto starrer ist die Schädelhülle. Der Säugling und das Kleinkind auf der anderen Seite haben eine extrem deformierbare Schädelhülle. Die zu erwartenden Schadensmuster bei Säuglingen und Kleinkindern auf der einen Seite und Greisen auf der anderen Seite müssen daher, wie die Analyse der Stoßabläufe zeigt, verschieden sein. Wie ich im folgenden zeigen werde, sind die Schadensmuster altersabhängig.

Der beim Perkussionstrauma auf den Schädelinhalt einwirkende Druckpuls wurde von DURET (1878) *Choc cephalorachidien* genannt. Die ursprüngliche Versuchsanordnung stammt von DURET. Da es sich um ein offenes System

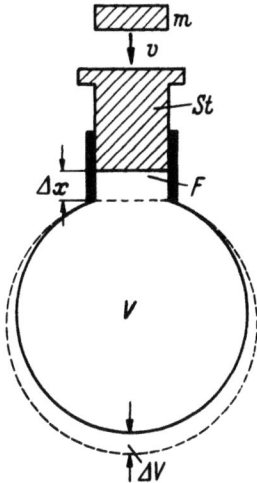

Abb. 46. Versuchsanordnung zur Erzeugung von Druckstößen. In einem Zylinder, der fest und dem Volumen V verbunden ist, bewegt sich möglichst reibungslos ein Stempel St mit der Grundfläche F. Das Volumen ist bis zur Unterfläche des Stempels blasenfrei mit Flüssigkeit gefüllt. Eine Masse m fällt mit einer Geschwindigkeit v auf den Stempel und erzeugt so Druckstöße im Volumen V. (Aus SELLIER u. UNTERHARNSCHEIDT 1963)

handelt, sind die Ergebnisse solcher Versuchsanordnungen für den Vergleich und zur Erklärung von Befunden in einem geschlossenen System ungeeignet, den Entstehungsmechanismus der Commotio cerebri zu erklären (Abb. 46).

SCHMIDT et al. (1964) führten Versuche am Tiermodell durch und verabfolgten eine sog. „percussion concussion" auf die freigelegte Dura mater nach Trepanation des Schädeldaches. Der Kolben des Stoßwerkzeuges mit einem Gewicht von 1500–3500 g traf durch die 6–8 mm im Durchmesser große Trepanationsöffnung die Dura mater.

Aus den mitgeteilten Befunden ergibt sich als wesentliche Erkenntnis die Tatsache, daß durch Vitalfärbung mit Geigyblau in experimentell durch Perkussionserschütterung erzeugten Rindenkontusionsherden der Nachweis einer Blut-Hirn-Schrankenstörung geführt werden kann, die sich in diesen Versuchen schon 5 min nach der Gewalteinwirkung durch Blaufärbung der Kontusionsherde zu erkennen gab. Daraus läßt sich die Folgerung ableiten, daß in Kontusionsherden schon sehr frühzeitig eine Serumdiapedese einsetzt, mit der der Farbstoff ins Gewebe übertritt.

Zur Dauer der dieser Ödembildung zugrunde liegenden Störung der Blut-Hirn-Schrankenfunktion ließ sich feststellen, daß Rindenprellungsherde, die in Zeitintervallen bis zu 2 h vor der Farbstoffinjektion erzeugt worden waren, sich ohne Ausnahme mit Geigyblau anfärbten, während dies bei größeren Zeitabständen zwischen Gewalteinwirkung und Farbstoffinjektion nur noch selten der Fall war. Ihre Manifestation erfolgte, wie sich aufgrund histologischer Kontrolluntersuchungen ergab, unabhängig davon, ob in den Kontusionsherden die für das Frühstadium derselben charakteristischen Hämorrhagien vorhanden waren oder fehlten.

Die Verfasser fassen zusammen, daß ihre Untersuchungen einen weiteren Beweis für die große Bedeutung ortsständiger funktioneller Durchblutungsstörungen bei der Entstehung traumatischer Schäden des ZNS, wie das vor allem durch UNTERHARNSCHEIDT (1963) eindrucksvoll demonstriert werden konnte, darstellen. In diesen Untersuchungen konnte ich den Beweis führen, daß nach gehäuften und wiederholten Gewalteinwirkungen unterschwelliger Intensitäten auf den Kopf von Katzen und Kaninchen ausschließlich kreislaufbedingte, vorwiegend kortikale zerebrale Schäden zur Entwicklung gelangten, während gewebliche Alterationen im Sinne von Kontusionen nur bei höherer Intensität der einwirkenden Gewalt zu erwarten sind. Obwohl die Experimente von SCHMIDT et al. (1964) in ihrer Anordnung von denen von UNTERHARNSCHEIDT (1963) verschieden sind, können doch beide Ergebnisse ohne besonderen Zwang dahingehend interpretiert werden, daß es im Endeffekt offensichtlich entscheidend von Grad und Dauer der durch die Gewalteinwirkung ausgelösten funktionellen Durchblutungsstörungen abhängig zu sein scheint, in welcher Form sich uns das morphologische Bild traumatischer Schäden des ZNS präsentiert.

Die von DURET begonnenen Versuche sind in neuerer Zeit von LINDGREN u. RINDER (1967) sowie von RINDER u. OLSSON (1968) in einer Serie von Experimenten weitergeführt worden. Nach Eröffnung des Schädeldaches wirkten Druckpulse, durch Flüssigkeit weitergeleitet, auf das Gehirn ein. Die maximale Amplitude des Druckes betrug 4 Atm, seine Einwirkungsdauer von 1 bis 10 ms. RINDER u. OLSSON (1968) wiesen nach „percussion concussion" mit niedrigen sowohl als hohen Druckpulsen Extravasate fluoreszierender Indikatorsubstanzen in lateralen Abschnitten des Hirnstammes und oberen Anteilen des Halsmarkes nach. Diese Befunde sind nur durch erhöhte Gefäßwandpermeabilität zu erklären. Sie fanden sich schon wenige Minuten nach der Gewalteinwirkung und konfluierten nach etwa einer Stunde. Bereits 12–18 h später war kein Indikator mehr außerhalb der Gefäße nachweisbar. Diese fluoreszierenden Substanzen wurden auch von den umliegenden Zellen aufgenommen. Primärtraumatische Schäden entstanden in diesen Versuchen nicht. Sie traten im gleichen Areal nur bei hohen Intensitäten auf (LINDGREN u. RINDER 1967).

Die Bedeutung der Untersuchungen liegt darin, daß mit Hilfe fluoreszierender Indikatorsubstanzen eine vorübergehende erhöhte Gefäßwandpermeabilität eindeutig aufgezeigt wurde, während lichtmikroskopisch nachweisbare Gewebeveränderungen fehlten. Mechanische Kräfte, hier Druckpulse, können demnach eine reversible gesteigerte Gefäßdurchlässigkeit verursachen. Inwieweit erhöhte und reduzierte Drücke auch in geschlossenen Systemen ähnliche Veränderungen herbeiführen, bleibt noch zu klären.

g) Kompressions- (Quetschungs-) Trauma

Bei einem *Kompressionstrauma* wird der Kopf zwischen zwei Massen eingeklemmt und dann zusammengedrückt (komprimiert = statische Gewalteinwirkung). Man spricht von einem *Quetschungstrauma*. Es tritt dabei keine Beschleunigung oder Verzögerung des Schädels auf, sondern es kommt zu Verlagerungen des Schädelinhaltes, zu Quetschungen des Gehirns in der Achse der einwirkenden Kräfte und zu Zerrungen und Zugbeanspruchungen in der dazu rechtwinkligen Achse. Dabei werden besonders die Foramina der mittleren Schädelgrube in Mitleidenschaft gezogen, mit der Folge von Verletzungen von Hirnnerven und Blutgefäßen.

Bei fixiertem Kopf, etwa bei Überfahrenwerden oder Einklemmung zwischen zwei Objekten, treten keine Contrecoupläsionen auf. Es kommt dabei zu erheblichen Deformationen des Schädelknochens und seines Inhaltes mit ausgedehnten komplizierten Frakturen. Die entsprechenden Gehirne zeigen ausgeprägte Lazerationen bedingt durch die breitflächigen einwirkenden Massen und durch Knochensplitter als Folge der Frakturen.

Klinische und pathomorphologische Aspekte der Kompressions- (Quetschung-) Traumen werden später in einem gesonderten Abschnitt, Bd. 13/VI.B, besprochen.

7. Vektorrichtungen der einwirkenden Gewalt

Kopf und Hals sind mit dem Rumpf gekoppelt und können deshalb in alle Richtungen aktiv und passiv bewegt werden. Die Vektorrichtungen von Kopf und Hals bestehen in Bewegungen vor-, rück-, seitwärts und in Drehbewegungen. Alle diese Vektorrichtungen können einzeln oder kombiniert auftretend zu traumatischen Schäden an Schädel, Gehirn, Wirbelsäule und Bandscheiben, Gelenken, Kapsel und am Rückenmark, besonders am Übergang zwischen unterer Medulla oblongata und oberem Halsmark, dem sog. kraniozervikalen Übergang, führen.

Es sei nochmals betont, daß die *direkte Einwirkung von Gewalt* auf das ZNS und seine Hüllen andere traumatische Schäden verursacht als die *indirekte Gewalteinwirkung*. Letztere wirkt zunächst auf den im allgemeinen fixierten Torso ein, ehe sie indirekt über den frei beweglichen Hals zum Kopf weitergeleitet wird.

Die biophysikalische Terminologie, die bei Aufprall oder Stoß angewandt wird, stimmt mit der überein, die bei Beschleunigung oder Verzögerung in Gebrauch ist. Während zunächst eine deskriptive Terminologie benutzt wurde, wie etwa vorwärts, rückwärts, seitwärts (links und rechts), nach oben (kopfwärts), nach unten (fußwärts), wurde seit 1961 durch das *Biodynamics Committee* des *Aerospace Medical Panel*, Advisory Group for

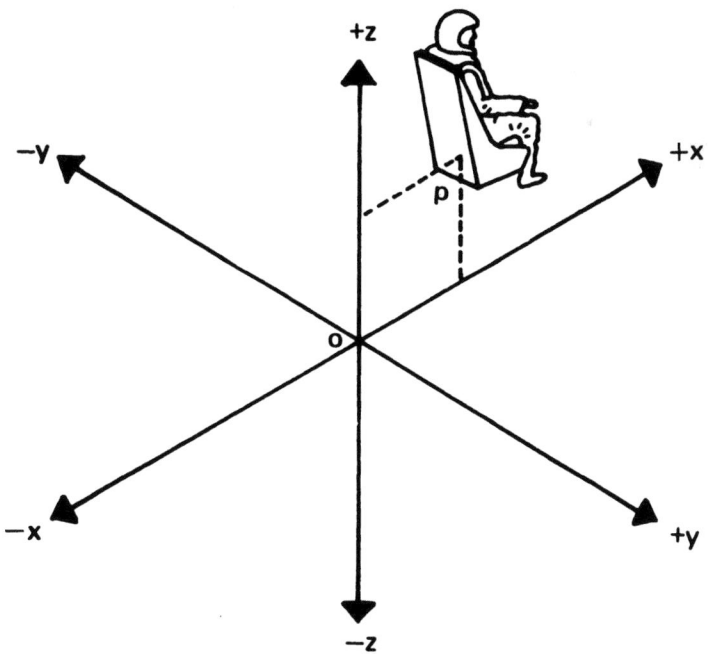

Abb. 47. Koordinatensystem für die Beschreibung eines Subjektes bei Gewalteinwirkung in verschiedenen Vektorrichtungen. (Aus SNYDER 1973, mod. nach COBURN 1970 u. GELL 1961, revidiert durch die AGARD Biodynamic Panel 1966). Neu eingeführt ISO/DIS 8727– 1993

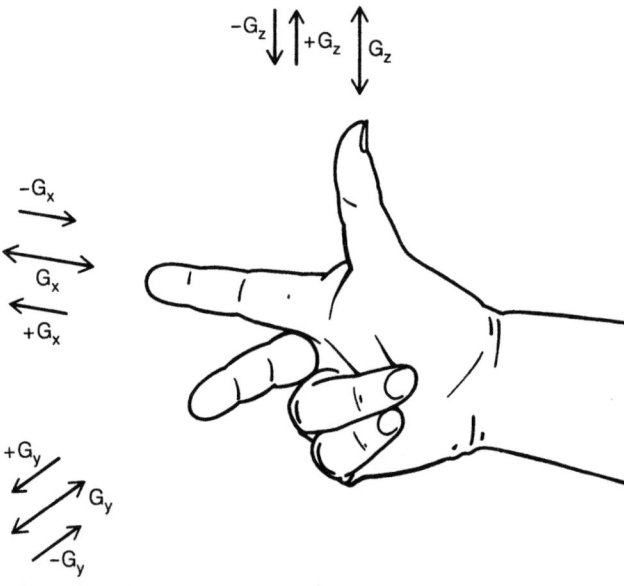

Abb. 48. Koordinatensystem für die Vektorrichtungen der einwirkenden Gewalt: Die *Pfeile* zeigen die Richtung der einwirkenden Kraft an. Die z-Achse (Daumen nach oben gerichtet) beschreibt die Vektorrichtung in der vertikalen, $+Gz$ bedeutet Beschleunigung nach oben, typisches Beispiel Schleudersitzrettung (Ejektion) eines Piloten mit Stauchung von Rumpf und Wirbelsäule; $-Gz$ bedeutet Vektorrichtung in der vertikalen nach unten, typisches Beispiel: Entfaltung des Fallschirms des Piloten nach der initialen Phase der Ejektion mit folgender Überstreckung des Rumpfes und der Wirbelsäule in der Körperachse. Die x-Achse (Zeigefinger nach vorn gerichtet) beschreibt die Vektorrichtung in der Sagittalebene, $+Gx$ ist mit dem sog. Whiplash identisch; Beispiel: Beschleunigung eines stehenden Fahrzeuges durch ein von hinten auffahrendes Fahrzeug, Hyperextensions-/Hyperflexionsverletzung; $-Gx$ ist der „umgekehrte Whiplash", Beispiel: Verzögerung eines vorwärts fahrenden Fahrzeuges durch eine Barriere, Hyperflexions-/Hyperextensionsverletzung. Die y-Achse (der 3. Finger zeigt zur Seite) beschreibt die Vektorrichtung zur Seite, $+Gy$ von rechts nach links und $-Gy$ von links nach rechts, Lateroflexion oder Lateroflexionsverletzung, auch Sidelash genannt. Zur Bestimmung der Vektorrichtung muß die *rechte* Hand benutzt werden. Daumen, Zeigefinger und 3. Finger stehen jeweils in einem rechten (90°) Winkel zueinander

Aerospace Research and Development (*AGARD*), als Standardbeschreibung die x, y und z Achse eingeführt (Abb. 47–49). Dieses physiologische Standardsystem sollte universell angewandt werden. Die US-Luftwaffe, -Marine und -Raumfahrtbehörde benutzten in der Umgangssprache noch ein System, das sich auf die Augenbewegungen „eyeball" als Folge der Trägheit bezog. Im Jahre 1993 wurde ein „Standard biodynamic coordinate system" eingeführt (ISO/DIS 8727–1993).

Die einwirkenden Kräfte (Beschleunigungen) ergeben die Reaktionen des Körpersystems.

Der Impuls wird entweder zu Beginn übertragen, wenn der Testschlitten auf eine bestimmte Geschwindigkeit beschleunigt wurde, oder am Ende, wenn der Schlitten, nachdem er eine bestimmte Geschwindigkeit erreicht hatte, verzögert oder zum Halt gebracht wird.

Die Bewegungen des Körpers auf das menschliche Körperschema bezogen, werden folgendermassen definiert: Beschleunigung nach (a) vorne, $+Gx$, „eyeballs in"; (b) zurück, $-Gx$ „eyeballs out"; (c) oben, $+Gz$, „eyeballs down"; (d)

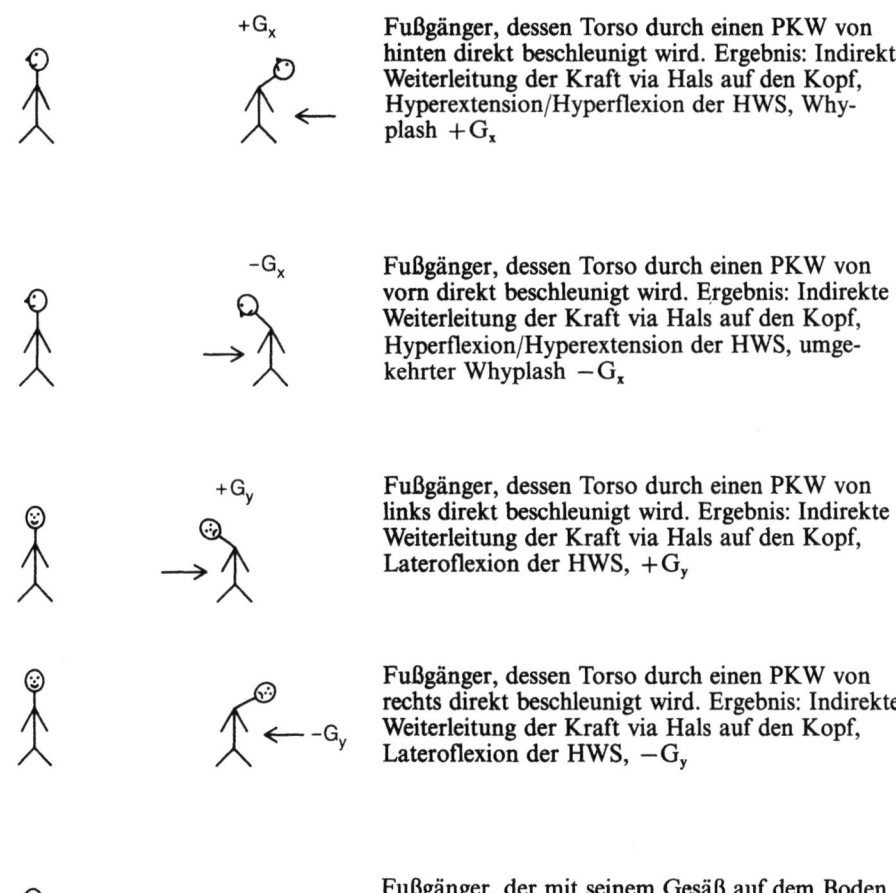

Abb. 49. Beispiel von Vektorrichtungen der einwirkenden Gewalt in den Gx-, Gy- und den Gz-Achsen

unten, $-G_z$, „eyeballs up"; (e) rechts, $-G_y$, „eyeballs left"; (f) links, $+G_y$, „eyeballs right" (Tabelle 20, Abb. 50a, b).

Die + und − Symbole für Vektorrichtung werden unterschiedlich gebraucht. Es ist deshalb geboten, die Einzelheiten der Versuchsanordnung nachzulesen. Neben den von uns angewandten Vektorrichtungen, die sich auf die rechte Hand beziehen, gibt es auch solche, die sich auf die linke Hand beziehen!

Ein von PANJABI et al. (1974) vorgeschlagenes Koordinationssystem geht von den Cornua des Os sacrum aus. Es hat folgende Orientierung: Die −y Achse wird durch die Bleilinie beschrieben, die von den Cornua ausgeht; die +x Achse, im rechten Winkel zur y Achse, zeigt nach links. Die +z Achse, im rechten Winkel sowohl zur y Achse wie zur x Achse, zeigt nach vorne. Der menschliche Körper ist in seiner anatomischen Stellung dargestellt. Dieses System ist wegen einiger grundlegender Konventionen nützlich. *Die Ebenen* liegen folgendermaßen: Die sagittale Ebene ist die y, z Ebene; die frontale Ebene ist die y, x Ebene; die horizontale Ebene ist die x, z Ebene. *Bewegungen* werden in Beziehung

Tabelle 20. Terminologie der verschiedenen Beschleunigungsvektoren. (Aus HORNICK 1973)

Herzbewegung in Richtung	Andere Beschreibung	Symbol
Wirbelsäule	"eyeballs in"	$+G_x$
Sternum	"eyeballs out"	$-G_x$
Füße	"eyeballs down"	$+G_z$
Kopf	"eyeballs up"	$-G_z$
Links	"eyeballs left"	$+G_y$
Rechts	"eyeballs right"	$-G_y$

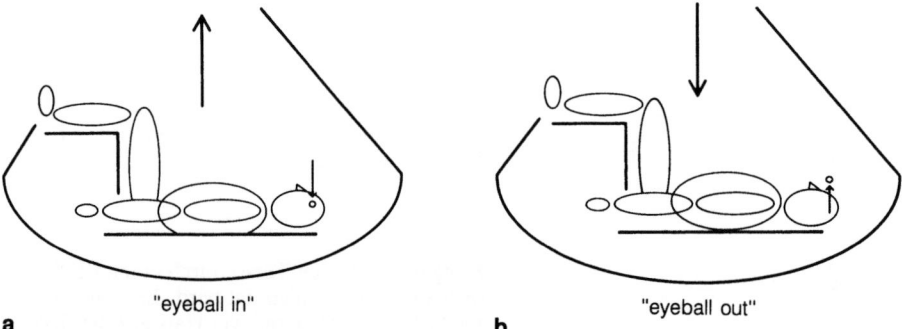

Abb. 50 a, b. Beschleunigung eines Astronauten beim Start in einer Kapsel nach oben. Beschleunigung des fixierten Torso, von Extremitäten und Kopf in der Schale nach oben. **a** Die Augen bleiben aufgrund ihrer Trägheit zunächst zurück. Ergebnis: „Eyeball in" Position der Augen. **b** Verzögerung eines Astronauten in einer Kapsel bei einer Landung nach unten. Verzögerung des fixierten Torso, von Extremitäten und Kopf in der Schale. Ergebnis: „Eyeball out" Position der Augen. Ähnliche Vektorrichtungen können auch bei Militärjets auftreten, wenn diese unter Kampfbedingungen („combat conditions") geflogen werden

zum Ursprungspunkt des Koordinatensystems beschrieben. Die Pfeile geben die positive Richtung jeder Achse an. Der Ursprung ist der Null-Punkt und die den Pfeilen gegenläufige Richtung ist negativ. Demzufolge ist direkte Vorwärtsbewegung $+z$; Bewegung nach oben ist $+y$; nach links ist $+x$, und nach rechts ist $-x$; nach unten ist $-y$; und nach hinten ist $-z$. Die Konvention für Rotationen wird davon bestimmt, daß man sich an den Ursprungspunkt des Koordinatensystems versetzt und in die positive Richtung der Achse blickt. Rotationen im Uhrzeigersinn sind $+\emptyset$ und Rotationen gegen den Uhrzeigersinn sind $-\emptyset$. Folglich entspricht $+\emptyset$ ungefähr der Flexion, $+\emptyset z$ entspricht einer Seitwärtsbeugung nach rechts; $+\emptyset y$ ist axiale Rotation nach links (Abb. 51).

Es ergibt sich aus dem Vorgenannten, daß eine Standardisierung der Koordinatensysteme eine äußerst dringliche Angelegenheit ist. Bis das geschehen ist, ist es unerläßlich, bei jeder Arbeit, in der ein solches System genannt wird, sich zu überzeugen, welches die x-, y- und z-Achse ist, und für welche Vektorrichtung die + und die − Symbole gebraucht werden.

Das vom AGARD-Komitee genannte Koordinatensystem ist m. E. das beste und am weitesten gebrauchte; es wird auch von mir angewandt.

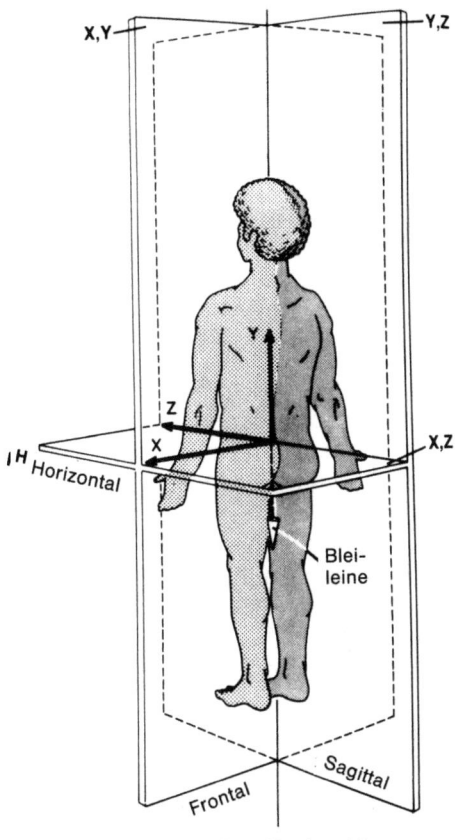

Abb. 51. Das von PANJABI et al. (1974) vorgeschlagene Koordinatensystem geht von den Cornua des Os sacrum aus. Die Einzelheiten sind im Text dargestellt. Es zeigt sich, daß die Vektorrichtungen dieses Koordinatensystems von dem zunächst genannten und auch von mir gebrauchten völlig verschieden sind. (Aus PANJABI et al. 1974)

8. Begriff der Mechanogenese

In der Medizin werden die Begriffe *kausale Pathogenese* und *formale Pathogenese* gebraucht. Unter der kausalen Pathogenese faßt man alle für die Verursachung einer Erkrankung wichtigen Faktoren zusammen. Unter dem Begriff der *formalen Pathogenese* faßt man alle jene Vorgänge und Abläufe zusammen, die nach Auslösung und Ingangsetzung eines Krankheitsprozesses ablaufen; sie erklärt demnach *wie* diese krankhaften Prozesse ablaufen.

Im folgenden ersetze ich bei der Erörterung der mechanisch bedingten Schäden des ZNS den Begriff der *kausalen Pathogenese* mit dem der *Mechanogenese*, der Einzelheiten über die physikalischen Vorgänge bei der zur Verletzung führenden Gewalteinwirkung beinhaltet, dem dann die *formale Pathogenese* folgt.

9. Bemerkungen zum Terminus Trauma

Ein *Körperschaden* als *Folge* einer *Gewalteinwirkung* besteht in einer *Aufhebung* der *Integrität* eines *Gewebes* oder *Organs* des *Körpers* durch die einwirkende kinetische Energie. Es liegen *traumatische pathologische Gewebs- oder Organschäden* vor, die *makroskopisch* und *mikroskopisch* beschrieben werden können. Neben den *objektiv faßbaren pathologischen Körperschäden*, die mit einem entsprechenden klinischen Befund einhergehen, bestehen auch *subjektive Beschwerden*.

Der *Terminus Trauma* kann verschiedene Bedeutungen haben und wird unterschiedlich definiert. Im wesentlichen wird das Wort Trauma in 2 Bedeutungen gebraucht.

1. *Trauma* wird einmal angewandt, um einen *Vorgang*, der in einem *bestimmten Zeitintervall* abläuft oder eine *Ursache* zu beschreiben. Bei einem physikalischen Trauma wirkt kinetische Energie aus einer bestimmten Stoßrichtung direkt oder indirekt auf Körperregionen ein. Bei einer direkten Gewalteinwirkung kommt es zu einer Übertragung der kinetischen Energie vom einwirkenden Objekt auf die getroffene Körperregion. In unserem Falle ist der Kopf betroffen, er kann direkt oder indirekt beschleunigt oder verzögert oder direkt gequetscht werden. Trauma wird in diesem Sinne demnach als die auslösende physikalische Ursache bezeichnet, ein Vorgang, oder eine Schädigung, die zu einem Zustand oder Schaden führt.
2. Der Terminus *Trauma* wird aber auch auf die *Folge* einer *Gewalteinwirkung* bezogen, demnach den faß- und sichtbaren Gewebe- oder Organschaden. Der traumatische Gewebeschaden besteht in pathomorphologischen Veränderungen, die später organisatorische und reparatorische Prozesse zur Folge haben. Eine Beschleunigung von Körperanteilen oder des Gesamtkörpers oder auch dessen Verzögerung kann Frakturen des Schädels, der Wirbelsäule oder andere Knochenverletzungen, Schäden der Haut und Schäden des Gehirns und des Rückenmarks und deren Umhüllungen zur Folge haben. Die kinetische Energie kann direkt und indirekt einwirken.

Eine Gewalteinwirkung kann einmal reversible Körperstörungen zur Folge haben, man spricht auch von reversiblen funktionellen Störungen, sie kann aber auch zu makroskopisch und/oder mikroskopischen sicht- und faßbaren irreversiblen pathologischen Gewebe- oder Organschäden führen.

Aus dem im vorhergehenden Gesagten ergibt sich also, daß der Begriff Trauma mehrdeutig ist und auch angewandt wird. Er sollte nach Möglichkeit vermieden werden. Es wird sich in der Praxis jedoch herausstellen, daß das nicht in jedem Fall möglich ist. Imperativ ist jedoch, daß jeder, der diesen Begriff benützt, sich dessen Vieldeutigkeit bewußt ist. Wesentlich scheint mir auch noch der Hinweis, daß Ärzte und Rechtsanwälte den Begriff Trauma verschieden definieren.

10. Einteilung der pathologischen Gewebs- oder Organveränderungen

Pathologische Gewebs- oder Organveränderungen am Körper lassen sich im wesentlichen in drei Kategorien klassifizieren: (1) *spontane*, (2) *solche* als *Folge* einer *Gewalteinwirkung* und (3) *solche* als *Folge* eines *krankhaften Prozesses*.

Kongenitale und *degenerative Prozesse* lassen sich meist in einer der drei Kategorien einordnen.

11. Primär- und sekundärtraumatische Gewebeschäden am Gehirn

Die *Gewebeschäden* sollen grundsätzlich in *primär-* und *sekundärtraumatische* oder *kreislaufbedingte Veränderungen* eingeteilt werden. Die *primären Schäden* sind die *unmittelbaren* oder *direkten Folgen* der mechanischen Einwirkung von Gewalt auf das Gehirn und seine Hüllen. Sie *entstehen im Augenblick der Gewalteinwirkung*, sind *immer herdförmig* und *vielfach multilokulär*. Die verschiedenen Formen der primärtraumatischen Gewebeschäden werden in den folgenden Kapiteln besprochen.

Die *sekundärtraumatischen* oder *kreislaufbedingten Veränderungen* sind die *Folgen* von *hypoxischen* bzw. *oligämischen Zuständen* wie *unvollständige* und *vollständige Nekrosen*, *diapedetische Blutungen* und *Folge* des *Hirnödems*. Sie entwickeln sich nach einem *freien Intervall*.

SPATZ (1936) unterschied *primäre „aktive"* und *„passive" traumatische Hirnschäden*, die im Augenblick der Gewalteinwirkung entstehen, von den *posttraumatischen* oder *sekundären „reaktiven" traumatischen Hirnschäden*, die nach verschieden langem Intervall infolge von Kreislaufstörungen in Gehirn und Körperorganen auftreten.

Die wichtigsten sekundärtraumatischen Zell- und Gewebeveränderungen werden nachstehend kurz besprochen.

Die *hypoxischen* oder *anoxischen Nervenzellveränderungen* treten unter dem Bild der *ischämischen Zellnekrose* auf (SPIELMEYER 1922, 1929). Sie stellen eine *Koagulationsnekrose* dar, mit *Schwund* der *Nissl-Substanz* und *Abblassung* der *Kernmembran*. Zelleib und Kern, die sich scharf als Dreieck abheben, sind geschrumpft. Das Zytoplasma färbt sich eosinophil an. Die Zelloberfläche kann inkrustieren (für Einzelheiten vgl. COLMANT 1965). Bei Beteiligung eines größeren Gewebeabschnittes geht die Anfärbbarkeit der grauen Substanz verloren; man spricht dann von einer *Erbleichung*. Die mehr birnenförmigen *Purkinje-Zellen*, die Nervenzellen des *Nucleus dentatus* und der *Oliven* zeigen als Äquivalent der *ischämischen Zellnekrose* die *homogenisierende Zellerkrankung*. Auch hier besteht Verlust der Nisslsubstanz und Schwellung des Zelleibes, gefolgt von Kernzerfall. Beim Untergang der Purkinjezellen sind auch deren Dendriten vom Gewebezerfall betroffen. Hier bildet sich das typische *mikrogliöse Strauchwerk („microglial shrub formation")*. Neben diesen für *akute Sauerstoffmangelzustände* typischen Zellveränderungen sieht man gelegentlich bei *subakuten* oder *chronischen* Formen Alterationen der *schweren Zellerkrankung* (NISSL 1899). Auch hier tritt Tigrolyse auf, mit starker Schwellung des Zelleibes und bröckeligem Zerfall oder Karyolyse des Zellkerns. Letztere ist außer bei hypoxischen Noxen auch bei Infektionen des ZNS u. a. Prozessen zu sehen. Wir haben hier nur die Zellveränderungen erwähnt, die mit den klassischen Färbemethoden, wie Nissl- und H. E.-Technik zu sehen sind. Ihnen laufen jedoch Veränderungen der Enzymaktivität voraus oder parallel (vgl. COLMANT 1965).

Die *partielle* oder *elektive Parenchymnekrose* (SCHOLZ 1957) führt nicht zum Bilde der Erweichung. Der Gewebsuntergang infolge Hypoxidose betrifft nur die empfindlicheren Nervenzellen, die irreversibel geschädigt werden, während Glia und Gefäßbindegewebe überleben und zu proliferieren beginnen. Sind nur kleinere Gruppen von Nervenzellen betroffen, so ist oft nur eine diffuse Reaktion lokaler Mikrogliazellen sichtbar, oder die proliferierten Mikrogliazellen finden sich randständig um die veränderten Nervenzellen mit dem Bild der *Phagozytose*, der sog. *Neuronophagie*. Leukozytäre Beteiligung wie bei Viruserkrankungen besteht nicht. Diese proliferativen Veränderungen der Mikroglia bilden sich nach Phagozytose des Zelldebris zurück. Es entwickelt sich auch später keine wesentliche Proliferation von astrogliösen Elementen mit Gliafaserbildung. Ist es infolge von Hypoxidose zu Gewebeschäden in größeren Rindenabschnitten gekommen (*fokal, laminär* oder *pseudolaminär*, oder in *allen Rindenabschnitten* anzutreffen), so sieht man zunächst neben einzelnen *Neuronophagien* eine *disseminierte Proliferation* der *Mikroglia* zu sog. *Stäbchenzellen („rod cells")*. Sind außerdem Anteile des Markes befallen, so ist eine andere progressive Veränderung der Mikroglia sichtbar, nämlich ihre *Transformation in Fettkörnchenzellen, Makrophagen* oder *Gitterzellen („compound granular cells, gitter cells")*. Darauf folgt die Proliferation der Astroglia, die an Zahl zunimmt. Die *protoplasmatische Astroglia* wandelt sich zunehmend in *fibrilläre Astroglia*, mit *Gliafaserbildung*. Die Zellen verschwinden wieder. In den Spätstadien sind die zerstörten Nervenzellen durch dichtverzweigte Fasergliose, die eine gliöse Narbe darstellt, ersetzt. Fibroblasten spielen bei der elektiven Parenchymnekrose demnach keine Rolle.

Bei stärkerer Schädigung des Gewebes durch Sauerstoffmangel (infolge stärkerer oder länger einwirkender Noxe) stellt sich das morphologische Bild der *totalen* oder *vollständigen Parenchymnekrose* ein. Es besteht *irreversible Schädigung* von *Nervenzellen, Glia und Gefäßbindegewebe*. In dem betroffenen Abschnitt färben sich die Kerne der Nervenzellen und gliöse Zellelemente nicht mehr an. Es erfolgte eine Demarkation des aufgequollenen Gewebeanschnittes gegenüber dem intakten Gewebe, die sog. *Wucherungszone*. Schon in den ersten Tagen setzen resorptive Prozesse ein. Mikrogliöse Zellelemente, die in Makrophagen verwandelt sind, finden sich nach etwa 7–10 Tagen. Sie wandern vom umliegenden intakten Hirngewebe in Form einer sog. *Wucherungszone* in den nekrotischen Bezirk ein. Von den intakt gebliebenen Gefäßen der Umgebung setzt eine massive *mesenchymale Proliferation* ein, die ebenfalls mit *Umbildung* in *Fettkörnchenzellen* verbunden ist. Der verflüssigte nekrotische Debris wird von den Makrophagen, die *gliogenen* und *mesodermalen* Ursprungs sind, *phagozytiert*. Die mit Prälipoiden und Lipoiden beladenen Körnchenzellen transportieren die Abbauprodukte zu den Gefäßen, in deren Umgebung sie in Reihen lagernd gefunden werden (*mobiler Abbau*). Nach Abgabe des Debris durch die Gefäßwand gehen sie zugrunde. Nach Abschluß der Resorption bestehen *gekammerte zystische Hohlräume*, die von Bindegewebszügen und einzelnen Gefäßen durchsetzt sind. Der Resorptionsvorgang kann sich je nach Ausdehnung des geschädigten Abschnittes auf Wochen und Monate, sogar auf Jahre erstrecken (vgl. die Pathomorphologie der sog. Rindenprellungsherde, S. 396).

Alles in allem führen die *elektiven Parenchymnekrosen* oder *partiellen Nekrosen* zu einer *gliösen Narbe*, die *vollständigen Nekrosen* dagegen zu einem *zystischen Gewebedefekt*.

C. Verletzungen und Hämatome der Kopfschwarte

I. Einführung

Durch *direkte Gewalteinwirkung* auf den *Kopf* können oft stark blutende *Platz-* oder *Schnittwunden* entstehen. Sie können beispielsweise dadurch entstehen, daß ein Fußgänger von einem Kraftfahrzeug angefahren wird oder aber in einer späteren Phase des Unfallablaufes, wenn der Kopf auf dem Straßenbelag aufschlägt. Bei allen Verletzungen der Kopfschwarte muß daran gedacht werden, daß weitere tiefer gelegene Gewebeschäden vorliegen können.

Die *Wunden* der *Kopfschwarte* können durch *Fremdkörper* (Bestandteile der Fahrzeugoberfläche, wie Lackteilchen, Glas- oder Metallsplitter, Bestandteile des Straßenbelags sowie durch Haare und Kleidungsstücke) *verunreinigt* sein. Daher muß auch nach *banalen Verletzungen* der *Kopfschwarte* immer mit einer *Infektion* gerechnet werden. Die Feststellung von CUSHING aus dem Jahre 1918 sollte daran denken lassen: „Every scalp wound (no matter how trifling) must be regarded as a potential penetrating lesion of the brain."

Auch Fahrzeuginsassen können Platzwunden des Kopfes durch Aufschlag auf Anteile des Fahrzeuginnenraumes, wie Windschutzscheibe, deren Einfassung, das Lenkrad etc. davontragen.

Platzwunden können auch die Folge von Aufprall des Kopfes bei Stürzen sein. Glassplitter vermögen ausgedehnte und tiefe Schnittwunden zu verursachen.

Die *Verletzungen* der *Kopfschwarte* stellen im wesentlichen *Wunden*, meist *Platzwunden* und *Hämatome* dar. Am häufigsten kommen *subakute Hämatome* vor, volkstümlich als *Beulen* bezeichnet, die zwar sehr schmerzhaft sein können, aber nach kurzer Zeit resorbiert werden.

Diese Verletzungen der Kopfschwarte wurden von DAVIS (1911), ELKINS (1968), DINGMAN (1973), BAKER u. KAPLAN (1987) dargestellt. Eine zusammenfassende Darstellung legte REDING (1985) vor.

II. Subaponeurotisches Hämatom

Das *subaponeurotische Hämatom* ist die Folge von Gefäßrissen zwischen der Galea aponeurotica und dem Periost des Schädels. Scherkräfte verursachen die Gefäßschäden. Kommt es zu einer schnellen Volumenzunahme, die von Pulsationen begleitet sein kann, muß an die Möglichkeit einer Verletzung der A. temporalis oder A. occipitalis gedacht werden.

Subgaleale Verletzungen und Hämatome, z.T. nach geringfügigen Traumen, wurden von ADELOYE u. ODEKU (1975), FABER (1976) sowie KUBAN et al. (1983) beschrieben. Derartige Verletzungen traten nach Kämmen auf (FALFO et al. 1981),

Ziehen an Haaren (HAMLIN 1968) oder Komplikationen von langen Haaren (CANTU 1971) auf.

Differentialdiagnostisch müssen *subaponeurotische Hämatome* von *Emphysemen* der Weichteile abgegrenzt werden. Letztere sind die Folge von Verletzungen der Nasennebenhöhlen oder lokale Ansammlungen von Luft bei Bestehen einer extrakraniellen Pneumatozele.

III. Subperiostales Hämatom oder Zephalhämatom

Das *subperiostale Hämatom* oder *Zephalhämatom* kommt im wesentlichen bei Säuglingen und im Kleinkindesalter vor und ist die Folge von Schädelfrakturen, häufig als Geburtsverletzung.

Traumatische arteriovenöse Aneurysmen der Kopfhaut wurden von AMYES u. COURVILLE (1950) sowie COSMAN (1959) beschrieben.

IV. Skalpierungen

Eine *Sonderform* der *Verletzungen* der *Kopfschwarte* stellen *Skalpierungen* dar, die jedoch bei den Schädel-Hirn-Verletzungen selten beobachtet werden (DOHMEN u. KÄUFER 1968; THOMPSON et al. 1970; MEHLER u. KÖHNLEIN 1972).

V. Ausbreitungsweg von Infektionen von Kopfplatzwunden

Der Ausbreitungsweg einer Infektion von einer Kopfplatzwunde ist aus Abb. 52 ersichtlich. Die Venen der Kopfschwarte, des Schädelknochens und des Gehirns sind miteinander verbunden. Die Pfeile geben die Ausbreitungswege des infektiösen Prozesses an. Als infektiöse Komplikationen können periorale Abszesse, Ostitis, Osteomyelitis, Meningitis, Meningoenzephalitis, epi- und subdurale sowie Hirnabszesse auftreten.

Einige Kasuistiken eigentlich recht banal scheinender Kopfverletzungen zeigen die Gefahren:

SCHÜRMANN (1967) teilte die Krankengeschichte eines Patienten mit, der eine banale Schnittverletzung der Kopfschwarte erlitten hatte, die nach 12 Tagen tödlich verlief.

Ein 38jähriger Ingenieur schlägt mit der stumpfen Seite eines Beiles einen Deckenhaken über seinem Kopf ein. Dabei hat er sich versehentlich mit der scharfen Seite der Klinge eine banale Schnittverletzung der Kopfschwarte zugezogen. Primäre Versorgung der Wunde durch Wundrandrevision und Klammerung. Trotzdem Wundinfektion und Eiterung, dann offene Wundbehandlung, schnell einsetzendes Koma, Hemiplegie links, Exitus. – Gesamtverlauf 12 Tage!

Obduktionsbefund: Diffuse eitrige Enzephalitis mit beginnender abszedierender Gewebseinschmelzung links parietal, subkortikal; multiple stecknadelkopfgroße Eiterherdchen, diffus im Hemisphärenmark verteilt. Eitrige Phlebothrombose einer mit der Diploe des Schädeldaches kommunizierenden kortikalen Vene. Die Tabula ext. wies im Wundgebiet eine ca. 8 cm lange, feinste Fissur mit glatten Rändern auf.

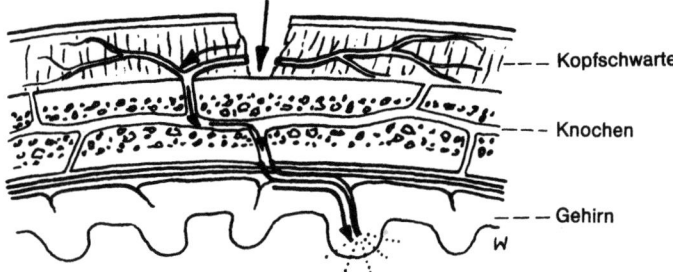

Abb. 52. Schema der Ausbreitung einer Infektion von einer Kopfschwartenwunde aus. Die *Pfeile* zeigen, wie die Venen der Kopfschwarte, des Knochens und Gehirns miteinander verbunden sind und als Infektionswege dienen können. Periostale Abszesse, Ostitis, Osteomyelitis, Meningitis, Meningoenzephalitis, epi- und subdurale sowie Hirnabszesse sind mögliche Komplikationen. (Aus KESSEL et al. 1969)

Dieser tragische Ausgang wäre wohl vermeidbar gewesen, wenn der erstversorgende Kollege die Wunde besser angesehen und die Fissur mit einem V-förmigen Hohlmeißel bis zur Diploe erweitert hätte, wodurch die eingedrungenen Keime beseitigt worden wären und er anschließend noch eine Wasserstoffsuperoxyd-Spülung der Wunde vor dem Verschluß ausgeführt hätte.

Die in der Platzwunde liegenden Fremdkörper sind gerichtsmedizinisch insofern von Bedeutung, als sie für die Rekonstruktion eines Unfallherganges und die Ermittlung eines Unfallfahrzeuges von großer Wichtigkeit sein können (DÜRWALD 1966).

BHOOTRA (1985) berichtete über einen 28jährigen Patienten, der mit dem Stiel eines Besens Schläge gegen den Kopf erlitten hatte. Er war bei der *Krankenhausaufnahme* bewußtseinsklar. Es bestand eine Platzwunde über der linken Parietalregion nahe dem Vertex. Die Wunde wurde genäht und Antitetanustoxin gegeben.

Nach etwa 4 h entwickelte der Patient hohe Temperaturen und ausgeprägte Kopfschmerzen. Bei der Aufnahme in einer Neurochirurgischen Klinik konnte ein Schädelbruch nachgewiesen werden. Der Patient starb 2 Tage später.

Bei der *Autopsie* wurde ein Defekt im linken Stirnbein von $2 \times 0,5$ cm an Ausdehnung gefunden. Ein Holzstück ragte durch den Defekt in die Schädelhöhle. Das Holzstück hatte die Dura durchdrungen und war in den linken Frontallappen eingedrungen. Das Hirngewebe um den Fremdkörper war erweicht, es lag eine *eitrige Meningitis* vor.

D. Materialeigenschaften des Schädels und dessen traumatische Schäden

I. Physikalische Eigenschaften und Anatomie des Schädelknochens

1. Deformation des Schädels

Jeder Bruch des Schädels hat eine Deformierung des Schädelknochens, die zu einer Spannung im Knochen führt, zur Voraussetzung.

Die moderne Literatur über statische Belastungen und Deformationen reicht etwa in die Zeit des Endes des 2. Weltkrieges zurück. In den USA waren es die Arbeitsgruppen um die Neurochirurgen GURDJIAN und WEBSTER, den Biomechaniker LISSNER und den Anatomen Gaynor EVANS (1955, 1957), die wesentliche Beiträge zur Bruchmechanik des Schädelknochens geliefert haben, in der Bundesrepublik Deutschland SELLIER 1969, 1977; SELLIER u. UNTERHARNSCHEIDT (1963) sowie EHLERS et al. (1975).

GURDJIAN und Mitarbeiter nahmen Untersuchungen am Schädel mit der sog. Lackrißtechnik vor. Die Schädelknochen wurden mit einem spröden Lack behandelt, der bei bestimmten Zugspannungen einreißt. Das Rißlinienmuster erlaubt Schlüsse über die Deformation des Schädels.

SELLIER u. UNTERHARNSCHEIDT (1963) wählten als Beispiel den Stoß einer Kugel auf die Hinterhauptschuppe. Bei der idealen Hohlkugel tritt an ihrer Außenfläche in der Stoßstellenumgebung eine Dehnung (= Verlängerung) auf, gerade auf der etwa ringförmigen Grenze zwischen undeformierter Kugel und eingedellter Stoßstelle (Abb. 52a). Ist aber der Bereich der Stoßstelle mit seiner näheren Umgebung quasi gelenkartig mit dem übrigen Teil der Hohlkugel verbunden (so daß keine oder nur geringe Biegekräfte übertragen werden), wird der Stoßstellenbereich sogleich in seiner Gesamtheit, d. h. bis an seine gelenkige Grenze durchgebogen (Abb. 53b, c). Es tritt dann im gesamten Bereich in der Außenschicht eine Stauchung (= Verkürzung) des Materials ein, weil die Nähte keine reaktiven Biegekräfte von der Grenze her übertragen. Im Experiment mit dem Stoß auf die Hinterhauptschuppe werden nun tatsächlich in der Außenfläche des Knochens (Tabula ext.) Stauchungskräfte gemessen, die aber keine wesentliche Deformation des Schädels bewirken, weil sich die Stoßenergie durch Verbiegen der gesamten getroffenen Schuppe erschöpft und die Stoßkräfte, soweit sie als Biegekräfte wirksam werden, mit kleinem Wirkungsgrad nur übertragen werden.

Durch diese Eigenschaft der Nähte werden von den Stoßkräften der Einwirkungsstelle her nur diejenigen Kräfte auf die Nachbarschuppen übertragen, die im wesentlichen senkrecht zu den Nähten und parallel zu den beiden Knochentafeln liegen. Aus diesen Kräften können sekundär wiederum Biegekräfte in den

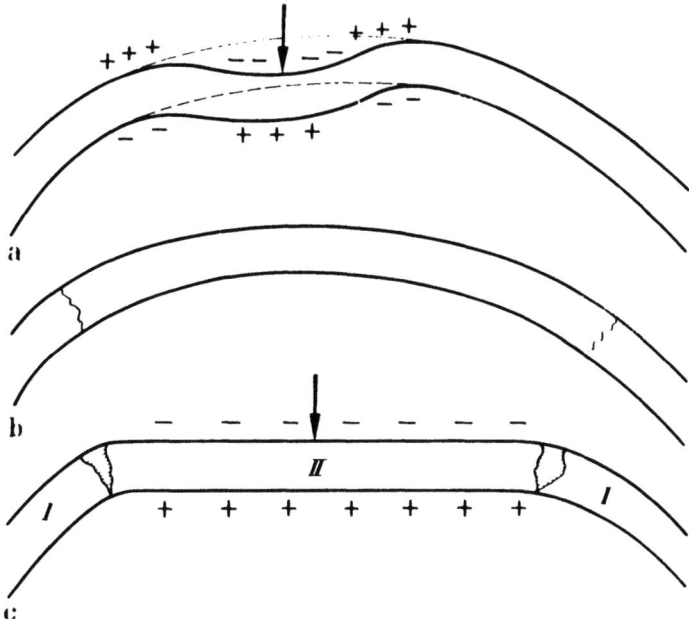

Abb. 53a–c. Biegebeanspruchung bei einer idealen Hohlkugel (a) und bei einem (mit Nähten versehenen) Schädel (c). + = Dehnung, − = Stauchung. (Aus SELLIER u. UNTERHARNSCHEIDT 1963)

Nachbarschuppen erzeugt werden. Sie sind jedoch geringer, als wenn sie über homogenes Material primär in die Nachbargebiete geleitet worden wären.

Bemerkenswert ist das Verhalten der Schläfenschuppen beim sagittalen Stoß. Beim Stoß von hinten zum Beispiel müßte man eine Dehnung in der Außenschicht erwarten im Sinne einer vergrößerten Krümmung an diesen Stellen (Abb. 54a). Nach der Abbildung erfolgt aber zunächst eine Materialbeanspruchung im Sinne einer Stauchung (−). Erst nach einer gewissen Zeit (der Kraftverlauf während des Stoßes ist punktiert eingezeichnet) geht die Stauchung in eine Dehnung (+) über. Dieser Effekt ist so zu erklären (Abb. 54b): Zu Beginn des Stoßes findet nur eine Stauchung der relativ ebenen Knochenschuppe statt, und zwar in der Tabula ext. und int. Biegungskräfte werden wegen der Nähte kaum übertragen. Erst wenn die Kräfte größer werden, beginnt die Biegung der Schuppe. Hat die Biegung (Zugkräfte) ein gewisses Maß überschritten, und so die Stauchung (Druckkräfte) kompensiert, treten an der Tabula ext. (nicht an der Tabula int.!) Zugkräfte auf. Die erst negative, dann positive Kurve der Spannung in der Außenfläche der Schläfenschuppe ist somit das Ergebnis der Addition zweier gegensätzlicher Spannungen. Experimentell ermittelte Kurven siehe Abb. 55.

EHLERS et al. (1975) maßen die Deformation des Schädels in Abhängigkeit von der angewandten Kraft. Bei Kraftansatz von frontal maßen diese Autoren Maximallasten von 900–4000 Newton (N). Die dabei auftretenden Verformungen des Schädels liegen im Bereich weniger Millimeter. Diese Untersuchungen mit statischer Verformung des Schädels lassen aber keine Schlüsse auf dynamisch erfolgte zu.

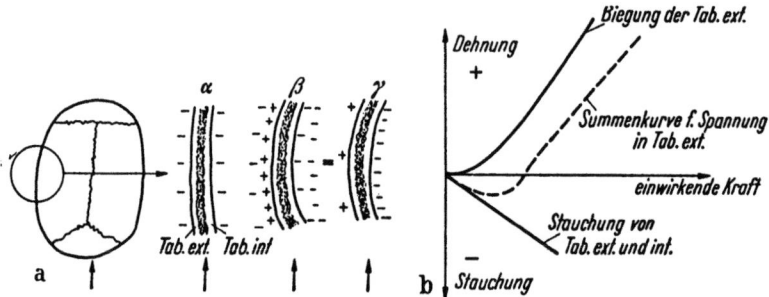

Abb. 54 a, b. Spannungsverhältnisse in der Schläfenschuppe bei sagittalem Stoß von hinten. **a** Der Stauchung (α) in Innen- und Außenschicht überlagert sich eine Biegung (β), die in der Außenschicht Dehnung, in der Innenschicht Stauchung hervorruft. Die Addition beider Zustände ergibt γ; **b** Die Spannungsverhältnisse halbquantitativ aufgetragen. Bei geringen Kräften herrscht Stauchung vor, bei höheren Biegung. Daher durchläuft die Summenkurve erst ein Minimum, ehe sie zu positiven Werten (Dehnung) im Sinne einer Biegung ansteigt. (Aus SELLIER u. UNTERHARNSCHEIDT 1963)

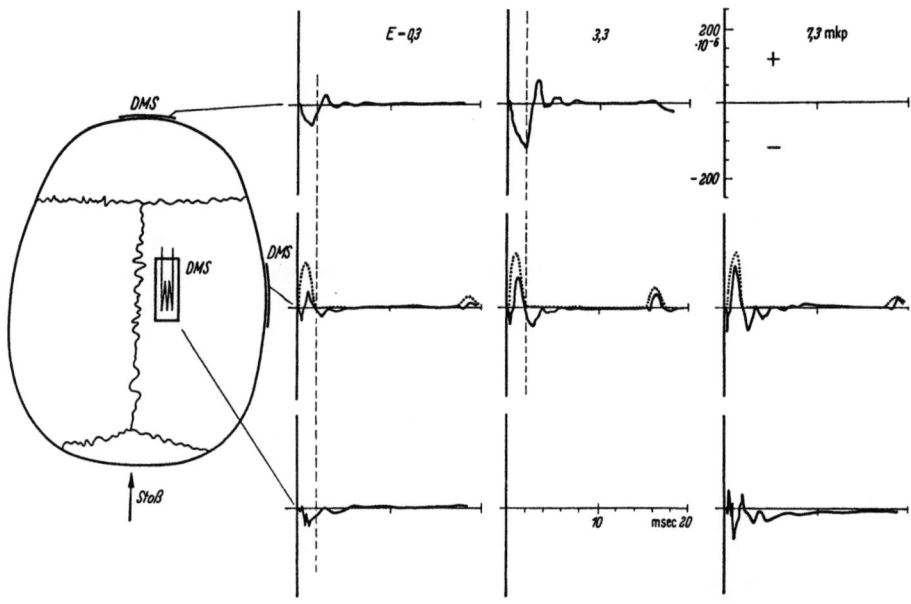

Abb. 55. Verformung des Schädels beim Stoß von okzipital. Gemessen wurde sie bei Stößen von 0,3, 3,3 und 7,3 mkp Energie (Gewicht von 7,7 kp). Die betreffenden Meßergebnisse sind durch die Hinweislinien angezeigt. Die Maßstäbe für Zeit und Dehnung bzw. Stauchung sind eingezeichnet. (Aus SELLIER u. UNTERHARNSCHEIDT 1963)

Mit den bei dynamischer Verformung am Schädel auftretenden Vorgängen haben sich CHRISTMANN (1977), CHRISTMANN et al. (1976, 1977) sowie HOYER u. ZECH (1980) befaßt.

2. Das knöcherne Schädeldach

a) Anatomische Vorbemerkungen

Zwischen der kompakten Lamina ext. und Lamina int. findet sich ein spongiöser Markraum, auch Diploe genannt. Die Diploe ist sehr gefäßreich, es finden sich in ihr die Brechet-Venen, die die flachen Schädelknochen an ihren Nähten durchdringen. Sie stehen mit den Venen der Kopfschwarte einerseits und den Duravenen andererseits in Verbindung. Es bestehen auch Verbindungen zum Sinus sagittalis sup. und Sinus cavernosus (SÜSSE u. MOSLER 1968). Es sind demnach Abszeßbildungen im subgalealen und epiduralen Raum möglich.

b) Dicke der Knochen des Schädeldaches

Die Dicke des knöchernen Schädeldaches beträgt durchschnittlich etwa 6 mm, davon entfallen auf die äußere und innere Lamina je knapp ein halber mm. Die Dicke der Diploe beträgt danach etwa 5 mm. Die Lamina ext. des männlichen Schädels ist im Durchschnitt um 10% dicker als die des weiblichen, bei der Lamina int. beträgt der Unterschied 5%. Diese Unterschiede sind statistisch signifikant.

c) Zugfestigkeit von der Lamina externa, Diploe und Lamina interna

Der Mittelwert für die Zugbeanspruchung beträgt für die Lamina ext. 51,0 N/mm^2, er hat praktisch gleiche Werte für die Lamina int. Die Zugbeanspruchung für die Diploe beträgt jedoch nur 15 N/mm^2 (SCHRÖDER et al. 1977).

d) Druckfestigkeit und Elastizitätsmodul der Laminae und der Diploe

Die Mittelwerte für die Druckbruchspannung betragen für die Lamina ext. 39,1 N/mm^2, für die Lamina int. 41,4 N/mm^2 und die Diploe 27,7 N/mm^2. Als Mittelwerte des Elastizitätsmoduls bestimmten SCHRÖDER et al. (1977) für die Lamina ext. 358 N/mm^2, für die Lamina int. 396 N/mm^2 und für die Diploe 232 N/mm^2.

e) Biegebruchmoment

Das mittlere Biegebruchmoment beträgt nach Messungen von VON DEM BERGE et al. (1977) 3,98 Joule (J) pro cm Probenbreite. Das Os frontale ist der stärkste Knochen.

3. Toleranzwerte für Schädelbrüche

Die Arbeitsgruppen um die Neurochirurgen GURDJIAN und WEBSTER sowie den Biomechaniker LISSNER veröffentlichten zwischen 1945 und 1955 wesentliche Beiträge zur Bruchenergie von Leichenschädeln. Sie untersuchten den Stoß gegen eine Stahlplatte, also ein starres Objekt. Die Bruchenergien waren abhängig von der Stoßrichtung:

Stirn-Mitte	40,80 J
Vordere Scheitelregion	59,90 J
Hintere Scheitelregion	48,90 J
Hinterhauptsregion	40,95 J

Die Stoßzeiten lagen bei ungefähr 1,2 ms, sie sind erwartungsgemäß wegen der harten Oberfläche sehr kurz. Die Beschleunigungen wurden nicht gemessen.

EVANS et al. (1958) ermittelten die Bruchenergien beim Aufprall des Kopfes auf Blech (Armaturenbrett eines PKW). Die Bruchenergien betrugen zwischen 350 und 810 J (berechnet aus der Fallhöhe und Masse des Kopfes), die dabei auftretenden Maximalbeschleunigungen lagen zwischen 337 und 724 J.

Diese gemessenen, aus dem Kurvenverlauf erschlossenen Maximalwerte der Beschleunigung sind allerdings nicht real. Der Beschleunigungsmesser war nämlich an der Gegenseite des Stoßpols angebracht. Beim Aufprall wird das den Beschleunigungsgeber tragende Knochenstück zu Schwingungen angeregt, die ebenfalls zur Beschleunigung des Gebers beitragen. Diese zusätzliche Beschleunigung hat aber nichts mit der Kopfbeschleunigung zu tun, verfälscht daher das Meßergebnis. Glücklicherweise kann die zusätzliche Beschleunigung anhand ihrer Oszillationen in der gemessenen Kurve erkannt und daher korrigiert werden. Anstelle des unkorrigierten Wertes von g max = 400 g erhält man einen solchen von knapp 300 g (SELLIER 1988, mündliche Mitteilung).

II. Auswahl aus der Literatur

Frühe Arbeiten über Schädelfrakturen – in einigen werden auch Verletzungsmechanismen diskutiert – stammen von COUDEREC (1850), HEWETT (1858), BRYANT (1859), GURLT (1862), CHAUVEL 1864), FORQUES 1869), Ernst von BERGMANN (1873, 1880), BENNETT (1875), PETIT (1875), PERRIN (1878), LAURAND (1879), MESSERER (1880, 1884, 1885), SCHRANZ (1881), HEER (1882, von WAHL (1883), KÖRBER (1897), PHELPS (1893, 1897, 1909), CHIPAULT u. BRAQUEHAYE (1895), von NES (1897), STIERLIN (1900), HOPPE (1904), LE COUNT u. APFELBACH (1920), VANCE (1926, 1928), LE COUNT u. HOCKZEMA (1934), BROWDER (1960).

Neuere Darstellungen stammen von SPÄNGLER (1970), HIRSCH u. KAUFMAN (1975), VONDRA u. BLAHA (1957), USBECK (1985) sowie BULL et al. 1987.

Darstellung der Biomechanik der Schädelbrüche stammen von GURDJIAN (1949), GURDJIAN et al. (1949, 1950), SELLIER (1965), HERRMAN u. LIEBOWITZ (1969).

III. Einteilung der Schädelbrüche nach ihrer Lokalisation

Nach *lokalisatorischen Einteilungsprinzipien* lassen sich die *Brüche* des *Schädels* einteilen in: (1) *Brüche* des *Schädeldaches* (sog. *Kalottenfrakturen*), (2) *Brüche* der *Schädelbasis* oder des *-grundes*, (3) *Brüche* des *Gesichts-* oder *Viszeralschädels*, und (4) *Sonderformen* des *Gesichtschädelbruches*, die auch als *fazioorbitokraniale Verletzungen* bezeichnet werden.

Die Beteiligung der verschiedenen Knochen der Kalotte des Schädels bei Schädelhirntraumen (Kalottenfrakturen) aus einer Serie von LEOPOLD (1977) zeigt Abb. 56. Abbildung 57 zeigt eine Frakturanalyse sowie Lokalisation und Häufigkeit verschiedener Frakturformen.

Einteilung der Schädelbrüche nach ihrer Lokalisation

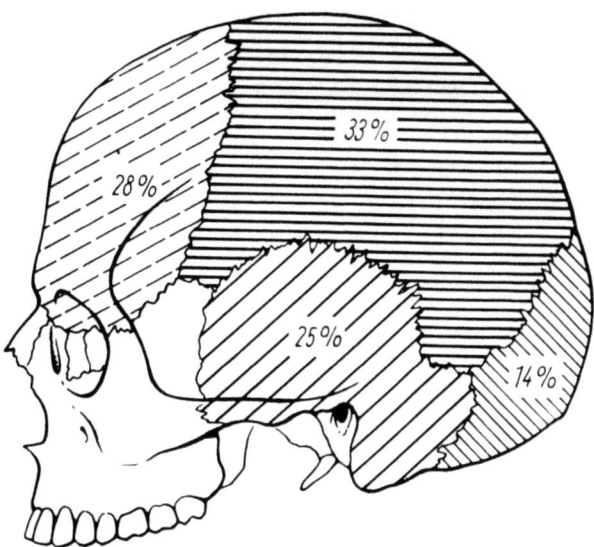

Abb. 56. Verteilung der bei 1345 Sektionen mit Schädel-Hirn-Trauma festgestellten Kalottenfrakturen. (Aus LEOPOLD 1977)

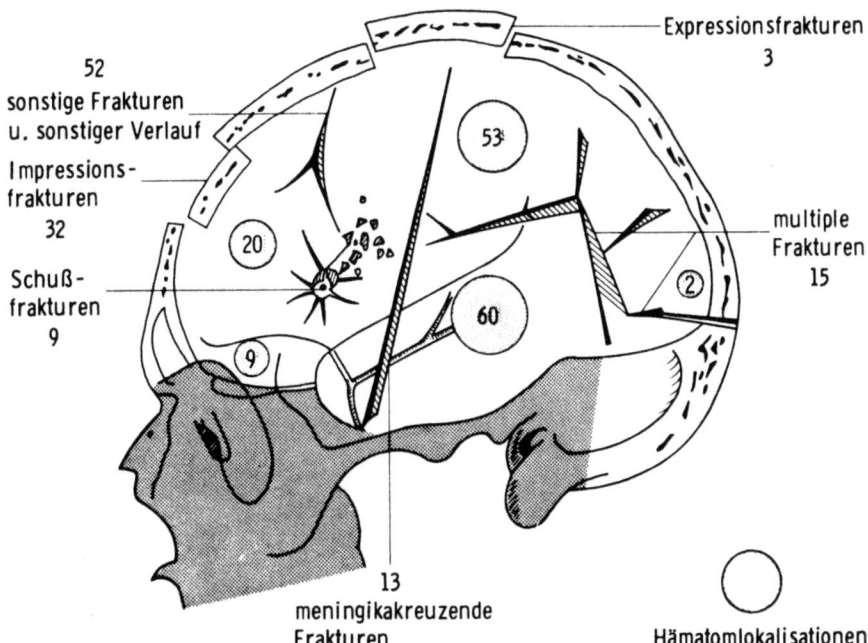

Abb. 57. Frakturanalyse einer Serie von 150 Patienten im höheren Lebensalter. Nur bei 17 Patienten lagen mit Sicherheit keine Frakturen vor. Zahl und Typ der Frakturen sind im einzelnen aufgeführt. (Aus LAUSBERG 1977)

Tabelle 21. Häufigkeit von Schädelfrakturen und intrakraniellen Verletzungen in verschiedenen Altersgruppen in den USA im Jahr 1977. (Aus US Dept. Health, Education, Welfare: Data from the Health Interview Survey 1980)

Alter/Jahre	Häufigkeit
Unter 6	226 000
6–16	516 000
17–44	1 123 000
45–64	213 000

Die Häufigkeit von Schädelfrakturen und intrakraniellen Verletzungen in den USA im Jahr 1977 zeigt Tabelle 21.

IV. Einteilung der Schädelbrüche aufgrund der Bruchformen

Aufgrund der *Bruchformen* lassen sich unterscheiden: (1) *Biegungsbruch* oder *direkter Bruch*, (2) *Berstungsbruch* oder *indirekter Bruch*, (3) *Lochbruch* oder *geformter Bruch*, (4) *Brüche* des *Schädels* bei *hohem Innendruck (Schußverletzungen)*, (5) *Brüche* des *Daches* der *Orbitae* und (6) *Puppe*-Regel.

1. Einführung

Diese Bruchformen finden sich in vielen Fällen nicht in reiner Form, sondern sie treten in Kombination miteinander auf. Dennoch ist eine möglichst genaue Trennung der verschiedenen Bruchformen unerläßlich, da jede Bruchform des Schädels eine bestimmte, von der einer anderen verschiedene Belastungsart besitzt. Es kann nicht genug hervorgehoben werden, daß dadurch erst die Analyse der Gewalteinwirkung ermöglicht wird.

Eine *geschlossene Fraktur* liegt vor, wenn die darüberliegende Haut und Membranen unverletzt bleiben, und eine *offene Fraktur*, wenn Haut und Membranen über der Frakturstelle durchtrennt sind.

Schädelbrüche können *direkter* oder *indirekter Natur* sein. Bei einer *direkten Fraktur* wird die getroffene Fläche selbst (lokal) verändert (abgeflacht, eingedrückt), bei einer *indirekten Fraktur* wird die Gesamtform des Schädels verändert. Fläche und Form des einwirkenden Körpers bestimmen die Art der Verletzung. Erfolgt eine direkte umschriebene Gewalt auf eine Knochenfläche von nicht mehr als 4×4 cm (16 cm^2) Oberfläche (Grenzwert), so kann ein Knochenstück ausgestanzt werden, und es handelt sich um einen *Lochbruch*. Schußverletzungen (Ein- und Ausschuß) sind Lochbrüche. Das ausgebrochene Knochenstück gleicht in seiner Form der Oberfläche des einwirkenden Objekts, in der Gerichtsmedizin häufig dem Tatwerkzeug *(geformter Bruch)*.

Eine *besondere Form* des *Lochbruches* stellt der *Terrassenbruch* (*unvollständiger Lochbruch* als *direkter Biegungsbruch*) dar. Hierbei trifft von einem Hammer oder

Beil nur die Kante, so daß nicht die ganze Fläche des auftreffenden Objekts die Schädelkalotte trifft.

Bei einer Auftrefffläche des Objektes von mehr als 16 cm² kommt es zu sog. *Biegungsbrüchen*. Zunächst tritt eine Abflachung des Schädels ein, danach kommt es zu einer Eindellung oder Einbiegung.

Bei einem *Berstungsbruch* tritt die Fraktur nicht am Ort der Einwirkung der Gewalt auf, sondern dort, wo die größten Spannungen im Knochen herrschen. Der Entstehungsmechanismus läßt sich mit den Abläufen beim Knacken einer Nuß vergleichen. Beim Berstungsbruch wird der Schädel als ganzes in seiner Form verändert.

Kalottenfrakturen ohne Verschiebung oder Verlagerung der Fragmente bedürfen keiner Versorgung, sie heilen spontan aus.

Bei kleinflächiger Gewalteinwirkung stellt sich die Frage, wie groß Gewicht, Geschwindigkeit bzw. Energie des auftreffenden Körpers sein müssen, damit der Schädelknochen und die Dura mater durchdrungen werden und eine offene Verletzung entsteht. Für Geschosse bzw. Stahlkugeln sind die Verhältnisse gut erforscht. Stahlkugeln dringen unabhängig von ihrer Größe *nicht* in den Knochen ein, wenn sie langsamer als 60 m/s (200 fps) sind (GRUNDFEST 1945).

Für die meistgebrauchten Geschosse der Patronen 6,35 und 7,65 Browning und der 9 mm Luger (9 mm Parabellum) errechnen sich daher folgende obere Grenzwerte der Energie E, bei der das Geschoß nicht in den Schädelknochen eindringt:

$$\text{wenn } E^1 = \quad \cdot \, 60^2, \text{ dann}$$

	p	mkp
6,35	3,2	0,60
7,65	4,8	0,87
9 mm	8,0	1,40

Versuche von SELLIER u. KNÜPLING (1969) ergaben, daß ein Geschoß der 9 mm Luger mit einer Auftreffenergie von 5 mkp bei unter 1,0 cm dicken Knochen stets einen Durchschlag erzeugte. Bei 1,1 cm Knochendicke resultierte ein Steckschuß, bei dem der Geschoßkopf von der Tabula int. her eben sichtbar war. Für ein Geschoß der Patrone 6,35 Browning mit einer Energie von 1,6 mkp lag der Durchschlagwert bei etwa 4 mm Knochendicke. Ein Bleigeschoß der .38 Spezial, das nach Kaliber und Gewicht etwa dem Luger Geschoß entspricht, benötigt für den Durchschlag von 1 cm Knochen jedoch mehr als 5 mkp, weil es sich im Aufschlag verformt und so sein Kaliber vergrößert. Geschosse größeren Kalibers aber haben bei gleicher Auftreffenergie ein geringeres Durchschlagsvermögen.

Das *Geschoß* erzeugt im *Schädelknochen*, wie im *Röhrenknochen*, ein *charakteristisches Schußloch*. An der Einschußseite entsteht in der Tabula ext. ein Loch, das meist etwas kleiner als das Geschoßkaliber ist. In der Schußrichtung ist der Kanal erweitert, so daß die Öffnung in der Tabula int. deutlich größer ist. Ist ein Geschoß „matt", d.h. von geringer Geschwindigkeit, so durchdringt es das Gehirn und stößt lediglich an der Tabula int. der Gegenseite an und erzeugt dort eine kleine Expression. Die Tabula ext. der Gegenseite kann unbeschädigt oder bei

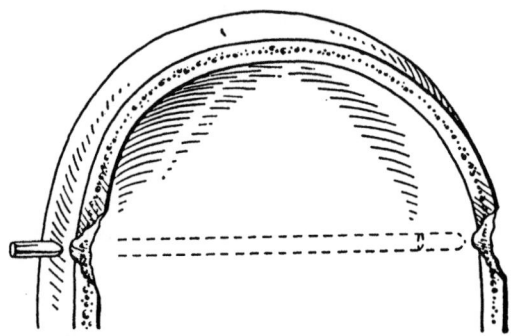

Abb. 58. Bestimmung der Schußrichtung aus dem Knochendurchschuß (Schädeldach). Trichterförmige Erweiterung des Schußkanals in Schußrichtung beim Durchschuß durch Knochen. Bestimmung der Schußrichtung aus dem (durch Druck ausgestanzten) kalibergroßen Einschuß und aus dem (durch Mitreißen von Knochen) überkalibergroßen Ausschuß. (Aus PONSOLD 1967)

höherer Energie exprimiert sein (Abb. 58). Die Dura mater ist am Aufschlag häufig unbeschädigt.

Mit steigender Flächengröße des aufschlagenden Körpers kommt es anstelle lokaler Belastung und *Impressionstrauma* mit Zerstörung von Knochen und Gehirn zu einer *Gesamtbelastung* des *Schädels*, die sich in der Beschleunigung des gesamten Schädels äußert. Die mit den verschiedenen Belastungsarten verbundenen Schwellenwerte für Brüche werden nachstehend besprochen. Zum besseren Verständnis schicken wir voraus, daß in der Literatur wegen der Unterschiedlichkeit des biologischen Materials „Knochen", die Größe der zum Bruch notwendigen Mindestenergie nicht einheitlich angegeben ist. Sie hängt zudem physikalisch von der Art der einwirkenden Gewalt ab, da der als ganzes belastete Schädel ohne zu brechen mehr Energie aufnehmen kann als bei lokaler Beanspruchung. Die einwirkende Energie ist jedoch zur Messung der einwirkenden Gewalt ungeeignet, wenn nicht auch die Stoßzeit, d.h. die Zeit, in der die Energie umgesetzt wird, bekannt ist.

Die Schwellenenergie für das Auftreten von Brüchen ist sowohl vom Alter der Person als auch von der Beschaffenheit des Knochens an der Einwirkungsstelle abhängig. Die A. meningea med. an der Innenfläche des Temporalknochens ist bei Brüchen oder Biegungen gegen Risse gefährdet. Risse und daraus entstehende epidurale Blutungen werden auch nach der Gewalteinwirkung ohne Bruch gefunden, wenn der Schädelknochen eingedellt wurde. Die innere Tafel und mit ihr die Arterie reißen unter der Dehnung, besonders wenn es sich um dünne, relativ elastische Knochen handelt. Das für den Riß erforderliche Maß der Dehnung ist stark altersabhängig. Meistens ist der Riß mit einem Knochenbruch verbunden.

Im folgenden werden noch einige Termini besprochen, die im angloamerikanischen Sprachgebrauch benutzt werden. Unter dem Terminus „*compound linear fracture of convexity*" wird eine komplizierte Fraktur unter einer Kopfhautwunde bei intakter Dura mater verstanden. Die „*compound depressed fracture of convexity*" stellt einen Impressionssplitterbruch des Schädeldaches unterhalb einer Kopfhautwunde bei intakter Dura mater dar. „*Direct fractures*" sind längsverlaufende Trümmerfrakturen des Schädels als Folge von

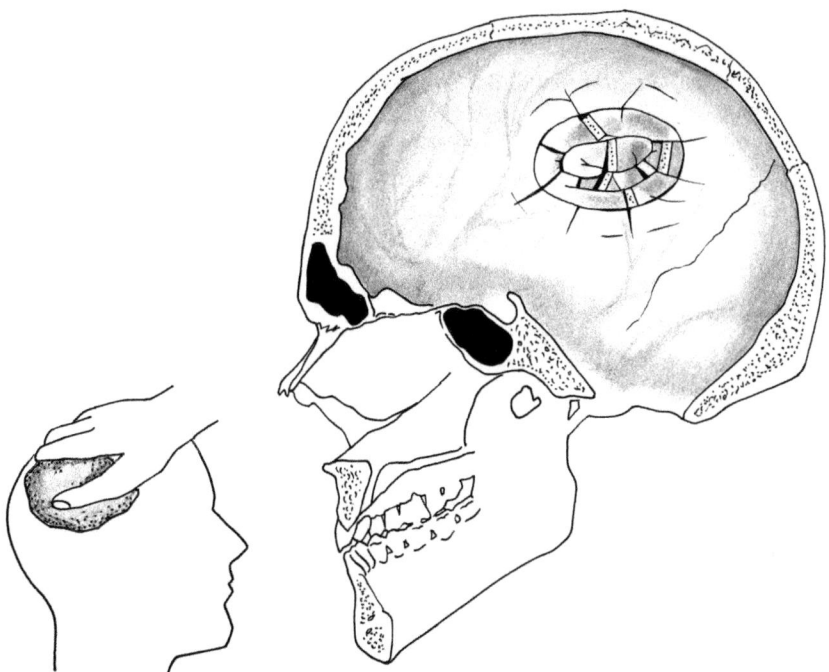

Abb. 59. Typischer Biegungsbruch (auch Globus- oder Impressionsbruch genannt), verursacht durch einen Stein. Es entsteht ein System von radiären und äquatoriellen Bruchlinien, oft allerdings nur angedeutet. (Unter Verwendung einer Abb. aus PONSOLD 1967)

direkter Gewalteinwirkung gegen das Schädeldach. „*Discontinuous fractures*" sind solche Frakturen, die sich an der Schädelbasis finden, entfernt von Ein- oder Ausschußöffnungen, und die, da sie unterbrochen sind, keinen Zusammenhang mit Frakturen des Schädeldaches zeigen.

2. Formen der Schädelbrüche

a) Direkter Bruch (Biegungsbruch)

Der *direkte* oder *Biegungsbruch* ist die Folge der Einwirkung eines kleinflächigen Körpers von im Verhältnis zur Kopfmasse geringer Masse. Die Energie wird nur lokal abgegeben, d. h. sie führt nicht zu einer Gesamtbelastung des Schädels. Die Aufprallgeschwindigkeit muß groß sein; die Einwirkungsdauer ist daher klein, die Folge ist, daß der Schädel als Ganzes wegen seiner Trägheit während des Stoßes in Ruhe bleibt. Die einwirkende Energie wirkt lokal ein und wird lokal abgegeben und hat keine Gesamtbelastung des Schädels zur Folge. Der Knochen wird lokal eingedellt. Ist dieselbe groß genug, wird die kritische Zugspannung des Knochens überschritten und es entstehen Bruchlinien. Dieses System von Bruchlinien besteht – in idealer Form – aus konzentrischen Kreisen und radiär verlaufenden Bruchlinien, die vom Bruchzentrum ausgehen. Es hat etwa das Aussehen eines Spinnennetzes (Abb. 59). Der Bruch eines vom Löffel angeschlagenen gekochten Eies ähnelt dem Bild des Biegungsbruches sehr. Der Ausdruck „direkter Bruch" leitet sich davon ab, daß die Bruchlinien direkt unterhalb der Einwirkungsstelle der Gewalt entstehen.

Insgesamt kann gesagt werden, daß die Schwellenenergie, bei der der Knochen bricht, bei einer kleinflächigen Gewalteinwirkung wesentlich geringer ist als bei breitflächiger. Je kleiner die Fläche der Gewalteinwirkung, desto geringer ist die Schwellenenergie.

Wenn sich bei einem direkten Bruch die Aufschlagfläche des Gegenstandes, beispielsweise die quadratische Fläche eines Hammers, ganz oder teilweise im Bruch abbildet, spricht man von einem *geformten Bruch*.

Die minimale Bruchenergie ist bei Aufschlagen mit einer scharfen, unnachgiebigen Ecke oder Kante wesentlich geringer als unter den Bedingungen der „indirekten Brüche". Nach Messungen des Cornell Aeronautical Laboratory beträgt sie etwa 50 inch pounds oder 0,6 mkp. (Umrechnungstabelle für Energien: 1 foot pound = 0,138 mkp, 1 inch pound = 0,0115 mkp; 1 mkp = 7,233 ft pds = 86,7 in pds.) Für Geschosse ist die minimale Bruchenergie vom Kaliber abhängig. Es wurden 0,8 mkp für die Patrone 6,35 Browning gemessen, 1,2 mkp für die 7,65 Browning und 2,0 mkp für die 9 mm Luger. Die Zahlen lassen erkennen, daß die Schwellenenergie umso kleiner ist, je kleiner die spezifische Einwirkungsfläche.

Ist die einwirkende Energie für einen Bruch des Schädels nicht ausreichend, wird der Knochen nur angedellt und findet nach Ende des Stoßes wieder in seine ursprüngliche Lage zurück. Dieser Ablauf bleibt für den Knochen spurlos. Jedoch kann es in und/oder unter der Kopfschwarte als auch in den Hirnhäuten und am Gehirn selbst zu Blutungen kommen. Bei etwas größerer Gewalteinwirkung kann die Tabula ext. imprimiert werden, während die Tabula int. intakt bleibt (z. B. bei einigen Fällen beim äußeren Prellschuß oder beim Auftreffen eines kleinen Metallkörpers aus einiger Höhe). Besonders weitreichende Folgen kann eine solche Eindellung – auch ohne Bruch – haben, wenn im Temporalbereich die der Tabula int. anliegende, in einigen Fällen in einer Rinne verlaufende A. meningea med. verletzt wird, der wesentlichen Blutungsquelle für eine epidurale Blutung. Eine detaillierte Schilderung erfolgt in Kapitel E. III, S. 170.

b) Isolierte Frakturen der Tabula externa der Schädelkalotte

Isolierte Frakturen der *Tabula ext.* der Schädelkalotte kommen sehr selten vor.
STARKE u. STRAUBE (1982) veröffentlichten 2 Fälle von isolierter Fraktur der Tabula ext. der Schädelkalotte:

Fall 1: Patient J. B., 32 Jahre, männlich. Als PKW-Fahrer bei Glatteis ins Schleudern geraten und mit Fahrzeug überschlagen. Bei *Aufnahme* keine Zeichen einer Hirnbeteiligung. Lidhämatom rechts. Stirnplatzwunde, Hämatom linke vordere Schläfengegend. Schienbeinkopfbruch links. *Röntgen:* Schädel in 2 Richtungen ohne Anhalt für eine Knochenverletzung. Im weiteren Verlauf Ausbildung einer klinisch tastbaren Delle links frontotemporal. Nach 15 Wochen angefertigte Zielaufnahmen zeigten im hinteren Anteil des linken Stirnbeines einen flachen muldenförmigen Knochendefekt mit Fehlen lediglich der Tabula ext. ohne Zeichen einer stattgehabten Verletzung an der Tabula int.

Fall 2: Patient A. C., $2^{9}/_{12}$ Jahre, männlich. Häuslicher Unfall mit Sturz auf Treppe. Bei *Aufnahme* Hornhautverletzung rechts mit Lidhämatom, Contusio cerebri, Blutergußschwellung linke Scheitelregion. *Röntgen:* Schädel in 2 Richtungen im Seitenbild mit

Impressionsfraktur links parietal. Tangentialaufnahmen zeigten dann überraschend keine Impression, sondern eine isolierte Absprengung aus der Tabula ext. Im *CT* kleine Kontusionsblutungen paramedian und links temporal massives Hirnödem. *Exitus* 66 h nach Unfall infolge therapieresistenten Hirnödems.

Beim 1. Patienten führte eine tangential das Schädeldach treffende Gewalt zu einer Abscherung der Tabula ext., die auf den Standardaufnahmen des Schädels nicht zur Darstellung kam. Es kam zu einer Ausheilung mit flachem muldenförmigen Defekt im Bereich des abgescherten Knochenstückes.

Beim 2. Patienten war eine genaue Analyse des Unfallmechanismus nicht möglich. Differentialdiagnostisch konnte eine Impressionsfraktur ausgeschlossen werden.

c) Impressionsfrakturen

Bei *Impressionsfrakturen* sind Knochenfragmente in die Tiefe gedrückt; sie können miteinander verkeilt sein. Die Fragmente müssen gehoben werden, da sie durch Druckwirkung eine *traumatische Nekrose (Kontaktnekrose)* des darunterliegenden Gehirngewebes verursachen. Auf die Beschaffenheit der Dura mater muß geachtet werden (offene oder gedeckte Hirnverletzung).

Das Verteilungsmuster von Impressionsfrakturen im Bereich der verschiedenen Schädelknochen ist in Abb. 60 wiedergegeben.

Eine *Kalottenzertrümmerung* ist eine ausgedehnte Verletzung, in der die Kalotte in mehrere größere Fragmente zerlegt ist (Abb. 59). Man spricht auch von *Trümmerbrüchen des Schädels* (FINNEY u. REYNOLDS 1965).

Über Impressionsfrakturen des Schädels berichteten GLASER u. SHAFER (1945), MILLER u. JENNETT (1968), BRAAKMAN (1972), JAMIESON u. YELLAND (1972). Solche Impressionsbrüche des Schädels, bei denen als Komplikationen Infektionen auftraten, wurden von GENNETT u. MILLER (1972) dargestellt. Die Hirnsymptome bei Impressionsfrakturen der Schädelkonvexität wurden von STÖWSAND u. GEILE (1966) beschrieben.

Das Kriterium für eine offene Schädel-Hirn-Verletzung besteht in der Verfassung der Dura mater, nicht etwa im Vorliegen einer Schädelfraktur, wie in

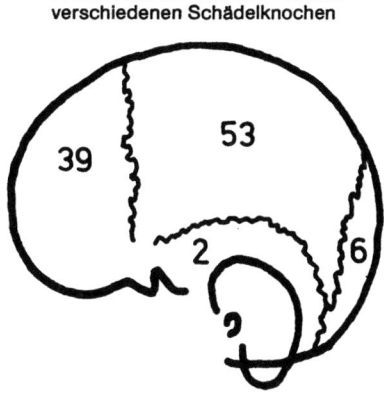

Abb. 60. Verteilungsmuster von 300 Impressionsfrakturen im Bereich der verschiedenen Schädelknochen. (Aus BRAAKMAN u. JENNETT 1975)

der Literatur häufig angegeben. Bleibt die Dura mater unverletzt, liegt eine geschlossene Verletzung vor, andernfalls handelt es sich um eine offene Verletzung. Ein Geschoß, Hammer, Nagel oder Beil verursachen bei ausreichender Energie stets eine offene Hirnverletzung. Ein Aufschlagen des Schädels auf den Boden oder ein Schädelanprall gegen die Windschutzscheibe ergeben gewöhnlich eine gedeckte Hirnverletzung. Bei Gegenständen, wie Steinen, entscheidet ihre Orientierung zum Kopf, ob eine gedeckte Verletzung (flächiges Auftreffen) oder eine offene Verletzung (kantiges Auftreffen) entsteht.

Patienten mit einer Impressionsfraktur des Schädelknochens gehören den jüngeren Altersklassen an. In der Serie von MILLER u. JENNETT (1968) waren 51% der Patienten mit Impressionsfrakturen unter 16 Jahren und 20% in der Altersgruppe von 0–5 Jahren; etwas mehr als die Hälfte war entweder gar nicht oder nur ganz kurz bewußtlos gewesen.

Diese Impressionsfrakturen können mit Dura- und Hirnschäden kombiniert vorkommen, wie Lazerationen der Dura oder Rissen der venösen Sinus, intrakraniellen Hämatomen, Lazerationen des Hirngewebes unterhalb der Impressionsfraktur und infektiösen Prozessen.

Bei penetrierenden Verletzungen dringt das verletzende Objekt in die Schädelhöhle ein. Fragmente von Kleidung, Haaren, Kopfhaut und Knochen können ebenfalls in den intrakraniellen Raum und in das Gehirn eingetrieben werden.

Eine Impressionsverletzung des Schädels durch den Schnabelhieb eines Hahnes wurde von HELLER et al. (1955) veröffentlicht.

Schnellt der Knochen bei einem Impressionstrauma aber gleich wieder zurück, so wird man die lokalen Schäden an der Großhirnrinde und im subkortikalen Marklager aber auch auf eine Kavitationswirkung zurückführen können (SELLIER u. UNTERHARNSCHEIDT 1963), vgl. Abb. 44a–c, S. 60 u. Abb. 45a–d, S. 61.

d) Indirekter Bruch (Berstungsbruch)

Bei einer *breitflächig einwirkenden Gewalt* auf den Schädel wird er als ganzes belastet und verformt. Dadurch entstehen Bruchlinien fern von der Stelle der Gewalteinwirkung *(indirekte Brüche)* (Abb. 61). Diese Frakturen können sich jedoch bis zum Ort des Einwirkungszentrums der Gewalt erstrecken. Sie sind Folgen der Zugspannung, die die Folge der Gesamtverformung des Schädels ist. Aus Gründen der Bruchmechanik gilt die Regel, daß die entstehenden Bruchlinien immer parallel zur Kraftrichtung verlaufen.

Aus dem Unfallmechanismus ergibt sich, daß der Schädel beim Aufprall abgeplattet wird. Der zur Einwirkungsstelle des Stoßes äquatorielle Durchmesser wird dadurch vergrößert, es entstehen an dieser Stelle im Schädel tangential gerichtete Zugspannungen, der Knochen reißt senkrecht dazu ein (Berstungsbruch) (Abb. 62a, b).

Sturz auf den Hinterkopf hat sagittale Bruchlinien zur Folge, Fall auf die Schläfe – es handelt sich wegen der vorstehenden und damit schützenden Schulter um eine ungewöhnliche und selten vorkommende Stoßrichtung – ergibt Bruchlinien, die von Schläfe zu Schläfe reichen. Die Schädelbasis ist bei stumpfer Gewalteinwirkung wegen der Inhomogenität (viele Foramina usw.) bevorzugt befallen, sie ist daher weniger stabil als die relativ homogene Kalotte. Die für

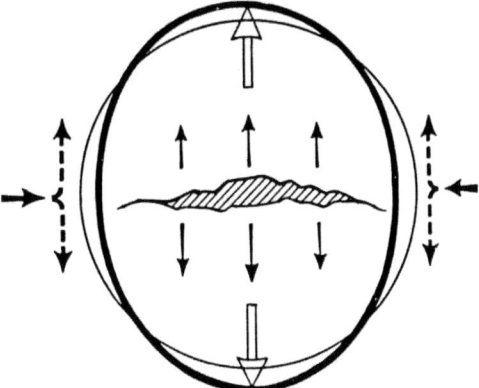

Abb. 61. Berstungsbruch (Schema) einer berstenden Schädelbasis (*dünne kreisförmige Kontur*) mit Kompression des Schädels in Querrichtung von den Seiten her (*horizontale Pfeile*). Verlängerung (*dicke Kontur, hohle senkrechte Pfeile*) des Schädels in Längsrichtung. Entstehung eines Zuges mit Auseinanderreißen (*Knochenbruch schraffiert*) der Schädelbasis in Längsrichtung (= Querbruch durch Zug!). Ceteris paribus: Längsbruch durch Längsdruck. (Aus PONSOLD 1967)

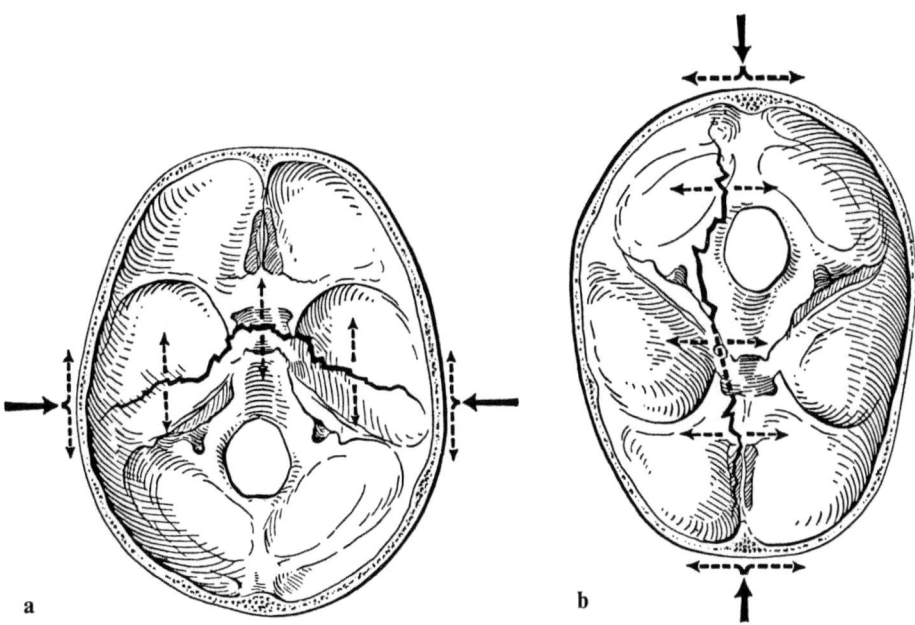

Abb. 62. a Berstungsbruch I. Schädelbasis: Querbruch durch Querdruck (*ausgezogene breite horizontale Pfeile*), im Grunde aber durch Längszug (*gestrichelte, schmale senkrechte Pfeile*) infolge Deformierung (Verschmälerung) des Schädels, also infolge Auseinanderziehen der Basis an der Bruchlinie. **b** Berstungsbruch II. Schädelbasis: Längsbruch durch Längsdruck (*ausgezogene senkrechte Pfeile*). Verkürzung des Schädels in Längs-, Verbreiterung in Querrichtung. Übergang des Längsdruckes in Querzug (*gestrichelte Pfeile*). Infolgedessen Auseinanderreißen der Knochen in Querrichtung mit dem Effekt eines Längsbruches. (Aus PONSOLD 1967)

einen Bruch erforderlichen Kräfte bzw. Beschleunigungen werden an späterer Stelle besprochen.

Aus der Richtung und dem Verlauf der Bruchlinien kann demnach auf die Richtung der einwirkenden Gewalt geschlossen werden. Beim Lebenden gibt das Röntgenbild Aufschluß, wenn nicht schon äußerlich sichtbare Verletzungen der Haut, wie Platzwunden etc., auf die Einwirkungsstelle hinweisen. Bei der Autopsie kann die Auftreffstelle der Gewalt an den Einblutungen in der Kopfschwarte direkt festgestellt werden. Allerdings kann bei multipler Einwirkung diese „primäre" Einblutung völlig in der Gesamteinblutung verschwinden. Gleiche Schwierigkeiten liegen vor, wenn im Blutungsgebiet operiert wurde.

Im vorhergehenden wurde ausgeführt, daß bei breitflächiger stumpfer Gewalteinwirkung am Schädel Bruchlinien auftreten, die äquatorial zur Einwirkungsstelle der Gewalt liegen, und damit senkrecht zur Äquatorialebene. Handelt es sich um eine Hohlkugel aus homogenem Material, ist die Wahrscheinlichkeit des Auftretens von Brüchen in der gesamten Äquatorialebene gleich groß. Es läßt sich daher nicht voraussagen, *wo* am Äquator bei einer entsprechenden Belastung der Bruch auftritt.

Beim knöchernen Schädel kommen dagegen Stellen vor, an denen für eine bestimmte Art der breitflächigen Gewalteinwirkung Brüche auftreten. GURDJIAN et al. (1949) führen ein Beispiel an:

Diese Autoren ließen auf 25 menschliche Schädel eine Gewalt auf die linke Parietookzipitalregion einwirken und stellten die Häufigkeit der auftretenden Bruchlinien in verschiedenen Regionen fest. Die bevorzugten Regionen lagen in 92% im linken Schläfenbein, also im Ausbreitungsgebiet der A. meningea med. In dieser Region ist die Dicke des Schädelknochens geringer, daher wird die Festigkeitsgrenze dort eher überschritten als in anderen Regionen, wo die gleichen mechanischen Spannungen auftreten. Bei bekannter Einwirkungsstelle der Gewalt kann daher mit einiger Wahrscheinlichkeit vorausgesagt werden, wo Bruchlinien auftreten.

Liegt erst einmal ein Bruch vor, und die einwirkende Energie ist noch nicht aufgebraucht, so reicht ein Bruchteil der zum ersten Bruch führenden Gewalt aus, um weitere Brüche zu erzeugen, weil durch den ersten Bruch die Widerstandsfähigkeit des Knochens sehr stark gesunken ist.

Bei temporal einwirkender Gewalt entstehen häufig *Querbrüche*, die durch die gesamte Schädelbasis hindurchtreten, sie verlaufen meist über den Türkensattel in der mittleren Schädelgrube hinweg. Man nennt derartige Frakturen *Scharnierbrüche*, weil bei der Obduktion nach Absägen der Schädelkalotte der vordere Teil der Schädelbasis gegen den hinteren scharnierartig bewegt und abgekippt werden kann.

In den Versuchen von GURDJIAN et al. (1950) fiel der intakte Kopf aus bestimmter Höhe auf eine polierte Stahlplatte von 7,5 cm Dicke. Die Fallenergie E wurde aus dem Gewicht G des Kopfes und der Fallhöhe h als ($E = G \cdot h$) berechnet. Die brucherzeugenden Energien betrugen 4,5–10 mkp (abgerundet nach Umrechnung von in.pds.). *Ein* Schädel war selbst nach 11 mpk intakt. Für bestimmte Stellen der Gewalteinwirkung wurden folgende *Mittel*werte festgestellt:

| frontomedial | 6,6 mkp | Scheitelmitte | 8,2 mkp |
| okzipitomedial | 6,0 mkp | temporal | 7,1 mkp. |

Die Unterschiede zwischen den Bruchenergien waren jedoch statistisch unbedeutend. Beispielsweise lagen die Werte für einen frontomedialen Stoß zwischen 4,9 und 9,2 mkp. Für blanke Schädel betrug die minimale Bruchenergie 0,45 mkp gegenüber 4,5 mkp für normale, bedeckte Schädel, also um den Faktor 10 (!) niedriger. Der große Unterschied zeigt wiederum, daß ohne Kenntnis von Stoßzeit oder Abbremsstrecke die Angabe der Energie kein wahres Maß der Gewalteinwirkung ist. Die Werte lassen sich dahin auslegen, daß die Kopfschwarte Energie absorbiert und die minimale Bruchenergie für den gedeckten Kopf deshalb größer ist. Es ist jedoch physikalisch richtiger zu sagen, daß wegen der Kopfschwarte die Energie auf längerem Weg (oder in längerer Zeit) umgesetzt und die einwirkende Kraft infolgedessen herabgesetzt wurde. Die Schwellenenergie für einen Bruch ist also bei bedecktem Schädel und gleicher Fallenergie größer als bei blankem Schädel.

Die Stoßzeiten wurden in einem Teil der Versuchsfälle gemessen, ohne Angabe, ob es sich um bedeckte oder blanke Schädel handelt. Nach dem Auftreffen verformte sich der Schädel in 0,6 ms und weitere 0,6 ms vergingen bis zum Bruch. Diese Bruchenergiewerte stellen ein Minimum dar, weil sie beim Stoß auf eine unnachgiebige Platte gemessen wurden. In der Praxis liegen die Bruchenergien gewöhnlich höher.

EVANS et al. (1958) maßen die Bruchenergien beim Fall des Kopfes auf das metallene Instrumentenbrett eines 1954 Ford PKW-Modells. Sie registrierten den Beschleunigungsverlauf während des Stoßes, so daß die Werte der Spitzenbeschleunigung und Stoßzeit bekannt sind. Die Fallenergien wurden aus Fallhöhe und Kopfgewicht berechnet. Die Bruchenergien betrugen 35–81 mkp, die Beschleunigung 337–724 g.

Im Vergleich mit den Energiewerten 4,5–10 mkp von GURDJIAN et al. (1950) fällt auf, daß (1) die Variationsbreite der Werte trotz völlig unterschiedlicher Versuchsanordnungen etwa 1:2,3 beträgt, was eine biologische Konstante vermuten läßt; (2) Die minimalen Bruchenergien sind bei relativ weichem Auffall etwa um den Faktor 8 größer.

Um die Größe der Gewalteinwirkung zu ermessen, ist es entscheidend, die Kraft oder die Beschleunigung ($K = m \cdot b$) zu berechnen. EVANS et al. (1958) maßen die zum Bruch erforderlichen Beschleunigungen. GURDJIAN et al. (1950) maßen die Stoßzeiten, so daß aus ihren Versuchsdaten die Beschleunigung berechnet werden kann. Sie liegt mit 570 g im Bereich der von EVANS et al. gemessenen Beschleunigungen. Dagegen waren die unterschiedlichen Versuchsbedingungen mit verschieden großen Bruchenergien verbunden. Die Kräfte bzw. Beschleunigungen sind daher im Gegensatz zu den Energien von Versuchsbedingungen unabhängig.

e) Geformter Bruch oder Lochbruch

Eine *Sonderform* des *direkten Bruches* ist der *Lochbruch* (Abb. 63). Diese Bruchform tritt unter den gleichen physikalischen Bedingungen wie beim direkten Bruch auf, jedoch besitzt das den Bruch erzeugende Werkzeug eine kantige Flächenbegrenzung. Dadurch wird das unter der Werkzeugfläche liegende Knochenstück gewissermaßen ausgestanzt. Als Beispiel kann ein Locher dienen,

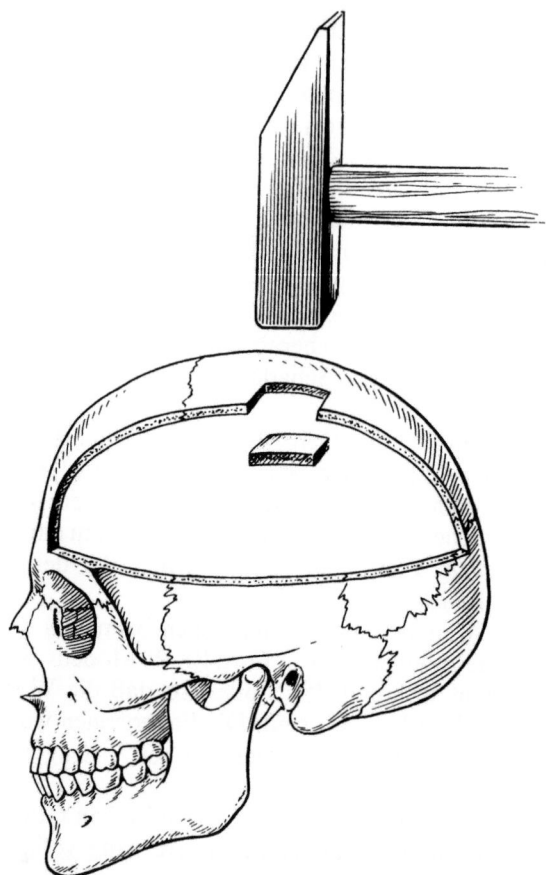

Abb. 63. Entstehung eines Lochbruches mit Impression des Bruchstückes. (Aus REDING u. LANG 1977)

der im Papier ein Loch durch den scharfrandigen Stempel erzeugt. Bei dem Stanzvorgang bildet sich die kantig begrenzte Form des Werkzeuges ab, daher spricht man beim Lochbruch auch von einem *geformten Bruch*. Eine vollständige Abbildung der Form des einwirkenden Werkzeuges entsteht im Knochen jedoch nur dann, wenn die Fläche des Werkzeuges und die Knochenoberfläche beim Stoß zueinander parallel liegen. Bei einem schrägen Aufschlag des Werkzeuges entsteht ein sog. *Terrassenbruch* (Abb. 64).

Bei kleinflächiger umschriebener Gewalteinwirkung stellt sich die Frage, welche Masse, Geschwindigkeit bzw. Energie das auf den Schädelknochen auftreffende Objekt haben muß, um den Knochen zu durchdringen. Dieses Gebiet ist bei Geschossen bzw. Stahlkugeln gut erforscht. Stahlkugeln dringen, unabhängig von ihrer Größe, dann nicht in den Knochen ein, wenn ihre Geschwindigkeit geringer als etwa 60 m/s war (GRUNDFEST 1945).

Für die häufig benutzten Geschosse der Patronen 6,35 Browning, 7,65 Browning und der Luger 9 mm (= 9 mm Parabellum) liegen die Grenzwerte

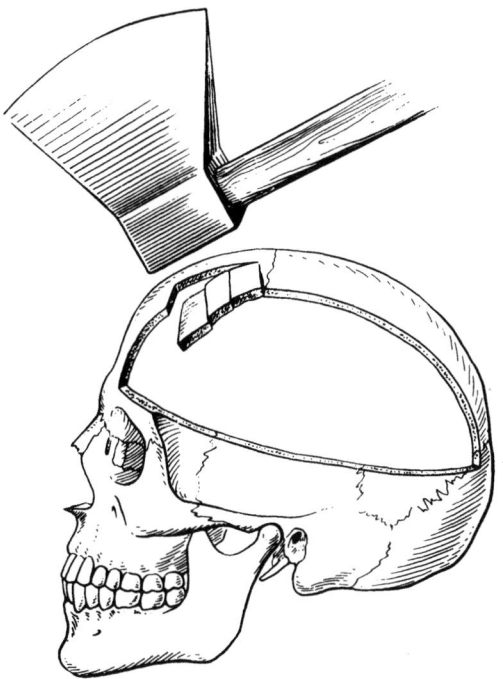

Abb. 64. Entstehung eines Terrassenbruches durch stumpfe Gewalt. (Aus REDING u. LANG 1977)

der Energie, bei der ein Eindringen in den Schädelknochen noch nicht möglich ist:

Patrone	$M_{Geschoß}$	E gr (J)
6,35	3,2	6,0
7,65	4,8	8,7
9	8,0	14,0

Versuche von SELLIER u. KNÜPLING (1969) über Knochendurchschlag ergaben, daß ein Geschoß der 9 Para mit einer Auftreffenergie von etwa 50 J Knochendicken unter 1,0 cm immer durchschlug, bei 1,1 cm dagegen einen Steckschuß ergab (der Geschoßkopf war in diesem Fall von der Tabula int. her zu sehen). Der Ausgang solcher Versuche hängt naturgemäß sehr von Knocheneigenschaften ab (Mineralgehalt usw.). Die Durchschlagsgrenze für ein 6,35 Geschoß mit einer Energie von 16 J lag bei einer Knochendicke von etwa 4 mm. Ein Reinbleigeschoß der Patrone .38 spec, das etwa dem (Vollmantel-) Parageschoß (in bezug auf Kaliber und Masse) äquivalent ist, braucht für den Durchschlag von 1 cm Knochen eine höhere Energie als 50 J, weil es sich beim Aufschlag verformt und dadurch sein Kaliber verändert. Diese *Reinbleigeschosse* werden im Gegensatz zu den Vollmantelgeschossen am *Schädelknochen* mehr oder weniger *deformiert*, sie geben auch am Knochen und bei *ihrem Verlauf durch das Gehirn viele kleine und kleinste Bleisplitter ab*, so daß der *Geschoßkanal im Röntgenbild* deutlich sichtbar wird *(„Bleistraße")*.

f) Brüche des Schädels durch hohen Innendruck (Schußverletzungen)

Der knöcherne Schädel wird beim Eindringen des Geschosses durch den starken Innendruck elastisch gedehnt, so daß sich sein Volumen vergrößert. Die vom *Geschoß abgegebene Energie* wird abzüglich der Reibungsverluste im Gehirn in elastische Energie umgesetzt. Der Schädel kann nur eine beschränkte elastische Energie aufnehmen und bricht bei Überschreitung dieser Grenze. Versuche mit Geschossen verschiedener Energie schätzten diese Grenzenergie auf etwa 20–30 mkp. Wird diese Grenzenergie überschritten, etwa beim Durchschuß mit rasanten Militärwaffen, so wird die Schädelkapsel gesprengt. Typische Beispiele dafür sind die sog. *Krönlein-Schüsse*. Die Biomechanik der Schußverletzungen und die der Krönleinschüsse werden später in getrennten Kapiteln besprochen, auf die hingewiesen wird, vgl. S. 535.

g) Brüche des Daches der Orbitae

Als Ursache von *Brüchen des Daches der Orbitae* sind die folgenden Mechanismen von Bedeutung: (1) *Unterdruck* in der *vorderen Schädelgrube* bei *Aufschlag* mit dem *Hinterkopf (Impressionsfraktur)*, (2) *fortgeleitete Frakturen* bei *Schädelbasisbrüchen*, (3) *Mitbeteiligung* der *Augenhöhlendächer* bei *Frakturen des Gesichtsschädels*, (4) *Orbita-Berstungsfrakturen („blow-out fractures")* und (5) *Bruch* des *Daches* der *Orbitae* infolge *geschoßbedingten Überdruckes* im *gesamten Schädelinnenraum*.

h) Ringbrüche

Die *Ringbrüche* um das *Foramen occipitale magnum* werden in einem folgenden Kapitel gesondert besprochen, s. S. 158.

i) Puppe-Regel

Wirken auf einen Schädel nacheinander zwei Gewalten ein, so ist die von Puppe (1914) angegebene Regel, daß eine fortschreitende Bruchlinie an einer bereits vorhandenen endet, ein wichtiger, sich oft bewährender Hinweis. Diese Regel erlaubt es, zu bestimmen, welches Bruchzentrum am Kopf zuerst vorhanden war und welches diesem zeitlich folgte. Das ist für die Rekonstruktion von komplizierten Unfallabläufen oder bei der Aufklärung von Mordfällen sehr wichtig (Abb. 65).

Puppe hatte 1908 formuliert: „Zuweilen ist man imstande, wenn zwei derartige Verletzungen mit einem der kreuzenden Ausstrahlungen am Schädel nachweisbar sind, festzustellen, welche von beiden Verletzungen zuerst zugefügt wurde, insofern nämlich, als der unverletzte Schädel die Ausstrahlungen in gehöriger Weise zustande kommen läßt, während die zu zweit gefallene Hiebverletzung ihre Ausstrahlungen an der Stelle aufhören läßt, wo die Architektur des Schädelgewölbes gestört war."

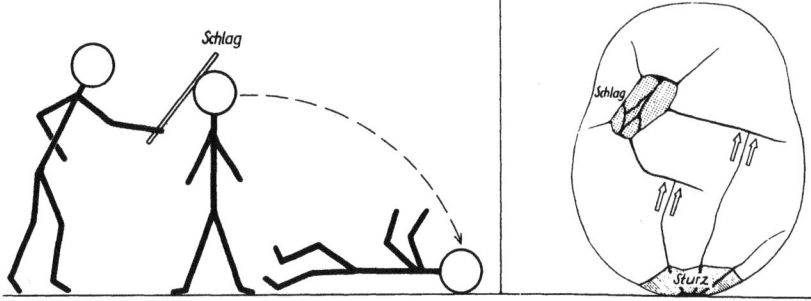

Steckenbleiben der Bruchlinien von nachträglichem Sturz an den vorher entstandenen Bruchlinien vom Schlag

Abb. 65. Feststellung der Reihenfolge (Priorität) von zwei Arten der Gewalteinwirkung anhand von Schädelbruchlinien. (Aus PONSOLD 1967)

MADEA et al. (1986) berichteten über einen Fall, der zeigt, daß sich auch bei mehrfachen Schußverletzungen des Schädels die Reihenfolge allein aus der Analyse des Bruchsystems ergibt. Für Einzelheiten verweise ich auf die Orginalarbeit.

V. Brüche der Schädelbasis mit Begleitverletzungen

1. Historisches

Fast alle Arbeiten, die sich im 19. Jahrhundert mit Frakturen der Schädelbasis befaßten, sind Einzelkasuistiken; die Ärzteschaft scheint ein großes Interesse an diesem Gebiet gehabt zu haben.

Charles BELL (1816) berichtete über eine Art von inkompletter Ringfraktur der Schädelbasis, die die Folge eines aus 50 feet Höhe herunterfallenden Eimers beim Tunnelbau war, der den Patienten am Hinterkopf traf.

Weitere Mitteilungen der Frakturen der Schädelbasis stammen von COUDEREC (1850), HEWETT (1858), BRYANT (1859), FORQUES (1889), HEER (1882), CHIPAULT u. BRAQUEHAYE (1895), VON NES (1897), SCHLESINGER (1900), HOFFMANN (1902), CRANDON u. WILSON (1906), SCHÖNBAUER u. BRUNNER (1928), WISKOVSKY (1933), BAUER (1939), Karel HENSCHEN (1939), LANG (1941), BEHREND (1955), LANZENDÖRFER (1956/1958), Jörg BÖHLER (1957), DESCUNS et al. (1959), BOENNINGHAUS (1960, 1974), HÜBNER (1968), KLEY (1968), INGELZI u. van der ARK (1975). Zusammenfassende Darstellungen veröffentlichten SCHIMA (1961) sowie SAMII u. BRIHAYE (1983).

2. Anatomische Vorbemerkungen

Die Böden der *vorderen Schädelgrube* stellen gleichzeitig die *Dächer* der *Orbitae* dar (Abb. 66).

Die *mittlere Schädelgrube* ist außerordentlich irregulär gestaltet. In der Mitte der mittleren Schädelgrube liegt die Fossa hypophyseos (Abb. 66).

Die *hintere Schädelgrube* hat eine relativ glatte konkave Oberfläche, die das Foramen occipitale magnum umgibt (Abb. 66).

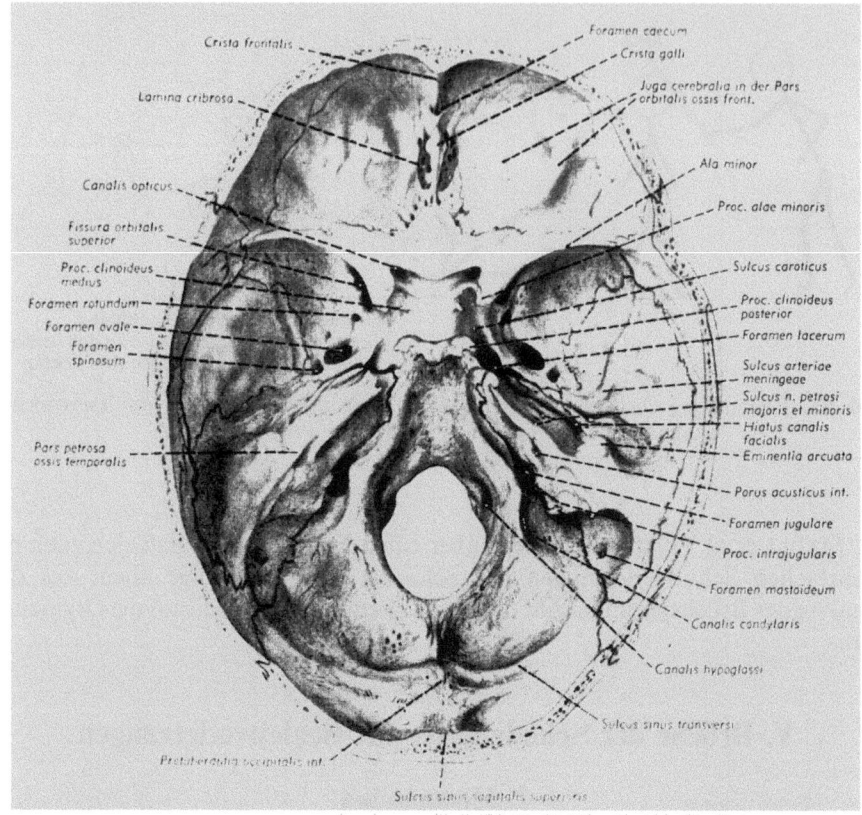

Abb. 66. Schädelbasis, Hirnfläche. (Aus BENNINGHOFF u. GOERTTLER 1967)

Sinus und Venengeflechte der Dura mater in der Schädelbasis finden sich in der folgenden schematischen Darstellung von ROER (1958) (Abb. 67).

Eine Gewalteinwirkung von solcher Intensität, die eine *Schädelbasisfraktur* zur Folge hat, führt meistens auch zu *Läsionen* der *harten Hirnhaut* und zu einer *Hirnschädigung* (GRAF 1903; HELLNER 1935; KNOFLACH u. SCHOLL 1937; BAUER 1939; JAEGER 1955).

3. Einteilung der Frakturen der Schädelbasis

Verlauf und Ausdehnung der Frakturen stehen in Abhängigkeit von der Richtung, der Art und der Intensität der einwirkenden Gewalt. Es ist BOENNINGHAUS (1974) zuzustimmen, daß bei *breitflächig angreifender Gewalt auf den Schädel Berstungsbrüche entstehen*, die in die Schädelbasis einstrahlen und entlang dünner Knochenbezirke verlaufen, wozu vor allem das Siebbeindach und das Orbitadach gehören (indirekte Frakturen). *Umschriebene Gewalteinwirkungen* auf Stirn oder Nasenwurzel haben Biegungs- und/oder Impressionsfrakturen zur Folge mit Eintreibung der Nasenwurzel und der Crista galli. Eine Sonderform stellen Lochfrakturen dar.

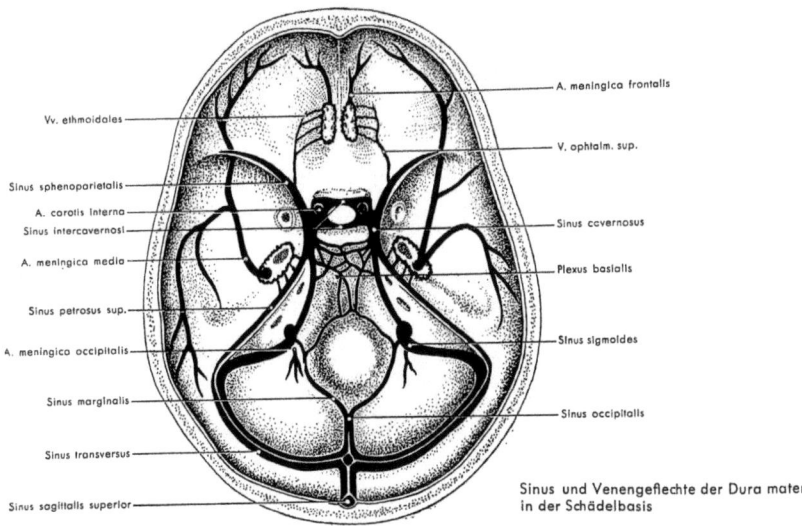

Abb. 67. Sinus und Venengeflechte der Dura mater in der Schädelbasis (Aus ROER 1958)

Der Versuch diese Frakturen zu klassifizieren sollte unternommen werden, auch wenn in Einzelfällen eine solche Einteilung scheitert (KLEY 1966, 1971; BOENNINGHAUS 1974).

4. Veröffentlichte Serien

VANCE (1926) berichtete in einer retrospektiven Studie über 512 Autopsien, die zwischen 1920 und 1925 in New York City durchgeführt worden waren und fand, daß lediglich 36 von 507 Schädelfrakturen nicht auch irgendwelche Beteiligung der Schädelbasis hatten. Gewöhnlich kamen Längsfrakturen der Schädelkapsel zusammen mit solchen der Schädelbasis vor.

Die umfassende Mitteilung von LE COUNT u. HOCKZEMA (1934) bringt eine eingehende Besprechung der Frakturen der Schädelbasis. Diese Autoren wiesen auf die großen Varietäten bei Frakturen der Schädelbasis hin, die ein- oder beidseitig auftreten und in jedem Teil der Schädelbasis gefunden werden können.

MORITZ (1954) wies auf die vielen Foramina der Schädelbasis hin, so daß hier, wie im vorhergehenden Kapitel zur Biomechanik ausgeführt wurde, bevorzugt Frakturen entstehen können.

SCHIMA (1961) sah bei 571 Schädelbasisfrakturen in 55 Fällen (9,6%) *keine Symptome einer Hirnbeteiligung*. Einhundertachtmal lag eine leichte bis mittelschwere *Commotio cerebri* vor und 107mal eine schwere, insgesamt also 215mal. *Contusio cerebri* bestand 301mal; fast immer bestand gleichzeitig ein *Kommotionssyndrom*. *Posttraumatische Psychosen*, die eine Verlegung der Patienten in eine geschlossene psychiatrische Abteilung erforderten, sah der Autor 7mal.

Bei *temporobasalen Schädelbasisfrakturen* bestand die Möglichkeit einer Verletzung des Hauptastes oder größerer Äste der *A. meningea med.* nahe dem Eintritt des Gefäßes in den Schädelinnenraum durch das Foramen spinosum. Als die häufigsten Blutungsquellen müssen jedoch die *Diploegefäße* bei Frakturen angesehen werden; sie nehmen im allgemeinen aber keine raumfordernden Ausmaße an. Sie können aber auch Folgen von Verletzungen venöser Sinus sein.

In dem Untersuchungsgut von SCHIMA von 571 Schädelbasisfrakturen fanden sich 18 *raumfordernde epidurale Hämatome* (3,2%), die 17mal auf der Seite der Fraktur und nur einmal auf der Gegenseite auftraten. Flache, dem Bruchhämatom entsprechende Blutungen, welche bei Obduktionen oft gefunden wurden, zählte dieser Autor nicht mit. Alle Hämatome lagen temporoparietal, mit einer Ausnahme (frontal). Neunmal wurde die Diagnose in vivo gestellt. Davon wurden 8 Patienten operiert, einer verstarb auf dem Weg in den Operationssaal. In 7 von diesen 9 Fällen bestand ein luzides Intervall (2mal 30 min, 4mal 2–4 h, einmal 4 Tage), 6mal eine weite, lichtstarre Pupille auf der Herdseite, und 6mal Halbseitenzeichen auf der Gegenseite. Neun epidurale Hämatome wurden erst bei der Obduktion gefunden. Bei diesen bestand 2mal ein ausgedehntes luzides Intervall, und 7mal lagen zusätzlich schwere kontusionelle Hirnschäden vor, die das klinische Bild von Beginn an beherrschten.

Massive subdurale Hämatome werden von SCHIMA in 29 von 571 Schädelbasisfrakturen gesehen (5,1 %), von denen 21 innerhalb von 48 h nach dem Unfall auftraten und 8 zwischen dem 2. und 17. Tag. Bei 12 Patienten wurde die Diagnose in vivo gestellt und eine Trepanation ausgeführt. Ein ausgeprägtes lucides Intervall bestand bei 8 dieser Patienten und variierte von einer Stunde bis zu 13 Tagen. Siebzehn subdurale Hämatome wurden erst bei der Obduktion gefunden, wobei 15mal schwere Hirnquetschungen bestanden und nur 2mal die Compressio cerebri die eigentliche Todesursache war. Bei den 8 postoperativ verstorbenen Verletzten wurde stets eine schwere Hirnkontusion als Ursache des Hämatoms und des Todes gefunden. Die Blutungen traten 20mal auf der Frakturseite und 9mal auf der Gegenseite auf. Sie lagen immer temporal.

Kombiniertes Auftreten von *epi-* und *subduralen Blutungen* bei *Vorliegen* von *Schädelbasisfrakturen* fand sich in der Serie von SCHIMA 9mal. Die beiden Hämatome lagen nur einmal kontralateral. Es bestand nie ein freies Intervall. Zwei Patienten wurden operiert; beide starben, einer in tabula. Siebenmal wurden die Blutungen erst autoptisch gefunden. In allen 9 Fällen lagen schwere Hirnquetschungen vor. Zweimal hatten beide Hämatome eine gemeinsame Blutungsquelle, nämlich einen basalen Sinusriß und einen Abriß des Meningeastammes bei gleichzeitiger Duraruptur (sog. *Zwerchsackhämatom*).

Intrazerebrale Hämatome bei *Schädelbasisfraktur* wurden von SCHIMA 6mal, sämtlich autoptisch, gefunden. Sie waren 2mal in Temporallappen, 3mal in den Stammganglien und einmal im Balken lokalisiert. Zweimal war die Blutung in den Ventrikel eingebrochen. Drei Patienten lebten einige Stunden, je einer 3, 8 und 18 Tage.

Liquorfluß bei *Schädelbasisfraktur* sah SCHIMA in seinem Krankengut 20mal, u. zw. nur 3mal aus der Nase und 17mal aus einem Ohr. In 19 Fällen trat die Liquorrhö bereits in den ersten Stunden nach dem Unfall auf. Sieben dieser Patienten starben bereits in den ersten 2 Tagen an den Folgen schwerer Hirnkontusionen. Bei den übrigen sistierte der Liquorfluß spätestens nach 7, meistens nach 1–3 Tagen. Nur einmal begann eine Otorrhö erst am 2. Tag und hielt mehrere Wochen an.

Pneumatozelen wurden von SCHIMA in den Röntgenbefunden seines Materials nur einmal gesehen, und zwar eine Luftansammlung in der Orbita nach Siebbeinfraktur.

Die *Otitis media* als Komplikation von *Schläfenbeinbrüchen* ist ein seltenes Ereignis. SCHIMA sah sie bei 301 Schädelbasisbrüchen mit Blutungen aus einem Ohr oder *Hämatotympanon* nur 13mal, sie war stets einseitig. Bei diesen 13 Patienten traten keine Komplikationen auf, vor allem keine Meningitis, welche bei 13 Fällen der Literatur aus der vorantibiotischen Zeit 2mal auftrat (ZANGE 1928).

Das Auftreten einer *posttraumatischen Meningitis* nach Schädelbasisfraktur wurde in der älteren Literatur vor Anwendung von Antibiotika mit weniger als 5 % angegeben (GRAF 1903; ZANGE 1928; GROB 1941). KNOFLACH u. SCHOLL (1937) sahen in ihrem Krankengut aus den Jahren 1931–1934 unter 175 Schädelbasisfrakturen dagegen keine Meningitis. SCHIMA sah in seiner Serie bei 7 Patienten (1,2 %) eine Frühmeningitis und einen Hirnabszeß. Die 5 rhinogen Meningitiden traten zwischen dem 3. und 9. Tag auf. Zweimal handelte es sich um offene Stirnhöhlenbrüche; Liquorfluß bestand nie. Die 2 otogenen Meningitiden traten am 3. und 5. Tag auf. Von den 7 Patienten starben 5. Bei einem Trümmerbruch der vorderen Schädelbasis mit Austritt von Gehirn aus der Nase entwickelte sich ein Hirnabszeß; der Patient verstarb an einem Durchbruch in das Ventrikelsystem. Als Erreger wurde E. coli nachgewiesen.

Ein *arteriovenöses Aneurysma im Sinus cavernosus* sah SCHIMA in seinem Beobachtungsgut nur einmal. *Endokrine Störungen* wurden von SCHIMA in seiner Serie nur in transitorischer Form gesehen. *Begleitende Verletzungen* des *Gesichtsschädels* sah der Autor in seinem Beobachtungsgut: 10 Nasenbein-, 8 Jochbein-, 6 Oberkiefer- und 8 Unterkieferbrüche. *Zusätzliche Verletzungen außerhalb des Schädels* fand er in 32% seines Beobachtungsgutes. Eine tödliche *Halsquetschung,* 68 *Frakturen* und *Luxationen* im *Bereich des Schultergürtels* und der *oberen Extremitäten,* 50 *Rippen-* und 12 *Wirbelbrüche,* einen *Lungenriß.* 11 *Beckenbrüche* und 57 *Frakturen* und *Luxationen* im Bereich der *unteren Extremitäten,* 11 *intraabdominelle Verletzungen,* meist *Milz-* und *Leberrupturen,* 11mal lagen *multiple Zertrümmerungen* vor etc.

Die Verteilungstypen der Bruchlinien bei 214 obduzierten Patienten mit Schädelbasisfrakturen hat SCHIMA (1961) vorgelegt (Abb. 68). Die Verteilung der bei Sektionen nachgewiesenen Schädelbasisfrakturen wurde von LEOPOLD (1977) folgendermaßen angegeben (Abb. 69).

Auf das Vorkommen von vielfach erheblichen Mengen von *Luft* im *rechten Herzen* und in der *A. pulmonalis* und deren Bedeutung als unmittelbare Todesursache hatten bereits ROER (1949) und ROER u. TEICHERT (1957) hingewiesen. *Massive Hirngewebsembolie in die Lungen* infolge Zerreißung eines venösen Sinus als unmittelbare Todesursache wurde von MCMILLAN (1956) und BÖHLER u. STRELI (1958) beschrieben.

JEND et al. (1984) fanden in einer retrospektiven Studie bei 36 von 241 Schädel-Hirn-Verletzungen (15%) eine Beteiligung der Schädelbasis. Bei konventioneller Röntgendiagnose war nur etwa jede 2. Schädelbasisfraktur nachgewiesen worden, insbesondere blieben Keilbeinfrakturen unentdeckt. Die computertomographischen Untersuchungen ergaben bei diesen Läsionen bessere Ergebnisse. Die Mortalität war mit 30% hoch, als besonders ungünstig erwiesen sich prognostisch Frakturen der Pyramiden.

Die typischen Schädelfrakturen der Schädelbasis und ihre Komplikationen wurden von DELANK (1970) herausgestellt (Abb. 70).

Auf Verletzungen der Sella turcica bei Schädelbasisfrakturen wiesen LINCK (1921) sowie ENGELS (1961) hin.

5. Schädelbasisbrüche nach Aufschlag des Gesichtsschädels

Eine Sonderform der Schädelbasisbrüche stellen diejenigen dar, die nach Aufschlag auf den Gesichtsschädel auftreten (HUELKE et al. 1988).

6. Zunahme der Schädelbasisfrakturen

Während in den Jahren 1909–1919 an der I. Unfallstation Wien 129 Schädelbasisfrakturen behandelt wurden (BRUNNER u. SCHÖNBAUER 1921), betrug die Zahl in den Jahren 1931–1934 175 (KNOFLACH u. SCHOLL 1937) und die der Jahre 1948–1957 571 (SCHIMA 1961). Die stete Zunahme der Schädelbasisfrakturen war vor allem durch die steigende Zahl der Verkehrsunfälle bedingt.

Unter den 571 Beobachtungen von SCHIMA waren 401 männlich (70%) und 170 weiblich (30%). Es starben 273 Patienten; das entspricht einer Mortalität von 47,8%.

Ihrer Entstehung nach waren die Schädelbasisbrüche meist Berstungsbrüche. Die Frakturlinien sind im Augenblick der Entstehung bereits breit klaffende Spalten (BAUER 1939). Biegungsbrüche als Folge umschriebener Gewalteinwirkung sind seltener.

„Am Röntgenbild ist die Frakturlinie in der Konvexität naturgemäß viel besser erkennbar als an der Basis. Die daraus abgeleitete Diagnose: ‚Konvexitätsfraktur in die Basis einstrahlend' müßte nach unseren Erfahrungen an Obduktionsbefunden häufig lauten: ‚Basisfraktur, in Konvexität auslaufend', weil das Zentrum dieser Berstungsbrüche, wo der Bruchspalt im Augenblick der Entstehung am weitesten klafft, oft in der Basis liegt und dadurch auch die Symptome der Schädelbasisfraktur vorherrschen" (SCHIMA 1961). Der genaue Verlauf der Bruchlinien bei Schädelbasisbrüchen kann nur bei der Autopsie festgestellt werden; die Röntgenaufnahmen erwiesen sich oft als unzuverlässig.

Von großer Bedeutung sind die Brüche der vorderen Schädelgrube, wegen der Gefahr der Öffnung von Nebenhöhlen, und die der Felsenbeine, wegen der Gefahr der Mittelohrbe-

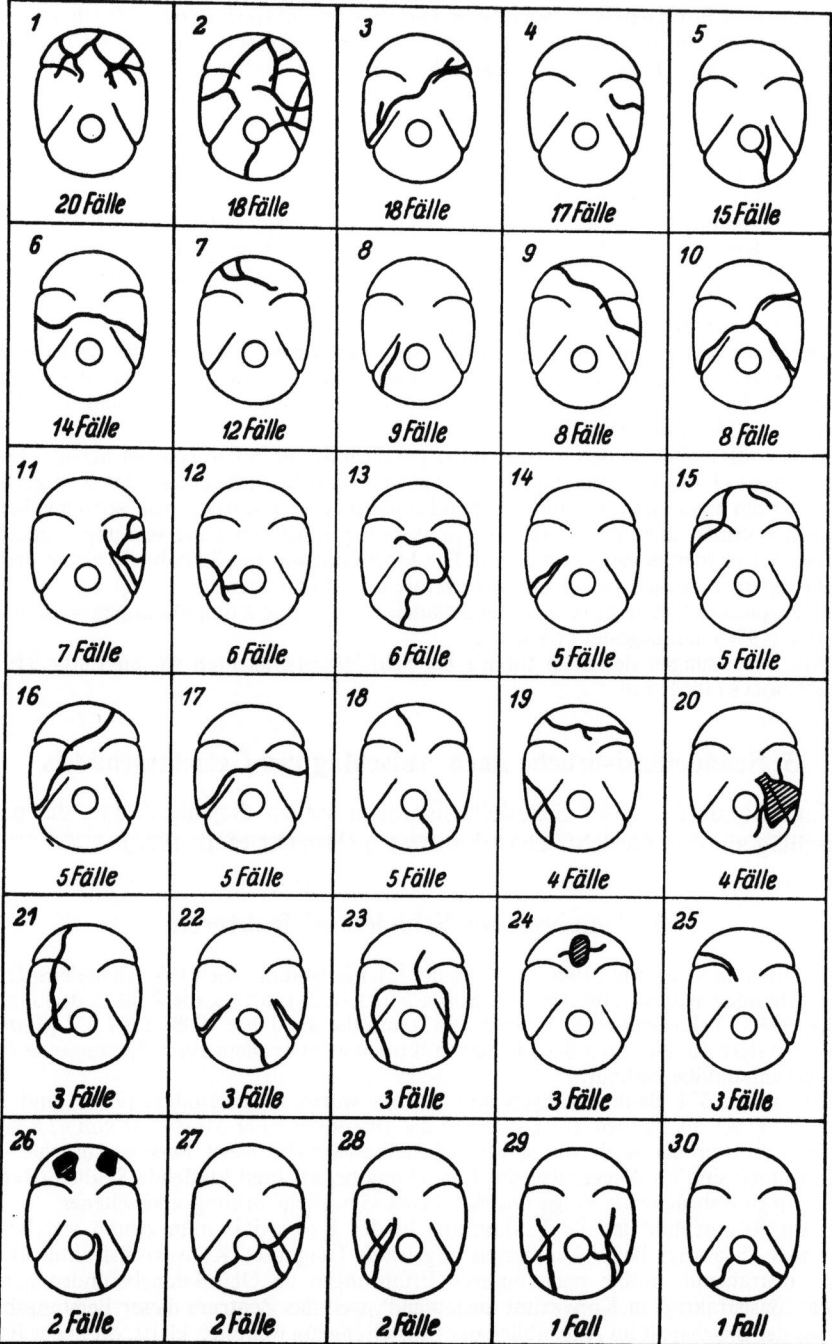

Abb. 68. Verteilungstypen der Bruchlinie bei 214 obduzierten Patienten mit Schädelbasisfrakturen. (Aus SCHIMA 1961)

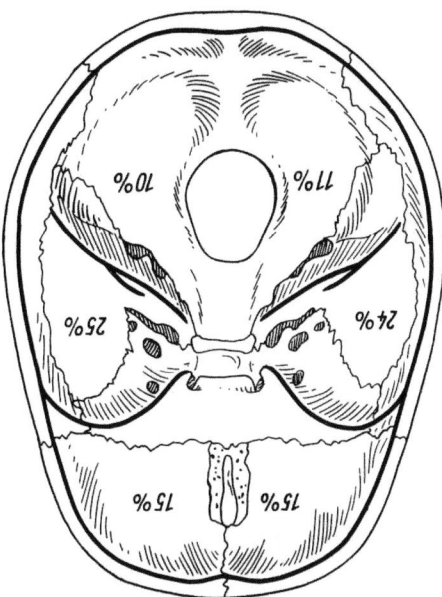

Abb. 69. Verteilung der bei Sektionen nachgewiesenen Schädelbasisfrakturen. (Aus LEOPOLD 1977)

teiligung. Die Ansicht von WAPPENSCHMIDT u. GROTE (1958), daß praktisch keine Schädelbasisfraktur der Nebenhöhlen eine Duraverletzung vermissen lasse, konnte SCHIMA (1961) nicht bestätigen. Neben der echten Heilung der Dura, kann der Duradefekt durch Gehirnteile tamponiert sein, die Arachnoidea kann verkleben und kann durch Auswachsen der Nasenschleimhaut verschlossen werden, dabei aber einen nur unsicheren Schutz gegen Infektionen gewähren (LEWIN 1954). SCHIMA fand in seiner Serie Brüche des Schläfenbeins mit 51% an erster Stelle der obduzierten Fälle. Weitere typische Frakturen waren Pyramidenquerbrüche und okzipitotemporale und die in den Mastoidzellen einstrahlenden Nahtsprengungen. Seltene, aber schwerwiegende Bruchformen sind Kombinationen von Längs- und Querfrakturen, die totale Absprengung der Pyramide oder des Processus mastoideus und die Aussprengung des Tegmen tympani (SCHÖNBAUER u. BRUNNER 1928; ULRICH 1926; VOSS 1926; KOCH 1940; SCHINZ et al. 1952; BÖHLER u. STRELI 1958; SCHIMA 1961).

7. Klinische Befunde

In der Mehrzahl der Fälle findet sich bei Patienten mit einem Schädelbasisbruch eine Commotio cerebri. Ein Kommotionssyndrom muß jedoch nicht immer vorliegen, in der Serie von BOENNINGHAUS (1974) fehlte eine Bewußtlosigkeit in etwa 25% der Patienten. Bei Nichtvorliegen eines Kommotionssyndroms darf demnach bei differentialdiagnostischen Erwägungen ein Schädelbasisbruch keinesfalls ausgeschlossen werden (BOENNINGHAUS 1974).

Lidhämatome – das *Brillen-* oder *Monokelhämatom* – sind bei Schädel-Hirn-Verletzungen an sich schon häufig. Nach der Erfahrung von SCHIMA (1961) ist ihr Wert als Symptom bei der Schädelbasisfraktur nicht sehr groß; von seinen 571 Patienten hatten 96 ein einseitiges und 78 ein doppeltes Hämatom bei der Aufnahme.

Blutaustritt aus *Mund* und *Nase* haben nach SCHIMA auch nur eine beschränkte Beweiskraft für das Vorliegen einer Schädelbasisfraktur. *Epipharynxhämatome* sind verdächtig für die Fraktur der mittleren Schädelgrube (SEIFERTH 1954). SCHIMA sah in

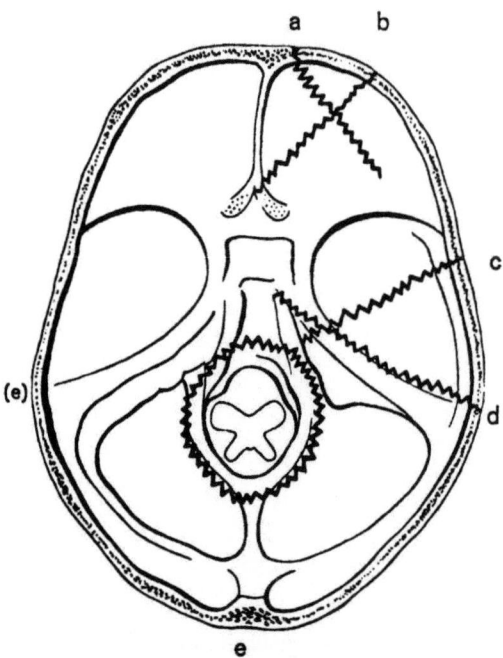

Abb. 70. Typische Schädelbasisfrakturen und ihre Komplikationen. (Aus DELANK 1970). Lokalisation: Frontobasale Frakturen. *a* mit Eröffnung der Stirnhöhle; *b* mit Eröffnung der Siebbeinzellen. Temporobasale Frakturen. *c* mit Felsenbeinquerbruch; *d* mit Felsenbeinlängsbruch; *e* basale Ringfrakturen. Komplikationen bei *a* und *b*: Liquorrhö aus der Nase, Meningitis-Abszeß; bei *c* „pseudonasale" Liquorrhö über Tuba Eustachii – N. octavus-Schädigung; bei *d* Liquorrhö aus dem Ohr, N. facialis-Schädigung, N. trigeminus-Schädigung; bei *e* meist tödlicher Verlauf, wegen begleitender Verletzung der Medulla oblongata

seinem Beobachtungsgut 152mal Blutaustritt aus der Nase und 80mal aus dem Mund. *Blutung aus einem Ohr* ist ein sehr wesentlicher Hinweis auf das Vorliegen einer Schädelbasisfraktur, sofern sich ausschließen läßt, daß das Blut von außen in den Gehörgang eingedrungen ist (HELLNER 1935). SCHIMA (1961) sah sie entsprechend der großen Häufigkeit von Schläfenbeinbrüchen in seinem Material 271mal aus einem Ohr und 24mal aus beiden Ohren. *Austritt* von *Liquor* oder *Gehirnbrei* aus *Nase* oder *Ohr* ist ein Beweis für das Vorliegen einer Schädelbasisfraktur, wird jedoch nur selten beobachtet. Bei 58 Beobachtungen wurde 4mal (HEER 1882), bei 90 Beobachtungen 7mal (GRAF 1903), bei 129 Beobachtungen 3mal (BRUNNER u. SCHÖNBAUER 1921) und bei 109 Beobachtungen keinmal (HELLNER 1935) *Liquorfluß* festgestellt, häufiger aus einem Ohr als aus der Nase. SCHIMA fand 3mal eine Rhinorrhö und 17mal eine einseitige Otorrhö. *Gehirnaustritt* sah SCHIMA einmal aus der Nase, 10mal aus einem Ohr, und einmal aus beiden Ohren. Von diesen 12 Patienten blieb nur einer am Leben.

Blutungen aus dem Ohr nach Frakturen im Bereich der mittleren Schädelgrube wurden bereits von TESSIER (1798) beschrieben. Der Ausfluß seröser Flüssigkeit aus dem Ohr war bereits von BERENGARIUS DA CARPI (1728), STALPART VAN DER WIEL (1780), O'HALLORAN (1793) sowie DEASE (1845) beobachtet worden. LAUGIER (1778) erkannte eindeutig den Zusammenhang mit einer Fraktur, vertrat aber die irrige Ansicht, daß die seröse Flüssigkeit durch Filtration des Blutes im Frakturspalt entstehe. ROBERT (1847) zeigte jedoch, daß die Flüssigkeit mit dem Liquor identisch war.

8. Beteiligung der vorderen Schädelgrube bei Schädelbasisfrakturen

SCHIMA sah unter 571 Schädelbasisfrakturen in 114 Fällen die vordere Schädelgrube sicher beteiligt oder allein. In 19 dieser Fälle bestand eine *offene frontobasale Wunde*, davon 3mal mit *Hirnprolaps* und einmal mit *Rhinorrhö*. Die endokraniellen Frühinfektionen waren in diesem Material keineswegs sehr häufig. Sie kamen bei 6,1 % aller vorderen Schädelbasisbrüche, bei 15,8 % der offenen und 4,2 % der gedeckten vor. Rechnete man die zahlreichen Frühtodesfälle infolge schwerer Hirnschädigungen und anderweitiger Verletzungen nicht mit, da sie eine eventuelle Infektion gar nicht erlebten, kamen bei 69 Patienten mit frontobasalen Frakturen, die länger als 2 Tage lebten, in 10,3 % endokranielle Frühinfektionen vor. Diese Verletzungen werden im folgenden Kapitel detailliert beschrieben.

9. Komplikationen durch Insertion eines nasogastrischen Schlauches in die Schädelhöhle

Über *tödlich ausgehende Komplikationen bei Schädelbasisbrüchen* durch *Insertion eines nasogastrischen Schlauches in die Schädelhöhle* berichteten FREMSTAD u. MARTIN (1978) sowie GALLOWAY u. GRUDIS (1979. Ähnliche Komplikationen wurden bei Patienten mit Frakturen des Gesichtsschädels mitgeteilt, vgl. S. 141.

10. Luftembolie beim Schädelbasisbruch

Bei Schädelbasisbrüchen kann es zu Luftembolien kommen. ROER (1958) führte systematische Untersuchungen durch und fand bei der Auswertung von 75 Fällen mit Frakturen der vorderen und mittleren Schädelgruben, bei denen eine Kontrolle auf Luftembolie durchgeführt wurde, bei 16 % der Sektionen keine Luft, bei 65,3 % Luftmengen unter 100 ccm und bei 18,7 % Luftmengen über 100 ccm in der rechten Kreislaufschleife (Vorhof, Kammer und Hauptast der A. pulmonalis). In den Hirnsinus besteht bei aufrechter Körperhaltung ein negativer Druck. Bei Verletzungen von venösem Sinus bei Schädelbasisbrüchen kommt es an der Verletzungsstelle zu Kommunikationen mit der Außenluft, einmal finden sich Blutungen aus Mund, Nase und Ohr, andererseits kann an diesen Stellen in umgekehrter Richtung Luft einströmen, falls die Druckverhältnisse dies zulassen.

Bei Schädelbasisbrüchen sind folgende Bereiche besonders gefährdet: Sinus sphenoparietalis, Sinus cavernosus und intercavernosus, Sinus petrosus superficialis, das Rete foraminis ovalis und das Venengeflecht im Bereich der Lamina cribrosa (ROER 1958). Kinder und Greise sind durch Luftembolie gefährdeter, da bei diesen Altersgruppen die Dura mater mit dem Schädelknochen fest verwachsen ist und entsprechend leichter einreißt.

Luftembolien bei Brüchen der hinteren Schädelgrube oder der Schädelkalotte können nur dann eintreten, wenn es sich um sog. offene Brüche handelt, bei denen venöse Sinus mitverletzt werden, durch die dann Luft in das Gefäßsystem eindringen kann; das ist gelegentlich bei Schädelschüssen (Selbstmord) der Fall.

Tödliche Luftembolie auf dem Wege über die Diploevenen ist bekannt durch einen Fall von Abmeißelung eines fünfmarkstückgroßen Bezirkes der Tabula ext. der Schädelkalotte bei einem Kinde, das kurz nach Verlassen des Operationstisches ad exitum kam (ROER 1958).

Wie hoch ist die tödliche Dosis an Luft bei der Embolie des kleinen Kreislaufes? ROER unterscheidet hier 2 Mengenangaben: einmal die Luftmengen, die gezielt appliziert werden – die unwillkürlich applizierten Mengen sind kaum zu schätzen – und andererseits die Luftmengen, die bei den Sektionen dargestellt werden.

Kleine, in die Venen injizierte Luftmengen sind ohne Bedeutung für das Weiterleben, wenn nicht die Luftblasen durch ein offenes Foramen ovale in den linken Kreislauf und in die Gehirnarterien gelangen, was schwere klinische Folgen und Tod nach sich ziehen kann. Bei einer Untersuchung bei über 1000 Leichen seines Sektionsgutes fand ROER (1958) in

14,9% der Fälle ein offenes Foramen ovale, das in 8,6% nur taschenförmig offen, also gedeckt war. Es ist nicht anzunehmen, daß bei geringen Luftmengen einzelne Luftblasen durch das gedeckte, aber an sich durchgängige Foramen ovale gepreßt werden. ROER nahm deshalb an, daß z. B. die kleinen Luftbläschen, die man bei i. v. Injektionen aus der Spritze zu bringen so sorgfältig gelernt hat, praktisch von geringer Bedeutung (6,3% der Fälle) sind.

Es gibt zahlreiche Beobachtungen nach Angaben von ROER, daß beim Menschen in Selbstmordversuchen 5–20 ccm Luft injiziert wurden, ohne daß klinische Symptome in Erscheinung traten. HASELHORST erwähnt einen Fall, bei dem 80 ccm Luft versehentlich ohne Schaden für den Patienten aingespritzt wurden. RÖSSLE teilte 1944 einen Sektionsfall mit, bei dem der Tod nach Injektion von 300 ccm Luft in die Kubitalvene eintrat. Man weiß aber aus Tierversuchen, wie wichtig der Zeitfaktor ist. Je kürzer die Injektionszeit, umso kleiner ist die Luftmenge, die zum tödlichen Ausgang führt.

Nach Angaben von ROER kann man eine unmittelbare Todesursache durch Luftembolie annehmen, wenn etwas um 100 ccm Luft sich in der rechten Kreislaufschleife finden, das wäre etwa ⅓ des Fassungsvermögens der rechten Kreislaufschleife.

Die Frage nach der Todesursache bei einer Luftembolie des rechten Kreislaufes – nur diese Spielart hat nach Ansicht von ROER beim Schädelbasisbruch Bedeutung – ist noch nicht eindeutig beantwortet. Die Theorie des primären Gehirntods bei Luftembolie durch Schädelbasisbruch lehnt ROER ab, da es erwiesen sei, daß die Luft nicht in wesentlichen Mengen die Lungenkapillaren zu passieren vermöge. Noch BICHAT (1808) hatte geschrieben: „L'air est mortel en arrivant au cerveau." Auch den reflektorischen Tod durch Vaguserregung nach SAUERBRUCH (1909) lehnt ROER ab, da das Herz auf Luftembolie im rechten Kreislauf mit einer Aktionsbeschleunigung aufwarte, die mit einem Vagusreiz kaum in Einklang zu bringen sei. ROER vertritt die Meinung, als Todesursache der Luftembolie des rechten Kreislaufes einen primären Herztod infolge Überdehnung der rechten Herzkammer und rückläufige Verstopfung der Koronararterien anzunehmen.

11. Rhinoliquorrhö beim Schädelbasisbruch

Beobachtungen von Rhinoliquorrhö wurden mitgeteilt von SCHWAB u. GREEN (1905), LOFTUS (1923), JOHNSTON (1926), SHEA (1938), WHITE (1927), LAWRENCE (1929), PLUM (1931), FOX (1933), GRAHAM (1937), GISSANE u. RANK (1940), SOM u. KRAMER (1940), KALLAY u. DOBOS (1941), GERMAN (1944), MESZÖLY (1946), ECKER (1947), HÖRBST (1947), JUNET (1948), KLEINFELD et al. (1950), LAND (1950), FEREY (1951), GROS u. MINVIELLE (1951), LAZORTHES u. ANDUZE (1951), LEWIN u. CAIRNS (1951), RISER et al. (1951), ROUSSEAUX et al. (1951), PAILLAS u. VIGOUROUX (1951), WERTHEIMER et al. (1951), TÖNNIS u. FROWEIN (1952), VOGEL (1953, 1954), LEWIN (1954), LOEW (1955), CROW et al. (1956), DURRER u. ZANDER (1956), GHOURALAL et al. (1956), MAJER (1956), MYERS u. CAMPBELL (1956), MORLEY u. HETHERINGTON (1957), RIECHERT (1957), CALVET et al. (1958), WAPPENSCHMIDT u. GROTE (1958), KUHLENDAHL (1959), LECUIRE et al. (1959), QUIST-HANSEN (1961), DE MONTMOLLIN (1963), MCCOY (1963), COLAS et al. (1964), VRABEC u. HALLBERG (1964), RASKIND (1965), RASMUSSEN (1965), WIEMERT (1965), LÖSER u. ACKERMANN (1966), MONTGOMORY (1966), RASKIND u. DORIA (1966), ABULKER et al. (1966), GOLDHAHN u. GOLDHAHN (1967), ROAF (1967), ZANDER u. OBERSON (1967), BUCHHEIT (1968), BUSCA (1968), RAY u. BERGLAND (1969), BÖHME u. WERNER (1970), CHANDLER (1970), GARAN et al. (1971), JACOBSON u. MARAN (1971).

Die Folge von knöchernen Verletzungen der Schädelbasis, die häufig mit Läsionen der harten Hirnhaut einhergeht, ist eine Kommunikation des Inhaltes der Schädelhöhle mit der Außenwelt. Liquor dringt nach außen *(Rhinoliquorrhö)*, Luft nach innen *(Pneumenzephalus)*. Es besteht die Gefahr einer *rhinogenen Leptomeningitis*, auch einer rezidivierenden, die oft noch Monate oder Jahre nach Sistieren der Liquorrhö auftreten kann (BOENNINGHAUS 1968; LEECH 1974). Die

Frage nach der Indikation einer sofortigen Operation der abwartend konservativen Behandlung soll hier nicht diskutiert werden; die Meinungen dazu sind geteilt.

Liquorabfluß ist als ein sicheres Zeichen einer Schädelbasisfraktur zu werten. Ebenso spricht *Austreten von Hirngewebe* aus der Nase bzw. der Wunde für eine solche Verletzung.

Wichtig ist der Hinweis, daß bei einer Rhinoliquorrhö die Fraktur der Schädelbasis nicht unbedingt im Bereich der Rhinobasis zu liegen braucht, sondern auch bei Frakturen der *Otobasis* kann bei geschlossenem Trommelfell der Abfluß des Liquors über die Tube ebenfalls zu einer „Rhinoliquorrhö" führen (BOENNINGHAUS 1974).

Die Erkennung und Diagnose einer Verletzung der Dura mater kann dann erschwert sein, wenn kein Liquor abfließt. Es können prolabiertes Hirngewebe, Schleimhautanteile oder Knochenfragmente in den Durariß eingedrungen sein und ihn tamponiert haben. „In diesen Fällen kann es dann zum gelegentlich auftretendem Liquorfluß (vom Patienten als *5 Sekunden-Schnupfen* bezeichnet) oder zu rezidivierenden Meningitiden ohne jede Liquorrhö kommen" (BOENNINGHAUS 1974).

Es wurden Fälle beschrieben, bei denen erst Jahre nach einem Unfall erstmalig ein Liquorfluß auftrat. Die Erklärung dafür liegt wohl darin, daß infolge körperlicher Anstrengungen, Pressen oder Niesen alte Duranarben infolge eines erhöhten intrakraniellen Druckes reißen (TÖNNIS u. FROWEIN 1952). Es handelt sich hierbei um eine sog. sekundäre Liquorrhö. KLEY (1966) teilte sie in die *akute Frühliquorrhö* und die *chronische Spätliquorrhö* ein. Die letztgenannte ist identisch mit der *Liquorfistel*.

Die folgende Tabelle 22 zeigt die zahlenmäßige und prozentuale Häufigkeit von Liquorrhö, bezogen auf die Zahl der Schädel-Hirn-Verletzungen im allgemeinen, der Schädelbasisverletzungen und der frontobasalen Verletzungen, nach einigen Angaben aus der Literatur.

12. Otoliquorrhö beim Schädelbasisbruch

a) Einführung

Das *Ausfließen* von *Liquor* und *Blut* aus dem Ohr kommt bei schweren *Schädel-Hirn-Verletzungen* relativ häufig vor.

Voraussetzung für einen *Liquorfluß* aus dem *Ohr* ist eine *Fraktur* des *Os temporale*. Man unterscheidet bei diesen Frakturen im wesentlichen *2 Formen:* (1) Die *Längsbrüche* der Pyramide, welche *parallel* zur *Achse der Pyramide* verlaufen, und (2) die *Quer-* oder *Transversalbrüche*, die *quer durch* die *Pyramide* ziehen. Es kommt, vor allem bei schweren Schädel-Hirn-Verletzungen, zu *Kombinationen beider Frakturformen*.

b) Komplikationen

Die *häufigste Komplikation* einer *otogenen Liquorrhö* ist die *Leptomeningitis*. Eine Leptomeningitis wurde in der Serie von MORLEY u. HEATHERINGTON (1957) in 50% der Patienten gefunden.

Tabelle 22. Übersicht über die zahlenmäßige und prozentuale Häufigkeit der Liquorrhö, bezogen auf die Zahl der Schädel-Hirn-Verletzungen im allgemeinen, der Schädelbasisverletzungen und der frontobasalen Schädel-Hirn-Verletzungen, nach einigen Angaben aus der Literatur. (Aus DIETZ 1970)

Autoren	Schädel-Hirn-Verletzungen (Anzahl)	Schädel-basis-verletzungen (Anzahl)	Fronto-basale Verletzungen (Anzahl)	Liquorrhö Gesamtzahl	Rhino-liquorrhö (Zahl)	Anteil der Rhino-liquorrhö in % von		
						(1)	(2)	(3)
LECUIR u. MOUNIER-KUHN (1961)	3 500	?	?	70	55	1,6	—	—
GURDJIAN u. SHAWAN (1932)	2600	?	125	?	2	0,07	—	1,6
RAAF (1967)	2194	202	123	129	50	2,3	24,7	40,6
LANG (1941)	2019	222	?	124	?	?	?	?
MINCY (1966)	1745	?	?	?	54	3,0	—	—
DRIESEN (1966)	1718	?	?	45	?	?	?	?
CALVERT (1941/42)	1700	655	103	?	21	1,2	3,2	20,4
SCHÜRMANN (1965)	1639	?	?	29	27	1,7	—	—
WERTHEIMER et al. (1951)	1394	?	?	41	8	0,5	—	—
GURDJIAN u. WEBSTER (1944)	1285	?	39	?	13	1,7	—	33,3
RASMUSSEN (1965)	1180	481	?	82	47	3,9	9,7	—
JENTZER (1951)	810	188	?	?	13	1,6	6,9	—
HOLUB (1962)	368	?	?	17	?	?	?	?
SCHIMA (1961)	—	571	?	20	3	—	0,5	?
CRANDON u. WILSON (1906)	—	533	?	?	27	—	5,0	?
BOENNINGHAUS (1960)	—	175	102	?	7	—	4,0	6,8
MORLEY u. HETHERINGTON (1957)	—	—	55	31	31	—	—	56,3
DIETZ (1970)	3230	435	128	—	47	1,4	10,8	36,7

c) Mitgeteilte Literatur

Kasuistiken und Serien von Otoliquorrhö wurden veröffentlicht von CAUSSE (1939), MORLEY u. HEATHERINGTON (1957), DE GROOD (1961), MEALY (1961), WIESER (1963), MILLER (1971), HENRY u. TAYLOR (1978), BOUSQUET et al., 50 Fälle, (1980).

Im folgenden erfolgt eine Auswahl einiger in der Literatur mitgeteilter Kasuistiken. DE GROOD (1961) teilte 5 Beobachtungen mit:

Fall 1: Das 7jährige Mädchen wurde nach einer Schädel-Hirn-Verletzung in soporösem Zustand eingeliefert. Es bestand eine profuse Liquorrhö aus dem linken Ohr. Nach einigen Tagen war sie wieder bewußtseinsklar, doch dauerte der schwere Liquorverlust an. Am 4. Tage stellte sich ein Opisthotonus ein, obwohl kein Fieber auftrat. Eine *Lumbalpunktion* zeigte niedrigen Druck bei sonst normalem Liquor. Es wurde abgewartet. Am 7. Tage war das Kind schwer benommen und zeigte schwerste Kollapssymptome. Entschluß zur Operation, doch bevor sie zur neurochirurgischen Klinik transferiert werden konnte, verstarb sie. Bei der *Obduktion* fand man eine inkomplette Querfraktur des linken Os temporale mit einer Durazerreißung über der Frakturstelle. Es bestanden keine Zeichen einer Meningitis.

Fall 2: Das 8jährige Mädchen wurde nach einer schweren Schädel-Hirn-Verletzung eingeliefert. Es war soporös, hatte eine rechtsseitige Fazialislähmung und eine starke Otorrhö aus dem rechten Ohr. Am 6. Tage hatte sich der Liquorfluß noch nicht vermindert, obwohl zweimal Lumbalpunktionen vorgenommen worden waren. Das *Röntgenbild* zeigte eine vom Os occipitale bis ins Felsenbein hineinragende Fraktur. Bei der *Operation* wurde eine Zerreißung der Dura über dem Felsenbein mit Läsion des Temporallappens festgestellt. Mittels einer *intraduralen Operation* wurde diese Läsion versorgt. Der postoperative Verlauf war ungestört und nach etwa 4 Monaten war auch die Fazialislähmung rückgebildet.

Fall 3: Das 19jährige Mädchen wurde von einem PKW überfahren und in komatösem Zustand eingeliefert. Man stellte eine Liquorrhö aus dem linken Ohr fest. Am 3. Tag hörte der Ausfluß auf, doch es entwickelte sich eine Meningitis. Nach 3 Tagen war der Zustand wieder gebessert, doch 4 Tage später zeigte sich wieder das Bild einer schwersten Meningitis. Mit hochdosierter antibiotischer Therapie und Tracheotomie wurde auch dieser Zustand wieder gemeistert, doch am 11. Tage begann wieder eine profuse Liquorrhö. Die *Röntgenbilder* zeigten eine Fraktur des Felsenbeines ohne deutliche Fraktur in der Squama. Bei der *Operation* fand sich eine komplette Längsfraktur der Pyramiden. Die Dura war über dem Felsenbein zerrissen. Mit einer Faszienplastik wurde das Loch verschlossen. Am ersten Tage fand noch etwas Liquorfluß statt, doch hörte er dann auf. Am 14. Tage nach der Operation wurde die Patientin entlassen.

Fall 4: Ein 19jähriger Infanterist wurde nach einem Motorradunfall in die Klinik eingeliefert, mit Liquorausfluß aus dem rechten Ohr und einer Fazialislähmung. Er war etwas benommen, doch zeigte er keine anderen neurologischen Symptome. Auch hier fand sich eine inkomplette Querfraktur der Pyramide im *Röntgenbild*. Am 7. Tage wurde er wegen des kontinuierlichen Liquorausflusses aus dem rechten Ohr operiert. Es fand sich ein Riß von 15 cm Länge in der Dura der Squama temporalis, welcher genäht wurde. Die Felsenbeinfraktur wurde mit Wachs versorgt. Die Heilung verlief ganz ungestört.

Fall 5: Ein 55jähriger Mann wurde nach einem Unfall mit einem Schädelbasisbruch und einer otogenen Liquorrhö eingeliefert. Das Bewußtsein war ziemlich klar. Das *Röntgenbild* zeigte einen inkompletten Längsbruch des Felsenbeines. Trotz mehrerer *Lumbalpunktionen* trat immer erneut die Liquorrhö auf. Am 11. Tage wurde zur Operation geschritten. Auch hier fand sich ein Riß der Dura der Squama und des äußeren Gehörganges, welcher mittels Faszienlappen geschlossen wurde. Am 10. Tage konnte der Kranke die Klinik verlassen.

WIESER (1963) berichtete über einen Patienten, bei dem nach einer Schläfenbeinfraktur, die er als Soziusfahrer mit einem Motorrad vor mehr als 8 Jahren erlitten hatte, eine traumatische persistierende Duralücke bestand, die zu einer otogenen Meningitis führte.

13. Pneumenzephalus beim Schädelbasisbruch

a) Einführung

Ein *Pneumenzephalus* kann bereits röntgenologisch diagnostiziert werden, er ist immer das Zeichen für das Vorliegen eines Defektes der Dura mater. Neben der Bezeichnung Pneumenzephalus wird auch Pneumatozele, Aerozele oder Pneumokranium gebraucht.

b) Mitgeteilte Kasuistiken und Serien

Beobachtungen von traumatischem Pneumenzephalus wurden mitgeteilt von CHEVANCE de WASSY (1852), THOMAS (1866), WERNHER (1873), CHIARI (1884), MCARTHUR (1905), LUCKETT (1913, 1917), STEWART (1913), WOLFF (1914), PASSOW (1914, 1916), WODARZ (1915), SKINNER (1916), SULTAN (1916), COTTE (1917), HANSEMANN (1917), HOLMES (1918), REISINGER (1918), GLÉNARD u. AIMARD (1919), GOLDAMMER (1919), MAY (1919), POTTER (1919), DOYLE (1921), HANSSON (1921), HORRAX (1921), SPILLER (1921), GRANT (1923), MCCANNEL (1923), SCHLOFFER (1923), TEACHENOR (1923), WHEELER (1923), BULLOCK (1926), DANDY (1926), JANSSON (1926), KROGIUS (1926), SIEGMUND (1926), VOGL (1926), DAVIDSON (1927), JEAN u. VILLECHAISE (1927), HENRY u. HEATHCOTE (1928), LEWIS (1928), MOTHERSOLE (1928), PASCHOUD (1928), RAHM (1928), HUIZINGA u. KEIJSER (1929), GREY (1930), GUTTMANN (1930), WORMS u. DIDIEE (1930), WINTERSTEIN (1930), GEBER (1931), GIORDANO (1931), KALLIUS (1931), LECLERC u. ROY (1931); MILLER et al. (1931), OPPOLZER (1931), SKOOG (1931), TAFT (1931), URECH (1931), FENSTER (1932), LIPPENS (1932), THOMPSON u. REED (1932), LAFITTE u. PETIT-DUTAILLIS (1933), FRIBOURG-BLANC et al. (1934), SMITH u. MALCOLMSON (1934), PASSARGE (1935), KASPAR (1936), NYLEN (1936), FUCHSIG (1938), KILLIAN (1938, 1939), MUIR (1938), PRINGLE (1938), PETER (1940), STUCK u. WEATHERBY (1940), ECHOLS u. HOLCOMBE (1941), VARA-LOPEZ u. SOLIS (1941), DEMMLER et al. (1942), FROMENT et al. (1942), CLAUS (1943), COURVILLE (1943), DAVIES (1943), FLEMING et al. (1943), GAINES (1943), MICHAELSSON (1943), MONEY u. STOLLER (1943), KAPLAN (1944), GARLAND u. MOTTRAM (1945), LEVY (1948), STRAUS (1948), YUHL u. ESTRIDGE (1950), GROS u. CAZABAN (1951), SILVESTRI (1953), JELSMA u. MOORE (1954), STORM-MATHISEN (1954), THUM (1959), KITTEL (1960), NIKOLAI u. NOCKEMANN (1961), SUWANWELA et al. (1962), SIMMA (1963), FAGERSBERG u. LODIN (1964), FABRE (1967), GIROIRE et al. (1967).

c) Einteilung der intrakraniellen Pneumatozelen

Die *intrakraniellen Pneumatozelen (Pneumokranium)* können sich in bereits bestehenden Räumen ausdehnen *(subdurale, subarachnoidale* oder *intraventrikuläre Pneumatozele)* oder sie können sich in Höhlen im Hirngewebe selbst finden als Folge traumatischer Gewebsschädigungen, man spricht dann von *intrazerebralen Pneumatozelen.*

Eine *subarachnoidale Pneumatozele* tritt nach Riß der Dura mater bei einem Unfall dadurch auf, daß ein Austausch von Liquor und Luft erfolgt. Die Ausbildung kann mehrere Tage in Anspruch nehmen und kann auf der ersten

Röntgenaufnahme noch nicht sichtbar sein. Sie resorbieren sich innerhalb von einigen Tagen falls kein weiterer Zufluß von Luft mehr erfolgt.

Die *intrazerebralen Pneumatozelen*, die in traumatisch geschädigtem Hirngewebe liegen, zeigen nur eine geringe Tendenz zur Resorption. Bei ihrer Entstehung kommt es zu einer ringförmigen Verklebung der Hirnhäute um den Duradefekt, so daß Luft in die Hirnsubstanz gelangen kann. TÖNNIS u. FROWEIN (1952) haben auf eine Spätkomplikation hingewiesen, daß sich bei intrazerebralen Pneumatozelen im Röntgenbild nicht selten eine Spiegelbildung zeigt. Die Flüssigkeit ist entweder Liquor oder ein Transsudat. Die Verletzten berichten über „*Plätschergeräusche*" in ihrem Kopf.

Die *intraventrikulären Pneumatozelen* treten dann auf, wenn intrazerebrale Pneumatozelen in das Ventrikelsystem einbrechen, entweder bei direkter Verletzung des Ventrikels oder später. Eine andere Möglichkeit der Entstehung liegt darin, daß die Luft im Ventrikelsystem auch über die Foramina Luschka und Magendi dorthin gelangen kann. In einzelnen Fällen muß an ein Eindringen der Luft durch eine Berstung im Boden des 3. Ventrikels gedacht werden. Eine intrazerebrale Pneumatozele kann natürlich auch umgekehrt in den Subarachnoidalraum einbrechen.

Pneumatozelen können zu gesteigertem intrakraniellen Druck führen, der klinisch faßbare Befunde nach sich ziehen kann (JEMMI 1964).

Man spricht vom *primärtraumatischen Pneumenzephalus*, wenn die Luft unmittelbar nach der Gewalteinwirkung sichtbar ist, und vom *sekundärtraumatischen Pneumenzephalus*, wenn die Luft nach einem Intervall von mindestens einigen Tagen sichtbar wird (KILLIAN 1939; TÖNNIS u. FROWEIN 1952; NIKOLAI u. NOCKRMANN 1961; ISFORT 1965; u. a.).

Traumatische Liquorfisteln und Pneumatozelen können bei frontobasalen Verletzungen gemeinsam auftreten (FROWEIN 1952; TÖNNIS u. FROWEIN 1952; PIA 1958).

14. Weitere Begleitverletzungen beim Schädelbasisbruch

a) Gefäßverletzungen

α) *Verletzungen der A. meningea media*

Nach einem Riß der A. meningea media können sich epidurale Hämatome ausbilden.

β) *Verletzungen der A. carotis interna*

Bei Frakturen der Rhinobasis im Keilbeinbereich kann es zu einer traumatischen Schädigung, meist einem Einriß der A. carotis int. kommen (SCHÜRMANN 1967; ZAKRZEWSKI et al. 1969). Eine massive Blutung in den Nasenrachenraum ist die Folge. Ist die Wandschädigung unvollständig, so bildet sich ein *traumatisches Aneurysma*, das sich nicht selten in das Lumen der Keilbeinhöhle ausdehnt (FABIAN 1956; STENGER 1957). Nach Ruptur des Aneurysma tritt die Blutung verspätet, Wochen bzw. Monate nach dem Unfall auf.

Liegt die Verletzung der A. carotis int. im Sinus cavernosus – diese Verletzungen treten häufiger auf – strömt das arterielle Blut in den venösen Sinus. Es bildet sich eine Carotis-cavernosus-Fistel.

γ) Verletzungen der A. cerebri anterior

Die A. cerebri ant., ein Ast der A. cerebri int., kann in enger Nachbarschaft der Lamina cribrosa verlaufen. Verletzungen dieses Gefäßes bei rhinobasalen Frakturen können vorkommen.

Eine *iatrogene Verletzung* bei einer transmaxillären Operation am Siebbein mit Verletzung der Lamina cribrosa, der Dura mater und des Gehirns wurde von KLUGE (1963) veröffentlicht.

δ) Verletzungen der A. ethmoidalis anterior und posterior

Die A. ethmoidalis ant. und post., Arterien, die der A. ophthalmica entstammen, können Folgen von Frakturen des Siebbeines und der Orbita sein.

ε) Verletzungen des Sinus sagittalis superior

Verletzungen des Sinus sagittalis sup. können bei Trümmerbrüchen des Stirnbeines auftreten (Escher Typ I).

Spätblutungen wurden von LANZENDÖRFER (1956) beschrieben.

VI. Lochbrüche der Schädelbasis

1. Einführung

Lochbrüche der *Schädelbasis* kommen sehr selten vor. Bei Sturz oder Schlag auf das Kinn kann das Unterkieferköpfchen in die Paukenhöhle eindringen (BREITNER 1953; METZNER et al. 1984; STICHNOTH u. BRINKMANN 1984).

2. Veröffentlichte Serien

METZNER et al. (1984) berichtete über eine 26jährige Frau, die unter erheblicher Alkoholbeeinflussung stand (BAK-Rückrechnung 2‰), beim Verlassen einer Diskothek vom Barhocker stürzte und mit dem Kinn auf dem Boden aufschlug. Unterhalb der Kinnspitze zog sie sich eine geringgradig blutende Platzwunde zu, die mit einem Heftpflaster versorgt wurde. Nach dem Sturz erbrach sie mehrmals, blieb aber ansprechbar. Bekannte fuhren sie nach Hause und brachten sie zu Bett. Fünf Stunden nach dem Unfall, 8 h morgens, fand man sie noch schlafend vor, eine Stunde später zeigte sie keine Lebenszeichen mehr.

Die *Sektion* erbrachte neben einer 3 cm langen quergestellten klaffenden Platzwunde unterhalb des Kinnvorsprungs eine massive epidurale Blutung rechts parietal, die die Todesursache begründete und als Ursache der Blutung im Bereich des rechten Schläfenbeins etwa 6 mm lateral des Foramen spinosum eine 1,5 × 1 cm große Lochfraktur, hervorgerufen durch das Gelenkköpfchen des Unterkiefers, welches das Pfannendach imprimiert hatte. In unmittelbarer Umgebung lagen zwei Knochenpartikel der Schläfenbeinschuppe, die zusammengefügt die Frakturöffnung fast vollständig ausfüllten. Außer Weichteilblutungen um den rechten Unterkieferast, vorwiegend im Bereich der Gelenkkapsel, fanden sich keine weiteren Verletzungen, insbesondere keine Unterkieferfrakturen. Die übrige Schädelbasis war unverletzt, das Gebiß intakt. Unterkiefer- und Kiefergelenksanomalien waren nicht feststellbar. Weiterhin bestand kein Anhalt für eine lokale oder generalisierte Osteopathie. Dicke und Struktur der Knochenpartikel waren unauffällig.

VII. Frontobasale und temporobasale Schädelbrüche (Verletzungen der Frontobasis oder Rhinobasis) mit Begleitverletzungen

1. Anatomisch-topographische Vorbemerkungen über die sogenannte Rhinobasis

Die Entwicklung der Nasennebenhöhlen im 5. Lebensmonat, 5. Lebensjahr und Erwachsenenalter zeigt Abb. 71 a–c.

Zur sog. *Rhinobasis* (WULLSTEIN u. WULLSTEIN 1970) gehören das Dach der Nasenhaupthöhle und die Wände aller oberen Nebenhöhlen. Zwischen der Schädelbasis bestehen topographisch enge Beziehungen zu den oben genannten anatomischen Strukturen.

Die Anatomie der oberen Nebenhöhlen zeigt Variationen, die von der Ausdehnung der Pneumatisation abhängen (Abb. 72) (BOENNINGHAUS 1974). Die vordere Schädelbasis besteht aus der Hinterwand der Stirnhöhlen, der Lamina cribrosa des Siebbeines am Nasendach, dem Dach der Siebbeinzellen, dem Dach der Keilbeinhöhle und in seitlichen Bereichen aus dem Dach der Orbita (Abb. 73).

Die *Stirnhöhle* liegt im Stirnbein und entwickelt sich erst während der ersten Lebensjahre. Sie ist von wechselnder Gestalt und Ausdehnung. Der *Ductus nasofrontalis* (Ausführungsgang) befindet sich an der tiefst gelegenen Region der Stirnhöhle.

Das *Dach der Siebbeinzellen* besteht in vorderen Bereichen aus Anteilen des Stirnbeins und den Foveolae ethmoidales. Die hinteren Dachanteile sind Teile des

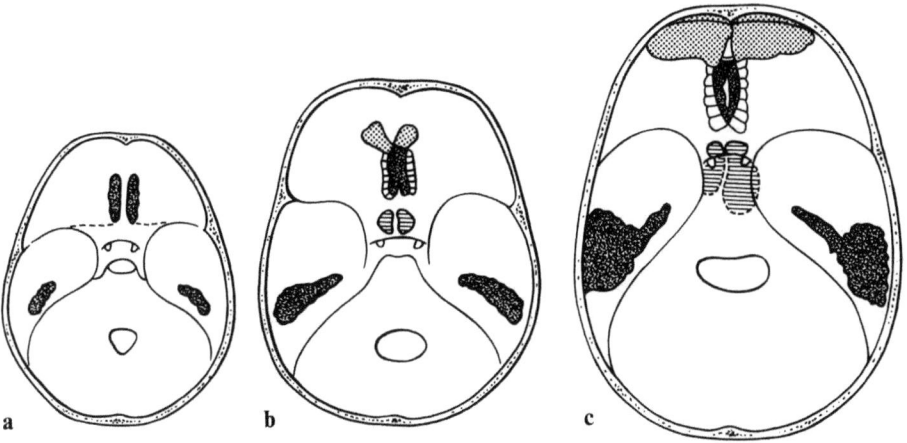

Abb. 71 a–c. Entwicklung der Nasennebenhöhlen. **a** 5. Lebensmonat; **b** 5. Lebensjahr; **c** Erwachsener. (Aus TISCHER 1985)

112 Materialeigenschaften des Schädels und dessen traumatische Schäden

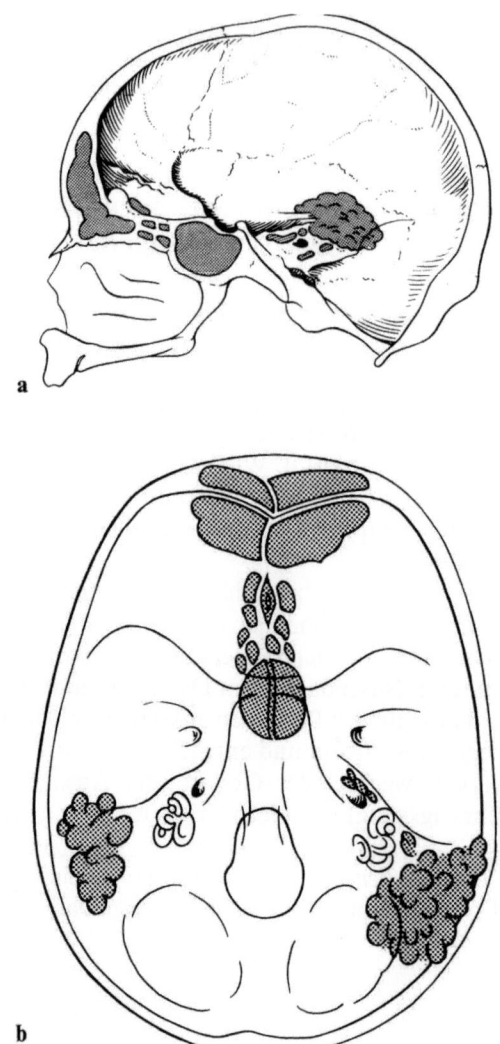

Abb. 72 a, b. Pneumatisierte Räume der Schädelbasis im rhinobasalen und otobasalen Bereich; **b** ist links nur der Warzenfortsatz, rechts auch die Schläfenbeinschuppe und die Pyramidenspitze pneumatisiert. (Aus DIETZEL 1985)

Siebbeines. Die Topographie der Lamina cribrosa mit der Crista galli und vorderen Dachanteilen der Siebbeinzellen zeigt individuell erhebliche Schwankungsbreiten. Zur Morphologie der Lamina cribrosa vgl. CIURLO (1934), KEROS (1962).

2. Einführung

Als *frontobasale Schädel-Hirn-Verletzungen* oder *Verletzungen* der *Frontobasis (Rhinobasis)* (WULLSTEIN u. WULLSTEIN 1970) werden solche *Schädelbasisbrüche*

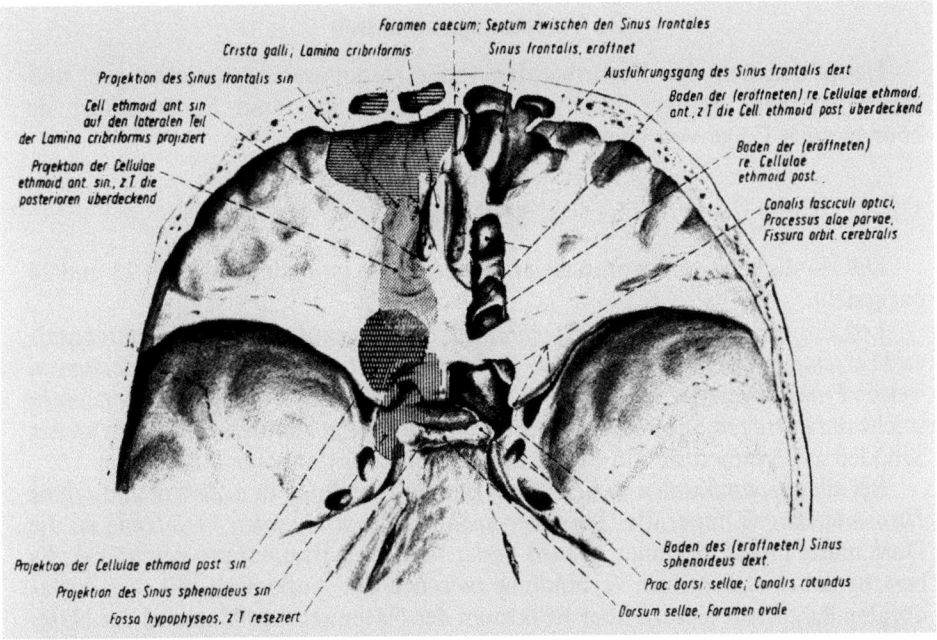

Abb. 73. Sinus paranasales in der Ansicht von oben. *Links* wurden die Sinus auf die Innenfläche der Schädelbasis projiziert und diese durchscheinend gehalten. *Rechts* wurde der Knochen teilweise entfernt, die Sinus paranasales eröffnet und so die Bodenfläche der Sinus zur Darstellung gebracht. (Aus KESSEL et al. 1969)

bezeichnet, bei denen die *Frakturen* die zur *Schädelbasis* gehörende *Wand* einer *Nebenhöhle durchsetzen*, also (1) *Frakturen* der *Hinterwand* der *Stirnhöhle*; (2) des *Daches* des *Siebbeines (Lamina cribrosa)* sowie (3) des *Daches* der *Seitenwände* der *Keilbeinhöhlen*. Häufig ist das *Orbitaldach* mitbeteiligt (BOENNINGHAUS 1969, 1974). Es sind meist Folgen von *Berstungs*- oder *Biegungsbrüchen*. SEIFERTH (1954) hat *2 Grundformen* unterschieden: (1) *Frontobasale Verletzungen*, bei denen es zu einer *primären Gewalteinwirkung im Nebenhöhlenbereich* kam, mit Befall und Beteiligung des Schädelgrundes von hier aus. In diesem Fall dehnt sich der Bruch von der Peripherie nach zentral aus, und (2) *Brüche* der *Schädelbasis*, bei denen sich Bruchlinien von der Basis des Schädels aus auf die Nebenhöhlen fortsetzen.

Arbeiten über frontobasale Verletzungen stammen von ERLANGER (1919), KUHLENDAHL (1956, 1966), CRANDALL (1957), UNTERBERGER (1958), BURMEISTER (1959), HAGER (1959), KECHT u. STRELI (1959), WUSTROW (1959, 1960), BOENNINGHAUS (1960), ESCHER (1960, 1967, 1969), MARKWALDER (1963), HECHL (1964), SEIFERTH (1964), FENDEL u. WERNER (1966), KRÜGER (1966), OEKEN (1966, 1967), METZEL (1967), SEEGER (1967), HIBLER (1968), CONRADI (1969), KUTSCHA-LISSBERG et al. (1969), WULLSTEIN u. WULLSTEIN (1970), ESCHER (1971), MALECKI (1971), GRUMME u. MEESE (1972). Zusammenfassende Darstellungen erfolgten durch ESCHER (1969), DIETZ (1970), PROBST (1971). Über Spätfolgen berichtete OEKEN (1966).

3. Verletzungsursachen

Hauptursachen der frontobasalen (oder rhinobasalen) Verletzungen sind Verkehrsunfälle, weniger häufig Arbeits-, Haushalts- und Sportunfälle; sie können auch Folge von Gewalttätigkeiten sein.

4. Häufigkeit

Die Häufigkeit von frontobasalen Verletzungen ist in den Tabellen 23 und 24 dargestellt.

Lokalisatorisch können *2 Symptomenkomplexe* auftreten: (1) *Frontobasale* und (2) *temporobasale Schädel-Hirn-Verletzungen*. Die *frontobasalen Verletzungen* weisen *Frakturen* in der *vorderen Schädelgrube* auf, die *laterobasalen Verletzungen* solche der *mittleren Schädelgrube* oder *Otobasis*. Die genannten Frakturen an der Schädelbasis können sich in den benachbarten Kalottenbereich fortsetzen.

Bei allen *frontobasalen Verletzungen* ist eine Einteilung in *gedeckte* und *offene Hirnverletzungen* imperativ. Bei einer *gedeckten frontobasalen Verletzung* ist die Dura mater intakt, bei einer *offenen Verletzung* ist sie traumatisch geschädigt. Es besteht daher eine offene Verbindung zwischen der Außenwelt mit dem intraduralen Raum mit Gehirn über Frakturen der Nasennebenhöhlen und der Nase. Die Dura mater kann sowohl durch Zerreißungen bzw. Quetschung zerstört werden als auch durch Knochensplitter oder Fremdkörper, die die harte Hirnhaut durchdringen und auch in das Gehirngewebe eindringen können.

Die Gefahr der Verletzung der Dura mater bei Frakturen der Basis der vorderen Schädelgrube ist im Vergleich zu den übrigen Anteilen der Schädelbasis besonders gegeben durch: (1) Die innige besonders feste Verbindung von Dura mater und Knochen in der vorderen Schädelgrube; (2) die Dünne der Dura mater in diesem Bereich; (3) die vielen Knochenleisten und Unebenheiten des Knochens; (4) an den Rändern der Lamina cribriformis und am Übergang zur Crista galli bestehen Einfalzungen und Stärkeunterschiede der Crista galli, die im Falle einer Fraktur eine Zerreißung begünstigen; und (5) am Übergang der Schädelbasis zur Stirnhöhlenhinterwand liegt eine Grenzzone von fester zu weniger fester Verhaftung der Dura mit der Innenfläche des Schädels. Die engen anatomischen Beziehungen zwischen Frontallappen, vorderer Schädelgrube, Augenhöhle, Nasopharynx und den Siebbeinzellen zeigt Abb. 74.

5. Einteilung der Frakturtypen

ESCHER (1969) hat eine Einteilung der Frakturtypen vorgenommen (Abb. 75–78). Er unterscheidet: *Typ I, ausgedehnte frontobasale Trümmerfraktur* (Abb. 75a, b); *Typ II, lokale frontobasale Fraktur* (Abb. 76a, b); *Typ III, Abriß des Mittelgesichts* von der *Schädelbasis* (Abb. 77) und *Typ IV, lateroorbitale Fraktur* (Abb. 78).

Das sicherste und beweisendste Symptom für das Bestehen einer *offenen Fraktur* der *vorderen Schädelbasis* ist der *Abfluß* von *Liquor* aus der *Nase (Rhinoliquorrhö)*, der Nachweis der *intrakraniellen Pneumatozele* oder der *Austritt* von *Hirnbrei*.

Einteilung der Frakturtypen 115

Tabelle 23. Übersicht über das zahlenmäßige und prozentuale Verhältnis frontobasaler Schädel-Hirn-Verletzungen zu Schädel-Hirn-Verletzungen im allgemeinen und Schädelbasisverletzungen im besonderen nach einigen Angaben aus der Literatur. (Aus DIETZ 1970)

Autoren	Schädel-Hirn-Verletzungen (Anzahl)	Schädelbasisverletzungen		Frontobasale Schädel-Hirn-Verletzungen		
		Zahl	% von (1)	Zahl	% von (1)	% von (2)
KOSLOWSKI u. THIES (1964)	5900	510	8,6	?	–	–
GÖGLER (1962)	5431	1615	27,8	?	–	–
GURDJIAN u. SHAWAN (1932)	2600	?	–	125	4,4	–
RAAF (1967)	2194	?	–	123	5,6	–
LANG (1941)	2019	222	10,9	?	–	–
PIA (1954)	1790	166	9,2	?	–	–
DRIESEN (1966)	1718	?	–	31	1,8	–
CALVERT (1941/1942)	1700	655	38,1	103	6,0	15,7
SCHÜRMANN (1967)	1639	?	–	81	4,9	–
FRIEDMANN u. FROWEIN (1966)	1386	?	–	90	6,5	–
KNOFLACH u. SCHOLL (1937)	1146	175	15,3	?	–	–
COLEMAN (1937)	940	87	9,2	15	1,6	17,2
HOLUB (1962)	914	40	4,3	?	–	–
KIENE u. KÜLZ (1965)	441	19	4,3	?	–	–
HAYNES (1945)	342	?	–	41	11,9	–
SCHÜCK (1928)	300	45	15,3	?	–	–
UNGER (1964)	261	56	21,9	?	–	–
KÖHLER (1892)	193	7	3,6	?	–	–
GROB (1941)	154	70	45,4	14	9,1	20,0
BOENNINGHAUS (1960)	–	175	–	102	–	58,3
VOSS (1936)	–	122	–	18	–	14,7
ESCHER (1967)	–	55	–	30	–	54,5
DIETZ (1970)	3230	435	13,4	128	3,9	29,4

Tabelle 24. Anteil der frontobasalen Verletzungen. (Aus LANG 1985)

Autor	Anzahl der Schädel-Hirn-Verletzungen	% der frontobasalen Verletzungen
DIETZ (1970)	3230	3,9
GURDJIAN u. SHAWAN (1932)	2600	4,4
RAAF (1967)	2194	5,6
FRIEDMANN u. FROWEIN (1966)	1386	6,5
LANG (1985)	2347	9,0

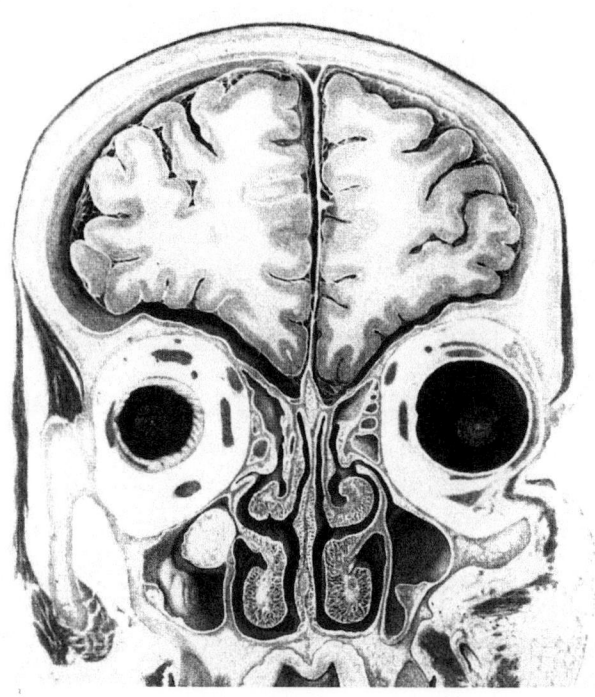

Abb. 74. Frontalschnitt durch den Kopf im Niveau der Crista galli. Blick von dorsal. Im Bulbus oculi sieht man auf die Dorsalfläche der Linse. Beachte die räumlichen Beziehungen des basalen Stirnbeins zur Orbita, zum Nasenfornix und zu den Siebbeinzellen. Das basale Stirnbein ragt mit seinen medialen Anteilen kielartig in die Grube der Lamina cribriformis. Das Dach der Orbita dagegen ist gegen die Basis des Stirnbeins vorgewölbt. Die linke Oberkieferhöhle enthält eine Geschwulst. (Aus FERNER u. KAUTZKY 1959)

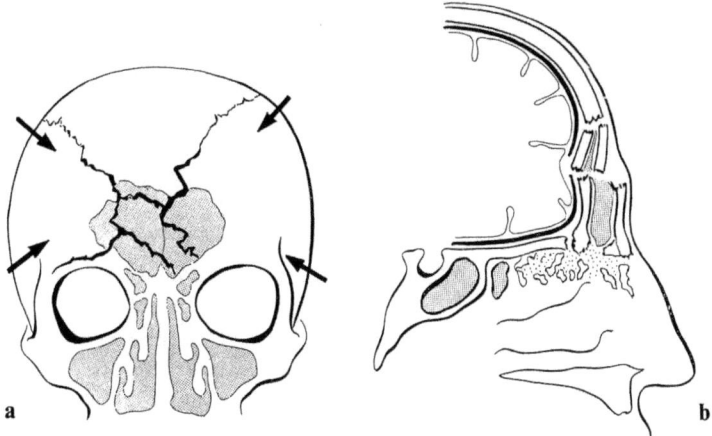

Abb. 75 a, b. Frontobasale Fraktur Typ I, nach ESCHER (1969). (Aus BOENNINGHAUS 1974)

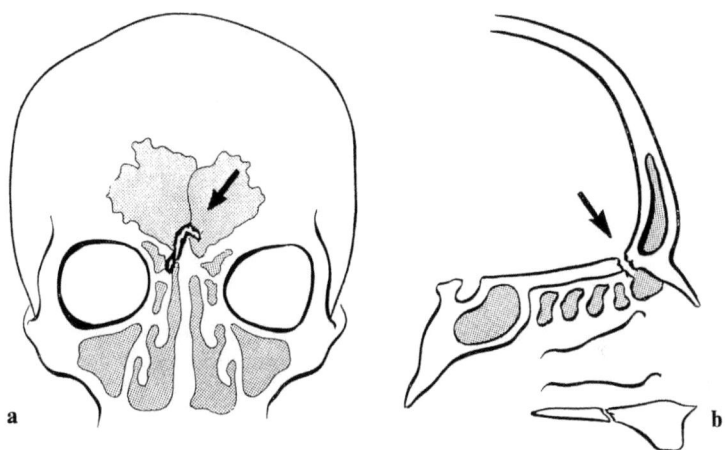

Abb. 76 a, b. Frontobasale Fraktur Typ II, nach ESCHER (1969). (Aus BOENNINGHAUS 1974)

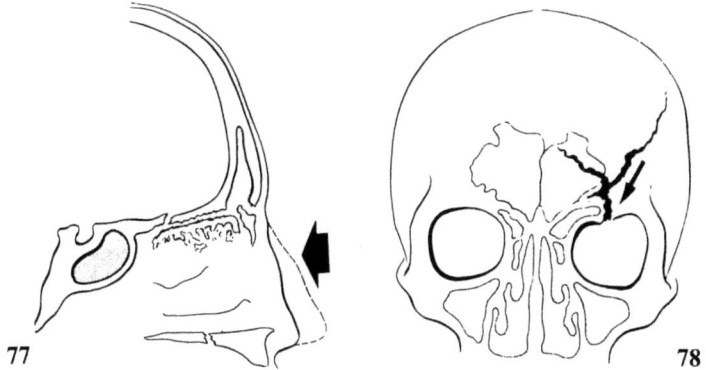

Abb. 77. Frontobasale Fraktur Typ III, nach ESCHER (1969). (Aus BOENNINGHAUS 1974)

Abb. 78. Frontobasale Fraktur Typ IV, nach ESCHER (1969). (Aus BOENNINGHAUS 1974)

6. Veröffentlichte Serien

DIETZ (1970) hob mit Recht hervor, die *frontobasalen Schädel-Hirn-Verletzungen*, also jene die vordere Schädelbasis betreffenden Verletzungen, als eine *Sonderform* zu betrachten, weil sie sich in ihrem *klinischen Erscheinungsbild*, ihren *anatomisch bedingten Besonderheiten* und der *Art* ihrer *Behandlungsmöglichkeiten* als eine *eigenständige Gruppe* abheben.

Sie stellen eine *Sonderform* der *Schädelbasisbrüche* dar. Sie sind die Folge meist direkt frontal einwirkender Gewalt, die zu einer Verletzung von Knochen und Dura mater im Bereich der vorderen Schädelgrube und des Übergangs der vorderen zur mittleren Schädelgrube mit Keilbein und Sellaregion führen.

Dieser noch in den ersten Dezennien dieses Jahrhunderts relativ seltene Verletzungstyp hat parallel mit Entwicklung des modernen Verkehrs eine stetige und erhebliche Zunahme aufzuweisen. Nicht nur die Häufigkeit, sondern auch ihre Schwere hat zugenommen. Die Zahl der Verkehrsunfälle am Zustandekommen dieser Verletzungsart liegt zwischen 30% und 75%.

DIETZ (1970) fand unter den 3230 Schädel-Hirn-Verletzten, die in 10 Jahren zur stationären Behandlung in der Chirurgischen und Neurochirurgischen Klinik der Universität Mainz aufgenommen worden waren, 435 Schädelbasisverletzungen (13,4%). Der Anteil der 128 frontobasalen Schädel-Hirn-Verletzungen an der Gesamtzahl der Schädelbasisverletzungen betrug 29,4% oder 3,9% der Gesamtzahl der Schädel-Hirn-Verletzten. Von diesen 128 frontobasalen Schädel-Hirn-Verletzungen wurden 111 Fälle operativ und 17 konservativ behandelt. Eine Zusammenfassung der wichtigsten Befunde aus dem Krankengut von DIETZ ergibt: Männliche Verletzte überwiegen mit rund 82% die Frauen, die 18% ausmachen. Das 3. Lebensjahrzehnt (21–30 Jahre) ist mit 35,9% der Fälle am stärksten vertreten. Der Altersabschnitt zwischen 11 und 40 Jahren macht fast ¾ (72,6%) aller Fälle aus.

Die *Aufschlüsselung* der *Unfallursachen* ergibt ein absolutes Überwiegen der Straßenverkehrsunfälle mit 70,3%, wobei der Anteil der Motorradfahrer etwas mehr als die Hälfte, nämlich 55,5% aller Verkehrsunfälle ausmacht. Ein Drittel der Gesamtzahl sind Arbeitsunfälle (33,5%).

Vierunddreißig der 128 frontobasalen Schädel-Hirn-Verletzungen waren unmittelbar *offene Verletzungen*. Davon war in 16 Fällen lediglich die Dura mater verletzt, in 22 Fällen bestand zugleich eine Hirnverletzung (frontoorbital bzw. frontopolar, einseitig bzw. beidseitig.) Bei 9 dieser 22 offenen Hirnverletzungen war ein Austritt von zerfetztem Hirngewebe aus der Wunde, vermischt mit Liquor, zu beobachten.

Bei 94 Patienten bestand eine *gedeckte Schädel-Hirn-Verletzung*, wobei in 68 Fällen das klinische Bild einer Contusio cerebri, in 12 Fällen das einer Commotio cerebri im Vordergrund stand. Vierzehn Verletzte boten keine Zeichen einer Gehirnbeteiligung. In 18 Fällen lag eine mehr oder minder schwere Mittelgesichtsverletzung mit Frakturen des Oberkiefers und des Jochbeins vor, in 8 Fällen bestanden außer der Schädel-Hirn-Verletzung noch schwergradige Verletzungen im Bereich der Extremitäten und des Stammes (sog. *Kombinationsverletzungen*).

Von 128 Patienten hatten 14 keine *objektivierbaren Riechstörungen*. Von den 61 Patienten, bei denen sich die Geruchsprüfung vornehmen ließ, bestanden Riechstörungen in 34 Fällen (55,7%). Bei 27 Patienten (21% von 128 Fällen) kam es zu einer *Amaurose*. Bei 16 Patienten mit gedeckter Schädel-Hirn-Verletzung (12,5% von 128 Fällen) kam es (15mal einseitig und einmal beidseitig) zu einer Amaurose infolge kontusioneller Schädigung des Nervus opticus oder infolge Verletzung bzw. Kompression des Nerven im knöchernen Kanal durch Frakturmechanismen. In 8 Fällen (6,23% von 128 Fällen) bestanden Störungen des III, IV. und VI. Hirnnerven in unterschiedlicher Ausprägung.

Bei der *ersten Röntgenuntersuchung* wurden folgende Befunde erhoben: 37mal (29%) fand sich eine Frakturierung der Stirnregion mit Beteiligung der Stirnhöhlenhinterwand in

Form von Fissuren, klaffenden Frakturen oder Impressionen. Zwölfmal (9,4%) lag eine Siebbeinfraktur des Orbitaldaches von einfachen Bruchlinien bis zu Trümmerfrakturen vor. Neunundvierzig Fälle (38,3%) wiesen ausgedehnte, über eine bestimmte Region hinausgehende Frakturen auf, wobei Stirnhöhle, Siebbeinzellen und Orbitaldach beteiligt waren. In 16 Fällen ließ sich röntgenologisch keine Fraktur sichern, während in 5 dieser Fälle eine Liquorrhö bestand. In 11 der 16 röntgennegativen Fälle ergab der Operationsbefund später doch eine Frakturierung im frontobasalen Bereich. Insgesamt konnte 28mal, wie der Operationssitus später auswies, das wirkliche Ausmaß des Frakturgeschehens röntgenologisch nicht erfaßt werden. Insbesondere waren Lochbrüche der Lamina cribriformis und des Siebbeindaches trotz Tomographie und Spezialaufnahmen in 15 Fällen nicht als solche nachzuweisen.

In 6 Fällen (4,6%) wurden *Pneumatozelen* dargestellt. Dreimal war die Luft *extrazerebral (subdural* bzw. *subarachnoidal)* und *intraventrikulär*, zweimal *subarachnoidal* und einmal *intrazerebral* lokalisiert. Bei 2 Patienten war eine *extrakranielle Luftansammlung* im Sinne eines *Hautemphysems* nachzuweisen. Bei 47 der 128 Verletzten (36,7%) war ein *Liquorfluß* aus der Nase zu beobachten. Neununddreißigmal war die *Liquorrhö* einseitig und 8mal beidseitig. Vierunddreißig Patienten boten eine *primäre* oder *Frühliquorrhö*, die sofort nach dem Unfall festzustellen war, 6 Patienten eine sog. *verzögerte primäre Liquorrhö*, die nach einem Intervall von einigen Tagen bis 4 Wochen, jedoch noch während der Erstbehandlung der Unfallfolgen, auftrat. Bei 7 Patienten schließlich zeigte sich der Liquorfluß in Form einer *Spätliquorrhö* Monate bis Jahre nach dem Unfall erstmalig. Bei 4 Patienten rezidivierte die primär einige Tage bestehende Liquorrhö innerhalb von 3 Monaten noch einmal.

In 37 Fällen (28,9%) kam es durch die traumatische Kommunikation zu einer *intrakraniellen Infektion*. Achtundzwanzigmal trat im Rahmen der Erstbehandlung eine *Frühmeningitis* auf, in 3 dieser Fälle bildete sich ein *Frühabszeß* heraus. Darüberhinaus entwickelte sich bei 5 Patienten eine *Meningoenzephalitis*. Zwei Patienten verstarben an den Folgen einer *fortschreitenden Markenzephalitis*, einer an dem *Frühabszeß*. Achtmal war eine *Spätmeningitis* zu registrieren und in einem Falle bildete sich ein Spätabszeß 4 Jahre nach einer orbitofrontalen Schußverletzung aus. Unter den *Infektionserregern* waren *Staphylokokken* am häufigsten nachzuweisen; es folgten *Pneumokokken*, *Streptokokken* und in je einem Fall *Pyocyaneus* und *E. coli*.

Besondere intraoperative Befunde: In den 102 Fällen, in denen *intraoperativ* ein *Dura-Knochen-Defekt* gefunden wurde, war in 20 Fällen ein *Hirnprolaps* von Erbs- bis Walnußgröße in diesen Defekt eingetreten. Einunddreißigmal fand sich bei der Erstversorgung frontopolar bzw. frontobasal eine *Hirntrümmerzone* (davon 8mal beidseitig), die versorgt werden mußte. In 22 Fällen war diese Hirnzertrümmerung durch eine direkte Gewalteinwirkung im Sinne einer unmittelbar offenen frontobasalen Schädel-Hirn-Verletzung zustande gekommen. In 6 der 31 Fälle bestand eine Perforation des *Frontalpols* bzw. des *Orbitalhirns* zum Vorderhorn des Seitenventrikels, und zwar 4mal bei direkt offenen und 2mal bei sog. gedeckten frontobasalen Schädel-Hirn-Verletzungen. In einem Fall war die Zerstörung des Hirngewebes so stark, daß eine Absetzung des gesamten Frontalhirns der betroffenen Seite durchgeführt werden mußte. Bei 12 Patienten fanden sich bei der Operation vorher nicht erkannte bzw. aus dem klinischen Bild nicht erkennbare *Hämatome*. In 3 Fällen handelte es sich um ein *epidurales*, in 7 weiteren Fällen um ein *subdurales* und in 2 Fällen um ein *intrazerebrales Hämatom* des frontopolaren bzw. frontobasalen Markes. Die *subduralen Hämatome* waren sog. *Kontusionshämatome*, die nicht sehr stark raumfordernd wirkten. Es bestand jedoch in allen Fällen eine deutliche reaktive Hirnschwellung im Verletzungsbereich. Die beiden *intrazerebralen Hämatome* waren walnuß- bzw. pflaumengroß; in beiden Fällen bestand eine stärkergradige Zerstörung der Hirnsubstanz (es handelt sich um sog. gedeckte Schädel-Hirn-Verletzungen). Von den drei *epiduralen Hämatomen* war nur eines (frontotemporal lokalisiert) wirklich raumbeschränkend, die beiden anderen (frontobasal und frontodorsal gelegen) hatten offenbar keinen wesentlich verschlimmernden Einfluß auf das klinische Bild. In etwa einem Viertel der Fälle (26) waren die *Geruchsnerven* makroskopisch unauffällig. In 43 Fällen war der Riechnerv einer Seite, in 8 Fällen beider Seiten durch die Gewalteinwirkung beschädigt. In 19 Fällen wurde (13mal einseitig und 6mal beidseitig) der Olfaktorius vom Operateur durchtrennt. In 5 Fällen wurden *intraoperativ Fremdkörper* beobachtet: in einem Fall waren es 8 Glassplitter aus einer Windschutzscheibe, in einem anderen Fall fanden sich 2 cm tief im basalen Frontalmark mehrere kleine Stückchen grünen Karosserielacks, weiter fanden sich Holzsplitter, in einem anderen Fall ein von der Voroperation zurückgelassener Tampon und ein Knochensplitter, der im 20. Jahr nach der primär offenen Verletzung zu entzündlichen Reaktionen Anlaß gab.

Keiner der operativ behandelten Patienten verstarb während der Operation. *Spezifisch frontobale Komplikationen* wurden in 14 Fällen beobachtet, und zwar trat in einem Fall ein erneuter Liquorfluß auf, 5mal eine Meningitis, 7mal entwickelte sich ein Orbitalhirnsyndrom und in einem Fall wurde ein transistorischer Diabetes insipidus registriert. Insgesamt verstarben 15 der 128 Patienten im Laufe der stationären Behandlung, 13 von ihnen waren operiert, 2 konservativ behandelt worden. Das entspricht einer *Mortalität* von 11,7%, bezogen auf die Gesamtzahl der behandelten Fälle (128) und von 11,5%, bezogen auf die Zahl der operierten Fälle. Bei keinem der 13 operativ behandelten Patienten war die Operation als solche die unmittelbare Todesursache. In 4 Fällen waren die Folgen der primärtraumatischen Hirnschädigung, in 6 Fällen die fortschreitende, auf das Gehirn übergreifende Infektion und in 5 Fällen periphere, unmittelbar traumabedingte Ursachen für den Tod verantwortlich zu machen.

ROUSSEAUX et al. (1981) berichteten über 1254 frontobasale Schädel-Hirn-Verletzungen aus einer Serie von 11 200 Schädel-Hirn-Verletzungen innerhalb eines Zeitraumes von 7 Jahren. Unter den 1254 frontobasalen Frakturen (11,2%) fanden sich 102 (0,91%) osteodurale Durchbrüche. Nur in 20 Fällen (0,18%) wurde jedoch eine Operation durchgeführt. Die Autoren stellen die Frage, ob das Risiko einer Meningitis eine vorsorgende Intervention rechtfertigt. Von den 102 osteoduralen Durchbrüchen wurden 80% über einen Zeitraum von 4 Jahren beobachtet. Die Autoren sehen sich in ihrer Ansicht gerechtfertigt, daß nur in 20 Fällen operiert wurde.

KALFF et al. (1984) legten die Ergebnisse einer Nachuntersuchung von 98 Patienten, die zwischen 1974 und 1980 eine frontobasale Schädel-Hirn-Verletzung erlitten hatten, vor. Die Häufigkeit von Spätkomplikationen war wie folgt: 30% Liquorfisteln, 10% posttraumatische Epilepsie, 9% Meningitis, 5% Hydrocephalus aresorptivus und 1% Abszeß.

7. Klinische Befunde

Brillen- oder *Monokelhämatome* fehlen bei frontobasalen Frakturen nie. Ein *Lidhämatom* allein ist aber keineswegs als ein Beweis für einen Schädelbasisbruch anzusehen.

Blutungen aus der Nase liegen bei frontobasalen Schädelfrakturen sehr häufig vor.

Ein *Emphysem der Augenlider* ist die Folge einer Fraktur des Siebbeines mit Zerreißung der Schleimhaut und Eindringen von Luft in das Oberlid bzw. die Orbita bei Nasenschneuzen oder Pressen.

Vorliegen oder Fehlen äußerlich sichtbarer Verletzungsfolgen können in Einzelfällen nichts über Schwere und Ausmaß tiefgelegener Knochenverletzungen bzw. Hirnschäden aussagen. Die äußerlich sichtbaren Verletzungsfolgen stehen in vielen Fällen in keinem Verhältnis zu den Schäden an der Schädelbasis. Äußerliche Wunden können ganz fehlen. Für den Gerichtsmediziner ist der Hinweis angebracht, daß in einigen Fällen äußerliche Weichteilwunden vernäht wurden, ohne ein Dibridement der Nebenhöhlen oder eine Versorgung der gerissenen Dura mater vorzunehmen, die bedrohliche, oft tödliche Spätkomplikationen nach sich ziehen kann.

Störungen der Geruchsfunktionen werden häufig bei Verletzungen der Rhinobasis gesehen. Der Abriß der Riechfäden bei rhinobasalen Frakturen hat eine Anosmie zur Folge. Einseitige Geruchsstörungen können wichtige Hinweise auf die Seite der traumatischen Schädigung der Lamina cribrosa und evtl. auch auf die Seite des Durarisses geben. Die Fila olfactoria können aber auch durch eine Kompression bei Hämatomen geschädigt werden mit der Folge einer Anosmie (APPAIX et al. (1965).

Direkte kontusionelle Schäden des Bulbus bzw. Tractus olfactorius können als Folge von Schädelbasisbrüchen ebenfalls vorkommen. Ein Knochenfragment kann den Tractus opticus angespießt haben (HAGAN 1967). Die Bulbus bzw. Tractus olfactorius versorgenden Gefäße können mechanisch geschädigt sein.

Differentialdiagnostisch ist zu erwägen, daß die Störungen der Geruchsfunktionen nicht immer Folge einer rhinobasalen Verletzung sein müssen, sondern auch Folge von Contrecoupverletzungen bei Gewalteinwirkung auf den Hinterkopf, vor allem bei Stürzen sein können (RAUH 1967).

8. Pathomorphologie und Komplikationen

a) Beteiligung des Nasenrachenraumes und der Orbitae

Hämatome, die sich in der *Schleimhaut* des *Rachens* und des *Nasenrachens* finden, sprechen für eine *Fraktur* der *Basis* der *mittleren Schädelgrube (Fraktur der Keilbeinhöhle)*.

Ein *Protrusio bulbi* ist die Folge einer *Blutung* in der *Orbita*; sie kann von einer Fraktur im Dach der Orbita ausgehen. EY (1981) wies auf die Beteiligung der Orbita bei frontobasalen Schädelbrüchen hin.

Eine Beteiligung der Nasennebenhöhlen bei frontobasalen Schädel-Hirn-Verletzungen wurde mitgeteilt von MENNIG (1954), KINDLER (1954), EIGLER u. DRAKE (1964), KLEY (1966) sowie MESSERKLINGER (1966).

Bei einer *traumatisch entstandenen Kommunikation* zwischen dem *Endokranium* sowie der *Nase* und ihren *Nebenhöhlen* kann *Hirngewebe* in die Nase, die Nasennebenhöhlen oder durch eine nach außen offene Wunde dringen. Ein *Hirnprolaps* ist die Folge einer intrakraniellen Drucksteigerung, er entwickelt sich meist nicht vor dem 2. Tag nach der Gewalteinwirkung. Er kann im Bereich des Siebbeines, der inneren Nase, in der Stirnhöhle oder der Orbita als sog. *retrobulbärer Prolaps* vorkommen. Neben *Hirnsubstanz* können auch *Anteile* der *Umhüllungen* des *Gehirns*, Anteile der *Hirnhäute*, durch den *Frakturspalt* in die oben genannten Areale *prolabieren*. Auf diese Weise entstehen *posttraumatische Meningozelen, Encephalozelen* oder *Meningoenzephalozelen*. In einzelnen Fällen sind diese Prolapse von Hirngewebe mit Polypen aus den Siebbeinzellen bzw. den Stirnhöhlen verwechselt und operativ entfernt worden. Hinsichtlich der anatomischen Gegebenheiten verweise ich auf Abb. 74.

b) Primäre und Frühliquorrhö und sekundäre oder Spätliquorrhö

α) Historisches

Die erste Beschreibung einer nasalen Liquorfistel stammt von Thomas WILLIS (1664). MORGAGNI (1761) beschrieb eine ähnliche Beobachtung. THOMSON (1899) verfaßte die erste Monographie über die Rhinoliquorrhö. DANDY (1926) führte den ersten operativen Eingriff zu einem Verschluß einer frontobasalen Liquorfistel durch.

β) Einteilung und Befunde

Nach einer *frontobasalen Fraktur* kann *Liquorabfluß* aus der *Nase* vorliegen (Abb. 79, 80). Damit ist ein Defekt in der Dura mater gesichert, es liegt demnach eine *offene Hirnverletzung* oder *Hirnwunde* vor. Äußerlich sind manchmal kaum

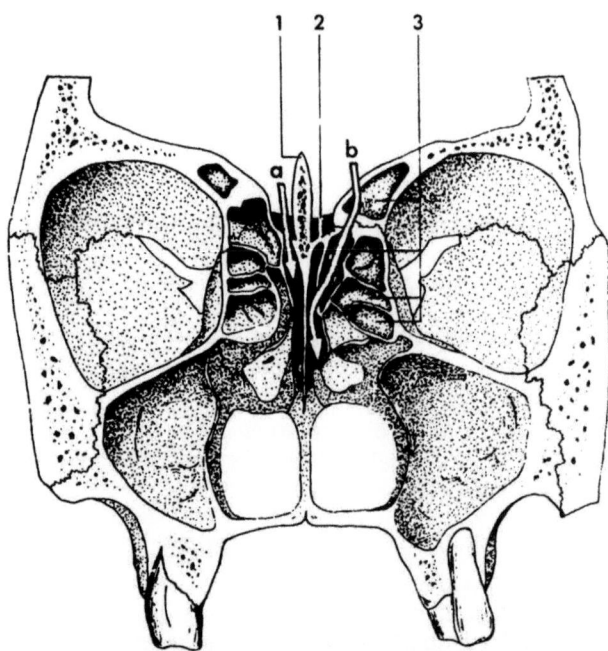

Abb. 79. *a* Fraktur der Lamina cribriformis, *b* Fraktur durch das Os ethmoideus. Dies ist der gewöhnlich vorkommende Typ. *1* Crista galli, *2* Lamina cribriformis, *3* Sinus ethmoideus. (Aus DEFESCHE 1973)

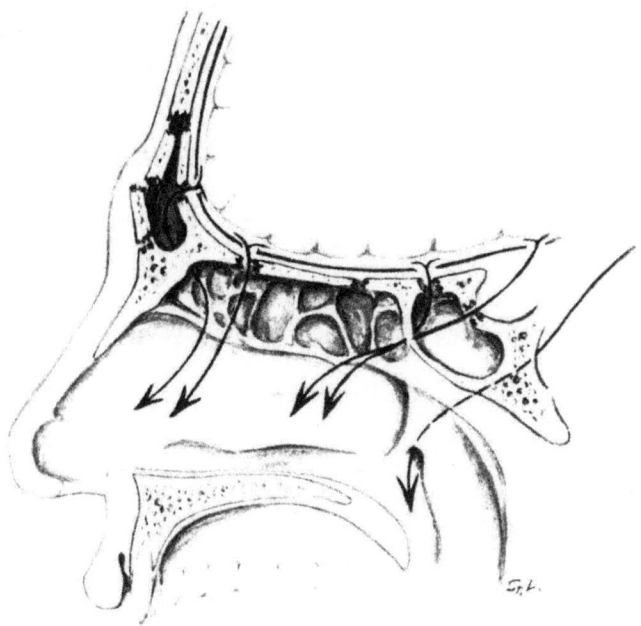

Abb. 80. Bruch der Stirnhöhlenvorderwand und -hinterwand sowie des Siebbeindaches und der Keilbeinhöhle mit entsprechenden Duraverletzungen. Die *Pfeile* bezeichnen die möglichen Abflußwege des Liquors. (Aus WUSTROW 1973)

Verletzungsfolgen sichtbar, lediglich das Abtropfen von wäßriger Flüssigkeit aus der Nase liefert einen Hinweis auf eine *Liquorrhö*. Ein Liquorabfluß kann auch die Folge eines traumatischen Defektes in den Keilbeinhöhlen sein (Tabellen 25–27).

Man trennt *primäre* oder *Frühliquorrhö* von der *sekundären Spätliquorrhö*. KUHLENDAHL (1959) sprach von *Liquorrhöen*, für die in unmittelbarem Zusammenhang mit der Verletzung auftretenden Liquorflüsse, und von *Liquorfisteln*, für die später, Wochen oder Monate nach der Gewalteinwirkung auftretenden und rezidivierenden Formen.

Wird der Defekt der Dura mater nicht durch Verklebung in den ersten Tagen nach dem Unfall geschlossen, so entsteht eine *Liquorfistel*. Sie kann jedoch auch viele Monate nach einem Unfall auftreten, wenn durch intrakranielle Drucksteigerung eine Duranarbe einreißt. Eine Liquorfistel sollte nicht mit einem Schnupfen verwechselt werden.

Die Dauer der Liquorrhö ist von Fall zu Fall verschieden, ebenso wie der zeitliche Intervall zwischen Gewalteinwirkung und Auftreten. Bei Liquorrhöen fließt der Liquor nicht regelmäßig und stetig ab, sondern intermittierend. *Intermittierende Liquorfisteln*, die über Jahre bestanden, wurden beschrieben: 2 Jahre, WERTHEIMER et al. (1951); 5 und 8 Jahre, THOMSON (1899); 16 Jahre, LECUIRE et al. (1959); 18 Jahre, PLUM (1931); 4, 8 und 10 Jahre, DIETZ (1970).

Tabelle 25. Operativ nachgewiesene Duraverletzungen bei 125 Patienten mit rhinobasalen Frakturen. (Aus BOENNINGHAUS 1974)

Duraverletzung bei	55 Pat. (44,0%)
davon mit Hirnprolaps bei	20 Pat. (16,8%)

Tabelle 26. Präoperative endokranielle Komplikationen bei 125 Verletzten mit rhinobasalen Frakturen. (Aus BOENNINGHAUS 1974)

Liquorfluß	29 (23,2%)	
Rezid. Meningitis u. Liquorfluß	15 (12,0%)	Liquorfluß 57 (45,6%)
Einmal Meningitis u. Liquorfluß	13 (10,4%)	Meningitis 36 (28,8%)
Meningitis ohne Liquorfluß	8 (6,4%)	

Tabelle 27. Operativ nachgewiesene Frakturen bei 125 Patienten mit rhinobasalen Verletzungen. (Aus BOENNINGHAUS 1974)

Stirnhöhlenvorderwand und -boden	102 × (81,6%)
Stirnhöhlenhinterwand	82 × (65,5%)
Siebbeindach	80 × (64,4%)
Keilbeinhöhle	7 × (5,6%)

Lange freie Intervalle zwischen Unfall und Auftreten des Liquorflusses wurden beschrieben: WIEMERT (1965) veröffentlichte Beobachtungen mit Intervallen von 3, 4 und 8 Jahren, GROTE (1966) einen solchen von 11 Jahren. LECUIRE et al. (1959) beschrieben Fälle mit freien Intervallen von 4, 6 und 16 Jahren. TÖNNIS u. FROWEIN (1952) einen solchen nach 22 Jahren. TILLAUX (1903) teilte die Krankengeschichte einer Frau mit, die täglich bis zu 250 ml Liquor aus der Nase verlor.

Eine *Einteilung* von *Liquorfisteln*, sowohl nach deren Herkunft als auch ihrer Ausmündung wurde von LAZORTHES u. ANDUZE (1951) gegeben; sie unterschieden: *frontonasale, ethmoidonasale, sphenoidonasale, ventrikulonasale* sowie *mastoidotympanale* Fisteln. Eine anatomische Darstellung der möglichen Stellen von zerebralen Liquorfisteln findet sich in Farbabb. 81.

c) Entzündliche Spätkomplikationen nach frontobasalen Verletzungen

Über *entzündliche Spätkomplikationen nach frontobasalen Verletzungen* berichteten PRYM (1919), WOODS u. MELENEY (1928), PLUM (1931), OPPIKOFER (1941), SCHROEDER (1944), VON RICCABONA (1948), WESSELY (1954), CHUDOBA (1956), BIDNJAK u. DRIESEN (1957), NOVOTNY (1958), NEUSS (1959), UNGEHEUER u. WURCHE (1960), DAVIES (1963), CASTAIGNE et al. (1964), RIEDEL (1964).

d) Rhinogene Meningitis

α) *Nichttraumatische rhinogene Meningitis*

Die *nichttraumatische rhinogene Meningitis* entwickelt sich aus einer Nebenhöhlenentzündung, in der überwiegenden Zahl von Patienten von der Stirnhöhle, seltener vom Siebbein oder der Keilbeinhöhle. Die Fortleitung erfolgt per continuitatem über perforierende Gefäße (Thrombophlebitis) oder durch Knochenzerstörung der Duraschale im Bereich der Hinterwand der Stirnhöhle oder des Siebbeinzellendaches. Oft besteht noch ein epiduraler Abszeß.

Es ist weiterhin ein direktes Übergreifen des entzündlichen Prozesses vom Dach der Nase, der sich über die Lymphscheiden der Fila olfactoria ausbreitet. Man spricht dann von einer *olfaktogenen Meningitis* im Gegensatz zur *sinugenen*.

β) *Traumatische rhinogene Meningitis*

Die *traumatische rhinogene Meningitis* tritt als Früh- oder Spätkomplikation einer frontobasalen Schädelfraktur auf. Die Gewalteinwirkung hat den Ausbreitungsweg der Infektion präformiert. Die traumatische rhinogene Meningitis kommt häufiger als die traumatische otogene vor.

Es muß daran gedacht werden, daß nicht in jedem Fall die Dura mater verletzt sein muß, denn ein Unfallverletzter kann schon während der Zeit des Unfalles an einer akuten oder chronischen Vereiterung der Nebenhöhlen leiden.

Die traumatische Meningitis kann sich in nicht so seltenen Fällen manifestieren, wenn die Liquorrhö aufgehört hat.

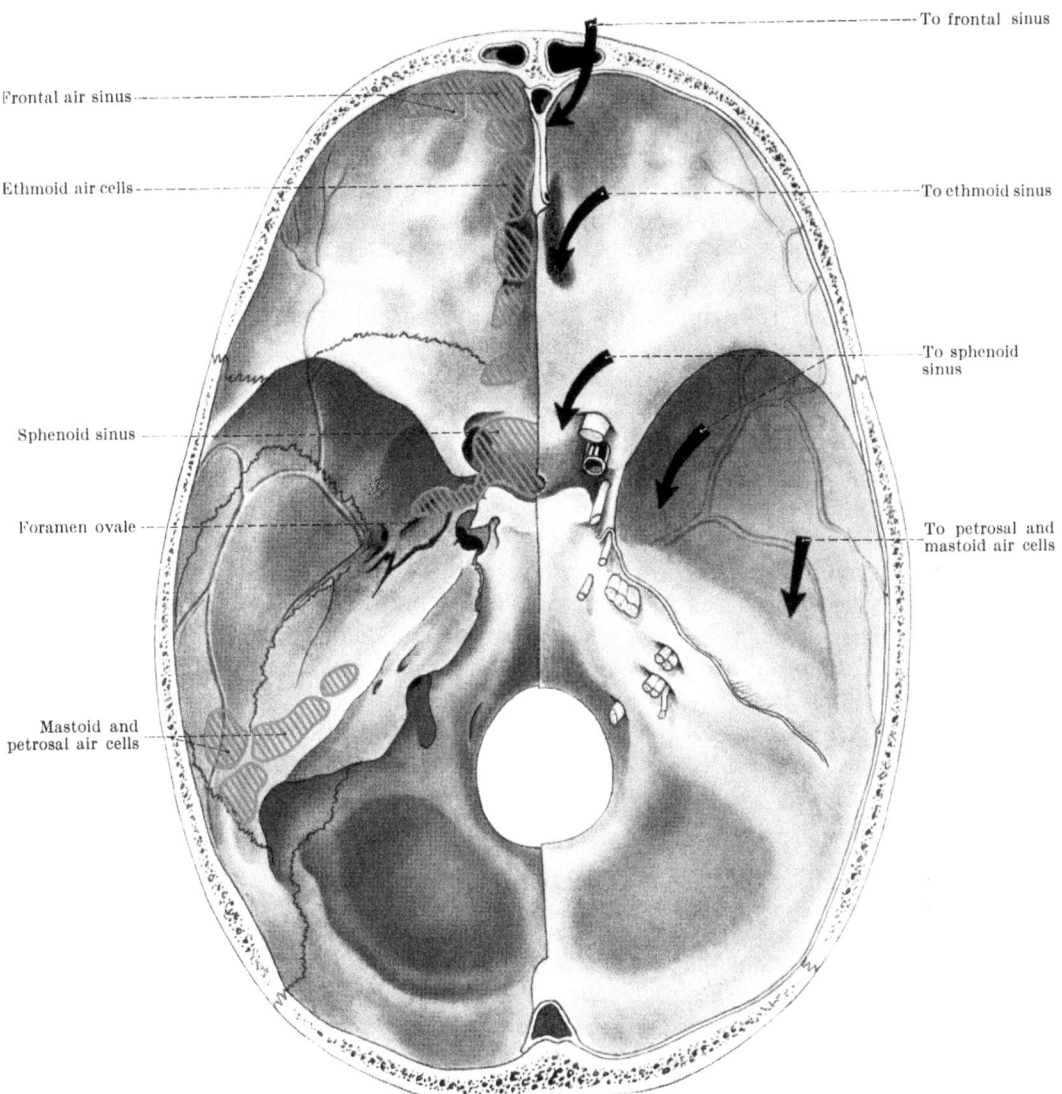

Abb. 81. Anatomische Darstellung der möglichen Stellen von zerebralen Liquorfisteln (Aus KEMPE)

γ) Traumatische rhinogene Spätmeningitis

Eine traumatische Spätmeningitis tritt Monate oder Jahre nach einem Unfall auf, zu einer Zeit, in der der Verletzte aus der Behandlung bereits entlassen worden ist. Es gibt eine Reihe von Möglichkeiten für ihre Entstehung: (1) Infektiöses Material kann in der Nähe der Dura mater zurückgeblieben sein, (2) die Dura mater kann erneut eröffnet sein, etwa durch Einreißen einer Narbe, etwa beim Schneuzen oder Pressen. Werden diese Patienten eingehend befragt, so erfährt der Arzt häufig, daß es von Zeit zu Zeit zu Abfließen von klarer Flüssigkeit aus der

Nase gekommen war. Es liegt also eine Durafistel vor und rezidivierende Meningitiden sind häufig (HAGER 1959; PERTOT u. NEMANIC 1962; RIEDEL 1964; MILOJEVIC u. KOSOKOVIC 1964; KLEY 1968; OEKEN 1966, 1967; BOENNINGHAUS 1968; KECHT 1970; PROBST 1971; MESSERKLINGER 1972; PONCET et al. 1972).

BOENNINGHAUS (1974) sah Patienten, die 9 Meningitisschübe gehabt hatten. Dieses Krankheitsbild konnte überhaupt erst häufig werden, seitdem es gelang, wie BOENNINGHAUS (1974) hervorhob, die einzelnen Meningitisschübe mit Antibiotika zu beherrschen (MALECKI u. BÜTTNER 1964). Es können viele Jahre vergehen, in einem Fall von BOENNINGHAUS (1974) 11 Jahre, bei einem Patienten von STENGER (1957) 34 Jahre, bis die Zusammenhänge mit einem früheren Unfall aufgedeckt wurden.

δ) Rhinogener Hirnabszeß bei frontobasaler Verletzung

Der *rhinogene Hirnabszeß* stellt eine Komplikation einer Infektion der Nebenhöhlen oder einer frontobasalen (rhinobasalen) Schädel-Hirn-Verletzung dar.

Der *traumatische Stirn-Hirn-Abszeß* entsteht bei einer frontobasalen Schädel-Hirn-Verletzung durch den präformierten Weg des verletzten Gewebes. Er hat sich im allgemeinen in der 2. Woche nach dem Unfallereignis ausgebildet, es handelt sich dann um einen *Frühabszeß*. Nach etwa 4–6 Wochen kommt es zu einer Kapselbildung.

Spätabszesse können oft erst nach langer Latenzzeit Symptome verursachen. In der Beobachtung von ROBINSON et al. (1968) nach 36 Jahren und in der von HEIDRICH u. SÖRGEL nach 47 Jahren.

ε) Kontaktabszesse

Eine direkte Fortleitung des entzündlichen Prozesses vom Knochen verursacht einen der Stirnhöhle unmittelbar benachbarten *Kontaktabszeß*. Nach Zerstörung der knöchernen Schädelwand bildet sich ein *epiduraler Abszeß*. Bei weiterem Vordringen des entzündlichen Prozesses in das benachbarte Hirngewebe entsteht ein *Nahabszeß*. Dehnt der entzündliche Prozeß über die Gefäße der Hirnrinde oder Virchow-Robin-Räume weiter aus, entsteht ein *Fernabszeß*.

ζ) Rhinogene Sinusthrombose

Rhinogene Sinusthrombosen können sich in jenen Sinus bilden, die den Nebenhöhlen benachbart liegen, wie dem *Sinus cavernosus* und dem *Sinus sagittalis sup*. Die Thrombose dehnt sich vom entzündlich befallenen Areal entweder der knöchernen Wand bzw. der Schleimhaut einer Nebenhöhle über kleinere Venen aus oder durch einen thrombophlebitischen Prozeß.

Die Infektion des Sinus cavernosus breitet sich über die Orbitavenen (Orbitalphlegmone vom Siebbein, oder Gesichtsfurunkel über die V. angularis nasi), von der Kieferhöhle oder Pharynx, etwa einem Peritonsillarabszeß, oder von Zahnwurzelgranulomen aus.

Auch an eine *otogene Thrombose des Sinus cavernosus* über den Sinus petrosus sup. und inf. muß gedacht werden (BOENNINGHAUS 1974).

Die *Thrombose des Sinus sagittalis sup.* entwickelt sich meist von einer Osteomyelitis des Schädeldaches und wird über die Diploevenen fortgeleitet.

Die entzündlichen Sinusthrombosen greifen auf die weichen Hirnhäute über und es bildet sich eine Sepsis. Vereinzelt können sich auch Abszesse, durchwegs der Hirnrinde bilden.

e) Intrakranielle Pneumatozelen

Luft vermag von außen, durch einen Defekt der Dura mater in das Innere des Schädels zu gelangen, vor allem nach Husten, Niesen, Pressen und Schnauben. Die Folge ist eine *intrakranielle Ansammlung* von *Luft*. Man unterscheidet *subdurale, subarachnoidale, intraventrikuläre* und *intrazerebrale Pneumatozelen*, d. h. Luft findet sich in einer Höhle, die normalerweise von Liquor eingenommen ist. Bei einer *intrazerebralen Pneumatozele* findet sich die Luft in einem zystischen Defekt infolge Zerstörung von Hirnsubstanz. Die beiden letztgenannten Schadensfolgen können gemeinsam vorkommen.

f) Traumatische Schäden von Hirnnerven

Bei *frontobasalen Frakturen* liegen häufig *Verletzungen* der *Fila olfactoria* im Bereich der *Lamina cribriformis* vor, mit der Folge von Geruchsstörungen.

Der *N. opticus* kann im Bereich des *Canalis opticus* mechanisch geschädigt sein. Der Sehnerv kann ganz abreißen, durch Quetschungen geschädigt sein oder durch eingepreßte Knochensplitter verletzt sein. Eine *traumatische Schädigung* des *Chiasma opticum* hat eine *bitemporale Hemianopsie* zur Folge.

Der Ausfall des *N. oculomotorius* führt zu einer *einseitigen Pupillenerweiterung*.

Der *N. abducens* ist häufig verletzt, weil er den längsten intrakraniellen Verlauf hat.

Der *N. trigeminus* kann in seinem 1. und 2. Ast verletzt sein.

Bei den erstgenannten Verletzungen erfolgte meist eine stumpfe Gewalteinwirkung auf die Stirn, bei der letztgenannten auf den Oberkiefer (WUSTROW 1973).

Einen Überblick über die Läsionen der verschiedenen Hirnnerven bei frontobasalen Schädel-Hirn-Verletzungen gab LANG (1985), s. Tabelle 28.

g) Verletzungen der basalen Sinus

Bei Verletzungen der seitlichen Wand der Keilbeinhöhle können Blutungen aus dem Sinus cavernosus auftreten (SATTLER 1920; SCHOLTZ 1965).

Das *Septum*, das die *beiden Keilbeinhöhlen* trennt, findet sich nicht immer im Bereich der Mittellinie; es können daher beide Keilbeinhöhlen von unterschiedlicher Größe sein. Wichtig sind die Hinweise, daß sich die Sella turcica mit der Hypophyse – abhängig von der Pneumatisation – in das Lumen der Keilbeinhöhle vorwölben kann, daß in hinteren und oberen lateralen Anteilen der Canalis

Tabelle 28. Hirnnervenläsionen bei 156 frontobasalen Schädel-Hirn-Verletzungen. (Aus LANG 1985)

Hirnnervenläsionen	Fälle	%
	62	41,9
N. olfactorii	15	10
N. opticus	26	18
N. oculomotorius	37	25
N. trochlearis	4	2,7
N. trigeminus	7	4,7
N. abducens	1	0,7
N. facialis	4	2,7

opticus nahezu frei in die Keilbeinhöhle hineinragen kann, so daß der Nerv nur durch eine ganz dünne Knochenschicht von der Schleimhaut getrennt ist, und gelegentlich kann auch der etwas dickere Knochenwulst der A. carotis int. von der Seite her in die Keilbeinhöhle vorspringen (BOENNINGHAUS 1974).

Die *basalen Sinus* können einreißen und falls eine Verbindung mit der Außenluft, beispielsweise via Nasennebenhöhlen besteht, sind *tödliche Luftembolien* möglich (ROER 1949, 1958; PATSCHEIDER 1962).

h) Thrombose des Sinus cavernosus

Thrombose des *Sinus cavernosus* kann bei *frontobasalen Schädel-Hirn-Verletzungen* gesehen werden. SEDZIMIR (1955) beschrieb 6 Fälle, MOSER (1954) einen Fall nach Stecksplitterverletzung.

i) Weitere Komplikationen

Bei *offenen Brüchen* der *Stirnhöhlen* (Abb. 82) und *Frakturen* der *Pyramiden* mit *Ruptur* des *Trommelfelles* können Anteile der Epidermis im Bruchspalt eingeklemmt werden und *Pseudocholesteatombildungen* verursachen (ESCHER 1954; BIRKMEYER 1959; KECHT u. STRELI 1959).

Ein *Exophthalmus* kann die Folge sein, ein- oder beidseitig, er pulsiert aber nicht. *Exophthalmus pulsans* bei *frontobasaler Schädel-Hirn-Verletzung* kommt vor mit Fraktur des Orbitaldaches und Hirnprolaps in die Orbita. Das in die Orbita prolabierte Gehirn überträgt pulsierenden Druck des Gehirns auf den nach vorn verdrängten Bulbus (VERBIEST 1953).

Bei *traumatischer Verletzung* der *A. carotis int.* kann die Verletzungsstelle im *knöchernen Kanal* oder *intrakraniell* außerhalb des *Sinus cavernosus* liegen; die Folgen sind massive Blutungen aus Rachendach und Keilbeinhöhle. Liegt nur ein partieller Riß des Gefäßes vor, etwa Einreißen der Intima, dann kann sich ein *traumatisches Aneurysma* auslösen, das Wochen bis Monate nach der Gewalteinwirkung plötzlich rerupturieren kann und zu einer plötzlichen massiven Blutung führt. Liegt die Verletzungsstelle im *Sinus cavernosus*, bildet sich eine *arteriovenöse Fistel* aus.

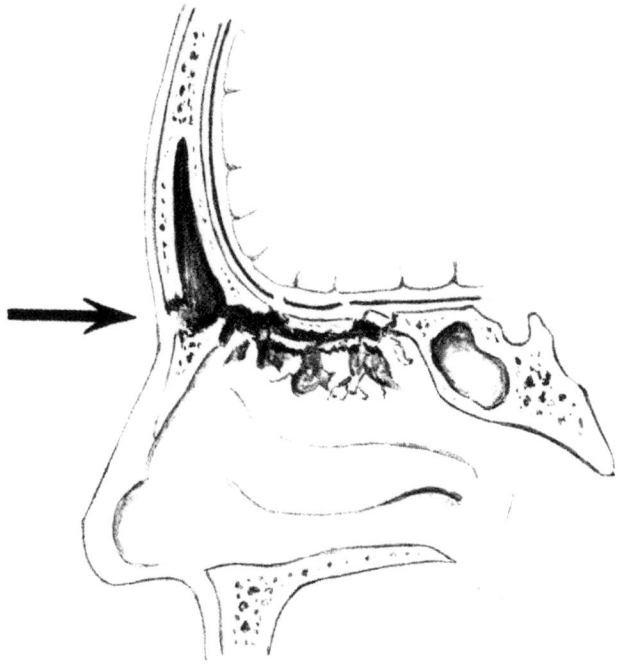

Abb. 82. Typ III nach ESCHER (1969) (seitlich). Abriß des Mittelgesichts von der Schädelbasis mit Frakturen im Bereich der Stirnhöhlenvorderwand und des Siebbeindaches sowie Durazerreißungen. (Aus WUSTROW 1973)

Eine unvollständige Entfernung der verletzten Schleimhaut aus der Stirnhöhle und ein narbiger Verschluß des Stirnhöhlenausführungsganges oder eine Obliteration des operativ geschaffenen Zugangs sind Jahre nach dem Unfall Ursache einer *Mukozele* bzw. nach ihrer Infektion einer *Pyozele*.

Bei einem angetrunkenen Motorradfahrer wurde nach einer Schädelbasisfraktur ein *Zahn* in der *Schädelhöhle* gefunden (LITOVCENKO u. MASTEROV 1965).

Abbildung 83 zeigt sowohl die Art als auch die Häufigkeit der Unfallfolgen bei Patienten mit frontobasalen Verletzungen.

VIII. Indirekte Frakturen der vorderen Schädelgrube bei Schußverletzungen

1. Einführung

Bei *indirekten Frakturen der vorderen Schädelgrube* besteht folgender Befund: Es liegt ein Einschub am Schädel vor oder eine direkte Impression des Schädeldaches, und völlig getrennt davon, mit den Läsionen an der Verletzungsstelle nicht zusammenhängend, bestehen Frakturen in der vorderen Schädelgrube. Die sonst bei Schädelbasisfrakturen häufigen Querbrüche in der mittleren Schädelgrube fehlen dagegen. Diese Veränderungen in der vorderen Schädelgrube

130 Materialeigenschaften des Schädels und dessen traumatische Schäden

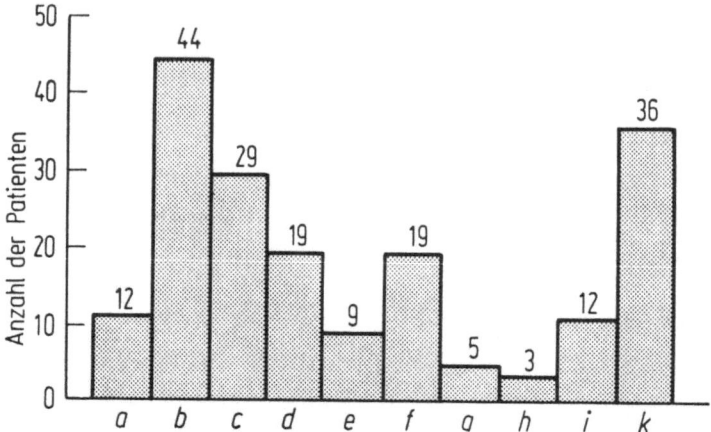

Abb. 83. Häufigkeit und Art der Unfallfolgen: Zahlenmäßig zusammengefaßt, sind die Einzelbefunde der 82 Patienten mit frontobasalen Verletzungen graphisch dargestellt. Zahlenmäßige Überschneidungen ergeben sich dadurch, daß verschiedene Unfallfolgen *gleichzeitig* bei einem Patienten bestehen können. *a* Kopfschwartenverletzung, Austritt von Hirnbrei, *b* Impression, *c* Kontusionsherd, *d* akutes intrakranielles Hämatom, *e* Pneumatozele, *f* Meningitis, *g* Hirnabszeß, *h* Verletzung des N. opticus, doppelseitig, *i* Verletzung des N. opticus, einseitig, *k* Verletzung des N. olfactorius. (Aus UNGER 1972)

können in geringfügigen Fissuren oder mit erheblichen Splitterungen mit Verlagerung der Fragmente entweder in die Orbita oder viel seltener in das Gehirn vorkommen. Diese Knochenläsionen können sich in der Siebbeinplatte oder im Orbitaldach finden, manchmal kombiniert und häufig beide Orbitaldächer symmetrisch beteiligt.

Eine *weitere Prädilektionsstelle* für indirekte Frakturen stellt das Dach der Paukenhöhle in der mittleren Schädelgrube dar, die neben dem Dach der Augenhöhle zu den dünnsten Stellen der Schädelhöhle zählt. Sie sind an dieser Stelle sehr viel seltener als im Bereich der vorderen Schädelgrube. KLAUE (1949) fand in seiner Serie nur 2 Beobachtungen. Er schrieb: „Bei den Schußverletzungen des Schädeldaches ist die gewöhnliche Schädelbasisfraktur, im Vergleich zu ihrer Häufigkeit bei stumpfer Gewalteinwirkung, auffallend selten; dagegen begegnet man gerade bei den Schußverletzungen häufig den genannten indirekten Brüchen, meist sogar isoliert auf die vordere Schädelgrube."

Liegen bei Schußverletzungen des Kopfes – gleichgültig ob es sich um Steck- oder Durchschüsse handelt – Frakturen in der mittleren oder hinteren Schädelgrube vor, so sind das fast immer Verlängerungen von Bruchspalten, die eine Verbindung mit der Einschußstelle haben. Selbstverständlich können derartige direkte Frakturen auch in der vorderen Schädelgrube vorkommen.

2. Historische Aspekte

Die erste Mitteilung einer indirekten Fraktur der vorderen Schädelgrube nach Schußverletzung des Kopfes stammt von LONGMORE (1865). Es handelte sich um den US-Präsidenten Abraham LINCOLN, der durch einen Pistolenschuß von einem Attentäter aus sehr kurzer Entfernung, von hinten abgefeuert, am Hinterkopf getroffen wurde. Es handelte sich um einen Steckschuß, die Kugel blieb im linken Striatum stecken. Kurze Zeit nach der Verletzung waren bds. Protrusionen der Augen sichtbar sowie Ekchymosen der Augenlider. Beide Augenhöhlendächer waren frakturiert.

Ernst von BERGMANN (1880) veröffentlichte eine Serie von 6 Beobachtungen indirekter Frakturen der vorderen Schädelgrube nach Schußverletzungen aus dem türkisch-russischen Krieg.

Weitere Fälle wurden von TILING (1880), RÜCKER (1881) und MESSERER (1884) mitgeteilt.

HEINE (1912) konnte bei der Aufarbeitung einer größeren Serie von Kopfschüssen bei Selbstmördern in 11 Beobachtungen (etwa 10%) indirekte Frakturen der vorderen Schädelgrube nachweisen.

Aus dem 1. Weltkrieg teilten FASCHINGBAUER-BÖHLER (1971) 8 Fälle, sowie KLEBERGER (1920) 5 Beobachtungen mit.

Aus dem 2. Weltkrieg veröffentlichte KYRIELEIS (1941) 2 indirekte Frakturen der vorderen Schädelgrube.

KLAUE (1949) untersuchte eine Serie von 777 Fällen von Schädeldachschüssen. Dabei wurden 140mal, d.h. in 18%, indirekte Brüche der vorderen Schädelgrube beobachtet. Der Prozentsatz dürfte in Wirklichkeit jedoch höher sein, da die sehr feinen, durch die Dura mater hindurch nicht sichtbaren Fissuren den Obduzenten unter Feldverhältnissen manchmal entgangen sein dürften. Die Serie wurde von KLAUE nach dem Ort der Gewalteinwirkung, der Treffstelle, eingeteilt: Bei Gruppe 1 lag die direkte Verletzung am Hinterhauptsbein. In Gruppe 2 wurden die Fälle zusammengefaßt, bei welchen der Einschuß oder die Impression an der Scheitelbein- oder Schläfenbeinschuppe lag. Eine Untergruppe bilden dabei die Durchschüsse aus geringer Entfernung. Bei *Gruppe 3* war das Stirnbein verletzt, ohne daß aber ein direkter Zusammenhang mit den Frakturen der vorderen Schädelgrube besteht.

3. Region der Schußverletzung

a) Gruppe 1, okzipitale Treffstelle (Abb. 84)

Diese Gruppe umfaßt 16 Fälle der Serie von KLAUE.

Fall 1: H. Sch., 26 Jahre alt. Klinisch: Impressionsschuß am Hinterkopf (Typ I von TÖNNIS). Tod nach 20 Tagen. Wegen schlechten Allgemeinbefindens kein operativer Eingriff. Anatomischer Befund (Prof. SPATZ): In der Lamina ext. des linken Hinterhauptbeines, querfingerbreit neben der Mittellinie, eine nur gut stecknadelkopfgroße Knochenlücke. An der Innenseite ist die Lamina int. in Ausdehnung eines Zehnpfennigstückes in zahlreiche kleine Splitter zersprungen. Die harte Hirnhaut ist unter dieser Stelle in Linsengröße eröffnet; etwas Hirngewebe und kleine Knochensplitter liegen vor. Geringe Quetschung der Wundränder. Ein kleiner, schmaler, mit Eiter gefüllter Wundgang führt nach medial durch das Tentorium hindurch ins Kleinhirn. Ein Splitter wird nicht gefunden. *Basis:* Das knöcherne Augenhöhlendach hat beiderseits zwei kleine, blutunterlaufene Stellen. Auf der rechten Seite findet sich eine feine Fissur nahe dem Siebbein. Sonst kein Schädelbasisbruch. Nebenhöhlen frei. An der Unterfläche des linken Stirn- und des rechten Schläfenlappens je ein linsengroßer Rindenprellungsherd. – Es liegt also bei einer ganz umschriebenen Schußverletzung des linken Hinterhauptbeines und des darunterliegenden Hinterhauptlappens und des Kleinhirns eine isolierte Fraktur des rechten Orbitaldaches neben umschriebenen, intraossalen Blutungen beider Orbitaldächer sowie ein „Gegenstoßherd" an der Unterfläche des linken Stirnlappens vor.

Fall 2: H. W., 31 Jahre alt. Steckschuß. Einschuß links okzipital. Tod nach 7 Tagen an Hirndruckerscheinungen. *Anatomischer Befund* (Dr. NOETZEL): An der Schädelkalotte links okzipital eine bis an die Mittellinie reichende, große, glattrandige Knochenlücke ohne abgehende Frakturlinien. Aus dieser ragt ein Prolaps hervor. Vom Prolaps führen mehrere

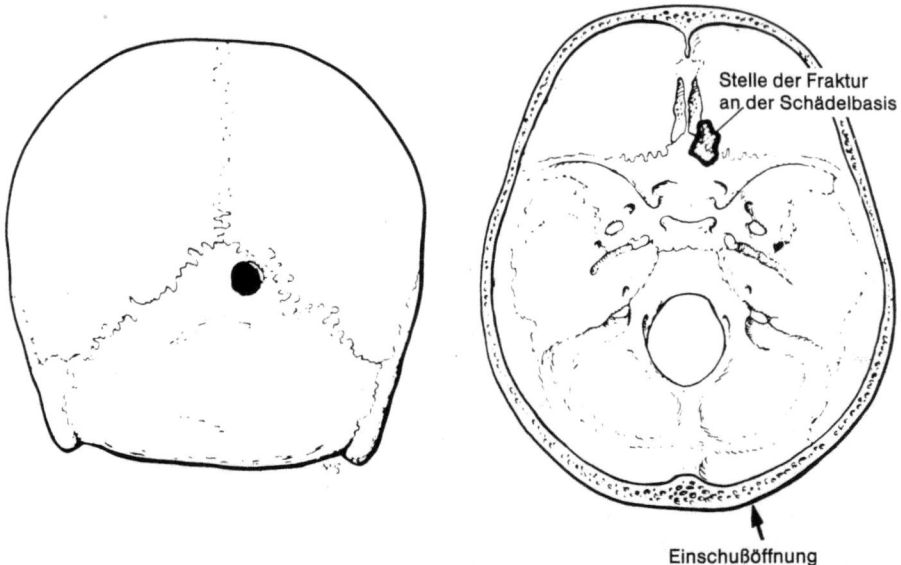

Abb. 84. Der Patient hatte eine penetrierende Wunde in der rechten Parietookzipitalregion erlitten, mit mäßiger Herniation von Hirngewebe. Er befand sich im Koma bei der Aufnahme im Hospital etwa 3 h später, er war unruhig und bewegte alle Extremitäten auf Schmerzreize. Die Pupillen waren verengert und reaktionslos. Es lag ein Überwiegen der Eigenreflexe zugunsten der linken Seite vor; an dieser Seite fanden sich auch pathologische Pyramidenbahnzeichen. Die *Röntgenuntersuchung des Schädels* zeigte eine ausgeprägte Trümmerfraktur in der rechten Parietookzipitalregion, ein großes Metallfragment lag in der Nähe der Sella turcica. Der Tod erfolgte 31 h später. Der *Schädel* zeigte eine runde Öffnung von etwa 1,2 cm Durchmesser in der rechten Parietookzipitalregion, eta 1,5 cm vor der Mittellinie. Der Knochendefekt befand sich hauptsächlich in der Squama occipitalis, nahm aber auch den rechten Anteil der Lambdanaht ein. Es fand sich eine unterbrochene Fraktur in mittleren Anteilen des rechten kleinen Keilbeinflügels und der Lamina cribrosa. Im epiduralen und subduralen Raum fand sich koaguliertes Blut. Das Gehirn (hier nicht gezeigt) zeigte eine irreguläre zerrissene Einschußwunde im Bereich der rechten Großhirnhemisphäre am Übergang zwischen dem Okzipital- und Parietallappen. Der Wundkanal reichte tief in die rechte Großhirnhemisphäre und endete im Bereich der Substantia perforata ant. Ein dünner gekrümmter Granatsplitter, mit scharfen Kanten, mit einem Durchmesser von etwa 1,0–1,2 cm lag in der Umgebung der Substantia perforata ant. Bilateral fanden sich Lazerationen an der orbitalen Oberfläche der Frontallappen, im Bereich des Gyrus rectus, dem Bulbus und Tractus olfactorius und den umgebenden Gyri orbitales. Diese Läsion maß etwa 3 × 4 cm und lag im Bereich der unterbrochenen Fraktur. Die Zerlegung des Gehirns in Frontalscheiben zeigt eine ausgeprägte Zerstörung der rechten Großhirnhemisphäre mit traumatischen Schäden am Ventrikelsystem und dem Corpus callosum. Im einzelnen waren der 3. Ventrikel, der rechte Thalamus mit seiner Grenzzone zum Dienzephalon, Anteil des rechten Hypothalamus und ein großer Anteil des rechten Corpus striatum beteiligt. Es bestand eine massive intraventrikuläre Blutung und das gesamte Ventrikelsystem war von Blutmassen ausgegossen. Durch das gesamte Gehirn verteilt fanden sich petechiale Blutungen. (Aus CAMPBELL et al. 1958)

Wundspalten in die Tiefe sowie ein Schußkanal in sagittaler Richtung bis zu dem bohnengroßen Splitter, der von einem Abszeß umgeben im Mark des Parietallappens sitzt. Starke Quetschungserscheinung in der Umgebung der Hirnwunde, ebenfalls auch besonders nahe der Mantelkante sowie in der Mantelkantenrinde der nicht verwundeten Hemisphäre an der anderen Seite der Falx. Man kann hier also von einer Quetschwunde sprechen. *Schädelbasis:* Nach Abziehen der unverletzten Dura sieht man symmetrisch über den Siebbeinzellen feine Knochensprünge. Sonst keine Schädelbasisverletzung. Nebenhöhlen frei. Ein kleiner Rindenprellungsherd an der Unterfläche des rechten Frontalhirns vor dem Riechkolben.

In 15 Fällen fanden sich feine Fissuren, nur einmal war das Augenhöhlendach in größerem Umfang eingebrochen; 14mal war das Orbitaldach einseitig oder doppelseitig, 8mal das Siebbein, davon zweimal ohne Orbitaldach frakturiert. Die Rindenprellungsherde lagen zehnmal an der Basis des Frontalhirns, außerdem 4mal an den Polen oder Unterflächen der Temporallappen. Sechsmal fehlten Prellherde an der Hirnbasis. Im Gebiet der Gyri orbitales gelegen, korrespondierten die Rindenprellungsherde mit den Orbitaldachfrakturen, im Gebiet der Gyri recti oder des Riechkolbens gelegen, entsprechen sie den Siebbeinfrakturen. Fall 1 von KLAUE (1949) zeigt, daß der Rindenprellungsherd auch einmal nicht auf der Seite der Fraktur auftritt, sondern auf der anderen. Eine Durazerreißung konnte nur einmal festgestellt werden. Mit den Schädelbrüchen, manchmal aber auch ohne solche, fanden sich verschiedentlich (6mal) Blutungen in die Knochen der Augenhöhlendächer *("intraossale" Blutungen)*. Viermal fanden sich entsprechende Blutungen in die Siebbeinzellen und ferner 3mal Blutungen in die Augenhöhle. KLAUE (1949) verweist darauf, daß es interessant sei, daß diese Blutungen weder von epi- noch subduralen Blutungen begleitet werden, und subarachnoidale Blutungen nur ganz umschrieben im Gebiet der Kontusionsherde des Orbitalhirns vorkommen. Die Dura mater blieb intakt.

b) Gruppe 2, parietale und temporale Treffstelle (Abb. 85 a–c)

Diese Gruppe ist zahlenmäßig am stärksten vertreten und macht mit den Fällen von Nahschüssen etwa 71 % der Serie von KLAUE aus. Der Autor führt 3 Beispiele an:

Fall 3: K. H., 28 Jahre alt. *Klinisch:* Steckschuß. Einschuß rechts parietal. Stecksplitter links parietal; operativ entfernt. Tod an Hirndruckerscheinungen am 7. Tage. *Anatomischer Befund* (Prof. SPATZ): Der Schußkanal führte durch beide Scheitellappen. Deutliche Erscheinungen des Ödems und Zisternenverquellung. – *Schädelbasis:* Durch das dünne knöcherne Dach der Augenhöhlen schimmert beiderseits Blut hindurch. In der Mitte beider Orbitaldächer finden sich größere Knochenimpressionen. Das von Fissuren umgebene Knochenstück ist rechts umfangreicher als links. An der Unterfläche beider Stirnlappen einige stecknadelkopfgroße Rindenkontusionsherde sowie rechts solche am Übergang von der Basis zur Konvexität des Schläfenlappens.

Fall 4: W. L., 25 Jahre alt. Impressionsschluß rechts parietal mit Mantelkantensyndrom (Paraplegie der Beine und Lähmung des linken Armes). Tod nach 5 Tagen an eitriger Basalmeningitis (Frühmeningitis). *Anatomischer Befund* (Prof. SPATZ): Ausgedehnte Zertrümmerung des rechten Scheitelbeins mit abgehenden großen Sprüngen. Bis in den Ventrikel reichende Wundspalten mit starker Quetschung des anliegenden Gewebes. Kontusionsherd auch auf der anderen Seite der Falx an der Mantelkante. An der Schädelbasis symmetrische, blutunterlaufende Fissuren auf der Höhe der Augenhöhlendächer, sonst keine Schädelbasisfrakturen. An der Unterfläche des rechten Stirnlappens im

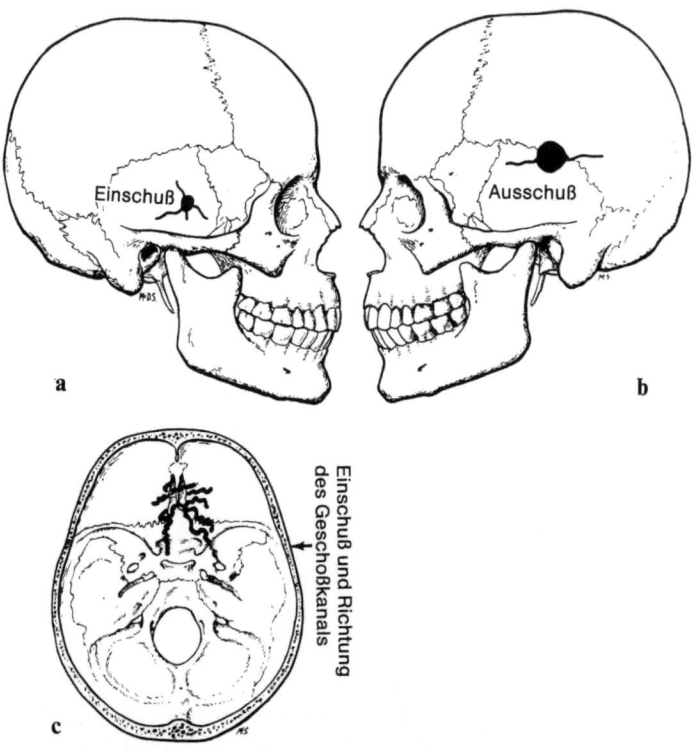

Abb. 85a–c. Pistolenschuß, der aus kürzester Entfernung abgefeuert wurde. Der Soldat war sofort bewußtlos. Gehirnschuß. Sowohl die Ein- als auch Ausschußwunde zeigte Hernien von Hirngewebe. Es bestand eine lebhafte Blutung im Bereich der rechten Temporalregion. Die Pupillen waren erweitert und reaktionslos. Es lagen keine Bewegungen der Extremitäten vor. Es bestand eine Areflexie. Der Tod trat etwa 30 min nach der Verwundung ein. **a** Einschußwunde am vorderen Drittel der Squama temporalis, scharfrandig, oval und von gleicher Größe wie die Wunde der Kopfhaut. Verschiedene kleine Frakturen strahlten radiär etwa 3–5 cm aus. **b** Der Ausschuß liegt an der Sutur zwischen der Squama temporalis und dem Parietalknochen, ist ebenfalls oval, scharfrandig und ist etwa doppelt so weit wie der Einschuß. Durch den Ausschuß verläuft eine Fraktur in einem nahezu horizontalen Verlauf von etwa 4–5 cm Länge, sowohl nach anterior als auch nach posterior. **c** Der vordere Teil der Sella turcica und die gesamte Lamina cribrosa, obwohl sich diese Strukturen nicht im direkten Schußkanal befanden, waren in kleine Elemente zerlegt. Der N. opticus war jedoch unauffällig. Das Gehirn (hier nicht gezeigt) wies einen Einschuß am rechten Gyrus temporalis sup. nahe dem Temporopol auf. Die Einschußwunde im Gehirn hatte die Form eines regelmäßigen Risses, etwas mehr als 1 cm im Durchmesser. Sie war mit Debris von Hirngewebe und koaguliertem Blut gefüllt. Der Ausschuß aus dem Gehirn lag in hinteren Anteilen des linken Gyrus frontalis inf. Er war nahezu rund und maß etwa 2 cm im Durchmesser. Die Leptomeningen zeigten flächenhafte Blutungen, besonders in den Arealen des Ein- und Ausschusses. Etwas geronnenes Blut fand sich subdural links. Die Hirnbasis war an den mittleren orbitalen Windungen lazeriert. Diese Region entspricht dem Areal mit der unterbrochenen Fraktur. Bei der Zerlegung des Gehirns in Frontalebenen zeigte sich, daß der Schußkanal etwas rostral der Commissur verlief. Er hatte einen Durchmesser zwischen 1 und 2 cm. Beide Vorderhörner der Seitenventrikel wurden vom Geschoß durchdrungen und das gesamte Ventrikelsystem war mit Blut ausgefüllt. Die Hirnstrukturen die vom Geschoß von rechts nach links durchdrungen worden waren: vordere Anteile der rechten Insel, der rechte Nucleus lentiformis, die rechte innere Kapsel, die Basis des Kopfes des rechten Nucleus caudatus, das Septum pellucidum, die Basis des Kopfes des linken Nucleus caudatus, die linke innere Kapsel, der linke Nucleus lentiformis, das Claustrum und die Insel. (Aus Campbell et al. 1958)

Bereich der Orbitalwindungen keine Rindenprellungsherde, der Knochenveränderung entsprechend: rechts fehlen solche.

Fall 5: 41 Jahre alt. Oberflächlicher Impressionsschuß (Typ I nach TÖNNIS) des linken Scheitelbeins ohne Duraverletzung. Äußerer Prellschuß im Sinne von NOETZEL (1948). Wegen schlechten Allgemeinbefindens kein operativer Eingriff. *Tod* nach 8 Tagen infolge Gasbrand nach Oberschenkelschuß. *Anatomischer Befund* (Dr. KÜHN): Über dem linken Scheitelbein in einer schmierig belegten Höhe ein Granatsplitter. Darunter eine Impression, aber keine Verletzung der Dura. In den weichen Häuten dieser Stelle eine feine subarachnoidale Blutung, sowie ein pfenniggroßer Kontusionsherd an der Treffstelle. *Schädelbasis:* Im linken Orbitaldach eine ungefähr 2 cm lange Frakturlinie. Dicht neben der Lamina cribrosa eine kleine Fissur mit darunter gelegenem Hämatom. An der Schädelbasis sonst keine Besonderheiten. In den Siebbeinzellen der linken Seite flüssiges Blut; übrige Nebenhöhlen frei. Keine Rindenprellungsherde an der Hirnbasis!

Fall 5 zeigt, daß auch beim äußeren Prellschuß mit umschriebener Hirnkontusion an der Treffstelle – der Tod wurde durch die Oberschenkelverletzung, nicht durch die Hirnverletzung verursacht – die auf das Gehirn fortgeleitete Energie genügen kann, um in der vorderen Schädelgrube an den dünnen Stellen eine Kontinuitätstrennung des Knochens zu verursachen. In der Serie von KLAUE fand sich noch ein zweiter Fall.

In dieser Gruppe sind *doppelseitige Frakturen der Orbitaldächer* sowie der *Lamina cribrosa* häufig. Rindenprellungsherde am orbitalen Stirnhirn fehlten in rund der Hälfte der Fälle. In der Regel entsprechen sie dem Ort der Frakturen. Beachtenswerterweise kommen sie mitunter aber auch an der Seite vor, an welcher Knochenfissuren nicht vorhanden sind. Mehrfach wurden auch Kontusionsherde an dem zum Einschuß gegenseitigen Temporallappen festgestellt; diese stehen zahlenmäßig hinter den Orbitaläsionen zurück. Das Verhältnis der Verletzungen des Schläfenlappens zu denjenigen des Stirnlappens betrug 1:5. In 5 Fällen waren intraorbitale Blutungen so erheblich, daß sie zum Auftreten von Brillenhämatomen führten. Mehrfach fanden sich Zerreißungen der Dura mater über der Siebbeinplatte. In dieser Gruppe bestanden außerdem noch 6mal indirekte Frakturen der mittleren Schädelgrube. Die relativ häufigere Mitbeteiligung der mittleren Schädelgrube läßt sich zwanglos durch die größere Nähe der Treffstelle erklären.

c) Untergruppe der Nahschüsse

Eine Untergruppe in dieser Serie von KLAUE (1949) stellen *Nahschüsse* dar, die in Durchschüssen durch den Schädel von rechts parietotemporal nach links bestehen. Es ist eine Schußverletzung, die für Suizid charakteristisch ist. Durchwegs sind hier die Zeichen, die auf eine „*Sprengwirkung*" hinweisen, deutlich sichtbar. Ausgeprägte Zersplitterungen der vorderen Schädelgrube sind häufig, ebenso ist die mittlere Schädelgrube in wesentlichem Maße mitbeteiligt. KLAUE hob hervor, daß hier Frakturen eine viel größere Rolle spielten als in seinem übrigen Material. Die indirekten Frakturen der vorderen Schädelgrube können sich in die mittlere Schädelgrube fortsetzen und sie können in unmittelbarer Verbindung mit solchen stehen, die von der Ein- oder Ausschußöffnung der Schädelkalotte ausgehen. Mit anderen Worten, die indirekten Brüche sind mit den direkten verbunden.

In dieser Untergruppe ist die Häufung von Brillenhämatomen offensichtlich, die in einem Drittel der Fälle (13mal) in dem Material von KLAUE vorkamen. Man muß sich vergegenwärtigen, daß der Tod sofort eintrat. Es handelt sich dabei also um „*Frühhämatome der Augenlider*", wie sie in zwei Beobachtungen von Nahschüssen von KYRIELEIS (1941) bereits beschrieben worden waren.

d) Gruppe 3, frontale Treffstelle

Bei dieser Gruppe liegt die Einschußöffnung oder primäre Impression an der Konvexität des Stirnbeins. Die dabei in der Serie von KLAUE vorkommenden indirekten Frakturen der vorderen Schädelgrube betrugen etwa 17% des Materials. KLAUE führt ein Beispiel an:

Fall 6: G. B. Impressionsschuß des Stirnhirns rechts an der Konvexität. Maligner Prolaps. *Tod* 22 Tage nach der Verwundung unter Hirndruckerscheinungen. *Anatomischer Befund* (Prof. SPATZ): Teils zu niedriger, teils von Eiteransammlungen durchsetzter Prolaps mit ausgedehnten, enzephalitischen Veränderungen im Mark des Stirnhirns. Ödem und Massenverschiebungen, Meningitis. *Schädelbasis:* Zertrümmerung der dünnen Teile des Orbitaldaches beiderseits sowie des Siebbeins. Entsprechend der Ausdehnung der Knochenveränderungen große, oberflächliche Kontusionsherde an den Orbitallappen mit Einschluß der Riechkolben. Das Gehirn mußte an diesen Stellen gewaltsam von seinen Verwachsungen mit der harten Hirnhaut gelöst werden. Diese war zweifellos ebenfalls verletzt. Die Kontusionsstellen sind z.T. rostbraun, zum Teil schmutzig verfärbt und von weicher Beschaffenheit.

Anders als in den Fällen der 1. Gruppe, aber ähnlich denen der Nahschüsse, liegen hier ausgedehnte Knochen- und Hirnverletzungen vor. Grobe Impressionen und starke Splitterungen der Augenhöhlendächer, die bei den okzipitalen Schädelschüssen nur einmal gefunden werden konnten, sind in dieser Gruppe recht zahlreich. In der Regel sind beide Orbitaldächer und die gesamte Siebbeinregion betroffen. Parallel dazu liegen ausgedehnte Verletzungen des orbitalen Stirnhirns vor, oft verbunden mit Zerreißungen der Dura mater. Auch hier fanden sich wiederum intraossale Blutungen der Augenhöhlendächer, Blutungen in die Siebbeinzellen und in das Orbitalfett. Wegen der Nähe der Einschußstelle zur vorderen Schädelgrube ist die Wirkung hier besonders intensiv, die sich einmal in ausgedehnten Impressionsfrakturen der vorderen Schädelgrube und zum anderen in umfangreichen Kontusionsherden des Orbitalhirns ausdrückt. Infolge der geringen Entfernung der Einschußstelle ist es mitunter schwer, Fernwirkungen von der unmittelbaren Wirkung zu trennen.

KLAUE (1949) hob hervor, daß zur unmittelbaren Infektion von der Hirnwunde aus hier noch die Möglichkeit eines zweiten, indirekten Infektionsweges hinzukommen, nämlich dadurch, daß von den Siebbeinzellen aus Infektionserreger in das Schädelinnere eindringen.

KLAUE zeigt anhand eines Falles, daß eine Infektion, welche ihren Weg über einen direkten Bruch der Siebbeinplatte bei einem Schädeldachschuß genommen hat, Ursache des tödlichen Ausganges sein kann:

Fall 7: R. B., 27 Jahre alt. Impressionsschuß vom Typ I rechts parietal. Anfangs günstiger Heilungsverlauf, später Fieber und zunehmende Hirndruckerscheinungen. *Tod* am 24. Tage nach der Verletzung. *Anatomischer Befund* (Prof. SPATZ): Große Knochenlücke im rechten Scheitelbein, aus der ein zum größten Teil übergranulierter Prolaps hervorragt. Der Prolaps ist an den Knochenrändern fest verwachsen. Bei der Eröffnung der harten Hirnhaut über dem rechten Stirnhirn quellen aus dem Subduralraum dicke Massen grün-gelblichen Eiters. Es zeigt sich, daß ein allseitig abgekapseltes, zwei handtellergroßes, massives subdurales Empyem vorliegt, das über der Konvexität des Stirnhirns ausgebreitet ist. An der Unterseite der harten Hirnhaut liegt eine dicke, rostbraune Schicht, die sich abstreifen läßt. Durch das Empyem wird die ganze vordere Hälfte der rechten Hemisphäre hochgradig eingedellt; das raumbeengende Empyem war zweifellos Ursache der zum Tode führenden Hirndrucksteigerung. Keine Basalmeningitis. Das subdurale Empyem reicht nicht bis an die Hirnwunde heran (!). Basis: Der linke Stirnpol mit dem linken Riechkolben läßt sich leicht von der Riechgrube ablösen, dagegen bestehen rechts ausgiebige Verwachsungen mit dem zersplitterten rechten Siebbein. Nach Ablösen der harten Hirnhaut wird nochmals festgestellt, daß das subdurale Empyem keine Beziehungen zur prolabierten Hirnwunde hat; es ist vom Prolaps durch eine breite Zone mit intakten Hirnhäuten geschieden. Dagegen besteht ein Zusammenhang mit dem Kontusionsherd am Bulbus olfactorius, der mit der harten Hirnhaut und dem gesplitterten rechten Siebbein verwachsen ist.

Die indirekte Fraktur der Siebbeinplatte ist in diesem Fall der Ausgangsort des raumbeengenden subduralen Empyems gewesen. Dieser Infektionsweg ist ohne offene Hirnverletzung bei stumpfer Gewalteinwirkung bekannt. Dabei breitet sich die Infektion von den Siebbeinzellen aus und führt über eine Basalmeningitis zum Tode (IPSEN 1898; von HANSEMANN 1917).

IX. Verletzungen des Gesichtsschädels mit Einbeziehung der fazioorbitokraniellen Verletzungen und orbitokraniellen Wunden

1. Einführung

Während des 1. Weltkrieges zählten *Gesichtsschädel/Gehirnverletzungen* zu den schwerwiegendsten Verwundungen. Die Mortalität infolge infektiöser Komplikationen war außerordentlich hoch. Im 2. Weltkrieg senkten Antibiotikabehandlung und ausreichender Blutersatz beim Debridement die Mortalität erheblich.

Nach Ansicht von MATSON (1958) sollten diese Verletzungen nicht offen bleiben und nicht in Einzeloperationen versorgt werden. Vielmehr empfielt MATSON vollständiges und sofortiges Debridement und Defektdeckung durch den Neurochirurgen, assistiert von Otolaryngologen und Ophthalmologen.

Die *Verletzungen* des *Gesichtsschädels* und deren *Begleitverletzungen* wurden von ZÜLCH (1956), PERRON et al. (1960), SCHUCHART et al. (1960, 1966), TÄNZER (1966), DENECKE (1968), PAPE (1969), REHRMANN u. KOLBIN (1971), HARDT (1973), HÄRTEL (1984) ausgewertet und veröffentlicht. Zusammenfassende Darstellungen erfolgten durch ROWE u. KILLEY (1968), REIDENBACH (1969), SCHAPS (1969), SPIESSL u. SCHROLL (1972) sowie De JONG (1975).

2. Häufigkeit

Die Zahl von Schädel-Hirn-Verletzungen nach Verkehrsunfällen beträgt nach den Angaben von BRAUNSTEIN (1957) sowie GÖGLER (1962) etwa 72%. Von diesen ist bei etwa 10% das Gesichtsskelett isoliert oder kombiniert frakturiert. Die einzelnen Regionen sind dabei unterschiedlich betroffen: Der Oberkiefer in 24%, der Unterkiefer in 67%. Bei nahezu jedem zweiten Mittelgesichtsverletzten kommen weitere Begleiterscheinungen hinzu: Commotio cerebri in 22%, weitere Weichteilverletzungen in 18%, Orbitalverletzungen mit Diplopie in 10%, und Schädelbasisfrakturen in 1,4% (WUSTROW 1973).

3. Schwellenwerte für Gesichtsschädelfrakturen

SWEARINGEN (1965) untersuchte, bei welchen *Beschleunigungen* oder *Verzögerungskräften Frakturen* des *Gesichts-* und *Gehirnschädels* von *frischen Leichen* unter *Benutzung* von *wirklichen Armaturenbrettern* von *Kfzs* auftraten. *Frakturen* der *Nasenknochen* traten bereits bei Verzögerungen von 30 g auf, *Frakturen* der *Mandibula* bei 40 g, solche der *Maxilla* bei 50 g, und *Frakturen* der *Pyramide* der *Maxilla* traten nach 100 g auf. Wie zu erwarten, variierten die Toleranzen von Individuum zu Individuum. Überraschenderweise bestand keine Korrelation zwischen Verletzungsschwelle und Alter. SWEARINGEN berichtete beispielsweise, daß der Frontalknochen der Leiche eines 66jährigen bei 330 g gegen einen rechteckigen Block von 1 1/4 inch (3,12 cm) frakturierte, während der eines 39jährigen schon bei 190 g brach. Schädel von Leichen, die durch passende Ausgüsse des Gesichts- und Hirnschädels vorbereitet wurden, widerstanden weit höheren Verzögerungskräften, mehr als 300 g, weil hier die Verzögerungskräfte über eine weit größere Fläche des Gesichtsschädels verteilt waren und weil die Kräfte breitflächiger ansetzten.

4. Mittelgesichtsfrakturen

a) Einführung

In fast der Hälfte aller Mittelgesichtsfrakturen sind die Nasennebenhöhlen beteiligt (PERRON et al. 1960). Neben einer Fraktur des Oberkiefers kann auch die vordere Schädelbasis mitverletzt sein. Während es sich bei diesen Verletzungen etwa bis zur Jahrhundertwende hauptsächlich um Hufschlag- und Kampfverletzungen handelte, sind es jetzt im wesentlichen die Folgen von Verkehrs- und Sportunfällen.

b) Einteilung

Neben den bereits genannten *Nasenbeinfrakturen* müssen *zentrale Mittelgesichtsfrakturen (Oberkieferfrakturen)* und *laterale Mittelgesichtsfrakturen (Jochbeinbrüche)* sowie *Orbitarand-* und *Orbitalwandbrüche* unterschieden werden.

Bei den meisten *Mittelgesichtsbrüchen* handelt es sich um *Querfrakturen* des *Oberkiefers*, die in ihrem *Verlauf* eine *gewisse Regelmäßigkeit* zeigen. Diese *typischen Verlaufsformen* wurden von GUERIN (1866) und LE FORT (1900) beschrieben.

René LE FORT beschrieb im Jahre 1900 Verletzungsmuster der Maxilla nach Schlägen mit Holzkeulen gegen Leichenschädel. Der Autor konnte zeigen, daß eine enge Beziehung zwischen der Stelle der Gewalteinwirkung und dem Frakturtyp entstand. Die Frakturen, die gewöhnlich bilateral auftreten, ließen sich immer wieder reproduzieren. Das führte zu der Klassifizierung der Frakturen in 3 Frakturtypen oder -muster, die heute nach dem Autor als Le Fort I, Le Fort II und Le Fort III bezeichnet werden.

Le FORT hat *3 Typen* des Verlaufes der *Hauptbruchlinien* im *Mittelgesicht* beschrieben:

Le Fort, Typ I (Abb. 86): Horizontal verlaufende Fraktur in Höhe des Oberkieferhöhlen- und Nasenbodens, etwa in einer Ebene oberhalb der Zahnwurzeln. Verlauf dicht oberhalb des Nasenbogens durch das Septum nasi, die laterale Nasenwand und zieht dann durch das untere Drittel der Flügelfortsätze des Keilbeins. Diese Fraktur wird auch als Guerin-Fraktur bezeichnet.

Le Fort, Typ II (Abb. 87a, b): Verlauf der Fraktur quer durch den Gesichtsschädel in Höhe der Nasenwurzel. Weiterer seitlicher Verlauf durch die Processus

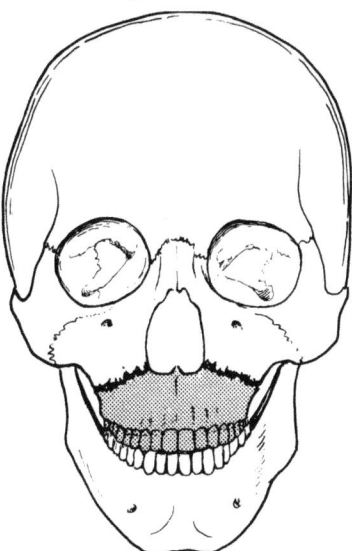

Abb. 86. Mittelgesichtsfraktur: nach Le Fort I oder Guerin-Fraktur. (Aus WUSTROW 1973)

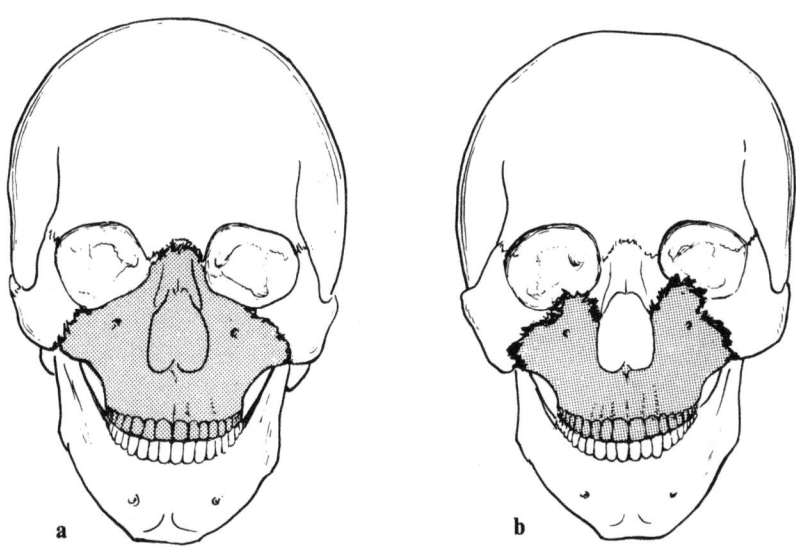

Abb. 87. Mittelgesichtsfraktur nach **a** Le Fort II (= Wassmund II); **b** Wassmund I. (Aus WUSTROW 1978)

frontales und die Tränenbeine, verläuft schräg abwärts und außen durch die Vorderwand der Kieferhöhle; dabei kommt es zum Abriß der Jochbeine an ihrer Verbindung mit der Maxilla. Fraktur der Flügelfortsätze des Os sphenoidale in deren mittlerem Drittel. In der Nasenhöhle Fraktur der lateralen Nasenwand und des Septums in halber Höhe. Die Le Fort-Fraktur II ist identisch mit der Wassmund-Fraktur II.

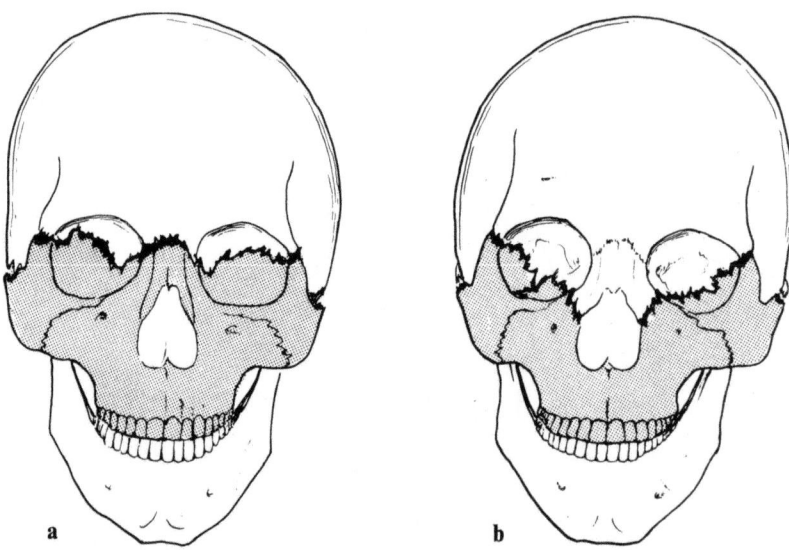

Abb. 88. Mittelgesichtsfraktur nach **a** Le Fort III (=Wassmund IV); **b** Wassmund III. (Aus Wustrow 1973)

Le Fort, Typ III (Abb. 88a, b): Die Frakturebene liegt hoch, Verlauf der Fraktur durch die Nasenwurzel und den oberen Anteil der Processus frontales maxillae oder die Sutura nasofrontalis und weiter unterhalb des Orbitaldaches, dann weiter durch den oberen Anteil des Siebbeines dicht unterhalb oder durch die Schädelbasis, wobei es zu Rissen der Dura mater kommen kann. Weiterer Verlauf nach dorsal des Foramen opticum, durch die Fissura orbitalis inf., durch die Basis der Flügelfortsätze bis zum Keilbein und dann weiter durch den großen Keilbeinflügel, die Sutura frontozygomatica, in die Fissura zygomaticotemporalis, gelegentlich in die Fossa infratemporalis. Das Septum nasi ist in seinem oberen Anteil frakturiert, dicht unterhalb der Crista galli bis zur vorderen Wand der Keilbeinhöhle. Es handelt sich dabei um eine vollständige Lösung des Gesichtsschädels vom Gehirnschädel. Damit ist das Mittelgesicht beweglich, da es nur noch lose an den Weichteilen hängt. Es sinkt infolge seiner Eigenschwere häufig ab. Sie ist häufig mit einer frontobasalen Fraktur, gegebenenfalls sogar mit einer Liquorfistel verbunden (Wustrow 1973).

c) Mitgeteilte Serie

Härtel (1984) gab eine kritische Analyse von 1316 Patienten mit Gesichtsschädelfrakturen und deren Begleitverletzungen aus einem Zeitraum von 12 Jahren. Während es in diesem Zeitraum zu einer leichten Abnahme der Verkehrsunfälle und einer Zunahme der Roheitsdelikte kam, blieb die Zahl der Arbeits- und Sportunfälle gleich. Unterkieferverletzungen waren häufiger als Mittelgesichtsverletzungen. Bei den 200 Begleitverletzungen fanden sich 89 Schädel-Hirn-Verletzungen, und nur 28 Schädelbasisverletzungen. Die Zahl der Thorax- und Extremitätenverletzungen war hoch.

d) Komplikationen bei Verletzungen des Gesichtsschädels durch nasogastrische Intubation

Komplikationen bei nasogastrischer Intubation bestehen in Rupturen des Ösophagus oder Magens, Rupturen von Varizen des Ösophagus, Strikturen des Ösophagus, Verlegung des Larynx, Sinusitis, Otitis med. und Unmöglichkeit, den Schlauch wieder zu entfernen (CHAFFEE 1949; FARRIS u. SMITH 1956; HAFNER et al. 1961; GRANT et al. 1962; HANSELMAN u. MEYER 1962).

In sehr seltenen Fällen kann bei Patienten mit sehr schweren Verletzungen des Gesichtsschädels der nasogastrische Schlauch auch versehentlich in den intrakraniellen Raum gelangen.

WYLER u. REYNOLDS (1977) teilten eine solche Beobachtung mit:
Eine 34jährige Frau war aus etwa 20 m Höhe mit ihrem Gesicht auf Beton aufgeschlagen. Sie wurde innerhalb einiger Minuten in einen *Notaufnahmeraum* gebracht. Es bestanden Blutungen aus Nase und beiden äußeren Ohrgängen, Verschiebungen im Gesichtsbereich und eine Schwellung des paratrachealen Raumes. Die Patientin zeigte eine Enthirnungsstarre, erweiterte Pupillen und hatte keine Korneareflexe.
Wegen der zunehmenden Verlegung der oberen Atemwege wurde eine orotracheale Intubation versucht, die aber erfolglos verlief. Es wurde deshalb eine Tracheostomie vorgenommen. Gleichzeitig wurde eine nasogastrische Intubation vorgenommen. Nach Anlage der Tracheostomie lag eine schlaffe Lähmung vor, es bestanden starre erweiterte Pupillen und die Augenbewegungen waren nicht mehr konjugiert. Eine *Röntgenaufnahme des Schädels* ergab, daß der nasogastrische Schlauch durch die Lamina cribriformis in den intrakraniellen Raum geführt worden war. Die Patientin verstarb innerhalb einer Stunde.

Diese Mitteilung zeigt, daß bei Gesichtschädelverletzungen und Schädelbasisbrüchen die Region der Lamina cribriformis in der vorderen Schädelgrube frakturiert sein kann. Ist zusätzlich noch die Dura mater lazeriert, so kann ein durch die Nase eingeführter Schlauch auch in den intrakraniellen Raum gelangen. In dem weiter oben mitgeteilten Fall der moribunden Patientin hatte diese Komplikation den Ausgang nicht beeinflußt. Bei Patienten mit schweren Frakturen des Gesichtsschädels mit keiner oder nur geringer Beteiligung des Zentralnervensystems könnte eine solche Komplikation jedoch katastrophale Folgen haben.

Ähnliche Komplikationen wurden bei Patienten mit Frakturen der Schädelbasis berichtet, vgl. S. 103.

X. Frakturen des Sinus frontalis

1. Einführung

Während *Frakturen des Sinus frontalis (Stirnhöhlen)* in den vergangenen Jahrhunderten häufig die Folge von Kriegsverletzungen waren, stehen heute Kraftfahrzeugunfälle an erster Stelle.

Beobachtungen von Verletzungen der Stirnhöhlen wurden von ERLANGER (1919), HALLER (1919), TEACHENOR (1927), GREY (1930), Carel HENSCHEN (1938) mitgeteilt.

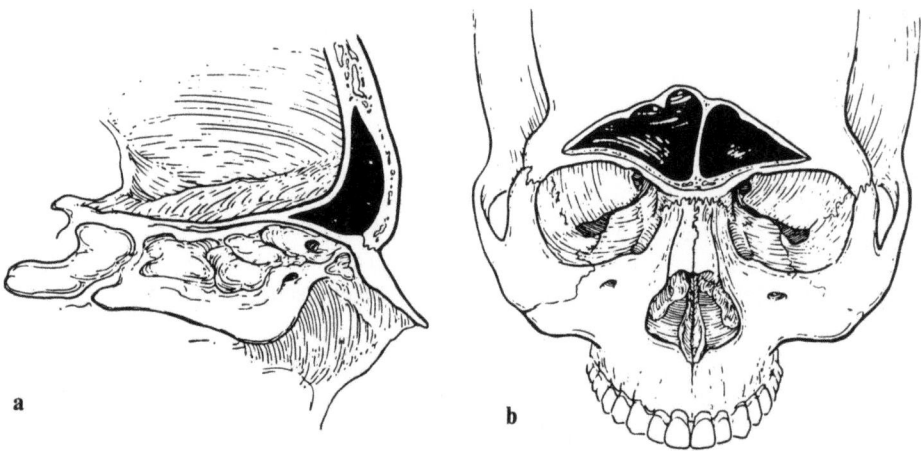

Abb. 89a, b. Die schematischen Darstellungen zeigen Form, Größe und Dichte der Wandungen des Sinus frontalis. **a** Sagittale Darstellung. **b** Ansicht von frontal. (Aus DONALD 1982)

2. Anatomische Vorbemerkungen

Der *Sinus frontalis* hat etwa Pyramidenform, sein Apex liegt nach oben (Abb. 89a, b). Seine nach außen konvexe frontale Wandung ist außerordentlich dick, während der Boden und die Seitenwände relativ dünn sind. Nahe der Mittellinie teilt das Septum die beiden frontalen Sinus. Auf jeder Seite des Bodens des Septum liegen die frontonasalen Kanäle, die in den Meatus med. der Nasen drainieren. Die hintere Begrenzung des Sinus frontalis bildet den anterioinferioren Anteil der Fossa cranii ant. Der Sinus sagittalis sup. liegt in seinem Anfangsteil der Hinterwand des Sinus frontalis an und macht ihn leicht verletzbar bei penetrierenden Frakturen. Glücklicherweise sind die duralen Anteile des Sinus sagittalis sup. außerordentlich widerstandsfähig, so daß Rupturen zu den Seltenheiten gehören.

3. Experimentelle Untersuchungen

NAHUM (1975) zeigte, daß eine einwirkende Kraft von 800–2200 Pfund notwendig ist, um den Sinus frontalis zu frakturieren.

4. Verletzungen der Mukosa des Sinus frontalis

Die *Mukosa des Sinus frontalis* reagiert auf Verletzungen anders als die übrigen paranasalen Sinus.

Während die letztgenannten nach einer Verletzung so regenerieren, daß sie die gleiche anatomische Struktur wie vor der Verletzung haben, verdickt sich die Submukosa der Stirnhöhle, wird fibrotisch und ist von entzündlichen Infiltraten durchsetzt. Die verletzte Mukosa hat die Eigenschaft *Zysten* oder *Mukozelen* zu bilden, die leicht infektiöse Komplikationen nach sich ziehen, so daß *Mukopyozelen* entstehen. Die Umhüllungen des Gehirns oder das Gehirn selbst kann am infektiösen Prozeß teilnehmen. Mukozelen führen auch zu einem Verschluß der frontonasalen Ausführungsgänge.

5. Fraktur der hinteren Wandung des Sinus frontalis

Nach *Fraktur der hinteren Wandung des Sinus frontalis* kann eine Liquorrhö auftreten. Rezidivierende Meningitiden sind die Folge (STENGER 1958; MESSERKLINGER 1966).

6. Durchgehende Frakturen des Sinus frontalis, die sowohl die Vorder- und Hinterwände einnehmen

Durchgehende Frakturen, die sowohl die *Vorder- als auch Hinterwände des Sinus frontalis* einnehmen, sind die schwerwiegendsten Verletzungen. Etwa 50% der Patienten mit einer solchen Verletzung sterben bereits an der Unfallstelle oder auf dem Transport ins Krankenhaus, weitere 25% in der postoperativen Phase (DONALD 1982). Es ist nicht nur die Vorder- und Hinterwand des Sinus frontalis verletzt, sondern auch die Dura mater und gewöhnlich liegen auch primärtraumatische Läsionen in den umliegenden Frontallappen vor. Es kann zu Prolaps von Hirngewebe in die Stirnhöhle kommen.

7. Trümmerbrüche des Sinus frontalis

Trümmerbrüche des Sinus frontalis gehen mit schweren intrakraniellen Verletzungen einher (DONALD u. BERNSTEIN 1978). Bei Stirnhirnverletzungen kann ein Prolaps von Hirngewebe in die Stirnhöhle mit der Gefahr von rezidivierenden Meningitiden erfolgen, Verletzungen, die in einzelnen Fällen überlebt werden können (KILLIAN 1919; LEICHER u. NELL 1942).

Frakturen können an *Vorderwand* und *Boden der Stirnhöhle*, im *Siebbeinbereich* und an der *Vorderwand der Keilbeinhöhle* vorliegen. Brüche der Hinterwand der Stirnhöhle sowie Hinterwand und Dach der Keilbeinhöhle gehören zu den Frakturen der Schädelbasis (vordere Schädelgrube). Es muß daran gedacht werden, daß die Dura mater mitverletzt sein kann und Liquor abfließt.

XI. Komplizierte (offene) Frakturen im Bereich der äußeren Nase

Die *komplizierten (offenen) Frakturen* im Bereich der *äußeren Nase, verbunden mit Hautverletzungen* treten nach Angaben von WUSTROW (1973) besonders nach Verkehrs- oder Berufsunfällen auf. Entsprechende Beobachtungen stammen von UFFENORDE (1928), SEIFERTH (1954, 1964), AUBRY et al. (1963), CONVERSE u. SMITH (1966), UNGERECHT (1967), LEGLER (1968), PECH et al. (1973).

Wichtig ist der Hinweis, daß sich hinter kleinen und unscheinbaren Weichteilverletzungen schwere Zerstörungen von Geweben in der Tiefe, die bis in die vordere Schädelgrube reichen können, verbergen. Durch die Verletzung der Schleimhaut der inneren Nase kann ein *Emphysem* entstehen. Dabei dringt die

Luft durch einen Bruchspalt der orbitalen Nasenwände in die Weichteile der Lider oder Augenhöhle *(Orbitaemphysem, Lidemphysem)*.

1. Frakturen der nasofrontalen-ethmoidalen (Siebbein) Region

a) Einführung

Die Frakturen im Bereich der Nase, der Frontal- und Ethmoidalregion stellen insofern ein Problem dar, als die Erstuntersuchung zu falscher Diagnose führen kann, da die Befunde im Bereich der oberen Gesichtsregion nicht immer die Schwere der erlittenen Verletzung wiedergeben. Bei operativer Revision oder bei autoptischer Untersuchung verstorbener Patienten finden sich oft unerwartete zusätzliche Verletzungen.

Bei *Frakturen der nasofrontalen-ethmoidalen (Siebbein) Region* sind mehrere Schädelknochen beteiligt. Diese Verletzungen sind unter einer Reihe von Termini bekannt: „Fractures of the nasofrontal ethmoidal complex, naso-orbitale Frakturen, naso-ethmoidale Frakturen, fractures of the naso-ethmoidal maxillo-orbital complex."

Bei Frakturen der oberen Nebenhöhlen besteht immer der Verdacht einer Verletzung der vorderen Schädelbasis mit Einreißen der Dura mater.

b) Kasuistik

ALONSO (1970) berichtete über einen 28jährigen Mann, der Luft in einen LKW-Reifen pumpte, wobei die Randleiste des Rades in sein Gesicht geschleudert wurde und einen schweren Trümmerbruch der Nase verursachte. Es bestand Bewußtlosigkeit. Im *Notaufnahmeraum* erschien der Patient bewußtseinsklar, konnte sich jedoch an den Unfall nicht erinnern. Die Nase war in ihrem Dorsum aufgespalten, mit Ausnahme eines 1 cm langen Areals von intakter Haut an der Glabella. Über der linken Augenbraue bestand eine Lazeration und die Haut im Bereich beider Augen war ecchymotisch. *Röntgenaufnahmen* des frontalen Sinus ergaben Knochenfragmente im Sinus frontalis, obwohl kein tastbarer Defekt im Bereich des Gesichtes oder unterhalb der Brauenverletzung vorlag. Es bestand eine Fraktur des rechten unteren Augenhöhlenrandes. Bei einer *operativen Revision* zeigte sich, daß die Vorderwand des rechten Sinus maxillaris gebrochen war und Teile der Concha nasalis in das Antrum herniert waren. Die Fraktur setzte sich in die Lamina papyracea und mediale Anteile des unteren Orbitarandes fort. Die Crista galli war frakturiert. Es bestand kein Anhalt für das Vorliegen einer Rhinorrhö. Im vorliegenden Fall waren also Teile der Nasenknochen in die Schädelbasis teleskopartig eingetrieben worden.

XII. Frakturen und Impressionsfrakturen des Os zygomaticum (Jochbeinfrakturen)

1. Anatomische Vorbemerkungen

Das *Os zygomaticum* bildet den lateralen Pfeiler des mittleren Drittels des Gesichtes. Es kann bereits bei einer Gewalteinwirkung von 50 g brechen. Nach den Frakturen des Nasenknochens stehen sie in der Häufigkeit an 2. Stelle.

Bei *Jochbeinverletzungen* können Orbitalverletzungen auftreten. Dabei ist in typischer Weise die Sutura zygomaticofrontalis, der Orbitaboden und die laterale Kieferwand (sog. „*tripod fracture*") frakturiert.

Kraftfahrzeugunfälle stehen an erster Stelle, eine kleinere Gruppe ist die Folge von Gewalttätigkeiten und einige sind die Folge von Sportverletzungen.

2. Klinische Befunde

Im Versorgungsgebiet des N. infraorbitalis besteht häufig Taubheit. Einseitige Epistaxis kann die Folge von Blutungen in den Sinus maxillaris oder von begleitenden Nasenverletzungen sein. Der Knochen ist gewöhnlich abgeplattet, das wird aber durch die Schwellung der darüberliegenden Weichteile maskiert. Trismus kann die Folge von Zugwirkung des Musc. masseter am gebrochenen Bogen sein. Ein Einbruch des knöchernen Bodens der Orbita kann eine Hernie des Inhaltes der Augenhöhle nach unten zur Folge haben.

3. Mitgeteilte Serie

KELLER u. DOUGHERTY (1985) berichteten über eine Serie von 100 Jochbeinfrakturen, wobei die Sutura zygomaticofrontalis, der Orbitaboden und die laterale Kieferhöhlenwand (sog. „tripod fracture") frakturiert waren. Die Autoren halten eine ophthalmologische Kontrolluntersuchung für bedeutsam.

4. Experimentelle Untersuchungen

YOGANANDAN et al. (1988) führten an 22 nicht fixierten Leichen Versuche durch, um das Schadensmuster bei Gewalteinwirkung gegen den Gesichtsschädel zu ermitteln. Die Gewalteinwirkung erfolgte in einem vertikalen Fallweg gegen Standardlenkräder und speziell entwickelte mit energieabsorbierenden Strukturen. Das Jochbein schlug auf linke untere Anteile des Steuerrades mit Geschwindigkeiten von 2,0–6,9 m/s auf. Die Steuersäule hatte einen Winkel von 30° zur Horizontalen. Bei Auftreffgeschwindigkeiten zwischen 6,93–3,58 m/s bei der energieabsorbierenden Steuersäule und 3,13–2,24 m/s für die Standardsteuersäule traten schwere Frakturen der Jochbogen, der Maxilla und der Orbita auf.

Aufprallgeschwindigkeiten von etwa 2,68 m/s für das energieabsorbierende Lenkrad und 2,01 m/s für das Standardlenkrad führten zu keinen klinisch signifikanten Verletzungen der Knochen des Gesichtsschädels.

XIII. Frakturen der Maxilla

Frakturen des mittleren Drittels des Gesichtsschädels sind im allgemeinen Folgen von Kraftfahrzeugunfällen. Verzögerungskräfte zwischen 140–455 g führen zu Frakturen der Maxilla (NAHUM 1975). *Frakturen der Maxilla* machen zwischen 6% und 25% aller Frakturen des Gesichtsschädels aus (SCHULTZ u. CARBONELL 1975). Diese Frakturen können isoliert sein, sind aber oft auch mit anderen Frakturen des Gesichtsschädels kombiniert.

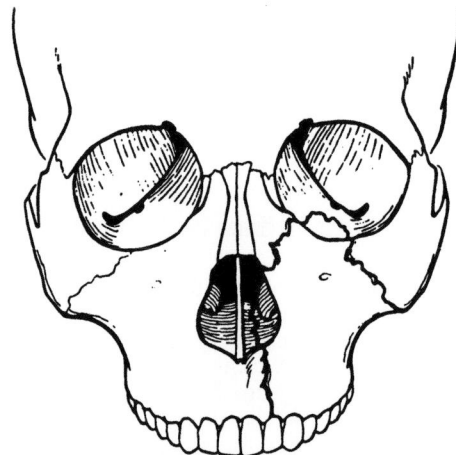

Abb. 90. Schematische Darstellungen einer einseitigen Fraktur der Maxilla. (Aus FOSTER u. SHERMAN 1987)

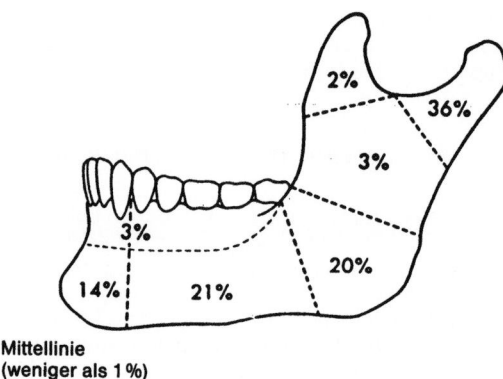

Abb. 91. Schematische Darstellungen des Unterkiefers mit der Häufigkeit von Frakturen in dessen verschiedenen Regionen. (Aus DINGMAN u. NATVIG 1964)

Hemifraktur der Maxilla (Abb. 90)

Eine seltene Fraktur ist die Hemifraktur der Maxilla; sie frakturiert das Os palatum in der Sagittalebene, etwa 1 cm seitlich des Vomer auf einer der beiden Seiten.

XIV. Frakturen der Mandibula

Mechanismen für die Ausbildung von Frakturen der Mandibula wurden von HUELKE (1961) eingehend untersucht, auf die ich verweise. Die Häufigkeit der Frakturen in den verschiedenen Abschnitten zeigt Abb. 91.

XV. Fazioorbitokranielle Verletzungen

Fazioorbitokranielle Verletzungen (CALVERT 1947; DILLON u. MEIROWSKY 1975) sind solche, die Gesicht, Orbita, oder beides, und deren Inhalt betreffen, und die zu einer Durchtrennung der Schädelhöhle durch die Basis der vorderen oder mittleren Schädelgrube führen. Im Englischen wird auch der Terminus „*inferior cranial wound*" gebraucht. „... what was formerly thought... to be a most unfavourable type of case, can be converted into one most favourable types of brain wounds, once the possibility of intracranial infection is overcome" (CALVERT 1947).

Über die Hirnbeteiligung bei Gesichtsschädelverletzungen berichteten KATSCHER (1955) sowie OTT u. GATTINGER (1980). Mitteilungen über die Hirnbeteiligung bei Gesichtsschädelschüssen erfolgten durch SEIFERTH (1944, 1954), ZÜLCH (1956), VENZLAFF (1959), MÜLLER (1969) sowie GATTINGER u. OTT (1977).

Bei *Gesichtsschädelschüssen* kann es, ohne daß eine penetrierende Verletzung des Gehirnschädels vorliegt, zu einer eitrigen Leptomeningitis oder Abzeßbildung infolge Eröffnung von Nebenhöhlen kommen. Unterhalb der Schädelbasis verlaufende Schädeldurchschüsse können ebenfalls mit Gehirnschäden kombiniert sein.

1. Pfählungsverletzungen

Eine *Sonderstellung* nehmen die *Pfählungsverletzungen* ein, die meist vom *Mund* her, aber auch *von außen her* aus dem Gebiet des *harten* und *weichen* Gaumen, der *Siebbeinzellen*, der *Orbita* oder auch der *Stirnhöhle* einwirken. Dabei sind oft auch *mehrere Nebenhöhlen, die Orbita* und die vordere *Schädelbasis* mitverletzt.

Der Begriff „*Pfählungsverletzung*" scheint auf MADELUNG (1925) zurückzuführen sein, sie kann unter die Stichverletzungen eingeordnet werden. Sie unterscheiden sich von den letztgenannten im allgemeinen durch die gröbere Beschaffenheit des verletzenden Gegenstandes. Man kann im weiteren Sinne auch die Bolzenschußverletzungen durch Tiertötungsapparate zu dieser Verletzungsart zählen.

Spitze Gegenstände, wie Bleistifte, Skistöcke, Gabelspitzen, vermögen dünne Areale des Schädelknochens leicht zu durchbohren. Die resultierenden Wunden am Kopf sind klein und unscheinbar. Es liegt aber eine offene Hirnverletzung vor mit tiefreichenden Stichkanälen.

Penetrierende Pfählungsverletzungen des Schädels bzw. Gehirns wurden von MORITSCH u. RUMMELHARDT (1930), WEIMANN (1930) und TRISKA (1955b) veröffentlicht.

Pfählungsverletzungen des Gaumes sind vor allem bei Kleinkindern nicht so ungewöhnlich. Sie werden von Ärzten aus den verschiedenen medizinischen Fachgebieten behandelt, so daß größere Serien nicht vorliegen. Ein großer Teil dieser Verletzungen ist harmloser Natur, wie die folgende Serie zeigt. Es können jedoch auch Verletzungen und Thrombosen der A. carotis auftreten.

VON DOMARUS u. POESCHEL (1983) berichteten über eine Serie von 43 Pfählungsverletzungen des Gaumens. Davon betrafen 8 Läsionen die peritonsilläre Region. Alle diese Pfählungsverletzungen heilten ohne Schwierigkeiten und ohne Behandlung aus. Es fällt auf, daß nur 5 Verletzungen im Bereich des harten Gaumen, dagegen 38 im Bereich des weichen

Gaumen lagen. Komplikationen, wie z. B. Thrombosen der A. carotis scheinen nach Angaben dieser Autoren selten zu sein.

WUTTKE (1964) teilte eine Pfählungsverletzung des Gehirns durch eine Luftpumpenstange bei einem 3,5 Jahre alten Kleinkind mit. Beim Laufen stolperte der Junge, dabei drang die bis zum Handgriff 32 cm lange Stange in das rechte Auge. Er stand aber sofort wieder auf und zog sich eigenhändig den eingespießten Metallstab aus seinem Auge heraus. An der Spitze der Stange habe „etwas Weißes" gehangen. Die anderen Kinder brachten den weinenden Jungen zu seiner Mutter, die mit ihm sofort eine chirurgische Ambulanz aufsuchte. Angesichts der kleinen Platzwunde über dem rechten Auge gab sich auch die Mutter zunächst mit der Bemerkung zufrieden, daß das Kind „auf eine Eisenstange gefallen sei". Der Junge verstarb aber bereits auf dem Transport in eine neurochirurgische Klinik.

Bei der *Sektion* findet sich in der Mitte der vorderen rechten Schädelgrube ein kleinfingernagelgroßer Riß der Dura mater. Darunter liegt nach Ablösen der Dura mater ein lochartiger glattrandiger Defekt im Knochen (Größe 7 × 5 mm). Im Gyrus orbitalis des rechten Lobus orbitalis, mit dem Knochen- und Duradefekt korrespondierend, findet sich eine ca. bleistiftspitzengroße frische Hirnwunde. Mit der Sonde stößt man in der Wunde in ca. 1 cm Tiefe auf das fehlende Knochenstück aus dem Orbitaldach.

Bei der *Zerlegung des Gehirns* ergibt sich, daß eine Stichverletzung bis zum Cornu frontale des Seitenventrikels und in die rechten Stammganglien reicht. Nucleus caudatus, Capsula int., Nucleus rostralis, Thalami, Septum pellucidum und Teile des paraventrikulären Marklagers sind vollständig zertrümmert.

Histologisch bestand eine eitrige Leptomeningitis.

Bei dem Sturz muß die Luftpumpenstange mit großer Wucht durch die knöcherne Schädelhülle in das Gehirn eingedrückt worden sein. Mit der verschmutzten Stange gelangten Krankheitserreger in das Ventrikelsystem. Über eine Infektion des Ventrikels entwickelte sich eine indirekte eitrige Leptomeningitis. Schon am Abend der Verletzung bestand bereits eine allgemeine meningeale Reaktion. Die Beobachtung zeigt, daß Pfählungsverletzungen des Oberlides, bei oberflächlicher Betrachtung recht harmlos aussehen können und über das wirkliche Ausmaß der Schädigung hinwegtäuschen können. Eine kurze Zeitspanne von nur 33 h genügte um eine Leptomeningitis zu erzeugen.

BRAUN (1968) hat die Pfählungsverletzungen aus der Kölner Neurochirurgischen Klinik zusammengestellt. Sie ereignen sich besonders häufig im Kindesalter.

ALTHOFF u. FROWEIN (1969) berichteten über eine tödliche Pfählungsverletzung des Gehirns, die 3 1/2 Tage überlebt wurde.

Ein 11 Monate altes Kind wurde in einem Kinderwagen von einem alten Regenschirm, der keine Stoffbespannung mehr hatte, und der von einem 7jährigen hochgeworfen worden war, am Schädel getroffen. Eine ältere Schwester zog die Stange sofort heraus. Es soll dabei reichlich aus der Wunde geblutet haben. Es lag eine erhebliche Bewußtseinstrübung vor. Das Kind verstarb am 3. Tag.

Bei der *Autopsie* ließ sich der Stichkanal in seiner gesamten Ausdehnung rekonstruieren. Die Spange muß die vordere Fontanelle und die straffe Bindegewebsplatte der noch 1 × 1 cm großen Fontanelle durchstoßen haben. Nach Verletzung der Dura mater kam es zu Verletzungen von Brückenvenen und oberflächlichen Piavenen. Es bildete sich eine Subarachnoidalblutung und ein dünner subduraler Hämatomfilm aus. Der weitere Verlauf des Stichkanals spricht für einen einmaligen Einwirkungsmechanismus, es wurde die linke Großhirnhemisphäre von der oberen Stirnhirnwindung parasagittal bis zum linken Kleinhirnbrückenwinkel durchstochen. Das Hirnkammersystem war an zwei Stellen in Mitleidenschaft gezogen.

In diesem Falle wurde „unglücklicherweise" die noch offene vordere Fontanelle durchstoßen, die penetrierende Gehirnverletzung wäre bei einer anderen Eintrittsstelle, etwa im Bereich des knöchernen Schädeldaches, nicht so schwerwiegend und tiefgreifend gewesen.

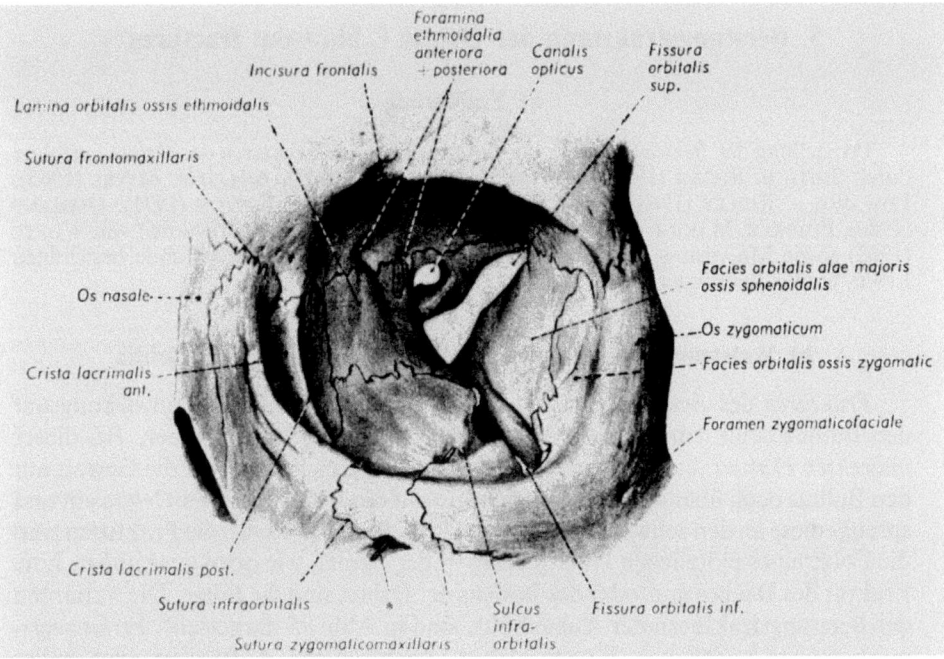

Abb. 92. Knöcherne Augenhöhle, von vorn gesehen. (Aus SOBOTTA-BECHER 1962)

2. Frakturen der knöchernen Orbita

Die Orbitawandung besteht aus 7 verschiedenen Knochen. Sie ist oft bei Mittelgesichtsfrakturen beteiligt, nach den Angaben von SCHUCHARDT (1966) in 10% aller Mittelgesichtsfrakturen.

3. Anatomische Vorbemerkungen

Die *Orbita* ist ungefähr pyramidenförmig mit ihrer Basis nach vorne gerichtet (Abb. 92). Ein schmales Objekt, das mit geringer Geschwindigkeit in die Orbita eindringt, wird entlang den konvergierenden Wänden zur Apex weitergeleitet, wo es hauptsächlich den *Nervus opticus* sowie die *Augennerven* und *-muskeln* verletzt. Der Canalis opticus hat einen Durchmesser von etwa 4,6 mm (LANG 1983). Die Wandungen der Augenhöhle sind dünn und von einem etwa rechtwinklig auftreffenden spitzen Gegenstand leicht durchdringbar, wodurch Verletzungen der A. carotis int. im *Karotissinus*, der *Frontal-* oder *Temporalwindungen* möglich sind. *Infektionen* sind bei transorbitalen Wunden relativ häufig, beispielsweise durch die Holzsplitter von Bleistiften. *Tetanusinfektionen* sind häufig mit landwirtschaftlichen Unfällen verbunden, in denen Holzsplitter in das Gehirn eindringen.

4. Einteilung

Die *Frakturen* der *knöchernen Orbita* werden eingeteilt in: (1) *Frakturen* des *Os zygomaticum*, (1 a) *Impressionsfraktur* des *Os zygomaticum*, (1 b) *Luxationsfraktur* des *Os zygomaticum*, (2) *Berstungsfrakturen* der *Orbita* („*blow-out-fractures*"), (3) *Frakturen* des *Orbitadaches* und (4) *Frakturen* des *Foramen opticum*.

5. Berstungsfrakturen der Orbita („blow-out fractures")

a) Einführung

Darstellung der *Berstungsbrüche* der *Orbita (Blow-out-Frakturen der Orbita)* erfolgte durch SMITH u. REGAN (1957), CONVERSE et al. (1961, 1967), AIELLO u. MYERS (1965), EDWARDS u. RIDLEY (1968), DODICK et al. (1971), EVANS u. FENTON (1971), DIAMANT (1980), FUJINO u. MAKINO (1980). Zusammenfassende Darstellungen wurden von WHYTE (1968) sowie MILAUSKAS (1969) vorgelegt. Über röntgenologische Befunde berichteten LEWIN et al. (1960) sowie FUEGER et al. (1966).

b) Verletzungsmechanismen der Berstungsfrakturen der Orbita

Frakturen des *Bodens* der *Orbita* nach mechanischer Gewalteinwirkung auf den Bulbus oculi wurden 1950 von CONVERSE u. SMITH beschrieben. Bei dieser *indirekten Fraktur*, auch als *„blow-out fracture"* bezeichnet, wirkt die Gewalt auf den Bulbus oculi über den *Inhalt* der *Orbita* auf die *Wandungen* der *Orbita* ein und sprengt diese an den schwächsten Stellen (Abb. 93 a, b; 94 a, b); die Frakturen sind die Folge eines plötzlichen Überdruckes in der Orbita, wie oben ausgeführt. Eine Fraktur des Daches und/oder des Bodens der Orbita sind die Folge. Die Varianten der Berstungsfrakturen der Augenhöhle sind in Abb. 95 dargestellt. *Verletzungsmechanismen* bestehen in Faustschlägen auf das Auge, Auftreffen eines Balles oder Aufschlag mit dem Auge auf das Armaturenbrett eines PKW, etc. Am häufigsten ist der *Boden* der *Orbita* verletzt. *Fett*- und *Muskelgewebe* aus der *Orbita* kann als *Hernie* in die *Kieferhöhle* eindringen bzw. in den Bruchspalt eingeklemmt werden (Abb. 96). Der M. rectus int. und der M. obliquus int. sind am häufigsten beteiligt und führen zu folgender Symptomatik: Enophthalmus infolge Absinken des Inhaltes der Orbita in die Kieferhöhle (Abb. 97), Bewegungseinschränkung des Bulbus oculi und Doppelbilder beim Blick nach oben

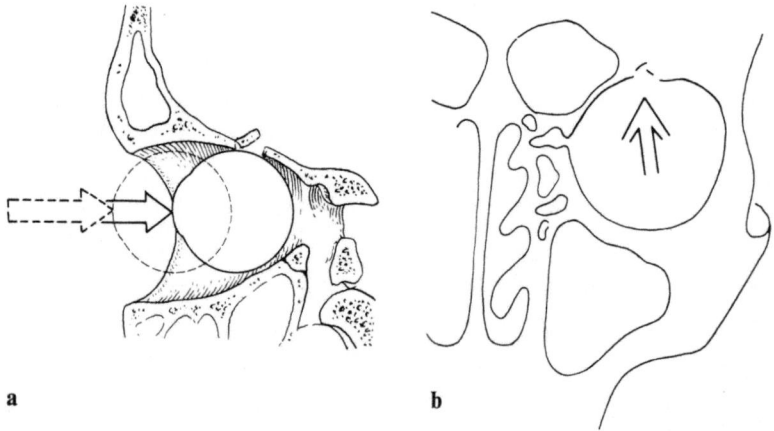

Abb. 93 a, b. Orbitadachfraktur bei Berstungsfraktur der Augenhöhle („blowout fracture") und Infektionsweg vom Siebbein über die Orbita zum Endokranium. (Aus BOENNINGHAUS 1969)

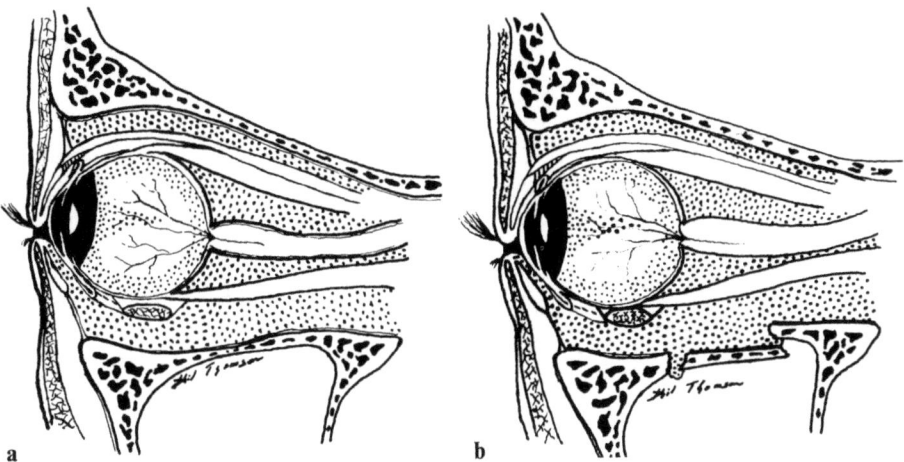

Abb. 94. a Sagittalschnitt durch die Orbita mit normaler Lage des Bulbus relativ zum Boden. **b** Sagittalschnitt durch die Orbita mit einer Impressionsfraktur des Bodens der Orbita. (Aus MILAUSKAS 1969)

sowie Sensibilitätsstörungen im Bereich des N. infraorbitalis (RISTOW 1967; SCHLÖNDORFF 1968; BOENNINGHAUS 1969). Die Lamina papyracea zum Siebbein kann ebenfalls frakturiert sein.

c) Einteilung der Berstungsfrakturen der Orbita

Man kann im wesentlichen 2 Typen von Berstungsfrakturen der Orbita unterscheiden: Beim *1. Typ*, dem häufigeren, erfolgt ein *Einbruch* von *unteren Anteilen* des Augenhöhleninhaltes in den Sinus maxillaris, beim *2. Typ* bricht die *papierdünne Lamina papyracea* des *Siebbeines* mit nachfolgender *Hernie* des *M. rectus med.* in den *Sinus ethmoideus*. Seltener treten *superior* oder *lateral* gelegene „blow-outs" auf.

Beim *1. Typ* der *Orbitafraktur* erfolgt eine *stumpfe Gewalt direkt* gegen den *Bulbus oculi*, der *nicht rupturiert*, jedoch die einwirkende Kraft durch seine Flüssigkeit weiterleitet. Die Druckkräfte werden gleichmäßig in alle Richtungen fortgeleitet (PASCALS Gesetz). Dieser Vorgang ist vergleichbar dem, wenn ein Druck auf den Korken einer vollen Flasche einwirkt, wird der Druck durch die Flüssigkeit in der Flasche fortgeleitet. Der Boden der Flasche bricht. Wie bei dem schwächeren Boden der Flasche brechen die schwächeren unteren und mittleren Anteile der Orbita („blow-out") mit nachfolgender Hernie von orbitalem Fettgewebe in den Sinus maxillaris, oder des M. rectus med. in den Sinus ethmoideus.

Beim *2. Typ* wirkt *normalerweise* eine *viel stärkere Gewalt* ein, gewöhnlich so schwer, daß eine *Fraktur* des *Randes* der *Orbita* auftritt, und häufig auch *kombiniert* mit *anderen Frakturen*, wie solchen des *Nasen-, Tränen-* und *Siebbeines*. Diese mehr *ausgeprägten Frakturen* erlauben *Teilen* des *Inhaltes* der *Orbita*, vor allem das *infraorbitale Fett*, die *Tenonsche Kapsel*, dem *M. obliquus inf.* und

152 Materialeigenschaften des Schädels und dessen traumatische Schäden

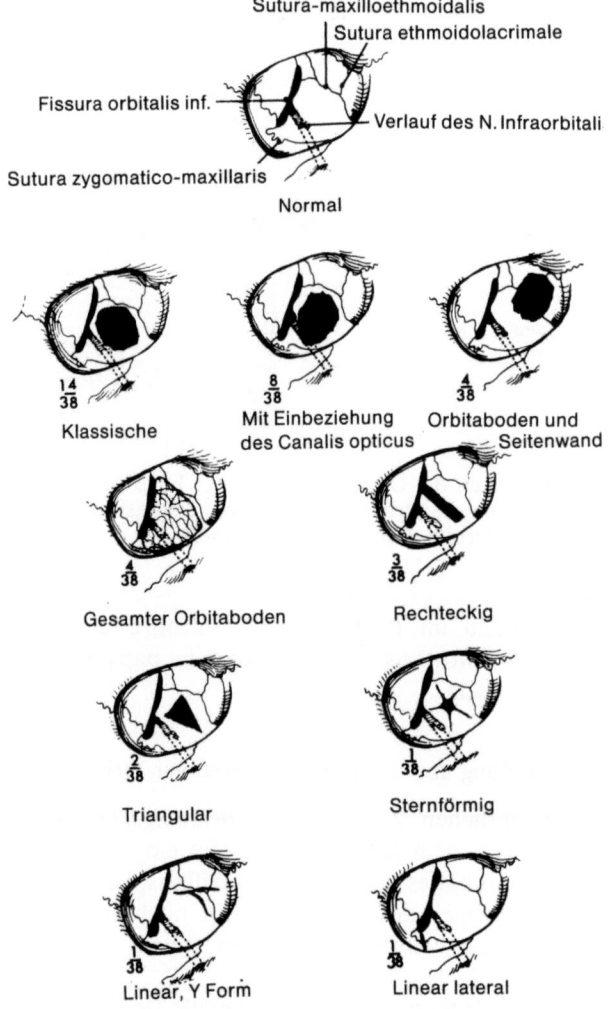

Abb. 95. Variationen von Berstungsfrakturen der Augenhöhle („blowout fractures") der Orbita. (Aus MILAUSKAS 1969)

M. rectus inf. in den *Sinus maxillaris* einzudringen, oft begleitet von Enophthalmie mit Doppelbildern.

Nach Gewalteinwirkung auf den Bulbus oculi kann jedoch auch eine *Orbitaberstungsfraktur* des *Daches* der *Orbita* mit gleichzeitigem Bruch der Lamina papyracea und damit offener Verbindung vom Siebbein zur Orbita auftreten (PFEIFER 1943; BOENNINGHAUS 1967, 1969; BLOEM et al. 1975). Bei den reinen Berstungsfrakturen wird als Folge einer Erhöhung des intraokulären Druckes der knöcherne Boden der Orbita in die Oberkieferhöhle gedrückt und mit ihm der Inhalt der Augenhöhle. Die „blow-out fractures" im weiteren Sinne sind mit Frakturen des Os nasale und Os zygomaticum verbunden und der infraorbitale Winkel ist beteiligt.

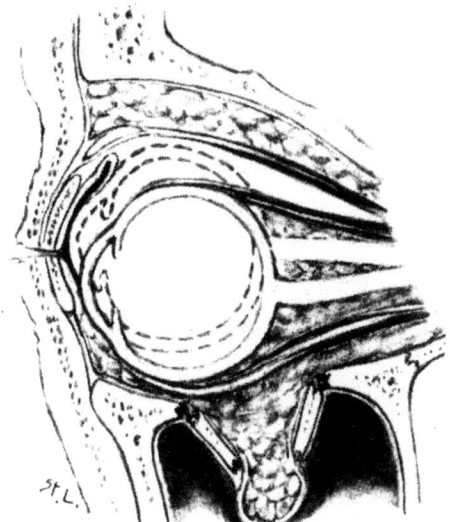

Abb. 96. Berstungsfraktur der Augenhöhle („blowout fracture"): Prolaps des Orbitafettgewebes in die Kieferhöhle; der Bulbus ist nach kaudal abgesunken, hierdurch Verschiebung der Sehachse (Diplopie). (Aus WUSTROW 1973)

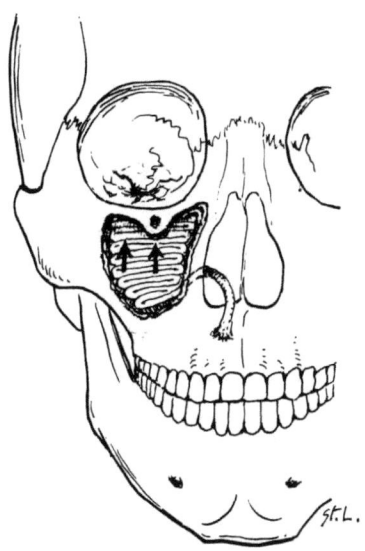

Abb. 97. Tamponade des Kieferhöhlendaches (= Orbitaboden) bei Berstungsfraktur der Augenhöhle („blowout fracture"). (Aus WUSTROW 1973)

Außerdem treten als *Folge* von *frontobasalen Frakturen* auch gelegentlich *Brüche* am *Dach* der *Orbita* mit *Eröffnung* der *Dura mater* auf, *ohne daß eine traumatische Eröffnung* der *Nebenhöhlen* besteht (RIECHERT 1957 u. a.).

d) Mitgeteilte Serien

Serien von Berstungsfrakturen der Orbita wurden von DIAMANT (1980) sowie KELLER u. DOUGHERTY (1985) beschrieben.

DIAMANT (1980) beschrieb 60 derartiger Frakturen, die er in einem Zeitraum von 5 Jahren (1973–1979) unter 655 Gesichtsschädelverletzungen sah. Neunundzwanzig dieser Berstungsfrakturen kamen isoliert vor, 31 in Kombination mit anderen Gesichtsschädelbrüchen.

KELLER u. DOUGHERTY (1985) berichteten über 100 Fälle von Berstungsfrakturen der Orbita („blow-out-fractures").

e) Orbitarandbrüche

Bei den unter (1) beschriebenen Orbitaberstungsfrakturen ist der Rand der Orbita nicht beteiligt und bleibt intakt. Eine *schwere Gewalteinwirkung* kann aber auch eine *Fraktur* des *Margo orbitalis inf.* zur Folge haben. Oft handelt es sich um einen *zusätzlichen Befund* bei einer *Gesichtsschädelverletzung*. Es können weiterhin *seitliche Anteile* des *Orbitabodens* in die *Kieferhöhle* verlagert werden. Auch hier ergibt sich wegen des sich daraus ergebenden Tiefstandes des Bulbus oculi ein *Enophthalmus*, der meist mit *Diplopie* einhergeht. Der *N. infraorbitalis* kann eingeklemmt werden. Eine *gefürchtete Komplikation* kann durch *Einspießung* oder *Einlemmung* von *Knochenfragmenten* und *-splittern* zu einem traumatischen Schaden des *Nervus opticus* mit daraus resultierender *Erblindung* führen.

f) Frakturen des Foramen opticum

Die Frakturen des Foramen opticum sind in einem getrennten Kapitel, Bd. 13/VI.B, abgehandelt.

g) Transorbitale Schuß- und Stichverletzungen des Gehirns

α) Einführung

Die knöcherne Schädelkapsel gewährt dem Gehirn im allgemeinen einen wirkungsvollen Schutz, Ausnahmen bilden penetrierende Gewalteinwirkungen. Die knöcherne Schädelhülle hat aber schwache Stellen, an der sie leicht penetriert werden kann. Diese loci minoris resistentiae sind die Höhlen im Gesichtsschädel, wie Orbitae, die Foramina und die dünnen Schläfenbeinschuppen. Die relative Dünne der Knochen der Orbita und das Vorliegen von Foramina am Apex erlauben die Penetration von Fremdkörpern mit relativ geringer Intensität. Die Form der Orbita leitet penetrierende Objekte geradezu zu den schwächsten Stellen. Hervorzuheben ist, daß der Augapfel wegen seiner Elastizität selbst nicht unbedingt mitverletzt sein muß. Die Stichwunde liegt oft am Oberlid, seltener am

Unterlid. Bei einer maximalen Tiefe der Orbita von 5 cm, hat das Stichinstrument nur eine kurze Strecke zurückzulegen, um ins Schädelinnere einzudringen. Oft besteht ein Mißverhältnis zwischen den geringen lokalen Veränderungen und der Schwere der intrakraniellen Verletzungen.

Perforierende Verletzungen der *Augenlider*, bei denen sich später *Hirnabszesse* entwickelten, wurden von GUTHKELCH (1960), FANNING et al. (1976) sowie LATUSSEK u. DUNKER (1985) veröffentlicht.

Perforationsverletzungen des *Augenlides* können mit einer *Pneumenzephalozele* einhergehen (SLAUGHTER u. ALVIS 1944).

Geschosse von Kriegswaffen penetrieren die Orbita und penetrieren den intrakraniellen Raum ohne weiteres (SMALL u. TURNER 1947).

Die Verletzungen der Orbita durch zivile Verletzungen sind allgemein Folge von penetrierenden Gegenständen, die mit relativ niedriger Geschwindigkeit eindringen. Sie werden häufig bei Kindern gesehen und sind oft scheinbar geringfügig. Oft wird nicht daran gedacht oder erkannt, daß eine Penetration in den intrakraniellen Raum stattgefunden hat, bis später Komplikationen auftreten. Die Perforationsstelle ist oft das Foramen opticum und gleichzeitige Verletzungen des N. opticus können vorliegen. Röntgenologisch liegt oft ein negativer Befund vor, trotz offensichtlicher Penetration. Weniger häufig wird das dünne Dach der Orbita perforiert. Oft liegen zu Beginn keine neurologischen Befunde vor.

Verschiedentlich ist der Bulbus oculi nicht mitverletzt. Kommt es dagegen zu Mitverletzungen, so können intraokuläre Blutungen, Dislokalisationen der Linse, Risse der Chorioidea oder Retinaablösungen vorliegen (KLUG 1968; LALLA u. PILLAI 1965).

β) Bisherige Literatur

Die *transorbitalen Schuß-* und *Stichverletzungen des Gehirns* sind ausführlich beschrieben worden (PRIDEAUX 1882; HASE 1929; BIRCH-HIRSCHFELD 1930; KUNTZMAN 1938; FREEMAN 1941; LIEUX u. ST. MARTIN 1943; SLAUGHTER u. ALVIS 1944; COURVILLE u. SCHILLINGER 1946; WEBSTER et al. 1946; CALVERT 1947; EVATT 1947; REES 1947; FREEMAN 1948; MC CLURE u. GARDNER 1949; HOOPER 1951; KING 1951; R. C. SCHNEIDER u. HENDERSON 1952; SEDAN u. PAILLAS 1953; CARVER u. PATTERSON 1954; KJER 1954; PLATT 1954; VERBIEST 1954; COPPER 1957; BULLUCK et al. 1959; LAVERGNE 1959; SMITH 1959; GUTHKELCH 1960; KLUG u. TZONOS 1961; GOALD u. RONDEROS 1961; UNGER u. UMBACH 1962; KREMER u. DUFFY 1962; MARKHAM et al. 1964; BARD u. JARRET 1964; MURPHREE u. BROUSSARD 1965; LALLA u. PILLAI 1965; FIRDOSI u. JAIN 1966; GROSSMAN u. HAMILTON 1966; STÖWSAND 1967; DUFFY u. BHANDARY 1969; IDE u. WEBB 1971; BOWEN 1971; SOLLMANN u. SCHAAKE 1971; LEE u. LIN 1971; ARCT 1972; DUKE-ELDER u. MAC FAUL 1972; SIEDSCHLAG u. FELDMANN 1973; DE VILLIERS u. SEVEL 1975; CAROTHERS 1978; DA SILVA u. DA SILVA 1979; FANNING et al. 1976; DIAMANT 1980; SIEGEL et al. 1983; KRÜGER et al. 1984).

Eine erste Durchsicht der Literatur wurde von BIRCH-HIRSCHFELD (1930) vorgelegt, der 172 Stichwunden der Orbita zusammenstellte, von denen in 125 Fällen der N. opticus traumatisch geschädigt war. Eine weitere Besprechung der Literatur erfolgte durch MC CLURE u. GARDNER (1949), die über 4 eigene Beobachtungen berichteten. Diese Verletzungen kommen bei Kindern häufiger als bei Erwachsenen vor (PRIDEAUX 1882; VERBIEST 1954). Jedoch befanden sich keine Kinder unter den 10 Beobachtungen von DE VILLIERS (1975).

Einige ausgewählte Kasuistiken und Serien zeigen das Verletzungsmuster sowie dessen Variationen:

WEBSTER et al. (1946) berichteten über 40 *orbitokraniale Wunden*. Auch sie betonen, daß das Debridement der intrakraniellen und der Gesichtsverletzungen zu gleicher Zeit erfolgen kann. Es lagen allgemein schwere *Knochendefekte* in orbitalen, nasalen, zygomatischen, sphenoidalen und Frontalknochen vor. Der *Inhalt* der *Augenhöhle* war vielfach vollständig lazeriert. Nach MATSONS Erfahrung waren die *frontalen Sinus* am häufigsten beteiligt (26mal), gefolgt vom Sinus ethmoidalis (17mal) und den Maxillarhöhlen (12mal). Die Entfernung von *Trümmerbrüchen* der supraorbitalen Knochen und des großen Keilbeinflügels erlaubte es auch, eventuelle Duradefekte unter den Frontallappen festzustellen. Durch die Mobilisation der verletzten Dura mater konnte der Defekt häufig ohne Transplantat verschlossen werden.

MENNIG (1956), der über 5 Fälle von Skistockverletzungen der Orbita berichtete, hob hervor, daß die den Augenhöhlen benachbarten Nebenhöhlenränder nicht nur bei pfählenden, sondern auch bei stumpfen Skistockverletzungen der Orbita zertrümmert werden können, und zwar an den schwächsten Stellen (Lamina papyracea, medialer Teil des Orbitabodens und des Orbitadaches).

GUTHKELCH (1960) teilte die Krankengeschichte von 6 pädiatrischen Patienten mit, die geringfügige Wunden der Augenlider erlitten hatten und die später intrazerebrale Infektionen entwickelten. Lediglich bei einem dieser 6 Kinder war eine penetrierende Verletzung der Schädelhöhle vermutet worden. Bei den anderen 5 wurden Röntgenaufnahmen des Schädels erst dann ausgeführt, nachdem sich ein pathologischer neurologischer Befund eingestellt hatte.

GOALD u. RONDEROS (1961) teilten eine Beobachtung mit, in der sich ein traumatisches Aneurysma der A. carotis int. nach einer penetrierenden Verletzung durch den Sinus maxillaris entwickelte, bei der sich 11 Tage nach der Verletzung eine tödliche Blutung entwickelt hatte.

MARKHAM et al. (1964) veröffentlichten die Krankengeschichte eines Kindes mit einer orbitokraniellen Verletzung durch eine Autoradioantenne. Es bildete sich ein Hämatom des Temporallappens mit einer dauernden Halbseitenlähmung und homonymen Hemianopsie.

LALLA u. PILLAI (1965) berichteten über eine 19jährige Patientin, bei der ein 15 cm langer Regenschirmgriff durch das Dach der rechten Orbita in das Gehirn eingedrungen war. Es bestand ein reversibles Koma und eine Halbseitenlähmung.

IDE u. WEBB (1971) berichteten über eine Beobachtung, bei der ein Schrotschuß eine orbitokranielle Wunde mit Liquorfistel herbeiführte.

BOWEN (1971) beschrieb einen Suizidversuch mit einem Kugelschreiber aus Kunststoff, der von der rechten Orbita in die kontralaterale Temporookzipitalregion eindrang. Nach Entfernung des Kugelschreibers durch die Orbita verblieb eine leichte Hemiplegie bestehen.

LEE u. LIN (1971) teilten eine Beobachtung mit, bei der 9 Tage nach der Verletzung, die lediglich als orbital betrachtet wurde, eine Messerschneide gefunden wurde, die von der Fissura orbitalis sup. in die mittlere Schädelgrube reichte. Hier war offensichtlich die intrakranielle Ausdehnung der Stichwunde übersehen worden.

STÖWSAND (1971) berichtete über 5 transorbitale Hirnverletzungen. Zwei weitere waren durch Heugabelverletzungen bei landwirtschaftlichen Unfällen entstanden.

Eine 22jährige Patientin stürzte und fiel dabei mit dem Gesicht auf die Autoantenne eines PKW und erlitt dabei eine transorbitale Stichverletzung der Stirnhirnbasis. Es traten weder Bewußtseinsstörungen noch neurologische Ausfälle auf. In der Klinik wurde jedoch eine Subarachnoidalblutung mit blutigem Liquor nachgewiesen. Der weitere Verlauf war komplikationslos.

Ein 54jähriger Gutsinspektor wollte in betrunkenem Zustand auf sein Fahrrad steigen. Er stürzte und der Handbremsgriff spießte durch die Augenhöhle intrazerebral. Hierbei kam es zu einem massiven intrazerebralen Hämatom durch eine Verletzung der A. cerebri ant.

Einer 47 Jahre alten Hausfrau wurden bei einem Überfall zunächst multiple Stichwunden an den Armen beigebracht. Der Täter stieß ihr schließlich ein sog. „Fahrtenmesser" bis zum Heft in die linke Augenhöhle ein. Die Patientin war nicht bewußtlos. Es lag eine schlaffe Halbseitenlähmung rechts und eine komplette motorische Aphasie vor.

Bei der *Röntgenuntersuchung* zeigte sich, daß die Messerklinge annähernd in der Sagittalebene schräg durch das Dach der Augenhöhle und die linke Stirnhirnbasis bis in das

Marklager der Zentralregion eingedrungen war. Innerhalb von zwei Jahren bildeten sich bei dieser Patientin die Sprachstörungen und die Halbseitenlähmung vollständig zurück. Als Dauerfolge verblieb eine hirnorganische Wesensveränderung.

ARCT (1972) teilte den Befund eines Patienten mit, dem zwei Geschosse durch das Oberlid des linken Auges in den Seitenventrikel drangen. Trotz sofortiger Operation mit Evakuierung der Blutung starb der Patient nach 69 Tagen an einem voll ausgebildeten apallischen Syndrom.

Eine andere ungewöhnliche transorbitale Verletzung wurde von DUJOVNY et al. (1974) mitgeteilt: Ein 8jähriger Junge wurde 2 h nachdem er auf eine Eisenstange, mit der er spielte, gefallen war, aufgefunden. Er war bewußtseinsklar. Die Eisenstange hatte die Konjunktiva durchdrungen und war fest in der oberen inneren Seite der linken Orbita fixiert. Es bestand ein massives Lidhämatom links. Die *neurologische Untersuchung* war unauffällig. Auf den *Röntgenaufnahmen des Schädels* zeigte sich, daß die Eisenstange die linke Orbita durchdrungen hatte und in die vordere Schädelgrube eingedrungen war. Knochensplitter konnten röntgenologisch nicht wahrgenommen werden.

Eine links frontotemporale *Kraniotomie* wurde vorgenommen. An der Stelle der Penetration der Stange ins Gehirn fand sich eine geringfügige subdurale Blutung. Die Stange wurde langsam von außen herausgezogen, während Blutstillung im Wundbereich vorgenommen wurde. Nach Entfernung der Stange konnten mehrere Knochenfragmente, aus dem Orbitadach stammend, entfernt werden. 9 cm der Eisenstange hatten Orbita und Gehirn penetriert. Intensive antibiotische Behandlung wurde verabfolgt. Unauffällige postoperative Entwicklung. Das Lidhämatom bildete sich in den nächsten Tagen zurück. Augenbewegungen, Augenhintergrund, Gesichtsfelder und Sehvermögen waren normal.

Dieser Fall ist insofern interessant, als die Eisenstange durch die Konjunktiva in die Frontallappen eindrang, ohne das Auge selbst zu verletzen.

FANNING et al. (1976) teilten folgenden Fall mit: Ein 4jähriges Mädchen fiel derart, daß ein Bleistift das linke Augenlid durchdrang. *Röntgenaufnahmen* des *Schädels* waren unauffällig, ebenso wie eine augenärztliche Untersuchung 2 Wochen später. Das Kind hatte anfallsweise auftretende Kopfschmerzen und eine Woche vor der stationären Aufnahme strahlförmiges Erbrechen und mäßig erhöhte Temperaturen. Drei Tage vor der stationären Aufnahme lagen schwere Kopfschmerzen und Nackensteifigkeit vor.

Stationäre Aufnahme in einem lokalen Krankenhaus 6 Wochen nach dem Unfall. Es fand sich Nackensteifigkeit und beginnende Stauuungspapille. Die Lumbalpunktion ergab stark getrübten Liquor, Leukozyten 5760/mm^3 mit 100% Neutrophilen, Gesamteiweiß 1300 mg/100 ml, Glukose 38 mg/100 ml. Gramfärbung und Bakterienkultur negativ. Intravenöse Gaben von Amphizillin und später Chloramphenicol. *Weiterverlegung* in eine *neurochirurgische Abteilung*. Bei der Aufnahme Temperatur 40°C, Puls 120 min, Atmung 20 min. Das Kind war somnolent und hatte ein geschwollenes linkes Augenlid. *Neurologisch* fand sich ein Papillenödem ohne Blutungen, keine lokalisierenden Befunde, EEG linksfrontale Verlangsamung.

Nach einer 9wöchigen Therapie mit hohen Dosen Antibiotika wurde eine operative Intervention vorgenommen. Es zeigte sich eine nach oben erhöhte Fraktur des linken Orbitadaches. Narbengewebe an der Frakturstelle setzte sich in solches fort, das die Vorderwand des linken Vorderhornes einnahm. Eine Höhlung enthielt etwa 10 ccm klaren Liquor. Der Abszeß hatte zu einer Vernarbung geführt. Drei Wochen später stellten sich Zeichen für erhöhten Schädelinnendruck ein, der einen ventrikuloatrialen Shunt notwendig machte.

KRÜGER et al. (1984) berichteten über einen 42jährigen Patienten, dem ein etwa 2 cm dickes und 25 cm langes Stahlrohr eines gasdruckgefederten Bürostuhles mit großer Wucht nasal in die rechte Orbita eingedrungen war. Dabei war der Bulbus oculi aufgeschlitzt und der N. opticus durchtrennt worden, das Orbitadach abgerissen und der Keilbeinflügel und der Canalis opticus in das Frontalhirn gepreßt worden, ohne daß es jedoch zu einer Verletzung des Karotissyphon kam.

γ) Intrakranielle Komplikationen

Die *intrakraniellen Komplikationen* nach *transorbitalen Verletzungen* können in *3 Gruppen* eingeteilt werden: (1) *Unmittelbar auftretende*, (2) *Spätschäden* an *Gefäßen* und (3) *Spätinfektionen*, wie *Meninigitiden, Enzephalitiden* und *Gehirnabszessen*.

Wie gefährlich triviale punktförmige Wunden des Oberlides des Auges sein können, wurde im vorhergehenden dargestellt. Dabei wurde besonders auf die in das Gehirn eindringenden Objekte hingewiesen. Die entzündlichen Komplikationen, die als Folge von orbitokranialen Verletzungen auftreten können, werden auf S. 546 getrennt besprochen.

XVI. Ringbrüche der Schädelbasis

1. Einführung

Ein *Ringbruch* der *Schädelbasis* verläuft um das *Foramen occipitale magnum herum* und erstreckt sich im typischen Fall auf das Lager der Hypophyse, beide Felsenbeine und auf die hinteren Schädelgruben (Abb. 98). Diese Ringbrüche wurden bei Personen beschrieben, die als Folge von Stürzen oder Folge von Verkehrsunfällen verstarben, sowohl als Fahrzeuginsassen als auch von PKWs angefahrene Fußgänger. Bei den Stürzen können diese sowohl auf den Schädel als auch auf das Gesäß erfolgen. Bei den letztgenannten Gewalteinwirkungen handelt es sich um solche, die in der +Gz Vektorrichtung verlaufen. Wie sich später ergeben wird, führen verschiedene Unfallmechanismen mit verschiedener Vektorrichtung der einwirkenden Gewalt zu diesen Verletzungsfolgen, die oft tödlich sind. Die klinische Literatur zu diesem Thema ist ärmlich, da die Patienten mit derartigen Verletzungen bei der Krankenhausaufnahme durchwegs tot sind oder wegen der schweren Schädel-Hirn-Verletzungen nach kurzer Zeit sterben. Die pathologisch-anatomische Literatur dagegen ist sehr reichhaltig.

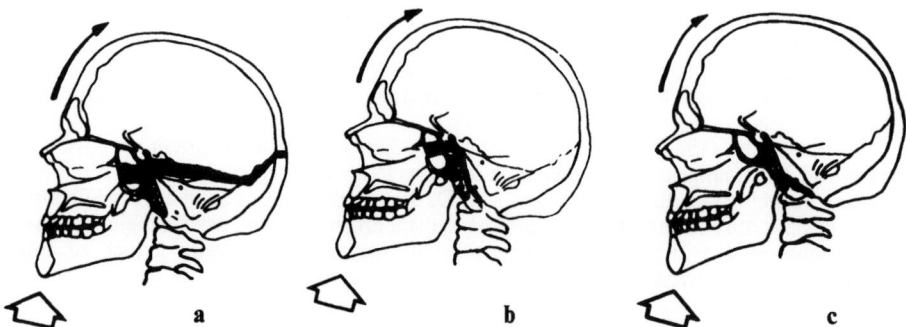

Abb. 98. a Klassische Ringfraktur, **b** Ausbruch des Corpus ossis occipitalis, **c** Inkompletter Ringbruch. (Aus DOTZAUER 1978)

2. Historisches

Dieser Verletzungstyp ist in der Literatur bereits seit langem bekannt. Nach den Angaben von LE COUNT u. HOCKZEMA (1934) soll Charles BELL als erster im Jahre 1816 einen Ringbruch der Schädelbasis beschrieben haben.

Weitere Mitteilungen, in denen zu dem Entstehungsmechanismus dieses Frakturtyps Stellung genommen wurde, stammen von HERMANN (1881), von WAHL (1883), GREDER (1885), KÖRBER (1889), MÜLLER (1898), SCHLESINGER (1900), HOPPE (1904), PATSCHEIDER (1961), REIMANN (1961), VOIGT (1961, 1962), SCHULZ u. JAHN (1983), JAROSCH u. HINZ (1969), SPASIK u. REZIK (1970), VOIGT u. SKÖLD (1974) sowie MERIGNARGUES et al. (1975).

3. Bisherige Literatur

Zunächst referiere ich Kasuistiken aus der bisher veröffentlichten Literatur in Auswahl, um eine Basis für eine zusammenfassende Darstellung zu haben, die im Anschluß daran folgt. Es wird sich zeigen, daß es nicht zulässig ist, die richtigen Interpretationen der Entstehung der Ringbrüche bei einem bestimmten Unfalltyp auch auf andere Unfalltypen zu generalisieren.

LE COUNT u. HOCKZEMA (1934) beschrieben den Mechanismus der Ringfrakturen der Schädelbasis, bei denen Gewalteinwirkungen von oben den Schädel in die HWS hineintrieb, in anderen Fälle beschrieben sie einen Zugmechanismus von der HWS weg bei okzipitaler Gewalteinwirkung.

Die Stärke der ligamentären Verbindungen zwischen Schädel und oberster HWS ist erheblich, so daß anstelle von Abrissen im kraniozervikalen Übergangsbereich ein Bruch der Schädelbasis erfolgt.

PATSCHEIDER (1961) veröffentlichte die folgende Krankengeschichte: Der 45 Jahre alte, angeblich alkoholisierte Mann taumelte gegen einen mit etwa 100 km/h fahrenden Wagen. Er wurde erfaßt, hochgeschleudert und war sofort tot. Der linke Unterschenkel war 24 cm oberhalb der Sohle vollständig in Form eines queren Stückbruches durchgebrochen. Der Kopf ist außergewöhnlich leicht gegen den Hals beweglich. Die Dura ist im Bereich der Schädelbasis im vorderen Anteil des Clivus in querer Richtung breit aufgerissen. Groß- und Kleinhirn zeigen weder an der Oberfläche noch an den Schnittstellen Verletzungen. Das verlängerte Mark und der Hypophysenstiel ist abgerissen. Das erstere in Höhe des unteren Brückenrandes. Der Schädelgrund ist im Bereich der hinteren Schädelgrube ringförmig gebrochen. Die Bandverbindungen der oberen HWS mit dem Schädelgrund sind unversehrt. Die Querfortsätze des Atlas sind durchgebrochen. An der HWS keine weiteren Verletzungen. Die Aa. carotides comm. sind unverletzt, während die beiden Aa. carotides int. zahlreiche, querliegende feine Intimarisse aufweisen. An den Halsorganen findet sich ein vollkommener querer Abriß der Luftröhre in Höhe des 6. Knorpelringes von oben.

Der Autor faßte zusammen, daß der massive Anprall des Fahrzeugs dem Torso eine erhebliche Beschleunigung erteilte mit resultierender Überstreckung und Hyperextension der HWS. Die massive Zugwirkung an der Außenfläche des Hinterhauptsknochens verursachte eine Ringfraktur um das Foramen magnum. PATSCHEIDER nannte eine solche Fraktur eine „*Extensionsfraktur*" im Gegensatz zur „*Expressionsfraktur*", beschrieben von DETTLING (1938).

VOIGT (1961) faßte die Ergebnisse von Auswertungen von 28 Fällen zusammen, seinen eigenen und denen von WERNE (1957). Ringbrüche um das Foramen occipitale magnum treten hauptsächlich dann auf, wenn die Vektorrichtung der einwirkenden Gewalt von hinten gegen Gesäß und Rücken des Verunfallten einwirkt und bei einigen wenigen Fällen auch von lateroposterior. Rupturen der Ligamente zwischen Hinterhaupt und Atlas und Axis, und gegebenenfalls begleitende Frakturen der okzipitalen Kondylen, sind allgemein das Ergebnis von lateralen Vektorrichtungen der einwirkenden Gewalt. VOIGT wies vor allem auf den Befund hin, daß in 3 Fällen der Zahnfortsatz des Axis vollständig disloziert war, ohne daß das Lig. transversum atlantis gerissen war. Die Frakturen oder Frakturen mit

Luxationen der anderen zervikalen Wirbelkörper waren die Folge von direkter Gewalteinwirkung von hinten.

Das Übergangsgebiet zwischen Pons und Medulla oblongata ist beim Menschen besonders vulnerabel. Die Einrisse im Hirnstamm beginnen immer an seiner Ventralfläche. Im allgemeinen ist auch die A. basilaris gerissen, es besteht immer die Möglichkeit, daß auch andere Gefäße mitverletzt sind.

PATSCHEIDER teilte 1969 die Befunde von 9 Unfalltoten mit Ringbrüchen um das Foramen occipitale magnum mit: 3 Fälle betrafen Fußgänger, die von PKWs von hinten angefahren worden waren, 2 waren Fahrzeuginsassen, die aus dem Wagen herausgeschleudert worden waren, 2 waren Motorradfahrer, die gegen einen LKW fuhren, ein Patient war Mopedfahrer, der von hinten von einem Wagen erfaßt worden war und einer war ein Radfahrer, der von einem LKW von seitlich angefahren worden war. Alle 3 Fußgänger hatten Verletzungsfolgen an den unteren Extremitäten als Folge des Angefahrenwerdens. Bei allen Patienten bestand eine Ruptur der zerebralen Dura mater, die einer klaffenden Fraktur folgte.

Von besonderem Interesse waren *Läsionen* des *Hirnstammes* und *anderer basaler Strukturen*, die in allen 9 Fällen vorlagen. Bei 4 Patienten wurden *Risse* in *ventralen Anteilen* des *Hirnstammes* oder *vollständige Durchtrennungen* berichtet, bei 3 Fällen bestanden *Risse oder Rupturen der A. carotis int.*, in 2 Fällen unilateral, in einem Fall bilateral, in einem Fall waren beide *Fasciculi optici* gerissen, in einem anderen waren beide *Aa. vertebrales* abgerissen.

NAGY u. HABERLAND (1969) berichteten über eine Extensionsfraktur der Schädelbasis bei sturzhelmgeschütztem Kopf.

Frontalzusammenstoß eines 24jährigen Motorradfahrers mit einem LKW. An der linken Sturzhelmseite 2 × 3 cm große Anstoßstelle, etwa der Schläfengegend des Kopfes entsprechend. Nur oberflächliche Schürfungen des Materials mit geringen, parallelstreifigen Farbspuren der LKW-Lackierung. Keinerlei Eindellung des noch fest am Kopfe sitzenden Helms.

Bei der *Autopsie* wurde ein Ringbruch der Schädelbasis mit weit klaffender Querfraktur des Corpus ossis sphenoides als vordere Begrenzung, horizontal liegender Bruchfläche in der Pars petrosa ossis temporalis beiderseits unter Eröffnung der Mittelohrräume als äußerster Bereich der seitlichen Ausdehnung und horizontaler Führung der Bruchlinie unterhalb der Protuberantia occipitalis int. als hinterem Grenzpunkt des ringförmigen Bruchverlaufes gefunden. Abriß des Hirnstammes unmittelbar oberhalb der Brücke.

Die Verletzung der Schädelbasis erklärt sich nach Angaben der Autoren im Zusammenhang mit den Anprallspuren am Sturzhelm nur dadurch, daß der Kopf im Augenblick der Kollision extrem retroflektiert wurde. Vorhersehbare Folge ist der breitklaffende Bruchspalt an der vorderen Zirkumferenz der Frakturlinie sowie der Abriß des Hirnstammes. In Übereinstimmung mit diesem Mechanismus waren keinerlei Kontusionsherde des Gehirns festzustellen. Es handelt sich um eine typische ringförmige Extensionsfraktur der Schädelbasis, entstanden bei extremer Retroflexion des Kopfes. Diese Retroflexion ergab sich nach Angaben der Autoren nicht durch Hebelwirkung der Wirbelsäule, wie in dem von PATSCHEIDER beschriebenen Fall, sondern durch Anprall des sturzhelmgeschützten Kopfes selbst. Ohne die sturzhelmbedingte Übertragung des Sturzimpulses auf den gesamten Kopf wäre es möglicherweise nur zu einem Biegungsbruch des Schädeldaches an der Anprallstelle gekommen.

SPASIC u. REZIC (1970) beschrieben 3 Patienten, die bei Verkehrsunfällen einen Schädelbasisringbruch erlitten hatten. Da der Entstehungsmechanismus dieser Brüche nicht dem klassisch beschriebenen entspricht werden im folgenden die Kasuistiken mitgeteilt.

Fall 1: Beim Zusammenstoß eines PKW mit einem parkenden Autobus erlitt der männliche Beifahrer, 33 Jahre alt, schwere Verletzungen am Kopf, die zum plötzlichen Tod führten. Äußerlich wurden nur zwei Riß-Quetschwunden am Kinn und Abschürfungen an den Schienbeinen festgestellt. Es ergab sich, daß die harte Hirnhaut von den Knochen der Schädelbasis in der mittleren und hinteren Schädelgrube getrennt war. An der Schädelbasis war die ringförmige Bruchöffnungsichel sichtbar. Die A. basilaris war in der Mitte zerissen.

Fall 2: Bei einem Verkehrsunfall verunglückte ein 33 Jahre alter Straßenkehrer. Auf der vereisten Straße erhielt er einen Schlag auf das Kinn von dem langen Stiel einer Schaufel, die von einem rasch fahrenden Autobus weggeschleudert worden war. An äußeren Verletzungen wurde eine Prellwunde links am Kinn und Hautabschürfungen am Haupt- und Nasenbein festgestellt. Die Haut im Gebiet der linken Augenbraue war eingerissen bis auf den Knochen und das Nasenbein gebrochen. An der Schädelbasis war dieselbe Form des Bruches festzustellen wie im Fall 1. Die Hirnhaut war gleichfalls von der Schädelbasis abgetrennt und der Rückenmarksstranganteil teilweise durchrissen.

Fall 3: Bei einem weiteren Verkehrsunfall stieß der Fahrer, 25 Jahre alt, mit seinem PKW mit einem geparkten Autobus zusammen. Das Gesicht war vom äußeren Rand des linken Auges bis zum rechten Bogen des Unterkiefers eingerissen. Der Oberkiefer war durchbrochen. Die inneren Befunde waren grundsätzlich gleich wie bei den früheren Fällen. Der ringförmige Bruch war etwas asymmetrisch und der äußere Teil des durchbrochenen Schädels war bei Druck auf das Kinn und Gesicht beweglich.

SPASIC u. REZIC fassen zusammen, daß sehr starke Schläge auf das Kinn einen isolierten Bruch der Schädelbasis verursachen können. Dabei könne der Gelenkkopf des Unterkiefers den vorderen Teil des äußeren Gehörganges und die Wand der Paukenhöhle durchbrechen. Beim Durchbruch der Decke der Paukenhöhle wird eine Verbindung zwischen der Schädelbasis und dem Mittelohr durch das Eindrücken des Gelenkkopfes des Unterkiefers in die Schädelhöhle hergestellt. In allen 3 beschriebenen Fällen konnten Schädelbasisringbrüche festgestellt werden, die durch Krafteinwirkung auf das Kinn und Gesicht entstanden waren.

CLEMENS u. BUROW (1972) führten Leichenversuche in frontalen und Heckauffahrunfällen durch. Bei 56 Versuchen wurde eine Reihe von physikalischen Größen wie Linear- und Rotationsverzögerungen an den Köpfen gemessen, neben Schlittengeschwindigkeit und -verzögerung. Bei 4 Versuchen traten Ringfrakturen der Schädelbasis auf. Es hatten jeweils Extensionsbewegungen vorgelegen.

Georg SCHMIDT (1973) konnte zeigen, daß Ringfrakturen der Schädelbasis als Folge von Hyperextension auftraten. Der Verfasser gab bei einem gesunden Individuum einen Schwellenwert der linearen Verzögerung von mehr als 20 g an mit einer Dauer von mehr als 10 ms. Der Autor bemerkte, daß solche Verletzungen bei Aufprallgeschwindigkeiten von mehr als 100 km/h auftraten, nicht jedoch bei experimentellen Untersuchungen bei frontalen Auftreffgeschwindigkeiten, sondern 50 und 80 km/h, wenn die Leichen mit Dreipunktgurten angeschnallt waren. Der Verzögerungsweg des Testschlittens betrug zwischen 50 und 130 cm. Es muß hervorgehoben werden, daß in den Versuchen von Georg SCHMIDT die basilären Ringfrakturen eine leichte Ausbiegung nach außen aufwiesen, was auf einen Traktionsfrakturmechanismus schließen ließ. In den Versuchen von CLEMENS u. BUROW (1972) mit Geschwindigkeiten von weniger als 30 km/h betrug die Verzögerung nur 30 cm. Die Ergebnisse der beiden Versuche lassen sich deshalb nicht vergleichen.

MERIGNARGUES et al. (1975) veröffentlichten 5 Fälle von Ringfrakturen der Schädelbasis. Diese Verfasser führten zusätzlich noch Leichenversuche durch. Bei einem Versuch schlug ein Leichenschädel mit einer linearen Geschwindigkeit von 58 km/h mit vernachlässigsenswerter Winkelgeschwindigkeit auf ein Armaturenbrett auf. Es lag eine Fraktur des Unterkiefers und eine Schädelbasisfraktur vor. Beim zweiten Versuch schlug der Gesichtsschädel einer mit einem Bauchgurt angeschnallten Leiche auf den oberen Rand des Lenkrades und auf die Radnabe auf. Die lineare Geschwindigkeit des Kopfes betrug

50 km/h mit einer Verzögerung zwischen 100–125 g für 8 ms; eine Ringfraktur der Schädelbasis war die Folge.

In der Serie von SATERNUS (1979) waren die Folge starker Kompression Schädelbasisringbrüche bzw. deren unvollständige Formen, die Absprengungen der Condyli occipitales, die in Analogie zu den Formen der Schädelbasisringbrüche auch durch Zugbelastung ausgebrochen werden können.

HARVEY u. JONES (1980) berichteten über 8 Beobachtungen von Schädelbasisfrakturen; sie vermochten zu zeigen, daß solche nach Gewalteinwirkung gegen jeden Teil des Kopfes einschließlich des Kinns auftreten können.

SCHULZ u. JAHN (1983) berichteten über 61 Ringfrakturen der Schädelbasis, wobei neben dem vollständigen Ringbruch auch unvollständige, nach vorn, hinten oder seitlich offene Frakturen erörtert wurden. Die Brüche fanden sich bei Unfallopfern im Straßenverkehr (PKW-Insassen, Fahrrad- und Motorradfahrer, Fußgänger) nach Stürzen und sonstigen Unfällen.

4. Analyse der Entstehungsmechanismen

Analysiert man die in den vorangegangenen Arbeiten mitgeteilten *Unfallabläufe*, so lassen sich einige *typische Gruppen* mit bestimmten Unfallabläufen erfassen, nämlich *Ringfrakturen*, die die Folge von (1) *Kompression mit Stauchung*, (2) *Traktion*, (3) *Torsion* und (4) *Schleuderwirkung mit Aufprall des Kopfes* sind (Abb. 99a–c).

(1) *Kompression mit Stauchung:* Bei einem *Sturz* auf das *Gesäß* oder den *Vertex* des *Kopfes* führt die einwirkende Kraft zu einer *Stauchung*. Bei Einwirkung einer stumpfen Gewalt auf den Schädel bei einem Sturz oder anderen Einwirkungen stumpfer Gewalt auf die Schädelkonvexität kann die Wirbelsäule in die Schädelbasis hineingetrieben werden. Bei Stürzen auf das Gesäß, die Knie oder die Füße kann sich ebenfalls eine solche Stauchung entwickeln. Die HWS mit umgebenden Fragmenten der Schädelbasis wird dabei in die Schädelhöhle hineingetrieben, was meist zum sofortigen Tod führt. Dieser Frakturtyp war auch bei Verkehrsunfällen beobachtet worden, wenn ein Fußgänger von einem mit größerer Geschwindigkeit fahrenden PKW an der unteren Körperhälfte erfaßt und mit dem Vertex gegen

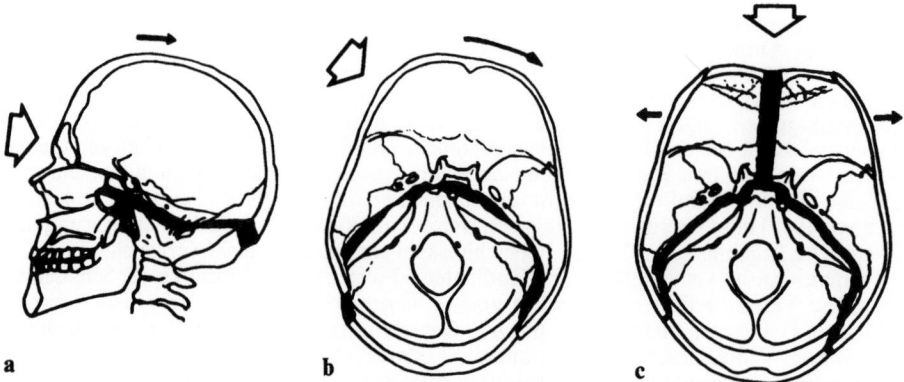

Abb. 99. a Schereffekt, b Torsionseffekt, c Ringbruch unter einer Spaltung. (Aus DOTZAUER 1975)

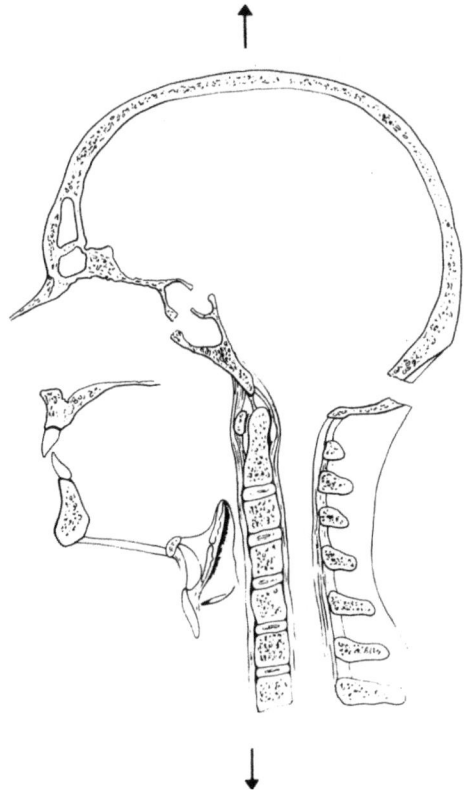

Abb. 100. Zugbelastung der HWS mit traktionsbedingtem Schädelbasisringbruch in der Klassifikation nach VOIGT. Sagittalschnittschema in Anlehnung an Pernkopf (Aus DAVIS et al. 19717

Aufbauten des Wagens anschlägt (WALCHER 1950; WÖLKART 1956; PATSCHEIDER 1961).

(2) *Traktion* (Abb. 100): Der Kopf wird hierbei mit großer Kraft von der HWS weggerissen. Verschiedene Ursachen können zu einer solchen *Traktion* führen: (a) *Sturz nach rückwärts* und *Aufschlagen* des *Okziput*, wobei neben dem Verzögerungstrauma auch eine Scherwirkung zustande kommt (LE COUNT u. HOCKZEMA 1934; MORITZ 1942), (b) *Extreme Retroflexion* oder *Hyperextension* der *HWS* bei *massiver Rückwärtsbeugung* des *Kopfes* (PATSCHEIDER 1961; WUERMELING u. STRUCK 1965; JAROSCH u. HINZ 1969), (c) *Gewalteinwirkung* auf den *Gesichtsschädel*, *besonders* das *Kinn* (NAGY u. HABERLAND 1969; SPASIC u. REZIC 1970; MERIGNARGUES et al. 1975). Traktion der HWS kann auch auftreten, wenn ein Fußgänger von einem PKW mit hoher Geschwindigkeit angefahren wird, wobei der Rumpf beschleunigt wird und erhebliche Traktionswirkungen an der HWS und am kraniozervikalen Übergang auftreten können. Die HWS kann eine Zug- oder Traktionswirkung in verschiedenen Vektorrichtungen erleiden, etwa $+Gx$, $-Gx$, und $+$ und $-Gx$. Wegen seiner Trägheit folgt der Kopf, der am weitesten von der Stelle der Gewalteinwirkung entfernt ist, der Bewegung des Torso

verzögert, dabei treten erhebliche Zugspannungen zwischen Kopf und HWS auf. Ringbrüche um das Foramen occipitale magnum, Luxationen mit Verlagerungen im kraniozervikalen Übergangsgebiet und Risse der entsprechenden Ligamente oder Frakturen mit oder ohne Verlagerung treten auf, die mit Einrissen oder Rupturen der Medulla oblongata und oder der Aa. vertebrales kombiniert sein können. Hier besteht ein fließender Übergang zur atlantookzipitalen Zerreißung, wobei die Dekapitation den Endpunkt des möglichen Gewebeschadens darstellt.

(3) *Torsion:* Bei der *Torsion* erfährt die Schädelkalotte in Bezug zur Schädelbasis eine Drehung um die vertikale Achse (VOIGT u. SKÖLD 1974). Die Achse der einwirkenden Gewalt erfolgt auch nach diesen Autoren in schräger Richtung von vorn oder von der Seite, in einigen Fällen auch von schräg hinten (WERNE 1957; VOIGT 1962). Der Zustand der Bruchkanten läßt erkennen, ob eine Impressions- oder Traktionsfraktur vorliegt (VOIGT 1961). Wie weiter oben schon ausgeführt, kann eine Gewalteinwirkung gegen den Rücken, auch seitlich gegen den Rumpf, einen partiellen oder vollständigen Abriß des Bandapparates zwischen Hinterhaupt und den obersten Halswirbeln verursachen.

Durch Traktion verursachte Verletzungen der Schädelbasis oder HWS wirken sich sowohl auf den Inhalt der Schädelhöhle als auch auf die Wirbelsäule aus. Besonders wenig widerstandsfähig gegenüber Zerrungen ist beim Menschen der Übergang von der Pons zur Medulla oblongata; die Ruptur dürfte aus Gründen der Mechanik an der Ventralseite beginnen. Die A. basilaris und die A. communicans post. kann bei dem Vorgang ebenfalls rupturieren, und auch ein Einriß der A. cerebri med. ist möglich.

Bei den oben beschriebenen Fällen sind die subarachnoidalen und subduralen Blutungen außerordentlich gering, was wohl damit zusammenhängt, daß der Tod durch die gleichzeitige Verletzung des ZNS oder gleichzeitige anderweitige Verletzung sofort eintritt (THORNSTEDT u. VOIGT 1960).

(4) *Schleuderung* und *Aufprall* des *Kopfes:* Dabei treten die sog. *Diagonalbrüche* auf, die PATSCHEIDER (1969) beschrieben hatte. Es handelt sich dabei im wesentlichen um einen basalen Scharnierbruch mit einem nahezu halbkreisförmigen Bruch des Schädeldaches am Hinterhaupt außerhalb der Schädelbasis.

Die Analyse der beiden erstgenannten Verletzungstypen ergibt, daß zwei Mechanismen bedeutsam sind, in (1) Kompression und Stauchung und in (2) Traktion und Zerrung. Beim ersten Typ treten *Impressionsfrakturen* und beim zweiten Typ *Extensionsfrakturen* auf (PATSCHEIDER 1961). VOIGT (1962) schlug den treffenderen Ausdruck „*Traktionsfraktur*" für die letztgenannte vor. Nach den Angaben von VOIGT zeigen die Impressionsfrakturen normalerweise einen größeren Defekt in der inneren als der äußeren Schicht des Schädelknochens. Die Fraktur erweitert sich tunnelartig in Richtung zum Schädelinneren.

XVII. Frakturen des Condylus occipitalis

1. Einführung

Frakturen eines *Condylus occipitalis* wurden veröffentlicht von Charles BELL (1817), AHLGREN u. DAHLERUP (1964), SCHLIACK u. SCHÄFER (1965), WACKENHEIM (1974), ALKER et al. (1978), BOLENDER et al. (1978), BUCHHOLZ u. BURKHEAD (1979), JACOBY (1979), HANDEL u. LEE (1981), HARDING-SMITH et al. (1981), PEETERS u. VERBEETEN (1983), SPENCER et al. (1984), SPIRIG (1985), SATERNUS (1987). Diese Frakturen galten bisher als selten.

Zwei Erklärungsmöglichkeiten bieten sich nach Ansicht von SATERNUS (1987) für diese Diskrepanz zwischen klinischem Schrifttum und autoptischem Befund an. Die erste dürfte in den unterschiedlich zusammengesetzten Kollektiven zu sehen sein. Die zweite liefert, wie SATERNUS (1987) schrieb, SPIRIG (1985) der die Auffassung vertritt, daß die Kondylenfraktur auf konventionellen Röntgenaufnahmen weitgehend der Diagnostik entgeht, bei jetzt zunehmendem Einsatz der Computertomographie aber entsprechend häufiger zu sehen sein wird. Hinzufügen möchte ich noch, daß diese Läsionen bei einer Routineautopsie sehr leicht übersehen werden, vor allem, wenn röntgenologisch keine Hinweise für ihr Vorliegen bestehen.

Gerade aus der rechtsmedizinischen Literatur, die auf forensischen Autopsien beruht, ergibt sich, daß diese Frakturen gar nicht so selten sind, wie bisher angenommen wurde (VOIGT u. SKÖLD 1974; ALKER et al. 1978; SATERNUS 1979, 1987).

2. Häufigkeit

ALKER et al. (1978) sowie SATERNUS (1987) nennen eine Frequenz des Vorkommens dieser Verletzungen von 0,6%, eine Frakturhäufigkeit die weit höher ist als man aus den spärlichen klinischen Darstellungen erwarten sollte.

SATERNUS (1987) ist zuzustimmen, daß den Frakturen der Condyli occipitales, – anders als den großen Bruchsystemen der Schädelbasis, bisher nur wenig Aufmerksamkeit gewidmet wurde.

3. Klassifizierung der Kondylusfrakturen

Während bisher lediglich anhand von Einzelkasuistiken auf die Bruchmechanik eingegangen wurde, unternahm SATERNUS (1987) den Versuch einer Klassifizierung der Kondylusfrakturen im Sinne von Aussprengungen oder durchsetzender Verletzung, der er die folgenden Beanspruchungsformen zuordnete:

(1) Axiale Kompression	(Jefferson-Typ) Kondylusimprimierung
(2) Axiale Fraktion	(Hangmans-Typ) Kondylenausriß
(3) Rotation mit axialer Beanspruchung	Kondylusausriß
(4) Schrägkompression	(Berstungsfraktur des Widerlagers) Kondylusfrontalfraktur; kontralateral
(5) Schrägtraktion	(Horizontalschub) Schädelbasisabriß als kontralaterale Kondylushorizontalfraktur
(6) Querschub	(Schädelbasislängsfraktur) Kondyluspartialausriß

Im Hinblick auf die Frakturmechanismen stimme ich SATERNUS (1987) voll zu, daß zwischen Frakturen der Condyli occipitales im eigentlichen Sinne und zwischen kompletten Ausbrüchen des Kondylus unterschieden werden muß. Richtig ist auch, daß für beide Verletzungstypen als Beanspruchungsqualität sowohl Druck als auch Zug in Frage kommen.

4. Kombination von Bruchform und Vektorrichtung der einwirkenden Gewalt

Die Kombination von Bruchform und die Vektorrichtung der einwirkenden Kraft ergeben nach SATERNUS (1987) 6 Typen der Kondylusfraktur. Ich folge dem Autor in der Darstellung:

a) Absprengung des Condylus occipitalis bei axialer Kompression

Es handelt sich bei dieser Kondylusfraktur um einen inkompletten oder atypischen Schädelbasisringbruch. Solche isolierte Frakturen sind nicht indirekte, sondern sie entstanden direkt durch die Kraftübertragung von der Wirbelsäule. Diese *Kondylusimprimierungen* bei *axialer Kompression* wurde von einer Reihe von Autoren beschrieben (WACKENHEIM 1974; BOLENDER et al. 1978; SATERNUS 1979; HARDING-SMITH et al. 1981), sie werde auch als Verletzung vom Jefferson-Typ bezeichnet.

b) Querfraktur des Condylus occipitalis bei axialer und schräger Kompression

Diese Kondylusquerfrakturen sind nach SATERNUS (1987) für die Kompression des Schädels ungewöhnliche Verletzungen.

SATERNUS (1987) teilte eine entsprechende Kasuistik mit:
Leicht alkoholisiert rodelten nachts gemeinsam 2 Männer und 2 Frauen mit einem LKW-Reifenschlauch an einem steilen Hang in Berlin. Dabei prallten drei von ihnen mit dem Reifen gegen einen schweren Begrenzungspfosten, während sich eine der Frauen noch kurz vorher abwerfen konnte.
Die Unfallbeteiligten wurden unterschiedlich schwer verletzt. So starb ein Mann nach einem rechts temporoparietalen Schädelaufprall 4 h nach dem Unfall, während sich der andere lediglich einen Arm brach.
Anders als der tödlich verunglückte Mann war die Frau links temporoparietal mit dem Schädel gegen den Pfosten geprallt. Sie überlebte den Unfall, trotz Trepanation und Ausräumung eines epiduralen Hämatoms, nur 15 h.
Insgesamt fand sich bei ihr ein linksbetontes Verletzungsmuster, vom Schädel über die Schulter bis zum Gesäß reichend, mit einem Décollement der linken Flanke.
Das Gehirn wies massive rechts frontotemporobasale Rindenprellungsherde mit sekundärem Ventrikeleinbruch auf. Von besonderem Interesse war das Verletzungsmuster des Schädels.
Durch eine breite Trepanation des linken Os temporale mit der unteren Begrenzung unmittelbar oberhalb der Pyramide und einer oberen in den scheitelnahen Anteilen des Os parietale unter Duradeckung war der Primärzustand nicht mehr erhalten. Klinisch lag ein imprimiertes Stückbruchmuster ebendort vor.
Von diesem Anstoßzentrum aus erstreckte sich ein inkompletter Scharnierbruch zur Gegenseite. Dabei verlief linksseitig als vorderer Längsbruch der Pyramide die Fraktur

zweistrahlig in der mittleren Schädelgrube, kreuzte kurz unterhalb des Dorsum sellae zur Gegenseite. Rechtsseitig war die Spitze der Pyramide abgesprengt. Sodann verlief die Bruchlinie zunächst an der Vorderseite der Pyramide, um durch die Basis in das Os temporale zu ziehen, in dem sie auslief.

Zusätzlich fand sich jeweils rechts und links ein weiterer Bruchspalt. Der rechtsseitige verlief etwa von der Mitte der Begrenzung des Foramen occipitale magnum durch die hintere Schädelgrube bis in das rechte Os parietale, während linksseitig die Lambdanaht gesprengt war.

Betrachtet man den Verlauf dieser rechtsseitigen Fraktur näher, so lag sie nicht an beliebiger Stelle in der Begrenzung des Foramen occipitale magnum, sondern im Massiv des rechten Kondylus. Entsprechende Unterblutungen fanden sich in den Gelenkskapseln beider oberen Kopfgelenke, rechts kräftiger als links, verbunden mit einem mäßigen Hämarthros. Beide Ligg. alaria wiesen Einblutungen, aber keine Zerreißung ihrer kondylären Insertionen auf.

In dem korrespondierenden Gelenk, der Facies articularis superioris atlantis, waren Knorpel und Knochen unverletzt. Letzteres wurde außer durch die obligaten Röntgenaufnahmen des gesamten Objekts (HWS und hinterer Schädelbasis in vier Ebenen) und Präparation zusätzlich durch Detailaufnahmen der isolierten Massa lateralis in zwei Ebenen abgesichert.

Gleichfalls unverletzt geblieben waren die Wirbelbogengelenke in sämtlichen tieferen Bewegungssegmenten, ebenfalls die großen Längsbandsysteme und der Bandapparat CO/2 mit Ausnahme der beschriebenen Strukturen.

Auch die Bandscheiben waren bis auf eine traumatische Ablösung vom Lig. long. post. in Höhe C 5/6 unverletzt. Dagegen fand sich im gesamten Spinalkanal eine starke zirkuläre epidurale Blutung, die jedoch nicht komprimierend war. Das Rückenmark selber war unverletzt geblieben.

Bei dieser Patientin lag ein inkompletter Scharnierbruch des Schädels vor. Die Gewalt hatte schräg auf die linke Schläfen-Scheitel-Region eingewirkt, nicht im Sinne eines tangentiellen Anstoßes, sondern als tiefe Impression unter Sprengung der Lambdanaht.

c) Abriß des Kondylus bei Traktion und rotatorischer Mischbewegung

Ausrisse des Condylus occipitalis wurden bei Traktionsverletzungen mit Hyperflexions- und Hyperextensionskomponente und bei rotatorischer Traktion beschrieben.

Von SATERNUS (1987) stammt eine wichtige Bemerkung, wenn man den Kondylusausriß mit dem subtotalen oder totalen Schädelabriß (Philip SCHNEIDER 1928; VOIGT 1962; PRIBILLA u. ZÖLLNER 1963; JAROSCH u. HINZ 1969; LINDGREN 1969; KAMIYAMA et al. 1971; SATERNUS 1979) vergleiche, so sei der Abriß des gesamten Bandapparates zwischen Schädelbasis und HWS ungleich häufiger als der knöcherne Ausriß des Condylus occipitalis.

d) Frakturen des Concylus occipitalis bei der Schädelberstung in der Sagittalebene

Kondylusabrisse sind bei der Längsberstung des Schädels nach den Angaben von SATERNUS (1987) nicht selten.

SATERNUS (1987) teilte die Kasuistik eines 30jährigen Arbeiters mit, der beim Abseilen einer eineinhalb Tonnen schweren Maschine einen Arbeitsunfall erlitt. Nach einem Seilriß stürzte er mit der Maschine aus 9 m Höhe in die Tiefe. Dabei trafen Maschinenteile rechtsbetont Gesicht, Vorderhals und Rumpf. Das Gesicht wurde tiefgreifend zertrümmert. Der Schädel barst mit breiter Clivussprengung, und das Os occipitale als Widerlager wies ausgedehnte Stückbrüche auf. Bemerkenswert war zudem die mit der Querdehnung des Schädels verbundene beidseitige Kondylusverletzung, mit einer Sprengung des vorderen Atlasbogens kombiniert. „Damit waren die beiden ineinandergeschalteten Ringstrukturen, nämlich der knöcherne Rand des Foramen occipitale magnum und der Atlas, die jeweils durch kräftige Bänder (Ligg. alaria und Lig. transversum atlantis) gegen Querdehnung gesichert waren, in beiden Ebenen unter der Massivität des Querschubs gesprengt worden" (SATERNUS 1987).

Diese Frakturen können mit Lähmung der N. hypoglossus und N. accessorius einhergehen (SCHLIACK u. SCHAEFER 1965).

Kombinationen von Frakturen der okzipitalen Kondylen mit solchen der HWS sind möglich (GOLDSTEIN et al. 1981).

5. In der Literatur mitgeteilte Kasuistiken und Unfallmechanismen

GERGELY (1927) berichtete über einen Patienten, dem ein etwa 30 kg schwerer Gegenstand von oben auf den Kopf gefallen war. Er war nicht bewußtlos, bemerkte aber kurze Zeit später, daß er nicht mehr richtig sprechen konnte. Auch das Kauen bereitete ihm große Schwierigkeiten, weil er die Speisen nicht mehr richtig im Munde bewegen konnte. Objektiv bildete sich bald eine doppelseitige Hypoglossuslähmung heraus, die rasch in Atrophie überging. Pathologische Röntgenbefunde wurden nicht nachgewiesen. Der Autor vermutete eine Zerrung der intrakraniellen Fila radicularia nervi hypoglossi. Nach dem Mechanismus und den Folgen des Unfalls hielten SCHLIACK u. SCHAEFER (1965) auch hier eine Kondylenfraktur für wahrscheinlich.

SCHLIACK u. SCHAEFER (1965) berichteten über einen 29jährigen Kfz-Fahrer, der mit seinem PKW gegen einen Baum gefahren war. Er wurde tief bewußtlos und mit multiplen Extremitätenverletzungen stationär aufgenommen. Erst nach Stunden war er wieder ansprechbar. Spätere Erinnerungslücke und retrograde Amnesie. Im Laufe der nächsten Wochen klagte der Patient in zunehmendem Maße über linksseitige Hinterkopfschmerzen, die vor allem bei Bewegungen auftraten. Erst 5 Monate später erfolgte eine eingehende neurologische Untersuchung. Neben einer deutlichen linksseitigen Abduzensparese wurde eine Lähmung des linken N. accessorius sowie eine atrophische linksseitige Zungenlähmung festgestellt. Die nun vorgenommenen *Röntgenaufnahmen der Okzipitalregion* zeigten eine Fraktur im Bereich des Condylus occipitalis links.

Hinsichtlich des Unfallmechanismus nehmen die Verfasser an, daß die Gewalteinwirkung bei dem Aufprall des Wagens gegen den Baum den Schädel von vorn-oben traf. Dadurch entstand – von dem schweren Kommotionssyndrom abgesehen – eine Schädelbasisfraktur mit Zertrümmerung des linken Condylus occipitalis und der Fossa condylica. Der linke Canalis hypoglossi wurde dabei zerstört und der Nerv selbst abgeschert, das linke Foramen jugulare wurde – wie im Bild deutlich zu erkennen – komprimiert. Diese Einengung des Foramen jugulare verursachte eine Läsion des N. accessorius, während die Nn. glossopharyngeus und vagus nicht nachweisbar geschädigt waren.

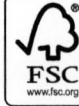

MIX
Papier aus verantwortungsvollen Quellen
Paper from responsible sources
FSC® C105338

If you have any concerns about our products,
you can contact us on
ProductSafety@springernature.com

In case Publisher is established outside the EU,
the EU authorized representative is:
**Springer Nature Customer Service Center GmbH
Europaplatz 3, 69115 Heidelberg, Germany**

Printed by Libri Plureos GmbH
in Hamburg, Germany

Spezielle pathologische Anatomie

Ein Lehr- und Nachschlagewerk

Begründet von Wilhelm Doerr und Erwin Uehlinger

Band 13/VI.A

Herausgegeben von
Professor Dr. Dres. h.c. Wilhelm Doerr, Heidelberg
Professor Dr. Gerhard Seifert, Hamburg

Pathologie des Nervensystems VI.A

Traumatologie von Hirn und Rückenmark

Traumatische Schäden des Gehirns
(forensische Pathologie)

Von

F. Unterharnscheidt

Mit 224 zum Teil farbigen Abbildungen
in 317 Einzeldarstellungen

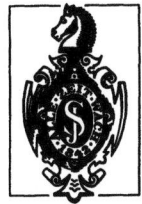

Springer-Verlag Berlin Heidelberg GmbH

Professor Dr. F. Unterharnscheidt
Neuroscience, Inc.
3512 Camp Street, New Orleans, LA 70115, USA

Professor Dr. Dres. h.c. W. Doerr
Pathologisches Institut der Universität
69120 Heidelberg, Im Neuenheimer Feld 220/221
Bundesrepublik Deutschland

Professor Dr. G. Seifert
Institut für Pathologie der Universität
29251 Hamburg, Martinistraße 52 UKE
Bundesrepublik Deutschland

ISBN 978-3-642-63434-5   ISBN 978-3-642-58015-4 (eBook)
DOI 10.1007/978-3-642-58015-4

Die Deutsche Bibliothek – CIP-Einheitsaufnahme
Spezielle pathologische Anatomie : ein Lehr- und Nachschlagewerk / begr. von Wilhelm Doerr und Erwin Uehlinger. Hrsg. von Wilhelm Doerr ; Gerhard Seifert. – Berlin ; Heidelberg ; New York ; London ; Paris ; Tokyo ; Hong Kong ; Barcelona ; Budapest : Springer.
Teilw. mit der Angabe: Begr. von Erwin Uehlinger und Wilhelm Doerr.
NE: Uehlinger, Erwin [Begr.]; Doerr, Wilhelm [Hrsg.]
Bd. 13. Pathologie des Nervensystem. 6. Unterharnscheidt, Friedrich : Traumatologie von Hirn und Rückenmark. Traumatische Schäden des Gehirns (forensische Pathologie), A (1993)
Pathologie des Nervensystems. – Berlin ; Heidelberg ; New York ; London ; Paris ; Tokyo ; Hong Kong ; Barcelona ; Budapest : Springer. (Spezielle pathologische Anatomie ; Bd. 13)
6. Unterharnscheidt, Friedrich : Traumatologie von Hirn und Rückenmark. Traumatische Schäden des Gehirns (forensische Pathologie), A (1993)
Unterharnscheidt, Friedrich : Traumatologie von Hirn und Rückenmark / von F. Unterharnscheidt. – Berlin ; Heidelberg ; New York ; London ; Paris ; Tokyo ; Hong Kong ; Barcelona ; Budapest : Springer.
(Spezielle pathologische Anatomie ; Bd. 13)
Traumatische Schäden des Gehirns (forensische Pathologie). A. – (1993) (Pathologie des Nervensystem ; 6)

Dieses Werk ist urheberrechtlich geschützt. Die dadurch begründeten Rechte, insbesondere die der Übersetzung, des Nachdrucks, des Vortrags, der Entnahme von Abbildungen und Tabellen, der Funksendung, der Mikroverfilmung oder der Vervielfältigung auf anderen Wegen und der Speicherung in Datenverarbeitungsanlagen, bleiben, auch bei nur auszugsweiser Verwertung, vorbehalten. Eine Vervielfältigung dieses Werkes oder von Teilen dieses Werkes ist auch im Einzelfall nur in den Grenzen der gesetzlichen Bestimmungen des Urheberrechtsgesetzes der Bundesrepublik Deutschland vom 9. September 1965 in der jeweils geltenden Fassung zulässig. Sie ist grundsätzlich vergütungspflichtig. Zuwiderhandlungen unterliegen den Strafbestimmungen des Urheberrechtsgesetzes.

© Springer-Verlag Berlin Heidelberg 1993
Ursprünglich erschienen bei Springer-Verlag Berlin Heidelberg New York 1993

Die Wiedergabe von Gebrauchsnamen, Handelsnamen, Warenbezeichnungen usw. in diesem Werk berechtigt auch ohne besondere Kennzeichnung nicht zu der Annahme, daß solche Namen im Sinne der Warenzeichen- und Markenschutz-Gesetzgebung als frei zu betrachten wären und daher von jedermann benutzt werden dürften.

Produkthaftung: Für Angaben über Dosierungsanweisungen und Applikationsformen kann vom Verlag keine Gewähr übernommen werden. Derartige Angaben müssen vom jeweiligen Anwender im Einzelfall anhand anderer Literaturstellen auf ihre Richtigkeit überprüft werden.

Reproduktion der Abbildungen: Gustav Dreher GmbH, 70180 Stuttgart
Satz: Fotosatz-Service Köhler, 97084 Würzburg
25/3130 – 5 4 3 2 1 0 – Gedruckt auf säurefreiem Papier

Geleitwort des Herausgebers

Als wir daran gingen, uns mit Herrn Professor Friedrich UNTERHARNSCHEIDT in die Darstellung seines monumentalen Wissens um Ursachen und Bedingungen, Formen und Folgen der traumatischen Läsionen von Hirn und Rückenmark einzulassen, konnten wird nur von ungefähr ahnen, wie überreich sein persönliches Erfahrungsgut wäre. Hatte schon der vorangegangene Band betreffend die Traumatologie des Rückenmarkes alle Erwartungen übertroffen, konturiert die Präsentation der traumatischen Läsionen von Gehirn, Hirnhäuten und Schädel ein Feld der Krankheitsforschung, dessen Grenzen hinter fernen Horizonten unendlich vieler, noch immer offener Fragen des pathogenetischen Details verdämmern. F. UNTERHARNSCHEIDT hat erneut gezeigt, daß er die Kunst der Synopsis in einem Maße beherrscht, wie man derlei sonst kaum jemals finden kann. So ist es selbstverständlich, daß er die Biophysik der Schädelverletzungen vorwiegend mathematisch zu charakterisieren weiß, wie wir Pathologen dies seit Richard THOMA (1909) in der speziellen pathologischen Anatomie nie mehr erfahren hatten. Aber auch die Pathophysiologie wird bei allen angesprochenen Ereignisgruppen – Commotio, Contusio, Concussio, Compressio cerebri – herausgearbeitet, so daß ihm vor allem durch Berücksichtigung der Zeitgestalt der verschiedenen Geschehensabläufe die Charakterisierung von Entitäten, nämlich und besonders die Darstellung des nosologischen Profils, gelingt. Es ist nur natürlich, daß er sich im gegebenen Zusammenhang besonders mit der Erörterung der verschiedensten Schädelfrakturen, unter anderem der Kopfschußformen, beschäftigt. Lokalisation und Ausbreitungsmuster von Blutungen der Kopfschwarte, der harten und weichen Hirnhäute, mit und ohne gleichzeitige Läsionen der knöchernen Hülle oder Schädelbasis, vor allem aber die berüchtigte, gerade auch gutachtlich interessante Trennung zwischen chronisch-subduralem Hämatom und Pachymeningosis haemorrhagica interna werden sorgfältig abgehandelt. Wer von den älteren Fachgenossen erinnert sich nicht an die Generaldebatte auf der Mannheimer Pathologen-Tagung (1959)? Auf Schritt und Tritt setzt F. UNTERHARNSCHEIDT das Trauma der verschiedensten Qualitäten in Bezug zu konstitutionellen Prämissen und akzidentellen Gestaltungsfaktoren (Alkoholismus, Wundinfektionen, Sinusthrombosen etc. etc.), um aus der Konvergenz aller Bedingungen den tatsächlich beobachteten Einzelfall zu klären. Das Werk ist besonders sorgfältig ausgestattet an kasuistischen Belegen, allgemein-historischen, auch philologisch bemerkenswerten Begriffsableitungen, vor allem aber was die Problemgeschichte des Verstehens komplizierter Befundgruppen angeht. Gerade in dieser Hinsicht hat F. UNTERHARNSCHEIDT enzyklopädisch-lexikalische Pionierarbeit geleistet. Das Buch wendet sich vorwiegend an die Kollegen aus dem Bereiche der Rechtsmedizin. An der Erörterung juristischer Fragen, natürlich auch aus der differierenden Wertung naturwissenschaftlicher, besonders aber auch kausaler Zusammenhänge im Sinne der praktischen Rechtssprechung wurde nicht gespart.

Das Werk fällt insofern aus der Reihe einer rein pathologisch-anatomischen Abhandlung heraus, obwohl auch an Hinweisen auf besondere Modi sogenannter Sektionstechniken nicht gespart wird. Wie ein roter Faden zieht sich durch alle Kapitel der Rückgriff auf eigene, umfangreiche experimentelle Beobachtungen und Erfahrungen. Hier gewinnt der Leser einen Einblick in die Werkstatt des traumatologischen Forschungsinstitutes der US-Navy, eines Arbeitsplatzes von höchstem wissenschaftlichem Rang.

Wir danken Herrn F. UNTERHARNSCHEIDT, daß er – wie immer – bereit war, sich einer Kritik zu stellen und Anregungen aufzunehmen. Den imponierenden Umfang des Gesamtopus rechtfertigen wir durch die Auseinandersetzung des Verfassers mit dem kompliziert gewordenen Gutachterwesen im Bereiche der forensischen Traumatologie. Wir glauben, daß das vorgelegte Werk in keinem Institut für Rechtsmedizin, in keiner Bücherei eines Gerichtsarztes fehlen darf, aber auch für die Sozialgerichtsbarkeit essentiell sein wird. Wir danken auch heute dem Springer-Verlag, Herrn Professor Dr. Dietrich GÖTZE und Herrn Dr. Thomas THIEKÖTTER, besonders der bewährten Herstellerin Frau Dora OELSCHLÄGER sowie Frau Stefanie BENKO und Frau Hildegard HEINZMANN, die mit unendlicher Geduld und freundlicher Beratung hilfreich waren.

Heidelberg und Hamburg

Wilhelm DOERR
Gerhard SEIFERT

Vorwort

„Habent sua fata libelli", die Büchlein haben ihre eigenen Schicksale, stammt aus dem Werk „De litteris, syllabis, metris" (Über Buchstaben, Silben, Metren) des Terentianus MAURUS (Ende des 3. Jahrhunderts nach Chr.). Wie Terentianus MAURUS selbst seinen Ausspruch weiterhin verstand, zeigen die vorausgehenden Worte „pro captu lectoris", je nachdem, wie der Leser sie aufnimmt. Hier möchte ich aber noch hinzufügen, „pro captu auctoris", ebenso „nach dem Konzept des Autors", über das ich im folgenden einige Anmerkungen zu machen habe. Die erste Fassung des vorliegenden Manuskriptes war bereits 1971 fertiggestellt. Nach damaligem Wissensstand ließen sich die traumatischen Schäden des Gehirns und seiner Umhüllungen noch so darstellen, daß das Manuskript etwa ein Fünftel des heutigen Umfanges einnahm. Während eines Umzuges wurde fast die gesamte wissenschaftliche Traumasammlung des Autors, darunter auch sämtliche Abbildungen für diesen Beitrag, mit Ausnahme der experimentellen Projekte versehentlich vernichtet. Es erwies sich deshalb als notwendig, den alten Text dem heutigen Stand unserer Kenntnisse anzupassen und neues Abbildungsmaterial zu finden. Erfreulicherweise stellten Kollegen Abbildungsmaterial aus ihren Instituten zur Verfügung. Retrospektiv kann das als ein Gewinn bezeichnet werden, denn auf diese Weise sind die Ergebnisse anderer Autoren, Institute und Schulen sicherlich in viel stärkerem Maße berücksichtigt worden.

Die gewaltigen Fortschritte, die die Neurotraumatologie in den letzten Jahren gemacht hat, spiegeln sich eben in dem Umfang dieses Beitrages wider. Hier drängt sich die Frage auf, ob die Darstellung etwas hervorgebracht hat, das der Romanist Ernst Robert CURTIUS einmal, wohl anläßlich einer Buchbesprechung, spöttisch bezeichnet hat als „ein Buch, das, geworfen, tödlich wirkt" – ein gewalteinwirkendes Objekt, oder ob der Umfang des Gebietes der Neurotraumatologie den Umfang dieses Beitrages diktiert hat. Auch fiel mir das bekannte Zitat von KALLIMACHOS, bei ATHENAIOS ein: „Μεγα βιβλίον, μεγα κακόν" („Ein dickes Buch ist ein großes Übel"). Ich dachte auch an jenes etwas verwirrte, aber dennoch sehr einsichtige Schulkind, das einen Aufsatz über ein umfangreiches Textbuch über Kaninchen schreiben mußte und sich u.a. so äußerte: „Aus diesem Buch lernte ich mehr über Kaninchen als ich zu wissen wünschte". Die Entscheidung dieser Frage muß dem Leser überlassen bleiben, der Verfasser vertritt die letztgenannte Erklärung, nämlich daß der Umfang des Gebietes der Neurotraumatologie den Umfang dieses Beitrages bestimmt.

Die Durchsicht der bisher vorliegenden Kapitel und zusammenfassenden Darstellungen über die traumatischen pathomorphologischen Schäden des Gehirns ergibt, daß sie nicht systematisch sind, sondern nur mehr oder weniger willkürlich ausgewählte Teilgebiete enthalten. Auf der einen Seite wurden viele wichtige Teilaspekte gar nicht behandelt oder Umstrittenes einfach ausgeklammert, auf der anderen Seite viele seit langem bekannte Teilgebiete zu ausführlich abgehandelt. Es waren also, wie man es in der Medizin nennt, ausgewählte Kapitel.

Der Verfasser dieses Beitrags ist Facharzt für Neurologie, Psychiatrie und Neuropathologe. Er sieht sich selbst entweder als organisch oder somatisch ausgerichteter Neuropsychiater oder auch als klinisch orientierter Neuropathologe. Es handelt sich hierbei trotz der verschiedenen Bezeichnungen um dasselbe. Obwohl der Verfasser keine formale Ausbildung in den Ingenieurwissenschaften, der Mathematik oder Physik hat, ist er mit dem Grenzgebiet zwischen Biomechanik und neurologischer Wissenschaft doch besonders dadurch vertraut, da er seit mehr als 30 Jahren mit Vertretern dieser Fächer zusammenarbeitet und daher deren Nomenklatur kennt und mit ihren Projekten vertraut ist. Zudem war der Autor für etwa 15 Jahre als Medical Officer und experimenteller Neuropathologe in einer Forschungsgruppe der US Navy tätig, in der Grundlagenforschung auf dem Gebiet der Biomechanik betrieben wurde. Daraus leitet sich ab, daß in diesem Beitrag häufig experimentelle Projekte angeführt werden, wenn mit ihrer Hilfe tiefere Einsicht in Unfallabläufe und darauf folgende Gewebeschäden erreicht werden können.

Ein moderner Beitrag zur Neurotraumatologie der Schädel-Hirn-Verletzungen sollte heute nicht mehr ohne Einbeziehung biomechanischer Aspekte geschrieben werden. Die Biomechanik hat wesentlich zu unserem Vertändnis der traumatischen Schäden des ZNS beigetragen, eine Darstellung des Gebietes ohne sie in einem modernen Beitrag ist für mich undenkbar.

Es werden daher typische Unfallabläufe unter Berücksichtigung bestimmter Vektorrichtungen der einwirkenden Gewalt analysiert und die mechanischen Kräfte mit den klinischen und neurologischen Befunden in Beziehung gesetzt. Die genauere Kenntnis der Biomechanik bestimmter Unfallabläufe und -geschehen erlaubt zudem die Entwicklung und Einführung von Schutzmaßnahmen, die einen schweren oder tödlichen Gewebeschaden ganz verhüten oder aber einen bisher zu Dauerschäden oder Tod führenden Ablauf überlebbar machen oder so beeinflussen, daß nur leichtere, möglichst reversible Körperstörungen auftreten. CROCK (1976) hob hervor, daß Wissenschaftler, die mit Grundlagenforschung auf dem Gebiet der Biomechanik befaßt sind, oft wenig oder keine klinischen Kenntnisse oder Kontakte zu Klinikern haben, so daß sie mit den klinischen und morphologischen Aspekten der Traumatologie nur wenig vertraut sind.

Die meisten Verletzungen sind durch Energieübertragung oder Interferenz von Energieübertragungen verursacht. Der ätiologische Faktor besteht in der Übertragung von kinetischer Energie, die entweder durch sich bewegende Objekte wie Geschosse, Messer, Fahrzeuge oder fallende Gegenstände wie Werkzeuge etc. oder von sich bewegenden Personen auf relativ oder absolut stationäre Oberflächen wie Windschutzscheiben, Barrieren, Treppen oder Bodenflächen übertragen wird.

Die einwirkende Gewalt führt je nach Intensität, Einwirkungsdauer und Richtungsvektor zu einem in Qualität und Ausbreitung wohldefinierten Gewebeschaden oder Schadensmuster, das in einigen Fällen voraussagbar ist. Erreicht die Gewalt nicht den für die Schädigung der betroffenen Gewebestruktur benötigten Schwellenwert oder Schwellenbereich, ergeben sich funktionelle Störungen, die reversibel oder irreversibel sind. Die einwirkende kinetische Energie (Vorgang) wird auf das Gewebe fortgeleitet und erzeugt den traumatischen Gewebeschaden (morphologischen Befund). Der Terminus Befund darf und soll hier nicht als etwas Statisches betrachtet werden, denn der pathomorphologische Befund ändert sich ja mit der zunehmenden Überlebenszeit.

Der Ausdruck Trauma kann sich auf einen Unfallhergang beziehen oder auch dessen Folgen beschreiben. Wegen seiner Doppeldeutigkeit ist er möglichst zu vermeiden. Er wurde meist dann von mir benutzt, wenn ich andere Autoren zitiere, die ihn anwenden.

Es bestehen keine grundsätzlichen Unterschiede zwischen *Verletzung* und *Erkrankung*. Mechanische Gewalteinwirkung größerer Intensität führt zu traumatischen „Verletzungen" der Wirbelsäule, dieselben über einen längeren Zeitraum einwirkenden Mikrotraumen führen zu einer traumatischen *Bandscheiben- „erkrankung"* als Folge eines Bandscheibenschadens.

In einem späteren Abschnitt wird der Frage nachgegangen, welchen Einfluß die stetige Abnahme der Zahl der Autopsien für die künftige Erforschung der traumatischen Schäden des ZNS hat. In der forensischen Pathologie und forensischen Neuropathologie werden jedoch Autopsien mit steigender Häufigkeit vorgenommen. Noch 1970 stieß DANIEL's Äußerung kaum auf Widerspruch, daß der Gerichtsmediziner weder die Zeit noch die Kenntnisse habe, das Gehirn hinreichend zu untersuchen. „His almost universal practice of cutting the fresh brain makes certain that most lesions, apart from the usual uninteresting and not very informative contusions, will be missed." Diese Behauptung ist heute sicherlich falsch. Gerade die Gerichtsmedizin hat in den letzten Jahrzehnten wesentliche Beiträge zum Verständnis der traumatischen Schäden des ZNS gebracht, wie nachstehend erhellt. Ansätze für eine forensische Neuropathologie liegen bereits vor, wenngleich eine zusammenfassende Bearbeitung noch aussteht. Aber ohne Zweifel wurden in den letzten 30 Jahren von Gerichtsmedizinern bedeutende Beiträge zu einer forensischen Neurotraumatologie geliefert.

Diese forensischen Arbeiten auf dem Gebiet der Neurotraumatologie erfolgten zu einer Zeit, in der Neurologen, Psychiater und Internisten, die ja seit Mitte des letzten Jahrhunderts mitgearbeitet hatten, die Fundamente der allgemeinen und speziellen Neuropathologie zu legen, sich kaum noch neuropathologisch betätigen und beklagenswerterweise das Interesse an diesem Spezialfach verloren zu haben scheinen. Die beklagenswerte Abwendung der Kliniker von der Neuropathologie muß sich in gutachterlichen Stellungnahmen, die sich mit der Neurotraumatologie befassen, widerspiegeln, da das bisherige so selbstverständliche Vertrautsein mit neurotraumatologischen Details und neuropathologischen Kenntnissen in dem bisherigen Maße nicht mehr besteht. Gerichtsmediziner haben hier mit ihrem Engagement ganz offensichtlich diese Lücke geschlossen. Jedoch besteht mit der auch heute noch in einigen Instituten geübten Zerlegung des unfixierten Gehirns in tabula ein altes Problem fort. Die Zerlegung eines nichtfixierten Gehirns in tabula stellt m. E. einen ärztlichen Kunstfehler dar, der vor allem von Rechtsmedizinern nicht begangen werden sollte! Ein Sektionsprotokoll, das wegen der Fixierung des Gehirns und anschließender Zerlegung in Frontalscheiben zwar einige Tage später als das des frisch zerlegten Gehirns fertiggestellt wird, bietet jedoch einen weit überlegenen makroskopischen Befund.

So wie in einem modernen Beitrag zur Neurotraumatologie der Schädel-Hirn-Verletzungen die Abhandlung biomechanischer Aspekte imperativ ist, so müssen in gleicher Weise klinische Aspekte zumindest zusammenfassend dargestellt werden, weil sie ein wesentlicher Bestandteil der Symptomatik sind.

Neuropathologie sollte und darf auch nicht losgelöst von der Pathologie dargestellt werden, weil damit nur ein Teilaspekt gegeben würde. Eine solche Darstellung ist auch insofern gefährlich, weil die Auslassung wichtiger Befunde der allgemeinen und speziellen Pathologie nur ein beschränktes, unvollständiges und damit letztlich oft auch falsches Bild vom bestehenden Gewebeschaden bietet.

Bei der Autopsie besteht oft eine Art „Niemandsland" zwischen Pathologen und Neuropathologen; Areale, die oft weder von dem einen noch dem anderen untersucht werden. Dazu gehört beispielsweise die Untersuchung der Hypophyse, die bei jeder Autopsie eines Patienten mit einer Schädel-Hirn-Verletzung und/oder einer Verletzung von HWS bzw. Halsmark untersucht werden muß. Bei Verletzungen der kraniozervikalen Übergangsregion und indirekten und direkten Verletzungen der HWS bzw. des Halsmarkes sind Wirbelsäule mit umgebenden anatomischen Strukturen in situ in einem Block zu entfernen, oder aber es ist eine schichtweise Untersuchung dieser Region durchzuführen. Die Untersuchung eines traumatisch geschädigten Rückenmarks allein ohne eine entsprechende der dazugehörigen Wirbelsäule mit allen ihren anatomischen Strukturen ergibt ein nur unvollständiges Bild des Schadensmusters, umgekehrt, wie auch die Untersuchung der Wirbelsäule allein, ohne Beschreibung der traumatischen Schäden am Rückenmark ein unvollständiges Schadensmuster ergibt. Bei traumatischen Schäden am kraniozervikalen Übergang ist der Schnitt zwischen unterer Medulla oblongata und C1 zu vermeiden, stattdessen sollte diese Region in toto mit der Medulla oblongata entnommen werden.

Die Untersuchung der Karotiden und die der Aa. vertebrales sollte, wenn nicht routinemäßig, so doch bei entsprechenden Autopsien durchgeführt werden. Die Auswertung der Literatur zeigt, daß erhebliche Lücken in unserem Wissen um die pathologischen Prozesse in dieser Region bestehen.

Eingehende und fundierte anatomische Kenntnisse sind ebenfalls zum Verständnis neurotraumatologischer Syndrome vonnöten. Es kann und sollte vom Leser dieses Beitrages nicht erwartet werden, für das grundlegende Verständnis topographisch und funktionell neuroanatomischer Gesichtspunkte zunächst nach weiterer, weit verstreuter und oft schwer zugänglicher neuroanatomischer Literatur zu suchen. Die anatomischen Grundlagen zum Verständnis des traumatischen Schadens sind in diesem Beitrag in gestraffter Form geliefert worden; die genannte Literatur wird dem näher Interessierten weitere Quellen für ein vertieftes Verständnis liefern.

Dieses Kapitel ist nicht nur für den Pathologen und Neuropathologen geschrieben, der sich mit der geweblichen Untersuchung der traumatischen Hirnschäden befaßt, sondern auch für den Gerichtsmediziner, für den die Neurotraumatologie nicht nur von größter Wichtigkeit ist, sondern der an speziellen rechtsmedizinischen Aspekten der Neurotraumatologie besonders interessiert ist. Diese Darstellung der Neurotraumatologie ist nach den Vorstellungen des Autors aber auch für den interessierten Kliniker geschrieben, wie Neurologen, Neurochirurgen, Chirurgen, Orthopäden, Pädiater, Otologen, Psychiater, Ophthalmologen etc., für die das Gebiet der Neurotraumatologie besonders wichtig ist und die Informationen über bestimmte Aspekte suchen. Das bearbeitete Thema ist eigentlich für jede medizinische Fachrichtung von Wichtigkeit, da das Gehirn nicht nur ein regulierendes, sondern auch ein reguliertes Organ darstellt und daher bei traumatischen Schäden am Gehirn auch andere Körperregionen oder Organe beteiligt sind, wie umgekehrt auch traumatische Körperschäden das Gehirn beeinflußen.

Die traumatischen Schäden des Gehirns können nicht dargestellt werden, ohne daß die der Umhüllungen des Gehirns selbst und die des knöchernen Schädels unter Einbeziehung des Gesichts- und Gehirnschädels miteinbezogen werden. Denn die traumatischen Schäden des knöchernen Schädels stellen einerseits wichtige Symptome oder Syndrome bei bestimmten Hirnverletzungsformen dar, andererseits gibt der Schädelknochen oft die einwirkende kinetische Energie auf das Gehirn weiter, er wird damit zum verletzenden Agens. Eine „reine" Neurotraumatologie des Gehirns mit Außerachtlassung der traumatischen Schäden an den knöchernen Umhüllungen würde m. E. nur einen limitierten und damit falschen Teilaspekt des krankhaften Geschehens darstellen.

Es wird angestrebt, das Gebiet der traumatischen Schäden des Gehirns und seiner Umhüllungen systematisch darzustellen. Historische Rückblenden sollen die Gültigkeit umstrittener Vorstellungen und den mehrsinnigen Gebrauch bestimmter Bezeichnungen entscheiden helfen. Dabei wird es evident werden, daß viele sog. Neuentdeckungen aus den 60er, 70er und 80er Jahren bereits viele Jahrzehnte vorher bekannt und publiziert waren. Hier drängt sich ein Satz von SANTAYANA auf: „Those who cannot remember the past are condemned to repeat it". Es handelt sich dabei kaum um ein neues Phänomen, denn Rudolf VIRCHOW klagte schon im Jahre 1870: „Es ist eine der schlimmsten Seiten unserer gegenwärtigen Entwicklungsperiode in der Medicin, daß die historische Kenntnis der Dinge mit jeder Generation von Studierenden abnimmt. Sogar von den selbstthätigen jüngeren Arbeitern kann man in der Regel annehmen, daß ihr Wissen im höchsten Falle nur bis auf 3–5 Jahre rückwärts reicht. Was vor 5 Jahren publiciert ist, existiert nicht mehr". Die ärgerliche Unart einiger Autoren, nur noch die Literatur der letzten 5 Jahre zu berücksichtigen, führt häufig zu sog. „Erstbeschreibungen" von Befunden, die dem mit der Literatur Vertrauten bereits seit vielen Jahrzehnten bekannt sind. Es ist nach Meinung des Autors erstaunlich und traurig zugleich, daß der Name von Hugo SPATZ, mit dem die moderne Neurotraumatologieforschung beginnt, in der angloamerikanischen Literatur nicht zitiert wird, obgleich ein größeres zusammenfassendes Kapitel von ihm in englischer Sprache erschien (SPATZ 1950), das sehr leicht zugänglich ist, andererseits seine Befunde mit oft großer Selbstverständlichkeit ohne ihn zu zitieren verwandt werden. Es sind durchaus nicht immer die mangelnden Kenntnisse von Fremdsprachen bei einigen angloamerikanischen Autoren für die wiederholten peinlichen Neuentdeckungen längst bekannter Befunde und Daten verantwortlich zu machen, sondern oft, zu oft, werden Plagiate begangen; es wird abgeschrieben, ohne zu zitieren.

Da diese Abhandlung für Schädel-Hirn-Verletzungen der jüngsten Zeit und zurück bis in die letzten Weltkriege zu Rate gezogen wird, stellt es den Wandel dar, den Pathomorphologie und Klinik der Schädel-Hirn-Verletzungen in den Kriegen, nach Verkehrs-, Sport-, Arbeits- und Haushaltsunfällen usw. erfahren haben. Der Inhalt muß deshalb eine weite Spanne von Traumasyndromen behandeln, etwa den pathomorphologischen Befunden eines hirnverletzten Kriegsteilnehmers, der vor vielen Jahrzehnten verletzt wurde und zu dessen mechanisch bedingten Hirnveränderungen sich noch arteriosklerotische gesellt haben, Schäden durch Blastverletzungen durch Terroristentätigkeit, Probleme erörtern wie traumatischer Parkinsonismus, Trauma und Hirntumor, bis zu Körperschäden nach Schleudersitzrettung aus Kampfflugzeugen.

Die Literatur zur Neurotraumatologie ist kaum noch zu übersehen. Der Autor hat versucht, eine ausgewogene Auswahl aus der internationalen Literatur zu geben mit dem Ziel, dem näher interessierten Leser weitere Quellen für ein vertieftes Studium ihn besonders interessierende Aspekte vorzulegen. Dies ist auch insofern wichtig, als eine Bibliographie über die traumatischen Schäden des ZNS nicht vorliegt. Ein Ausspruch von Oliver Wendell HOLMES aus dem Jahre 1842 kam mir in Erinnerung: „There is a dead medical literature and a live one; the dead one is not all ancient and the live one is not all modern." Es ist mir völlig bewußt, daß trotz des ausführlichen Literaturverzeichnisses nicht alle wesentlichen Beiträge berücksichtigt werden konnten. Das hätte den Rahmen dieses Beitrages räumlich gesprengt.

Im vorhergehenden hatte ich ausgeführt, daß es bei der umfangreichen Literatur zum Thema der traumatischen Schäden des ZNS nicht mehr möglich ist, einen vollständigen Überblick zu haben. Sollten im Text durch mich Auslassungen oder fehlerhafte Darstellungen erfolgt sein, so bitte ich, mich darauf aufmerksam zu machen, und mir die entsprechenden Kommentare und Sonderdrucke zuzusenden. Eine kritische Diskussion mit dem Leser würde ich sehr begrüßen.

Es wird hin und wieder die Meinung vertreten, daß die klassische Neuropathologie doch tot sei, daß sie kaum noch etwas beizutragen habe. Solche Ansichten werden entweder von solchen geäußert, die mit der Neuropathologie nicht vertraut sind, nie gelernt haben, eine klinisch-pathologische Konferenz zu geben, oder solchen, die eine einzige, zugegeben oft moderne Methodik oder Technik beherrschen, und von diesem beschränkten Sichtpunkt noch beschränktere Vorstellungen vertreten. Wie die Durchsicht dieser Beiträge zur Neurotraumatologie des Gehirns und seiner Umhüllungen und die des Rückenmarks und dessen Umhüllungen einschließlich Wirbelsäule eindeutig und überzeugend zeigen wird, ist eine solche Ansicht unbelegt und irrig. Diese zusammenfassenden Darstellungen sagen vielmehr, wieviel noch unbekannt und unvollständig geblieben ist.

In diesem Beitrag wird bewußt von Zeichnungen und Abbildungen ausgiebig Gebrauch gemacht, denn es ist meine Überzeugung, daß eine gute Abbildung mehr besagt als 1000 Worte.

Diese Beiträge hätten sowohl in deutsch als auch in englisch geschrieben werden können. Im Jahre 1969, als ich den Auftrag annahm, diese Beiträge zu schreiben, war von seiten der Herausgeber um deutsch geschriebene Kapitel ersucht worden. Ich lieferte die Manuskripte 1971 ab. Im Jahre 1971 standen die National Institutes of Health (NIH), Bethesda, im amerikanischen Bundesstaat Maryland, der Förderung eines Projektes der Publikation einer zusammenfassenden mehrbändigen Darstellung der traumatischen Schäden von Gehirn und Rükkenmark durch mich in englischer Sprache sehr positiv gegenüber und äußerten Interesse an einer mehrjährigen finanziellen Unterstützung eines solchen Vorhabens. Da jedoch der damalige Principal Investigator an der amerikanischen Universität, an der ich tätig war, dem NIH ohne mein Wissen brieflich sein Desinteresse an einem solchen Projekt mitteilte, und daher für mich mit keiner finanziellen Unterstützung zu rechnen war, entschloß ich mich später, die damals noch in Kapitel-, jetzt jedoch in Buchform erscheinenden zusammenfassenden Beiträge in deutscher Sprache zu schreiben, um einer eingangs gegebenen Zusage nachzukommen. Retrospektiv hätten die Bände sicherlich einen weiteren Leserkreis erreicht, wären sie in englischer Sprache geschrieben worden.

Einige kürzere und manchmal auch längere Zitate in englischer Sprache habe ich mit Absicht nicht übersetzt, da bei einer Übersetzung ins Deutsche zuviel von der Originalität und Prägnanz des englischen Originals verloren gegangen wäre.

Herr Kollege DOERR, einer der Herausgeber, hat den Autor bei der Abfassung, Umschreibung und Fertigstellung der umfangreichen Manuskripte, in einem Prozeß, der sich über mehrere Jahre erstreckte, immer wieder mit Rat und Tat unermüdlich unterstützt. Seine klassische Belesenheit, sein kreatives Engagement und sein souveränes Wissen haben dem Autor letztlich den Abschluß des gesamten Buchprojektes ermöglicht. Häufige, sich über Tage erstreckende Diskussionen mit Herrn Kollegen DOERR haben mir neue Einsichten und vertiefte Erkenntnisse geliefert. Nicht zuletzt hat Herr Kollege DOERR dem Autor auch die Zeit gewährt, die Arbeiten an den begonnenen Manuskripten abschließen zu können. Für diese Toleranz, gepaart mit Vertrauen, kann ich nicht genug danken. Ich möchte als Autor das Verhältnis zwischen Herausgeber und Autor beim Zustandekommen dieser Bände – es war eine freundschaftliche Kooperation – als besonders glücklich und harmonisch nennen, ein Umstand, der ohne Zweifel auch dem Inhalt zugute gekommen ist.

Ich möchte noch einmall allen Kolleginnen und Kollegen, die mit mir Teile des Manuskriptes diskutierten und durchsahen, die mir Literaturhinweise gaben und vor allem, die mir Abbildungen aus ihren eigenen Instituten zur Verfügung stellten, sehr danken. Besonders zu danken habe ich den Kollegen Proff. Karl SELLIER, Winfried PIOCH, Bonn, Proff. Otto STOCHDORPH, Parviz MEHRAEIN und Dr. Ernst Theodor MAYER, München, Hansjürgen BRATZKE, ehemals München, jetzt Frankfurt, dem verstorbenen Prof. Walter KRAULAND, ehemals Berlin, später Salzburg, Prof. Klaus-Steffen SATERNUS, ehemals Köln und Berlin, jetzt Göttingen, Prof. Hartmut SCHNEIDER, ehemals Berlin, jetzt Freudenstadt, Frau Doz. Dr. Gisela STOLTENBERG, Berlin, Proff. Günter ULE und Wilhelm DOERR, Heidelberg, Prof. Hugo NOETZEL, Freiburg, Prof. J. A. N. CORSELLIS, Saffran Walden, Essex, Prof. J. Trevor HUGHES, Oxford, Proff. L. S. TREIP und P. M. DANIEL, Cambridge und Ivan JANOTA, London, Colonel Prof. Ludwig KEMPE, Charleston, South Carolina, sowie all den vielen Kolleginnen und Kollegen, die mir erlaubten, Abbildungen aus ihren Beiträgen zu benutzen. Ohne ihre selbstlose Hilfe und großzügige Unterstützung wären diese Bücher nicht möglich gewesen.

Mein besonderer Dank gilt meinem Fotografen Mr. Art PRELL, und vor allem meinem langjährigen technischen Histologieassistenten Mr. Jeff HAMBY, dessen vorzügliche histologische Technik die Auswertung der Befunde erst ermöglichte, weiter dem technischen und Röntgenassistenten Mr. Nick PRICE.

Die Fertigstellung der Manuskripte und Arbeiten am Computer mit vielen Einfügungen und Umschreibungen erfolgten durch Ms. Shelly WITHERS, Ms. Ulrike MICHLER, Frau Friedl ECKERT sowie Frau Irmgard ZAFF, die mit unendlicher Geduld und Motivation die langwierigen Arbeiten ausführten. Für die letzten beiden Fassungen des Manuskriptes habe ich Fräulein Gertraud KÄFER und Frau Eva FUNK besonders zu danken, die unermüdliche Mitarbeiter waren.

Meine ganz besondere Dankbarkeit gilt meiner Frau Julia, ohne deren ständige Hilfe und unermüdliche Unterstützung, die sich über die letzten Jahre erstreckte, die Fertigstellung dieser Manuskripte unmöglich gewesen wäre. Mein junger Sohn Friedrich Alexander hat mir mit seiner Fröhlichkeit und Lebhaftigkeit die Inspiration gebracht, dieses Projekt, das viel mehr Zeit beanspruchte, als zunächst angenommen, zu einem vollständigen Abschluß zu bringen. Julia hat die verschiedenen Versionen der Manuskripte aus einer Form des 19. Jahrhunderts in die Welt der modernen Computertechnologie übertragen, die einzige Möglichkeit ein derartig umfangreiches Projekt abzuschließen.

Den Mitarbeiterinnen und Mitarbeitern des Springer-Verlages, aus der Planung Medizin, des Copyediting und der Herstellung, die die letzten Fassungen der umfangreichen Manuskripte in drei hervorragend ausgestattete Bücher verwandelten, gilt mein Dank für ihr Engagement und ihre gediegene und vielfältige Unterstützung.

New Orleans   FRIEDRICH UNTERHARNSCHEIDT

Meinen Lehrern

Hans Walter Gruhle, Luis Barraquer-Ferré, Hans Jörg Weitbrecht,
Willibald Scholz und Hugo Spatz,

dem Andenken

der Rechtsmediziner Herbert Elbel, Walter Krauland und Georg Strassmann,

der Neurologen und Psychiater Stefan Környey, Paul Mifka, Herbert Reisner
und Werner Scheid,

der Neurochirurgen Joseph P. Evans, Elisha S. Gurdjian
und Richard C. „Dick" Schneider,

der klinischen Neurophysiologen Frederic A. und Erna L. Gibbs,

des Biochemikers Donald Rapoport,

dem Freund und Kollegen Luis Barraquer-Bordas,

Joseph P. Pollard, CAPT, MC, USN (ret.), Director, Biological Research,
Office of Naval Research, Washington, D.C.,

sowie dem Freund, dem Physiker und Rechtsmediziner Karl Sellier,
ohne dessen sich über 35 Jahre erstreckenden Beiträge, Kommentare und
Anregungen die Fertigstellung dieser Beiträge nicht denkbar gewesen wäre,

gewidmet!

Inhaltsverzeichnis

A. Epidemiologie	1
I. Einführung	1
II. Epidemiologie der verschiedenen Verletzungsformen und Änderungen in ihrer Verteilung	1
1. Bundesrepublik Deutschland	1
2. England und Wales	1
3. Vereinigte Staaten	2
III. Sozioökonomische Situation	5
IV. Vorsätzliche Verletzungen, zwischenmenschliche Gewalttätigkeiten und selbstbeigebrachte Verletzungen	7
V. Straßenverkehrsunfälle	8
1. Europäische Länder und Bundesrepublik Deutschland	8
2. Vereinigte Staaten	26
VI. Arbeitsunfälle	27
VII. Haushaltsunfälle	27
VIII. Unfälle im Kindes- und Jugendalter	27
IX. Anstieg der Unfallverletzungen alter Menschen	30
X. Altersverteilung	30
XI. Geschlechtsverteilung	31
XII. Alkohol und andere Drogen	31
XIII. Unfallverhütung	31
XIV. Forschung	31
XV. Unmittelbare Todesfälle, Frühtodesfälle, Spättodesfälle	34
B. Biomechanik	36
I. Einführung	36
II. Physikalische Grundlagen	37
1. Geschwindigkeit und Beschleunigung	37
2. Stoßgeetze	38
a) Theorie	38
b) Experimente	39
c) Zeitlicher Verlauf der Beschleunigung beim Stoß; Beziehung zwischen Aufprallgeschwindigkeit v_0, Beschleunigung b und Stoßzeit t_s	39
d) Reaktionskräfte beim Stoß	41
3. Welche physikalische Größe ist für die gedeckte Schädel-Hirn-Verletzung wesentlich?	45
4. Druckverhältnisse im Schädel beim Stoß	46
a) Allgemeines	46

b) Berechnung der auftretenden Drücke 48
5. Modalitäten der Gewalteinwirkung 51
   a) Stumpfe (breitflächige) Gewalteinwirkung
      – gedeckte oder geschlossene Hirnverletzungen 51
   b) Scharfe (umschriebene) Gewalteinwirkung
      – offene Hirnverletzungen 51
   c) Gewalteinwirkung bei frei beweglichem
      und fixiertem Schädel 51
6. Verschiedene Typen der Gewalteinwirkung auf den
frei beweglichen und den fixierten Schädel 52
   a) Translationstraumen (Beschleunigungs- und
      Verzögerungstraumen) 52
   b) Rotationstraumen 57
   c) Kombiniertes Auftreten von Translations-
      und Rotationsbeschleunigung 58
   d) Impressionstraumen 60
   e) Impressions- versus Beschleunigungstrauma 60
   f) Sogenannte „percussion concussion" 61
   g) Kompressions-(Quetschungs-)Trauma 64
7. Vektorrichtungen der einwirkenden Gewalt 65
8. Begriff der Mechanogenese 69
9. Bemerkungen zum Terminus Trauma 70
10. Einteilung der pathologischen Gewebs- oder
Organveränderungen 70
11. Primär- und sekundärtraumatische Gewebeschäden
am Gehirn 71

C. Verletzungen und Hämatome der Kopfschwarte 73
   I. Einführung 73
   II. Subaponeurotisches Hämatom 73
   III. Subperiostales Hämatom oder Zephalhämatom 74
   IV. Skalpierungen 74
   V. Ausbreitungsweg von Infektionen von Kopfplatzwunden .. 74

D. Materialeigenschaften des Schädels und dessen traumatische Schäden . 76
   I. Physikalische Eigenschaften und Anatomie
des Schädelknochens 76
   1. Deformation des Schädels 76
   2. Das knöcherne Schädeldach 79
      a) Anatomische Vorbemerkungen 79
      b) Dicke der Knochen des Schädeldaches 79
      c) Zugfestigkeit der Lamina externa, Diploe
         und Lamina interna 79
      d) Druckfestigkeit und Elastizitätsmodul der Laminae
         und der Diploe 79
      e) Biegebruchmoment 79
   3. Toleranzwerte für Schädelbrüche 79

II. Auswahl aus der Literatur	80
III. Einteilung der Schädelbrüche nach ihrer Lokalisation	80
IV. Einteilung der Schädelbrüche aufgrund der Bruchformen	82
1. Einführung	82
2. Formen der Schädelbrüche	85
a) Direkter Bruch (Biegungsbruch)	85
b) Isolierte Frakturen der Tabula externa der Schädelkalotte	86
c) Impressionsfrakturen	87
d) Indirekter Bruch (Berstungsbruch)	88
e) Geformter Bruch oder Lochbruch	91
f) Brüche des Schädels durch hohen Innendruck (Schußverletzungen)	94
g) Brüche des Daches der Orbitae	94
h) Ringbrüche	94
i) Puppe-Regel	94
V. Brüche der Schädelbasis mit Begleitverletzungen	95
1. Historisches	95
2. Anatomische Vorbemerkungen	95
3. Einteilung der Frakturen der Schädelbasis	96
4. Veröffentlichte Serien	97
5. Schädelbasisbrüche nach Aufschlag des Gesichtsschädels	99
6. Zunahme der Schädelbasisfrakturen	99
7. Klinische Befunde	101
8. Beteiligung der vorderen Schädelgrube bei Schädelbasisfrakturen	103
9. Komplikationen durch Insertion eines nasogastrischen Schlauches in die Schädelhöhle	103
10. Luftembolie beim Schädelbasisbruch	103
11. Rhinoliquorrhö beim Schädelbasisbruch	104
12. Otoliquorrhö beim Schädelbasisbruch	105
a) Einführung	105
b) Komplikationen	105
c) Mitgeteilte Literatur	107
13. Pneumenzephalus beim Schädelbasisbruch	108
a) Einführung	108
b) Mitgeteilte Kasuistiken und Serien	108
c) Einteilung der intrakraniellen Pneumatozelen	108
14. Weitere Begleitverletzungen beim Schädelbasisbruch	109
Gefäßverletzungen	109
VI. Lochbrüche der Schädelbasis	110
1. Einführung	110
2. Veröffentlichte Serien	110
VII. Frontobasale und temporobasale Schädelbrüche (Verletzungen der Frontobasis oder Rhinobasis) mit Begleitverletzungen	111
1. Anatomisch-topographische Vorbemerkungen über die sogenannte Rhinobasis	111

2. Einführung	112
3. Verletzungsursachen	114
4. Häufigkeit	114
5. Einteilung der Frakturtypen	114
6. Veröffentlichte Serien	118
7. Klinische Befunde	120
8. Pathomorphologie und Komplikationen	121
a) Beteiligung des Nasenrachenraumes und der Orbitae	121
b) Primäre und Frühliquorrhö und sekundäre oder Spätliquorrhö	121
c) Entzündliche Spätkomplikationen nach frontobasalen Verletzungen	124
d) Rhinogene Meningitis	124
e) Intrakranielle Pneumatozelen	127
f) Traumatische Schäden von Hirnnerven	127
g) Verletzungen der basalen Sinus	127
h) Thrombose des Sinus cavernosus	128
i) Weitere Komplikationen	128
VIII. Indirekte Frakturen der vorderen Schädelgrube bei Schußverletzungen	129
1. Einführung	129
2. Historische Aspekte	130
3. Region der Schußverletzung	131
a) Gruppe 1, okzipitale Treffstelle	131
b) Gruppe 2, parietale und temporale Treffstelle	133
c) Untergruppe der Nahschüsse	135
d) Gruppe 3, frontale Treffstelle	136
IX. Verletzungen des Gesichtsschädels mit Einbeziehung der fazioorbitokraniellen Verletzungen und orbitokraniellen Wunden	137
1. Einführung	137
2. Häufigkeit	137
3. Schwellenwerte für Gesichtsschädelfrakturen	138
4. Mittelgesichtsfrakturen	138
a) Einführung	138
b) Einteilung	138
c) Mitgeteilte Serie	140
d) Komplikationen bei Verletzungen des Gesichtsschädels durch nasogastrische Intubation	141
X. Frakturen des Sinus frontalis	141
1. Einführung	141
2. Anatomische Vorbemerkungen	142
3. Experimentelle Untersuchungen	142
4. Verletzungen der Mukosa des Sinus frontalis	142
5. Fraktur der hinteren Wandung des Sinus frontalis	143
6. Durchgehende Frakturen des Sinus frontalis, die sowohl die Vorder- und Hinterwände einnehmen	143

7. Trümmerbrüche des Sinus frontalis 143
XI. Komplizierte (offene) Frakturen im Bereich
der äußeren Nase 143
   1. Frakturen der nasofrontalen-ethmoidalen
      (Siebbein)Region 144
      a) Einführung 144
      b) Kasuistik 144
XII. Frakturen und Impressionsfrakturen des Os zygomaticum
     (Jochbeinfrakturen) 144
   1. Anatomische Vorbemerkungen 144
   2. Klinische Befunde 145
   3. Mitgeteilte Serie 145
   4. Experimentelle Untersuchungen 145
XIII. Frakturen der Maxilla 145
XIV. Frakturen der Mandibula 146
XV. Fazioorbitokranielle Verletzungen 147
   1. Pfählungsverletzungen 147
   2. Frakturen der knöchernen Orbita 149
   3. Anatomische Vorbemerkungen 149
   4. Einteilung 149
   5. Berstungsfrakturen der Orbita („blow-out fractures") . . 150
      a) Einführung 150
      b) Verletzungsmechanismen der Berstungsfrakturen
         der Orbita 150
      c) Einteilung der Berstungsfrakturen der Orbita 151
      d) Mitgeteilte Serien 154
      e) Orbitarandbrüche 154
      f) Frakturen des Foramen opticum 154
      g) Transorbitale Schuß- und Stichverletzungen
         des Gehirns 154
XVI. Ringbrüche der Schädelbasis 158
   1. Einführung 158
   2. Historisches 159
   3. Bisherige Literatur 159
   4. Analyse der Entstehungsmechanismen 162
XVII. Frakturen des Condylus occipitalis 164
   1. Einführung 164
   2. Häufigkeit 165
   3. Klassifizierung der Kondylusfrakturen 165
   4. Kombination von Bruchform und Vektorrichtung
      der einwirkenden Gewalt 166
      a) Absprengung des Condylus occipitalis bei axialer
         Kompression 166
      b) Querfraktur des Condylus occipitalis bei axialer
         und schräger Kompression 166
      c) Abriß des Kondylus bei Traktion und rotatorischer
         Mischbewegung 167

d) Frakturen des Condylus occipitalis
bei der Schädelberstung in der Sagittalebene 167
5. In der Literatur mitgeteilte Kasuistiken
und Unfallmechanismen 168

E. **Intrakranielle extrazerebrale traumatische Gewebeschäden
(Compressio cerebri)** 169
   I. Grundsätzliches zur Terminologie Blutung und Hämatom . 169
  II. Häufigkeit der verschiedenen Typen intrakranieller
     Hämatome 170
 III. Traumatische epidurale (extradurale) Blutungen
     und Hämatome 170
    1. Einführung 170
    2. Anatomische Vorbemerkungen 170
    3. Historisches 171
    4. Mitgeteilte Kasuistiken und Serien 173
    5. Häufigkeit 174
    6. Ätiologie und Verletzungstypen 175
    7. Verhältnis des Vorkommens epiduraler Blutungen
       zu dem von subduralen 180
    8. Geschlechtsverteilung 180
    9. Altersverteilung 180
   10. Lokalisationen 181
   11. Typische Lokalisationen 182
   12. Atypische Lokalisationen 186
      a) Frontale epidurale Hämatome 187
      b) Epidurale Hämatome der vorderen Schädelgrube .. 187
      c) Frontopolare epidurale Hämatome 187
      d) Subfrontale epidurale Hämatome 187
      e) Temporobasiläre epidurale Hämatome 188
      f) Subtemporale epidurale Hämatome 188
      g) Epidurale Hämatome des Vertex 188
      h) Okzipitale epidurale Hämatome 190
      i) Epidurale Hämatome im Clivusbereich 190
      j) Epidurale Hämatome der hinteren Schädelgrube .. 190
   13. Beziehungen zwischen der Lokalisation der epiduralen
       Blutung und Mortalität 191
   14. Bilaterale epidurale Hämatome 191
   15. Frakturen des Schädels bei Vorliegen von epiduralen
       Hämatomen 192
   16. Verlaufsformen 193
      a) Akute Verlaufsformen 193
      b) Subakute Verlaufsformen 194
      c) Chronische Verlaufsformen 194
      d) Epidurale Blutungen mit verspätet einsetzenden
         ("delayed") Symptomen 195

17. Gleichzeitig vorkommende andere traumatische
    intrakranielle Läsionen 197
18. Klinische Befunde 199
    a) Bewußtseinsstörungen 201
    b) Motorische Ausfallerscheinungen 203
    c) EEG-Befunde 206
    d) Welche klinischen Befunde führen zum
       chirurgischen Eingriff? 206
19. Unfallmechanismen, die epidurale Blutungen
    und Hämatome zur Folge haben 207
20. Mechanogenese und formale Pathogenese 207
21. Pathomorphologie 213
22. Gerichtsmedizinisches Untersuchungsgut
    von unbeseitigten epiduralen Hämatomen 215
23. Massenverschiebungen des Gehirns
    infolge epiduralen Hämatoms 217
24. Mortalität 220
    a) Mortalitätsrate der epiduralen Blutungen
       in Beziehung zur Schnelligkeit des Einsetzens
       klinischer Symptome 222
    b) Mortalitätsrate der epiduralen Blutungen
       in Beziehung zur Bewußtseinslage von Patienten
       mit epiduralen Blutungen 222
    c) Ein Vergleich der Sterblichkeitsquoten in Bezug
       auf die Bewußtseinslage zur Zeit der Operation ... 223
    d) Beziehungen zwischen luzidem Intervall, Morbidität
       und Überleben 223
    e) Abhängigkeit der Mortalität epiduraler Hämatome
       von der Schnelligkeit, mit der sich der Hirndruck
       entwickelt 224
    f) Operationsergebnisse und Überlebenszeit 225
    g) Lokalisation der epiduralen Hämatome in Bezug
       auf Mortalität und Häufigkeit von gleichzeitig
       vorliegenden anderen intraduralen Läsionen 226
25. Volumen der epiduralen Hämatome 228
IV. Epidurale Abszesse 228
V. Traumatische subdurale Blutungen und Hämatome 228
   1. Historisches 228
   2. Anatomische Vorbemerkungen 231
   3. Akute und subakute subdurale Blutungen und Hämatome 231
      a) Einführung 231
      b) Häufigkeit 232
      c) Alters- und Geschlechtsverteilung 232
      d) Lokalisationen 234
      e) Atypische Lokalisationen 234
   4. Einteilung und Verlaufsformen 236
   5. Frakturen 237

6. Klinische Befunde ... 238
7. Beziehungen zwischen Volumen der subduralen Blutung und neurologischen Befunden ... 239
8. Zuverlässigkeit der computertomographischen Diagnose ... 240
9. Mechanogenese und formale Pathogenese ... 240
   a) Abriß von Brückenvenen ... 241
   b) Klassische Selbstschilderung eines Neurochirurgen . 244
   c) Eröffnung der Sinus, vor allem des Sinus sagittalis superior ... 247
   d) Isolierte Risse von arteriellen und venösen Gefäßästen ... 247
   e) Subdurale Blutung aus isolierter Verletzung einer kortikalen Schlagader ... 248
   f) Subdurale Blutung aus Riß der A. parietalis ... 251
   g) Akute subdurale Blutung aus traumatischem (subakutem) Aneurysma der A. angularis ... 252
   h) Subdurale Blutungen verbunden mit intrazerebralen Blutungen und Hirnwunden ... 257
   i) Vereinzelte Beobachtungen von subduraler Blutung nach einer massiven subarachnoidalen Blutung ... 257
   j) Auftreten von subduralen Hämatomen bei bestimmten Verletzungsformen und Syndromen ... 258
10. Zusammenfassung ... 262
11. Technik zur Aufdeckung der Blutungsquelle ... 262
12. Doppelseitige subdurale Hämatome ... 262
13. Pathomorphologie ... 263
    a) Gewebeschäden am Gehirn beim subduralen Hämatom ... 267
    b) Zusätzliche Hirnverletzungen bei Vorliegen eines subduralen Hämatoms ... 268
    c) Massenverschiebungen des Gehirns bei subduralen Hämatomen ... 268
14. Mortalität ... 274
15. Doppelseitige akute subdurale Hämatome ... 277
16. Chronisches subdurales Hämatom ... 278
    a) Einführung ... 278
    b) Häufigkeit ... 279
    c) Geschlechtsverteilung ... 279
    d) Ätiologie ... 279
    e) Beidseitige chronische subdurale Hämatome ... 283
    f) Atypische Lokalisationen ... 284
17. Klinische Befunde ... 284
18. Rangordnung der Operationsindikation ... 285
19. Mechanogenese und formale Pathogenese ... 286
20. Kontralateral gelegene Erweiterungen von hinteren Anteilen des Ventrikelsystems ... 287

21. Chronische subdurale Hämatome der hinteren
    Schädelgrube.. 287
22. Chronische subdurale Hämatome nach operativer
    Versorgung von intrakraniellen Hämatomen........ 288
23. Einfluß der Größe der subduralen Blutung auf den
    klinischen Verlauf..................................... 288
24. Einfluß des Alters des Patienten mit subduraler Blutung
    auf den klinischen Verlauf........................... 289
25. Subdurale Hämatome bei Patienten mit verschiedenen
    Psychosen, die in psychiatrischen Heil- und Pflegeanstalten
    untergebracht waren, dort starben und bei denen eine
    Autopsie durchgeführt wurde......................... 290
26. Häufigkeit und Quellen subduraler Blutungen bei
    gerichtlichen Leichenöffnungen...................... 291
27. Verknöcherte und verkalkte chronische subdurale
    Hämatome... 292
28. Experimentelle Erzeugung von chronischen subduralen
    Hämatomen... 293

VI. Subdurale Empyeme.. 294
    1. Einführung... 294
    2. Historisches...................................... 294
    3. Mitgeteilte Kasuistiken und Serien............... 294
    4. Prozesse, bei denen sich subdurale Empyeme bilden können. 295
    5. Auftreten von chronischen subduralen Empyemen nach
       längerem freiem Intervall........................ 296
    6. Pathomorphologie................................. 296
    7. Das flächenhafte und das massive, raumbeengende
       subdurale Empyem................................. 296
    8. Neuropathologische Befunde....................... 297
    9. Mikroskopische Befunde........................... 297
    10. Beidseitige subdurale Empyeme................... 297
    11. Subdurales Empyem des Interhemisphärenspaltes... 297
    12. Begleitkrankheiten.............................. 297

VII. Epidurale Blutungen der hinteren Schädelgrube
     (zerebelläre oder infratentorielle epidurale Blutungen).... 298
    1. Historisches...................................... 298
    2. Häufigkeit.. 298
    3. Altersverteilung................................. 299
    4. Mitgeteilte Kasuistiken und Serien............... 299
    5. Mechanogenese und formale Pathogenese............ 299
    6. Blutungsquellen................................... 300
    7. Verlaufsformen.................................... 301
    8. Klinische Befunde................................. 301
    9. Mortalität.. 301
    10. Kombiniertes Vorkommen mit anderen Läsionen..... 302

VIII. Subdurale Blutungen der hinteren Schädelgrube
      (zerebelläre oder infratentorielle subdurale Blutungen).... 302

1. Einführung 302
2. Häufigkeit 302
3. Mitgeteilte Kasuistiken und Serien 302
4. Mechanogenese und formale Pathogenese 303
5. Chronische subdurale Hämatome der hinteren Schädelgrube 303
6. Klinische Befunde 303

IX. Zum Problem Pachymeningosis haemorrhagica interna vs. chronisches subdurales Hämatom 304
   1. Neuroanatomische Vorbemerkungen zur Gefäßversorgung der Dura mater 304
   2. Historisches zur Pachymeningosis haemorrhagica interna 305
   3. Häufigkeit 306
   4. Altersverteilung 306
   5. Geschlechtsverteilung 306
   6. Klinische Befunde 306
   7. Unmöglichkeit der klinischen Unterscheidung beider Prozesse 306
   8. Pathogenese 307
   9. Deutung der Genese der Pachymeningosis haemorrhagica interna in unfallgutachterlicher Beurteilung 308
  10. Pathomorphologie 309
     a) Makroskopische Befunde 309
     b) Feingewebliche Befunde 310
     c) Verlauf 310
     d) Unterschiede in der Organisation einer subduralen Blutung von einer Pachymeningosis haemorrhagica interna 310
     e) Auswertungen von Obduktionsbefunden 311

X. Subdurales Hydrom oder Hygrom 312
   1. Historisches 312
   2. Einführung 312
   3. Mechanogenese und formale Pathogenese 313
   4. Häufigkeit 317
   5. Akute und chronische Formen 317
     a) Akutes subdurales Hydrom 317
     b) Chronisches Hydrom der Dura mater 318
   6. Klinische Befunde 318
   7. Serien aus der Literatur 318
   8. Geschlechtsverteilung 320
   9. Altersverteilung 320
  10. Serie von PIA (1961) 320
  11. Traumatische subakute oder chronische Hydrome des Greisenalters 321
  12. Differentialdiagnose 322

XI. Traumatische subarachnoidale Blutungen und Hämatome . 322

1. Einführung 322
2. Subarachnoidale Blutungen bei offenen
   Schädel-Hirn-Verletzungen 322
3. Subarachnoidale Blutungen bei geschlossenen
   Schädel-Hirn-Verletzungen 322
4. Blutungsquellen 323
5. Anteil der spontanen Subarachnoidalblutungen
   unter den Todesfällen aus natürlicher Ursache 323
6. Häufigkeit tödlicher traumatischer
   Subarachnoidalblutungen 323
7. Serien von traumatischen Subarachnoidalblutungen ... 323
8. Pathomorphologische Befunde 324
9. Experimentelle subarachnoidale Blutungen 327
10. Nachweis der Blutungsquelle 327
11. Intrakranielle Blutungen und Hämatome bei massiven
    subarachnoidalen Blutungen 328
12. Klinische Befunde 328
13. Basale traumatische Subarachnoidalblutungen 328
14. Risse und Abrisse gesunder Arterien des Gehirns
    bei Gewalteinwirkungen gegen den Kopf 335
15. Subarachnoidale Blutungen des Groß- und Kleinhirns
    bei Gewalteinwirkungen, die nicht das Gehirn selbst
    betreffen 336
16. Tödliche Subarachnoidalblutung auf dem Boden
    einer dysontogenetischen Vorschädigung
    nach tätlicher Auseinandersetzung 337
17. Mögliche Zusammenhänge zwischen tödlichen
    subarachnoidalen Blutungen und Alkoholisierung 338
18. Zur Frage der ursächlichen Verknüpfung
    zwischen tödlicher subarachnoidaler Blutung
    und Gewalteinwirkung 339
XII. Intrakranielle Blutungen und Hämatome
     (epidurale, subdurale, subarachnoidale und intrazerebrale)
     bei Hämophilie 340
XIII. Traumatische arachnoidale (leptomeningeale) Zysten 340
   1. Einführung 340
   2. Zur Ätiologie und Pathogenese 342
   3. Einteilung 342
   4. Differentialdiagnose 343
   5. Mitgeteilte Kasuistiken 343

F. Gedeckte Schäden des Gehirns 344
   I. Einteilung 344
      1. Schädelprellung und Begriff der Subcommotio cerebri .. 346
         a) Einführung 346
         b) Verletzungsursachen und Verletzungsfolgen 346
         c) Der Begriff Subcommotio cerebri 347

2. Commotio cerebri (Gehirnerschütterung) 347
   a) Einführung 347
   b) Geschichtlicher Überblick 347
   c) Commotio cerebri als Trägheitsphänomen
      bei Beschleunigung und Verzögerung 352
   d) Die „acute compression anemia" und die Hirnanämie
      als angebliche Erklärung einer Commotio cerebri . . . 353
   e) Hirnödem als angebliche Ursache einer
      Commotio cerebri 353
   f) Auspressen des Liquors aus den Virchow-Robin-Räumen
      als angebliche Ursache der Commotio cerebri 353
   g) Thixotropie und Commotio cerebri 353
   h) Untersuchungen der elektrischen Aktionspotentiale
      bei experimenteller Commotio cerebri 354
   i) Versuche, die Entstehung einer Commotio cerebri
      auf zellulärer Ebene zu deuten 355
   j) Definition der Commotio cerebri 355
   k) Dauer der Bewußtlosigkeit 357
   l) Klinische Symptome der Commotio cerebri 358
   m) Die Commotio cerebri als Hirnstamm- oder
      Großhirnrindensyndrom 358
   n) Verhämmerungsmethoden zur Klärung des Mechanismus 360
   o) Zur Frage der tödlich ausgehenden Commotio cerebri . 361
   p) Auftreten eines „Kommotionssyndroms" bei einem
      Patienten mit einem Hirntumor 361
   q) „Cerebral" concussion 361
   r) Zur Differentialdiagnose der Commotio cerebri und
      primärtraumatischer Gewebeschäden des Gehirns . . . 361
3. Explosions- oder Detonationserschütterungen
   („Blast Concussion") 362
   a) Einführung 362
   b) Druckstoß („Air Blast") 364
   c) Wirkungen 366
   d) Gewebliche Alterationen 366
   e) Experimentelle Untersuchungen am Tiermodell 367
   f) Immersion-Blast-Erschütterung 369
4. Sogenannte Rindenprellungsherde oder kortikale
   Kontusionen 369
   a) Einführung 369
   b) Verschiedene Gewebeschäden, bisher unter dem
      Terminus sogenannte Rindenprellungsherde
      zusammengefaßt 370
   c) Unterscheidung von sogenannten Rindenprellungsherden
      und Kreislaufstörungen bei Gefäßerkrankungen,
      insbesondere skleratheromatöser Natur 374
   d) Stoßrichtungen der einwirkenden Gewalt 375
   e) Syndrom der Temporallappenkontusion 387

f) Contrecoupeffekt 390
  g) Nichtauftreten von sogenannten Schockwellen 392
  h) Prädilektionsstellen 393
  i) Schizogyrien........................ 394
  j) Zusammenfassung 394
  k) Pathomorphologie der sogenannten
     Rindenprellungsherde.................. 396
  l) Stadien der sogenannten Rindenprellungsherde 397
  m) Differentialdiagnose der Rindenprellungsherde
     gegenüber gefäßbedingten Erweichungen 426
  n) Differentialdiagnose gegenüber Massenblutungen ... 427
  o) Mechanogenese und formale Pathogenese
     der sogenannten Rindenprellungsherde 427
  p) Diskrepanz zwischen klinischem
     und morphologischem Bild 435
  q) Erwiderung auf GROMOVS kritische Stellungnahme .. 438
  r) Unterscheidung von Sturz- und Schlagverletzungen .. 441
  s) Besprechung von Literatur, die sich mit der Entstehung
     von Schädel-Hirn-Verletzungen auseinandersetzt ... 441
 II. Äußerer Prellschuß 460
   1. Historisches 460
   2. Einführung und Unfallmechanik 460
   3. Einteilung 462
   4. Mitgeteilte Serien 462
   5. Mortalität 470

G. **Offene Verletzungen des Gehirns** 471
  I. Schußverletzungen des Gehirns 471
   1. Historische Darstellung der Schußwunden 471
     a) Deutschland 471
     b) Italien......................... 471
     c) Frankreich 472
     d) Die Behandlung der Schußwunden
        im 19. Jahrhundert.................. 472
     e) Frühere Untersuchungen von Schußverletzungen
        des Gehirns 472
     f) Der ungewöhnliche Fall der offenen
        Schädel-Hirn-Verletzung des Phineas P. GAGE 473
   2. Einteilung der Gehirnverletzungen 475
   3. Anatomische Vorbemerkungen 476
   4. Einteilung der Hirnwunden 477
   5. Schußverletzungen des Gehirns
      und Kommotionssyndrom 479
   6. Wundballistik 479
   7. Militärwaffen 480
   8. Granatsplitter 480
   9. Geschoßwirkung auf Schädel und Gehirn 480

10. Geschoßtemperatur nach dem Abschuß und Sterilität
    von Geschossen 483
11. Wundinfektion durch das Geschoß 484
12. Zur Frage der Bleiresorption und Bleivergiftung
    durch Geschosse 484
13. Unterschied zwischen Schußverletzungen durch
    Kriegs- und Zivilwaffen 485
14. Pathomorphologie der Hirnwunden 485
15. Technik der Gehirnkonservierung bei Schußverletzungen . 497
16. Intrakranielle Geschoßwanderung 498
    a) Geschoßwanderung in einem Gefäß (Geschoßembolie) 498
    b) Geschoßwanderung im Gewebe 500
17. Schußverletzungen des Kopfes durch Tandemgeschosse 501
    a) Einführung 501
    b) Mitgeteilte Kasuistiken 501
18. Unerwartete Wirkung eines Geschosses 503
19. Schußverletzungen des Gehirns durch um- und
    selbstgebaute Waffen 504
20. Experimentelle Schußverletzungen des Gehirns
    am Tiermodell 505
21. Experimentelle Untersuchungen über die Wirkung
    von Hochgeschwindigkeitsgeschossen 505
22. Computertomographie bei Schußverletzungen
    des Gehirns 505
23. Puppe-Regel bei Schußverletzungen des Kopfes 506
24. Handlungsfähigkeit bei Opfern von tödlichen
    Schußverletzungen 506
25. Verschlimmerung von Verletzungsfolgen 511
26. Schädel-Hirn-Durchschüsse 512
27. Offene Hirnverletzungen mit Ventrikeleröffnung
    und transventrikulären Schußwunden des Gehirns 514
28. Offene Verletzungen der venösen Sinus 516
29. Vergleich der Schußverletzungen im 1. und 2. Weltkrieg,
    im Korea- und Vietnamkonflikt und in Nordirland ... 516
    a) 1. Weltkrieg 516
    b) 2. Weltkrieg 517
    c) Koreakonflikt 518
    d) Offene Schädel-Hirn-Verletzungen im Vietnamkonflikt . 522
    e) Schußverletzungen des Kopfes in Nordirland ... 523
30. Schußverletzungen des Gehirns durch zivile Waffen . 523
    a) Einführung 523
    b) Kasuistiken 523
    c) Gerichtsmedizinische Autopsieserien 526
31. Schrotschußverletzungen des Kopfes 527
    a) Einführung 527
    b) Schrotpatronen – technische Details 527
    c) Wirkung von Schrotflinten 528

d) Einteilung der Schädel-Hirn-Verletzungen
   durch Schrotschüsse 528
e) In der Literatur mitgeteilte Kasuistiken und Serien . 529
32. Verletzungen des Gehirns durch Druckluftwaffen 530
   a) Einführung 530
   b) Ballistische Daten 530
   c) Schußversuche 530
   d) „Dieseln" in Luftdruckwaffen 530
   e) Verletzungen der Augen und transorbitale
      Verletzungen 531
   f) Schädel-Hirn-Verletzungen als Folge von Unfällen
      mit Luftdruckwaffen 532
   g) Schädel-Hirn-Verletzungen als Folge von Suiziden
      mit Luftdruckwaffen 533
   h) Kopf- und Halsverletzungen als Folge von tätlichen
      Angriffen mit einer Luftdruckwaffe 535
33. Die sogenannten Krönlein-Schüsse 535
   a) Biomechanik 535
   b) Kasuistiken 536
   c) Krönlein-Schüsse bei Flinten 537
34. Schädel-Hirn-Verletzungen durch herabfallende
   Geschosse 537
   a) Ballistik 537
   b) Kasuistiken 538
35. Offene Schädel-Hirn-Verletzungen nach Explosion
   der Gewehrkammer 539
36. Maligne Hyperthermie nach alter Kopfschußverletzung .. 539
   a) Einführung 539
   b) Kasuistiken 539
37. Innerer Prellschuß des Gehirns 540
   a) Einführung und Biomechanik 540
   b) Einteilung 541
   c) Kasuistiken 541
   d) Die sogenannten Ringelschüsse 543
38. Schußverletzungen von Kopf und Hals aus Gaspistolen .. 544
   a) Absolute Nahschüsse 544
   b) Nahschüsse 544
   c) Berührungsschuß der Halsseitenfläche 544
39. Traumatischer Pneumenzephalus 544
   a) Historisches 544
   b) Beschreibung des Syndroms 545
   c) Intravaskuläre Lufteinlagerungen bei Patienten
      mit schweren offenen Schädel-Hirn-Verletzungen .. 545
40. Entzündliche Komplikationen offener
   Schädel-Hirn-Verletzungen 546
   a) Einführung 546
   b) Traumatischer Hirnprolaps (Fungus cerebri) 547

41. Komplikationen von Infektionen 549
    a) Direkte und indirekte traumatische Meningitis 549
    b) Infektion des Ventrikelsystems mit Ependymitis, Pyocephalus internus und massivem Hirnprolaps .. 556
    c) Traumatische Hirnabszesse (Früh- und Spätabszesse) . 560
    d) Phlegmonöse Markenzephalitis 568
    e) Gasbrandinfektion des Gehirns 569
    f) Mukormykose des Gehirns nach offener Schädel-Hirn-Verletzung 570
    g) Tuberkulose und Schädel-Hirn-Verletzung 571
    h) AIDS-Infektion nach Kfz-Unfall aus blutender Wunde eines verletzten Mitfahrers 573

II. Offene Schädel-Hirn-Verletzungen durch Kugelschuß- und Bolzenschußapparate (Viehschußmasken) und baugewerbliche Bolzensetzgeräte 574
   1. Technische Unterscheidung der verschiedenen Gerätetypen 574
   2. Kugelschuß- und Bolzenschußapparate 575
      a) Bolzenschußapparate 575
      b) Kugelschußapparate 575
   3. Bolzenschußverletzungen des Kopfes 578
      a) Einführung 578
      b) Mechanismus der Verletzung und äußerlich sichtbare Verletzungszeichen 578
      c) Ladestärken der Platzpatronen 578
      d) Verletzungsmuster 578
      e) Morde 582
      f) Suizide 582
      g) Frontobasale Fraktur bei Suizid 583
      h) Lokalisation der Einschußöffnung 586
      i) Mortalität 586
      j) Suizide nach Manipulation des Schußapparates 586
      k) Experimentelle Untersuchungen zur Feststellung der Wundmerkmale von Bolzenschüssen 587

III. Offene Schädel-Hirn-Verletzungen durch Nagelschuß-, Mauerschuß-, Nagelsetz- oder Bolzensetzgeräte 587
   1. Technische Beschreibung der Geräte 587
   2. Bisherige Literatur 588
   3. Verletzungen beim Menschen 588
   4. Ursachen für Verletzungen 589
   5. Unfälle 589
   6. Prognose 596
   7. Suizidversuche und Suizide mit Bolzensetzgeräten 596

IV. Gesichts- und Gehirnschädelverletzungen durch Hartgummigeschosse („rubber-bullets") und Plastikgeschosse .. 598

V. Offene Schädel-Hirn-Verletzungen durch zylinderförmige Leuchtpistole (Signalstift) 599

VI. Fremdkörper im Gehirn	600
1. Einführung	600
2. Auswahl von Kasuistiken	600
VII. Schädel-Hirn-Verletzungen durch Glassplitter	604
VIII. Suizide durch Kopfschuß mit Faustfeuerwaffen	604
1. „Waffe in der Hand" – Zur Frage der Differenzierung „Tötung durch eigene oder fremde Hand"	605
2. Mord durch Erschießen oder Suizid?	606
3. Hinweise für Suizide durch „eigene Hand"	606
4. Ungewöhnliche Einschußstellen am Kopf bei Suiziden	606
a) Einschüsse im Bereich der Scheitelhöhe	606
b) Suizide durch Schuß in den Hinterkopf	606
5. Suizide mit mehrfachen Schußverletzungen des Kopfes	607
a) Frage der Handlungsfähigkeit nach der ersten Schußverletzung	607
b) Suizide mit zwei Kopfschüssen	608
c) Suizide mit drei Kopfschüssen	609
d) Suizide mit vier Kopfschüssen	611
e) Suizide mit fünf Kopfschüssen	611
6. Suizide unter gleichzeitiger Verwendung zweier Feuerwaffen	613
7. Suizid mit Alarmpistole	613
8. Suizide mit Faustfeuerwaffen und Schlangenschrot	613
9. Dissimulierter oder verheimlichter simulierter Selbstmord und Doppelselbstmord	614
a) Dissimulierter oder verheimlichter Suizid	614
b) Simulierter Suizid	614
c) Doppelselbstmord	614
d) Kombinierte Suizide	614
e) Kombinierter Suizid mit Schußwaffe und Kleinkalibergewehr	616
IX. Suizidversuche und Suizide durch Einschlagen von Nägeln oder Drähten in den Kopf	617
X. Schädel-Hirn-Verletzungen bei psychotischen Patienten bei Suizidversuchen	618
XI. Suizide mit einem Kraftfahrzeug	620
XII. Suizide von Fußgängern im Straßenverkehr	620
XIII. Der posttraumatische Suizid nach offenen und gedeckten Schädel-Hirn-Verletzungen	621
1. Einführung	621
2. Retrograde Amnesien	622
3. Posttraumatische Amnesie	623
4. Traumatischer Dämmerzustand oder geordneter Dämmerzustand (STRAUBE)	623
5. Mitgeteilte Kasuistik	625
6. Traumatische Dämmerzustände bei Boxern	626
7. Besprechung und Diskussion der verschiedenen Termini	626

        8. Kurzdauernde traumatische amnestische Zustände (sogenannte „dinged states") 626
        9. Besprechung von Art und Dauer etwaiger Amnesien und die in diesem Zeitraum begangenen Handlungen bei einem Patientenkollektiv mit einer Commotio cerebri .. 627
      10. Fehlen von Suiziden während eines posttraumatischen Dämmerzustandes 628
      11. Suizide nach Kriegs- und Kraftfahrzeugunfällen 628
XIV. Traumatische Psychosen 631
XV. Schädel-Hirn-Verletzungen durch Hieb-, Stich-, Pfeil- und Tierbißverletzungen 634
        1. Häufigkeit 634
        2. Mechanismen der Hiebwunden 634
        3. Scharfer Säbelhieb 634
        4. Stumpfer Säbelhieb 634
        5. Beil- und Axthiebverletzungen 635
        6. Hiebwunden durch Stockschläge und andere stumpfe Hiebwaffen 636
        7. Begleitverletzungen 637
        8. Prognose 637
        9. Infektionen von Hiebwunden 637
XVI. Propeller- oder Propellerflügelverletzungen des Kopfes ... 637
        1. Propellerflügelverletzungen von Kraftfahrzeugmotoren . 638
        2. Schädel-Hirn-Verletzungen durch Ventilatorblätter 638
        3. Schädel-Hirn-Verletzungen durch laufende Flugzeugpropeller 638
        4. Rotorblattverletzungen des Kopfes durch Hubschrauber . 639
XVII. Eindringen von Zähnen in das Gehirn 640
XVIII. Stichverletzungen des Schädels und Gehirns 641
        1. Historisches 641
        2. Häufigkeit 641
        3. Kasuistiken 641
        4. Neurologische Befunde 645
        5. Reaktion des Hirngewebes auf eingedrungene Fremdkörper 645
        6. Verletzungsmuster 647
           a) Stichverletzungen des Kopfes als Folge von Unfällen 651
           b) Stichverletzungen des Kopfes bei Suiziden 651
           c) Gehirnverletzungen durch intrazerebral gelegene Näh- und Stricknadeln 652
        7. Stichwunden im Tiermodell 653
        8. Untersuchungen an implantierten intrazerebralen Elektroden verschiedenen Materials 653
XIX. Verletzungen des Kopfes durch Pfeile 654
XX. Schraubenzieher-Stichverletzungen des Kopfes 655
XXI. Verletzungen des Kopfes durch Meißel 656
XXII. Kopfverletzungen durch Brecheisen 656

XXIII. Identifizierung von Instrumenten, die bei Stichverletzungen
verwendet wurden 657
XXIV. Verletzungen des Kopfes durch fernöstliche Waffen 657
1. Nunchakus 657
2. Wurfstern 657
XXV. Gesichts- und Kopfverletzungen durch Kettensägen 657
XXVI. Verletzungen des Kopfes durch Kreissägen 658
XXVII. Verletzungen des Kopfes durch Feinsägen 658
1. Mitgeteilte Kasuistik 658
2. Leichenversuche 659
XXVIII. Penetrierende Schädel-Hirn-Verletzungen durch Tierbisse . . 659
XXIX. Verletzungen bei Bombenanschlägen 660

Literatur 661

Sachverzeichnis 759

Inhaltsübersicht Teil B

A. Kompressions-(Quetschungs-)Verletzungen des Kopfes
B. Disseminierte intravaskuläre Koagulation bei Bestehen einer Schädel-Hirn-Verletzung
C. Zentrale pontine Myelinolyse
D. Traumatische Gefäßverletzungen
E. Traumatische intrazerebrale und intrazerebelläre Blutungen und Hämatome
F. Kombinierte traumatische intrakranielle Blutungen und Hämatome
G. Zentrale traumatische Großhirnschäden einschließlich der Balkenläsionen
H. Traumatische Hirnstammschäden
J. Zur Problematik der sogenannten Bollinger-Spätapoplexie
K. Traumatische Enzephalopathien mit prolongierten Bewußtseinsstörungen (das sogenannte apallische Syndrom)
L. Folgen intrakranieller Drucksteigerung – dissoziierter Hirntod oder intravitaler Tod (Hirntod, „coma dépassé", überschrittenes Koma, „cerebral death", „respirator brain", „mort du cerveau")
M. Traumatische Hirnnervenschäden
N. Gewebeschäden der Hypophyse und des Hypothalamus bei Schädel-Hirn-Verletzungen
O. Gewebs- und Gefäßschäden infolge chiropraktischer Eingriffe oder sogenannter „Adjustierungen" an der Halswirbelsäule und deren Auswirkungen auf Gehirn und Rückenmark
P. Schädeltrauma und Parkinsonismus
Q. Schädel-Hirn-Verletzungen und Hirngeschwülste
R. Komplikationen nach zerebraler Angiographie
S. Tottreten mit den beschuhten und unbeschuhten Füßen
T. Patienten die „sprechen und dann sterben" („who talk and die")

Literatur

Sachverzeichnis

Inhaltsübersicht Teil C

A. Traumatische Schäden des Gehirns mit gleichzeitiger Beteiligung von Wirbelsäule und/oder Rückenmark
B. Traumatische Hirnschäden infolge von Sportverletzungen, insbesondere die traumatische Enzephalopathie des Boxers
C. Schädel-Hirn-Verletzungen bei Ausübung verschiedener Sportarten
D. Hirnzerreißung (Lazeration und Zermalmung)
E. Ungewöhnliche Formen von Schädel-Hirn-Verletzungen
F. Hirnödem und Hirnschwellung
G. Schädel-Hirn-Verletzungen in utero, im Neugeborenen-, Säuglings-, Kleinkindes- und Kindesalter
H. Schädel-Hirn-Verletzungen des alternden Menschen
J. Zerebrale Fettembolie
K. Traumatische Knochenmarksembolie
L. Embolien von Hirngewebe in die Lungen nach tödlichen Schädel-Hirn-Verletzungen
M. Paradoxe Embolien von Körpergewebe in das Gehirn
N. Zerebrale Luftembolie
O. Schädel-Hirn-Verletzungen bei Verkehrsunfällen
P. Sturz aus der Höhe mit Aufschlag auf dem Boden
Q. Zur Frage der posttraumatischen Demenz
R. Autopsietechniken
S. Zur Problematik der klinischen Diagnostik der traumatischen Schäden des Gehirns
T. Vergleichende pathologisch-anatomische und klinische Untersuchungen
U. Die Computertomographie in der Diagnose und Differentialdiagnose traumatischer Gewebeschäden des ZNS
V. Zur Begutachtung der traumatischen Schäden des ZNS
W. Experimentelle Untersuchungen mit verschiedenen Vektorrichtungen der einwirkenden Gewalt; ihre Übertragbarkeit auf Menschen

Literatur
Sachverzeichnis

E. Intrakranielle extrazerebrale traumatische Gewebeschäden (Compressio cerebri)

I. Grundsätzliches zur Terminologie Blutung und Hämatom

Es besteht *keine allgemeine Übereinkunft* zwischen Klinikern, Pathologen, Neuropathologen und Gerichtsmedizinern über den Gebrauch der Termini *Blutung* und *Hämatom*. Oft können diese Termini synonym gebraucht werden.

Eine *Blutung* ist ein *Austreten* von *Blut* aus *arteriellen, kapillären* oder *venösen Blutgefäßen*. Die Blutung kann rhektisch sein, eine *Folge* eines *Risses (Ruptur)* der *Gefäßwand*. Schließt sich bei einer *rhektischen* oder *diapedetischen Blutung* die Gefäßwand wieder – es kommt zum sog. „Stehen" der *Blutung* – so wird man, falls es sich um *kleinere Extravasate* handelt, auch weiterhin einfach von einer Blutung sprechen. Die zeitweilige Blutungsstelle bei einer rhektischen Blutung ist durch ein Koagulum verschlossen; im Falle einer diapedetischen Blutung liegt später wieder eine normale Permeabilität der Gefäßwand vor.

STOCHDORPH (1985) hob hervor, daß „Blutung" als von einem Verbum abgeleitetes Substantiv mit zweierlei Bedeutungsgehalt verwendet wird. Dementsprechend bezeichnen wir als Anschwellung, Verfärbung und dergleichen nicht nur *(dynamische) Vorgänge* während ihres Ablaufes, sondern auch *(quasi-statische) Endergebnisse* solcher Abläufe. „Blutung" ist also je nach Textzusammenhang der *Vorgang* oder das *Ergebnis* des *Austretens* von *Blut* aus der *Blutbahn*. Ein *Hämatom* ist eine Blutungsfolge, eine *Form* des *Blutungsresultates*, bei der durch die Endung „-oma" der Aspekt des Wortes „*Tumor*" im ursprünglichen Wortsinn, also der *Aspekt* der *Schwellung* (nicht der des Gewächses, des Neoplasma) hervorgehoben wird. Eine subarachnoidale Blutlage beispielsweise wird man bei einer Dicke von Millimetern noch nicht als Hämatom bezeichnen, wenngleich subarachnoidale Blutungen an der Basis des Gehirns durchaus raumfordernden Charakter haben können, also dann als Hämatome anzusprechen sind.

Wenn also bei einer Blutung zwischen Dura mater und Kalottenknochen (=epidural) oder bei einer Blutung im Bereich der Neurothelschicht zwischen Arachnoidalüberzug der Leptomeninx und innerem Durablatt (=subdural), aber nicht in ein in Wirklichkeit nicht existierendes Cavum subdurale, die Abmessungen der Blutung für die Diskussion im Augenblick nicht so wichtig sind, kann man selbstverständlich von einer Blutung sprechen und für denselben Sachverhalt den Terminus des Hämatoms verwenden, wenn die Ausmaße, die Ausdehnung im Gewebe von Belang ist. Hervorzuheben ist, daß im Schädelinnenraum die Ausdehnung im Gewebe gewöhnlich auch den Charakter der *Raumforderung* hat, was eine lokale Besonderheit ist.

Handelt es sich also um eine größere Blutung, deren Umfang und eventuell raumfordernder Effekt hervorgehoben werden sollen, wird man den Ausdruck Hämatom benutzen. *Das Hämatom ist demnach definiert als eine Schwellung, bedingt durch eine Masse von Blut, das in den meisten Fällen geronnen ist und raumfordernd wirkt.*

In diesem Zusammenhang muß die *Massenblutung* bei *Hypertonie* diskutiert werden. Sie ist zwar eine massive Blutung, hat ihren Namen aber wie die „mass hemorrhage", wie STOCHDORPH (1985) hervorhob, *nicht* daher, daß sie so massiv ist. Vielmehr spielt hier – wohl unter dem nachwirkenden Einfluß von CHARCOT – der französische Ausdruck „*hémorrhagie en masse*" herein. Hier hat „masse" aber nicht die Bedeutung von massenhaft = besonders umfangreich, sondern die von „Klumpen" oder – nach WEBSTER – a quantity of matter, cohering together in one body". In der Hirnanatomie hat sich diese Wortbedeutung nach STOCHDORPH (1985) erhalten bei der „Massa intermedia" zwischen den Thalami.

Vom neurochirurgischen Standpunkt her ist eine Blutung, die das Gehirn komprimiert und damit zu einer dramatischen Verschlechterung des klinischen Befundes und der Prognose quoad vitam führt, klinisch signifikant, gleichgültig, ob sie morphologisch als Blutung oder Hämatom eingestuft wird. Die Blutung ist aber nur *ein* Faktor, klinisch viel schwerwiegender ist, das sich um die Blutung herum bildende Ödem. Die Entfernung der raumfordernden Masse, des Hämatoms, bringt daher oft nicht das erwünschte Ergebnis.

II. Häufigkeit der verschiedenen Typen intrakranieller Hämatome

Ehe die traumatischen epiduralen und subduralen Blutungen und Hämatome in getrennten Kapiteln besprochen werden, sind einige Angaben über Häufigkeit und Auftreten der verschiedenen intrakraniellen Blutungen und Hämatome vonnöten (Abb. 101, Tabelle 29).

III. Traumatische epidurale (extradurale) Blutungen und Hämatome

1. Einführung

Eine *epidurale Blutung* ist eine *Ansammlung von Blut zwischen* der *Tabula int. des Schädelknochens und der Dura mater.* Wir unterscheiden zwischen *zerebralen (supratentoriellen)* und *zerebellären (infratentoriellen) epiduralen Blutungen (epiduralen Blutungen der hinteren Schädelgrube).*

2. Anatomische Vorbemerkungen

Der *epidurale Raum* ist kein echter freier Hohlraum, sondern die Dura mater stellt das Endost dar und ist durch bindegewebige Züge und Gefäße fest mit der Lamina int. des Schädelknochens verbunden. Bei Säuglingen und Kindern besteht

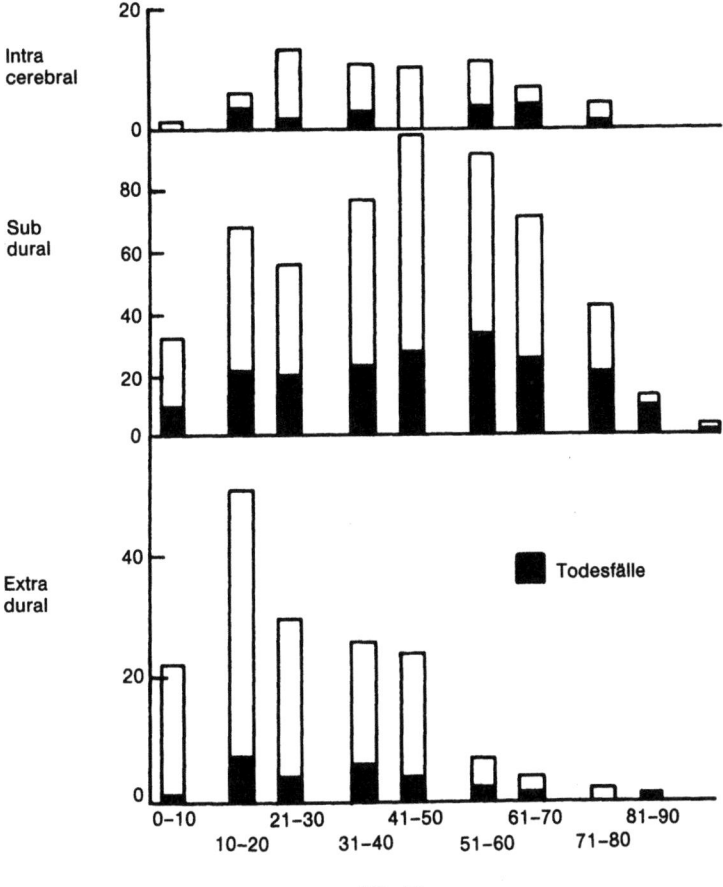

Abb. 101. Häufigkeit von intrakraniellen Blutungen und Hämatomen in verschiedenen Altersgruppen. (Aus JAMIESON u. YELLAND 1968, 1972).

eine feste Verbindung vor allem im Bereich der Nähte. Beim Heranwachsenden und Erwachsenen ist die Verbindung zwischen Dura mater und Schädelinnenfläche weniger fest. Im höheren Alter besteht wiederum eine sehr feste Verbindung zwischen beiden anatomischen Strukturen.

3. Historisches

Die erste Beschreibung eines epiduralen Hämatoms stammt von PETIT (1705). HEISTER gab 1768 eine klassische Beschreibung: „It is well known that the bones of the cranium are often fissured and the adjacent blood-vessels, lacerated by external injuries, without any apparent fracture of depressure of them; so that if the extravasated blood is not removed by the trepan, by pressing on the brain it will greatly injure, if not totally destroy its several functions. The consequences of neglecting this instrument in such cases will be relentlessness, delirium, convulsion, vertigo, apoplexies, stupidity, with a loss of the senses, speech, and voluntary motion, and at last death itself. Sometimes only the milder of these symptoms appear, and in but small degree, when the head has been injured by external violence: but in

Tabelle 29. Auftreten verschiedener Typen von traumatischen und intrakraniellen Blutungen und Hämatomen. (Aus TEASDALE u. GALBRAITH 1981)

Quelle	Gesamtzahl der Fälle	Extradural %	Extradural + intradural %	Subdural %	Subdural + intrazerebral %	Intrazerebral %
London McKissock et al. (1960)	298		42		58	
Cincinatti McLaurin u. Tutor (1961)	137	11	9	20		10
Brisbane Jamieson u. Yelland (1968, 1972) und Jamieson (1976)	763	13	11	34	36	6
International Coma Study Jennett u. Carlin (1978)	700	16	7	22	34	20
Glasgow 1974–1976	168	24	9	31	23	13
Pia et al. (1978) 1953–1974	980		20		70	10

some time afterwards, when the blood or humors have been accumulated, the most fatal symptoms do then gradually approach, and even threaten the life of the patient. But if death is not the immediate consequence, as there is no normal vent for the extravasated blood or lymph, it must consequently putrify, and, by corroding the brain and its membranes, will inevitably destroy the patient in a little time, if it be not prevented by a judicious application of the trepan, for discharging the offending matter. This instrument therefore ought never to be neglected in urgent cases of this nature."

Ein doppelseitiges epidurales Hämatom teilt HILL (1772) mit und BELL (1816) liefert eine gute Beschreibung eines epiduralen Hämatoms nach stumpfer Gewalteinwirkung ohne Schädelbruch. GUTHRIE (1842) untersuchte die Entstehungsweise der Läsion. HEWETT (1861) hatte erkannt, daß in der überwiegenden Zahl von epiduralen Blutungen eine Verletzung der A. meningea med. zugrunde lag. Der Schweizer Chirurg THORMANN hat, soweit ich die Literatur übersehe, als erster eine Ligatur der A. meningea med. im Jahre 1828 vorgenommen.

Ein bekanntes Beispiel aus der Geschichte ist der französische König Karl VIII., der an den Folgen eines epiduralen Hämatoms verstarb.

Der *französische König KARL VIII.* (1470–1498) aus dem *Hause Valois*, der in zweiter Ehe mit der vormaligen zweiten Gattin des Habsburger Kaisers MAXIMILIAN, Anne de BRETAGNE, verheiratet war, die von ihrem Vater das unabhängige Herzogtum der Bretagne geerbt hatte, hatte mit viel Glück seinen Feldzug nach Italien überlebt.

Am 7. April 1498, gegen Mittag, wollte der König in Begleitung der Königin einem Ballspiel im Graben des Schlosses Amboise zusehen. Die beiden mußten, um dorthin zu gelangen, die „Galerie Hacquelebac" durchschreiten, einen unsauberen Platz, „cartout le monde y pissoit". Beim Eintreten in die Galerie stieß sich der König, der von kleiner Statur war, den Kopf am Querbalken (die Italiener hatten ihn spöttisch „re petito" genannt). Der König schwankte für einen Augenblick, setzte aber seinen Weg fort und sah dem Ballspiel zu. Einige Zeit später – der genaue Zeitpunkt ist nicht bekannt – fiel der König im Gespräch plötzlich auf den Rücken. Man hörte, wie er 3 Stoßgebete sprach, ehe er bewußtlos wurde. Man bettete den König auf einen Strohsack in der „Galerie Hacquelebac", wo er gegen 23.00 h starb.

Einige Tage später wurde der Leichnam des Königs in die Kathedrale von St. Denis überführt. Wie KESSEL (1959) schrieb, wurde die schmerzgebeute Königin Anne zwei Tage nach dem Tode ihres Gatten von dessen Nachfolger, LUDWIG XII. besucht und „par la singulière benévolence" des neuen Königs so wunderbar getröstet, daß sie wenige Monate später seine Gattin und damit zum zweiten Mal regierende Königin von Frankreich wurde.

Nach KESSELS (1959) Auffassung kann kein Zweifel daran bestehen, daß KARL VIII. an einem *epiduralen Hämatom*, vermutlich einer Blutung aus der A. meningea, zugrunde ging. Die Gewalteinwirkung, das freie Intervall, die zunehmende Benommenheit und schließlich Bewußtlosigkeit, gefolgt von Exitus sprechen für eine solche Diagnose.

4. Mitgeteilte Kasuistiken und Serien

Über epidurale Blutungen und Hämatome berichteten: WAKELY u. LYLE (1934), VERBRUGGHEN (1937), MCKENZIE (1938), JONKER u. OOSTERHUIS (1945), 100 Fälle, PEET (1949), MÄKELA (1950), BRODIN (1952), HOFF u. TSCHABITSCHER (1953), JAMIESON (1954), PECKER et al. (1959), IRSIGLER (1958), ZANDER u. HOFSTETTER (1959), FARAGO (1959), FRIEDMANN et al. (1959), HOOPER (1959), MCKISSOCK et al. (1960), CLARE u. BELL (1961), STRELI (1957, 1961), BREZINA (1962), HIRSCH et al. (1962), HEYSER u. WEBER (1964), CRONQUIST u. KOHLER (1963), FORD u. MCLAURIN (1963), HIRAI et al. (1965), FENELON (1965), DA PIAN et al. (1967), GALLAGHER u. BROWDER (1968), JAMIESON u. YELLAND (1968), 167 Fälle, KALYANARAMAN u. RAMAMURTHI (1968), 17 Fälle, VEVERKA u. SCHARFETTER (1968), WEINMANN u. MUTTUKUMARU (1969), BÖCK et al. (1972), ZANDER u. CAMPICHE (1974), HEISKANEN (1975), KVARNES (1977), TRUMPY (1978), BARTLETT u. NEIL-DWYER (1979), GUILLERMAIN u. GOMEZ (1979), MENDELOW et al. (1979), PHONPRASERT et al. (1980), 138 Fälle, CORDOBÉS et al. (1981), 82 Fälle, KRETSCHMER (1981), HABASH et al. (1982), HEISS (1982), BRICOLO u. PASUT (1984).

Literaturübersichten und *Übersichtsreferate* wurden von POUYANNE et al. (1965), KESSEL (1969), ZANDER u. CAMPICHE (1974), JAMIESON (1976) sowie GUILLERMAIN (1986) vorgelegt. Weitere Arbeiten über epidurale Hämatome befassen sich mit *statistischen Auswertungen* (DETTORI u. GIOVANNI 1966; JONKER u. OSTERHUIS 1975; KVARNES u. TRUMPY 1978; PARKINSON et al. 1980; CORDOBÉS et al. 1981; KRETSCHMER 1981; MAZZA et al. 1982; ZUCCARELLO et al. 1982), mit *experimentellen Untersuchungen* (HAKANSSON et al. 1977; ERICSON et al. 1978; HABASH et al. 1982; ZWETNOW et al. 1983), mit *topographischen Aspekten* (SPARACIO et al. 1972; ANDREOLI et al. 1977; CALBUCCI et al. 1977; NAKAZAWA u. YAMAKAWA 1981; ZUCCARELLO et al. 1981, 1982; GARZA-MERCADO 1983) oder unter *klinischen Aspekten* (GOODKIN u. ZAHNISER 1978; KOTHANDARAM u. SHELTY 1979; POZZATI et al. 1980; NICOLA et al. 1981; CLAVEL et al. 1982; BULLOCK u. VAN DELLEN 1982; RAPPAPORT et al. 1982; FRANKHAUSER u. KIENER 1982; CERVANTES 1983; ZUCCARELLO et al. 1983).

5. Häufigkeit

Die *Häufigkeit* der *epiduralen Hämatome* wird in *klinischen Arbeiten* zwischen 1–4% angegeben. Sie beträgt unterteilt in Gruppen bei verschiedenen Autoren 1–2% (LEBEAU et al. 1955; MANSUI u. LECUIRE 1955; JAMIESON u. YELLAND 1968; ARSENI u. OPRESCU 1972; KVARNES u. TRUMPY 1978), 2–3% (ROWBOTHAM 1949; LAZORTHES 1952; HEYSER u. WEBER 1964), 3–4% (LARGHERO 1955; MCKISSOCK et al. 1960; HUBER 1962) und 10–15% (PETIT-DUTAILLIS et al. 1955; BOURHIS 1962; JENNETT u. CARLIN 1978; ZUCCARELLO et al. 1982).

Die *Häufigkeit* der *epiduralen Blutungen* bei *Patienten mit allen Typen von Schädel-Hirn-Verletzungen* liegt nach Literaturangaben zwischen 0,4–6,0%, nämlich 0,4% ORGIAS (1945), 1,0% (ECHLIN et al. 1956), 1,1% (RAAF 1948), 2,0% (ROWBOTHAM 1945), etwas über 2,0% (LAZORTHES 1956), 2,5% (MUNRO 1938), 3,0% (MCKISSOCK et al. 1960), 3,0% (WOODHALL et al. 1941), 3,0% (LEWIN 1949), 3,7% (RAPIN 1955), 4,1% (PUECH 1950), 6,0% (ANDERSON 1949), 4,7% (TÖNNIS et al. 1963), u. a. Sie stellen etwa 1,5% aller stationär aufgenommenen Schädelhirnpatienten dar (ADAMS 1975; GURDJIAN u. WEBSTER 1960; JAMIESON u. YELLAND 1968; MCKISSOCK et al. 1960).

Aus der Tabelle 30 von WEINMAN u. MUTTUCUMARU (1969) ergibt sich, daß das Vorkommen von epiduralen Hämatomen in Ceylon 249 Fälle beträgt, d. h. pro Jahr 35,6. Damit ist diese Zahl zumindest 5mal höher als in anderen Teilen der Welt. Das hängt damit zusammen, daß Schädel-Hirn-Verletzungen in Ceylon in vielen Fällen die Folge von häufigen Gewalttätigkeiten und tätlichen Auseinandersetzungen sind. Daneben kommen Verkehrsunfälle mit relativ geringen Geschwindigkeiten und Stürzen vor.

Tabelle 30. Häufigkeit von extraduralen Hämatomen in verschiedenen Ländern der Welt. (Aus WEINMAN u. MUTTUCUMARU 1969)

Serien	Anzahl der Fälle	Jahre	Vorkommen pro Jahr
GURDJIAN u. WEBSTER (1942) USA	34	10	3,4
MCKISSOCK et al. (1960) England	125	20	6,3
LEWIN (1949) England	34	7	6,3
HOOPER (1959) Australien	83	11	7,6
WEINMAN u. CABRAAL (1969) Ceylon	249	7	35,6

Bei *tödlichen geschlossenen Schädel-Hirn-Verletzungen* werden *epidurale Hämatome* bei 5 bis 15% der Patienten gefunden, das *Durchschnittsalter* beträgt 24 Jahre und männliche Patienten überwiegen.

Die *Häufigkeit* der *epiduralen Hämatome* bei *Kindern* beträgt 1,8% (CAMPBELL u. COHEN 1951), 3,7% (SVENDSEN 1972; GUILLERMAIN 1986), 5% (PANG et al. 1983).

Die *Häufigkeit* der *epiduralen Hämatome* in der Gruppe der *Patienten 65 Jahre und älter* beträgt 1–3% (VIGOUROUX et al. 1982).

Nach *Einführung* der *Computertomographie* stieg die *Häufigkeit* der *diagnostizierten epiduralen Blutungen* auf 3% (KOO u. LAROQUE 1977), 5,5% (GARDEUR u. METZGER 1982), 6,8% (ZIMMERMAN u. BILANIUK 1982), 8% (LANKSCH et al. 1979), 10% (CLIFTON et al. 1980). GUILLERMAIN (1986) berichtete über eine Häufigkeit von 4% vor Einführung der Computertomographie (507 Fälle) und eine solche von 9% nach dessen systematischem Gebrauch (141 Fälle). Die Häufigkeit in Autopsieserien wird absinken, es liegen uns jedoch keine Zahlen vor.

Aus der Ära vor Einführungen der Computertomographie fand FREYTAG (1963) in 1367 *gerichtsmedizinischen Autopsien* von *gedeckten Schädel-Hirn-Verletzungen epidurale Blutungen* in 15% aller Beobachtungen und in 22% derjenigen, bei denen Schädelbrüche bestanden. Der Prozentsatz von epiduralen Blutungen nach scharfer Gewalteinwirkung ist erheblich niedriger.

6. Ätiologie und Verletzungstypen

Ein Vergleich mit älteren Statistiken zeigt, daß die Verkehrsunfälle in den Vordergrund getreten sind. JACOBSON (1885) fand unter den Unfallereignissen noch in 70% Stürze, 18% Schläge, 7 Verkehrsunfälle mit Kutschen; HOOPER (1958) fand in 35% Stürze, in 39% Verkehrsunfälle, die epidurale Hämatome verursachten. Allgemein wird etwa die Hälfte der epiduralen Hämatome mit Verkehrsunfällen in Verbindung gebracht.

Verkehrsunfälle stellen in den letzten Jahrzehnten die häufigste Ursache für epidurale Hämatome dar, Stürze folgen an zweiter Stelle. Unfallereignisse bestehen in Verkehrsunfällen bei Kraftfahrzeuginsassen, vor allem bei Motorrad- und Mopedfahrern sowie angefahrenen Fußgängern, seltener in Sportunfällen, etwa Kopfsprünge in seichtes Wasser oder Turnen, bei Stürzen aus unterschiedlicher Höhe von Gerüsten, Bauwerken, Bäumen u. a., in Schuß- und Granatsplitterverletzungen sowie Stichverletzungen. Hervorgehoben werden sollte, daß es sich i. allg. nicht um schwere oder sehr schwere Gewalteinwirkungen handelt, die eine epidurale Blutung zur Folge haben, sondern um umschriebene Gewalteinwirkungen vom Impressionstraumatyp. Die Beschleunigung oder Verzögerung des Kopfes und damit auch die des Gehirns ist für die Entstehung einer epiduralen Blutung nicht von erstrangiger Bedeutung, sondern die lokale umschriebene Gewalteinwirkung gegen laterale Hirnschädelanteile, besonders die Temporalregion.

Im folgenden werden die wesentlichen Verletzungs- und Unfalltypen aus den Serien von 4 Autoren in tabellarischer Form dargestellt. Es handelt sich im einzelnen um die Serien von MCKISSOCK et al. (1960), HEYSER u. WEBER (1964), GALLAGHER u. BROWDER (1968) sowie WEINMAN u. MUTTUCUMARU (1969).

Die Typen der Unfallereignisse in der Serie von 125 Fällen von epiduralen Hämatomen, veröffentlicht von MCKISSOCK et al. (1960), zeigen in der folgenden Tabelle 31 die Zahl der Fälle für jeden Unfalltyp, zusammen mit ihrer Häufigkeit

Tabelle 31. Typen von Unfallereignissen aus einer Serie von 125 epiduralen Hämatomen. (Aus McKissock et al. 1960)

	Anzahl der Fälle	Prozentzahl aus der Gesamtgruppe	Anzahl der Todesfälle
Direkte Gewalteinwirkung gegen den Kopf	16	13	3
Sturz aus stehender Position	14	11	2
Sturz von Dach oder Leiter	10	8	5
Sturz aus einer Kinderkrippe	4	3	0
Treppensturz	8	6	3
Verkehrsunfälle			
Fußgänger	17		3
Fahrradfahrer	16	44	6
Motorradfahrer	16		6
Fahrzeuginsassen	6		3
Kriegsverletzungen	8	6	0
Unbekannt	10	8	3

Tabelle 32. Unfallmechanismen und Anzahl der Fälle von 71 akuten und chronischen epiduralen Hämatomen. (Aus Heyser u. Weber 1964)

Verletzungsmechanismus und Typen von Unfallereignissen	Anzahl der Fälle
Akute Fälle:	
Motorradunfälle	12
Fahrradunfälle	9
Autounfälle	5
Haus- und Arbeitsunfälle	18
Im Verkehr angefahren	7
Sturz im epileptischen Anfall	1
Sturz aus der Straßenbahn	2
Skiunfall	1
Sturz in Ohnmachtsanfall	1
Absturz mit Segelflugzeug	1
Sturz gegen die Bettlade	1
Chronische Fälle:	
Motorradunfälle	2
Fahrradunfälle	2
Autounfälle	3
Haus- und Arbeitsunfälle	3
Sturz im epileptischen Anfall	2
Nach Ventrikulographie	1

und die Zahl der tödlichen Beobachtungen. Verkehrsunfälle sind mit 44% bei weitem die größte Gruppe.

Heyser u. Weber (1964) teilten ihre Serie von 71 Fällen von epiduralen Hämatomen in 2 Gruppen ein (Tabelle 32): (a) Die *akuten Fälle* (58), bei welchen das Intervall zwischen der Gewalteinwirkung und dem chirurgischen Eingriff weniger als 7 Tage betrug, und (b) die *chronischen Fälle* (13), bei welchen dieses Intervall länger war.

Ätiologie und Verletzungstypen

Tabelle 33. Verletzungstyp bei einer Serie von epiduralen Hämatomen. (Aus GALLAGHER u. BROWDER 1968)

Unfalltyp	Anzahl der Fälle
Sturz	49
Von Fahrzeug erfaßt	32
Schlag mit stumpfen Objekt	21
Anschlag des Kopfes während eines Krampfanfalles	4
Unbekannt	61
Gesamtzahl	167

Tabelle 34. Vergleich des Unfalltyps in der Serie von WEINMAN u. CABRAAL (1969) und anderer Serien. (Aus WEINMAN u. MUTTUCUMARU 1969)

Typ	WEINMAN u. CABRAAL (1969)	Andere Serien
Körperliche Gewalttätigkeiten	44%	16%
Stürze	24%	35%
Verkehrsunfälle	18%	39%
Verschiedenes	14%	10%
Kokosnüsse	5,6%	
Sportunfälle	0,4%	
Unbekannt	8,0%	

Die meisten der 106 Patienten von GALLAGHER u. BROWDER (1968) mit epiduralen Hämatomen waren die Folge von Stürzen (Tabelle 33). In einigen der Fälle war die Gewalteinwirkung so minimal, daß sie in der Krankengeschichte nicht angegeben wurde. Häufig fehlten Angaben bei Patienten, die unter Alkoholeinwirkung aufgenommen worden waren. Ein Teil der Patienten wurde von Polikliniken überwiesen, nachdem sie während der Untersuchung wegen traumatischer Schäden anderer Körperregionen untersucht und dabei bewußtlos wurden. Vier Patienten, die an einer Epilepsie litten, wurden zur stationären Behandlung überwiesen, nachdem sich ihre Bewußtseinslage nach einem generalisierten zerebralen Anfall nicht aufhellte. Unter den 61 Patienten, die mit einer unvollständigen Vorgeschichte stationär aufgenommen worden waren, ergab sich, daß viele in einen Verkehrsunfall verwickelt waren, während andere Opfer von tätlichen Angriffen waren. Zeichen, die für traumatische Schäden gegen den Kopf sprachen, wurden in den meisten Fällen gefunden. Bei 94 Patienten waren äußere Verletzungsfolgen an seitlichen Anteilen des Schädels sichtbar. Bei 36 Patienten waren die äußeren Verletzungsfolgen im Bereich der frontalen- oder Okzipitalregion lokalisiert. Bei 21 Patienten fanden sich multiple äußere Verletzungsfolgen, und bei 3 Patienten lagen sie am Vertex.

Der Unfalltyp, der die epiduralen Hämatome in der Serie von WEINMAN u. MUTTUCUMARU (1969) verursachte, unterscheidet sich erheblich von denen anderer Serien (Tabelle 34). 44% waren die Folge von gewalttätigen Angriffen mit stumpfen Waffen wie Stangen, Keulen, eisernen Rohren, stumpfen Schwertern, und Äxten. Stürze aus dem Stand, von Mauern, Leitern und Treppenstürze waren für 24% verantwortlich. Nur 18% aller epiduralen Hämatome waren die Folge von Verkehrsunfällen. Schädel-Hirn-Verletzungen durch herabfallende Kokosnüsse, eine für Ceylon besonders typische Form der Schädel-Hirn-Verletzung, betrugen 5,6%. Der Sportunfall war die Folge eines Cricketballs, der einen Spieler am Kopf traf. In 8% blieb der Unfallhergang unbekannt.

In der Serie von 39 Patienten von STÖWSAND et al. (1973) mit epiduralen Hämatomen lag bei 27 (70%) eine äußerlich sichtbare Kopfverletzung vor; sie war bei 2 Patienten auf beiden Seiten vorhanden. Nur bei 2 Patienten lag die äußere Verletzung auf der Gegenseite. Bei 31 der 39 Patienten mit epiduralem Hämatom bestand eine Kalottenfraktur; dieselbe war bei 39 Patienten einseitig. Das Hämatom lag stets auf der gleichen Seite wie die Fraktur.

Als sichtbare Blutungsquelle fand sich bei der Operation in 19 Fällen eine Verletzung des Stammes und in weiteren 11 Fällen von peripheren Ästen der A. meningea med. Bei 9 Patienten stammten die Blutungen aus der Diploe bei Vorliegen von Schädelfrakturen. Auch diese Hämatome hatten zu einer „Raumforderung mit einer intrakraniellen Massenverschiebung geführt, erreichten aber nicht die Ausdehnung der arteriellen Blutungen.

KRETSCHMER (1981) berichtete über 79 epidurale Hämatome, die in einem Zeitraum von 3 Jahren operativ behandelt worden waren – es handelte sich um 66 akute und 13 subakute Verlaufsformen. Die Hälfte dieser Blutungen waren die Folge von Verkehrsunfällen. Das Durchschnittsalter betrug 31,6 Jahre, die Geschlechtsverteilung männlich:weiblich war 4:1. Der häufigste Hämatomsitz war temporal (59,5%), gefolgt von parietal (20,3%) sowie frontal und okzipital (je 10%). Der klassische 3-Phasen-Verlauf mit freiem Intervall wurde nur in 20,3% der Fälle gefunden, häufiger waren primär-anhaltende (34,2%) und sekundär-kontinuierlich zunehmende Bewußtseinsstörungen (45,5%). Nur knapp die Hälfte der Patienten zeigte eine beidseitige Pupillenerweiterung, in 88,6% wurde eine auf der Herdseite gelegene Schädelfraktur diagnostiziert. Die Frühprognose (Mortalität = 21,5%) war abhängig von der Verlaufsdynamik (Mortalität bei den akuten Verläufen 25,8%, bei subakuten Verläufen 0%), dem Ausmaß der primärtraumatischen Hirnschädigung, ableitbar an der Schwere der Bewußtseinsstörung und der Schnelligkeit des operativen Eingriffes. Bei bereits eingetretener Mittelhirnsymptomatik mit Streckkrämpfen und komatöser Bewußtseinslage betrug die Mortalität 45,5%, bei Bestehen beidseits weiter, lichtstarrer Pupillen 75%.

HEISS (1982) legte einen Bericht über die Behandlungsergebnisse von 213 Patienten, die wegen eines epiduralen Hämatoms vor und nach Einführung der Computertomographie operiert worden waren. Durch die Computertomographie ließ sich ein Zeitraum von einer Stunde erzielen, dennoch stieg die Mortalität um 4,6%, da häufiger Patienten mit einer primär ungünstigeren klinischen Ausgangslage behandelt wurden.

Eine tabellarische Zusammenstellung (Tabelle 35) von GUILLERMAIN aus dem Jahre 1986 vergleicht die Unfallarten aus 6 Serien nach 3 Hauptgruppen miteinander. Verkehrsunfälle stellen die häufigste Ursache für epidurale Hämatome dar, an zweiter Stelle folgen Stürze.

Tabelle 35. Vergleich der Unfallarten bei epiduralen Blutungen in 6 Serien, nach 3 Gruppen geordnet. (Aus GUILLERMAIN 1986)

	POUYANNE et al. (1965)	GALLAGHER u. BROWDER (1968)	KVARNES u. TRUMPY (1978)	CORDOBES et al. (1981)	GREVSTEN u. PELLETIERI (1982)	GUILLERMAIN et al. (1982)
Verkehrsunfälle	66%	30%	35%	67%	52%	60%
Stürze	26%	46%	54%	15%	24%	31%
Direkte Gewalteinwirkung	4%	20%	11%	18%	11%	8%

Vor allem bei umschriebener Gewalteinwirkung, einem Impressionstrauma (SELLIER u. UNTERHARNSCHEIDT 1963), führt die einwirkende kinetische Energie zu einer konischen Eindellung des Schädelknochens, der die anliegende Dura mater folgt. Beim Zurückfedern des eingedellten Knochens in seine Ausgangslage oder darüber hinaus folgt die Dura mater im allgemeinen dieser Bewegung, bleibt aber manchmal zurück, so daß es zu einer Ablösung von der knöchernen Innenfläche des Schädeldaches kommt. Dieses Detachment der Dura mater kann mit und ohne Frakturen einhergehen. Hinsichtlich Einzelheiten über Impressionstraumen verweise ich auf S. 60.

Auf experimenteller Basis wurde dieser Mechanismus von FORD u. MCLAURIN (1963) bestätigt.

Tritt eine Blutung auf, so dehnt sie sich aus und löst damit in ihrer Begrenzung die Dura mater mehr und mehr von der Schädelinnenfläche. Suturen halten die Ausbreitung und Vergrößerung der Blutung für eine begrenzte Zeit auf, ehe sie sich weiter ausbreitet und zu einer raumfordernden Masse wird.

CHOUX et al. (1975) führten interessante Experimente durch: Sie vermochten zu zeigen, daß bei Injektion von heißer Gelatine in den Epiduralraum deren Ausbreitung durch die Anheftung der Dura mater an dieser Stelle nur für eine gewisse Zeit aufgehalten wurde.

GUILLERMAIN (1986) macht auf den zunächst überraschenden Befund aufmerksam, daß epidurale Blutungen in Kriegszeiten selten sind; so fand SCHORNSTEIN (1944) unter 2000 Fällen von Kriegsverletzungen lediglich 3.

Die epidurale Blutung entwickelt sich im allgemeinen sehr schnell, in sehr kurzer Zeit beträgt das Volumen bereits etwa 80%, oder anders ausgedrückt in etwa 1/10 der Zeit der Blutung (LÖFGREN u. ZWETNOW 1972; HAKANSSON et al. 1977; ERICSON et al. 1978; HABASH et al. 1982; ZWETNOW et al. 1983).

Diese Befunde am Menschen werden durch Tierversuche bestätigt. Das epidurale Hämatom erreicht beim Hund seine maximale Größe bereits kurz nach Beginn der Blutung (FORD u. MCLAURIN 1963).

Die Verwendung von zu viel Zeit für neuroradiologische Untersuchungen an diesen Patienten hat in der Regel, wie R. C. SCHNEIDER 1973 bemerkt, katastrophale Folgen. Schnellstes Handeln und einfache Trepanation sind die wesentlichen Faktoren die Mortalität zu senken (JAMIESON u. YELLAND 1968).

Auf der anderen Seite konnte mit Hilfe der Arteriographie und vor allem mit der Computertomographie gezeigt werden, daß eine epidurale Blutung erst

Stunden oder Tage nach einer Gewalteinwirkung sichtbar wird (ROBERTSON et al. 1979; KOULOURIS u. RIZZOLI 1980; POZZATI et al. 1980; NICOLA et al. 1981; FRANKHAUSER u. KIENER 1982; CERVANTES 1983).

7. Verhältnis des Vorkommens epiduraler Blutungen zu dem von subduralen

Epidurale und subdurale Blutungen kommen nach ECKHOFF (1940) im Verhältnis 1:4, nach PAILLAS u. PIGANIOL (1950) im Verhältnis 1:9 vor. Allgemein kann ihr Verhältnis jetzt als weniger als 1:10 angenommen werden.

8. Geschlechtsverteilung

Männer überwiegen in der Serie von GUILLERMAIN (1986) mit 71%, in der von MCKISSOCK et al. (1960) mit 98%, eine Durchschnittshäufigkeit wird von JAMIESON u. YELLAND (1968) mit 80% angegeben, damit beträgt die Relation Männer:Frauen = 4:1. Bei Kindern beträgt die Relation 3:1 (QUELOZ 1967). Bei älteren Patienten ist die Relation 2:1.

9. Altersverteilung

Das epidurale Hämatom kommt gehäuft im frühen Erwachsenenalter vor. Es ist besonders häufig zwischen dem 20. und 40. Lebensjahr (GALLAGHER u. BROWDER 1968) oder zwischen dem 30. und 40. Lebensjahr (HEYSER u. WEBER 1964). In der Serie von KVARNES u. TRUMPY (1978) und der von GUILLERMAIN (1986) waren 51% der Erwachsenen unter 30 Jahren. Das Durchschnittsalter in der Serie von MCKISSOCK et al. (1960) beträgt 24 Jahre.

In der Gruppe der Patienten 15 Jahre alt und jünger beträgt das Vorkommen der epiduralen Blutungen in der Serie von MCKISSOCK et al. (1960) 22%, in der von GERLACH (1957), 31%, in der von GUILLERMAIN (1986) 26,5%.

Männer zwischen 15 und 35 Jahren sind etwa 2- bis 3mal häufiger betroffen als ältere Menschen, Frauen oder Kinder (SCHEID 1963).

In der Altersgruppe über 65 Lebensjahre kommen epidurale Blutungen in 5% vor (GUILLERMAIN 1986).

Der jüngste Patient in der Serie von GALLAGHER u. BROWDER (1968) war 3 Jahre alt und der älteste 75 Jahre. Die statistischen Angaben zeigen, daß epidurale Hämatome in allen Lebensaltern vorkommen können, daß sie jedoch im frühen Jugendalter und nach dem

Tabelle 36. Altersgruppen der epiduralen Hämatome. (Aus GALLAGHER u. BROWDER 1968)

Altersgruppe	Zahl der epiduralen Hämatome
3–10	13
11–20	22
21–40	64
41–60	53
61–70	13
71–75	2
	167

Tabelle 37. Vorkommen epiduraler Hämatome in den verschiedenen Altersgruppen. (Aus JAMIESON u. YELLAND 1968)

Altersgruppe	Zahl der epiduralen Hämatome
0–10	22
11–20	51
21–30	30
31–40	26
41–50	24
51–60	7
61–70	4
71–80	2
81–90	1
	167

60. Lebensjahr seltener auftreten. Das hängt wahrscheinlich damit zusammen, daß die Verbindung von Dura mater und Schädelknochen im frühen Jugendalter und im Greisenalter fester ist als in den übrigen Altersgruppen. Es fanden sich 156 männliche 11 weibliche Patienten in dieser Serie. Erwähnenswert ist, daß sich nur 7 Neger in dieser Patientengruppe fanden; dies ist um so signifikanter, als eine große Gruppe der schwarzen Patienten wegen Schädel-Hirn-Verletzungen während der Beobachtungsperiode in diesem Krankenhaus aufgenommen wurden. Daraus wurde geschlossen, daß die größere Schädeldicke bei Negern sie weniger empfindlich für Schädelfrakturen machte, und damit weniger vulnerabel zu Blutungen aus der A. meningea med. (Tabelle 36).

Die Serie von JAMIESON u. YELLAND (1968) von 167 Patienten mit epiduralen Blutungen zeigt ein ähnliches Bild. Am stärksten ist das 2. Lebensjahrzehnt, gefolgt vom 3., 4., 5. und 1. (Tabelle 37).

10. Lokalisationen

Man kann hinsichtlich der *Lokalisation* der *epiduralen Hämatome* neben *typischen* auch in *atypische* einteilen. Die *typische Lokalisation* ist die *Temporoparietalregion*, sie werden in der Literatur manchmal auch als *laterale epidurale*

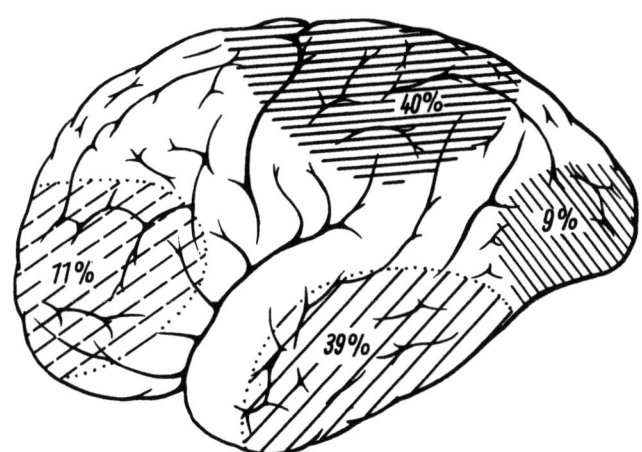

Abb. 102. Hauptlokalisation der bei Sektionen nachgewiesenen epiduralen Hämatome. (Aus LEOPOLD 1977)

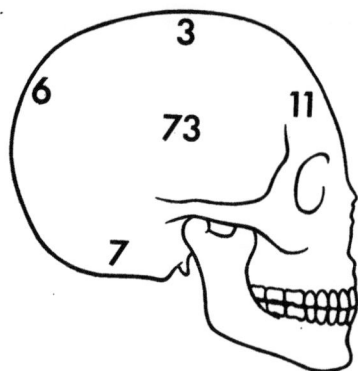

Abb. 103. Prozentuale Verteilung der Lokalisation von epiduralen Hämatomen in den Serien von JAMIESON u. YELLAND (1968)

Hämatome bezeichnet. Nach übereinstimmenden Literaturangaben kommen mehr als 70% dieser Hämatome an dieser typischen Stelle vor. Die Region entspricht dem Verlaufsgebiet der A. meningea med. und ihrer Äste. Sie können jedoch auch frontal oder okzipitoparietal liegen, je nach der Lokalisation der Fraktur und des verletzten Astes der A. meningea med. Ihre lokale Verteilung ist etwa wie folgt: temporal 60–80%, parietal, frontal und okzipital je 10%, zerebellär 3%, bilateral 4% (nach KESSEL 1969). Vergleiche auch Abb. 102 und 103.

11. Typische Lokalisationen

Epidurale Hämatome der Temporoparietalregion
(laterale epidurale Hämatome)

Die *epiduralen Hämatome* der *Temporoparietalregion (laterale epidurale Hämatome)* breiten sich vorwiegend über Schläfen- und Scheitellappen aus. Sie bilden scheibenartige Hämatome, die bis zu 450 g wiegen. Als Faustregel gilt, daß 2/3 bis 4/5 der Fälle über dem Temporallappen liegen. Das ergibt sich daraus, daß die A. meningea med. die Hauptquelle für epidurale Blutungen darstellt. Sie treten gewöhnlich einseitig auf, doch liegen Beschreibungen doppelseitiger Hämatome vor (HILL 1772; PRINGLE 1938; MUNRO u. MALTBY 1941; MCCARTHY et al. 1948; BRODIN 1952; FARAGO 1959; MCKISSOCK et al. 1960).

Generell kann gesagt werden, daß die temporoparietalen oder lateralen epiduralen Hämatome häufig zu den akuten klinischen Verlaufsformen gehören, während die chronischen Verlaufsformen mehr in atypischen Lokalisationen vorkommen. In mehr als 50% der Fälle von YOUNG (1972) und 73% der von GUILLERMAIN (1986) fanden sich die chronischen Verlaufsformen des epiduralen Hämatoms außerhalb der Parietemporalregion. Die Temporalregion zeigt dagegen lediglich in 50% ein epidurales Hämatom, so daß bei Anlegung eines temporalen Bohrloches allein diese Blutung unentdeckt bleibt.

Im folgenden erfolgt eine Zusammenstellung der Lokalisationen von epiduralen Blutungen, ehe die atypischen Lokalisationen detailliert abgehandelt werden.

Tabelle 38. Lokalisation von 71 akuten und chronischen epiduralen Hämatomen. (Aus HEYSER u. WEBER 1964)

	Linksseitige	Rechtsseitige
Akute Fälle:		
Temporal	10	14
Temporoparietal	4	3
Temporookzipital	1	4
Temporo-parieto-okzipital	2	4
Frontal	0	2
Frontoparietal	0	0
Frontotemporal	0	1
Fronto-temporo-parietal	2	2
Fronto-temporo-okzipital	1	1
Fronto-parieto-okzipital	1	0
Parietal	0	1
Parietookzipital	1	0
Bifrontal		1
Biparietookzipital		1
Bizerebellar		2
Gesamtzahl		58
Chronische Fälle		
Frontal	1	2
Frontoparietal	1	0
Temporal	1	1
Parietal	1	1
Parietookzipital	2	1
Temporo-parieto-okzipital	1	0
Biparietal		1
Gesamtzahl		13

Tabelle 38 der 71 Fälle von epiduralen Hämatomen aus der Serie von HEYSER u. WEBER (1964) zeigt, daß der größten Zahl akuter Fälle (42 = 73%) Blutungen im temporalen Gebiet zugrunde lagen. Dies stimmt mit der Tatsache überein, daß am häufigsten die A. meningea med. oder eine ihrer Äste zerissen war. Von der Gesamtzahl der Hämatome waren 32 rechts, 22 links und 4 bilateral gelegen. Von den letzteren lag eines im Kleinhirngebiet, eines im Kleinhirn- und Okzipitalgebiet, eines biparietookzipital und das vierte bifrontal. Von einem anderen Gesichtspunkt aus gesehen ergibt sich, daß 97% supratentoriell und 3% (ein gemischtes inbegriffen) infratentoriell lagen. Bei den chronischen Fällen lag ein leichtes Überwiegen der frontalen und parietookzipitalen Lokalisationen vor.

Die Lage des raumfordernden epiduralen Hämatoms innerhalb der Schädelhöhle hat eine große Bedeutung für den Erfolg der Operation (Tabelle 39). GALLAGHER u. BROWDER (1968) vermochten zu zeigen, daß epidurale Hämatome, die umschrieben im Frontal- oder Okzipitalbereich auftraten, eine viel geringere Mortalität hatten, als die in der Temporalregion. Das beruht wahrscheinlich darauf, daß sich epidurale Hämatome im Temporalbereich schneller herausbilden als solche in anderen Hirnregionen, und daß raumfordernde Prozesse im

Tabelle 39. Lokalisation der epiduralen Blutung. (Aus GALLAGHER u. BROWDER 1968)

Lokalisation	Anzahl der Fälle
Frontal	8
Frontotemporal	9
Temporal	23
Temporoparietal	55
Parietookzipital	35
Fronto-temporo-okzipital	13
Temporo-parieto-okzipital	14
Fronto-temporo-parieto-okzipital	6
Bilaterale Hämatome	4
Gesamtzahl	167

Tabelle 40. Lokalisation der epiduralen Hämatome. (Aus WEINMAN u. MUTTUCUMARU 1969)

Lokalisation	%
Anterior temporal	24,8
Posterior temporal	22,8
Frontal	16,9
Parietal	25,9
Okzipital	2,4
Biparasagittal	5,4
Hintere Schädelgruppe	1,8

Tabelle 41. Lokalisation der epiduralen Hämatome. (Aus LEOPOLD 1985)

Hämatomsitz	Anzahl	beidseits
Frontal	12	3
Frontotemporal	7	3
Frontoparietal	3	–
Frontotempoparietal	20	–
Temporal	68	–
Temporoparietal	65	–
Parietal	25	–
Parielookzipital	10	–
Okzipital	12	–
Temporookzipital	10	–

Temporalbereich schneller zu tödlichen Hirnstammeinklemmungen führen als solche in anderen Hirnregionen.

Aus Tabelle 40 von WEINMAN u. MUTTUCUMARU (1969) ergibt sich, daß 24,8% der epiduralen Hämatome in der anteriotemporalen und 22,8% in der posteriotemporalen Region lokalisiert waren. Mehr als 50% lagen an atypischer Stelle und wären bei einer klassischen Exploration bei Verdacht auf das Vorliegen einer epiduralen Blutung nicht gefunden worden. 16,9% waren frontal oder subfrontal,

Tabelle 42. Lage der epiduralen Blutungen. (Aus GUILLERMAIN 1986)

	POUANNE et al. (1965) 243 Fälle	JAMIESON u. YELLAND (1968) 167 Fälle	CORDOBES et al. (1981) 82 Fälle	GUILLERMAIN (1983) 648 Fälle	Andere	
Lateral	89%	70%	81%	70%	80 à 95%	GALLAGHER u. BROWDER (1968), KRETSCHMER (1981), KVARNES u. TRUMPY (1978)
Frontal	7%	11%	13%	20%	5 à 25%	HOOPER (1959), LECUIRE et al. (1967). ROWBOTHAM (1949), STROOBANDT (1963), VIGOUROUX et al. (1963)
Vertex	1%	2%		2%	1 à 3%	HUBER (1964), McKISSOCK et al. (1960), ZUCCARELLO et al. (1981)
Okzipital	1%	7%	5%	2%	3 à 14%	BEN HASSINE (1971), FERRIS et al. (1967), LOEW u. WÜSTNER (1960), WEINMAN u. JAYAMANE (1966)
Hintere Schädelgruppe	2%	7%	1%	2%	3 à 12%	ARKINS et al. (1977), HOOPER (1954), KVARNES u. TRUMPY (1978), TSAI et al. (1978)
Basal		6%		4%	–	

25,9% parietal und 2,4% okzipital. 5,4% waren biparasagittal und 1,8% fanden sich in der hinteren Schädelgrube. In lediglich 2 Fällen war ein temporales epidurales Hämatom auf einer Seite mit einem ähnlichen auf der anderen Seite vergesellschaftet. Die Lokalisation des epiduralen Hämatoms lag direkt an der Einwirkungsstelle der Gewalt und es lagen keine Beobachtungen vor, in denen sie sich durch einen Contrecoupmechanismus entwickelt hatten.

Die Lokalisation der epiduralen Hämatome von LEOPOLD (1985) ergibt sich aus Tabelle 41.

Die Hauptlokalisation der epiduralen Blutungen in verschiedenen Serien wurden von GUILLERMAIN (1986) in der Tabelle 42 dargestellt.

12. Atypische Lokalisationen

Atypische Lokalisationen von *epiduralen Hämatomen Erwachsener* wurden mitgeteilt von PAILLAS u. SEDAN (1959), HEMMER (1965), UNTERDORFER et al. (1979), sie fanden sich bei 25% der Fälle, bei Kindern sind es fast 40% (KAZNER 1972).

UNTERDORFER et al. (1979) untersuchten 30 Fälle von tödlich verlaufenen posttraumatischen epiduralen Hämatomen hinsichtlich ihrer Lokalisation und Größe, die von 1968–1978 im Institut für Gerichtliche Medizin der Universität Innsbruck untersucht worden waren, das sind 0,4% des gesamten Obduktionsgutes. Die Autoren definieren als typisch die Blutungen nach Läsion der A. meningea med., als atypisch sämtliche anderen epiduralen Blutungen. Bei den 14 Fällen atypischer Hämatome waren sämtliche Blutungen, mit einer einzigen frontal lokalisierten Ausnahme, venösen Ursprungs. Bis auf die seltene Form des clivusnahen epiduralen Hämatoms, welches an Hand von 3 Fallberichten dargestellt wurde, waren die Blutungen immer mit einem Schädelbruch kausal vergesellschaftet. Als Ursache der primären traumatischen Abhebung der Dura mater nahe dem Clivus, als Voraussetzung der epiduralen Hämatomentstehung, ist eine Gewalteinwirkung im Bereich der Kopfgelenke im Sinne eines Schleuder-/Stauchungsmechanismus anzunehmen.

Von den 14 atypischen epiduralen Hämatomen lagen 6 sagittoparietal, 3 frontal und 5 okzipital bzw. im Bereich der hinteren Schädelgruben lokalisiert.

Bei der Unterteilung dieser atypisch lokalisierten epiduralen Hämatome nach ihrer Blutungsquelle ergab sich, daß nur 3 arteriellen Ursprungs und 11 auf eine venöse Blutung zurückzuführen waren. Diese war in 7 Fällen der Sinus sagittalis sup. bzw. einmündende Brückenvenen und in den 4 Fällen der hinteren Schädelgrube eine Verletzung des Sinus sigmoideus bzw. transversus. Sämtliche Sinusverletzungen waren entstehungsmäßig mit einem Berstungsbruchsystem des knöchernen Schädels verbunden. Die Autoren verweisen hier insbesondere auf die quer verlaufenden Berstungsbrüche durch beide Scheitelbeine, auf die absteigenden parietookzipitalen Frakturen sowie auf die Nahtsprengungen.

Atypische Lokalisationen von *epiduralen Hämatomen* sind (1) die *frontal* gelegenen, die wieder untergliedert werden können in (1 a) die der *vorderen Schädelgrube*, (1 b) die *präfrontalen* oder *frontalen*, (1 c) die *frontopolaren* und (1 d) die *subfrontalen*, (2) die *atypischen temporalen*, die als (2 a) *temporobasilär* und (2 b) *subtemporal* bezeichnet werden, (3) solche des *Vertex*, die eine *Druckwirkung* auf den *Sinus sagittalis sup.* ausüben können, (4) die *okzipitalen* und als Sonderformen (5) die im *Clivusbereich.*

a) Frontale epidurale Hämatome

b) Epidurale Hämatome der vorderen Schädelgrube

Epidurale Hämatome der vorderen Schädelgrube wurden von einer Reihe von Autoren mitgeteilt (GROSS u. SAVITZKY 1942; WHITTAKER 1960; BRETON et al. 1967; PHLIPPS 1967; ANDREOLI et al. 1977).

Die *präfrontalen* oder *frontalen epiduralen Hämatome* sind seit langer Zeit bekannt und beschrieben (STROOBANDT 1963; VIGOUROUX et al. 1963; BRETON et al. 1967; LECUIRE et al. 1967; DECHAUME et al. 1968; DEE et al. 1974; BARTLETT u. NEIL-DWYER 1979; ANDREOLI et al. 1977; SAUTREAUX et al. 1984). Es handelt sich hierbei um epidurale Hämatome der vorderen Schädelgrube, die normalerweise nicht über den kleinen Keilbeinflügel hinausreichen (VIGOUROUX et al. 1963). SAUTREAUX et al. (1984) berichteten über 41 Fälle von präfrontalen posttraumatischen epiduralen Hämatomen. Die Analyse der klinischen Daten zeigte, daß diese Patienten jünger waren als die mit epiduralen Hämatomen in anderen Lokalisationen. Subakute und chronische Verlaufsformen sind bei der frontalen Lokalisation relativ häufig. Die Mortalität ist mit 7% gering. Hauptsächlich fanden sich ophthalmologische Komplikationen. Nach GUILLERMAIN (1986) sind sie bei 2 von 3 Fällen bei Kindern und Jugendlichen nachweisbar; er sah sie jedoch nie bei Kleinkindern. Basale Formen sind nach GUILLERMAIN (1986) sehr selten, er sah sie bei 9 von 128 Beobachtungen, ANDREOLI et al. (1977) bei 2 von 23 Beobachtungen.

Schädelfrakturen bei dieser Lokalisation sind seltener, ANDREOLI et al. (1977) fanden solche in 52%, GUILLERMAIN (1986) in 55%. Die Bewußtseinsstörungen sind lediglich leichterer Natur und in 57% fehlen Herdzeichen. In der Serie von GUILLERMAIN (1986) waren 32% chronische Formen. Homolateraler Exophthalmus kann in einzelnen Fällen vorkommen (GRUSKIEWICZ 1972; ROMANO u. WALZER 1983; GUILLERMAIN 1986). Die Prognose dieser frontal gelegenen epiduralen Hämatome ist gut, die Mortalität in der Serie von GUILLERMAIN (1986) betrug lediglich 13%.

c) Frontopolare epidurale Hämatome

Die *frontopolaren epiduralen Hämatome* (ASKENASY et al. 1962) sind venöser Herkunft, ihr klinischer Verlauf ist daher langsam und prolongiert. Intellektueller Abbau und erhöhter Schädelinnendruck Wochen nach einer Gewalteinwirkung machen auf diese epiduralen Hämatome aufmerksam.

d) Subfrontale epidurale Hämatome

Die *subfrontalen epiduralen Hämatome* sind die Folge von stumpfen Gewalteinwirkungen gegen die Frontalregion oder aber nach Gewalteinwirkung gegen den Hinterkopf als Folge von Contrecoup. Die klinischen Symptome sind uncharakteristisch, es können Stirnkopfschmerzen, Schmerzen hinter den Augen oder eine Symptomatik vorliegen, die für ein Stirnhirnsyndrom sprechen. Entsprechende Beobachtungen wurden von WHITTAKER (1960) sowie PHILIPPS (1967), GRUSKIEWICZ u. PLATT (1973) veröffentlicht. Bei einer Beobachtung von GRUSKIEWICZ (1972) bestand ein ipsilateraler Exophthalmus.

GRUSZKIEWICZ (1972) teilte 4 Kasuistiken von subfrontalen epiduralen Hämatomen mit ipsilateralem Exophthalmus mit. Alle 4 Patienten waren in Verkehrsunfällen verletzt worden und hatten eine Längsfraktur des Os frontale erlitten. Das subfrontal sich ausbreitende epidurale Hämatom reichte bis an den Keilbeinkörper und N. opticus, ohne sich jedoch in die mittlere Schädelgrube auszudehnen. Keine der neurologischen Untersuchungen ergaben Seitenhinweise; alle Diagnosen wurden arteriographisch gestellt. Der ipsilaterale Exophthalmus war sowohl charakteristisch als auch lokalisatorisch bedeutungsvoll. Er entwickelte sich nach 2–4 Tagen und war von Chemosis der Sklera, der Konjunktiva, Blutungen in der Konjunktiva und in 3 Fällen von einem Papillenödem begleitet. Die Proptosis war hier nicht das Ergebnis einer retroorbitalen Blutung.

Die Erklärung des Exophthalmus kann so erfolgen, daß die sich ausbreitende Blutung zu einer Separierung der Dura mater von den Knochen der vorderen Schädelgrube führt, so daß ein diskreter Druck auf die V. ophthalmica erfolgt. Die Zirkulationsstörungen in der Orbita führen zum Exophthalmus.

e) Temporobasiläre epidurale Hämatome

Die klinischen Befunde der *temporobasilären epiduralen Hämatome* sind von GUILLAUME u. PEKER (1951) beschrieben worden. Insgesamt haben sie eine gute Prognose, wenn es zu Todesfällen kommt, dann nur bei akuten Verlaufsformen.

f) Subtemporale epidurale Hämatome

Die *subtemporalen epiduralen Hämatome* werden nur von einigen Autoren von den temporalen der Großhirnkonvexität unterschieden. GUILLERMAIN (1986) fand sie in 4%, JAMIESON u. YELLAND (1968) in 6%. Das epidurale Hämatom liegt unter dem Temporallappen und reicht nicht zur Konvexität hoch.

g) Epidurale Hämatome des Vertex

Beobachtungen von *epiduralen Hämatomen des Vertex* wurden mitgeteilt von MUNRO u. MALTBY (1941), GORDY (1948), COLUMELLA et al. (1959, 1968), ALEXANDER (1961), JOSEPHSON (1962), CAMPICHE (1962), DA PIAN et al. (1963), E MÜLLER (1963/1964), IWATA (1964), STEVENSON et al (1964), FERRIS et al. (1967), BONNER u. WARD (1971), ENDER (1972), CORREIA u. MUKE (1972), NIELSEN u. VOLDBY (1977), ZUCCARELLO et al. (1982), GUILLERMAIN (1986). POUYANNE et al. (1965) fanden 161 Fälle in der Literatur und COLUMELLA et al. (1968) 32. Eine größere Serie von 12 Fällen wurde von ZUCCARELLO et al. (1982) mitgeteilt. Sie liegen im Bereich der Mantelkante und üben eine Druckwirkung auf den Sinus sagittalis sup. aus und führen zu massivem Ödem der Großhirnhemisphären (DA PIAN et al. 1963; CORREIA u. MUCKE 1972). ALEXANDER (1961) hob die Notwendigkeit hervor, diese epiduralen Vertexhämatome mit Hilfe der Karotisangiographie zu diagnostizieren. Bei diesen akuten Prozessen ist ein „Gehirnscan" aus Zeitgründen nur selten durchführbar, worauf R. C. SCHNEIDER (1973) hinwies. Fast immer liegt eine Schädelfraktur vor, die die Gegend des Sinus sagittalis sup. kreuzt; die Blutung entstammt fast ausnahmslos dieser Struktur. Die Blutung kann sehr ausgedehnt sein. Das Hämatom beeinträchtigt den venösen Abfluß von den Großhirnhemisphären. Obwohl die Blutung venöser Herkunft ist, können akute Verläufe neben den subakuten und chronischen vorkommen. Die Blutung kann sich über beide Großhirnhemisphären ausdehnen. Findet sich die epidurale Blutung vorzugsweise über einer Seite, so können Halbseitensymptome vorliegen. Beidseitige Pyramidenbahnzeichen können sich ohne Verschluß oder Thrombose des Sinus sagittalis sup. nur durch Druckwirkung auf die beiderseitige motorische Rinde nahe der Mantelkante entwickeln. Die Folge ist ein *Mantelkantensyndrom* mit stärkerem Befallensein der unteren Extremitäten. Stauungspapille tritt häufig auf. Die Mortalität ist mit etwa 50% hoch (ZUCCARELLO et al. 1982; GUILLERMAIN 1986).

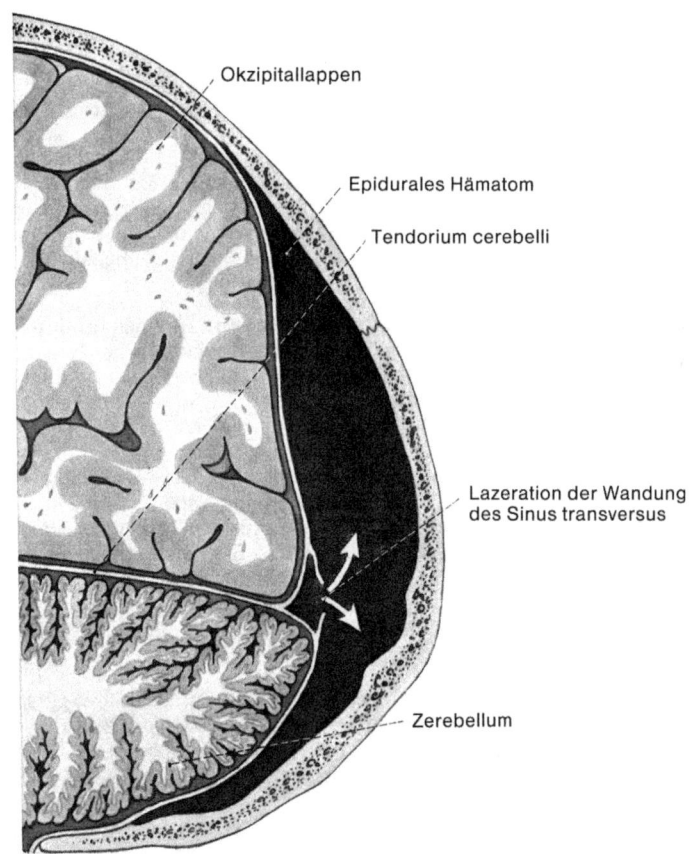

Abb. 104. Anatomische Darstellung eines epiduralen Hämatoms über der okzipitalen und subokziptialen Region infolge Lazeration des Sinus transversus (Parasagittalschnitt 2 cm von der Mittellinie). (Aus KEMPE 1985)

ZUCCARELLO et al. (1982) sahen 14 epidurale Hämatome am Vertex in einer Serie von 478 Fällen in der Zeit von 1953–1980 in der Universitätsklinik Padua. Die Mortalität betrug 50 %. Eine sofortige operative Entfernung dieser Hämatome zeigt nicht immer eine gute klinische Besserung.

h) Okzipitale epidurale Hämatome (Abb. 104)

Die Fallmitteilungen von *okzipitalen epiduralen Hämatomen* sind gering (POUYANNE et al. 1965; VIGOUROUX et al. 1969; BEN HASSINE 1971; ROBERTSON u. CLARK 1982; GUILLERMAIN 1986). Es handelt sich um epidurale Hämatome, die sich über dem Occipitallappen befinden, sie sind begrenzt durch den Sinus sagittalis sup. und Sinus transversus (VIGOUROUX et al. 1969). Nach den Angaben von GUILLERMAIN (1986) sind sie selten bei Kindern, 1 Fall unter 18 in seiner Serie, und 2 Beobachtungen unter 62 epiduralen Hämatomen in der Serie von MAZZA et al. (1982). Eine Beobachtung eines solchen epiduralen Hämatoms als Ursache einer kortikalen Erblindung teilte GUTHKELCH (1949) mit.

i) Epidurale Hämatome im Clivusbereich

Im folgenden sind die Kasuistiken der *atypisch lokalisierten epiduralen Hämatome* im *Bereich des Clivus* dargestellt (UNTERDORFER et al. 1979):

Fall 1: Ein Fahrzeug war mit hoher Geschwindigkeit mit dem Wagen einer Kleinbahn zusammengeprallt. Eine 19jährige Frau konnte nur noch tot aus dem Wagen geborgen werden. Bei der Obduktion wurde als entscheidende Verletzung eine Subluxation der Kopfgelenke mit einem Teilabriß und einer Abhebung der Dura vom Clivus in Verbindung mit einer, wenn auch nur relativ geringen, epiduralen Blutung nachgewiesen. Die primäre Medullaverletzung hatte rasch zum Tode der Frau geführt.

Fall 2: Ein 20jähriger Bursche war nach einem Kopfsprung in den Innfluß offensichtlich im Seichtwasser auf einer Sandbank aufgeschlagen. Er wurde von Passanten in etwas benommenem Zustand geborgen, begab sich aber anschließend selbständig zu Fuß in die Unfallstation eines nahen Krankenhauses, um eine blutende Kopfwunde versorgen zu lassen. Dort wurde er plötzlich bewußtlos und sofort in die Neurochirurgische Universitätsklinik Innsbruck überstellt. Hier kam es zum zentralen Atemstillstand und ca. 20 h nach dem Ereignis auf der Intensivstation zum irreversiblen Herz-Kreislauf-Versagen. Die *Obduktion* ergab neben der Kopfschwartenverletzung einen zarten rechts okzipital absteigenden Berstungsbruch des Schädeldaches. Die für den Tod entscheidenden Befunde konnten jedoch präparatorisch im Bereich des Clivus und der Kopfgelenke nachgewiesen werden: eine wulstartige bläuliche Vorwölbung der Dura mater hatte zu einer deutlichen Kompression der Medulla und der Brücke geführt. Als Blutungsquelle für dieses ausgedehnte Hämatom wurde ein Einriß des rechten Sinus sigmoideus im Bereich des Foramen jugulare dargestellt.

Fall 3: Ein 9jähriger Knabe wurde von einem VW-Bus erfaßt und weggeschleudert. Er verstarb 5 Tage später in einer Intensivstation. Bei der *Obduktion* fand sich wiederum eine clivusständige extradurale Blutung mit Hirnstammkompression bei gleichzeitigen Subluxationsverletzungen im Bereich der oberen Kopfgelenke. Eine knöcherne Schädelverletzung hatte nicht vorgelegen.

j) Epidurale Hämatome der hinteren Schädelgrube

Diese epiduralen Hämatome werden später in einem gesonderten Kapitel, S. 298, beschrieben.

Tabelle 43. Beziehungen zwischen Lokalisation der epiduralen Blutung und Mortalität. (Aus McLaurin u. Ford 1964)

Lokalisation	Mortalität	Überleben
Temporal	18 (45%)	22 (55%)
Parietal	0	4
Okzipital	0 (14%)	1 (86%)
Mitt-frontal	1	0
Hintere Schädelgruppe	0	1

13. Beziehung zwischen der Lokalisation der epiduralen Blutung und Mortalität

Tabelle 43 zeigt, daß zwei Faktoren für die Häufigkeit der temporalen Lokalisation von epiduralen Blutungen verantwortlich sind. Der wesentliche Faktor ist der Verlauf der A. meningea med. in dieser Region. Zum zweiten ist die Dura mater in der Temporalregion weniger fest mit dem Knochen verbunden als in anderen Schädelregionen, damit erfolgt hier leichter eine Separation zwischen den beiden Strukturen. Trotz des häufigen Vorkommens von epiduralen Hämatomen in der Temporalregion wurden andere Lokalisationen sowohl in der Literatur als auch in dieser Serie beschrieben. Während die Mortalität der epiduralen Blutungen in der Temporalregion 45% betrug, war sie in den anderen Regionen lediglich 14%. Die Erklärung für diesen Unterschied in der Mortalität liegt wohl darin, daß die temporal gelegenen epiduralen Hämatome häufiger zu Hernienbildungen im Bereich des Uncus gyri hippocampi und damit zu einer Hirnstammeinklemmung führten.

Zusammenfassend läßt sich feststellen, daß die Lokalisation der epiduralen Blutungen von der der subduralen verschieden ist. Bei den epiduralen Blutungen ist die Lokalisation durch die Anheftung der Dura mater an die Tabula int. des Schädels, wie oben ausgeführt, erklärt, während die subduralen Blutungen sich überall im Subduralraum über der gesamten Großhirnhemisphäre finden können.

14. Bilaterale epidurale Hämatome

Bilaterale epidurale Hämatome sind selten (MacCarty et al. 1948; Maurer u. Mayfield 1965; Pirker 1965; Saeki et al. 1979; Robertson u. Clark 1982; Frank et al. 1982). Ihre Zahl in größeren Serien beträgt: 3 bei 125 Beobachtungen (McKissock et al. 1960), 2 bei 243 (Pouyanne et al. 1965), 4 bei 167 (Gallagher u. Browder 1968), 5 bei 167 (Jamieson u. Yelland 1968), 7 bei 192 (Arseni u. Oprescu 1972), und 5 bei 648 (Guillermain 1986).

Bilaterale epidurale Hämatome der *Okzipitallappen* wurden mitgeteilt von Vigouroux et al. (1969) sowie Robertson u. Clark (1982).

15. Frakturen des Schädels bei Vorliegen von epiduralen Hämatomen

Bei etwa 85 bis 90% *aller epiduralen Hämatome* liegen *Frakturen* des *Schädels* vor (ZANDER u. CAMPICHE 1974; GUILLERMAIN 1986). Es muß hervorgehoben werden, daß diese Angaben aus verschiedenen Serien differieren, je nachdem es sich um radiologische, chirurgische, computertomographische oder Autopsiebefunde handelt. Die entsprechenden Zahlen in den Serien von ARSENI u. OPRESCU (1972) und KVARNES u. TRUMPY (1978) sind 86%, und in der von GUILLERMAIN (1986) 76%. In einer Serie von Autopsien, durchgeführt von FREYTAG (1963), fanden sich bei 211 epiduralen Blutungen bei 205 Beobachtungen Frakturen des Schädels.

LOEW u. WÜSTNER (1960) fanden bei 35%, GALLAGHER u. BROWDER (1968) in 9% und STÖWSAND et al. (1973) in 20% der Patienten mit epiduralen Hämatomen im Röntgenbild keine Fraktur.

Akute epidurale Hämatome können ohne Schädelfrakturen auftreten. Schon in der ersten großen Veröffentlichung von 70 Beobachtungen aus der Serie von JACOBSEN aus dem Jahre 1886 fanden sich bei 4 keine Schädelfrakturen bei der Autopsie, zwei der Patienten waren Kinder.

MEALEY (1960) stellte die Fälle ohne Schädelfrakturen aus der Literatur zusammen (REICHERT u. MORRISSEY 1941; WOODHALL et al. 1941; GROSS u. SAVITZKY 1942, 2 Fälle; FALCONER u. SCHILLER 1942, 2 Fälle; LANIGAN 1942; RAAF 1948, 2 Fälle; ASTERIADES 1948, 2 Fälle; LEWIN 1949, 2 Fälle; WHALLEY 1949, 2 Fälle; GALLAGHER u. BROWDER 1950, 10 Fälle; CAMPBELL u. COHEN, 1951, 2 Fälle; BRODIN 1952; KING u. CHAMBERS 1952, 2 Fälle; JAMIESON 1954, 4 Fälle; R. C. SCHNEIDER u. TYTUS 1955; MEALEY 1960, 6 Fälle).

In der obigen Zusammenstellung sind subakute und chronische Verlaufsformen nicht enthalten (SARTORIUS u. HUMPHRIES 1946; ROWBOTHAM u. WHALLEY 1952; TROWBRIDGE et al. 1954; IMLER u. SKULTETY 1954).

MCKENZIE (1938) hatte noch die Meinung vertreten, daß Fehlen einer Schädelfraktur ein guter klinischer Beweis dafür sei, daß ein epidurales Hämatom ausgeschlossen werden könne. Eine solche Ansicht kann nicht mehr vertreten werden. Einmal gibt es eine große Gruppe von Patienten mit epiduralen Hämatomen ohne gleichzeitige Schädelbrüche, etwa bei Kindern und Jugendlichen; die Mehrheit dieser Patienten war nicht bewußtlos. Aber auch bei Erwachsenen können epidurale Hämatome ohne Schädelfraktur vorkommen; GALLAGHER u. BROWDER (1950) nannten 10%, LEWIN (1949) 14%, GROSS u. SAVITZKY (1942) 15% und MEALEY (1960) 17,6%.

Es wird in der Literatur hervorgehoben, daß nicht immer eine räumliche Beziehung der Lokalisation der Fraktur und der Blutung besteht. Das war der Fall in 9% der Serie von GUILLERMAIN (1986). Von einer Reihe von Autoren wird angegeben, daß die Fraktur kontralateral zur Seite der Gewalteinwirkung liegen kann (JOSEPHSON 1962; MCLAURIN u. FORD 1964; GUILLERMAIN 1986).

Bei Kindern fehlen Frakturen in etwa 21–30% der Fälle (CAMPBELL u. COHEN 1951; MCKISSOCK et al. 1960; GOUTELLE et al. 1970; CHOUX et al. 1975; GUILLERMAIN 1986). Die größere Elastizität des kindlichen Schädels kann zur Erklärung herangezogen werden.

Tabelle 44. Beziehungen zwischen dem Vorliegen von Frakturen und Mortalität. (Aus McLAURIN u. FORD 1964)

Fraktur	Anzahl der Fälle	Mortalität	Überleben
Über dem Hämatom	31	14 (45%)	17 (55%)
Anderswo	4	2 (50%)	2 (50%)
Keine	5	1 (20%)	4 (80%)

JACOBSON (1885) beschrieb als erster epidurale Hämatome, die ohne Schädelbrüche einhergingen. Von den 4 Beobachtungen aus seinem Untersuchungsgut von 70 Fällen waren 2 Kinder. MEALEY (1960) fand unter 34 epiduralen Hämatomen 6 ohne Schädelbruch. Bei Patienten, die mehr als 30 Jahre alt sind, treten epidurale Blutungen fast nie ohne Schädelfraktur auf (GALBRAITH 1973). Weitere Beobachtungen von epiduralen Hämatomen ohne Schädelfraktur stammen von MEALY (1960), MAZUROWSKI (1964) sowie GALBRAITH (1973).

Verschiedene Autoren haben, wie weiter oben bereits bemerkt, angegeben, daß epidurale Hämatome ohne Vorliegen von Schädelfrakturen nicht vorkommen (MUNRO u. MALTBY 1941). Diese Vorstellung kann als widerlegt gelten. Aus experimentellen Untersuchungen geht hervor, daß der Knochen der Schädelkalotte so deformiert werden kann, daß er die Dura mater von der Innenfläche des Knochens abzuziehen vermag, ohne daß eine Fraktur vorliegt; damit besteht eine epidurale Tasche, eine Voraussetzung für ein epidurales Hämatom (GURDJIAN u. LISSNER 1947).

In der Serie von McLAURIN u. FORD (1964) von 40 Fällen mit epiduraler Blutung war in 31 Fällen die Fraktur in direktem Zusammenhang mit der darunterliegenden Blutung (Tabelle 44). Bei 4 Patienten lag eine Fraktur in anderen Bereichen des Schädels vor, und in 5 Fällen war keine Fraktur nachweisbar. Drei von den 5 Patienten ohne Frakturen gehörten in die pädiatrische Altersgruppe.

16. Verlaufsformen

Bei den *epiduralen Hämatomen* können folgende *Verlaufsformen* unterschieden werden: (a) *akute*, mit einer Untergruppe *perakute*, (b) *subakute* und (c) *chronische*, die im folgenden besprochen werden.

a) Akute Verlaufsformen

Die *akuten Verlaufsformen* kommen am häufigsten vor; 60–80%, etwa 85% dieser epiduralen Hämatome werden innerhalb der ersten 24 h diagnostiziert und operiert (FENELON 1965; POUYANNE et al. 1965; KRETSCHMER 1981). In diese Gruppe gehören die meisten der epiduralen Hämatome, die mit zusätzlichen traumatischen intrakraniellen Läsionen einhergehen und mehr als die Hälfte der epiduralen Hämatome allein.

Innerhalb der *akuten Verlaufsform* läßt sich noch eine *perakute Verlaufsform* abgrenzen, bei der sich die Entwicklung der klinischen Symptomatik innerhalb von 4–6 h entwickelt und deren Prognose infaust ist (BOURHIS 1962; JOSEPHSON 1962; MCLAURIN u. FORD 1964; MENDELOW et al. 1979).

LINDENBERG (1971) berichtete über ein epidurales Hämatom arterieller Herkunft, bei dem der Tod bereits 30 min nach der Verletzung und 20 min nach Einsetzen der klinischen Symptome erfolgte.

b) Subakute Verlaufsformen

Die *subakuten Verlaufsformen* entwickeln sich innerhalb von 24 h bis zu 7 Tagen. Entsprechende Beobachtungen wurden mitgeteilt von IMLER u. SKULTETY (1954), PETIT-DUTAILLIS et al. (1955), SAEKI et al. (1979), TAWFIK (1976). Ihre Häufigkeit wird angegeben zwischen 9% (FENELON 1965; POUYANNE et al. 1965) und 39% (JAMIESON u. YELLAND 1968).

c) Chronische Verlaufsformen

Es ist falsch bei epiduralen Hämatomen anzunehmen, daß es sich immer um ein akutes Geschehen handelt, es gibt chronische Verlaufsformen. Die *chronischen epiduralen Blutungen* sind selten und treten zudem unter verschiedenen klinischen Bildern auf. Sie sind deshalb in der Praxis nicht allgemein bekannt. CLARE u. BELL (1961) fanden sie in nur 15% der Patienten.

Diese chronischen Verlaufsformen wurden seit langer Zeit untersucht und mitgeteilt (GRANT 1935, 1944; WOODHALL et al. 1941; JACKSON u. SPEAKMAN 1950; ROWBOTHAM u. WHALLEY 1952; AVOL 1954; TOWBRIDGE et al. 1954; PAUL u. ROSENBLUTH 1957; COPPOLA 1969; MIFKA 1972; YOUNG 1972; SPARACIO et al. 1972; IWAKUMA u. BRUNNGRABER 1973, 21 Fälle; BURRES u. HAMILTON 1979; KOTHANDARAM u. SHETTY 1979; HIRSH 1980; POZZATTI et al. 1980; GIORDANO u. ZITO 1981; DE VRIES et al. 1981; BULLOCK u. VAN DELLEN 1982; CLAVEL et al. 1982; ZUCCARELLO et al. 1983).

Der Zeitraum, den verschiedene Autoren für die Definition der chronischen Verlaufsform des epiduralen Hämatoms angeben, schwankt: 3 Tage (LOEW u. WÜSTNER 1960; SPARACIO et al. 1972; CLAVEL et al. 1982), 7 Tage (POUYANNE et al. 1965; JONKER u. OOSTERHUIS 1975; GUILLERMAIN 1986), 10 Tage (HOOPER 1959), 13 Tage (IWAKUMA u. BRUNNGRABER 1973; ZUCCARELLO et al. 1983), 2 Wochen (WOODHALL et al. 1941; SCHEID 1963), bei großer Blutung bis zu einem Monat (JACOBSEN 1885; MOODY 1920; VANCE 1926; ROWBOTHAM u. WHALLEY 1952). Es wurden Fälle beschrieben, in denen sich angeblich ein epidurales Hämatom Jahre nach der Gewalteinwirkung entwickelte: 6 Jahre (GRANT 1944), 33 Jahre (PUNT 1978). Ihre Häufigkeit wird in den verschiedenen Serien wie folgt angegeben: 2% (CLAVEL et al. 1982), 4% (ZUCCARELLO et al. 1983), 10% (GUILLERMAIN 1986), 12% (YOUNKER u. OOSTERHUIS 1975).

In 9 der von SPARACIO et al. (1972) mitgeteilten Beobachtungen lag das Intervall zwischen 5 und 18 Tagen. Die Patienten waren zwischen 4 und 47 Jahre alt, das Durchschnittsalter betrug 24 Jahre. Die Größe der Blutung betrug 25–75 ml.

POZZATI et al. (1980) berichteten über 30 Beobachtungen von epiduralen Hämatomen, bei denen der Zeitraum von der Gewalteinwirkung bis zum Auftreten von klinischen

Erscheinungen mehr als 48 h betrug. Von ihnen wurden 29 operiert. Diese verspätet auftretenden epiduralen Hämatome zeigen einen günstigeren Verlauf und haben eine bessere Prognose als die akuten. Die epiduralen Hämatome in dieser Serie lagen in 83% im Bereich der Temporalregion. 74% dieser Patienten konnten in ihren früheren Beruf zurückkehren. Die beiden Todesfälle waren nicht auf die Hämatome zu beziehen.

WILLENBERG u. ROSENKRANZ (1982) berichteten über eine 45jährige Frau, die nach einem schweren PKW-Unfall 20 min bewußtlos war. Es bestand eine Gehörgangsblutung links. Nach 12 Tagen entwickelte sie Somnolenz, die Patientin wurde stationär aufgenommen. Es bestand ein Exophthalmus links, eine Schädelfraktur, eine motorische Aphasie und Hemiparese. Die Arteriographie ergab einen raumfordernden Prozeß links. Es bestand eine Thrombose der A. carotis am Kieferwinkel links. Operativ wurden ein 3 cm dickes epidurales Hämatom und der Thrombus entfernt.

VITZTHUM et al. (1983) berichteten über 2 chronische epidurale Hämatome in einer Serie von 70 innerhalb von 5 Jahren. Bei 19 bzw. 43 Jahre alten Patienten traten 18 bzw. 28 Tage nach einem Motorradunfall mit Sturz, nach einem freien Intervall neurologische Störungen auf. Die Blutung hatte im 1. Fall eine Größe von ca. 150–180 ml, im 2. Fall von 170–190 ml. Die bei beiden Patienten zur Unfallzeit bestehende Alkoholeinwirkung hatte die klinischen Symptome verschleiert.

KNEIST u. STEUBE (1984) berichteten über einen 32jährigen Mann, der nach einem Sturz auf der Treppe mit Kopfschmerzen eine chirurgische Poliklinik aufsuchte. Es lag ein unauffälliger neurologischer Befund vor. Er wurde zunächst ohne weitere diagnostische Maßnahme entlassen. Nach zweimaliger Wiedervorstellung zeigte der *Röntgenbefund* eine linksseitig parietookzipitale Schädelfraktur. 13 Tage später Stauungspapille beidseits. Das *Computertomogramm* zeigte ein 2,5 cm dickes epidurales Hämatom.

BOROVICH et al. (1985) sahen in einer Periode von 4 1/2 Jahren 7 Patienten mit verspäteter Entwicklung epiduraler Hämatome in einer Serie von 80 aufeinanderfolgenden epiduralen Hämatomen. Das entspricht einer Häufigkeit von 8,75%. Die epiduralen Hämatome waren bei der ersten Computertomographie entweder insignifikant oder gar nicht vorhanden. Wiederholungen der Computertomogramme innerhalb von 24 h nach Aufnahme zeigten große Hämatome.

GUILLERMAIN (1986) hat den Vergleich geprägt, daß sich diese letztgenannten epiduralen Hämatome wie Hirntumoren verhalten würden, nämlich ohne wesentliche Bewußtseinsstörungen in den meisten Fällen. Wegen langanhaltender Kopfschmerzen, Erbrechen oder Stauuungspapille werden meist weitere diagnostische Maßnahmen durchgeführt, die zu ihrer Aufdeckung führen. Dieser Vergleich ist nur mit Vorsicht zu gebrauchen, denn Hirntumoren können einen sehr unterschiedlichen Verlauf nehmen. Hervorzuheben ist, daß sich diese epiduralen Hämatome mit chronischen Verlaufsformen oft in atypischen Regionen befinden (QUELOZ 1967; YOUNG 1972; GRUSKIEWICZ u. PLATT 1973; CORDOBÉS et al. 1980). Es handelt sich durchweg um epidurale Hämatome venöser Herkunft (JACKSON u. SPEAKMAN 1950; NORA u. ROSENBLUTH 1957; YOUNG 1972; CLAVEL et al. 1982).

d) Epidurale Blutungen mit verspätet einsetzenden („delayed") Symptomen

In der Literatur sprechen Autoren von epiduralen Blutungen mit verspätet („delayed") einsetzenden Symptomen. Im einzelnen hätte man die Kasuistiken den subakuten oder chronischen Verlaufsformen zuweisen können. Aber stattdessen ziehen einige Autoren, wohl aus klinischen Aspekten, den Terminus *verspätet („delayed")* in Erscheinung tretende epidurale Blutungen vor (KOTHANDARAN u. SHETTY 1979; GIORDANO u. ZITO 1981; BENOIT et al. 1982; BULLOCK u. VAN

Tabelle 45. Verspätet einsetzende Bewußtlosigkeit beim epiduralen Hämatom. (Aus Guillermain 1986)

a) Häufigkeit

O: Epidurales Hämatom allein
A: Epidurales Hämatom kombiniert mit anderen Läsionen

	Pouyanne et al. (1965)	Jamieson u. Yelland (1968)	Gallagher u. Browder (1968)	Kvarnes u. Trumpy (1978)	Cordobes et al. (1981)	Guillermain (1986)
Luzides Intervall	61% O: 63% A: 55%	12% O: 6% A: 19%	61%	11%	43%	35% O: 42% A: 24%
Freies luzides Intervall	Pecker et al. (1959), Loew u. Wüstner (1960), Heyser u. Weber (1964), Huber (1962), Grevsten u. Pelletieri (1982), Da Pian et al. (1967), Kretschmer (1981), McKissock et al. (1960)					

b) Vorkommen von zusätzlichen Läsionen

Kontusionen und Lazerationen (Vigouroux u. Guillermain 1981) 22%

Subdurale Hämatome (Cros 1983) 7%

Intrazerebrale Hämatome (Guillermain et al. 1982) 21%

DELLEN 1982; FRANKHAUSER u. KIENER 1982; FRANKHAUSER et al. 1983; KNEIST u. STEUBE 1984; BOROVICH et al. 1985; FUKAMACHI et al. 1985).

Ein freies Intervall stelle einen wesentlichen Faktor im klassischen Bild des epiduralen Hämatoms dar. Dieses freie Intervall ist jedoch von verschiedenen Autoren, worauf GUILLERMAIN (1986) erneut hinwies, in verschiedener Weise interpretiert worden. Einige Autoren sprechen von einem luziden Intervall, wenn zunächst keine Bewußtseinsstörungen vorliegen, andere sprechen von einem freien Intervall, wenn zunächst keinerlei neurologische Befunde vorliegen. Daraus ergeben sich erhebliche Unterschiede in den veröffentlichten Serien, wie sich aus Tabelle 45 ergibt.

17. Gleichzeitig vorkommende andere traumatische intrakranielle Läsionen

Epidurale Blutungen können durchaus *ohne zusätzliche primärtraumatische Gewebeschäden* vorkommen, selbst ohne Bewußtlosigkeit auftreten (KLINGLER 1961). Andererseits kann der klinische Befund durch schwere traumatische Hirnschäden anderer Art kompliziert sein.

FUKAMACHI et al. (1985) untersuchten eine Serie von 22 Patienten mit kombinierten posttraumatischen epiduralen Hämatomen und intrazerebralen Hämatomen, bei 15 von ihnen wurden mehrfache Computertomographien durchgeführt. Bei 13 der 15 Patienten entwickelten sich innerhalb von 6 h intrazerebrale Hämatome, jedoch langsamer als die epiduralen. Bei 10 der 13 Patienten konnte die Entwicklung der intrazerebralen Hämatome erst nach der operativen Entfernung der epiduralen Hämatome gezeigt werden.

GUILLERMAIN (1986) fand in seiner Serie 446 laterale epidurale Hämatome, von ihnen waren 288 nicht mit anderen traumatischen Läsionen vergesellschaftet. Akute Verlaufsformen bestanden in 75% der Beobachtungen. Die Blutung war im allgemeinen arterieller Herkunft. Es fanden sich lokalisatorische klinische Befunde in 60%. Chronische Formen waren in dieser Region mit 6% selten.

Vor Einführung der Computertomographie wurden zusätzliche traumatische intrakranielle Läsionen in etwa einem Drittel aller Fälle von epiduralem Hämatom gefunden. Nach Einführung der Computertomographie wurden diese zusätzlichen Gewebeschäden in gleicher Häufigkeit wie bei Autopsien gefunden, nämlich in 47% (GALLAGHER u. BROWDER 1968; JAMIESON u. YELLAND 1968). Im allgemeinen handelt es sich bei diesen zusätzlichen Läsionen um sog. Rindenprellungsherde, Lazerationen oder subdurale Blutungen, weniger um intrazerebrale Blutungen. An anderer Stelle habe ich hervorgehoben, daß diese zusätzlichen Gewebeschäden die Prognose ungünstig beeinflussen.

Tabelle 46 zeigt, daß der wichtigste Faktor bei der Prognose das gleichzeitige Vorliegen von anderen Schädel-Hirn-Verletzungen ist. In der vorliegenden Serie waren 25 Patienten mit epiduralen Verletzungen allein. Drei der Patienten verstarben, das entspricht einer Mortalität von 12%, während die gesamte Morbidität in dieser Gruppe 28% betrug. Das gleichzeitige Vorliegen eines subduralen Hämatoms ändert die Morbidität nicht, jedoch erhöht das gleichzeitige Vorkommen von Hirnkontusionen die Mortalität auf 66%. Von den 15

Tabelle 46. Verhältnis von gleichzeitig vorliegenden intrakranialen Verletzungen im Hinblick auf die Morbidität und Mortalität. (Aus MCLAURIN u. FORD 1964)

Verletzung	Anzahl der Fälle	Mortalität (%)	Morbidität insgesamt (%)
Epidurales Hämatom allein	25	12	28
Epidurales Hämatom mit subduralem Hämatom	7	29	29
Contusio cerebri	15	60	66

Tabelle 47. Einfluß von intraduralen Läsionen auf die Mortalität von epiduralen Hämatomen. (Aus JAMIESON u. YELLAND 1968)

	Anzahl der Fälle	Todesfälle	
		Anzahl der Fälle	Mortalität
Epidurales Hämatom	88	5	5,7%
Gleichzeitige intradurale Läsion	79	21	26,6%
Insgesamt	167	26	15,6%
Intradurale Läsion die eine 2. Operation erforderte (oben eingeschlossen)	23	6	26,1%

Patienten, die in der letzten Gruppe zusammengefaßt waren, hatten 8 mäßig schwere Hirnkontusionen oder intrazerebrale Blutungen zusätzlich zu dem epiduralen Hämatom. Von diesen 8 Patienten verstarben 7. Daraus ergibt sich, daß die gleichzeitig vorliegende Hirnkontusion das Endergebnis signifikant beeinflußt.

Subdurale oder intrazerebrale Hämatome oder zerebrale Lazerationen gingen mit einer Mortalität einher, die 4mal höher war als die von epiduralen Hämatomen allein (Tabelle 47).

Der Einfluß von zusätzlichen traumatischen Hirnschäden auf die Prognose des epiduralen Hämatoms ergibt sich aus Tabelle 48.

Daß die zusätzlichen Läsionen, die neben einer epiduralen Blutung bestehen, einen unheilvollen Einfluß auf die Mortalität haben, ergibt sich aus der folgenden Tabelle 49. Eine kritische Analyse dieser Daten zeigt die verhängnisvolle Bedeutung der gleichzeitig vorliegenden intraduralen Läsionen. Diese Komplikation hat einen kritischen Einfluß auf die Mortalitätsraten. Das Vorliegen von einem epiduralen Hämatom allein hatte einen nur geringen Einfluß auf die Mortalitätsrate, sie stieg jedoch mit gleichzeitig vorliegenden anderen intraduralen Läsionen auf 50% innerhalb der ersten 12 h und fiel ständig ab, wenn sich das Hämatom langsamer entwickelte. Patienten mit gleichzeitig vorliegenden anderen intraduralen Läsionen zeigten sehr viel schneller klinische Erscheinungen als solche Patienten mit extraduralen Hämatomen allein.

Tabelle 48. Epidurale Hämatome, die mit weiteren traumatischen Hirnschäden vorkommen. (Aus Guillermain 1986)

a) Häufigkeit

Vor Einführung der CAT
Bourhis (1962), Mendelow et al. (1979), Kvarnes u. Trumpy (1978), Guillermain (1986), Jonker u. Osterhuis (1945), Cordobes et al. (1981), Teasdale u. Galbraith (1981), Pouyanne et al. (1965), McKissock et al. (1960)

Nach Einführung der CAT
Cordobes et al. (1981), Guillermain (1986), Ericson u. Hakanson (1981).

b) Lage der Blutung

	Pouyanne et al. (1965)	Jamieson u. Yelland (1968)	Guillermain (1986)
Lateral	20%	46%	35%
Frontal	22%	47%	29%
Vertex		33%	25%
Okzipital	0%	40%	44%
Basal		67%	31%
Hintere Schädelgruppe	40%	58%	37%

Tabelle 49. Ausbildung klinischer Erscheinung in Beziehung zu intraduralen Läsionen und Mortalität. (Aus Jamieson u. Yelland 1968)

Intervall zwischen Gewalteinwirkung und Einsetzen der klinischen Befunde	Epidurale Hämatome allein			Gleichzeitig vorhandene intradurale Läsionen		
	Anzahl der Fälle	Todesfälle	%	Anzahl der Fälle	Todesfälle	%
Weniger als 12 h	21	1	4,8	28	13	46,6
12 h, weniger als 24 h	19	1	5,3	24	5	20,8
24 h, weniger als 48 h	21	3	14,3	10	2	20,0
3. oder 4. Tag	12	0	–	12	1	8,3
5. bis 7. Tag	7	0	–	2	0	–
2. Woche	5	0	–	3	0	–
Nicht angegeben	3	0	–	0	0	–
Gesamtzahl	88	5	5,7	79	21	26,6

Es besteht in der Literatur Einstimmigkeit darüber, daß die Häufigkeit der gleichzeitig vorkommenden anderen traumatischen intrakraniellen Läsionen bei Kindern weniger häufig ist, nämlich etwa 18% (Campbell u. Cohen 1951; Carcassone et al. 1977).

18. Klinische Befunde

Die *klinischen Bilder* der *chronischen epiduralen Hämatome* – ich benütze hier bewußt den Plural – haben keine Ähnlichkeit mit denen der akuten. Die Symptomatik ist uncharakteristisch und spricht für einen raumfordernden Prozeß. Die überraschende Diagnose wird mit der Karotisangiographie gestellt (MIFKA 1972). Die klinischen Erscheinungen stellen sich nur langsam ein, was sich aus der Verletzung venöser Gefäße nahe der A. meningea med. und der Sinus der Dura erklärt. Meist wird die Blutungsstelle nicht gefunden. Die klinischen Symptome treten sofort mit der Gewalteinwirkung auf. Sie sind aber oft so geringfügig, daß selbst erfahrene Kliniker getäuscht werden. Bei Erwachsenen werden postcommotionelle Beschwerden vermutet, da normalerweise über starke Kopfschmerzen und Nausea geklagt wird. Wiederholtes Erbrechen ist oft das einzige Symptom eines zugewandten Patienten ohne jede andere Ausfallserscheinung. Eine Stauungspapille kann bei der Nachuntersuchung eines Patienten mit Commotio cerebri das einzige Symptom darstellen, und begleitende Hirnverletzungen können ein chronisches epidurales Hämatom maskieren. Die Vorgeschichte dokumentiert fast immer eine Gewalteinwirkung unterschiedlicher Intensität. Erwachsene weisen häufig, Kinder und Jugendliche fast immer Schädelbrüche auf. Es empfiehlt sich deshalb, Patienten mit Schädelfrakturen, die mit den Meningeafurchen in Beziehung stehen, über einen Zeitraum von 4–6 Wochen zu beobachten (MIFKA 1972).

Diese Hämatome erfahren im allgemeinen eine bindegewebige Organisation, so daß sie durch Kraniotomie entfernt werden müssen.

Die chronischen epiduralen Hämatome finden sich bevorzugt in den jüngeren Altersgruppen, wenn die Dura mater womöglich leichter vom Knochen lösbar ist. Trotz ihrer langsamen Ausbildung ist die Prognose immer ernst. Ohne frühzeitige Diagnose sind die Folgen ebenso unheilvoll wie bei akuten epiduralen Hämatomen.

Die Gründe für das Auftreten der klinischen Befunde beim epiduralen Hämatom ob akut, subakut oder chronisch, ob ein freies Intervall vorliegt oder nicht, sind vielfältig und noch weitgehend unbekannt. GUILLERMAIN (1986) nennt folgende Faktoren: (1) Der Patient kann eine unterschiedliche individuelle Toleranz im Hinblick auf sein Alter, seinen Gehirnkreislauf und dessen anatomische Varianten haben, (2) Lokalisation und Größe des Hämatoms, entscheidend ob in einer stummen Zone des Gehirns oder nicht, und seine Lage im Hinblick auf die Ablöslichkeit der Dura mater in dieser Region, (3) Ursprung der Blutung, ob arterieller oder venöser Herkunft, und (4) schützende Maßnahmen, wie etwa Dekompression, wie Ausfluß von Blut durch einen Frakturspalt nach außen, besonders bei Kindern (CAMPBELL u. COHEN 1951; HOOPER 1959; IWAKUMA u. BRUNNGRABER 1973; CHOUX et al. 1975), oder durch Prozesse, die eine vorläufige Hämostasis bilden, wie Gefäßspasmen, Aneurysmaformation, oder Bildung von arteriovenösen Fisteln zwischen Gefäßen der Meningen und Diploe (ERICSON et al. 1978). Ein zunächst niedriger herabgesetzter Blutdruck kann, nachdem wieder Normalwerte erreicht wurden, ebenfalls für ein verspätetes Auftreten von klinischen Befunden verantwortlich sein (GOODKIN u. ZAHNISTER 1978; CERVANTES 1983).

Erst recht spät und leider nur von einzelnen Autoren wurde eine scharfe Trennung von Patienten vorgenommen, bei denen ein epidurales Hämatom allein vorliegt, von solchen, bei denen ein solches mit zusätzlichen traumatischen Läsionen im Gehirn vorkommt. Die beiden folgenden Tabellen 49 und 50 zeigen das sehr deutlich.

Das Auftreten von klinischen Symptomen, sowohl für die Gruppe, in der ein epidurales Hämatom allein vorliegt, als auch für die Gruppe, in der ein epidurales Hämatom mit zusätzlichen traumatischen Läsionen vorkommt, ist in Tabelle 49 dargestellt.

Die unmittelbaren klinischen Befunden sind die Folge zusätzlicher traumatischer Hirnschäden, sie beziehen sich nicht auf die Entwicklung des epiduralen Hämatoms (Tabelle 50).

Obgleich die Gefäßverletzung im Augenblick der Gewalteinwirkung erfolgt, bilden sich die klinischen Symptome gewöhnlich erst nach 4–12 h aus.

Eine *teigige Schwellung der Kopfschwarte in der Temporalregion* wird manchmal wahrgenommen. Eine traumatische Beteiligung der Haut oder Kopfschwarte über einer epiduralen Blutung wird in 70% gesehen. Blutungen aus dem gleichseitigen Ohr liegen bei 25% der Patienten vor.

Ein bewußtseinsklarer Patient ist oft in der Lage, eine epidurale Blutung an sich selbst zu diagnostizieren. Eines der *wirkungsvollsten diagnostischen Hilfsmittel* ist sehr häufig der *Zeigefinger des Patienten, der auf die befallene Region zeigt* (JACKSON 1966; BAKAY u. GLASAUER 1980).

Kopfschmerzen werden im allgemeinen zunehmend stärker und sind von Reizbarkeit und Erbrechen begleitet.

Angiographie kann in Einzelfällen durchaus gerechtfertigt sein, wenn es die Zeit erlaubt, um Blutungen ungewöhnlicher Lokalisation nachzuweisen (ALEXANDER 1961; MCLAURIN u. FORD 1964; PEROT et al. 1967; JAMIESON u. YELLAND 1968).

a) Bewußtseinsstörungen

Die Angaben über *Bewußtseinsstörungen* schwanken je nach Autor, da einmal verschiedene Nomenklatur gebraucht wird, zum anderen in verschiedenen Serien oft Beobachtungen von epiduralen Hämatomen allein mit solchen von epiduralen Hämatomen mit zusätzlichen traumatischen intrakraniellen Läsionen und solchen, die beide Formen enthalten, verglichen werden. Man wird in zukünftigen Arbeiten diese Gesichtspunkte eindeutiger berücksichtigen müssen. Bei etwa einem Viertel aller epiduralen Hämatome liegt eine initiale Bewußtlosigkeit nicht vor (ROWBOTHAM 1964). *Alkoholeinfluß* kann das klinische Bild maskieren (GURDJIAN u. WEBSTER 1958; EVANS 1963).

Unmittelbar vorhandene klinische Befunde: Die *unmittelbar vorhandenen klinischen Befunde* sind die Folge der zusätzlichen traumatischen intrakraniellen Gewebeschäden, sie können nicht auf die Blutung selbst bezogen werden.

Eine *unmittelbar einsetzende Bewußtlosigkeit* (meist mit Kommotionssyndrom) liegt bei etwa 70–85% aller epiduralen Hämatome vor (Tabelle 51). Die initiale Bewußtlosigkeit ist häufiger bei Erwachsenen (80%) als bei Kindern (75%) und ist bei Kleinkindern selten (GUILLERMAIN 1986). Die Bewußtseinslage hellt sich in etwa der Hälfte der Beobachtungen nach kurzer Zeit wieder auf und wird normal.

Ein sog. *freies luzides Intervall* des bisher als klassisch angesehenen Verlaufes des epiduralen Hämatoms in bezug auf Bewußtseinsstörungen, oder ein sog. freies Intervall in bezug auf neurologische Befunde muß eindeutig unterschieden werden. Dieses Intervall kann wenige Minuten bis zu einigen Stunden bei einer arteriellen Blutung betragen und einige Tage bei einer venösen Blutung (MCLAURIN u. FORD 1964).

Die *klassische dreiphasige Verlaufsform* mit Bewußtseinsverlust, freiem luzidem Intervall und erneuter Bewußtseinstrübung oder Bewußtseinsverlust ist selten: Sie fand sich in 2% der Serie von JAMIESON u. YELLAND (1968), in 8% der Serie von GUILLERMAIN (1986) und in 20% der Serie von KRETSCHMER (1981).

Das freie Intervall, das in etwa 3/4 der akuten Verlaufsformen auftritt, beträgt einige Stunden, und bei den subakuten und chronischen Verlaufsformen einige Tage oder Monate.

Neuere veröffentlichte Serien von epiduralen Blutungen zeigen, daß das klassische klinische Bild des epiduralen Hämatoms, wie es bisher beim jungen Erwachsenen in klassischer Form gesehen wurde, nämlich Bewußtseinsstörungen, die nach einem freien Intervall auftreten, akute Verläufe und temporoparietale Lokalisation nicht mehr als üblich bezeichnet werden können (VIGOUROUX et al. 1977; GUILLERMAIN u. GOMEZ 1979; LEVY 1980; GUILLERMAIN 1986).

Tabelle 50. Auftreten von klinischen Symptomen beim epiduralen Hämatom. (Aus GUILLERMAIN 1986)

a) *Häufigkeit*	POUYANNE et al. (1965)	GALLAGHER u. BROWDER	JAMIESON u. YELLAND	KRETSCHMAR (1981)	CORDOBÉS et al. (1981)	GUILLERMAIN (1986)
Bewußtlos	30%	39%	43%	35%	12%	57%
Bewußtseinsklar	70%	61%	57%	65%	88%	43%
b) *Vorkommen von zusätzlichen Läsionen*	Kontusion u. Lazerationen (VIGOUROUX u. GUILLERMAIN 1981)		Subdurale Hämatome (CROS 1983)		Intrazerebrale Hämatome (GUILLERMAIN et al. 1982)	
Bewußtlos	74%		86%		74%	
Bewußtseinsklar	26%		14%		26%	

Tabelle 51. Unmittelbare klinische Befunde beim epiduralen Hämatom. (Aus GUILLERMAIN 1986)

	POUYANNE et al. (1965)	JAMIESON u. YELLAND (1968)	GUILLERMAIN (1986)	KVARNES u. TRUMPY (1978)
0–24 h	85% O: 83% A: 92% Tod: 37%	56% O: 47% A: 66% Tod: 22%	69% O: 63% A: 81% Tod: 43%	71% Tod: 29%
24 h–7 Tage	9% O: 11% A: 5% Tod: 14%	39% O: 47% A: 30% Tod: 5%	21% O: 25% A: 14% Tod: 7%	14% (5D) Tod: 0%
7 Tage u. mehr	6% O: 6% A: 3% Tod: 0%	5% O: 6% A: 4% Tod: 0%	10% O: 12% A: 5% Tod: 0%	15% (5D) Tod: 10%

O: Epidurales Hämatom allein.
A: Epidurales Hämatom mit zusätzlichen Läsionen.

b) Motorische Ausfallerscheinungen

Hemiplegien sind häufiger als Hemiparesen, es können jedoch auch Monoparesen auftreten, gewöhnlich kontralateral zur Blutungsseite. Schwäche oder Lähmung der kontralateralen Körperhälfte liegt bei 60–70% der Patienten vor.

Die Entwicklung einer *Stauungspapille* unterbleibt im allgemeinen, weil sich ein arterielles epidurales Hämatom so schnell entwickelt, daß zu dessen Ausbildung nicht genügend Zeit bleibt. Doch ist eine Stauuungspapille bereits 6 h nach der Gewalteinwirkung beobachtet worden (GURDJIAN u. WEBSTER 1960; JACKSON 1966; MCKISSOCK et al. 1960; MEALEY 1968).

Infolge der *Massenverschiebung* tritt zunächst eine *ipsilaterale Pupillenkonstriktion* auf, bedingt durch Reizung von Okulomotoriusfasern. Später ist eine *ipsilaterale Pupillenerweiterung* zu beobachten (zuerst von HUTCHINSON 1867 beschrieben) (Abb. 105). Außer homolateraler Lähmung des N. oculomotorius, können N. abducens und N. trochlearis beteiligt sein. Isolierte Schwäche des N. abducens kann in Einzelfällen vorliegen. Es treten konjugierte Deviation der Augen zur Seite der Blutung und Strabismus divergens ein. HUTCHINSON erklärte den Schädigungsmechanismus mit Anpressen des N. oculomotorius gegen die Fissura orbitalis sup. Der N. oculomotorius wird wohl zwischen A. cerebri post. und A. cerebellaris sup. gedrückt (JEFFERSON 1938). Mydriasis ist ein klassisches Symptom, sie wird bei 30–60% aller Fälle gefunden. Sie findet sich gewöhnlich auf der Seite der Blutung, die erweiterte Pupille wird lichtstarr. Manchmal ist auch die Pupille der Gegenseite zuerst betroffen.

Erweiterungen der Pupille, die bei 47% der Patienten gefunden wurde, hatte eine direkte Beziehung auf die Mortalitätsrate (Tabelle 52). Eine unilaterale fixierte erweiterte Pupille wurde bei 42% der Patienten gesehen. Dabei fand sich eine Mortalität von 27%. In der Gruppe von Patienten mit beidseitigen fixierten Erweiterungen der Pupillen (5%) lag eine Mortalität von 100% vor. Eine solche von 7% bestand bei der Gruppe von Patienten (53%), bei denen die Pupillen gleich weit waren und auf Licht reagierten.

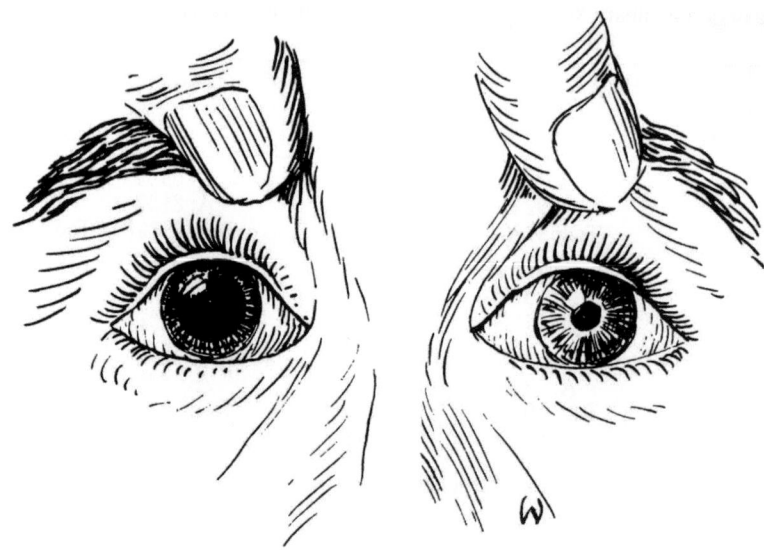

Abb. 105. Erweiterte, lichtstarre Pupille bei epiduralem Hämatom. (Aus KESSEL et al. 1969)

Tabelle 52. Prognose von epiduralen Blutungen in Beziehung zu Pupillenbefunden. (Aus WEINMAN u. MUTTUCUMARU 1969)

Status der Pupillen	Anzahl der Fälle	Mortalität
Gleichweit und reagierend	53%	7%
Einseitige, fixierte Erweiterung	42%	27%
Beidseitige, fixierte Erweiterungen	5%	100%

Weitere klinische Befunde können bestehen, wie *Aphasien, Frontallappensyndrom, zerebelläre Zeichen, Hemianopsie* (MATWIJECKI u. STEINBOL 1982), *Exophthalmus* (GRUSKIEWICZ 1972; ROMANO u. WALZER 1983). *Zerebrale Krampfanfälle* liegen bei einigen Patienten vor, normalerweise *generalisiert*, manchmal aber auch *fokal*.

Die lokalisatorischen Zeichen, die in 55–76% aller Fälle vorliegen, sind naturgemäß häufiger bei den epiduralen Hämatomen, die mit gleichzeitig bestehenden anderen traumatischen intrakraniellen Läsionen einhergehen als bei epiduralen Hämatomen allein.

Wichtig ist der Hinweis, daß die *Halbseitenlähmung* jedoch *homolateral* vorkommen kann, verursacht durch Druckwirkung des Tentoriumrandes auf der Gegenseite gegen die im Mittelhirn verlaufenden Pyramidenbahnen; in der Serie von McKISSOCK et al. (1960) bei 5% der Fälle und in der Serie von GUILLERMAIN (1986) in 9%. Ebenso kann die Mydriasis *auch kontralateral* auftreten, nämlich in der Serie von KVARNES u. TRUMPY (1978) in 11%, in der Serie von McKISSOCK et al. (1960) in 14% und in der Serie von GUILLERMAIN (1986) in 15%.

Die bei epiduralen Hämatomen auftretenden wesentlichen neurologischen Befunde sind in Tabelle 53 dargestellt.

Tabelle 53. Neurologische Befunde beim epiduralen Hämatom. (Aus GUILLERMAIN 1986)

a) Häufigkeit

	McKissock et al. (1960)	Jamieson u. Yelland (1968)	Gallagher u. Browder (1968)	Grevsten u. Pelletieri (1982)	Cordobés et al. (1981)	Guillermain (1986)
Hemiplegie	68%	33%	67%	30%	26%	34%
Mydriasis	60%	33%	63%	43%	49%	34%

b) Vorkommen von zusätzlichen Läsionen

	Kontusionen u. Lazerationen (Vigouroux u. Guillermain 1981)	Subdurale Hämatome (Cros 1983)	Intrazerebrale Hämatome (Guillermain et al. 1982)
Hemiplegie	41%	44%	53%
Mydriasis	36%	40%	13%

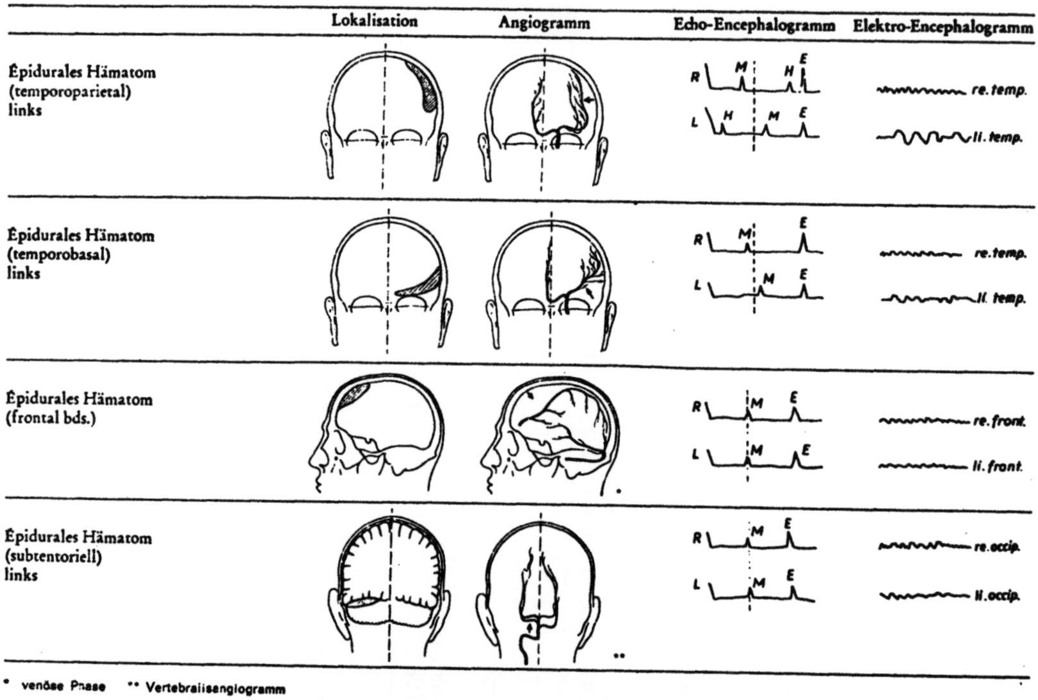

Abb. 106. Schematische Darstellung typischer Befunde bei epiduralen Hämatomen verschiedener Lokalisation. (Aus DELANK 1970)

GUILLERMAIN (1986) hebt hervor, daß seit Einführung der Computertomographie auch klinisch asymptomatische Läsionen erfaßt werden können, so daß die Häufigkeit der lokalisierenden Läsionen von 49 auf 66% gestiegen ist.

Bradykardie, die als Folge gesteigerten Schädelinnendruckes zu werten ist, ist insgesamt selten (LARGHERO 1955; POUYANNE et al. 1965). GUILLERMAIN (1986) fand sie bei 15% der Patienten seiner Serie, während GALLAGHER u. BROWDER (1968) sie doch bei 50% fanden. In Übereinstimmung mit JAMIESON u. YELLAND (1968) und GREVSTEN u. PELLETIERI (1982) fand GUILLERMAIN (1986) Vorkommen von Bradykardie häufiger bei frontalem Sitz des epiduralen Hämatoms als bei Vorkommen in der hinteren Schädelgrube.

Anämie spielt bei Erwachsenen keine Rolle, kann jedoch bei Kindern sehr ausgeprägt sein (CHOUX et al. 1975).

Von der *Kopfschwarte* oder den *Nebenhöhlen* können *Infektionen* ausgehen, die zum *epiduralen Abszeß* führen.

Der Tod tritt im allgemeinen infolge Atemlähmung ein.

c) EEG-Befunde

EEG-Befunde bei epiduralen Hämatomen verschiedener Lokalisation wurden von DELANK (1970) in schematischer Form dargestellt (Abb. 106).

d) Welche klinischen Befunde führen zum chirurgischen Eingriff?

Die Serie von 47 Patienten von MCLAURIN u. FORD (1964) wurde retrospektiv daraufhin untersucht, welche klinischen Erscheinungen Anlaß zum chirurgischen

Tabelle 54. Klinische Befunde, die zum chirurgischen Eingriff führten. (Aus MCLAURIN u. FORD 1964)

Verschlechterung der Bewußtseinslage	42
Änderung der Pupillenweite	31
Hemiparese	22
Enthirnungsstarre	7
Papillenödem	3
Änderung von Blutdruck, Puls, Respiration	1

Eingriff gaben (Tabelle 54): Verschlechterung der Bewußtseinslage, Auftreten von Pupillendifferenzen und Auftreten von Halbseitenlähmung wurde am häufigsten gesehen.

19. Unfallmechanismen, die epidurale Blutungen und Hämatome zur Folge haben

Epidurale Blutungen und *Hämatome* können die *Folge* einer *Reihe* von *Unfallmechanismen* sein, die in der sehr großen Mehrzahl der Beobachtungen Schädelfrakturen zur Folge haben, die jedoch, wie ich im vorangehenden gezeigt habe, in Einzelfällen fehlen können. Im einzelnen können sie vorkommen: (1) Bei *umschrieben einwirkenden Gewalteinwirkungen* gegen die *Schläfenregion*, meist handelt es sich um *Impressionstraumen*. Daneben handelt es sich um Beschleunigungs- und Verzögerungstraumen des Kopfes, wie sie in Straßenverkehrsunfällen erlitten werden, oder Folge von Stürzen sind. (2) Bei *Schußverletzungen* des *Kopfes*. (3) *Epidurale Blutungen* und *Hämatome* können beim *äußeren Prellschuß* vorkommen (NOETZEL 1948). Für Einzelheiten s. S. 464. (4) *Epidurale Blutungen* und Hämatome wurden bei *Blastverletzungen*, auch solchen ohne Schädelbrüche, beschrieben (JACOBS u. BERG 1968). Es handelt sich hier wohl um Folgen von Beschleunigungs- und Verzögerungstraumen, wie im entsprechenden Kapitel eingehend dargestellt wurden, vgl. S. 362. (5) *Epidurale Blutungen* wurden nach *epileptischen Anfällen* beschrieben (ARIEFF u. WETZEL 1964). Hierbei handelt es sich wohl um die *Folgen* von Stürzen mit einem *Verzögerungstrauma* oder *Anprall* bzw. *Aufschlag* des *Kopfes* an *Objekte* oder den *Boden*. (6) *Epidurale Blutungen* und *Hämatome* wurden nach *Ventrikulographie* beobachtet (ARIAS u. VORIS 1968). (7) *Epidurale Blutungen* und *Hämatome* wurden nach *Drainageoperationen* am *Gehirn* beschrieben (HAFT et al. 1960; HIGAZI 1963). (8) *Epidurale Blutungen* und *Hämatome* wurden nach *Shuntrevisionen* gesehen (GULLICKSEN u. HAASE 1977). (9) *Epidurale Blutungen* und *Hämatome* scheinen auch *spontan* vorzukommen (SANCHEZ et al. 1975).

20. Mechanogenese und formale Pathogenese

Die epiduralen Blutungen treten nach stumpfer und scharfer Gewalteinwirkung als Folge verschiedener Mechanismen auf, die sowohl arterielle als auch venöse Blutungen verursachen können (Abb. 107). In der Mehrzahl der Fälle sind diese *Blutungen* das *Ergebnis* einer *traumatischen Schädigung:* (1) der *A. meningea*

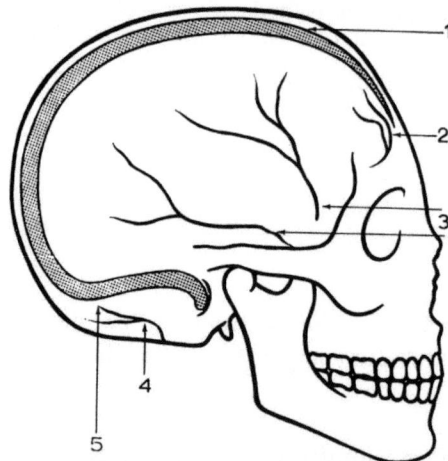

Abb. 107. Lage und Verlauf der Gefäße, von denen epidurale Blutungen ausgehen können: (*1*) Sinus sagittalis sup., (*2*) A. meningea ant., (*3*) A. meningea med., (*4*) A. meningea post. und (*5*) Sinus transversus. (Aus JAMIESON 1976)

med. (JACOBSEN 1885; MCKISSOCK et al. 1960; GALLAGHER u. BROWDER 1968; WEAVER et al. 1981; ZUCCARELLO et al. 1983) und *möglicherweise ihrer begleitenden Venen*; (2) manchmal auch der *A. meningea ant.* oder *post.* Diese Blutungen sind arteriellen Ursprungs und dehnen sich daher schnell aus. In der Mehrzahl der Patienten liegt ein Längsbruch der Schädelkapsel vor, aber eine Impressionsfraktur kann ebenfalls bestehen; (3) durch *Verletzung* des *Sinus longitudinalis sup.*; (4) durch *Verletzung* des *Sinus transversus* bzw. *sphenoparietalis*; (5) durch *Verletzung* von *Diploevenen*; (6) infolge *operativer Eingriffe* wie ventrikuloatrialen und ventrikuloperitonealen Shuntoperationen und (7) *Blutungen* aus *verletzten Gefäßen* der *Dura mater* selbst.

(1) *Verletzungen* der *A. meningea med.* eventuell *begleitender Venen* (Abb. 108). Diese *arterielle Blutung* wird in 50–80% der epiduralen Hämatome gefunden. Die A. meningea med. geht aus der A. carotis ext. hervor und liegt beim Erwachsenen gewöhnlich in einer knöchernen Furche der Lamina int. innerhalb der Fossa temporalis, die manchmal durch zarte Knochenleisten und -spangen überbrückt ist (LANG 1979). An diesen Stellen kann das Gefäß ein- oder abreißen.

Im allgemeinen ist die Dura mater selbst nicht verletzt, sie reißt nur selten ein. Allerdings erfolgt bei einer Gewalteinwirkung, die eine Deformation des Knochens bewirkt, eine mehr oder minder ausgeprägte lokale Ablösung von der Knochenoberfläche (Abb. 109). Die Dura mater stellt ja das Endost der Schädelkalotte dar. Die Blutung aus der verletzten A. meningea med. ergießt sich also in einen epidural gelegenen, zunächst umschriebenen Spaltraum. Der Druck der arteriellen Blutung vergrößert diesen Spaltraum nun in typischer Weise. Die Anhaftung der Dura mater an den Schädelknochen ist in der Okzipitalregion am ausgeprägtesten, die epiduralen Blutungen sind deshalb in dieser Region selten.

In einzelnen Fällen kann es jedoch zu *Einrissen* der *Dura mater* kommen, so daß sich die *Blutung* dann auch in den *subduralen Raum* ausdehnen kann.

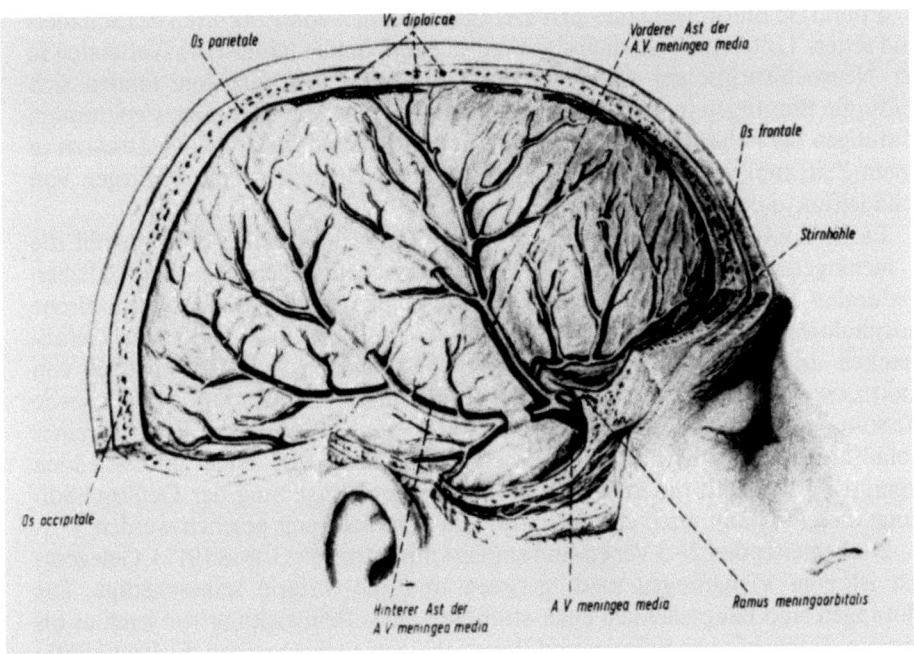

Abb. 108. Seitenansicht der Durahülle der rechten Großhirnhemisphäre. Darstellung der A. meningea med. und ihrer Äste. (Aus KESSEL et al. 1969)

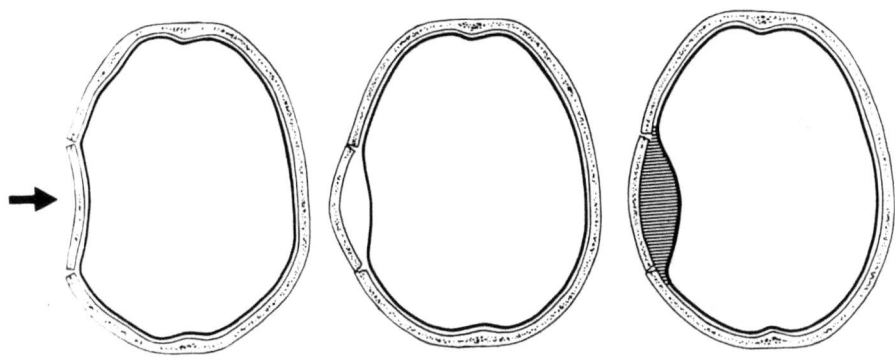

Abb. 109. Entstehung eines epiduralen Hämatoms nach Charles BELL (1816). (Aus LEOPOLD 1977)

Entsprechende Beobachtungen wurden von MARKWALDER u. HUBER (1961) mitgeteilt. Besteht gleichzeitig noch eine *traumatische Verletzung* der *Hirnrinde*, so kann die *Blutung* auch in die *Hirnsubstanz*, in das *subkortikale* und *tiefe Marklager* eindringen. Eine *weitere Ausdehnung* der *zunächst epidural gelegenen Blutung* kann auch dann eintreten, wenn zusätzlich noch ein *klaffender Schädelbruch* vorliegt, der eine *Ausdehnung* der *Blutung* unter die *Kopfschwarte* erlaubt. Es handelt sich dann um ein sog. *Zwerchsackhämatom*.

Epidurale Blutungen ohne gleichzeitiges Bestehen von Frakturen des Schädels sind selten. Unter 1000 jährlich stationär behandelten Schädel-Hirn-Verletzten in der Neurochirurgischen Abteilung der Universität von Glasgow fanden sich epidurale Blutungen in 0,2% (GALBRAITH 1973). Die Seltenheit dieser epiduralen Blutungen bei Fehlen von Schädelbrüchen ergibt sich daraus, daß GALBRAITH in einem Zeitraum von 9 Jahren lediglich 10 Beobachtungen ohne Vorliegen von Schädelfrakturen sah (0,9%).

Es ist KRAULAND (1982) zuzustimmen, wenn er schreibt, daß obwohl die A. meningea med. als wichtigste Quelle der raumbeengenden lebensbedrohlichen epiduralen Blutungen seit langer Zeit wohl bekannt ist, doch systematische morphologische Untersuchungen über das Aussehen der verletzten Gefäßstrecken und ihrer unmittelbaren Umgebung fehlen. Aus dem Institut von KRAULAND liegen nur die histologischen Befunde von WOJAHN (1964) sowie MISSONI (1966) vor. Das Gefäßrohr kann auch, wenn die Fraktur einer Gefäßfurche folgt, mehrfach eingerissen sein (KRAULAND). Nicht immer jedoch liegen die Frakturen direkt über oder in direkter Umgebung der Gefäßschädigung; dieselbe kann auch entfernt von dem Schädelbruch gesehen werden.

Die begleitenden 2–3 Venen sind zumeist mitbetroffen (JONES 1912). Gelegentlich ist eine V. meningea med. gerissen und die Arterie unbeschädigt. Die Blutungen sind hauptsächlich einer stumpfen Gewalteinwirkung von leichter bis mittlerer Intensität wie Stürzen und Faustschlägen zuzuschreiben. Es liegt häufig eine Fraktur an der Stelle der Blutung vor, die zumindest die Tabula int. betrifft (KENNEDY u. WORTIS 1936; GURDJIAN u. WEBSTER 1958; EVANS 1963). Der dünne Temporalknochen und untere Teil des Parietalknochens ist schon mit geringer Intensität verletzbar. Kontralaterale Frakturen sind selten (JOSEPHSON 1962; STRELI 1957; WERTHEIMER u. MARET 1950). Fälle mit Arterienverletzung ohne Frakturen wurden ebenfalls mitgeteilt (WOODHALL et al. 1941; FALCONER u. SCHILLER 1942; RAAF 1948; GALLAGHER u. BROWDER 1950; BRODIN 1952; CAMPBELL u. COHEN 1951; R. C. SCHNEIDER u. TYTUS 1955; SCHULZE 1957; MEALY 1960).

Epidurale Blutungen treten auch nach scharfer Gewalteinwirkung von oft massiver Intensität auf. Bei geschlossenen wie bei offenen Verletzungen ist meist die A. meningea med. gerissen oder ihre anterioren oder posterioren Endäste sind verletzt.

Penetrierende Verletzungen des Schädels können ebenfalls Arterien und Venen verletzen und mit dem Ergebnis von epiduralen Blutungen einhergehen.

In sehr seltenen Fällen kann die epidurale Blutung die Folge eines geborstenen posttraumatischen Aneurysma der A. meningea med. sein; der klinische Verlauf dieser Blutung ist im allgemeinen subakut (GARZA-MERCADO u. CAMPA 1978; GARZA-MERCADO u. RANGEL 1979, 2 Fälle).

Extravasate von *Konstrastmitteln* aus geborstenen Arterien bei Patienten mit akuten epiduralen Hämatomen wurden beschrieben (VAUGHAN 1959; CRONQVIST u. KOHLER 1963; WORTZMAN 1963; RUGGIERO et al. 1964; HIRAI et al. 1965; SCHECHTER et al. 1966; HELMER et al. 1968; KATSURADA et al. 1968).

(2) *Verletzungen* der *A. meningea ant. oder post.*

(3) *Verletzungen* des *Sinus sagittalis sup.* erzeugen venöse epidurale Blutungen, die ein- oder doppelseitig auftreten. Wenn das Hämatom hauptsächlich im

Bereich der Mittellinie liegt, kann die motorische Region beiderseits betroffen sein. Die Ausdehnung des Hämatoms über eine Seite verursacht meist unilaterale klinische Zeichen, die denen eines epiduralen Hämatoms nach Blutung aus der A. meningea med. gleichen.

Risse des Sinus sagittalis sup., die mit Thrombosen verbunden sein können, verursachen das „*Syndrom* des *Sinus longitudinalis sup.*" *(Mantelkantensyndrom)* mit bilateralen Pyramidenbahnzeichen, Tri- und Tetraplegie sowie alternierenden zerebralen Anfälle (HOLMES u. SARGENT 1915). Das Reflexniveau an den unteren Extremitäten ist entsprechend ihrer Repräsentation an der Mantelkante gesteigert.

(4) *Verletzungen* des *Sinus transversus* bzw. *sphenoparietalis.* Verletzungen des Sinus transversus, insbesondere Risse und Perforationen, können *epidurale Hämatome* der *hinteren Schädelgrube* erzeugen. Sie sind sehr selten bilateral. Das klinische Bild ist häufig subchronisch. Zunächst für selten gehalten (LECOUNT u. APFELBACH 1920; VANCE 1926) werden diese Verletzungen infolge besserer diagnostischer Differenzierung inzwischen häufiger mitgeteilt (COLEMAN u. THOMPSON 1941; MUNRO u. MALTBY 1941; KESSEL 1942; GORDY 1948; ANDERSON 1949; BACON 1949; GRANT u. AUSTIN 1949; GUTHKELCH 1949; WERTHEIMER u. MARET 1950; MUNSLOW 1951; R. C. SCHNEIDER et al. 1951; BELLER u. PEYSER 1952; KAUTZKY u. SCHRÖDER 1955; HOOPER 1959; KRÜGER 1959; MCKISSOCK et al. 1960; JOSEPHSON 1962).

(5) *Verletzungen* von *Diploevenen.* Kleinere extradurale Blutkoagula aus Diploevenenblutungen sind häufige Begleiterscheinungen bei Impressionsfrakturen der Schädelkalotte. Die diploischen Venen, die in der Diploe zwischen Tabula ext. und int. verlaufen, sind sehr dünnwandig, sie fließen in den Sinus sagittalis und transversus. Die okzipital gelegenen Blutungen können bei Impressionsfrakturen des Warzenfortsatzes vorkommen. Diese Blutungen sind gewöhnlich ohne klinische Bedeutung (GURDJIAN u. WEBSTER 1958). Sie bilden selten massive Hämatome, mit Ausnahme der Hämatome der hinteren Schädelgrube, besonders der Torkularregion (VORIS 1943).

(6) *Postoperative epidurale Blutungen* können sich an der Stelle des Knochenlappens finden und sind venöser Herkunft.

Das Auftreten von *epiduralen Hämatomen nach ventrikuloatrialen* oder *ventrikuloperitonealen Shuntoperationen* wurde in der Literatur in über 30 Beobachtungen beschrieben (SCHORNSTEIN 1942; MORELLO 1949; HAFT et al. 1960, 2 Fälle; DEL VIVO u. ARMENISE 1961; WEISS 1964; WHISLER u. VORIS 1965; FRERA 1969; SENGUPTA u. HANKINSON 1972; DRIESEN u. ELIES 1974; GULLIKSEN u. HAASE 1977).

Bei den meisten dieser Patienten lag ein ausgeprägter Hydrozephalus mit erheblich erhöhtem Schädelinnendruck vor, der Anlaß zum operativen Eingriff war. Nach allen operativen Eingriffen trat ein plötzlicher Abfall des Druckes ein. Die Symptome entwickeln sich durchwegs direkt nach der Operation. Achtzehn Patienten (58%) verstarben als Folge der epiduralen Hämatome, nur 7 (23%) besserten sich vollständig (FRERA 1969; SENGUPTA u. HANKINSON 1972; DRIESEN u. ELIES 1974).

Bei den Beobachtungen von HAFT et al. lagen epidurale Hämatome frontal vom Operationsgebiet entfernt, sie waren arterieller und venöser Herkunft und waren wohl Folge der Ablösung der frontalen Dura mater vom Schädelkno-

Tabelle 55. Blutungsquellen von 71 akuten und chronischen epiduralen Hämatomen. (Aus HEYSER u. WEBER 1964)

	Anzahl der Fälle
Akute Fälle:	
A. meningea med.	18
Äste der A. meningea med.	13
Frakturstelle	7
Sinus longitudinalis	4
Sinus transversus	4
Kortikale Gefäße	1
Brückenvene	1
A. meningea med. u. Sinus long. sup.	1
A. meningea med. u. Sinus transversus	1
Unbestimmte	8
Chronische Fälle:	
A. meningea med.	1
Sinus transversus	1
Unbestimmte	11

chen bei der plötzlichen Druckabnahme. Die A. meningea med. zeigte sich bei der Autopsie jeweils unverletzt.

(7) *Blutungen* aus *verletzten Gefäßen* der *Dura mater* selbst und solchen, die zwischen Dura mater und Schädeldach verlaufen.

Es kann bei intakter A. meningea med. eine diffuse Blutung aus vielen feinen Gefäßästen erfolgen, die zwischen Dura mater und Schädeldach verlaufen und die bei der Loslösung der Dura mater von der Lamina int. des Knochens abgerissen werden.

In der Literatur mitgeteilte Serien von epiduralen Blutungen wurden von zwei Autorengruppen nach ihren Blutungsquellen untersucht.

Aus der Serie von 71 akuten und chronischen epiduralen Hämatomen von HEYSER u. WEBER (1964) ergibt sich, daß bei 8 akuten Fällen (13,8%) der Ursprung der Blutung nicht nachzuweisen war. Ebensowenig war dies bei allen chronischen Fällen mit Ausnahme von 2 möglich. Bei einer dieser Ausnahmen fand man eindeutig, daß die A. meningea med., und bei der anderen, daß der Sinus transversus verletzt war (Tabelle 55).

Während WOOD-JONES (1912) kategorisch erklärte, daß alle epiduralen Hämatome sich aus gerissenen Venen der Meningen entwickelten, zeigt Tabelle 56, daß 54% dieser Blutungen arterieller Herkunft sind. Die Mehrzahl entwickelte sich nach Verletzungen des Hauptastes der A. meningea med. oder dessen vorderen oder hinteren Zweigen. In zwei seltenen Fällen hatte eine verletzte kortikale Arterie durch einen Riß in der Dura mater zu einer Blutung in den Epiduralraum geführt. 46% der epiduralen Blutungen waren venöser Herkunft. Der Sinus longitudinalis oder eine große laterale Lakune waren in 8,8% verletzt. Lediglich 2 Fälle (0,8%) waren die Folge von Blutungen aus Diploevenen. In 36,4% konnte keine sichere Blutungsquelle gefunden werden. Es lag kein Fall vor, in der ein Riß

Tabelle 56. Blutungsquelle von 249 epiduralen Hämatomen. (Aus WEINMAN u. MUTTUCUMARU 1969)

Blutungsquelle	
Arterien	54%
Meningeale Venen	36,4%
Sinus longitudinalis	8,8%
Diploe Venen	0,8%
Sinus transversus	0,0%

Tabelle 57. Blutungsquellen beim akuten traumatischen Subduralhämatom. (Aus HUBER 1962)

	KRAULAND (Sektionsmaterial) (1961)	von P. HUBER Fälle (1962) (klinische Fälle und Sektionsmaterial)
Gefäßverletzungen bei Hirnrindenkontusionen	32	27
Brückenveneneinrisse	10	1
Isolierte Schlagaderverletzung der Hirnoberfläche	3	1
Sinusrupturen	2	2
Unbekannte Blutungsquellen	6	9
	53	40

des Sinus transversus ein epidurales Hämatom verursacht hatte. Die Blutungsquellen beim akuten traumatischen Subduralhämatom dagegen sind in Tabelle 57 dargestellt.

21. Pathomorphologie

Die Blutung breitet sich vorwiegend als scheibenförmiges Hämatom über Schläfen- und Scheitellappen aus und kann sich bis über die Frontal- und Okzipitallappen erstrecken (Abb. 110a u. b).

Die Blutung ist zunächst flüssig, bildet sich dann jedoch in geronnenes Blut um, das der Dura mater anhaftet. Aussehen und Konsistenz gleichen *Johannisbeergelee („currant jelly")*, in späteren Stadien ist die Farbe braun und man spricht im Englischen von „*flat-cake*". Chronische epidurale Hämatome können eine Kapsel besitzen, die der von chronischen subduralen Hämatomen gleicht (MORLEY u. LANGFORD 1970; LECLERCQ u. ROZYCKI 1979). Verkalkungen in epiduralen Hämatomen wurden beschrieben (JONKER u. OSTERHUS 1975; LECLERCQ u. ROZYCKI 1979; PARKINSON et al. 1980; GUILLERMAIN 1986).

Da es sich beim epiduralen Hämatom i. allg. um ein akutes Geschehen mit kurzer Überlebenszeit handelt, sind entweder die Erythrozyten noch intakt oder die Zellmembran beginnt erst sich aufzulösen. Austretendes Blutpigment wird sowohl frei im Gewebe als auch von Makrophagen gespeichert gefunden. Die der

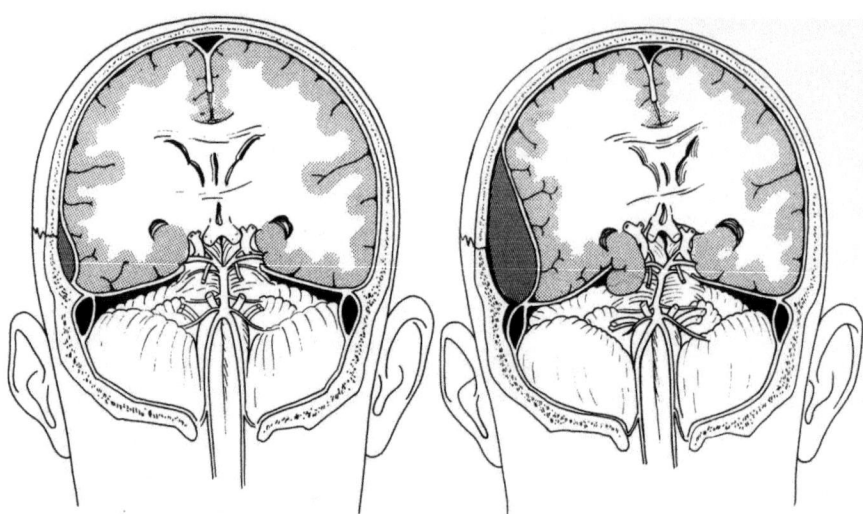

Abb. 110. a Schematische Darstellung einer beginnenden epiduralen Blutung als Folge eines Risses der rechten A. meningea med. Der Betrachter sieht die Abbildung anterior-posterior. Die anatomischen Details der hinteren Schädelgrube sind aus didaktischen Gründen schematisch wiedergegeben, sie entsprechen nicht diesem Frontalschnitt! Die beginnende Abhebung der Dura mater von der Innenfläche des Schädels in der Temporalregion ist sichtbar. **b** Schematische Darstellung eines epiduralen Hämatoms in einem Stadium einige Stunden später als in **a**. Die arterielle Blutung, die sich aus der ursprünglichen Rißstelle der A. meningea med. entwickelte, hatte weitere Risse in Zweigen dieser Arterie zur Folge, als die Dura mater weiterhin von der Innenfläche des Schädelknochens abgelöst wurde. Es besteht bereits eine erhebliche Kompression der rechten Großhirnhemisphäre mit Verlagerung von Strukturen in der Mittellinie auf die gegenüberliegende Seite. Es liegt eine Schnürfurchenbildung (Hernie) des rechten Uncus gyri hippocampi über den Rand des Tentoriums mit Beeinträchtigung lokaler Gefäße (A. cerebri post.) vor, mit Kompression und Verschiebung von Strukturen des Mittelhirns auf die gegenüberliegende Seite. Eine weitere Hernie des Gyrus cinguli findet sich unterhalb der Falx, die insgesamt zur Gegenseite abgedrängt ist. Beide Seitenventrikel, der rechte mehr als der linke, sowie der 3. Ventrikel sind verzogen und schlitzförmig eingeengt

epiduralen Blutung zugewandte äußere Duraschicht kann blutig imbibiert sein. Die Zeit ist gewöhnlich zu kurz für eine bindegewebige Organisation. Wenn (meist kleinere) Blutungen überlebt werden, beginnen Bindegewebezellen als Fibroblasten und eingestreute Körnchenzellen von der äußeren Duraschicht in die Blutungen einzusprießen. In späteren Stadien liegt kollagenes Bindegewebe vor.

Die feingewebliche Untersuchung eines epiduralen Hämatoms spielt eine geringere Rolle als die des subduralen Hämatoms.

Eine eingekapselte Blutung, die in ihrem Inneren eine bräunliche Flüssigkeit enthält, wurde nach etwa 3 Wochen beschrieben (JACKSON u. SPEAKMAN 1950; IWAKUMA u. BRUNNGRABER 1973; HANDA et al. 1979; CORDOBÉS et al. 1980; DAVIS u. NICHOLS 1980; GIORDANO u. ZITO 1981; MATHUR u. DHARKER 1980; DE VRIES et al. 1981). Eine Kapsel kann aber nach den Angaben anderer Autoren fehlen (IWAKUMA u. BRUNNGRABER 1973; PUNT 1978).

Mit Zunahme der Blutung durch den arteriellen Druck bildet sich eine ovale Masse, die in zunehmendem Maße raumfordernd wird und das umgebende Hirngewebe eindrückt. Mit weiterem Anwachsen des Hämatoms wird die Dura mater immer weiter vom Knochen getrennt. Das Volumen operativ entfernter Blutungen beträgt durchschnittlich 25–100 ccm und maximal 100–150 ccm. Die arteriellen Blutungen nehmen im allgemeinen mehr als 75 cm^3 ein. Epidurale Hämatome von ungewöhnlicher Größe beschrieben RAAF (1948) sowie BRENNER (1961). Autoptisch werden vereinzelt sehr viel größere raumfordernde Hämatome von 200–450 ccm gefunden (VANCE 1926). Eine epidurale Blutung erreicht normalerweise nicht die Größe und Ausdehnung einer subduralen Blutung.

Organisationsprozesse: Zellen der äußeren Duraschicht beginnen etwa um den 3. Tag in die Blutung einzusprossen. Ebenso beteiligen sich Zellelemente von verletzten Arterien und Venen an diesem Organisationsprozeß. Während die Fibroblasten die Blutung mit einem feinen Netzwerk durchziehen und sie in Kammern aufteilen, bilden sich andere Zellelemente in Makrophagen um. Während kleinere epidurale Hämatome bindegewebig völlig organisiert sein können, so daß nur eine verdickte narbige bindegewebige Platte übrig bleibt, vollzieht sich diese Organisation bei größeren Hämatomen durchwegs nur am Rande, während zentrale Anteile zystische Hohlräume zeigen, die mit wäßriger oder dunkelbraun gefärbter Flüssigkeit gefüllt sein können. Die Wandung der Hohlräume kann gespeichertes Hämosiderinpigment enthalten.

22. Gerichtsmedizinisches Untersuchungsgut von unbeseitigten epiduralen Hämatomen

Epidurale Hämatome können in ganz wenigen Fällen verknöchern, eine derartige Beobachtung wurde von PARKINSON et al. (1980) veröffentlicht.

Es liegt eine gerichtsmedizinische Serie von 45 Obduktionsprotokollen von Patienten aus 17 Jahren (1954–1971) vor, die ausschließlich an einem raumfordernden unbeseitigten Epidularhämatom zugrunde gegangen waren, und aus eigenem klinischem Krankengut (64 operierte Patienten) (BÖCK et al. 1972). Diese Serie stammt demnach noch aus einer Periode, in der Computertomographie als diagnostische Untersuchungsmethode noch nicht zur Verfügung stand. Bewußt wurden alle Fälle ausgeschieden, bei denen entweder nur ein Frakturhämatom vorlag – auch wenn es bis zu 1 cm dick war und leicht raumbeengend wirkte – und auch jene Fälle, bei denen zusätzlich schwere Hirnverletzungen bestanden. BÖCK et al. (1972) stellten also die Frage, wie es dazu kam, daß jene 45 Patienten ohne primär schwere Hirnverletzungen an einem unbeseitigten Epiduralhämatom zugrunde gegangen sind, und welche Schlüsse sich ziehen lassen.

Die Schlußfolgerungen von BÖCK et al. (1972) lauten: (1) Es gibt offensichtlich sehr wenig wirkliche perakute Fälle, d.h. fast jeder Patient hat eine gewisse Chance, rechtzeitig operiert zu werden. Das ist sicherlich eine ebenso interessante wie unerwartete Aussage. (2) Probebohrlöcher sind diagnostisch insuffizient. Sie wurden insgesamt 45mal diagnostisch angewandt, haben 11mal versagt und nur 4mal das Hämatom getroffen (darunter 2 Kinder und 2 äußerst dringliche Patienten mit klassischem klinischem Verlauf).

Das *klinische Krankengut* von BÖCK et al. (1972) aus den Jahren 1964–1971, also 7 Jahre, umfaßt 64 Patienten; die Symptomatik der Patienten war folgende: (1) Über 90% der Patienten war bewußtlos, die meisten nach einem luziden Intervall, (2) 60% der Patienten hatte normale Pupillen, nur weniger als 1/3 zeigten typische einseitige Pupillenstarre, (3) 57%, also mehr als die Hälfte der Patienten, hatten Herdsyndrome, in der überwiegenden Zahl Paresen. Von den 64 operierten Patienten sind 12 Patienten an den Folgen des Epiduralhämatoms gestorben, alle übrigen Patienten wurden in mehr oder minder gutem Zustand entlassen.

Verkannte epidurale Blutungen kommen im rechtsmedizinischen Untersuchungsgut mit zunehmendem klinischen Einsatz der Computertomographie kaum mehr vor (BRATZKE u. DIRNHOFER 1986). Die genannten Autoren schreiben weiter, daß aus klinischer Sicht bisher Einigkeit darüber bestand, daß ein diagnostiziertes epidurales Hämatom, selbst wenn es symptomlos bleibt, operativ entfernt werden muß. In letzter Zeit waren jedoch einige Mitteilungen veröffentlicht worden, die unter computertomographischer Verlaufsbeobachtung bei ständiger neurochirurgischer Einsatzbereitschaft und gutem Allgemeinzustand konservativ behandelt wurden und folgenlos abgeheilt sein sollen (ILLINGWORTH u. SHAWDON 1983; KUNZ et al. 1985). BRATZKE u. DIRNHOFER (1986) verweisen jedoch auf eine kürzlich zur Sektion gekommene epidurale Blutung mit einem über zweiwöchigen freien Intervall, das zu Überlegungen Anlaß geben soll, ob es unter der abwartenden Haltung nicht doch zu tödlichen Komplikationen kommen kann und der neurochirurgische Eingriff das vergleichsweise geringere Risiko darstellt.

Ein 15jähriges Mädchen stürzte vom Fahrrad auf die Asphaltfahrbahn, erlitt einen Schädelbruch und zeigte, abgesehen von einer initialen Bewußtlosigkeit von ca. 3–4 min und Zeichen einer Hirnerschütterung, keine gravierenden, zerebral bedingten Ausfallerscheinungen. Kurze Zeit nach der Krankenhausentlassung – computertomographische Untersuchungsmöglichkeiten standen nicht zur Verfügung – ca. 2 Wochen nach dem Unfall kam es zum plötzlichen Tod.

Die *gerichtliche Leichenöffnung* ergab als Todesursache eine epidurale Blutung (ca. 110 ml), die von einem rupturierten epiduralen Pseudoaneurysma der A. meningea med. ausgegangen war. Das Zentrum des bereits klinisch diagnostizierten Schädelbruches lag im mittleren Scheitelbereich und setzte sich bis in die rechte mittlere Schädelgrube fort. Im rechten Hippocampus und den Kleinhirntonsillen zeigten sich deutliche Hirndruckzeichen. An weiteren Befunden war ein kleiner Gegenstoßprellungsherd im linken Scheitel-Schläfenbereich mit filmhafter subduraler Blutung und Verletzung der Dura mater mit der Arachnoida festzustellen.

Feingewebliche Untersuchung: Im Bereich einer an der Oberfläche der Dura sichtbaren Abblassung im Verlauf der erkennbaren A. meningea med. zeigt sich ein erbsgroßes Pseudoaneurysma, das aus zwiebelschalenartig aufgebauten Fibrin- und Bindegewebslagen mit lebhafter Siderose bestand und durch eine frische Blutung stellenweise gesprengt war. Das Gefäßbett der A. meningea med. war weit geöffnet, es zeigten sich hier frische wolkenartige Fibringerinnsel und Thrombozytenaggregate. Die gerissene Elastika war an den Enden nach außen geschlagen und eingeheilt. Die Begleitvenen waren unversehrt und wiesen keine Verbindung zum Aneurysma auf.

Die Autoren führen aus, daß freie Intervalle bei epiduralen Blutungen in der Regel darauf zurückzuführen sind, daß sich die Blutung wegen der festhaftenden Dura mater nur langsam ausbreiten kann und es bei sonst minimaler Hirnverletzung einige Zeit dauert, bis durch die Volumenvermehrung sich ein intrakranieller Druck mit entsprechenden klinischen Erscheinungen entwickelt. Solche Verläufe könnten durch computertomographische Untersuchungen gesichert werden, bei denen im ersten Computertomogramm unmittelbar nach der Gewalteinwirkung kein Befund erkennbar war, und erst Kontrollaufnahmen nach einigen Stunden die epidurale Blutung erkennen ließen. FRANKHAUSER et al. (1983) berichteten von 8 solcher Beobachtungen.

In dem von BRATZKE u. DIRNHOFER (1986) veröffentlichten Fall lagen jedoch andere Verhältnisse vor. Der traumatische Riß der A. meningea med. an der Basis der rechten Schädelgrube oberhalb des Schädelbruches war zunächst durch ein erbsgroßes Gerinnsel abgedeckt worden, das von seiner Struktur her, insbesondere im Hinblick auf die bindegewebige Umwandlung und die Siderose, ohne Zweifel als primärtraumatisch anzusehen war. Die Ursache der neuerlichen Blutung aus dem Pseudoaneurysma der A. meningea med. war nicht näher zu klären, eine erneute Gewalteinwirkung von Gewicht lag jedenfalls nicht vor. Die Verfasser verweisen darauf, daß, wenn man die Wandbeschaffenheit des Aneurysma betrachtet, davon auszugehen sei, daß auch schon geringe Einwirkungen am Kopf, etwa durch brüske Kopfbewegung oder leichten Anstoß geeignet sein könnten, eine Ruptur herbeizuführen. Weiter wurde mit Recht hervorgehoben, daß die Arterie nicht thrombosiert wurde, und dadurch der Aneurysmasack weiterhin unter dem Druck des arteriellen Blutes stand.

Ein ähnliches traumatisches falsches Aneurysma, das allerdings ein freies Intervall von 30 min hatte und knapp 4 Tage überlebt wurde, war von WOJAHN (1964) veröffentlicht worden. In diesem Fall war es zusätzlich zu einer Fistelbildung zwischen dem Pseudoaneurysma und den Begleitvenen gekommen.

BRATZKE u. DIRNHOFER (1986) hoben hervor, daß der Ablauf im geschilderten Fall in Übereinstimmung mit den Ausführungen von KRAULAND (1982) stehe, wonach sich die primäre Verletzung der A. meningea med. durch stumpfe Gewalt nicht in ein Schema einordnen lasse und je nachdem, ob die Verletzung mit und ohne Durariß, Thrombose oder Aneurysmabildung abheilt, mit erheblichen Modifizierungen im Verlauf zu rechnen ist. Dem ist voll zuzustimmen.

23. Massenverschiebungen des Gehirns infolge epiduralen Hämatoms

Ein sich schnell ausbreitendes arterielles epidurales Hämatom komprimiert das Hirngewebe in sehr kurzer Zeit. Am Großhirn kommt es zu einer Abplattung der Windungskuppen mit Verstreichung der Windungstäler.

Die raumfordernde Blutung ist zunächst von einer perifokalen Ödemzone umgeben, die im Computertomogramm als hypodense Zone sichtbar sein kann (HANDA et al. 1979; LANKSCH et al. 1979). Erreicht die epidurale Blutung ein kritisches Volumen, man spricht jetzt besser von einem Hämatom (raumfordernden Prozeß), so treten klinische und pathomorphologische Befunde auf. Das umschriebene fokale Ödem kann sich übrigens auch ausbreiten und zu einem generalisierten Ödem führen. Durch Beteiligung des N. oculomotorius tritt zunächst eine homolaterale Mydriasis auf und durch Druckwirkung des Pedunculus cerebri am freien Tentoriumrand eine kontralaterale Halbseitenlähmung auf. Der letztgenannte Befund ist die Folge der Einklemmung des Gyrus hippocampi im Tentoriumspalt. Der Prozeß kann auch auf den kontralateralen N. oculomotorius übergreifen, so daß eine beidseitige Mydriasis vorliegen kann und eine Quadriplegie und Zeichen von Enthirnungsstarre. Neben den Einklemmungen und Schnürfurchenbildungen, die oben schon erwähnt wurden, werden Gefäße komprimiert, von besonderer Bedeutung sind die Aa. cerebri post.

Die Pupillenveränderungen wurden von Sir Jonathan HUTCHINSON im Jahre 1867 beschrieben, man spricht auch von einer Hutchinson-Pupille:

„The importance of an interval of immunity between the accident and the occurrence of symptoms has long been recognized as the chief indication of a ruptured meningeal artery; and it is to this, almost exclusively, that we must still give attention, if we wish to diagnose these cases. Unfortunately, it is not always that we can get correct statements as to the early symptoms; but when ever there is clear testimony as to complete immunity at first, and the symptoms have come on suddenly, and at too early a period for the development of inflammation, then we may, with tolerable confidence, infer the existence of haemorrhage ... Our inferences as to the side on which the blood-clot lies will be helped by observation of the hemiplegia (if it has been present), by the dilatation of one pupil, and the examination of the scalp. The hemiplegia will be on the opposite side; a fixed dilated pupil, I think, generally

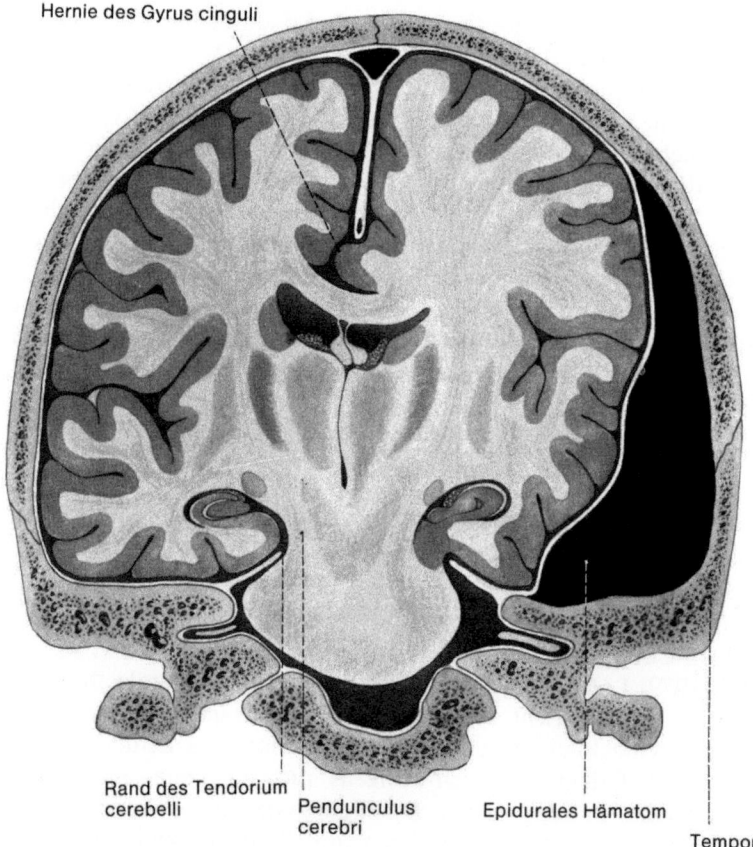

Abb. 111. Anatomische Darstellung eines epiduralen Hämatoms in einem Koronarschnitt Beachte: (1) Die Schnittführung verläuft schräg von anterior superior nach posterior inferior, um die Kompression des Hirnschenkels auf der Gegenseite des Hämatoms zu zeigen. (Aus KEMPE 1985)

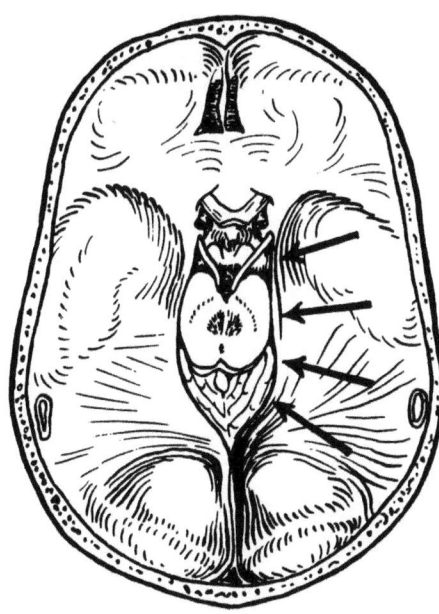

Abb. 112. Druckwirkung eines epiduralen Hämatoms (durch *Pfeile* angedeutet) auf die Strukturen im Bereich der Incisura tentorii. (Aus KESSEL et al. 1969)

be present on the same side, and a puffy trelling in the scalp will often be found directly over the fracture."

Erhöhter Schädelinnendruck infolge Ödems zieht eine transtentorielle Hernie nach sich. Die am meisten median gelegenen Anteile der Unterfläche des Temporallappens, der zur Hippocampusformation gehörende Uncus, bildet eine Hernie, die sich um den Rand des Tentorium cerebelli nach unten in die hintere Schädelgrube, hier auf der Gegenseite, erstreckt (Abb. 111). Es bildet sich eine Schnürfurche im Uncus gyri hippocampi, hier auf der Herdseite, mit allen klassischen klinischen Symptomen aus (Abb. 112). Der Tod tritt als Folge sekundärtraumatischer Hirnstammschäden ein, es sei denn, daß andere schwere traumatische Hirnschäden vorliegen, die zum Tode führen, ehe sich ein akutes posttraumatisches Hirnstammsyndrom entwickeln kann.

Lähmungen der kontralateralen Extremitäten können oft fehlen, wenn sich die Kompression des Hirnstamms sehr schnell entwickelt. Es handelt sich dabei um das *klassische Einklemmungssyndrom* des *Hirnstammes* im *Tentoriumschlitz* oder *Temporallappeneinklemmungssyndrom* genannt. Bei einem Patienten mit einem solchen Syndrom kann durchaus eine Bewußtlosigkeit fehlen, und er vermag zu sprechen, kann aber wenige Minuten später verstorben sein wie Beobachtungen von R. C. SCHNEIDER u. KRISS (1969) zeigen.

Auf die Kompression der A. cerebri post. und der Aa. cerebellares sup. mit folgender Hypoxie ist oft hingewiesen worden (DOTT et al. 1944). Aber ebenso wichtig ist der Verschluß der duralen Sinus, die ja weniger Muskulatur in ihrer Wandung enthalten als Arterien.

Die A. cerebri post. verläuft unter dem Uncus hippocampi; dieses Gefäß kann abgeschnürt werden, die Blutversorgung des Okzipitallappens, insbesondere der Area calcarina wird in Mitleidenschaft gezogen mit der Folge von hämorrhagischen Nekrosen in diesem Bereich. Aber auch der venöse Abfluß kann behindert werden durch Druckwirkung auf die dünnwandigen Venen des Pons und des Sinus petrosus sup. Da die arterielle und venöse Versorgung der Formatio reticularis in Mitleidenschaft gezogen ist, sind Störungen des Bewußtseinszustandes die Folge.

24. Mortalität

Sir Jonathan HUTCHINSON (1867) faßte in seiner Arbeit: „*Effusion of Blood between Bone and Dura mater*" zusammen: „It is a remarkable fact that the modern annals of surgery do not, as I am aware, contain any cases in which life has been saved by trephining for this state of thing." Achtzehn Jahre später berichtete JACOBSON (1885/86) in einer bemerkenswerten Übersicht über 71 Patienten mit epiduralen Blutungen, daß 10 Patienten überlebten, eine Mortalität also von 86%. In der Serie von Ernst von BERGMANN (1880) überlebten 16 von 99 Patienten, die Mortalität betrug ebenfalls 86%. In dem „*Textbook of Surgery*" von ROSE u. CARLESS, Ausgabe von 1927, einem damals häufig gebrauchten Text, fand sich die Angabe, daß bei epiduralen Blutungen „the prognosis is extremely unfavourable".

Die *Mortalitätsziffern*, die für *epidurale Hämatome* angegeben werden, sind sehr hoch und reichen bis zu 95% (KENNEDY u. WORTIS 1936; MCKENZIE 1938; BRIESEN 1940; MUNRO u. MALTBY 1941; BUSCH 1945; RAAF 1948; LEWIN 1949; BRODIN 1952; LOEW 1952; HOOPER 1959; MCKISSOCK et al. 1960; COOK et al. 1962; KENNEDY u. WORTIS 1936). Sie schwanken in den mitgeteilten Serien sehr: MCKISSOCK et al. (1960) 27%, LOEW u. WÜSTNER (1960) 28% und GLOWACKI et al. (1972) 31%. WOJAHN (1964) berichtete über eine Serie von 65 epiduralen Hämatomen, die stationär behandelt wurden, von denen wurden nur 29 (= 44,69%) trepaniert, während die übrigen 36 erst bei der Leichenöffnung aufgedeckt wurden. Berücksichtigt man aber, daß 3 Fälle bereits bei der Krankenhausaufnahme tot waren, dann erhöht sich der Anteil der diagnostizierten Fälle auf 46,8%. Bedenkt man weiter, daß nur 9 Fälle von den 29 Trepanierten überlebten, so sind es – bezogen auf die Gesamtzahl der aufgenommenen epiduralen Hämatome – 13,8%. Also ergibt sich eine Gesamtletalität von 86,2%. Nicht unerwähnt werden soll dabei die praktisch sicher sehr seltene Möglichkeit, daß ein kleines epidurales Hämatom, ohne daß es ärztlich behandelt wird, zur Ausheilung kommt und dadurch die festgestellten Zahlen über die Letalität nach der günstigen Seite verschieben würde.

Ich beginne mit den höheren Mortalitätsziffern: 30–40% (GURDJIAN u. WEBSTER 1958; POUYANNE et al. 1965; DA PIAN et al. 1967; GALLAGHER u. BROWDER 1968; JONKER u. OOSTERHUIS 1975; ZUCCARELLO et al. 1982), 20–30% (HOOPER 1959; MCKISSOCK et al. 1960; KVARNES u. TRUMPY 1978; CORDOBÉS et al. 1981; KRETSCHMER 1981; TEASDALE u. GALBRAITH 1981), 10–20% (JAMIESON u. YELLAND 1968; WEINMAN u. MUTTUCUMARU 1968; HEISKANEN 1975). Eine „*ideale*" *Mortalität* würde 10% (HOOPER 1954) oder 12% (MCKISSOCK et al. 1960; TEASDALE u. GALBRAITH 1981) darstellen.

Tabelle 58 zeigt, daß die Mortalität für epidurale Hämatome seit der Veröffentlichung der ersten Serie von JACOBSON (1886), die eine Mortalität von 86% aufwies, in den folgenden Jahrzehnten ständig abfiel.

Tabelle 58. Vergleich der Mortalität von verschiedenen Serien von epiduralen Blutungen. (Aus WEINMAN u. MUTTUCUMARU 1969)

Serien	Anzahl der Fälle	Mortalität
JACOBSON (1886)	71	86%
PRINGLE (1938)	33	66%
GURDJIAN u. WEBSTER (1942)	34	26%
HOOPER (1959)	83	23%
MCKISSOCK et al. (1960)	125	23%
WEINMAN u. CABRAAL (1969)	249	20%

Tabelle 59. Serien von epiduralen Hämatomen, die eine Mortalität von weniger als 30% aufweisen. (Aus HOOPER 1959)

Autor	Anzahl der Fälle	Mortalität (%)
GURDJIAN u. WEBSTER (1942)	34	27
SARTORIUS u. HUMPHRIES (1946)	20	5
INGRAHAM et al. (1949)	20	10
ROWBOTHAM (1949)	33	21
MÄKELA (1950)	12	25
JAMIESON (1954)	12	8
LEWIN (1954)	46	21
WHALLEY (1948)	30	17

Tabelle 60. Serien von epiduralen Hämatomen, die eine Mortalität von mehr als 30% aufweisen. (Aus HOOPER 1959)

Autor	Anzahl der Fälle	Mortalität (%)
PRINGLE (1938)	33	66
MUNRO u. MALTBY (1941)	44	55
WOODHALL et al. (1941)	177	56
VORIS (1947)	22	45
GOINARD u. DESCUNS (1948)	43	42
BRADLEY (1951)	27	56
Lazorthes (1952)	12	58
ROWBOTHAM (1954)	27	37
LARGHERO (1955)	13	76

HOOPER (1959) teilte die Serie von Patienten mit epiduralen Hämatomen in 2 Gruppen auf, nämlich solche, die eine Mortalität von weniger als 30% (Tabelle 59) und eine solche von mehr als 30% aufwiesen (Tabelle 60).

Eine Zusammenstellung von Serien verschiedener Autoren der Operationsmortalität epiduraler Hämatome zeigt Tabelle 61. Daraus ergibt sich, daß die Sterblichkeitsquoten in den 50er und 60er Jahren gesunken sind, sie sind aber, wie KESSEL (1969) hervorhebt, noch zu hoch. HOOPER (1959) vertrat die Auffassung, daß die Mortalität von etwa 10% erreicht werden könnte.

Tabelle 61. Operationsmortalität epiduraler Hämatome. Fast alle diese Statistiken enthalten zerebrale und zerebelläre epidurale Hämatome. (KESSEL et al. 1969)

Verfasser	Zahl der oper. Fälle	Zahl der Todesfälle	%
PETIT-DUTAILLIS et al. (1955)	78	31	39,7
davon:			
akute Hämatome	64	30	46,8
subakute Hämatome	14	1	7,1
GURDJIAN u. WEBSTER (1958)	56	20	35
HOOPER (1959)	83	19	23
PECKER et al. (1959)	103	38	37
LINDGREN (1960)	24	9	37
LOEW u. WÜSTNER (1960)	43	12	28
MCKISSOCK et al. (1960)	116	26	23
LEWIN (1966)	46	10	21,7
WEINMAN (1967)	144	26	18
GALLAGHER u. BROWDER (1968)	122	48	40
JAMIESON u. YELLAND (1968)	167	26	15,6
(letzte 60 Fälle)	60	5	8

Tabelle 62. Entwicklungsrate von klinischen Zeichen in bezug auf die Mortalität. (Aus JAMIESON u. YELLAND 1968)

Intervall	Anzahl der Fälle	Todesfälle	Mortalität (%)
Weniger als 12 h	49	14	28,6
12 h, weniger als 24 h	43	6	14,0
24 h, weniger als 48 h	31	5	16,1
3. oder 4. Tag	24	1	4,2
5. bis 7. Tag	9	0	–
2. Woche	8	0	–
Nicht angegeben	3	0	–
Gesamtzahl	167	26	

a) Mortalitätsrate der epiduralen Blutungen in Beziehung zur Schnelligkeit des Einsetzens klinischer Symptome

Aus Tabelle 62 ergibt sich, daß eine hohe Mortalitätsrate mit schnellem Einsetzen klinischer Symptome einhergeht.

b) Mortalitätsrate der epiduralen Blutungen in Beziehung zur Bewußtseinslage von Patienten mit epiduralen Blutungen

Die Bewußtseinslage zur Zeit des operativen Eingriffes bei Patienten mit epiduralen Hämatomen kann Tabelle 63 entnommen werden. Es findet sich hier die Mortalitätsrate für jede der 4 aufgeführten Bewußtseinslagen. Der signifikante Unterschied in der Prognose zwischen den ersten drei Guppen der Bewußtseinsla-

Tabelle 63. Mortalitätsraten in Beziehung gesetzt zur Bewußtseinslage von 116 Patienten zur Zeit der Operation. (Aus McKissock et al. 1960)

Bewußtseinslage	Anzahl der Fälle	Todesfälle	
Ansprechbar	13	0	10%
Benommen	33	3 (9%)	
Stuporös	37	5 (14%)	33%
Komatös	33	18 (55%)	

Tabelle 64. Mortalitätsraten in Beziehung gesetzt zur Bewußtseinslage der Patienten zur Zeit der Operation in 3 verschiedenen veröffentlichten Serien. (Aus McKissock et al. 1960)

	Munro u. Maltby (1941)	Hooper (1959)	McKissock et al. (1960)
Ansprechbar	17%	0%	0%
Benommen	46%	12%	9%
Komatös	71%	35%	33%

ge auf der einen Seite und dem der komatösen Patienten auf der anderen Seite ist evident. Sie beruht ohne Zweifel auf der Schwere der gleichzeitig vorhandenen anderen Hirnschädigungen, die sich im Koma widerspiegeln.

Munro u. Maltby (1941) und Hooper (1959) gruppierten ihre Patienten mit epiduralen Hämatomen in 3 Gruppen mit verschiedener Bewußtseinslage. McKissock et al. (1960) machten aus ihren beiden Kategorien „stuporös" und „komatös" eine einzige, nämlich „komatös" und verglichen mit den Mortalitätsraten der anderen Autoren. Sie werden in Tabelle 64 verglichen.

c) Ein Vergleich der Sterblichkeitsquoten in Bezug auf die Bewußtseinslage zur Zeit der Operation

Vier Serien von Patienten mit epiduralen Blutungen findet sich in Tabelle 65. *Daraus ergibt sich, daß die Bewußtseinslage zur Zeit der Operation entscheidend für die Prognose ist.*

d) Beziehungen zwischen luzidem Intervall, Morbidität und Überleben

Unterschiede in der Bewußtseinslage bei Vorliegen eines epiduralen Hämatoms wurden von Gurdjian u. Webster (1958) in der folgenden Weise zusammengefaßt: (1) Klares Bewußtsein besteht in der gesamten Zeit, (2) Desorientiertheit und getrübte Bewußtseinslage wechseln mit luzidem Intervall über mehrere Tage ab, (3) zunehmender Verlust des Bewußtseins einige Minuten oder Tage nach der Gewalteinwirkung, und (4) Bewußtlosigkeit hält nach der Gewalteinwirkung an. Die oben genannten Autoren setzten diese verschiedenen

Tabelle 65. Sterblichkeitsquoten in bezug auf die Bewußtseinslage zur Zeit der Operation. (Aus KESSEL et al. 1969)

Bewußtseinslage	Sterblichkeit (%)			
	MUNRO u. MALTBY (1941) %	HOOPER (1959) %	McKISSOCK (1960) %	JAMIESON u. YELLAND (1968) %
Voll bewußt	17	0	0	1,4
Benommen	46	12	9	–
Bewußtlos	71	35	33	26,9

Tabelle 66. Beziehung zwischen lucidem Intervall und Mortalität. (Aus McLAURIN u. FORD 1964)

Luzides Intervall	Anzahl der Fälle	Mortalität	Überleben
Vorhanden	34	9 (26%)	25 (74%)
Nicht vorhanden	3	3 (100%)	0

Tabelle 67. Mortalität in Beziehung zur Entwicklungszeit der Gehirnkompression. (Aus WEINMAN u. MUTTUCUMARU 1968)

	Anzahl der Fälle	Anzahl der Todesfälle	Mortalität
Perakute (2½–4 h)	40	15	37,5%
Akute (4–12 h)	45	13	28,8%
Subakute (12–48 h)	24	2	8,3%
Chronische (mehr als 48 h)	26	1	2,2%

Varianten jedoch nicht in Beziehung zur Prognose. Tabelle 66 zeigt die Beziehung zwischen luzidem Intervall und Morbidität.

e) Abhängigkeit der Mortalität epiduraler Hämatome von der Schnelligkeit, mit der sich der Hirndruck entwickelt

Die Mortalität bei epiduralen Hämatomen ist abhängig von der Schnelligkeit, mit der sich der Hirndruck entwickelt. Es ist bemerkenswert, daß in der Serie von WEINMAN u. MUTTUCUMARU (1968) kein epidurales Hämatom klinische Symptome früher als 2 1/2 h hervorrief (Tabelle 67). Daraus kann geschlossen werden, daß Patienten mit Schädel-Hirn-Verletzungen nicht erst in lokalen Krankenhäusern aufgenommen werden sollten, sondern direkt zu solchen Abteilungen überwiesen werden sollen, wo die operative Entfernung vorgenommen werden kann.

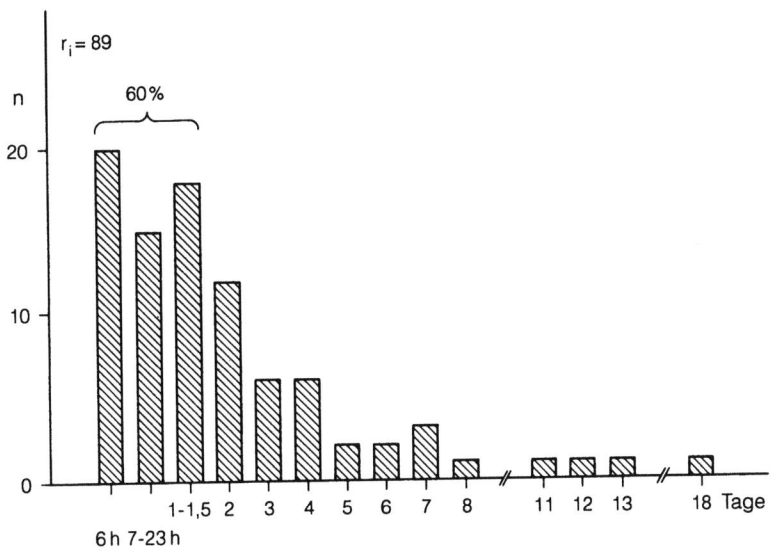

Abb. 113. Überlebenszeit bei den epiduralen Hämatomen; 60% der Verletzten verstarben innerhalb der ersten 36 h nach Gewalteinwirkung. (Aus REDING u. LANG 1977)

Tabelle 68. Ergebnis der Behandlung von 249 epiduralen Hämatomen. (Aus WEINMAN u. MUTTUCUMARU 1969)

Vollständige Heilung	75%
Besserung mit Defekt	5%
Emotionell	
Hemiparese	
Hemianopsie	
Dysphasie	
Tod	20%

f) Operationsergebnisse und Überlebenszeit

Aus Tabelle 68 kann ersehen werden, daß 75% der 249 Patienten aus der Serie von WEINMAN u. MUTTUCUMARU (1969) vollständig geheilt wurden ohne jeglichen neurologischen Defizit. 5% der Patienten besserten sich, jedoch blieb ein neurologischer Dauerschaden zurück. Die Mortalitätsrate von 20% kann als außerordentlich gut angesehen werden.

Die Überlebenszeit der Patienten mit epiduralen Hämatomen kann Abb. 113 entnommen werden; 60% der Verletzten verstarben innerhalb der ersten 36 h.

Patienten mit *Polytraumen* haben eine höhere Mortalität. Wichtige Faktoren, die die Mortalität beeinflussen, sind Alter des Patienten, gleichzeitig vorkommende zusätzliche intrakranielle Läsionen, Lokalisationen etc.

Patienten, die überleben, zeigen in etwa 70% eine gute Besserung, während etwa 30% bleibende neurologische Ausfälle zurückbehalten.

Die Mortalität konnte in den letzten 25 Jahren jedoch dramatisch gesenkt werden. JAMIESON u. YELLAND (1968) vermochten die Mortalitätsrate von 26,7% bei ihren ersten 60 Patienten auf 8% bei ihren letzten 60 Patienten zu senken.

Die Mortalität ist am höchsten in der Gruppe von Patienten mit akutem Einsetzen der klinischen Symptome, die noch innerhalb der ersten 24 h operiert werden. Danach fällt die Mortalität scharf ab, bleibt aber noch relativ hoch bis zum Ende der 2. Woche. Nach den Angaben von KVARNES u. TRUMPY (1978) liegt die Mortalität bei Patienten, die innerhalb der ersten 6 h operiert werden, bei 38%, bei denen, die zwischen 6 und 24 h operiert werden, bei 24% und fällt danach auf etwa 6% ab. Man kann als Faustregel sagen, daß die Prognose weitgehend von der Dauer des symptomfreien Intervalls abhängt. *Je kürzer das Intervall, desto ungünstiger ist die Prognose.* In LOEW u. WÜSTNER's (1960) gesamtem Beobachtungsgut betrug die Mortalität 28%, bei symptomfreiem Intervall von weniger als 12 h dagegen 43%.

Sich langsam entwickelnde epidurale Hämatome erlauben dem Gehirn, sich in einem über einen gewissen Zeitraum hinziehenden Deformationsprozeß schrittweise zu adaptieren, obwohl sie außergewöhnliche Größen einnehmen können (vgl. VANCE 1950, 450 g).

g) Lokalisation der epiduralen Hämatome in Bezug auf Mortalität und Häufigkeit von gleichzeitig vorliegenden anderen intraduralen Läsionen

Der Einfluß der Lokalisation des epiduralen Hämatoms auf die Mortalität und die Häufigkeit von intraduralen Läsionen zur Lokalisation der epiduralen Blutung ergibt sich aus Tabelle 69. Die epiduralen Hämatome der hinteren Schädelgrube hatten die höchste Mortalität (darunter ein Kind jünger als 10

Tabelle 69. Lokalisation der epiduralen Hämatome im Vergleich zur Mortalität und der Häufigkeit von gleichzeitig vorliegenden anderen intraduralen Läsionen. (Aus JAMIESON u. YELLAND 1968)

Lokalisation	Anzahl der Fälle	Todesfälle		Intradurale Läsionen	
		Anzahl	%	Anzahl	%
Lateral	117	19	16,2	54	46,1
Frontal	19	0	–	9	47,4
Vertex	3	0	–	1	33,3
Basal	6	1	16,7	4	66,7
Okzipital	10	2	20,0	4	40,0
Hintere Schädelgrube	12	4	33,3	7	58,3
Gesamtzahl	167	26	15,6	79	47,4

Tabelle 70. Mortalität in Beziehung zur Lokalisation der epiduralen Hämatome. (Aus WEINMANN u. MUTTUCUMARU 1968)

Lokalisation	Anzahl der Fälle	Tod	Mortalität (%)
Anterior temporal	62	14	22
Posterior temporal	29	5	17
Parietal	39	7	17
Frontal	22	5	23
Okzipital	1	0	0
Hintere Schädelgrube	2	0	0

Jahre, das zusätzlich eine Impressionsfraktur und Lazerationen des Kleinhirns hatte). Alle Patienten mit frontalen epiduralen Hämatomen und solchen der Vertex überlebten, weil sich ihre Hämatome langsamer entwickelten und weniger Bewußtlosigkeiten auftraten. Eine vergleichbare Mortalität für die Lokalisation von epiduralen Hämatomen ohne Angaben, ob zusätzliche intrakranielle Verletzungen vorliegen, ergibt Tabelle 70.

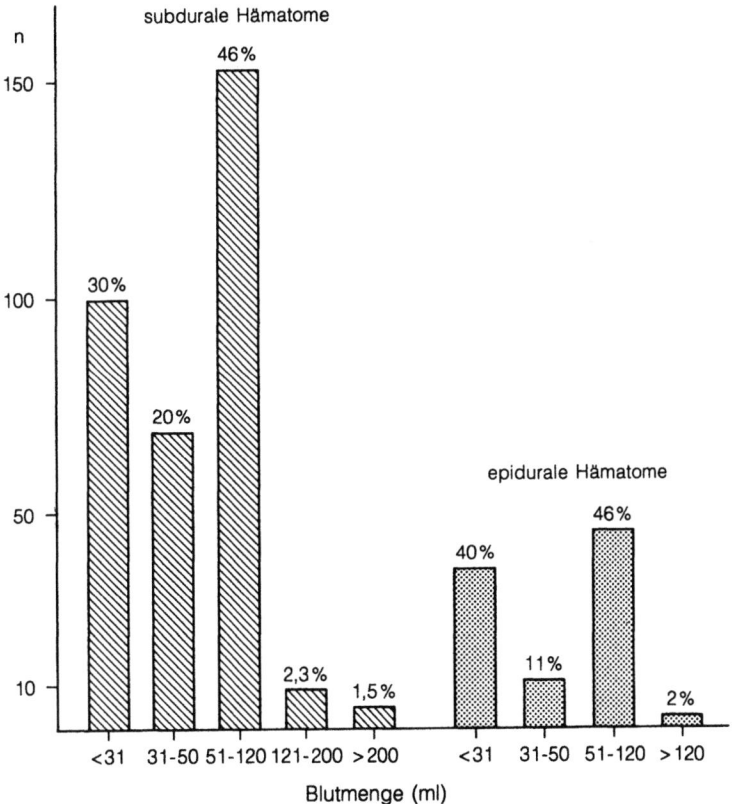

Abb. 114. Bei Sektionen festgestellte (meßbare) Blutmengen der epiduralen und subduralen Hämatome. (Aus LEOPOLD 1977)

25. Volumen der epiduralen Hämatome

Das *Volumen* der *epiduralen Hämatome* ist in den meisten Fällen nicht angegeben, sie werden im allgemeinen operiert, wenn ihre Dicke etwa 1,5 cm beträgt (NIELSEN u. VOLDBY 1977), das entsprechende Volumen beträgt dann etwa 40–50 ccm. Bei Sektionen festgestellte Blutmengen der epiduralen und subduralen Hämatome finden sich in Abb. 114.

Da *wiederholte Computertomographi*en uns erlauben, die Entwicklung und besonders auch spontane Resorptionen zu verfolgen, sind einige Fälle von diagnostizierten, jedoch nicht operierten epiduralen Hämatomen in der Literatur mitgeteilt worden (WEAVER et al. 1981; ERICSON u. HAKANSSON 1981; GREVSTEN u. PELLETIERI 1982; ZIMMERMAN u. BILANIUK 1982; PANG et al. 1983). Es muß immer daran gedacht werden, daß diese Patienten ganz plötzlich mit Todesfolge deteriorieren können. Deshalb wird von manchen Autoren generell operiert (GUILLERMAIN 1986).

IV. Epidurale Abszesse

Historisches

Ambroise PARÉ (1510–1590) unternahm Trepanationen bei Patienten, bei denen er Eiteransammlungen unter dem Schädeldach vermutete. Er führte eine Bleiröhre in den extraduralen Raum ein und forderte seine Patienten auf, mit geschlossener Nase und geschlossenem Mund auszuatmen. Dadurch wurde der Eiter ausgepreßt.

Der bedeutendste englische Chirurg in der Mitte des 18. Jahrhunderts war Percival POTT (1713–1788), der wichtige Beiträge über Schädel-Hirn- und Wirbelsäulenverletzungen schrieb, er trepanierte an mehreren Stellen des Schädels, um extradural gelegene Eiteransammlungen zu entfernen.

Offene Verletzungen stellen neben dem hämatogenen Weg eine zusätzliche Infektionsgefahr für epidurale Blutungen und Hämatome dar. Sie ist bei Kriegsverletzungen besonders groß. Offene Verletzungen weisen häufig auch eine subdurale Infektion auf. Die Überlebenszeit hängt gewöhnlich von der Schwere der Verletzung oder der Komplikation ab.

V. Traumatische subdurale Blutungen und Hämatome

1. Historisches

Als erster Arzt, der eine Beobachtung eines chronischen subduralen Hämatoms mitteilte, wird häufig Johann Jacob WEPFER aus Schaffhausen in der Schweiz genannt. PUTNAM u. CUSHING (1925) machten auf den folgenden Patienten aufmerksam: „Johann WEPFER führte an einem 70jährigen Patienten, der einige Stunden nach einer ‚Apoplexie' mit Aphasie und Hemiplegie verstorben war, eine Autopsie durch. Dabei assistierte ihm HARDERUS. Eine blutgefüllte Zyste, von Hühnereigröße, fand sich unterhalb der Dura mater. Er glaubte, daß er mehrfache Risse der A. meningea demonstrieren konnte."

PUTNAM u. CUSHING (1925) diskutierten dann frühere Berichte aus der Literatur und kamen zu dem Schluß, daß nur wenige der früheren Berichte ohne Bedenken akzeptiert werden könnten.

HOESSLY (1966) prüfte diese oft zitierte Quelle nach, die aus WEPFERS Buch „*Observationes Anatomice ex Cadaveribus eorum quos sustulit Apoplexia*" stammt. Die erste Ausgabe wurde in Schaffhausen 1658, die zweite 1675 veröffentlicht. Der Orginaltext war nach HOESSLY so wenig gelesen worden, daß HANKE 1939 in seinem Buch über das subdurale Hämatom WEPFERS „Patient", die in Wirklichkeit eine Patientin war, ein Mann geworden war. Einige Jahre später erschien derselbe „alte Mann" in einem Bericht aus Zürich (KRAYENBÜHL u. NOTO 1949), nur etwa 30 Meilen von Schaffhausen entfernt.

HOESSLY identifizierte die Patientin als Beobachtung 2 (Seite 5 der Ausgabe von 1675) als eine etwa 70 Jahre alte Witwe mit dem Namen Barbara Zuberin. Sie war niemals ernstlich krank gewesen, hatte aber im Verlauf der letzten Jahre an Sehvermögen eingebüßt. Über einen Zeitraum von mehreren Monaten waren jedoch Prodromi von anderen bemerkt worden, so z. B. Sprachschwierigkeiten. WEPFER selbst berichtete in Latein: „Am 29. Januar 1657, um 3 Uhr nachmittags, in der Gegenwart von Freunden, aus offensichtlichem Wohlbefinden während des Spinnens verlor sie plötzlich ihre Sprache und kollabierte. Sie wurde zu Bett gebracht. Sie konnte ihr rechtes Bein bewegen und berührte mit der rechten Hand ihren Kopf, dabei versuchte sie etwas zu sagen, was aber unverständlich war. Unmittelbar darauf verlor sie das Bewußtsein. Das Gesicht war gerötet. Da sie nicht schlucken konnte, wurden keine Medikamente verabfolgt. Sie starb um 6 Uhr am gleichen Tag."

WEPFER fuhr fort: „Am folgenden Tag führte ich unter Assistanz meines bedeutenden Kollegen Dr. HARDER eine Autopsie durch. Ich öffnete den Schädel, öffnete die Dura mit einem Kreisschnitt, dann die Falx an der Crista galli und öffnete die Sinus laterales... Nachdem ich das Gehirn entnommen hatte, hob ich die Dura, die es noch bedeckte, hoch und fand, daß die rechte Seite des Gehirns superior und posterior-inferior, jedoch nicht bis zur Basis, mit Blut bedeckt war. Das Gehirn selbst war weich. Das Gehirn zeigte auf dieser Seite eine Spalte, aus der dunkle Blutkoagula von der Größe von Muskatnüssen herausdrangen. Nachdem ich meinen Finger in diese Spalte gesteckt hatte, vergrößerte ich sie mit einem Messer. Ich fand einen großen Hohlraum, der nach vorn bis fast zum Frontalpol reichte, nach hinten bis etwa zur Hälfte des Gehirns und nach oben bis zur Falx. Dieser Raum enthielt eine Blutung von Hühnereigröße, neben kleineren Koagula und flüssigem Blut, insgesamt etwa 8 Unzen. Zunächst dachten wir, daß dies der Seitenventrikel war, aber nach genauer Untersuchung stellte sich heraus, daß es ein Hohlraum war, der mit Blut gefüllt war, als Folge der Ruptur eines Zweiges der A. carotis...."

In dem Bericht von WEPFER findet sich nichts über eine „blutige Zyste" unter der Dura. Es findet sich keine Angabe, daß WEPFER den Riß einer A. meningea beschrieben hatte. Nach HOESSLY (1966) ist es unverkennbar, daß er die Ruptur eines oder mehrerer Äste der A. cerebri ant. beschrieben hatte.

Eine genauere Durchsicht von WEPFERS Buch ergibt nach HOESSLY jedoch, daß zumindest Krankengeschichten von Patienten vorliegen, die an einem chronischen subduralen Hämatom gelitten hatten. HOESSLY zitiert 4 Patienten, S. 15 in der Ausgabe von 1675, mit dem Namen Jacob REUTINGER, und einen ähnlichen Fall auf S. 370 der Ausgabe von 1675, einen Patienten mit dem Namen Jacob SPOERLIN.

Man kann demnach WEPFER zu Recht zitieren, daß er subdurale Hämatome beschrieben hat, jedoch handelt es sich bei dem von PUTNAM u. CUSHING (1925), von HANKE (1939) und von KRAYENBUHL u. NOTO (1949) mitgeteilten Fall nicht um eine solche.

Eine frühe klassische Falldarstellung einer tödlichen subduralen Blutung liegt uns über den französischen König HEINRICH II vor.

Der *französische König* HEINRICH II. (1519–1559) führte den Titel „Herzog von ORLEANS" und wurde nach dem Tode seines älteren Bruders Franz im Jahre 1536 Dauphin. Er heiratete aus politischen Gründen Katharina von MEDICI.

Die Verletzung HEINRICH II. ist nicht nur wegen der Schädel-Hirn-Verletzung von Interesse, sondern auch deshalb, weil zwei der größten Ärzte jenes Zeitalters, nämlich Ambroise PARÉ und Andreas VESALIUS, den König behandelten.

Der *Obduktionsbericht ("Relatio")* von Andreas VESALIUS und die Aufzeichnungen von Ambroise PARÉ sind uns zugänglich. Sie finden sich bei O'MALLEY u. DE CM SAUNDERS (1948), die eine ausführliche Interpretation geben.

Während der Hochzeit von HEINRICHS II. Tochter ELISABETH mit König PHILIPP von Spanien hielt HEINRICH II. Ende Juni 1559 große Feierlichkeiten in Paris ab, bei denen auch ein mehrtägiges Turnier stattfand. Das Turnier wurde in der Nähe des heutigen Place de Bastille, in der Rue St. Antonie, abgehalten. Bei derartigen Turnieren versuchte man, den Gegner mit der Lanze aus dem Sattel zu heben. HEINRICH II. hatte am 30. Juni 1559 mit Gabriel DE LORGES, Comte de MONTGONMERY, Kapitän der schottischen Garden des Königs, gekämpft. Er war mit dem Ausgang nicht zufrieden und forderte MONTGONMERY nochmals auf, gegen ihn anzutreten. Der Schotte gehorchte nur widerwillig. Seine Lanze traf HEINRICH II. unterhalb seines Halses, sie zerbrach dabei und drang mit großer Energie in das Gesicht des französischen Königs ein, das nicht vom Visier bedeckt war. Holzsplitter der Lanze trafen die Nasenwinkel und den medialen Abschnitt der linken Augenbraue und drangen in den lateralen Rand der rechten Orbita ein. Der verletzte König schwankte auf seinem Pferde, vermochte noch aus eigener Kraft abzusteigen und verlor dann das Bewußtsein. Er erlangte jedoch sein Bewußtsein wieder, nachdem man ihn zum nahen Hôtel des Tornelles getragen hatte; er konnte die Treppe mit Unterstützung hinaufgehen.

Die Ärzte und Chirurgen des Königs wurden sogleich hinzugezogen. Es wurden 6 Holzsplitter (2 von ihnen 9,5 cm und 7,0 cm lang) aus dem Bereich der rechten Orbita entfernt. Die Wunde wurde verbunden und den Gepflogenheiten der Zeit entsprechend, ein Abführmittel verabfolgt und ein Aderlaß durchgeführt.

Unter den Chirurgen war auch Ambroise PARÉ, der seit einigen Jahren „Chirurgien du Roi" war, zugezogen. Ein Bote wurde nach Flandern gesandt, um Andreas VESALIUS hinzuzuziehen, der auch am 3. Juli in Paris eintraf.

Das Befinden HEINRICH II. hatte sich in der Zwischenzeit nicht gebessert. Der König war benommen, klagte jedoch kaum über Schmerzen.

Um zu klaren Vorstellungen über die Art der Verletzung HEINRICH II. zu gelangen, wurde an 4 aufeinanderfolgenden Tagen mit der zerbrochenen Lanze MONTGONMERYS an den Köpfen von 4 am Vortag enthaupteten Verbrechern versucht, ähnliche Wunden zu erzeugen. Die Schädel wurden danach seziert, jedoch lieferte nach Angaben von KESSEL (1959) diese „experimentelle Chirurgie" keine verwendbaren Aufschlüsse.

Am 4. Tag nach der Verletzung trat heftiges Fieber auf. Ein Delirium folgte. Man nahm eine Gehirnverletzung an. VESALIUS hatte von Beginn an eine infauste Prognose gestellt und vertrat seine Meinung gegenüber den französischen Ärzten und Chirurgen, unter denen Jean CHAMPLAIN „premier medicin du roi" war. Hervorgehoben werden soll, daß anläßlich eines Konsiliums CHAMPLAIN PARÉ „die Ehre erwies, ihn um seine Ansicht und seinen Rat zu fragen," eine zu jener Zeit ungewöhnliche Tat, die nur durch den großen Ruf von PARÉ erklärbar ist.

Da sich der Zustand HEINRICHS II. immer mehr verschlechterte, wurde die Möglichkeit einer Schädeltrepanation erörtert. Man kam jedoch zu dem Schluß, daß ein solcher Eingriff keinen Erfolg verspreche. Kurz vor seinem Tode war der König auf der linken Körperseite gelähmt, während rechtsseitig heftige Krampfanfälle auftraten. HEINRICH II. starb am 10. Juli, am 11. Tag nach der Verletzung.

Beider Ärzte Aufzeichnungen über die Autopsie sind uns bekannt. Die Relatio des VESALIUS ist genauer und ausführlicher. Das linke Auge war intakt, im rechten fanden sich mehrere Holzsplitter. Dieselben waren auch in den Boden und die seitliche Wand der Orbita eingedrungen, Knochen und Hirnhäute waren angeblich intakt. Im Bereich der linken Hinterhauptsregion fand sich ein offenbar *infiziertes subdurales Hämatom*. Die Infektion war wohl von der vereiterten Gesichtswunde ausgegangen.

KESSEL (1959) hebt hervor, daß die Autopsieberichte eindeutig zeigen, daß HEINRICH II. an den Folgen eines subduralen Hämatoms verstarb; heute würde man von einem akuten oder subakuten subduralen Hämatom sprechen.

Der unglückliche MONTGONMERY, der für die Verletzung des Königs verantwortlich war, wurde auf seine Besitzungen in der Normandie verbannt. Er entkam als Hugenotte nur knapp den Verfolgungen in der Bartholomäusnacht (1572) und floh nach England, kehrte mit englischen Freiwilligen in die Normandie zurück und geriet in französische Gefangenschaft. Katharina von MEDICI ließ den „Mörder" ihres Gatten wegen Hochverrats zum Tode verurteilen. Er wurde enthauptet und geviertailt; angeblich wohnte die Königin dem auf dem Place Grève bei.

Giovanni Battista MORGAGNI (1682–1701) beschrieb im Jahre 1761 (in der englischen Übersetzung 1769) ein subdurales Hämatom: „When the cranium was opened, I found and demonstrated blood effused, to the quantity of half a pound, between the dura and pia mater, or rather between the dura mater, and another little membrane the arachnoides; which membrane, being made somewhat thick with extravasated blood, was opposite to the anterior region of the left temple bone, and the parts thereabout."

2. Anatomische Vorbemerkungen

Die *subdurale Blutung* ist eine Ansammlung von Blut zwischen der Dura mater und der Arachnoidea. Wir unterscheiden auch hier zwischen *zerebralen (supratentoriellen)* und *zerebellären (infratentoriellen) subduralen Hämatomen (subduralen Blutungen der hinteren Schädelgrube)*. Die letztgenannten werden später in einem gesonderten Abschnitt besprochen.

Die akuten und subakuten Verlaufsformen werden im nächsten Abschnitt behandelt, während die chronischen Verlaufsformen in dem danach folgenden Abschnitt erörtert werden.

3. Akute und subakute subdurale Blutungen und Hämatome

a) Einführung

Einige einführende Bemerkungen sollen der Besprechung der *akuten subduralen Blutungen* und *Hämatome* vorangestellt werden:

Akute subdurale Hämatome kommen bei schweren Schädel-Hirn-Verletzungen häufig vor. Frühzeitige Diagnose und Operation sind für das Überleben des Patienten von allergrößter Wichtigkeit. Nach den Angaben von BECKER (1986) finden sich in den meisten großen Serien von Patienten mit schweren Schädel-Hirn-Verletzungen – also Patienten, die nicht zu sprechen oder Aufforderungen auszuführen vermögen – in 40–60% intrakranielle raumfordernde Prozesse (ROSSANDRA et al. 1973; PAGNI 1973; BECKER et al. 1979; PAZZAGLIA et al. 1979). Bei etwas weniger als der Hälfte dieser Patienten liegen akute subdurale Hämatome vor. Unbehandelt besitzen diese traumatischen Läsionen – das sei vorausgeschickt – eine außerordentlich hohe Mortalität.

Die akuten subduralen Blutungen sind häufiger von zusätzlichen traumatischen Hirnschäden begleitet und komplizierter als die epiduralen Blutungen. Für das klinische Bild und die Mortalität ist dann die subdurale Blutung von geringerer Bedeutung als die übrigen Hirnverletzungen.

Viele Darstellungen über subdurale Blutungen und Hämatome enthalten sowohl akute, subakute und chronische Verlaufsformen. Diese Kasuistiken und Serien müssen naturgemäß getrennt von denen dargestellt und besprochen werden, die sich nur auf akute, subakute oder chronische Verlaufsformen beziehen.

In den folgenden Arbeiten sind alle Verlaufsformen enthalten: BOWEN (1905), HENSCHEN (1912), HASSIN (1918), PUTNAM u. CUSHING (1925), LEARY (1934, 1939), MUNRO

(1934) 62 Fälle, PEDERSON (1935), KENNEDY u. WORTIS (1936), HANNAH (1936), ZEHNDER (1936, 1937), HORRAX u. POPPEN (1937), DE MORSIER (1937), SJÖQUIST u. KESSEL (1937), BAKER (1938), KUNKEL u. DANDY (1939), LAUDIG et al. (1941) 143 Fälle, VORIS (1941), GROFF u. GRANT (1942), MUNRO (1942) 310 Fälle, BROWDER (1943), FELD (1947), LEWIN (1949), PEET (1949), LINK (1950), PAILLAS u. PIGANIOL (1950), STIEDA (1950), BARNETT u. MEIROWSKY (1955), BENASSI (1955), ECHLIN et al. (1956), DRESSLER u. ALBRECHT (1957), GOMEZ (1957) 100 Fälle, LECHNER (1957), MATEOS u. DALY (1958), BENDER (1960), FREED u. BOYD (1960), MCKISSOCK et al. (1960) 389 Fälle, LOEW u. WÜSTNER (1960), PARKINSON u. CHOCHINOV (1960), BREZINA (1962), ROSENBLUTH et al. (1962) 100 Fälle, SELECKI (1963), WEBER et al. (1964), BARNETT (1965), MOIL u. CARAM (1967), DE JESUS u. POSNER (1968), SHEALY (1968), HARRIS (1971), RANSOHOFF et. al. (1971), FROWEIN u. KEILA (1972), JAMIESON u. YELLAND (1972), BENDER u. CHRISTOFF (1974), GILDAY et al. (1974), RICHARDS u. HOFF (1974), FELL et al. (1975), COOPER et al. (1976), PAPADAKIS et al. (1976), CROS (1983).

Zusammenfassende Darstellungen erfolgten durch HANKE (1939), KRAYENBÜHL u. NOTO (1949), GURDJIAN u. WEBSTER (1958), Joseph EVANS (1963) sowie KESSEL (1969).

Kasuistiken und Serien von akuten subduralen Blutungen und Hämatomen wurden mitgeteilt von: GARDNER (1935), ECKHOFF (1940), KALBFLEISCH (1943), KÜHLMEYER (1947), ECHLIN (1949), CHAMBERS (1951), BISGAARD-FRANTZEN u. DALBY (1956, 1957), MC LAURIN u. TUTOR (1961) 90 Fälle, AMBROSETTO (1962), NYSTRÖM u. MAKELA (1964) 100 Fälle, SCHEINBERG u. SCHEINBERG (1964), MOIEL u. CARAM (1967) 84 Fälle, ABRAMOWICZ (1970), HARRIS (1971), TALALLA u. MORIN (1971), RAMAMURTHI (1976), FELL et al. (1975), HERNESNIEMI (1979), KAUFMAN et al. (1980), SHENKIN (1982) 39 Fälle, STONE et al. (1983), KLUN u. FETTRICH (1984).

b) Häufigkeit

Die *Häufigkeit* des *subduralen Hämatoms* bei klinisch behandelten Schädel-Hirn-Verletzten wird zwischen 1% (ECHLIN 1965) und 19,6% (STRADONE 1949) angegeben; 5% von MUNRO (1942), 5% von BROWDER (1943), 5% von NORDLIE (1958), 6,5% von KLUG et al. (1961) sowie 7% von KRAYENBÜHL u. NOTO (1949) genannt; vgl. Tabelle 71 über das Vorkommen von intrakraniellen Hämatomen bei stationär aufgenommenen Schädel-Hirn-Verletzten.

Ihre *wirkliche Häufigkeit* bei *allen Schädel-Hirn-Verletzungen* wird mit etwa 1% angegeben. Jedoch ist die Häufigkeit abhängig von der Schwere der Schädel-Hirn-Verletzung, denn bei schweren Schädel-Hirn-Verletzungen wird ihr Vorkommen mit bis zu 63% angegeben (ADAMS 1975).

Bei tödlichen *Schädel-Hirn-Verletzungen* liegen folgende Prozentzahlen vor: 69,7% LINK (1945) und 63% unter 1367 stumpfen Schädel-Hirn-Verletzungen FREYTAG (1963).

Die *Häufigkeit* der *subduralen Hämatome* unter den *Autopsiefällen* wird mit 10% aller Schädel-Hirn-Traumen geschätzt. *Bei gerichtsärztlichen Sektionen* von *Schädel-Hirn-Verletzten* wurden sie in 53,2% gesehen, 1/3 davon als Nebenbefund, 2/3 als Hauptbefund (KRAULAND 1961).

c) Alters- und Geschlechtsverteilung

Die *Alters-* und *Geschlechtsverteilung* von subduralen Hämatomen wird in Abb. 115 und Tabellen 72 und 73 dargestellt. Unter den 149 Patienten von ROSENØRN u. GJERRIS (1978) fanden sich 108 Männer und 41 Frauen, das Alter reichte von 8 Monaten bis zu 88 Jahren (Tabelle 72). Das Durchschnittsalter zur Zeit der Operation betrug 52 Jahre (50 Jahre für Männer und 55 Jahre für Frauen).

In Tabelle 73 ist die Alters- und Geschlechtsverteilung der subduralen Blutungen mit arterieller Quelle denjenigen im allgemeinen gegenübergestellt. Wie KRAULAND (1982) hervorhob, wird man bei den geringen Zahlen nicht allzuviel daraus ableiten können; immerhin ist bemerkenswert, daß zum Unterschied gegenüber KRAULANDS Fällen auch die ersten beiden Jahrzehnte beteiligt waren. Das Überwiegen der Männer ergibt sich aus der Erfahrung, daß sie Gewalteinwirkungen häufiger ausgesetzt sind.

Tabelle 71. Vorkommen von intrakraniellen Hämatomen bei stationär aufgenommenen Schädel-Hirn-Verletzten. (Aus TEASDALE u. GALBRAITH 1981)

Quelle		Zeit-raum (Jahre)	Alter (Jahre)	Gesamt-auf-nahmen	Intrakranielle Hämatome	
					n	%
GALBRAITH et al. (1976)	Allgemeines Krankenhaus	1	−14	918	7	0,8
STEADMAN u. GRAHAM (1970)	Allgemeines Krankenhaus	1		484	11	2,3
KALYANARAMAN et al. (1970)	Abt. f. Schädel-Hirn-Verletzte	2³/₄	11	2000	70	3,5
GILLINGHAM (1969)	Abt. f. Schädel-Hirn-Verletzte	1		1132	64	5,7
YAMIESON u. YELLAND (1968, 1972) u. JAMIESON (1976a)	Allgemeine Krankenhäuser	11	11	ca. 11000	689	6,3
KLONOFF u. THOMPSON (1969)	Neurochirurg. Abt. im Allg. Krankenhaus	1	−14	279	32	11,5
PIA et al. (1978)	Allg. Chirurg. Abteilung	11		1790		10%
	Neurochirurg. Klinik	22		3793		26%

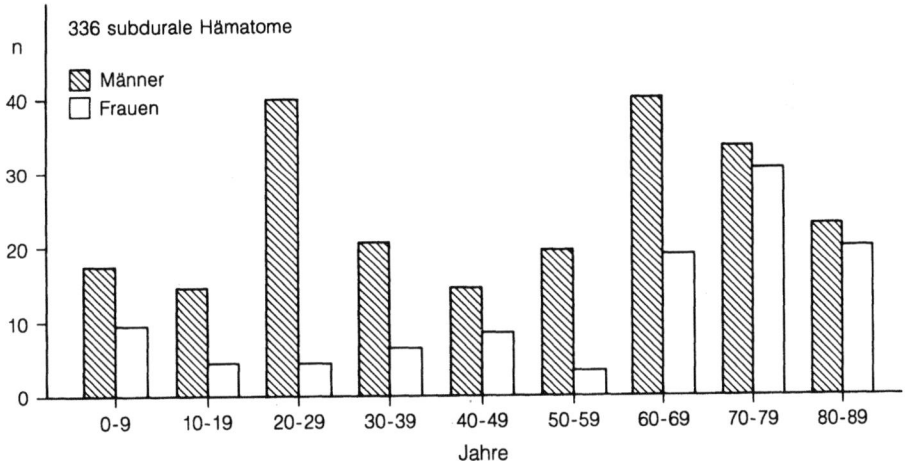

Abb. 115. Alters- und Geschlechtsverteilung von 336 subduralen Hämatomen. Junge Erwachsene und ältere Personen sind häufiger betroffen. (Aus LEOPOLD 1977)

Tabelle 72. Alters- und Geschlechtsverteilung bei 149 Patienten mit akuten und subakuten subduralen Hämatomen. (Aus ROSENØRN u. GJERRIS 1978)

Lebensalter	Akute subdurale Hämatome		Subakute subdurale Hämatome		Gesamtzahl der Beobachtungen
	Männer	Frauen	Männer	Frauen	
<15	5	2	–	–	7
15–64	57	21	20	6	104
>64	15	12	11	–	38
Total	77	35	31	6	149

Tabelle 73. Altersgruppen – subdurale Blutungen. (Aus KRAULAND 1982)

	0–9	10–19	20–29	30–39	40–49	50–59	60–69	70–79	80–89	♂	♀	?	Gesamt
1	–	–	1	7	8	3	6	4	1	21	9		30
2	3	3	4	1	8	8	10	7	–	31	5	8	44
3	3	–	9	17	27	23	17	6	–	69	33		102
4	8	2	10	18	27	39	63	51	15	153	80		233

1 = Isolierte kortikale Schlagaderverletzungen; anatomische Untersuchungen, W. KRAULAND (1982).
2 = Isolierte kortikale Schlagaderverletzungen; klinische Beobachtungen (Tabelle 11.2) (Aus W. KRAULAND 1982).
3 = (Aus B. M. VANCE 1950).
4 = (Aus W. KRAULAND u. H. BRATZKE 1978).

d) Lokalisationen

Die akuten subduralen Hämatome finden sich überall in der Schädelhöhle, vorzugsweise an der Konvexität über den Großhirnhemisphären, gewöhnlich frontotemporoparietal (Abb. 116, Tabelle 74).

e) Atypische Lokalisationen

Subdurale Hämatome können auch über den okzipitalen Anteilen der Großhirnhemisphäre liegen, über dem Chiasma opticum und über der Sylvi-Fissur.

Atypische Lokalisationen von *subduralen Hämatomen* können sich in folgenden Regionen finden: (α) *Infratemporale subdurale Hämatome*, (β) *basale subdurale Hämatome*, (γ) *okzipitale subdurale Hämatome* und (δ) *subdurale Hämatome im Interhemisphärenspalt*.

α) Infratemporale subdurale Hämatome

Ein *infratemporales subdurales Hämatom* wurde von PFEIFFER (1959) mitgeteilt. Es bestand ein Exophthalmus.

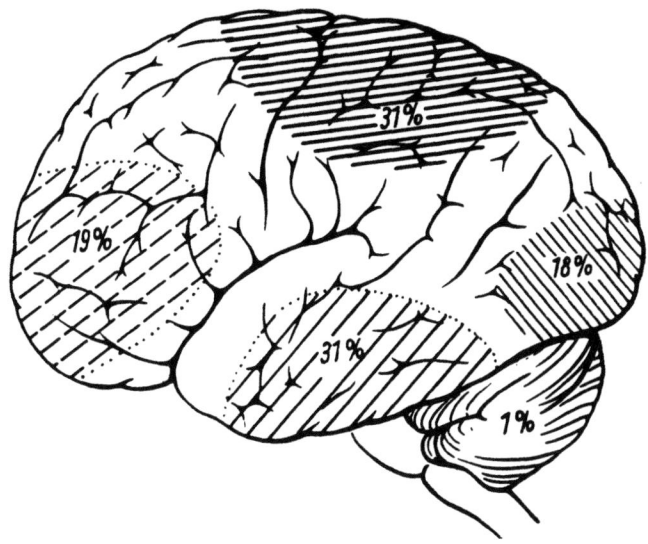

Abb. 116. Hauptlokalisation der bei Sektionen nachgewiesenen subduralen Hämatome. (Aus LEOPOLD 1977)

Tabelle 74. Lokalisation der akuten und subakuten subduralen Hämatome. (Aus LEOPOLD 1985)

Hämatomsitz	Anzahl
Frontal	58
Frontotemporal	45
Frontoparietal	24
Frontotemporoparietal	65
Temporal	170
Temporoparietal	126
Parietal	92
Parietookzipital	21
Okzipital	107
Temporookzipital	8
Zerebellar	21

β) Basale subdurale Hämatome

Ein *basales subdurales Hämatom* wurde von GLONING u. KLAUSBERGER (1955) beschrieben.

γ) Okzipitale subdurale Hämatome

Über *subdurale Hämatome* in der *Okzipitalregion* berichteten KENNEDY u. WORTIS (1936).

δ) Subdurale Hämatome im Interhemisphärenspalt

Einige Beobachtungen von *subduralen Hämatomen* im *Interhemisphärenspalt* wurden mitgeteilt: (LEARY 1939; ARING u. Joseph EVANS 1940; JACOBSON 1955; JACOBSON 1958; GANNON 1961; BREZINA 1962; WOLLSCHLAEGER u. WOLLSCHLAEGER 1964; SIBAYAN et al. 1970; SAMII et al. 1974; HO et al. 1977; OGSBURY et al. 1978; GLISTA et al. 1978; POZZATI et al. 1982, 2 Fälle; FRUIN et al. 1984).

POZZATI et al. (1982) berichteten über 2 Beobachtungen von traumatischen subduralen Hämatomen im Interhemisphärenspalt. Der *1. Patient* hatte eine Kombination von einem Konvexitäts- und parasagittalen subduralen Hämatom, der *2. Patient* hatte ein subdurales Hämatom im Hemisphärenspalt, das zum Tentorium reichte. Obwohl die meisten mitgeteilten Fälle eine subakute Verlaufsform aufwiesen, mit einer charakteristischen Parese der unteren Extremitäten, deteriorierten beide Patienten schnell – innerhalb von 24 und 48 h nach der Verletzung ohne warnende neurologische Anfallserscheinungen - und starben trotz sofortiger neurochirurgischer Intervention. Beide Beobachtungen wurden mit dem Computertomogramm diagnostiziert.

Subdurale Blutungen können sich leichter ausdehnen als epidurale. Das Hauptausbreitungsgebiet liegt über der frontotemporoparietalen Region.

4. Einteilung und Verlaufsformen

Die *subduralen Blutungen* werden in: (1) *Akute*; (2) *subakute*; und (3) *chronische Verlaufsformen* eingeteilt. Eine subdurale Blutung, die sich innerhalb der ersten 24 h einer Gewalteinwirkung entwickelt und zu klinischen Erscheinungen führt, wird von einigen Autoren akut genannt (LAUDIG et al. 1941; GURDJIAN u. WEBSTER 1958; MCLAURIN u. TUTOR 1961). Andere Autoren nennen eine subdurale Blutung akut, wenn sie sich innerhalb der ersten 2 oder 3 Tage nach einer Gewalteinwirkung entwickelt (ECHLIN et al. 1956; ROSENBLUTH et al. 1962; GURDJIAN u. THOMAS 1974), die der subakuten nach 2 bzw. 3 Tagen bis zu 14 Tagen, die der chronischen nach mehr als 14 Tagen. MCKISSOCK et al. (1960) geben eine andere Einteilung an: akut, wenn die klinischen Symptome innerhalb von 3 Tagen auftreten; subakut, wenn sie zwischen 4 und 20 Tagen auftreten und chronisch, wenn sie nach mehr als 20 Tagen auftreten. R. C. SCHNEIDER (1973) nennt eine subdurale Blutung subakut, wenn sich die klinischen Symptome etwa 2–3 Tage nach der Gewalteinwirkung und nicht länger als einen Monat später entwickeln. Die Einteilung von JAMIESON u. YELLAND (1972) unterscheidet nach den pathologischen Befunden subdurale Hämatome als (1) *einfach*, als (2) *kompliziert*, wenn mit anderen traumatischen Läsionen verbunden, als (3) *multipel* und (4) solche mit *subduraler Flüssigkeitsansammlung* anstelle von *Blut*.

Perakute und *akute subdurale Hämatome* entstehen in der Regel nach stärkerer Gewalteinwirkung als die Hämatome, die nach längerem symptomfreien Intervall auftreten. In gelegentlichen Ausnahmen ist die Gewalteinwirkung leichterer Natur, ohne Verletzungen an Kopfschwarte, Schädelknochen und Gehirn (LOEW u. WÜSTNER 1960, JUNGMICHEL 1936; WOLF u. GERBERDING 1957; KRAYENBÜHL u. NOTO 1949 u. a.). Das Fehlen der Verletzungen wird mit dem Mechanismus der indirekten Hyperflexions- und Hyperextensionsverletzungen (Whiplash) der HWS erklärt, bei denen es zu einer direkten Gewalteinwirkung des angeschnallten Rumpfes kommt.

Tabelle 75. Unterschiedliche zeitliche Einteilung der intrakraniellen Hämatome verschiedener Serien. (Aus TEASDALE u. GALBRAITH 1981)

Autoren	Zeitraum zwischen Verletzung und Diagnose bzw. Operation	
	Akut	Chronisch
VORIS (1941) THOMAS u. GURDJIAN (1973) RICHARDS u. HOFF (1974)	< 24 h	> 10 Tage
RANSOHOFF et al. (1971)	< 2 Tage	
LAUDIG et al. (1941) BROWDER (1943) TALLALA u. MORIN (1971) FELL et al. (1975)	< 3 Tage	
GURDJIAN u. THOMAS (1974) LEWIN (1966) JAMIESON u. YELLAND (1972) extradural LOEW u. KIVELITZ (1976) subdural	< 3 Tage	> 2 Wochen
GURDJIAN u. WEBSTER (1958) MCKISSOCK et al. (1960) MCLAURIN u. TUTOR (1961) JAMIESON u. YELLAND (1972) intradural RAMAMURTHI (1976) ROSENØRN u. GJERRIS (1978)	< 3 Tage	> 3 Wochen
ECHLIN et al. (1956) PHILIPS u. AZARIAH (1965)	< 7 Tage	

Diese Hämatome sind fast immer einseitig, chronische Hämatome dagegen häufig doppelseitig. MUNRO (1942) sah unter 310 Fällen 40, WEBER et al. (1964) unter 221 Fällen 22, HUBER (1962) unter 68 Fällen 6 doppelseitige Hämatome.

Subakute subdurale Hämatome sind die Folge desselben Prozesses, aber das Zeitintervall zwischen Gewalteinwirkung und Auftreten der klinischen Erscheinungen ist länger. Damit ist eine künstliche Scheidung in 2 Gruppen erfolgt.

Eine Übersicht über die unterschiedliche zeitliche Einteilung der intrakraniellen Hämatome aus veröffentlichten Serien verschiedener Autoren gibt Tabelle 75.

5. Frakturen

Frakturen liegen meistens auf der Blutungsseite und sind häufiger mit akuten als mit chronischen subduralen Hämatomen verbunden. KÜHLMEYER (1947) stellte einen Schädelbruch bei allen akuten Fällen fest, WEBER et al. (1964) bei 34 von 36 Fällen, ILLCHMANN-CHRIST (1948/1949) bei 103 von 129 Fällen, ECHLIN et al. (1956) bei 19 Fällen von 46. Die Blutung liegt nicht bei allen Fällen an der Stelle der Gewalteinwirkung oder der Fraktur. Die Frakturen können kontralateral zum Hämatom liegen oder bilateral vorliegen. Gelegentlich verursachen auch indirekte Gewalteinwirkungen, wie Gesichtsverletzungen, eine Blutung (LECHELLE et al. 1946). Offene Frakturen des Schädels mit Beteiligung der Sinus sind ebenfalls oft mit ausgedehnten subduralen Blutungen verbunden.

McLaurin u. Tutor (1961) fanden bei 30 Patienten mit einem akuten subduralen Hämatom in 17 Fällen homolaterale Schädelfrakturen und 13 kontralateral zum Hämatom gelegene. Loew u. Wüstner (1960) fanden 4 kontralaterale und 6 homolaterale Frakturen. Stöwsand et al. (1973) sahen 7 Schädelfrakturen auf der Hämatomseite, 10 kontralateral und 10 bilateral lokalisiert.

6. Klinische Befunde

Die *klinische Diagnose* des akuten *subduralen Hämatoms* kann wegen der begleitenden Hirnverletzungen sehr schwierig sein. Klinisch bestehen folgende Zeichen: Sofortige Bewußtlosigkeit oder rasch einsetzende Bewußtseinstrübung gefolgt von tiefer Bewußtlosigkeit; abnormer Augenbefund mit Dilatation der Pupille auf der Seite des Hämatoms sowie Blutungen in der Retina mit Stauungspapille; kontralaterale Halbseitenlähmung mit Pyramidenbahnzeichen; zerebrale Krampfanfälle, fokal oder generalisiert, und Enthirnungsstarre; schneller Puls, Atemstörungen, möglicherweise Blutdruck- und Temperaturanstieg.

Subakute subdurale Hämatome können für einige Tage Bewußtseinstrübung, Desorientierung und schließlich Bewußtlosigkeit zeigen, bevor sich das Bild weiter verschlechtert. Die übrigen Symptome gleichen denen der akuten Verlaufsform.

Rowbotham (1964) hatte hervorgehoben, daß es kein klinisches Syndrom für eine akute subdurale Blutung gebe. Die gleichzeitig vorliegenden zusätzlichen Hirnschäden sind für das klinische Bild verantwortlich zu machen. Das ist sicherlich richtig für Gewalteinwirkung mit hoher Intensität, wie bei schweren Fahrzeug- und Flugzeugunfällen oder Stürzen. Aber es unterliegt keinem Zweifel, daß es Fälle gibt, in denen die akute subdurale Blutung die einzige traumatische Hirnschädigung darstellt, vgl. vor allem die von R. C. Schneider (1973) veröffentlichte Serie von amerikanischen Fußballspielern, die während der sportlichen Tätigkeit Schutzhelme trugen, s. S. 268.

In der Serie von Stöwsand et al. (1973) von 43 Verletzten mit einem akuten subduralen Hämatom wurden bei 31 von 43 Patienten äußere Kopfverletzungsfolgen festgestellt. Hier ergab sich – im Gegensatz zu der Serie der gleichen Autoren über epidurale Hämatome – keine Übereinstimmung zwischen der Seite der äußeren Verletzung und der Seite des Hämatoms. Bei 7 Patienten lagen beidseitige äußere Verletzungen vor, bei 12 lagen sie auf der Hämatomseite und bei 12 kontralateral.

Der Anteil von Patienten mit einem Schädelbruch (27 von 44) ist beim akuten subduralen Hämatom geringer als beim epiduralen Hämatom. Der hohe Anteil von Patienten mit bilateralen Schädelfrakturen dürfte nach Angaben der Verfasser durch die hier meist schwerere Gewalteinwirkung zu erklären sein. Auch hinsichtlich der Fraktur zeigt sich beim akuten subduralen Hämatom keine Übereinstimmung zwischen Seite des Schädelbruches und der Seite des Hämatoms. Das akute subdurale Hämatom liegt häufig (hier bei 7 von 17 Verletzten mit einseitigem Schädelbruch und akutem subduralem Hämatom) auf der zur Fraktur kontralateralen Seite. Die Blutungsquelle war hier in der Mehrzahl venös. Häufig (bei 32%) fanden die Autoren Blutungen aus kortikalen Arterien. Bei 17 Verletzungen lagen Blutungen aus einem basalen Sinus vor, entsprechend der Häufigkeit von Basisbrüchen beim akuten subduralen Hämatom.

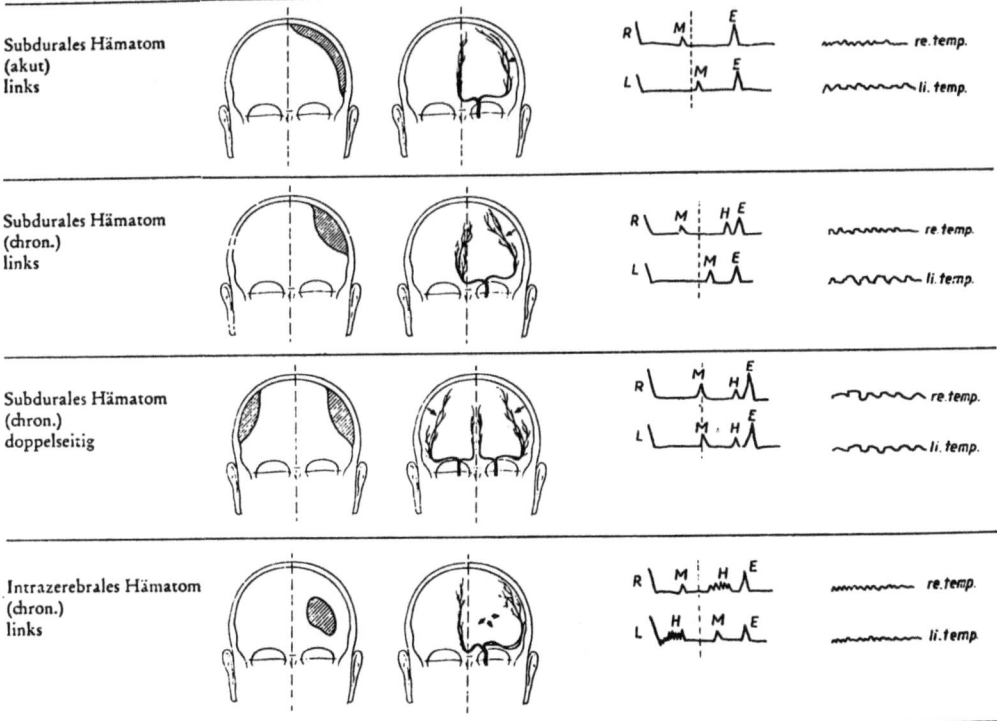

Abb. 117. Schematische Darstellung typischer Befunde bei subduralen und intrazerebralen Hämatomen. (Aus DELANK 1970)

EEG-Veränderungen

Die folgende Darstellung zeigt in schematischer Form typische EEG- und arteriographische Befunde bei subduralen und intrazerebralen Hämatomen (Abb. 117).

7. Beziehungen zwischen Volumen der subduralen Blutung und neurologischen Befunden

Es besteht eine direkte Beziehung zwischen dem Volumen einer subduralen Blutung und der Prozentzahl von Patienten, die neurologische Symptome zeigen (Tabelle 76). Lediglich eine kleine Gruppe von Patienten mit subduralen Blutungen mit weniger als 25 ccm zeigt keine klinischen Befunde. Bei Patienten, deren subdurale Hämatome ein Volumen zwischen 26–50 ccm hatten, zeigten etwa die Hälfte klinische Symptome. In den Fällen, in denen das Volumen des subduralen Hämatoms mehr als 50 ccm betrug, waren klinische Symptome praktisch immer vorhanden, mit der Ausnahme eines Patienten, der an einer Alzheimer-Erkrankung litt. ARONSON u. OKAZAKI (1963) kamen zu dem Schluß, daß eine subdurale Blutung von 50 ccm oder mehr zu neurologischen oder psychiatrischen Befunden führte.

Tabelle 76. Beziehung zwischen Volumen der subduralen Blutungen und Auftreten klinischer Symptome. (Aus ARONSON u. OKAZAKI 1963)

Volumen/ccm	Anzahl der Fälle	Symptome die wahrscheinlich durch die Blutung verursacht sind (%)	Haupttodesursache durch das Hämatom (%)
15–25	30	13,3	0
26–50	7	57,1	42,9
51–100	36	97,2	94,4
Mehr als 100	7	100	85,7
Gesamtzahl	80	62,5	51,3

Tabelle 77. Zuverlässigkeit der computertomographischen Diagnose von akuten intrakraniellen Hämatomen bei 50 Schädel-Hirn-Verletzten. (Aus GALBRAITH et al. 1976)

Typ des Hämatoms	Anzahl der Fälle	Anzahl der richtigen computertomographischen Diagnosen
Extradural	13	10
Intradural	34	28
Subdural und intrazerebral	23	17
Intrazerebral	11	11
Extradural und intradural	3	1
Gesamtzahl	50	39 (78%)

8. Zuverlässigkeit der computertomographischen Diagnose

Die Einführung der Computertomographie hat eine Bereicherung der diagnostischen Techniken gebracht. Tabelle 77 gibt einen Überblick über die Zuverlässigkeit dieser Methode.

9. Mechanogenese und formale Pathogenese

Folgende *Blutungsquellen* kommen für ihre Entstehung in Frage: (1) *Abriß* von *Brückenvenen*, die zwischen Hirnoberfläche und venösem Sinus sagittalis sup. verlaufen, (2) *Eröffnung der Sinus*, vor allem des Sinus sagittalis sup., durch penetrierende Gewalteinwirkung, (3) *isolierte Risse* von *arteriellen* und *venösen Gefäßen*, meist der *Arachnoidea*, meist verbunden mit *sog. Kontusionsherden* oder *Quetschungen der Hirnrinde*, (4) *subdurale Blutungen* kombiniert mit *intrazerebralen Blutungen* und *Hirnwunden*, (5) *subdurale Blutungen* bei *subarachnoidaler Blutung*.

Die Häufigkeit der verschiedenen Blutungsquellen aus einer Serie von KRAULAND (1982) ist in Tabelle 78 dargestellt. In der Tabelle 79 sind die Zahlen

Tabelle 78. Blutungsquelle der raumbeengenden traumatischen subduralen Hämatome bei gedeckten Schädel-Hirn-Verletzungen. (Aus KRAULAND 1982)

	1956	1957	1958	1959	
Rindenprellungen	5	8	3	2	18
Quetschung der Hirnrinde bei Schädelbrüchen und Durarissen	3	3	5	3	14
Verletzung von Brückenvenen	–	2	3	5	10
Verletzung von Schlagaderzweigen an der Mantelfläche	2	–	1	–	3
Riß eines Sinus	–	1	–	1	2
Ohne Angaben	4	2	–	–	6

Tabelle 79. Blutungsquelle bei raumbeengenden traumatischen subduralen Blutungen. (Aus KRAULAND 1982)

Autor	SDB gesamt	Rindenprellung		Brückenvenen		Schlagadern		Sinus		Ohne Angaben	
		N	%	N	%	N	%	N	%	N	%
KRAULAND (1961) 1956–1959	53	32	60,3	10	18,8	3	5,6	2	3,7	6	11,3
ARGIROPULOS (1978) 1960–1975	233	168	72,1	32	13,7	14	6,0	9	3,9	10	4,3
HUBER (1962)	40	27	67,5	1	2,5	1	2,5	2	5,0	9	22,5
WEBER et al. (1964)	23	13	57,0	5	22,0	2	9,0	2	9,0	1	4,0

aus dem Institut für Rechtsmedizin der FU Berlin (KRAULAND) solchen aus dem klinischen Schrifttum gegenübergestellt.

a) Abriß von Brückenvenen (Abb. 118 a–e)

Die Vv. cerebri sup. bestehen aus einer vorderen Gruppe von 3–4 Gefäßen und einer kleineren dorsalen Gruppe von 2–3 Venen. Sie lassen sich angiographisch gut darstellen (TÖNNIS u. SCHIEFER 1959). Sie verlaufen von dem Kortex auf den Großhirnhemisphären in einem Winkel von etwa 45° dorsal ansteigend und biegen scharf frontalwärts ehe sie in den Sinus sagittalis sup. einmünden. Die Brückenvenen treten mit erheblichen Abweichungen auf (MITTENZWEIG 1889; KRAULAND 1961).

YAMASHIMA u. FRIEDE (1984) instillierten zur elektronenmikroskopischen Untersuchung bei 4 Leichen innerhalb von 5 h nach dem Tode durch die Lamina cribrosa Glutaraldehyd in den Subarachnoidalraum, um den Zusammenhang der Gewebe möglichst ungestört zu erhalten. Die elektronenmikroskopische Untersuchung ergab, daß die Wand

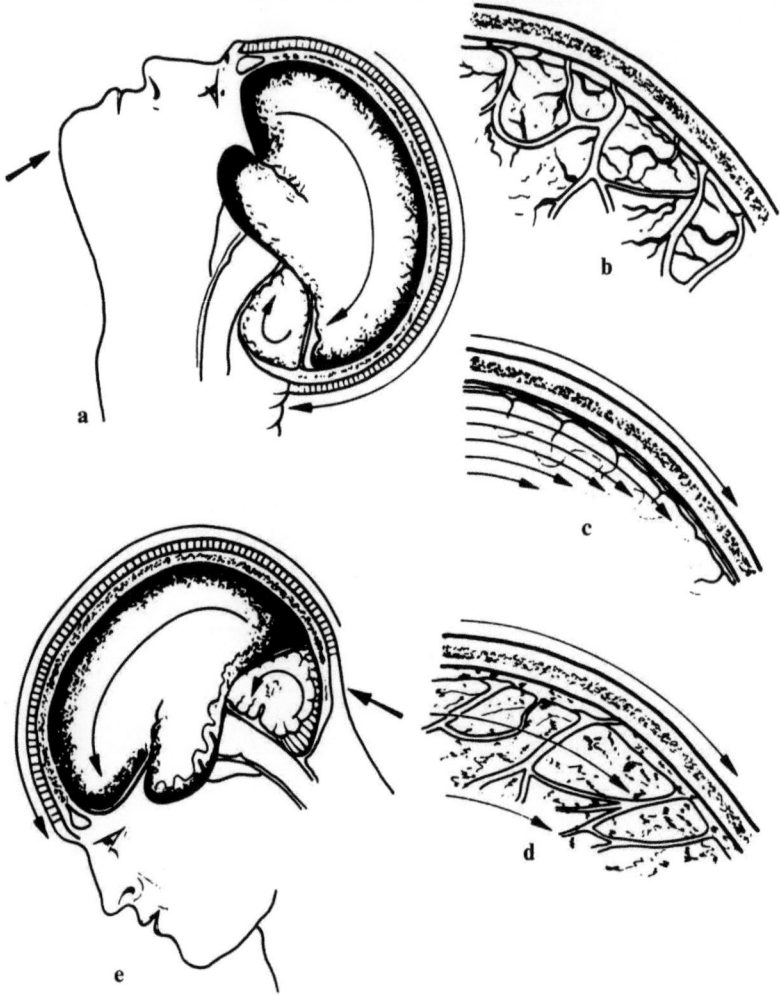

Abb. 118a–e. Möglicher Mechanismus einer zerebralen Beteiligung im Verlauf einer indirekten Verletzung von Kopf und Hals vom sog. Whiplashtyp nach Gewalteinwirkung auf den Schädel. Hirnverletzung durch Rotation. Wird der Schädel von einer Kraft getroffen, die nicht entlang der Linie verläuft, welche durch den Schwerpunkt des Schädels und das Atlantookzipitalgelenk (das Fulcrum) geht, so wird er in Rotation versetzt. Zwangsläufig empfängt die Schädelhülle den ersten Anprall des Stoßes und bewegt sich noch vor dem Gehirn. Dieses wird dann sekundär in Bewegung gesetzt durch den Schädel und besonders durch hervorstehende knöcherne Anteile und durale Septen. Da das Gehirn weich und nicht starr ist, wird es schnell deformiert. Bei gedeckten Verletzungen sind es die Scherkräfte zusammen mit der Deformierung, welche den größten Schaden im Hirngewebe anrichten und die Hirnarterien und -venen zerreißen. **a** Wenn der Patient am Kinn getroffen wird, fliegt der Kopf nach hinten; **b–d** zeigen die eingetretene Deformierung des Gehirns im Verhältnis zur Schädelwölbung; **e** fällt der Patient hintenüber und schlägt mit dem Kopf auf, wird der Kopf nach vorn in eine Vorwärtsrotation getrieben, wobei die Scherkräfte in entgegengesetzter Richtung wirksam werden. Wahrscheinlich wird bei den meisten Unglücksfällen der Kopf in starke Rotation versetzt auf verschiedenen Achsen in verschiedenen Phasen während der Gewalteinwirkung. (Aus WILSON 1946). Die *Pfeile* im Gehirn müssen die umgekehrte Richtung haben!

um Brückenvenen eine unterschiedliche Stärke und außerhalb der Arachnoida keine zusätzlichen Wandverstärkungen aufweisen. Die Verfasser schlossen daraus auf die besondere Verletzlichkeit dieser Gefäßstrecken.

Verletzte oder abgerissene Brückenvenen als Blutungsquelle bei subduralen Blutungen wurden genannt (MITTENZWEIG 1889; TROTTER 1914; RAND 1927; KEEGAN 1933; LEARY 1934, 1939; MUNRO 1934; GRANT 1935; TÖNNIS 1936; ZEHNDER 1936; DANDY 1938; KRAULAND 1942, 1954, 1961; MUNRO 1942; BROWDER 1943; HOFFMANN 1948; STIEDA 1950; KRAYENBÜHL u. NOTO 1949; VANCE 1950; CHAMBERS 1951; WEBER 1955; CHRISTENSEN 1956; ECHLIN 1956; LENARTZ u. MÜLLER 1956; ECHLIN et al. 1956; EBERLING 1958; LINK 1959). Blutungen aus Brückenvenen wurden auch während operativer Eingriffe gesehen (LEARY 1939; TÖNNIS 1936 u. a.).

Der Ansicht von LINK (1945), daß Fälle mit abgerissenen Brückenvenen in der Literatur erheblich überschätzt worden waren, muß entschieden widersprochen werden.

Die häufigste Ursache für eine subdurale Blutung besteht im Einreißen von einer oder mehreren der Brückenvenen, die von den Großhirnhemisphären zum Sinus sagittalis sup. ziehen. Der *Riß ist normalerweise die Folge einer einzelnen Beschleunigung oder Verzögerung mit erheblicher Rotationskomponente*, entweder: (1) Als *Folge* einer *direkten Gewalteinwirkung* gegen den *Schädel*, (2) als *Folge* einer direkten Gewalteinwirkung gegen den *fixierten Torso, die dann via Hals/HWS zum Schädel weitergeleitet* wird und dessen *indirekte hauptsächlich Rotationsbeschleunigung* erzeugt, oder (3) durch *mehrfache Gewalteinwirkung verschiedener Vektorrichtungen*, wie sie bei *indirekten Verletzungen* des *Kopfes* vom *Whiplashtyp* oder bei *mehrfachem Schütteln* bei *Neugeborenen* und *Kleinkindern („whiplash shaken infant syndrome")* vorkommen.

Extravasate von Konstrastmitteln bei Patienten mit akuten subduralen Hämatomen wurden mitgeteilt (LÖHR 1936; RUDIKOFF et al. 1968; ITO et al. 1972 u. a.).

Subdurale Blutungen und Hämatome nach stumpfer Gewalteinwirkung sind im allgemeinen die Folge von Rotationsbeschleunigung des Schädels, auch ohne sichtbare Verletzungsfolgen am Kopf. Der Schädel wird dabei beschleunigt, das Gehirn verbleibt zunächst in Ruhe, die Gehirn und Sinus sagittalis sup. verbindenden Brückenvenen werden überdehnt und reißen. Das Ergebnis ist eine Blutung venöser Herkunft, die sich in den Subduralraum ergießt. Solche erheblichen Rotationsbeschleunigungen des Schädels treten häufig nach Boxhieben auf als Folge eines sog. Aufwärtshakens oder Schwingers. Äußerlich wahrnehmbare Folgen von Gewalteinwirkung können ganz fehlen oder sie können sehr geringfügig sein. In allen diesen Fällen kommt es jedoch zu einer direkten Gewalteinwirkung mit erheblicher Rotation des Schädels. Indirekte Verletzungen von Kopf und Hals (Verletzungen vom sog. Whiplashtyp), bei denen die einwirkende direkte Gewalt gegen den fixierten Torso einwirkt, und dann via Hals/HWS auf den Kopf weitergeleitet wird, können ebenfalls erhebliche Rotationskomponenten des Schädels aufweisen. Es handelt sich dabei besonders um die Vektorrichtung −Gx mit zunächst erheblicher Hyperflexion der HWS und Vorwärtsrotation des Kopfes, sowie um die Vektorrichtung +Gx mit zunächst erheblicher Hyperextension der HWS und Rückwärtsrotation des Kopfes. Der Kopf wird bei diesen Fällen nicht direkt beschleunigt, sondern auf den fixierten Torso einwirkende Kraft wird via Hals/HWS zum Kopf weitergeleitet.

PUDENZ u. SHELDEN (1946) konnten die Entwicklung von subduralen Blutungen aus parietalen Brückenvenen nach Gewalteinwirkungen mit Subkommotionsdosen bei ihren Versuchstieren mit einem „lucite calvarium" beobachten.

MEREDITH hatte bereits 1951 darauf verwiesen, daß eine sorgfältige Durchsicht der einschlägigen Literatur nur eine einzelne Beobachtung von subduralem Hämatom nach indirekter Gewalteinwirkung ergab (LECHELLE et al. 1946). MEREDITH (1951) fügte zwei eigene Fälle hinzu (einer subakut, einer chronisch), die beide die Folge indirekter fortgeleiteter Gewalteinwirkung auf den Schädel waren; Sturz auf das Gesäß war in beiden Fällen die Ursache.

b) Klassische Selbstschilderung eines Neurochirurgen

Die *Vorgeschichte*, die uns ein Patient liefert, gibt uns sehr wertvolle Anhaltspunkte und Hilfen, sein *„Kranksein"* mit Einbeziehung der klinischen Befunde, die auch Ergebnisse von Zusatzuntersuchungen enthalten, als eine *Krankheit* zu diagnostizieren.

Die folgende Vorgeschichte, in der ein Neurochirurg seine subjektiven Beschwerden bei einem chronischen subduralen Hämatom beschreibt, stellt eine klassische Selbstschilderung dar, deren Kenntnis für jeden, der klinisch oder morphologisch mit diesem Syndrom vertraut ist, geläufig sein sollte. Ich bringe sie daher ungekürzt, weil sie eine sehr differenzierte und ungewöhnlich genaue Schilderung der subjektiven Beschwerden und deren zeitliche Aufeinanderfolge liefert. Diese Schilderung zeigt uns auch, wie ärmlich viele Vorgeschichten bei Patienten sind, deren Beobachtungsgabe und sprachliches Ausdrucksvermögen ein derartiges Niveau nicht besitzen.

GERMAN (1964) und GERMAN et al. (1966) berichtete über eine Selbstbeobachtung, verursacht durch die plötzliche Rotation des Kopfes anläßlich einer Fahrt auf einem Schlittenkarussell in Disneyland, sicherlich ein Bagatelltrauma, das wahrscheinlich durch die Einnahme von Heparinmedikation verstärkt worden war. Diese Beobachtung ist insofern bemerkenswert, als es sich um die Selbstbeobachtung eines bekannten und erfahrenen amerikanischen Neurochirurgen handelt. Diese Selbstschilderung ist m. E. eine klassische Darstellung der klinischen Befunde, so daß ich sie ungekürzt in ihrer englischen Fassung bringe, deren Orginalität nicht durch eine Übersetzung ins Deutsche eingeschränkt ist.

"Few neurosurgeons have the questionable privilege of experiencing a neurosurgical condition; very few have the very questionable privilege of being the subject of a neurosurgical operation; very few have the very, very... etc., twice! Having functioned as a trio relationsship, it seems worthy of a brief note concerning the occasion" (GERMAN et al. 1966).

"In April 1964 he attended the meeting of the Harvey Cushing Society, in Los Angeles. Following these meetings he visited Disneyland with his family. There, at the request of his two younger children, he accompanied them on a ride on the bobsled. Those who have had this experience will probably recall a certain hairpin curve in which the angular acceleration reaches a very considerable number of radians per second (rad/s^2, Autor). About two-thirds of the way through this left curve the patient felt a dull thud which seemed to be inside his right frontal cranium. An immediate response was the thought: 'Wouldn't it be silly if I got a subdural hematoma from this?' That evening he had a little difficulty locating one portion of his railroad tickets and was aware of mid dullness of mood. During the succeeding week there were occasional frontal headaches, usually on the right, sufficiently annoying to raise the query that a long gone migraine might be returning. There was then little of note until about the 3rd week, when in dim light, a small flash of brightness was noted in the extreme periphery of the left visual field, on turning the head quickly to the left. After that time, it was possible to reproduce this phenomenon consistently. The 4th and 5th weeks were notable for progressive difficulty in sequential thought and speech, and for a diminution of right hand dominance. There was even a trend toward left preference and occasional uncertainty in right-left differentiation."

"Normal ability to retain temporarily the usual seven digit telephone numbers was lost, requiring one or two rechecks while dialing. Even semiautomatic, internal speech seemed to lose its natural continuity."

"As he approached the end of the 5th week there was evident inattention to the right side, leaving a slipper on the right foot when getting into bed; neglecting to bring the right foot into bed; even an impression that the right side of his car took up too much room on the road and needed particular care in steering. When he closed a door upon his right 4th finger he decided it was time to do something about his symptomatology. This period had been further complicated by a tooth abscess which occupied some of the patient's time and attention. This was fortunate, because otherwise his thoughts tended to alternate from his work and family to cerebral thrombosis, subdural hematoma, glioblastoma, and back again. Also fortunate was a peculiar sense of objectivity, approaching pretermination, with an aspect of euphoria. The end of the 5th week brought to his attention a real deficit in compositional ability, when attempting to dictate a letter. This was followed by difficulty in locating the local airport and by paucity of conversation during this drive. The following day dictation was satisfactorily accomplished, as was discussion at a staff conference. However, writing was associated with great difficulty in preventing the pen from deviating below the normal line, as if it were being pulled downward by a magnet. After this time a conscious effort was required not only in finding the desired word in conversation but in pronouncing it. Having been especially interested in aphasia for many years, the patient tried to determine whether his deficit was in defining the idea or in finding the appropriate word to express it. He was rather surprised to discover that both functions were affected, the latter more than the former. Since the speech deficit was still somewhat intermittent, he found himself wondering on the last few mornings whether or not he would be able to speak when the first occasion presented itself. Reception did not seem to be affected but reading consisted of scanning and was not very rewarding."

„A series of examinations early in the week brought to light an unsuspected dyscalculia. Subtraction of serial sevens was a complete flop! The sequence 93, 86, always the most difficult for the subject, became impossible. Writing had deteriorated miserably, both in form and content, with repetition of letters and difficulty in recall. Speech was slow, inaccurate, and dysarthric. This difficulty in articulation was reminiscent of the difficulty in locomotion when walking on ice, confirming what the patient had long suspected, that there is a dysarthric form, of aphasia. Tests for apraxia were done with recognizable confusion of sides, similar to that recalled in early school days, when asked to 'raise the right hand'. There was also specific difficulty in accomplishing requests which involved crossing the midline with either upper extremity. During the period there was mild frontal headache and bradycardia in the mid -60s. Memory became defective and the patient was uncertain of the sequence of events during the last couple of days."

"Upon admission to the hospital toward the end of the 6th week, the patient was geographically oriented along the route of the ambulance and within the hospital... At this point the patient felt great eagerness to have the operation as soon as possible, but proceeded to eat his evening meal, apparently without realization that this is not the approved method of preparing oneself for a surgical experience. He was also mildly surprised when the head-shaving ritual was begun, apparently thinking his scalp had been in a state of preparedness for many years. The head shaving was the most uncomfortable part of the procedure."

„Finally, as the witching hour approached, the terrible trio gathered together again in the operating room. The customary ablutions were performed and the drapes descended over the patient, terminating all visual contact with the outside world. The xylocaine was injected, gently, almost painlessly; the left high temporal incision was accomplished and the retractor expanded with a sensation of painless stretching. The perforator and burr were felt only as pressure and mild vibration, much less than that produced by a dentist's drill. As the lip of the inner table was being curetted there was a peculiar, slight discomfort, as if the head were being scratched from the inside; this sensation recurred with each of the three burr holes. The dural opening was painless, its localization vague."

„Under the slightly darkened dura was a red-brown neomembrane, about 4 mm in thickness. Its inner surface was shaggy, with some recent blood clot. As the thick fluid flowed from the cavity, the two members of the trio on the outside announced their find and peered into the black hole, while the silent, inside member peered out, in perfect confrontation. With the intracranial mischief itself, the patient was suddenly overwhelmed with an urge to communicate, as if anxious to play a more active role in the proceedings. Like the captain of a stricken ship, he issued orders from his enclosed position. Left frontal and right temporal burr holes were requested, before the aphasia returned... During through and through irrigation of the hematoma cavity, the tube touched what was thought to be the middle meningeal artery, evoking an involuntary „Ouch!" and a brief flash of left temporal pain, similar to severe, sharply localized migraine... As the drapes were removed it was comforting to discover that the other two members of the trio had not been working in the dark."

„Arriving home on the 4th postoperative day, the patient was eating dinner, when he noted a small area of numbness in the right hard palate. This subsided, to be replaced by a similar sensation in the right upper lip. As this was passing off, his right hand momentarily lost control of the fork he was holding... During the succeeding week there was a sense of smallness of the right side of the face, of the right hand, and of things felt with the right hand. This disappeared very slowly, bot not before a brief experience of astereognosis in the right hand. While tying a pajama belt, that portion of the bow contained in the right hand lost its definition and could be identified only by tracing it with the left hand. On the 10th postoperative day there was a period of dysphasia, consisting of slow, dysarthric speech, which was recognized „internally" before it was apparent, „externally", and lasting about 3 minutes."

„Electroencephalograms made 2 and 6 weeks postoperatively, progressively approached normal. In spite of this excellent recovery, there remained a feeling of ennuie which persisted throughout the summer. No attempt was made to participate in surgical operative procedures. Composition still seemed beyond his capabilities, though he realized that he was committed to prepare a paper for these meetings... It was over 6 months before compositional abilities returned, and perhaps you may judge that they are still lacking."

„Having commenced these remarks in a lighter vein, we would like to conclude them in a similar manner. Without recommending that you all rush out and have a craniotomy, this patient's experiences with two surgical procedures one at either end of the neural axis, (die andere Operation war ein Eingriff wegen einer rupturierten Bandscheibe in der Lendenwirbelsäulenregion, Autor) has been such as to impel a sense of confidence rather than fear. If the occasion should present itself, it is suggested that you seriously consider the use of a local anesthesia. It is a very interesting experience, and might even make one a bit more tender with another's tissues. Furthermore, it is the only way one can have any say in the preceedings; sort of being a back-seat-driver... Finally, it's the only way you can get anyone to listen to you tell about your operation" (GERMAN et al. 1966).

Auf das Vorkommen von subduralen Blutungen bei Kindern werde ich anläßlich der Besprechung des Syndroms des mißhandelten Kindes eingehen.

VAN GIJN u. WINTZEN (1969) veröffentlichten eine Beobachtung, in der allerdings eine geringfügige direkte Gewalteinwirkung gegen den Kopf vorlag. Deshalb kann die Angabe der Autoren, daß das subdurale Hämatom infolge von Abriß von Brückenvenen nach indirekter Gewalteinwirkung entstanden sei, nicht völlig gesichert werden.

Ich erinnere mich eines 56jährigen Patienten, bei dem sich eine subdurale Blutung beim Skilanglauf entwickelte, die zu einem chronischen subduralen Hämatom führte. Der Patient kam in der Spur ins Straucheln und versuchte mit Hilfe der Arme, sein Gleichgewicht zu halten. Dabei bewegte sich sein Kopf und Hals heftig vorwärts und rückwärts. Der Patient stürzte nicht, vor allem schlug er mit dem Kopf weder auf die Skistöcke noch auf den Boden auf. Er klagte in den folgenden Tagen über Kopfschmerzen. Drei Wochen nach dem Skilauf wurde der Patient beim Tennisspiel plötzlich bewußtlos. Er wurde sofort einem Neurochirurgen überwiesen, der ein chronisches subdurales Hämatom entfernte. Der Patient erholte sich vollständig.

Es muß hervorgehoben werden, daß das Ausmaß der Rotationsbeschleunigung um Brückenvenenrisse zu erzeugen, nicht groß zu sein braucht. Diese Brückenvenen reißen als Folge einer Rotationsbeschleunigung des Kopfes sehr leicht; andere traumatische Schäden am Äußeren des Kopfes und im Gehirn fehlen in der Regel. Das Drehmoment des Kopfes kann die Folge einer direkten Gewalteinwirkung gegen den Kopf sein, (es kann sich um einen sog. Aufwärtshaken („uppercut") oder Schwinger beim Boxen handeln) – auch hier finden sich manchmal lediglich geringfügige blutige Prellungen der Haut, manchmal keinerlei äußere Verletzungsfolgen – oder aber einer indirekten Gewalteinwirkung von Kopf und Hals, bei der eine direkte Gewalteinwirkung etwa vom Sitz eines Kraftfahrzeuges auf den Torso des angeschnallten Fahrers oder Insassen via Hals/HWS auf den Kopf weitergeleitet wird. Auch hier fehlen sowohl äußerlich als auch im Gehirn direkte primärtraumatische Gewebeschäden mit Ausnahme der subduralen Blutung als Folge des Risses von Brückenvenen. Messungen der Rotationsbeschleunigung an Ballettänzern, Eistänzern und -läufern haben erstaunlich hohe Beschleunigungswerte ergeben, die wohl nur wenig unter dem Schwellenwert oder Schwellenbereich für Risse der Brückenvenen liegen. Etwa 3/4 der akuten Zwischenfälle im Ring bei Boxern sind subdurale Blutungen infolge Abriß von Brückenvenen.

c) Eröffnung der Sinus, vor allem des Sinus sagittalis superior

Eröffnung der Sinus, vor allem des Sinus sagittalis sup. durch penetrierende Gewalteinwirkungen, in einzelnen Fällen auch nach stumpfer Gewalteinwirkung (WERKGARTNER 1922; KRAULAND 1961).

Über eine isolierte Verletzung des Sinus rectus als Quelle subduraler Blutung berichtete WERKGARTNER (1935): 20jähriger Patient, der nach Boxschlag gegen das Kinn das Bewußtsein verlor und eine Stunde später verstarb. Bei der *Autopsie* wurde bei unverletztem Schädelknochen und Gehirn eine subdurale Blutung von 150 ccm gefunden, die aus einem Einriß des Sinus rectus erfolgt war.

d) Isolierte Risse von arteriellen und venösen Gefäßästen

Isolierte Risse von arteriellen und venösen Gefäßästen (meist der Arachnoidea) meist verbunden mit *Kontusionsherden* oder *Quetschungen der Hirnrinde*, mit Einrissen der Arachnoidea, d. h. mit primärtraumatischen Schäden der weichen Häute und der Hirnrinde, manchmal auch des subkortikalen Marklagers (WERKGARTNER 1922; HEY 1925; POPIELSKI 1934; VANCE 1950; KRAULAND 1956; BISGAARD FRANTZEN u. DALBY 1957).

Die Blutungsquelle kann venöser oder arterieller Herkunft sein, oder aber aus beiden stammen. Beobachtungen liegen vor, bei denen Blutungen aus der A. cerebri med. eine subdurale Blutung zur Folge hatten.

Gelegentlich können subdurale Hämatome arterieller Herkunft sein wie die Beobachtungen von BASSETT u. LEMMEN (1952), CHUSID u. DE GUTIERREZ-

Mahoney (1953), Drake (1961), Wright et al. (1965), Di Tullio (1977), Byun u. Patel (1979), sowie Rengachary u. Szymanski (1981) zeigen; sie sind dann von akuter oder subakuter Verlaufsform.

Subdurale Blutungen als Folge von Ruptur rindennaher Äste der A. cerebri med. wurden erstmals von Werkgartner (1922) beschrieben. Krauland (1961) sowie Krauland et al. (1962) fanden diese Läsionen bevorzugt im parietotemporalen Übergangsgebiet des Hirnmantels, in der Region, wo die A. cerebri med. aus der Sylvii-Furche aufsteigend sich über die Hirnoberfläche verzweigt. Die Autoren hoben noch hervor, daß diese subduralen Blutungen häufiger einen chronischen Verlauf zeigen. Die Erklärungsmöglichkeit besagte, daß ein kleiner Gefäßwanddefekt durch ein Blutgerinnsel verschlossen, später aber der Blutpfropf durch Blutdruckerhöhung oder durch ein weiteres Trauma aufgerissen werden könne, was eine Nachblutung zur Folge habe.

e) Subdurale Blutung aus isolierter Verletzung einer kortikalen Schlagader

Die erste Beobachtung einer isolierten Verletzung einer kortikalen Schlagader mit subduraler Blutung stammt von Werkgartner (1922).

Ein 71jähriger Mann war aus einer Straßenbahn gestürzt und hatte eine Gewalteinwirkung gegen den Kopf erlitten. Er war zunächst noch in der Lage, seine Arbeitsstelle aufzusuchen. Zwei Stunden später entwickelte sich tiefe Bewußtlosigkeit, 3 Tage später Tod. Keine Verletzung der Schädelhaut oder des Schädelknochens. Es lag eine akute subdurale Blutung vor, deren Quelle die Gabelung einer kortikalen Schlagader war, ein Befund, der durch Serienschnitte gesichert werden konnte. Die Gefäßgabelung war im Winkel fast ganz auseinandergerissen, krankhafte Veränderungen der Gefäßwand lagen nicht vor.

Weitere Beobachtungen wurden mitgeteilt von Hey (1925), Schneider (1970), Dirnhofer u. Sigrist (1977).

Häufigkeit: Vance (1950) fand im Office of the Chief Medical Examiner in New York in einem Zeitraum von 9 Jahren 6 entsprechende Beobachtungen in einer Serie von 102 raumbeengenden subduralen Hämatomen. Krauland (1982) überblickt aus seiner eigenen Serie von subduralen Blutungen 30 Fälle isolierter arterieller Blutungen, die aus einer 40jährigen Serie von gerichtsmedizinischen Autopsien stammen.

Auf die Sektionstechnik bei der Aufdeckung der Quellen isolierter subduraler Blutungen habe ich auf S. 262 hingewiesen.

Nach Abkappen der oberen Gehirnhälfte in der Sägeschnittebene (Flechsig-Technik), kann man, wie Krauland (1982) hervorhob, schon auf den ersten Blick einen Hinweis erhalten, ob es sich um eine arterielle oder um eine venöse isolierte Quelle handelt. Die raumbeengende arterielle Blutung nimmt im Querschnitt nicht einen exakt sichelförmigen Raum ein, sondern ist immer im Bereich der Insel stärker ausgebuchtet; sie greift ferner mit dünnen Ausläufern bis zum Stirn- und Hinterhauptslappen und reicht in vertikaler Ausdehnung meist von der Mantelkante bis zur Schädelbasis. Dies ist verständlich, weil die Blutung im Bereich der queren Hirnspalte und der Insel größte Ausbreitungsmöglichkeiten durch Verdrängung des Gehirngewebes hat. Im Gegensatz dazu scheint es bei venösen Blutungen nicht zu einer sehr starken Ausbuchtung im Bereich der Insel zu kommen. Krauland verweist auf die Tatsache, daß die Zahl der Beobachtungen jedoch zu klein ist, um daraus einen höheren Beweiswert abzuleiten. Es ist ferner damit zu rechnen, daß arterielle und venöse Quellen gleichzeitig vorkommen.

Wickboldt u. Bockhorn (1981) berichteten über akute Subduralhämatome aus arteriellen Blutungsquellen. Unter 53 akuten und subakuten, traumatisch bedingten, einseitigen Subduralhämatomen konnten diese Autoren bei der operativen Versorgung in 6 Fällen eine isolierte arterielle Blutung aus oberflächlich gelegenen Ästen im Gebiet der A. cerebri med. finden, ohne daß im freigelegten Bereich eine Hirnverletzung vorlag. Die Altersverteilung war unregelmäßig, insbesondere konnte eine Bevorzugung des höheren Lebensalters, wie sie KRAULAND (1956) aufgrund des rigiden Gefäßsystems annahm, nicht bestätigt werden.

Als Blutungsquelle fanden sich in einem Fall (Fall 6) sicherlich, in zwei weiteren Fällen (Fall 3 und 5) wahrscheinlich eingerissene oder abgerissene arterielle Anastomosen zwischen leptomeningealen und duralen Arterien. Die Blutungsquelle konnte in keinem Falle angiographisch, z. B. durch Kontrastmittelextravasate nachgewiesen werden, sondern wurde erst bei der operativen Freilegung nach vorsichtiger Entfernung des Hämatoms entdeckt. In jedem Falle fand sich dann eine feine arterielle spritzende Blutung; im Fall 1, 2 und 4 aus einem nadelstichartigen Loch in einer arachnoidalen Arterie, im Fall 6 aus einem feinen Einriß der leptomeningealen-duralen Anastomose und im Fall 3 und 5 aus einem frei im Subduralraum endenden, arteriellen Lumen.

Sämtliche Blutungsquellen waren auf das Gebiet der von der A. cerebri med. versorgten Konvexität beschränkt. Ähnliche Verteilungsmuster konnte auch DRAKE (1961) bei 11 arteriell bedingten Subduralhämatomen aus einer Gesamtzahl von 100 gleichartigen Fällen beobachten. Eine große Gruppe von Autoren berichtet sowohl von pathologisch-anatomischer Seite als auch von operativ-neurochirurgischer Seite über jeweils kleine Zahlen von gleichartig gelagerten Fällen mit isolierten arteriellen, stecknadelstichartigen Blutungsquellen als Ursache für akute und subakute Subduralhämatome nach Schädelverletzung geringeren oder schwereren Ausmaßes (DRAKE 1961; HOFF u. GANGER 1975; KLINGLER u. SCHULTHEISS 1958; KRAULAND 1956, 1961; WILLIAMS 1971). „In vieler Beziehung erinnert diese Form der subduralen Hämatome an die reine Form der Epiduralhämatome, deren Symptomatik ja auch von der Hirnkompression geprägt ist und nicht von einer primären Hirnverletzung" (WICKBOLDT u. BOCKHORN 1981).

Als auslösendes Moment dieser Blutung sehen die Autoren in Übereinstimmung mit anderen Beobachtern das Auftreten tangentialer Scherkräfte zwischen Hirn- und Schädelinnenfläche als auch den Mechanismus des Contrecoup. Es muß daher nicht unbedingt zu einem Einriß oder Durchriß der gesamten Gefäßwand kommen, so daß die gleiche anatomische Situation auch zum Auftreten von traumatischen Aneurysmen führen kann, wie dies von ASARI et al. (1977) mitgeteilt wurde.

Man kann annehmen, daß arterielle Blutungsquellen in ca. 10% der akuten und subakuten Subduralhämatome vorliegen.

Die folgenden Kasuistiken werden von KRAULAND (1982) eingehend besprochen, worauf ich verweise. Unter den 30 Fällen von traumatischen subduralen Blutungen mit isolierten arteriellen Blutungsquellen fanden sich 9 Frauen und 21 Männer. Die akute Alkoholisierung spielte eine wichtige Rolle (nur ein 26jähriger Mann – Fall 1 – stand sicher *nicht* unter Alkohol). 23mal war mit einer Trunkenheit zum Zeitpunkt des Unfalls zu rechnen, 6mal blieb die Frage der Alkoholisierung fraglich. In 9 Fällen wurden Blutalkoholkonzentrationen zwischen 0,35–3,1‰ gemessen (Durchschnitt 1,9‰). Nach der Vorgeschichte war in der Überzahl ein chronischer Alkoholismus anzunehmen; bei den Obduktionen war dementsprechend eine hochgradige Fettleber oder Zirrhose gefunden worden.

Hinsichtlich der Art der Gewalteinwirkung handelt es sich 5mal um einen Verkehrsunfall, 19mal um Stürze aus verschiedenen Ursachen, 13mal war eine Schlägerei vorausgegangen, 5mal war die Ursache eines Sturzes nicht zu ermitteln, und einmal hatte eine Granatsplitterverletzung zu einem seichten Impressionsbruch geführt.

Äußere Verletzungsspuren wurden in 25 Fällen verzeichnet, es handelte sich zumeist nur um geringfügige Blutunterlaufungen und Schürfungen, vor allem in Gesicht und in einzelnen Fällen auch um Wunden in der Kopfschwarte; in 5 Fällen fanden sich, wohl wegen der längeren Überlebenszeit nach der Gewalteinwirkung keine Angaben.

Bei dem Versuch, die Fälle nach dem Alter der subduralen Blutung zu ordnen, ergaben sich erhebliche Schwierigkeiten. Die raumfordernden Blutergüsse waren bei der Leichenöffnung mit einer Ausnahme geronnen, sie machten in 15 Fällen einen akuten Eindruck, in 7 Fällen waren sie als subakut, in 5 Fällen als chronisch einzustufen; 3mal handelte es sich neben den verletzten kortikalen Schlagadern nur um Nebenbefunde und 5mal war der Tod trotz operativer Entfernung der subduralen Blutung eingetreten. Teilt man die Fälle, soweit die Gewalteinwirkung einigermaßen zeitlich zu fixieren war, nach den Überlebenszeiten ein, war der Tod 9mal innerhalb von 1–40 h, 7mal zwischen 3 und 20 Tagen und 5mal nach 20–70 Tagen eingetreten.

Handelte es sich um eine akute oder subakute Blutung, so kennzeichnete gewöhnlich eine kaum münzengroße subarachnoidale Blutung die Stelle des verletzten Rindenschlagaderastes. Seltener ist der subarachnoidale Blutungsherd von größerer Ausdehnung. In der Arachnoidea findet sich oft nur ein 2–3 mm großer Schlitz, aus dem ein pfefferkorngroßes Gerinnsel vorragt. Dieses haftet an der verletzten Rindenschlagader. Manchmal ragt der Stumpf eines am Ursprung abgescherten Seitenastes durch den Riß in der Arachnoidea etwas vor. Es besteht demnach eine offene Verbindung zum Subduralspalt. Bei massiven subduralen Blutungen ist dann die Blutungsquelle an der Hirnoberfläche natürlich von der Dura abgedrängt. Ist das Gerinnsel bei der Präparation abgefallen, oder an der Dura hängen geblieben, ist eine kraterförmige Lücke in der Arachnoidea zu erkennen. Die Lokalisation der nachgewiesenen kortikalen Schlagaderverletzungen wurde von KRAULAND (1982) in eine halbschematische Liste eingetragen. Man kann daran gut erkennen, daß die Blutungsquellen in jedem Rindengebiet zu finden sind, wo die großen Äste der A. cerebri med. aus der Insel und dem okzipitalen Teil der Fissura Sylvii aufsteigen. Die größere Anzahl der Blutungsquellen findet sich in der oberen Hälfte des Großhirns im parietookzipitalen Übergangsgebiet, aber auch an der Seite der Schläfen- und Stirnlappen. In einer Reihe von Fällen waren in einem umschriebenen Rindengebiet gleich mehrere Schlagaderverletzungen zu finden, was bei traumatischen Schäden verständlich ist. Nur einmal fand sich an der A. pericallosa ein Seitenzweig abgeschert (Fall 23). Im Fall 5 war die A. corporis callosi gezerrt.

Nachdem KRAULAND (1982) die Fälle anatomisch und histologisch unter der Berücksichtigung der Vorgeschichte durchgearbeitet hatte, zeigte sich, daß die arteriellen Blutungsquellen nach ihrem vorherrschenden morphologischen Verhalten in 4 Typen einzuteilen sind: (1) *Abscherung* von *kleinen Seitenzweigen* aus einem *stärkeren Rindengefäß* (14 Fälle), (2) *Riß in einer Gabelung* eines *Rindenschlagaderastes* in 2 annähernd gleichwertige Äste (5 Fälle), (3) *Loslösung einer ganzen Schlinge* einer *Rindenschlagader von der Gehirnoberfläche* und *Verlagerung nach außerhalb der Arachnoidea* (3 Fälle), und (4) *traumatische Aneurysmen* an den betroffenen Rindenschlagadern (9 Fälle).

Bei den Fällen mit mehrfachen Verletzungen waren die einzelnen Stellen meist verschiedenen Typen zuzuordnen.

KRAULAND *(1949) Fall 11.1:* Akute subdurale Blutung nach Lochbruch (Granatsplitter) aus Riß in der Gabelung einer kortikalen Schlagader, 1 1/2 h überlebt.

Vorgeschichte: Ein 26jähriger Leutnant wurde bei einer Gefechtsübung im Hochgebirge von einem Granatsplitter getroffen. Er befahl Einstellung des Feuers, rief den Sanitäter, brach dann aber zusammen. Der Granatsplitter, 2 cm lang und 10 g schwer, fand sich in der Mütze.

Verlauf: Brechreiz, nach 10 min nicht mehr ansprechbar. Atemstörungen. Tod nach 1 1/2 h.

Obduktion: Wunde in der Kopfschwarte, lochförmiger Impressionsbruch im linken Scheitelbein, außen 7 × 12 mm, innen 25 mm im Durchmesser. Harte Hirnhaut nur abgehoben, aber nicht verletzt. Akute subdurale Blutung, 100 ml locker geronnen. Darunter in der Mitte der linken Parietalgegend ein Riß in der Spinnwebenhaut, auf der ein rotes Gerinnsel haftet, geringfügige subarachnoidale Blutung in der Umgebung. Das Gerinnsel deckt, inmitten einer münzengroßen Quetschung der Hirnrinde, einen Riß in der Gabelung einer Rindenschlagader. Keine histologische Untersuchung.

Epikrise: Es handelt sich um eine direkte Verletzung in der Gabelung einer Rindenschlagader durch das imprimierte Knochenstück, unter gleichzeitiger Zerreißung der Arachnoidea. Der Eintritt der Bewußtlosigkeit schon 10 min nach der Verletzung zeigt, wie rasch eine arterielle subdurale Blutung zum Hirndruck führen kann.

f) Subdurale Blutung aus Riß der A. parietalis

KRAULAND *(1956) Fall 11.3:* Subakute subdurale Blutung aus Riß einer Gabelung der A. parietalis. 15 Tage überlebt.

Vorgeschichte: Der 60jährige Sekretär (Trinker) fuhr alkoholisiert mit Moped gegen eine Straßenbahn; nicht bewußtlos. Blutunterlaufung an der linken Kinnseite; geht wieder seinem Beruf nach, jedoch zunehmende Kopfschmerzen, nach 11 Tagen *Krankenhausaufnahme.*

Aufnahmebefund: Tief bewußtlos; diagnostisch nicht geklärt; *Tod* 15 Tage nach dem Unfall.

Obduktion: Mächtiges subakutes subdurales Hämatom rechts, z. T. bräunlich verflüssigt. Tödlicher Hirndruck. Kein Schädelbruch, keine Rindenprellung an der Hirnbasis. An der Mantelfläche der rechten Großhirnhalbkugel in einer Gabelung der rechten A. parietalis ein kleines Gerinnsel, das eine Lücke in der Arachnoidea und eine punktförmige Verletzung in der linken Schlagaderwand deckt. Ein Rindenast an der rechten Zentralwindung von geringer subarachnoidaler Blutung umgeben. Dünne leicht bräunliche Membranen an der harten Hirnhaut.

Histologie: An der beschriebenen Stelle ist ein kleiner Seitenzweig ausgerissen. Fibroblasten und segmentkernige Leukozyten an den Rändern der Gefäßlücke; keine Verschlußthrombose; keine krankhaften Veränderungen. Im Bereich der vorderen Zentralwindung, bei unverletzter Arachnoidea ein falsches Aneurysma einer A. insularis im Anschluß an eine Gabelung. Die inneren Wandschichten sind gerissen, die erhalten gebliebene Adventitia ist spindelig ausgeweitet und durch zwiebelscheibenartige Fibrinschichten verstärkt. Die äußere Schicht der subduralen Blutung bereits mit Fibroblasten und Makrophagen durchsetzt, überall eisenhaltiges Pigment in den Zellen, die inneren, jüngeren Schichten der Blutung noch ohne Zellreaktion.

Epikrise: Hinsichtlich der Lokalisation der Blutungsquelle und der Biomechanik gleicht dieser Fall weitgehend dem Fall 11.2. Bei dem Intervall von 11 Tagen ist anzunehmen, daß die Blutungsquelle vorübergehend verschlossen war, und daß es nachgeblutet hatte. Das traumatische Aneurysma etwas weiter vorne hatte sich an einem unvollständigen Wandriß entwickelt. Es war auf dieselbe Einwirkung zurückzuführen. Das Fehlen von Blutunterlaufungen in der Kopfschwarte kann durch die längere Überlebenszeit erklärt werden.

KRAULAND (1982) hat für einen Vergleich mit den eigenen Fällen 44 Beobachtungen aus der Literatur zusammengestellt, die anatomisch untersucht worden waren. Die wichtigsten Daten sind in der Tabelle 80 zusammengefaßt. Im Gegensatz zu den Fällen mit anatomischer Untersuchung sind bei den klinischen Fällen eingehende postoperative Verlaufsbeobachtungen registriert worden. Diese ergänzen die Kenntnis der bisher wenig beachteten isolierten Verletzungen an den kortikalen Hirnschlagadern. KRAULAND verweist darauf, daß ein gewisser Nachteil darin bestehe, daß man oft über Art und Intensität des Kopftrauma in den Originalarbeiten zu wenig oder gar nichts verzeichnet findet. „Es spiegelt sich somit deutlich der Informationsmangel wider, dem sich nicht nur der Kliniker gerade bei den Schädel-Hirn-Traumen gegenübersieht, wenn er vom Patienten wegen der Bewußtseinsstörung keine Auskunft bekommt, und andere Informationsquellen nicht gegeben sind."

g) Akute subdurale Blutung aus traumatischem (subakutem) Aneurysma der A. angularis

KRAULAND et al. (1962) Fall 11.9: Akute subdurale Blutung aus traumatischem (subakutem) Aneurysma der A. angularis; ca. 3 h nach dem Auffinden gestorben. Art des primären Traumas?

Vorgeschichte: Der 48jährige Friseur (Trinker) wurde im trunkenen Zustand hilflos auf der Straße aufgefunden. Zur Ausnüchterung von der Polizei in Gewahrsam genommen. Wegen akuter Verschlechterung ins Krankenhaus gebracht. *Tod* 2 1/2 h nach dem Auffinden. War zwei Tage vorher beim Arzt wegen Kopfschmerzen und Bluthochdruck.

Obduktion: Akute subdurale Blutung links. 170 ml locker geronnenes Blut. An der harten Hirnhaut haften links über der unteren Scheitelgegend, gegenüber der vermutlichen primären Blutungsquelle, bräunlich gefärbte Blutungsreste. Schädel unverletzt. Gehirn ohne Prellungsherde. Fettleber, keine äußeren Verletzungsspuren.

Alkohol: Blut 3,10‰, Harn 3,77‰.

Nachuntersuchung des Gehirns: An einer anliegenden Rindenstrecke der linken A. angularis finden sich 5 Lücken in der Arachnoidea im Bereich von fast rechtwinkligen Abgängen kleiner Seitenzweige, diese sind vollständig an der Ursprungsstelle aus ihrem Stammgefäß gerissen. Die Rupturstellen durch Gerinnsel verschlossen. Keine subarachnoidale Blutung in der Umgebung.

Histologie: Die Rupturstellen am Abgang der 5 Seitenzweige mit Gerinnselpfröpfchen aus Fibrin, Thrombozyten und Leukozyten abgedichtet. Eisenhaltige Makrophagen und Fibroblasten an den Rißrändern der Arachnoidea und etwas weiter seitlich davon. An 3 Rißstellen auch im Stammgefäß Thrombi. An der Abgangsstelle des größten Seitenastes finden sich Reste eines falschen Aneurysma, das bei der Entnahme des Gehirns bei der Leichenöffnung zerstört wurde. An der harten Hirnhaut gegenüber ein dichteres Gerinnsel mit zwiebelschalenartig, konzentrisch ineinandergeschichteten Fibrinmembranen. Keine krankhaften Veränderungen in der Gefäßwand. An der Hirnrinde unter der verletzten Gefäßstrecke keine Blutaustritte, keine Anhaltspunkte für Prellungen. In der Arachnoidea Makrophagen mit Eisenpigment auf die Rißstelle beschränkt. An der harten Hirnhaut in den Blutungsresten frisches Granulationsgewebe aus Fibroblasten und Makrophagen mit Eisenpigment, noch keine Kapillarsprossung.

Epikrise: Die 5 in gleichartiger Weise am Ursprung abgescherten Schlagaderzweige sprechen für ein Rotationstrauma. Krankhafte Wandveränderungen waren weder hier noch an den übrigen Schlagadern der Hirnoberfläche nachzuweisen. Die eisenpigment-

Tabelle 80. Ergebnisse der 44 Fälle. Subdurale Blutungen aus intrakranieller Quelle (44 Fälle aus dem Schrifttum). (*f* frontal, *p* parietal, *t* temporal, *o* okzipital, *fp* frontoparietal, *r* rechts, *l* links, *SH* subdurales Hämatom, *EH* epidurales Hämatom, *Bl* Blutung, *ex* exzidiert, *pt* parietotemporal, *po* parietookzipital, *to* temporookzipital, *m* median, *Lö* Leichenöffnung). (Aus KRAULAND 1982)

	Autor Jahr	Alter Geschl.	Trauma	Bewußtsein (primär)	Intervall	Operation wegen	Maßnahmen	Befunde	Verlauf (Ergebnis)
1	Drake (1961)	38 ♂	Kopfsprung (Wasser)	erhalten	2 h	SH	Arterie r. p. spritzend, geklipt		gut
2	Drake (1961)	44 ♂	Deichselstoß	erhalten	14 Tage	SH	Arterie r. p. blutend, geklipt		gut
3	Drake (1961)	3	Sturz	erhalten	½ h	SH	Arterie r. p. spritzend, geklipt	Impressionsfraktur	gut
4	Drake (1961)	49	Sturz	gestört	4 Tage	SH	Arterie l. t. spritzend, geklipt		Hemiparese
5	Drake (1961)	70	Sturz	erhalten	9 Tage	SH	Arterie l. t. spritzend, geklipt		gestorben
6	Drake (1961)	60	Motorvehicle	erhalten	3 Wo.	SH	Arterie l. t. spritzend, geklipt		gut
7	Drake (1961)	70 ♀	Sturz bei Glatteis	erhalten	24 h	SH	Arterie l. t. spritzend, geklipt		gestorben
8	Drake (1961)	67	Sturz	Koma kurz	4 h	SH	Arterie l. f. spritzend, geklipt		gestorben
9	Drake (1961)	59	unbekannt	erhalten		SH	Arterie l. f. spritzend, geklipt		gut
10	Drake (1961)	68	Sturz	erhalten	7 h	SH	Arterie l. f. spritzend, geklipt		gestorben
11	Drake (1961)	54	Sturz	erhalten	8 Tage	SH	Arterie l. t. spritzend, geklipt		gut
12	Isfort (1961)	19 ♂	VU Motorrad	12 h bewußtlos	vorübergehend Besserung	nach 3 Wo.	Aneurysma l. p. ligiert	Impressionsfraktur	geheilt 3 Wo. nach Op.
13	Hirsch et al. (1962)	62 ♂	Kopftrauma	?	nach 8 Tagen Hemipl. rechts	SH	Aneurysma l. p. ex.		gestorben 3 Wo. nach Op.
14	Hirsch et al. (1962)	45 ♂	Kopftrauma	?	24 h	SH	Aneurysma l. p. ex.	Rindenkontusionen	gestorben 24 h nach Op.
15	Overton u. Calvin (1966)	9 M. ♂	Sturz aus Kinderbett	?	2 Wo.	nach 9 Wo. SH	Aneurysma r. p. ex	Schädelfrakturen	geheilt 11 Tage nach Op.

Tabelle 80 (Fortsetzung)

	Autor Jahr	Alter Geschl.	Trauma	Bewußtsein (primär)	Intervall	Operation wegen	Maßnahmen	Befunde	Verlauf (Ergebnis)
16	Burton et al. (1968)	14 ♂	VU Auto (Insasse)	20 min bewußtlos	7 Tage	nach 7 u. 12 Tage SH	Aneurysma r. p. koaguliert	Impressionsfraktur	geheilt nach 1 Jahr
17	Sedzimir et al. (1968)	2 ♂	Fenstersturz (6 m)	bewußtlos	Besserung in 12 Tagen	nach 16 Tagen SH	Aneurysma l. to.	Impressionsfraktur, intrazerebrale Blutung	geheilt mit Defekten
18	Smith u. Bardenheier (1968)	21 ♂	VU Auto	bewußtlos	4 Tage leichte Besserung	1) 8. Tag: SH 2) 28. Tag: SH	Aneurysma m. geklipt	A. pericallosa thrombosiert, Erweichungen	Besserung zwischen 1. u. 2. Op.: gestorben nach 3 Mon.
19	Eichler et al. (1969)	61 ♂	Sturz	leichtes Koma		1) SH nach 2 Wo. 2) SH	Aneurysma r. p. unter Bohrloch ex.	hist.: Aneurysma fibrös thrombosiert	Besserung zwischen 1. u. 2. Op. Nach 14 Tagen entlassen
20	Rumbaugh et al. (1970)	71 ♂	Traumaspuren Hinterhaupt	bewußtlos	?	SH r.	Aneurysma r. po. koaguliert	keine Schädelfraktur	Heilung mit Störungen
21	Rumbaugh et al. (1970)	56 ♂	Sturz (Treppe)	Koma		SH r.	Aneurysma r. p. geklipt	keine Schädelfraktur	gestorben nach 5 h. Hirnödem
22	Rumbaugh et al. (1970)	40 ♀	Kopf gestoßen	erhalten		SH r.	Aneurysma r. po. versorgt	keine Schädelfraktur	Heilung
23	Rumbaugh et al. (1970)	48 ♂	kein äußerer Anh. f. Kopftrauma Alkoholiker	verwirrt	?	intrazerebr. Blutung links	Aneurysma r. po. unbehandelt	keine Schädelfraktur	Heilung mit Defekt. Aneurysma nach 2 Wo. geschwunden
24	Rumbaugh et al. (1970)	18 ♀	VU Motorrad	kurz bewußt-	1 Wo.		2 Aneurysmen to. geklipt	Fraktur li. Scheitelbein	Heilung
25	Rumbaugh et al. (1970)	55 ♂	VU Auto	Koma	6 Tage bis 3 Wo.	keine Op., nur Angiographie	4 Aneurysmen, l. p. (nach 15 Tagen 3)	Schädelfraktur l. p.	Entlassung nach 7 Wo.
26	Rumbaugh et al. (1970)	28 ♂	Sturz, Kopftrauma	?	verwirrt	SH u. EH	Aneurysma r. po. ex	Schläfenbeinfraktur r.	nach 2 Wo. noch geringe Hemiparese. Rehabilitationszentrum
27	Rumbaugh et al. (1970)	60 ♂	Kopftrauma, alkoholisiert	großer Anfall	?	SH bds.	SH l. op. Aneurysma r. t. p. unbehandelt	Fraktur r. temporal	gebessert 2 Wo. nach Op.
28	Rumbaugh et al. (1970)	48 ♂	kein äußerer Anh. f. Kopftrauma	Anfälle	1 Wo.	chron. SH l.	Aneurysma l. p. geklipt	keine Schädelfraktur	Heilung nach 6 Mon.

Tabelle 80 (Fortsetzung)

	Autor Jahr	Alter Geschl.	Trauma	Bewußtsein (primär)	Intervall	Operation wegen	Maßnahmen	Befunde	Verlauf (Ergebnis)
29	Smith u. Kempe (1970)	29 ♂	VU Motorrad	semikomatös	9 Tage	SH r.	Aneurysma r. p., erbsengroß, ex	keine Schädelfraktur	rasche Besserung
30	Talalla u. McKissock (1971)	61 ♂	kein äußerer Anh. f. Kopftrauma	bewußtlos	Kopfschmerz seit 2 Mon.	SH r.	Arterie r. p. spritzend, geklipt	keine Schädelfraktur	gestorben nach 16 Tagen Pneumonie
31	Talalla u. McKissock (1971)	54 ♂	kein äußerer Anh. f. Kopftrauma	erhalten	Kopfschmerz	SH l.	Arterie blutend, geklipt	keine Schädelfraktur	gestorben nach 15 Tagen, Lungenembolie
32	Talalla u. McKissock (1971)	57 ♂	kein äußerer Anh. f. Kopftrauma	bewußtlos	Kopfschmerz	SH r.	Arterie blutend, gestillt	keine Schädelfraktur	gestorben nach 15 Tagen, keine LÖ
33	Talalla u. McKissock (1971)	66 ♀	kein äußerer Anh. f. Kopftrauma	bewußtlos	Kopfschmerz seit 2 Wo.	SH r.	Arterie r. p. blutend, geklipt	keine Schädelfraktur	gestorben nach 5 Wo., keine LÖ
34	Talalla u. McKissock (1971)	54 ♂	Trinker	verwirrt, Kopfschmerz	nach 8 Tagen Verschlimmerung	SH l.	Arterie blutend, geklipt	keine Schädelfraktur	Heilung
35	Talalla u. McKissock (1971)	59 ♂	Sturz (Treppe) Epileptiker	bewußtlos, Kopfschmerz	5 Wo.	SH r.	Arterie r. p. blutend, koaguliert	keine Schädelfraktur	gestorben nach 7 Tagen
36	Talalla u. McKissock (1971)	72 ♂	keine Angaben	Kopfschmerzen		SH l.	Blutungsquelle nicht gefunden	keine Schädelfraktur	Heilung
37	Talalla u. McKissock (1971)	48 ♂	kein Anhalt für Trauma	bewußtlos	SH vor 18 Mon. (?)	SH r.	Blutungsquelle nicht gefunden	keine Schädelfraktur	Erholung
38	Talalla u. McKissock (1971)	21 ♂	1) VU	nicht bewußtlos,	kurz danach Anfall,	SH?	keine Op.	keine Schädelfraktur	Entlassung
			2) Fußballspiel 33 Tage später	bewußtlos	kurze Aufhellung	SH r. 170 cm³	Arterie po. spritzend	keine Schädelfraktur	gestorben nach einigen Stunden LÖ: Mittelhirnblutung
39	Ito et al. (1972)	62 ♂	von Pkw angefahren	kurz verwirrt	kurz	SH r.	Arterie po. spritzend, versorgt	Impressionsfraktur r. po.	Wiederherstellung
40	O'Brien et al. (1974)	61 ♂	keine Angaben für Trauma	Kopfschmerzen, stuporös		SH r.	Arterie spritzend ex. [a]	keine krankhaften Veränderungen	keine Angaben

Tabelle 80 (Fortsetzung)

	Autor Jahr	Alter Geschl.	Trauma	Bewußtsein (primär)	Intervall	Operation wegen	Maßnahmen	Befunde	Verlauf (Ergebnis)
41	O'Brien et al. (1974)	78 ♂	Fall aus dem Bett	gestört, komatös	kurz	SH r.	Arterie spritzend r. p. ex.[a]	keine krankhaften Veränderungen	keine Angaben
42	O'Brien et al. (1974)	75 ♂	Sturz (Treppe)	erhalten	1 Wo. (zweiter Sturz)	SH l.	Arterie spritzend l. p. ex.	keine Rindenkontusion	keine Angaben
43	O'Brien et al. (1974)	57 ♂	Schädelhirntrauma (Flugzeugunfall)	plötzl. Kopfschmerzen	2 Jahre	SH l.	Arterie spritzend l. p. ex.[a]	keine Rindenkontusion	keine Angaben
44	O'Brien et al. (1974)	79 ♂	Stoß gegen Kinn	erhalten (Kopfschmerzen)	10 Tage	SH r.	Arterie spritzend l. p. ex.	keine Rindenkontusion	histologische Nachuntersuchung mißlungen

[a] am Abgang eines Seitenastes. 3 × instruktive Abb. von histologischen Schnitten.

haltigen Makrophagen an der Rißstelle der Adventitia und den schon organisierten Gerinnseln an der Dura sprechen für ein Alter von 7–14 Tagen, die Fibrinstrukturen für eine Blutung in mindestens 10 Schüben. Nimmt man dafür je einen Tagesrhythmus an, so käme man auf ein Alter der primären Blutungen von 10 Tagen, was mit der Eisenreaktion gut übereinstimmt. Die kleinen Lücken in der Gefäßwand waren offenkundig immer rasch abgedichtet worden, so daß eine raumbeengende Blutung zunächst verhindert wurde. Der Arztbesuch zwei Tage vor dem Tod wegen Kopfschmerzen läßt sich rückblickend als Zeichen einer zunehmenden subduralen Blutung deuten. An einer Stelle hatte sich ein falsches Aneurysma gebildet, das dem Blutdruck nicht standhielt und schließlich die Quelle der tödlichen akuten Blutung wurde. Irgendwelche Spuren am Kopf fehlen. Blutunterlaufungen könnten allerdings in der Zwischenzeit resorbiert worden sein. Der Fall zeigt beispielhaft, wie vorsichtig man sein muß, wenn eine subdurale Blutung auf eine bestimmte Gewalteinwirkung zurückgeführt werden soll.

Shenkin (1982) berichtete über eine Serie von 39 aufeinanderfolgenden Fällen von akuten subduralen Hämatomen mit einer großen Häufigkeit von Rissen kortikaler Arterien, die seit Einführung der Computertomographie diagnostiziert worden waren. Bei 61,5% waren kleine kortikale Arterien die Blutungsquelle, 25,6% waren venösen Ursprungs, 7,7% kamen aus kortikalen Kontusionen und 5 waren akute Blutungen von chronischen subduralen Hämatomen. Die Kraniotomie wurde sofort nach der Klinikaufnahme vorgenommen, aber es zeigten sich keine Unterschiede im Überleben (insgesamt 51,3%) zwischen den Patienten mit Blutungen arteriellen und venösen Ursprungs. Der einzige erfaßbare Faktor, der für das Überleben in dieser Serie eine Rolle spielte, war der präoperative neurologische Befund. 67% der Patienten, die vor der Operation eine Enthirnungsstarre zeigten und weite reaktionslose Pupillen hatten, verstarben. Patienten mit geringeren neurologischen Befunden zeigten eine Mortalität von nur 20%.

h) Subdurale Blutungen verbunden mit intrazerebralen Blutungen und Hirnwunden

Primärtraumatische Risse von intrazerebralen Gefäßen, aus denen das Blut durch die Hirnwunde nach außen dringt und eine subdurale Blutung erzeugt.

Blut kann sich um einen größeren sog. Rindenprellungsherd oder eine Lazeration des Hirngewebes ansammeln; meist sind die Pole der Temporal- oder Frontallappen beteiligt. In diesen Hirnregionen können sich massive konfluierende Blutungen oder auch größere Hämatome finden, die sich aus der Tiefe nach außen ausdehnen und eine breite Kommunikation mit einem akuten subduralen Hämatom haben. Das blutdurchsetzte Hirngewebe, es handelt sich wie bereits gesagt, meist um Frontal- oder Temporallappen, ist ödematös und wird nekrotisch. Man spricht im Englischen zutreffend von einem „*burst temporal* and/or *frontal lobe*". BECKER (1986) hat hervorgehoben, daß Patienten mit solchen schweren posttraumatischen Gewebeschäden am 3. und 4. Tag nach der Gewalteinwirkung eine Art verspätete Verschlechterung des neurologischen Befundes zeigen, so daß man von einem subakuten subduralen Hämatom spricht. Das ist nach meiner Erfahrung nicht richtig, denn es läßt sich aus wiederholten Computertomographien eindeutig zeigen, daß diese schweren traumatischen Gewebeschäden schon unmittelbar nach der Gewalteinwirkung in Szene gehen, sie sind demnach primärtraumatischer Art. Das hinzutretende sich ausbildende Ödem führt dann zu einer Verschlechterung des an sich schon seit Beginn bestehenden klinischen Befundes.

Subdurale Hämatome infolge Rupturen von Arterien wurden referiert: LAUDIG et al. 1941; VANCE 1950; KRAULAND 1956; BISGAARD-FRANTZEN u. DALBY 1957; DRAKE 1961.

i) Vereinzelte Beobachtungen von subduraler Blutung nach einer massiven subarachnoidalen Blutung

Die subdurale Blutung bildete sich entweder nach einer spontanen subarachnoidalen Blutung oder nach operativer Behandlung von intrakraniellen Aneurysmen (DOTT 1933; HELPERN 1933; JAEGER 1950).

Bei 10–17% aller Patienten mit massiver subarachnoidaler Blutung kommt es zu einem Einbruch der Blutung in den Subduralraum und damit zu einer subduralen Blutung oder einem subduralen Hämatom (RUSSELL 1964; STEHBENS 1959).

GOLDEN et al. (1953) fanden in ihrer Serie von 334 Fällen von subarachnoidalen Blutungen nichttraumatischer Herkunft ein subdurales Hämatom bei 13 Beobachtungen (4%). Von diesen 13 Fällen war die Blutungsquelle 7mal ein geborstenes arterielles Aneurysma, 3mal Ausdehnung eines spontanen intrazerebralen Hämatoms, einmal eine massive intrazerebrale Blutung, die während einer Toxämie in der Schwangerschaft aufgetreten war, und 2mal unbekannter Ursache. Unter den 7 Fällen mit Aneurysmen kam die Blutung 3mal aus der Bifurkation der A. carotis int., 2mal an der Abzweigungsstelle der A. carotis int. und der A. communicans post., sowie 2mal aus der A. carotis int. distal vom Abgang der A. communicans ant. Bei 2 der 7 Fälle von geborstenem Aneurysma lag gleichzeitig ein intrazerebrales Hämatom vor.

j) Auftreten von subduralen Hämatomen bei bestimmten Verletzungsformen und Syndromen

Sie treten auf: (1) Nach *direkten stumpfen Gewalteinwirkungen* gegen den *Kopf*, (2) nach *penetrierenden Gewalteinwirkungen* des *Kopfes* einschließlich der *Schußverletzungen*, (3) nach *direkten Beschleunigungen* des *Stammes* mit *indirekter Verletzung* des *Kopfes* via *Hals-/Nackenstrukturen (Whiplashverletzungen)*, (4) nach *Blastverletzungen*; der Verletzungsmechanismus besteht, wie im entsprechenden Kapitel S. 362 ausgeführt wird, im wesentlichen in Beschleunigungs- und Verzögerungstraumen, wie sie unter (1), (2) und (3) besprochen wurden. (5) *Subdurale Hämatome* beim *äußeren Prellschuß*, (6) *subdurale Hämatome* beim *inneren Prellschuß*, einer Sonderform der Verletzungen, die unter (2) dargestellt werden. (7) *Iatrogene subdurale Hämatome* als Folge (7a) einer *Kraniotomie*, (7b) einer *Pneumenzephalographie*, (7c) eines *ventrikulokavalen* oder *ventrikuloaurikulären Shunt*, (7d) nach *lumbaler Anästhesie*, (7e) bei *Therapie* mit *Antikoagulatien* und (7f) als *Spätkomplikation* der *neurochirurgischen Behandlung* eines *kongenitalen Hydrozephalus*. (8) *Subdurale Hämatome* nach einer *subarachnoidalen Blutung*, (9) *subdurale Hämatome* aus blutenden intrakraniellen *Aneurysmen* und *Angiomen*, (10) *subdurale Hämatome* bei *Hämophilie*, (11) *postnatale subdurale Hämatome* des *Neugeborenen*, im allgemeinen mit *anderen Hirnverletzungen vergesellschaftet*, (12) *Vorkommen* eines *subduralen Hämatoms* mit einem *Hirntumor (Meningeom, Liposarkom u. a.)*, (13) *subdurale Hämatome* nach *Durchbohrung* der *Dura mater* durch einen *Knochensplitter* mit *Verletzung* der *A. meningea med.* als *Blutungsquelle*, (14) *subdurale Hämatome* aus einem *Riß* der *Dura mater* im Verlauf der *Bruchlinie* direkt über der *Pyramidenbasis*. Die unter (13) und (14) genannten Mechanismen sind auf solche zu beziehen, die unter (1) und (2) genannt wurden.

(1) Subdurale Hämatome nach direkten stumpfen Gewalteinwirkungen gegen den Kopf

Sie können mit und ohne Schädelfrakturen und isoliert oder mit Begleitverletzungen des Gehirns einhergehen. Bei direkten Gewalteinwirkungen gegen den Kopf, die eine Rotationsbeschleunigung erzeugen, wie beispielsweise bei einem Aufwärtshaken oder Haken beim Boxen, können äußere Verletzungsfolgen ganz fehlen oder minimal sein.

(2) Subdurale Hämatome nach offenen, penetrierenden Gewalteinwirkungen des Kopfes, einschließlich der Schußverletzungen

Hierbei können venöse Hirnsinus verletzt sein und weitere Begleitverletzungen vorliegen.

(3) Subdurale Hämatome, die Folgen direkter Beschleunigung des Stammes mit indirekter Verletzung des Kopfes via Hals-/Nackenstrukturen (Whiplashverletzungen)

Diesen Verletzungstypen ist bisher wenig Beachtung geschenkt worden, schon die Analyse des Stoßablaufes bei einer Rotationsbeschleunigung zeigt, daß bei diesen Vorgängen Risse von Brückenvenen auftreten müssen; vgl. auch die S. 246, unten angegebene eigene Beobachtung.

(4) Subdurale Hämatome als Folge von Blastverletzungen

Die Verletzungsmechanismen wurden in dem entsprechenden Kapitel ausführlich besprochen, es handelt sich hierbei, wie bereits ausgeführt, im wesentlichen um Beschleunigungs- und Verzögerungstraumen durch An- oder Aufprall des Kopfes gegen Objekte oder den Boden. Entsprechende Beobachtungen wurden von ABBOTT et al. (1943), CRAMER (1958) sowie MURTHY et al. (1979) mitgeteilt.

(5) Subdurale Hämatome beim äußeren Prellschuß

Man unterscheidet einen *einfachen äußeren Prellschuß* mit intakt gebliebener Dura mater und den *komplizierten äußeren Prellschuß*, bei welchem Knochenfragmente die Dura mater durchdrungen haben und in das Gehirn eingedrungen sind. Die subdurale Blutung stellt beim einfachen äußeren Prellschuß, wie NOETZEL (1948) hervorhob, im Vergleich zur epiduralen Blutung eine erheblich größere Rolle dar, und zwar im frischen Stadium als raumbeengender Faktor, im späteren als Ausgangspunkt für das subdurale Hämatom. In der Serie von NOETZEL lagen bei 23 der insgesamt 32 Fälle subdurale Blutungen vor, davon 17mal als ausgesprochen raumforderndes Hämatom. Außerdem fand sich bei 9 Fällen ein subdurales Empyem. Die subdurale Blutung entstand vorwiegend aus dem subarachnoidalen Raum, wenn es zum Einriß der Arachnoidea kommt, welcher den subarachnoidalen vom subduralen Raum trennt. Für Einzelheiten zum äußeren Prellschuß verweise ich auf Kapitel E. 4., S. 464.

(6) Subdurale Hämatome beim inneren Prellschuß

Der innere Prellschuß des Gehirnschädels wird als eine Untergruppe des Gehirnsteckschusses angesehen. Man findet an Schädel und Gehirn einen Einschuß und am Gehirn einen Ausschuß. Das Geschoß prallt nach Durchdringen des Gehirns an der Schädelinnenfläche oder an einer Duraduplikatur wie Falx cerebri oder Tentorium cerebelli ab und tritt dann häufig wieder ins Gehirn ein, und zwar in einer anderen Richtung als der des ersten Schußkanals. In einem von DINKELMEYER (1943) veröffentlichten Fall ging die Blutung im Interhemisphärenspalt in ein ausgedehntes subdurales Hämatom der Konvexität über. Für Einzelheiten zum inneren Prellschuß verweise ich auf Kapitel G. I. 37., S. 540.

(7) Iatrogene subdurale Hämatome

Sie können Folge sein:

(7a) Einer Kraniotomie bei Anlegen eines einzigen Bohrloches

Drei entsprechende Beobachtungen wurden von WEINMANN u. MUTTUCUMARU (1969) mitgeteilt.

(7b) Einer Pneumenzephalographie

Wie KHALIFEH et al. (1964) zeigen konnten.

(7c) Eines ventrikulokavalen oder ventrikuloaurikulären Shunt

Entsprechende Beobachtungen wurden von HEMMER u. POTTHOFF (1969 sowie ILLINGWORTH (1970) veröffentlicht.

(7d) Nach lumbaler Anästhesie für einen Kaiserschnitt

Eine entsprechende Beobachtung wurde von MIYAZAKI et al. (1983) mitgeteilt.

(7e) Bei Therapie mit Antikoagulantien

Über eine solche Beobachtung berichteten BRET et al. (1976).

(7f) Als Spätkomplikation der neurochirurgischen Behandlung eines kongenitalen Hydrozephalus

ANDERSON 1952; DAVIDOFF u. FEIRING 1953.

(8) Subdurale Hämatome nach einer subarachnoidalen Blutung

GOLDEN et al. 1953.

(9) Subdurale Hämatome aus blutenden intrakraniellen Aneurysmen und Angiomen

BASSETT u. LEMMEN 1952; SCHIEFER u. TÖNNIS 1959.

(10) Subdurale Hämatome bei Hämophilie

FERGUSON et al. 1968.

(11) Postnatale subdurale Hämatome des Neugeborenen

Sie treten im allgemeinen mit anderen Hirnverletzungen vergesellschaftet auf; sie sind nicht häufig (RICKHAM 1961). Sie können auch in massiver Form gelegentlich als Folge eines völligen Abrisses einer Großhirnhemisphäre von all ihren duralen Anheftungen an Falx und Tentorium vorkommen (MATSON 1969). Sie werden in einem späteren Abschnitt ausführlich besprochen.

(12) Vorkommen eines subduralen Hämatoms mit einem Hirntumor

Die Vergesellschaftung eines chronischen subduralen Hämatoms mit einem intrakapsulär gelegenen Meningeom, das erfolgreich operiert wurde, wurde von

BASKINS et al. (1984) mitgeteilt. Über ein subdurales Hämatom, vergesellschaftet mit einem Liposarkom, berichtete KOTHANDARAM (1970).

(13) Subdurale Hämatome nach Durchbohrung der Dura mater durch einen Knochensplitter mit Verletzung der A. meningea med. als Blutungsquelle

NAVILLE (1925) sah eine Durchbohrung der Dura mater durch Knochensplitter mit Verletzung der A. meningea med. als Blutungsquelle eines subduralen Hämatoms.

(14) Subdurale Hämatome aus einem Riß der A. meningea med. mit Riß der Dura mater im Verlauf der Bruchlinie direkt über der Pyramidenbasis

ZUCCARELLO et al. (1982) berichteten über das gleichzeitige Vorkommen eines subduralen Hämatoms mit einem traumatischen Aneurysma der A. meningea med.

Eine 63jährige Frau war 3 Tage vor der *Aufnahme* gestürzt und mit dem Kopf aufgeschlagen. Sie war wenige Minuten bewußtlos, erbrach später, klagte über Kopfschmerzen. Sie war somnolent, die rechte Pupille war erweitert, es bestand eine Hemiparese links. Das *Computertomogramm* zeigte eine rechtsparietale Schädelfissur und ein subdurales Hämatom. *Operativer Eingriff.* Sechs Tage später bestanden erneut zerebrale Erscheinungen. Die *Arteriographie* ergab ein sackförmiges Aneurysma der A. meningea med. rechts im Bereich der Fraktur an der Innenseite der harten Hirnhaut. Das Aneurysma wurde exstirpiert, es erwies sich als ein traumatisches.

MISSONI (1966) teilte einen derartigen Fall mit: Es handelt sich um einen 71jährigen Rentner, der beim Überqueren der Straße im alkoholisiertem Zustand von einem Kleinbus erfaßt und zu Boden geschleudert wurde. Bei der *Aufnahme im Krankenhaus* 10 min später, war er ansprechbar, jedoch desorientiert und amnestisch für das Unfallgeschehen.

Bei der *körperlichen Untersuchung* waren am Kopf und am Gesicht keine äußeren Verletzungen festzustellen, doch war die rechte Pupille weiter als die linke, beide lichtstarr. Die physiologischen Eigenreflexe waren seitengleich auslösbar, pathologische Pyramidenbahnzeichen fehlten.

Bei der *Röntgenuntersuchung* wurde der Verdacht auf Fraktur des rechten Schläfenbeines geäußert, ferner fanden sich eine Oberarmschaftfraktur rechts und Brüche der 6.– 11. Rippe rechts. Kurz nach Beendingung der Untersuchung trat tiefe Bewußtlosigkeit ein. Beide Pupillen waren weit und starr. Zu einer Trepanation konnte man sich nicht entschließen. Rund 7 h nach dem Unfall *exitus*.

Nach dieser Vorgeschichte war in erster Linie an eine epidurale Blutung gedacht worden, doch wurde bei der *Leichenöffnung* ein großes subdurales Hämatom von 150 ml über der rechten Großhirnhemisphäre gefunden. Am Schädel waren zwei Bruchspalten, die von dem hinteren Teil des rechten Scheitelbeins ausgingen. Einer von ihnen zog zum linken Scheitelbein, der 2. verlief nach unten mitten durch die rechte Schläfenschuppe. Die weitere Untersuchung ergab einen knapp 1 cm langen Riß der Dura im Verlauf der Bruchlinie dicht über der rechten Pyramidenbasis. Der Riß kreuzte den Hauptstamm der A. meningea med. und war durch dicke fest anhaftende Blutgerinnsel bedeckt. Die Dura selbst war mit dem Knochen fest verwachsen, was die Richtung der Blutung in den subduralen statt in den epiduralen Raum erklärt.

Die *histologische Untersuchung* dieser Stelle zeigt den Hauptstamm der A. meningea med. glatt durchtrennt, beide Rißenden durch frische Gerinnsel fest verschlossen. Die Blutung hatte somit nicht bis zum Todeseintritt angedauert.

10. Zusammenfassung

Es können demnach subdurale Blutungen als Folge stumpfer Gewalteinwirkung ohne Frakturen, mit unkomplizierten und mit Impressionsfrakturen auftreten, ebenso wie nach scharfer, penetrierender Gewalteinwirkung. Sowohl venöse als auch arterielle Gefäßbeteiligung ist möglich. Die Blutungsquelle ist nicht immer feststellbar, besonders bei den chronischen Formen.

Wichtig ist der Hinweis von KRAULAND (1961), daß bei subduralen Blutungen größerer Ausdehnung dann eine Suche nach der Blutungsquelle in der Regel nicht erfolgte, wenn ausgedehnte Rindenprellungsherde vorhanden waren: „Der Obduzent begnügte sich offenkundig dabei mit der Feststellung der Rindenprellungen und der Vermutung, daß auch die umfangreiche subdurale Blutung von dort ausgegangen ist. Tatsächlich kann aber daneben noch eine weitere ergiebige Blutungsquelle, unabhängig von den Rindenprellungen, vorhanden sein."

11. Technik zur Aufdeckung der Blutungsquelle

Die Aufdeckung der Blutungsquelle erfordert eine besondere Sektionstechnik, daneben „besondere Sorgfalt und ein Wissen, wo nach den Blutungsquellen zu forschen ist" (KRAULAND 1961). Sie ist bei der Leichenöffnung oft schwer oder gar nicht auffindbar, um so weniger, je länger die Gewalteinwirkung zurückliegt.

WERKGARTNER hatte 1922 eine Technik vorgeschlagen: Abkappen der oberen Gehirnhälfte *(horizontale Lamellierung des Großhirns)* in der Ebene des Sägeschnittes *(Flechsig-Gehirnschnitt)*. Sorgfältiges Ablösen der Dura mater mit einem Spatel mit vorsichtigem Zurückschlagen der harten Hirnhaut an beiden Seiten bis zu den Venenstümpfen und Untersuchung unter schonendem Abspülen des anhaftenden Blutes, möglichst mit Lupenvergrößerungen.

Bei Autopsien sollte stets nach der Blutungsquelle gesucht werden. KRAULAND (1961) fand in gerichtsmedizinischen Autopsien von gedeckten Schädel-Hirn-Verletzungen als Blutungsquelle für 53 raumbeengende subdurale Blutungen folgende Verletzungen: sog. Rindenprellungsherde 18, Quetschungen der Hirnrinde mit Schädelbrüchen und Durarissen 14, Brückenvenenabrisse 10, isolierte Verletzungen von Arterien der Hirnmantelfläche 3 (A. parietalis ascend., A. temporalis ant. und post., A. angularis), Riß eines Sinus 2, ohne Angaben 6.

12. Doppelseitige subdurale Hämatome

Doppelseitige subdurale Hämatome wurden von KUNKEL u. DANDY (1939), HANKE (1939), HUBER (1941), KRAYENBÜHL u. NOTO (1949) sowie BORTNICK u. MURPHY (1963), TÖNNIS u. FRIEDMANN (1963) mitgeteilt.

Die Zahl der doppelseitigen subduralen Hämatome wurde von KUNKEL u. DANDY (1939) mit 4%, NORDLIE (1958) mit 5%, HANKE (1939) mit 15% und KRAYENBÜHL u. NOTO (1949) mit 31% angegeben.

TÖNNIS u. FRIEDMANN (1963) berichteten über 16 doppelseitige Hämatome. In 14 Fällen lag eine beidseitige subdurale Blutung vor. Bei den beiden anderen Patienten handelte es sich um kombinierte Blutungen, die einmal epidural und subdural, im anderen Fall epidural und intrazerebral lokalisiert waren.

Die doppelseitigen Hämatome betrafen zumeist Patienten, die bereits im mittleren und höheren Lebensalter standen. Abgesehen von einem 2jährigen Kind und 4 Kranken im 4. und 5. Lebensjahrzehnt waren die Patienten älter als 50 Jahre.

Die doppelseitigen Hämatome sind mit einer verhältnismäßig großen Mortalität belastet, 5 Patienten starben; bei 3 Kranken blieb eine Wesensveränderung zurück, die eine Wiedereingliederung in den normalen gesellschaftlichen Bereich und auch in den gewohnten Arbeitsprozeß unmöglich machte. Zu einer Wiederherstellung der ursprünglichen körperlichen und geistigen Kräfte kam es in 2 Fällen; von den übrigen Patienten mußte eine unterschiedliche Minderung der Leistungsfähigkeit in Kauf genommen werden.

Klinisch liegt eine Paraparese mit Harn- und Darminkontinenz vor. Die Areale für die Beine liegen in der motorischen Rinde im Lobulus praecentralis nahe der Mantelkante. Im gleichen Bereich liegen auch die kortikalen Zentren für Blasen- und Darmkontrolle (SCARFF 1940).

13. Pathomorphologie

Subdurale Blutungen bestehen aus einer Ansammlung von Blut unterhalb der Dura mater. Die frühe Blutung ist rotviolett und leicht- bis zähflüssig. Sie liegt der Durainnenfläche an und ist von Dura und Arachnoidea leicht abzuziehen. Am Gefäßriß ist häufig ein Thrombus zu sehen. Die Duraunterfläche erscheint zunächst glatt und spiegelnd, ehe eine seröse Durchtränkung des Gewebes vor sich geht. Am 2.–3. Tag setzt die Blutgerinnung ein, die nach etwa einer Woche vollständig ist. Das Blut ist dann tiefbraun und besitzt eine krümelige Konsistenz. *Feingeweblich* sieht man zelluläre Elemente durchsetzt mit Fibrin und seröser Flüssigkeit. Etwa vom 4. Tag an laugt der Blutfarbstoff aus, während die Hüllen der Erythrozyten noch einige Tage lang sichtbar bleiben. Es treten auch im Fibrin autolytische Veränderungen auf. Aus der Durainnenfläche sprossen Fibroblasten in die Blutung ein. Es sind sowohl die Deckzellen der Durainnenfläche als auch die Bindegewebszellen des tieferen Duragewebes beteiligt. Ist die Dura verletzt, sind besonders die verletzten Duraränder an der bindegewebigen Organisation beteiligt. Sind die weichen Häute unverletzt, nehmen sie an der Organisation noch nicht teil. Andernfalls aber ist ihr Beitrag zur Organisation der Blutung gering. Nach den Angaben von ZÜLCH (1968) erfolgt die bindegewebige Organisation einer subduralen Blutung ausschließlich von der Dura mater und nicht von der Arachnoidea. Die zellige Organisation der Blutung geht hauptsächlich von der durawärts gelegenen Fläche des Hämatoms aus. Zahlreiche blutpigmenthaltige Makrophagen sind nachweisbar. Zweifelsohne ist ihre Gewebsreaktion jedoch auf die vorliegenden subarachnoidalen Blutungen zurückzuführen. Es erfolgt eine gliöse Reaktion in der Molekularschicht. Nach etwa 2 Wochen zeigt auch die hirnwärts gelegene Fläche des Hämatoms eine dünne Lage von Fibroblasten. Zusammen mit den einwachsenden Fibroblasten sind entsprechende Kapillaren nachweisbar. Die *beiden Organisationszonen* nehmen nun ständig nach innen an Dicke zu und umschließen allmählich die Blutung. Nach etwa einem Monat sind dünnere Blutungen bereits von einer der Arachnoidea zugewandten Membran vollständig eingehüllt. Bei größeren Hämatomen nimmt dieser Vorgang etwa

2 1/2 Monate in Anspruch. Mit fortschreitender bindegewebiger Organisation macht die rostbraune Verfärbung einer graubraunen Tönung Platz. Die *Endzustände* der *Resorptions- und Organisationsprozesse* hängen weitgehend von der Größe der Blutung ab.

Bei *kleinen subduralen Blutungen* sind nach mehreren Jahren noch geschrumpfte gelbbraune Verdickungen der inneren Durafläche sichtbar. Im Duragewebe gespeichertes Hämosiderin ist makroskopisch als rotbraune Verfärbung dargestellt. Auch dann ist das verfärbte Gewebe noch ziemlich leicht von der Durainnenfläche abzuziehen. Das Hämosiderin wird im allgemeinen intrazellulär angetroffen, kann aber auch in den Gefäßwänden und um sie herum liegen.

Bei *mittelgroßen Blutungen* ist die Resorption um die Dura häufig nicht vollständig. Es bleibt ein dünner Blutfilm der Durainnenfläche aufgelagert, der im Frühstadium noch leicht abziehbar ist. Diese *Neo-* oder *Pseudomembran* besteht aus eingesproßten Fibroblasten, zwischen denen sich Reste von Blut und Fibrin befinden. Die Fibroblasten und eingestreute Makrophagen zeigen intrazelluläres Hämosiderin. In geringem Umfang sind auch Kapillaren eingesproßt.

Im Falle eines *großen Hämatoms* liegt eine massive bindegewebige Organisation vor, die als *Duraschwarte* bezeichnet wird. Sie ist fest mit der Innenfläche der Dura sowie den weichen Häuten und dem Gehirn verwachsen, wenn diese ebenfalls verletzt sind. Die Schwarte zeigt ein dichtes Netzwerk von bindegewebigen Fasern, die meist parallel zur Dura gelagert sind. In späteren Stadien ist das Bindegewebe kollagenisiert und hyalinisiert. Kleine Spalträume können zwischen Dura und Schwarte sichtbar sein. Die hirnwärts gelegene Oberfläche der Schwarte ist höckrig mit warzenartigen Ausstülpungen. Im *Organisat* können *Verkalkungen* und *Verknöcherungen* auftreten.

Die abgekapselten subduralen Hämatome lassen sich leicht von der Arachnoidea und weniger leicht von der Durainnenfläche abstreifen.

Man hat versucht, die Ausdehnung einer subduralen Blutung mit ihrer Hyperosmolarität von Abbauprodukten des Blutes zu erklären. Aber Untersuchungen haben ergeben, daß der osmotische Druck eines in Organisation befindlichen subduralen Hämatoms der gleiche ist, wie der von Blut und Liquor. Man nimmt an, daß die subdurale Blutung sich vergrößert (1) durch kleinere gehäufte Nachblutungen und (2) durch Aufnahme von Liquor.

GARDNER (1935) hatte die Theorie vertreten, daß die Membran, die sich um die subdurale Blutung bildet, semipermeabel sei; es komme wegen des erhöhten osmotischen Druckes zu einer weiteren Aufnahme von Flüssigkeit aus dem Liquor in die Blutung und damit zu einer Größenzunahme. Die osmotische Wirkung wurde als Folge der Hämolyse der Erythrozyten angesehen.

PUTNAM u. CUSHING (1925) sowie PUTNAM u. PUTNAM (1927) erklärten die Größenzunahme der subduralen Blutungen durch venöse Sicker- oder Nachblutungen aus zunächst durch einen Thrombus verschlossenen Gefäßen, oder aus neugebildeten Gefäßen im Organisationsgewebe. Spätere Autoren vertraten die gleiche Meinung (VAN GEHUCHTEN u. MARTIN 1932; MC KENZIE 1932; GURDJIAN 1933; KEEGAN 1933; PEDERSEN 1935; LEARY 1939; LENGGENHAGER 1947; GURDJIAN u. WEBSTER 1948 sowie ZÜLCH 1950, 1957). RABE et al. (1962) konnten den Durchtritt von Serumalbumin mit radioaktivem Jod in die subdurale Flüssigkeitsansammlung bei einem 5jährigen Kind nachweisen, so daß die Quelle für das aufgefundene Eiweiß im Blutplasma zu suchen ist und nicht in einer signifikanten Weise bei der Auflösung von Erythrozyten.

Die *gewebliche Organisation subduraler Blutungen* ist immer wieder Gegenstand von feingeweblichen Untersuchungen gewesen. Viele grundsätzliche Fragen sind jedoch noch umstritten geblieben und bedürfen der endgültigen Klärung. Die Stellung der idiopathischen Pachymeningiosis haemorrhagica int. als eigenständige Entität und ihre morphologische und ätiologische Abgrenzung gegenüber dem chronischen subduralen Hämatom ist noch offen geblieben.

KREMPIEN (1969) hat aus dem Obduktionsgut des Pathologischen Institutes der Universität Heidelberg 14 Beobachtungen mit einem Lebensalter zwischen 7 Monaten und 90 Jahren ohne Angaben der Grundkrankheit mit unterschiedlich starken Blutauflagerungen oder auf Blutungen verdächtige Veränderungen der harten Hirnhaut lupenpräparatorisch und mikroskopisch untersucht.

Nach dem makroskopischen Befund unterteilte KREMPIEN die untersuchten Fälle in 3 Gruppen: (1) (Fall 7 und 8) weist ausgedehnte, zumeist eine ganze Hirnhälfte bedeckende und komprimierende Blutsackbildungen auf. Zwischen einem äußeren und inneren Blatt, die am Rande ineinander übergehend und mit der Dura verbunden sind, liegt teils flüssiges, teils verbackenes, offenbar unorganisiertes Blut. (2) Diese Gruppe (Fall 4) zeigt flächige, an ihrer Oberfläche unregelmäßig geformte, offensichtlich weitgehend organisierte Blutauflagerungen ohne eine sicher erkennbare innere Kapsel. (3) In der 3. und zahlenmäßig stärksten Gruppe finden sich umschriebene, meist multipel auftretende, nur wenig über das Niveau der Dura erhabene, bräunliche Auflagerungen.

Bereits bei lupenpräparatorischer Betrachtung erwies sich, wie KREMPIEN hervorhebt, diese Gliederung als irrig. Die Fälle bilden vielmehr zwei, trotz starker Unterschiede in der Größe untereinander, einheitliche Gruppen. Die lupenpräparatorische Trennung der Blutungen von der Dura und die Darstellung ihrer Oberfläche mit typischem, innerem Kapillarplexus gelingt in *allen* Fällen. Mikroskopisch konnte KREMPIEN diese Gliederung bestätigen.

Die *1. Gruppe* (Fall 7, 8 und 9) zeigt unorganisierte Hämatome zwischen zellarmen, vorwiegend aus Fasern aufgebauten Blättern mit elastischen, zartrandigen Gefäßen, die mit dem inneren Kapillarplexus der Dura oder mit dem lateralen Recessus des Sinus in Verbindung treten. Zwischen diesen Gefäßen und dem Innern der Blutsäcke läßt sich keine Kommunikation nachweisen. Das innere Blut trägt im Gegensatz zum äußeren nur im Randbereich Gefäße. Sie sind indessen in den Membranen der kleinen Hämatome allenthalben nachweisbar. Die innere Duraschicht ist intakt und läßt sich zweifelsfrei und mühelos von der äußeren Kapsel abgrenzen. Der innere Kapillarplexus der Dura ist unversehrt. Die außerordentlich in ihrer Größe variierenden Hämatome weisen untereinander keinen grundsätzlichen Unterschied auf. In 2 Fällen ist ein frühes Stadium beginnender Kapselbildung gegeben, da an der inneren Oberfläche eine auffallende Bereicherung monozytoider, sich z. T. flächenhaft aggregierender Zellen neben einer zarten Faserbildung zu erkennen ist. In einem älteren Stadium (Fall 7) ist die Zahl der Gefäße in den Hämatommembranen deutlich zurückgegangen.

In der *2. Gruppe* (Fall 1, 3, 4, 11, 12, 13 und 14) ist die Grenze zwischen Dura und Auflagerungen weniger scharf konturiert. Die Blutungen werden flächenhaft in üblicher Weise organisiert. Eisenpigment läßt sich auch hier in reichem Maße nachweisen. Die ektatischen Gefäßbildungen fehlen weitgehend. In 3 Fällen (Fall 2, 11 und 14) findet sich eine äußere und innere Kapsel, von denen aus die eingeschlossenen Blutauflagerungen in typischer Weise gegen die Mitte zu organisiert werden.

Die Frage, die sich stellt, ist die, ob die Organisationsprozesse in subduralen Blutungen wie in Blutungen anderer Körperregionen ablaufen, also von der Fläche her organisiert und resorbiert werden, wie eine Anzahl von Autoren berichtet. KREMPIEN weist demgegenüber darauf hin, daß die Pachymeningosis haemorrhagica int. demgegenüber als eigenständige, mit Gefäßwucherungen des inneren Durablattes (von ALBERTINI 1941, 1942; PETERS 1959) oder degenerativen Veränderungen der Fasersysteme (LINK 1945, 1950, 1958; WEPLER 1950, 1954, 1958, 1959) einhergehende Erkrankung der harten Hirnhaut ist. Dazu kommt noch, daß man die Pachymeningosis haemorrhagica int. auch als das pathologische Organisat subduraler, bei Avitaminosen und Alkoholismus auftretender Blutungen auffaßt. Es unterliegt keinem Zweifel, daß in der umfangreichen Literatur (KRAULAND 1961) unter der Diagnose Pachymeningosis haemorrhagica inte. eine Reihe von heterogenen Prozessen unberechtigt zusammengefaßt worden war.

Nach den mikroskopischen und lupenpräparatorischen Untersuchungen der geweblichen Veränderungen konnte KREMPIEN zweifelsfrei zeigen, daß die innere Duraschicht in *allen* Fällen gänzlich intakt ist und sich in *allen* Fällen klar gegen die Auflagerungen abgrenzen läßt. Eine dissezierende degenerative Erkrankung der harten Hirnhaut besteht aber nicht. Die ektatischen und überaus zartwandigen Gefäße der Hämatomkapsel stehen mit dem inneren Kapillarplexus oder den lateralen Recessus der Dura zwar in Verbindung, ein teleangiektatischer Wucherungsprozeß der Dura liegt unterdessen mit Sicherheit nicht vor. Vielmehr sprossen nach den Untersuchungen von KREMPIEN kleine solitäre Gefäßstämme aus, die sich im äußeren Kapselblatt reich verzweigen; mit einzelnen, saumartig sich teilenden Ästen aber auch die innere Kapsel in ihrem Randbereich vaskularisieren. Ihr Übergang läßt sich im marginalen Winkel der Hämatome zeigen. Die innere Kapsel ist sonst im Gegensatz zur äußeren in weiten Abschnitten gefäßfrei. Bei multipel auftretenden, umschriebenen Blutungen finden sich nach KREMPIEN diese Gefäße ausschließlich im Bereich der Blutauflagerungen und in ihrer unmittelbaren Umgebung. Das auffällige Verhalten dieser Gefäße ist bislang nicht hinreichend beachtet worden, denn nach den Vorstellungen von KREMPIEN vermag eine idiopathische, den Blutungen vorangehende Gefäßmißbildung oder -wucherung diese Befunde nicht zu erklären. Der morphologische Aspekt bietet – nach Ansicht des Autors – keinen Hinweis dafür, daß die in eine Kapsel eingeschlossenen Hämatome durch Blutungen aus diesen Gefäßen entstünden (von ALBERTINI 1941, 1942; ZÜLCH 1957; PETERS 1959), zumal letztere gerade bei den großen Hämatomen auf der Außenseite der Membranen etabliert sind. Diese Befunde lassen sich auch nach KREMPIEN nur erklären, wenn die Gefäße erst mit der Kapselbildung entstehen oder nachträglich in sie einwachsen. Die Dura reagiert bei Blutung und Exsudation in den Subduralraum mit einer Proliferation des inneren Kapillarplexus. KREMPIEN (1969) will diesen reaktiven Vorgang nicht als Pachymeningosis bezeichnen. Nach seiner Meinung ist die Exsudation Ursache, nicht aber Folge der Gefäßproliferation.

Pathomorphologie 267

a) Gewebeschäden am Gehirn beim subduralen Hämatom

Die *Gewebeschäden* am *Gehirn* beim *subduralen Hämatom* können: (1) Die *Folge* der *unmittelbaren Druckwirkung* der *raumfordernden Blutung (Hämatom)* auf die *unter ihr liegende Großhirnhemisphäre*, und (2) die *Folgen* von *Hirnödem* und der *dadurch entstandenen Massenverschiebungen des Gehirns*.

Beim traumatischen subduralen Hämatom und auch bei der Pachymeningitis haemorrhagica int. können sich Hämosiderin- und Eisenablagerungen in der Hirnrinde, am ausgeprägtesten in den mikrogliösen Zellen der Molekularzellschicht finden. Bei massiven Ablagerungen können sich diese bis ins Marklager ausdehnen, auch wieder zunächst in der Mikroglia nachweisbar, schließlich aber auch in Nervenzellen, Endothel- und Adventitialzellen. Der Befund ist wohl mit einer Diffusion des Blutfarbstoffes von der Blutung in das Hirngewebe erklärbar; daraus ist auch ableitbar, daß sich die Veränderungen durchwegs an den Windungskuppen und nicht in den Windungstälern finden (LOUSTELOT 1951).

Der Abbau der Großhirnrinde bei Vorliegen von subduralen Hämatomen wird in der Literatur überraschenderweise nur von wenigen Autoren behandelt.

SCHEDA (1965) berichtete über einen 5 Wochen alten Knaben, der stationär aufgenommen wurde.
Partus im 9. Monat, Geburtsgewicht 4000 g, normale Geburt. Die Entwicklung gestaltete sich zunächst normal. Zwei Tage vor der Aufnahme begann das Kind zu erbrechen; die Eltern beobachteten sodann „Zuckungen" in den Extremitäten. Seit einem Tag saugt das Kind nicht, die Gliedmaßen sind steif geworden; es kann das linke Auge nicht öffnen. Kein Fieber.
Bei der *Aufnahme* war der Knabe bewußtlos, die Fontanellen sind stark gespannt. Die linke Pupille ist weiter als die rechte, sie reagiert nicht auf Licht. Gesteigerte Reflexe. *Augenhintergrund:* Beide Papillen sind blasser als normal. Lumbaler Liquor massiv blutig, nach zentrifugieren xanthochrom.
Exitus 5–6 Tage nach Eintreten der klinischen Symptome.
Über beiden Hemisphären, zwischen den harten und weichen Häuten, findet sich teils flüssiges, teils geronnenes Blut. Zwischen den weichen Häuten ist an der Basis beider Temporallappen und um das Chiasma opticum herum blutiger Liquor nachweisbar. Die Hirnsubstanz ist weich, besonders in der linken Frontal- und Temporalgegend. Die Windungen sind an beiden Konvexitäten stark abgeplattet. Die Grenze zwischen Rinde und Mark läßt sich fast überhaupt nicht differenzieren. In der linken mittleren Schädelgrube findet sich ein mehrere Millimeter dickes, in der rechtsseitigen in geringerer Menge ein subdurales Blutgerinnsel. Von der Dura der Schädelbasis läßt sich das Blut leicht abwaschen; kein Anhalt für Organisation.
Die *histologische Untersuchung* der Großhirnrinde aus dem linken Frontal- und Temporallappen zeigt einen fast vollständigen Ausfall von Nervenzellen, eine mäßige Gliavermehrung und starke Gefäßproliferation. Sie ist von gleichmäßiger Intensität in allen 6 Schichten, die Nervenzellen fehlen besonders in der 3., 5. und 6. Rindenschicht. Eine Thrombose der pialen Gefäße oder eine sonstige Veränderung ist nicht nachzuweisen. Die Kuppen der Gyri waren stärker geschädigt als die Sulci.

GRIEPENTROG (1952) veröffentlichte den Fall eines Kindes, das im Alter von 11 Monaten starb. Es lag ein subdurales Hämatom vor. Das Großhirn war auf 3 × 6 × 8 cm geschrumpft. Die histologische Untersuchung zeigte einen Untergang des Parenchyms mit einer Höhlenbildung in der Großhirnrinde.

b) Zusätzliche Hirnverletzungen bei Vorliegen eines subduralen Hämatoms

Die von LINK (1945), bei den von ihm mitgeteilten Fällen von traumatischen subduralen Blutungen, gefundenen sog. Rindenprellungsherde sind als Begleitverletzungen aufzufassen.

Patienten, die ein subdurales Hämatom, vor allem ein akutes haben, zeigen aber häufig noch zusätzliche primärtraumatische Hirnschäden. Um dem verletzten Gehirn die besten Heilungsmöglichkeiten zu geben, müssen sekundärtraumatische Hirnschäden vermieden werden, deshalb ist frühzeitige operative Entfernung von intrakraniellen extrazerebralen raumfordernden Massen unbedingt notwendig und wirksam.

Die Begleitverletzungen bestehen in Rindenprellungsherden, Lazerationen, intrazerebralen Hämatomen, besonders des Schläfenlappens. Hauptsächliche Blutungsquellen sind diese Hirnverletzungen (KENNEDY u. WORTIS 1936; McLAURIN et al. 1971; HUBER 1962; MUNRO 1942; Joseph EVANS 1966; ECHLIN et al. 1956; nach KÜHLMEYER (1947) in 35%, nach KRAULAND (1961) in 32 von 53 Fällen. Man sollte diese zusätzlichen oder Begleitverletzungen aber nicht nur als Quelle der subduralen Blutung sehen, sondern in Betracht ziehen, daß diese Fälle mit intrazerebralen Verletzungen eine sehr viel schlechtere Prognose haben als isoliert vorkommende subdurale Hämatome. Dieser Gesichtspunkt ist viel zu wenig berücksichtigt worden. Zukünftige Serien über subdurale Hämatome haben die Lokalisation, Ausdehnung und Qualität der Begleitverletzungen in einem viel stärkeren Maße zu berücksichtigen.

Auf eine Gruppe von Patienten, die neben der subduralen Blutung nur geringe oder keine zusätzlichen Hirnschäden davontrugen, wurde von R. C. SCHNEIDER (1973) aufmerksam gemacht. Im Gegensatz zu Kfz-Unfällen sind die Gewalteinwirkungen beim amerikanischen Fußball sehr viel geringer. Der Spieler, dessen Kopf durch einen Schutzhelm geschützt sei, trage meistens keine oder nur geringe zusätzliche Hirnschäden davon. In einer Serie von 69 amerikanischen Fußballspielern, die eine subdurale Blutung erlitten hatten, fand sich nur eine einzige Fraktur des Schädels, so daß wohl Risse von Brückenvenen und der Sinus laterales infolge von Scherkräften für die Blutung verantwortlich gemacht werden müssen. Da diese Schäden im amerikanischen Fußball ein verhältnismäßig häufiges Ereignis sind, liegt die einzige Chance zum Überleben in einem schnellen und aggressiven neurochirurgischen Eingreifen, wie schon von CHAMBERS gefordert und neuerdings von JAMIESON u. YELLAND (1968) überzeugend belegt wurde.

c) Massenverschiebungen des Gehirns bei subduralen Hämatomen
(Abb. 119 a, b; 120–123)

Über die Folgen von Hirnödem und den dadurch entstandenen Massenverschiebungen des Gehirns wird im folgenden berichtet werden. Die subduralen Hämatome, in ihrer akuten und chronischen Form, wirken als unilaterale scheibenförmige raumfordernde Prozesse auf die unterliegenden Hirnteile und verursachen ihre Kompression und Deformation (Abb. 119 a, b; 120). Es kommt zunächst zur Abplattung der Großhirnwindungen, Verschmälerung der Windungsfurchen, Bildung eines perifokalen Ödems der gleichseitigen weißen Groß-

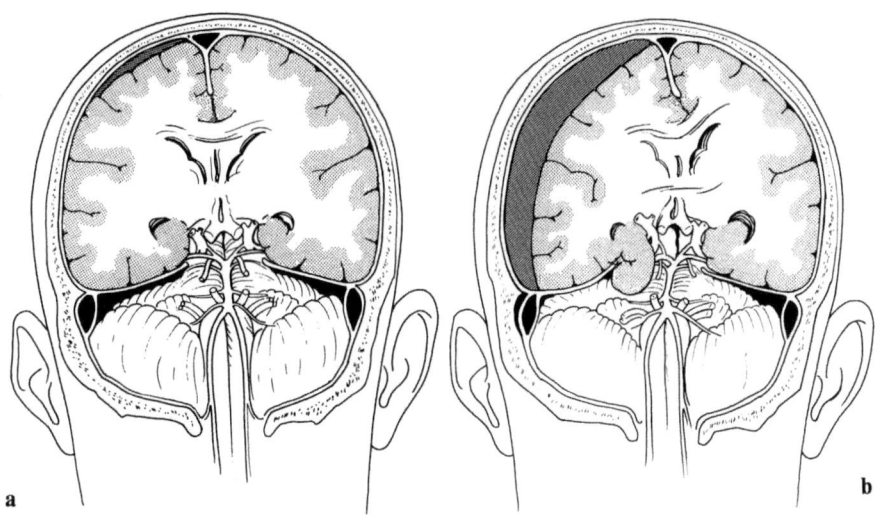

Abb. 119. a Schematische Darstellung einer beginnenden subduralen Blutung über der rechten Großhirnhemisphäre. Der Betrachter sieht die Abbildung anterior-posterior. Die anatomischen Details der hinteren Schädelgrube sind aus didaktischen Gründen schematisch wiedergegeben, sie entsprechen nicht diesem Frontalschnitt! Es findet sich eine Abdrängung von mittelliniennahen Anteilen der rechten Großhirnhemisphäre von der Innenfläche der Dura mater durch die sich ausdehnende subdurale Blutung. Die Windungskuppen im Bereich der Blutung sind abgeflacht, die Windungsfurchen verstrichen. Das Gehirn selbst zeigt noch keine Massenverschiebung in diesem Stadium. **b** Schematische Darstellung desselben Falles einige Tage oder Wochen später. Die Blutung hat sich vergrößert und ausgedehnt, sie ist nun raumfordernd und ein Hämatom. Der rechte Uncus gyri hippocampi des rechten Temporallappens ist durch den Tentoriumschlitz in die hintere Schädelgrube gepreßt worden (Schnürfurchenbildung oder Hernie). Die Verschiebung von Mittellinienstrukturen auf die gegenüberliegende Seite ist erheblich. Die Falx cerebri ist schiefgestellt und zur Gegenseite verdrängt. Unter dem freien Rand der Falx cerebri sind Anteile des Gyrus cinguli auf die kontralaterale Seite verdrängt. Es besteht eine erhebliche Einengung und Verschiebung des Seitenventrikels und 3. Ventrikels und eine solch erhebliche Einengung des Aqueductus Sylvii, daß kaum noch Durchgängigkeit besteht. Das Hämatom hat sich abgekapselt (Details s. Text)

hirnsubstanz, Verschmälerung des herdseitigen Seitenventrikels mit Verschiebung von Mittellinienstrukturen auf die Gegenseite, Verengung von Zisternen und schließlich zu Hernienbildungen des Uncus gyri hippocampi durch den Tentoriumschlitz in die hintere Schädelgrube mit Verschwinden der Cisterna ambiens (Abb. 121).

Der *Gyrus cinguli* drängt unter dem freien Rand der Falx im Bereich der Cisterna interhemisphaerica auf die Gegenseite; es findet sich dann das charakteristische Aussehen des sog. „tilted gull wing" in angiographischer Darstellung. Ebenso kann die gesamte Falx cerebri von der Seite des raumfordernden Prozesses zur Gegenseite abgedrängt sein. Die A. cerebri ant. und die A. pericallosa können gegen den scharfen Unterrand der Falx gepreßt und komprimiert werden (Abb. 122).

Mediobasale Teile des Schläfenlappens werden durch den Tentoriumschlitz in die hintere Schädelgrube verschoben, mit tiefer Schnürfurchenbildung im Uncus

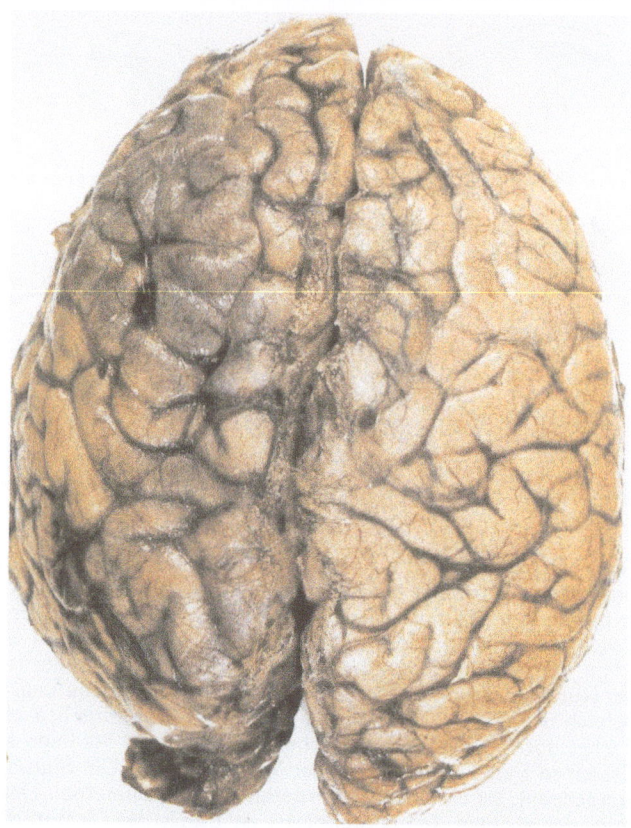

Abb. 120. Mensch. Gedeckte Hirnverletzung. Subdurale Blutung links. Es besteht eine ausgeprägte Schwellung beider Großhirnhemisphären mit abgeplatteten Windungskuppen und verstrichenen Furchen. Die linke Großhirnhemisphäre zeigt eine bräunlichrote Verfärbung der Kuppen, die für beginnende hämorrhagisch-nekrotische Veränderungen sprechen. Makrofoto

gyri hippocampi (Abb. 123). Die Taille des Mittelhirns wird verstrichen, der Hirnstamm seitlich komprimiert und zur Gegenseite verlagert. Im Bereich dieser Massenverschiebung werden erhebliche Rückwirkungen auf Venen und Arterien beobachtet. Erweichungen und hämorrhagische Erweichungen im Hirnstamm stellen tödliche Komplikationen dar. Hinsichtlich Einzelheiten verweise ich auf Bd. 13/VI. B. Die *Enthirnungsstarre* („*decerebrate state*", JEFFERSON 1921) ist eine häufige Komplikation subduraler Hämatome. Die Verlagerung des Mittelhirns zur Gegenseite verursacht eine *Kompression* der *Hirnschenkel* am *Rand des Tentoriums* sowie *Läsionen* in den *kortikospinalen Bahnen* (GROENEVELD u. SCHALTENBRAND 1927). Letztere werden nach epiduralen und subduralen Blutungen häufig beobachtet. KERNOHAN u. WOLTMAN (1929) haben die Pathomorphologie dieser Alterationen untersucht, die als „*Kernohan notches*" bekannt wurden; es handelt sich hierbei um *Kontaktnekrosen*.

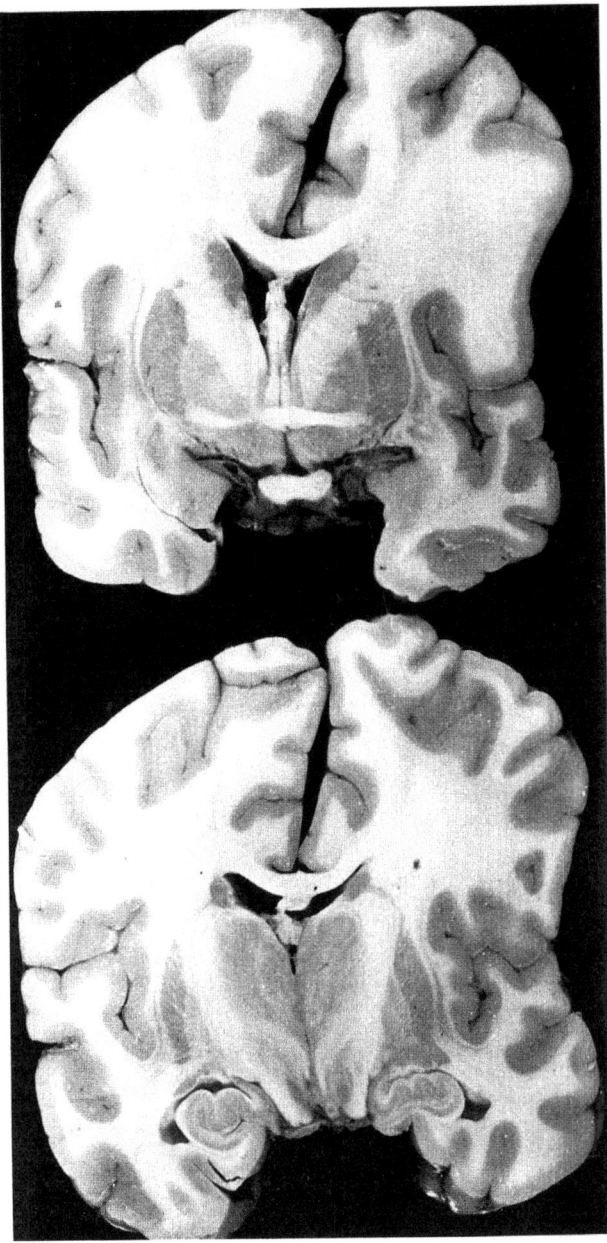

Abb. 121. Mensch. Frontalschnitt durch das Großhirn in Höhe der Commissura ant. und der Hippocampusformation. Subdurales Hämatom. Konkave Eindellung der rechten Parietotemporalregion durch das Hämatom. Der rechte Seitenventrikel ist verzogen und eingeengt. Ödem der rechten Großhirnhemisphäre mit Verschiebung von Mittellinienstrukturen auf die gegenüberliegende Seite. Beginnende Schnürfurchenbildung des rechten Gyrus cinguli sowie tiefe Schnürfurchen, noch ohne makroskopisch sichtbare hämorrhagische Infarzierung beider Unci gyri hippocampi, rechts ausgeprägter als links. Makrofoto

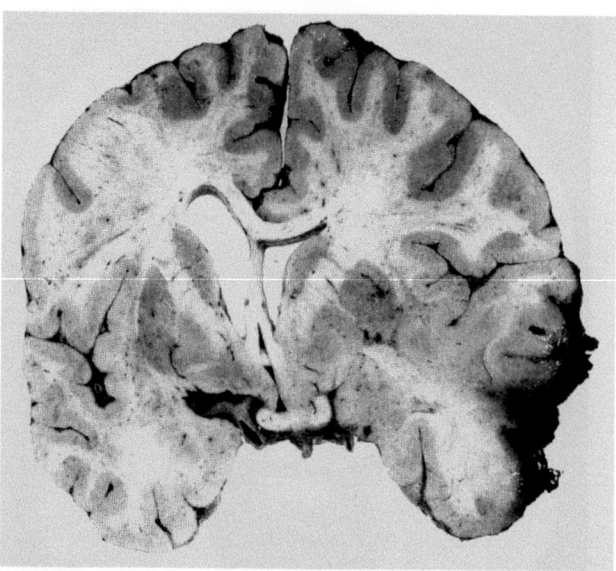

Abb. 122. Mensch. Großhirn. Schädelbasisbruch. Subdurales Hämatom rechts. Frontalschnitt durch das Großhirn in Höhe des Chiasma opticum. Anteile des Gyrus cinguli sind unter dem freien Rand der Falx cerebri auf die Gegenseite verlagert worden (Schnürfurchenbildung). Verziehung des rechten Seitenventrikels mit Verdrängung von Mittellinienstrukturen auf die gegenüberliegende Seite. Samml. MPI für Psychiatrie, München. Makrofoto

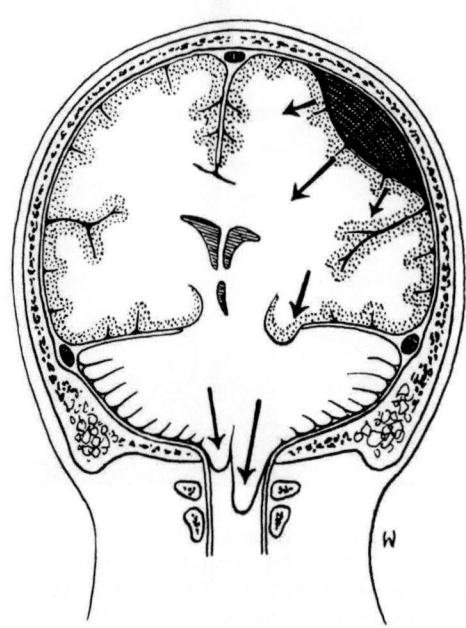

Abb. 123. Endstadium einer akuten subduralen Blutung. Nach Ausbildung eines temporalen Druckkegels (*Pfeil*) ist es zu einer Einklemmung beider Kleinhirntonsillen (*Pfeile*) in den Rückenmarkskanal gekommen. (Aus KESSEL et al. 1969)

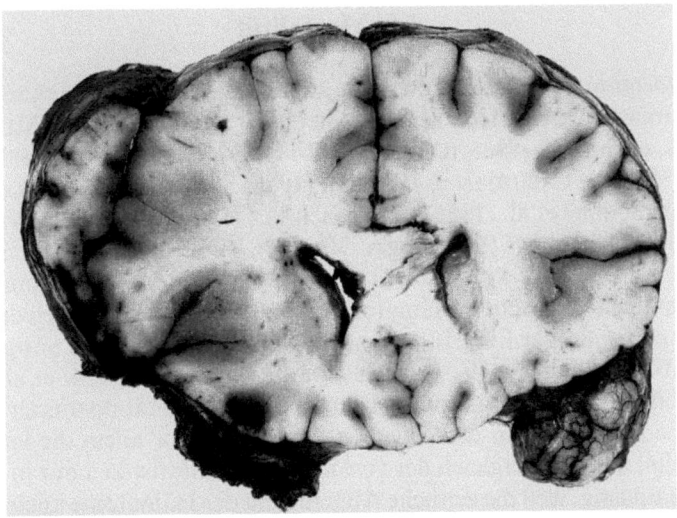

Abb. 124. Mensch. Großhirn. 35jähriger Patient, Sturz vom Fahrrad. Schädelbasisfraktur links temporal, Trepanation rechts parietookzipital, Entleerung eines subduralen Hämatoms, Überlebenszeit 3 Tage. Frontalschnitt durch beide Frontallappen kurz vor den Temporalpolen. (Blick von vorn auf das Gehirn!). Hirnprolaps im Bereich des rechten Frontallappens. Sammlung MPI für Psychiatrie, München. Makrofoto

Die subduralen Hämatome erzeugen die gleichen Druckschäden am N. oculomotorius und Pupillenstörungen wie sie bei der Massenverschiebung durch epidurale Hämatome beschrieben werden.

Die Massenverschiebung von mediobasalen Hirnteilen entlang dem Tentoriumschlitz in die Cisterna ambiens verursacht Nekrosen und hämorrhagische Nekrosen in den Okzipitallappen. Einige Autoren (MOORE u. STERN 1938; A. MEYER 1920; CLARKE u. GOODY 1953; ZÜLCH 1959; RIESSNER u. ZÜLCH 1939; REID u. CONE 1939) sehen in diesen Schäden die Folgen von Abklemmungen der A. cerebri post. Andere Autoren (Joseph EVANS u. SCHEINKER 1943; PIA 1957; STOCHDORPH 1966; Ernst Theodor MEYER 1967) erklären die Gewebeschäden mit Abflußbehinderungen im venösen Gebiet, insbesondere der V. occipitalis int., die in die V. magna Galeni drainiert. Diese Gewebeschäden im Okzipitallappen können bei starkem Ödem auch beidseitig bestehen (REID u. CONE 1939; Joseph EVANS u. SCHEINKER 1943; CLARKE u. GOODY 1953; ZÜLCH 1959; COURVILLE u. AMYES 1952).

Auch postoperativ kann der Hirndruck nach Entfernung akuter und subakuter subduraler Hämatome noch ansteigen (Abb. 124). Sicherlich sind die Begleitverletzungen primärtraumatischer Natur, wie sog. Rindenprellungsherde und traumatische intrazerebrale Blutungen von großer Bedeutung, aber der Prozeß, der die Prognose infaust beeinflußt, ist das sich später einstellende Hirnödem, das als ein nachfolgender Sekundärvorgang anzusehen ist.

14. Mortalität

Die *Mortalität* ist für die akuten und subakuten Verlaufsformen sehr hoch; sie beträgt durchschnittlich nach McKissock et al. (1960) 20%, nach Munro (1942) etwa 40%, nach McLaurin u. Tutor (1961) 73%, nach Klingensmith u. Voris (1957) 78%, nach Gurdjian u. Webster (1958) 80%, nach Laudig et al. (1941) 83%, nach Echlin et al. (1956) 90%, nach Pia (1959) 92%, nach Weber (1955) 92% und nach Cook (1963) sogar 90–95%. Die Mortalität betrug in den ersten 24 h nach McLaurin et al. (1961) bei akutem Hämatom 83%, bei subakutem und chronischem Hämatom 39%. Diese Zahlen machen deutlich, daß prompter chirurgischer Eingriff besonders bei der akuten Form nötig ist, um die Mortalität herabzusetzen (Voris 1941; Browder 1943; Echlin et al. 1956).

Zwei tabellarische Zusammenstellungen der Mortalität operierter subduraler Hämatome finden sich in den Tabellen 81 und 82. Vor allem die letztgenannte Tabelle zeigt, daß ein Vergleich der veröffentlichten Statistiken nur in beschränktem Maße zulässig ist, weil die zeitliche Abgrenzung der Hämatome uneinheitlich ist.

Die Mortalität von komatösen Patienten mit akutem subduralem Hämatom ist sehr hoch. Sie beträgt zwischen 60 und 90% (Browder 1943; Gutterman u.

Tabelle 81. Operationsmortalität subduraler Hämatome. (Aus Horwitz u. Rizzoli 1966)

	Gesamtzahl der Patienten	Sterblichkeit (%)		
		akute Hämatome	subakute Hämatome	chronische Hämatome
Browder (1943)[1]	227	63	23	17
Echlin et al. (1956)[1]	300	70	23	20
McKissock et al. (1960)[2]	389	52	24	6
Rosenbluth et al. (1962)[2]	100	59	41	23
Horwitz u. Rizzoli (1964)[2]	95	57	11	8

[1] Akute Hämatome – bis zu 7 Tagen nach der Gewalteinwirkung.
[2] Akute Hämatome – bis zu 3 Tagen nach der Gewalteinwirkung.

Tabelle 82. Mortalität bei operierten akuten supratentoriellen subduralen Hämatomen. (Aus Kessel et al. 1969)

Autor, Jahr der Veröffentlichung	Zeitraum zwischen Trauma und Operation	Zahl der Fälle	Mortalität (%)
Echlin et al. (1956)	2–48 h	50	90
Echlin et al. (1956)	3 bis 7 Tage	43	51,1
Gurdjian u. Webster (1958)	bis zu 3 Tagen	65	44,6
Lindgren (1960)	–	29	69
Loew u. Wüstner (1960)	bis zu 3 Tagen	30	50
McKissock et al. (1960)	bis zu drei Tagen	77	51
McLaurin u. Tutor (1961)	bis zu 24 h	74	73 } 63
McLaurin u. Tutor (1961)	24 bis 72 h	16	19
Nyström u. Mäkala (1964)	bis zu 24 h	17	59
Lewin (1966)	bis zu 14 Tagen	41	41,4

Tabelle 83. Veröffentliche Serien von Vorkommen von akutem subduralem Hämatom bei komatösen Patienten. (Aus SEELIG et al. 1981)

Serie (Jahr)	Anzahl der Patienten	Mortalität %	Funktionelle Besserung
BROWDER (1943)	51	82	–
MCLAURIN u. TUTOR (1961)	74	73	16
GUTTERMAN u. SHENKIN (1970)	14	65	35
RANSOHOFF et al. (1971)	35	60	28
JAMIESON u. YELLAND (1972)	207	63	–
RICHARDS u. HOFF (1974)	100	75	14
COOPER et al. (1976)	50	90	4
BRICOLO u. TURAZZI (1980)[a]	94	67	26
SEELIG u. BECKER (1981)	82	57	34

[a] BRICOLO A, TURAZZI S (persönliche Mitteilung an D. P. BECKER, Juni, 1980).

Tabelle 84. Mortalitätsrate in Beziehung gesetzt zur Bewußtseinslage von Patienten mit epiduralen Hämatomen aus der Serie von ROWBOTHAM et al. 1954. (Aus MCKISSOCK et al. 1960)

Bewußtseinslage	Anzahl der Fälle	Todesfälle
Konfus bis semikomatös	724	27 (3%)
Semikomatös	101	27 (27%)
Komatös	175	121 (69%)

SHENKIN 1970; HARRIS 1971; RANSOHOFF et al. 1971; TALALLA u. MORIN 1971; COOPER et al. 1976). Die folgende Tabelle 83 ergibt die Daten aus 9 Serien.

Es ist interessant, diese Zahlen mit der Mortalitätsrate zu vergleichen, die von ROWBOTHAM et al. (1953) in ihrer Analyse von 1000 aufeinanderfolgenden Schädel-Hirn-Verletzungen mit epiduralen Hämatomen bei Erwachsenen gefunden wurde, bei denen eine ähnliche Gruppierung in Beziehung zur Bewußtseinslage vorgenommen worden war (Tabelle 84). Daraus kann geschlossen werden, daß die Prognose eines komatösen Patienten mit einem epiduralen Hämatom etwas besser ist, als die eines komatösen Schädel-Hirn-Verletzten im allgemeinen. Die Schwere der zusätzlichen primärtraumatischen Hirnverletzung ist wahrscheinlich der entscheidende Faktor. Die hohe Mortalität wird häufig den begleitenden primärtraumatischen Hirnschäden zugeschrieben (CHAMBERS 1951; COOPER et al. 1976). Frühzeitige operative Entfernung eines akuten subduralen Hämatoms vermag die hohe Mortalitätsrate zu senken, wie von einigen Autoren berichtet wurde (CHAMBERS 1951; BECKER 1977; ROSS et al. 1977; SHENKIN 1982). SEELIG et al. (1981) erzielten eine bemerkenswerte Abnahme der Mortalität bei bewußtlosen Patienten mit akutem subduralem Hämatom, wenn der raumfordernde Prozeß innerhalb von 4 h operativ entfernt wurde. Die Mortalität in dieser Serie von 82 Patienten war 57%, mit einer guten bis mäßigen Besserung in 34%. In dieser Serie zeigten Patienten mit geringeren neurologischen Ausfallserscheinungen und niedrigem postoperativem Schädelinnendruck ein signifikant besseres Ergebnis.

Tabelle 85. Vergleich der Fälle von akutem subduralem Hämatom, die 24 und 72 h nach der Gewalteinwirkung operiert wurden. (Aus FELL et al. 1975)

Autor	Jahr	Anzahl der Fälle	Mortalität (%)
Innerhalb von 24 h nach Gewalteinwirkung operiert			
VORIS	1941	10	90
ECHLIN	1949	10	90
MILLER u. BLEASEL	1960	18	83
GURDJIAN u. WEBSTER	1960	16	87
MCLAURIN u. TUTOR	1961	74	73
NORTHCROFT	1962	17	59
SCHISANO u. BURZACO	1964	51	74
JAMIESON u. YELLAND	1972	222	63
MOIEL u. CARAM (1960–66)	1967	74 } 130	46 } 48
FELL et al. (1967–72)	1975	56	50
Innerhalb von 72 h nach Gewalteinwirkung operiert			
LAUDIG et al.	1941	24	83
BROWDER	1943	51	82
GURDJIAN u. WEBSTER	1960	20	85
MCKISSOCK et al.	1960	82	54
MCLAURIN u. TUTOR	1961	90	63
ROSENBLUTH et al.	1962	27	59
SCHISANO u. BURZACO	1964	60	68
TALALLA u. MORIN	1971	100	68
JAMIESON u. YELLAND	1972	265	55
MOIEL u. CARAM (1960–66)	1967	84 } 144	44 } 45
FELL et al. (1967–72)	1975	60	46

Es ist aus der Literatur bekannt, daß jüngere Patienten weniger Dauerschäden davontragen, längere Zeiträume von Bewußtlosigkeit oder Enthirnungsstarre besser tolerieren und weniger lebensbedrohliche medizinische oder chirurgische Komplikationen bei Schädelverletzungen haben. RICHARDS u. HOFF (1974) berichteten über 100 Patienten mit akutem subduralem Hämatom mit einem Durchschnittsalter von 47 Jahren; das Durchschnittsalter der Patienten, die überlebten, betrug 36 Jahre und das derjenigen, die verstarben, 51 Jahre. Die entsprechenden Prozentzahlen bei SEELIG et al. (1981) betrugen 44 Jahre und 51 Jahre.

Von den verschiedenen Faktoren, die die Mortalität beeinflussen, nehmen der neurologische Befund und die Bewußtseinslage, wie im vorhergehenden belegt wurde, vor der Operation den wichtigsten Platz ein. Der erste Faktor wurde von JENNETT et al. (1976, 1979) ausführlich belegt. Unter 90 Patienten von MCLAURIN u. TUTOR (1961) waren 18% bewußtseinsklar, sie hatten eine Mortalität von lediglich 6%. Die verbleibenden 82% waren bewußtlos und die Mortalität in dieser Gruppe betrug 77%. Die Mortalität bei Patienten mit Pupillenstörungen betrug 75% im Vergleich zu 35% bei Patienten mit normalen Pupillenbefunden (MCLAURIN u. TUTOR 1961; RICHARDS u. HOFF 1974). Die Mortalität bei Patienten mit beidseitigen Pupillenstörungen betrug 85% (JAMIESON u. YELLAND 1972). Das Vorliegen von Enthirnungsstarre vor der Operation hatte ebenfalls

Tabelle 86. Mortalitätsquoten unter Berücksichtigung des Intervalles zwischen Trauma und Operation (Aus McKissock et al. 1960; Jamieson u. Yelland 1968)

Zeitraum zwischen Trauma und Operation	Zahl der Patienten	Todesfälle
Serie von McKissock et al. (1960)		
bis zu 24 h	62	19 (30%)
25 h bis 6 Tage	34	5 (17%)
7–13 Tage	14	2 (14%)
14 Tage oder mehr	6	0 (0%)
Serie von Jamieson u. Yelland (1968)		
weniger als 12 h	49	14 (28,6%)
12–24 h	43	6 (14%)
24–48 h	31	5 (16,1%)
3–4 Tage	21	1 (4,2%)
5–14 Tage	17	0 (0%)

einen verheerenden Einfluß auf die Mortalität. Die Mortalität bei Patienten mit akutem subduralem Hämatom und Enthirnungsstarre lag zwischen 65–90% (Browder 1943; Gutterman u. Shenkin 1970; Harris 1971; Ransohoff et al. 1971; Talalla u. Morin 1971; Jamieson u. Yelland 1972; Richards u. Hoff 1974).

In nur wenigen Veröffentlichungen werden genaue Angaben über den Zeitraum zwischen Unfall und operativem Eingriff gemacht, so daß die Abhängigkeit der Operationsmortalität von diesem Zeitpunkt ersichtlich wird (McKissock et al. 1960; Jamieson u. Yelland 1968).

Ein Vergleich von akuten subduralen Hämatomen aus Serien von Patienten verschiedener Autoren, die zwischen 1941 und 1975 operiert wurden, ist in Tabelle 85 aufgeführt. Die Mortalitätsrate von 90% in den 40er Jahren hat sich in der letzten Dekade verbessert, die Mortalität fiel auf 48% ab.

Die Ergebnisse von Patienten, die innerhalb der ersten 24 h wegen akuter subduraler Hämatome operiert wurden, waren nur geringgradig besser. In den 40er Jahren berichteten Laudig et al. (1941) über eine Mortalität von 83% und Browder (1942) über eine solche von 82%. McKissock et al. (1960) gaben eine Mortalität von 54% und Jamieson u. Yelland (1972) eine solche von 55% an. Die Mortalitätsrate fiel schließlich auf 45% (Tabelle 86).

15. Doppelseitige akute subdurale Hämatome

Das Vorkommen von doppelseitigen akuten subduralen Hämatomen reichte von 8%, mitgeteilt von Jamieson u. Yelland (1972) und Talalla u. Morin (1971), bis zu 33%, mitgeteilt von McKissock et al. (1960). In dem Zeitraum von 1960–1966 fanden Fell et al. (1975) eine Häufigkeit von 21%, aber innerhalb der letzten 7 Jahre vor Veröffentlichung ihrer Serie fiel diese Zahl auf 7% ab. Die durchschnittliche Häufigkeit für den gesamten 12jährigen Zeitraum betrug 15%, mit einer Mortalität von 77%, die doppelt so hoch ist wie die für einseitige

Tabelle 87. Mortalität von akuten subduralen Hämatomen im Hinblick auf ein- oder doppelseitiges Vorkommen. (Aus Fell et al. 1975)

Autor Jahr	Unilateral	Mortalität (%)	Bilateral	Mortalität (%)
McLaurin u. Tutor (1961)	76	62	14	79
Talalla u. Morin (1971)	92	68	14	100
Moiel u. Caram (1967)	66	33	18	78
	122	38	22	77
Fell et al. (1975)	56	44	4	75

Hämatome. Ein Vergleich von Serien verschiedener Autoren ist in Tabelle 87 gegeben.

16. Chronisches subdurales Hämatom

a) Einführung

Mitteilungen über chronische subdurale Hämatome wurden veröffentlicht von Trotter (1914), Putnam u. Cushing (1925), Putnam u. Putnam (1927), Van Gehuchten u. Martin (1932), Frazier (1935), Furlow (1936), De Morsier (1937), Groff u. Grant (1942), Munro (1942), Christensen (1944), Meurer u. Heberer (1949), Davini u. Tartarini (1955), Echlin et al. (1956), Bettag (1956), McKissock et al. (1960), Cole u. Spatz (1961), El Gindi et al. (1979), Brihaye (1986), Matsumoto u. Tamaki (1986), Becker et al. (1988).

Es wurde von Putnam (1925) sehr klar geschildert. Es ahmt viele der klassischen Syndrome des ZNS nach. Brihaye führte 1986 in einer zusammenfassenden Darstellung der chronischen subduralen Hämatome aus, daß die Diskussionen über das Virchow-Konzept der Pachymeningosis haemorrhagica int. (Trotter 1914; Putnam u. Putnam 1927; Van Gehuchten u. Martin 1932; De Morsier 1937; Christensen 1944), nahezu vergessen sei und daß jeder Neurochirurg heute der kühnen Vorstellung von Cushing folge, die er 1925 im Vorwort der Dissertation von Putnam äußerte:

„In the majority of cases, and perhaps in all, they follow on a trauma so insignificant as to be commonly forgotten by the patient or overlooked in the anamnesis; that the diagnosis should always be considered in a history of mild trauma followed after a latent interval, often of surprising length, by severe headaches associated with psychoses; that, a correct diagnosis being made, the indications for operations are as definite as those for the well-recognized extradural hemorrhages associated with fracture of the skull; that perfect recovery is to be expected on evacuation of the clot; that continuance or recurrence of the bleeding is unusual, and, finally, that one's ideas of so-called pachymeningitis haemorrhagica int. with its supposed spontaneous and successive bleedings may possibly have to be entirely recast."

Jedoch hebt Brihaye (1986) hervor, daß man das wichtige Potential des Reaktionsvermögens der Dura mater auf jeglichen einwirkenden schädlichen

Prozeß berücksichtigen müsse, wenn man die Ätiologie des chronischen subduralen Hämatoms in Betracht ziehe.

b) Häufigkeit

Es liegen nur wenige Angaben über die Häufigkeit von chronischen subduralen Hämatomen in bezug auf die Bevölkerung vor. WEBER hatte 1969 mitgeteilt, daß er im Jahre 1968 in der neurochirurgischen Abteilung der Universität von Zürich 38 Fälle von chronischem subduralem Hämatom beobachtet habe; wenn man berücksichtige, daß diese Klinik etwa eine Bevölkerung von 2,5-3 Mio. versorge, so komme man zu einer überschlägigen Schätzung, daß einer unter 50000-100000 an einem chronischen subduralen Hämatom leidet. FOGELHOLM u. WALTIMO (1975) fanden bei einer ähnlichen Studie in Helsinki 1,72 chronische subdurale Hämatome pro 1 Mio. Einwohner pro Jahr für die gesamte finnische Bevölkerung.

Wir sind jedoch besser unterrichtet über die Häufigkeit der chronischen subduralen Hämatome unter der Gesamtzahl der Schädel-Hirn-Verletzungen. BRIHAYE gab 1986 die folgende Zusammenstellung: KLUG et al. (1961) fanden 3 Patienten mit einem chronischen subduralen Hämatom unter 3742 Fällen von gedeckten Schädel-Hirn-Verletzungen, die in einem Hospital mit neurochirurgischer Abteilung für Bergleute stationär aufgenommen worden waren; das entspricht einer Häufigkeit von 0,05%. ECHLIN et al. (1956) beobachteten 300 bestätigte Fälle von subduralem Hämatom in einer Serie von 30000 Schädel-Hirn-Verletzten, die in einem Notaufnahmeraum in New York behandelt wurden. Unter den 300 Beobachtungen fanden sich 75 chronische Verlaufsformen, das bedeutet 0,25% aus der Gesamtgruppe und 25% aus der Gruppe der subduralen Hämatome. EL GINDI et al. (1979) beobachteten 78 chronische subdurale Hämatome unter 2000 Schädel-Hirn-Verletzungen (3,9%), ein Teil entstammte einem Militärkrankenhaus, ein anderer Teil waren Kriegsverletzungen. McKISSOCK et al. (1960) fanden 216 chronische subdurale Hämatome in einer Gesamtzahl von 389 verifizierten subduralen Hämatomen, das bedeutet 55%. Dagegen sah MUNRO (1942) lediglich 45 Fälle von chronischen subduralen Hämatomen unter 310 verifizierten subduralen Hämatomen (14,5%).

Es ist BRIHAYE durchaus zuzustimmen, wenn er schreibt, daß diese Zahlen über Häufigkeit lediglich die unterschiedliche Häufigkeit des Vorkommens von chronischen subduralen Hämatomen in den verschiedenen Serien widerspiegeln. Man muß sich vergegenwärtigen, daß die Zahl der nicht diagnostizierten chronischen subduralen Hämatome sicherlich nicht gering ist.

c) Geschlechtsverteilung

Geschlechtsverteilung und *Einfluß* des *Alters* bei 70 Patienten, die BRIHAYE (1986) während der letzten 15 Jahren behandelte, ergeben sich aus Abb. 125. Sie enthält nicht die subduralen Hämatome der Neugeborenen und Kleinkinder.

d) Ätiologie

Eine Gewalteinwirkung als ursächlicher Faktor postulierte KREMIANSKY (1868) aufgrund seiner Tierversuche. In der langen Suche nach Blutungsquellen (Ernst von BERGMANN 1880; Karel HENSCHEN 1912; TROTTER 1914; HANKE 1939) liefert MITTENZWEIGS Fall (1889) von gerissenen Brückenvenen einen der ersten Hinweise.

Es handelt sich häufig um leichte Gewalteinwirkungen, oft ohne Kommotionssyndrom, Abrisse von Brückenvenen spielen eine geringere Rolle als bei der akuten Verlaufsform. Schädelbrüche sind viel seltener; WEBER et al. (1964) fanden sie in 12 von 161 Fällen. Die Art der Gewalteinwirkung oder des Unfalls ist oft

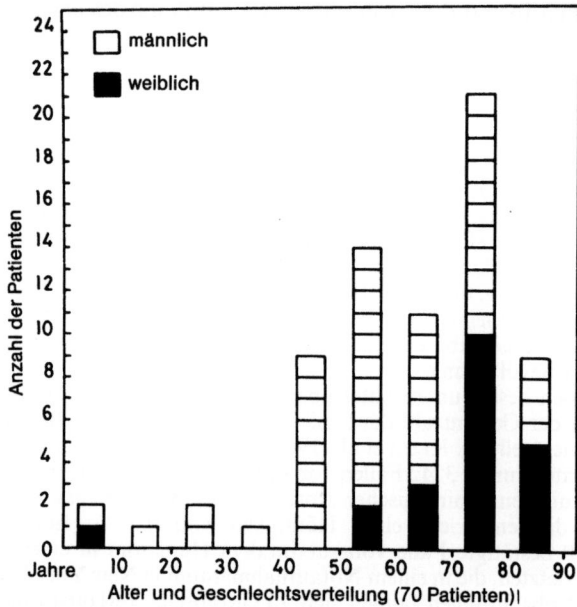

Abb. 125. Die Alters- und Geschlechtsverteilung der chronischen subduralen Hämatome von 70 Patienten aus den letzten 15 Jahren, die Brihaye behandelte, ist dargestellt. In dieser Tabelle sind die Hämatome der Neugeborenen und jungen Kinder nicht eingeschlossen. (Aus BRIHAYE 1986)

nicht feststellbar. Fehlt ein Anhalt für eine Gewalteinwirkung, muß eine spontane Blutung bei Pachymeningosis haemorrhagica int. erwogen werden. Sie verläuft unter denselben klinischen Bildern wie das klinische subdurale Hämatom (PETERS 1969).

In einer Serie von Autopsien chronischer subduraler Hämatome hatten nur 25% eine bekannte Vorgeschichte mit einer Gewalteinwirkung (CLARE u. BELL 1961). Oft ist die Gewalteinwirkung so geringfügig, daß sie nicht in die Vorgeschichte aufgenommen wird. Dies ist besonders bei älteren Menschen der Fall (JOHNSON u. SINKLER 1961).

Die beiden folgenden Tabellen 88 und 89 geben eine Übersicht über die Häufigkeit von Gewalteinwirkungen gegen den Kopf bei Patienten mit akuten und chronischen subduralen Hämatomen. Leider sind in diesen Zusammenstellungen sowohl akute als auch chronische Hämatome zusammen ausgewertet worden. Die Auswertung nur der chronischen Formen hätte sicherlich geringere Prozentzahlen von Gewalteinwirkungen gegen den Kopf in der Vorgeschichte ergeben. Die weitere Tabelle 90 nennt eine Beziehung zwischen der traumatischen und spontanen Form des subduralen Hämatoms.

Subdurale Blutungen finden sich häufiger bei stumpfen Gewalteinwirkungen, bei denen die Stoßachse sagittal von vorn nach hinten, bzw. von hinten nach vorn verläuft, als bei lateraler Gewalteinwirkung. In 60,7% (PETERS 1951) und 62% der Fälle (LAUDIG et al. 1941) wirkte die Gewalt aus vorwiegend sagittaler Richtung ein.

Tabelle 88. Häufigkeit von Gewalteinwirkungen bei akuten und chronischen subduralen Blutungen. (Aus KRAULAND 1961)

KRAYENBÜHL u. NOTO (1949)	rund	50%,	(53 Fälle)
LAZORTHES (1952)	rund	82%	(44 Fälle)
POPPEN u. STRAIN (1952)	rund	63%	(101 Fälle)
BENASSI (1955)	rund	75–80%	(317 Fälle)
TRISKA (1955)	rund	58%	(84 Fälle)
DAVINI u. TARTARINI (1955)	rund	74,4%	(47 Fälle)
BETTAG (1957)	rund	76%	(41 Fälle)
GOMEZ (1957)	rund	71%	(100 Fälle)
MATEOS u. DALY (1958)	rund	73%	(123 Fälle)
G. WEBER (1959)	rund	72%	(190 Fälle)

Tabelle 89. Häufigkeit einer Gewalteinwirkung bei akuter und chronischer subduraler Blutung

KRAYENBÜHL u. NOTO	(1949)	51%	(53 Fälle)
TRISKA	(1955)	58%	(84 Fälle)
POPPEN u. STRAIN	(1952)	63%	(101 Fälle)
CHRISTENSEN	(1944)	70%	(37 Fälle)
GOMEZ	(1957)	71%	(100 Fälle)
HANKE	(1939)	71%	(34 Fälle)
G. WEBER	(1959)	72%	(190 Fälle)
MATEOS u. DALY	(1958)	73%	(123 Fälle)
DAVINI u. TARTARINI	(1955)	74,4%	(47 Fälle)
BETTAG	(1957)	76%	(41 Fälle)
BENASSI	(1955)	75–80%	(317 Fälle)
LAZORTHES	(1952)	82%	(44 Fälle)
JELSMA	(1930)	88%	(42 Fälle)
LAUDIG et al.	(1941)	93%	(133 Fälle)

Die Art der angeschuldigten Gewalteinwirkung gegen den Kopf zeigt Tabelle 91. In der Serie von WEBER (1969) hatten von 190 Patienten mit chronischem Subduralhämatom 137 ein Schädeltrauma in der Vorgeschichte. Bei einigen handelte es sich um Bagatelltraumen, nicht selten lagen jedoch schwere Gewalteinwirkungen gegen den Schädel vor. Gelegentlich blieb der genaue Unfallmechanismus unbekannt. Bei Sturz mit Aufschlagen des Kopfes fällt auf, daß viele Patienten angeben, entweder mit der Stirn oder dem Hinterkopf aufgeschlagen zu sein. Jedoch gibt es auch einige, die eine Gewalteinwirkung gegen die Temporoparietalregion erlitten hatten. Die Gewalteinwirkung gegen den Kopf führte bei 80 (58%) von diesen 137 Patienten zu keiner erkennbaren Verletzung, weder zu einer Weichteilwunde oder einem Weichteilhämatom, noch zu einer Schädelfraktur, noch zu einer Bewußtlosigkeit, als Ausdruck einer begleitenden Gehirnerschütterung. Es handelte sich bei diesen Fällen um eigentliche Bagatelltraumen. Bei 11 Verunfallten (8%) wurde entweder eine Weichteilwunde oder ein Weichteilhämatom festgestellt, ohne daß es zu einer Schädelfraktur oder zu einer Commotio cerebri mit Bewußtseinsverlust gekommen war. Fünf der Patienten (4%) erlitten durch die Gewalteinwirkung eine Schädelfraktur mit und ohne Wunden und Bewußtlosigkeit. In 41 Fällen (30%) hatte der Unfall zu einer mehr oder weniger

Tabelle 90. Beziehung zwischen der traumatischen und spontanen Form des subduralen Hämatoms. (Aus Groff u. Grant 1942)

	Traumatisch	Spontan	Gesamt
Kunkel u. Dandy	31	17	48
Baker	6	25	31
Coleman	19	5	24
Gardner	22	–	22
Abbott	16	–	16
Grant	14	2	16
Coblentz	12	2	14
McKenzie	9	–	9
Fleming u. Jones	8	–	8
Dickerson	5	3	8
Nash	8	–	8
Frazier	3	3	6
Keegan	5	–	5
Wilkins	5	–	5
Hannah	2	1	3
	165 (74%)	58 (26%)	223

Tabelle 91. Art des angeschuldigten Kopftraumas bei 137 Patienten mit chronischen Subduralhämatomen. (Aus Weber 1969)

Anschlagen des Kopfes beim Aufrichten oder Bücken	17	= 12,4%
Sturz auf den Kopf infolge Ausgleitens, beim Schlittschuhfahren, beim Skifahren, Sturz vom Wagen, auf einer Treppe, infolge epileptischen Anfalls, infolge Ohnmacht, infolge eines Rausches, infolge Durchbrennens der Pferde	54	= 39,4%
Sturz vom Baum, Gerüst oder Leiter	10	= 7,3%
Kopftraumen infolge Verkehrsunfalles a) als Fußgänger oder Radfahrer b) als Motorradfahrer c) als Automobilist	26 5 9	40 = 29,3%
Von einem an den Kopf fliegenden Gegenstand getroffen	11	= 8%
Unfallhergang nicht bekannt	5	= 3,6%

langen Bewußtlosigkeit geführt. Unter den 137 Patienten, die ihr Subduralhämatom mit einer erlittenen Gewalteinwirkung in Zusammenhang brachten, fanden sich doppelseitige Subduralhämatome verhältnismäßig gleich häufig wie bei den Patienten, die sich nicht an eine Gewalteinwirkung erinnern konnten.

Da die subduralen Blutungen im allgemeinen venöser Herkunft sind, entwickeln sie sich gewöhnlich langsamer als die epiduralen Blutungen (Abb. 126). Geschoß- und Stichwunden, die zu offenen Hirnverletzungen mit intracerebralen Blutungen führen, vermögen auch subdurale Blutungen zu erzeugen; sie können sich durch den Schußkanal nach außen erstrecken. Ihre Häufigkeit beträgt etwa 24%.

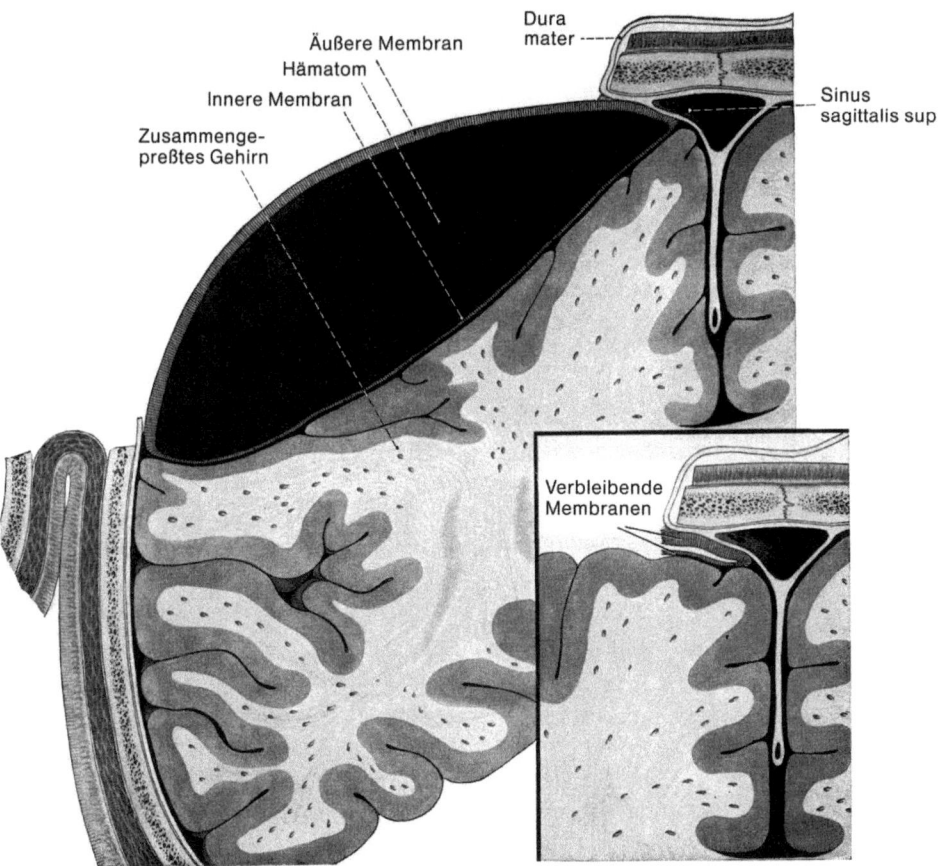

Abb. 126. Koronarschnitt durch ein chronisches subdurales Hämatom. Beachte, daß der vergrößerte Ausschnitt einen Teil der Membranen in situ beläßt. (Aus KEMPE 1985)

Die Blutungen sind normalerweise *einseitig*, können jedoch auch *doppelseitig* vorkommen.

e) Beidseitige chronische subdurale Hämatome

Beidseitige chronische subdurale Hämatome sind häufig beobachtet worden (BORTNICK u. MURPHY 1963; KASTE et al. 1979). Die Häufigkeit der doppelseitigen Form wird wie folgt angegeben: 2% (LOEW u. WÜSTNER 1969), 4% (KUNKEL u. DANDY 1939), 5% (NORDLIE 1958), 7,7% (FOGELHOLM et al. 1975), 9,2% (LOEW u. KIVELITZ 1976), 10% (SJÖQUIST u. KESSEL 1937), 10,5% (CAMERON 1978), 12,8% (BRIHAYE 1986), 15% (DAVINI u. TARTARINI 1955), 31% (LEARY 1939), 31% (KRAYENBÜHL u. NOTO 1949), 37% (DE MORSIER 1937). In der Serie von McKISSOCK et al. (1960) fanden sich doppelseitige subdurale Blutungen in 33% bei akuten Läsionen, in 20% bei subakuten und in 16% in chronischen Läsionen.

Bei *bilateralem chronischem subduralem Hämatom* liegen Para- und Tetraparesen vor mit Sphinkterstörungen, die ein Syndrom der Kompression des Rückenmarks nachahmen können (ARSENI u. STANCIU 1969; BORTNICK u. MURPHY 1963; SHIELDS et al. 1980; BRIHAYE 1986).

f) Atypische Lokalisalisationen

α) Chronisches subdurales Hämatom der Frontalregion

SAMIY (1963) teilte die Krankengeschichte eines 52jährigen Bauern mit, der an einem rechtsseitigen Parkinsonismus litt. Die klinischen Erscheinungen hatten etwa 4 Monate vor der Klinikaufnahme begonnen, ohne daß in der Vorgeschichte eine Gewalteinwirkung oder Infektion vorgelegen hatte. Die klinischen Symptome waren progressiv. Es lag ein Tremor mit Zahnradphänomen, vor allem des rechten Armes vor. Das rechte Bein war weniger befallen. Es bestand keine Propulsion.

Ein *linksseitiges Karotisarteriogramm* ergab eine Masse, die in der linken Frontalregion lokalisiert war. Die Diagnose vor der Operation lautete: Hirntumor, wahrscheinlich Meningeom. Es fand sich ein subdurales Hämatom, das operativ entfernt wurde.

Postoperativ verschwanden Rigidität und Tremor vollständig. Jedoch traten diese Symptome am 3. postoperativen Tag erneut auf. Ein neugebildetes subdurales Hämatom wurde entfernt. Drei Monate nach der Operation zeigte die neurologische Untersuchung keinerlei Auffälligkeiten, besonders keinen Parkinsonimus. Der Patient war jedoch mäßiggradig dysphasisch.

β) Chronisches subdurales Hämatom des Interhemisphärenspaltes oder der Falx

Das *chronische subdurale Hämatom* des *Interhemisphärenspaltes* oder der *Falx*, eine Blutung zwischen Falx cerebri und Arachnoidea, ist ein sehr seltenes Ereignis. Nach der ersten angiographischen Beschreibung eines derartigen Hämatoms durch JACOBSEN (1955) wurden weitere Beobachtungen mitgeteilt von GANNON (1961), WOLLSCHLAEGER u. WOLLSCHLAEGER (1964), CLEIN u. BOLTON (1969), FEIN u. ROVIT (1970), SIBAYAN et al. (1970), SAMII et al. (1974), GLISTA et al. (1978), OGSBURY et al. (1978), FRUIN et al. (1984). Es handelte sich bei allen Fällen um Folgen von Schädeltraumen mit Ausnahme des von FEIN und ROVIT beschriebenen, bei dem sich das Hämatom aus einer Blutung aus einem Aneurysma der A. calloso-marginalis entwickelte.

SAMII et al. (1974) fanden unter 500 posttraumatischen intrakraniellen Hämatomen nur ein subdurales Hämatom des Interhemisphärenspalts.

Es handelte sich um einen 62jährigen Patienten, der wegen eines abgelaufenen Koronarinfarktes unter Antikoagulationstherapie stand. Nach einem Sturz entwickelten sich nach einem freien Intervall typische Symptome einer intrakraniellen Blutung (Bewußtseinstrübung, Hemiparese und Stauungspapillen bds.). Die *Karotisangiographie* erbrachte das Bild eines ausgedehnten Hämatoms im Interhemisphärenspalt vom Okzipitalpol bis zum frontoparietalen Übergang, welches operativ bestätigt und ausgeräumt wurde.

Differentialdiagnostisch muß das *Empyem* des *Interhemisphärenspaltes* abgegrenzt werden. Entsprechende Beobachtungen wurden von KRISTIANSEN u. ZIMMER (1958) sowie VESIN u. BOHUTOVÁ (1972) mitgeteilt.

17. Klinische Befunde

Beim chronischen subduralen Hämatom kommen kaum Patienten zur Beobachtung, die zugleich ein ausgeprägtes akutes Stadium hatten, was beim akuten und subakuten selbstverständlich ist. Hier liegt ein echtes luzides Intervall von Tagen, Monaten bis zu Jahren vor. Während dieses Intervalles liegen durchwegs keine oder nur minimale klinische Befunde vor. Erst mit der Ausbildung des chronischen subduralen Hämatoms tritt auch eine klinische Symptomatik auf. Der Neurochirurg sieht im Operationsbereich keine Hirnwunde, auch keine Blutungsquelle. Liegen traumatische Schäden am Gehirn vor, so sind diese durch die Raumforderung des Hämatoms bedingt.

MIFKA (1972) sah den folgenden Extremfall eines subduralen Hämatoms, das er als chronisch ansah. Ein Patient mit Kopfverletzung ohne akutes Stadium. Am 5. Tag nach dem Unfall trat Hirndrucksymptomatik auf. Bei der Operation fand sich ein subdurales Hämatom, es waren keine Hirnwunde und keine Blutungsquelle nachweisbar. Postoperativ kam es zu einer raschen und vollständigen Gesundung.

Die klinischen Bilder der chronischen subduralen Hämatome sind außerordentlich uncharakteristisch und verschiedenartig. MIFKA (1972) hob hervor, daß er bisher keinen Patienten gesehen habe, der über Kopfschmerzen klagte. Man sollte hier jedoch anmerken, daß diese Patienten zwar nicht über Kopfschmerzen *klagen*, sie sind jedoch in leichter Form bei einigen ohne Zweifel vorhanden. Die Patienten werden oft wegen Übelkeit und Erbrechen auf internen Abteilungen aufgenommen. Man denkt nicht daran, daß ein zerebraler Prozeß vorliegen könnte.

Das Kardinalsymptom ist nach MIFKA (1972) sowie KIRSCHBICHLER (1972) eine geringgradige Somnolenz.

Die Patienten haben den meist unerheblichen Unfall, der, handelt es sich um einen Arbeitsunfall, von der Firma ordnungsgemäß gemeldet wurde, inzwischen bereits vergessen und nennen ihn bei der Aufnahme der Vorgeschichte nicht.

Wird das chronische subdurale Hämatom rechtzeitig diagnostiziert, ist die Prognose sehr gut. Als Faustregel gibt MIFKA (1972) an, daß die Prognose dann gut ist, wenn der Patient ohne nennenswerte Bewußtseinsstörung zur Operation kommt; daher ist die Operationsindikation beim chronischen subduralen Hämatom wichtiger als bei allen anderen Hämatomen.

Die *klinischen Befunde* beim *chronischen subduralen Hämatom* können in Einzelfällen recht vielfältig sein und viele pathologische Prozesse nachahmen (FELD 1947; ARSENI u. STANCIU 1969; LOEW u. KIVELITZ 1976; VIGOUROUX et al. 1982). Ein typisches klinisches Syndrom besteht nicht. Größe des Hämatoms, seine Lage, die Größenzunahme, einseitiges oder beidseitiges Vorkommen, sowie das Alter des Patienten spielen eine große Rolle.

Der *symptomfreie Intervall* zwischen Gewalteinwirkung und Beginn der ersten klinischen Zeichen liegt zwischen 2 und 8 Wochen, kann sich aber auch auf mehrere Monate erstrecken. Dieses symptomfreie Intervall muß nicht gänzlich frei von Befunden sein, es können Kopfschmerzen oder Gedächtnisstörungen durchaus vorliegen. Es wird in der Literatur allgemein darauf verwiesen, daß das Intervall zwischen Gewalteinwirkung und Operation der Altersgruppen der älteren Patienten länger war (FOGELHOLM et al. 1975; BRIHAYE 1986).

In der Serie von FOGELHOLM et al. (1975) betrug für die Altersgruppe von 10–29 Jahren das Intervall 5 Wochen, für die von 40–59 Jahren, 7,5 Wochen, und für die von 60–79 Jahren 10 Wochen.

In der Serie von BRIHAYE (1986) waren *psychische Auffälligkeiten* die erste Manifestation in 50% der Patienten, *Kopfschmerzen* bei 15,7%. Nach kurzer Zeit bestanden jedoch beide Symptome, *psychische Auffälligkeiten und Kopfschmerzen zusammen*. Bei nichterfolgendem operativen Eingriff entwickelt sich eine *Demenz* (ALLEN et al. 1940; DAVIES 1960).

Aus Tabelle 92 von VON TRISKA (1955) ist zu ersehen, daß bei 23 Patienten eine Anisokorie vorlag. Die Autoren konnten Anisokorie als seitenlokalisatorischen Hinweis nur beim akuten subduralen Hämatom verwerten. Beim chronischen subduralen Hämatom konnten in dieser Serie keine Beziehungen zwischen Anisokorie und Lokalisation des chronischen subduralen Hämatoms gefunden werden.

Einen Vergleich der klinischen Symptome aus einer Serie von 84 chronischen subduralen Hämatomen aus der Serie von VON TRISKA (1955) mit denen aus der Literatur bringt Tabelle 92.

18. Rangordnung der Operationsindikation

Interessant ist in diesem Zusammenhang eine *Rangordnung der Operationsindikation*, die dann vorgenommen werden muß, wenn *bei gleichzeitiger Einlieferung*

Tabelle 92. Vergleich der klinischen Symptome von 84 chronischen subduralen Hämatomen aus der Serie von VON TRISKA (1955), mit denen aus der Weltliteratur. (Aus VON TRISKA 1955)

Symptome	Zahl der Fälle	%	% im Weltschrifttum
Kopfschmerz	80[a]	95	77–93
Verwirrtheit	21	25	18–75
Nicht ansprechbar	25	30	17–50
Schwindel, Erbrechen	20	24	11–61
Stauungspapille, einseitig	–	–	40–91
doppelseitig	28	33	
Abduzensparese	8	9	29
Anisokorie	23	27	–
Hyposmie	1	–	–
Herabsetzung der Kornealreflexe	3	3	10
Aphasie	4[b]	4	–
Parese, homolateral	2	32	17–72
kontralateral	21		
einseitig bei beidseitiger SH	4		
Kleinhirnsymptome, Ataxie	11	15	0–14
Dysmetrie	2		
Epilepsie	8	9	14–25
Bradykardie	6	7	15–20
Fieber	5	6	–

[a] 54mal 1. Symptom.
[b] 1mal 1. Symptom.

mehrerer Patienten die Anzahl der Operationsteams beschränkt ist. MIFKA (1972) hebt hervor, daß er in den meisten Fällen den chronischen subduralen Hämatomen den Vorrang geben würde, da deren operative Entfernung eine gute bis sehr gute Prognose habe, während die akuten und subakuten subduralen Hämatome eine Letalität von etwa 40% haben und bei Überlebenden häufig schwere Dauerschäden verbleiben.

19. Mechanogenese und formale Pathogenese

Die Gewalteinwirkung ist gewöhnlich nur gering oder mäßiggradig. Sie kann in sog. Bagatelltraumen bestehen, so geringfügig, daß sowohl Familienangehörige als auch der Patient sich nicht mehr an das Unfallereignis erinnern können.

Der häufigste Mechanismus ist der Riß der Brückenvenen (TROTTER 1914; CHRISTENSEN 1944).

In den mitgeteilten Beobachtungen über chronische subdurale Hämatome finden sich viele Beobachtungen von Patienten mit Störungen der Blutgerinnung sowie Syndromen mit erniedrigtem Liquordruck (DAVIDOFF u. FEIRING 1953; BELL et al. 1960; BOOP et al. 1961; ARIEFF u. WETZEL 1964; LEPOIRE et al. 1964; FERGUSON et al. 1968; GOODMAN u. MEALEY 1969; KOTHANDARAM 1970; TALALLA et al. 1970; LACOUR et al. 1978; FAULHABER 1982; WINTZEN u. TIJSSEN 1982; MIYAZAKI et al. 1983). BRIHAYE (1986) beobachtete in seiner Serie 14 Patienten mit Alkoholismus, 6 Patienten mit Bluthochdruck und Diabetes mellitus, 4 Patienten, die unter Antikoagulantientherapie standen, 1 Patient mit Chemotherapie bei Karzinom mit Thrombozytopenie und 5 Patienten mit Komplikationen durch Liquorzirkulationsstörungen nach Shuntoperationen.

Ophthalmologische Störungen sind häufig (JAMIESON u. YELLAND 1972; LOEW u. KIVELITZ 1976; MATSUMOTO et al. 1977).

MATSUMOTO et al. (1977) fanden bei 24% der Patienten ihrer Serie Anisokorie, bei 22% eine homonyme Hemianopsie, bei 12% Stauungspapille, bei 5% Okulomotoriusstörungen, bei 3% Störungen des N. trochlearis. Beim akuten Hämatom dagegen finden sich die entsprechenden Prozentzahlen (die der chronischen werden in Klammern wiederholt), bei 56% (24%), 66% (22%), 4% (12%), 33% (5%) sowie 11% (3%).

Epileptische Anfälle (fokal oder *generalisiert)* können sowohl vor als nach der Operation eines chronischen subduralen Hämatoms vorkommen (LOEW u. KIVELITZ 1976). In der Serie von 50 Patienten von COLE u. SPATZ (1961) hatten 21% der Patienten epileptische Anfälle.

Volumen und *Lokalisation* verändern in gewissem Maße die klinische Symptomatik. ARONSON u. OKAZAKI (1963) berichteten über eine Beziehung zwischen Größe des Hämatoms und Prozentsatz der Patienten mit neurologischen Ausfallserscheinungen. Bei Patienten über dem 75. Lebensjahr waren die klinischen Befunde weniger schwer und weniger progredient, das bedeutet, daß die klinische Differentialdiagnose gegenüber Abbauprozessen sehr schwierig sein kann.

Auf die herabgesetzte Hirndurchblutung infolge Kompression des Gehirns durch Hämatom und Ödem wurde hingewiesen (ARONSON u. OKAZAKI 1963; NELSON u. FREIMANIS 1963; BORDERSON u. GJERRIS 1975; GJERRIS u. SORENSEN 1980).

20. Kontralateral gelegene Erweiterungen von hinteren Anteilen des Ventrikelsystems

Bei Patienten mit einem chronischen subduralen Hämatom wurden kontralateral gelegene Erweiterungen von hinteren Anteilen des Ventrikelsystems beschrieben (WEISBERG et al. 1978; YOSHIMINE et al. 1982; CAPELLINI et al. 1985). In sämtlichen mitgeteilten Fällen bestand eine Verlagerung der Mittellinienstrukturen zur Gegenseite. In ihrer Serie von chronischen subduralen Hämatomen fanden CAPELLINI et al. (1985) eine derartige kontralaterale Erweiterung von hinteren Anteilen der Seitenventrikel in 27,3%. Bei allen Patienten war der 3. Ventrikel verengt oder verschlossen. Es bestanden keine Beziehungen zu einem bestimmten neurologischen Befund.

21. Chronische subdurale Hämatome der hinteren Schädelgrube

Chronische subdurale Hämatome der *hinteren Schädelgrube* sind sehr selten (ACHSLOGH 1952; JAMIESON u. YELLAND 1968; POURPRE et al. 1957). Sie werden in einem getrennten, später folgenden Kapitel besprochen, vgl. S. 303.

22. Chronische subdurale Hämatome nach operativer Versorgung von intrakraniellen Hämatomen

KOMATSU et al. (1979) teilten 3 Beobachtungen von chronischen subduralen Hämatomen nach operativer Versorgung von intrakraniellen Hämatomen mit. Alle 3 Patienten hatten keine Gewalteinwirkung gegen den Kopf erhalten. Alle 3 Patienten waren schwere Alkoholiker. Über die Mechanismen ihrer Entstehung läßt sich nur spekulieren.

Subdurale Blutungen mit dem gleichen Volumen zeigen in verschiedenen Altersgruppen unterschiedliche klinische Bilder, wie ARONSON u. OKAZAKI (1963) zeigen konnten. Schnell zunehmende Bewußtlosigkeit, Pupillenerweiterung, Enthirnungsstarre und klinische Zeichen, die für eine Hirnstammbeteiligung sprechen, finden sich im allgemeinen in der Altersgruppe von Patienten, die jünger als 65 Jahre sind, sie werden dagegen selten in der Altersgruppe von Patienten über 66 Jahre gesehen, und werden nie jenseits des 75. Lebensjahres gesehen. Dagegen treten verlängerte Perioden mit emotionalen Störungen und Veränderungen im sozialen Verhalten, Desorientiertheit und lethargische Bilder mehr in den Vordergrund.

Die Befunde von ARONSON u. OKAZAKI (1963) basieren auf Autopsiebefunden von 80 Patienten, die infolge subduraler Hämatome (Volumen von 15 ccm oder mehr) in einem Zeitraum von 25 Jahren von 1954–1962 verstarben.

23. Einfluß der Größe der subduralen Blutung auf den klinischen Verlauf

Es besteht eine Korrelation zwischen Größe des subduralen Hämatoms und der Prozentzahl von Patienten, die neurologische Symptome aufweisen. Nur eine sehr kleine Gruppe von Patienten mit subduralen Blutungen von weniger als 25 ccm zeigten klinische Befunde. Bei Patienten mit einer Blutung zwischen 26 und 50 ccm zeigten etwa die Hälfte klinische Erscheinungen, die gleich nach der Gewalteinwirkung begannen. Bei Patienten, bei denen die subduralen Hämatome mehr als 50 ccm betrugen, bestanden regelmäßig klinische Befunde (mit der Ausnahme eines Patienten mit Alzheimer-Erkrankung). Bei Patienten mit subduralem Hämatom von mehr als 100 ccm ließ sich eindeutig zeigen, daß das Hämatom die alleinige Todesursache war.

Es liegt auch eine Beziehung zwischen Größe (Volumen) der subduralen Blutung und dem Vorliegen von sekundärtraumatischen Hirnstammblutungen vor, wie sich aus Tabelle 93 ergibt. In der Gesamtserie mit subduralen Blutungen bestanden bei 28,8% sekundärtraumatische Hirnstammblutungen. In den Fällen, bei denen das Volumen der Blutung weniger als 25 ccm betrug, konnten keinerlei Anzeichen für sekundärtraumatische Hirnstammblutungen aufgedeckt werden. Die Häufigkeit dieser sekundärtraumatischen Hirnstammblutungen nahm ständig zu mit steigendem Volumen der subduralen Hämatome, nahm jedoch ab, wenn das Volumen des Hämatoms 100 ccm überstieg. Der Grund für dieses scheinbare Paradox wird augenscheinlich, wenn man die Häufigkeit von sekundärtraumatischen Hirnstammschäden mit dem Alter des Patienten in Beziehung setzt, worauf ich noch zu sprechen komme. Die Häufigkeit von Infarkten, besonders der Okzipitallappen, nahm zu mit dem Volumen der Blutung, die größer als 25 ccm sein mußte.

Tabelle 93. Häufigkeit von sekundärtraumatischen Läsionen in Beziehung zum Volumen der subduralen Blutungen. (Aus ARONSON u. OKAZAKI 1963)

Volumen ccm	Anzahl der Fälle	Sekundärtraumatische Läsionen		
		Hirnstammblutungen	Infarkt der Okzipitallappen (%)	Hirninfarkte, außer den Okzipitalen (%)
15–25	30	0	0	0
26–50	7	28,6	28,6	0
51–100	36	52,8	27,8	11,1
Mehr als 100	7	28,6	28,6	0
Gesamtzahl	80	28,8	17,5	5,0

24. Einfluß des Alters des Patienten mit subduraler Blutung auf den klinischen Verlauf

Der klinische Verlauf bei Patienten mit subduralen Blutungen von 75 Jahren und älter war protrahiert und ließ Bilder einer sich akut entwickelnden Enthirnungsstarre vermissen, wie sie bei Patienten in mittleren Altersgruppen gesehen werden. In vielen Fällen ließ eine verzögerte Entwicklung des klinischen Bildes eher an eine Demenz bei einem degenerativen Prozeß als an ein posttraumatisches subdurales Hämatom denken, vor allem bei Fällen, in denen eine Gewalteinwirkung in der Vorgeschichte fehlte. Während Einengungen der Bewußtseinslage, Krampfanfälle und motorische Ausfallserscheinungen häufig in der Gruppe der Patienten unter 75 Jahren waren, traten diese Befunde nicht in dem Maße in der Altersgruppe über 75 Jahren auf. Dagegen fanden sich solche Symptome wie Konfusion, Veränderungen im sozialen Verhalten und Desorientiertheit. Es muß hervorgehoben werden, daß dieser Vergleich der Befunde in Hinblick auf ihr Lebensalter nur bei denjenigen Patienten gesehen wurde, deren subdurale Hämatome ein Volumen von mehr als 50 ccm hatten und die keine weiteren traumatischen Hirnschäden wie Kontusionen oder intrazerebrale Blutungen aufwiesen.

Eine direkte Beziehung zwischen der Häufigkeit von Hirnstammschäden und Alter besteht bei Patienten mit subduralen Hämatomen mit einem Volumen von mehr als 50 ccm. Bei Patienten, die jünger als 65 Jahre sind, finden sich beispielsweise in 77% sekundärtraumatische Hirnstammschäden. Oberhalb eines Alters von 66 Jahren nimmt die Häufigkeit dieser pathomorphologischen Veränderungen auf etwa 6% ab, obwohl das durchschnittliche Volumen der subduralen Hämatome in dieser älteren Gruppe etwas größer ist. Diese indirekte Korrelation zwischen Alter und Auftreten von sekundärtraumatischen Hirnstammblutungen findet sich nicht nur bei subduralen Hämatomen. Schnellwachsende Hirntumoren sind ebenso verantwortlich für sekundärtraumatische Hirnstammblutungen. Bei der Untersuchung von 64 aufeinanderfolgenden Fällen von Glioblastoma multiforme fand sich die gleiche indirekte Beziehung.

Die große Seltenheit von sekundärtraumatischen Hirnstammblutungen bei Patienten, die älter als 65 Jahre sind, unabhängig von dem zugrunde liegenden Prozeß, weist wohl auf die Rolle hin, die zerebrale atrophische Abbauprozesse bei der Verhinderung dieser Gewebeschäden haben.

25. Subdurale Hämatome bei Patienten mit verschiedenen Psychosen, die in psychiatrischen Heil- und Pflegeanstalten untergebracht waren, dort starben und bei denen eine Autopsie durchgeführt wurde

ALLEN et al. (1940) führten als Pathologen für den amerikanischen Bundesstaat Massachusetts in der Zeit von 1914–1934 3100 Autopsien bei Patienten durch, die in den psychiatrischen Heilanstalten dieses Bundeslandes verstarben (Tabellen 94, 95). Bei diesen Autopsien wurden 245 Patienten mit subduralen Hämatomen (7,9%) gefunden. Unter diesen Patienten waren 148 männliche und 97 weibliche. Die Hauptaltersgruppe dieser Patienten lag zwischen 40 und 70 Jahren; ein Anstieg der Häufigkeit des Vorkommens von subduralen Hämatomen konnte mit zunehmenden Alter gefunden werden.

Wenn die Patienten nach psychiatrischen Diagnosen gruppiert wurden, fanden sich die meisten subduralen Hämatome bei Patienten mit Psychosen in Zusammenhang mit organischen Gehirnprozessen in der folgenden Reihenfolge: (1) *Epilepsie* (124 subdurale Hämatome pro 1000 Autopsien), (2) *progressive Paralyse* (104 pro 1000 Autopsien), (3) *Psychosen bei Arteriosklerose des Gehirns* (103 pro 1000 Autopsien), (4) *Senile Psychosen* (84 pro 1000 Autopien) und (5) *Alkoholpsychosen* (83 pro 1000 Autopsien).

Bei 35 dieser 245 Autopsien, in denen ein subdurales Hämatom gefunden wurde, konnte diese Läsion als Haupttodesursache angenommen werden. In 87 Fällen wurden doppelseitige subdurale Hämatome gefunden.

Neuere Untersuchungen und Statistiken fehlen. Es kann aber als gesichert gelten, daß die Zahl der nichtdiagnostizierten chronischen subduralen Hämatome in den heutigen Landeskrankenhäusern dank besserer diagnostischer Techniken sich ganz erheblich verringert hat. Aber, wie schon gesagt, es fehlen uns entsprechende Untersuchungen. Ich kann mich noch an die 50er Jahre erinnern, wo ich bei einigen Patienten, die in psychiatrischen Heilanstalten verstorben waren, bei der Obduktion chronische subdurale Hämatome fand, bei Patienten,

Tabelle 94. Endgültige Reihenfolge von subduralen Hämatomen bei Patienten mit verschiedenen Psychosen, bei denen eine Autopsie durchgeführt wurde. Die Reihenfolge basiert auf einer geschätzten Zahl von subduralen Hämatomen, die man bei 1000 Autopsien der jeweils genannten Psychosen gefunden hätte. (Aus ALLEN et al. 1940)

	Geschätzte Zahl pro 1000 Autopsien
1. Psychosen bei anderen Hirn- oder Nervenerkrankungen	159
2. Psychosen bei Epilepsie	124
3. Progressive Paralyse	103
4. Psychosen bei Hirnarteriosklerose	103
5. Senile Psychosen	87
6. Alkoholpsychosen	83
7. Schizophrenien	61
8. Psychosen bei Patienten mit mentaler Retardation	47
9. Manisch-depressive Psychosen	47
10. Nichtdiagnostizierte Psychosen	26
11. Organische Psychosen	19

Tabelle 95. Subdurale Hämatome, die bei Patienten mit verschiedenen psychiatrischen Diagnosen autoptisch gefunden wurden. (Aus ALLEN et al. 1940)

Psychiatrische Diagnose	Anzahl der Fälle die obduziert wurden	Anzahl der aufgefundenen subduralen Hämatome	Geschätzte Anzahl von subduralen Hämatomen, die bei 1000 Fällen gefunden würden	%	Reihenfolge nach Häufigkeit
Schizophrenien	576	35	61	6,1	7
Psychosen bei Hirnarteriosklerose	417	43	103	10,3	4
Senile Psychosen	413	36	87	8,7	5
Progressive Paralyse	338	35	104	10,4	3
Psychosen bei Patienten mit mentaler Retardation	234	11	47	4,7	8
Alkoholpsychosen	192	16	83	8,3	6
Psychosen bei Epilepsie	178	22	124	12,4	2
Manisch-depressive Psychosen	171	8	47	4,7	9
Organische Psychosen	158	3	19	1,9	11
Nicht diagnostizierte Psychosen	116	3	26	2,6	10
Psychosen bei anderen Hirn- oder Nervenerkrankungen	101	16	159	15,9	1

also, die mir als Medizinstudent und Vorlesungsassistent von verschiedenen Dozenten mit unterschiedlichen psychiatrischen Diagnosen vorgestellt worden waren.

26. Häufigkeit und Quellen subduraler Blutungen bei gerichtlichen Leichenöffnungen

Da genauere Angaben über die Quellen und die Häufigkeit der subduralen Blutungen bei gedeckten Schädel-Hirn-Verletzungen noch fehlten, stellte KRAULAND Tabelle 96 zusammen; die Grundlage dafür boten gerichtliche Leichenöffnungen, vor allem bei tödlichen Verkehrsunfällen.

In der Serie von KRAULAND (1961) von 282 Schädel-Hirn-Verletzungen finden sich 150 subdurale Blutungen, das sind 53,2%; doch handelt es sich in 34,4% um einen Nebenbefund, in 18,8% aber um einen Hauptbefund. Diese Zahlen sind niedriger als die im Schrifttum angegebenen. KRAULAND sieht den höheren Prozentsatz der subduralen Blutungen als Hauptbefund durch die vielen schweren Unfälle. Die Gesamtzahl der traumatischen subduralen Blutungen liegt bei LINK (1945) mit 69,7% jedoch noch höher; allerdings beträgt die Häufigkeit der raumfordernden Blutungen bei LINK nur 4%.

Tabelle 96. Zusammenstellung über die Zahl der gerichtlichen Leichenöffnungen von 1956–1959 und über die Häufigkeit der dabei beobachteten subduralen Hämatome bei gedeckten Schädel-Hirn-Traumen. (Aus KRAULAND 1982)

	1956	1957	1958	1959	
Gerichtliche Leichenöffnungen	313	322	290	312	1237
Hirntraumen mit und ohne Schädelbruch	59	85	71	67	282
Subdurale Hämatome Nebenbefund	20	37	19	21	97
Subdurale Hämatome Hauptbefund	14	16	12	11	53

27. Verknöcherte und verkalkte chronische subdurale Hämatome

Verkalkung von *subduralen Hämatomen* wurde zuerst von ROKITANSKY (1855) bemerkt. *Verknöcherte* und *verkalkte subdurale Hämatome* wurden seit den 30er Jahren auch auf Röntgenaufnahmen des Schädels gesehen. Darunter sind vermutlich manche später kalzifizierte subdurale Hämatome bereits im Kindesalter entstanden. Mehr als 100 Beobachtungen wurden mitgeteilt.

Kasuistiken und Serien von verknöcherten und verkalkten subduralen Hämatomen wurden mitgeteilt von: CRITCHLEY u. MEADOWS (1933), SCHÜLLER (1935), BOYD u. MERRELL (1943), LANG (1943), SCHBATH (1947, 1948), WERTHEIMER u. DECHAUME (1949), ERCHUL u. ROSENBERG (1952), MOSBERG u. SMITH (1952), CHUSID u. DE GUTIERREZ-MAHONEY (1953), GRIPONISSIOTIS (1955), MCLEAN u. LEVY (1955), AFRA (1961), WERNER u. BERNEY (1963), PORTUGAL u. BROCK (1963), MANSUY et al. (1964), ANTOINE et al. (1964), JACKSON (1965) 2 Fälle, BIRKNER u. LAGEMANN (1966), MARTINEZ-NICOCHET (1966), BAHADIR u. MARX (1967), BERNINI et al. (1967), KRETSCHMER (1967), DAUVILAIRE (1971), PERROUDON et al. (1972), LOMBARDI (1973), DEBOIS u. LOMBAERD (1980).

Chronische subdurale Hämatome können in den Fällen, in denen Verkalkungen und/oder Verknöcherungen der Membranen vorliegen, bereits auf Schädelübersichtsaufnahmen dargestellt werden. Sie kommen gewöhnlich bei Kindern und in der jüngeren Erwachsenengruppe vor. Diese Hämatome können seit langer Zeit bestehen, in der von DEBOIS u. LOMBAERD (1980) mitgeteilten Beobachtung für 35 Jahre. Im allgemeinen liegen klinisch keine Zeichen für gesteigerten Schädelinnendruck vor, psychische Veränderungen und Krampfanfälle stehen im Vordergrund (BOYD u. MERRELL 1943; MOSBERG u. SMITH 1952; CHUSID u. DE GUTIERREZ-MAHONEY 1953; GRIPONISSIOTIS 1955; AFRA 1961; MANSUY et al. 1964; TIBERIN u. BELLER 1963; MCLAURIN u. MCLAURIN 1966; BAHADIR u. MARX 1967; ARSENI u. IACOB 1970; PERROUDON et al. 1972; LOMBARDI 1973; WATTS 1976; WAGA et al. 1979; DEBOIS u. LOMBAERD 1980).

Die Mehrzahl der in der Literatur mitgeteilten verknöcherten oder verkalkten chronischen subduralen Hämatome wurden en bloc operativ entfernt. Die Meinung der Neurochirurgen, die persönliche Erfahrungen auf diesem Gebiete haben, und das wurde noch erneut von BRIHAYE (1986) unterstrichen, geht dahin, daß die operative Entfernung keinerlei Einfluß auf die klinischen Befunde hatte, nämlich im wesentlichen Krampfanfälle und psychische Veränderungen. Die klinischen Befunde sind die Folge von bereits vorliegenden Hirndauerschäden, hauptsächlich Folge von hirnatrophischen Prozessen. Es unterliegt jedoch keinem Zweifel, daß in einzelnen Fällen das verknöcherte oder verkalkte chronische subdurale Hämatom eine Rolle bei der Verursachung von klinischen Befunden spielt. AFRA (1961) berichtete über unmittelbare Zeichen von Rückbildung einer linksseitigen Halbseitenlähmung nach dem chirurgischen Eingriff, eine Beobachtung, die auch von PERROUDON et al. (1972) gemacht wurde. MANSUY et al. (1964) berichteten, daß nach operativer Entfernung der Läsion sich die epileptischen Anfälle medikamentös besser kontrollieren ließen, ein Befund, der von BRIHAYE (1986) bestätigt wurde.

28. Experimentelle Erzeugung von chronischen subduralen Hämatomen

Frühe Versuche der experimentellen Erzeugung von chronischen subduralen Hämatomen verliefen nicht erfolgreich (KREMIANSKY 1868; SPERLING 1872; VAN VLEUTEN 1898; HUGUENIN 1876; PUTNAM u. CUSHING 1925; PUTNAM u. PUTNAM 1927; GARDNER 1932; CHRISTENSEN 1944). Das in den Subduralraum von Tieren injizierte Blut wurde unverzüglich resorbiert, so daß sich keine blutgefüllten Hohlräume zwischen den Membranen fanden. Von GOODELL u. MEALEY (1963) war die Vermutung geäußert worden, daß die injizierten Blutmengen zu gering waren. Diese Autoren verabfolgten deshalb bei Hunden eine größere Blutmenge. Im Jahre 1971 gelang es ihnen schließlich, solche Hämatome zu erzeugen, die manchmal sehr groß waren und die weitgehend den subduralen Hämatomen beim Menschen glichen. Auch diese subduralen Hämatome wurden organisiert und bildeten sich zurück. Nach 7 Tagen lag eine lebhafte Phagozytose von Erythrozyten vor und bindegewebige Wucherungen waren sichtbar. Eine äußere Membran war bereits gut entwickelt, es bestand auch eine aus einer einzelnen Zellage bestehende innere Membran. WATANABE et al. (1972) vermischten Blut und Liquor und inkubierten diese Mischung vor der Injektion in den Subduralraum von Hunden und Affen. Dieses Blutkoagulum war von einem Netzwerk feiner Fibrinfasern bedeckt. Nach Injektion in den Subduralraum nahm das Koagulum an Größe zu und formte ein abgekapseltes Hämatom, das sich histologisch angeblich nicht von dem eines menschlichen chronischen subduralen Hämatoms unterschied. Interessanterweise formte auch ein derart präpariertes Blutkoagulum bei subkutaner Injektion ein chronisches abgekapseltes Hämatom. Die Autoren schlossen aus diesen Befunden, daß die Fibrinumhüllung des Blutkoagulums der entscheidende Faktor für die Bildung einer Kapsel darstellt. APFELBAUM et al. (1974) führten ähnliche Untersuchungen an Katzen durch und fanden, daß Liquor nicht notwendig war für die Erzeugung eines subduralen Hämatoms. Nach ihren Untersuchungen ist es wichtig, daß das injizierte Blut mit der Innenfläche der Dura Verbindung hat. LABADIE u. GLOVER (1976) bestätigten diese Befunde und hoben hervor, daß subdural injiziertes Blut in ausreichendes Volumen haben müsse, und daß die vorhandene entzündliche Reaktion ein weiterer Stimulus für die Größenzunahme des Hämatoms sei. Ein weiterer Beweis dafür konnte aus dem Befund abgeleitet werden, daß Dexamethason eine Membranbildung verhinderte.

Aus diesen experimentellen Untersuchungen kann folgendes geschlossen werden: Mehrere Faktoren sind bei der Bildung eines chronischen subduralen Hämatoms von Bedeutung. Bei induzierten Hämatomen bei Tieren kommt es generell zu einer spontanen Resorption und damit Heilung. Beim Menschen kommt es ebenfalls in einigen Fällen zu einer spontanen Resorption des Hämatoms, jedoch vergrößert sich bei der großen Mehrzahl der Patienten das Volumen dieser Hämatome.

VI. Subdurale Empyeme

1. Einführung

Empyem leitet sich vom griechischen τò πύον = Eiter, ἔμπυος = ein inneres Geschwür haben, eiternd, schwärend, ab; lat. Wort pus = Eiter.

Ein Empyem beschreibt eine Eiteransammlung in einer Körperhöhle oder in einem vorgebildeten Raum. Unter einem *subduralen Empyem* wird eine Eiteransammlung im Subduralraum verstanden.

Analog zu den *subduralen Blutungen* existieren auch *subdurale Eiterungen (subdurale Empyeme).* Das umschriebene subdurale Empyem kann nach stumpfer Gewalteinwirkung vorkommen, wird aber am häufigsten nach Schußverletzungen beobachtet. Viele dieser subduralen Empyeme werden, SPATZ (1941) hat ausdrücklich darauf verwiesen, unter dem Begriff „Meningitis" fälschlicherweise abgehandelt. Die Bezeichnung Meningitis, der Ausdruck Leptomeningitis ist präziser, sollte aber nur für die subarachnoidalen Eiterungen angewandt werden, analog den subarachnoidalen Blutungen. Nach den Untersuchungen von SPATZ (1941) ist die Unterscheidung zwischen subduraler und subarachnoidaler Eiterung dadurch möglich, daß sich bei der ersteren eine oft nur dünne Eiterschicht von der darunterliegenden Arachnoidea abschaben läßt. Analog zu den subduralen Blutungen gibt es *dünne, flächenhaft ausgebreitete subdurale Eiterungen* und *kompakte subdurale Abszesse*, die ähnlich wie die subduralen Hämatome, verdrängend auf das Gehirn einwirken.

Vom subduralen Empyem muß die Meningitis, besser Leptomeningitis differentialdiagnostisch abgesondert werden. Dieser Terminus sollte für die subarachnoidale Eiterung vorbehalten bleiben.

2. Historisches

Die ersten Beobachtungen eines subduralen Empyems wurden von DE LA PEYRONIE (1709) und RICHTER (1772) mitgeteilt. Es handelte sich um einen 50jährigen Patienten mit einer rechtsseitigen Hemiplegie und einer Aphasie, Befunde, die sich nach einer eitrigen Sinusitis frontalis eingestellt hatten. Die Autopsie ergab eine Perforation der Hinterwand der Stirnhöhle mit Eindringen von Eiter in den Epi- und Subduralraum. ABERCROMBIE beschrieb 1834 ein diffuses subdurales Empyem bei einem Patienten mit schneller Todesfolge.

3. Mitgeteilte Kasuistiken und Serien

Kasuistiken von subduralen Empyemen wurden mitgeteilt von: BISGARD (1932), HECQUET (1934), KUBICK u. ADAMS (1943), RAY u. PARSON (1943), NOETZEL (1943, 1944), COURVILLE (1944), KEITH (1949), BOTTERELL u. DRAKE (1952), HITCHCOCK u. ANDREADIS (1964) 29 Fälle, MCLAURIN (1969), WIESMAN (1969), BHANDARI u. SARKARI (1970), COONROD u. DANS (1972), OKA et al. (1972) 26 Fälle, ANOGNOSTOPOULOS u. GORTVAI (1973), KAUFMAN et al. (1975) sowie JOUBERT u. STEPHANOW (1977).

Subdurale Empyeme sind relativ selten, haben jedoch eine hohe Mortalität, wenn sie nicht behandelt werden. Seit Einführung der Antibiotika ist ihre Mortalität dramatisch von nahezu 100% auf etwa 40% gefallen.

4. Prozesse, bei denen sich subdurale Empyeme bilden können

Subdurale Empyeme können sich bei *folgenden Prozessen* bilden: (1) *Subdurale Empyeme* nach *offener Schädel-Hirn-Verletzung*, (2) *iatrogene Infektionen* eines *subduralen Hämatoms*, (3) *subdurales Empyem hämatogener Entstehung*, (4) *subdurales nichttraumatisches Empyem* nach *Sinusitis frontalis* (RAY u. PARSON 1943; COURVILLE 1944), (5) *subdurales nichttraumatisches Empyem* nach *Otitis media*, (6) *subdurale Empyeme unbekannter Pathogenese*.

Für den vorliegenden Beitrag sind die Gruppen 1 und 2 besonders wichtig. Entsprechende Beobachtungen nach Gewalteinwirkungen und Kraniotomie wurden mitgeteilt von BROWDER (1960), MCLAURIN (1969), sowie COONROD u. DANS (1972).

Eine für die 1. Gruppe typische Krankengeschichte (subdurales Empyem nach offener Schädel-Hirn-Verletzung) hat Regine WIESMANN (1969), die eine Serie von 26 Patienten mit einem subduralen Empyem veröffentlichte, mitgeteilt. Sie berichtete auch über einen solchen Prozeß nach offener Schädelfraktur. Es handelte sich um ein rechtsseitiges, infiziertes, subdurales Hämatom bei offener Schädelfraktur.

Einem 54jährigen Bauern flog bei einer Schreinerarbeit ein Holzstück an die rechte Stirnseite und verursachte eine klaffende Wunde. Kurze Bewußtlosigkeit. Die Wunde wurde genäht. Als sich das Allgemeinbefinden 5 Tage später verschlechterte und Blut und Eiter aus der Wunde flossen, erfolgte *Krankenhauseinweisung*. Dort wurde Körpertemperatur von 39 °C und eine Zellzahl von 700/3 mm^3 im Liquor (90% polynukleär) festgestellt. Sofortige Penizillin-Streptotenat Dauertropfinfusion. Vier Tage später trat ein epileptischer Anfall auf. Es entwickelte sich eine leichte Parese des linken Armes. Der Liquor enthielt nur noch 9/3 mm^3 Zellen. Die Stirnwunde wurde chirurgisch eröffnet. Kurz danach wurde der Patient zunächst verwirrt und bald darauf bewußtlos. Die Pupillen waren lichtstarr. Babinski links positiv, rechts fraglich positiv. Temperatur 39,2 °C, Leukozyten im Blut 15000/mm^3, Senkungsgeschwindigkeit 57/59 mm. Die *Schädelübersichtsaufnahmen* zeigten einige imprimierte Knochensplitter rechts frontal. Das *Echoenzephalogramm* zeigte eine Verschiebung des Mittellinienechos um 5 mm nach links. Das *Karotisangiogramm* ergab eine Abdrängung der peripheren Gefäße von der Kalotte.

Bei der am gleichen Tag durchgeführten *rechtsseitigen frontalen Kraniotomie* (9 Tage nach dem Unfall) wurde ein infiziertes Hämatom aufgefunden und entfernt. Die eitrigblutige Ansammlung enthielt Staphylococcus pyocyaneus. Während 30 Tagen täglich 3 g Chloromyzetin i. m. und zusätzlich 16 Tage lang täglich 60 Mio. E. Penizillin i.v. Zunächst befriedigender postoperativer Verlauf, dann aber Verstärkung der linksseitigen Hemiparese. Der Patient wurde wieder benommen.

Neu *angefertigte Karotisangiogramme* und *Pneumenzephalogramme* zeigten weiterhin einen rechtsseitigen raumverdrängenden Prozeß. Sechs Wochen nach dem Unfall wurde durch 4 parietotemporookzipitale Bohrlöcher ein trüb-seröser Erguß entleert, der immer noch Staphylococcus pyogenes aureus enthielt. Nach der zweiten Operation erholte sich der Patient zufriedenstellend.

Zwei Monate später erneute Operation wegen einer subgalealen, grampositiven Kokken enthaltenden Eiterung. Zwei Monate später war der Patient rechts amaurotisch, es bestand eine leichte spastische, linksbetonte Hemiparese.

Eine für die 2. Gruppe (iatrogene Infektion eines subduralen Hämatoms) typische Krankengeschichte wurde ebenfalls von Regine WIESMANN (1969) mitgeteilt.

Der Patient war wegen eines linksseitigen chronischen subduralen Hämatoms 2mal, im Abstand von 8 Tagen, operiert worden. Bei der zweiten Operation wurde frontotemporal der

Subduralraum nach außen drainiert, nachdem 1 g Chloromyzetin installiert worden war. Der Hämatominhalt war bei der bakteriologischen Untersuchung steril. Der Liquor enthielt 3760/3 mm³ Zellen, jedoch keine Mikroorganismen. Kein Fieber. Zwei Tage später wurde in der drainierten Flüssigkeit Staphylococcus pyocyaneus aureus gefunden. Der Patient erhielt 2 g Chloromyzetin. Verlegung in ein anderes Krankenhaus. Er wurde dort zeitlich und örtlich desorientiert. Eine sensorische Aphasie und eine rechtsseitige Fazialisparese traten auf. Zurücküberweisung. Im Liquor 32/3 mm Zellen (mononukleär). Eine *linksseitige frontoparietale Kraniotomie* (einen Monat nach dem Unfall) wurde durchgeführt. Unter der Dura fand sich eine dicke Hämatommembran, darunter eine Höhle voll eitriger, dicker Flüssigkeit und frontolateral und nach hinten nekrotisches Gewebe. Der Eiter wurde abgesaugt und die Membranen sowie das nekrotische Gewebe so radikal wie möglich entfernt. Der Sub- und Epiduralraum wurden in sterile Behälter nach außen drainiert. Der Eiter enthielt Staphylococcus pyocyaneus aureus. Der Patient erholte sich langsam. Bei der Entlassung war der neurologische Status normal, und es fanden sich keine Sprachstörungen mehr.

5. Auftreten von chronischen subduralen Empyemen nach längerem freiem Intervall

Subdurale Empyeme können nach einem längeren Intervall zwischen Gewalteinwirkung und Beginn der Symptome auftreten.

OSGOOD et al. (1975) berichteten über eine Beobachtung eines posttraumatischen subduralen Empyems, das sich 4 Jahre nach einer ausgedehnten linksseitigen Gesichtsverletzung in Vietnam entwickelt hatte.

Autopsiebefunde wurden veröffentlicht von HECQUET (1934), KUBICK u. ADAMS (1943), RAY u. PARSON (1943), COURVILLE (1944).

WIESMANN (1969) berichtete aus der Neurochirurgischen Klinik in Zürich seit 1945 über 26 Patienten mit einem subduralen Empyem. In 4 Fällen lag eine sekundäre Infektion eines subduralen Hämatoms vor.

6. Pathomorphologie

Bei der Beschreibung der morphologischen Veränderungen müssen das *flächenhafte* und das *massive, raumbeengende subdurale Empyem* getrennt besprochen werden, vgl. die folgenden Kapitel.

7. Das flächenhafte und das massive, raumbeengende subdurale Empyem

Bei den *subduralen Infektionen*, die mit Eiteransammlung einhergehen, unterschieden SPATZ (1943) und NOETZEL (1943, 1944) das *flächenhafte* und das *massive, raumbeengende subdurale Empyem*.

Das *flächenhafte subdurale Empyem* liegt in Form einer unregelmäßig dicken Eiteransammlung zwischen Dura und weichen Häuten meist um die Hirnwunde herum, *ohne raumbeengend* zu wirken.

Das *massive raumbeengende subdurale Empyem* dagegen wirkt auf das darunterliegende Gehirn als *raumfordernder Prozeß*, mit allen damit verbundenen Komplikationen. In beiden Fällen ist die anfängliche Blutung infiziert worden. Die Blutungsreste sind immer im Empyem nachweisbar.

8. Neuropathologische Befunde

Die Arachnoidea bildet die Grenze zwischen dem Subdural- und Liquorraum. Sie begrenzt im allgemeinen die Ausbreitung von Erregern aus dem subduralen Raum in den Liquor und die Entwicklung einer bakteriellen Leptomeningitis. Jedoch findet sich allgemein ein subarachnoidales Exsudat. Die Brücken- und Pialvenen zeigen in einigen Fällen Thrombosen oder eine Thrombophlebitis. Diese venöse Abflußbehinderung führt zu Gehirnödem, und es bildet sich eine hämorrhagische Infarzierung der unterliegenden Kortex (KUBICK u. ADAMS 1943; RAY u. PARSON 1943).

9. Mikroskopische Befunde

Mikroskopisch finden sich massenhaft Leukozyten zwischen der Innenfläche der Dura und der Arachnoidea. Wird das Empyem einige Tage bis Wochen überlebt, so greift der entzündliche Prozeß breitflächig auf die weichen Häute und das Gehirn über. Auf die ausgeprägte *Meningitis* folgt eine *Meningoenzephalitis* mit *perivaskulären Infiltraten* sowie *entzündlichen* und *kreislaufbedingten Veränderungen oberflächlicher Hirnanteile*. Das Empyem wird von massiv proliferierenden Fibroblasten vom Rande her organisiert. Es entsteht eine dichte, bindegewebige Kapsel, in der die Eitermassen lange Zeit bestehen können.

Sowohl von der Dura mater als auch von der Pia aus erfolgt eine Organisation der subduralen Eiterung. Zwischen Dura und Arachnoidea bilden sich fibrinöse Adhäsionen, so daß das subdurale Hämatom in kleinere Taschen unterteilt ist (SCHILLER et al. 1948).

Die abgekapselten Eiterherde liegen meist dorsolateral über der Großhirnhemisphäre. Bei bettlägerigen Patienten verlagert sich der Eiter naturgemäß nach okzipital.

10. Beidseitige subdurale Empyeme

Beidseitige subdurale Empyeme sind selten. Sie entstehen meist durch Ausdehnung des entzündlichen Prozesses von der einen auf die andere Seite (GERAGHTY 1936; GENEST et al. 1963).

11. Subdurales Empyem des Interhemisphärenspaltes

Auf die Möglichkeit von *Eiteransammlung im Interhemisphärenspalt* ist von einigen Autoren aufmerksam gemacht worden. Sie können solitär aber auch mit einem subduralen Empyem der Großhirnhemisphären vorkommen (COURVILLE 1944; LIST 1950; LAZORTHES 1954; KRISTIANSEN u. ZIMMER 1958; LEPOIRE 1963; LEWTAS 1964; ISFORT 1967; PATTON u. HITCHCOCK 1968; WILKINS u. GOREE 1970; MORITZ et al. 1976).

12. Begleitkrankheiten

In der Serie von WIESMANN (1969) von 26 Fällen war die *häufigste Begleitkrankheit* die *Osteomyelitis des Schädels* (9mal). In den meisten Fällen geht sie dem subduralen Empyem voraus. Über die Kombination einer Osteomyelitis und eines epiduralen und subduralen Abszesses berichtete WOODHALL (1967). Eine weitere schwerwiegende Komplikation ist die *Leptomeningitis purulenta* (7mal). Zweimal wurde diese Diagnose während der Operation und 5mal erst bei der Autopsie gestellt. In keinem dieser Fälle wurden Erreger im Liquor nachgewiesen. Ein ausgeprägter Hirnabszeß trat 5mal auf, einmal nachdem sich der Patient zunächst recht gut erholt hatte. Dreimal wurde der Abszeß erst bei der Autopsie erfaßt. Bei einem Patienten lag noch zusätzlich ein epiduraler Abszeß vor. Zweimal bestand eine eitrige Thrombophlebitis der intrakraniellen, venösen Blutleiter. Beide wurden bei der Autopsie gefunden.

Ein *aktinomykotisches subdurales Empyem* wurde von MINCY u. PECK (1966) mitgeteilt.

VII. Epidurale Blutungen der hinteren Schädelgrube (zerebelläre oder infratentorielle epidurale Blutungen)

1. Historisches

Die erste *Beobachtung* einer *epiduralen Blutung der hinteren Schädelgrube* stammt von MCKENZIE aus dem Jahre 1938. Der Autor hielt so etwas für eine pathologische Kuriosität, von der er bisher noch nie gehört und deren Diagnose er nicht einmal in Erwägung gezogen habe.

Das verletzte Kind wurde 30 h nach einem Unfall komatös und verstarb 14 h später. Die *Autopsie* zeigte ein epidurales Hämatom der hinteren Schädelgrube.

Die erste Mitteilung über erfolgreiche operative Behandlungen erschien von COLEMAN u. THOMSON (1941); sie faßten bereits damals das klinische Bild in einer ausgezeichneten Schilderung zusammen:

"There is a history of a blow to the back of the head severe enough to produce a fracture of the skull which may or may not cause unconsciousness. This is followed by headache of gradual increasing severity and is usually accompanied by nausea and vomiting. Drowsiness and restlessness appear and progress until the patient lapses into unconsciousness. However, during the drowsy state, several things may be noted. The patient prefers to lie on one side and will promptly return to the same side when placed upon his back. Nuchal rigidity develops, nystagmus may or may not be present, and the deep reflexes disappear. As unconsciousness deepens, generalized hypotonia develops, the pulse and respirations become irregular and death is imminent unless there is a prompt surgical intervention with removal of the clot."

2. Häufigkeit

Traumatische epidurale Hämatome der *hinteren Schädelgrube* wurden in frühen Beiträgen als extrem selten bezeichnet (PEET 1949). Sie wurden aber innerhalb der letzten Jahre häufiger mitgeteilt. Sie finden sich bei 0,1–0,3% aller schweren Hirnverletzungen. Aus klinischer Erfahrung gaben HOOPER (1954/1955) sowie BEYER (1966) ihre Häufigkeit mit 0,5% an.

Ihre Häufigkeit unter den epiduralen Hämatomen insgesamt wird zwischen 4 und 12% angegeben, die Zahlen zwischen klinischem und autoptischem Untersuchungsgut schwanken etwas (MUNSLOW 1951; PETIT-DUTAILLIS et al. 1956; THOMAS et al. 1961). JAMIESON u. YELLAND (1968) sowie SADIK et al. (1978) fanden sie in 7% aller epiduralen Hämatome, im autoptischen Untersuchungsgut von

LINDENBERG (1971) machten sie 3% aller epiduralen Hämatome aus. Sie sind jedoch die häufigsten Hämatome in diesem Bereich (FISHER et al. 1958; GIROUX u. LEGER 1962; WRIGHT 1966). ZUCCARELLO et al. (1983) berichteten über eine Serie von 413 epiduralen Hämatomen, die sie von 1952–1980 behandelten; lediglich 10 lagen infratentoriell. GUILLERMAIN hebt hervor, daß sich seit der Einführung der Computertomographie die Zahl der diagnostizierten epiduralen Hämatome der hinteren Schädelgrube etwa verdoppelt hat.

3. Altersverteilung

In einer Zusammenstellung von 83 epiduralen Hämatomen der hinteren Schädelgrube waren 53% der Verletzten jünger als 20 Jahre und 28% sogar unter 10 Jahren, mit einer größeren Häufigkeit zwischen dem 2. und 4. Lebensjahr (BEN HASSINE 1971; CALBUCCI et al. 1977; STONE et al. 1979).

4. Mitgeteilte Kasuistiken und Serien

Beobachtungen von *epiduralen Hämatomen* der *hinteren Schädelgrube* wurden mitgeteilt von MCKENZIE (1938), COLEMAN u. THOMSON (1941), KESSEL (1942), TURNBULL (1944), BACON (1946), GORDY (1948), ANDERSON (1949), GRANT u. AUSTIN (1949), BACON (1949), PEET (1949), JACKSON u. SPEAKMAN (1950), HERREN u. ZELLER (1950), GIROIRE et al. (1951), R. C. SCHNEIDER et al. (1951), MUNSLOW (1951) 2 Fälle, BELLER u. PEYSER (1952) 2 Fälle, LEMMEN u. R. C. SCHNEIDER (1952, 1973), CAMPBELL et al. (1953) 2 Fälle, HOOPER (1954), SALEEBY et al. (1954), ARONSON u. RANSOHOFF (1955), PETIT-DUTAILLIS et al. (1956), FISHER et al. (1958), KRÜGER (1958), ROSPIDE et al. (1958), HILL (1961), JOUBERT (1961), SCOVILLE et al. (1961), LANGFITT u. MCQUEEN (1961), MEREDITH (1961), THOMAS et al. (1961), REIGH u. O'CONNELL (1962), GIROUX u. LEGER (1962), SCHIEFER (1964), KOSARY et al. (1966), WRIGHT (1966) 6 Fälle, BEYER (1966), LEWIS u. BRICE (1967), PEROT et al. (1967), DORIZZI et al. (1968), JAMIESON u. YELLAND (1968), ABEYSURIYA (1970) 3 Fälle, BINGAS (1970), KOCH u. GLICKMAN (1971), TODOROW (1971) 3 Fälle, BEN HASSINE (1971), JAMIESON (1972), ORTNER u. KOLLAR (1972), KUNZE u. KLINGER (1974), MERTSCH (1974), BALTENSWEILER (1972), MCCULLOCH (1976), ARKINS et al. (1977), CALBUCCI et al. (1977) 10 Fälle, FINELLI u. MCENTEE (1977), BESSON et al. (1978) 10 Fälle, SADIK et al. (1978), STONE et al. (1979) 4 Fälle, LEGUYADER et al. (1980), CORDOBÉS et al. (1980), DUCATI et al. (1981) 14 Fälle, NAKAZAWA u. YAMAKAWA (1981), ZUCCARELLO et al. (1981), ESPARZA et al. (1982), ALTHOFF et al. (1982) 9 Fälle, CERVANTES (1983), GARZA-MERCADO (1983) 7 Fälle, KUSHNER u. LUKEN (1983), MORI et al. (1983), OBERBAUER u. AUER (1983) 8 Fälle, RODA et al. (1983), ZUCCARELLO et al. (1983) 10 Fälle, ANGIARI (1986) 4 Fälle, BRAMBILLA et al. (1986) 8 Fälle).

REIGH u. O'CONNELL (1962) fanden in der Literatur 60 Fälle, CALBUCCI et al. (1977) 108, BESSON et al. (1978) 100 Fälle und BRAMBILLA et al. (1986) etwa 180 Fälle.

5. Mechanogenese und formale Pathogenese

Die epiduralen Hämatome der hinteren Schädelgrube sind fast immer die Folge einer meist stumpfen Gewalteinwirkung gegen die Okzipitalregion, die mit Frakturen verbunden ist, welche den Sinus transversus kreuzen und einreißen und für die Blutung verantwortlich sind (Abb. 127). In einer Übersicht aller 80 seinerzeit veröffentlichten Beobachtungen waren 17 mit supratentoriellen epiduralen Hämatomen verbunden (REIGH u. O'CONNELL 1962; vgl. KRÜGER 1958).

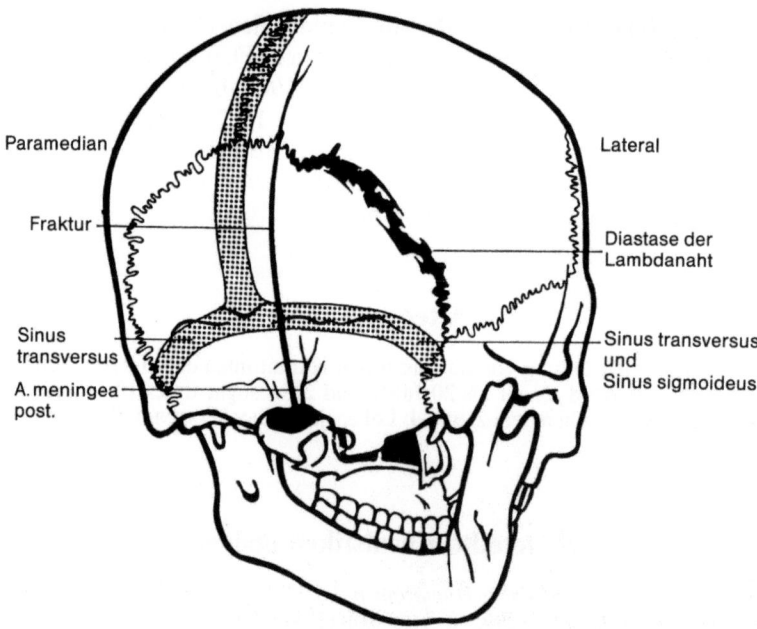

Abb. 127. Mechanismen für die Entstehung von epiduralen Blutungen der hinteren Schädelgrube: Paramediane Fraktur, die den Sinus transversus oder die A. meningea post. in Mitleidenschaft zieht; Diastase der Lambdanaht am Zusammenfluß des Sinus transversus und Sinus sigmoideus. (Aus JAMIESON 1976)

6. Blutungsquellen

Als *Blutungsquellen* für *epidurale Blutungen* der *hinteren Schädelgrube* kommen in Frage: (1) *Verletzungen* des *Sinus transversus*, (2) *Verletzungen* des *Confluens sinuum* und (3) *Blutungen* aus *Gefäßstrecken zwischen Schädelknochen* und *Dura mater.*

Es sind also vorwiegend venöse Blutungsquellen; es unterscheiden sich also diese Blutungen der hinteren Schädelgrube von jenen der Großhirnhemisphäre, die in der überwiegenden Zahl auf Verletzungen der A. meningea med. beruhen und daher arteriellen Ursprungs sind. Große Arterien fehlen an der Oberfläche der hinteren Schädelgrube gleich unterhalb der Dura mater. In einzelnen Fällen kann jedoch die A. meningea post. reißen und zu einer arteriellen Blutung führen. Außerdem kommt für die epidurale Blutung der hinteren Schädelgrube ein kleiner meningealer Ast der A. vertebralis in Frage, der extradural über dem Kleinhirn verläuft. Uns sind keine entsprechenden Mitteilungen bekannt, doch mag dieser Hinweis zu künftigen Beobachtungen führen.

Bis zur Einführung der Computertomographie bestand für die Diagnose einzig und allein die Erwägung der Möglichkeit, daß ein epidurales Hämatom der hinteren Schädelgrube vorliegen könne. Das beleuchtet eine Veröffentlichung von R. C. SCHNEIDER u. TYTUS (1955), die über einen Zeitraum von 23 Jahren keinen einzigen Fall von Hämatom der hinteren Schädelgrube gesehen hatten; nachdem sie mit einer solchen Möglichkeit vertraut waren, sahen sie innerhalb von 1 1/2 Jahren 3 entsprechende Beobachtungen.

Die Wichtigkeit des Einsatzes der Computertomographie für die Diagnose muß besonders hervorgehoben werden.

7. Verlaufsformen

Man kann *akute Verlaufsformen*, die schnell zu tiefer Bewußtlosigkeit und Hirnstammbeteiligung führen von *chronischen Verlaufsformen* unterscheiden, die Geschwülste dieser Region imitieren (JACKSON u. SPEAKMAN 1950; STONE et al. 1979; CORDOBÉS et al. 1980). Ein großer Teil dieser Patienten verstarb wohl, bevor sie in klinische Behandlung kamen. Entsprechende Mitteilungen aus gerichtsmedizinischem Untersuchungsgut wären daher hoch willkommen.

SCOVILLE et al. (1961) teilten einen Fall mit Priapismus mit, ein klinisches Zeichen, das gewöhnlich mit hochsitzenden Halsmarksläsionen einhergeht.

BRAMBILLA et al. (1986) berichteten über 8 operierte Fälle von epiduralen Hämatomen der hinteren Schädelgrube. Es handelte sich um 4 Verkehrsunfälle, 3 Stürze und einen Arbeitsunfall. Nur einmal lag ein freies Intervall vor. Die klinische Symptomatologie half wenig bei der Lokalisation. Das Hauptgewicht bei der Diagnose liegt auf den Computertomographien. Von den 8 Patienten starben 3 (38%). In 4 Fällen konnten die Blutungsquelle nicht gefunden werden, 3mal wurde eine venöse, nur einmal eine arterielle Blutungsquelle nachgewiesen.

8. Klinische Befunde

Die Durchsicht der Literatur der letzten Jahre zeigt, daß ein *typisches klinisches Bild eines epiduralen Hämatoms der hinteren Schädelgrube nicht existiert* (R. C. SCHNEIDER et al. 1951; LEMMEN u. R. C. SCHNEIDER 1952; R. C. SCHNEIDER u. TYTUS 1955). R. C. SCHNEIDER (1973) fügte den klinischen Kriterien von COLEMAN u. THOMPSON noch hinzu: Hautabschürfung oder Hautwunde in der Okzipitalregion mit gleichzeitiger Fraktur den Sinus transversus kreuzend oder durch das Foramen occipitale magnum ziehend. Alle Stadien von klarem Bewußtsein bis zu getrübter Bewußtseinslage und tiefem Koma können bestehen und nur geringfügige neurologische Symptome auf die hintere Schädelgrube hinweisen. Die *Karotisangiographie* ist hier nur in wenigen Fällen eine diagnostische Hilfe, besser ist die *Arteriographie* der *A. vertebralis*. Die *Computertomographie* ergibt eine eindeutige Diagnose und ist als Methode der Wahl zu bezeichnen (CERVANTES 1983; GARZA-MERCADO 1983; OBERBAUER u. AUER 1983; RODA et al. 1983).

9. Mortalität

Obwohl es sich meistens um Blutungen venöser Herkunft handelt, ist der Ausgang häufig tödlich wegen der akuten Druckwirkung auf den Hirnstamm. Die Mortalität wird mit 30–50% angegeben, RODA et al. (1983), BRAMBILLA et al. (1986) nannten eine solche von 38%.

DUCATI et al. (1981), die 14 Fälle mitteilten, gliederten ihre Fälle in zwei Gruppen: *1. Gruppe* bis 1978 (8 Patienten, Letalität 100%), *2. Gruppe* (6 Patienten, nach 1975, alle operiert, 50%).

10. Kombiniertes Vorkommen mit anderen Läsionen

Die *Kombination* eines *epiduralen Hämatoms* der hinteren Schädelgrube mit anderen supratenotriell gelegenen traumatischen Schäden kann das klinische Bild maskieren (BELLER u. PEYSER 1952; LEMMEN u. R. C. SCHNEIDER 1952; McCULLOCH 1976; GARZA-MERCADO 1983).

Die *Kombination* eines *epiduralen Hämatoms* der *hinteren Schädelgrube* mit einem *supratentoriellen subduralen Hämatom* wurde von REIGH u. O'CONNELL 1962 beschrieben; dort findet sich auch eine Literaturübersicht.

Ein supratentorielles Hämatom kann sich unterhalb des Sinus lateralis in die hintere Schädelgrube fortsetzen (MCKENZIE 1938). R. C. SCHNEIDER hebt hervor, gleichgültig ob eine epidurale Blutung supratentoriell oder infratentoriell sei, die Dura mater solle in jedem geöffnet werden um eine darunterliegende chirurgisch versorgbare Schädigung auszuschließen.

VIII. Subdurale Blutungen der hinteren Schädelgrube (zerebelläre oder infratentorielle subdurale Blutungen)

1. Einführung

Infratentorielle subdurale Blutungen liegen gewöhnlich über den Kleinhirnhemisphären. In Einzelfällen breiten sie sich nach unten aus und komprimieren die Medulla oblongata (FISHER et al. 1958; PAILLAS u. PIGANIOL 1950).

2. Häufigkeit

Die *zerebellären* oder *infratentoriellen subduralen Blutungen der hinteren Schädelgrube* sind relativ selten. Die raumfordernden subduralen Hämatome über den Kleinhirnhemisphären stellen die seltenste Form eines intrakraniellen extrazerebralen Hämatoms dar. Sie sind in dieser Region seltener als die entsprechenden epiduralen Hämatome.

Unter 1589 stationär behandelten Schädel-Hirn-Verletzungen fand CIEMBRONIEWICZ (1965) 532 (33%) subdurale Hämatome, aber nur 3 (0,6%) subdurale Ansammlungen von Blut in der hinteren Schädelgrube. MCKISSOCK et al. (1960) fanden ebenfalls unter 389 subduralen Hämatomen nur 2 (0,5%) in der hinteren Schädelgrube. Unter 2215 Autopsien sah CIARLA (1913) unter den 165 subduralen Blutungen (7,3%) 163 supratentorielle und nur 2 (1,2%) infratentorielle in der hinteren Schädelgrube. FISHER et al. (1958) stellen unter 300 traumatischen Verletzungen der Okzipitalregion 4 (1,3%) subdurale Hämatome der hinteren Schädelgrube fest. Unter 300 penetrierenden Verletzungen des 2. Weltkrieges fanden WEBSTER et al. (1948) in 3,3% Wunden am Kleinhirn. BARNETT u. MEIROWSKY (1955) stellten bei Hirnverletzten des Koreakrieges ebenfalls in 3,8% Wunden am Kleinhirn fest. Insgesamt wurden etwa 40 Blutungen dieser Art beschrieben. Ein intrazerebelläres Hämatom mit subakutem subduralem Hämatom der gleichseitigen hinteren Schädelgrube wurden von ARSENI u. MARETSIS (1972) beschrieben.

3. Mitgeteilte Kasuistiken und Serien

Subdurale Hämatome der *hinteren Schädelgrube* wurden mitgeteilt von NEISSER u. POLLACK (1904), CIARLA (1913), PICKEN (1928), SCHÖNBAUER (1937), COBLENTZ (1940), WEBSTER et al. (1948), PIGANIOL (1950), ACHSLOGH (1952), CHILDE et al. (1953), HOLUB (1953), BARNETT u. MEIROWSKY (1955), GROSS (1955), POURPRE et al. (1957), FISHER et al.

(1958), NELSON (1959), ESTRIDGE u. SMITH (1961), REIGH u. NELSON (1962), CIEMBRONIEWICZ (1965) 3 Fälle, DANY et al. (1966), ZENTENO-ALANIS et al. (1968), GILLES u. SHILLITO (1970), ARSENI u. MARETSIS (1972), HORVATH u. MARINESCU (1974), MILES u. MEDLERY (1974), MCCLELLAND u. RAMIREZ-LASSEPAS (1976), BLANK et al. (1978), SERFONTEIN u. STEIN (1980).

Literaturübersichten wurden von REIGH u. NELSON (1962) sowie CIEMBRONIEWICZ (1965) veröffentlicht.

Auf die Kombination einer subduralen Blutung der hinteren Schädelgrube mit einem sekundären Hydrozephalus machten REIGH u. NELSON (1962) aufmerksam.

Die erste erfolgreiche Operation eines subduralen Hämatoms der hinteren Schädelgrube führten NEISSER u. POLLACK (1904) durch.

4. Mechanogenese und formale Pathogenese

Subdurale Blutungen der hinteren Schädelgrube kommen sowohl nach penetrierenden Verletzungen wie nach stumpfer Gewalteinwirkung vor. Im letzteren Fall handelt es sich gewöhnlich um okzipitale Gewalteinwirkung. Kleinere, oberflächlich verlaufende Arterien des Kleinhirns, meist seiner Hemisphären, können verletzt sein, ohne daß die Kleinhirnrinde selbst geschädigt ist. Die Blutung kann ihren Ursprung aber auch in lazeriertem Kleinhirngewebe haben (WEBSTER et al. 1948; CHILDE et al. 1953), häufiger nach offenen als nach gedeckten Schädelhirnverletzungen. In anderen Fällen sind venöse Sinus verletzt, so der Sinus transversus (PICKEN 1928) oder der Sinus sigmoideus, oder kleinere Venen, die von der Kleinhirnrinde in den Sinus transversus ziehen. Die Quelle der Blutung ist häufig, vor allem bei chronischen Hämatomen, nicht feststellbar. In diesen Fällen werden Aneurysmen oder angiomatöse Mißbildungen vermutet (ACHSLOGH 1952). Die mit Geburtstraumen verbundenen Risse der Vena Galeni, die nach andersartiger Gewalteinwirkung selten sind, sollen hier nicht besprochen werden. Allgemein ist es schwierig, die Blutungsquelle während der Operation zu entdecken.

5. Chronische subdurale Hämatome der hinteren Schädelgrube

Chronische subdurale Hämatome der *hinteren Schädelgrube* sind selten, entsprechende Fälle wurden mitgeteilt von ACHSLOGH (1952), HORVATH u. MARINESCU (1964), POURPRE et al. (1957).

6. Klinische Befunde

Die *klinischen Befunde* sind sehr vielgestaltig und ein typisches Syndrom existiert nicht. Für Einzelheiten verweise ich auf den Bericht über 20 Beobachtungen von CIEMBRONIEWICZ (1965). Fälle von subduralem Hämatom in der hinteren Schädelgrube von meist chronischer Verlaufsform, in deren Vorgeschichte eine Gewalteinwirkung fehlt, sind ebenfalls bekannt (NEISSER u. POLLACK 1904; SCHÖNBAUER 1937; ACHSLOGH 1952; HOLUB 1953; GROSS 1955).

IX. Zum Problem Pachymeningosis haemorrhagica interna vs. chronisches subdurales Hämatom

1. Neuroanatomische Vorbemerkungen zur Gefäßversorgung der Dura mater

Hinsichtlich früherer Arbeiten zur Anatomie der normalen Dura mater wird auf die Darstellungen von KEY u. RETZIUS (1875, 1876), R. A. PFEIFFER (1930), CHRISTENSEN (1944) sowie FERNER u. KAUTZKY (1959) verwiesen. Die Besonderheiten der Gefäßversorgung der Dura mater hat insbesondere R. A. PFEIFFER dargestellt.

Die Dura mater, deren Dicke 1 mm nicht übersteigt, läßt zwei voneinander getrennte Schichten, die aus fibrillärem Bindegewebe bestehen, erkennen, von denen die äußere sich in die Endorrhachis fortsetzt, die innere in die Dura mater encephali.

Beide Durablätter enthalten arterielle und venöse Gefäße und sind durch eine große Zahl von arteriellen, venösen und arteriovenösen Anastomosen miteinander verbunden. Die großkalibrigen Gefäße (A. und V. meningeae) liegen im äußeren Durablatt. Die Arterien sind von paarigen Venen begleitet, die häufig variköse und sinuöse Ausweitungen und Aussackungen zeigen. Die Vaskularisation ist besonders in der Parietalregion ausgeprägt, wo zahlreiche Venen innerhalb der Dura mater zum Sinus sagittalis sup. ziehen und in ihn aufgehen.

Die äußere Duraschicht enthält außen ein grobmaschiges Kapillarnetz, die innere ein feinmaschiges, das an seinen Verzweigungsstellen Erweiterungen der Lumina zeigt (KEY u. RETZIUS 1875; CHRISTENSEN 1956).

Im allgemeinen wird der Gefäßreichtum der Dura unterschätzt; es wird erst nach Anwendung von Injektionstechniken evident.

Die Frage, ob die Dura mater ein Lymphgefäßsystem besitzt, ist unentschieden; die meisten Autoren verneinen seine Existenz.

Venen der Pia und der Dura münden ineinander und ziehen an der Konvexität als Brückenvenen in den Sinus sagittalis sup. Sie sind maximal etwa 1 cm lang und haben einen Durchmesser von wenigen mm. Ihre Wandung ist zart und dünn, so daß Risse der Gefäßwand leicht auftreten können (MITTENZWEIG 1889; LEARY 1939).

Die anatomischen Beziehungen zwischen Dura mater und Arachnoidea wurden untersucht von CLARA (1953), PEASE u. SCHULTZ (1958), HAM (1974).

Die Arachnoidea besteht aus miteinander verflochtenen Balken von Bindegewebe und elastischen Fasern. Die der Dura zugewandte Fläche zeigt ein feineres, von Endothelzellen bedecktes fibrilläres Netzwerk. Diese beteiligen sich auch an der Bildung von Scheiden um Gefäße und Nerven, die den Subduralraum durchqueren; sie setzen sich an der Durainnenfläche im dortigen Endothelbelag fort (KEY u. RETZIUS 1875).

Es ist immer wieder hervorgehoben worden und trotzdem noch nicht allgemein geläufig, daß Subduralraum und Subarachnoidalraum vollkommen voneinander abgetrennt sind (KEY u. RETZIUS 1875; WEED 1920, 1932; PENFIELD 1924). Die Grenzflächen des behaupteten sog. Subduralraumes werden histogenetisch aus den Abkömmlingen verschiedener Keimblätter gebildet: die Dura ist rein mesenchymal, während die Arachnoidea ein Abkömmling des Neuroektoderms ist. Der Raum (nach CLARA ein „spatium", aber nicht ein „cavum"!) zwischen harter und weicher Hirnhaut ist von einem mehrschichtigen flachen Mesothel ausgefüllt, das in Anlehnung an das perineurale Neurothel „subdurales Neurothel" genannt wurde. Seine Zellen sind miteinander durch Desmosomen und Nexus verankert, so daß kein virtuelles Cavum subdurale existiert! Es wird angenommen, daß im subduralen Neurothel ähnlich wie in der Perineuralscheide

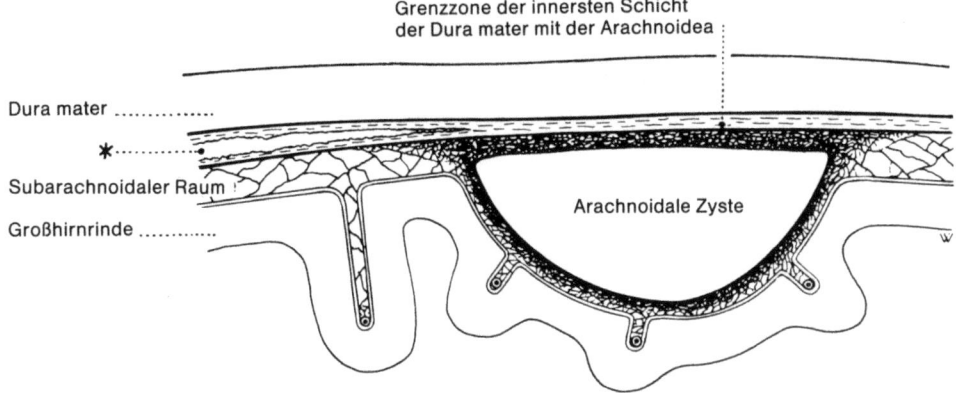

Abb. 128. Zeichnerische Darstellung der morphologischen Struktur einer arachnoidalen Zyste. Der Stern bezeichnet den sog. subduralen Raum, der einen spaltförmigen Artefakt nach Einreißen der duralen Grenzschicht („dural border cell") im Bereich der Grenzzone der innersten Schicht der Dura mater, den Duragrenzzellen („dural border cells") darstellt. (Aus SCHACHENMAYR u. FRIEDE 1979)

eine Diffusionsbarriere lokalisiert ist. Die intensive Membranvesikulation der Endothelien in den Durakapillaren spricht nach ANDRES für ihre resorptive Tätigkeit, die durch das subdurale Neurothel gesteuert werden könnte.

In der Folgezeit entwickelten SCHACHENMAYR u. FRIEDE (1978) eine Technik für die in situ-Fixierungen der Umhüllungen des menschlichen Gehirns, mit der auch beim Menschen die zunächst von ANDRES allgemein für Mammalier ausgearbeitete Darstellung der Grenzzone zwischen Dura mater und Arachnoidea möglich war und die Befunde von ANDRES bestätigte. Die genannten Autoren widersprechen aufgrund ihrer Ergebnisse ebenfalls der Annahme eines Cavum subdurale. Sie vertreten die Ansicht, daß alle Prozesse, von denen man bisher annahm, sie liefen in diesem Raum ab, in Wirklichkeit ihren Ausgang von der Grenzzone der innersten Schicht der Dura mater, den Duragrenzzellen („dural border cells"), nehmen (Abb. 128).

2. Historisches zur Pachymeningosis haemorrhagica interna

Der Terminus *Pachymeningitis haemorrhagica int.* war von Rudolf VIRCHOW im Jahre 1856 eingeführt worden; er deutete den morphologischen Befund als primär entzündlichen Prozeß. Der entzündliche Charakter dieses Befundes wurde seit der Jahrhundertwende mehr und mehr abgelehnt (JORES u. LAURENT 1901; TROTTER 1914; PUTNAM u. CUSHING 1925). HENSCHEN führte 1930 die Bezeichnung Pachymeningosis ein. ASCHOFF grenzte 1938 Blutungen an der Durainnenfläche von Prozessen entzündlicher Genese ab. Er schrieb über die Pachymeningosis haemorrhagica int.: „Über ihre Ursache wissen wir so gut wie nichts... Der ganze Vorgang bleibt rätselhaft." BANNWARTH (1949) wählte den Ausdruck Pachymeningopathie. Im angloamerikanischen Schrifttum wird unter der generellen Annahme traumatischer Genese prinzipiell von einem chronischen subduralen Hämatom („chronic subdural hematoma") gesprochen.

Im Rahmen dieses Beitrages kann der historische Überblick nicht weiter ausgeführt werden; es wird auf die Darstellung von HANKE (1939) verwiesen.

3. Häufigkeit

Die *Häufigkeit* der spontanen Pachymeningosis haemorrhagica int. beträgt nach CIARLA (1913) 0,85%, WOLFF (1921) 1,24%, SUTER (1947) 1,4%, bei Sektionen in Heilanstalten fand sich ein Prozentsatz von 7,3% (CIARLA 1913).

4. Altersverteilung

Ein Gipfel der Erkrankungsfälle findet sich im frühen Kindesalter; diese frühkindlichen Fälle nehmen aber im Hinblick auf Symptomatik und Verlauf eine Sonderstellung ein. Der breite Häufigkeitsgipfel liegt in der zweiten Lebenshälfte zwischen 50 und 80 Jahren. Es findet sich eine Häufung mit steigendem Alter, wobei dann die höchsten Altersgruppen wieder weniger beteiligt erscheinen.

Vergleicht man chirurgische Statistiken (DANDY 1938; HANKE 1939; KRAYENBÜHL u. NOTO 1949; OKONEK 1950) mit Sektionsstatistiken (CIARLA 1913; WOLFF 1921; ALLEN et al. 1935; LINK 1945), so fällt erwartungsgemäß auf, daß das Erkrankungsalter in den erstgenannten Gruppen jünger ist. Man sollte mit Statistiken, vor allem älteren, bei der Auswertung sehr vorsichtig sein, da oft keine histologischen Untersuchungen durchgeführt worden waren.

5. Geschlechtsverteilung

Im Erwachsenenalter erkranken Männer häufiger als Frauen. In der chirurgischen Literatur sind 70–90% aller Fälle Männer: LINK (1945) 52,3%, WOLFF (1921) 53,4%, SUTER (1947) 65%.

6. Klinische Befunde

Das Krankheitsbild der spontanen Durablutung auf dem Boden einer Pachymeningosis haemorrhagica int. ist, wie Günther WOLFF (1962) nach Auswertung einer größeren Serie hervorhob, klar umrissen. Die fast nur bei Menschen jenseits des 50. oder 60. Lebensjahres auftretenden Krankheitserscheinungen zeigen einen unmerklich schleichenden Verlauf. Der Beginn ist im allgemeinen auch nicht annäherungsweise zu bestimmen. Schubförmige Verschlechterungen kommen vor. Neben Kopfschmerzen und psychischen Störungen, die mehr dem Bild der Demenz und Verwirrtheit als der der einfachen Bewußtseinstörung entsprechen, beherrschen im allgemeinen schlagartig, wie bei einer Enzephalomalazie auftretende Zustände, vor allem in Form von Hemiparesen, das Bild. Oft auch sind die neurologischen Symptome weniger umschrieben. So können verwaschene Herdstörungen, Zeichen leichter, vielleicht doppelseitiger Pyramidenbahnläsion und auch extrapyramidale Symptome bestehen. Das Krankheitsbild enspricht dann mehr dem multipler Enzephalomalazien bei allgemeiner Hirnarteriosklerose.

7. Unmöglichkeit der klinischen Unterscheidung beider Prozesse

Eine klinische Unterscheidung eines chronischen subduralen Hämatoms von einer Pachymeningosis haemorrhagica int. ist nicht möglich. Klinische Untersuchungsergebnisse führen lediglich zu einer Lokalisation des Prozesses, erlauben jedoch keine Artdiagnose.

8. Pathogenese

Die Frage, ob eine Trennung zwischen dem chronischen subduralen Hämatom und der Pachymeningosis haemorrhagica int., wie sie nach den Ergebnissen pathologisch anatomischer Untersuchungen vielfach vorgenommen wird, auch aufgrund klinischer Beobachtungen möglich sei, und ob den beiden morphologischen Befunden zwei verschiedene, klar abgrenzbare Krankheitsbilder entsprechen, ist in den Auseinandersetzungen in der Literatur nicht entschieden beantwortet worden. Während man sich in der US-Literatur keinerlei Mühe gibt, zwei mögliche Entitäten voneinander abzugrenzen, ist diese Kontroverse in Europa noch im Gang, die Mehrzahl der Untersucher spricht sich für zwei voneinander abgrenzbare Prozesse aus.

Im Hinblick auf die *Pathogenese* der *Pachymeningosis haemorrhagica int.* bestehen recht uneinheitliche Auffassungen. Ist die Pachymeningosis haemorrhagica int. eine pathogenetische Einheit, die durch verschiedene Prozesse, auch solche traumatischer Natur, ausgelöst werden kann, oder existiert eine chronisch meist progrediente subdurale Blutung mit Hämatombildung infolge Gewalteinwirkung? Auf Einzelheiten dieser ausführlichen mehr als 100 Jahre alten Diskussion in der medizinischen Literatur kann hier aus Raumgründen nicht eingegangen werden. Vor allem in der amerikanischen Literatur ist von Pachymeningosis haemorrhagica int. kaum die Rede, sondern man läßt nur das chronische, im wesentlichen traumatisch bedingte subdurale Hämatom gelten, eine Auffassung, der auch HANKE (1939) sowie CHRISTENSEN (1944) beipflichten.

Demgegenüber vertreten andere Beobachter die Auffassung, daß die Pachymeningosis haemorrhagica int. eine pathogenetische Einheit ist, die sich in geweblichen Veränderungen der inneren Duraschicht ausdrückt (JORES u. LAURENT 1901; HANNAH 1936; LINK 1945). WEPLER (1954) vertrat die Auffassung, daß durch Aufsplitterung der Faserschichten und durch herdförmige Ektasien des Kapillarplexus eine Voraussetzung für Blutungen entstehe, die immer intradural liegen. Der gleiche Verfasser nennt als *Bedingungen solcher Voraussetzungen:* (a) *Disposition* und *Krankheiten* und (b) *Gewalteinwirkungen*. Zu den erstgenannten werden genannt: (1) *Höheres Lebensalter*, (2) *Gefäßerkrankungen (Arteriosklerose, Koronarsklerose), Herzerkrankungen (Klappenfehler)* mit allgemeiner Stauung, (3) *Bluterkrankungen* (wie Leukämie, hämorrhagische Diathesen, perniziöse Anämie), (4) *Leberkrankheiten* (vor allem Zirrhose) auf die von ALBERTINI aufmerksam machte, (5) *Nieren-* und *Nierenbeckenkrankheiten* (chronische Nephritis und Urämie, Nephrosklerose, Nierensteine), (6) *Hirnerkrankungen* (Zerebralsklerose, Altersatrophie, progressive Paralyse), (7) *chronischer Alkoholismus* und (8) *Hypo-* und *Avitaminosen*.

Die subduralen Hämatome, die nach einer eindeutigen mechanischen Gewalteinwirkung auftreten, wurden im vorhergehenden bereits eingehend besprochen. Manchmal hat lediglich ein sog. Bagatelltrauma vorgelegen, leichte Gewalteinwirkungen, an die sich der Patient kaum noch oder gar nicht mehr erinnert. So kann es bei Angetrunkenen unter Alkoholeinwirkung zu Prellungen des Kopfes gekommen sein, an die später keine Erinnerung mehr besteht.

STOCHDORPH (1980) hat auf eine andere Form von zwar seltenen, aber unzweifelhaft *nichttraumatischen subduralen Hämatomen* hingewiesen, etwa jene, die bei der Ruptur eines arteriellen Hirnaneurysma auftreten, bei der die Blutung in den Subduralraum durchbricht und hier zu einem akuten „spontanen" subduralen Hämatom führen, das sowohl über die Konvexität des Großhirns als auch im Interhemisphärenspalt liegen kann.

Es gibt aber noch eine weitere unzweifelhaft nichttraumatische Form subduraler Hämatome, etwa bei Erkrankungen, die mit Blutgerinnungsstörungen einhergehen, ferner unter der Behandlung mit Antikoagulantien und im Zusammenhang mit wiederholten Hämodialysen (STOCHDORPH 1990). Ihre klinische Symptomatik entspricht denen der traumatischen subduralen Hämatome. Es handelt sich jedoch um Prozesse, die unter dem Terminus Pachymeningosis haemorrhagica int. zusammengefaßt werden.

Es wurde bereits hervorgehoben, daß die Pachymeningeosis haemorrhagica int. eine Erkrankung des höheren Lebensalters ist. Die verschiedensten Noxen werden ätiologisch angeschuldigt, wie Blut-, Nieren-, Leber-, Infektionskrankheiten, chronischer Alkoholismus, Gefäßerkrankungen des Gehirns wie Arteriosklerose, Hirnerkrankungen wie Zerebralsklerose, Altersatrophie, progressive Paralyse sowie Hypo- und Axitaminosen.

Man kann auf einige Befunde gestützt theoretisieren, daß infolge von Altersprozessen oder solchen, die oben angeführt wurden, in der mechanisch weniger belastbaren Neurothelschicht eine Metaplasie des Neurothels auftritt. Dabei kommt es zu Kapillarsprossungen, wiederholte Mikrotraumen als Folge plötzlicher Kopfwendungen kommen hinzu, wobei besonders das Drehmomentum bei der Rotationsbeschleunigung des Kopfes eine Rolle spielt. In der im Alter mechanisch weniger belastbaren Neurothelschicht kommt es zu kleinen Blutungen, auch wiederholten Nach- und Neublutungen aus den neugebildeten Kapillarsprossungen.

„Die Differenzierung zwischen einer Pachymeningosis haemorrhagica int. und einem chronischen subduralen Hämatom richtet sich letztlich danach", so urteilt STOCHDORPH (1990), „wie ursächliche Gewichtigkeiten in der Relation zueinander eingeschätzt werden. Wer den etwaigen disponierenden Umständen einen hohen Stellenwert beimißt, wird ein Krankheitsbild eher als Pachymeningosis haemorrhagica int. bezeichnen und mechanische Traumen nur als auslösend gelten lassen. Ein anderer mag in dem Prozeß vornehmlich die Folge eines Traumas, damit aber ein chronisches subdurales Hämatom sehen und disponierende Momente für weniger wesentlich erachten".

9. Deutung der Genese der Pachymeningosis haemorrhagica interna in unfallgutachterlicher Beurteilung

Die Deutung der *Genese* der Pachymeningosis haemorrhagica int. ist bei *unfallgutachterlicher Beurteilung* von äußerst großer Bedeutung. Wir folgen WEPLER (1958), der argumentiert: (1) Es existiert eine Pachymeningosis haemorrhagica int. ohne Gewalteinwirkung besonders bei älteren Patienten und bei Säuglingen. In diesen Fällen können spontane große Blutungen auftreten und einen Unfall vortäuschen; (2) Eine vorbestehende, progrediente Erkrankung der Dura kann durch eine Gewalteinwirkung verschlimmert werden. Dabei steht die

Blutung in engem zeitlichen Zusammenhang mit einem Unfall und der Tod kann rascher eintreten als man bei natürlichem Ablauf hätte erwarten können. Die Beurteilung ist in solchen Fällen von dem makroskopischen und mikroskopischen Befund der Dura (Übereinstimmung von Zeitpunkt der Gewalteinwirkung und Alter der Blutung) weitgehend abhängig; (3) Die schwache oder mittelstarke Gewalteinwirkung kann eine leicht erkrankte Dura (Pachymeningosis dissecans) oder dieselbe in einem besonderen Reizzustand ihrer Gefäße treffen. Es wird sich dann ein an sich nicht progredientes Leiden – möglicherweise erst nach Monaten – in langsam fortschreitendem Verlauf verschlimmern. In solchen Fällen hat der Unfall für die Entwicklung der Krankheit richtungsweisende Bedeutung, indem er den fortschreitenden Charakter derselben erst auslöst. Klinische Erkrankung und evtl. tödlicher Ausgang sind dann allein Folge des Unfalls; (4) Kommt echte Pachymeningosis haemorrhagica int. im Sinne der Bannwarth-Vorstellungen allein durch Gewalteinwirkung vor.

10. Pathomorphologie

a) Makroskopische Befunde

Die Innenfläche der Dura mater ist von abziehbaren Häutchen bedeckt, die in mehrere Lamellen aufgespalten sein können, die infolge frischer Blutungen rot oder durch Blutfarbstoff dunkel oder rostbraun verfärbt sein können. In diesem Bereich kann die Dura mater verdickt sein. Diese geweblichen Veränderungen finden sich besonders häufig über der Konvexität, an der Falx cerebri, die auf beiden Seiten befallen sein kann, und an der kranialen Fläche des Tentorium cerebelli. Der Prozeß kommt häufig doppelseitig vor. Die Gewebsveränderungen sind entweder fleckförmig oder sie befallen ein größeres Areal der Dura mater der Konvexität.

Diese Veränderungen sind in frühen Stadien klinisch symptomlos. Klinische Symptome treten erst dann auf, wenn durch Blutungen, eventuell auch in Schüben verlaufend, zwischen den Lamellenhäutchen größere Hämatome entstehen; sie finden sich im wesentlichen im Versorgungsbereich der A. cerebri med.

Die *Hämatome* besitzen eine *äußere Hämatommembran*, die sich bei operativen Eingriffen und Obduktionen leicht von der Innenfläche der Dura abziehen läßt. Sie ist je nach Alter der Blutung braunrot, braun, gelbbraun oder olivgrün. Die *innere Hämatommembran* besteht aus einem im allgemeinen zarten, meist durchsichtigen, oft glänzenden Häutchen, welches der Arachnoidea anliegt, ohne jedoch mit ihr verwachsen zu sein. Bei Einrissen der inneren Hämatommembran können sich sekundäre subdurale Blutungen herausbilden, wie sie von ALBERTINI (1941/1942) und LINK (1945) beschrieben wurden. Im Randgebiet der Pachymeningosis haemorrhagica int. liegt ein Übergang zwischen äußerer und innerer Hämatommembran vor, der sich in inneren Schichten der Dura mater erstreckt.

Das Hämatom (Blutsack) ist durch feine Lamellen vollständig abgekammert, in einzelnen Fällen können sich verschiedene, völlig voneinander abgekapselte Hämatome finden. Der Inhalt des Hämatoms ist dünnflüssig oder geronnen, die Farbe kann von rot über schwarzrot, schwarzgrün zu braun reichen. Die

Kombination eines Hämatoms mit einem Hydrom mit wasserklarem oder xanthochromem Inhalt ist möglich.

Auf dem Durchschnitt sind die Hämatome sichelförmig oder bikonvex. Ihre Dicke kann bis zu 5 cm, der Inhalt 300 ccm oder mehr betragen. Die Ausdehnung größerer Hämatome kann von der Frontalregion bis zum Okzipitallappen und von der Falx bis zum Übergang in die Basis reichen.

Größere Hämatome platten des darunterliegende Hirngewebe ab und dellen es ein. Die weichen Häute sind manchmal bräunlich verfärbt infolge abgelagerten Blutpigmentes. Bei massiven einseitigen Hämatomen kann eine Massenverschiebung des Gehirns zur Gegenseite vorliegen; sie liegt bei doppelseitigen Hämatomen vor.

b) Feingewebliche Befunde

Bei *histologischer Untersuchung* liegt in Frühstadien ein Bild vor, das dem einer *Pachymeningosis dissecans* ähnelt mit Aufsplitterung innerer Faserlagen der Dura mater mit teleangiektatischen, sehr zartwandigen „Riesenkapillaren"; JORES (1901) sprach deshalb von einer sog. *Pachymeningitis vasculosa.* Das Maschenwerk ist von Blutungen eingenommen, die frische, entfärbte und in jedem Stadium des Abbaus befindliche Erythrozyten enthalten können, von intrazellulär gespeichertem und phagozytiertem Hämosiderinpigment, und von wechselnden Zahlen von Lymphozyten, Plasmazellen, Eosinophilen und vereinzelten Leukozyten.

Die bei der Pachymeningosis haemorrhagica int. vorliegenden Blutungen sind intradural gelegen, sie finden sich in der Proliferationszone neugesproßter Gefäße. Sie sind, wie PETERS hervorhob, die Folge des Umbaus der innersten Duraschicht, nicht aber deren Ursache.

Bei älteren Hämatomen finden sich in der äußeren Hämatomkapsel Organisationsvorgänge mit kapillarreichem Granulationsgewebe, kollagenen Fasern und Narbengewebe. Eine vollständige Organisation des Hämatoms kommt nicht vor.

In der *schwartigen Wandung* kann es zu *Verkalkungen* und zur Bildung *knöcherner Formationen* kommen. *Sekundäre Infektion* einer Pachymeningosis kann ein intradurales Empyem zur Folge haben.

c) Verlauf

Der gewöhnliche Verlauf der Pachymeningosis haemorrhagica int. ist chronisch progredient, er kann jedoch auch schubartig verlaufen und in einigen Fällen einen apoplektiformen Beginn zeigen. In vielen Fällen kann der krankhafte Prozeß aber auch in einem Frühstadium verbleiben.

d) Unterschiede in der Organisation einer subduralen Blutung von einer Pachymeningosis haemorrhagica interna

Das Organisat einer subduralen Blutung ist feingeweblich von den Prozessen, wie sie bei der Pachymeningosis haemorrhagica int. gesehen werden, verschieden. Beim Organisat einer subduralen Blutung findet sich eine mit der Durainnenfläche verbundene aus Fibrozyten und in späteren Stadien aus kollagenem Bindegewebe bestehende „Schwarte", die spaltförmige Hohlräume enthält, die nicht von Endothel überzogen sind. Diese kleinen zystischen Hohlräume sind mit nekrotischen Erythrozyten gefüllt, die sich mit Eosin rosarot anfärben. Im Inneren der traumatisch entstandenen Blutungen findet man in frühen Stadien streifenförmig gelagertes Fibrin. In ihnen spielen sich dann später die bindegewebigen Organisationsvorgänge ab. Reichlich in Zellen eingelagertes Pigment ist diffus und lokal anzutreffen. „In Randgebieten stellt man fest, daß das peripherwärts stetig an Höhe abnehmende Organisat, das zentral die Höhe der Dura mater um ein Vielfaches übertreffen kann, der inneren Duraschicht aufliegt, sie nicht ersetzt. In der Umgebung organisierter subduraler Hämatome werden die geweblichen Bilder der Pachymeningosis, die man bei intraduraler Blutung stets antrifft, vermißt" (PETERS 1970).

Die *Endstadien* der *Organisation* einer *subduralen Blutung* bestehen in *3 morphologisch sich unterscheidenden Typen*, nach der Größe der Blutung: (1) *Dünne Blutungen* hinterlassen *kein Organisat*, es verbleiben *lediglich Pigmentflecken* der *Dura mater*, (2) etwas *größere Blutungen* zeigen an der *Durainnenseite* eine *stellenweise pigmentierte fibröse Neomembran* bzw. „*Schwarte*" und (3) die *großen Blutungen* verwandeln sich in *Organisat, das nicht resorbierte Blutanteile, Fibrin* und *fibröses Gewebe* enthält. Die angrenzenden weichen Hirnhäute, gliösen Elemente und Endothelzellen zeigen Einlagerungen von Blutpigment.

e) Auswertungen von Obduktionsbefunden

Auswertungen von Obduktionsbefunden zeigen, daß praktisch immer neben dem eigentlichen pachymeningitischen Prozeß eine Arteriosklerose der Hirngefäße mit entsprechenden Parenchymschäden vorliegen. Hier wird also wie Günther WOLFF (1962) mit Recht weiter ausführt, die differentialdiagnostische Abgrenzung weitgehend durch die Symptome einer Begleitkrankheit ermöglicht, die man mit einigem Recht als eine obligatorische bezeichnen kann, da ihr ja parallel verlaufende Gefäßveränderungen zugrunde liegen. Die stetige, unaufhaltsame Progredienz entspricht dem Charakter der Gefäßerkrankung an der harten Hirnhaut und am Gehirn selbst. Der meist plötzliche, oft überraschend eintretende Tod ist Folge der Durablutung. Die Frage, ob die unkomplizierte Pachymeningosis haemorrhagica int. ohne raumfordernde Blutung bereits das klinische Bild beeinflußt oder ob sie klinisch symptomlos verläuft, muß nach WOLFF offen bleiben.

PETERS (1951) setzte sich eingehend mit der differentialdiagnostischen Abgrenzung der Organisate subduraler Blutungen von den gestaltlichen Veränderungen bei der Pachymeningosis haemorrhagica int. auseinander:

Organisate subduraler Blutungen lassen sich pathologisch-anatomisch von den gestaltlichen Veränderungen der Pachymeningosis haemorrhagica int. unschwer trennen. Die Organisation subduraler Hämatome erfolgt von dem Durainnenblatt. Die Struktur des Organisates, das von Hohlräumen durchsetzt ist, die mit Fibrozyten ausgekleidet sind, ist durch die Gerinnungsvorgänge in subduralen Blutungen nach Art eines Thrombus bedingt.

Im allgemeinen ist der Endzustand eine solide Organisation. Es hängt von der Größe der Blutung, der Zeit und allgemein biologischen Momenten ab, wann das Endstadium der Organisation erreicht wird. Daraus resultiert, daß unvollständige Organisate subduraler Blutungen erwartet werden können.

Da die Tendenz der primären Umwachsung von Blutungen besteht, können je nach Intervall zwischen Blutung und Untersuchung „abgekapselte subdurale Hämatome" erwartet werden. Auch in diesen Fällen ist pathologisch-anatomisch eine Differentialdiagnose zwischen subduralem Hämatom und intraduraler Blutung bei Pachymeningosis haemorrhagica int. infolge der unterschiedlichen Struktur der Organisate und der Proliferation bei der Pachymeningosis haemorrhagica int. möglich. Meist wird auch die noch fehlende bindegewebige Organisation des hirnwärtigen Häutchens eine Differentialdiagnose gestatten.

PETERS (1951) fährt fort: „Die raumbeengende intradurale Blutung ist eine nicht seltene Komplikation bei der Pachymeningosis haemorrhagica int., die in der Literatur meist als ‚chronisches subdurales Hämatom' etikettiert worden ist."

Die intradurale Blutung kann anatomisch-pathologisch von der subduralen Blutung unschwer unterschieden werden: (a) Durch die Anwesenheit der für die Pachymeningosis haemorrhagica int. typischen Proliferationszone in der inneren Duraschicht, und (b) durch den Nachweis eines bindegewebig organisierten, die Blutung hirnwärts abschließenden Häutchens, das außerhalb der Blutungen als Teil der Proliferationszone erkannt werden kann.

Schon vor dem Unfall vorliegende Krankheitszeichen, wie Kopfschmerzen, Gleichgewichtsstörungen, Wesensveränderungen, Symptome, deren Intensität wechselt und der Nachweis von Grundkrankheiten, insbesondere solcher des Herzens und der Gefäße und schließlich höheres Lebensalter müssen den Verdacht auf eine Pachymeningeosis haemorrhagica int. hinlenken.

Führen auffallend leichte Gewalteinwirkungen nach kürzerem Intervall zu Krankheitserscheinungen oder fehlen solche in der Vorgeschichte ganz, besteht ein sehr berechtigter Verdacht auf das prätraumatische Vorliegen einer Pachymeningeosis haemorrhagica int.

X. Subdurales Hydrom oder Hygrom

1. Historisches

Die ersten Beschreibungen liefert Rudolph VIRCHOW (1856). VIRCHOW beschrieb parallel zum Haematoma durae matris das Hygroma durae matris.

2. Einführung

Unter der Bezeichnung des *traumatischen subduralen Hydroms* oder *Hygroms* wird ein *seröser intrakranieller Erguß* nach einer Gewalteinwirkung gegen den Kopf verstanden. Die Flüssigkeitsansammlungen haben ein verschiedenartiges Aussehen und sind von unterschiedlicher Ätiologie. Es muß zunächst hervorgehoben werden, daß diese nicht auf eine gemeinsame Pathogenese zurückgeführt werden können. *Morphologisch* lassen sich *zwei verschiedene Formen* abgrenzen: (1) Das *zystische*, oft *mehrkammerige, abgekapselte Gebilde*, das von einer *Membran* umgeben ist, und (2) *„freie" Flüssigkeitsansammlungen*, die *nicht abgekapselt sind*. PIA (1961) schrieb zutreffend: „Es gibt keine intrakranielle Erkrankung, die hinsichtlich ihrer Ätiologie und Pathogenese so große Unklarheiten birgt wie die Ergüsse des Subduralraumes: Die Hämatome und die Hydrome.

Selbst die Lokalisation – intradural und subdural – ist umstritten und wird von Morphologen und Klinikern abweichend beurteilt."

Kasuistiken und Serien von subduralen Hydromen wurden mitgeteilt von: DA COSTA u. ADSON (1941), HAYES (1944), WYCIS (1945) 7 Fälle, DICKINSON u. PASTOR (1948), VOSSSCHULTE (1950), BUFFAT (1954), AFRA u. DEAK (1961), PIA (1961), PROBST (1970), OKA et al. (1972), STREMMEL u. METZEL (1972), HOFF et al. (1973), WINESTOCK et al. (1975), BALTENSWEILER (1977), FRENCH et al. (1978), ST JOHN u. DILA (1981), STONE et al. (1981), BORZONE et al. (1983).

Die Begriffe *Hydrom* (τὸ ὕδωρ) = Wasser, eingeführt von DANDY (1938) und *Hygrom* (ὑγρός) = feucht, naß, flüssig, eingeführt von VIRCHOW (1856) werden gleichbedeutend angewandt. Beide Termini sind vom Sprachlichen her korrekt, vom Sachlichen her scheint der Ausdruck Hydrom = Wassergeschwulst korrekter.

Die Tatsache, daß weder hinsichtlich der Ätiologie noch der Pathogenese Übereinstimmung herrscht, spiegelt sich auch in der Vielzahl der Termini wider: *Hygroma durae matris* (VIRCHOW 1856), *Meningitis serosa traumatica* (PAYR 1916), *Arachnitis circumscripta cystica* (PETTE 1936), *Hydroma* (DANDY 1938), *Subarachnoidalzyste* (ZEHNDER 1938), *extrazerebrale Arachnoidalzyste* (OKONEK 1938) und *chronisch zystisches Hydrom* der *Dura* (BANNWARTH 1949).

Die traumatischen Schäden, die unter der Bezeichnung subdurales Hydrom oder Hygrom zusammengefaßt werden, sind sehr kontrovers, und es besteht eine erhebliche Verwirrung in terminologischer Hinsicht.

Zunächst sollte man die Termini Hydrom und Hygrom als synonym bezeichnen. Der Ansicht von KINLEY et al. (1951), die den Ausdruck „Hygrom" für eine Ansammlung von xanthochromer Flüssigkeit, die sich frei im subduralen Raum finde und nicht von einer Neomembran umgeben sei, anwandten, und die die Bezeichnung „Hydrom" für jene Ansammlung von klarer oder nur leicht xanthochromer Flüssigkeit, die sich frei im Subduralraum befinde ohne jegliche Membran, vorbehielten, muß ich widersprechen, da es sich hier nicht um 2 Krankheitsprozesse handelt. Ob eine Membran vorliegt, hängt vom Stadium (Alter) der Gewebsläsion ab. Die chronischen Läsionen beider Typen besitzen Neomembranen. Man soll lediglich die Hämatome von den Hydromen (den ich dem Begriff Hygrom vorziehe) unterscheiden. Das subdurale Hämatom ist eine Ansammlung von Blut in diesem Raum, das frisch oder geronnen sein kann. Das subdurale Hygrom bezeichnet eine Ansammlung von klarer, xanthochromer, manchmal auch leicht blutig verfärbter Flüssigkeit im subduralen Raum, die dem Liquor entstammt.

Subdurale Hydrome kommen durchwegs im *Kleinkindesalter* vor, einige jedoch im *Greisenalter* (BANNWARTH 1949). Interessant ist der Hinweis, daß VIRCHOW (1857) in ihnen Endstadien von subduralen Hämatomen sah. Dieses Krankheitsbild wird heute als eine selbständige Entität gesehen (DA COSTA u. ADSON 1941; BANNWARTH 1949; KUHLENDAHL 1950; VOSSSCHULTE 1950; WEPLER 1956; PIA 1961).

3. Mechanogenese und formale Pathogenese

Über die Entstehung der subduralen Hydrome bestehen keine übereinstimmenden Vorstellungen.

NAFFZIGER wies 1924 auf den Umstand, daß subdurale Flüssigkeitsansammlung nach Gewalteinwirkung gegen den Schädel von Pathologen oder Chirurgen kaum beachtet wurden. Sie entwickelten sich sowohl mit als auch ohne Schädelfrakturen. Das Syndrom gehe häufig mit gesteigertem Schädelinnendruck einher. Bei der Vornahme einer subtemporalen Dekompression stand die Dura mater unter Spannung. Wurde die Dura aufgeschnitten, dann spritzte ein Strahl von Flüssigkeit aus, die oft klar, aber auch durch frische oder alte Blutbeimengungen verfärbt sein konnte. Oft war der Druck, unter dem die Flüssigkeit stand, so stark, daß eine Art von Jet bis zur Schulter des Operateurs spritzte. Insgesamt können bis zu 60–90 ml Flüssigkeit entfernt werden. Die Flüssigkeit zeigt bei der Untersuchung alle Eigenschaften von Liquor. NAFFZIGER hob hervor, daß diese Flüssigkeit an einer falschen Stelle gefunden werde, nämlich subdural und extraarachnoidal. Nach NAFFZIGERs Meinung drang Liquor durch einen Riß der Arachnoidea in den subduralen Raum ein. Dieser Autor hob die Kompression und Verlagerung von Hirnteilen als Folge des erhöhten Schädelinnendruckes hervor.

DANDY (1940), der den Terminus „subdurales Hydrom" für die Ansammlung von Liquor im Subduralraum prägte, gebrauchte auch die Bezeichnung „*external hydrocephalus*". DANDY nahm einen Einriß der Arachnoidea an mit Eindringen von Liquor in den subduralen Raum und dessen Zurückbleiben dort wegen einer Art von Ventilverschlusses an der Rißstelle. Neben Gewalteinwirkungen hatte DANDY als ätiologische Faktoren weiterhin die Osteomyelitis des Schädels, beispielsweise die Mastoiditis und den kommunizierenden Hydrozephalus genannt. Diese mechanische Vorstellung wird vor allem von angloamerikanischen Autoren vertreten. Für die Richtigkeit wurde auf eine Mitteilung von DA COSTA u. ADSON (1941) hingewiesen, die bei der Operation eines ihrer Patienten einen solchen Riß sehen konnten, sowie Luftansammlungen im subduralen Raum nach Pneumenzephalographien (MC CONNELL 1941).

DANDY selbst gab 3 Ursachen an: Gewalteinwirkung war die wichtigste. Die Gewalteinwirkung bewirkte Risse in der Arachnoidea mit Austritt von Liquor in den Subduralraum. An zweiter Stelle würden sich subdurale Effusionen sekundär nach Infektion des darüberliegenden Knochens, etwa bei einer Mastoiditis entwickeln. Drittens würden subdurale Flüssigkeitsansammlungen gelegentlich bei einem kommunizierenden Hydrozephalus gesehen, bei denen sich Risse der Arachnoidea meist an der basalen Zisterne einstellen würden.

Die *Transsudationstheorie*, die im wesentlichen auf Vorstellungen von BANNWARTH (1949) sowie VOSSSCHULTE (1950) beruht, besagt, daß der subdurale Erguß aus pathologisch veränderten Gefäßen der Dura durch Transsudation entstanden war. Der Erguß unterscheidet sich demnach nur im Hinblick auf seine Zusammensetzung von der Pachymeningitis haemorrhagica int. von VIRCHOW.

Von ITO et al. (1977) wurden mit guten Argumenten 3 Typen von Läsionen beim subduralen Hydrom postuliert: (1) Der *Granulationstyp*, (2) der *zystische Typ* und (3) der *gemischte Typ*. Weitere histologische Untersuchungen sind notwendig, um sich mit diesen verschiedenen Typen auseinanderzusetzen (Abb. 129 a–c).

BANNWARTH (1949) vertrat die Ansicht, daß die Flüssigkeit beim subduralen Hydrom aus der Dura stamme. Es komme als Folge mechanischer oder entzündlicher Reaktionen zu einer vermehrten Permeabilität von Flüssigkeit in den Subduralraum, ein Erklärungsversuch, der unwahrscheinlich ist.

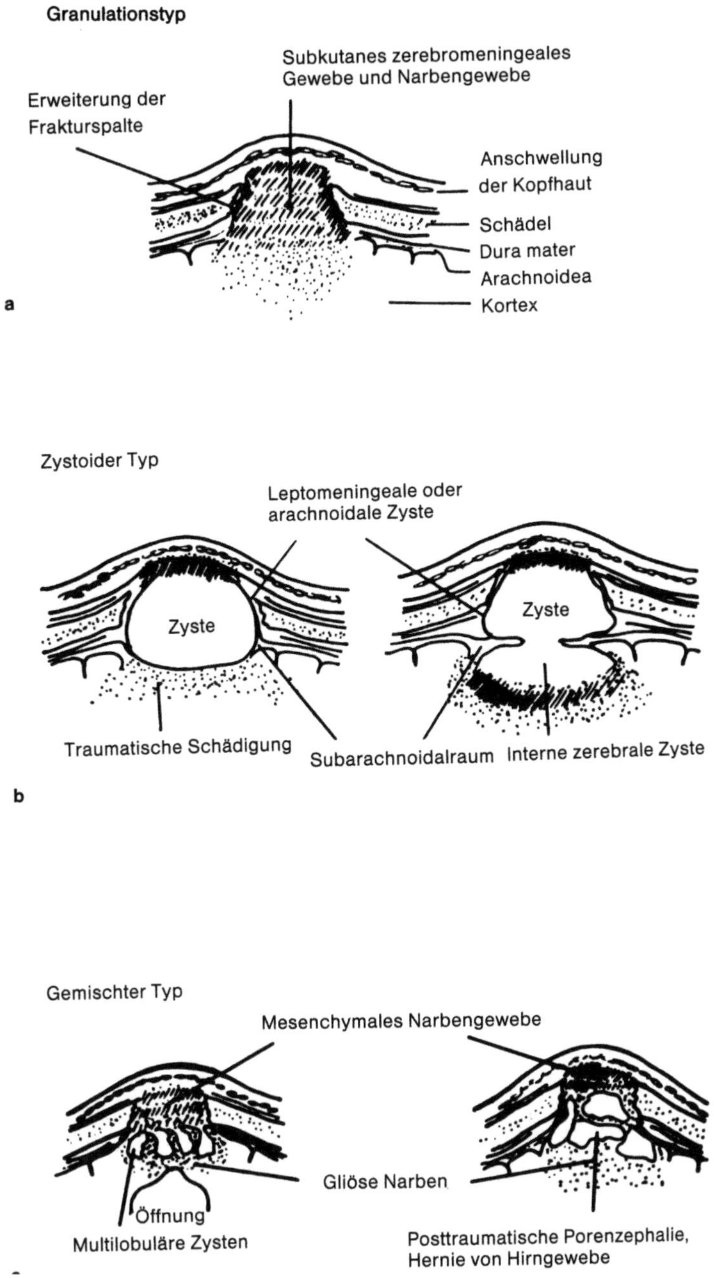

Mechanogenese und formale Pathogenese 315

Granulationstyp

- Erweiterung der Frakturspalte
- Subkutanes zerebromeningeales Gewebe und Narbengewebe
- Anschwellung der Kopfhaut
- Schädel
- Dura mater
- Arachnoidea
- Kortex

a

Zystoider Typ

- Leptomeningeale oder arachnoidale Zyste
- Zyste
- Traumatische Schädigung
- Subarachnoidalraum
- Interne zerebrale Zyste

b

Gemischter Typ

- Mesenchymales Narbengewebe
- Gliöse Narben
- Öffnung
- Multilobuläre Zysten
- Posttraumatische Porenzephalie, Hernie von Hirngewebe

Abb. 129. a Ein vergrößerter Knochendefekt und proliferiertes Granulationsgewebe liegen im Bereich der ursprünglichen Fraktur. **b** Die Wandung der Zyste besteht aus einer Arachnoideamembran, und eine kleine Öffnung, die mit dem Subarachnoidalraum kommuniziert, besteht an der Basis der Zyste. **c** Eine traumatische Porenzephalie bildet sich unter dem subkutanen Granulationsgewebe. (Aus ITO, et al. 1977)

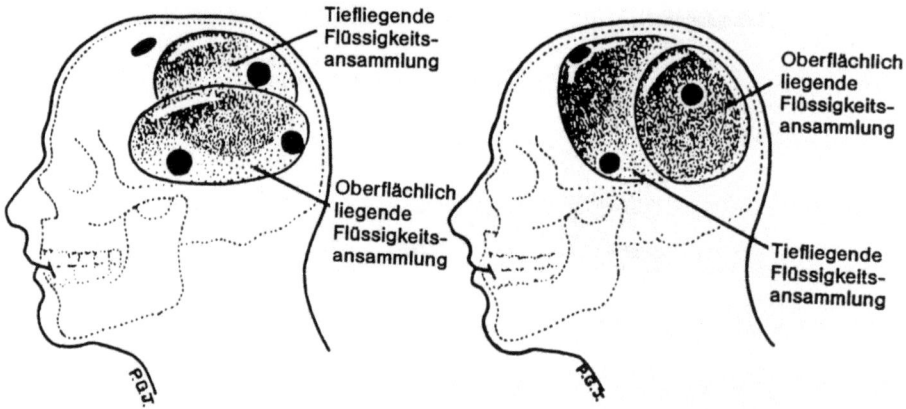

Abb. 130. Fall 1: Schematische Darstellung der subduralen Hygrome und der Borlöcher (*links*). Fall 2: Schematische Darstellung der subduralen Hygrome und der Borlöcher (*rechts*). (Aus MAURICE-WILLIAMS 1976)

VOSSSCHULTE (1950), der eine Beobachtung mitteilte, die er ausgiebig histologisch untersucht hatte, kam zu dem Schluß, daß das echte, akut entstandene nicht abgekapselte, subdurale Hydrom seinen Flüssigkeitsgehalt aus der harten Hirnhaut beziehe, wie es schon BANNWARTH (1949) vermutet hatte. Er kritisierte die auf den ersten Blick bestechende Deutung DANDYs, die immer etwas unbefriedigendes an sich gehabt habe. Bei der Flüssigkeitsverschiebung aus den lakunären Räumen der äußeren Duraschicht in die innere Duraschicht dürften nach Ansicht von VOSSSCHULTE die lockeren mit zarten auseinandergedrängten Bindegewebszügen ausgefüllten langgestreckten Räume, die zwischen den derben Fasern des inneren Blattes zu finden sind, eine besondere Rolle spielen und mit ihrem senkrecht oder schräg gegen die Durainnenfläche gerichteten Verlauf der Ableitung in den Subduralraum dienen. Als weiterer Beweis für die Richtigkeit seiner Vorstellungen führt VOSSSCHULTE die völlig intakte Arachnoidea an. Aus der Schilderung des Sektionsprotokolls ging hervor, daß an der Hirnrinde, im Marklager und am Ventrikelpendym zahlreiche größere und kleinere Blutungsherde gefunden wurden, die zu einer stark blutigen Verfärbung des Liquors im gesamten Subarachnoidalraum geführt hatten. Würde also die hier bei der Operation gefundene subdurale Flüssigkeitsansammlung das Ergebnis des Liquorergusses aus dem Subarachnoidalraum in den Subduralraum aufgrund eines Einrisses der Arachnoidea gewesen sein, so hätte der bei dem Eingriff aus dem Subduralraum entleerte Inhalt blutig gefärbt sein müssen. Das war nicht der Fall.

Man müsse sich fragen, fuhr VOSSSCHULTE fort, weshalb nach Eingriffen an der Hirnsubstanz, bei denen große Lücken in der Arachnoidea zurückbleiben, nicht regelmäßig ein Hydrom entsteht. Ferner zeige sich, daß die Festigkeit der Arachnoidea trotz ihrer Zartheit erstaunlich groß sei, beispielsweise beim Ansetzen eines Klip an der Großhirnkonvexität. VOSSSCHULTE scheint es deshalb zweifelhaft, ob Gewalteinwirkungen, die als Ursache für ein subdurales Hydrom in Frage kommen, einen Riß der Arachnoidea an der Konvexität – und dort müßte er bei dem typischen Sitz der Hydrome ja wohl lokalisiert sein – herbeiführen können.

Es besteht aber kein Zweifel daran, daß nicht alle subduralen Hydrome die Folge eines traumatischen Risses der Arachnoidea sind.

MAURICE-WILLIAMS (1975) berichtete über 2 Beobachtungen von separaten, aber überlagerten („superimposed") chronischen subduralen Hygromen, die jeweils über einer Großhirnhemisphäre lagen (Abb. 130, 131). Sie waren durch eine dicke Membran voneinander getrennt, die Verbindung mit der subduralen Membran hatte.

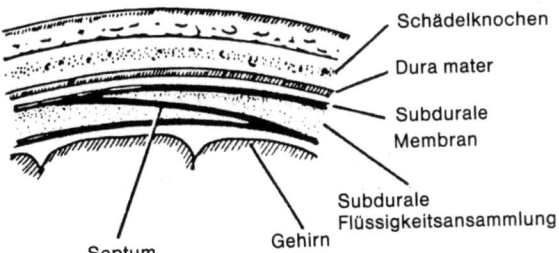

Abb. 131. Schematische Darstellung der Trennung eines überlagernden subduralen Hygrom durch ein quer verlaufendes Septum. (Aus R. Maurice-Williams 1976)

Meines Wissens liegen keine morphologischen Untersuchungen anläßlich von Autopsien von solchen überlagerten chronischen subduralen Hygromen vor.

4. Häufigkeit

Im Vergleich zu den subduralen Blutungen ist der Prozeß relativ selten. Gurdjian u. Webster (1958) sahen unter ihren 1285 Schädel-Hirn-Verletzungen 3 subdurale Hydrome, Pia (1961) fand von 1954–1959 in seinem Material 15 Fälle. Weitere Mitteilungen stammen von Dickinson u. Pastor (1948) 2 Fälle, Probst (1970) 3 Fälle, Stremmel u. Metzel (1972) 3 Fälle. Insgesamt sind etwa über 100 Beobachtungen bekannt.

Jaccard u. De Tribolet (1983) fanden unter 3002 Patienten, die wegen Schädelhirnverletzungen stationär aufgenommen worden waren, 70 Fälle von Hygromen. Bei 24 dieser 70 Patienten wurde das Hygrom durch ein Bohrloch entleert, bei 46 wurde eine konservative Behandlung durchgeführt. In beiden Gruppen zeigte sich, daß das klinische Bild mehr durch begleitende komplizierende Schädel-Hirn-Verletzungen beeinflußt war als durch das Hygrom selbst.

5. Akute und chronische Formen

Nach den *klinischen Verläufen* kann eine *akute* von der *chronischen Form* abgegrenzt werden. Einige Autoren (Lazorthes 1952; Buffat 1954) sprechen auch von einer *subakuten Form*.

a) Akutes subdurales Hydrom

Den Terminus *akutes subdurales Hydrom* möchte Wepler (1956) durch *akuter subduraler Erguß* ersetzen, da es sich um eine nicht zystische Bildung handelt.

Gewalteinwirkungen gegen den Kopf sind die häufigste Ursache (Abbot et al. 1943; Dickinson u. Pastor 1948; McConnell 1941).

Diese mehr oder weniger starken Flüssigkeitsansammlungen kommen bereits nach sehr kurzem Intervall im Subduralraum vor. Sie wirken als raumfordernde Prozesse und bewirken eine Erhöhung des intrakraniellen Druckes. Sie werden operativ entleert. Ihre Darstellung bei Autopsien ist schwierig; Ostertag hatte vorgeschlagen, die Dura mater paramedian zu eröffnen und nicht im Bereich der Sägefläche.

b) Chronisches Hydrom der Dura mater

Das *chronische Hydrom* der *Dura mater* kommt sehr viel seltener vor als das chronische Hämatom der Dura mater, abgesehen von Beobachtungen im Kindesalter. Die zystischen Flüssigkeitssäcke finden sich meist über der Konvexität der Großhirnhemisphären, sehr selten an der Basis. Das *zystische Hydrom* ist mit Flüssigkeit gefüllt, dessen Farbe von wasserklar, xanthochrom bis blutig reichen kann. Sie kommen *einseitig* und auch *doppelseitig* vor (RICHTER 1899; LOVE 1937; HANDFEST 1938).

Das zystische Hydrom liegt der Innenfläche der Dura an, ist leicht ablösbar, hat mit der benachbarten Arachnoidea keine Verbindung und wirkt verdrängend auf das Hirngewebe ein.

6. Klinische Befunde

Die klinischen Befunde des subduralen Hydroms gleichen denen des subduralen Hämatoms weitgehend. Sie sind klinisch von chronischen subduralen Hämatomen nicht zu unterscheiden. Erst die Operation bzw. Autopsie zeigt das Hydrom. Das freie Intervall bis zum Auftreten klinischer Ausfallserscheinungen beträgt wenige Stunden bis einige Tage, so daß wir, wie im vorhergehenden bereits ausgeführt, akute und chronische Verlaufsformen unterscheiden können. Meist treten frühzeitig schwere Störungen der Bewußtseinslage auf. Kopfschmerz, Schwindel, Reizbarkeit, Unruhe, Konzentrationsschwäche und Verwirrtheit mit neurologischen Ausfallserscheinungen sind häufige Symptome. Eine weitgestellte Pupille an der Seite der Läsion bestand bei 6 von 33 Patienten (WYCIS 1945). Das Bild des akuten traumatischen Hirnstammsyndroms ist häufig. Halbseitensymptomatik kann auf die Lage des Ergusses hinweisen. Der Erguß führt zu einem sichelförmigen raumfordernden Prozeß, in dem intrazerebrale Gefäße von der Schädelkalotte abgedrängt werden.

PAYR hatte 1916 4 Beobachtungen von posttraumatischen subduralen Hygromen aus dem 1. Weltkrieg mitgeteilt. Weitere Berichte erfolgten von LOVE (1937) sowie von WALSH u. SHELDEN (1937). MCCONNELL gab 1941 eine umfassende Zusammenstellung von 32 eigenen Beobachtungen. Er gliederte sein *Beobachtungsgut* in *4 Gruppen:* (1) *Patienten* mit einem *deteriorierenden klinischen Bild*, charakterisiert als ein sich *ausdehnender raumfordernder Prozeß* (8 Fälle), (2) *Patienten*, die sich in einer *Erholungsphase* nach *ausgedehnter Contusio cerebri* befanden, bei denen sich eine vollständige Wiederherstellung nicht eingestellt – ein passiver raumfordernder Prozeß bleibt zurück (6 Fälle), (3) *Patienten*, die unter *Kopfschmerz, Schwindel* und *unklaren Symptomen* seit ihrem *Unfall* leiden, (4) *Patienten*, bei denen *Kopfschmerz* und manchmal auch einige *konstante neurologische Symptome* einige Zeit *nach dem Unfall* sich einstellten (12 Fälle). Die letzte Gruppe hatte die beste Prognose.

7. Serien aus der Literatur

SCOTT berichtete 1942 über 3 Patienten mit länger anhaltenden Bewußtseinsstörungen (23–28 Tage) als Folge von subduralen Hygromen und beschrieb 1943 einen Patienten mit einem subduralen Hygrom, der klinisch das Bild eines epiduralen Hämatoms zeigte.

ABBOTT et al. (1943) teilte die Ergebnisse von 37 Patienten mit subduralen Effusionen als Folge von Blastverletzungen aus dem 2. Weltkrieg mit.

MCCONNELL (1944) berichtete über 6 Beobachtungen mit einer traumatischen Amnesie zwischen 6 und 66 Tagen Dauer.

Bei den 3 Beobachtungen, die HAYES (1944) veröffentlichte, bestand kein gesteigerter Schädelinnendruck. In 2 der Beobachtungen lag eine akute Verlaufsform vor. Die Gewalteinwirkung hatte zu sofortiger Bewußtlosigkeit geführt. Ohne luzides Intervall verstärkte sich das Koma. Es bestanden keine Schädelfrakturen.

WYCIS (1945), der die bisher veröffentlichten Beobachtungen auswertete, fand 26 männliche und 5 weibliche Patienten. Das Alter schwankte zwischen einem und 69 Jahren. Die größte Gruppe fand sich in der 2. Lebenshälfte. WYCIS schrieb, daß seit der klassischen Beschreibung durch PAYR (1916) wenig an Neuem zugefügt worden sei.

GRANT (1946) berichtete über 51 Fälle, von denen 21 akute und 23 chronische Verlaufsformen zeigten. Sieben waren ein Zufallsbefund. Alle akuten und chronischen Verläufe wiesen in der Vorgeschichte eine Kopfverletzung auf.

DICKINSON u. PASTOR (1948) sahen ebenfalls 2 Beobachtungen, in denen nach einer Kopfverletzung ein akutes Einsetzen von Symptomen eine massive intrakranielle Blutung annehmen ließ. In beiden Fällen bestanden große xanthochrom gefärbte Flüssigkeitsansammlungen im subduralen Raum.

GITLIN (1955) untersuchte 18 Patienten mit subduralen Flüssigkeitsansammlungen, 11 von ihnen hatten eine akute bakterielle Meningitis, ein Patient zeigte einen Zustand nach Pneumenzephalographie, 5 hatten eine Vorgeschichte einer Kopfverletzung und ein Patient gehörte in keine dieser Gruppen. Die Gesamtproteinwerte in den Flüssigkeitsansammlungen waren bedeutend höher als die in den untersuchten Blutseren. Diese Befunde lassen sich nach Meinung des Autors so deuten, daß der grundlegende Mechanismus bei allen Patienten der gleiche war, nämlich ein Durchtritt von eiweißreicher Flüssigkeit durch irritierte oder verletzte Kapillarwandungen.

PIA veröffentlichte 1961 eine eigene Serie von 186 Fällen subduraler Hämatome und Hydrome aus den Jahren 1954–1959. Unter den 186 Fällen subduraler Hämatome und Hydrome im Erwachsenenalter besteht für die traumatischen Hydrome eine Häufigkeit von 8%. Unter einer Gesamtzahl von 89 Fällen im Säuglingsalter fanden sich 54 subdurale Hydrome, d. h. 29%.

BALTENSWEILER (1972) teilte 2 Fälle mit:

Fall 1: 81jähriger Mann, der einen Sturz auf der Straße 3 Tage zuvor mit sofortiger, 10 min dauernder Bewußtlosigkeit erlitten hatte. Vor dem Unfall zerebral angeblich noch gut kompensiert, jetzt rasch progrediente Demenz. Bei *Klinikeintritt* hochgradig verlangsamt und desorientiert, diskrete rechtsseitige Hemiparese. Schädel-Kalotten-Fraktur links parietal. Das *Echoenzephalogramm* zeigt eine Rechtsverschiebung der Mittelstrukturen. In Anbetracht des Alters und der geringen neurologischen Symptomatik bei hervorstechender psychoorganischer Veränderung wird an ein chronisches subdurales Hämatom gedacht, das durch den 3 Tage zurückliegenden Unfall zur Dekompensation gekommen ist. Das *Karotisangiogramm* bestätigt die Konfiguration des gefäßfreien Raumes *nicht* in der Form, wie man sie beim chronischen Subduralhämatom gewohnt ist. Zwei explorative Bohrlöcher werden links frontal und parietookzipital angelegt. Epidural kein Blut. Dura über beiden Bohrlöchern mäßig gespannt.

Nach Eröffnung der Dura im Bereich des vorderen Bohrlochs spritzt klarer, minimal hämorrhagisch tingierter Liquor in einer Menge von schätzungsweise 80 ml heraus. Die Dura selbst ist unauffällig, ebenso die Hirnoberfläche, die lediglich etwas abgeplattete Windungen aufweist. Unter beiden Bohrlöchern kommuniziert der Subduralraum. Es wird je ein dünnes Gummidrain eingelegt, dann erfolgt Wundverschluß. *Postoperativ* bleiben die schwere Demenz und das Hemisyndrom bestehen. Vier Wochen postoperativ angiographische Nachkontrolle, die immer noch eine geringgradige Verschiebung der A. cerebri ant. nach der Gegenseite zeigt. Nach einer weiteren Woche, 5 Wochen postoperativ, erfolgt *Exitus* an Bronchopneumonie. Bei der *Sektion* finden sich beidseits temporobasale und frontobasale Kontusionsherde. *Histologisch* wird das Bild einer Fibrose der Dura beschrieben.

Fall 2: Es handelte sich um einen 35jährigen Alkoholiker, der im Rauschzustand von einem Personenwagen angefahren und sofort in die *Klinik* eingewiesen wird. Soporöse Bewußtseinstrübung und intensiver Alkoholgeruch. *Keine Schädelfraktur*. Nach Ausnüchterung diskrete zentrale Fazialisparese links und rechtsseitige Arm- und Beinparese. Aufhellung der Bewußtseinstrübung zu einer mitteltiefen Somnolenz. Sechs Tage nach dem

Unfall zerebrale Atemstörung vom Typus Cheyne-Stokes. Das *Echoenzephalogramm* ergibt keine Verschiebung der Mittelstrukturen und es wird bei dieser Sachlage an die Möglichkeit eines infratentoriellen Prozesses gedacht. Tatsächlich zeigt das *Vertebralisangiogramm* eine offenbar bilateral gelegene Abdrängung der Okzipitallappen von der Kalotte, während über dem Kleinhirn normale Verhältnisse bestehen. In Bauchlage werden *2 exploratorische Bohrlöcher* über den Okzipitallappen angelegt. Epidural kein Blut, nach Eröffnung der Dura entleert sich auf beiden Seiten bernsteingelber Liquor unter Druck. Das Hirn ist beidseits rund 1 cm von der Kalotte abgedrängt und zeigt abgeplattete Windungen. Eine Membran ist weder der Dura noch der Hirnoberfläche angelagert. Durchspülung der Subduralräume, Einlegen von je einem weichen Gummidrain und Wundverschluß. Während der folgenden 3 Tage entleert sich aus beiden Drains noch insgesamt 450 ml gelblichen Liquors. Die initiale Bewußtlosigkeit wird abgelöst von einem apallischen Syndrom, das 5 Wochen postoperativ zur angiographischen Nachkontrolle veranlaßt. Die *Vertebralisangiographie* ergibt keine Anhaltspunkte für ein Rezidiv, im lumbalen Luftenzephalogramm zeigt sich eine Erweiterung des Ventrikelsystems als Ausdruck einer symmetrischen Hirnatrophie.

Bei beiden Patienten lag eine Contusio cerebri vor, sie war, wie BALTENSWEILER schrieb, „der Ausgangspunkt des Geschehens". Im ersten Fall bestand als hervorstechendes klinisches Merkmal eine organische Wesensänderung, im zweiten eine persistierende Bewußtlosigkeit. Bei der Abklärung intrakranieller Hämatome läuft die Diagnose des Hydroms gewissermaßen mit. Das Hydrom ließ sich zwar in jedem Fall angiographisch darstellen, jedoch nicht mit Sicherheit von einem Hämatom differenzieren. Für den Patienten ist das ohne Bedeutung, da die Therapie in einem wie im anderen Fall in der operativen Entlastung besteht (BALTENSWEILER 1972).

8. Geschlechtsverteilung

PIA (1961) fand ein starkes Überwiegen des männlichen Geschlechtes von 12:3; bei WYCIS (1945) betrugen die Werte 26:5. Bei Säuglingen liegen die entsprechenden Zahlen nach den Angaben von INGRAHAM u. MATSON (1944) bei 2:2, so daß diese Differenzen nicht mit der stärkeren Traumagefährdung des männlichen Geschlechtes zu erklären sind, worauf PIA aufmerksam machte.

9. Altersverteilung

Die Patienten aus der Serie von WYCIS (1945) waren zwischen 1 und 69 Jahre alt; die größte Häufigkeit lag in der 2. Dekade. In der Serie von PIA (1961) lag der Häufigkeitsgipfel noch früher: 8 Patienten in der Serie fielen in das 1. Jahrzehnt, 2 in das 2., nur 5 Kranke waren älter, der älteste 53 Jahre. Einzelne Beobachtungen wurden auch im Greisenalter beschrieben (VOSSSCHULTE 1950; WOLFF u. BUES 1957).

10. Serie von PIA (1961)

PIA (1961) teilte seine eigene Serie von 15 Beobachtungen in 2 Gruppen ein: (1) *Subdurale Hydrome* nach *schweren gedeckten Hirnverletzungen* (8 Fälle) und (2) *subdurale Hydrome* nach *leichtem Schädeltrauma ohne Kommotionssyndrom* (7 Fälle).

(1) Der *1. Gruppe (subdurale Hydrome* nach *schweren gedeckten Hirnverletzungen)* von 8 Fällen ist gemeinsam eine schwere stumpfe Gewalteinwirkung gegen den Kopf, in einigen Fällen mit Frakturen, ausgeprägte Bewußtseinstrübung, in 6

Fällen tiefes Koma und den klinischen Zeichen einer schweren lokalen und allgemeinen Hirnschädigung. Sechs Patienten hatten Halbseitenlähmungen, 5 boten das klassische Bild der Dezerebration. Bei der schnellen Progredienz sprachen die Symptome nach den Angaben von PIA nicht für eine primäre Dezerebration, sondern für einen akuten raumfordernden Prozeß mit mesenzephalohypothalamischer Einklemmung. Eine Trepanation war somit angezeigt. In allen Fällen entleert sich aus dem Subduralraum unter stärkstem Druck ein Erguß in einer Menge von 20–70 cm³. In zwei Fällen war der Erguß angedeutet sanguinolent, in den übrigen klar. Der Eiweißgehalt betrug bei zwei Kranken 6,0 bzw. 10,0 nach KAFKA. Regelmäßig waren die weichen Häute durch die begleitende Subarachnoidalblutung imbibiert, die Hirnoberfläche nicht sichtbar. Sofort nach der Entleerung besserte sich der Zustand, die Einklemmungserscheinungen bildeten sich langsam zurück. Als Ausdruck der schweren Hirnverletzung hielt bei den Überlebenden die Bewußtseinsstörung 2–8 1/2 Wochen an. Zwei Patienten starben 1 bzw. 2 Tage nach dem Eingriff, ein 2jähriges Kind (Fall 1) an einer Halsmarkquetschung infolge Luxationsfraktur des Atlas. Bei dem 2. Patienten (Fall 4) konnte eine Autopsie nicht durchgeführt werden.

Akute subdurale Hydrome wurden von MCCONNELL (1941) mitgeteilt. Von den 4 bzw. 6 Komatösen überlebte nur einer aus der Serie von CURTIS.

(2) Die *2. Gruppe (subdurale Hydrome* nach *leichtem Schädeltrauma ohne Kommotionssyndrom)* von 7 Fällen lag ebenfalls eine gesicherte Gewalteinwirkung gegen den Kopf vor, es bestand aber lediglich eine Schädelprellung. PIA hob den bemerkenswerten Befund des ausschließlichen Befalls von Kindern im Alter von 1–12 Jahren hervor. Leichte Zeichen der intrakraniellen Drucksteigerung unterschiedlich in Form einer wechselnd starken Bewußtseinstrübung (6 Fälle), von Jackson-Anfällen (3 Fälle), homolateralen Pupillenstörungen (3 Fälle), Paresen (3 Fälle), homolateralen und doppelseitigen Pyramidenbahnzeichen (2 Fälle) und einer Stauungspapille (3 Fälle). Die traumatische Entstehung erschien zunächst in den akuten Fällen (10, 11, 12) gesichert, in den chronischen (9, 13, 14, 15) zumindest problematisch, um so mehr als Fall 13 ein Blutungsübel u.a. mit Thrombopenie und Fall 14 und 15 unterhalb des abgekapselten subduralen Hydroms jeweils eine Arachnoidalzyste der Fissura Sylvii aufwiesen. Eine besondere Bedeutung hatte Fall 10. Im Alter von einem Jahr wurde 5 Tage nach einer Kopfprellung unter akuten Hirndruckzeichen ein subdurales Hydrom entleert. Zwei Jahre später kam es ohne Ursache zu erneuten Hirndruckzeichen mit kontralateraler Symptomatik durch einen gleichgroßen Erguß auf der Gegenseite.

11. Traumatische subakute oder chronische Hydrome des Greisenalters

Die *traumatischen subakuten* oder *chronischen Hydrome* des *Greisenalters* werden gesondert besprochen. Aus der Literatur liegen Beobachtungen vor von HAYNES (1944), DICKINSON u. PASTOR (1948) 2 Fälle; VOSSSCHULTE (1950), WOLFF u. BUES (1957) 2 Fälle. Die intrakranielle Drucksteigerung mit Lokalzeichen entwickelte sich nach Stunden (VOSSSCHULTE), Tagen (DICKINSON u. PASTOR) oder nach Wochen bis Monaten (WOLFF u. BUES).

12. Differentialdiagnose

Differentialdiagnostisch müssen die *subduralen Hydrome* von *subarachnoidalen Zysten* unterschieden werden. In einigen Fällen sind diese Zysten, die häufig im Bereich der Sylvii-Furche liegen, traumatischer Herkunft. Es muß aber auch an die Möglichkeit von anlagebedingten Fehlbildungen gedacht werden.

XI. Traumatische subarachnoidale Blutungen und Hämatome

1. Einführung

Bevor eine Besprechung der *subarachnoidalen Blutungen* und *Hämatome* erfolgt, ist der Hinweis unerläßlich, daß die hauptsächlichen Ursachen für eine subarachnoidale Blutung sind: (1) *Offene* und *gedeckte Schädel-Hirn-Verletzungen*, (2) *Ruptur* eines *Aneurysma*, (3) *Ruptur* eines *Angiomes*, (4) *Blutungen* bei *Hypertensionen* und (5) *spontane Blutungen*, es fehlen hier Gewalteinwirkungen in der Vorgeschichte und es liegen keine krankhaften Prozesse an den Gehirngefäßen und keine anderweitigen krankhaften Prozesse vor.

Subarachnoidale Blutungen stellen eine häufige Läsion nach Gewalteinwirkung gegen den Kopf dar. Wesentlich ist, diese Blutungen in solche zu gliedern, die bei *offenen* und solchen, die bei *geschlossenen Schädel-Hirn-Verletzungen* auftreten.

Beobachtungen von traumatischen subarachnoidalen Blutungen wurden veröffentlicht von FORD (1956), COAST u. GEE (1984). Entsprechende Beobachtungen nach HWS-Verletzungen wurden von HARLAND et al. (1983), solche nach Frakturen des Atlas von GROSS et al. (1981) mitgeteilt.

2. Subarachnoidale Blutungen bei offenen Schädel-Hirn-Verletzungen

Subarachnoidale Blutungen bei *offenen Schädel-Hirn-Verletzungen* entwickeln sich von der Stelle des in die Schädelhöhle gedrungenen Objektes aus, oder sie finden sich bei Geschoßverletzungen auch im Bereich des Ausschusses. Sie sind im allgemeinen mit anderen traumatischen Schäden des Gehirns vergesellschaftet. Hinsichtlich Einzelheiten vgl. den Abschnitt S. 485. Die Frage der Ruptur eines Aneurysma steht bei einer offenen Hirnverletzung praktisch nie zur Debatte.

3. Subarachnoidale Blutungen bei geschlossenen Schädel-Hirn-Verletzungen

Subarachnoidale Blutungen bei *geschlossenen Schädel-Hirn-Verletzungen* scheinen durchwegs venöser Natur zu sein. In Einzelfällen kann natürlich die Herkunft der Blutung von leptomeningealen Arterien nicht ausgeschlossen werden. Solche Blutungen bei geschlossenen Schädel-Hirn-Verletzungen werfen dagegen oft die Frage auf, ob ein Zusammenhang zwischen einer Gewalteinwirkung und der Ruptur eines sackförmigen oder „berry"-Aneurysma besteht.

4. Blutungsquellen

Blutungsquellen für eine subarachnoidale Blutung können Gefäße der Hirnoberfläche sein oder aber intrazerebrale oder intrazerebelläre Blutungen können in den Liquorraum durchbrechen.

NAU (1983) hatte eine Klassifikation der Subarachnoidalblutungen in primäre und sekundäre Formen vorgenommen. Bei der primären Form stammt das Blut aus größeren Meningeal- oder Basisarterien, verursacht durch Fehlbildungen, degenerative, entzündliche oder traumatische Gefäßveränderungen, bei der sekundären Form liegt dagegen eine intrazerebrale oder intrazerebelläre Blutung mit Durchbruch in den Liquorraum zugrunde, auch wieder hervorgerufen durch Fehlbildungen, entzündliche Prozesse oder Tumoren.

Es muß aber daran gedacht werden, daß sich auch von der Hirnoberfläche ausgehende subarachnoidale Blutungen in das Gehirn ausbreiten, „einwühlen" können. Eine detaillierte Beschreibung wird in jedem Fall anzugeben versucht, von welcher Blutungsquelle sie ausging, und wenn eine solche nicht auffindbar ist, eine genaue Beschreibung ihrer Ausbreitung geben, so daß sich eine solche Einteilung wohl erübrigt. Der Ausdruck „primär" gilt in der Neuropathologie generell für im Augenblick der Gewalteinwirkung auftretende Läsionen und der Terminus „sekundär" für solche, die nach einem freien Intervall auftreten. Alle Subarachnoidalblutungen sind demnach wohl dann als primär zu betrachten.

Spinale subarachnoidale Blutungen stellen gewöhnlich eine Fortsetzung einer intrakraniellen dar. In einzelnen Fällen können sie jedoch auch von verschiedenen Blutungsquellen ausgehen und vollständig voneinander getrennt sein.

5. Anteil der spontanen Subarachnoidalblutungen unter den Todesfällen aus natürlicher Ursache

Der Anteil der *spontanen Subarachnoidalblutungen* unter den *Todesfällen* aus *natürlicher Ursache* wird von WEYRICH (1932) mit 2,6%, von HELPERN u. RABSON (1950) mit 4,7% angegeben.

SIMONSEN (1967) besprach die Literatur von tödlich ausgehenden subarachnoidalen Blutungen bis zum Jahre 1960 und fand 32 Fälle. Von diesen konnte bei 20 keine Quelle nachgewiesen werden, 10 zeigten Ruptur einer normalen A. basilaris und 2 zeigten Rupturen leicht arteriosklerotisch veränderter Basilararterien.

6. Häufigkeit tödlicher traumatischer Subarachnoidalblutungen

Angaben zur *Häufigkeit tödlicher traumatischer Subarachnoidalblutungen* liegen noch spärlich vor. FREYTAG (1963) fand bei 1367 gerichtsmedizinischen Obduktionen tödliche traumatische subarachnoidale Blutungen in 8,88%, MAXEINER (1979) bei 500 Obduktionen nach Schädel-Hirn-Verletzungen solche in 0,6%.

7. Serien von traumatischen Subarachnoidalblutungen

FORD (1952) diskutierte die Probleme, die bei der Erörterung von massiven subarachnoidalen Blutungen und Gewalteinwirkung auftreten. Der Autor berichtete über 10 Beobachtungen aus einer Periode von 7 Jahren. Eine dieser subarachnoidalen Blutungen entstammte einem kongenitalen Aneurysma, das während eines Koitus rupturierte. Die restlichen Fälle hatten keine nachweisbare Quelle und zeigten in der Vorgeschichte gegen das Kinn, den Gesichts- oder Hirnschädel gerichtete Gewalteinwirkungen.

THORNSTEDT u. VOIGT (1960) fanden bei 12 Beobachtungen von basalen subarachnoidalen Blutungen nach Gewalteinwirkung gegen den Kopf 5mal nicht die Blutungsquelle. Sie fügten weitere 18 Fälle aus der Literatur an, bei denen 6mal die Herkunft der Blutung nicht aufzudecken war. Insgesamt ließ sich demnach in einem Drittel der Beobachtungen die Blutungsquelle nicht erfassen, eine sicherlich hohe Zahl.

FREYTAG (1963) fand in einer Serie von 1367 gedeckten Schädel-Hirn-Verletzungen 12, in denen eine massive subarachnoidale Blutung die Todesursache war. Nur in einem Fall konnte die Quelle gefunden werden.

KLAGES (1970) fand unter 100 Sektionsfällen von Subarachnoidalblutungen aus den Jahren 1952–1969 10 Fälle, bei denen nach den Umständen und Befunden eine traumatische Ursache der tödlichen Blutung vermutet und zum Teil gutachtlich anerkannt wurde. In 73 der 90 Fälle von plötzlichem natürlichem Tod durch Subarachnoidalblutung (81,3%) fand sich als Blutungsquelle ein Aneurysma der Hirnbasisarterien, in 4 der Fälle mit einem intakten Zweitaneurysma vergesellschaftet. Zweimal hatte eine angiomatöse Mißbildung der Hirnrinde zur Blutung geführt. In 15 Fällen (16,7%) ergab sich kein Hinweis auf die Ursache der spontanen Blutung.

COSTOSTAVLOS (1971) beschrieb 3 Fälle von subarachnoidaler Blutung, bei denen bei der Autopsie eine Lazeration der A. vertebralis infolge einer Fraktur des Processus transversus des Atlas nach Gewalteinwirkung gegen die Nackenregion aufgetreten war.

8. Pathomorphologische Befunde

In den meisten Fällen von schweren Schädel-Hirn-Verletzungen findet sich eine mehr oder minder große Menge von Blut im Subarachnoidalraum (Abb. 132). Da sich das Blut mit dem Liquor vermischt, ist die Blutung oft schlecht demarkiert und koaguliert spät oder gar nicht. Die Liquorspalten sind über den Großhirnhemisphären relativ seicht, so daß die Blutung dort einen dünnen Film bildet. An der Hirnbasis dagegen, besonders im Bereich der Zisternen, sind größere Hämatome möglich, die Kompressionserscheinungen besonders am Hirnstamm bewirken können. Kleinere punktförmige subarachnoidale Blutungen auf den Windungskuppen können der Ausdruck von leptomeningealen Kontusionen sein (SPATZ 1936).

Je nach Größe färbt sich die Blutung nach frühestens 8–10 Tagen braun und in den folgenden Wochen und Monaten rost- und gelbbraun. Nach etwa 2 Tagen beginnen die Erythrozyten sich aufzulösen und die Zellmembranen erscheinen ausgelaugt. In größeren Blutungen sind intakte Wandungen oft noch nach einer Woche zu sehen. Zellen der Pia bilden sich in Phagozyten um, die schon in den ersten Tagen Débris mit positiver Eisenreaktion enthalten können. Blutfarbstoff diffundiert auch in die Molekularzellschicht des Gehirns, wird dort in der Glia gespeichert und bleibt jahrelang nachweisbar. Die Phagozytose ist nach etwa 2–4

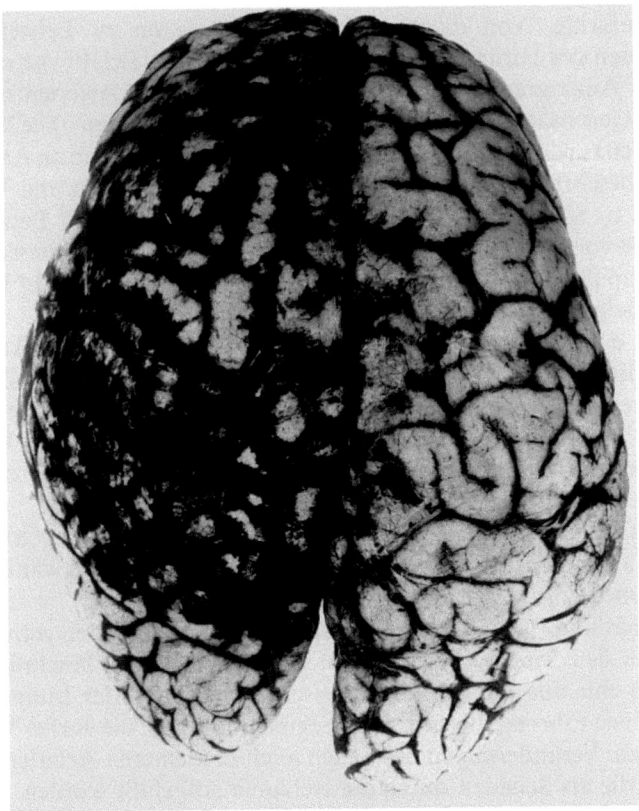

Abb. 132. Mensch. Gedeckte Hirnverletzung. Subarachnoidale Blutung, über der linken Großhirnhemisphäre ausgeprägter als rechts. Makrofoto

Wochen voll ausgebildet, doch bleiben einzelne Phagozyten noch Monate später im bindegewebigen Netzwerk sichtbar. Die Reste des Blutfarbstoffes sind nach etwa einem Jahr verschwunden. Meist bleibt eine Verdickung der Leptomeningen sichtbar.

Es liegen nur wenige feingewebliche Untersuchungen von zerebralen Arterien vor, die Vasospasmen nach Rupturen von sackförmigen intrakraniellen Aneurysmen zeigten.

Spasmen zerebraler Arterien treten oft bei subarachnoidalen Blutungen nach Rupturen von sackförmigen Aneurysmen auf. Angiographisch lassen sich ausgeprägte Verengungen des Lumens einer oder mehrerer größerer zerebraler Arterien nachweisen. Auch autoptisch lassen sich ausgeprägte ischämische Bezirke im Gehirn nachweisen, die zum Ausbreitungsgebiet einer oder mehrerer größerer Arterien des Gehirns gehören. Wichtig ist der Hinweis, daß kein Anhalt für das Vorliegen eines Gefäßprozesses besteht.

CROMPTON (1964) veröffentlichte seine Befunde aus einer großen Autopsieserie von 172 aufeinanderfolgenden Fällen von subarachnoidalen Blutungen, von denen 159 für eine detaillierte Studie ausgewählt wurden; von ihnen hatten 119 zerebrale Infarkte. Von diesen 119 Patienten waren zu Lebzeiten bei 109 Angiographien der Hirngefäße vorgenommen worden. Bei 40 von diesen (37%) konnten im Angiogramm Vasospasmen von zerebralen Arterien nachgewiesen werden. Im Gegensatz dazu, zeigten in den 33 Beobachtungen ohne Vorliegen von Hirninfarkten bei der Autopsie lediglich 4 (12%) Vasospasmen im Arteriogramm. Der Autor beschrieb Veränderungen an Arterien, Kapillaren und Venen.

HUGHES u. SCHIANCHI (1978) bemerkten dazu, daß nach Betrachtung der Abbildungen von CROMPTON diese mit denen übereinstimmten, die sie in kleineren Arterien, Kapillaren und Venen gesehen hatten, die sie sämtlich auf Ischämien im Gehirn zurückgeführt hatten.

HUGHES u. SCHIANCHI (1978) untersuchten eine Serie von 20 Autopsien von Patienten, die nach einer subarachnoidalen Blutung mit nachweisbarem Vasospasmus zerebraler Arterien gestorben waren. Bei 12 der 20 Patienten konnten in einem oder mehreren Angiogrammen und pathomorphologisch Vasospasmen nachgewiesen werden, bei den restlichen 3 Patienten wurde der Vasospasmus mit Hilfe der neuropathologischen Untersuchung aufgedeckt.

Die 12 frühen Fälle (hier war der Tod vor 3 Wochen eingetreten) zeigten Schäden in allen Schichten der Gefäßwand, die augenfälligste war eine Nekrose der Tunica med.

Die 8 Spätfälle (hier war der Tod später als 3 Wochen eingetreten) zeigten zusätzlich zu den Schäden, die bei den Frühfällen bereits beschrieben worden waren, noch eine ausgeprägte konzentrische Verdickung der Intima durch eine subendotheliale Fibrose, die alle in den Segmenten lagen, die vorher Vasospasmus gezeigt hatten. Veränderungen bestanden auch in kleineren Arterien, Kapillaren und Venen, die als Schäden durch die Ischämie aufgefaßt wurden.

Die zuletzt genannten Autoren diskutierten 3 Möglichkeiten der Entstehung der Gefäßschäden nach subarachnoidalen Blutungen:

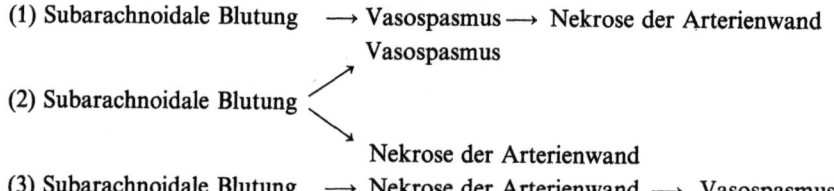

Die Autoren ziehen die erste Möglichkeit vor. Sie stellen die Frage, warum eine Arterie, die einer längeren Kontraktion ihrer glatten Muskulatur ausgesetzt ist, geschädigt werden kann. Die Kontraktion der Tunica med. vermöge die Intima so zu verändern, daß eine Diffusion zwischen dem Gefäßlumen und der Gefäßwand in einer Richtung den Transport wichtiger Stoffwechselprodukte einschränke und in der anderen Richtung toxische Stoffwechselprodukte am Ausscheiden hindere. Eine Wirkung auf die Vasa vasorum scheint diesen Autoren unwahrscheinlich zu sein. Dem wird man zustimmen können, denn die Vasa vasorum fehlen entweder ganz oder sind sehr klein in diesen Gefäßen. Besonders ist die Adventitia nicht betroffen.

HUGHES u. SCHIANCHI (1978) weisen auf einen Befund von SPATZ (1935) hin, der eine konzentrische Verdickung von Arterien der Retina bei einem Patienten mit einem Morbus Bürger beschrieben hatte, in den Bereichen, in denen intra vitam ophthalmoskopisch ein Vasospasmus beschrieben worden war.

CONWAY u. MCDONALD (1972) untersuchten 12 aufeinanderfolgende Gehirne einer Serie von Patienten, die einen Tag bis zu 15 Monate nach einer subarachnoidalen Blutung verstorben waren. Bei den 5 Beobachtungen mit Überlebenszeiten von mehr als 4 Wochen, fanden die Autoren in großen Arterien konzentrisches subendotheliales Granulationsgewebe, das die Intima verdickte, Veränderungen, die identisch mit den Spätschäden waren, die HUGHES u. SCHIANCHI (1978) beschrieben. Wichtig ist der Hinweis von CONWAY u. MCDONALD (1972), daß die strukturalen Veränderungen in den Arterienwänden arteriographisch als Vasospasmen, besonders verspätet auftretende („delayed") oder prolongierte („prolonged") verwechselt werden könnten.

MIZUKAMI et al. (1976) untersuchten 6 Gehirne von Patienten, die nach einer subarachnoidalen Blutung verstorben waren. Sie wandten ihre besondere Aufmerksamkeit der histologischen Untersuchung jener größeren Hirnarterien zu, die bei angiographischer Untersuchung verengt schienen. Bei einer Beobachtung mit einer Überlebenszeit von 8 Tagen fanden diese Autoren eine Nekrose der Media und Schwellung der Intima, Veränderungen, die allerdings mit Thrombosen vergesellschaftet waren. Bei ihren Beobachtungen mit längerer Überlebenszeit beschrieben sie Medianekrose, Verdünnung der Media und Proliferation von Endothelzellen, allerdings fokal und mit Thromben vorkommend. Die asymmetrischen Veränderungen an der Intima stehen im Gegensatz zu den konzentrischen Veränderungen, die HUGHES u. SCHIANCHI (1978) bei ihren Spätfällen beschrieben.

Diese ebenso wichtigen wie interessanten Untersuchungen zeigten, daß Gefäßspasmen von Gehirngefäßen ausgeprägte strukturelle Veränderungen in den Gefäßwänden verursachen können. Die Schäden bleiben auf die Areale beschränkt, bei denen ein Vasospasmus bestanden hatte. Sie fehlen in Gefäßen anderer Gehirnabschnitte.

Obwohl mir eine relativ reiche Literatur über Gewebeschäden bei subarachnoidaler Blutung des Gehirns vorliegt, erwähnen die meisten Autoren diese Gefäßschäden entweder gar nicht, oder gehen auf sie nur kurz ein (RICHARDSON u. HYLAND 1941; ROBERTSON 1949; WILSON et al. 1954; CRAWFORD 1959; TOMLINSON 1959; BIRSE u. TOM 1960; SMITH 1963).

9. Experimentelle subarachnoidale Blutungen

TROJANOWSKI (1982) stellte zur Simulation einer subarachnoidalen Blutung bei 9 Katzen einen Shunt zwischen der abdominellen Aorta und der Cisterna chiasmatis her, in dem der Katheter mit einer Nadel verbunden wurde, die unter dem Jochbogen durch das Foramen opticum bis in die Zisterne eingeführt worden war. Das Blut floß in die basalen Zisternen, bis ein spontaner Stillstand eingetreten war. Der Vorteil dieser Methode beruht nach Angaben des Verfassers darauf, daß der Schädel nicht eröffnet werden muß.

10. Nachweis der Blutungsquelle

Traumatische subarachnoidale Blutungen gehen meist von kleinen extrazerebralen Gefäßen aus. Sie entstehen meist durch Risse von Venen oder kleineren

Arterien. Der Nachweis der Blutungsquelle bei der *tödlichen traumatischen Subarachnoidalblutung* ist ebenso wichtig wie schwierig.

Gegen das Auswaschen der Blutung hat KRAULAND (1982) berechtigte Einwände vorgebracht, da nämlich damit zu rechnen sei, daß dabei Gerinnungsstrukturen an der Rupturstelle zerstört werden oder ein Aneurysma beschädigt wird. KRAULAND geht so vor, bei der Entnahme des Gehirns die Aa. vertebrales knapp an der Membrana atlantooccipitalis zu durchtrennen und mit der Suche nach der Blutungsstelle erst nach leichter Härtung in Formalin zu beginnen; am besten verwendet man nach seinen Angaben unter dem Operationsmikroskop eine stumpfe Sonde, mit der das noch nicht ganz feste Blut von den Gefäßstämmen vorsichtig entfernt wird; an der Rupturstelle bleibt in der Regel immer noch so viel von dem Gerinnsel übrig, daß eine klare histologische Entscheidung möglich ist.

11. Intrakranielle Blutungen und Hämatome bei massiven subarachnoidalen Blutungen

Intrazerebrale Hämatome sind häufige Komplikationen von massiven subarachnoidalen Blutungen. Diese Blutungen entstammen Aneurysmen, die sich in unmittelbarer Umgebung der Gehirnsubstanz finden, oder im Hirngewebe eingebettet sind. Die Lage des Aneurysma ist daher für die Lokalisation der intrazerebralen Blutung wichtig. Auch sind Einbrüche der intrazerebralen Blutungen in das Ventrikelsystem möglich (WALTON 1956; FREYTAG 1966; HIJDIA u. GREEN 1982).

12. Klinische Befunde

Das sich im *Subarachnoidalraum ausbreitende Blut* übt einen Reiz auf die weichen Häute aus, der gewöhnlich prompt eine Reihe klinischer Erscheinungen auslöst. Das Blut und seine Abbauprodukte führen zu einer *Fremdkörpermeningitis*. Das erste Symptom ist meistens Kopfschmerz, oft von unerträglicher Heftigkeit, der in den Nacken, mitunter in den Rücken und die Kreuzbeingegend sowie ischiasähnlich in die Beine ausstrahlt. Es kann zu Bewußtseinstrübung, unruhiger Verwirrtheit oder Schläfrigkeit kommen. In Einzelfällen stürzt der Betroffene nach jähem Schrei bewußtlos zu Boden. Es bietet sich ein Bild schwerster Störung mit Zyanose, profusem Schweißausbruch, Unregelmäßigkeit von Atmung, Puls und Blutdruck. In 7% stellen sich auch hirnorganische Anfälle ein (SCHEID 1963). Zeichen von Enthirnungsstarre mit Streckkrämpfen sowie Tetraparese weisen auf den Durchbruch der Blutung in das Gehirn und das Ventrikelsystem hin. Die klinischen Erscheinungen können sich auch langsam, über Stunden hin und gelegentlich schleichend entwickeln. Es besteht Nackensteife. Es sind Netzhautblutungen in der Umgebung der Papillen möglich, manchmal mit Schwellung verbunden. Ein Teil der Fälle zeigt Pupillendifferenz und Reaktionsstörungen, auch mit Paresen der äußeren Augenmuskeln. Eine Halbseitensymptomatik weist auf den Einbruch der Blutung in das Ventrikelsystem und Tamponade desselben hin. Temperatur und Blutdruck steigen an. Albuminurie und Glykosurie sind möglich. Fast immer besteht Obstipation.

Überleben einer subarachnoidalen Blutung ist häufig nach der anfänglichen Bewußtlosigkeit von einer produktiven Psychose mit unruhiger Verwirrtheit gefolgt. Die psychopathologischen Veränderungen nach Abklingen der Bewußtseinstrübung entsprechen Durchgangssyndromen.

13. Basale traumatische Subarachnoidalblutungen

Die *basalen traumatischen Subarachnoidalblutungen* können an der *Hirnbasis*, vor allem über den *basalen Zisternen* ein solches Ausmaß einnehmen, daß man sie als *subarachnoidale Hämatome* bezeichnen muß. Sie erreichen hier ein solches Ausmaß, wie sie nach Ruptur sackförmiger Aneurysmen (Forbus Aneurysmen) der großen Hirngefäße, besonders des Circulus arteriosus cerebri Willisii gesehen werden. Für Einzelheiten s. Bd. 13. VI. B.

Die basale traumatische Subarachnoidalblutung kann nach Gewalteinwirkung die alleinige Todesursache sein, die sich aus dem Einbruch der Blutung in die Zisternen und das Ventrikelsystem des Gehirns ableitet. Im Prinzip kommt die traumatische Subarachnoidalblutung daher im selben Ausbreitungsgebiet vor wie die spontane.

In der Tabelle 97 sind 27 Beobachtungen aus dem Schrifttum zusammengestellt, bei denen Genaueres über den Sitz der Arterienverletzung am Hirngrund berichtet wurde. Hinzu kommen 4 eigene Fälle von KRAULAND aus den letzten Jahren, die noch nicht veröffentlicht worden waren.

Unter diesen 31 Fällen, die KRAULAND tabellarisch zusammenfaßte, war nur eine Frau; dies steht ganz im Gegensatz zu den subarachnoidalen Blutungen aus rupturierten Aneurysmen, bei denen das weibliche Geschlecht in den meisten Statistiken leicht überwiegt; das Alter schwankte zwischen 15 und 76 Jahren mit einem Übergewicht der mittleren Jahrgänge; 22 waren jünger als 40. Die Verletzungsursachen waren 26mal Schlägereien, 3mal Stürze auf dem Kopf, je einmal ein Verkehrsunfall bzw. ein Tritt beim Fußballspiel. Der Angriffspunkt der Gewalt am Kopf war in der überwiegenden Zahl lediglich durch Blutunterlaufungen und Schürfungen gekennzeichnet, Wunden waren nur 7mal, Schädelbrüche 3mal angegeben, in einem Fall bestand ein Bruch des Atlas und des Unterkiefers. Nach Zeugenaussagen waren 29 der Betroffenen sofort bewußtlos zusammengebrochen, einmal war ein Intervall von 2 min, einmal von 10 h beobachtet worden; die Zeitangaben sind allerdings oft ungenau. In 25 Fällen folgte der Tod so rasch auf die Gewalteinwirkung, daß genauere Angaben fehlen. Die Getroffenen waren „sofort" oder „gleich", nach „kurzer" Zeit gestorben oder waren bei der Einlieferung in das Krankenhaus schon tot. In 5 Fällen war der Tod innerhalb von 25–45 min, einmal nach 4 1/2 Tagen eingetreten. Dieser enge zeitliche Zusammenhang spricht für sich allein schon für eine kausale Verknüpfung zwischen Gewalteinwirkung und Gefäßrupturen. Die 31 Fälle sind schließlich aus dem Schrifttum so ausgewählt worden, daß krankhafte Wandveränderungen, insbesondere Aneurysmen, als Ausgangspunkt der subarachnoidalen Blutungen nicht in Betracht kamen. Hervorzuheben sind erhebliche Blutalkoholwerte; 8mal von 1,9–3,5‰ und 9mal von 0,9–1,53‰. In 6 Fällen war nur von Alkoholisierung die Rede, aber auch bei den meisten restlichen Fällen war nach den Umständen eine solche anzunehmen.

Differentialdiagnostisch muß, wenn keine Gewalteinwirkung vorgelegen hatte, die Ruptur eines kongenitalen Aneurysma erwogen werden; die Ruptur eines Angiomes ist sehr viel seltener. Häufig bleibt eine solche Blutungsquelle jedoch verborgen. In Einzelfällen ist die Ursache nicht traumatisch, sondern beispielsweise Folge einer Urämie, Eklampsie, Sepsis, Weil-Krankheit oder eines Morbus Werlhof.

Die Abklärung eines ursächlichen Zusammenhanges zwischen einer Gewalteinwirkung auf den Schädel und basalen subarachnoidalen Blutungen kann in vielen Fällen Schwierigkeiten bereiten. „Oft sprechen die Umstände für eine

Tabelle 97. Tödliche traumatische Subarachnoidalblutungen mit nachgewiesenem Wandriß einer Hirngrundschlagader (Fälle aus dem Schrifttum und KRAULANDS Kasuistik). (Aus KRAULAND 1982)

Nr. Autor Jahr	Alter, Geschl.	Trauma und Verlauf bis zum Eintritt des Todes	Betroffene Schlagadern	Nebenbefund
1 FRAENKEL (1927)	38, ♂	Sturz nach Streit, Faustschläge ins Gesicht; keine Lebenszeichen mehr	A. basilaris, Längsriß vorne, 2 × 1 mm; hist. kein krankhafter Befund	Abschürfungen und Hämatome im Gesicht; angetrunken
2 WOLFF (1928)	28, ♂	Beim Sturz mit dem Hinterkopf auf eine Stuhlecke aufgeschlagen; sofort bewußtlos, nach wenigen Minuten tot ins Krankenhaus eingeliefert	A. vertebralis sin., Längsriß 3,5 mm; hist. keine Strukturveränderungen	Quetschwunde über dem Scheitelbein; alkoholisiert
3 WALCHER [a] (1930)	15, ♂	Beim Fußballspiel Tritt mit Stiefelspitze gegen linke Kopfseite; sofort bewußtlos, nach wenigen Minuten gestorben	A. comm. post. sin. abgerissen. Schlagadern normal und zart	Impressionsfraktur der linken Schläfenbeinschuppe münzgroß, ohne Verletzung der Dura mater
4 HARBITZ (1932)	35, ♂	Bei Rauferei mit Kopf gegen Zementrohr gestürzt, gleich danach gestorben	A. vertebralis dextra, Riß dicht neben A. basilaris, keine pathologischen Veränderungen an den Arterien	
5 FRITZ (1935)	59, ♂	Von einem Autobus angefahren. Bei Einlieferung ins Krankenhaus bewußtlos, nach 4½ h gestorben	A. vertebralis. sin. an A. basilaris ausgerissen; hist. in der Nähe des Risses Leukozytenreaktion in der Muskularis	Zahlreiche Rippenbrüche, Oberschenkelfraktur rechts; alkoholisiert
6 INOUYE u. SINODA (1940)	38, ♂	Bei Rauferei mit Vorderkopf gegen einen Ellenbogen geschlagen; freies Intervall; nach 10 h mit Hirndrucksymptomen sterbend aufgefunden	A. cerebri med. dextra gegenüber der Kante des kleinen Keilbeinflügels gerissen; keine pathologischen Veränderungen an der Gefäßwandung	Kein Schädelbruch, keine Hirnkontusion
7 SCHMIDT (1942)	49, ♀	Sturz auf einer Treppe, Todeseintritt offenbar unmittelbar nach dem Sturz	Ramus comm. ant. an A. cerebri ant. sin. eingerissen; kein Aneurysma; hist. keine Zellinfiltrate an der Rißstelle	3 cm lange klaffende Quetschwunde links am Hinterhaupt

[a] Fall 1930, Veröffentlichung 1933.

Tabelle 97 (Fortsetzung)

Nr. Autor Jahr	Alter, Geschl.	Trauma und Verlauf bis zum Eintritt des Todes	Betroffene Schlagadern	Nebenbefund
8 ILLCHMANN-CHRIST[b] (1946)	29, ♂	Arbeitsunfall: Sturz von einem 20 cm hohen Eisenrost; mit Hinterkopf auf eine Tischkante und einen Stuhl aufgefallen, Tod nach ½ h festgestellt	A. cerebri post. – A. basilaris, größerer Längsriß von Media und Adventitia; hist. Dehnungsriß blutdurchsetzt, ohne degenerative oder entzündliche Veränderung	Hämatom am Hinterkopf
9 SACHS (1955), zit. nach HEGER (1956)	46, ♂	Schlag mit Gummiknüppel über den Kopf, Sturz über einige Stufen; bewußtlos aufgefunden, nach 45 min gestorben	A. cerebelli inf. ant. an A. basilaris ausgerissen; hist. geringe arteriosklerotische Veränderungen	Hautabschürfungen im Gesicht. BAK: 1,22‰
10 HEGER (1956)	36, ♂	2–3 Faustschläge ans Kinn, sofort bewußtlos zusammengebrochen, nach 30–40 min gestorben	A. cerebelli inf. post. dextra etwa 1–2 cm nach Ursprung zwei unvollständige Querrisse; hist. frische Abscheidungsthromben	Unterkieferbruch rechts, Quetschwunde an der Unterlippe, Blutunterlaufung in der Kopfschwarte: alkoholisiert
11 THORNSTEDT u. VOIGT (1960) Fall 5	34, ♂	Mehrere Faustschläge, sofort bewußtlos, kurz danach gestorben	Ramus comm. post. sin.	Einwirkungsstelle: re. äußerer Augenwinkel, re. Ohr. Unterkiefer, alkoholisiert
12 KRAULAND u. STÖGBAUER (1961) (L 141/58)	63, ♂	Je ein Faustschlag gegen Kinn und linke Halsseite. Sturz auf den Kopf, sofort bewußtlos, nach etwa 25 min gestorben	Ramus comm. post. sin. aus A. carotis gerissen, Ramus comm. post. dextra eingerissen; hist. Abscheidungsgerinnsel	Blutunterlaufungen an der linken Halsseite, Bruch des linken oberen Schildknorpelhorns. BAK: 1,34‰
13 BOLTZ (1965) (Fall 1)	21, ♂	Erhielt während eines Streites mehrere Faustschläge ins Gesicht und stürzte zu Boden, kurze Zeit darauf gestorben	A. basilaris vor dem Abgang der Aa. cerebri post. vollständig quer abgerissen; hist. kein krankhafter Befund	Kein Schädelbruch. Mehrere Blutunterlaufungen in der Kopfschwarte über dem vorderen Anteil des linken Scheitelbeins und der Kinnspitze. BAK: 2,00‰
14 BOLTZ (1965) (Fall 2)	43, ♂	Durch Faustschlag gegen das Kinn zu Boden gestreckt, unmittelbar darauf gestorben	A. vertebralis sin. an A. basilaris eingerissen; hist. kein krankhafter Befund	Blutunterlaufung linke Kinnspitze. BAK: 1,1‰

[b] Fall 1946, Veröffentlichung 1948/49.

Tabelle 97 (Fortsetzung)

Nr. Autor Jahr	Alter, Geschl.	Trauma und Verlauf bis zum Eintritt des Todes	Betroffene Schlagadern	Nebenbefund
15 SIMONSEN (1966) (Fall 1)	25, ♂	Schlägerei, mehrere Faustschläge, unmittelbar danach zusammengebrochen; tot bei Einlieferung	A. carotis int. sin. Riß an Oberseite der ersten Gabelung; hist. keine pathologischen Veränderungen	Schürfungen am Nasenrücken, im Gesicht und am Hals. BAK: 0,9‰
16 SIMONSEN (1966) (Fall 2)	60, ♂	Streit: Faustschlag ins Gesicht, auf der Stelle zusammengebrochen, tot bei Einlieferung	A. cerebri med. dextra 1 cm nach Ursprung	Schürfung am Nasenrücken und kleine Blutunterlaufung an der linken Scheitelseite. BAK: 1,53‰
17 SIMONSEN (1966) (Fall 3)	23, ♂	Faustschläge nach Streit gegen die rechte Kopfseite; Sturz durch eine Tür, bewußtlos liegengeblieben; Überlebenszeit höchstens wenige Minuten	A. cerebri med. sin., rißartiger Defekt; hist. kein krankhafter Befund	Keine äußeren Verletzungsspuren. BAK: 1,11‰
18 SIMONSEN (1966) (Fall 18)	15, ♂	Schlägerei: Schläge gegen den Nacken und Faustschlag ins Gesicht, gleich bewußtlos, nach einigen Minuten gestorben	Abriß im Circulus arteriosus Willisii an der linken Seite. Basalarterien normal	Blutunterlaufungen an der rechten Halsseite und 6–7 mm lange Quetschwunde an der Stirn-Haar-Grenze
19 SIMONSEN (1966) (Fall 43)	31, ♂	Schlägerei: mehrere Schläge ins Gesicht, dann Faustschlag, bewußtlos, bei Einlieferung ins Krankenhaus tot	A. carotis cerebri sin. Riß 3 mm (Längsriß?); hist. an der Rißstelle Gefäßwandschwäche	Blutaustritt über dem Scheitel unter kleiner Schürfung. BAK: 1,46‰
20 SIMONSEN (1966) (Fall 44)	33, ♂	3 kräftige Faustschläge ins Gesicht, zusammengebrochen, Todeseintritt nach wenigen Minuten	Ramus comm. post. gerissen; hist. kein pathologischer Befund	Kein Schädelbruch. Oberflächliche Schürfung mit Blutung am rechten äußeren Augenwinkel und Ohr, Blutunterlaufung am rechten Unterkiefer. Alkoholisiert, ohne BAK-Angabe
21 KLAGES (1970) (Fall 2)	41, ♂	Sturz nach Schlag gegen Hals oder Gesicht; Aufprall mit Kopf auf Straßenpflaster, sofort bewußtlos, nach 45 min gestorben	A. vertebralis sin. an A. basilaris ausgerissen	Kleine Wunden und Schürfungen an der linken Gesichtsseite. BAK: 1,0‰

Tabelle 97 (Fortsetzung)

Nr. Autor Jahr	Alter, Geschl.	Trauma und Verlauf bis zum Eintritt des Todes	Betroffene Schlagadern	Nebenbefund
22 KLAGES (1970) (Fall 3)	21, ♂	Schlägerei mit mehreren Personen, verschiedene Schlagwerkzeuge; auf Transport ins Krankenhaus gestorben	A. cerebelli inf. ant. sin. Einriß	Weichteilverletzungen im Gesicht, Nasenbeinbruch, Kopfschwartenblutung. Alkoholisiert
23 KLAGES (1970) (Fall 4)	24, ♂	Schlägerei, auf Transport ins Krankenhaus gestorben	A. vertebralis von A. basilaris abgerissen	Kopfschwartenverletzung der rechten Scheitelgegend. BAK: 2,65‰
24 KLAGES (1970) (Fall 5'	18, ♂	Streit im Gasthaus: leichter Schlag gegen Hals oder Kopf; nach 2 min plötzlich hingestürzt, bewußtlos, Todeseintritt auf dem Weg ins Krankenhaus	Ramus comm. post. an A. cerebri post. eingerissen, 1 mm lang (Seite?)	Oberflächliche Hautabschürfung am Hals. Zartwandiges Aneurysma der linken A. cerebri post. nicht rupturiert
25 CONTOSTAVLOS (1971) (Fall 1)	53, ♂	Mehrere Faustschläge gegen linke Gesichtsseite und Nacken, Sturz, einige Minuten später gestorben	A. vertebralis sin. außerhalb der Dura gerissen (angiographisch festgestellt); hist. Media- und Adventitiarisse	Fraktur des Atlas. Zahlreiche Blutunterlaufungen im Gesicht und Nacken; Bruch des Unterkiefers links. Kontrastmittelaustritt bei Vertebralisarteriographie. BAK: 0,17‰
26 KRAULAND (1971) (L 99/71, Fall 7.3.4)	76, ♂	Faustschlag gegen das Kinn, Sturz aufs Hinterhaupt, bewußtlos liegengeblieben, Krankenhauseinlieferung, nach 30 min Tod festgestellt	A. vertebralis dextra Längsriß 4 mm neben Abgang der A. cerebelli post. inf.; hist. mit Abscheidungsthrombus	Schädelfissur durch das rechte Scheitelbein zur Basis. Schürfungen und Blutunterlaufungen im Gesicht und Hinterhaupt. BAK: 1,9‰
27 KRAULAND (1971) (L 253/72, Fall 7.3.5)	34, ♂	Schlägerei, auf rechte Gesichtsseite gefallen, regungslos liegengeblieben; nach sofortiger Krankenhausaufnahme Tod festgestellt	A. vertebralis sin. Längsriß 5 mm neben Abgang der A. cerebelli post. inf.; hist. mit Abscheidungsthrombus	Schürfungen in der Mitte der rechten Wange, über dem Jochbein und an der rechten Kinnseite, kleine Blutunterlaufung in der Kopfschwarte rechts im Bereich des Scheitelhöckers. BAK: 1,9‰

Tabelle 97 (Fortsetzung)

Nr. Autor Jahr	Alter, Geschl.	Trauma und Verlauf bis zum Eintritt des Todes	Betroffene Schlag- adern	Nebenbefund
28 KRAULAND (1971) (L 190/74 Fall 7.3.8)	29, ♂	Erschlagen in Park aufgefunden	A. vertebralis sin., Längsriß 5 mm neben dem Abgang der A. cerebelli inf. post.; hist. mit Abscheidungsthrombus	Zahlreiche Riß-Quetsch-Wunden im Bereich des Gesichts. Brüche des Ober- und Unterkiefers, Nasenbeins, Stirnbeins und des linken Schläfenbeins. Quetschung der Hirnrinde. BAK: 3,5‰
29 BAUER u. VOGEL (1977)	33, ♂	Tätliche Auseinandersetzung; nach Kinnhaken zu Boden gestürzt, bewußtlos, Arzt stellt nach 15 min den Tod fest	4 mm langer Längsriß an der „Mündung" der rechten Carotis int. in den anomal angelegten Circulus arteriosus; keine Abnormitäten im Feinbau	Quetschung der Kopfschwarte in der Hinterhauptsregion. Atypischer Abgang der A. cerebri med. aus der Cerebri ant.
30 KRAULAND (1979) (L 338/79) Fall 7.3.10	38, ♂	Faustschläge ins Gesicht, zu Boden gestürzt, bewußtlos liegengeblieben, sofort Wiederbelebungsversuche, erfolglos	A. vertebralis sin., 4–5 mm langer Längsriß neben dem Abgang der A. cerebelli inf. post.; hist. mit Abscheidungsgerinnsel	Blutbeule an linker Augenbraue und an der Nasenspitze, geringe Blutunterlaufung am rechten Oberlid und der Wange. Blutungen in der Kopfschwarte links und am Hinterhaupt. BAK: 3,2‰
31 HEUSCHKEL (1979)	36, ♂	Schlägerei, 3–4 Faustschläge ins Gesicht, „zusammengerutscht", Arzt stellte nur mehr den Tod fest	A. basilaris, „Wandzerreißung" einen Querfinger unterhalb der Aa. cerebelli sup.; hist. Innenschichtriß mit intramuralem Hämatom daneben	Blutunterlaufungen an der rechten und linken Stirnseite und hinter dem linken Ohr, Hautvertrocknung am linken Kinn, Blutung in der Schleimhautunterlippe. Schädel und Gehirn unverletzt. BAK: 1,9‰

Kausalität, doch scheitert die Begutachtung daran, daß die Ursache der Blutung nicht immer aufgedeckt werden kann", schrieb BOLTZ (1965).

14. Risse und Abrisse gesunder Arterien des Gehirns bei Gewalteinwirkungen gegen den Kopf

Es unterliegt keinem Zweifel, daß *Risse gesunder Arterien* nach *Gewalteinwirkungen* gegen den *Kopf*, die nicht zu Schädelbrüchen führten, vorkommen (SAATHOFF 1905; MENSCHEL 1922; WERKGARTNER 1922; FRAENKEL 1927; WOLFF 1928; SCHRADER 1932; HARBITZ 1932; SCHMIDT 1942; KRAULAND 1944, 1949, 1955).

Vollständige Abrisse von *Gefäßen* an der *Hirnbasis* nach *Gewalteinwirkung* gehören zu den seltenen Beobachtungen.

FRITZ (1935) teilte eine Beobachtung von einem Abriß der linken A. vertebralis am Übergang in die A. basilaris mit. Der Autor räumte jedoch ein, daß es durchaus möglich gewesen sei, daß das Gefäß zunächst nur eingerissen war und der vollständige Abriß erst bei der Obduktion eintrat, vgl. auch S. 330.

KRAULAND u. STÖGBAUER (1961) berichteten über einen Ausriß des linken Ramus comm. post. aus der A. carotis int., vgl. auch S. 331.

Im folgenden führe ich zwei Beobachtungen mit vollständigem Riß der A. basilaris und A. vertebralis an, die BOLTZ (1965) mitgeteilt hatte, vgl. auch S. 331:

Fall 1: Ein 21jähriger Mann geriet in alkoholisiertem Zustand mit einem Arbeitskollegen in einen Streit, in dessen Verlauf er mehrere Faustschläge in das Gesicht erhielt. Er taumelte, stürzte zu Boden und starb kurze Zeit darauf. Die *Obduktion* ergab als Todesursache eine massive subarachnoidale Blutung, die sich besonders zwischen Brücke und Sehnervenkreuzung ausgebreitet hatte und durch das Foramen Magendii in den 4. Ventrikel eingedrungen war. Die A. basilaris war vor dem Abgang der Aa. cerebri post. vollständig quer abgerissen und etwas retrahiert. Die basalen Gefäße wiesen makroskopisch keine pathologischen Veränderungen auf. Keine Kontusionsherde im Bereich des Gehirnes. Das Schädelskelett war unverletzt. Über dem vorderen Teil des linken Scheitelbeines fanden sich mehrere kleine Hämatome in der Schädelschwarte. BAK 2‰.

Die A. basilaris wies an der Rißstelle keine pathologischen Wandveränderungen auf, zeigte jedoch etwa entfernt von ihr auf einem Längsschnitt eine kleine Unterbrechung der Muscularis und eine Vorstülpung der hier verdünnten Wand. In der Umgebung dieser miliaren aneurysmaartigen Veränderung fanden sich kleine Blutungen und eine adventitielle Rundzelleneinstreuung.

Fall 2: Ein 43jähriger Gendarmeriebeamter wurde durch einen überraschenden Faustschlag gegen das Kinn zu Boden gestreckt und starb unmittelbar darauf. Die *Obduktion* des nur mittelgroßen, aber kräftigen Mannes ergab einen vollständigen Ausriß der linken A. vertebralis am Übergang in die A. basilaris mit beträchtlicher basaler Blutung und massivem Eindringen von Blut in die 4. Kammer. Die abgerissene Arterie hatte einen Durchmesser von etwa 1 mm und war nur halb so stark wie die rechte. Pathologische Veränderungen am basalen Schlagadersystem fanden sich bei Lupenuntersuchung nicht. Desgleichen keine zerebralen Kontusionsherde. Das Schädelskelett war unverletzt. Außer einer pflaumenkerngroßen Blutung knapp links von der Kinnspitze fanden sich im Schädelbereich keine Verletzungsspuren. BAK 1,1‰.

Histologisch zeigte die A. vertebralis an der Abrißstelle eine sehr dünne, etwas aufgelockerte Wand mit unauffälliger Elastika, wenn auch in der Muskularis vereinzelt elastische Fasern nachweisbar waren. Die A. basilaris war bis auf kleine, umschriebene altersgemäße leichte Verdickungen der Intima von gewöhnlicher Beschaffenheit.

Die beiden Fälle von BOLTZ ähneln einander in Vorgeschichte, Typ der Gewalteinwirkung und anatomischem Befund. Auffallend ist der unmittelbar nach der Gewalteinwirkung folgende Eintritt des Todes, was für eine sehr rasche Ausbreitung der Blutung, besonders in den 4. Ventrikel spricht.

15. Subarachnoidale Blutungen des Groß- und Kleinhirns bei Gewalteinwirkungen, die nicht das Gehirn selbst betreffen

In einzelnen Fällen können subarachnoidale Blutungen des Groß- und Kleinhirns die Folge von Gewalteinwirkungen sein, die nicht das Gehirn selbst betrafen.

SMIALEK et al. (1981) berichteten über 4 Beobachtungen, die im folgenden dargestellt werden:

Fall 1: Während einer Auseinandersetzung, an der mehrere Leute beteiligt waren, erschoß eine Frau ihren Mann versehentlich mit einer Schrotflinte. Er starb innerhalb weniger Minuten. Die Verletzung des linken unteren Quadranten des Abdomens maß 38 mm im Durchmesser. Die Wunde durchsetzte mehrere Darmwindungen, die A. abdominalis und die untere Lendenwirbelsäule. Viele Schrotkugeln wurden in der Cauda equina gefunden.

Die Kopfhaut war normal, der Schädelknochen intakt. Es lagen weder eine epidurale noch eine subdurale Blutung vor. Eine frische subarachnoidale Blutung bedeckte fast den gesamten lateralen Aspekt der rechten Großhirnhemisphäre mit kleineren fleckförmigen subarachnoidalen Blutungen über der linken Hemisphäre. Es bestanden keine kortikalen Kontusionen. Es lag eine spinale subarachnoidale Blutung an der Cauda equina und im Bereich der unteren Lendenwirbelsäule vor, es war jedoch keine Blutung an der Hirnbasis oder in der Zervikal- oder Thorakalgegend nachweisbar.

Fall 2: Ein 50jähriger Mann wurde mit einer rasanten Waffe aus kurzer Entfernung in die Brust geschossen. Der Geschoßkanal verlief durch das Herz, die A. abdominalis und die Lendenwirbelsäule. Das Geschoß drang an der rechten Rückenseite aus dem Körper heraus.

Der Kopf war frei von Verletzungen. Es bestand eine frische diffuse subarachnoidale Blutung im Bereich des Uncus und der Oberfläche beider Kleinhirnhemisphären. Es lagen keine anderen intrakraniellen Abnormalitäten vor.

Fall 3: Ein 18jähriger schoß sich selbst in den Unterleib. Er wurde auf dem Flur liegend, mit einer 22-Magnum-Pistole zu seinen Füßen liegend, aufgefunden. Bei der Auffindung war er bewußtseinsklar, er starb jedoch 15 h später nach einer explorativen Laparotomie.

Der Schußkanal nahm den Magen, die V. mesenterica sup. und die Aorta ein. Ein Teil des Geschosses wurde im Spinalkanal in Höhe des 2. lumbalen Wirbels gefunden. Die verletzte rechte Seite des Rückenmarks war von einer subarachnoidalen Blutung umgeben. Eine separate, frische subarachnoidale Blutung bedeckte den Parietookzipitallappen des Großhirns. Anderweitig waren keinerlei Blutungen nachweisbar.

Fall 4: Ein 23jähriger Mann wurde zu Hause mit einer Kontaktschrotschußverletzung des linken unteren Quadranten des Abdomens gefunden. Er war tot bei der Einlieferung ins Krankenhaus.

Der Schußkanal verlief durch mehrere Darmwindungen und die rechte Seite des 5. Lumbalwirbels. Die Cauda equina war verletzt und von einer lokalen Blutung umgeben. Es fanden sich im Peritoneum 2 l Blut. Eine frische subarachnoidale Blutung bedeckte beide Parietookzipitallappen der Großhirnhemisphären, mit einer davon getrennten Blutung, die sich an der Hirnbasis befand und über den Oberflächen des Kleinhirns.

In jedem der 4 Fälle lagen die tödlichen Wunden unterhalb der Hals-Nackenregion. In zwei Fällen nahmen die Schußkanäle die untere Lendenwirbelsäule ein. In keinem der Fälle lag ein Anhalt für eine direkte traumatische Verletzung des Schädels vor. Die intrakranielle subarachnoidale Blutung schien nicht in direkter Beziehung zur Stelle der Gewalteinwirkung zu stehen. Die Autoren interpretieren ihre Befunde damit, daß die einwirkende Gewalt im Bereich des lumbalen subarachnoidalen Raumes zum Gehirn fortgeleitet werde und dort zu einer getrennten intrakraniellen subarachnoidalen Blutung führe. Dieser Ansicht ist sicherlich zuzustimmen, allerdings fehlt uns noch völlig eine Erklärung dafür, wie sich ein solches Geschehen erklären läßt.

16. Tödliche Subarachnoidalblutung auf dem Boden einer dysontogenetischen Vorschädigung nach tätlicher Auseinandersetzung

SCHMITT u. SANDER (1981) veröffentlichten die Kasuistik eines 12jährigen Jungen, der an einer arteriellen basalen Subarachnoidalblutung nach einer tätlichen Auseinandersetzung – von Augenzeugen nur als Rangelei bezeichnet – mit einem Klassenkameraden verstarb. Als Blutungsquelle wurde eine Gefäßruptur im System der Vena cerebri magna Galeni und der Vv. cerebri parvae (internae) auf dem Boden einer möglichen mikrodysontogenetischen Vorschädigung der Gefäße diskutiert.

Bei der *Aufnahme* im *Krankenhaus* war der Junge nach Angaben des aufnehmenden Arztes klinisch bereits tot. Die bei der Einlieferung lichtstarren Pupillen verengten sich nach intensiven Reanimationsverfahren wieder und Herzaktionen, Kreislauf und Atmung kamen wieder in Gang.

Bei der *Aufnahme* in der *neurochirurgischen Universitätsklinik* war er tief bewußtlos und schien hirntot. Der Kreislauf ließ sich durch künstliche Beatmung noch etwa 59 h halten und brach dann endgültig zusammen.

Pathologisch-anatomische Untersuchung: Bei der äußeren Inspektion fanden sich an der Leiche keine Verletzungszeichen im Sinne von Blutungen oder Prellmarken. Ebenso negativ verlief die Weichteilpräparation.

Das Gehirn wurde zunächst unmittelbar nach der Sektion der Leiche durch Frontalschnitt in zwei Hälften zerlegt und Kleinhirn und Hirnstamm durch Mittelhirnschnitt vom Großhirn abgetrennt. Erst zu einem späteren Zeitpunkt wurde es formalinfixiert dem Neuropathologischen Institut zur weiteren Bearbeitung überstellt.

Bei der *neuropathologischen Untersuchung* bot das Gehirn den Befund einer ausgedehnten frischen basalen Subarachnoidalblutung und einer blutigen Tamponade des 4. Ventrikels. In geringerem Umfange war das Blut auch weiter bis in die Cellulae mediae der Seitenventrikel vorgedrungen, wo es als dünner kappenförmiger Film die Stammganglienwülste überdeckte. Von der Unterfläche des Hirnstammes war der Blutbelag bereits im Anschluß an die Sektion zur Gewinnung einer ersten Übersicht über die Hirnbasisschlagadern entfernt worden. Korrespondierend mit den computertomographischen Befunden lagen Blutungsschwerpunkte auch in den vorderen basalen Zisternen und in der Cisterna venae magnae Galeni oberhalb der Vierhügelplatte, wo sich ein auffälliges, von Gewebsstrukturen durchsetztes Blutkoagel präsentierte. Es ließ sich leicht vom Mittelhirndach ablösen und zur mikroskopischen Aufarbeitung gewinnen. Die Cisterna cerebellomedullaris war ebenfalls massiv mit Blutkoageln gefüllt.

Das Gehirn war insgesamt geschwollen, das Windungsrelief verstrichen, die leptomeningealen Gefäße massiv gestaut, das Hirngewebe von schmutzig-graubrauner Mißfarbe mit verwaschener Mark-/Rindengrenze, wie man sie typischerweise bei massiv vasozirkulatorisch geschädigten Gehirnen, insbesondere beim dissoziierten Hirntod, beobachtet.

Auf *zahlreichen Frontalschnitten* durch das *Großhirn* und *Horizontalschnitten* durch das *Kleinhirn* ließen sich keine als Blutungsquelle verdächtigten Befunde in der Ventrikelumgebung erheben, wiewohl auch die ausgiebige histologische Untersuchung keine Angiomstrukturen oder ähnliches zutage förderte. Auch die genauere Präparation und Inspektion der Hirnbasisschlagadern ergab keinen Hinweis auf eine Blutungsquelle, insbesondere kein sackförmiges Aneurysma. An der Hirnoberfläche nirgends eine angiomatöse Veränderung.

Bei *mikroskopischer Untersuchung* zeigte eine der Vv. cerebri parvae eine schräg die Gefäßwand durchsetzende spaltförmige Diskontinuität, in der sich einige Erythrozyten befanden. Die defekte Interna hing an einer Seite als kurzer gewundener Bürzel in die Gefäßlichtung.

Die erste mikroskopische Durchsicht der Stufenserie enttäuschte insofern, als die vermutete „Varix" der V. magna Galeni mit den üblicherweise angiomatösen Bluträumen nicht nachweisbar war. Auffallend war ein arterielles Gefäßknäuel und ein in das Blutkoagulum eingeschlossenes, auffallend ektatisches venöses Gefäß und sein außerhalb des Koagels gelegenes, nicht ganz so stark verändertes Gegenstück. Diese Befunde berechtigten SCHMITT u. SANDER zumindest zu der Überlegung, ob bei dem verstorbenen Jungen nicht doch eine vaskuläre Mißbildungskomponente im Bereich der Cisterna venae magna – wenn auch nicht bis zum Vollbild des bekannten arteriovenösen Angioms der V. magna gediehen – als grundlegender schicksalhafter Faktor im Spiele war. Es könnte sich z. B. um ein weitgehend in der Blutung aufgegangenes bzw. um ein zerstörtes Mikroangiom gehandelt haben.

SCHMITT u. SANDER (1981) machen auf den Umstand aufmerksam, daß es angesichts der täglich vorkommenden heftigen Schlägereien zwischen Erwachsenen und bei Boxkämpfen mit Abtausch wuchtiger Schläge doch bemerkenswert erscheint, daß Gefäßverletzungen im diskutierten Gebiet bislang nicht bekannt wurden. Todesfälle mit intrakraniellen Blutungen nach Schlägereien oder Boxunfällen haben in der Regel eine andere Erklärung gefunden (z. B. ZIEGAN 1969; CONSTOSTAVLOS 1971; UNTERHARNSCHEIDT 1975, 1983). Die V. cerebri magna scheint demnach für gewöhnlich gut geschützt und gegenüber Gewalteinwirkungen gegen den Kopf weitgehend resistent.

17. Mögliche Zusammenhänge zwischen tödlichen subarachnoidalen Blutungen und Alkoholisierung

Mögliche Zusammenhänge zwischen *tödlichen subarachnoidalen Blutungen* und *Alkoholisierung* wurden von THORNSTEDT u. VOIGT (1960) erörtert. Die Autoren diskutierten *3 Möglichkeiten:* (1) Die *Alkoholisierung* war der *Anlaß* für die sich *entwickelnde Schlägerei*, (2) die bei *Alkoholisierung* erfahrungsgemäß *erhebliche Erweiterung* der *Gehirngefäße* kann eine *Entwicklung* der *subarachnoidalen Blutung* begünstigen, und (3) die *Alkoholisierung* führt zu einer *erheblichen Herabsetzung* des *Tonus* der *Mukulatur*, so daß es bei tangentiell ansetzender Gewalt am Kopf zu erheblichen *Rotationsbewegungen* des *Kopfes* und im *zervikokranialen Übergang* kommen kann.

Die Autoren lehnten ab, daß bei einem nichtgeschädigten Gefäß die Blutdrucksteigerung infolge Aufregung oder Alkoholeinwirkung nicht in der Lage sei, die Ruptur einer Hirnschlagader allein zu verursachen. Dagegen halten sie es für nicht ausgeschlossen, daß ein pathologisch verändertes Gefäß bei Alkoholeinwirkung zum Bersten gebracht werden könne.

SIMONSEN (1963) vertritt die Ansicht, daß geringfügige Gewalteinwirkungen, die weder den Schädelknochen noch das Hirngewebe verletzen, zu subarachnoidalen Blutungen und plötzlichem Tod führen können. Das erweise sich vor allem bei Angetrunkenen. In der Mehrzahl der Fälle kann der Ursprung der Blutung bei der Autopsie nicht gefunden werden und in den meisten Fällen zeigen die Hirngefäße keine Auffälligkeiten.

Hier zitiere ich KRAULAND (1982) zustimmend, der schrieb, ob bei der traumatischen Ruptur einer großen Hirnschlagader eine Gefäßerweiterung infolge Alkoholisierung eine Rolle spielt, läßt sich aufgrund der morphologischen Befunde nicht sagen. „Wenn überhaupt, dürfte einem solchen Umstand nur eine geringe Bedeutung zukommen: hingegen setzt ein herabgesetzter Muskeltonus sicherlich einer Rotationsbeschleunigung geringeren Widerstand entgegen." Der Alkoholisierte gleicht hier dem angeschlagenen („groggy") Boxer, dessen Tonus der Halsmuskulatur herabgesetzt ist, und dessen Kopf bei jedem neuen den Kopf treffenden Boxhieb hin und her pendelt. Übrigens ist dabei neben der Rotationsbeschleunigung auch die Translationsbeschleunigung des Schädels erhöht. Die erstgenannte dürfte aber für die Überstreckung und Dehnungen intrakranieller Gefäße gefährlicher sein, als die letztgenannte, die zu solchen Wirkungen nur durch die Deformation des Schädels mit Verformung des Gehirns und damit auch Verschiebungen und Überdehnungen von Gefäßen führt.

Man sollte sich auch vergegenwärtigen, daß der Betrunkene wegen seiner alkoholisch bedingten Koordinationsstörungen unsicher auf seinen Füßen steht und geht, so daß die Verzögerungswerte an seinem Kopf, die bei Stürzen auf den Boden wegen fehlender oder erheblich eingeschränkter Abstützmechanismen auftreten, größer sind als bei Stürzen nüchterner Menschen.

18. Zur Frage der ursächlichen Verknüpfung zwischen tödlicher subarachnoidaler Blutung und Gewalteinwirkung

Für Gerichtsmediziner ist diese Feststellung immer dann von Bedeutung, wenn sie die Frage zu klären haben, ob eine tödliche subarachnoidale Blutung die Folge einer Gewalteinwirkung gegen den Kopf bei Schlägereien ist (vgl. KRAULAND 1942, 1944; FORD 1956; THORNSTEDT u. VOIGT 1960; KLAGES 1970; AVDEEV 1974).

In der letzten Zusammenstellung über die klinischen subarachnoidalen Blutungen von HEIDRICH (1972) sind solche traumatischer Genese nur spärlich erwähnt. „Nach den Erfahrungen der forensischen Traumatologie ist aber an dem Vorkommen einer tödlichen traumatischen subarachnoidalen Blutung nicht zu zweifeln" (KRAULAND 1982). Der gleiche Autor fährt fort: „Hat ein stumpfes Kopftrauma unmittelbar zur Bewußtlosigkeit und zum Tode geführt, und wurde eine massive basale Subarachnoidalblutung als Todesursache gefunden, war weder ein Aneurysma noch eine krankhafte Wandveränderung nachzuweisen, so wird man die ursächliche Verknüpfung zwischen Trauma und Subarachnoidalblutung zu überprüfen haben." Das Problem ist dabei aber, daß für die traumatische Entstehung einer tödlichen subarachnoidalen Blutung eine klare Blutungsquelle noch seltener angegeben werden kann als für die spontane subarachnoidale Blutung.

Die Problematik der Zusammenhangsfrage zwischen Gewalteinwirkung und tödlicher basaler primärer subarachnoidaler Blutung hat KRAULAND (1982) unter Besprechung der entsprechenden Literatur in umfassender und klarer Weise erörtert; ich verweise auf diese Ausführungen.

XII. Intrakranielle Blutungen und Hämatome (epidurale, subdurale, subarachnoidale und intrazerebrale) bei Hämophilie

Diese intrakraniellen Blutungen und Hämatome werden aus didaktischen Gründen bei der Besprechung der epiduralen, akuten, subakuten und chronischen subduralen Blutungen gesondert besprochen, da sie in allen diesen Lokalisationen vorkommen können.

Intrakranielle Blutungen (epidurale, subdurale, subarachnoidale und *intrazerebrale)* sind *gefürchtete Komplikationen* von *Hämophilie* und stellen die Haupttodesursache dar (PAILLAS et al. 1948; JAMIESON 1954; JONES u. KNIGHTON 1956; SILVERSTEIN 1960; SIMPSON u. ROBSON 1960; SINGER u. R. C. SCHNEIDER 1962; KERR 1964; POTTER 1965; DAVIES et al. 1966; FESSEY u. MEYNELL 1966; QUICK 1966; BLATTNER 1967; FERGUSON et al. 1968).

Lediglich 19 Patienten mit Hämophilie, die intrakranielle Blutungen hatten, wurden bisher operiert (Tabelle 98). Darunter waren 10 Patienten die überlebten, unter ihnen 8 der 9 Fälle, die seit 1960 operiert worden waren.

SILVERSTEIN (1960), der die Weltliteratur bis 1960 auswertete, berichtete über eine Mortalität von 7%. Nach FERGUSON et al. (1968), die über eine operative Entfernung eines subduralen Hämatoms bei Hämophilie berichteten, wurden bisher nur 19 Versuche unternommen, intrakranielle Blutungen bei dieser Erkrankung operativ zu entfernen. Die erste erfolgreiche intrakranielle Prozedur bei einem hämophilen Patienten war von JAMIESON (1954) vorgenommen worden. Von den 7 bisher mitgeteilten subduralen Hämatomen, die bei Patienten mit Hämophilie operiert wurden, überlebten 5.

Es ist erwähnenswert, daß bei den Fällen, über die SILVERSTEIN (1960) berichtete, nur in 45% eine faßbare Gewalteinwirkung vorgelegen hatte, in der Serie von KERR (1964) nur in 26%. In der Beobachtung von FERGUSON et al. (1968) lag keine sichere Gewalteinwirkung vor.

In 45% der Serie von SILVERSTEIN (1960) lag die Blutung epidural oder subdural. SINGER u. R. C. SCHNEIDER (1962) berichteten über eine erfolgreiche Entfernung einer intrazerebralen Blutung bei einem Patienten mit Hämophilie.

XIII. Traumatische arachnoidale (leptomeningeale) Zysten

1. Einführung

Die Literatur über *arachnoidale Zysten,* die in der Literatur auch mit dem Terminus *leptomeningeale Zysten* bezeichnet werden, ist geringfügig (SCHERER 1935; ZEHNDER 1938; COOPERSTOCK 1946; NICHOLS u. MANGANIELLO 1953; TAVERAS u. RANSOHOFF 1953; OLIVER 1958; WEPLER 1958; STARKMAN et al. 1958; PEYSER u. WEISSBERG 1961; HIGAZI 1963; MELOCHE et al. 1967; BAUDIET et al. 1969; GRUBER 1969; BROTCHI et al. 1974; ESCOURELLE et al. 1974; GROLLMUS et al. 1976;

Tabelle 98. Zusammenfassung von 19 veröffentlichten Fällen von intrakraniellen chirurgischen Eingriffen bei klassischer Hämophilie. (Aus FERGUSON et al. 1968)

Autor	Fall Nummer Art der Blutung	Behandlung Chirurgisch	Medizinisch	Ergebnis
PAILLAS et al. (1948)	1. Subdural	Kraniotomie	Blut, Plasma	Tod
	2. Subdural, intrazerebral ventrikulär	Kraniotomie	Blut, Plasma	Tod
	3. Subdural, ventrikulär	Kraniotomie	Blut, Plasma	Tod
JAMIESON (1954)	1. Extradural	Kraniotomie	Blut	Überleben
JONES u. KNIGHTON (1956)	1. Intrazerebral	Bohrlöcher	Blut	Tod
	2. Subdural, intrazerebral	Bohrlöcher	Blut	Tod
HARTMANN u. DIAMOND (1957)	1. Subdural, extradural	Kraniotomie	Blut, Plasma	Überleben
SILVERSTEIN (1960)	1. Intrazerebral	Kraniotomie	Plasma	Tod
SIMPSON u. ROBSON (1960)	1. Subdural	Bohrlöcher	Plasma	Tod
	2. Intrazerebral	Kraniotomie	Blut, Plasma	Tod
SINGER u. SCHNEIDER (1962)	1. Intrazerebral	Kraniotomie	Plasma	Überleben
KERR (1964)	1. Intrazerebral	Kraniotomie	menschlicher, tierischer Faktor VIII	Überleben
	2. Extradural	Bohrlöcher	menschlicher, tierischer Faktor VIII	Überleben
POTTER (1965)	1. Subdural	Kraniotomie	Plasma	Überleben
DAVIES et al. (1966)	1. Subdural	Bohrlöcher	menschlicher, tierischer Faktor VIII	Überleben
	2. Traumatisches Aneurysma der A. carotis	Kraniotomie	menschlicher, tierischer Faktor VIII	Tod
PRENTICE et al. (1967)	1. Subdural	Kraniotomie	Kryopräzipitat	Überleben
BROWN et al. (1967)	1. Subdural	Kraniotomie	Kryopräzipitat	Überleben
MOODY u. MULLAN (1968)	1. Subdural	Kraniotomie	Kryopräzipitat	Überleben

SCHACHENMAYER u. FRIEDE 1978). Eine Besprechung der Literatur gaben GROLLMUS et al. (1976).

Um es vorwegzunehmen, die eingehende Begründung erfolgt später, der Terminus arachnoidale Zyste ist dem der leptomeningealen vorzuziehen.

Man kann die traumatischen arachnoidalen Zysten allein nicht darstellen, ohne nicht auch die nichttraumatischen Formen zu berücksichtigen.

2. Zur Ätiologie und Pathogenese

Einen wesentlichen Beitrag zur Ätiologie und Pathogenese der arachnoidalen Zysten haben SCHACHENMAYR u. FRIEDE (1979) veröffentlicht. Diese Autoren untersuchten 9 arachnoidale Zysten licht- und elektronenmikroskopisch; zwei von ihnen waren operativ entfernte Spezimen, von 9–10 Jahre alten Knaben, die restlichen 7 wurden bei Autopsien gefunden bei Patienten in der Altersgruppe zwischen 55 und 84 Jahren, die wegen anderer Krankheitsprozesse verstorben waren. Drei der Zysten lagen parasagittal im Bereich der Frontal- und Parietallappen, 3 im Bereich der Sylvii-Furche und eine am Frontalpol. Sie maßen meist 1–2 cm im Durchmesser und hatten die Großhirnrinde etwa um je einen cm eingedrückt, vgl. auch Abb. 128, S. 305.

Sämtliche untersuchten arachnoidalen Zysten lagen extrazerebral über den Großhirnhemisphären. Die Zystenwandung entstand aus der Umwandlung von locker angeordneten arachnoidalen Trabekeln in eine kompakte fibröse Zellschicht, die die Zyste ganz umgibt und die lediglich einen virtuellen subarachnoidalen Raum zwischen dem Boden der Zyste und der Pia der eingedrückten Hirnoberfläche bestehen läßt. Es finden sich in der Zystenwand keinerlei Gewebsstrukturen, die sich nicht auch schon in der normalen Arachnoidea finden. Die Zysten waren eindeutig nicht von abgeklemmten Taschen der duralarachnoidalen Grenzschicht („dura-arachnoid interface layer") ausgegangen.

Die Befunde von SCHACHENMAYR u. FRIEDE (1979) bestätigen die Vorstellungen von STARKMAN et al. (1958), daß die arachnoidalen Zysten in der Arachnoidea liegen und nur aus deren Gewebe bestehen. Warum sich diese Zysten aber erweitern, kann bisher noch nicht beantwortet werden.

3. Einteilung

Eine Einteilung der arachnoidalen Zysten geht auf OLIVER (1958) zurück, der eine solche in *primäre arachnoidale Zysten („primary arachnoid cysts")* für solche unbekannter Ätiologie und *sekundäre arachnoidale Zysten („secondary arachnoid cysts")*, die eine recht heterogene Gruppe darstellt, vornahm. Bei der letztgenannten Gruppe wurden die arachnoidalen Zysten als Folgen von mechanischer Gewalteinwirkung, entzündlichen Prozessen oder Geschwülsten der Leptomeningen angesehen. Die Fälle von arachnoidalen Zysten, die zur primären Gruppe gehören, können ätiologisch nicht eingestuft werden. Verschiedene Autoren sehen in ihnen Folgen von kongenitalen Fehlentwicklungen (STARKMAN et al. 1958; ESCOURELLE et al. 1974).

Unter den *sekundären arachnoidalen Zysten* finden sich einige *posttraumatische* (ZEHNDER 1938). Aber SCHACHENMAYR u. FRIEDE (1979) weisen zurecht darauf hin, daß ein Unfall eine Blutung in eine bereits bestehende nichttraumatische Zyste verursacht haben könne (BROTCHI et al. 1974).

Eine größere Gruppe von sekundären arachnoidalen Zysten ist sicherlich die Folge von *postinfektiösen Adhäsionen und Verklebungen innerhalb der Arachnoidea*, sie werden in der deutschen Literatur als *„Leptomeningitis chronica circumscripta adhaesiva seu cystica"* (SCHERER 1935; WEPLER 1958) bezeichnet. Sie liegen gewöhnlich im Bereich der basalen Zisternen.

4. Differentialdiagnose

Differentialdiagnostisch ist eine Abgrenzung der arachnoidalen Zysten von zwei anderen Entitäten notwendig: (1) Abgrenzung von glioependymären Zysten (FRIEDE u. YASARGIL 1977), die von einer Schicht ependymaler Zellen ausgekleidet sind, die einer Basalmembran anliegen. (2) Abgrenzung von subduralen Hygromen, die von SCHACHENMAYR u. FRIEDE (1979) vorgenommen wurde. Die subduralen Hygrome liegen außerhalb der Grenzschicht in der Grenzzone der innersten Schicht der Dura mater, den Duragrenzzellen („dural border cells"), die einen artefiziellen Spaltraum darstellt und weiterhin besitzen die Wandungen sämtlicher arachnoidaler Zysten keine Gefäße.

5. Mitgeteilte Kasuistiken

Es wurden traumatische arachnoidale Zysten beschrieben, die das Bild eines Akustikusneurinoms boten (NICHOLS u. MANGANIELLO 1953; PEYSER u. WEISSBERG 1961).

Erosionen des Schädelknochens können durch derartige Zysten erfolgen, wie eine Beobachtung von TAVERAS u. RANSOHOFF (1953) zeigt.

JELSMA u. ROSS (1967) berichteten über eine 58jährige Patientin, die 18 Monate vor Einsetzen ihrer Beschwerden an einem Kfz-Unfall beteiligt war. Sie erlitt ausgedehnte Kontusionen der Haut im Bereich der rechten Frontotemporalregion. Es konnte kein Schädelbruch nachgewiesen werden. Die Patientin war für einen kurzen Zeitraum bewußtlos. Es trat eine völlige Wiederherstellung ein.

Sie klagte über eine brennende Sensation auf der rechten Gesichtsseite, ausgehend von der Seite der Nase. Die Beschwerden dehnten sich rechtsseitig auf den Unterkiefer, den Mund, die Zunge und Lippen aus. *Ophthalmologisch* bestand ein unauffälliger Befund. Die Hirnnerven, mit Ausnahme des 5. auf der rechten Seite waren normal.

Röntgenaufnahmen der Schädelbasis zeigten eine Erosion von 10 × 15 mm Durchmesser in der Umgebung des Gasseri-Ganglions, posterior des Foramen rotundum.

Bei einem *operativen Eingriff* konnte eine Zyste, die über dem Ganglion Gasseri lag, gesehen werden, die auch vorn und zur Mitte zum Foramen rotundum reichte. Die Zyste enthielt eine klare Flüssigkeit. Nach Öffnung der Zyste und Aspiration von etwa 10 ccm Flüssigkeit konnte das Ganglion Gasseri gesehen werden. Die Fasern des 3. Bündels waren im Volumen reduziert, die des 2. Bündels völlig zerstört. Die darunter liegende Dura mater war perforiert.

F. Gedeckte Schäden des Gehirns

I. Einteilung

Äußere mechanische Gewalteinwirkungen gegen den Kopf können eine Vielfalt von posttraumatischen klinischen Befunden und gedeckten Gewebeschäden zur Folge haben. Der resultierende posttraumatische klinische und der pathomorphologische Befund ist im wesentlichen abhängig: (1) Von der *Vektorrichtung (Stoßrichtung)* der *einwirkenden Gewalt*, (2) der *Auftreffstelle* der *einwirkenden Gewalt*, (3) der *Intensität* der *einwirkenden* und auf den *Schädel* und das *Gehirn fortgeleiteten kinetischen Energie*, (4) der *Stoßzeit* und (5) den *Materialbeschaffenheiten* (bedingt im wesentlichen durch Alter und Geschlecht des Verunfallten) der *beteiligten Gewebe* und *Strukturen*. Die einwirkenden physikalischen Kräfte führen, wenn die Schwellenwerte oder -intensitäten erreicht oder überschritten werden, zu einem morphologisch faßbaren primärtraumatischen Gewebeschaden.

Die *Gewalteinwirkung* gegen den *Kopf* kann zu *Gewebeschäden* an den (1) *Weichteilen* des *Kopfes*, (2) zu *Verletzungen*, im *wesentlichen Frakturen*, des *Schädelknochens*, (3) zu *Verletzungen* der das *Gehirn umgebenden Häute*, (4) zu *Gewebeschäden* des *Gehirns*, (5) zu *Verletzungen intrakranieller, extra-* und/oder *intrazerebraler Gefäße*, (6) zu *Verletzungen* der *Hirnnerven* führen und (7) kann *kombiniert* sein mit *traumatischen Schäden anderer Körperregionen*, in diesem Zusammenhang sind vor allem die *gleichzeitigen traumatischen Schäden* an *Wirbelsäule* und/oder *Rückenmark* hervorzuheben und zu berücksichtigen.

Bei den *gedeckten Schädel-Hirn-Verletzungen* unterscheidet man seit PETIT zwischen (1) *Commotio cerebri*, (2) *Contusio cerebri* und (3) *Compressio cerebri*. Diese diagnostische Unterteilung kann mit Einschränkungen auch heute noch benutzt werden, obgleich klinische Befunde eine derartige Einteilung der gedeckten Hirnschäden oft nicht mit Sicherheit erlauben.

Wie in einem späteren Kapitel ausführlich dargelegt wird, hat die klinische Differentialdiagnose zwischen Commotio cerebri und dem Vorliegen von primär- und/oder sekundärtraumatischen Schäden durch Einführung computertomographischer Untersuchungen bedeutende Fortschritte erzielt. Die 4. und 5. Generation von Computertomographen setzen uns heute in die Lage, zwischen der klinischen Diagnose der Commotio cerebri und der morphologischen Diagnose der Contusio cerebri differentialdiagnostisch recht präzis zu unterscheiden.

(1) Mit der *klinischen Diagnose Commotio cerebri* (Hirnerschütterung) wird ein *klinischer Symptomenkomplex* erfaßt, der mit einer vollständigen Rückbildung aller klinischen Symptome einhergeht und dem kein mit den heutigen Untersuchungstechniken faßbarer morphologischer Gewebeschaden zugrunde liegt. Es handelt sich, wie SPATZ ausführte, um einen *„spurlosen"* *Schaden*.

(2) *Contusio cerebri* ist eine *morphologische Diagnose*, sie wird benützt, wenn es aufgrund der mechanischen Gewalteinwirkung zu einem morphologisch faßbaren primärtraumatischen Gewebeschaden am Gehirn gekommen ist. Der lateinische Ausdruck „Contusio" kann in medizinischer Bedeutung mit Quetschung oder Kontusion übersetzt werden (das lateinische Verb contundere kann mit zerstoßen, zermalmen, einquetschen übersetzt werden; im weiteren Sinne auch mit mürbe machen, lähmen, der Spannkraft berauben, brechen etc.). So bezeichnet dieser Begriff im weiteren Sinne eine primärtraumatische mechanische Schädigungsfolge des Gehirns, die aber einschränkend nur bei den gedeckten Schädel-Hirn-Verletzungen gebraucht wird. Die Folgen offener Verletzungen werden nicht unter dem Begriff der Contusio cerebri erfaßt, sie werden als Hirnwunden bezeichnet, auch wenn eine zusätzliche Quetschung des Gewebes vorliegt. Es können bei Schußverletzungen des Gehirns durchaus auch einzelne Kontusionsherde vorliegen. Der Begriff der Contusio cerebri kann daher auch nicht durch den Terminus „primärtraumatischer Hirnschaden" ersetzt werden, denn hierunter werden sowohl die Folgen stumpfer als auch scharfer Gewalteinwirkungen zusammengefaßt, die sowohl zu gedeckten oder geschlossenen als auch offenen Hirnschäden führen. Oft wird der Terminus Contusio cerebri jedoch auch als eine klinische Diagnose angewandt, man faßt dann in einem recht weiten Sinn die Folgen primärtraumatischer Gewebeschäden nach stumpfer Gewalteinwirkung gegen den Kopf zusammen, denen sich nach einer bestimmten Überlebenszeit auch sekundärtraumatische Hirnschäden hinzugesellen. Der Gebrauch des Terminus Contusio cerebri als klinische Diagnose ist nicht statthaft. Noch eine weitere Unterscheidung muß eingehalten werden: Contusio cerebri darf nicht mit der Hirnkontusion im Sinne von echten Kontusions- oder Prellherden oder sog. Kontusionsherden oder sog. Rindenprellungsherden par contrecoup gleichgesetzt werden. Contusio cerebri ist demnach der weitere Begriff, die Gruppe der echten Prell- oder Kontusionsherde oder die sog. Kontusions- oder sog. Rindenprellungsherde par contrecoup stellen bestimmte Formen der Hirnschäden nach stumpfer Gewalteinwirkung dar, die auf S. 370 eingehend besprochen werden. Der Ausdruck Contusio cerebri kann m. E. auch heute noch durchaus gebraucht werden, wenn man mit der im vorhergehenden diskutierten Problematik vertraut ist.

(3) Unter dem Begriff der *Compressio cerebri* werden alle Folgen nach einwirkender Gewalt auftretenden *intrakraniellen Drucksteigerungen* zusammengefaßt. Sie kann die Folge von extra- und intrazerebralen Blutungen und Hirnödem sein.

Es ist in der Literatur oft gesagt worden, daß das Einteilungsprinzip der Schädel-Hirn-Verletzungen in eine Commotio, Contusio und Compressio cerebri auf Jean Louis PETIT zurückgehe. PETIT hat ohne Zweifel wesentliche Beiträge zur operativen Chirurgie und auch für die Einteilung der Schädel-Hirn-Verletzungen geliefert.

Jean Louis PETIT (1674–1750) nimmt unter den französischen Chirurgen der 1. Hälfte des 18. Jahrhunderts die führende Stelle ein und gilt als der berühmteste und größte französische Chirurg seit Ambroise PARÉ. Nach langjähriger Tätigkeit als Chirurg in der Armee des Marschalls von Luxembourg, übte er seine chirurgische Praxis in Paris aus. Er wurde Mitglied der Akademie der Wissenschaften und im Jahre 1731 Direktor der Pariser Akademie der Chirurgie. Sein Beitrag: *„Traité des maladies chirugicales et des opérations* *qui leurs convienment*", Ouvrage posthùme, wurde 1774 nach seinem Tode von LESUE herausgegeben.

Man sollte jedoch vor PETIT noch Antoine BOIREL nennen, dessen „*Traité des playes de teste*" im Jahre 1677 in Alençon veröffentlicht wurde.

Die Einteilung der geschlossenen Hirnverletzungen in Schweregrade, wie sie von TÖNNIS u. LOEW (1953) eingeführt worden war, versuchte die nicht zufriedenstellende Unterteilung in Commotio und Contusio cerebri zu vermeiden und die damals klinisch noch nicht befriedigend durchführbare Differentialdiagnose zwischen Commotio und Contusio cerebrie zu eliminieren. Man kann diesen damals sicher verdienstvollen Versuch heute nur noch unter historischen Aspekten betrachten. In dieser Unterteilung wurde auch den orthostatischen Kreislaufregulationsstörungen eine viel zu große Bedeutung beigemessen.

Da eine Besprechung der Biomechanik, Pathomorphologie und Klinik der gedeckten Schädel-Hirn-Verletzungen ohne eine fundierte Klassifikation nicht durchführbar ist, wird trotz der vorgetragenen kritischen Einwendungen die Einteilung in Commotio und Contusio cerebri weiterhin angewendet. Contusio cerebri bedeutet hier Substanzschädigung des Gehirns bei gedeckter Schädel-Hirn-Verletzung.

1. Schädelprellung und Begriff der Subcommotio cerebri

a) Einführung

Die Diagnose *Schädelprellung (Contusio capitis)* beschreibt ein *klinisches Bild* nach *stumpfer breitflächiger Gewalteinwirkung gegen den Schädel ohne nachfolgende Bewußtlosigkeit* und Tonusverlust. Die Intensität der auf den Schädel einwirkenden kinetischen Energie liegt unter dem Schwellenbereich, der für die Erzeugung eines Kommotionssyndroms notwendig ist. Es handelt sich hierbei um ein *klinisches Syndrom*, das *weder funktionelle Störungen noch morphologische Veränderungen* am ZNS hinterläßt.

b) Verletzungsursachen und Verletzungsfolgen

Die Ursachen von Schädelprellungen bestehen in Anstößen gegen Türrahmen, herabhängende Gegenstände, Stürze etc. Sie sind aber oft auch die Folge von Gewalteinwirkungen gegen den Kopf bei Verkehrs-, Haus-, Arbeits- und Sportunfällen. Man spricht in diesem Zusammenhang nicht sehr glücklich auch von sog. *Bagatelltraumen*. Es kann sich bei umschriebener Gewalteinwirkung ein *umschriebenes subgaleales Hämatom („Beule")* einstellen. *Kopfprellungen* können aber auch mit *Schnitt-* und *Platzwunden* des *Gesichts-* und *Gehirnschädels* einhergehen.

Eine Gewalteinwirkung, die das klinische Bild einer Schädelprellung zur Folge hat, kann *durchaus mit einer Fraktur des Schädels einhergehen*. Wichtig ist hierbei, an die Möglichkeit einer epiduralen Blutung zu denken, die sich durchwegs innerhalb von 2 Tagen manifestiert.

Nach einer Gewalteinwirkung von einer Intensität, die im akuten Stadium das klinische Bild einer Schädelprellung zeigt, kann nach einigen Wochen oder Monaten beispielsweise auch ein chronisches subdurales Hämatom vorliegen.

Eine banale Gewalteinwirkung gegen den Kopf kann bei einem Patienten, der Dicumarin-Therapie erhält, ein intrakranielles Hämatom entwickeln.

c) Der Begriff der Subcommotio cerebri

Unsere experimentellen Untersuchungen an verschiedenen Tierspezies (UNTERHARNSCHEIDT 1958, 1963, 1975) sowie Befunde am Menschen zeigten jedoch, daß *wiederholte* und *gehäufte Gewalteinwirkungen* von *subkommotioneller Intensität* schließlich doch zu einem *schweren Hirndauerschaden* infolge *sekundärtraumatischer, kreislaufbedingter Geweberänderungen* führt *(Summationseffekt)*. Typische Beispiele sind die chronischen Boxerhirnschäden (UNTERHARNSCHEIDT 1970, 1972, 1973, 1975, 1985; UNTERHARNSCHEIDT u. SELLIER 1971; ROBERTS 1969; CORSELLIS et al. 1973), die Hirndauerschäden von Jockeys mit häufigen Stürzen (FOSTER et al. 1976) sowie von Epileptikern mit vielen Anfällen und Stürzen (NEUMANN 1959). Die Gesamtheit der einzelnen unterschwelligen Gewalteinwirkungen bedeutet nicht ebenso viele Schädelprellungen, sondern ihre Summation führt zu einem schweren Hirndauerschaden. Daher nannten wir das entsprechende *Syndrom Subcommotio cerebri*. Häufige Schädelprellungen können infolge sekundärtraumatischer Schäden, die sich nach einem Intervall ausbilden, zu einem schweren Hirndauerschaden führen.

2. Commotio cerebri (Gehirnerschütterung)

a) Einführung

Bevor das *klinische Syndrom Comotio cerebri* besprochen wird, scheint es mir angebracht, zunächst einige der bisher vorgelegten Definitionen zu zitieren. Aus den bisher vorgelegten Definitionen der Commotio cerebri ergibt sich, daß die wesentlichen, dem Vorgang zugrundeliegenden Phänomene und Mechanismen noch weitgehend unbekannt geblieben sind. Es sind Begriffsbestimmungen, die größtenteils per exclusionem entstanden sind.

b) Geschichtlicher Überblick

Die erste detaillierte Schilderung der Commotio cerebri („cerebrum commotium") gab Giacomo Berengario da CARPI (1518) mit einem ersten physikalischen Erklärungsversuch: Die Commotion cerebri entstehe durch Anstoßen des weichen Hirngewebes gegen die harte knöcherne Schädelwand.

Giacomo Berengario de CARPI (1470–1550) war ein bedeutender Anatom. Das obengenannte Zitat entstammt: *„De fractura calvae sive cranii"*, 1518 erschienen.

Volcher COITER (1573) beschrieb als Symptome einer Concussion: „Stocken der Sprache, Verlust des Gedächtnisses, Schwerfälligkeit im Verstehen und schlechte Urteilskraft."

Volcher COITER (1534–1600) war ein Schüler von FALLOPIUS u. EUSTACHIUS und wurde Stadtarzt in Nürnberg: Er veröffentlichte 1573 die erste Monographie über die Anatomie und Physiologie des Ohres: *„De auditus instrumento"*, in seinen: *„Externarum et internarum principalium humani corporis partium tabulae"*.

Gregor HORST (1628) leistete einen wichtigen differentialdiagnostischen Beitrag, klinisch eine Commotio cerebri von einer Apoplexie abzugrenzen.

Gregor HORST (1578–1636) wurde in Torgau geboren, studierte in Helmstedt und Wittenberg, wo er 1601 die Magisterwürde erlangte, studierte dann Medizin und promovierte in Basel 1606. Er hatte im selben Jahr einen Ruf auf den Lehrstuhl für Medizin in Wittenberg erhalten, ging 1607 nach Salzwedel und wurde 1608 Professor der Medizin in Gießen und Leibarzt des Landgrafen von Meißen. 1622 wurde er Stadtphysicus in Ulm, wo er 1636 starb. Er war ein berühmter Praktiker, es wurde ihm der Beiname des „deutschen Aesculap" gegeben. Die Kasuistik ist seinem Werk: *„Observatorium medicarum singularium libri quattuor priores, accessit epistolarum etc."*, 1628 erschienen, entnommen.

Pieter PAAW (1616) beobachtete richtig, daß „cerebral commotion, pertubation and also concussion" (zit. nach COURVILLE 1953) den Tod des Patienten verursachen könne, ohne daß Frakturen des Schädels bestehen.

Pieter PAAW (1564–1617), in Amsterdam geboren, studierte Medizin in Leiden, Paris und Rostock, wo er im 23. Lebensjahr promovierte. Seit 1592 war er Ordinarius für Anatomie und Botanik in Leiden. Das obengenannte Zitat ist seinem Werke: „*Succenturiatus anatomicus, continens commentaria in Hippocratem, de capitis vulneribus*", 1616 erschienen, entnommen.

Ambroise PARÉ widmete in seinen Schriften über die Schädel-Hirn-Verletzungen im Jahre 1649 ein gesondertes Kapitel der „*Commotio ou esbranlement et concussion du cerveau*". Magische Anschauungsweise und kluge Beobachtung treten nebeneinander. Eine Konkussion könne durch Stürze und Gewalteinwirkungen gegen den Kopf (wir würden heute sagen Verzögerungstraumen) oder durch heftige Schläge mit einem Gegenstand gegen den Kopf (wir würden heute von Beschleunigungstraumen sprechen) hervorgerufen werden. Er hob auch hervor, daß eine Konkussion auftreten könne, wenn ein heftiger Schlag gegen einen mit einem Helm geschützten Kopf erfolge. PARÉ sieht das Wesen der Gehirnerschütterung in Störungen des „esprit animal", als deren Ursache er neben Stoß und Fall auch „nahen Donner" zu erkennen glaubt.

Ambroise PARÉ (1510–1590) ist einer der größten französischen Chirurgen und der bedeutendste Militärchirurg vor LARREY. Er empfahl die Kauterisierung von Schußwunden mit heißem Öl aufzugeben. Er führte die Gefäßligatur bei Amputationen ein. Zu seinen wesentlichen Werken gehören: „*La méthode de traicter les playes faictes par hacquebutes et autres bastons a feu: et de celles qui sont faictes par flèches, dards et samblairles*", 1545 erschienen, „*La methodé curative des playes et fractures de la teste humaine*", 1561 erschienen, „*Dix livres de la chirurgie, avec le magasin des instrumens necessaires à icelle*", 1564 erschienen und „*Les oeuvres de M. Ambroise* PARÉ", erschienen im Jahre 1575.

QUEYRAT (1657) war der erste Autor, der nach einer Commotio cerebri über gerissene Venen im Gehirn berichtete. Henri François le DRAN (1737) beschrieb kleine Blutungen im Nervengewebe. BRIGHT (1831) berichtete über petechiale Blutungen, Befunde, die von BLANDIN (1842), ROKITANSKY (1844), NELATON (1843) sowie FANO (1853) bestätigt wurden. Die meisten dieser Autoren sahen in diesen „*capillary apoplexies*" das Substrat der Commotio cerebri.

Theophile BONETUS (1679) äußerte, die Konkussion sei die Folge einer Bewegung oder Agitation des Gehirns. Als Symptome hob er „motorische Lähmungen, Sprachlosigkeit, Blind- und Taubheit" hervor.

Theophile BONETUS (1620–1689) veröffentlichte die erste Sammlung einer systematischen pathologischen Anatomie, sie enthielt klinische und pathologische Beobachtungen von nahezu 3000 Fällen, die er aus der Literatur seit der Zeit des Hippokrates, jedoch hauptsächlich aus dem 16. und 17. Jahrhundert gesammelt hatte. Sein Buch: „*Sepulchretum, sive anatomia practica ex cadaveribus morbo donatis*", erschien im Jahre 1679.

BOIREL (1674) hob die Flüchtigkeit der klinischen Erscheinungen hervor, eine Konkussion sei die Folge einer derartig leichten Gewalteinwirkung, die keine makroskopisch sichtbaren Läsionen des Gehirns zu erzeugen vermöge.

READ (1687) berichtete, daß nach Verletzungen des Kopfes folgende Symptome auftreten könnten: (1) Klingen in den Ohren nach Erhalt der Verletzung, (2) Niederstürzen nach dem Schlag, (3) Ohnmächtigkeit für eine bestimmte Zeit, (4) Schlummer nach der Gewalteinwirkung, (5) Verwirrtheit der Augen und (6) Schwindel.

Henri François le DRAN (1749) schrieb: "If the head strikes itself (as in a fall) there always results a more or less considerable commotion of the brain depending upon the force of the injury... In the second case which I have proposed, that is to say, when the hard body strikes the head, there arises one of two possibilities the one where the blow strikes very strongly so that the single impulsion knocks the person down, or on the other hand when he does not fall at the time of the blow, and the head rests, to say again immobile."

"If the hard body strikes strongly enough to communicate its movement to the head, and makes the person fall, there is necessarily a commotion in consequence of the secussion, a very marked commotion if the bone remains intact... If the blow does not project the man to the earth, and the head is at rest, to say again, immobile, then there is very little or no commotion of the brain."

Jean Louis PETIT (1774) unterschied differentialdiagnostisch zwischen der nach einem freien Intervall auftretenden Compressio cerebri („épanchement") und der unmittelbar nach stumpfer Gewalteinwirkung auftretenden Hirnschädigung. BAY bemerkt hierzu: „Der allgemein verbreitete Irrtum, daß die heute übliche Dreiteilung der gedeckten Hirnverletzung von PETIT stammt, rührt daher, daß in seinen umfangreichen differentialdiagnostischen Erörterungen über Commotio und Compressio auch die Contusio eine Rolle spielt. Es handelt sich aber dabei um eine Contusio capitis, eine äußerlich sichtbare Weichteilprellung des Schädels, auf den Schädelinhalt erstreckt sich dieser Begriff bei PETIT nicht." Auf PETITs physikalische Erklärung der Entstehung von Schädel-Hirn-Verletzungen gehen wir später noch ein.

Alexis LITTRÉ (1705) hob hervor, daß eine Commotio cerebri selbst bei tödlichem Ausgang keine Läsionen oder pathomorphologische Alterationen am Gehirn hinterlasse. Seine häufig zitierte Kasuistik führe ich zunächst an: "A young robust criminal who was to be put on the rack wished to escape his punishment and so, with his hands behind his back and his head lowered, he ran about fifteen paces across the dungeon where he was confined, and struck his head with all his might against the opposite wall. He fell dead on the spot without uttering a word or making a single sound."

"M. LITTRÉ called to see the body, began by examining the head externally; he was surprised to find no contusion, swelling, wound or fracture. He incised and separated consecutively the various layers of the scalp at the vertex of the head where the blow had been sustained, according to the report of several other criminals in the same dungeon who had witnessed the act. He then examined the layers internally, but found nothing more than he had externally. He noted nothing remarkable about the bones of the cranium after he had exposed them, except for the squamous portion of the temporal bone which lay a third of a line beyond; and this exposure was continued up to two lines in depth at some points and one or more in others. There was no evidence of anything sufficient to cause death, much less such a sudden death, and moreover nothing else of significance appeared."

"It was necessary, therefore, to cut away the cranium and examine the cerebrum, but the astonishment of M. LITTRÉ increased when it was found entirely in its natural state and, so to speak, in perfect health. Only the cerebrum did not completely occupy the interior capacity of the skull, as it ordinarily does, and its substance, as well as that of the cerebellum and the medulla, was firmer and more compact than usual both on inspection and palpation. M. LITTRÉ was further assured on this point because it was relatively easy to replace the sectioned portions of the brain in the cranial vault which it is often difficult to do in other cadavers."

"In short this was the only finding, therefore, which could account for his sudden demise, the cerebrum being considerably depressed by the sudden commotion of the blow and, as it had little inherent elasticy, there had been but little recovery from this state. In consequence, the distribution of the spirits in all the rest of the body, necessary for its various movements, had ceased at this instant. Therefore, M. LITTRÉ drew this very natural conclusion since he did not find any contusion of the coverings of the calvarium at the point of the injury. A contusion is formed by the blood which ordinarily circulates through this region, being released from the vessels which are broken and torn, with its consequent coagulation in the tissues. In this case, the blood ceased to circulate at the precise moment in which the vessels of the scalp were ruptured, for the heart immediately lost its movement which consequent failure of the spirits" (LITTRE 1705).

Aus dieser Beschreibung geht hervor, daß sogar eine tödlich ausgegangene Konkussion ohne jede anderen sichtbaren Läsionen am Gehirn einhergehen kann:

Alexis LITTRÉ (1658–1726) ist der Verfasser zahlreicher Abhandlungen in den Memoiren der Akademie der Chirurgie. Er wurde aus seiner: „*Histoire de l'Académie royale des sciences*" (1705) zitiert.

William BECKETT (1684–1738), ein Londoner Chirurg, Autor der „*Practical Surgery*", die 1740 in London veröffentlicht wurde, schrieb: "To explain the cause of the person's falling to the ground immediately on the reception of the blow, we ought to observe, that the blow caused a violent commotio of the whole brain, and so consequently put the spirits into a great confusion and disorder, which making irregular incursions into several parts of the body, without the direction of the will, could not be confined to the nerves, whose office it was to distribute them into those muscles that keep the body in an erect posture; for which reason the machine must unavoidably fall to the ground. To have an idea of the cause of the vomiting, it may be necessary we observe, that when either of those parts, whose nerves entertain a mutual commerce, is any way disorder; if the other is at the same time affected, it is said to suffer by consent... To give a rational account of the loss of sight, we need only reflect on the hurry and disordered of the spirit, which flying to and from in an interrupted motion, left those nerves which should have conveyed them to the proper organs, to have rendered them capable of being influenced by external objects.

The vertigo probably proceeded from the irregular motion of the spirits, which wheeling round the optic nerve, made such impressions on the retina, as an external object, in such motion, is wont to produce. The explanation of the cause of the delirium, requires us to make some remarks on the disorderly motion of the spirits, which instead of having recourse to the heart to rule this motion were hurried away sometimes to this part, sometimes to the other, in an interrupted course; by which means the heart was deprived of their due influx, its fibres were uncapable of contraction; for which reason the course of the blood must necessarily be suspended; the parts be deprived of those invigorating particles which were wont to animate them; and the faculties of the soul for sometimes extinguished."

Giovanni Battista MORGAGNI (1761) "Cerebrum, agitatum caput durum et retropulsum par illud, subi uno momento duos motos contrarios; sue cranium non frangitur, totus impetus percussionis dirigitur in cerebrum." ("The brain driven against the skull and repelled by it, is thus subjected, within in a moment, to two motions in opposite directions; if the skull is not fractured, the whole force of the percussion is directed against the brain itself").

Giovanni Battista MORGAGNI (1682–1771), Schüler von ALBERTINI u. VALSALVA, war seit dem Jahre 1712 bis zu seinem Tode im 90. Lebensjahr Professor der Anatomie in Padua. Mit ihm beginnt die wissenschaftliche Periode der pathologischen Anatomie. Sein Hauptwerk: „De sedibus et causis morborum per anatomen indagatis libri quinque" erschien 1761. Das oben genannte Zitat stammt aus diesem Werk.

Sir Charles BELL (1807) schrieb: "Concussion is an affection of the whole nervous system, indefinite and inscrutable... Some inconceivable derangement of the brain which sometimes follows a blow... Nothing, perhaps, can be more unmeaning than the word concussion, which is not, in the common acceptation, accompanied by any constriction of the structure of the brain. Being disordered by the shocke; the term implies a belief what the affection of the nature usually denominated nervous."

Sir Charles BELL (1774–1842) war zunächst Chirurg am Middlesex Hospital und wurde im Jahre 1836 Professor für Medizin an der Universität Edinburgh.

Eine Definition mit dem ehrlichsten Eingeständnis seines Nichtwissens gab GUTHRIE (1862): Die Commotio cerebri sei „ein gewisses, unbestimmbares Etwas, oder eines Übels Ursache, die nicht aufgezeigt werden kann." (..."a certain indefinable something, or cause of evil which cannot be demonstrated").

George James GUTHRIE (1785–1856) war der führende britische Militärchirurg in der ersten Hälfte des 19. Jahrhunderts. Er war in den Napoleonischen Kriegen tätig. Sein Buch: "On gunshot wounds of the extremities, requiring the different operations of amputation, with their after treatment" erschien 1815. Das oben genannte Zitat stammt aus: *"Commentaries on the survey of the war in Portugal, Spain, France, and the Netherlands"*, 1855 erschienen.

Einen Rückschritt bedeuten die Angaben von Autoren des 18. Jahrhunderts, wonach bei Verletzten mit einer Commotio cerebri Blutungen aus Mund, Nase oder Ohren vorlägen (TURNER 1736 u.a.). Obwohl DUPUYTREN (1839) die Commotio cerebri vom Stupor und von der Contusio cerebri abgegrenzt hatte, war in der zweiten Hälfte des 19. Jahrhunderts die Ansicht allgemein verbreitet, die Kontusion sei eine schwerere und ausgedehntere Form der Commotio cerebri (FANO 1853; HEWETT 1861; BECK 1865; BRYANT 1888).

Die heute in der Klinik gebräuchliche Einteilung der Schädel-Hirn-Verletzungen in Commotio, Contusio und Compressio cerebri stammen von Victor von BRUNS (1812–1883): „*Handbuch der praktischen Chirurgie für Ärzte und Wundärzte*", erschienen 1854/1859, und von Ernst von BERGMANN (1836–1907): „*Die Lehre von den Kopfverletzungen*", 1880 erschienen.

ALQUIÉ (1865) vermischte die Begriffe Commotio und Contusio: „Die Commotio des Gehirns ist eine Sukzession oder Kontusion der Nervenzentren gegen ihre Knochenwände. – Die verschiedenen Schocks bestimmen die Vibrationen des Schädels, die sehr begrenzt, sehr unklar und für das Gehirn nebensächlich sind." („La commotion de l'encéphale est une succession ou contusion des centres nerveux contre leurs parois osseuses. – Les chocs divers determinent les vibrations du crane fort limitees, fort obscures et indifferentes à l'encéphale, qui n'entre pas luimeme en vibration.")

Sir Astley Paston COOPER (1768–1841) war der populärste Chirurg in London während des frühen 19. Jahrhunderts, er arbeitete sowohl im Guy's als auch St. Thomas' Hospital. Er ligierte die A. carotis communis bei einem Aneurysma; sein erster Patient verstarb, die zweite Operation war erfolgreich. Das obengenannte Zitat entstammt seinem Buch: „Lectures on the principles and practice of surgery", 1829 erschienen.

Der Chirurg Ernst von BERGMANN (1836–1907) gab 1880 eine klassische Beschreibung dieses Syndroms: „In den schweren Fällen stürzt der Verletzte gleichfalls in dem Augenblicke, wo er den Schlag erhielt, zusammen und bleibt vollständig bewußtlos und regungslos, wie im tiefen Schlafe liegen. Es ist nicht möglich, ihn zu erwecken, denn er reagiert auf keinen äußeren Reiz und macht keine abwehrenden Bewegungen, wenn man ihm die geschlossenen Augen öffnet und die Konjunktiven berührt; er bewegt sich auch nicht, wenn ein schmerzhafter Hautreiz ihn trifft, allenfalls, daß die Pupille, die bald eng, bald mäßig dilatiert ist, bei grellem Licht sich zusammenzieht und daß, wenn Wasser in den Mund gegossen wird, eine Schlingbewegung erfolgt. Das Gesicht ist blaß und zusammengefallen, die Lebensfülle aus ihm gewichen, die Oberfläche des Körpers, besonders die der Extremitäten, ist kühl. Das Atmen geschieht regelmäßig, aber schwach und kaum bemerkbar, unterbrochen nur zuweilen von tieferen seufzerähnlichen Inspirationen. Der Puls ist klein, etwas unregelmäßig und, wenn auch nicht immer, so doch gewöhnlich verlangsamt. Harn und Kot werden zurückgehalten oder gehen unwillkürlich ab. Die Kranken erbrechen wiederholt, besonders in der ersten Zeit nach der Verletzung. Dieser Zustand dauert stunden-, manchmal auch tagelang, dann wird endlich das Atemholen tiefer, der Herz- und Pulsschlag voller und kräftiger. Die Wärme kehrt wieder und mit ihr die Bewegungen und das Bewußtsein. Die Sinne sind intakt, die Antworten auf die vorgelegten Fragen klar und verständig. In der Regel folgt jetzt der vorangegangenen Depression ein Stadium der Exaltation. Der Puls wird frequent und hart, die Hauttemperatur etwas erhöht, das Gesicht gerötet, die Pupillen eng, die Augen glänzend. Der Patient klagt über Kopfschmerzen, Unruhe und Schmerzen in allen Gliedern. Die Dauer und Intensität dieses Stadiums ist ebenso verschieden wie die des ersten."

POLIS (1894) schrieb: „Die Commotio ist der Effekt einer unmittelbaren Irritation von Zentren, der Schock ist die Folge des Widerhalls einer Erschütterung sensibler Nerven auf Gehirn und Bulbus." („La commotion est l'effect de l'irritation directe des centres, le choc est du au rétentissement sur le cerveau et le bulbe d'un ebranlement des nerfs sensitifs.").

Das wesentliche des Kommotionsbegriffes finden wir in der Definition von Alfons JAKOB (1913): „Faßt man alle diese Tatsachen zusammen, so scheint die organische Grundlage der Commotio cerebri sichergestellt; nach unseren experimentellen Ergebnissen zu schließen, handelt es sich daher um eine direkte, traumatisch ausgelöste, anatomisch bedingte, ihrer Natur nach passagere Schädigung der nervösen Elemente der Großhirnrinde, vornehmlich der Nervenfasern, eine Störung, die anatomisch wie funktionell in Erholung überzugehen pflegt."

TROTTER nahm 1924 den später von DENNY-BROWN experimentell erarbeiteten Befund der traumatisch bedingten Lähmung vorweg: „Ein im wesentlichen vorübergehender, unvermittelt erlittener Zustand nach Schädelverletzung, mit zahlreichen Symptomen im Sinne von Lähmungserscheinungen; also solche ohne Anzeichen für die Verletzung von Hirnstrukturen und stets mit nachfolgender Amnesie für den eigentlichen Augenblick des Unfalles." ("... an essentially transient state due to head injury, which is of instantaneous onset, manifests widespread symptoms of purely paralytical kind, does not as such comprise any evidence of structural cerebral injury, and is always followed by amnesia for the actual moment of the accident.").

NEUBUERGER u. VON BRAUNMÜHL (1930) schreiben, daß sich „viele Kliniker trotz mancher Widersprüche bemühen, die Commotio als scharf umrissenen Symptomenkomplex herauszuheben und von der Contusio und Compressio abzutrennen, daß jedoch eine strenge Scheidung zwischen den einzelnen Formen nicht gut möglich sei."

MARBURG (1936) äußerte sich wie folgt: „Wir werden demnach den Begriff der Commotio rein klinisch fassen und darunter nur jene Affektionen verstehen, die bestimmte charakteristische Erscheinungen, welche meist in kurzer Zeit verschwinden und meist auch keine Folgeerscheinungen zeitigen... Unter Commotio cerebri versteht man funktionelle Störungen des Gehirns bzw. verschiedener Teile desselben, die durch eine stumpfe, meist breit mit einer bestimmten Geschwindigkeit und Intensität wirkende Gewalt hervorgebracht werden, akut einsetzen und nach kurzem Bestehen meist restlos verschwinden... Es ringt sich deshalb immer mehr der Gedanke durch, den ich seit Jahren vertrete, daß man unter Commotio cerebri nur einen klinischen Begriff zu verstehen hat, und daß alles das, was irgendeine gröbere anatomische Veränderung aufweist, sei es nun, daß man sie klinisch an Ausfallserscheinungen erkennt oder anatomisch an greifbaren Läsionen, nicht in das Gebiet der Commotio gehört... nach meiner Meinung sollte es keine pathologische Anatomie der Commotio geben... Die Fälle, bei welchen wohl eine Hirnerschütterung vorlag, aber sich mikroskopisch Blutaustritte fanden, zur Kontusion gehörig zu betrachten."

„Unter Commotio und ihrer Wirkung – Kommotionswirkung – verstehen wir Störungen der Funktion eines Organes durch stumpfe Gewalt, Störungen, die indirekt herbeigeführt werden, ohne daß es zu anatomisch nachweisbaren, im Augenblick der Gewalteinwirkung eintretenden und durch diese direkt bedingten Zerstörungen im Organ kommen muß." (KALBFLEISCH 1941).

c) Commotio cerebri als Trägheitsphänomen bei Beschleunigung und Verzögerung

Es waren DENNY-BROWN u. RUSSELL (1941), die zeigten, daß plötzliche Änderungen in der Geschwindigkeit des Kopfes, also Beschleunigung und Verzögerung, der wesentliche Faktor für das Zustandekommen einer Konkussion der Commotio cerebri war, sie sprachen von einer „acceleration concussion" („Beschleunigungserschütterung"). Sie definierten nach Abschluß ihrer ersten großen experimentellen Studien über die gedeckten Schädel-Hirn-Verletzungen 1945: „Commotio cerebri kann als eine vorübergehende und reversible nervöse Reaktion definiert werden, die nach einer physikalischen Belastung von ausreichender Heftigkeit und Kürze unvermittelt einsetzt und für die eine sich anschließende fortschreitende Wiederherstellung typisch ist. Beim Menschen ist die retrograde wie die postgrade Amnesie ihr hauptsächliches äußeres Anzeichen, gleichzeitig mit einem Verlust des Reaktionsvermögens, der das deutliche Merkmal bei Tieren ist. Der Verlust der Aktivität betrifft jedes Gewebe, das einem derartigen Streß ausgesetzt ist, aber die Dauer einer solchen Lähmung schwankt sowohl mit der Vielfältigkeit des nervlichen Mechanismus wie mit der Intensität der Verletzung." ("Concussion can be defined as a transitory and reversible nervous reaction with immediate onset following physical stress of sufficient violence and brevity, and characterized by progressive recovery thereafter. In man, amnesia both retrograde and postgrade is its chief external sign, accompanied by a loss of reactivity which is its clearest feature in animals. The loss of activity affects all tissue subjected to such stress but the duration of paralysis varies with the complexity of the nervous mechanism as well as the intensity of injury").

SCHEIDEGGER (1948) äußerte, daß es „immer noch einfacher ist, zu definieren, was die Commotio cerebri nicht ist, als was sie tatsächlich ist."

Prägnant ist die Definition von COURVILLE (1951: „Concussio oder Commotio cerebri kann physiologisch definiert werden als unmittelbare Gewalteinwirkung auf die Hirnnervenzellen, die eine vorübergehende Verlangsamung oder ein Aussetzen der Hirnfunktion ohne sofort sichtbar werdende Strukturveränderungen dieser Zellen zur Folge hat." ("Concussion or commotio cerebri may be defined physiologically as a direct effect of violence on the nerve cells of the brain, resulting in temporary depression or cessation of the cerebral function without immediate detectable evidence of structural chance in these cells.").

JANZEN (1949) sowie TÖNNIS (1950) haben die Frage aufgeworfen, ob man die Termini Commotio und Contusio nicht ganz aufgeben sollte, da man ohne sie auskommen könne.
RICKER u. DÖRING (1955): „Nach den genannten Begriffsfassungen hätte die Darstellung der Commotio cerebri in einem der pathologischen Anatomie gewidmeten Handbuch keine Berechtigung. Andererseits muß erwähnt werden, daß nach den obigen Begriffsdefinitionen nur der pathologische Anatom entscheiden könnte, ob eine Commotio oder eine Contusio cerebri vorgelegen hat..."

Eigene Definition der Commotio cerebri: Die Commotio cerebri ist die Folge einer stumpfen, den frei beweglichen Schädel mit einem Gegenstand bestimmter Masse und ausreichender Geschwindigkeit treffenden Gewalteinwirkung, die ihm eine bestimmte Beschleunigung erteilt, welche je nach der Richtung der einwirkenden Gewalt in entsprechenden Anteilen des Großhirns eine Druckdifferenz erzeugt und diese Areale dadurch mechanisch so schädigt, daß reversible klinische Erscheinungen, vor allem unvermittelt einsetzende Bewußtlosigkeit und Tonusverlust auftreten, ohne daß primärtraumatische Verletzungen der Hirnstruktur mit den heute gebräuchlichen Untersuchungstechniken lichtmikroskopisch nachweisbar sind.

d) Die „acute compression anemia" und die Hirnanämie als angebliche Erklärung einer Commotio cerebri

Alexis LITTRÉ (1705) hatte die Meinung vertreten, daß eine Konkussion die Folge einer plötzlichen Anämie des Gehirns sei, die nach der Kompression des Gehirns im Augenblick der Gewalteinwirkung auftrete. Diese Theorie einer Gehirnanämie als Ursache einer Konkussion wurde weiter von STROMEYER (1868) und FELIZET (1873) vertreten. Eine Kompression des Schädelknochens presse das Blut aus der darunterliegenden Hirnrinde (HAUPTMANN 1914). TROTTER (1924) führte den Terminus „acute compression anemia" ein. Weitere Vertreter dieser Theorie waren HEISE (1929), FERRARO (1930), REUTER (1927), DIXON (1940) und SCOTT (1940). Es ist erstaunlich, daß keiner dieser Autoren daran dachte, daß nach einer Gewalteinwirkung zumindest einige Zeit vergehen müsse, ehe die Folgen einer Anämie des Gehirns wirksam werden konnten.

e) Hirnödem als angebliche Ursache der Commotio cerebri

Eine Reihe von Autoren hatte die Ansicht vertreten, daß ein Hirnödem die Ursache einer Commotio cerebri sei (COURTNEY 1899; ARMOUR 1928 u. a.). Eine solche Vorstellung ist nicht haltbar. Die Ausbildung einer Hirnschwellung nimmt soviel Zeit in Anspruch, daß die plötzlich und unmittelbar einsetzende Bewußtlosigkeit so nicht erklärt werden kann.

f) Auspressen des Liquors aus den Virchow-Robin-Räumen als angebliche Ursache der Commotio cerebri

DIXON (1940) hatte die Meinung vertreten, daß es bei einer Hirnerschütterung zu einem Auspressen des Liquors aus den Virchow-Robinsonschen Räumen komme, wodurch der Stoffwechsel des Gehirns unterbrochen werde. Auch diese Vorstellung ist zurückzuweisen, einmal sind die Abläufe so kurz, daß keine Liquorbewegungen möglich sind. Zum anderen wird das Gehirn stoffwechselmäßig nicht über den Liquor versorgt.

g) Thixotropie und Commotio cerebri

HALLERVORDEN (1941) nahm bei der Commotio cerebri eine thixotrope Änderung kolloidaler zerebraler Strukturen unter der Einwirkung der Gewalt an. In ähnlicher Weise hatte der gleiche Autor auch die Entstehung der sog. Rindenprellungsherde zu erklären versucht; für Einzelheiten verweise ich auf S. 458. Der Terminus Thixotropie leitet sich vom griechischen ή ϑίξις = Berührung, τρέπειν = ändern ab; der Begriff war von PETERFFI (1929) eingeführt worden. Kolloidale Systeme ändern sich angeblich unter dem Einfluß mechanischer Kräfte, sie gehen angeblich reversibel aus dem Gel- in den Solzustand über.

h) Untersuchungen der elektrischen Aktionspotentiale bei experimenteller Commotio cerebri

Unsere Vorstellungen über die pathophysiologischen Grundlagen der Commotio cerebri basieren im wesentlichen auf der Deutung der elektrischen Aktionspotentiale über beiden Großhirnhemisphären nach Gewalteinwirkungen im Tierversuch.

WILLIAMS u. DENNY-BROWN (1941) beschrieben unmittelbar nach einer Gewalteinwirkung mit einer Kommotionsdosis eine sofortige Reduzierung oder ein völliges Verschwinden der elektrischen Aktionspotentiale über beiden Großhirnhemisphären, denen nach einem Intervall einige langsame Wellen folgten. Diese zerebrale Dysrhythmie hielt noch an, nachdem der Tonusverlust sich bereits zurückgebildet hatte.

WALKER et al. (1944) erzeugten Commotio cerebri mit Hilfe verschiedener Methoden bei Katzen, Hunden und Affen. Diese Autoren gelangten zu der Auffassung, daß eine Gewalteinwirkung, die für die Verursachung einer Hirnerschütterung ausreichend sei, zunächst zu einer initialen Erregung mit einer massiven Entladung der Neurone des ZNS führe, der dann noch eine Nachentladung folge. Das ergebe eine Auslöschung der nervösen Aktivität mit einer Abnahme der beobachtbaren Reflexaktivität. Zur Stützung ihrer Theorie gaben diese Autoren weiter an, daß die Versuchstiere, die lediglich eine lokale Anästhesie erhalten hatten, eine initiale elektrische Entladung von mehreren hundert Mikrovolt bis zu einem Millivolt Amplitude im Augenblick der Gewalteinwirkung zeigten. Dieser Ausschlag sei von einer schnellen Aktivität für die nächsten 10–20 s nach der Gewalteinwirkung gefolgt, nach der sich eine allmähliche Abnahme der elektrischen Aktivität einstelle bis zu bioelektrischer Ruhe, die nach einigen Sekunden oder Minuten wieder durch eine enorme elektrische Aktivität ersetzt würde.

Dow et al. (1945) vermochten die Ergebnisse von WALKER et al. (1944) nicht zu bestätigen, daß nach Gewalteinwirkung mit Kommotionsdosis eine Zunahme der Frequenz im EEG für eine Zeit von 10–20 s auftrete. Dow et al. (1945) interpretierten den initialen Ausschlag, der im Augenblick der Gewalteinwirkung auftrat als einen Bewegungsartefakt. Sie wiesen auf den Umstand hin, daß in den ersten 3–5 s nach der Gewalteinwirkung die Verstärker zeitweise aus dem Gleichgewicht gebracht seien. CLARK u. WARD (1944) interpretierten den initialen Ausschlag ebenfalls als einen Bewegungsartefakt.

Bei EEG-Ableitungen von Tieren, die eine Gewalteinwirkung mit einer Kommotionsdosis erhalten, tritt im Augenblick der Gewalteinwirkung ein Artefakt auf. Weniger als eine Sekunde später, wenn die Verstärker wieder normal arbeiten, sind die Veränderungen der Aktivität in der Großhirnrinde erstaunlich gering. In einzelnen Fällen konnten keine Änderungen in der Aktivität der Großhirnrinde wahrgenommen werden, in der Mehrzahl der Fälle trat eine Abflachung der Amplituden für einen Zeitraum von etwa 10 min auf. In keinem Fall konnte eine Zunahme der elektrischen Aktivität in den ersten 10 min gesehen werden und keinerlei Veränderungen im Sinne von Krampfpotentialen konnten je dargestellt werden (WARD 1958). In einem dramatischen Kontrast zu diesen EEG-Befunden standen solche, die aus der Formatio reticularis abgeleitet wurden. Hier bestand eine ausgeprägte und längere Depression der elektrischen Aktivität (FOLTZ et al. 1953).

WARD (1958) vertrat die Ansicht, daß die Bewußtlosigkeit bei einer Commotio cerebri die Folge einer Blockierung der normalen Aktivität der Formatio reticularis sei.

i) Versuche, die Entstehung einer Commotio cerebri auf zellulärer Ebene zu deuten

Wir haben die Frage zu stellen, welches sind die zellulären Veränderungen, die für die Commotio cerebri verantwortlich sind. Verschiedene Theorien wurden vorgebracht: (1) *Störungen* von *intrazellulären Organellen* infolge *verschiedenen spezifischen Gewichtes* (TILMANN 1899), (2) *molekuläre Veränderungen* in der *Zelle* mit *reversiblen Änderungen* der *Kolloide* (MARINESCO 1906), (3) *Zerbrechen* von *intrazellulären Verbindungen* (Asynapsie) (KREHL 1912), (4) *traumabedingte chemische Änderungen* in den *Nervenzellen* (KNAUER u. ENDERLEN 1922) und (5) *Auflösung* der *Trigroid-* oder *Nissl-Substanz* in den *Nervenzellen* durch *chemische Substanzen* aus dem *Liquor* (SPIEGEL et al. 1946, 1947).

Darstellungen, die sich mit der Commotio cerebri auseinandersetzen, stammen von FERRARI (1882), SCHMAUS (1887), BÜDINGER (1895), FOERSTER (1904), BRESLAUER-SCHÜCK (1921), SCHÖNBAUER u. BRUNNER (1928), HAUPTMANN (1934), COURVILLE (1935, 1953), BAY (1939, 1953, 1958), DIXON (1940), HALLERVORDEN (1941), JEFFERSON (1944), DENNY-BROWN (1945), FERGUSON u. LIVERSEDGE (1946), HALLERVORDEN u. QUADBECK (1957), Lorenz BÖHLER (1958), BÜRKLE DE LA CAMP (1958), LOEW (1958), QUANDT (1965), WARD (1966), LAUBICHLER u. SORGO (1974).

Zusammenfassende Darstellungen finden sich bei JAKOB (1913), KNAUER u. ENDERLEN (1922), RICKER u. DÖRING (1955), PETERS (1955).

j) Definition der Commotio cerebri

„*Commotio cerebri*" *(Gehirnerschütterung)* ist eine *klinische Diagnose*. Die Hirnerschütterung ist eine der häufigsten Folgen von stumpfer Gewalteinwirkung auf den frei beweglichen Schädel. Die gewöhnlich breitflächig auftreffende Gewalt muß eine bestimmte Intensität besitzen, um Schädel und Gehirn die Beschleunigung zu erteilen, bei der das klinische Kommotionssyndrom *(Schwellenintensität)* auftritt. Physikalisch gesehen ist es gleichgültig, ob ein Objekt beschleunigt oder verzögert wird; entscheidend ist die Relativbewegung. Das *Kommotionssyndrom ist also die Folge eines Beschleunigungs- oder Verzögerungsvorganges, es ist ein Trägheitsphänomen*. Die *Schwellenintensität*, oder besser der *Schwellenbereich* (wegen der physiologischen Schwankungsbreite), bei der das klinische Bild einer Commotio cerebri sichtbar wird, ist für verschiedene Tierarten bekannt. DENNY-BROWN u. RUSSELL (1941) gaben die Geschwindigkeit der Gewalteinwirkung, mit der an Katzen ein Kommotionssyndrom erzeugt wird, mit 8,34 m/s an. Wir haben an anderer Stelle dargelegt, daß die Intensität der Gewalt am besten mit dem Maß von Beschleunigung bzw. Verzögerung und Stoßzeit ausgedrückt wird (SELLIER u. UNTERHARNSCHEIDT 1963; UNTERHARNSCHEIDT u. HIGGINS 1969). Die Beschleunigung des menschlichen Schädels wurde in direkter Messung an Boxern festgestellt (UNTERHARNSCHEIDT u. SELLIER 1970, 1971; UNTERHARNSCHEIDT 1970). Bei Menschen entsteht mit sagittaler Stoßrichtung und Stoßzeit von etwa 4 m/s ein Kommotionssyndrom mit Beschleunigung um 50–120 g. Die Deformierbarkeit des Schädels nach Lebensalter beeinflußt die Grenzwerte. Die klinischen Erscheinungen der Commotio cerebri sind aus jeder Stoßrichtung auslösbar. Jedoch zeigt die physikalische Analyse, daß bei seitlicher, bitemporaler Stoßrichtung die einwirkende Gewalt doppelt so groß wie bei sagittaler Stoßrichtung sein muß, da der seitliche Durchmesser des Schädels nur etwa die Hälfte des Längsdurchmessers beträgt (s. SELLIER u. UNTERHARNSCHEIDT 1963). Im Stoßablauf entsteht an der Stoßstelle im Schädel ein positiver und an der ihr gegenüberliegenden Seite ein reduzierter Druck. Der positive Druck hat sein Maximum an der Stoßstelle. Von dort geht er stetig in den reduzierten Druck an der Gegenseite über. Im Knotenpunkt und in der Äquatorialebene herrscht während des gesamten Stoßablaufes der Druck Null. Auf der Ebene des Kommotionssyndroms sind Über- und Unterdruck nicht intensiv genug, um primärtraumatische Gewebeschäden hervorzurufen. Wie unsere Experimente zeigten, treten keine anderen physikalischen Kräfte auf, ausgenommen der Faktor der altersabhängigen, mäßigen Deformierbarkeit des Schädels. Insbesondere laufen keine Schockwellen durch das Gehirn (vgl. S. 392).

Da die Druckextreme in umschriebenen Abschnitten der Großhirnrinde liegen und der Hirnstamm sich stets in der Äquatorialebene befindet, scheint es, daß die unmittelbar nach stumpfer Gewalteinwirkung auftretenden Symptome – besonders die Bewußtlosigkeit – die Folge einer mechanischen Irritation der Großhirnrinde und nicht des Hirnstammes sind. Um ein Kommotionssyndrom zu erzeugen, scheint also die mechanische Irritation oder Alteration eines umschriebenen Großhirnrindenareals von gewisser Ausdehnung von bestimmter Mindestintensität erforderlich. In welchen Zellstrukturen die mechanische Irritation angreift, wissen wir nicht. Man kann eine Art mechanisch-traumatisch ausgelöste, reversible Lähmungsmechanismen in den Zellen annehmen.

Eine erwähnenswerte Einteilung verschiedener Formen der Commotio cerebri hatte SPATZ (1950) vorgenommen. Er hatte bei leichteren Graden vorgeschlagen, von einer „*Commotio partialis*", bei längerer Dauer der Bewußtlosigkeit von „*Commotio prolongata*", und bei gleichzeitigem Vorliegen von gesicherten Kontusionssymptomen (jetzt im Computertomogramm erfaßbar) von einer „*Commotio complicata*" zu sprechen. SPATZ hat hier richtig gesagt, daß es falsch sei, eine zeitliche Begrenzung der Commotio cerebri vorzunehmen und nach Überschreitung dieser Grenze von einer Contusio cerebri zu sprechen.

An dieser Einteilung habe ich allerdings Bedenken wegen des Terminus Commotio partialis. Man könnte daraus den falschen Schluß ziehen, daß lediglich ein Teil des Gehirns bei dieser Form der Commotio cerebri in Mitleidenschaft gezogen ist. Wie sich aus einer späteren Diskussion ergeben wird, ist das gesamte Gehirn, Großhirnrinde, Hirnstamm und Kleinhirn beim kommotionellen Syndrom beteiligt. Ich möchte deshalb vorschlagen, den Terminus Commotio partialis durch Commotio simplex zu ersetzen, um diese eigentliche, typische oder unkomplizierte Commotio cerebri zu benennen.

Der Ausdruck Commotio prolongata ist berechtigt für jene Formen, bei denen trotz fehlender primärtraumatischer Läsionen (jetzt von Seriencomputertomographien eindeutig zu verfolgen) eben nur ein Kommotionssyndrom, allerdings mit verlängerter Bewußtlosigkeit vorliegt. Entscheidend für die Beibehaltung dieser Form ist m. E., daß unmittelbar nach der Gewalteinwirkung lediglich ein Kommotionssyndrom ohne primärtraumatische Läsionen vorliegt. Mit zunehmender Dauer der Bewußtlosigkeit können sich dann aber sekundärtraumatische Läsionen entwickeln. Jetzt handelt es sich dann nicht mehr um eine reine Commotio cerebri, da ja ein sekundärtraumatischer Hirndauerschaden sich ausgebildet hat. Dennoch möchte ich dafür plädieren, hierfür die Diagnose Commotio prolongata beizubehalten, da ja zu Beginn lediglich ein reines Kommotionssyndrom vorlag. Würde man diesen Begriff mit dem Hinweis ablehnen, daß ja letztlich ein (sekundär) traumatischer Hirnschaden mit dem Terminus der Commotio bezeichnet wird, also entgegen der zu Anfang gegebenen Definition des spurlosen Schadens, so würde ich einwenden, daß mit dem Zusatz prolongata zum Terminus Commotio eine spezielle Sonderform genannt ist, und zum anderen, daß wir bisher in der Medizin keinen Terminus zur Verfügung haben, sondern erst noch einen prägen müßten.

Der Ausdruck Commotio complicata ist m. E. gut und durchaus berechtigt, denn mit der Diagnose Contusio cerebri wäre nur ein Teil des Syndroms erfaßt und benannt, nämlich der primärtraumatische Hirnschaden. Aber nicht berücksichtigt wäre, daß gleichzeitig noch zusätzlich ein Kommotionssyndrom mit Bewußtlosigkeit und Tonusverlust vorliegt. Das Kriterium des unauffälligen neurologischen Befundes kann und darf man hier nicht anwenden, denn ein solcher ist, da ja eine Contusio cerebri vorliegt, durchaus möglich und gerechtfertigt.

Die Störung des Bewußtseins – in diesem Fall Bewußtlosigkeit – ist neben dem Tonusverlust das Kardinalsymptom bei der Commotio cerebri, sie setzt im Augenblick der Gewalteinwirkung ein. Das Vorliegen von Bewußtlosigkeit muß als Kardinalsymptom bei der Commotio gelten, es ist die conditio sine qua non. Die Bewußtlosigkeit besteht von wenigen Sekunden zu Minuten, bis zu Stunden. Bewußtlosigkeiten von 1–2 Tagen gehören nicht mehr zum Bild der eigentlichen unkomplizierten Commotio cerebri. SPATZ hat hier von einer sog. *„Commotio prolongata"* gesprochen. Für die Dauer der *anterograden Bewußtlosigkeit* kann man auch den Terminus *Amnesie* oder *amnestische Phase* gebrauchen. Liegt eine *retrograde Amnesie* vor, so besteht für den Patienten nach dem Unfall auch für diese Zeit eine Amnesie, wenngleich sie für ihn in der Periode vor dem Unfall nicht bestand. Mit anderen Worten, ein von Fall zu Fall verschieden langer Zeitabschnitt vor dem Unfall, für den der Patient in diesem Zeitraum Bewußtseinsklarheit bestand, nimmt nach Abklingen der postkommotionellen Bewußtlosigkeit eine amnestische Phase ein. Die Länge der retrograden Amnesie engt sich im allgemeinen im Laufe der nächsten Tage und Wochen ein.

k) Dauer der Bewußtlosigkeit

Die Dauer der Bewußtlosigkeit wurde auch bei der Commotio cerebri als Gradmesser der Schwere des klinischen Befundes angesetzt, es sind dies Vorstellungen, die schon auf SCHÖNBAUER u. BRUNNER (1928) sowie SYMONDS (1962) zurückgehen. Im Zusammenhang mit der Feststellung, daß die Dauer der Bewußtlosigkeit als Gradmesser der Schwere des eingetretenen klinischen Syndroms gewertet wurde, hat LOEW (1950) einen wesentlichen Einwand gemacht: „Da aber nur etwa 14% aller Fälle länger als 2 Stunden bewußtlos sind (SAETHRE), entfällt für weitaus die meisten Fälle die Möglichkeit, an Hand der Bewußtseinsdauer die Schwere der Hirnschädigung zu erkennen." Die Bewußtlosigkeit kann also nur noch als *ein Symptom unter anderen* und nicht mehr als alleiniges Kriterium der Schwere der Verletzung gewertet werden (RICKER u. DÖRING 1955).

l) Klinische Symptome der Commotio cerebri

Neben der *sofort einsetzenden Bewußtlosigkeit* kommt es bei der Hirnerschütterung zu einem *plötzlichen Tonusverlust*. Man sollte sagen, daß ein solcher Patient bewußtlos zu Boden stürzt. Beide Symptome treten zu gleicher Zeit auf, wenngleich wohl die Bewußtlosigkeit zum Tonusverlust führt. Man kann die Commotio cerebri als eine akute Funktionsstörung des Gehirns bezeichnen, die keine faßbaren morphologischen Schäden hinterläßt.

Ein weiteres wesentliches Kriterium für ein Kommotionssyndrom ist ein völlig normaler neurologischer Befund. Ich sollte hier aber anfügen, daß mir als konsiliarischem Neurologen bei der Untersuchung von Frischverunfallten (das ergab sich immer dann, wenn ich als Konsiliarius bereits auf einer Chirurgischen Abteilung weilte und einen Verunfallten neurologisch untersuchte, wenn gerade ein neu verunfallter Patient eingeliefert wurde) das gesteigerte Reflexniveau auffiel, das bei Nachuntersuchungen nach einigen Stunden bis Tagen i. allg. nicht mehr gesteigert – also pathologisch –, sondern lebhaft oder mittelstark und damit wieder im physiologischen Bereich war.

m) Die Commotio cerebri als Hirnstamm- oder Großhirnrindensyndrom

Es besteht in der Literatur Uneinheitlichkeit der Auffassungen darüber, welcher Hirnteil für die Bewußtlosigkeit bei einer Commotio cerebri verantwortlich sei. Eine Reihe von Autoren vertritt die Meinung, daß die Bewußtlosigkeit ein Hirnstammsyndrom sei (GAMPER 1936; KRAL 1935; KLEIN u. KRAL 1933; WANKE 1948; FOERSTER 1904; KÖBCKE 1944; STIER 1937 u. a.). Eine andere Gruppe von Autoren ist der Ansicht, daß die Bewußtlosigkeit besonders häufig und leicht nach frontalen Hirnschädigungen auftrete (JANZEN 1949; KLAUE 1949).

In ähnlicher Weise wurde ein *Kommotionssyndrom* als ein „*Lokalsyndrom*" oder ein „*Herdzeichen*" des *mesodienzephalen Übergangsgebietes* betrachtet (KRAL 1935; GAMPER 1936, 1938; DE MORSIER 1943; JANZEN 1950; BAY u. SEIBERT 1951; BAY 1953; GROSCH 1959), eine Auffassung, die nicht belegt ist und die heute als widerlegt gelten kann. Das sog. mesodienzephale Übergangsgebiet ist von einigen Autoren zu einem Papierkorb oder besser Abfalleimer mißverstandener Zentrenlehre gemacht worden.

TÖNNIS (1956) sieht in der Commotio cerebri in erster Linie eine traumatische, reversible Hirnstammschädigung, deren Hauptsymptom die Bewußtseinsstörung ist. Er schränkt die Ansicht jedoch ein, wenn er schreibt: „Die Möglichkeit, daß Großhirnherde sekundär die Kreislaufregulationsgebiete des Hirnstammes in Mitleidenschaft ziehen können, legt nahe, die bevorzugte Rolle, die dem Hirnstamm bisher in unseren Vorstellungen über die Pathogenese der Hirntraumen zugewiesen wurde, zumindest für einen Teil der Fälle etwas einzuschränken."

Gegen eine primäre Beteiligung des Hirnstammes bei der Commotio cerebri können als wesentliche Argumente angeführt werden: (1) Der Hirnstamm liegt bei sämtlichen Stoßrichtungen in der Äquatorialebene, in der der Druck Null herrscht. Vom Mechanischen her gesehen, liegen die Druckgradienten in Anteilen der Hirnrinde. (2) Bewußtsein und Bewußtlosigkeit ohne Beteiligung der zerebralen Kortex erscheint unwahrscheinlich.

Als advocatus diaboli muß ich aber zu dem ersten Punkt, daß nämlich der Hirnstamm bei sämtlichen Stoßrichtungen in der Äquatorialebene, in der der Druck Null herrscht, vorbringen, daß das von der Druckverteilung her gesehen durchaus richtig ist. Dabei wurde aber die Deformation des Schädels, die bei schweren, stumpfen, breitflächig einwirkenden Gewalteinwirkungen gegen den Kopf auftritt, nicht berücksichtigt. Die weitere Frage muß also lauten: kann es aufgrund der Deformation des Schädels zu Einwirkungen auf den Hirnstamm kommen, die eine Bewußtlosigkeit auslösen können? Diese Frage ist bisher nicht erörtert und entschieden worden.

Es kann eine Commotio cerebri mit einer Contusio cerebri gemeinsam vorliegen. Eine Commotio cerebri kann bei einer Contusio cerebri aber durchaus auch fehlen, auch können die primärtraumatischen Läsionen in „stummen" Regionen des Gehirns liegen. Man sollte deshalb Begriffe wie Kommotionspsychose oder Kontusionspsychose nicht anwenden, sondern von einer traumatischen Psychose sprechen.

Fassen wir zusammen, so ist die Commotio cerebri die Folge einer stumpfen, den frei beweglichen Schädel mit einem Gegenstand bestimmter Masse und ausreichender Geschwindigkeit breitflächig treffenden Gewalteinwirkung. Diese erteilt dem Schädel eine bestimmte Beschleunigung, welche je nach der Richtung der einwirkenden Gewalt in entsprechenden umschriebenen Großhirnrindenteilen zu einer reversiblen mechanischen Schädigung führt. Durch nervöse Weiterleitung von dem mechanisch irritierten Rindenabschnitt in andere Hirnteile ergeben sich direkt oder indirekt Störungen der Hirntätigkeit, die reversible klinische Erscheinungen auslösen, vor allem unmittelbar einsetzende Bewußtlosigkeit und sofortiger Tonusverlust. Die Intensität der einwirkenden Gewalt ist nicht groß genug, um primärtraumatische Gewebeschäden zu erzeugen. Ich habe an anderer Stelle ausführlich abgehandelt, daß die Relativbewegungen von Stoßkörper und getroffenem Körper wichtig sind; das Kommotionssyndrom kann also nicht nur die Folge eines Beschleunigungsvorganges, sondern auch eines Verzögerungsvorganges sein.

Das Kommotionssyndrom kann nicht mit Kreislaufreaktionen auf die Gewalteinwirkung erklärt werden, denn diese können nicht sofort wirksam werden.

Neurochirurgischen Einwänden, man könne am operativ freigelegten Gehirn große Teile der Großhirnrinde entfernen, ohne auch nur Bewußtseinsstörungen zu erleben, ist entgegenzuhalten, daß diese Beobachtung am offenen System gemacht ist, in dem die plötzlichen Druckunterschiede gar nicht auftreten, wie sie im geschlossenen System nach gedeckter Schädel-Hirn-Verletzung wirksam werden. Die andere Beobachtung, daß operative Entfernung von Teilen des Hirnstamms oder unachtsames Zerren an bestimmten Hirnabschnitten während der Operation gefährliche Störungen vitaler Funktionen oder den Tod zur Folge haben, steht keineswegs im Gegensatz zur ersten Beobachtung. Sie beruht einfach darauf, daß in eben diesen Strukturen die vitalen Zentren für Atmung, Herzaktion usw. liegen.

Als eine der häufigsten Folgen stumpfer Gewalteinwirkung auf den frei beweglichen Schädel spielt die Commotio cerebri im Hinblick auf die Gesamtzahl der Verletzten klinisch und wirtschaftlich eine große Rolle. In einem Beitrag, der sich vorzugsweise mit den morphologischen Schäden nach Gewalteinwirkung auf das ZNS befaßt, nimmt die Commotio cerebri einen bescheidenen Platz ein. Denn *die dem klinischen Syndrom der Commotio cerebri zugrunde liegenden Schäden des Gehirns sind mit den gebräuchlichen lichtmikroskopischen Untersuchungsmethoden nicht nachweisbar; sie sind „spurlos", wie* SPATZ *(1936) es ausdrückte.*

Eigene ausgedehnte Versuche über mehr als 30 Jahre mit Ratten, Kaninchen, Katzen und verschiedenen Affenarten erzeugten in keinem Fall Nervenzellveränderungen (s. Bd. 13/VI.C). Wir zweifeln, daß es sich bei den Befunden einiger amerikanischer Autoren (s. Bd. 13/VI.C) um intravitale Veränderungen handelt, zumal sie jegliche gliöse Zellreaktion vermissen lassen.

Es gibt keine pathologische Anatomie der singulären Hirnerschütterung, wenngleich ich nicht daran zweifle, daß es sich um einen organischen Prozeß handelt. BRESLAUER (1917) hat aber den Hinweis gebracht: „Ein negativer anatomischer Befund beweist durchaus nicht das Fehlen einer Verletzung des Nervensystems. Unsere Untersuchungsmethoden sind im Verhältnis zur Feinheit der Gehirnsubstanz so grob, daß die schwersten krankhaften Veränderungen an Nervenzellen und Nervenfasern vorhanden sein können, ohne daß wir überhaupt etwas davon wahrnehmen können."

Mit den angeblich für die Commotio cerebri typischen Zell- bzw. Gewebeveränderungen ließe sich ein Handbuch füllen. Es ist hier nicht der Platz, auf diese jetzt nur noch historischen Arbeiten ausführlich einzugehen. In vielen Fällen ist die Nomenklatur unzulänglich und unadäquat. Mit dem Begriff der Hirnerschütterung werden so beziehungslose Phänomene in Verbindung gebracht wie primärtraumatische und kreislaufbedingte Schäden anderen Ursprungs. Wir erwähnten schon die in der Literatur zäh überlebenden „kleineren Blutungen im Hirnstamm" und die sog. Duret-Berner-Blutungen (s. Bd. 13/VI.B). Häufig werden Veränderungen beschrieben, die sicher nicht intravital entstanden sind.

In diesem Zusammenhang soll nicht die Contusio cerebri besprochen werden, jedoch ist hier der Hinweis angebracht, daß der Diagnose *Contusio cerebri* ein *pathomorphologischer Befund* zugrunde liegt; SPATZ sowie PETERS haben wiederholt darauf verwiesen, daß man einen klinischen Symptomenkomplex und einen anatomischen Befund nicht zum Vergleich einander gegenüberstellen könne.

Die Commotio cerebri als leichteren Grad der Contusio aufzufassen, FANO (1853); HEWETT (1861); BECK (1865); BRYANT (1888) u. a. ist, wie sich aus der Darstellung ergibt, unzutreffend und unhaltbar. Die von HAUPTMANN (1934) vertretene Auffassung, zwischen der Hirnerschütterung und Hirnkontusion gebe es fließende Übergänge, man müsse kleinste Malazien und Blutungen auch für die Hirnerschütterung gelten lassen, muß zurückgewiesen werden.

Liegt bei einem Kommotionssyndrom eine länger anhaltende Bewußtlosigkeit vor, so ist man aufgrund dieses Befundes allein nicht berechtigt, die Diagnose Contusio cerebri zu stellen.

n) Verhämmerungsmethoden zur Klärung des Mechanismus

Die *Verhämmerungsmethoden* des Gehirns von Versuchstieren sind für eine Klärung des *Mechanismus* des *Kommotionsprozesses* völlig ungeeignet. TRENDELENBURG (1910) hob hervor, daß die langdauernde „Malträtierung" des Gehirns einem einmaligen mechanischen Insult nicht gleichzusetzen ist. Eine eingehende Diskussion der Ergebnisse gehäufter und wiederholter Gewalteinwirkungen im Tiermodell wurde von UNTERHARNSCHEIDT (1963) gegeben, vgl. auch Bd. 13/VI.C.

o) Zur Frage der tödlich ausgehenden Commotio cerebri

Immer wieder wurde über die Existenz einer tödlich ausgehenden Commotio cerebri diskutiert und der von LITTRÉ veröffentlichte Fall zitiert. Da definitionsgemäß dem klinischen Bild der Commotio cerebri ein „spurloser Schaden" (SPATZ) zugrunde liegt, sind also pathomorphologische Befunde bei der Autopsie nicht zu erwarten. Demnach kann das Syndrom einer tödlich ausgehenden Commotio cerebri weder morphologisch nachgewiesen, noch ausgeschlossen werden. In der Praxis spielt sie sicherlich eine Rolle, es handelt sich hier mehr um eine akademische Frage. Hier ist auch der Hinweis von Bedeutung, daß bei einer überraschend großen Zahl von Autopsien kein morphologischer Befund erhoben werden kann.

p) Auftreten eines „Kommotionssyndroms" bei einem Patienten mit einem Hirntumor

Man muß immer daran denken, daß ein „Kommotionssyndrom" bei einem Patienten auftreten kann, bei dem ein Hirntumor besteht, der bisher asymptomatisch war (REICHARDT 1942; HALLEN 1969).

q) „Cerebral concussion"

In diesen Zusammenhang gehört ebenfalls die angloamerikanische Bezeichnung *„cerebral concussion"*, die mehrsinnig angewandt wird. „Concussion" bezeichnet einmal den eigentlichen Erschütterungsvorgang. Er kann ganz verschiedenartige, auch primärtraumatische Gewebeschäden zur Folge haben. Der andere Gebrauch von „cerebral concussion" ist gleichsinnig mit Hirnerschütterung = Commotio cerebri, dem Folgezustand der Gewalteinwirkung. Dieser Terminus kann demnach eine klinische Diagnose bedeuten, oder eine pathologisch-anatomische Bezeichnung der verschiedensten Zell- und Gewebeschäden, unter denen primärtraumatische, kreislaufbedingte Veränderungen, intravitale Veränderungen und Artefakte erscheinen. Im Einzelfall ist immer festzustellen, mit welcher Definition des Begriffes der Autor arbeitet. Man sollte diesen Begriff vermeiden!

r) Zur Differentialdiagnose der Commotio cerebri und primärtraumatischer Gewebeschäden des Gehirns

Wenn die Gelegenheit zur pathologisch-anatomischen Untersuchung des Gehirns eines Patienten, der nach traumatischer Gewalteinwirkung verstarb, besteht, ist die genaue Diagnose eines traumatischen Schadens ohne weiteres möglich. Es ist dann unschwer zu entscheiden, ob primärtraumatische Schäden oder nur ein Kommotionssyndrom vorliegen.

Von wenigen Ausnahmen abgesehen, läßt sich mit Hilfe histologischer Untersuchungen auch feststellen, ob eine gegebene traumatische Gewebeschädigung primär- oder sekundärtraumatischer Natur ist.

Anders war die Situation in der Klinik vor mehr als 15 Jahren, wenn es sich um gedeckte Verletzungen handelte. Beispielsweise können die sog. Rindenprellungsherde in „stummen" Hirnregionen liegen. In einzelnen Fällen fehlt Bewußtlosigkeit trotz primärtraumatischer Schäden. Die Unterscheidung in Commotio und Contusio cerebri war bisher klinisch nicht immer möglich. Es fehlte eine Untersuchungsmethode für die gesicherte differentialdiagnostische Unterscheidung zwischen dem im vorangegangenen genannten klinischen Kommotionssyndrom auf der einen Seite und dem morphologischen Syndrom mit einem primärtraumatischen Hirnschaden auf der anderen Seite. Das Computertomogramm, besonders mit Geräten neuerer Generation mit verbessertem Auflösungsvermögen, ermöglicht nun diese Differentialdiagnose. Bisher mußte sich der Kliniker damit behelfen, die Folgen von mechanischer Gewalteinwirkung nach dem Vorliegen oder Fehlen eines klinisch nachweisbaren Hirndauerschadens zu unterscheiden. Neben dem Befund in der akuten Phase war der Verlauf für die endgültige Diagnose wichtig. Das nichtinvasive, differentialdiagnostische Computertomogramm macht einen primärtraumatischen Hirnschaden sofort erkennbar und von einem Kommotionssyndrom abgrenzbar. Die Bezeichnung Commotio cerebri oder Hirnerschütterung muß dann auf ein klinisches Bild mit im wesentlichen nachfolgender Bewußtlosigkeit und Tonusverlust, aber ohne Primär- und Dauerschäden am ZNS angewandt werden.

Aus klinischer Erfahrung ließ sich ableiten, daß Beziehungen zwischen den anfänglichen klinischen Befunden und dem morphologischen Endzustand bestanden. Am meisten hatte sich in der Klinik das Einteilungsprinzip von TÖNNIS u. LOEW durchgesetzt, das 4 Schweregrade bei Hirnverletzungen je nach der Dauer der Rückbildung der klinischen Symptome unterschied:

Schweregrad I: Folgen von Gewalteinwirkung mit flüchtiger, höchstens 3–4 Tagen anhaltender klinischer Symptomatik mit einer initialen Bewußtlosigkeit von höchstens einer Stunde. Die Verletzten sind innerhalb weniger Wochen wieder arbeitsfähig nach Abklingen sämtlicher subjektiver Beschwerden.

Schweregrad II: Das Abklingen der objektiv nachweisbaren Symptomatik beträgt etwa 3 Wochen. Die initiale Bewußtlosigkeit kann über einen Zeitraum von bis zu 24 h anhalten. Die meisten dieser Verunfallten werden beschwerdefrei und wieder voll arbeitsfähig; bei einer kleinen Gruppe bleibt aber eine mäßige Einschränkung der beruflichen Einsatzfähigkeiten bestehen.

Schweregrad III: Bei diesen Verletzten finden sich auch über die 3. Woche hinaus noch objektive klinische Befunde. Die initiale Bewußtlosigkeit kann sich bei diesen Patienten bis 1 Woche ausdehnen. Im allgemeinen bleiben Spätbeschwerden bestehen und es liegt eine bleibende Erwerbsminderung vor.

Schweregrad IV: Noch nach mehr als 1 Woche liegen erhebliche Bewußtseinsstörungen vor. Eine ausgeprägte neurologische und psychopathologische Symptomatik bleibt bei diesen Verunfallten auf die Dauer bestehen.

So verdienstvoll dieser Versuch eines Einteilungsprinzipes gewesen ist, die Einführung der Computertomographie hat es obsolet gemacht.

3. Explosions- oder Detonationserschütterungen
(„Blast Consussion")

a) Einführung

Während des 2. Weltkrieges wurde der Terminus *„blast concussion"* gebraucht, um traumatische Alterationen der Hirnsubstanz oder der Hirnfunktionen zu beschreiben, die die Folge von Schockwellen naher Explosionen oder

Detonationen waren. Es wurde manchmal hinzugefügt, daß dieses Syndrom ohne eine direkte Gewalteinwirkung auf den Schädel auftrete. FABING (1946) führte den Terminus „*cerebral blast syndrome*" ein; seine Definition lautete: „The blast injury syndrome is that morbid condition which results from the nearby explosion of one or more agents, and causes the following tetrad of symptoms: (1) Unconsciousness with retrograde amnesia for the sound of the explosion and of varying anterograde duration, but persisting an hour in the usual case, (2) protracted nonspecific headache, (3) tinnitus, which is usually nonpersistant, and (4) diffuse anxiety symptoms."

Wer diese Definition liest, ohne daß ihm das eingangs genannte „blast injury syndrome" zur Kenntnis gebracht wird, könnte einwenden, das sei ja eine Art von Definition für das Kommotionssyndrom. Diese Definition mußte naturgemäß von DENNY-BROWN (1945) angegriffen werden, der ja in Zusammenarbeit mit Ritchie RUSSELL den Beschleunigungs- bzw. Verzögerungs- oder Kompressionsmechanismus bei der Hirnerschütterung erarbeitet hatte. DENNY-BROWN (1945), der mit Recht den Beschleunigungs- und Verzögerungskräften eine große Rolle bei der Entstehung der Hirnerschütterung zusprach, maß ihnen in diesem Zusammenhang keine Bedeutung zu: "Concussion, or indeed any similar physical damage to nervous tissue resulting from the force of an explosion transmitted by air or by water... remains an unproven condition."

Wenn man den Terminus „blast concussion" diskutiert, dann drängt sich sofort ein anderer im 1. Weltkrieg geprägter Begriff auf, nämlich „*shell shock*" (TULLOCH 1915). Nach der Einführung von Geschützen mit hoher Mündungsgeschwindigkeit und hochexplosiver Munition wurde ein Syndrom beobachtet, das einige Ähnlichkeiten mit dem Kommotionssyndrom zu haben schien.

Diese Vorstellung hatte ihre Vorläufer, wie ich im historischen Kapitel über die Schußverletzungen ausführte; es gab vor einigen Jahrhunderten Vorläufer dieser Theorie, daß nämlich der „Wind" nahe vorbeifliegender Kanonenbälle infolge äußerster Luftverdichtung oder Abgabe von Elektrizität, die während des Durchlaufens des Geschosses durch den Geschützlauf angeblich entstanden war, abgab, ohne daß der Kopf vom Geschoß getroffen wurde, den sofortigen Tod bringen könne.

Beim „shell shock" wurde keine andere Ursache als die Explosions- oder Schockwelle als ursächliches Agens angegeben. Man sollte bei der Entstehung dieses Syndroms aber daran denken, welche psychologische Wirkung lang anhaltendes Trommelfeuer auf die beteiligten „shell geschockten" Soldaten gehabt haben muß, besonders wenn sie ermüdet, unterernährt und krank waren.

CRICHTON-MILLER (1941) berichtete über die Schlußfolgerungen einer Kommission, die nach dem 1. Weltkrieg beauftragt worden war, zum Thema „shell shock" Stellung zu nehmen: "We cannot deny" heißt es dort, "that there is such a condition as true shell shock, but it has been so much abused that we never again admit its existence."

Diese Definition beruht wohl auf der naiven Vorstellung, daß ein medizinisches Syndrom dadurch ausgemerzt werden kann, daß man den Gebrauch eines Terminus vermeidet. Die Symptome erschienen im 2. Weltkrieg, in etwas abgewandelter Form, erneut, und der Ausdruck „blast concussion" wurde geprägt. Eine Gruppe von Psychiatern entschied im Jahre 1943 (HANSON 1943): "that all cases of blast injury were diagnosed as exhaustion for administrative reasons and to avoid the diagnosis 'shell shock'."

b) Druckstoß („Air Blast")

Verletzungen und Todesfälle durch explosionsbedingte Schockwellen haben vor allem im 2. Weltkrieg eine Zunahme erfahren. Im 1. Weltkrieg wurde die Wirksamkeit von Sprengstoff fast ausschließlich durch die Beschleunigung von Gegenständen (Geschossen) erreicht. Damit bestand die Möglichkeit, entweder getroffen oder verfehlt zu werden. Die Schock- oder Detonationswelle dagegen ist, wie BENZINGER (1950) ausführte, „ein Schuß ohne Geschoß, ein Hieb ohne Schwert". Sie ist in ihrem Wirkungsbereich überall vorhanden, denn sie ist wirksam in einem gasförmigen oder flüssigen Medium, um ihre Energie ans Ziel zu bringen.

Bei einer Detonation oder Explosion entsteht ein Druckstoß, der als Druckpuls einen steilen Anstieg hat und eine durch ihn ausgelöste Luftbewegung mit sehr hoher Geschwindigkeit. Dabei entwickeln sich verschiedene Effekte, die Verletzungen zur Folge haben können.

Die *Detonationsschockwelle* (hier handelt es sich um echte Schockwellen im physikalischen Sinne) ist eine *turbulente Luftfront*, die im Augenblick der Detonation durch die *enorme Expansion der Pulvergase* erzeugt wird. Die *Geschwindigkeit* kann für eine kurze Entfernung etwa 32000 km/h betragen. Die Luftdruckwelle wirkt in unmittelbarer Nähe des Explosionsortes wie ein fester Körper, der aus dem Zentrum der Explosion kommend alles aus seinem Weg wirbelt. Die *Schockwellen* breiten sich in *Luft, Wasser* und *festen Körpern* aus.

Bei der Detonation einer Charge Sprengstoff findet eine extrem schnelle chemische Umsetzung des normalerweise festen Sprengstoffes in Gase statt, die ein weitaus größeres Volumen haben als die feste Form (Abb. 133). Diese Umsetzungszeit von Sprengstoff während einer Detonation wird die sog. *Detonationsgeschwindigkeit* genannt. Sie ist eine physikalische Konstante in der Größenordnung von mehreren 1000 m/s, sie beträgt beispielsweise für Trinitrotoluol 7000 m/s. Bei der Detonation von 1 kg Trinitrotoluol hat das entstandene Gas ein Volumen von 7800 l (das ist 12500fach das des soliden Sprengstoffes) bei einer Temperatur von 2800 °C und von 735 l (das ist 1175fach das des soliden Sprengstoffes) bei normaler Temperatur (SCHARDIN 1950).

Es tritt während der Detonation der oben genannten Charge eine Expansion des Gasvolumens, das unter normalen äußeren Bedingungen ein Volumen von 7800 l einnimmt, aber zur Zeit t = 0 auf ein Volumen von 0,625 l, nämlich dem der soliden Sprengstoffcharge komprimiert ist. Der Druck in diesem Stadium liegt in einer Größenordnung von 100000 Atmosphären. Die sich ausbreitende Schockwelle (Abb. 134) liegt in der Größenordnung von 400–500 Atm. Zu Beginn besteht sie aus komprimierter Luft, die sich in unmittelbarer Umgebung der Sprengstoffcharge befand, ihr folgen die aus der Detonation entstandenen Gase. Mit anderen Worten, zunächst wird komprimierte Luft nach außen getrieben, ihr folgen die Detonationsgase (SCHARDIN 1950).

CRAMER (1958) definierte die *physikalischen Merkmale solcher Luftdruckschockwellen* wie folgt: (1) Nahe der Detonationsstelle ist ihre Begrenzung unregelmäßig, mit vielen Wirbeln in der Peripherie, so daß jemand, der sich in einem Wirbel befindet, unverletzt bleiben kann. (2) Sie werden ähnlich den Schallwellen von der Oberfläche reflektiert und können verstärkt oder ausgelöscht werden, wenn sie auf gleiche Wellen in der selben oder entgegengesetzten Phase treffen. (3) Der Druck ändert sich mit dem Quadrat oder Kubik der Entfernung vom Explosionsort. BARROW u. RHODES (1944) gaben Beispiele der unberechenba-

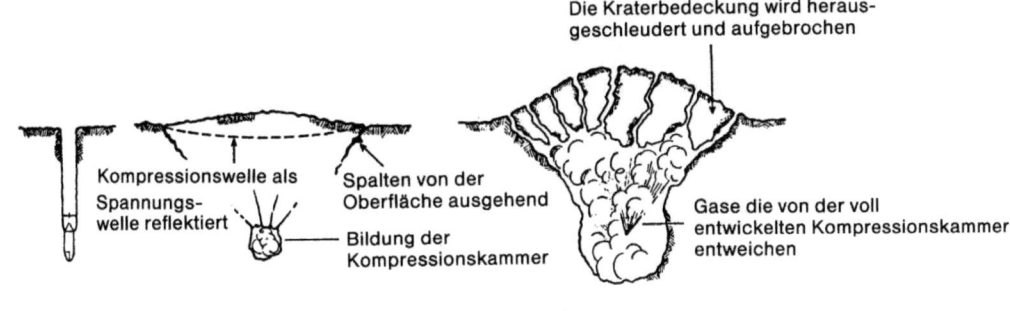

Abb. 133. Bildung eines Kraters bei einer Untergrundexplosion. (Aus CRAMER 1958)

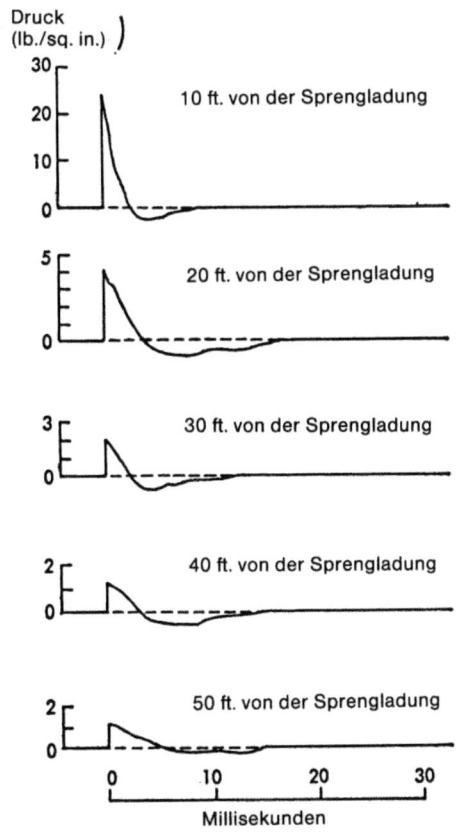

Abb. 134. Initial hohe Druckwerte mit graduellem Abfall der Hochdruckwelle. Maximaldrücke von 100 lb/squ/inch oder 6 Atmosphären müssen vorliegen, um Menschen zu gefährden. Diese Druckwerte treten nur in unmittelbarer Entfernung zur Explosionsstelle auf. Die Schockwelle vermindert sich, wenn freie Frontanteile Energie verlieren und verschwindet am schnellsten in der unmittelbaren Umgebung der Explosion. Die Schockwelle besteht am Ende nur noch in einer Schallwelle. (Aus CRAMER 1958)

ren Wirkung dieser Druckwellen, welche Personen in gleicher Entfernung zur Explosion in sehr unterschiedlichem Maße betrifft.

Beispiel 1: B befindet sich zwischen A und C; A wird 15 m durch die Luft geschleudert und getötet, C wird 5 m in die Luft geschleudert und schwer verletzt, B hat nur eine Trommelfellverletzung.

Beispiel 2: B steht hinter A, das Kinn auf die Schulter von A gestützt; A wird in Stücke gerissen, B hat nur einen Kieferbruch erlitten.

c) Wirkungen

Wir unterteilen zweckmäßigerweise in den: (1) *Primäreffekt (direkter Effekt)*, (2) den *Sekundäreffekt (indirekter Effekt)* und (3) den *Tertiäreffekt* (wiederum ein *indirekter Effekt*).

(1) *Primäreffekt (direkter Effekt):* Die sehr plötzlich auftretenden, sehr ausgeprägten Änderungen des Druckes haben Gewebeschäden an Körperorganen, insbesondere den lufthaltigen Lungen, zur Folge. Infolge Schädigung und Eröffnung kleiner und kleinster Gefäße in den Lungen tritt eine Luftembolie auf, die sekundär dann die Gewebeschäden an anderen Körperorganen, etwa dem Gehirn, führen kann. Der Druckpuls selbst schädigt den Kopf, mit Ausnahme des Trommelfells, nicht. Es kann jedoch Bewußtlosigkeit auftreten, über den Mechanismus derselben wissen wir noch wenig.

(2) *Sekundäreffekt (indirekter Effekt):* Dieser Effekt ist die Folge von Aufprall und Getroffenwerden von Objekten, die durch den Druckpuls beschleunigt werden. Die dadurch beschleunigten Objekte verursachen Körperschäden, die sich grundsätzlich nicht von der anderer Gewalteinwirkung unterscheiden, jedoch muß die sehr hohe Geschwindigkeit der auf den Körper auftreffenden Objekte hervorgehoben werden.

(3) *Tertiäreffekt (indirekter Effekt):* Dieser Effekt ist die Folge der erheblichen Beschleunigung des Gesamtkörpers infolge des Druckpulses mit nachfolgendem Aufprall (Verzögerung) auf ein mehr oder minder festes Hindernis. Die dabei entstehenden Beschleunigungs- und Verzögerungstraumen bieten keine Besonderheiten von solchen, die auch bei anderen Unfallabläufen auftreten.

d) Gewebliche Alterationen

Einige Autoren (STEWART et al. 1941; HAMLIN 1943; WOOD u. SWEETZER 1946; CRAMER et al. 1949) suchen die primärtraumatischen Läsionen am Gehirn mit der *Wirkung von Kompressionswellen* zu erklären, die durch die verschiedenen Körpermedien, besonders die Blutbahn, zum Gehirn fortgeleitet werden. Ihre zentrale Vorstellung ist, daß ein plötzlicher Anstieg des intrazerebralen Blutdrucks Gefäßrupturen verursacht. Wäre diese Vorstellung richtig, so müßten autoptisch die gleichen morphologischen Veränderungen auch in anderen Organen aufzufinden sein. Insbesondere müßten die Lungen am schwersten beteiligt sein.

Blastverletzungen der *Lungen* sind die Folgen von Schock- und Druckwellen, verursacht durch Explosionen in der näheren Umgebung, die durch Trachea und Bronchien in das Lungenparechym fortgeleitet wurden. Die Lungenschäden bestehen in Rissen von Alveolen und Kapillaren mit intraalveolären und interstitiellen Blutungen.

Lungenblutungen sind die häufigsten Verletzungen als Folge von „air blast" (RUSCA 1915; ZUCKERMAN 1940; RÖSSLE 1950). Die Bronchien können mit Blut gefüllt sein. RÖSSLE (1950) bezweifelt, daß reines Lungenödem allein die Folge von Airblast sein könne. Mikroskopisch findet sich Blut und Ödem nicht nur im Lumen der Alveolen, sondern auch in den Septen der Alveolen, im Lungenbindegewebe und auch in der Adventitia von Arterien und Bronchien.

Das Lungengewebe kann schwer lazeriert sein. Diese Lazerationen sind aber nicht als die Ursache der massiven kapillären Blutungen anzusehen (RÖSSLE 1950).

Das empfindlichste Gewebe der Lungen liegt im Bereich der Verbindungszonen zwischen dem alveolären Gewebe und dem Gefäß- und Alveolarsystem, d. h. die Stellen, wo die feinen Aufzweigungen der Alveolen und Gefäße durch eine feine Schicht von Bindegewebe am Lungenparenchym befestigt sind (RÖSSLE 1950).

Eine weitere Verletzung kommt häufig vor. Die *pulmonale Pleura* kann infolge Bildung von Gasblasen von der Lunge abgehoben werden und reißen; das Ergebnis ist ein *Hämothorax*. Ebenso können *Blutungen* der *kostalen Pleura* vorkommen (RÖSSLE 1950).

Die *Bronchien* sind manchmal extrem kontrahiert und enthalten große Mengen von schaumigem Blut (RÖSSLE 1950).

Hervorzuheben ist, daß die Lungenblutungen und -lazerationen nicht die Folge der Druckwelle, die durch den Respirationstrakt wirksam wird, ist, sondern ein direktes Ergebnis der Druckwirkung auf die Lungen, wie ZUCKERMAN (1940) sowie BENZINGER (1950) zeigen konnten. Dasselbe gilt auch für Menschen und Tiere, die einem Wasserblast ausgesetzt sind.

BENZINGER (1950) hatte hierzu ein besonders eindrucksvolles Experiment ausgeführt. Hunde, die mit ihren Köpfen und oberem Thorax in Wasser getaucht waren, wurden einem Wasserblast ausgesetzt. Diese Tiere zeigten lediglich in den oberen Lungenlappen Blutungen.

Tiere, die einer Detonation in ihrer Nähe ausgesetzt waren, zeigten unmittelbar danach Blutungen aus Mund und Nase. Diese Blutungen entstammten nicht den Lungen, sondern aus der Mucosa des Nasopharynx, des Larynxs und der Trachea.

Traumatische Schäden des *Herzens* bestehen in *oberflächlichen Blutungen* des *Epicardium*, fast ausschließlich an dessen Hinterfläche. Blutungen im Myokard sind seltener.

Traumatische Schäden der *Abdominalorgane* treten häufiger nach Wasser- als nach Luftblast auf. Je tiefer der Körper im Wasser eingetaucht ist, desto ausgeprägter sind die Schäden. Die traumatischen Schäden finden sich in und an den lufthaltigen Organen wie Magen und Intestinum. Rupturen treten nicht so häufig im Rektum auf, sondern vielmehr im Zäkum, Appendix (besonders häufig) und Magen (RÖSSLE 1950).

Die Todesursache ist uneinheitlich, RÖSSLE nahm reflektorisches Herzversagen an. Die Lungenblutungen wurden von RÖSSLE nicht als Todesursache angesehen. Dagegen spielt nach BENZINGER sowie RÖSSLE die arterielle Luftembolie der Herzkranz- und Gehirngefäße eine große Rolle, die wohl für die meisten der unmittelbaren Todesfälle verantwortlich waren. Aber es gab auch Fälle von unmittelbarem Tod, in dem Luftembolien keine Rolle spielten. Die Luftembolie nimmt ihren Ausgang von den Lungen.

e) Experimentelle Untersuchungen am Tiermodell

Experimentelle Untersuchungen am *Tiermodell* wurden von ZUCKERMAN (1940) veröffentlicht. Detonation von hochbrisanten Sprengstoffen in der Nähe dieser Tiere verursachten ausgeprägtes interstitielles Ödem und intraalveoläre Blutungen. Alveovenöse und bronchovenöse Fisteln führten häufig zu Luftembolie und Tod.

Wir möchten anmerken, daß die verlegene Verwendung der bequemen Diagnose Concussion und Commotio für die hier behandelten Erscheinungen die Sache in der alten Unklarheit beläßt. Es ist zu ihrer Aufklärung ein Anfang gemacht, wenn Autopsiematerial für genaue histologische Untersuchungen herangezogen wird und wenn morphologische Befunde mitgeteilt werden.

Im *Zusammenhang* mit *Luftdruckverletzungen* sind *traumatische intrazerebrale Hämatome* (RODGERS 1945; GRUNNAGLE 1946), *subdurale Hämatome* (HAMLIN 1943; ABBOTT et al. 1943) und angeblich sog. *traumatische Spätapoplexien* (GRINKER u. SPIEGEL 1943) beschrieben worden. Von STORCK (1945) sah in 16 von 33 Luftdruckverletzungen ein Kommotionssyndrom.

Obwohl wir eine reiche *klinische Literatur* (THEIS 1943; WILSON u. TUNBRIDGE 1943; BARROW u. RHOADS 1944; TUNBRIDGE 1945; COHEN u. BISKIND 1946; DESAGA 1950; RÖSSLE 1950) und auch *experimentelle Literatur* (HOOKER 1924; ZUCKERMAN 1940, 1941; KROHN et al. 1942; CLARK u. WARD 1943; COREY 1946; CLEMEDSON 1949, 1954, 1956, 1960; BENZINGER 1950; RÖSSLE 1950; CLEMEDSON u. GRANSTRÖM 1950; CLEMEDSON u. PETERSSON 1953; CLEMEDSON u. HULTMAN 1954; CLEMEDSON u. CRIBORN 1955; CLEMEDSON u. JÖNSSON 1961, 1962, 1976; FLETCHER 1970; FLETCHER et al. 1970; JÖNSSON 1979; JÖNSSON et al. 1979) über die physiologischen und pathologischen Nachwirkungen von Schockwellen infolge Detonation überblicken, ist die unmittelbare Todesursache bei primären, d. h. unkomplizierten Blastverletzungen noch umstritten. KROHN et al. (1942) hoben hervor, daß es eine Reihe von Möglichkeiten gebe bei einer Blastverletzung getötet zu werden, der Extremfall bestehe in einer vollständigen Desintegration des Körpers in unmittelbarer Umgebung einer Explosion. In einigen Fällen können Zerreißungen von inneren Organen und Blutgefäßen die Ursache des Todes darstellen, in anderen Fällen dagegen finden sich als einziger Befund ausgeprägte Lungenblutungen. WILSON (1943) führt als *Haupttodesursache* bei *Blastverletzungen* auf: (1) Tod infolge von *Lungenblutungen* mit folgender Störung der Atemfunktionen, (2) *zerebraler Tod*, (3) *kardialer Tod*, eine *direkte Verletzung* des *Herzens* mit *Ventrikelflimmern* und (4) *Luftembolie*. Aber abgesehen von den Fällen, bei denen der Körper in Stücke gerissen wurde oder schwerste Verletzungen des Respirationstraktes vorlagen, kann man HADFIELD u. CHRISTIE (1941) zustimmen, wenn sie schreiben, daß die vorliegenden pathomorphologischen Befunde oft nicht ausreichen, den Tod zu erklären.

Die Theorie, daß die Druckdifferenz zwischen Körperoberfläche und Schädelinnerem bei Blastverletzungen eine Commotio cerebri verursachen könne, ist von BENZINGER (1950) zurückgewiesen worden. Ein Kommotionssyndrom als direkte Folge einer Blastverletzung ist von DENNY-BROWN (1945) und CLEMEDSON u. PETTERSON (1953) abgelehnt worden. Das schließt jedoch nicht aus, daß der Körper mit Kopf bei einer Detonation beschleunigt werden und dann durch Objekte oder Boden verzögert werden kann. Dabei können selbstverständlich stumpfe Gewalteinwirkungen als Folge eines Verzögerungsstraumas auftreten, und damit auch ein Kommotionssyndrom. Ein anderer Mechanismus ist von CASSEN et al. (1952) angeführt worden, nämlich daß nur Teile eines Körpers während einer Detonation beschleunigt werden und andere zunächst nicht. Diese Differenz in der Beschleunigung verschiedener Körperregionen vermögen erhebliche Überdehnungen und Überstreckungen des Körpers zu erzeugen mit daraus resultierenden tödlichen Verletzungen.

Eine andere Theorie besagt, daß Luftembolie Todesursache nach Blastverletzungen darstelle (SCHER 1941; BENZINGER 1950; RÖSSLE 1950; GOUZE u. HAYTER 1944). Tierversuche von CLEMEDSON u. HULTMAN (1954) haben diese Befunde bestätigt und hervorgehoben, daß Luftembolie eine Komplikation von schweren blastbedingten Lungenschäden ist. Diese Autoren fanden sowohl arterielle als auch systematische und venöse oder pulmonale Luftembolien.

Luft oder jedes andere Gas, das in den Körperkreislauf gelangt, wirkt als Embolus. Hirngefäße werden dadurch verschlossen und irreversible ischämische Gewebeschäden sind die Folge.

Ein interessanter Fall einer „cerebralen blast concussion", der von einem Augenzeugen beobachtet worden war, wurde von TUNBRIDGE (1945) beschrieben:
Ein 32jähriger Soldat befand sich mit 2 Freunden auf einem offenen Platz, als ein feindliches Flugzeug im Sturzflug ein benachbartes Gebäude angriff. Die beiden Begleiter liefen davon, um Deckung zu suchen, während der Patient es vorzog, in einer kleinen Rinne Deckung zu nehmen. Die Bombe schlug knapp 4,5 m neben ihm ein. Er konnte sich an nichts mehr erinnern, bis er im Krankenwagen wieder zu sich kam. Bei der Aufnahme im Hospital war er hochgradig desorientiert und unruhig und hatte eine völlige Amnesie für den Vorgang. Er verblieb für 48 h desorientiert. Er wußte nicht, daß einer seiner Freunde bei der Explosion getötet worden war.
Die *körperliche Untersuchung* ergab eine Blutung und Koagulation des Trommelfelles. Sein Gesicht war von kleinen Staubpartikeln übersät. Die *Röntgenaufnahmen* des *Schädels* zeigten keine Fraktur. Die *Lumbalpunktion* ergab einen blutig gefärbten Liquor.

Diese Beobachtung scheint zunächst zu belegen, daß es eine echte „*cerebral blast concussion*" gibt. Der Augenzeuge kann eigentlich nur beobachtet haben, daß der Verletzte in einer kleinen Rinne in Deckung ging. Was mit ihm dort im Augenblick der Bombendetonation geschah, kann der Augenzeuge, der sich wegen des im Sturzflug angreifenden Flugzeuges selbst in Sicherheit brachte, wohl kaum beobachtet haben. Die Möglichkeit eines Beschleunigungs- oder Verzögerungsvorganges kann wohl kaum exakt ausgeschlossen werden.

f) Immersion-Blast-Erschütterung

Als *Immersion-Blast-Erschütterungen* werden Syndrome beschrieben, die in Nähe einer *Unterwasserdetonation* auftreten (Abb. 135). HAMLIN (1943) beschrieb die neurologischen Befunde von 12 Verletzten aus einer Gruppe von 35, die nach Verlust ihres Schiffes im Wasser treibend, durch Unterwasserexplosion verwundet wurden. Fünf waren mit Sicherheit, ein Mann war wahrscheinlich bewußtlos gewesen. Zehn hatten blutigen Liquor. Die meisten hatten Kopfschmerzen. Außerdem bestanden amnestische Störungen, Desorientiertheit, Somnolenz und Persönlichkeitsveränderungen.

4. Sogenannte Rindenprellungsherde oder kortikale Kontusionen

a) Einführung

Eine *häufige primärtraumatische Läsion* des Gehirns sind die *sog. Rindenprellungsherde*, die bei breitflächiger Gewalteinwirkung vorzugsweise an der der Gewalteinwirkung gegenüberliegenden Seite gefunden werden (LE COUNT u. APFELBACH 1920; SPATZ 1929, 1951; PETERS 1942, 1955, 1969; SELLIER u. UNTERHARNSCHEIDT 1963 u. a.). Sie sind schon im Augenblick der Gewalteinwirkung nachweisbar und lösen eine Kette von vitalen Gewebereaktionen wie Resorptions- und Organisationsvorgänge aus. Sie sind wahrscheinlich nicht das Ergebnis diapedetischer Blutungen.

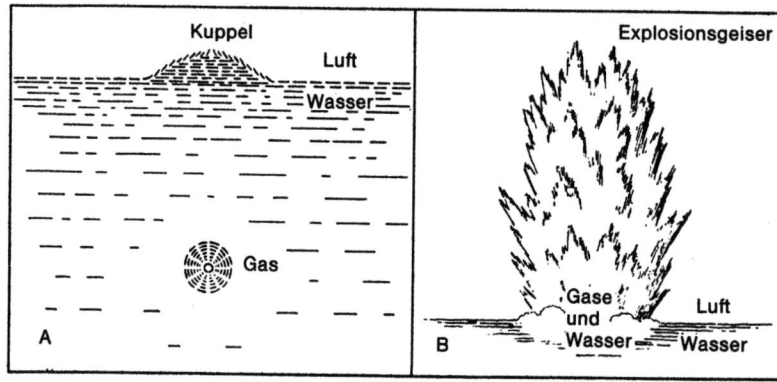

Abb. 135. Wirkungen einer Unterwasserexplosion. Die Schockwelle durchläuft Flüssigkeit mit einer Geschwindigkeit von nahezu 5000 ft/s. *A* An der Oberfläche der Flüssigkeit und des Gases entsteht eine Auseinanderreißung der Partikel. Im menschlichen Körper durchdringt die Schockwelle die Oberfläche und die soliden und flüssigen Anteile, elementaren physikalischen Gesetzen folgend. Oberflächen von gashaltigen Organen, beispielsweise die Alveolen des Verdauungstraktes, erleiden die größten Gewebeschäden. Blutungen treten auch in anderen Organen auf. Die ausgeprägtesten Gewebeschäden treten in den Körperanteilen auf, die der Schockwelle direkt ausgesetzt sind. *B* Eine geysirartige Wasserfontäne ist die Folge der Unterwasserexplosion. Diese Formation, die aus einer Mischung von ungestüm hochgeschleuderten Gasen und Wasser besteht, die nach der Schockwelle auftritt, kann jedes Objekt in ihrem Ausbreitungsbereich wegschleudern, etwa wie eine Luftwelle, die einer Explosion in der Luft folgt. Sekundäre Körperschäden können durch diese Objekte entstehen. Es ist jedoch die vorausgehende Schockwelle, die die Körperschäden bei Blastverletzungen produziert. (Aus CRAMER 1958)

b) Verschiedene Gewebeschäden, bisher unter dem Terminus sogenannte Rindenprellungsherde zusammengefaßt

Bei den sog. Rindenprellungsherden handelt es sich nicht um Gewebeschäden einheitlicher mechanischer Genese. Verschiedene Unfallmechanismen haben verschiedene Gewebeschäden zur Folge, die sämtlich Rindenprellungsherde genannt werden. Die folgende Analyse dieser Gewebeschäden wird zeigen, daß es sich bei diesen Alterationen um echte Prellherde handeln kann, daß aber die größere Zahl dieser traumatischen Gewebeschäden nicht die Folge einer direkten Prellschädigung der Gehirnoberfläche ist. Besonders die sog. Rindenprellungsherde an der dem Stoß gegenüberliegenden Seite – die eigentlichen Läsionen „par contrecoup" („lesions de la tête par contrecoup") – können nicht mit einer direkten Prellwirkung erklärt werden.

Zu den *echten (Rinden)prellherden* gehören: α) Die *direkten traumatischen Schäden* der *Hirnrinde unter einer Impressionsfraktur,* β) die *ringförmig* um eine *Einschußöffnung angeordneten Rindenprellungsherde* oder *kortikalen Kontusionsherde,* γ) die *Rindenprellungsherde* bei *Verletzungen* durch *Schußapparate,* δ) die *Rindenprellungsherde* beim *äußeren Prellschuß* und ε) die *Rindenprellungsherde* beim *inneren Prellschuß.*

Neben diesen fünf Gruppen von Prellherden gibt es zwei andere Formen von traumatischen Gewebeschäden, die zwar oft unter den sog. Rindenprellungsherden aufgeführt werden, die aber sicherlich – das ergibt sich eindeutig auch aus ihrer Mechanogenese – nicht echte Prellherde darstellen, nämlich ζ) die sog. *gleitenden Kontusionen* (im Englischen „gliding contusions") und η) die sog. *Rindenprellungsherde „par contrecoup"*, die wohl die größte Gruppe ausmachen.

Im folgenden werde ich diese traumatischen Gewebeschäden der Gehirnoberfläche – manchmal ist auch das subkortikale Marklager beteiligt – in der eingangs genannten Reihenfolge besprechen.

*α) Traumatische Schäden der Hirnrinde im Bereich
einer umschriebenen Impressionsfraktur*

Als Folge einer umschrieben einwirkenden direkten Gewalt im Bereich der Schädelkalotte mit nachfolgender Impressionsfraktur verursachen die eingedrückten Knochenfragmente einen direkten traumatischen Hirnschaden von Hirnrinde, manchmal auch zusätzlich des subkortikalen Marklagers, wenn die Knochenfragmente in die Tiefe verlagert werden. Hierbei handelt es sich um eine direkte Prellwirkung auf das Gehirngewebe. Allgemein kann vorausgeschickt werden, daß die eingebrochenen und nach innen verlagerten Knochensplitter und -fragmente nicht nur einen momentanen Druck auf das Gehirn ausüben, sondern einen anhaltenden Druck auf die betroffene Gehirnregion ausüben, falls nicht das *Imprimat* unmittelbar nach der Verletzung gehoben oder beseitigt wird. Obwohl es sich also hier um eine echte direkte Prellwirkung handelt, wird man aber mit gleichem Recht wegen der anhaltenden Druckwirkung von einer *traumatischen Nekrose* oder einer *Kontaktnekrose* sprechen können (Abb. 136).

*β) Ringförmig um eine Einschußöffnung angeordnete
sog. Rindenprellungsherde oder kortikale Kontusionsherde*

Hirnwunden zeigen oft einen sie umgebenden Rand von kleineren und größeren Rindenprellungsherden, die außerhalb des Verlötungsringes der Hirnwunde liegen. Sie werden nur dann sichtbar, wenn die sie bedeckende Dura mater abgehoben wird. Diese typischen traumatischen Prellherde der Hirnoberfläche, um Ausschußöffnungen herum geordnet, wurden schon von SPATZ (1941) beschrieben, der darauf hinwies, daß sie bei Quetschwunden besonders zahlreich sind. Diese dicht stehenden kleinen Prellherde der Großhirnrinde erinnern an Schrotschußverletzungen (SPATZ 1941). Diese Gewebsalterationen wurden bei an Hirnschüssen Verstorbenen ebenfalls von FREYTAG (1963) beschriebenen und regelmäßig von HENN u. LIEBHARDT (1969) gefunden u. beschrieben. Ihre Mechanogenese und formale Pathogenese ist noch weitgehend ungeklärt.

*γ) Rindenprellungs- und Kontusionsherde bei Verletzungen
durch Schußapparate, die für eine schnelle und schmerzlose Tötung
großer Schlachttiere konstruiert werden*

Diese Schußverletzungen unterscheiden sich von den gleichkalibrigen Handfeuerwaffen durch charakteristische Merkmale (Einzelheiten s. S. 574). In der

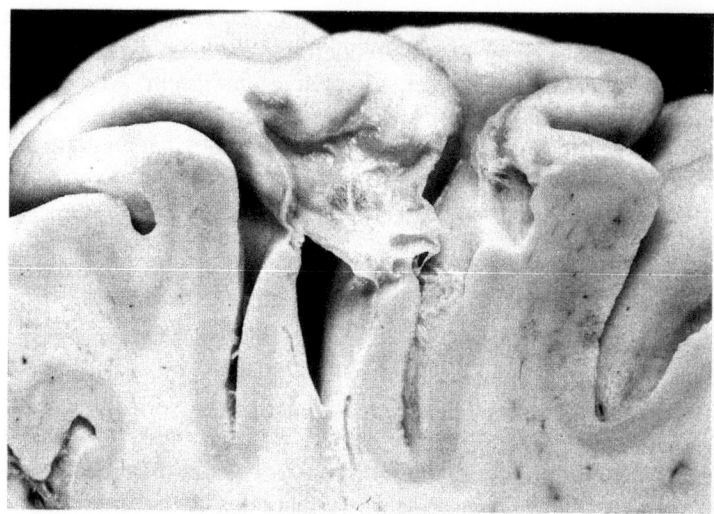

Abb. 136. Mensch. Impressionsfrakturen der Schädelkalotte. Sog. Rindenprellungsherde im 3. Stadium (Defektstadium) mit zystischem Defekt. Hirnrinde und subkortikales Marklager sind befallen. Diese Form der Rindenprellungsherde, an der Stoßstelle gelegen, werden auch Schizogyrien genannt. Makrofoto

weiteren Umgebung der Einschußöffnung finden sich kontusionelle Hirnsubstanzschäden.

δ) Rindenprellungsherde beim äußeren Prellschuß

Der äußere *Prellschuß* gleicht in gewissem Sinne der Situation bei einer Impressionsfraktur. Während bei der letztgenannten Verletzung die eingedrückten Knochenfragmente normalerweise einen dauernden Druck auf das darunterliegende Hirngewebe ausüben, führt das den Schädel lediglich tangential treffende Geschoß nur zu einer kurzen vorübergehenden Eindellung des Schädeldaches, ohne im allgemeinen eine bleibende Deformierung hervorzurufen. Jedoch führt diese lokale Eindellung des Schädelknochens, vor allem bei rasanten Geschossen, zu ausgedehnten Prellherden des Gehirns, die sich manchmal bis ins Marklager und sogar bis an die Hirnventrikel ausdehnen können. Durchweg liegt ein einzelner Prellherd gleich unter der Auftreffstelle des Geschosses vor. Eine radiäre Anordnung der Prellherde, wie bei Hirnschüssen, findet sich nicht.

ε) Rindenprellungsherde beim inneren Prellschuß

Der *innere Prellschuß* des Gehirns wird als eine Untergruppe des Gehirnsteckschusses angesehen. Man findet an Schädel und Gehirn einen Einschuß und am Gehirn einen Ausschuß. Das Geschoß prallt nach Durchdringen des Gehirns an der Schädelinnenfläche oder an einer Duraduplikatur, wie Falx oder Tentorium cerebelli, ab und tritt dann häufig wieder in das Gehirn ein, und zwar in einer anderen Richtung als der des ersten Schußkanals. Diese sog. Rindenprellungsher-

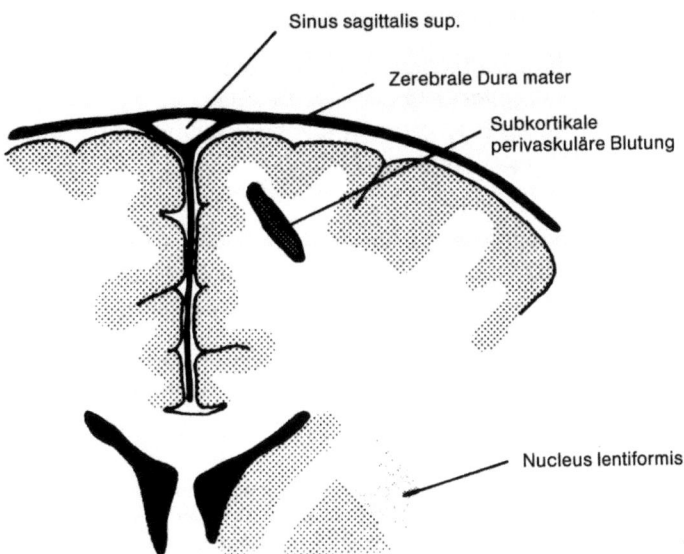

Abb. 137. Schematische Darstellung eines Frontalschnittes durch das Großhirn mit der typischen Lokalisation einer sog. gleitenden Kontusion („gliding contusion"). (Aus LÖWENHIELM 1975)

de wurden in einem Teil der Fälle von DINKELMEYER (1943) beobachtet und beschrieben. Sie fanden sich nach Angaben dieses Autors an Stellen, an denen sie unschwer durch vom Einschuß ausgehende Kräfte erklärt werden konnten. Die Mechanogenese und formale Pathogenese dieser Läsion ist noch ungeklärt.

ζ) *Sogenannte gleitende Kontusionen („gliding contusions")*

Sie treten bei *Rotationsbeschleunigungen des Kopfes* auf (Abb. 137). Während die knöcherne Schädelhülle mit der an ihr befestigten zerebralen Dura mater eine Rotations- oder Winkelbeschleunigung erfährt, bleibt das Hirngewebe aufgrund seiner Trägheit hinter dieser Rotationsbeschleunigung zurück. Es werden bei diesen gleitenden Bewegungen Brückenvenen überdehnt und schließlich abgerissen und Gefäße an der Hirnoberfläche ab- oder ausgerissen. Es handelt sich also nicht um echte Kontusionen, sondern um die Folgen von Ab- oder Ausrissen von Gefäßen der Großhirnrinde. Diese Gewebsalterationen wurden beim Menschen (LINDENBERG u. FREYTAG 1960; VOIGT u. LÖWENHIELM 1974; VOIGT et al. 1977), ebenso beim Affen nach nichtdeformierender Rotationsbeschleunigung bei Anwendung des Head Acceleration Device II (HAD-II) beschrieben (UNTERHARNSCHEIDT u. HIGGINS 1969). Auf die *wesentlichen morphologischen Unterschiede zwischen sog. Rindenprellungsherden bei linearer Beschleunigung* und *solchen bei gleitenden Kontusionen nach Anwendung der Winkelbeschleunigung* haben UNTERHARNSCHEIDT u. HIGGINS (1969) *ausführlich hingewiesen*; diese Unterscheidungskriterien sind in Bd. 13/VI.C noch einmal zusammengefaßt dargestellt.

η) Sogenannte Rindenprellungsherde „par contrecoup"

Sie stellen wohl die mit Abstand größte und auch am häufigsten vorkommende Läsion unter allen genannten Gruppen dar. *Sie sind eindeutig keine Prellherde oder Kontusionen.* Diese für die Neurotraumatologie so sehr wichtigen Gewebeschäden werden im folgenden ausführlich dargestellt.

c) Unterscheidung von sogenannten Rindenprellungsherden und Kreislaufstörungen bei Gefäßerkrankungen, insbesondere skleratheromatöser Natur

Das medizinische Schrifttum unterschied nicht immer zwischen den sog. Rindenprellungsherden und Gewebeschäden als Folge von Kreislaufstörungen bei Gefäßerkrankungen, insbesondere skleratheromatöser Natur. Der französische Begriff *„plaques jaunes"* umfaßte Endzustände nach primärtraumatischen Rindenblutungen und Massenblutungen oder Erweichungen.

MARBURG hatte noch 1936 in seiner Darstellung der Gehirnverletzungen die Meinung vertreten, daß man vom morphologischen Standpunkt aus gefäßbedingte und traumatische Rindenläsionen nicht unterscheiden könne. Eine ähnliche Meinung hatte KAUFMANN (1958) in seinem Lehrbuch zur speziellen Pathologie vertreten.

Demgegenüber hat SPATZ seit 1929 immer wieder hervorgehoben und betont, daß es bestimmte Gehirnveränderungen nach stumpfer Gewalteinwirkung gebe, die in allen Stadien wohl charakterisiert seien und sich von gefäßbedingten Gewebsveränderungen scharf abgrenzen lassen, nämlich die sog. Kontusionsherde der Großhirnrinde, die SPATZ als *„Rindenprellungsherde"* bezeichnete. SPATZ zeigte insbesondere, daß die *„Wurmstichigkeit"*, der *„état vermoulu"* der französischen Literatur (Pierre MARIE 1905) nicht die Folge von Erweichungen, insbesondere skleratheromatöser Natur aufzufassen sind, wie von DOUGHERTY (1904) und seinem Lehrer Pierre MARIE (1905) vertreten, sondern daß es sich hier um den *typischen Defekt-* oder *Endzustand* der sog. *Rindenprellungsherde* handelt. SPATZ und seine Mitarbeiter schilderten die Entwicklung der verschiedenen Phasen dieser Veränderungen.

Von Pierre MARIE waren bei einem alten Patienten, der an einer Arteriosklerose litt, Rindendefekte in basalen Abschnitten des Stirnlappens und im Schläfenlappen beschrieben worden. Das Gewebsbild der Substanzdefekte, die dem Verlauf der Windungen auf der Kuppenhöhe folgten, erinnerte ihn an Wurmgänge, er beschrieb sie als *„état vermoulu du cerveau"*. Diese Gewebsveränderungen wurden als eine besondere Form von arteriosklerotischen Erweichungsherden aufgefaßt.

Pierre MARIES Schüler DOUGHERTY hielt im Jahre 1904 in der Société de Neurologie von Paris ein Referat über den „état vermoulu de l'ecorce cérébrale". Er sah die „wurmstichige Hirnrinde" in 2% der Gehirne von Greisen, die in der Bicêtre seziert wurden. Weitere Schüler Pierre MARIES, wie FICAI (1907) und LERI (1906) beschrieben ebenfalls diese Läsionen. ROSSBACH (1910), der von den makroskopischen Präparaten MARIES histologische Schnitte anfertigte, schreibt: „So haben wir auch keinen Anlaß, bei der offenbar hochgradigen Arteriosklerose der Gefäße für diese Herde eine andere Entstehungsursache anzunehmen. Auch die Form der Herde spricht für ihre Entstehung durch Gefäßverschluß. Auch KODAMA (1926) vertrat die irrige Auffassung, daß die sog. Rindenprellungsherde die Folge einer zerebralen Arteriosklerose seien.

SPATZ (1929) demonstrierte die Befunde eines Patienten, der ebenfalls mit der klinischen Diagnose „Gehirn-Arteriosklerose" seziert worden war. Obwohl auch in diesem Fall tatsächlich atheromatöse Veränderungen der Hirngefäße vorhanden waren, vertrat SPATZ die Meinung, daß die genannten Substanzdefekte der Rinde nicht auf eine Arteriosklerose, sondern auf ein Schädeltrauma zurückzuführen wären. Nachforschungen ergaben, daß der betreffende Kranke drei

Jahre vorher eine Schädel-Hirn-Verletzung (Fall auf den Kopf) erlitten hatte. SPATZ demonstrierte damals weitere Gehirne, welche den gleichen Befund zeigten. SPATZ faßte zusammen: „daß man alten Rindendefekten wohl fast immer ansehen kann, ob sie traumatischer Genese sind. Der wohl charakterisierte „état vermoulu" entsteht dagegen und entgegen der bisherigen Auffassung nicht auf dem Boden der Arteriosklerose, sondern er ist nichts anderes als der Endzustand nach traumatischer Rindenkontusion.

Bei SPATZ heißt es weiter: „Erweichungsherde arteriosklerotischer Ätiologie sind in mehrere Hinsicht vom ‚état vermoulu' gut unterscheidbar: Die Defekte beschränken sich hier zunächst nicht auf die Kuppen, sondern der Abhang der Windungen und das Windungstal sind mindestens ebenso stark, meist sogar noch stärker betroffen; oft werden die Windungen als Ganzes zum Einsinken gebracht. Ferner ist die Verteilung der arteriosklerotischen Rindenherde im allgemeinen und speziell an der Basis eine ganz andere, sie finden sich gerade im Okzipitalgebiet, während sie im Orbitalgebiet selten sind; größere Herde entsprechen dem Verlauf größerer Gefäßäste."

d) Stoßrichtungen der einwirkenden Gewalt

α) Einführung

Lokalisation und Ausmaß der sog. Rindenprellungsherde sind abhängig von der Richtung der einwirkenden Gewalt, d. h. von der Stoßachse. SPATZ hat eine Einteilung nach 6 Hauptrichtungen vorgenommen, die sich als praktisch erwiesen hat: *Typ 1* = Gewalteinwirkung von hinten, *Typ 2* = von vorn, *Typ 3* = von links, *Typ 4* = von rechts, *Typ 5* = von oben, *Typ 6* = von unten. SELLIER u. UNTERHARNSCHEIDT (1963) sowie Ernst Theodor MAYER (1967) ergänzten das Schema mit den folgenden Untergruppen: *Typ 2a* = von frontobasal, *Typ 2b* = von der Stirn her, *Typ 5a* = von frontoparietal und *Typ 5b* = von parietookzipital (Abb. 138).

β) Typ 1 = Gewalteinwirkungen von hinten

Bei Gewalteinwirkung von hinten (Typ 1) finden sich im allgemeinen Frakturen an der Stelle der auftreffenden Gewalt am Hinterhauptsbein (vgl. WELTE 1948), jedoch ohne oder mit nur geringfügigen Verletzungen der darunterliegenden Hirnteile. Beschleunigungs- oder Verzögerungstraumen sind stark in der Überzahl. Die Gewalteinwirkung besteht oft in einem freien harten Sturz auf den Hinterkopf, ungemildert von einer abstützenden, auffangenden Bewegung der Hände. Es entstehen fast nur Gegenpolverletzungen. In WELTES Material bestanden sie in 97,2%. Die orbitalen Anteile des Stirnhirns waren bevorzugt befallen, besonders die Gyri recti, die Basis der Temporallappen und die Stirn- und Schläfenpole. WELTE (1948) betont, daß in allen Fällen Anzeichen von sog. Duret-Berner-Blutungen oder andere makroskopisch sichtbare Veränderungen im Hirnstamm fehlten. Verletzungen aus Stoßrichtung 1 sind mit schweren klinischen Erscheinungen verbunden, vor allem mit lang anhaltenden Bewußtseinsstörungen und erheblicher motorischer Unruhe.

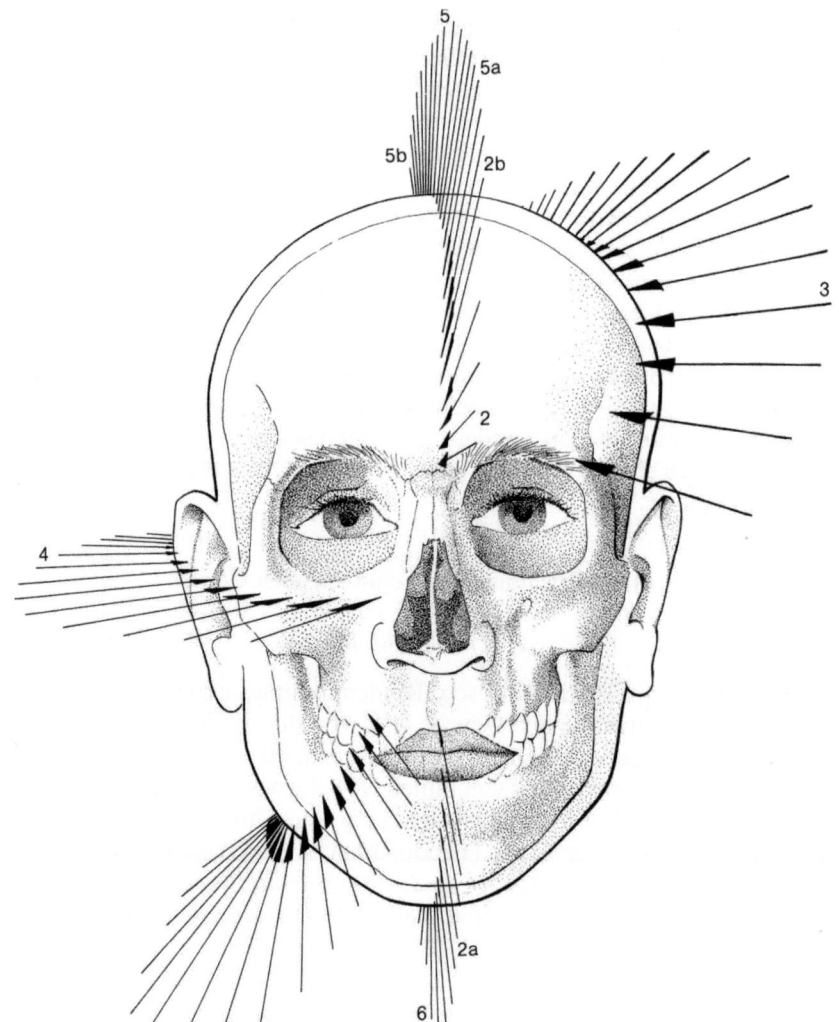

Abb. 138. Hauptstoßrichtungen von direkter Gewalteinwirkung auf den Schädel. Stoßrichtung 3 ist von links nach rechts und Stoßrichtung 4 ist von rechts nach links, Stoßrichtung 1 ist von hinten. Für Einzelheiten vgl. Text

Neben den Gegenstoßverletzungen am Gehirn wurden auch entsprechende Schäden am knöchernen Schädel beschrieben. Bei Aufschlag auf das Hinterhaupt wurden indirekte Brüche der vorderen Schädelgrube (Dächer der Augenhöhle, Siebbein) beschrieben. Die Mechanogenese dieser Contrecoupfrakturen blieb lange kontrovers.

DETTLING (1938) war der Meinung, daß es infolge von Stoßkräften in der Schädelhöhle zu Expressionsverletzungen der Augenhöhlendächer komme.

LENGGENHAGER (1938) berichtete über eine doppelseitige Impressionsfraktur der Orbitadächer nach Sturz auf den Hinterkopf.

Eine Arbeitsgruppe um PROKOP (GESERICK et al. 1981; GESERICK u. PROKOP 1980, LIGNITZ et al. 1984) hat sich eingehend mit den Orbitafrakturen bei Contrecoupverletzungen befaßt. Bei Stürzen auf den Hinterkopf finden sich in einem hohen Prozentsatz Brüche der Orbitadächer. Diese Autoren faßten diese Veränderungen unter dem Begriff „*Orbitazeichen*" zusammen. Die genannten Autoren sprechen neben dem reduzierten Druck in der vorderen Schädelgrube auch der Stoßwirkung des Augeninhaltes eine Rolle zu.

GESERICK et al. (1980) berichten über 6 Beobachtungen medialer oder basaler Orbitaanteile bei 9 Patienten mit Gewalteinwirkungen gegen die Okzipitalregion. In allen Beobachtungen fanden sich Contrecoupverletzungen. Die orbitalen Knochenverletzungen werden ebenfalls als ein Contrecoupzeichen gewertet. Dieser Auffassung ist zuzustimmen.

GESERICK u. PROKOP (1980) sowie GESERICK et al. (1981) berichteten über weitere Beobachtungen, bei denen es nach Sturz auf das Hinterhaupt (Richtung der Gewalteinwirkung Typ 1 von SPATZ) zu typischen Contrecoupverletzungen im Orbitabereich gekommen war. Die Frakturen mit Unterblutungen der Orbita liegen in dem Bereich mit den dünnsten Knochenzonen, sie sind mit Impressionsfrakturen des Orbitadaches, der medialen Orbitawand (Lamina papyracea) und mit solchen des Bodens der Orbita verbunden. Gleichzeitig liegen Contrecoupverletzungen im Bereich der Unterfläche der Frontalwindungen vor.

Die obengenannten Autoren haben den intraorbitalen Verletzungen besondere Aufmerksamkeit geschenkt. PROKOP (1975) erklärt ihre formale Genese oder Mechanogenese wie die bereits bekannten *Impressionsbrüche* der *Dächer* der *Orbita*, er benennt sie „*Entlastungsbrüche*".

Eine Durchsicht der älteren Literatur zeigt, daß die bei gedeckten Gewalteinwirkungen, die mit und ohne Frakturen der Schädelbasis auftreten, bereits von HEWETT (1858) zit. nach DUKE-ELDER u. MAC FAUL (1972) sowie GREGER (1885) zit. nach BIRCH-HIRSCHFELD (1930) beschrieben wurden. TILMANN (1902) zit. nach BIRCH-HIRSCHFELD hat diese Frakturen bereits durch den negativen Druck bei bestimmten Richtungen der einwirkenden Gewalt in der vorderen Schädelgrube erklärt. Die Richtigkeit dieser Vorstellungen wurde durch SELLIER u. MÜLLER (1960) sowie SELLIER u. UNTERHARNSCHEIDT (1963) in einer ausgedehnten Serie von Modellversuchen gesichert und ihre Mechanogenese näher erklärt. GESERICK u. PROKOP (1980) fanden bei 7 von 9 entsprechenden Beobachtungen Verletzungen der knöchernen Orbita, sie stellen damit als Contrecoupverletzung ein häufiges Ereignis dar. In der genannten Serie zeigten die Fälle ohne Contrecoupverletzungen des Gehirns an den Frontallappen auch keine Verletzungen der Orbita.

Auf besondere klinische Aspekte dieser Contrecoupverletzungen der knöchernen Orbita haben GESERICK u. PROKOP (1980) hingewiesen: (1) Sie können u. U. zu *Monokel-* oder *Brillenhämatomen ohne einen vorliegenden Schädelbasisbruch* führen, (2) es sind *ophthalmologische Befunde* vergleichbar denen bei der *Berstungsfraktur der Augenhöhle (,,blow-out-fracture")* nachweisbar und (3) es besteht wegen der *engen Nachbarschaft* der *Nasennebenhöhlen* zum *Gehirn* die *Möglichkeit einer späteren Komplikation*. Besonders weisen die obengenannten Verfasser darauf hin, daß die aufgeführten intraorbitalen Verletzungen aus gerichtsmedizinischer Sicht als ein Contrecoupzeichen dienen, das bei der Rekonstruktion von Verletzungsvorgängen beachtet werden sollte.

In einer weiteren experimentellen Studie gingen GESERICK et al. (1981) der Frage nach, die weiter oben diskutierten Befunde postmortal zu erzeugen, um weitere Einblicke in ihren Entstehungsmechanismus zu gewinnen.

Die Autoren wählten aus dem Untersuchungsgut ihres Institutes 20 Leichen aus, bei denen nach Prüfung der Vorgeschichte und Leichenschau eine Schädel-Hirn-Verletzung ausgeschlossen werden konnte. Es wurde hinsichtlich Geschlecht, Lebensalter, Liegezeit und Todesursache keine Auswahl getroffen. Es handelte sich in allen Fällen um keine natürlichen Todesursachen: Akute Kohlenmonoxydvergiftung (15), Schlafmittelvergiftung mit Unterkühlung (1) und Strangulation (4). Der postmortale Sturz erfolgte aus dem Stand auf den Hinterkopf, wobei der Kopf bis zum Aufschlag einer etwa kreisförmigen Linie folgt. War infolge einer fortgeschrittenen Lösung der Totenstarre keine ausreichende Rigidität vorhanden, so wurden untere Extremitäten und Rumpf geschient. Die Befunderhebung erfolgte durch nachfolgende Sektion der Schädelhöhle und vorsichtige Präparation der Augenhöhlen.

In 9 Fällen lagen Frakturen der knöchernen Augenhöhle vor. Die Autoren erfassen aber nur die 7 Fälle, bei denen die Orbitafraktur isoliert von einem Schädelbasisbruchsystem auftrat. Hierbei war 5mal die mediale Wand der Orbita erfaßt (Lamina orbitalis ossis ethmoidei sive papyracea), 3mal die basale Wand der Orbita (Facies orbitalis ossis frontalis). Vier der Fälle mit Frakturen der Orbita zeigten eine deutliche Unterblutung in der Umgebung der Bruchstellen. Bei 5 Beobachtungen war es weiterhin zu einer isolierten Unterblutung der Facies cerebralis pyramidis gekommen (2 Fälle, bei denen die Unterblutung mit Schädelbasisfrakturlinien in Zusammenhang standen, wurden nicht in die Tabelle aufgenommen). Die Unterblutungen betrafen den Bereich des Tegmen tympani und/oder des Tegmen antri mastoidei. Frakturen waren hier nicht erkennbar.

Wichtig sind die Befunde an der Aufschlagstelle. Bei 12 Beobachtungen war an der Aufschlagstelle des Schädels, z.T. mit Platzwunde, die Kopfschwarte an der Innenseite unterblutet. Diese Unterblutungen waren in einzelnen Fällen kräftig und ausgedehnt (maximal 6 cm Durchmesser). In 3 Fällen trat nach dem Sturz reichlich flüssiges Blut aus dem Gehörgang.

Die experimentell erzeugten traumatischen Schäden, bei denen der Sturzvorgang und auch die Aufschlagstelle des Schädels genau bekannt sind, sind daher geeignet, die bereits vorher mitgeteilten Beobachtungen von Stürzen in vivo zu stützen. Die von GESERICK et al. (1981) an Leichen durchgeführten Untersuchungen stützen die Richtigkeit der Theorie des negativen oder reduzierten Druckes im Contrecoupbereich und verhelfen ihr zu weitgehender Anerkennung.

DAWSON et al. (1980) befaßten sich mit dem Contrecoupphänomen. Diese Darstellung ist insofern ärgerlich als europäische Autoren, die wesentliche Beiträge zu diesem Thema geleistet haben, nicht zitiert werden. Weiterhin ist die Darstellung der Physik des Stoßablaufes mit erheblichen Mängeln behaftet, so daß sich ein weiteres Eingehen auf diesen Beitrag erübrigt.

Die im Dach der Felsenbeinpyramide sichtbaren Blutungen sind als Folge von Mikrofrakturen bzw. -gefäßrupturen zu werten (GESERICK et al. 1981). Beachtlich sind weiterhin die Beobachtungen von Unterblutungen in der Orbita wie auch in der Pyramide nach postmortal erfolgender Gewalteinwirkung. Mit Recht hoben die obengenannten Autoren hervor, daß sie bei der forensischen Bewertung einer eventuellen Vitalität von Verletzungsmustern Berücksichtigung finden müssen. Diese postmortalen Unterblutungen können so ausgeprägt sein, daß nach den bisherigen Erfahrungen von GESERICK et al. (1981) eine makroskopische Unterscheidung gegenüber vital entstandenen nicht möglich ist. Die genannten Autoren waren durch diese Ergebnisse beeindruckt, da sie bei Leichen nach mehrtägiger Liegezeit erzeugt worden sind.

In einer späteren Veröffentlichung aus dem gleichen Institut berichteten LIGNITZ et al. (1984) über insgesamt 51 entsprechenden Beobachtungen, von denen bei 45 Fällen mit Berstungsfrakturen (88%) des Schädels 37mal (82%) intraorbitale Frakturen nachgewiesen wurden. Zweimal fanden sich intraorbitale Frakturen ohne Berstungsfrakturen des Schädels.

LIGNITZ et al. (1984) nahmen weitere Experimente vor, um die Entstehung der intraorbitalen Frakturen durch Sturz auf den Hinterkopf zu simulieren.

Versuchsserie A: Bei 20 Leichen erfolgte der postmortale Sturz aus dem Stand auf den Hinterkopf. Die durchschnittliche Leichenliegezeit betrug 4,7 Tage.

Versuchsserie B: 44 Leichen wurden beiderseits enukleiert, anschließend erfolgte eine Gewalteinwirkung durch Sturz aus dem Stand auf den Hinterkopf. Die durchschnittliche Leichenliegezeit betrug 5,3 Tage.

Versuchsserie C: 33 Leichen mit einer durchschnittlichen Liegezeit von 1,7 Tagen wurden einseitig rechts enukleiert, danach wurde die Flüssigkeitsankopplung des Gehirns an den Schädelknochen durch Subokzipitalpunktion, beiderseitige Bohrlochtrepanation und Ventrikelpunktion sowie Luftinsufflation mit einer Rekordspritze beseitigt. Durchschnittlich wurden 79 ml (10–176 ml) Liquor abgeleitet. Postmortaler Sturz auf den Hinterkopf wie oben.

Versuchsserie A: In 16 Fällen (80%) entstanden durch den postmortalen Sturz Berstungsfrakturen des Schädels. In 38% der Fälle mit Schädelfraktur entstandenen intraorbitale Frakturen.

Versuchsserie B: Bei 37 Leichen (84%) resultierte aus der Gewalteinwirkung eine Berstungsfraktur des Schädels. Intraorbitale Frakturen entstanden in 4 Fällen (11%).

Versuchsserie C: Von den 33 Leichen fanden sich bei 24 (73%) Berstungsfrakturen des Schädels. In 10 Fällen (42%) mit Schädelfrakturen fanden sich auf der linken, nicht enukleierten Seite intraorbitale Frakturen. Zusätzlich fanden sich hier auch bei 3 weiteren Fällen ohne Schädelfraktur intraorbitale Frakturen, also in 39% des Gesamtmaterials der Serie C. Auf der rechten, enukleierten Seite fanden sich nur in 2 Fällen (8%) mit Schädelbruch Orbitazeichen.

Die etwas höhere Frequenz der Schädelfrakturen bei den Vitalfällen läßt sich nach LIGNITZ et al. (1984) zwanglos durch die größere Energie der Gewalteinwirkungen bei Verkehrsunfällen, die die Hauptunfallursache waren, erklären. Das gilt auch für die höhere Frequenz der Orbitazeichen.

Bei dem Vergleich der Häufigkeit der Orbitazeichen der linken, nichtenukleierten Seite nach Beseitigung der Flüssigkeitsankopplung der Serie C mit den beiden enukleierten Seiten der Serie B (jeweils getrennt) besteht ein signifikanter Unterschied bei einer Irrtumswahrscheinlichkeit von 2 alpha = 1%.

Eine signifikante Häufigkeitsdifferenz besteht in der Serie C, die bei beiderseits aufgehobener Flüssigkeitsankopplung durch den nur rechts enukleierten Bulbus gekennzeichnet ist.

Aus den Daten ihrer Ergebnisse schließen LIGNITZ et al. (1984) für die Entstehung der Orbitafrakturen auf folgende Mechanismen: (1) Dem Faktor Bulbus kommt in der Pathogenese der intraorbitalen Frakturen ein hoher Stellenwert zu, (2) bei dem Faktor Flüssigkeitsankopplung deutet sich eher eine protektive Funktion an, (3) der „Unterdruckmechanismus" hat keinen Einfluß auf die Entstehung der intraorbitalen Frakturen und (4) weitere Faktoren haben geringes Gewicht in der Pathogenese der Orbitazeichen.

GRUSS (1981) untersucht das hirntraumatologische Untersuchungsgut bei den Fällen, bei denen es mit Sicherheit zu einer okzipitalen Gewalteinwirkung gekommen war. Fast immer wurden die Kontusionen im frontalen und temporalen Bereich gefunden, und zwar basisnahe bzw. am Übergang von der Hirnkonvexität zur Basis. Bei okzipital medianen Gewalteinwirkungen betraf die Contrecoupschädigung die Frontalbereiche, bei etwas lateraler Einwirkung den gegenüberliegenden frontolateralen Hirnteil, bei schräg von hinten einwirkender Gewalt den frontalen und temporalen Bereich zusammen. Der Autor sah nur selten Abweichungen von diesem Prinzip. Bei einer sehr weit subokzipital einwirkenden Gewalt blieben basale Hirnteile von der Verletzung völlig verschont, es entstand ein kalottennahes frontoparietales Hämatom.

POLLAK u. MORTINGER (1983) teilten zwei in diesem Zusammenhang interessante Kasuistiken mit. In Zusammenhang mit einem Würgeakt war es zu einer stumpfen Gewalteinwirkung auf den Hinterkopf gekommen. In beiden Fällen fanden sich Aufschlagstellen in der Hinterhauptsregion und indirekte Contrecoupfrakturen in den Orbitaldächern. Die Brüche an der Gegenstoßstelle wiesen 2 Besonderheiten auf: 1. eine zeltförmige, hirnwärts gerichtete Aufwerfung der Bruchränder und 2. einen prolapsartigen Übertritt von retrobulbärem Zellgewebe. Es handelte sich dabei um Befunde, die als Argumente für die Richtigkeit der Sogtheorie angeführt werden können. In beiden Fällen hat der Aufprall auch zur Entstehung eines typischen okzipitobasalen Berstungsbruches geführt. Die Contrecoupverletzungen waren erwartungsgemäß an der dem Einwirkungsort der Gewalt entgegengesetzten kontralateralen Seite am stärksten ausgeprägt.

POLLAK u. MORTINGER (1983) diskutierten, daß die Konsequenz für die Begutachtung im *Fall 1* auf der Hand liegt. Die Angabe, wonach das Opfer im Anschluß an den Würgeakt aus *stehender Haltung* zurückgetaumelt und gestürzt sei, läßt sich von medizinischer Seite nicht widerlegen.

Im *2. Fall* wurde behauptet, daß die Schädelverletzungen mehrere Stunden *nach* dem tödlichen Würgeakt durch wiederholtes Auffallenlassen des Kopfes entstanden seien. Bei Richtigkeit dieser Darstellung muß die kinetische Energie des bewegten Schädels so groß gewesen sein, daß sich beim Aufprall nach Überschreiten der elastischen Verformbarkeit ein Berstungsbruch gebildet hat. Das Fehlen von Kontusionsherden läßt sich mit der Annahme einer postmortalen Traumatisierung in Einklang bringen.

Wenn hingegen – wie im Fall 1 – Hirnkontusionen vorhanden sind, müssen diese, wie POLLACK u. MORTINGER mit Recht hervorheben, als Zeichen der Vitalität angesehen werden.

Fall 1: Am 22.1.1981 gegen 18.00 Uhr erstattete der 45jährige Nebenerwerbsbauer F. B. telefonisch Anzeige beim örtlichen Gendarmerieposten. Er behauptete, daß er soeben seinen Nachbarn, den 52jährigen Frühpensionisten L. St. in Notwehr getötet habe. L. St. sei mit einer Schrotflinte bewaffnet auf dem Anwesen des F. B. erschienen und habe diesem mit dem Erschießen gedroht. Nach der ersten Darstellung des F. B. sei es ihm gelungen, dem Nachbarn das Gewehr zu entreißen. Es sei dann zu einem Raufhandel gekommen, bei dem er seinen Gegner im Stehen am Hals gepackt habe. Im weiteren Verlauf habe ihn L. St. an den Hoden erfaßt und dadurch gezwungen, vom Würgen abzulassen. Er habe nur den L. St. von sich weggestoßen, woraufhin dieser zurückgetaumelt, gestürzt und mit dem Hinterhaupt auf den betonierten Stallboden aufgeschlagen sei. L. St. sei fortan bewußtlos gewesen und wenige Minuten später verstorben.

Der um 18.20 Uhr eingetroffene Gemeindearzt stellte den bereits eingetretenen Tod fest. Die Erhebungen ergaben, daß die Familien der beiden Männer seit vielen Jahren verfeindet waren. Die neben der Leiche vorgefundene Waffe stammte aus dem Besitz des F. B., der auch bei Vorhalt angab, daß er die Flinte zur Vortäuschung einer Notwehr nachträglich an den Tatort gebracht habe. In der Windjacke des Toten steckte ein Kassettenrekorder. L. St. hatte das Gerät gekauft, um etwaige Beschimpfungen seines Nachbarn festhalten zu können. Das eingelegte Tonband war tatsächlich bespielt, so daß der Ablauf der Auseinandersetzung in allen Einzelheiten rekonstruiert werden konnte.

Obduktionsbefund: Multiple Würgemale am Vorderhals und in den seitlichen Halspartien. Stauungsblutungen in den Augenlidern und Konjunktiven; Hämatome in der rechten Hinterhauptsregion.

Okzipitobasale Berstungsfraktur durch die rechte Hälfte der hinteren Schädelgrube bis zur rechten Felsenbeinpyramide. Einriß der Dura und des rechten Sinus transversus im Verlauf des Bruchspaltes mit nachfolgender Blutung in den Subduralraum. Frische Hirnkontusionen und intermeningeale Blutung links fronto basal (Contrecoup). Fraktur des linken Orbitaldaches mit zeltförmiger Aufwerfung der Bruchränder, Zerreißung der Dura und Übertritt von retrobulbärem Fett in die vordere Schädelgrube. Blutige Durchtränkung des prolabierten Fettkörpers (Durchmesser 2 cm). 2,5 cm lange Frakturlinie im rechten Augenhöhlendach.

Fall 2: (Beobachtung von SKALA):
Am 9. 1. 1973 hielt die Gendarmerie Nachschau im Wohnhaus der 34jährigen G. T., da deren Arbeitskollegen einen Unfall befürchteten. Die Frau wurde auf dem Boden des Schlafzimmers in Rückenlage tot aufgefunden. Gesäß und Genitalregion waren entblößt. In der Küche wurde der Gatte, der 39jährige Mechaniker K. T. angetroffen. Er saß, scheinbar in sich versunken, bewegungslos auf einem Stuhl. Eine verbale Kontaktaufnahme war vorerst nicht möglich. Von psychiatrischer Seite wurde ein katatoner Stupor festgestellt. Der Mann war in den vorausgegangenen Jahren viermal unter der Diagnose „Schizophrenie" stationär behandelt worden.

Nach dem Abklingen der psychotischen Erscheinungen, gab K. T. an, daß er am 7. 1. 1973 gegen 14 Uhr seine im 2. Monat schwangere Frau bewogen habe, einen Geschlechtsverkehr mit ihm durchzuführen. Dabei sei er wegen ihres abweisenden Verhaltens in Zorn geraten. Er habe sie geschlagen und so lange mit der Faust von vorne auf ihren Hals gedrückt, bis die Lebenszeichen aufhörten. Dann habe er sich mehrmals mit dem Gesäß auf den Bauch der Frau fallen lassen, um auch das werdende Kind in ihr zu töten. Mehrere Stunden später (nach Eintritt der Dunkelheit) habe er die Tote an den Händen in den Vorraum gezogen. Dort habe er ihren Körper wiederholt hochgehoben und dann zu Boden stürzen lassen, daß die Hinterhauptsregion jedesmal wuchtig auf den Boden aufschlug. Auf diese Weise habe er sicherstellen wollen, daß sie auch wirklich tot sei. Danach habe er die Leiche an den späteren Auffindungsort zurückgebracht.

Obduktionsbefund: Kratzerartige Schürfungen und kleinere Blutunterlaufungen in der Vorderhalsregion (Würgemale), punktförmige Blutaustritte in den Augenbindehäuten, zahlreiche, durchwegs uncharakteristisch geformte Hämatome innerhalb der behaarten Kopfhaut (einschließlich Scheitel-/Hinterhauptsregion), im Gesicht, in der oberen Brustpartie und an den Gliedmaßen; mehrere rundliche Schürfungen in der Hinterhauptsgegend.

Umblutete Fraktur des rechten oberen Schildknorpelhornes. Ausgedehnte Blutungen in der Subkutis und Muskulatur des Vorderhalses. Berstungsfraktur vom hintersten Anteil des linken Scheitelbeines durch die Hinterhauptsschuppe bis zum großen Hinterhauptsloch. An den Hirnwindungen keine Kontusionsherde. Fraktur des rechten Augenhöhlendaches mit 1,5 cm großer Lückenbildung und Übertritt von retrobulbärem Fettgewebe in die vordere Schädelgrube. Fissuren im linken Orbitadach und im Siebbein.

Ungestörte Gravidität im 2. Lunarmonat. Im Scheidenabstrich keine Samenfäden.

Der geschilderte Verletzungstyp ist bei Epileptikern häufig, die im Anfall auf den Hinterkopf stürzen. Die Bewußtlosigkeit wird oft nicht als Verletzungsfolge erkannt.

Die sog. *Rindenprellungsherde* zeichnen sich im *frontalen Prädilektionsgebiet* durch ihre große Ausdehnung aus (Abb. 139 a–c, 140). Sie sind napf- oder muldenförmig, und zeigen auch eine flache Keilform. Wir haben ihre besondere Form und Ausdehnung gewissen anatomischen Besonderheiten zugeschrieben (SELLIER u. UNTERHARNSCHEIDT 1963): An der Basis des Stirnhirns (Orbitalhirn) liegt eine nur dünne Liquorschicht und die Hirnfurchen sind seicht. Zudem ist die Oberfläche der Hirnbasis hier flach oder gar konkav, im Gegensatz zur konvexen Oberfläche der Großhirnhemisphären (Abb. 141). Die anatomischen Besonderheiten zeigt Abb. 74, S. 116. Der fragliche Bereich und basale Abschnitte der Temporallappen wurden von SPATZ zusammenfassend als *„basale Rinde"* bezeichnet.

Wegen dieser anatomischen Besonderheiten erfaßt der sog. *kritische Druckbereich*, in dem *Kavitation* auftreten kann, die gesamte basale Rinde. Infolge der geringen Tiefe werden häufig alle Täler betroffen. Das heißt, es bleiben dann keine isolierten Täler von primärtraumatischen Schäden frei, wie an der Konvexität, wo die Windungstäler bis 3 cm tief sind. Sie verbleiben deshalb bei gleicher Intensität der Gewalt außerhalb des kritischen Druckbereiches, zudem begünstigt durch die natürliche Konvexität der Großhirnhemisphären, die sie noch stärker in die Tiefe und also vom kritischen Druckbereich fortrücken.

γ) Typ 2 = *Gewalteinwirkungen von vorn*

Bei Gewalteinwirkung von vorn (Typ 2) handelt es sich dagegen um einen komplexen Typ. Hierzu gehören viele Impressionstraumen, auch verbunden mit Translationstraumen, wie in den Verletzungen von Kraftfahrzeuginsassen. Beim Stoß gegen die Windschutzscheibe oder das Armaturenbrett kommen ausgesprochen breitflächige Verzögerungstraumen zustande. Beim Stoß gegen die obere Scheibeneinfassung oder den Rückspiegel (Kante, kleine Fläche) dagegen ein

---

Abb. 139. a Mensch. Gedeckte Hirnverletzung. Schädelbasis eines Mannes, der einen Faustschlag ins Gesicht erhielt und mit dem Hinterkopf auf das Straßenpflaster aufschlug. Aufgetretene Verzögerung etwa 200 G. Blutungen zwischen den Schädelweichteilen und den Schädelknochen (Okzipitalregion; s. *unterer Pfeil!*). Ausgedehnte Berstungsbrüche im Bereich der hinteren Schädelgrube. Gegenüber der Stoßstelle „Impressionsfraktur" des rechten Orbitaldaches infolge reduzierten Druckes (s. *oberer Pfeil!*). Makrofoto. (Aus SELLIER u. UNTERHARNSCHEIDT 1963). Für die Überlassung der Abb. 139 a–c und 140 danken wir Herrn Professor Dr. O. PROKOP, Direktor des Institutes für Rechtsmedizin der Humboldt-Universität, Berlin. **b** Mensch. Gedeckte Hirnverletzung. Vergrößerter Ausschnitt aus **a**. Die Dura mater ist abpräpariert und umgeschlagen. Das ausgebrochene Knochenstück ist infolge der in diesem Bereich auftretenden Sogkräfte aus dem Knochenverband nach innen herausgelöst. Fettgewebe aus der rechten Orbita ist ebenfalls nach innen in die vordere Schädelgrube eingesaugt worden. Makrofoto. (Aus SELLIER u. UNTERHARNSCHEIDT 1963). **c** Mensch. Gedeckte Hirnverletzung. Gehirn des tödlich Verletzten (vgl. **a, b**) von basal. Umschriebene und flächenhafte subarachnoidale Blutungen im Bereich der gesamten Hirnunterfläche, vor allem an den Gyri orbitales, den Unterflächen der Pole der Scheitellappen und dem Kleinhirnwurm. Sog. Rindenprellungsherde im 1. Stadium, die an der der Gewalteinwirkung gegenüberliegenden Seite stärker ausgeprägt sind. Traumatische Schäden beider Bulbi olfactorii. Die Rindenprellungsherde finden sich an den Gyri orbitales, rechts ausgeprägter als links, an dem Polus frontalis, den Temporalpolen und den Unterflächen beider Temporallappen. Makrofoto

Sogenannte Rindenprellungsherde oder kortikale Kontusionen

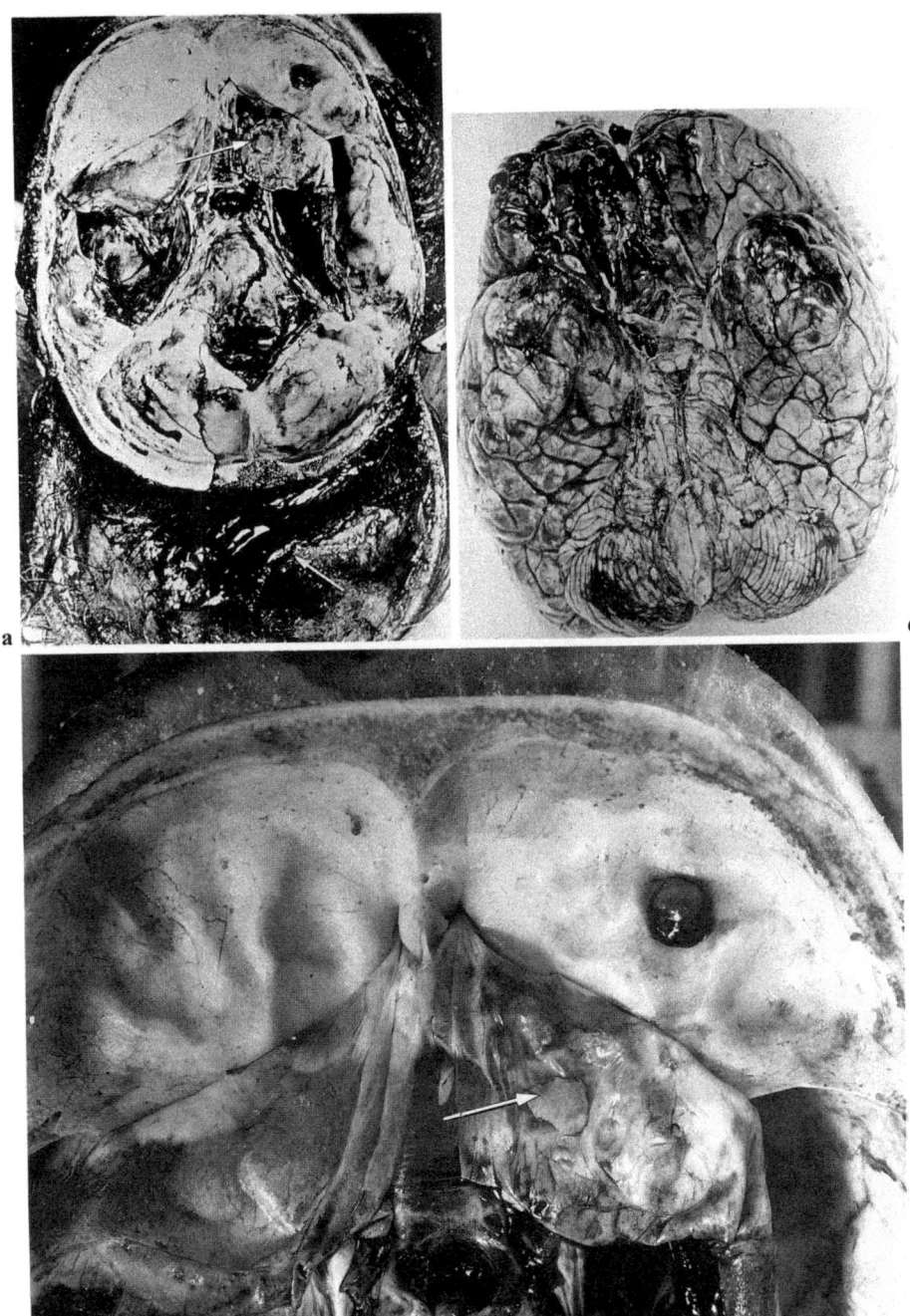

Abb. 139 a–c.

gemischtes Impressions- und Verzögerungstrauma. Durch die irrige Gleichstellung der beiden verschiedenartigen Unfallabläufe, die auch unterschiedliche Schädigungsfolgen haben, erscheint in statistischen Aufstellungen unter den Verletzungen bei Gewalteinwirkung von vorn ein prozentual gleichmäßiger Anteil von Stoßstellen- und Gegenpolverletzungen. Wird aber zwischen Verzögerungs- und Impressionstraumen unterschieden, dann ist bei Gewalteinwirkung von vorn wie bei Gewalteinwirkung von hinten das Beschleunigungstrauma mit einem höheren prozentualen Anteil von Gegenpolläsionen verbunden.

Infolge der leichteren Zerbrechlichkeit der dünnen Knochen der vorderen Schädelgrube sind erfahrungsgemäß Gewalteinwirkungen von vorn häufiger mit Impressionsfrakturen und Perforation der Dura verbunden, d. h. einer offenen Verletzung, der eine Infektion der Hirnwunde von den Nebenhöhlen her folgt. So werden erwartungsgemäß Veränderungen an der Stoßstelle häufiger als bei Typ 1 gefunden (ESSER 1931, 1933; HELLENTHAL 1933; PETERS 1943).

Bei stumpfer Gewalteinwirkung von vorn liegen im allgemeinen ausgeprägte Gewebsdefekte frontobasal, temporobasal und an den Temporalpolen vor. Die Richtung der Gewalteinwirkung ist bei dieser besonders für Fahrzeuginsassen häufigen Verletzungsart eher frontoparietal, von vorn und oben kommend, so daß etwa die Stirn-Haar-Grenze getroffen wird. Der zugehörige Gegenpol liegt deshalb in der vorderen und mittleren Schädelgrube, und die Gegenpolherde finden sich nicht an den Okzipitallappen oder am Kleinhirn, sondern an der Hirnbasis frontal und temporal.

Bei den sog. diffusen kortikalen Kontusionen des Okzipitallappens, über die COURVILLE (1935) berichtete, dürfte es sich wohl um hämorrhagische Erweichungen handeln. Die von COURVILLE benutzte Nomenklatur ist inadäquat.

Direkt von vorn gerichtete Gewalt trifft den „*weichen*" Gesichtsschädel, der als *Schockabsorber* wirkt und den Anprall in gewissem Maße absorbiert, so daß die Verzögerung reduziert wird.

Die sog. Rindenprellungsherde an basalen Abschnitten des Großhirns fallen durch ihre große Ausdehnung auf; für Einzelheiten s. Typ 1.

δ) Typ 3 = Gewalteinwirkungen von links

Bei Gewalteinwirkung von links (Typ 3) fand WELTE (1948) Frakturen an der Stelle der Gewalteinwirkung. In 2/3 der Fälle traten sog. Rindenprellungsherde am Gegenpol auf; sie waren zum Teil die einzigen Veränderungen. „Am Hirnstamm fanden sich aber keinerlei Kontusionserscheinungen" (WELTE 1948).

ε) Typ 4 = Gewalteinwirkungen von rechts

Bei Gewalteinwirkungen von rechts (Typ 4) lagen entsprechende Verhältnisse wie bei Typ 3 vor. Die Veränderungen am Gegenpol (67,7%) überwogen und waren teils die einzigen Veränderungen (WELTE 1948). Der Schädelknochen war wie bei Typ 3 nur an der Seite der Gewalteinwirkung frakturiert.

Seitliche stumpfe Gewalteinwirkung kommt weniger häufig vor, da bei breitflächiger Einwirkung die Schulter oft den größten Teil der Energie aufgenommen hat, ehe der Schädel getroffen wird.

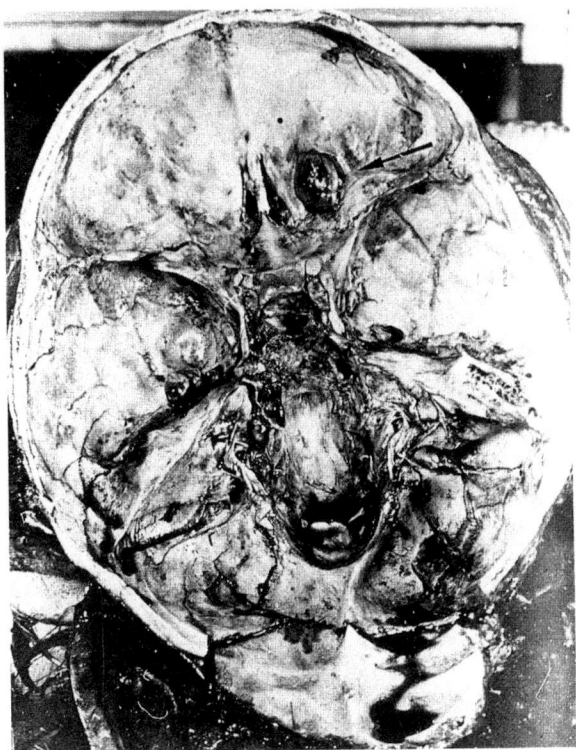

Abb. 140. Mensch. Gedeckte Hirnverletzung. Schädelbasis einer Frau, die mit dem Hinterkopf auf dem Boden aufschlug. Berstungsbrüche im Bereich der hinteren Schädelgrube. Gegenüber der Stoßstelle „Impressionsfraktur" des rechten Orbitaldaches (*Pfeil!*) infolge reduzierten Druckes. Makrofoto

Bei Rindenprellungsherden in der linken Temporalregion der linken Großhirnhemisphäre können Sprachstörungen (Aphasien) vorkommen.

Es sind aber auch anatomische Besonderheiten ein Grund für die geringere Häufigkeit sog. Rindenprellungsherde an seitlichen Teilen des Großhirnmantels. Einerseits ist der Querdurchmesser des menschlichen Schädels nur etwa halb so groß wie sein Längsdurchmesser. Infolgedessen muß die Beschleunigung bzw. Verzögerung bei seitlichem Stoß doppelt so groß sein wie bei längsgerichtetem Stoß, um die gleiche Wirkung zu haben. Andererseits ist die dynamische Stabilität der knöchernen Schädelhülle in der Querrichtung geringer als in der Längsrichtung. Durch diese größere Nachgiebigkeit verringert sich die Amplitude des Unterdrucks am Gegenpol, wie an anderer Stelle ausgeführt.

ζ) *Typ 5 = Gewalteinwirkungen von oben*

Bei Gewalteinwirkung von oben (Typ 5) bleibt ein umschriebenes Gebiet an der Hirnbasis fast stets frei von sog. Rindenprellungsherden. Es handelt sich um die basalen Anteile des Hirnstamms vom Chiasma opticum bis zur Medulla oblongata. Es wurden nur wenige Fälle beschrieben.

Die bisher als Duret-Berner-Blutungen bezeichneten Veränderungen gehören nicht in diesen Zusammenhang, da sie nicht die äußere basale Hirnoberfläche betreffen. Für eine Besprechung dieser sehr uneinheitlichen geweblichen Veränderungen s. Bd. 13/VI.B.

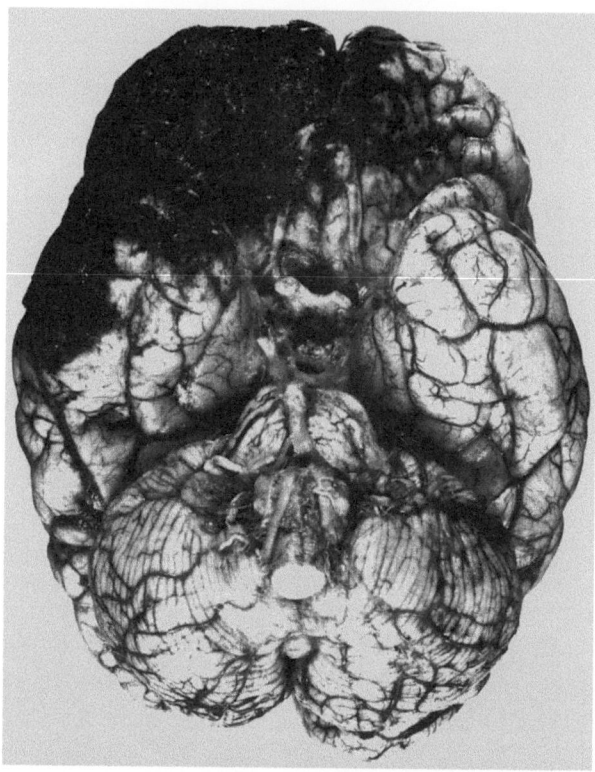

Abb. 141. Mensch. Gedeckte Hirnverletzung. Hirnbasis eines 44jährigen Patienten, der eine Treppe herabstürzte und mit dem Hinterkopf aufschlug. Frakturen in basalen Abschnitten des Os occipitale links. Subgaleales Hämatom links okzipital. Stoßrichtung von okzipital links nach frontal rechts. Frische subdurale Blutung über dem rechten Orbitalhirn und vorderen Teilen des rechten Temporalhirn. Frische Blutungen in beiden Bulbi olfactorii und in Rinde und subkortikalem Marklager im rechten Orbital- und Schläfenhirn im Gegenpolbereich. Ödem der rechten Großhirnhemisphäre. Überlebenszeit 36 h. Makrofoto

Die stumpfe Gewalteinwirkung von oben unterscheidet sich von den Stoßrichtungen 1–4 grundlegend durch die parallele Anordnung von Stoßrichtung und Wirbelsäule. Dadurch wird eine nennenswerte Beschleunigung des Schädels verhindert. Der Schädel wird entlang der Körperachse, in Richtung auf die Wirbelsäule komprimiert. Stöße aus Richtung 1–4 erfolgen dagegen mit der Achse senkrecht zur Wirbelsäule, so daß der Kopf stark beschleunigt werden kann.

In der Praxis kommt Typ 5 als breitflächige Gewalteinwirkung selten vor. Größere praktische Bedeutung haben Verletzungen durch Gegenstände mit kleiner Masse und geringer Stoßfläche, wie in typischen Arbeitsunfällen durch herabfallendes Werkzeug u. a. Jedoch erzeugen diese Objekte ungeachtet der Stoßrichtung kaum ein Beschleunigungstrauma. Mit Richtung 5 erschöpft sich die Energie des auftreffenden Körpers in der leichten Eindellung des Schädeldaches, unter Umständen mit Knochenbruch.

Daraus folgt, daß bei Gewalteinwirkung von oben keine Beschleunigung des Kopfes und also keine Verletzung am Gegenpol durch reduzierten Druck auftreten kann. Außerdem liegen in diesem Bereich größere Zisternen, in denen Kavitationen ohne Folgen bleiben würden. Daß die Hirnbasis in dem fraglichen Abschnitt frei bleibt, ist aus den mechanischen Bedingungen der Gewalteinwirkung aus Stoßrichtung 5 erklärt.

An zwei von WELTE (1948) beschriebenen Gehirnen bestanden nur „Contrecoup"-Herde im orbitalen Stirnhirn und an der Unterseite der Schläfenlappen. Bemerkenswert war, daß die Umgebung der basalen Zisternen (Zwischenhirn) frei blieb. PETERS (1955) fand in einem Fall mit wahrscheinlicher Stoßrichtung von oben Kontusionsherde am Chiasma opticum. ZÜLCH (1950) sah bei einem 51jährigen Mann, der mit dem Kopf gegen ein Rohr gestoßen war, einen Rindenprellungsherd im Bereich des Infundibulum.

Stoßrichtung 5 bedeutet für Mensch und Vierbeiner wegen der unterschiedlichen Position der Wirbelsäule verschiedene Verletzungsmuster. Sie ist bei Kaninchen und Katzen mit einem Beschleunigungstrauma verbunden.

η) Typ 6 = Gewalteinwirkungen von unten

Bei *(indirekter)* Gewalteinwirkung von unten (Typ 6) fanden sich Schizogyrien an den Windungen der Konvexität (MITTELBACH 1929; RIEDERER VON PAAR 1936). Aus der geringen Anzahl von Fällen lassen sich keine Gesetzmäßigkeiten erkennen.

Von unten einwirkende Gewalt kann nur durch Fortleitung der Kraft über die Wirbelsäule auf den Schädel erfolgen, also in indirekter Weise. Die Wirbelsäule wirkt dabei wie eine Feder. Dies vermindert die einwirkende Kraft und die erzeugte Beschleunigung. In Flugzeug- und Autounfällen, zwei Hauptbeispielen für Fälle indirekter Gewalteinwirkung von unten, verringert zusätzlich die Polsterwirkung des Sitzes die Beschleunigung. Diese Stoßrichtung hat demnach für die Praxis keine besondere Bedeutung.

Andere Mechanismen, die traumatische Veränderungen bewirken, welche den Schizogyrien gleichen oder ähnlich sind, werden auf S. 394 beschrieben.

e) Syndrom der Temporallappenkontusion

Sog. Rindenprellungsherde oder *Kontusionen* in *einem* oder *beiden Schläfenlappen* können recht ausgedehnt sein (Abb. 142). Sie werden deshalb gesondert besprochen. Über diese Gewebeschäden im Bereich der Schläfenlappen berichteten COURVILLE (1958), DRIESEN u. FRANKE (1961), SLATER (1962), MCLAURIN u. HELMER (1965), HEISKANEN u. VAPALAHTI (1972), TORRES et al. (1972), TANDON et al. (1978).

Die traumatischen Läsionen des Temporallappens sind seit den 40er Jahren als besondere Entität behandelt worden. BOTTERELL (1948) prägte den Begriff des „pulped temporal lobe", JAMIESON (1971) sprach vom „exploded temporal lobe", LEEDS et al. (1960) von einer „traumatic encephalomalacia". Es handelt sich bei diesen Läsionen um Kontusionsherde und intrazerebrale Blutungen bzw. Hämatome sowie auch Lazerationen des Temporallappens. Diese Läsionen können von subduralen und epiduralen Hämatomen begleitet sein. Nach einer Überlebenszeit von einigen Stunden bzw. Tagen bildet sich ein fokales Ödem aus.

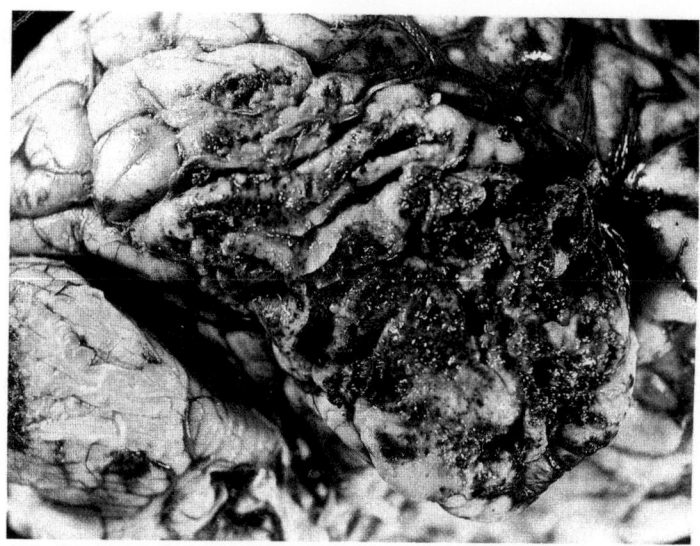

Abb. 142. Mensch. Gedeckte Schädel-Hirn-Verletzung. Rechter Temporalpol und -lappen. Ausgedehnte, vor allem die Windungskuppen einnehmende Blutung, oft flohstichartig, der 1. bis 3. Temporalwindungen. Lediglich hirnfurchennahe Anteile der Windungen sind erhalten. Erhebliche Konsistenzverminderung des Gewebes. Auch hier fanden sich in der Mittelhirnhaube, stellenweise auf die Hirnschenkel übergreifend, nach dorsal bis in die Brücke reichend, kugelige und längliche Blutungen. Aus der Mittelhirnhaube sind Blutungen in das Ventrikelsystem eingebrochen. Makrofoto

McLaurin u. Helmer (1965) waren der Meinung, daß das Syndrom der Kontusion des Schläfenlappens ein selbständiges Krankheitsbild darstelle. Sie beschrieben das *Syndrom* der *Temporallappenkontusion („syndrome of temporal lobe contusion")*. Bei diesem Syndrom können weitere sog. Rindenprellungsherde in anderen Hirnregionen vorkommen, es kann kombiniert mit extrazerebralen Hämatomen und/oder Impressionsfrakturen vorkommen. In den verletzten Temporallappen können Gewebeschäden vorliegen, die Folge des kontusionellen Schadens sind, überlagert von Ödem und Infarkten.

Der englische Ausdruck pulp entspricht dem deutschen Pulpe = weiche, breiige, entwässerte Masse; der Ausdruck „matschig" ist wohl am treffendsten.

Überraschenderweise können die neurologischen Befunde zunächst nur gering sein. Die klinischen Symptome mit Verschlechterung der Bewußtseinslage als Folge des Hirnödems treten verzögert nach etwa 3–4 Tagen ein. Diese schweren raumfordernden Kontusionen im Schläfenbein gehen mit Abgeschlagenheit und Lethargie einher. Größere Läsionen in der linken Temporalregion können Aphasien zur Folge haben. Es kann jedoch bei Patienten mit ausgeprägten Läsionen direkt nach dem Unfall eine tiefe Bewußtlosigkeit vorliegen.

Die Mechanogenese dieser Kontusionen im Schläfenlappen, häufig beidseitig, ist nicht einheitlich. Einmal handelt es sich dabei um echte Prell(coup)herde durch Aufschlag vorderer Anteile des Kopfes, etwa auf Teile des Fahrzeuginnenraumes bei plötzlichen abrupten Verzögerungen. Die Stoßachse verläuft sagittal, etwa von der Stirn oder Stirn-Haargrenze, in Richtung auf die vordere und mittlere Schädelgrube. Motorradunfälle finden sich häufig als Verletzungsursache. Die gleichen Gewebeschäden können jedoch bei Stürzen auf den Hinterkopf auftreten und sind dann keine Prell(coup)herde, sondern liegen im Contrecoupbereich, in dem ein reduzierter Druck auftritt. Hierbei muß man m. E. von einem *sog.* Rindenprellungsherd sprechen.

SELLIER u. UNTERHARNSCHEIDT (1963) haben diese Gewebeschäden, die im Gebiete des reduzierten oder Unterdrucks auftraten, mit der Kavitationstheorie erklärt.

TORRES et al. (1972) berichteten über eine Serie von 60 Temporallappenkontusionen, 18 von ihnen wurden konservativ und 42 operativ mit Resektion des Temporalpols behandelt.

HEISKANEN u. VAPALAHTI (1972) veröffentlichten eine Serie von 44 Patienten mit Kontusionen und Hämatomen des Temporallappens. Keiner der Patienten, der 50 Jahre oder älter war, überlebte; 26 der 44 Patienten verstarben. Von Bedeutung war die Bewußtseinslage vor der Operation im Hinblick auf die Mortalität; 28 Patienten waren vor dem operativen Eingriff bewußtlos, 23 von ihnen starben. 16 Patienten waren vor dem operativen Eingriff bewußtseinsklar und 3 von ihnen verstarben. Bei der *Autopsie* fanden sich bei 16 Patienten ausgedehnte Kontusionen in den Großhirnhemisphären, die bis in die Stammganglien reichten. Es lagen auch Blutungen im Hirnstamm vor. Bei 2 Patienten waren die Läsionen in den Großhirnhemisphären leicht, jedoch fanden sich Blutungen im Hirnstamm. Fünf Patienten verstarben an einer Pneumonie mehrere Monate nach der Verletzung ohne das Bewußtsein wiedererlangt zu haben, es fanden sich alte Erweichungen im Gehirn. Zwei Patienten verstarben an einer Lungenembolie, 12 bzw. 17 nach der Gewalteinwirkung ohne das Bewußtsein wiedererlangt zu haben. Ein Patient war über einen Zeitraum von 5 Monaten komatös und verstarb an einem perforierten Duodenalgeschwür mit Peritonitis; 18 Patienten überlebten, 8 dieser Patienten waren völlig körperbehindert, durchwegs durch einen schweren geistigen und intellektuellen Abbau. Nur 10 Patienten konnten ihre Arbeit wieder aufnehmen oder die Schule weiterbesuchen, obgleich einige neurologische Dauerschäden bestehen blieben.

In der Serie von SCHISANO et al. (1977), die über 51 raumfordernde Kontusionen der Großhirnhemisphären berichteten, handelte es sich um 2,4% aller aufgenommenen Schädelhirnverletzungen. Die Mortalität insgesamt betrug 50,9%, sie war 41% bei Patienten unter 50 Jahren und 91,4% bei Patienten über 50 Jahren. In 66% der Beobachtungen waren die raumfordernden Kontusionen in den Temporallappen (manchmal in die umgebenden Hirnlappen reichend) gelegen. Bei 2 Patienten lagen sie im Kleinhirn. NELSON et al. (1982) berichteten über 3 Fälle von Temporallappenkontusionen mit computertomographisch korrelierten Alterationen im Gehirn.

TANDON et al. (1978) fanden 85 Fälle von Läsionen des Temporallappens in einer Serie von 1000 aufeinanderfolgenden Beobachtungen von Schädel-Hirn-Verletzungen.

NELSON et al. (1982) veröffentlichten die Befunde von 3 Patienten mit Kontusionen der Temporallappen. Schädel-Hirn-Verletzungen dieses Typs gehen zunächst mit Abgeschlagenheit und Lethargie einher bei völlig fehlenden oder zunächst nur geringfügigen neurologischen Befunden. Die zunehmend fokale Symptomatologie mit Verschlechterung der Bewußtseinslage setzt erst nach 3 Tagen ein.

Diesen raumfordernden Rindenprellungsherden in den Schläfenlappen war bisher wenig Beachtung geschenkt worden. Uns fehlen präzise Angaben über die Unfallabläufe, die zu diesen schweren Läsionen führen.

f) Contrecoupeffekt

Bei sog. Kontusionen am basalen Schläfenlappen und Gyrus hippocampi ist diagnostisch Vorsicht geboten. Es müssen in dieser Region echte Kontusionsherde, also primärtraumatische Läsionen, von den Folgen der Einklemmung supratentorieller Strukturen im Tentorium cerebelli, also sekundärtraumatischen Schäden, abgegrenzt werden. Der Rand des Tentorium kann Einschnürungen im Uncus gyri hippocampi verursachen, die Folgen sind kleine umschriebene hämorrhagische Nekrosen.

SPATZ u. PETERS haben die Frage aufgeworfen, wenn sich jemand ohne anatomische Erfahrungen die Frage vorlegen würde, an welchen Stellen der Großhirnrinde Kontusionsherde am häufigsten zu suchen seien, so würde er wohl an die Konvexität denken, da ja die Schädelkalotte weitaus am meisten von einer Gewalteinwirkung betroffen wird. Es verhält sich aber umgekehrt! Die wichtigsten Prädilektionsorte der Rindenprellungsherde liegen an der Basis des Großhirns und am Übergang von der Basis zur Konvexität, während die Konvexität selbst verhältnismäßig wenig befallen ist. Dieser wichtige und bedeutungsvolle Befund ist im wesentlichen dadurch zu erklären, daß diese Gewebeschäden vorwiegend nicht am Ort der Gewalteinwirkung am stärksten ausgeprägt sind, sondern daß sie vielmehr gerade an der gegenüberliegenden Seite, d. h. an den Stellen des *Gegenstoßes* bevorzugt vorliegen. Gewebsveränderungen können sogar an der Stelle der Gewalteinwirkung völlig fehlen.

Das war bereits Gabriele FALLOPPIO (1523–1562) aufgefallen. Seit der zweiten Hälfte des 18. Jahrhunderts suchten besonders französische Autoren das Auftreten sog. Rindenprellungsherde an der dem Stoß gegenüberliegenden Kopfseite (daher „Contrecoup") zu erklären. Damit setzte ein neuer Abschnitt in der Erforschung der Schädel-Hirn-Verletzungen ein. Der damalige Sekretär der Académie Royale de Chirurgie in Paris, Antoine LOUIS, faßte das Wissen über das Phänomen zusammen und stellte in einer Ausschreibung die Preisaufgabe, eine Theorie der Schädel-Hirn-Verletzungen *„établir la théorie des contrecoups dans les lésions de la tête et ses conséquences qu'on peut en tirer"* zu entwickeln und ihre praktischen Konsequenzen darzulegen. Im Jahr 1768 veröffentlichte die Akademie die Arbeiten von CHOPART, GRIMA, SABOURAUT und SAUCEROTTE.

Die neue Institution hieß zunächst „*Société académique de chirurgie*", sie wurde erst später die offizielle „*Académie*". Das Ehrenamt des Präsidenten übernahm der erste Chirurg des Königs. Zuerst Georges MARECHAL (1658–1736), dann François Gigot de la PEYRONIE (1678–1747), nach ihm Pichaut de la MARTINIERE und zuletzt (seit 1783) ANDOUILLE.

Neben dem Präsidenten gab es einen Direktor, der erste war Jean Louis PETIT (1674–1750), der Sekretär Saveur François MORAND (1697–1773), Mitglieder des Vorstandes François le DRAN (1685–1770) und René Jacques CROISSANT de GARENGEOT (1688–1759). Das Amt des „beständigen Sekretärs" ging 1739 von MORAND auf François QUESNAY (1694–1774) über. Nach dessen Tod im Jahre 1750 wurde MORAND erneut zum Sekretär gewählt. Er gab die nächsten zwei Bände der Memoiren und 3 Bände der Preisbewertungsschriften heraus. Der Umstand, daß LOUIS der damalige Direktor der Akademie das Verdienst dieser Arbeit für sich in Anspruch nahm, führte nach den Angaben von HAESER (1881) im Jahre 1765 dazu, daß diesem das Sekretariat, dem eitlen und mit Wohlredenheit begabten MORAND das weit unwichtigere Amt des Direktors übertragen wurde.

Antoine LOUIS veröffentlichte 1763 seine *„Mémoire sur une question anatomique relative à la jurisprudence; dans lequel on établit les principes pour destinguer, à l'inspection d'un corps trouvé pendu, les signes du suicide d'avec ceux de l'assasinat"*, eine klassische Diskussion über die Differentialdiagnose von Mord und Suizid bei Erhängen.

Antoine LOUIS (1723–1792), als Sohn eines Militärarztes in Metz geboren, trat bereits in jungen Jahren in die französische Armee ein. Er erlangte die Aufmerksamkeit von LA PEYRONIE, der ihn nach Paris holte, wo er durch Concours eine Stelle an der Salpêtrière erwarb. Er bewarb sich mit großem Erfolg um die von der Königlichen Akademie für Chirurgie in Paris ausgesetzten Preise in den Jahren 1744 und 1745. Hervorzuheben ist, daß er seit mehr als 100 Jahren der erste Chirurg war, der die Würde eines Magisters durch eine in Latein geschriebene Dissertation erwarb. Im Jahre 1761 war LOUIS als konsultierender Arzt für die französische Armee des Ober-Rheins tätig. LOUIS war 1746 als Mitglied in die Königliche Akademie für Chirurgie in Paris aufgenommen worden, dessen permanenter Sekretär er wurde. Er hatte sich die Feindschaft von Claude Nicolas LE CAT (1700–1768) und des Wundarztes Louis Antoine VALENTIN zugezogen und zog sich 1774 erbittert von der Leitung der Akademie zurück. Die letzten 18 Jahre seines Lebens verbrachte er mit der Vollendung umfangreicher Werke über Gerichtsmedizin und einer Sammlung von Biographien.

Von Interesse ist ferner der Beitrag von LOUIS, den er an der Einführung der Guillotine hatte. Bis zum Jahre 1789 wurden vornehme Verbrecher enthauptet, solche von geringem Stande gehängt. GUILLOTIN, ein in Paris tätiger Arzt, beantragte bei der *Assemblée constituante* den Antrag, bei allen zum Tode Verurteilten die Strafe mit dem von ihm erfundenen Instrument zu vollziehen. Die Akademie für Chirurgie in Paris wurde im Jahre 1792 ersucht, ein Gutachten darüber zu erstellen. LOUIS riet als Berichterstatter der Akademie für Chirurgie anstelle des geraden Beils das seither benutzte konvexe Messer anzuwenden, das am 25. April 1792 zum ersten Mal zur Anwendung kam.

Mit den Contrecoupläsionen befaßten sich später MARTLAND u. BELING (1929), ESSER (1933), FRANZ (1939), GOGGIO (1941), COURVILLE (1942, 1950), WELTE (1948), ILLCHMANN-CHRIST (1951), HELLENTHAL (1953), DAWSON et al. (1980).

MARTLAND u. BELING (1929) untersuchten 300 Fälle von Schädel-Hirn-Verletzung. Kontusionen der Hirnrinde an der Auftreff- und Gegenseite der Gewalt fanden sich in ihrem Material in 82% der Fälle. Contrecoupverletzungen lagen in 57% vor. Es muß hervorgehoben werden, daß diese Statistik *alle* Schädel-Hirn-Verletzungen berücksichtigt, auch solche, die keine Hirnkontusionen zur Folge hatten. Dieser Umstand muß bei einem Vergleich mit anderen Statistiken berücksichtigt werden. Um einen Vergleich vornehmen zu können, muß daher die folgende Umrechnung vorgenommen werden (HELLENTHAL 1953). 82 Hirnkontusionen bei MARTLAND u. BELING (1929) entsprechen 100%, 57 Contrecoupverletzungen bei diesen Verfassern entsprechend x%; $x = \dfrac{100 \times 57}{82} =$ etwa 70%, d. h. also, in 70% aller Rindenkontusionen fanden sich Contrecoupläsionen bei MARTLAND u. BELING.

In der Serie von 193 Fällen von HELLENTHAL (1953) fanden sich 137mal Contrecoupverletzungen, das entspricht 71% und 56mal eine primäre Verletzung ohne Contrecoupverletzung, das entspricht 29% (Tabelle 99).

Eine Aufgliederung der Stelle der Gewalteinwirkung und der Verletzungen par contrecoup ergibt Tabelle 100. Unter 193 Fällen fanden sich 137mal Contrecoupverletzungen (71%) und 56mal eine primäre Verletzung ohne Contrecoupverlet-

Tabelle 99. Unter 193 Beobachtungen fand sich folgende Verteilung von Contrecoupverletzungen. (Aus Hellenthal 1933)

Treffstelle der stumpfen Gewalt	Gesamtzahl der Fälle	Davon Fälle *mit* Contrecoup-Verletzung	Prozentzahl
Stirn	12mal	4mal	40%
Schädelseite vorn	28mal	12mal	
Hinterhaupt	26mal	19mal	81,4%
Schädelseite hinten	44mal	38mal	
Schädelseite Mitte	64mal	49mal	76,5%
Schädelseite oben	8mal	5mal	–
Scheitel Mitte	7mal	6mal	–
Scheitel vorn	3mal	3mal	–
Scheitel hinten	1mal	1mal	–
Zusammen	193mal	137mal	= 71%

Tabelle 100. Bei 137 Gehirnen ließen sich Gegenstoßherde feststellen. Dieselben waren so über das Gehirn verteilt, daß meistens die der Gewalteinwirkung gegenüberliegenden Gehirnhälfte (Gegenseite) Sitz der Läsion war. In anderen Fällen reichte aber die Ausdehnung der Verletzung bis in die der primären Treffstelle entsprechende Hirnhälfte (Treffseite) hinein oder beschränkte sich auf sie. (Aus Hellenthal 1933)

	Hirnteile	Als getroffen		Insgesamt
		auf der Gegenseite	auf der Treffseite	
Stirnlappen	Pol	38mal	25mal	63mal
	Unterfläche	59mal	40mal	99mal
	Außenfläche	12mal	3mal	15mal
	Oberfläche	–	–	–
	Bulbus olfactorius	2mal	2mal	4mal
Schläfenlappen	Pol	56mal	19mal	75mal
	Unterfläche	57mal	29mal	86mal
	Außenfläche	35mal	6mal	41mal
	Hinterhauptslappen	8mal	1mal	9mal
	Kleinhirn	8mal	4mal	12mal
	Scheitellappen	5mal	–	5mal

Auf Größe und Ausdehnung der Verletzungen ist dabei nicht Rücksicht genommen.

zung (29%). Die 137 Contrecoupverletzungen wiederum traten (a) 42mal isoliert und (b) 95mal kombiniert mit einer primären Verletzung auf.

g) Nichtauftreten von sogenannten Schockwellen

In der medizinischen Literatur wird fast jeder Druckpuls, der sich durch Gewebe ausbreitet, als Schockwelle bezeichnet. Bei Unfallabläufen, die mit Schädel-Hirn-Verletzungen verbunden sind, treten Schockwellen, wie sie in der

Mechanik und Physik definiert sind, niemals auf. Die sehr kurzzeitigen, außerordentlich hohen Energien, die für die Entstehung solcher Wellen nötig sind, kommen in Unfallereignissen gar nicht zustande. Der Terminus Schockwelle sollte in diesem Zusammenhang nicht mehr gebraucht werden.

h) Prädilektionsstellen

Die *Prädilektionsstellen der sog. Rindenprellungsherde* liegen an den prominenten Hirnteilen, den Windungskuppen. Diese Verletzungen sind häufiger am Gegenpol lokalisiert als an der Einwirkungsstelle der stumpfen Gewalt (MARTLAND u. BELING 1929; SPATZ 1936; KALBFLEISCH 1940; PETERS 1943; BLOOMQUIST u. COURVILLE 1947; WELTE 1948). Entscheidenden Einfluß auf Topik und Ausmaß hat die Richtung und Intensität der Gewalteinwirkung.

Das *Gebiet des Überganges* von der *Hirnbasis zur Konvexität* gehört zu den *Prädilektionsstellen* der *Rindenprellungsherde*, nämlich *frontal* die *3. Stirnhirnwindung, temporal die 2. und 3. Schläfenwindung*. Dagegen ist die 1. Schläfenwindung weniger häufig betroffen. Rindenprellungsherde kommen auch im Übergangsgebiet von der Hirnbasis zur Konvexität im *Hinterhauptslappen* vor, sie sind hier aber seltener als im frontotemporalen Gebiet. Isoliert können sie am *Hinterhauptspol* vorkommen. Sie kommen selten an der Unterfläche der dem Tentorium cerebelli aufliegenden Hinterhauptslappen vor.

An der *Hirnbasis* ist besonders das der *vorderen Schädelgrube* entsprechende *Orbitalgebiet* des *Stirnbeins* betroffen. Besonders regelmäßig befallen ist ein Areal, das den Wölbungen der Orbitaldächer entspricht, und dann median das Gebiet der *Gyri recti*, in deren Bereich auch *Bulbus* und *Tractus olfactorius* liegen. Ebenso sind häufig die *Stirnhirnpole* befallen.

An *2. Stelle* findet man sie, häufig mit Rindenprellungsherden im Gebiet der *mittleren Schädelgrube*, am *Pol* und den *Abschnitten* der Unterfläche der Schläfenlappen. Hier sind vor allem die *3. und 4. Schläfenwindung (Gyrus fusiformis* oder *collateralis)* sowie der *Uncus gyri hippocampi* betroffen, während das tieferliegende Ammonshorngebiet unbeteiligt bleibt.

SPATZ hebt ausdrücklich hervor, daß ein ausgedehntes Gebiet der Hirnbasis in allen seinen Fällen völlig frei von Kontusionsherden blieb, nämlich die an der Hirnbasis gelegene Oberfläche der Stammganglien und des Hirnstammes, von der Sehnervenkreuzung bis zu den Oliven des verlängerten Markes.

Die Rindenprellungsherde finden sich also in Gehirnabschnitten, die zur von *außen sichtbaren* (BENDER nennt sie geometrische) *Oberfläche* der *Großhirn-* und *Kleinhirnhemisphären* gehören. Der „sichtbaren Oberfläche" steht die „wahre Oberfläche" gegenüber, in der die verdeckten Hirnwindungen und Windungstäler gehören, also Rindenanteile, die bei Betrachtung von außen nicht gesehen werden können. In *verdeckten Rindenabschnitten*, wie der Insel, den Heschl-Windungen, haben SPATZ u. PETERS typische Kontusionsherde stets vermißt.

An der Konvexität des Großhirns sind die Rindenprellungsherde im allgemeinen sehr viel seltener als an der Hirnbasis oder am Übergangsgebiet.

Die Konvexität der Kleinhirnhemisphären weist nur in seltenen Fällen Rindenprellungsherde auf.

i) Schizogyrien (Abb. 143a–c)

Die *Schizogyrien* wurden von MITTELBACH u. SPATZ (1927), MITTELBACH (1929) sowie RIEDERER von PAAR (1936) beschrieben. Sie befinden sich nach Angaben dieser Autoren an der Konvexität des Großhirns, vor allem im hinteren Drittel der 1. und 2. Stirnhirnwindungen sowie an der vorderen Zentralwindung bei Patienten, die eine gedeckte Schädelhirnverletzung erlitten hatten. Frakturen des Schädels fehlen, jedoch kommen Ausnahmen vor. SPATZ hat sie unter Typ 6 seiner Einteilung der sog. Rindenprellungsherde eingeordnet, sie sollen durch indirekte, über die Wirbelsäule auf den Schädel forrtgeleitete Gewalteinwirkung von unten entstehen.

LINK (1966) teilte den Fall eines Patienten mit, bei dem isoliert, ohne andere Prellverletzungen eine traumatische Schizogyrie vorlag.

Der 53jährige Patient, der in einem Status epilepticus verstorben war, war vor 5 1/2 Jahren bei einem Zusammenstoß seines Mopeds mit einem Kfz schwer verletzt worden. Es lag eine 3 Wochen dauernde Bewußtseinsstörung ohne gröbere neurologische Ausfälle vor. 5 cm lange Platzwunde über der linken Augenbraue, 4 cm lange auf der rechten Stirnseite. Mit großer Blutung einhergehender Berstungsbruch der linken Orbita. Bleibende Wesensänderung mit stumpfer Teilnahmslosigkeit und depressiven Zuständen. Später gehäufte generalisierte cerebrale Krampfanfälle. *Klinische Diagnose:* Contusio cerebri schwersten Grades; symptomatische Epilepsie.

Sektionsbefunde: Verheilter Berstungsbruch der linken Augenhöhle. Zeichen von Hirnatrophie. Innerer und äußerer Hydrozephalus. Schizogyrie des linken Stirnlappens im Grenzgebiet von Area 11 und 47. Blutungsreste in den weichen Häuten der Umgebung und auf der Oberseite eines tiefen, der betroffenen Orbitalwindung gegenüberliegenden Ausläufers des gleichseitigen Gyrus frontalis inf.

Die rostral und kaudal verschmälerte, äußere, orbitale Windung des linken Stirnhirnlappens weist auf ihrer Höhe 2 bräunlich verfärbte Defekte auf.

An der traumatischen Entstehung der Schizogyrien ist heute nicht mehr zu zweifeln. Ihre Entstehung ist m. E. nicht einheitlich, sie können Folgen eines Impressionstraumas, Folge einer Gegenstoßverletzung von unten (Typ 6) sein und bei einigen handelt es sich wohl um Endzustände sog. gleitender („gliding") Kontusionen.

j) Zusammenfassung

Zusammenfassend kann gesagt werden, daß die Rindenprellungsherde in Abhängigkeit von der Stoßrichtung eine typische Verteilung aufweisen. Man konnte erwarten, daß der immer wiederkehrenden Lokalisation der Herde – wenn diese auch nicht jeweils das betroffene Gebiet gleichmäßig, sondern mit Bevorzugung der Windungskuppen befallen – auch bestimmte wohl bekannte und *typische klinische Bilder* zuzuordnen wären. Das ist aber nicht der Fall. SPATZ schreibt, daß er immer wieder die Erfahrung gemacht habe, daß der Kliniker die Gegenstoßwirkung nicht in Rechnung setzt und an die Konvexität des Gehirns statt an die Basis denkt. Nicht selten werde überhaupt nicht daran gedacht, den Ort der Gewalteinwirkung festzustellen, um dadurch Unterlagen für die Bestimmung der Stoßrichtung zu gewinnen. Die Einteilung in die 6 Verteilungstypen sei gerade für die Klinik von Wichtigkeit, da sie die Aufmerksamkeit auf die Gegenstoßherde hinlenke. Absichtlich wird Gewalteinwirkung von links und rechts unterschieden. Infolge des Vorherrschens der Gegenstoßwirkung wird die funktionell wichtigere

Sogenannte Rindenprellungsherde oder kortikale Kontusionen

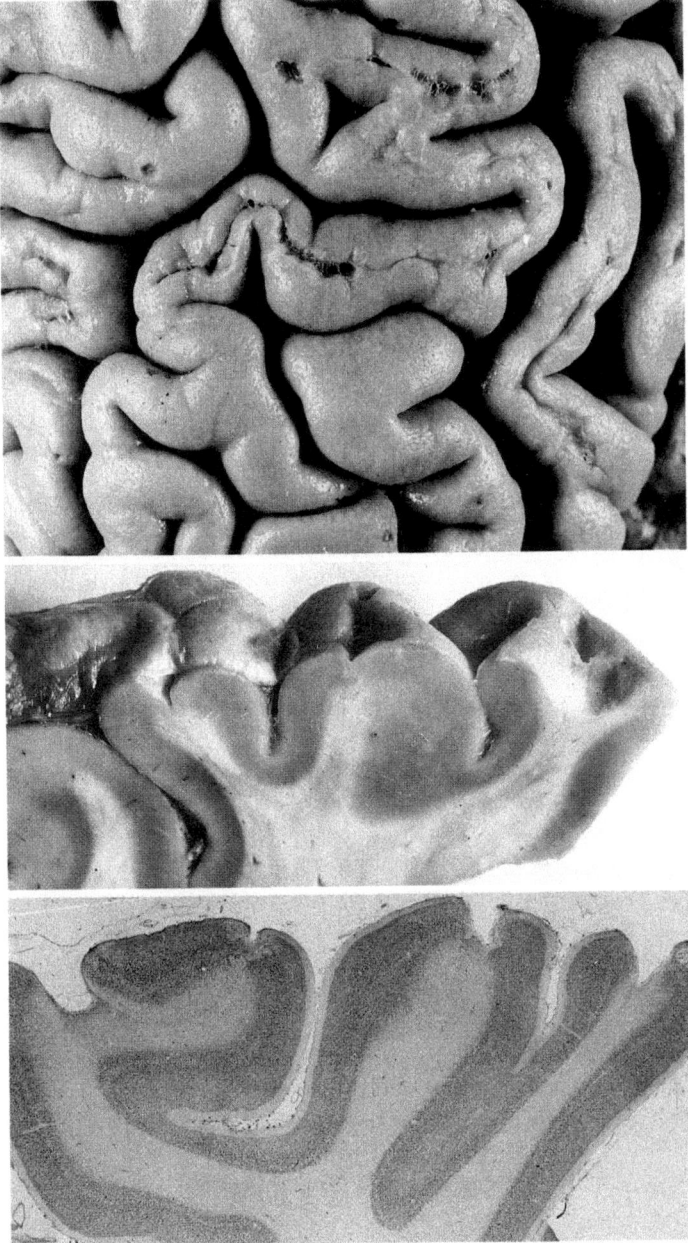

Abb. 143 a–c. Mensch. Gedeckte Hirnverletzung. **a** Schizogyrien auf den Windungskuppen, parallel zu ihnen verlaufend. Makrofoto. **b** Die Schnittführung durch die Windungskuppen zeigt keil- und muldenförmige Rindendefekte, die stellenweise ins subkortikale Marklager reichen. Makrofoto. **c** Zeigt die keil- und muldenförmigen scharfbegrenzten Gewebsdefekte in Großhirnrinde und subkortikalem Marklager. Vor 28 Jahren Unfall, keine Einzelheiten bekannt. Nissl, ×25 (dominierende) linke Großhirnhemisphäre bei Gewalteinwirkung von rechts (Typ 4) betroffen, während beim Typ 3 die weniger wichtige rechte Großhirnhemisphäre in Mitleidenschaft gezogen werde. Im ersten Fall können, da die Gegenstoßherde im Gebiet der 3. Stirnhirnwindung links und dem linken Schläfenlappen liegen, aphasische Störungen auftreten und mit der Lokalisation der Gewebeschäden erklärt werden.

Die bei Typ 1 und 5 häufig vorliegenden Kontusionsherde an Bulbus und Tractus olfactorius sind die Ursache für Geruchsstörungen, daher ist eine eingehende Geruchsprüfung bei jeder Schädelhirnverletzung imperativ.

k) Pathomorphologie der sogenannten Rindenprellungsherde

Leider hat es sich in der Klinik eingebürgert, den Terminus Kontusion auf alle anatomischen Gewebsveränderungen, die bei gedeckten Schädel-Hirn-Verletzungen auftreten, anzuwenden. Das ist aus pathologisch-anatomischer Sicht nicht statthaft. Blutungen im Marklager, auch solche, die auf eine Fettembolie zu beziehen sind, dürfen nicht als Kontusionsherde bezeichnet werden. Zur Diagnose ist immer eine feingewebliche Untersuchung vonnöten.

Mir scheint der Hinweis wichtig, daß DURET in seinem fünfbändigen Beitrag „*Les traumatismes craniocerebraux*", der nach dem 1. Weltkrieg veröffentlicht wurde, eine Beschreibung und morphologische Charakterisierung der Kontusionsherde nicht vornimmt. RAND u. COURVILLE (1946) sowie WINKELMAN u. ECKEL (1934) bringen lediglich zytologische Befunde von Frühstadien der Rindenkontusion, ohne auf ihre weiteren Stadien einzugehen und ihre Endstadien zu beschreiben. Auch in der Übersicht von DE MORSIER (1943) werden die verschiedenen Stadien der Rindenprellungsherde nicht beschrieben. Lediglich der Gerichtsmediziner ESSER (1933/1935) ging auf Rindenprellungsherde ein.

Es unterliegt keinem Zweifel, daß der Ablauf der Gewebsveränderungen, wie überall in der Neuropathologie, auch bei den Rindenprellungsherden von der *Größe der Herde* in gewissem Maße abhängt. SPATZ u. PETERS unterscheiden daher: (1) *Kleine Herde*, die sich auf das Rindengrau beschränken, (2) *mittelgroße Herde*, die von der Kuppe ein Stück in das subkortikale Marklager hineinreichen, und (3) *große Herde*, bei denen höchstens Reste des „isolierten Tales" vom Rindengrau übrig bleiben. SPATZ hat immer wieder hervorgehoben, daß eine Schematisierung vitalen Geschehens nur ein Notbehelf ist, der nur im Interesse besserer Verständigung für notwendig erachtet wird. Es lag ihm daran, gewissermaßen einen Idealtypus des Rindenprellungsherdes in den verschiedenen Phasen herauszuarbeiten. Jedoch versuchte SPATZ auch, komplizierten Bildern in der Darstellung gerecht zu werden, indem er Übergangsstadien von der 1. zur 2. Phase beschrieb.

Die *Entwicklung* der *morphologischen Befunde* bei *Rindenprellungsherden* im *histologischen Bild* auf dem *Längsschnitt* wird im folgenden dargestellt. Herangezogen wurden Fälle, bei denen der Tod sofort eintrat, und solche, bei denen eine Überlebenszeit bis zu 25 Jahre bestand. Dieser Längsschnitt ist nicht ganz lückenlos, denn es bestand ein Mangel an Fällen zwischen dem Ende des 1. Halbjahres und einer Überlebenszeit von 3 Jahren. Das ist daraus abzuleiten, daß nach Ablauf der ersten Monate der Tod infolge von Verletzungsfolgen nur noch selten ist. Jedoch sterben diejenigen Patienten, die diese Zeit überleben, später an Spätfolgen der Verletzungen, beispielsweise in einem Status epilepticus oder sie sterben an interkurrenten Erkrankungen.

SPATZ u. PETERS haben sich besonders bemüht, die histologischen Gewebsmerkmale der Rindenprellungsherde hinsichtlich ihrer Ausbreitung und ihrem Schadensmuster differentialdiagnostisch von denen der gefäßbedingten Herde, also hämorrhagischen Erweichungen und Massenblutungen, abzuheben. Das ist auch deshalb äußerst wichtig, weil bei gedeckten Gehirnverletzungen neben den Kontusionsherden gleichzeitig auch gefäßbedingte, für die Gewalteinwirkung unspezifische Erweichungen und Blutungen vorkommen, die von den direkten Verletzungsfolgen getrennt zu beschreiben und zu behandeln sind.

Man wird weiterhin untersuchen müssen, inwieweit sich die Rindenprellungsherde, die bei gedeckten Verletzungen auftreten, von den Gewebeschäden bei offenen Gehirnverletzungen, den „Hirnwunden" (KÜTTNER) differentialdiagnostisch unterscheiden lassen.

SPATZ hat betont, daß sich die Rindenprellungsherde bevorzugt, nämlich in den sog. „stummen" Zonen der „*basalen*" Rinde finden. Daraus leitet sich auch ab, wie SPATZ hervorhob, vor einer Überschätzung vereinzelter Kontusionsherde zu warnen, da sich derartige Schäden als Nebenbefunde bei der Sektion von Gehirnen immer wieder gefunden hatten, deren Träger offenbar weder subjektiv noch objektiv an den Folgen ihrer Verletzungen erheblich oder überhaupt erkrankt waren.

l) Stadien der sogenannten Rindenprellungsherde

Es werden *3 Stadien* unterschieden: 1. *Blutungen und Nekrosen*, 2. *Resorption* und *Organisation*, 3. *End-* und *Defektstadium* (SPATZ 1936; SPATZ u. PETERS o. J.).

α) 1. Stadium: Blutungen und Nekrosen

Makroskopischer Befund: Sie sind schon makroskopisch am unzerlegten Gehirn in unfixiertem Zustand wie auch im fixierten Zustand, am unzerlegten wie auch am in Frontalscheiben zerlegten Gehirn zu erkennen. Bei Eröffnung der Dura mater fällt auf, daß sich im Subduralraum häufig flächenhafte subdurale Blutungen und Hämatome finden können. Die geronnenen Blutmassen, die nach Abfluß der flüssigen Bestandteile übrig bleiben, haften teils der Durainnenseite, teils der Oberfläche der Arachnoidea an und bedingen über größeren Rindenprellungsherden Verklebungen zwischen der harten und weichen Hirnhaut. Es kommt daher beim Ablösen der Dura mater leicht zu artefiziellen Verletzungen der Arachnoidea und auch der darunter liegenden Prellherde. SPATZ u. PETERS haben daher für die histologische Untersuchung der Dura, soweit das möglich war, im Bereich größerer Herde umschnitten.

Die *weichen Häute* sind fast stets mehr oder weniger ausgedehnt, blutig durchtränkt, oft weit über die Prädilektionsherde der Kontusion hinausreichend (Abb. 144). *Subarachnoidale Blutungen* finden sich auch bei jenen Fällen, in denen keine oder nur sehr wenige Rindenprellungsherde vorhanden sind. Bei den kleinen und mittelgroßen Rindenprellungsherden ist die Arachnoidea erhalten, so daß die Oberfläche glatt erscheint. Bei größeren Herden ist die Arachnoidea häufig gerissen, die Gehirnoberfläche ist daher rauh und uneben. Neben echten traumatischen Zerreißungen der Arachnoidea kommen allerdings, wie weiter

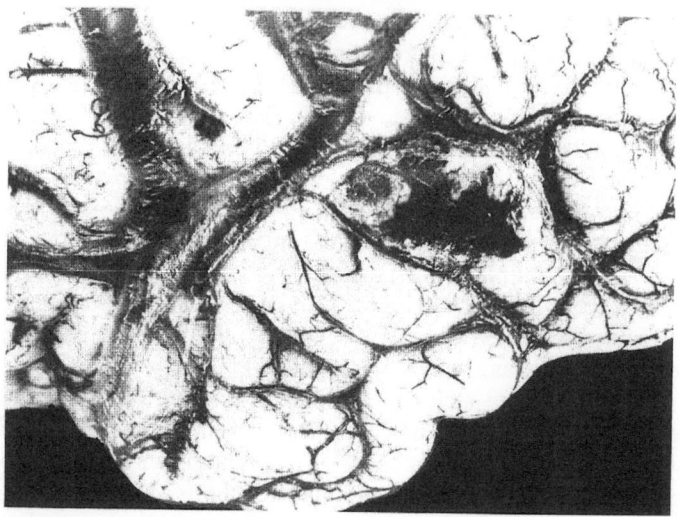

Abb. 144. Mensch. Gedeckte Hirnverletzung. Großhirn. Frische Blutungen (sog. Rindenprellungsherde im 1. Stadium) subarachnoidal auf den Windungskuppen. Die Hirnwindungen sind infolge des Ödems verbreitert, abgeplattet, die Furchen verstrichen. Makrofoto

oben bereits ausgeführt wurde, artefizielle Schäden vor. In der gerissenen Arachnoidea ist eine wichtige Blutungsquelle für Blutungen in den Subduralraum zu sehen. Die Blutung in den weichen Häuten ist über den Windungsfurchen am ausgeprägtesten. SPATZ sieht eine Erklärung für die Bevorzugung der Windungsfurchen darin, daß die subarachnoidalen Räume über den Furchen den größten Raum bieten, während sie über den Kuppen seicht sind.

Man sieht bei *makroskopischer Betrachtung* durch die weichen Häute hindurch *feine punktförmige Blutaustritte in den Windungen*, meist *über deren Kuppen*, manchmal nur auf *eine Kuppe beschränkt*, manchmal *mehrere benachbart liegende Kuppen einnehmend*. Tiefer liegende Herde schimmern durch die obere Lage als bläulich-rote, unscharf begrenzte Flecken hindurch. In einzelnen Fällen kann auch eine einzelne Kuppe oder auch mehrere benachbart liegende von einer ausgeprägten Blutung eingenommen sein.

SPATZ hat den *Vergleich mit Schrotschußverletzungen* angewendet, besonders dann, wenn die weichen Häute abgezogen worden waren. Die kleineren punktförmigen Blutungen können zu größeren auch fleckförmigen konfluieren.

Bei den *kleineren* und *mittelgroßen Herden* ist der Gewebszusammenhang normalerweise erhalten. Bei einer Minderzahl der großen Herde ist jedoch das oberflächliche Hirngewebe zertrümmert, jedoch muß man hier an die Möglichkeit von Artefakten denken (SPATZ u. PETERS).

RICKER (1921) spricht lediglich in den Fällen von „Kontusionen", wo der Gewebszusammenhang des Hirngewebes zerstört ist, während er bei intaktem Gewebszusammenhang von „Petechien" spricht. RAND u. COURVILLE (1946) scheiden gerade die Fälle mit Zerreißung des Gewebes aus den Kontusionen aus. Sowohl SPATZ, PETERS und mir scheint dieser Umstand, ob Zusammenhangstren-

Sogenannte Rindenprellungsherde oder kortikale Kontusionen

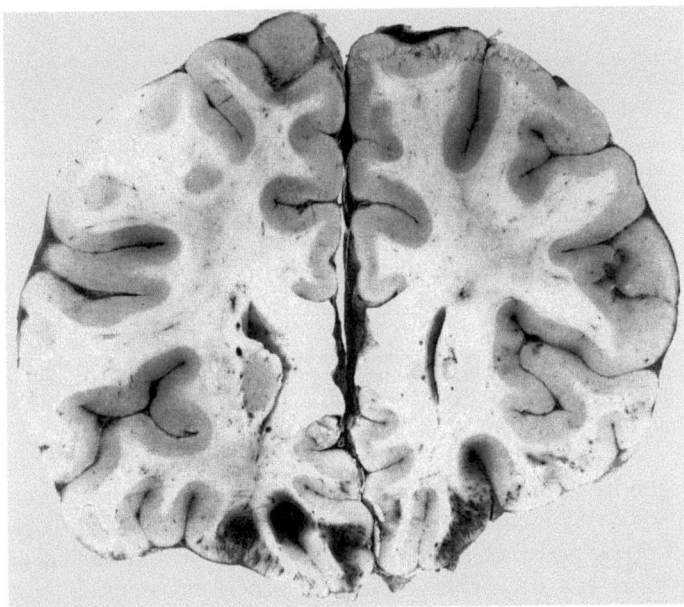

Abb. 145. Mensch. Großhirn. Frontalschnitt durch Frontallappen. Sog. Rindenprellungsherde im 1. Stadium im wesentlichen auf die Rinde beschränkt. Auf der linken Seite ist jedoch auch ein Windungstal betroffen. Makrofoto

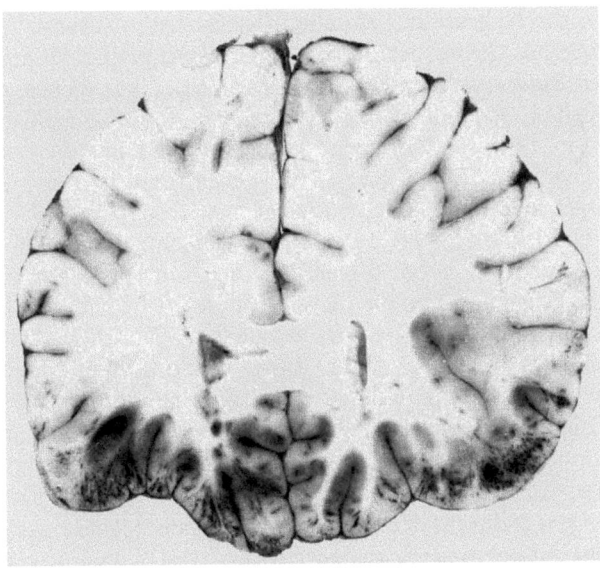

Abb. 146. Mensch. Großhirn. 10jähriger Patient, Verkehrsunfall, Schädelbasisfrakturen, subdurales Hämatom. Frontalschnitt durch vordere Anteile der Frontallappen. Ausgedehnte sog. Rindenprellungsherde im 1. Stadium im wesentlichen auf die Rinde beschränkt im Bereich basaler Anteile beider Frontallappen. Samml. MPI für Psychiatrie, München. Makrofoto

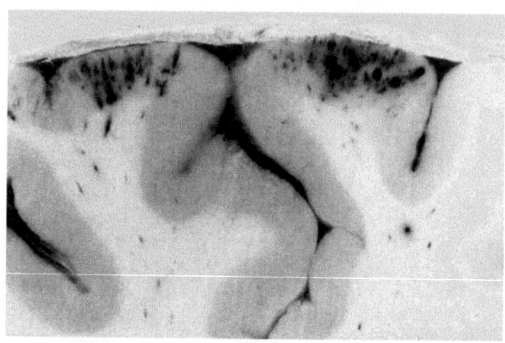

Abb. 147. Mensch. Gedeckte Hirnverletzung. Großhirn. Sog. Rindenprellungsherde im 1. Stadium auf den Windungskuppen, die Täler sind frei geblieben, „isolierte Täler". Makrofoto

nung vorliegt oder nicht, nicht wichtig für die Zuordnung in die Rindenprellungsherde, sondern Zusammenhangsdurchtrennung spricht für das Vorliegen größerer Gewalteinwirkung und auch den damit verbundenen Artefakten bei der Entnahme des Gehirns aus der Schädelhöhle. Entscheidend ist m.E., daß bei den Gewebeschäden der gleiche verursachende Mechanismus zugrunde liegt.

Von SPATZ u. PETERS erfolgte der Hinweis, daß die Konsistenz der frischen Rindenprellungsherde gegenüber der gesunden Rinde nicht merklich verändert sei. Sie ragen zunächst nicht über das Niveau der Umgebung hinaus. Erst nach einigen Tagen, wenn die Nekrose hinzutritt, ist das verletzte Gebiet weicher und ragt infolge des die Nekrose begleitenden Ödems etwas hervor.

Bei *Zerlegung* des *Gehirns* ist auf dem *Querschnitt* noch deutlicher erkennbar, daß die *frischen Rindenprellungsherde* im wesentlichen aus *kleinen punktförmigen Blutungen* bestehen, die allerdings die *Tendenz zum Zusammenfließen* haben können (Abb. 145, 146). Auch hier wird wieder deutlich, daß die *Windungskuppen bevorzugt befallen* sind. Die Rinde sieht wie gesprenkelt aus (Abb. 147). Die kleinen Blutungen sind in mittleren Rindenschichten am deutlichsten. Besonders bei kleineren Herden bleibt oft die 1. Rindenschicht, die Lamina molecularis, verschont. Es handelt sich bei diesen Läsionen um jene, die bei äußerlicher Betrachtung des Gehirns durch die obere Rindenschicht bläulich durchscheinen.

In einzelnen Fällen können kleinere Blutungen diffus über größere Rindenabschnitte ausgebreitet sein (Abb. 148). RAND u. COURVILLE sprechen hier von diffusen Rindenkontusionen. Ich habe aus beigegebenen Abbildungen dieser Autoren den Eindruck gewonnen, daß es sich bei den von ihnen dargestellten Gewebsalterationen um hämorrhagische Nekrosen und nicht um Rindenprellungsherde handelt.

Mittelgroße Herde durchsetzen nicht nur die gesamte Rinde, sondern sie setzen sich auch in das subkortikale Marklager fort.

Außer den kleinen punktförmigen Blutungen können aber in einzelnen Fällen *kugelförmige Blutungen* vorkommen, die solchen gleichen, die bei Hypertonie vorkommen. Diese rundlichen, scharf begrenzten Blutungen sind hirsekorn- bis linsengroß, sie liegen meist in den Windungstälern, können aber durchaus auch vereinzelt in den Windungskuppen vorkommen.

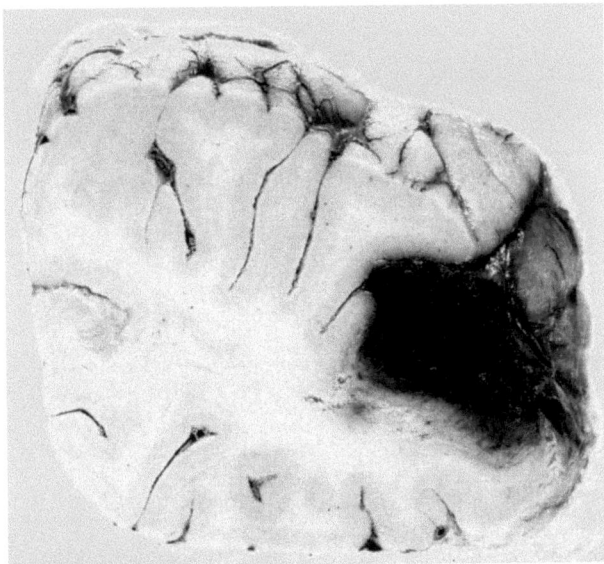

Abb. 148. Mensch. Gedeckte Schädel-Hirn-Verletzung. Sturz auf die rechte Stirnseite (Platzwunde) 6 Tage vor dem Tode. Frischer massiver sog. Rindenprellungsherd okzipital links. Großer Rindenprellungsherd, der an den Rändern Gewebsreaktion zeigt. Makrofoto

Bei einer *Überlebenszeit* von *Ende des 1. Tages bis etwa zum 5. Tag* ist bereits eine Änderung im makroskopischen Bild eingetreten. Die kleinen Blutungen sind nicht mehr rot, sondern haben eine mehr bräunliche Tönung angenommen. Der wesentliche hinzutretende Befund besteht in der *Nekrose im Rindenprellungsherd.* Durch Diffusion des Blutfarbstoffes in das nekrotische Gewebe erscheint der Herd in seiner Gesamtheit schmutzig graubraun verfärbt. Bei größeren Herden, die ins subkortikale Marklager reichen, kann man bereits in diesem Stadium die *später charakteristische Keilform* wahrnehmen. Jetzt liegt auch eine Herabsetzung der Konsistenz der Herde im Vergleich zum benachbarten Hirngewebe vor. Jetzt überragen die Windungen mit Rindenprellungsherden auch ein wenig, wohl als Folge des die Nekrose begleitenden Ödems.

Bei *mikroskopischer Betrachtung* sieht man die *subarachnoidale Blutung*, die sowohl über den Kuppen sichtbar ist, als auch die Furchen der Windungstäler einnimmt. Über dem Furcheneingang läßt sich die etwa dreieckig geformte Blutansammlung bis in die Tiefe der Täler reichend nachweisen. Einige der subarachnoidalen Blutungen stehen mit Blutungen im Hirngewebe im Zusammenhang. Das setzt voraus, daß das innere Blatt der weichen Häute, die Pia, verletzt ist. Neben subarachnoidalen Blutungen haben in einzelnen Fällen SPATZ u. PETERS auch *umschriebene subpiale Blutungen* gesehen. Einrisse der Arachnoidea über Rindenprellungsherden sind mikroskopisch wahrzunehmen, jedoch bleibt in jedem Fall die Frage des Artefaktes offen.

Bei den *kleinen Blutungen* in den Rindenprellungsherden lassen sich eindeutig *Gefäßrisse* erkennen. Sowohl bei der Färbung mit Hämotoxylin-Eosin, aber auch bei den mit der Technik nach Heidenhain gefärbten Schnitten (diese Technik färbt

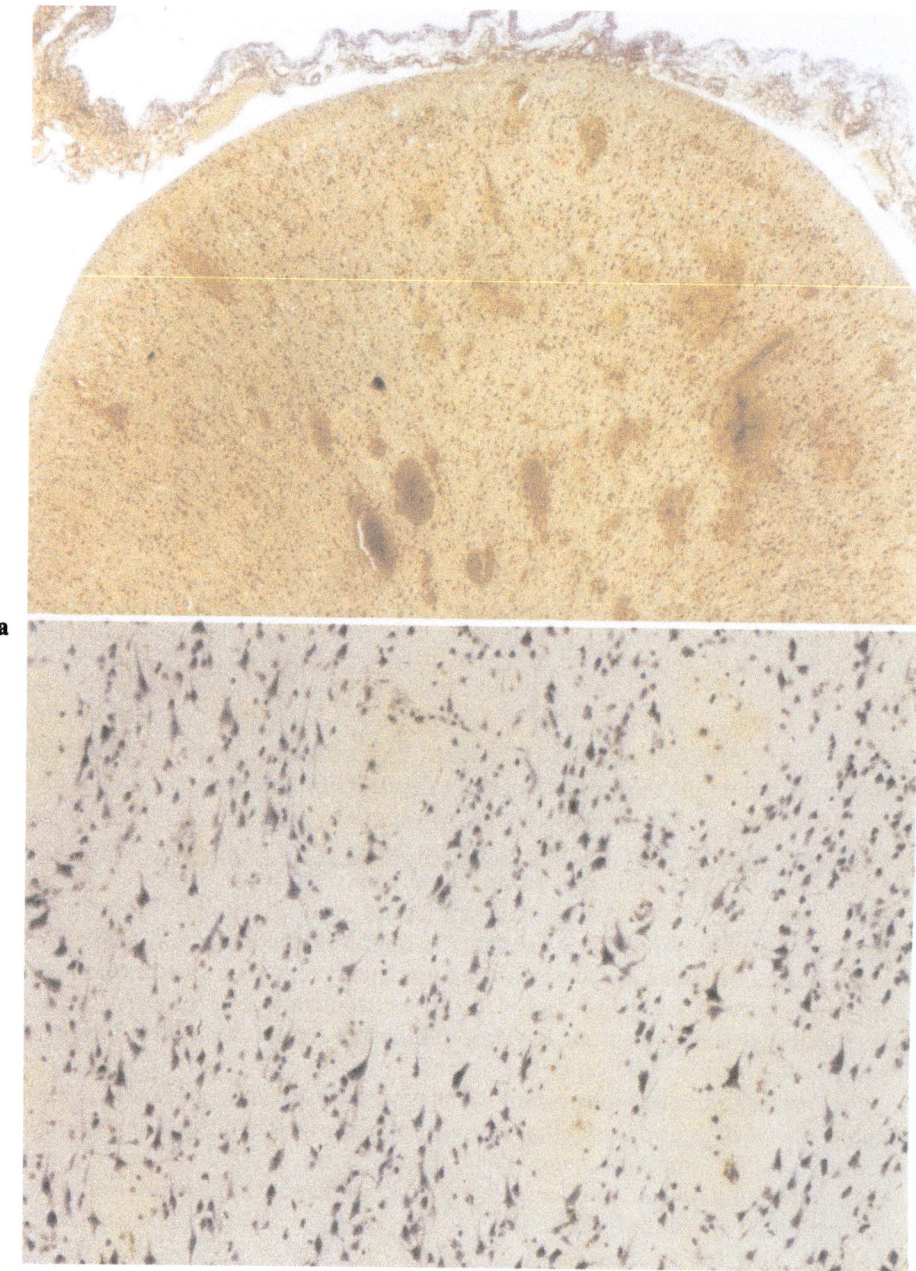

Abb. 149a, b. Mensch. Gedeckte Hirnverletzung. Sog. Rindenprellungsherd im 1. Stadium. Multiple rhektische Blutungen auf einer Windungskuppe der Großhirnhemisphäre. Schrumpfung und Hyperchromatose der Neuronen, besonders in der Umgebung von Blutungen. Eine gliöse Reaktion hat noch nicht begonnen. Die weichen Häute über dem sog. Rindenprellungsherd sind intakt, es findet sich lediglich eine mäßig ausgeprägte subarachnoidale Blutung. Van Gieson ×0. **b** Ausschnitt aus einer Windungskuppe desselben Patienten. Kleinere rhektische Blutungen, die sich in die Umgebung ausbreiten, mit deutlicher Schrumpfung und Hyperchromatose der Neuronen. Beginnende Haloformation um einzelne Neurone. Viele Neurone sind bereits vollständig zerstört. Die Schichtung der Rinde ist verlorengegangen. Eine gliöse Reaktion hat noch nicht eingesetzt. Nissl ×80

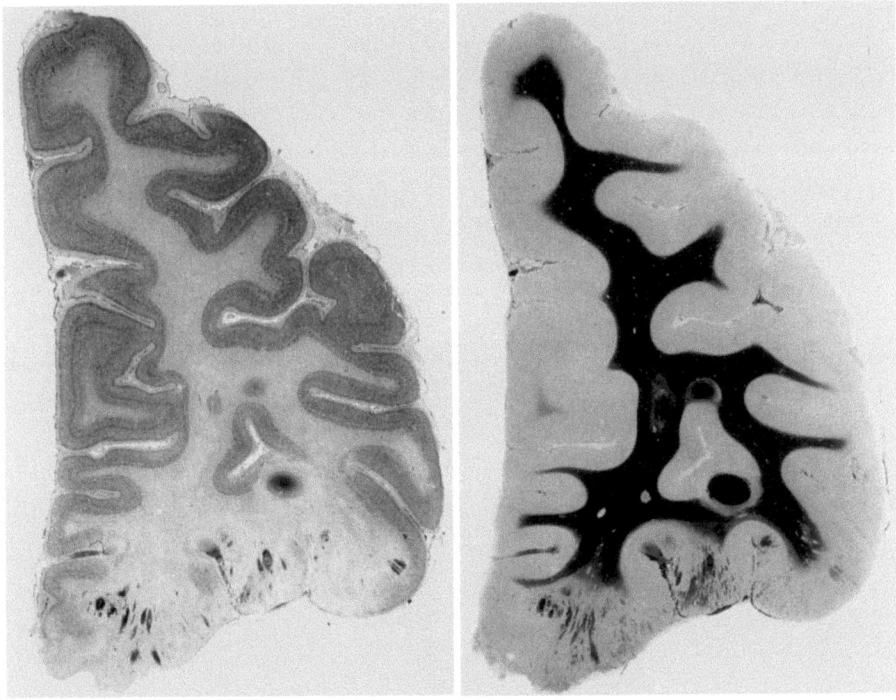

Abb. 150 a, b. Mensch. Großhirn. Gedeckte Hirnverletzung. Sog. Rindenprellungsherde im 1. Stadium, die Windungskuppen und Windungstäler einnehmen. Drei größere Blutungen finden sich in Rindengrau und Marklager. Überlebenszeit 24 h. **a** Nissl, ×1,7; **b** Heidenhain, ×1,7

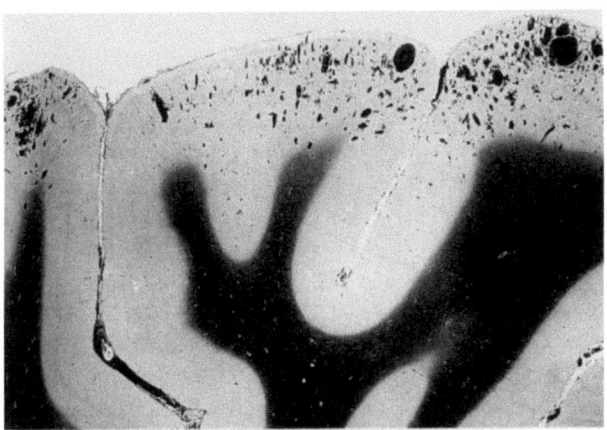

Abb. 151. Mensch. Gedeckte Schädelhirnverletzung. Großhirnrinde. Sog. Rindenprellungsherde im 1. Stadium auf den Windungskuppen. Die Windungstäler sind nicht betroffen. Heidenhain, ×5

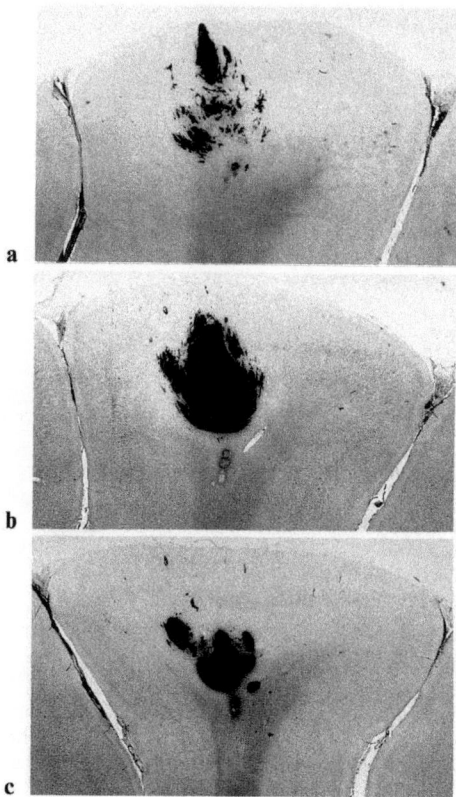

Abb. 152a–c. Mensch. Gedeckte Schädel-Hirn-Verletzung. Großhirn. Serienschnitte durch einen Rindenprellungsherd im 1. Stadium. Dargestellt ist der 1., 48. und 88. Schnitt. Hämatoxylin-Eosin, ×4

die Erythrozyten tief schwarz an) läßt sich der Gefäßverlauf einwandfrei verfolgen (Abb. 149a, b; 150a, b; 151). In einigen Bereichen ist die Kapillarwand nicht mehr zu erkennen, häufig ist ein Teil der Wand noch erhalten, während ein anderer eingerissen ist. Neben *Einrissen der Kapillarwand*, finden sich solche an *kleineren Venen und Arterien*. Daneben sind *perivaskuläre Blutungen um Gefäße* sichtbar, deren Wand intakt ist. Die Erweiterung der Virchow-Robin-Räume durch die Blutungen führt zu einer Verdrängung des umliegenden Gewebes. Oft kann man sehen, daß größere Blutungen aus vielen kleineren, die zusammenflossen, entstanden sind. Insgesamt breiten sich die Blutungen in den mittleren und unteren Rindenschichten, weniger in den oberen aus (Abb. 152a–c; 153, 154). Das schließt nicht aus, daß die Blutung an einigen Stellen doch bis an die Oberfläche reichen kann (Abb. 155).

Die Bevorzugung der beschriebenen Blutungen in den mittleren und unteren Rindenschichten wurde bereits erwähnt. Bei größeren Herden können sie alle Rindenschichten einnehmen und auch tief ins subkortikale Marklager hineinreichen. Aber in allen Fällen liegt eine *Kuppenständigkeit* der Herde vor. SPATZ u.

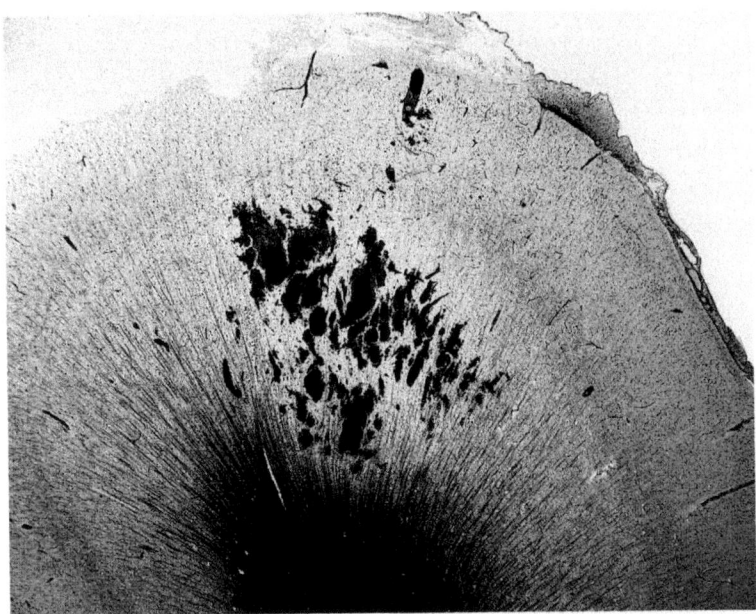

Abb. 153. Mensch. Gedeckte Hirnverletzung. Großhirn. Keilförmiger sog. Rindenprellungsherd im 1. Stadium auf die Windungskuppe beschränkt. Heidenhain, ×20

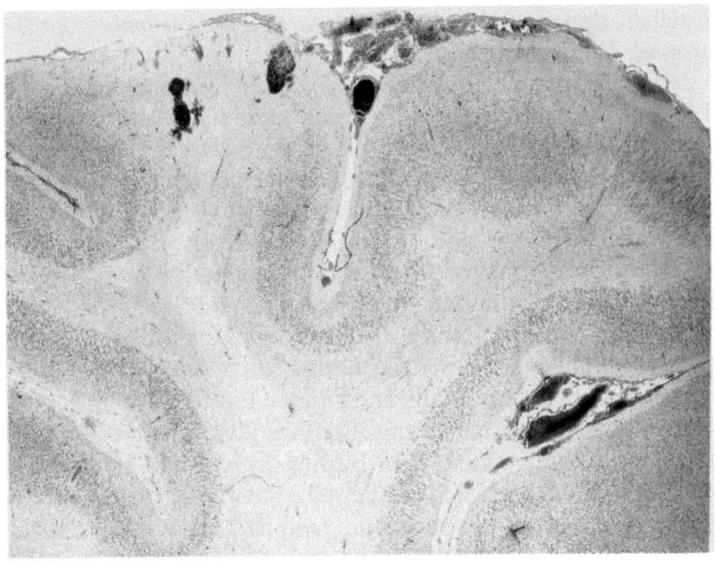

Abb. 154. Mensch. Gedeckte Hirnverletzung. Großhirnrinde. Sog. Rindenprellungsherde im 1. Stadium an der linken Windungskuppe, Erbleichungen der rechten Windungskuppe. 22 h Überlebenszeit. Nissl, ×5,5

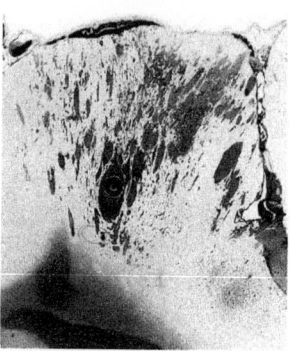

Abb. 155. Mensch. Gedeckte Schädelhirnverletzung. Auf die Windungskuppen beschränkte Blutungen (sog. Rindenprellungsherde im 1. Stadium). Heidenhain, ×5

PETERS heben hervor, daß nur bei den wenig erhabenen Windungen des Orbitalgebietes auch ein häufiges Übergreifen auf die Windungstäler besteht.

Die Blutaustritte in der Hirnrinde und in den Subarachnoidalraum sind nach SPATZ u. PETERS die ersten erkennbaren Veränderungen der Rindenprellungsherde. Sie waren bei den zahlreichen Fällen mit „sofortigem Tod" durchschnittlich nicht weniger ausgeprägt als bei solchen Fällen, bei welchen die Verletzung um Stunden überlebt worden war. Da die Angabe „sofortiger Tod" – es handelte sich bei der Serie von SPATZ u. PETERS um Flugzeugabstürze – Zweifel gestattet, müssen Tierversuche herangezogen werden. Bei sofort nach der Gewalteinwirkung getöteten Tieren (Kaninchen, Katzen, Affen) fanden sich die gleichen Gewebsalterationen (PETERS 1943; UNTERHARNSCHEIDT 1963). Daraus läßt sich der Schluß ziehen, daß die Blutungen *„schlagartig" im Augenblick der Gewalteinwirkung zustande kommen.*

Neben den Blutungen sind in frischen Rindenprellungsherden die Kapillaren auffallend blutgefüllt. Die Blutfülle der intakten Kapillaren steht nach den Untersuchungen von SPATZ u. PETERS in einem deutlichen Gegensatz zu den meist kollabierten bzw. komprimierten Blutgefäßen im Inneren der Blutungen.

Bei *Überlebenszeiten* von *3–10 h* sind die Erythrozyten nicht mehr leuchtend rot mit Eosin angefärbt, sie sind stattdessen blaßrosa. Eine Abgrenzung der einzelnen ausgelaugten Erythrozyten ist jetzt nicht mehr zu erkennen, sie erscheinen als homogene zusammengesinterte Massen. SPATZ u. PETERS schreiben, daß es dort am frühesten und ausgedehntesten zur Auslaugung von roten Blutkörperchen gekommen ist, wo gleichzeitig auch ein stärkerer Austritt von Serum vorliegt. Innerhalb der Gefäßwand können Blutungen beobachtet werden, etwa zwischen der Endothelschicht und der Grundmembran der Kapillare. An den Rißstellen von Gefäßen kann man Fibringerinnsel und Leukozyten sehen.

In größeren Gefäßen findet sich vielfach eine Ausfüllung der Gefäßlumina mit einer homogenen Masse, bei der es sich um hyaline Thromben handelt. Man hat in diesem Stadium den Eindruck, daß sich die Blutungen vergrößert und abgerundet haben.

Erst das Hinzukommen eines weiteren Prozesses, nämlich dem der Nekrose, die mit den Blutungen ursächlich in Zusammenhang steht, zu deren Ausbildung

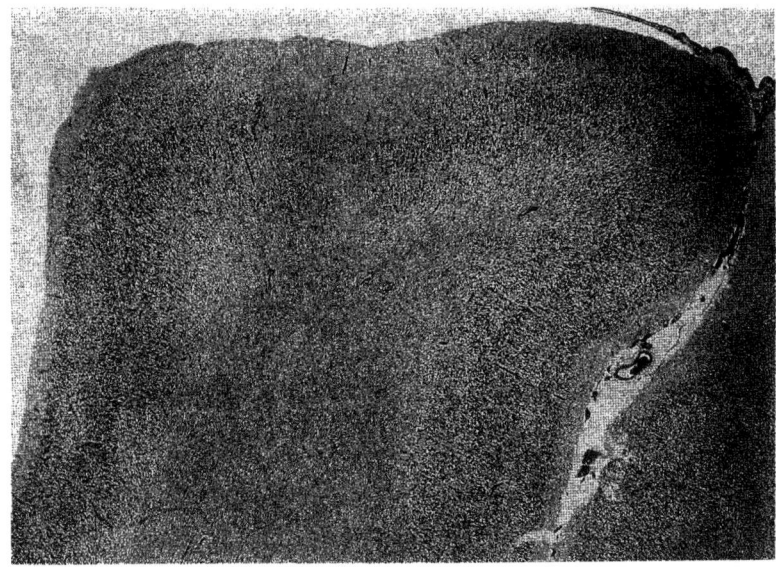

Abb. 156. Mensch. Gedeckte Hirnverletzung, Großhirn, Überlebenszeit 22 h. Traumatische Nekrose auf der Windungskuppe. Nissl, ×7

und Manifestation jedoch einige Zeit erforderlich ist, entsteht jetzt das typische Bild der Rindenprellungsherde. Das Absterben des Parenchyms im Gebiet der Blutungen ist offenbar die Folge eingeschränkter Sauerstoffzufuhr.

Die Alterationen der Nervenzellen treten frühzeitig auf. Im Nissl-Bild sind keine Nissl-Schollen mehr nachweisbar, die Zelle färbt sich insgesamt aber intensiver an, sie ist *hyperchromatisch*. Oft liegen Vakuolen im Zelleib vor. SPATZ sprach von „*vakuoliger Schrumpfung*". Der Zellkern ist nicht mehr deutlich dargestellt, lediglich das Kernkörperchen. Das Hämatoxylin-Eosin-Präparat ergibt, daß solche Zellen infolge Retraktion von einem hellen Hof umgeben sind, der färberisch nicht darstellbar ist. Oft sind die Fortsätze der Nervenzellen korkenzieherartig gewunden. Der Zelleib färbt sich mit Eosin schwach rot an. Diese Nervenzellveränderungen finden sich um die Blutungen angeordnet, sie greifen an den Rändern aber auch in die benachbarte intakte Rinde über. Man findet in diesem Stadium alle Übergänge bis zum Typus der „*ischämischen Zellveränderung*" SPIELMEYERS und bis zur *vollständigen Auflösung* und *Desintegration der Nervenzellen*. Weitere Zellveränderungen bestehen in *Inkrustation*, die SPATZ u. PETERS frühestens nach 1 1/2 h sahen. Von der 7. h an sind die Inkrustationen der Golgi-Netze ein regelmäßiger Befund. Nach 15 h ist der Ausfall der Nervenzellen schon recht ausgeprägt (Abb. 156). Das nimmt noch zu, bis am Ende des 2. Tages die Nervenzellen gewöhnlich völlig ausgelöscht sind. Nur noch vereinzelt sind einzelne abgeplattete, ausgelaugte und schattenhafte Elemente auffindbar.

Auf die Wichtigkeit, die *Randgebiete der Rindenprellungsherde* zu untersuchen, haben SPATZ u. PETERS hingewiesen. Schon nach wenigen Stunden finden sich hier *veränderte Nervenzellen* der *verschiedensten Art*, so „*vakuolige Schrumpfungen*", die *„ischämische"* *Veränderung* und auch Alterationen im Sinne der *akuten Zellerkrankung Nissl's*.

Glia: Die *ersten Veränderungen an der Glia* finden sich nach etwa 1 1/2 h, sie bestehen in Schrumpfung und Hyperchromatose des Kerns. RAND u. COURVILLE fanden mit Silberimprägnationsmethoden nach 2 h in den Astrozyten Vakuolenbildungen und Zerbröckelungen der Fortsätze, also *Klasmatodendrose*. Ausgeprägtere Veränderungen an der Glia treten erst nach 48 h auf, zu einer Zeit also, wenn Nervenzellen als die vulnerabelsten Strukturen des Nervensystems bereits verschwunden waren. Die Glia folgt dem Untergang der Nervenzellen in den Herden.

Gefäße: An den Gefäßen finden sich nach Überlebenszeiten von 7–18 h unverkennbare Zeichen der Nekrose. Die Kerne der Zellen der Gefäßwand zeigen Pyknose und Hyperchromatose der Kernwand. Man gewinnt den Eindruck, als wenn sich die Gefäßwände regelrecht auflösen. SPATZ u. PETERS sahen Bilder, die sie unter der Bezeichnung *Angionekrose* einordnen. Die Leukozyten finden sich zunächst in unmittelbarer Umgebung der Gefäßwände im Blutmantel und innerhalb der nekrotischen Gefäßwände. Später findet man Leukozyten in großer Zahl mehr oder weniger verteilt in Parenchym und im subarachnoidalen Gewebe. Bei dieser *„leukozytären Phase"* der Nekrose sieht man nach SPATZ u. PETERS oft Bilder, die aus dem Zusammenhang genommen, an eine leukozytäre Meningoenzephalitis bzw. Meningitis erinnern. Hervorzuheben ist, daß diese Leukozyten recht bald regressive Veränderungen aufweisen, und daß sie vom 12.–15. Tag wieder verschwunden sind.

Markscheiden- und *Achsenzylinderveränderungen:* In den ersten Stunden nach dem Unfall findet sich nur eine unscharfe Grenze schlechterer Anfärbbarkeit der markhaltigen Nervenfasern im Bereich der Blutungen. Etwa von der 12. h an kommt es zu einer hochgradigen, scharf umschriebenen Aufhellung im subkortikalen Marklager. Hier heben sich zum ersten Mal die Grenzen des Herdes scharf ab. Es wird jetzt deutlich, daß die Nekrose, besonders im subkortikalen Marklager, weit über den Bereich der Blutungen hinausgeht. Die Markscheiden färben sich im nekrotischen Gebiet mit Eisenhämatoxylin nur schwach an, manche überhaupt nicht. Man sieht unregelmäßige ballon- und spindelförmige Auftreibungen. Die Achsenzylinder zeigen ebenfalls degenerative Veränderungen in Form vakuoliger Auftreibungen, Fragmentierungen und körnigem Zerfall.

An den Rändern der Nekrose außerhalb des erweichten Gewebes sieht man häufig kleinere Blutungen, diese sind jedoch frischeren Datums als die typischen im Augenblick der Gewalteinwirkung entstehenden. Die Erythrozyten sind mit Eosin stark tingiert. Es handelt sich dabei vielfach um Ringblutungen, in deren Innerem zunächst noch um das nekrotische Gefäß herum eine geringe Gliawucherung sichtbar ist. Die charakteristische Form der Nekrose ist die keilförmige. Im Anschluß an die Keilspitze ist vielfach noch eine leichte Graufärbung des Marklagers über den Herd hinausreichend vorzufinden. Bei stärkerer Vergrößerung sieht man auch hier regressiv veränderte markhaltige Nervenfasern. Die Keilform liegt bei großen als auch bei mittelgroßen Herden vor. Daneben finden sich Napfformen. Bemerkenswert ist, daß die charakteristische Keil- und Napfform auch noch in späteren Stadien in gleicher Weise erkennbar ist.

Das *Ödem* tritt regelmäßig in den Rindenprellungsherden auf. SPATZ widersprach DE MORSIER (1943), der das Ödem an den Beginn der Veränderungen bei Kontusionen stellte. Am Anfang finden sich, wie oben ausführlich dargestellt, die Blutungen. Die ersten Veränderungen, die man auf ein Ödem beziehen kann, treten von der 2. h an auf. Das Grundgewebe ist leicht aufgelockert sowohl in der Rinde als auch im Mark. In der Rinde treten perizelluläre und perivaskuläre Schrumpfungen auf, die in Nachbarschaft der Blutungen liegen. Die Nervenzellen in den Hohlräumen sind geschrumpft, man hat den Eindruck, daß sie durch das Ödem zusammengepreßt sind. Manchmal sind die Hohlräume jedoch in Hämatoxylin-Eosin-Präparat von einer rötlich gefärbten Flüssigkeit angefüllt, offenbar handelt es sich um einen Austritt von Serum aus Gefäßen. Dieser Prozeß geht parallel zu einer Leukodiapedese. Deutlicher ist das Ödem von der 8.–12. h an nachweisbar, zu einem Zeitpunkt, in welchem auch die Nekrose bereits ausgeprägter vorliegt. Der Inhalt der Maschen im Marklager tingiert sich jetzt mit Eosin schwachrot, mit der Trichromfärbung nach MASSON hellblau. In späteren Stadien wird der Inhalt im Maschengewebe basophil, er färbt sich mit Hämatoxylin-Eosin schwach blau, nach der Masson-Technik grauviolett an. Zunächst findet man noch gut angefärbte Herde, solche mit aufgelockertem Grundgewebe; dadurch hat der Herd zunächst ein fleckiges Aussehen. Mit zunehmender Nekrose gleichen sich diese Unterschiede aus und man nimmt im Stadium der Demarkation des Herdes nur noch eine umschriebene Auflockerungszone an der Grenze zwischen dem intakten und zugrundegehenden Gewebe wahr. Die Demarkationslinie verläuft manchmal gestrahlt, in anderen Fällen wellen- oder zickzackförmig. Das Ödem ist nicht nur auf den Herd beschränkt, sondern man begegnet ihm auch noch, allerdings in geringerem Maße, in der „gesunden" Umgebung.

β) 2. Stadium: Resorption und Organisation

Makroskopische Befunde: Zwischen dem 1. und 2. Stadium liegt selbstverständlich keine scharfe Grenze vor. Der Beginn des 2. Stadiums oder die Übergangsphase von 1 zu 2 zeigt an den Grenzen der nekrotischen Zone stärkere Wucherungserscheinungen der Gefäße. Das spielt sich im allgemeinen vom 4.–6. Tag ab.

Auf dem Querschnitt treten die Blutungen nicht mehr so deutlich hervor (Abb. 157). Im Herd findet sich jetzt eine schmutzig braune verwaschene Zeichnung. Im Gesunden um den Herd sieht man einige frischere Blutungen. Die Nekrose reicht jetzt eindeutig über die Zone der Blutungen hinaus und erstreckt sich keilförmig in das subkortikale Marklager. In späteren Stadien, wenn der Herd bei äußerlicher Betrachtung bereits eingesunken erscheint, ist das Gewebe auf dem Anschnitt breiig von herabgesetzter Konsistenz. Manchmal fließt beim Einschneiden eine graubraune Flüssigkeit ab. Die verdickten weichen Häute haben eine rostbraune Farbe. Man spricht bei diesem Bild von *„plaques jaunes"*.

Mikroskopische Befunde: Während im *1. Stadium* im histologischen Befund *Blutungen* und *Nekrosen* vorherrschen, stehen im *2. Stadium Wucherungen des Bindegewebes*, besonders der Gefäße um und am Rand der Herde und Bildung von *mesenchymalen Fettkörnchenzellen* im Vordergrund. Gefäßproliferation an den

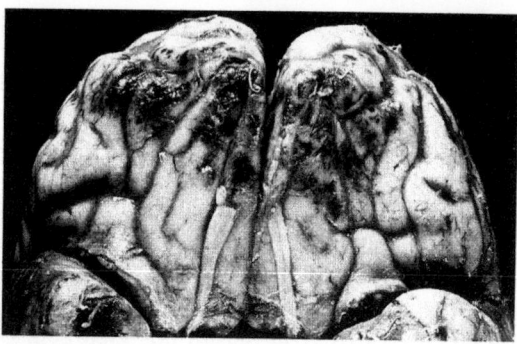

Abb. 157. Mensch. Gedeckte Hirnverletzung. Großhirn. Orbitale Anteile beider Frontalregionen und Temporalpole. Sog. Rindenprellungsherde im 1. und 2. Stadium beiderseits. Traumatische Abschmelzung beider Bulbi olfactorii. Sog. Rindenprellungsherde im 1. bis 2. Stadium am rechten Temporalpol. Makrofoto

Rändern des Herdes kann zuerst zu Beginn des 3. Tages wahrgenommen werden. Es bildet sich um eine *Wucherungszone* aus.

Die *mesenchymale Organisation* beginnt in der schmalen Lückenzone. Es kommt zur Wucherung des Bindegewebes und zu einer Neubildung und Sprossung von Gefäßen. Liegt eine deutliche Wucherungszone vor, so bemerkt man im Nissl-Bild ein durch die Zellvermehrung intensiv angefärbtes Gebiet, mit dunkel gefärbten Gefäßen (Abb. 158, 159). Bei großen Herden entwickeln sich diese Wucherungserscheinungen später (Abb. 160). Die Zone der Blutungen und Nekrosen wird nun mehr und mehr eingeengt und verkleinert. Nichtresorbierter Débris von Blutungen und nekrotischem Gewebe kann noch nach 7 Wochen vorliegen; auch hier ist die Größe des Herdes von Bedeutung.

In der *Wucherungszone* kann man *3 Abschnitte* nachweisen: (1) Das *Gebiet der weichen Häute*, (2) die *Ränder des Herdes* in der *Rinde* und (3) die *Grenzen des Herdes* im *Bereich des subkortikalen Marklagers*.

(1) Die *Wucherungserscheinungen im Bereich der weichen Häute* sind besonders lebhaft, sie führen auf dem Höhepunkt des 2. Stadiums, etwa nach einem Monat oder später, zu einem massiven Granulationsgewebe (Abb. 161). Von den weichen Herden aus dringen neu gebildete Gefäße in den Herd vor. Mit dem Einsprossen der Gefäße kommt es auch zur Bildung von mesenchymen Fettkörnchenzellen, die sich aus proliferierten Gefäßwandzellen lösen.

(2) Die *Wucherungszone* ist im *Bereich der Rinde* an den Rändern des Herdes besonders deutlich und ausgeprägt. Die ausgeprägte Wucherungszone in der Hirnrinde, die ausgeprägter als in der weißen Substanz ist, ist wohl auf den Gefäßreichtum des Rindengraus zurückzuführen. Die gewucherten Gefäße in der Wucherungszone sind netzartig miteinander verbunden. Einzelne Gefäße dringen jetzt bereits in das Innere des Herdes ein.

Das Typische ist die Wucherung der sprossenden Gefäße vom Rand her, denn die Gefäße im Innern des Herdes sind mit den Nervenzellen und der Glia zugrunde gegangen. Das Netzwerk ist in der äußeren Pheripherie immer dichter als im Innern des Herdes.

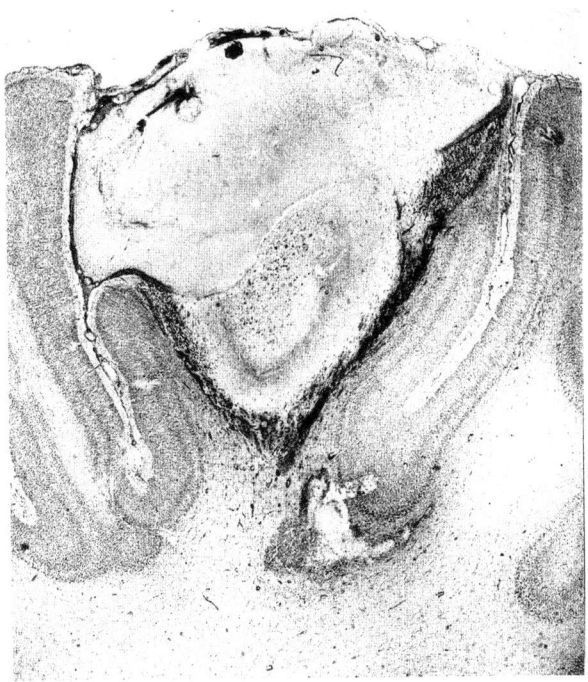

Abb. 158. Mensch. Gedeckte Hirnverletzung. Großhirn. Gewalteinwirkung von vorn (Typ II). Sturz auf rechte Stirnseite (Platzwunde). Keilförmiger sog. Rindenprellungsherd im 1.-2. Stadium im linken Okzipitallappen. An den Rändern beginnende Gewebsreaktion. 6 Tage Überlebenszeit. Nissl, × 8

(3) Die *Wucherungszone* im *Marklager* besteht zwar auch, sie ist aber weniger deutlich ausgeprägt als in der Rinde und in den weichen Häuten. Manchmal ist die Wucherungszone im Marklager nicht kontinuierlich.

Nach etwa einem Monat hat die Gefäßwucherung und die damit verbundene Resorption den Höhepunkt erreicht. Mittelgroße Herde können jetzt vollständig durchwachsen sein, wodurch eine gleichmäßig dunkle Färbung auftritt. Es können immer noch Reste nicht resorbierten Blutes nachweisbar sein.

Die *kleinen Herde* zeigen das gleiche Bild, nur laufen die beschriebenen Veränderungen dort schneller ab. Die völlige Organisation eines kleinen Herdes durch die gewucherten Gefäße kann schon nach 10-12 Tagen abgeschlossen sein. Auch ist eine stärkere Beteiligung der Glia in den kleinen Herden nachweisbar.

In den *großen Herden* dagegen verlaufen die Organisationsprozesse langsamer. Reste von nekrotischem Hirngewebe und Blutungen sind häufig noch lange nachweisbar. Bei den großen Herden tritt als weitere Komplikation die fast immer vorhandene subdurale Blutung hinzu. Die Resorption der subduralen Blutung geht sowohl von der Dura mater als auch von den weichen Häuten aus. Dadurch kommt eine feste Verwachsung zwischen Dura mater, weichen Häuten und dem Rindenprellungsherd zustande. Sie kann geradezu als Merkmal eines großen Rindenprellungsherdes angesehen werden. Daß eine erhebliche Resorption des

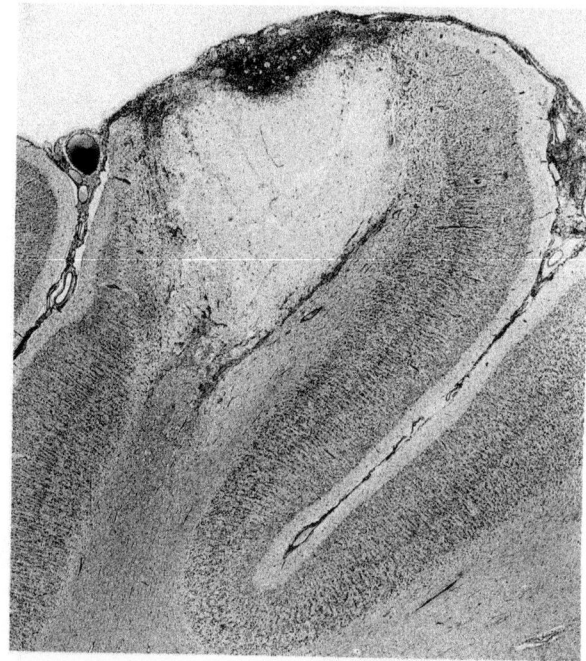

Abb. 159. Mensch. Gedeckte Hirnverletzung. Großhirn. Keilförmiger sog. Rindenprellungsherd im 2. Stadium. Nissl, ×10

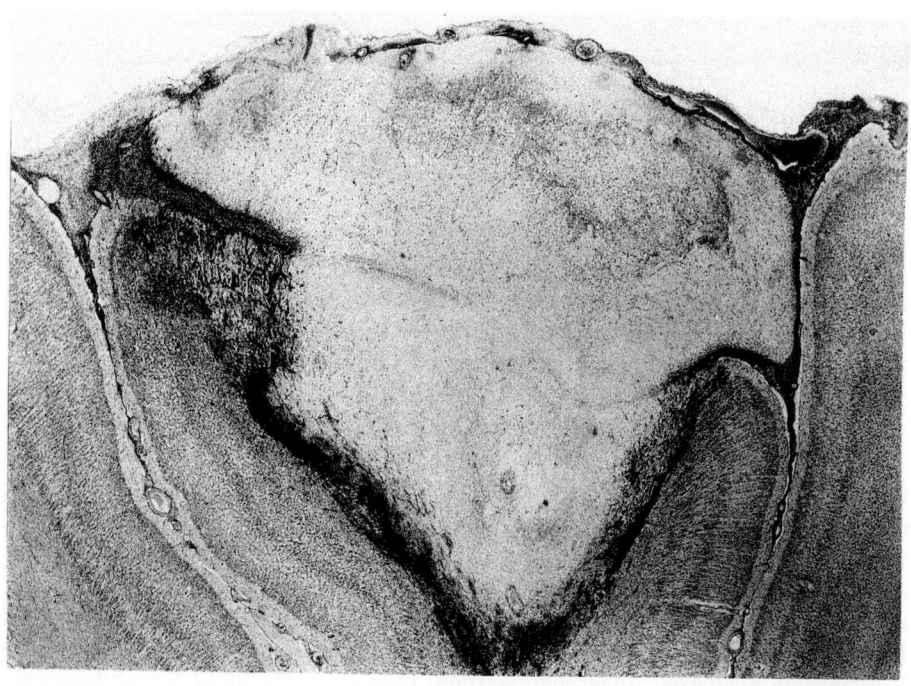

Sogenannte Rindenprellungsherde oder kortikale Kontusionen 413

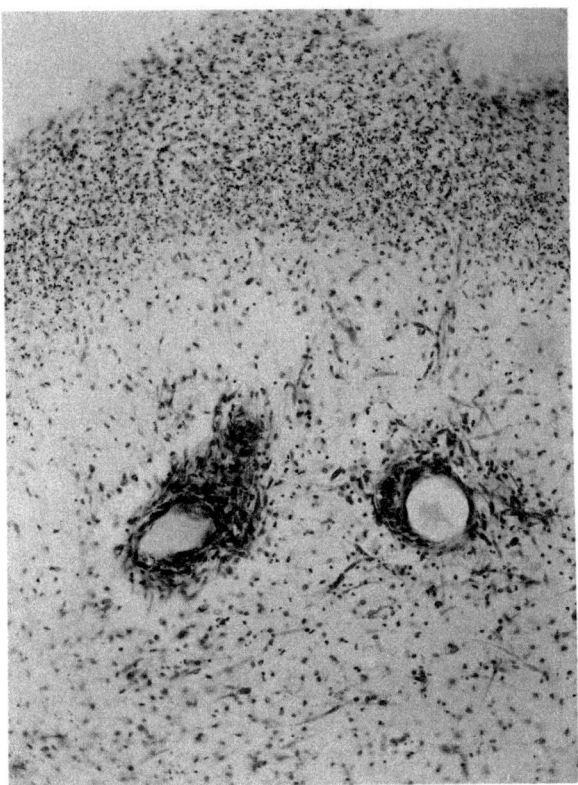

Abb. 161. Mensch. Überlebenszeit 52 Tage. Gefäße und Fibroblasten organisieren das Exsudat. Nissl, ×200

Gewebsdebris im Herd erfolgt ist, kann auch daraus geschlossen werden, daß der Herd erheblich eingesunken ist.

Die mesenchymale und *gliöse Resorption* beginnt in der 2.–4. Woche. Aus der Wucherungszone treten massenhaft Körnchenzellen aus, die die *Resorption* einleiten (Abb. 162). In den Gitterzellen finden sich Prälipoide, Lipoide und Hämosiderin. An der *Oberfläche des Herdes* im Bereich der weichen Häute findet sich in den *Gitterzellen im wesentlichen Hämosiderin*. Dasselbe findet sich auch in oberflächlichen Rindenschichten. Am *Grund des Herdes*, also im *subkortikalen Marklager, herrschen Körnchenzellen vor, die Lipoide gespeichert haben*. Aber auch hier sind noch Hämosiderinansammlungen nachweisbar.

Jetzt werden auch die frischen Blutungen in der Umgebung der Herdspitze im Marklager allmählich resorbiert, meist durch gliöse Elemente.

Die *gliöse Organisation* tritt gegenüber der massiven Wucherung der Gefäße weitgehend in den Hintergrund. Die *Mikro-* oder *Hortegaglia*, besonders im Rindenbereich, nimmt in der Wucherungszone an der Resorption teil. Eine

---

Abb. 160. Mensch. Gedeckte Hirnverletzung. Keilförmiger sog. Rindenprellungsherd im 2. Stadium. Nissl, ×10

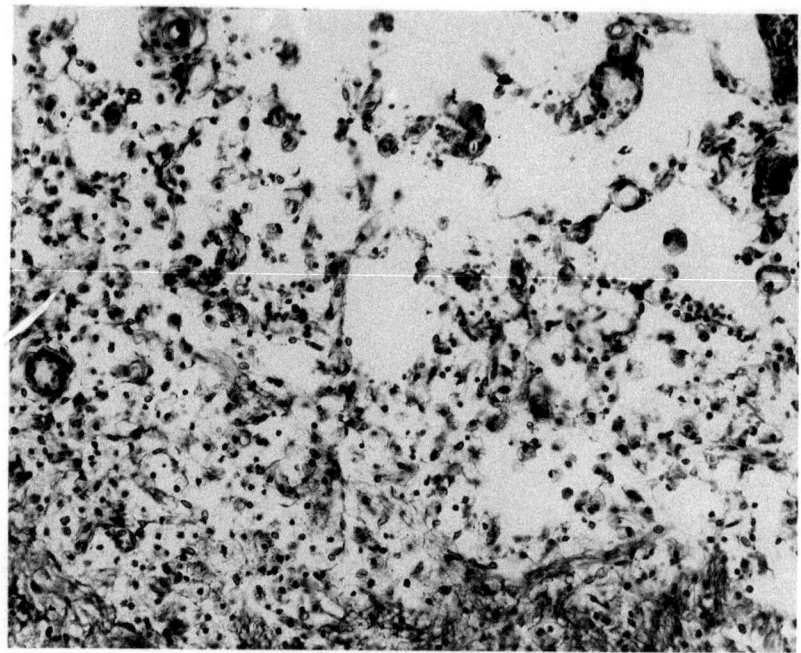

Abb. 162. Phagozytierende Fettkörnchen- und Gitterzellen (mobile Desintegration des Gewebes). Van Gieson, ×180

Umwandlung dieser mikrogliösen Elemente zu Körnchenzellen, so wie es von Pio del Rio Hortega zuerst beschrieben wurde, ist einwandfrei nachweisbar. Körnchenzellen gliöser und mesenchymaler Abstammung können nicht voneinander unterschieden werden. Spatz u. Peters heben jedoch hervor, daß die *weitaus überwiegende Mehrzahl der Körnchenzellen* sich aus *gewucherten Gefäßelementen entwickelte*, also *mesenchymaler Abstammung* ist. Weniger ausgeprägt beteiligt sich auch die *Makro-* oder *Astroglia* am Prozeß. Sie ist am deutlichsten im Rindenbereich. Es bilden sich hier *ausgedehnte mächtige Gliarasen* in den in verschieden großen Protoplasmaansammlungen verschiedener Gestalt, die mit zahlreichen Ausläufern versehen sind, 5–10 und auch mehr Kerne liegen können. Mit der *Holzer-Gliafasertechnik* läßt sich im Bereich der proliferierten Astrozyten eine erhebliche Vermehrung der Gliafasern nachweisen. Am Ende des 1. Monats kann man das Vorliegen von Faserringen, die sich mit Van Gieson-Technik rot färben, nachweisen. Auch dieser Prozeß ist am ausgeprägtesten im Bereich der weichen Häute.

Auch in dieser Phase sind noch Leukozyten nachweisbar, die sich sowohl in den weichen Häuten als auch im Herdinnern finden. In einigen Fällen können sie so zahlreich vorkommen, daß man im Gebiet der Herde von einer Abszeßbildung, in den weichen Häuten von einer umschriebenen Meningitis sprechen kann. Aber wie vorher schon ausgeführt, handelt es sich dabei doch um flüchtige Erscheinungen. Die Leukozyten werden dann durch Lymphozyten, seltener Plasmazellen ersetzt. Sie treten oft in kleinen Herden in den weichen Häuten und im Herdinnern auf. Reste solcher Lymphozytenansammlungen in den weichen Häuten können sogar noch im Endstadium vereinzelt nachgewiesen werden.

Das *Ödem* spielt im *2. Stadium* keine Rolle mehr. Anzeichen des Ödems (Erweiterung perizellulärer und perivaskulärer Räume) sind nur noch in der Umgebung der Herde nachweisbar.

In der *bindegewebigen* und *gliösen Wucherungszone* in der *Rinde* liegen regelmäßig mehr oder weniger zahlreiche *verkalkte Nervenzellen* vor, die manchmal in Gruppen dicht beieinander liegen. Sie sind von unregelmäßiger Gestalt, geschrumpft mit weithin sichtbaren Fortsätzen, die unregelmäßig und knorrig sind. Solche Verkalkungen von Nervenzellen treten niemals im Nekrosebereich selbst auf, offenbar liegen diesem Prozeß Veränderungen zugrunde, die nicht zum sofortigen Absterben führen.

Die *Umgebung der Herde im 2. Stadium* ist von *diffusen Lichtungen* der *markhaltigen Fasern* eingenommen, die allmählich in eine normale Färbung des Markes übergeht. Im Inneren der Herde liegt ein vollständiger Parenchymuntergang vor und in den Randgebieten ein teilweiser Gewebsverlust.

Insgesamt geht die Schädigung des Gehirngewebes weit über den Bereich des eigentlichen Herdes hinaus.

Vom Ende des 1. Monats an treten Alterationen auf, die auf einen Übergang zum Stadium (3) aufmerksam machen. Die Zahl der Körnchenzellen in dem Maschenwerk nimmt ab, so daß der Herd im Nissl-Bild sich heller gefärbt dargestellt. Dies ist stärker ausgeprägt am Grund der Herde, also im subkortikalen Marklager. Der trichterförmige Defekt tritt deutlicher in Erscheinung, aber gleichzeitig sind noch unresorbierte Nekrosemassen an den Rändern sichtbar.

γ) *3. Stadium: End- und Defektstadium (Stadium des „Etat vermoulu")*

Makroskopische Befunde: Im *3. Stadium: End-* oder *Defektstadium* wird der Defekt deutlich sichtbar (Abb. 163). *Die charakteristische Keil- oder Muldenform ist jetzt ausgeprägt.* Man kann jetzt auch vom „*verheilten*" Rindenprellungsherd sprechen. Über *kleinen* und *mittelgroßen Herden* zieht die meist mäßig verdickte Arachnoidea hinweg. Unter ihr liegt ein scharfrandiger Krater, der zunächst noch rostbraun verfärbte Ränder aufweist. *Im allgemeinen steht der Hohlraum mit dem Subarachnoidalraum in Verbindung und ist somit mit Liquor gefüllt.* Bei der Herausnahme des Gehirns sinkt die bindegewebige Überdeckung nach Abfluß des Liquors ein. SPATZ hat derartige kuppenständige Defekte mit einem lochartigen „*Geschwür*" verglichen (Abb. 164). Die Defekte folgen dem Verlauf der Windungen auf den Kuppenhöhen. Die so entstandenen gewundenen und klaffenden Spalten wurden von Pierre MARIE mit Wurmgängen verglichen, er beschrieb daher einen Zustand der *Wurmstichigkeit (Etat vermoulu)*. Daß es sich hierbei um Endzustände von traumatischen Schäden handelt, hat Pierre MARIE jedoch nicht erkannt.

Der Vergleich Pierre MARIES dieser Veränderungen mit Bohrgängen ist eigentlich nicht zutreffend. Er bezieht sich nach SPATZ offenbar auf solche Wurmgänge, die nach Entfernung einer Baumrinde an der Oberfläche des Holzes freiliegen.

Die *großen Herde* weisen *Verwachsungen mit der Dura mater* auf, wie im vorhergegangenen bereits ausgeführt wurde. Bei sehr großen Herden, bei denen

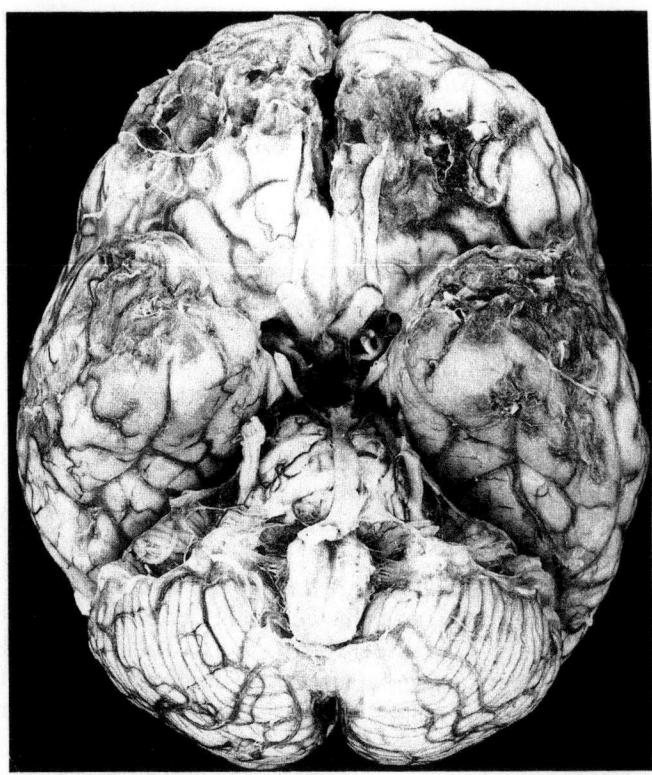

Abb. 163. Mensch. Gedeckte Hirnverletzung. Gehirn von der Basis betrachtet. Rindenprellungsherde im 3. Stadium an der Basis beider Frontallappen und am Pol und lateraler und links auch basaler Anteile beider Schläfenlappen. Keine Einzelheiten über Unfall bekannt.
Makrofoto

auch ein Teil der Furchen und Windungstäler zerstört ist, handelt es sich um *kraterförmige Defekte*, die tief in das Marklager hineinreichen (Abb. 165). Sie sind häufig im Orbitalgebiet, wo die Furchen seicht sind (Abb. 166). Bei der Herausnahme des Gehirns aus der Schädelhöhle werden die Verwachsungen mit der Dura mater und den Defekten gewöhnlich gewaltsam gelöst und man kann dann direkt in die Defekte hineinsehen.

Die *Kuppenständigkeit* kommt besonders gut auf dem *Querschnitt* zur Darstellung. Bei mittelgroßen Herden entsteht, wie SPATZ schrieb, das *Bild des „hohlen Zahnes"* (Abb. 167). Die *Ränder* der *Defekte* sind *scharf* und zeigen eine mehr oder minder *rostbraune Verfärbung*. Sind 2 benachbarte Kuppen befallen, so bleiben die Abhänge und das Windungstal *„isoliert"* erhalten, man spricht dann von einem *„isolierten Tal"*. Der Defekt ist manchmal von einem feinen Netzwerk, das aus Bindegewebssträngen besteht, durchzogen. In einzelnen Fällen kann der Defekt jedoch auch von dichterem bindegewebigem Narbengewebe ausgefüllt sein.

Mikroskopische Befunde: Mit etwa 3 Jahren, auch das hängt wieder von der Größe der Herde ab, ist der *End-* oder *Defektzustand* erreicht.

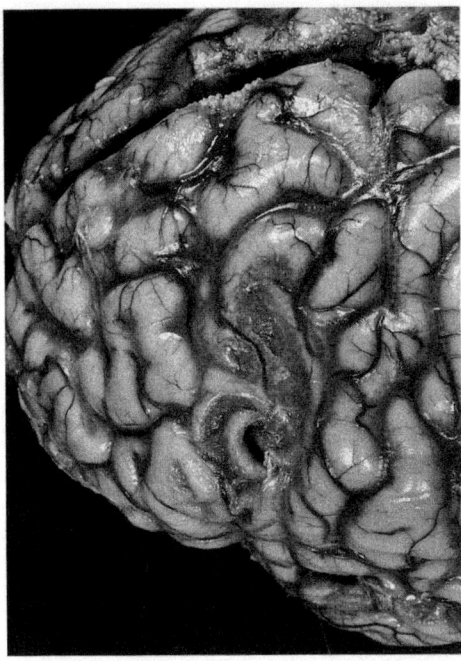

Abb. 164. Mensch. Großhirn. Schädel-Hirn-Verletzung 1963. 38jähriger Patient, seit 1968 generalisierte zerebrale Anfälle, Wesensänderung. Sog. Rindenprellungsherde im 3. Stadium auf den Windungskuppen des linken Frontallappens. Makrofoto. Samml. MPI für Psychiatrie, München

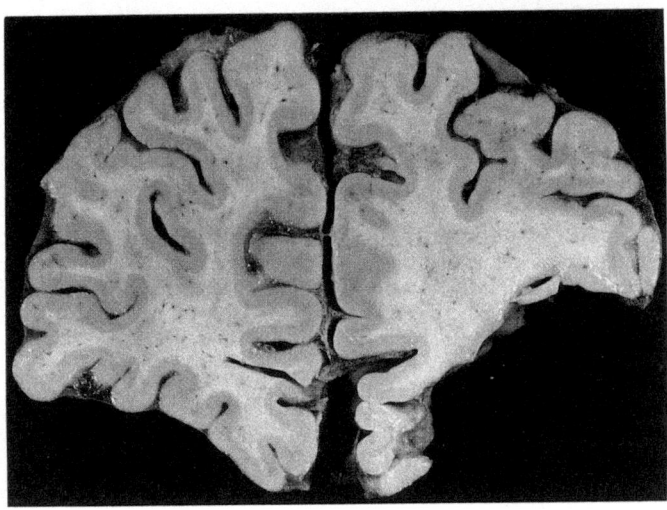

Abb. 165. Mensch. Großhirn. Frontalschnitt durch vordere Anteile beider Frontallappen. Die gesamte basale Rinde, mit Ausnahme eines median gelegenen Anteils, sowie Teile der 3. rechten Stirnhirnwindungen zeigen einen ausgedehnten, napfförmigen, scharfrandigen zystischen Defekt, einen sog. Rindenprellungsherd im 3. Stadium. Makrofoto

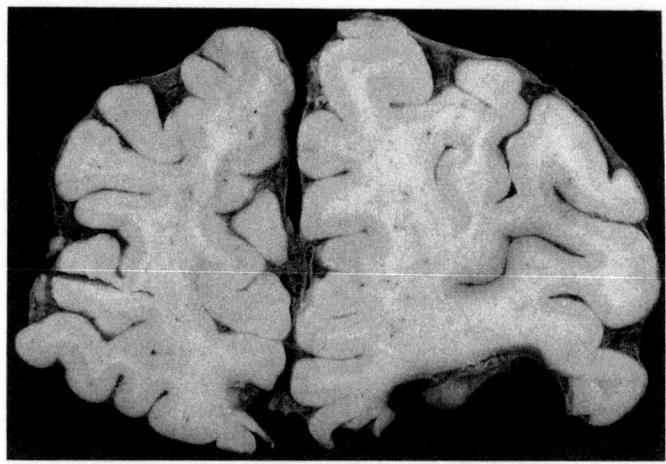

Abb. 166. Mensch. Großhirn. 74jähriger Patient, seit 7 Jahren pflegebedürftig wegen Arteriosklerose, keine weiteren Daten. Frontalschnitt durch vordere Anteile beider Frontallappen. Die gesamte basale Rinde und subkortikales Marklager des rechten Frontallappens zeigt einen ausgedehnten napfförmigen, scharfrandigen zystischen Defekt, einen sog. Rindenprellungsherd im 3. Stadium. Samml. MPI für Psychiatrie. Makrofoto

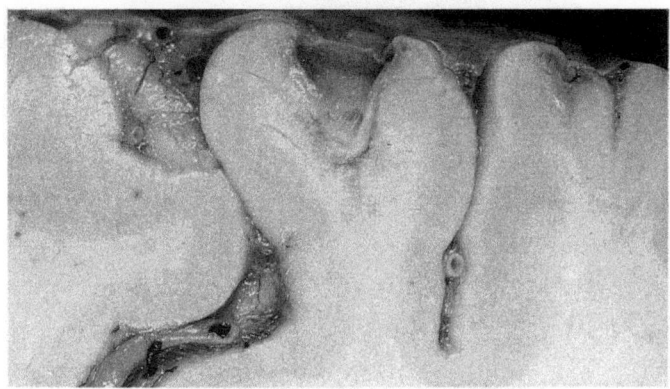

Abb. 167. Mensch. Gedeckte Schädel-Hirn-Verletzung. Großhirn. An zwei benachbarten Windungskuppen finden sich keilförmige Gewebsdefekte, die ins subkortikale Marklager reichen, und über denen sich intakte, jedoch verdickte weiche Häute befinden. Rindenprellungsherde im 3. Stadium. Makrofoto

Bei *mittelgroßen Herden* liegt eine dünne bindegewebige Bedeckung des Kraters vor, es handelt sich dabei um verdickte Arachnoidea (Abb. 168a, b). In ihr sind noch Reste von Hämosiderin nachweisbar, die vorwiegend in Körnchenzellen phagozytiert und gespeichert sind. Häufig findet sich auch eine Speicherung von Hämosiderin in proliferierten Astrozyten der Molekularzellschicht oder den anderen Oberflächen (2. und 3.) Rindenschichten.

Das Innere der Herde ist von einem bindegewebigen Netzwerk durchzogen. Es handelt sich dabei um die Reste der im 2. Stadium einsprossenden Gefäße. Die

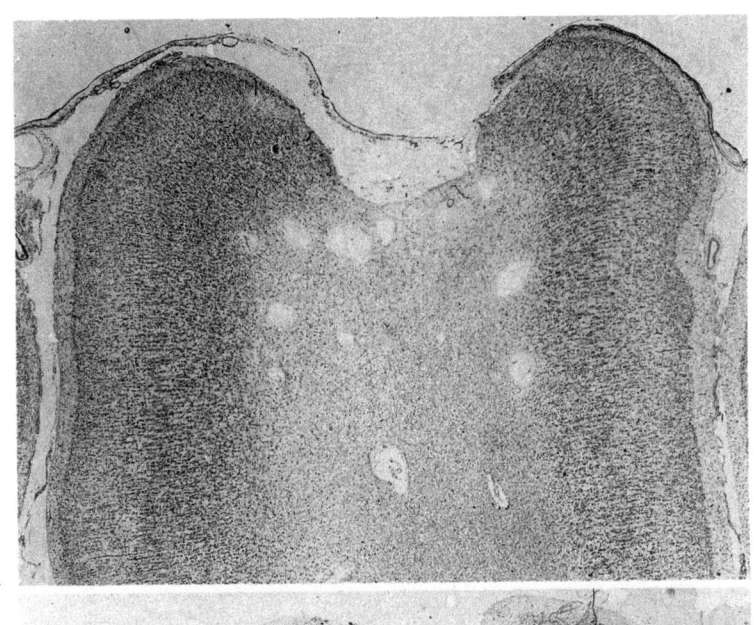

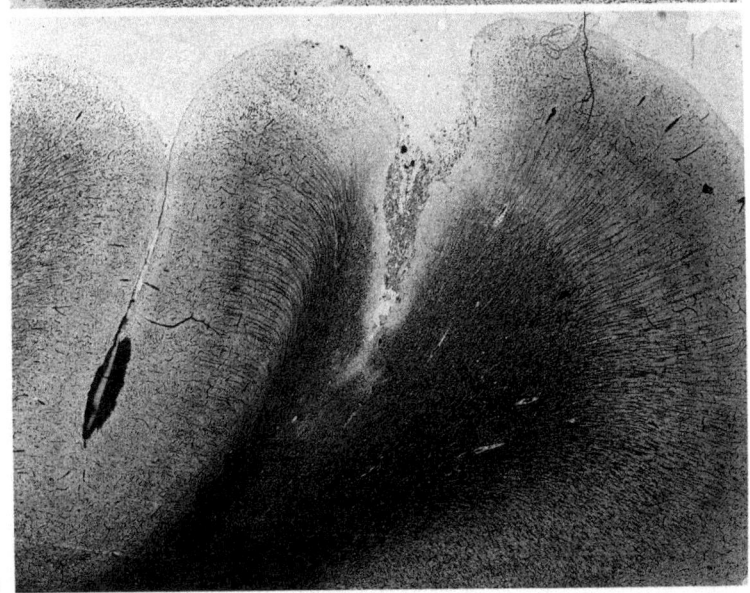

Abb. 168a, b. Mensch. Großhirn. Muldenförmige und keilförmige sog. Rindenprellungsherde im 2.–3. und 3. Stadium, die Windungskuppen und das subkortikale Marklager einnehmen. Die weichen Häute über dem oberen Rindenprellungsherd sind erhalten, über dem unteren nicht mehr nachweisbar. Interessant ist der Hinweis, daß in diesem Fall ein Unfall in der Vorgeschichte nicht bekannt ist. **a** Nissl, ×20; **b** Heidenhain, ×20

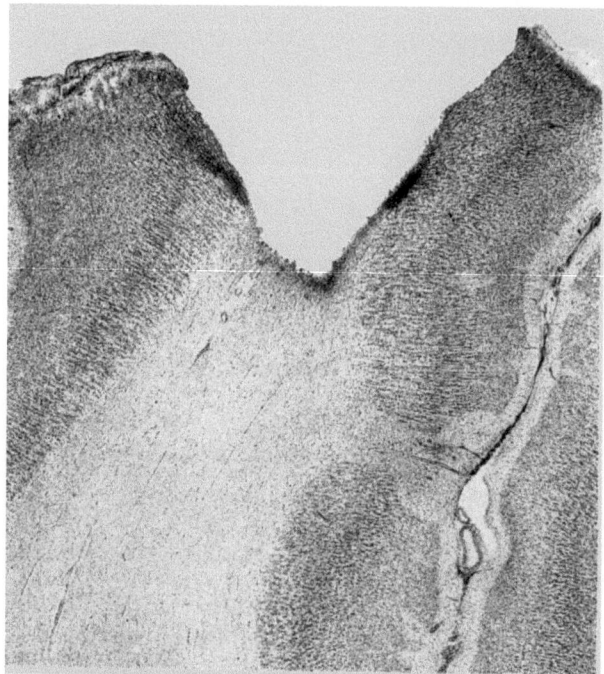

Abb. 169. Mensch. Gedeckte Hirnverletzung. Alter Sog. Rindenprellungsherd im 3. Stadium (Defekt) auf einer Windungskuppe. Überlebenszeit 3 Jahre und 3 Monate. Daneben fleckenförmige elektive Parenchymnekrose. Nissl, ×10

Fettkörnchenzellen im Herd sind weitgehend verschwunden. SPATZ sprach in diesem Stadium von einer „*völligen Reinigung*" der Defekte.

Es finden sich noch *gliöse Wucherungen* an den Rändern der Defekte, meist handelt es sich um Proliferation von Astrozyten, die Hämosiderin gespeichert haben. Die Defekte sind jetzt glattrandig, so daß ein Vergleich mit porenzephalitischen Defekten des kindlichen Gehirns möglich ist (Abb. 169). In der Nachbarschaft des Defektes ist das Parenchym gelichtet, sowohl in der Rinde als auch im Marklager. In der Rinde liegt ein mäßiggradiger Ausfall von Nervenzellen vor, im Marklager besteht eine ausgeprägte Entmarkung markhaltiger Nervenfasern.

Bei den *großen Herden* liegen immer mehr oder minder reichliche Hämosiderinablagerungen vor. In den Fällen, in denen eine subdurale Blutung vorgelegen hatte, sieht man über dem Defekt eine dicke bindegewebige Schwarte, die aus der

Abb. 171. Mensch. Gedeckte Hirnverletzung. Frische flohstichartige Blutungen im Bereich der Windungskuppen (sog. Rindenprellungsherde im 1. Stadium) bei *a*. In dem tiefreichenden Windungstal bei *b* finden sich zwar keine primären geweblichen Veränderung, jedoch sekundärtraumatische im Sinne des fleckenförmigen Ödems. Das weniger tiefreichende Windungstal bei *c* liegt noch im kritischen Druckbereich; hier finden sich sowohl primärtraumatische als auch sekundäre kreislaufbedingte gewebliche Veränderungen. Van Gieson, ×5,5

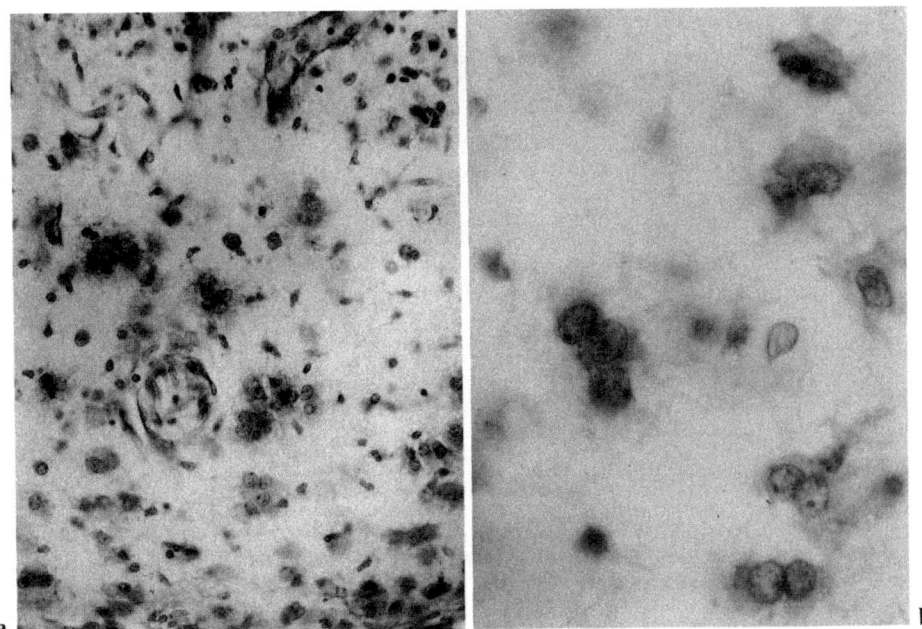

Abb. 170a,b. Mensch. Proliferation von protoplasmatischer Astroglia mit Bildung von Gliazellrasen und Reaktion der Mikroglia. **a** Nissl, ×275; **b** Nissl, ×750

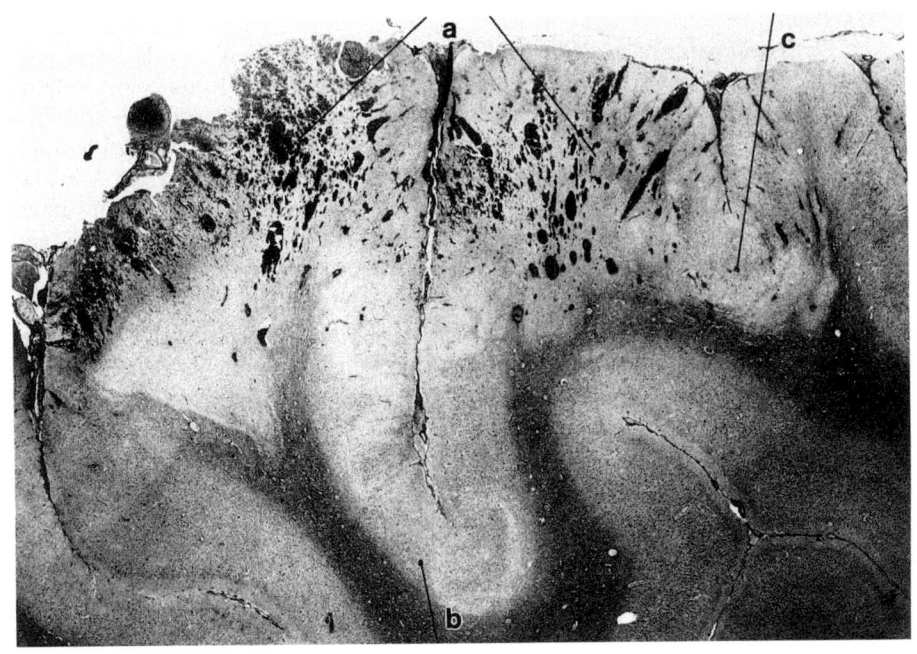

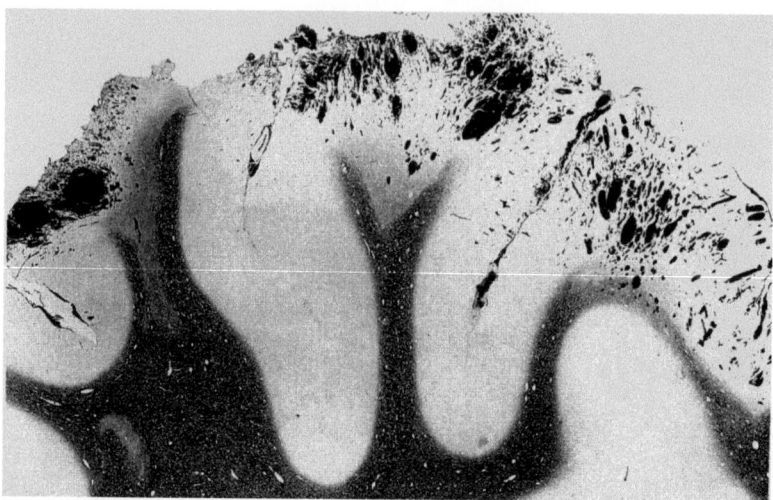

Abb. 172. Mensch. Gedeckte Hirnverletzung. Großhirn. Sog. Rindenprellungsherde im 1. Stadium die Windungskuppen einnehmend, die Windungstäler bleiben frei („isolierte Täler"). Beginnende Demarkation im subkortikalen Marklager. Überlebenszeit 17 h. Heidenhain, ×4,5

Verwachsung der harten und weichen Häute einerseits und dem Bindegewebe des Herdes andererseits entstanden ist. Es liegt in ihnen eine ausgeprägte Hämosiderinablagerung vor. *Vereinzelt* sind auch *Corpora amylacea* nachweisbar. Auch in diesen großen Defekten findet sich das bereits oben beschriebene bindegewebige Netzwerk.

Der *Untergang von Nervenzellen* in der *Rinde* und die *Entmarkung im Marklager* sind bei großen Herden allgemein ausgedehnter als bei mittelgroßen und kleinen Herden. Große Areale der Rinde sind von Nervenzellen entblößt und man findet Inseln von verkalkten Nervenzellen. Sie stellen *Petrefakte* dar, die nicht mehr resorptionsfähig sind. Die Entmarkung reicht tief ins Marklager, manchmal bis an die Seitenventrikel. In einzelnen Fällen findet man im Entmarkungsbereich zahlreiche Zysten, die mit Fettkörnchenzellen angefüllt sind. Sie sind von gemästeten Gliazellen (Abb. 170a, b) und starker Fasergliose umgeben. SPATZ weist auf den Umstand nachdrücklich hin, daß bei größeren Rindenprellungsherden die Schädigung des funktionstragenden Gewebes im Markbereich weit über das Gebiet des Defektes hinausreicht.

Die *kleinen Herde* zeigen oft ein *Verschontbleiben der obersten Rindenschichten*, zumindest der *Molekularzellschicht*. Im Marklager liegt ebenso wie bei den mittelgroßen und großen Herden eine Lichtung der markhaltigen Fasern vor.

Als eine Besonderheit hat SPATZ bei Herden, die benachbarte Kuppen befallen haben, auf die „*isolierten Täler*" hingewiesen. Wenn die Defekte nicht so tief reichen, daß die Täler mit betroffen sind, mit vernichtet werden, so bleiben sie „isoliert" übrig (Abb. 171, 172). Erst SPATZ hat auf sie aufmerksam gemacht. In den gegen die abgeschmolzenen Randteile zu, liegt eine gliöse oder gliösbindegewebige Vernarbung vor. In dieser Narbenzone sieht man hämosiderinhal-

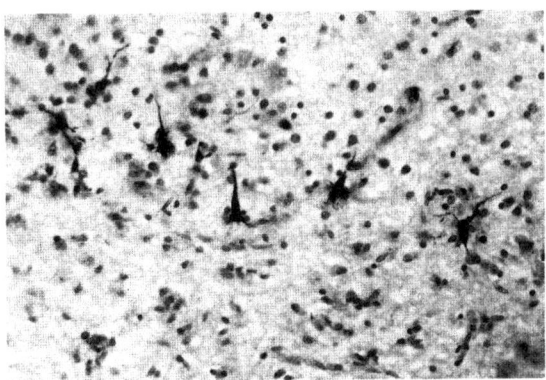

Abb. 173. Mensch. Gedeckte Schädel-Hirn-Verletzung. Großhirnrinde. Verkalkte Nervenzellen mit disseminierter gliöser Reaktion. Überlebenszeit 13 Monate. Van Gieson, × 180

tige Gliazellen und verkalkte Nervenzellen (Abb. 173). Auffallend ist ein ausgeprägter Ausfall der Nervenzellen der 3. Rindenschicht.

δ) Zusammenfassung der pathomorphologischen Befunde

Zusammenfassend läßt sich sagen, daß die ersten nachweisbaren Veränderungen in Rindenprellungsherden Blutungen sind, die vorwiegend aus gerissenen Kapillaren, aber auch aus Venen und Arterien stammen. Sie treten unmittelbar nach der Gewalteinwirkung auf, ebenso wie die über den Kuppen nachweisbaren subarachnoidalen Blutungen. Die Blutungen liegen vorzugsweise in der grauen Substanz auf den Windungskuppen. Erst nach einigen Stunden wird im Blutungsgebiet eine über dasselbe hinausreichende Nekrose mit Untergang der Nervenzellen, Glia und Nervenfasern sichtbar. Etwa vom 2. Tage an tritt eine Demarkation der nekrotischen Zone gegen das gesunde Gewebe ein. Jetzt schon tritt die endgültige Keil- oder Muldenform der Herde deutlich in Erscheinung. Zugleich mit dem Auftreten der Nekrose tritt das Ödem auf. Es kommt zu einer ausgeprägten Leukodiapedese und zum Austritt von Serum.

Dem *1. Stadium der Blutungen* und *Nekrose* folgt das *2. Stadium*, das der *Resorption* und *Organisation*. Es beginnt mit dem 4.–5. Tag mit einer deutlichen Wucherungszone, die aus gewucherten Gefäßen besteht. Es beginnen im wesentlichen die kleinen Gefäße, Arteriolen und Kapillaren an den Rändern des Nekroseherdes zu wuchern. Von der Wucherungszone aus wachsen die Gefäße in den Nekroseherd hinein und verbinden sich zu einem feinen Netzwerk. Während dieses Prozesses wandeln sich die Gefäßwandzellen in mesenchymale Fettkörnchenzellen um, welche die Maschen des Netzwerkes ausfüllen. Die Körnchenzellen phagozytieren Blutfarbstoff und Lipoide und leiten die Resorption des Gewebsdébris ein. Auf dem Höhepunkt dieses Prozesses im 2. Stadium ist der Nekroseherd von Gefäßprozessen durchzogen und von Körnchenzellen angefüllt. Es bildet sich weiterhin Mikroglia in gliagene Fettkörnchenzellen um. Die Proliferation von Astrozyten ist auf Randgebiete in der Rinde beschränkt. Sie speichern Hämosiderin. Von den untergehenden Nervenzellen bleiben einige als verkalkte Nervenzellen in der Randzone erhalten. In der Tiefe des Defektes, in der weißen Substanz, kommt es regelmäßig zu einer diffusen Lichtung der markhaltigen Nervenfasern. Mit der Verflüssigung der Nekrose kommt es zu einem Einsinken des Herdes an der Oberfläche.

Im Übergang vom 2. zum 3. Stadium leeren sich die Maschen des Netzwerkes, die Zahl der Fettkörnchenzellen nimmt ab. Im Endstadium besteht das Netzwerk aus zarten, locker angeordneten Balken, deren Hohlräume von Liquor angefüllt sind. Es liegt ein scharfrandiger, wie ausgestanzt erscheinender Defekt vor. Während über den mittelgroßen Defekten die wenig verdickte Arachnoidea hinwegzieht, kann bei großen Herden als Folge der Organisation eines subduralen Hämatoms eine dicke Schwarte, die die Dura mater mit der Arachnoidea und dem Bindegewebe der Defektränder fest verbindet, wahrgenommen werden.

Ein wichtiges Merkmal der Rindenprellungsherde ist ihre Kuppenständigkeit, auf die schon BENDA (1921) aufmerksam gemacht hatte. Bei BENDA heißt es, die Herde richteten sich nicht nach der „anatomischen, sondern nach der geometrischen Gehirnperipherie". SPATZ formuliert, daß nicht die wahre, sondern die sichtbare Oberfläche des Gehirns betroffen ist. Die Kuppen *„verdeckter Windungen"* bleiben verschont.

Die *Form* der *Herde* ist *keil-*, *napf-* oder *kuppenförmig*. Die in der Rinde vorhandenen Blutungen sind regelmäßig von solchen der Arachnoidea begleitet. Bei *großen Rindenprellungsherden* liegt außer der *subarachnoidalen* noch eine *subdurale Blutung* vor, die durch Einreißen der Arachnoidea zustande kommt.

Wenn kuppenförmige Rindenprellungsherde zwei benachbarte Windungen betreffen, so bleibt zwischen ihnen ein Talabschnitt erhalten, das *„isolierte Tal"*, vgl. Abb. 175, 176.

Die direkt nach der Gewalteinwirkung nachweisbaren Blutungen entstehen durch Zerreißung von Kapillaren, Arteriolen und Venen. Sie sind rhektischer Natur. Wegen ihres schlagartigen Auftretens können sie nicht diapedetischer Natur sein wenngleich in späteren Stadien auch Diapedeseblutungen vorliegen.

Die Gefäßzerreißung kann als direkte Folge der mechanischen Schädigung aufgefaßt werden. Die dünnwandigen Kapillaren, die nur aus einer Endothelzellschicht und einer Basalmembran bestehen, reißen ein. Manchmal reißt nicht die gesamte Gefäßwand, sondern nur die innere Schicht, so daß es zu intramuralen Blutungen kommt.

ε) *Weitere histologische und histochemische Untersuchungen zur Frage der Altersbestimmung von Hirnrindenverletzungen*

Mit Hilfe histologischer und histochemischer Untersuchungen konnten zusätzliche Kriterien zur Altersbestimmung von Hirnrindenverletzungen gefunden werden (EISENMENGER et al. 1978; OEHMICHEN 1980; OEHMICHEN u. RAFF 1980; OEHMICHEN et al. 1981; GILG et al. 1982).

EISENMENGER et al. (1978) führten histologische und histochemische Untersuchungen an 76 Gehirnen durch an Patienten, die an den Folgen gedeckter Schädel-Hirn-Verletzungen verstorben waren. Nach Überlebenszeit von wenigen Sekunden bis zu 10 min sahen die Autoren Kompressionsformen der Nervenzellen und korkenzieherartige Windungen der Zellfortsätze. Gliazellen im Verletzungsbereich zeigen erstmals eine verminderte Färbbarkeit. Nach über einer Stunde sahen sie erstmals Inkrustationen und, in je einem Fall, Homogenisierung bzw. staubförmigen Zerfall der Nervenzellen und Abblassung der Kerne der Oligodendroglia. Nach 3–6 h begann der Schwund der Kernmembran in den Nervenzellen und eine reaktive Veränderung an den Gefäßendothelien, die vergrößert und saftreich erschienen.

In der Gruppe der Verletzten mit Überlebenszeiten zwischen 12 und 24 h waren die Schäden an den Nervenzellen stark fortgeschritten. In allen Fällen bestand eine starke Schrumpfung. In einer großen Zahl von Fällen war es auch schon zur verminderten Anfärbbarkeit, Homogenisierung der Nervenzellen und einem Schwund der Kernmembran gekommen. Im Neuropil waren erstmals wallartige Ödeme festzustellen, vergleichbar der von Hans JACOB beschriebenen „Lückenherdbildung". Die Gefäße wiesen in der Mehrzahl der Fälle eine beginnende Proliferation der Endothelien auf. In einem Falle waren nach 22 1/4 h erstmals fettspeichernde Zellen in der peripherstens Molekularschicht erkennbar.

Waren die Verletzungen 24–48 h überlebt worden, so war in jedem Fall die Anfärbbarkeit der Nervenzellen im Schwinden. Frühestens nach mehr als 2 Tagen war es zu einer fehlenden Anfärbbarkeit der Nervenzellen in der Kresylfärbung gekommen und nach mehr als 3 Tagen waren in allen Präparaten verdämmernde und nicht angefärbte Nervenzellen festzustellen.

Die Proliferation der Astrozyten kennzeichnete nach EISENMENGER et al. (1978) eine Überlebenszeit von mehr als 4 Tagen, ebenso das Auftreten grobschollingen Hämosiderins intrazellulär. Das konstante Auftreten von Fettkörnchenzellen wurde nach 5 Tagen gesehen. Nicht fettspeichernde Makrophagen überwiegend mesenchymalen Ursprungs waren nach 6 Tagen feststellbar. Nach mehr als 8 Tagen trat eine echte Gefäßneubildung mit schlanken Gefäßformen zutage. Nach 9 Tagen waren erstmals gemästete Astrozyten nachweisbar und vom 10. Tage an waren Gefäßwucherungen von plumper Form sichtbar, häufig ohne Lumen, und es erschien ein gelbliches Pigment bei dem es sich um Hämatoidin oder eine Vorstufe handeln muß. Lückenbildung im verletzten Gewebe durch Resorptionsvorgänge war erstmals nach dem 12. Tag erkennbar. Nach mehr als 14 Tagen war in jedem Fall Hämatoidin aufgetreten. Die Rückbildung der Gefäßsprossen zu soliden Bindegewebssträngen wurde erstmals nach 26 Tagen gesehen und in den gleichen Fällen auch das Auftreten von Faserglia. In der Folgezeit konnten die Autoren keine weiteren neuen Merkmale zeitlich bestimmen.

SALAMON et al. (1983) untersuchten 87 Patienten mit Rindenprellungsherden mit Hilfe des Computertomogramms. Topographisch fanden sich Rindenprellungsherde in den Temporallappen (10%), gleich häufig uni- und bilateral, Rindenprellungsherde in den Temporallappen, meist unilateral, lagen in 20% vor. Multifokale Läsionen (besonders bifronto- und bitemporale Herde) lagen in 18% vor. Rindenprellungsherde in der Parietookzipitalregion waren mit 7% am seltensten. Es fand sich lediglich ein Fall von Hirnstammblutung mit Blut im 4. Ventrikel.

Kombiniert mit diesen Rindenprellungsherden konnten die Verfasser Frakturen in 31%, extradurale Blutungen in 8%, subdurale Blutungen in 14%, subarachnoidale Blutungen in 12,5%, Ödem in 17% und Hernien in 20% nachweisen.

Aufgrund ihrer computertomographischen Untersuchungen unterschieden SALAMON et al. (1983) „simple contusions" (50%) von „haemorrhagic contusions" (40%). Eine solche

Nomenklatur ist inadäquat und sollte nicht angewandt werden. Alle sog. Rindenprellungsherde zeigen im 1. Stadium Blutungen, je nach Lokalisation und Ausdehnung in unterschiedlichem Maße. Es kann nicht entschieden werden, ob es sich bei einigen der von SALAMON et al. (1983) beschriebenen „haemorrhagic contusions" möglicherweise um hämorrhagische Erweichungen gehandelt hatte. Die zitierte Arbeit zeigt, daß es aufgrund computertomographischer Befunde allein nicht angeht, morphologische Befunde zu beschreiben. Das ist erst möglich, wenn der Befund im Computertomogramm mit neuropathologischen Befunden verglichen und in Beziehung gesetzt wird.

m) Differentialdiagnose der Rindenprellungsherde gegenüber gefäßbedingten Erweichungen

Die *Rindenprellungsherde* sind *spezifisch traumatische Veränderungen*. Ihre *differentialdiagnostische Abgrenzung* gegen *andersartige Gewebsalterationen* ist infolge der besonderen Lokalisation und Form der Rindenprellungsherde meist sicher durchzuführen.

In der Literatur werden die Kontusionsherde von hämorrhagischen Erweichungen nach thrombotischen und embolischen Gefäßprozessen oft nicht abgegrenzt. Eine solche Unterscheidung ist schon aufgrund der Ausbreitung und Verteilung der Gewebsveränderungen ersichtlich. Bei gefäßbedingten Erweichungen ist die Abhängigkeit von bestimmten Versorgungsgebieten von Gefäßen durchwegs leicht erkennbar. Demgegenüber ist die Verteilung der Kontusionsherde nicht mit dem Ausbreitungsgebiet von Gefäßen erklärbar. Bei der Entstehung der Rindenkontusionen stehen mechanische Kräfte im Vordergrund. Die Ausbreitungsgebiete der A. cerebri med. und A. cerebri post. sind uns bekannt. Thrombotische Verschlüsse in ihrem Versorgungsbereich führen zu typischen Erweichungen, denen klinische Syndrome entsprechen. Die Ausbreitung dieser Gewebeschäden ist nicht mit der von Rindenprellungsherden identisch.

Die *Kuppenständigkeit* der *Rindenprellungsherde* ist ein besonders *eindrucksvolles Unterscheidungsmerkmal gegenüber Erweichungen*, bei denen gerade die tiefer gelegenen Abschnitte der Rinde und die Täler besonders stark befallen sind. Bei den gefäßbedingten Erweichungen liegt keine Bevorzugung der Kuppen vor.

Bei den Rindenprellungsherden bestehen die ersten Gewebsalterationen in durch Zerreißungen von Gefäßen entstandenen Blutungen. Bei einer Erweichung ist die Blutung – sie kann ja bei anämischer Erweichung ganz unterbleiben – die Folge einer Gefäßwandnekrose. Bei einer hämorrhagischen Erweichung bleiben die weichen Häute frei von Blutungen. Dagegen liegen bei den Rindenprellungsherden subarachnoidale Blutungen regelmäßig vor. Dazu tritt bei großen Herden noch die subdurale Blutung, die nicht zum Bild der hämorrhagischen Erweichung gehört.

Die *typische Keil-* oder *Muldenform* der *Rindenprellungsherde* spricht gegen eine Gefäßabhängigkeit. Gefäßbedingte Erweichungen zeigen diese regelmäßig auftretende Form der Nekrose nicht.

Das „*isolierte Tal*" ist ein besonders typischer Befund bei Rindenprellungsherden. Bei gefäßbedingten Erweichungen findet sich so etwas nicht.

Insgesamt liegen also eine Reihe von differentialdiagnostischen Kriterien vor, die es ohne Schwierigkeiten erlauben, traumatisch bedingte Rindenprellungsherde von gefäßbedingten Erweichungen abzugrenzen.

n) Differentialdiagnose gegenüber Massenblutungen

Die *Massenblutung* des Gehirns, die von der *hämorrhagischen Nekrose unterschieden werden kann* und *muß*, liegt durchweg im *Innern des Gehirns*, in dessen *Marklager* vor. Oft macht die sich in alle Richtungen ausbreitende Massenblutung an der Rinde, vor allem an den unter ihr liegenden Fibrae arcuatae halt. Es kommen nur wenige Ausnahmen davon vor. Die Fibrae arcuatae können von der Blutung durchbrochen werden, so daß es zu einer umschriebenen Zerstörung der Hirnrinde und Durchbruch in den Subarachnoidalraum, seltener sogar in den Subduralraum kommen kann. Die Folge davon besteht in einer blutigen Durchtrennung der Rinde, später besteht eine rostbraune Verfärbung der weichen Häute. Der Durchbruch einer solchen Blutung an mehr als einer Stelle ist extrem selten. Insgesamt bestehen hier keine ernsthaften differentialdiagnostischen Schwierigkeiten, da es bei Massenblutungen ja ganz evident ist, daß sie ihren Ausgang aus der Tiefe nehmen.

o) Mechanogenese und formale Pathogenese der sogenannten Rindenprellungsherde

Es erhebt sich die Frage, welcher physikalische Vorgang bei einer Gewalteinwirkung auf den Kopf diese charakteristischen Veränderungen an der Stoß- und vor allem an der Gegenstoßstelle hervorbringt.

KOCHER (1901) dachte an eine rein mechanisch bedingte Quetschung des Gehirns durch Anpressung des Gehirns an den Schädelknochen. Bei jeder Gewalteinwirkung überträgt der elastische Schädel die Energie auf seinen Inhalt, das Gehirn. Der Inhalt, das Gehirn, wird in der Stoßrichtung fortbewegt, es wird dabei zusammengepreßt. KOCHER stellt sich also eine einmalige plötzlich einsetzende und ebenso schnell nachlassende Druckwirkung auf das Gehirn vor. Man könne in diesem Zusammenhang von einer akuten Hirnpressung sprechen.

Eine ähnliche Auffassung vertreten auch BRESLAUER-SCHÜCK (1920, 1921). Im Augenblick der Gewalteinwirkung bleibt das Gehirn aufgrund seiner Trägheit zurück. Der Schädel schlägt gegen das Gehirn. In der 2. Phase wird das Gehirn vom Schädel mitgeführt, es bewegt sich in der Richtung der Gewalteinwirkung. In der 3. Phase wird das Gehirn durch den Schädel gebremst und kommt zur Ruhe. In diesem Augenblick macht sich die Trägheit des Gehirns zum 2. Male geltend, und zwar in entgegengesetzter Richtung. Das Gehirn stößt nun an die entgegengesetzte Seite des Schädels. Dabei kommt es zu einem starken Anschlag des Gehirns.

Es kommen, wie wir zeigen konnten, zwei physikalische Größen in Betracht, positiver und negativer (reduzierter) Druck. Bei Gewalteinwirkung mit sehr großer Intensität tritt infolge der erheblichen Deformation des Schädelknochens noch zusätzlich ein Stauchungs-Dehnungs-Mechanismus hinzu. Der positive Druck ist am Stoßpol, der reduzierte Druck am Gegenpol am stärksten (SELLIER u. UNTERHARNSCHEIDT 1963). Falls wirklich ein Oszillieren stattfindet, d. h. daß am Gegenpol ein positiver und am Stoßpol ein reduzierter Druck nach gewisser Zeit auftreten, so werden die Amplituden wegen der Dämpfung immer wesentlich geringer sein als im Augenblick des Entstehens.

Die geweblichen Veränderungen, die unter dem Begriff Rindenprellungsherd („cortical contusion") zusammengefaßt werden, sind ätiologisch gesehen sicherlich nicht einheitlich. *Direkt unter Schädelbrüchen, meist Impressionsfrakturen* (manchmal ist auch die Dura mater verletzt), finden sich *echte Rindenprell-* oder

Quetschherde. Es können nur die Windungskuppen befallen sein, mit rinnenförmigen Läsionen, jedoch können auch ausgedehnte Rindenareale mit subkortikalem Marklager weitgehend oder völlig zerstört sein. Bei dieser Form handelt es sich um *echte Prellherde,* oft üben imprimierte eingedrückte Knochensplitter einen anhaltenden Druck auf das unterliegende Gehirn aus. Zu den Gewebeschäden, die im Augenblick der Gewalteinwirkung auftreten und die als echte Rindenprellungsherde zu bezeichnen sind, kommen noch die *Druckwirkungen des Imprimats* hinzu, die Gewebeveränderungen verursachen, die man treffend als *traumatische Nekrose* bezeichnen kann. Echte oder wirkliche Rindenprellungsherde können demnach an der Stoßstelle allein auftreten, oder sie können kombiniert mit traumatischen Nekrosen auftreten.

Im Gegensatz dazu hat die große Mehrzahl von Gewebeschäden, die als sog. Rindenprellungsherde bezeichnet werden, eine völlig andere Ätiologie, wie im folgenden ausgeführt wird. Diese sog. Rindenprellungsherde treten an der dem Stoß gegenüberliegenden Seite des Kopfes auf.

Da nun aus pathologisch-anatomischer und klinischer Sicht feststeht, daß bei frei beweglichem Schädel primärtraumatische Gewebeschäden am Gegenpol sehr viel häufiger auftreten als am Stoßpol, muß man den reduzierten Druck und seine Folgen als die entscheidende physikalische Größe verstehen.

Daß der positive Druck nicht Ursache der typischen Verletzungen am Gegenpol sein kann, folgt auch aus den nach Schädeldurchschüssen beobachteten Wirkungen. Das Geschoß erzeugt während des Fluges durch das Gehirn einen hohen allseitigen Druck. Er hängt stark von der Geschwindigkeit und Form des Geschosses ab. Er beträgt beispielsweise bei einem absoluten Nahschuß mit einer Walther PP 7,65 etwa 20–40 bar im Maximum für die Dauer von 0,2–0,5 m/s. Bei Gewehrgeschossen beträgt er bis ca. 150 bar. Der Druck verläuft etwa parabelförmig mit der Zeit. Um einen Maximaldruck von 20 bar durch Verzögerung des Schädels zu erzeugen, müßte eine g-Zahl von etwa 2500 angewandt werden. Bei diesem Wert würden Schädel und Gehirn schwerste Zerstörungen mit völliger Zusammenhangstrennung und Zersplitterung erleiden. Jedoch werden bei Schädeldurchschüssen die typischen, den Gegenpolverletzungen gleichenden Gewebeschäden vermißt. Wenn aber diese Herde bei so hohen Drücken fehlen, ist es ausgeschlossen, daß sie von dem viel geringeren positiven Druck verursacht werden, der mit stumpfer Gewalteinwirkung auf den Schädel verbunden ist.

Das folgt auch aus einer anderen Überlegung: Wird ein gleichmäßiger Druck auf Hirngewebe ausgeübt, so erfolgt wegen der Inkompressibilität keine Verschiebung einzelner Teile gegeneinander, sondern die Kräfte heben sich auf. Abgesehen von der Kompression der Blutgefäße tritt keine mechanische Schädigung ein.

Besteht jedoch ein reduzierter oder negativer Druck, so suchen die Kräfte das Gewebe auseinanderzuziehen. Das ist gewöhnlich erfolglos, da Flüssigkeiten – und das biologische Gewebe (außer Knochen u. a.) kann als solches angesehen werden – eine erstaunliche Zerreißfestigkeit besitzen. Das bedeutet, eine Flüssigkeit kann Dehnungskräfte aufnehmen, ohne ihren molekularen Zusammenhang zu verlieren. Dieser Zustand ist jedoch sehr labil. Die Zerreißfestigkeit hängt sehr von den angewandten Zugkräften pro cm^2 und dem Gehalt an Gas ab, das in der Flüssigkeit gelöst ist. Jede winzige Luftblase (Größenordnung um µ und kleiner) bedeutet eine Inhomogenität und ist der Ort, an dem die Ausübung von Sog die Flüssigkeit aufreißt. Es ist klar, daß mit der Wirkung eines solchen Mechanismus erhebliche Dislokation verbunden sein kann.

Nach Meinung von GOLDSMITH (1969), der zu dieser Zeit selbst keine Untersuchungen vorgelegt hatte, konnten vom Standpunkt des Ingenieurs gesehen, alle bisherigen Experimente und ihre Interpretation die tatsächlichen Vorgänge des komplexen Geschehens nicht klären. Vor allem war GOLDSMITH (1969) bezüglich des Kavitationseffektes sehr skeptisch: „Also, because of the prescence of inhibiting material, specifically the brain substance, I feel that the question of cavitation producing damage is still up in the air." (GOLDSMITH zit. nach PETERS 1969). LUBOCK u. GOLDSMITH veröffentlichten jedoch 1980 eine Arbeit über experimentelle Kavitationsuntersuchungen an einem Kopf-/Hals-System. Die Strukturen bestanden aus einer Halbkugel aus Acryl mit einem äußeren Durchmesser von etwa 188 mm und einem menschlichen Kalvarium mit einem durchsichtigen Polyester Resin Okziput, den Schädel darstellend; jedes Modell war mit einem artikulierten artefiziellen viskoelastischen Hals verbunden. Die Autoren faßten ihre Ergebnisse wie folgt zusammen: „Coup, contrecoup and resonating cavitation were detected and found to coincide temporally with negative pressure transients in both head-neck models. Those results lend some support to the cavitation theory as a possible mechanismen for brain damage." Man vermißt dann bei dem zunächst so skeptischen GOLDSMITH im Literaturverzeichnis das Zitat der Arbeit von SELLIER u. UNTERHARNSCHEIDT aus dem Jahre 1963, die Anlaß zu GOLDSMITHS skeptischer Bemerkung anläßlich eines Besuches gegenüber PETERS im Jahre 1969 gewesen war.

Die von GROSS (1958) sowie SELLIER u. UNTERHARNSCHEIDT (1963) vertretene Kavitationstheorie ist indes an mehreren technischen Hochschulen der USA Gegenstand von Untersuchungen (PhD-Dissertationen) gewesen. BENEDICT (Tulane Universität, New Orleans, Ingenieurfakultät, 1969) schreibt: „In conclusion, therefore it appears that the cavitation hypothesis is founded on sound, basic physical principles and should be given increased study in the area of impact loadings of the skull"..., es heißt weiter: „These observations lead one to conclude that the direction of the impact, as well as its magnitude, duration and pulse shape, determine to a great extent the type, location and severity of the brain damage" (BENEDICT 1969). BENEDICT berechnete die maximale Druckverteilung beim Stoß auf eine elastische, flüssigkeitsgefüllte Halbkugel und kam dabei den realen Verhältnissen ziemlich nahe. Der Autor konnte zeigen, daß durch die nachgiebige Schale der Kugel die Druckverteilung unsymmetrisch wird. Seine Berechnungen und Experimente untermauern die physikalischen Überlegungen, die von SELLIER u. UNTERHARNSCHEIDT (1963) vorgetragen wurden.

HODGSON (Wayne State Universität, Detroit, Ingenieurfakultät, 1968) faßt zusammen: „High speed photographs of a model, and the oscillograph records during impact to the live anesthetized monkey and human cadaver indicate that these conditions could produce bubble formation of entrapped gas or possible cavitation (change of state)."

Mit dem gleichen Problem beschäftigten sich auch experimentell KOPECKY (1969) sowie KOPECKY u. RIPPERGER (1969), Universität von Texas, Ingenieurfakultät, Austin, Texas. Diese Autoren benutzten anstelle von Kugeln Zylinder mit Plexiglaswänden, die axial beschleunigt wurden. Es wurde die Beschleunigung und der dabei auftretende Unterdruck gemessen. Die Autoren heben hervor, daß der bei einer bestimmten Beschleunigung auftretende Unterdruck stark von der Steifheit des Gefäßes abhängt.

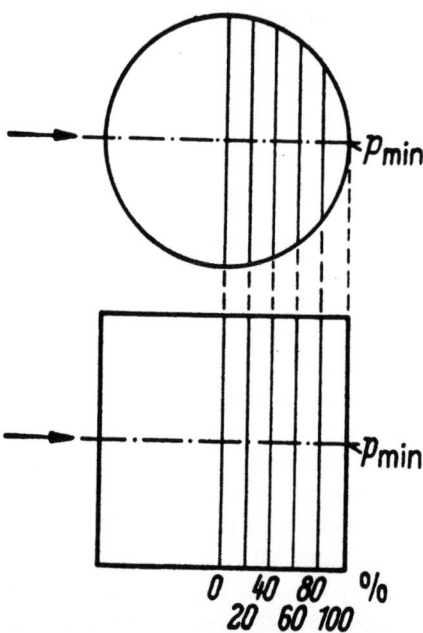

Abb. 174. Flächen gleichen Druckes für Kugel und Zylinder. Am Gegenpol herrscht der niedrigste Druck p_{min}. Der Druckverlauf vom Stoß zum Gegenpol ist etwa linear. Die Druckwerte der Isobarenflächen sind in Prozenten des Minimaldruckes ausgedrückt. Es sind gezeichnet worden (vom Gegenpol aus gerechnet): die 100-, 80-, 60-, 40-, 20-, und 0-Prozent-Fläche. Die 0-Prozent-Fläche ist gleichzeitig die Äquatorialebene (Aus Sellier u. Unterharnscheidt 1963)

Aufgrund der räumlichen Druckverteilung kann vorausgesagt werden, an welchen Stellen oder in welchen Gebieten bei einem räumlichen Gebilde ein Druck von − 1 Atm und darunter auftreten kann. Bei einfachen Körpern können diese Gebiete leicht berechnet werden. In der Abb. 174 sind für Kugel und Zylinder Flächen gleichen Druckes (Isobaren) gezeichnet worden. Da am Gegenpol immer der niedrigste Druck p_{min} herrscht, und der Druckverlauf etwa linear ist, können die Druckwerte der Isobaren-Flächen (es sind Ebenen) in Prozenten des Minimaldruckes ausgedrückt werden. In Abb. 174 sind z. B. die 100-, 80-, 60-, 40-, 20- und 0-Prozentflächen gezeichnet worden. Würde man ein p_{min} von − 1,25 Atm zum Beispiel annehmen (dazu gehört eine bestimmte Beschleunigung, die dem Hohlkörper zu erteilen ist), würden die gezeichneten Isobaren Druckwerte von − 1,25, − 1,00, − 0,75, − 0,50, − 0,25 und 0,00 Atm annehmen. Zwischen der 100- und der 80-Prozentfläche (entsprechend einem Druck von − 1,25 und − 1,00 Atm) wäre dann der kritische Druckbereich zu suchen, in dem Gasblasenbildung und damit Gewebeschädigung zu erwarten ist.

Betrachtet man nicht das Volumen, in dem der kritische Druck unterschritten ist, sondern die dem Gegenpol zugewandten Fläche dieses Volumens (Abb. 175a, b), erkennt man sofort, daß diese Fläche sehr stark vom begrenzenden Radius dieses Volumens abhängt (Abb. 176a). Beim Zylinder ist diese Fläche eben, der Radius damit ∞. Auf der gesamten Stirnfläche herrscht – um beim Beispiel zu

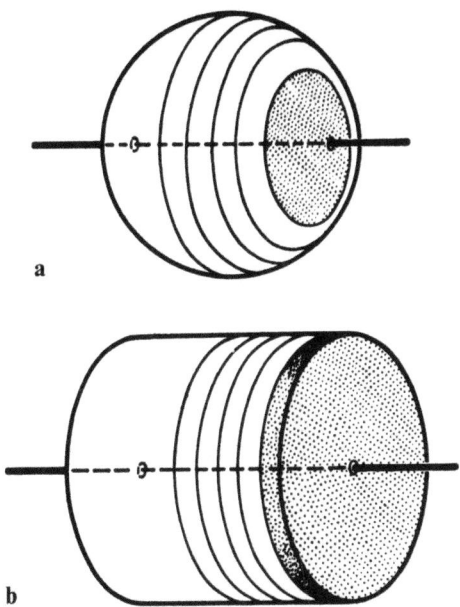

Abb. 175a, b. Einfluß des Krümmungsradius auf die Druckverteilung am Gegenpol, dargestellt am Beispiel der Kugel (Radius R) und einem Zylinder (Radius R und Höhe = 2 R). Am Gegenpol ist ein Druck von $-1,25$ Atm angenommen. Die gezeichneten Isobaren unterscheiden sich um je 0,25 Atm. **a** Gepunktete Fläche = Gebiet zwischen $p = -1$ und $-1,25$ Atm auf der Oberfläche der Kugel. $-1,25$ Atm herrscht nur am Gegenpol; **b** Gepunktete Fläche = Gebiet zwischen $p = -1$ und $-1,25$ Atm. Der Druck $p = -1,25$ Atm herrscht auf der gesamten Druckfläche (Aus SELLIER u. UNTERHARN-SCHEIDT 1963)

bleiben - ein Druck von $-1,25$ Atm. Ist der Radius kleiner, besteht nur konzentrisch um den Gegenpol herum ein Gebiet, in dem ein Druck -1 Atm herrscht (Abb. 176b). Ist der Radius noch kleiner, wird auch dieses Gebiet wieder kleiner (Abb. 176c). Auf die Praxis angewandt bedeutet das:

1. Je größer der Unterdruck am Gegenpol – d.h. aber, je höher die Beschleunigung und damit je größer die Gewalteinwirkung – um so mehr dehnt sich der kritische Druckbereich in Richtung Stoßpol aus;
2. Bei gleicher Gewalteinwirkung ist auf der zum Gegenpol zeigenden Fläche der Druckbereich -1 Atm um so größer, je größer der Radius dieser Fläche ist.

Bei Betrachtung von sog. Rindenprellungsherden an verschiedenen Orten des Gehirns fällt immer wieder auf, daß diese an der Basis des Stirnlappens besonders ausgedehnt sind im Gegensatz zu den an der Konvexität gelegenen Herden. Diese verschieden große Ausdehnung der Rindenprellungsherde hängt mit dem verschieden großen Radius der Gehirnoberfläche zusammen. Anders ausgedrückt: Bei gleicher Gewalteinwirkung hängt die oberflächliche Ausdehnung der Rindenprellungsherde vom Radius der betreffenden Gehirnoberfläche ab.

Sogenannte Rindenprellungsherde entstehen infolge Kavitation überall dort, wo mindestens ein Unterdruck von -1 Atm besteht. Aufgrund der räumlichen

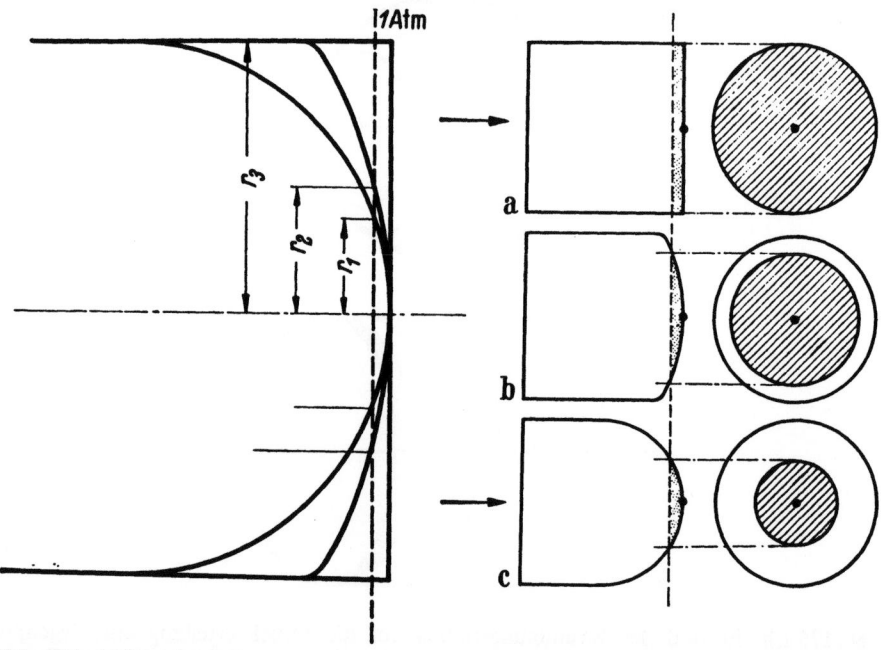

Abb. 176. Abhängigkeit der Größe der Fläche am Gegenpol, auf der der kritische Druck von −1 Atm und kleiner herrscht. In der Abbildung sind drei Körper (a, b, c) gleicher Ausdehnung (in Stoßrichtung) gezeigt, die verschiedene Begrenzung am Gegenpol aufweisen. Man sieht unmittelbar, daß die „kritische Fläche" um so größer ist, je größer der Radius der begrenzenden Fläche am Gegenpol. Das Volumen des kritischen Druckes ist punktiert angedeutet, die „kritische Fläche" ist *schraffiert*. (Aus SELLIER u. UNTERHARNSCHEIDT 1963)

Druckverteilung beim Stoß kann vorausgesetzt werden, an welchen Stellen und in welchem Gebiet eines räumlichen Gebildes der Druck von − 1 Atm und darunter auftreten wird. Wie aus unseren Ausführungen hervorgeht, ist die Form der kritischen Druckbereiche ein Kugelabschnitt, der sich dem Gegenpol anschmiegt und dessen Grundfläche zum Kugelmittelpunkt zeigt. Die Höhe des Kugelabschnittes ist eine Funktion der angewandten Beschleunigung. Der kleinste Kugelabschnitt ist ein Punkt, der am Gegenpol liegt. Der punktförmige Unterdruck von mindestens − 1 Atm würde bei den Maßen eines Kopfes theoretisch einer Beschleunigung von etwa 110 g entsprechen; in Wirklichkeit ist die Beschleunigung wegen der Deformation des Schädels, wie wir zeigten, etwa doppelt so groß. Der punktförmige Unterdruck liegt also beim menschlichen Schädel am Gegenpol gerade in den weichen Häuten. „Kleine Blutungen in die weichen Häute kommen übrigens nach Traumen auch ohne Rindenprellungsherde vor und haben als die häufigste Form der Kontusion zu gelten", schreibt SPATZ. Die aufgrund morphologischer Untersuchungen gewonnene Überzeugung, „ in den kleinen Blutungen in die weichen Häute kontusionelle Rhexisblutungen" zu sehen, wird durch die Ergebnisse unserer theoretischen und experimentellen Untersuchungen bestätigt. Die besagten Blutungen am Gegenpol treten

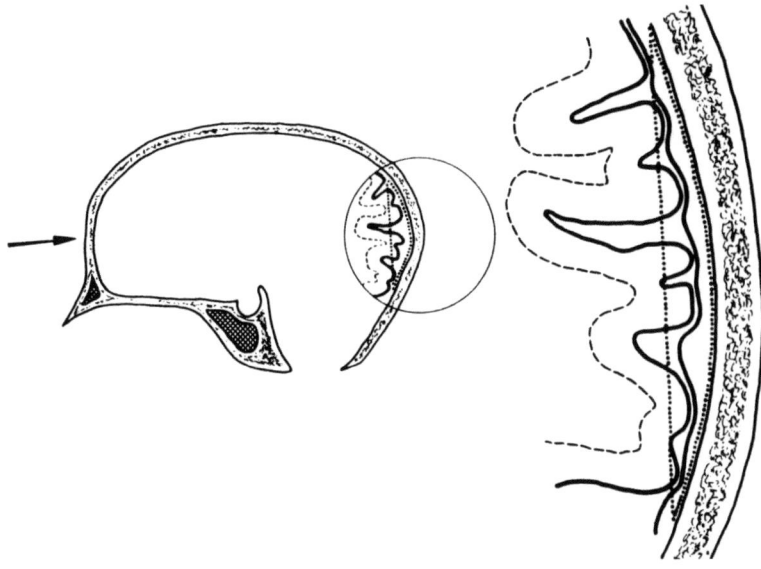

Abb. 177. Kritischer Druckbereich in Form eines Kugelabschnittes (*punktierte Linie*) am Gegenpol bei frontalem Stoß. Man sieht deutlich, daß nur die Windungskuppen und nicht die Täler („*isolierte Täler*", Spatz) betroffen sind. Die Größe des hier gezeichneten Kugelabschnittes entspricht einer bestimmten Beschleunigung. (Aus SELLIER u. UNTERHARNSCHEIDT 1963)

dann auf, wenn die Intensität der einwirkenden Gewalt den Schwellenwert überschreitet. Wird die Intensität erhöht, treten kleinere, sog. Rindenprellungsherde in oberflächlichen Schichten der Rinde am Gegenpol auf, entsprechend dem physikalisch abgeleiteten kritischen Druckbereich in Form eines mehr oder weniger großen Kugelabschnittes. Die innere, ebene Begrenzung des kritischen Druckbereichs kann daher so liegen, daß die an der Kuppe liegenden Rindenteile erfaßt werden, nicht aber die in den Tälern liegenden Teile („isolierte Täler", SPATZ) (Abb. 177, vgl. auch Abb. 171, 172). Nach weiterer Erhöhung der Intensität werden natürlich auch die Rindenabschnitte in den Tälern und rindennahe Markanteile erfaßt, weil sich der kritische Druckbereich dann mehr zur Mitte hin ausgedehnt hat. Aufgrund der physikalisch gesetzten Schädigung allein kann die endgültige, etwa Keil- oder Muldenform (2.–3. Stadium) nicht erklärt werden.

Diese typische Form der sog. Rindenprellungsherde kommt durch zusätzliche sekundärtraumatische Gewebeschäden zustande, wie Nekrose der Rinden- und Markanteile, die unter der mechanisch geschädigten Rinde liegen. Daraus erklärt sich auch, daß die typische Keilform erst nach Einsetzen dieser sekundären Prozesse sichtbar wird.

Es sind also bei der Entstehung der sog. Rindenprellungsherde 2 Stadien zu unterscheiden. Die sofortige mechanische Schädigung eines Kugelabschnittes der Hirnoberfläche, dessen Fasern konvergierend ins Marklager ziehen. Die Ausdehnung des Kugelabschnittes hängt von der Intensität der einwirkenden Gewalt ab.

Ihr folgt die Entwicklung der sekundären Schäden, die aus dem Untergang der Nervenfasern herrühren, die den mechanisch geschädigten Hirnabschnitten zugehören.

Die Bezeichnung Rindenprellungsherd bei Gegenpolherden ist demnach technisch unzutreffend. Es handelt sich gerade nicht um Anstoß und Prellung rindennaher Hirnteile gegen die innere Schädelwand. Vielmehr handelt es sich um die Folge eines Kavitationsphänomens, bedingt durch das Auftreten eines reduzierten Druckes (Sogwirkung).

Auch die *Bezeichnungen Gegenstoßstelle* und *Contrecoupregion* sind *irreführend*, da sich das Gehirn nach stumpfer Gewalteinwirkung unter der Sogwirkung des reduzierten Druckes von der gegenüberliegenden Schädelseite fortbewegt und in der nachfolgenden Gegenbewegung sein Anstoßen wirkungslos ist. Als topographische Bezeichnung ist die Gegenstoßstelle richtig, doch ist m. E. Gegenpol oder Antipol der Eindeutigkeit halber vorzuziehen.

Beim Impressionstrauma dagegen findet ein Zusammenprall zwischen Schädelwandung und Gehirn an der Stoßstelle statt und bewirkt dort die lokale Verdrängung des Gehirns. In diesem Fall kann mit gewisser Berechtigung von einem Rindenprellungsherd gesprochen werden. Jedoch glauben wir, daß auch hier die Gewebeschädigung nicht im Zusammenprall geschieht, sondern im Zurückschnellen des Knochens in seine Ausgangslage und darüber hinaus, wenn ein lokaler reduzierter Druck wirksam wird.

Bei der Betrachtung von sog. Rindenprellungsherden fällt auf, daß sie an der Basis des Stirn- und Okzipitallappens viel stärker ausgedehnt sind, als an der Konvexität des Gehirns. Die unterschiedliche Ausdehnung hängt mit dem unterschiedlich großen Radius der einzelnen Anteile der Gehirnoberfläche zusammen. Das heißt, bei gleicher Gewalteinwirkung hängt die oberflächliche Ausdehnung der Rindenprellungsherde vom Radius der betroffenen Gehirnoberfläche ab.

Wenn die Beschleunigung des Schädels nur so groß ist, daß gerade in einem schmalen Bereich der Hirnrinde des Gegenpols der kritische Druck unterschritten wird, weisen nur die Kuppen der Windungen die sog. Rindenprellungsherde auf, während, wie oben ausgeführt, die Täler verschont bleiben.

Diese Beobachtung trifft nur für tiefe Windungstäler zu, die nach unseren Messungen maximal 3 cm betragen, nicht jedoch für flache Täler bis etwa 0,5 cm Tiefe. Die Beobachtung von isolierten Tälern hängt also im Bereich primärer Läsionen von der Intensität der Gewalteinwirkung wie von der Tiefe des Tales ab.

Als Minimalbeschleunigung für die Erzeugung des kritischen Druckbereichs am Gegenpol muß man ungefähr 125 g annehmen. Wegen der Deformierbarkeit des Schädels muß aber die g-Zahl in Wirklichkeit bedeutend höher liegen, um die fraglichen primärtraumatischen Schäden hervorzurufen.

Die Voraussetzung für einen Schädelbruch und eine Durazerreißung ist ein bestimmter Grad der Deformation des Schädels, dessen Auftreten eine gewisse Zeit beansprucht. Die Zeit zwischen Stoß und Bruch ist wesentlich länger als die Zeit, die zur Erzeugung eines kritischen Drucks im Schädelinnern notwendig ist, der bei stumpfer Gewalteinwirkung praktisch sofort am Gegenpol auftritt. Das heißt, daß selbst bei Schädelbruch mit Durazerreißung – also einer offenen Hirnverletzung – dieser Vorgang gewöhnlich soviel Zeit beansprucht, daß noch vorher im geschlossenen System ein reduzierter Druck auftritt. So finden sich gelegentlich auch bei offenen Hirnverletzungen sog. Rindenprellungsherde, die im geschlossenen System entstanden, ehe Fraktur und Duraverletzung zustande kamen.

p) Diskrepanz zwischen klinischem und morphologischem Bild

Wer sich mit Ausdehnung und Lokalisation von sog. Rindenprellungsherden befaßt und eine Korrelation mit klinischen Befunden herzustellen bemüht war, weiß um die zunächst unerwarteten Schwierigkeiten. Man findet bei einigen Obduktionen geringfügige pathomorphologische Veränderungen mit einer ausgeprägten klinischen Symptomatologie auf der einen Seite, und schwerste morphologische Schäden mit geringen oder ganz ohne klinische Befunde auf der anderen Seite. Das läßt uns an der Bedeutung der sog. Rindenprellungsherde für die klinische Symptomatik für einen großen Teil der Fälle zweifeln, ein Befund, der schon WELTE (1948) aufgefallen war. Das sollte uns aber in der Zukunft nicht hindern, die pathomorphologischen Befunde bei Kenntnis des Unfallablaufes mit der klinischen Symptomatologie größerer Serien zu vergleichen.

Die Gegenstoßherde haben zugegebenerweise, um noch einmal zusammenzufassen, alle Untersucher fasziniert, schon seit den Preisarbeiten der Pariser Akademie für Chirurgie im Jahre 1766 (SAUCEROTTE, GRIMA, SABOURAUT, CHOPART). Der Sekretär der Akademie, LOUIS, hatte in einer Ausschreibung zur Teilnahme aufgefordert: „*établir la théorie des contrecoups dans les lésions de la tête et ses conséquences qu'on peut en tirer*". Die Analyse des physikalischen Ablaufes beim Stoß auf eine flüssigkeitsgefüllte Hohlkugel und experimentelle Untersuchungen mit Beschleunigungen und Verzögerungen von flüssigkeitsgefüllten Hohlkugeln haben uns ein klares Bild der Druckverteilung in einem solchen System gegeben (ANZELIUS 1943; GURDJIAN u. LISSNER 1944; GÜTTINGER 1950; FRIEDE 1955; GROSS 1958; SELLIER u. MÜLLER 1960; SELLIER u. UNTERHARNSCHEIDT 1963; UNTERHARNSCHEIDT u. SELLIER 1966; LINDGREN 1966). Vor allem die umfassende mathematische Analyse, die GÜTTINGER (1950) auf Veranlassung von STOCHDORPH durchgeführt hatte, die eleganten Modellversuche von GROSS (1958), die detaillierten Modellversuche von SELLIER u. MÜLLER (1960), SELLIER u. UNTERHARNSCHEIDT (1963), UNTERHARNSCHEIDT u. SELLIER (1966) haben Ergebnisse gebracht, die es uns erlauben, die bei stumpfer Gewalteinwirkung auftretenden physikalischen Kräfte präzise zu erfassen. Damit liegt eine solide Grundlage vor, die Physik des Stoßablaufes mit den entstandenen Gewebeschäden in Beziehung zu setzen.

LINDENBERG (1964) beklagte „daß sie (die Untersucher, Verf.) die von vielen Pathologen geschilderten Kontusionen des Mittelhirns und gar der Substantia nigra übersehen oder als unwesentlich betrachtet haben". An anderer Stelle habe ich ausführlich dargelegt, daß Kontusionen am Mittelhirn und der Substantia nigra nicht vorkommen. *Die Hirnstammkontusion kann weder klinisch diagnostiziert noch morphologisch dargestellt werde*. Der von einigen Autoren immer noch gebrauchte Terminus Hirnstammkontusion ist falsch und sollte durch den korrekten primär- und/oder sekundärtraumatische Hirnstammschäden ersetzt werden. Die primärtraumatischen Blutungen in diesem Bereich sind bei gedeckten Schädelhirnverletzungen Folgen von Gefäßrissen durch Überdehnungen und

Zerrungen, die wiederum Folge von Schädeldeformationen und solchen Gewalteinwirkungen sind, bei denen es aufgrund der asymmetrischen verlaufenden Stoßachse Verschiebungen in diesen Strukturen auftreten, sie können insgesamt nicht mit Veränderungen im intrakraniellen Druck erklärt werden. Physikalisch gesehen kann lediglich ein Phänomen auftreten, das wir den *„zentralen Kavitationseffekt"* genannt haben. Zur Erklärung dieses Effektes muß die Deformation des Schädels mit herangezogen werden. Beim sagittalen Stoß (und nur dann!) bei längsovalem Schädel kommt es zu einer Volumenvermehrung der spaltförmigen Ventrikelräume und zu starken Scherkräften. Dies bedeutet eine starke Vergrößerung des Rauminhaltes der zunächst spaltförmigen Ventrikel. Da der Liquor in der kurzen Zeit des Stoßes den vergrößerten Ventrikelraum durch Nachströmen *nicht* ausfüllen kann, kommt es auch hier zu einem Unterdruck *(„inneren* oder *zentralen Kavitationseffekt")*. Je größer nämlich die Intensität der einwirkenden Gewalt ist, desto mehr tritt der Unterdruck gegenüber einer allgemeinen Deformation des Gehirns (Scherung, Quetschung) als Schädigungsfaktor zurück.

Außerdem wurden in einzelnen Fällen primärtraumatische Gewebeschäden bei offenen Schädel-Hirn-Verletzungen durch Geschosse, Stichverletzungen oder andere intrakranielle Fremdkörper beschrieben. Sie können in Einzelfällen durchaus überlebt werden. Hierbei handelt es sich nicht um Kontusionen, sondern es handelt sich um Wunden.

Es heißt bei LINDENBERG (1964) weiter: „Selbst die soeben erschienene Monographie von SELLIER u. UNTERHARNSCHEIDT (1963) bietet keine zufriedenstellende Lösung. Zwar enthält sie mehr Bilder von Kontusionsblutungen (es handelt sich eben nicht um Kontusionsblutungen, UNTERHARNSCHEIDT) im Mittelhirn, einschließlich Substantia nigra und Hirnstamm als irgend eine andere Traumaarbeit, aber ich fand keine sinnvolle Erklärung. Im Gegenteil, es erscheint mir angesichts der schönen Bilder ein unüberbrückbarer Gegensatz zwischen der Theorie der Autoren und den pathologischen Tatsachen zu bestehen, wenn sie auf S. 92 (in der Monographie von 1963) schreiben: „Gebiete mit positiven und negativen Druckextrema liegen vorzugsweise in umschriebenen Abschnitten der Großhirnrinde in Abhängigkeit von der Stoßrichtung. Der Hirnstamm liegt stets im Bereich der Äquatorialebene gut geschützt, weil dort physikalisch kaum Kräfte wirksam werden. Etwas stimmt hier offensichtlich nicht ganz, und das gilt auch in ähnlicher Weise für die anderen Theorien, die auf dem in der Monographie wiedergegebenen, ausgezeichneten Schema von PUDENZ u. SCHELDEN dargestellt sind. Ich konnte mich immer nicht des Eindrucks erwehren, daß die Theorien zwar auf bekannnten physikalischen Vorgängen und Gesetzen aufgebaut sind und jede daher einen kleinen Kern Richtigkeit enthält, daß aber keine von ihnen alle physikalischen Vorgänge und ihre Änderung in Abhängigkeit von der Art und Stärke der Gewalteinwirkung berücksichtigt hat. Das schien mir daran zu liegen, daß die experimentellen Untersucher gewöhnlich nicht genügend mit der Pathologie der Kontusionen vertraut waren. Wir waren der Ansicht, daß man, auch ohne Experiment allein, aus den verschiedenen traumatischen Schädigungsmustern Rückschlüsse auf den jeweiligen Mechanismus der Kontusionen ziehen könnte, falls man ein genügend großes Material überblickt".

Die Monographie von SELLIER u. UNTERHARNSCHEIDT (1963) kann „keine zufriedenstellende Lösung", wie sie LINDENBERG wünscht, bieten, da dieselben gar nicht Gegenstand von experimentellen Untersuchungen der oben genannten Autoren waren, wie der aufmerksame Leser selbst bemerken wird. Wir haben damals lediglich physikalisch eindeutig belegt, daß man traumatische Schäden im Hirnstammbereich nicht mit Änderungen in der Druckverteilung beim Stoß erklären kann, ausgenommen die Schäden, die durch den „zentralen Kavitationseffekt" zustande kommen. Zur Erklärung der primärtraumatischen Schäden in dieser Region muß die Deformation des Schädels herangezogen werden. SELLIER u. UNTERHARNSCHEIDT (1963) haben einige Versuche mit Dehnungsmeßstreifen an verschiedenen Schädelknochen vorgenommen, um einige grundlegende Versuche über Stauchung und Dehnung vorzunehmen, die wir ja auch in dieser Monographie veröffentlicht haben. Wir haben damals aber keine Versuche unternommen, den Einfluß der Deformation auf die Entstehung von traumatischen Hirnstammschäden zu untersuchen. Überraschenderweise sind die damaligen ersten Untersuchungen mit Hilfe von Dehnungsmeßstreifen den Einfluß der Deformation beim Stoßablauf zu erfassen, von anderen Untersuchern später nicht aufgegriffen worden. „Eine sinnvolle Erklärung" der traumatischen Mittelhirnveränderungen vermißt also LINDENBERG zu Recht, denn diese Gewebeschäden waren gar nicht Gegenstand unserer Untersuchungen.

LINDENBERG fährt fort: „Im Gegenteil, es scheint mir angesichts der schönen Bilder ein unüberbrückbarer Gegensatz zwischen der Theorie der Autoren und den pathologischen Tatsachen zu bestehen." Die Antwort liegt in dem Zitat aus unserer Arbeit von 1963, wobei LINDENBERG selbst auf S. 92 hinweist, wo wir schrieben: „Die Gebiete mit positiven und negativen Druckextrema liegen vorzugsweise in umschriebenen Abschnitten der Großhirnrinde in Abhängigkeit von der Stoßrichtung. Der Hirnstamm liegt stets im Bereich der Äquatorialebene gut geschützt, weil dort physikalisch kaum Kräfte wirksam werden." Hier sind doch kurz und bündig die Ergebnisse einiger physikalischer Versuche erläutert: Die Hirnstammschäden lassen sich nicht mit den beim Stoß auftretenden Druckveränderungen erklären!

„Etwas stimmt hier offensichtlich nicht ganz", so heißt es bei LINDENBERG weiter, „und das gilt auch in ähnlicher Weise für die anderen Theorien, die auf dem in der Monographie wiedergegebenen, ausgezeichneten Schema von PUDENZ u. SHELDEN dargestellt sind."

Wenn hier offensichtlich etwas nicht so ganz stimmt, dann sollte man das doch konkret formulieren, auf mathematische Modelle oder physikalische Experimente hinweisen, sowohl die eigenen als auch die von Anderen.

Es heißt bei LINDENBERG weiter: „Ich konnte mich immer nicht des Eindruckes erwehren, daß diese Theorien zwar auf bekannten physikalischen Vorgängen und Gesetzen aufgebaut sind, und jeder daher einen kleinen Kern Richtigkeit enthält, daß aber keine von ihnen alle physikalischen Vorgänge und ihre Änderung in Abhängigkeit von der Art und Stärke der Gewalteinwirkung berücksichtigt hat."

Physikalische Gesetze enthalten niemals nur einen kleinen Kern Richtigkeit, sie sind entweder insgesamt richtig, aber sie enthalten nicht einen Bruchteil Richtigkeit. Eine *vollständige* Inbeziehungsetzung der physikalischen Gesetze beim Stoßablauf mit den morphologischen Befunden wird niemals möglich sein. Was wir 1963 versucht hatten, war aus einer Fülle von experimentellen Ergebnissen und Befunden eine Erklärung für die Entstehung einer Reihe von morphologischen Gewebeschäden zu liefern, wobei wir die entstandenen Schäden als Endpunkte der mechanischen Inputs betrachteten.

Weiter heißt es bei LINDENBERG: „Das schien nur daran zu liegen, daß die experimentellen Untersucher gewöhnlich nicht genügend mit der Pathologie der Kontusionen vertraut waren." Da wir doch beide den gleichen Lehrer, nämlich Hugo SPATZ hatten, sollte man eigentlich voraussetzen, daß auch der andere (UNTERHARNSCHEIDT) mit der Morphologie der Kontusionen vertraut ist. Ich hatte die Gelegenheit, die 1963 veröffentlichten physikalischen und morphologischen Befunde mit Hugo SPATZ über einen Zeitraum von mehreren Monaten zu diskutieren. Er sah in diesen Ergebnissen eine logische Weiterführung seiner eigenen Traumaforschung und war unermüdlich hilfsbereit mit Anregungen und in Diskussionen.

LINDENBERG fährt fort: „Wir waren der Ansicht, daß man auch ohne Experimente allein aus den verschiedenen traumatischen Schädigungsmustern Rückschlüsse auf den jeweiligen Mechanismus der Kontusionen ziehen könnte, falls man ein genügend großes Material überblickt."

Das ist Ansichtssache. Jedenfalls waren der Physiker und Gerichtsmediziner SELLIER und ich als klinisch orientierter Neuropathologe anderer Meinung und haben in mehrjährigen und technisch sehr aufwendigen experimentellen Untersuchungen eine Fülle von physikalischen Daten erarbeitet, die wir mit der Pathomorphologie der traumatischen Hirnschäden in Beziehung zu setzen versuchten. Wenn etwas an unsereren Versuchen oder in der Besprechung der Literatur nicht korrekt sein sollte, so sollte man unter Hinweis auf eigene Experimente und Befunde in einer von Physikern akzeptierten Weise diese Daten in konkreter Form vorlegen, so wie wir ja auch zur Literatur aufgrund eigener Befunde kritisch Stellung genommen haben. Die von LINDENBERG vorgeschlagene Nomenklatur wird in der medizinischen Literatur nicht gebraucht.

q) Erwiderung auf GROMOVs kritische Stellungnahme

GROMOV (1982), der sich mit der Biomechanik der Kopfverletzungen und mit den Contrecoupverletzungen beschäftigte, befaßte sich auch mit den Arbeiten von GROSS (1958). In sehr eleganten Experimenten, über die bereits im vorhergehenden eingehend berichtet wurde, hatte GROSS (1958) das Auftreten von Gasblasen in einer wassergefüllten gläsernen Hohlkugel während des Stoßes mittels Hochfrequenzkinematographie direkt beobachten und mit einem Mikrofon hörbar machen können.

GROMOV, der obengenannte Arbeit von GROSS zitierte, vertrat die Meinung, daß bei Stößen gegen die Stirn die contrecouptypischen Verletzungen im Bereich des negativen Druckes in der Nähe des großen Hinterhauptsloches liegen, von wo aus Liquor zufließen und so das Entstehen des negativen Druckes mindern würde. Auch diese Ansicht ist falsch, denn in der kurzen Stoßzeit (einige Millisekunden) und dem entsprechend kurzlebigen negativen Druck kann aus Trägheitsgründen kein Liquor nachfließen. Zudem fehlt auch ein Druckgradient, der die Ursache eines solchen Flusses ist (SELLIER u. UNTERHARNSCHEIDT 1963).

Dieses Phänomen wird von SELLIER u. UNTERHARNSCHEIDT (1963) mit der Tatsache erklärt, daß im Bereich der Hinterhauptsregion ein dickeres Liquor„polster" vorhanden ist, sich daher die erste Wirkung eines negativen

Druckes zunächst im Liquorraum entfaltet und erst bei größerer Beschleunigung die Zone der Blasenbildung und die oberflächlichen Schichten des Gehirns erfaßt. Eine weitere Erklärung muß noch hinzugefügt werden. Bei der Mehrzahl der von frontal einwirkenden Gewalten verläuft die Stoßachse nicht etwa horizontal, so daß die Contrecoupregion im Bereich der Okzipitallappen liegt, sondern sie verlaufen von schräg oben, etwa der Stirn-Haargrenze in Richtung auf die vordere oder mittlere Schädelgrube, die dann die eigentlichen Contrecoupregionen herstellen.

GROMOV vertrat, auf die Untersuchungen von SELLIER u. UNTERHARNSCHEIDT (1963) weisend, die Meinung, der negative Druck könne nicht die Schädigungsursache sein, viel mehr hatten die Untersuchungen von GROSS den Beweis erbracht, daß nicht der negative Druck, sondern die Kavitation die Ursache der Hirnverletzung darstelle. Hier irrt GROMOV, denn die Ursache der Kavitation ist primär der Unterdruck, der die Formation von Gasblasen zur Folge hat. Der Kavitationseffekt war zuerst an den Blättern schnell laufender Schiffschrauben in Form von Oberflächenerosionen beobachtet worden. Beim Kollaps dieser Blasen entstehen Stoßwellen, wie bei der Erforschung dieses Phänomens festgestellt wurde. Diese wiederum sind letztlich die Ursache für das Anfressen der harten Oberfläche der Schiffsschraube. Stoßwellen, die durch das Gehirn laufen, erzeugen jedoch keine wesentliche Schädigung, wie sich aus der Analyse von Schädelschüssen ergibt. Dabei wird nämlich durch das Geschoß eine intensive Stoßwelle induziert.

Im einzelnen schrieb GROMOV: „Die Untersuchungen von SELLIER u. UNTERHARNSCHEIDT (1963) an Schädelmodellen, die zur Gehirnimitation mit Flüssigkeit gefüllt worden sind, haben gezeigt, daß sich das Gehirn innerhalb des Schädels dabei höchstens um einige Millimeter verschiebt, was zu der Schlußfolgerung führt, daß dadurch keine Hirnkontusionen hervorgerufen werden können. Deshalb negieren sie bei ihren Experimenten die Bedeutung der durch Schlageinwirkung verursachten Gehirnverschiebungen bei der Genese von Gehirnkontusionen und gelangen dabei zu der Erkenntnis, daß der negative Druck die Ursache für die Art der Verletzung ist."

Solche Ausführungen und Aussagen finden sich keineswegs in der von uns im Jahre 1963 veröffentlichten Monographie, GROMOV (1982) wirft weiterhin einige von SELLIER u. UNTERHARNSCHEIDT (1963) vorgetragene Befunde durcheinander.

Es ist durchaus richtig, daß sich bei den von uns durchgeführten Modellversuchen eine Druckverteilung im System einstellte. Beim Stoß wird die mehr oder weniger starre Kugelhülle schnell abgebremst. Sie soll dabei, um die Versuchsbedingungen übersichtlich zu halten, zunächst nicht deformiert werden. Es ist gleichgültig ob die Kugel mit der Geschwindigkeit v auf einen anderen Körper trifft oder ob der andere Körper auf die Kugel trifft und dieser die Geschwindigkeit v erteilt. Hinsichtlich der Kraftwirkung kommt es zu einer Relativbewegung der beiden Stoßpartner. Die Masse der Flüssigkeit wird am Stoßpol kraft ihrer Trägheit in Bewegungsrichtung gegen die innere Begrenzung der starren Hülle gedrückt, während am Gegenpol die Flüssigkeit sich von dieser Begrenzung zu entfernen trachtet. Es entsteht so am Stoßpol ein Überdruck (positiver Druck), am Gegenpol ein Unterdruck (negativer oder reduzierter Druck = Sog).

Richtig ist auch, daß sich das Gehirn bei den auftretenden Drücken lediglich um einige Millimeter verschiebt. Es ist bekannt, daß die Kompressibilität K der

Hirnsubstanz äußerst gering ist. Bei einem Druck von 1 Atm ändert sich das Volumen um 0,005%. Bei einem Volumen von 1 Liter macht das 5 mm³ aus, ein verschwindender Betrag.

Um beispielsweise das Gehirn auf 50% seines Volumens zusammenzudrücken, benötigt man 10000 Atm. Eine wesentliche Niveauausbildung am Gehirn, wie sie etwa Justus SCHNEIDER (1951) angibt, ist mangels Volumenänderung nicht möglich.

Die weiter von GROMOV angeführte Behauptung: „Was zu der Schlußfolgerung führt, daß dadurch keine Hirnkontusionen hervorgerufen werden können," wurde von uns in dieser Form nicht behauptet. Vielmehr erklärten wir, unter eingehender Besprechung bereits vorher durchgeführter Modellversuche von GROSS (1958), daß u. E. die sog. Rindenprellungsherde im Contrecoup-Bereich die Folge von Kavitationswirkung sind.

Bei GROMOV (1982) heißt es weiter: „In den Versuchsmodellen von GROSS sind homogene Medien (Wasser, Liquor) untersucht worden, die sich jedoch in ihren physikalischen Eigenschaften von der Gehirnmasse wesentlich unterscheiden. Die mit Wasser gefüllten Glasgefäße waren nur entfernt einem Schädel ähnlich. Sie besaßen zwar die gleiche Wandstärke, reproduzierten jedoch nicht die anatomischen Besonderheiten des Schädels: Schichtweise Anordnung der einzelnen Gehirnstrukturen, Unebenheiten der Knochengebilde, Vorhandensein einzelner Knochensprünge mit den daran angewachsenen Fortsätzen der harten Hirnhaut, die in der Schädelhöhle natürliche ‚Trennwände' schafft."

Sowohl bei GROSS (1958) als auch bei SELLIER u. UNTERHARNSCHEIDT (1963) ist ausdrücklich darauf hingewiesen, daß es sich zunächst um *Modellversuche* handelt, um die Druckverteilung in einer starren Kugel zu untersuchen. Sowohl GROSS (1958) als auch SELLIER u. UNTERHARNSCHEIDT (1963) waren sich bewußt, und haben ausdrücklich hervorgehoben, daß die komplizierte Form des menschlichen Schädels, der je nach Alter und Individuum eine unterschiedliche Deformierbarkeit besitzt, im Modellversuch lediglich durch eine starre Hohlkugel, und die verschiedenen Anteile des Schädelinhaltes durch Flüssigkeit ersetzt werden.

Die von GROMOV (1982) weiter vertretene These: „Die Kavitationstheorie ist also nicht in der Lage, die überwiegende Lokalisierung der Gegenschlagkontusionen des Gehirns im Basis Basisbereich der Stirn- und Schläfenlappen zu erklären, die nicht nur bei Schlägen auf den Hinterkopf, sondern auch bei anderen Mechanismen von inneren Schädel- und Gehirnverletzungen zu beobachten sind", ist nicht belegt. GROMOV legt keine eigenen Befunde vor, seine Aussagen zu bekräftigen.

GROMOVS Angaben, daß tensiometrische Untersuchungen an unverletzten Schädeln ergeben haben, daß die dünnen Knochen des Augenhöhlendaches bei einer Schädelverformung durch Schlagwirkung in Vibration versetzt werden, was die Ursache von Kontusionen der basalen Bereiche der Stirn- und Schläfenlappen des Gehirns ist, ist von GROMOV nicht belegt. Wie SELLIER u. UNTERHARNSCHEIDT (1963) anhand eigener Untersuchungen und Abbildungen von PROKOP (1963) zeigen konnten, kam es zu *Imprimaten* von *Knochenanteilen* des *Daches* der *Orbita* in die *vordere Schädelgrube*, manchmal wurden auch Anteile des Inhaltes der Orbita in die vordere Schädelgrube infolge Sogwirkung verlagert. Eine Verursachung dieser Schäden durch Vibration ist nicht belegt, es ist nicht einzusehen, warum eine angeschuldigte Vibration immer Imprimate erzeugt. Auch hier hat GROMOV keine physikalischen Befunde vorgelegt, seine Theorie zu stützen.

GROMOV (1982) bringt weitere Formulierungen, die nicht stichhaltig sind, auf die aber aus Platzmangel hier nicht eingegangen werden kann.

Lähmungen der Extremitäten durch sog. Rindenprellungsherde an den Zentralwindungen (kortikale Lähmungen) als Folge von Stoß- oder Gegenstoßherden kommen selten vor, da diese Regionen im allgemeinen von sog. Rindenprellungsherden verschont bleiben.

r) Unterscheidung von Sturz- und Schlagverletzungen

Sturzverletzungen können *Schlagverletzungen* ungemein *stark ähneln*, insbesondere dann, wenn die sog. *Hutkrempenregel* an Gültigkeit einbüßt (PROKOP u. GÖHLER 1976).

Die *Hutkrempenregel* besagt, daß sich beim *Sturz* die *Verletzungen unterhalb der Hutkrempenhöhe* (gedachte Ebene in Höhe der Hutkrempe) finden, beim *Schlag oberhalb*. Sie ist nur bei *Sturz* zu *ebener Erde* anwendbar, wie an vielen Fällen von agonalem Sturz – bei plötzlichem Herztod – gezeigt werden kann. Die *Verletzungen* liegen hier im *Gesicht* (PROKOP u. GÖHLER 1975). Die Hutkrempenregel läßt sich nicht anwenden bei Sturz aus der Höhe, Treppenstürzen, Stürzen nach rückwärts, wenn der Patient von herabfallendem Material getroffen wird, oder wenn die Gewalteinwirkung auf einen Liegenden einwirkt.

ILLCHMANN-CHRIST (1951) fand in seiner Serie folgende Verteilung: Bei *tödlichen Stürzen* (35 Fälle) etwa 2/3 Gegenpolverletzungen, in 1/3 Stoß- und Gegenpolverletzungen, dagegen *keine* reinen Stoßverletzungen. Bei *Schlagverletzungen* (29 Fälle) sah er 18mal reine Stoßpolverletzungen, 4mal gemischte Verletzungen und der Rest bestand aus reinen Gegenpolverletzungen. Das Gewicht der benutzten Schlagwerkzeuge war nicht angegeben.

s) Besprechung von Literatur, die sich mit der Entstehung von Schädel-Hirn-Verletzungen auseinandersetzt

α) *Geschichtlicher Überblick*

Der *Edwin* SMITH-*Papyrus*, der aus dem 17. Jahrhundert v. Chr. stammt, ist eine der *ältesten Darstellungen der Chirurgie*. Es handelt sich um die älteste bekannte Abhandlung über Chirurgie, die Falldarstellungen birgt. Die Darstellung ist systematisch abgehandelt, sie beginnt mit Schädel-Hirn-Verletzungen und folgt dann den Verletzungen weiter unten liegender Körperteile, etwa einer Darstellung der Krankheiten „De capite ad calcem" („von Kopf bis Fuß"). Es handelt sich um 48 Falldarstellungen, bei denen die Behandlung diskutiert wird. Lediglich bei einem Fall findet sich Gebrauch von Magie. Jede der *Falldarstellungen* erhält eine von *3 Prognosen:* „*günstig*", „*ungewiß*" oder „*ungünstig*". Die 3. Meinung ist ausgedrückt: „eine Verletzung, die nicht behandelt werden sollte." Eine solche Darstellung findet sich in keinem anderen ägyptischen medizinischen Papyrus. Diese ungünstige Prognose, die der Chirurg nicht zu behandeln vermag, findet sich 14mal.

Der Papyrus war von dem *amerikanischen Ägyptologen Edwin* SMITH (*1812) in *Luxor, Ägypten*, im Jahre 1862 gekauft worden. Eine *Übersetzung* erfolgte erst im Jahre 1930 durch *James* BREASTED, den damaligen Direktor des Orientalischen Institutes der Universität von Chicago. Sie erfolgt auf Anregung der New Yorker Historischen Gesellschaft, die das Manuskript im Jahre 1906 von Edwin SMITHs Tochter erhalten hatte.

Nach den Angaben von BREASTED stellt das Papyrus eine Kopie, etwa um 1600 v. Chr. eines *älteren Manuskriptes*, geschrieben etwa 3000 v. Chr. Das Papyrus enthält *47 systematisch angeordnete Falldarstellungen*, beginnend mit Schädel-Hirn-Verletzungen, dann Thorax und Wirbelsäulenverletzungen darstellend. Hier bricht der Text plötzlich ab. Die Falldarstellungen sind, wie man heute sagen würde, typisch oder prototypisch und nicht individuell. Jede einzelne Darstellung ist unterteilt in Überschrift, Untersuchung, Diagnose und Behandlung. Hervorzuheben ist, daß von Trepanation des Schädels nicht die Rede ist.

Die Person, die das Edwin SMITH-Papyrus von dem frühen Text (3000–2500 v.Chr.) kopierte, machte viele Fehler, die später auf den Rändern korrigiert wurden. Anfang und Ende des Papyrus sind verloren gegangen, es findet sich auch nicht der Name des Autors. BREASTED schrieb: „He (der Kopist) had copied at least eighteen columns of the venerable treatise and had reached the bottom of a column when, pausing in the middle of a line, in the middle of a sentence, in the middle of a word, he.... laid down his pen and pushed aside forever the great Surgical Treatise he had been copying, leaving 15 1/2 inches (39 cm) bare and unwritten at the end of his roll."

Unter den *48 Falldarstellungen* sind *27 Kopf*- und *6 Wirbelsäulenverletzungen*. Unter den *27 Kopfverletzungen* finden sich *4 tiefe Kopfschwartenverletzungen* und *11 Schädelfrakturen*.

Die Aphorismen des HIPPOKRATES enthalten neben kurzen klinischen Bemerkungen auch Krankengesichten von Kopfverletzungen und besonders von Kriegsverletzungen. „Vor allem aber findet sich in den hippokratischen Schriften weder ein Begriff noch ein Terminus technicus, der unserer Hirnerschütterung irgendwie vergleichbar wäre" (BAY).

CELSUS, GALEN (2. Jahrh. n. Chr.) und Paulus AEGINETA (625–690 n. Chr.) um einige bekannte römische Ärzte zu nennen, besaßen noch keine klaren Vorstellungen über Wesen und Eigenart der Schädel-Hirn-Verletzungen, insbesondere unterschieden sie nicht zwischen Schädelfrakturen und Hirnverletzung. Ja, durch die apodiktische Stellungnahme von CELSUS bleiben die Beziehungen zwischen beiden Läsionen noch lange unklar (COURVILLE 1953).

Den großen Fortschritt bringen 700 Jahre später die arabischen Schriften: RHASES (gest. 925) grenzte von den groben traumatischen Läsionen des Gehirns die gedeckten Schädel-Hirn-Verletzungen ab, die nach seiner Erkenntnis auch unabhängig von Schädelfrakturen auftreten. AVICENNA (980–1037) führte die differentialdiagnostischen Erwägungen bei Schädelverletzungen nicht weiter; er befaßte sich vorwiegend mit therapeutischen Fragen.

Dann tritt die Schilderung der klinischen Symptomatik in den Vordergrund (Volcher COITER 1537; Fabritcus ab AQUAPENDENTE 1533–1619; Gregor HORST 1625; Pierre PIGRAY 1666; Theophile BONET 1679; SALMON 1699).

β) Die verschiedenen Theorien über den Mechanismus der traumatischen Hirnschädigungen

In vielen Arbeiten, die sich mit Problemen der gedeckten Schädelverletzungen befassen, vertreten die Autoren – ohne auf physikalische Fragestellungen oder experimentelle Untersuchungen einzugehen – eine bestimmte Theorie, mit der sie die pathomorphologischen Alterationen am Hirngewebe zu erklären suchen. PUDENZ u. SHELDEN (1946) unterscheiden 6 diskutierbare Mechanismen (Abb. 178): (1) *Vibrationen*, die vom Schädel auf das darunterliegende Gehirn übertragen werden, (2) *Durchgang* von *Kraftwellen* („*waves of force*"*)* durch das Gehirn, (3) *Verdrängung* des *Gehirns an der der Gewalteinwirkung gegenüberliegenden Seite*, (4) *Deformation* des *Schädels*, (5) *Druckgradienten*, die im Gehirn infolge der Gewalteinwirkung auftreten, und (6) *Rotation der Gehirnmasse* innerhalb des knöchernen Hirnschädels.

Ein neuer Abschnitt in der Erforschung der stumpfen Schädel-Hirn-Verletzungen setzte mit einer von der Académie Royale de Chirurgie in Paris gestellten Preisaufgabe ein, welche die Entwicklung einer Theorie der Schädelverletzungen „par contrecoup" und die Darstellung ihrer praktischen Konsequenzen forderte. Der Sekretär der Akademie, LOUIS, faßte zusammen, was seinerzeit hierzu bekannt war (1766). Unter dem Begriff „Contrecoupverletzungen" wurden alle Verletzungen des knöchernen Schädels, der Hirnhäute und des Hirngewebes zusammengefaßt, die nicht unmittelbare Folge der einwirkenden Gewalt

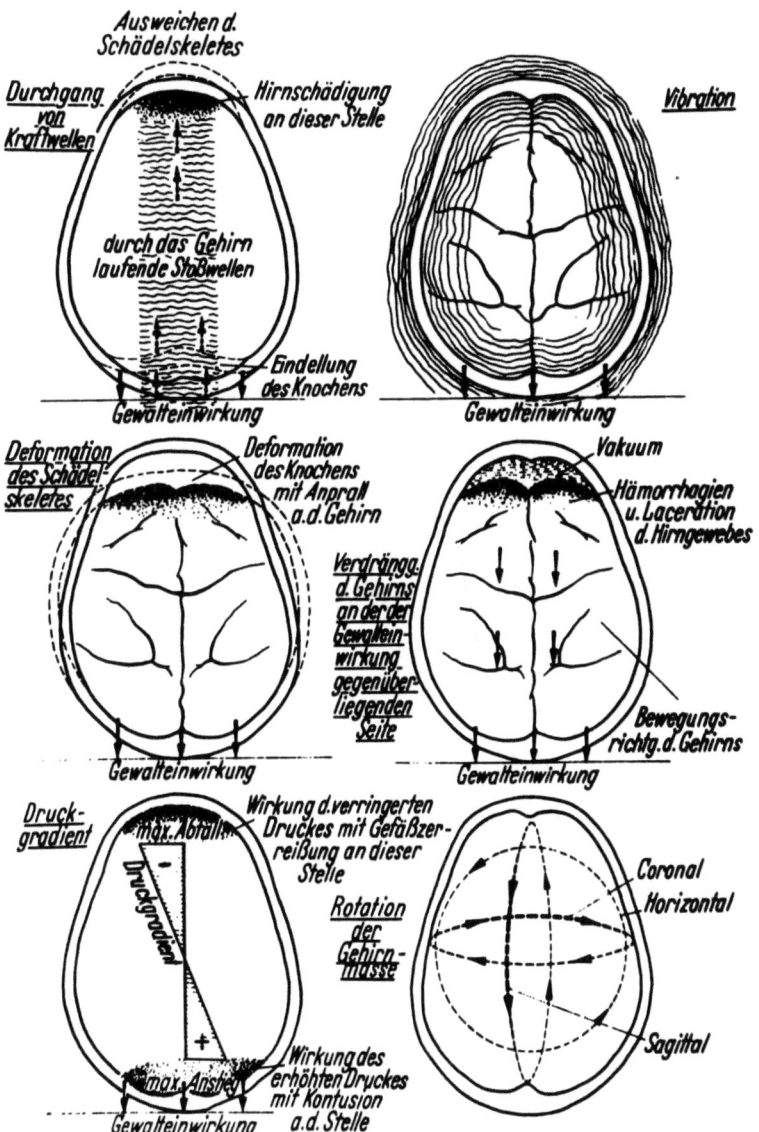

Abb. 178. Theorien über den Mechanismus der Hirnverletzung durch Stoß und Gegenstoß. Die Schädelformierung, die in der Querschnittszeichnung zur Erläuterung der Theorie von den fortlaufenden Stoßwellen sichtbar ist, wurde nicht in allen Arbeiten über diese Theorie beschrieben, wird aber der Einfachheit halber hier mitberücksichtigt. (Aus PUDENZ u. SHELDEN 1946)

waren. 1768 veröffentlichte die Akademie die Preisarbeiten von François CHOPART (1743–1795), GRIMA, SABOURAUT sowie Louis Sebastiane SAUCEROTTE (1741–1814).

γ) Vibrationstheorie

Nach SAUCEROTTES Konzeption gehen von der Einwirkungsstelle der stumpfen Gewalt Vibrationen aus, die durch die knöcherne Schädelhülle fortgeleitet werden und sich an der diametral gegenüberliegenden Seite treffen, wo sie bei genügender Intensität der einwirkenden Gewalt neue Kräfte entfalten, die zu Frakturen des Schädelskelettes und zu Verletzungen der Hirnsubstanz führen. Dort sei das Gehirn einer größeren Gewalteinwirkung ausgesetzt als an anderer Seite.

Jean Louis PETIT (1774) war der Meinung, das klinische Bild nach einer Schädelverletzung mit anschließender Bewußtlosigkeit als führendem Merkmal rühre von Wellenbewegungen im Schädelknochen her, die sich in Hirngewebe ausbreiteten und dessen Funktionen „unverzüglich" herabsetzten oder gar unterbrachen. Ähnlich glaubte DEASE (1776), daß die Gewalteinwirkung eine Vibration des Nervengewebes erzeuge, die zur Ruptur kleinerer Gefäße und also zu lokalen Blutungen führe.

Jean-Pierre GAMA versuchte 1835 die Theorie durch Experimente zu stützen. In flüssigkeitsgefüllten Glaskolben schwammen bunte Fäden, die vibrierten, wenn die Glaskolben erschüttert wurden. Es zeigte sich, daß das Vibrationsmuster abhängig war von Auftreffstelle und Intensität des Schlages.

Die Vibrationstheorie setzt voraus, daß das Gehirn durch die beim Stoß angeregten Schwingungen des Knochens geschädigt wird. Nach den Angaben der Literatur und nach unseren eigenen Messungen tritt aber eine *maximale* Verformung (und nach Aufhören der Gewalteinwirkung ein Zurückschnellen und damit Schwingen mit maximaler Amplitude) nur an der Auftreffstelle auf. Aus diesem Grunde ist nicht einzusehen, daß an anderer Stelle als dem Stoßpol eine größere Schädigung durch Knochenschwingung hervorgerufen werden soll.

δ) Theorien, die auf der Fortleitung von Kraftwellen durch Gehirn und Knochen beruhen

Diese Theorie wurde erstmals in der zweiten Hälfte des 19. Jahrhunderts geäußert. FELIZET unternahm 1873 Versuche mit paraffingefüllten und an der Außenfläche mit Farbstoff bedeckten Schädeln, die er auf harte Flächen schlug. Nach dem Aufschlag fand er eine vergrößerte Auflage, die nur durch Abflachung des Schädels an der Aufschlagstelle erklärt werden konnte. DURET (1878) ergänzte diese Beobachtung mit dem Hinweis, daß bei stumpfer Gewalteinwirkung auf den Schädel an der Stoßstelle ein „cone de dépression" und an der gegenüberliegenden Stelle ein „cone de soulévement" („bulging outward"), also eine Ausstülpung des Schädelskelettes entstehe. Der eingedrückte Teil des Schädelknochens dränge den Schädelinhalt durch Zusammendrücken auf die gegenüberliegende Seite, dabei entleere sich der Liquor aus den Seitenventrikeln durch den Aquaeductus Sylvii und den 4. Ventrikel in die großen Basiszisternen. Dieser gewaltsame Liquorfluß führe zu Verletzungen der Umgebung von Aquädukt und 4. Ventrikel. An der Gegenseite entstehe unterhalb des „cone de soulévement" infolge des Vakuums ein erheblicher Liquorzustrom. Die Verletzungen an der Stoßstelle werden mit Unterdruck erklärt, wenn sich der „cone de dépression" nach der Gewalteinwirkung zurückbildet, die Verletzung basaler Anteile des Großhirns mit der plötzlichen Überschwemmung durch den Liquorstrom aus dem Ventrikelsystem (der sog. „choc céphalo-rachidien"). Die im Ventrikelsystem auftretenden Flüssigkeitsverschiebungen würden einen von den Corpora restiformia ausgehenden reflektorischen Gefäßkrampf im Gehirn auslösen.

Ähnlich äußerte sich DIXON (1940): Der Liquor werde aus den perineuralen und perivaskulären Räumen herausgepreßt, so daß Nährstoffmangel an den Nervenzellen entstehe, der Bewußtlosigkeit zur Folge habe, die solange anhalte, bis der Liquor zurückströme.

DURETS Idee des „choc céphalo-rachidien" wurde von TILANUS (1888) sowie DEUCHER (1892/93) kritisiert: Bei Hunden, denen der Liquor entnommen worden war, ließen sich nach stumpfer Gewalteinwirkung die gleichen Effekte zeigen. MILES (1892) versuchte DURETS Theorie zu stützen: An vaseline- oder kittbedeckten Schädeln ließen sich nach Gewalteinwirkung konische Ausstülpungen vermuten. MILES schloß daraus, daß sich unterhalb der Ausstülpung ein Vakuum bilde, das die Zerreißung oberflächlicher Hirngefäße verursache. Auch CASASSA (1924) glaubt an die Liquorverschiebung: der Stoß treibt den Liquor in die perivaskulären Räume, überdehne die feinen Gefäßverästelungen und verursache ihre Zerreißung.

Wir haben bereits ausführlich dargelegt, daß eine ins Gewicht fallende Liquorverschiebung nicht geschieht. Weiterhin haben die Untersuchungen von MEYER u. DENNY-BROWN gezeigt, daß die Bewußtlosigkeit unmittelbar nach der stumpfen Gewalteinwirkung einsetzt, ehe irgendwelche reflektorischen Mechanismen wirksam werden können.

ERICHSEN (1882) dagegen führte die „Contrecoup"-Schäden auf Kraftwellen zurück, die durch die Hirnsubstanz liefen und sich an der dem Stoßpunkt gegenüberliegenden Tabula int. „brechen" würden. Die Theorie findet die Unterstützung COURVILLES: Der in Bewegung befindliche Schädel gliche einem fliegenden Geschoß, da beide Körper eine Kraftlinie in ihrer Bewegungsrichtung besäßen. Werde die Vorwärtsbewegung des Schädels plötzlich unterbrochen, kehre sich die Kraftlinie sofort um und reiche rückwärts durch die Hirnsubstanz bis zu dem Punkt, der sich gegenüber der Auftreffstelle (Gegenpol) befindet. Nach COURVILLES Ansicht breiten sich Kraftlinien auch seitlich der Hauptkraftlinie aus, sie würden durch den Auftreffwinkel, die Deflektion und Diffusion nach dem Auftreffen auf Strukturen verschiedener Dichte, wie Falx und Tentorium, abgeleitet.

Die Theorie der Knochenausstülpung an der „Gegenstoßstelle" wurde verschiedentlich so dargestellt, als ob eine durch den Stoß erzeugte Welle durch die Hirnsubstanz geleitet werde und an der Gegenseite die beschriebene Knochenausstülpung hervorrufe.

Die Verfasser dieser Theorie beobachteten bei der Entstehung des „Contrecoup"-Effektes eine Vakuumbildung, deren Wesen sie verkennen. Der Unterdruck am Gegenpol entsteht nicht durch Ausstülpung des Schädelknochens, sondern das Gehirn strebt aufgrund seiner Trägheit vom Schädelknochen an dem als „Gegenstoßstelle" bezeichneten Gegenpol weg, wie sie dargelegt haben. Dabei sind die Verhältnisse also umgekehrt zu den vermeintlichen Umständen jener Theorie, denn auch der Schädelknochen folgt in seiner Trägheit ein wenig der Hirnsubstanz, wodurch (wie beschrieben) der „Contrecoup"-Effekt wesentlich gemildert wird.

ε) „Contrecoup"-Verletzung durch Schädeldeformation

Diese Theorie steht eng in Zusammenhang mit der Schwingungstheorie. Die „Contrecoup"-Verletzungen werden damit erklärt, daß sich der Schädel im Moment des Aufschlags abflache und so die Wölbung verschwinde. Es ist dies die Ansicht, die CHOPART (1819), GRIMA (1869) sowie SABOURAUT (1778) in ihren Preisarbeiten der Pariser Académie de Chirurgie unterbreiteten. Der Kern der Theorie besteht in der Auffassung, daß der Schädel in der Stoßrichtung abgeplattet wird und folglich, da die Wölbung an der „Gegenstoßstelle" fehlt, Knochenteile an das Gehirn schlagen.

Auch hier gilt, daß die plötzliche Berührung von Gehirn und Knochen an der Stoßstelle immer größer sein muß als am Gegenpol, daß somit diese Theorie im Widerspruch zur klinischen und neuropathologischen Erfahrung steht. Den gleichen Einwand bringen wir gegen die „Rückschlagtheorie" vor, die besagt, daß das Gehirn zuerst an der Stoßstelle gegen das Innere der Schädeldecke anschlage und dann durch „Rückschlagwirkung" vor die „Gegenstoßstelle" pralle.

Beiden Theorien liegt die falsche Anschauung zugrunde, daß sich das Gehirn gegenüber der knöchernen Hülle wesentlich bewegen könne. In Wirklichkeit beträgt die Relativbewegung, wie wir zeigen konnten, bei starrer Hülle einige μ, bei nicht ideal starrer Hülle Millimeter.

ζ) Theorie der Gehirnverdrängung an der der Gewalteinwirkung gegenüberliegenden Seite

QUEYRAT (1657) war der Ansicht, bei Kontusionen finde eine Art „Ebbe- und Flutbewegung" des Hirngewebes statt. Auch Henry François LE DRAN (1749) stellt sich zwei entgegengesetzte Bewegungen vor, bei denen das Gehirn zuerst infolge der Wucht des Schlages an die Schädeldecke stößt und dann von ihr zurückprallt.

RUSSELL (1932), der die Theorie einer Kraftübertragung durch fortlaufende Wellen ablehnte, sah seinerseits die Ursache des „Contrecoup" in der Fortbewegung des Gehirns kraft seiner eigenen Schwungkraft von seiner Umhüllung. So bewege sich das Gehirn noch in Stoßrichtung weiter, wenn der Schädel bereits zum Stillstand gekommen sei, und schlage an der Gegenseite an. Das Ausmaß der Hirnschädigung sei proportional der Plötzlichkeit, mit der die Schwungkraft geändert werde.

ROWBOTHAM sowie DOTT nahmen wie RUSSELL, der den Unterdruck als wesentliches Element der Entstehung des „Contrecoup"-Effektes erkannt hat, gleichfalls eine Zone verminderten Druckes am Gegenpol an, infolge der Fortbewegung des Gehirns von der Schädelkapsel. Der entstehende Sog könne nach ihrer Meinung neben den oberflächlichen auch die tieferliegenden Gefäße rupturieren.

Allerdings sind die Schlüsse, die RUSSELL daraus zieht, hinsichtlich der Entstehung der Rindenprellungsherde falsch. Nach seiner Meinung verharrt das Gehirn, weil sein spezifisches Gewicht größer als das des Liquor ist. Infolgedessen vergrößere sich der Subarachnoidalraum am Gegenpol und die kleinen Gefäße, die von der Pia rechtwinklig zur Hirnoberfläche ziehen, rissen ab. RUSSELL glaubt, fälschlich, die Blutungen setzten primär im Subarachnoidalraum ein und dringen bei größeren Verletzungen sekundär in die Hirnsubstanz ein.

η) Rotationstheorie

Ältere Autoren wie ALQUIE (1865) und FERRARI (1882) vermuteten, daß infolge Rotation der Hirnmasse pathomorphologische Alterationen nach stumpfer Gewalteinwirkung auf den Schädel auftreten.

Die Verfasser füllten Modell- und Leichenschädel mit Gelatine und Hirnsubstanz und fixierten Glaskapillaren und Deckglasstreifen in verschiedener Tiefe. Wurde der Schädel von Fallgewichten in der Scheitelregion getroffen, zerbrachen die nahe der Hirnoberfläche gelegenen Gläser, selbst wenn der Schädelknochen nicht frakturierte.

Für HOLBOURN (1943) besteht die erste Voraussetzung zu einer „Contrecoup"-Verletzung darin, daß der Schädel durch einen Schlag in Rotation versetzt wird. Die Rotation könne in sagittaler, horizontaler und querer Ebene bzw. in Kombination davon erfolgen. Die Gleitbewegung des Gehirns sei relativ frei bis auf die Anteile, die von Knochenstrukturen begrenzt werden. Die dabei entstehenden Scherkräfte – wegen seiner nichtkugeligen Gestalt müsse das Gehirn bei einer Rotation seine Form ändern und dabei treten Verschiebungen benachbarter Hirnteile auf – bewirkten Dislokation und Zerstörung der anatomischen Strukturen (Rotation im eigentlichen Sinne des Wortes ist hier sicher nicht gemeint, sondern nur eine Drehung des Gehirns um einen bestimmten Winkel gegenüber der Schädelhülle). Eine Erklärung der Verletzungen durch Über- und Unterdruck („compression und rarefaction strains") lehnt der Autor mit dem Hinweis auf GRUNDFEST ab, der festgestellt hatte, daß Nerven bei einem hydrostatischen Druck von 10 000 cb/in^2 = 578 kg/cm^2 noch Impulse leiten. Die Beobachtung von gleitend-drehenden Bewegungen des Gehirns teilten auch PUDENZ u. SHELDEN (1946) mit, die ein Hirnfenster, das „lucite calvarium", entwickelt hatten, das groß genug war, um beide Hemisphären gleichzeitig beobachten zu können.

Als Material verwendeten sie polymerisiertes Methyl-Methacrylat. Es gelang ihnen die Verschleierung der Hirnoberfläche infolge Fibrinauflagerung auf der Leptomeninx zu verhindern und das Hirnfenster durchsichtig zu halten, indem sie den Subduralraum durch peinliche Blutstillung an Dura und Knochen mehrere Tage drainierten.

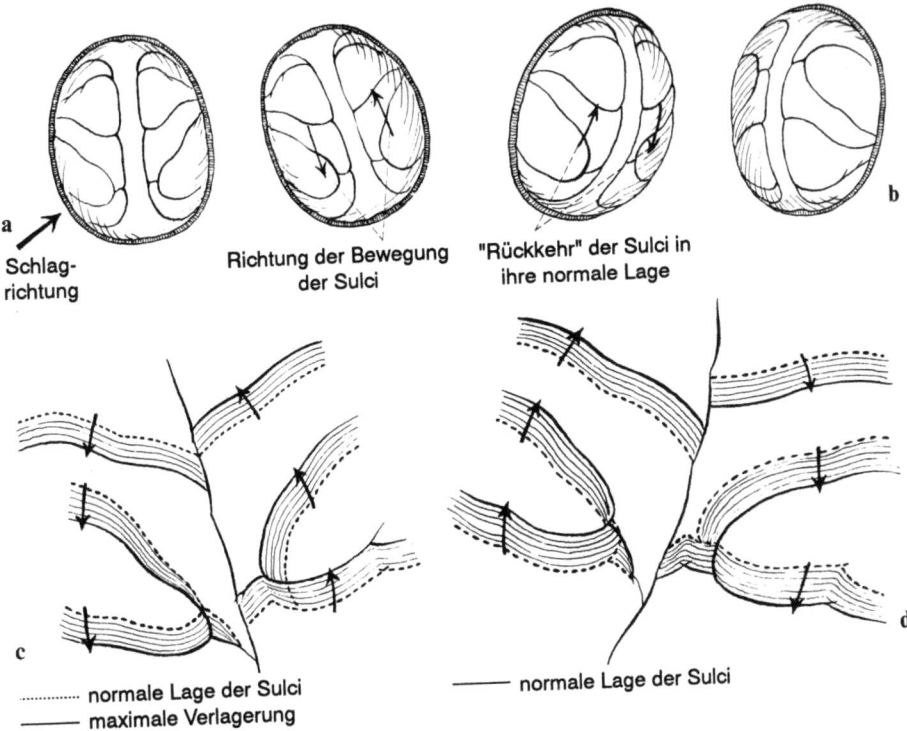

Abb. 179. a, b. Bewegungen des Schädels und Gehirns nach temporaler Gewalteinwirkung. **c** maximale Verlagerung der Sulci angedeutet, **d** „Rückkehr" der Sulci in ihre normale Lage. (Aus PUDENZ u. SHELDON 1946)

Das „lucite Calvarium" von SHELDEN et al. (1944) hatte mehrere Vorläufer:
RAVINA beobachtete das freigelegte Gehirn durch ein Holzrohr, das mit einem Ende in einer Trepanationsöffnung befestigt, am anderen Ende durch ein Beobachtungsglas verschlossen war, RAVINA sah eine Pulsation des Gehirns, gleichzeitig mit Herzschlag und Atmung, offenbar ermöglicht durch die Luftsäule im Rohr.

DONDERS (1851) fügte seinen Versuchstieren in die Schädelöffnung ein rechteckiges Glasfenster mit Kautschuk und Kollodium ein. Er sah keine Pulsation, da offenbar das geschlossene intrakranielle System erhalten war.

LEYDEN (1866) konstruierte ein mit Stahl gefaßtes Glasfenster, das in den Schädeldefekt eingeschraubt wurde. Er untersuchte u. a. die lokale und allgemeine Wirkung intrakranieller Druckerhöhung.

FORBES (1928) verwendete ein rundes, in einen Stahlrahmen zementiertes Glasstück, dessen Rand abgeschrägt war und in eine Trepanationsöffnung geschraubt werden konnte. Der Stahlrahmen enthielt Kanülen zur Injektion und Aspiration von Flüssigkeiten und Gasen.

Permanente Hirnfenster beschrieben WENTSLER (1936) und SOHLER et al. (1941). Letztere verwendeten für ihre mikroskopischen Beobachtungen Scheiben, die im Durchmesser aber nur 12–16 mm maßen.

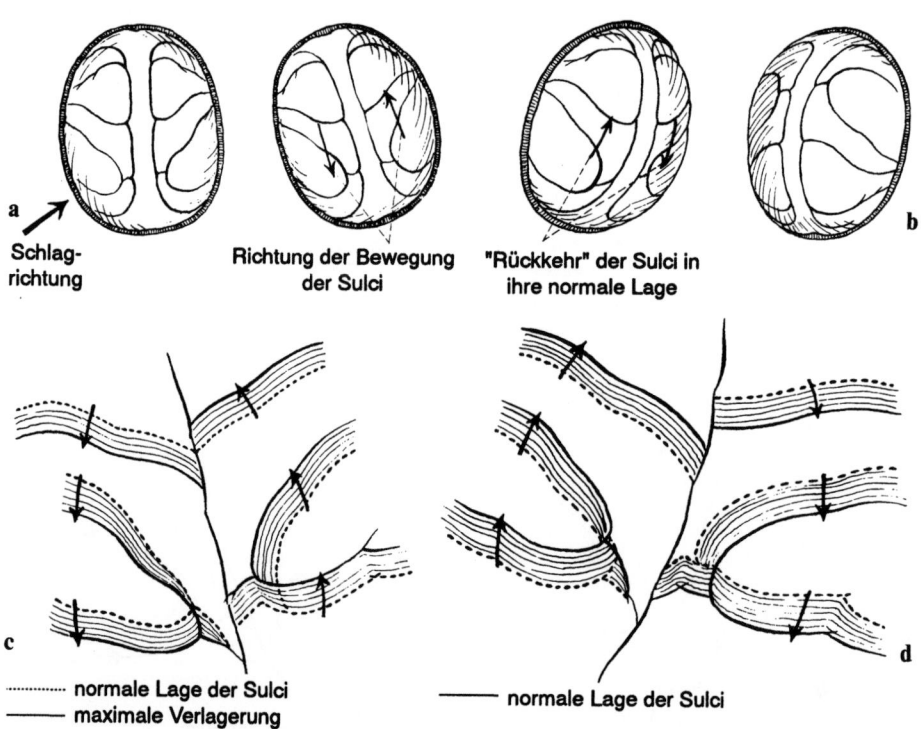

Abb. 180. a, b. Bewegungen des Schädels und Gehirns nach perietaler Gewalteinwirkung. **c** maximale Verlagerung der Sulci angedeutet, **d** „Rückbewegung" der Sulci in ihre normale Lage. (Aus PUDENZ u. SHELDEN 1946)

PUDENZ u. SHELDEN (1946) sahen nach Subkonkussionsstößen gleitend drehende Bewegungen des Gehirns in der Schädelkapsel (Abb. 179 a–d, 180 a–d). Die Bewegung des Gehirns erfolgte nach ihren Angaben langsamer als die des Schädels, wohl wegen seiner Trägheit. Hirnmasse und Schädel seien als Sphäroide anzusehen, die in horizontaler, sagittaler und querer Ebene oder in Kombination davon in Bewegung gesetzt würden. Der Schädel rotierte auf der Zervikalachse, die Gehirnmasse jedoch innerhalb der Schädelkapsel. Es kamen hauptsächlich Rotationsbewegungen in sagittaler und horizontaler Ebene vor, deutliche Bewegungen des Gehirns in koronarer Richtung wurden nicht beobachtet, offenbar verhindert durch die Lage der Falx zwischen beiden Großhirnhemisphären.

Der Umfang der Hirn-Gleitbewegung war in den verschiedenen Anteilen des Gehirns sehr unterschiedlich; sie war stets von größter Amplitude in den Parietal- und Okzipitallappen, unabhängig von der Auftreffstelle der Gewalt. Die Frontallappenbewegung war minimal, eine Bewegung der Temporallappen zu beobachten erlaubte das Hirnfenster nicht. Die Gehirnbewegung war stark beeinflußt von der Beweglichkeit oder Unbeweglichkeit des Kopfes. Ein Stoß, der gewöhnlich bei frei beweglichem Kopf eine beachtliche Bewegung der Hirnmassen verursachte, erzeugte wenig oder gar keine Hirnbewegung, wenn der Kopf fixiert war. Außerdem ließ sich keine dämpfende Wirkung des Liquors auf die Hirnbewegung feststellen; bei entzogenem Liquor waren die Bewegungsamplituden stark vergrößert.

Nach Meinung von PUDENZ u. SHELDEN müßte eine Hirnerschütterung, wenn sie überhaupt mit Gehirnrotation zusammenhänge, bei vermindertem Schädelinnendruck leichter zu erzeugen sein.

Zur Pathogenese subduraler Hämatome, die bis dahin darauf zurückgeführt wurden, daß kortikale Venen infolge Gehirnbewegung vom sagittalen Sinus abgerissen wurden, bemerken die Verfasser, daß das Losreißen selbst nicht beobachtet wurde, doch sei eine massive subdurale „sublucite" venöse Blutung bei zwei Affen nach parietaler Gewalteinwirkung erfolgt. Die Blutung erfolgte aus den Parietalvenen dort, wo die Gleitbewegung des Gehirns am stärksten war. Dieser experimentelle Befund stimmt nach Ansicht der Autoren mit der Lokalisation subduraler Hämatome in der klinischen Praxis überein.

Wir sind in bezug auf die Unschädlichkeit hoher Überdrucke mit HOLBOURN einer Meinung und haben dies am Beispiel der Schädeldurchschüsse dargetan. HOLBOURN gibt jedoch kein Experiment an, das die Unschädlichkeit des Unterdruckes beweisen könnte. Es ist zu fragen, ob bei linearer Beschleunigung oder Verzögerung der Schädel eine wesentliche Rotation erfährt. Rotation eines Körpers bei Stoß ist immer nur dann möglich, wenn die verlängerte Stoßachse nicht durch den Schwerpunkt des freien, also nicht gehaltenen Körpers geht. Wenn der Körper an einer Stange befestigt ist (vgl. Abb. 37a-c), die ihrerseits am anderen Ende drehbar gelagert ist, findet beim Stoß immer Translation (auf einer Kreisbahn) und Rotation (des Körperinhaltes relativ zur Hülle) statt. Nun kann bei den in Betracht kommenden kurzen Stößen der Schädel immer als frei gelten, eine wesentliche Rotation findet aber infolge der Fixation des Kopfes an der Halswirbelsäule nicht statt, ein Umstand, der auch die relative Rotation zwischen Schädelhülle und Gehirn ausschließt. Zudem zielt wegen der anatomischen Verhältnisse fast jede Stoßachse durch den Schwerpunkt des Gehirns. Ausnahmen bilden der sog. Kinnhaken oder ein Haken beim Boxen, die eine ausgesprochene Rotation erzeugen. Es können damit keine Linear-Beschleunigungen des Schädels erzeugt werden, so daß typische „Rindenprellungsherde" entstehen könnten.

Nach diesen Überlegungen ist die Erklärung der Entstehung von Hirnverletzungen abgesehen von Abriß von Brückenvenen oder oberflächlichen Gefäßen des Gehirns nach stumpfer Gewalteinwirkung durch Rotation unwahrscheinlich. Es kommt hinzu, daß die *Verletzungsherde* etwa *radialsymmetrisch zum Hirnschwerpunkt* angeordnet sein müßten, wenn sie durch *Rotation des Gehirns* entstanden wären, daß sie im Gegensatz dazu *symmetrisch zur Stoßachse („zylindersymmetrisch")* liegen müssen, wenn die Unterdrucktheorie richtig (nach der die Druckverteilung zylindersymmetrisch geschieht) ist (Abb. 181a, b; 1982a, b). Allein aus der Tatsache, daß „Contrecoup"-Herde wesentlich häufiger anzutreffen sind als Herde an der Stoßstelle, muß gefolgert werden, daß die Unterdrucktheorie klinische und pathomorphologische Befunde besser beschreibt; denn nach der Rotationstheorie müssen Stoß- und „Gegenstoß"-Herde gleich oft auftreten, da ja das Gehirn nur immer als Ganzes in Rotation sein kann. Auch sind mit HOLBOURNS Theorie die gelegentlich beim Stoß durch Druck verursachten bleibenden Wirkungen auf den knöchernen Schädel nicht erklärbar, wie die bei Sturz oder Schlag auf den Hinterkopf häufig auftretenden isolierten Impressionen der Orbita (PROKOP).

Wären die Drehbewegungen des Gehirns beim Stoß wesentlich, müßte infolge der Zugwirkung eine größere Beteiligung der Hirnnerven an ihrem Austrittspunkt aus dem Gehirn, oder gar Abriß nachweisbar sein. Es finden sich ausgeprägte primäre traumatische Alterationen an den Hirnnerven nur, wenn auch das benachbarte Hirngewebe Defekte aufweist. Diese Tatsache ist durch die Unterdrucktheorie zwanglos zu erklären.

ϑ) *Stoßwellentheorie*

Die Mehrzahl der Autoren vertritt heute noch die Stoßwellentheorie. Sie besagt, daß durch die Gewalteinwirkung eine Stoßwelle erzeugt werde, die geradlining durch das Gehirn verläuft und ihre maximale Wirkung an der „Gegenstoßstelle" entfaltet. Einige Autoren nehmen zudem an, daß die Wellen durch die anatomische Strukturen wie Blutgefäße, Liquor, Tentorium cerebelli u. a. gestreut oder abgelenkt würden. Sie unterstützen ihre Anschauungen durch die Pathomorphologie der Verletzungen, durch Experimente und Berechnungen.

So ging SCHWARZACHER (1924) von den geweblichen Veränderungen aus, die sich vom Stoß- zum Gegenpol als sog. Blutungsstraßen darboten. Es war naheliegend, die „Contrecoup"-Herde durch eine Gewalt zu erklären, die geradlinig vom Ort der Gewalteinwirkung zum Gegenpol hinzielt. Zu dieser Anschauung paßte am besten die Annahme

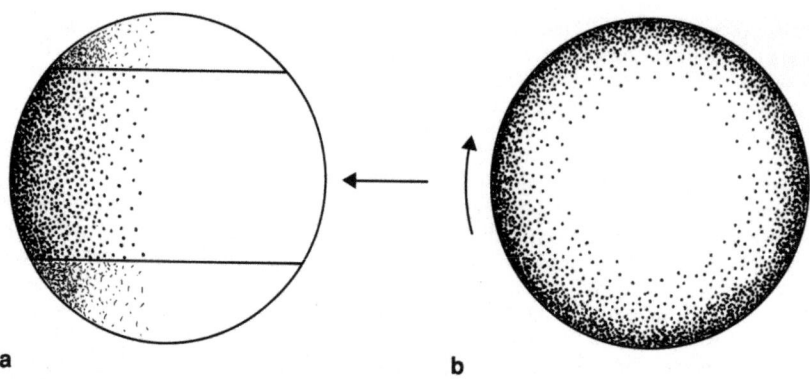

Abb. 181a, b. Die beiden schematischen Darstellungen zeigen die Topographie der primärtraumatischen Alterationen bei Translations- (linearer) Beschleunigung (**a**) und Rotationsbeschleunigung (**b**). **a** Die primärtraumatischen Alterationen bei breitflächiger stumpfer Einwirkung der Kraft und Verlauf der Stoßachse durch das Zentrum, oder nahe dem Zentrum des Systems führen zu primärtraumatischen Alterationen an der der Stoßstelle gegenüberliegenden Seite (Läsionen „par contrecoup"). Es handelt sich hierbei nicht um echte Rindenprellungsherde, sondern wir müssen von sog. Rindenprellungsherden sprechen, da die Flüssigkeit im Modell und auch das Gehirn hier nicht an die Modellwandung oder das Innere des Schädelknochens anschlägt, sondern sich von ihr entfernt. Die Anordnung der primärtraumatischen Gewebeschäden ist *zylindersymmetrisch*. **b** Bei tangentialer Einwirkung der Kraft kommt es zu einer Rotationsbeschleunigung des Modells oder des Schädels. Die Modellwandung oder die Schädelkapsel werden dabei beschleunigt, während das Gehirn zunächst noch aufgrund seiner Trägheit zurückbleibt. Es kommt dabei zu Verschiebungen zwischen Modellwandung und der Flüssigkeit bzw. zwischen Schädelwandung und Gehirn. Die primärtraumatischen Alterationen zeigen bei Rotationsbeschleunigung eine *radiärsymmetrische Anordnung*. Wir dürfen hier nicht von Rindenprellungsherden oder *sog*. Rindenprellungsherden sprechen, sondern es kommt zu Rissen und Brückenvenen mit subduraler Blutung und zu Ausrissen von Gefäßen aus der Hirnrinde, wie sie von UNTERHARNSCHEIDT u. HIGGINS (1969) am Tiermodell bei Anwendung des Head-Acceleration Device II (HAD-2) mit nicht deformierender Beschleunigung des Kopfes beschrieben wurden

einer Stoßwelle als Träger dieser Gewalt. SCHWARZACHERs Theorie fand eine Stütze in der theoretischen Durchrechnung des Problems, idealisiert als Stoß auf eine Flüssigkeitskugel mit ideal starren Wänden, wie sie von ANZELIUS (1943) und GÜTTINGER (1950) vorgenommen wurde.

Der wichtigste Einwand ist, wie auch bei allen anderen Theorien der, daß die größten Wirkungen am Stoßpol auftreten müßten; denn infolge der Dämpfung einer Stoßwelle in ihrem Verlauf hat sie an der Stoßstelle eine weit größere Amplitude als am Gegenpol. Ihre Wirkung muß auf ihrem Verlauf stetig abnehmen.

Aus den eleganten Experimenten SCHWARZACHERS (vgl. Abb. 183) folgt nicht zwingend, daß Stoßwellen auftreten, sondern nur, daß nach dem Stoß zeitweise Über- und Unterdruck im Schädelinnern bestehen. Eine ausführliche Erörterung der für die Stoßwellentheorie äußerst wichtigen experimentellen Arbeit SCHWARZACHERS erfolgt an anderer Stelle unserer vorliegenden Untersuchungen.

Das mathematische Ergebnis von ANZELIUS, das die Existenz von Stoßwellen nachweist, geht von der falschen Voraussetzung aus, daß der Stoß in unendlich kurzer Zeit (Stoßzeit gleich Null) erfolgt; damit sind die Ergebnisse praktisch unverwertbar. GÜTTINGER (1950 auf Anregung von STOCHDORPH) ist weitergegangen und hat die Druckverteilungen in Abhängigkeit vom Verhältnis „Stoßzeit" zu „Laufzeit" der Stoßwelle untersucht (Abb. 184a–e). Für die Stoßzeit gleich Null kommt er zu dem gleichen Ergebnis wie

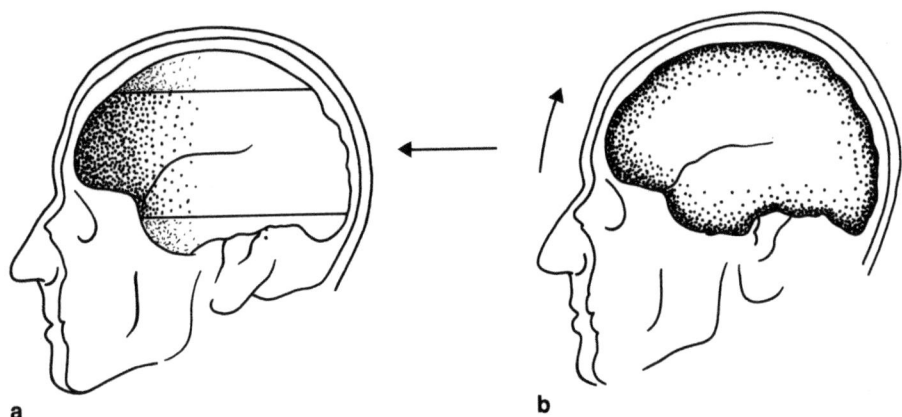

Abb. 182a, b. Die beiden Darstellungen zeigen die Topographie der primärtraumatischen Alterationen bei Translations- (lineare) Beschleunigung (**a**) und Rotationsbeschleunigung (**b**). **a** Die primärtraumatischen Alterationen bei oberflächiger stumpfer Gewalteinwirkung der Kraft und Verlauf der Stoßachse durch das Zentrum oder nach dem Zentrum des Kopfes führen zu primärtraumatischen Alterationen an der der Stoßstelle gegenüberliegenden Seite des Gehirns (Läsionen „par contrecoup"). Es handelt hierbei nicht um Rindenprellungsherde, denn das Gehirn prallt ja nicht gegen die Wandung des Schädels, sondern diese Gewebeschäden entstehen in einer Zone reduzierten Druckes, so daß wir von sog. Rindenprellungsherden sprechen müssen. Die Anordnung der Läsionen par contrecoup ist *zylindersymmetrisch*. **b** Bei tangential ansetzender Gewalt kommt es zu einer Rotationsbeschleunigung des Schädels. Der Schädel wird dabei beschleunigt, während das Gehirn zunächst aufgrund seiner Trägheit zurückbleibt. Dabei treten Verschiebungen zwischen Schädel und Gehirnoberfläche auf. Es reißen Brückenvenen (hier nicht eingezeichnet), die zu subduralen Blutungen führen und es treten primärtraumatische Gewebeschäden auf, die als gleitende Kontusionen („gliding contusions") bezeichnet werden. Der Terminus Kontusionen für diese primärtraumatischen Gewebeschäden des Gehirns ist inkorrekt, es handelt sich bei ihnen nicht um Kontusionen, sondern um Ab- und Ausrisse von Gefäßen der Gehirnoberfläche

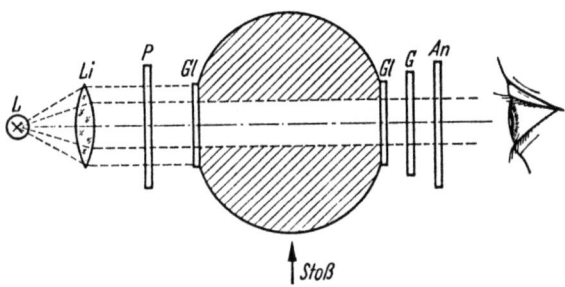

Abb. 183. Versuchsanordnung von SCHWARZACHER zur Sichtbarmachung von Stoßwellen. Das von der Lichtquelle *L* erzeugte Licht wird durch die Linse *Li* parallel gemacht und durch den Polarisator *P* polarisiert. Das Licht durchquert den gelatinegefüllten Schädel (mit Glasplatten *Gl* abgeschlossen) und dann den Analysator *An*, der gekreuzt zum Depolarisator steht. Dadurch gelangt kein Licht zum Auge. Durch das Gipsblättchen *G* wird das Gesichtsfeld rot, so daß die Vorgänge besser zu beobachten sind. Der Stoß erfolgt senkrecht zur Zeichenebene. (Aus SELLIER u. UNTERHARNSCHEIDT 1963)

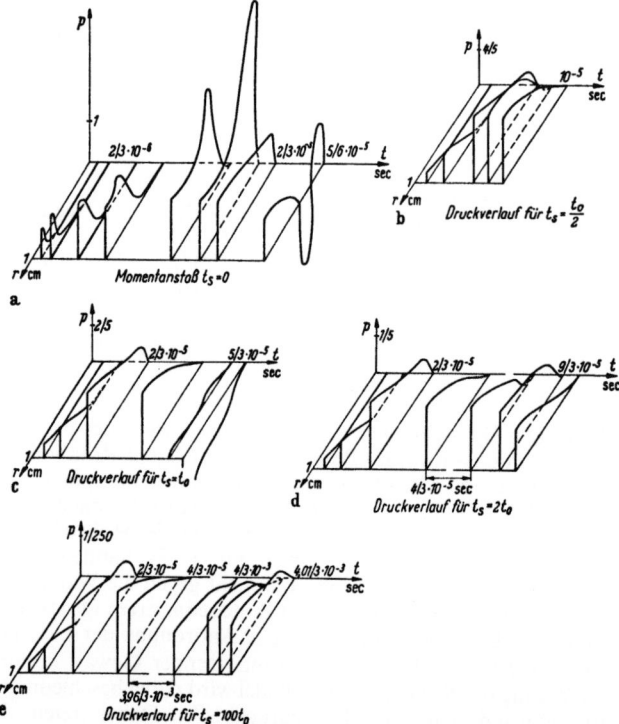

Abb. 184 a–e. Druckverläufe in einer flüssigkeitsgefüllten Hohlkugel in Abhängigkeit von der Stoßzeit t_s (relativ zu t_0). Nach rechts ist die Zeit eingetragen, nach oben der Druck, nach vorn der Radius. Ganz vorn ist der Stoßpol zu denken (r = R). Die einzelnen Kurven bedeuten die Druckverteilung über dem Radius zu einer bestimmten Zeit. Die rechts benachbarte Kurve bedeutet den Druckverlauf zu einem späteren Zeitpunkt. Der Druckverlauf ist stark abhängig von der Stoßzeit. Der Druckmaßstab ist verschieden und jeweils auf der Druckachse angegeben. (Nach GÜTTINGER 1950)

ANZELIUS, bei langer Stoßzeit (gemessen an der Laufzeit) aber treten im Ergebnis keine Stoßwellen auf. Die Untersuchungen von GURDJIAN u. LISSNER, und unsere eigenen Untersuchungen haben gezeigt, daß in der Praxis nur große Stoßzeiten verwirklicht werden (abgesehen von Durchschüssen und ähnlich schnell verlaufenden Vorgängen). Wir haben oben gezeigt, daß auch aus ganz allgemein physikalischen Überlegungen heraus bei langen Stoßzeiten (gemessen an der Laufzeit) keine Stoßwellen auftreten können.

ι) Druckgradiententheorie

GOGGIOs Einwand (1941) gegen die Wellen- und Elastikkörpertheorie, der er seine Druckgradiententheorie entgegensetzt, besteht in dem Hinweis, daß, folge man dieser Theorie, der Hirnschaden am Ursprung der Kraftwelle stets am größten sein müßte. Mit einer abwechselnden Verlängerung und Verkürzung des Schädels sei der Hirnschaden nicht zu erklären, weil einmal die knöchernen Verstrebungen den Schädel nicht zu einem elastischen Körper machten und weil zum anderen der „Contrecoup" gleichzeitig mit Frakturen auftreten könne, welche aber die Deformation mildern müssen.

GOGGIO erklärt den „Contrecoup" als Folge der intrakraniellen Hydrodynamik. Er faßt den Schädel als starre Hülle auf, gefüllt mit halbflüssiger Hirnsubstanz, der durch das

Foramen occipitale magnum und die Foramina jugularia nach außen Verbindung habe. Bei Verzögerung oder Beschleunigung entstehe im Inneren eines solchen Systems ein Druck, der so lange wirksam sei wie der Stoß andauere. Der Druck verteile sich zwischen Stoßstelle und Gegenpol nach Art eines Druckgradienten, wobei der absolute Druck von der Lage des mit dem Außendruck kommunizierenden Foramen occipitale magnum und der Foramina jugularia abhänge: Liegen sie in der Mitte, steigt der Druck am Stoßpol um den gleichen Betrag, wie er am Gegenpol abnimmt. Liegen die Foramina näher zum Stoßpol, dann steigt der Druck am Stoßpol um einen geringeren Grad und fällt am Gegenpol um einen entsprechend höheren Grad. GOGGIO sieht die mögliche Ursache der ,,Contrecouphämorrhagie" in der Druckveränderung im Augenblick der Gewalteinwirkung: Die Druckveränderung geschieht gleichzeitig im gesamten Schädelinhalt, d. h. es ist auch das Blut mit seinen Gefäßen und seinem umgebenden Gewebe betroffen. Andererseits enthalten die Blutgefäße eine Flüssigkeit, die ständig zirkuliere, und unter dem Druck einer ,,Kraftpumpe" stehe, die ihrerseits von den Veränderungen im Schädelinnern unbeeinflußt bleibe. ,,Es ist daher denkbar, daß, wenn plötzlich das Druckgleichgewicht verloren geht, die kleinen Blutgefäße im Contrecoupbereich gezerrt und zerissen werden durch einen plötzlichen Abfall des Außendrucks, der von einem Absinken des intravaskulären Drucks nicht vollständig abgefangen wird, wegen der einströmenden Bewegung des Kreislaufs, die von einer außenliegenden Druckquelle angeregt wird, der Kontraktion des linken Herzventrikels" (GOGGIO).

Diese von GOGGIO und von GROSS, im gewissen Sinne auch von RUDSELL vertretene Theorie erklärt am besten die pathomorphologischen Alterationen.

κ) *Weitere Literatur*

RAHM (1920) geht von der lokalen Eindellung des Schädels beim Stoß aus und meint, durch diese Volumenverminderung steige der hydrostatische Druck so, daß das Blut aus den Gehirngefäßen gedrückt würde und so eine perakute Hirnanämie entstünde. Im Moment, wo die Schädeldelle wieder zurückfedere, würde das Blut aktiv in die Hirngefäße wieder eingesaugt. RAHM meint, wenn die Druckschwankungen groß genug seien, könnten sie sich wie Systole und Diastole im Gefäßsystem ausbreiten.

Wir haben eingehend dargelegt und am Schädel gemessen, daß beim Stoß am Stoßpol Überdruck auftritt und am Gegenpol Unterdruck trotz Eindellung des Schädels, daß also keinesfalls ein allseitiger Überdruck vorhanden ist. Selbst, wenn beim Stoß ein gleichmäßiger Überdruck herrschen würde, wäre die Zeit viel zu kurz, um einen nennenswerten Flüssigkeitstransport zu bewirken. Der Überdruck bewirkt höchstens lokal eine Volumenausweitung (durch Druck auf den umgebenden Knochen usw.).

RAHM meint weiter, die Commotio cerebri entstehe durch Trennung der leichteren und schwereren Bestandteile innerhalb der Zelle infolge des durch den Stoß erzeugten ,,induzierten Gravitationsfeldes" (einfacher ausgedrückt: durch die auftretende Beschleunigung). Es wurde gezeigt, daß beim Stoß Beschleunigungen bis 200–400 g auftreten, daß für die Wirkung nur die Differenz der spezifischen Gewichte eingeht und daß diese etwa 4% des spezifischen Gewichtes ausmacht. Von den 400 g würden dann noch 16 g für Trennung der verschieden schweren Bestandteile zur Verfügung stehen. Diese allenfalls 16 g (es sind in Wirklichkeit noch weniger, da zur Erzeugung einer Commotio ein Stoß von gut 100 g ausreicht!) darf man vernachlässigen gegenüber den dauernd wirkenden chemischen und physikalischen Kräften (Diffusion, elektrische Potentiale, Oberflächenspannung usw.), die im Gefüge der Zelle wirksam sind.

Zum Contrecoupeffekt führt RAHM aus, daß durch die Verformung des Schädels von der Kugel in ein Ellipsoid (dessen kleine Achse in Stoßrichtung liegt) eine Kompression des Gehirns besonders an Stoß- und Gegenpol stattfinde. Wir haben ausgeführt, daß diese Annahmen falsch sind. Dagegen ist der Meinung von RAHM beizupflichten, daß der Contrecoupeffekt nicht durch Fortleitung der lebendigen Energie durch die Gehirnsubstanz erzeugt wird, wie dies von GENEWEIN (1923) angenommen wird.

In einer weiteren Arbeit befaßt sich RAHM mit der Frage, ob die Mechanik der Gehirnerschütterung besser nach NEWTON oder nach EINSTEIN – ,,vorrelativistisch oder relativistisch" – dargestellt werden könnte. Die Frage ist müßig. Die klassische Mechanik

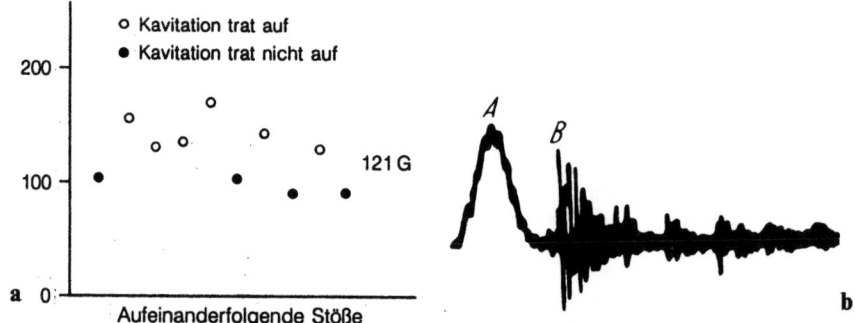

Abb. 185a, b. Versuche mit einer flüssigkeitsgefüllten Glaskugel. Nur wenn die Beschleunigung der Kugel größer als 121 G war, traten Gasbläschen (Kavitationen) am Gegenpol auf (**a**). Die Kurve (**b**) zeigt den Beschleunigungsverlauf gemessen am Gegenpol. Der Verlauf bei B ist durch die bei A beginnende Beschleunigung hervorgerufen, die hochfrequenten Schwingungen werden erzeugt durch das Zusammenfallen der kleinen Glasbläschen. (Aus GROSS 1958)

nach NEWTON gilt so lange, wie keine Vorgänge auftreten, deren Geschwindigkeit in der Größenordnung der Lichtgeschwindigkeit v = 300 000 km/s liegen. Das kann man bei diesen Vorgängen mit Sicherheit annehmen. Im übrigen führt RAHM auch hier die Commotio auf Gravitationswirkungen auf die Ganglienzellen zurück, wie oben beschrieben.

Nach Justus SCHNEIDERs (1948, 1950) Berechnung ist die untere Grenze der Beschleunigung, die zur Erzielung eines Contrecoupeffektes gebraucht wird (d.h. ein Druck von −1 Atm), 59 g. Er geht davon aus, daß eine Flüssigkeitssäule von 17 cm zur Verfügung stehe. Wir haben aber gezeigt, daß durch eine bestimmte Beschleunigung einer Flüssigkeitssäule der erzeugte Druck (bei symmetrischen Verhältnissen) sich gleichmäßig auf Stoßpol (als positiver Druck) und Gegenpol (als negativer Druck) verteilt. Es herrschen dann bei 59 g und 17 cm Flüssigkeitssäule am Gegenpol nur 0,5 Atm. Druck, d.h. die Grenzbeschleunigung muß zur Erzielung des Contrecoupeffektes doppelt so groß sein, wie sie Justus SCHNEIDER angibt, nämlich 120 g. Das stimmt mit amerikanischen Autorren überein; GROSS gibt 121 g an (Abb. 185a, b).

Justus SCHNEIDER ist ferner der Meinung, der Beschleunigungsvorgang werde durch eine initiale Stoßwelle eingeleitet. Es wurde oben gezeigt, daß alle vorkommenden Stoßzeiten groß sind, gegenüber der Laufzeit einer Schallwelle durch den Schädel und daß damit auch nach GÜTTINGER keine Stoßwelle das Gehirn durchläuft.

Weiter stellt Justus SCHNEIDER fest, beim Säuglingsschädel sei klinisch noch keine Contrecoupverletzung festgestellt worden. Diese Tatsache erklärt er damit, daß das kindliche Gehirn nicht auf Zerreißung beansprucht werden kann! Die Erklärung ist nach dem oben Gesagten wesentlich einfacher: ein negativer Druck kann nur in einem Schädel auftreten, dessen knöcherne Hülle möglichst starr ist. Denn nur durch relatives Auseinanderweichen von Hirn und Hülle am Gegenpol kann ein negativer Druck entstehen. Eine weiche Schale wie der Säuglingsschädel wird deshalb keinen nennenswerten negativen Druck entstehen lassen und also keinen Contrecoupeffekt aufweisen. Dieser wird vielmehr durch die Eigenschaften der Kapsel als durch die des Gehirns hervorgerufen.

Justus SCHNEIDER gebührt jedoch das Verdienst, den wesentlichen Vorgang als erster einer physikalischen Analyse unterzogen zu haben.

GROSS (1958) hat sich in eleganten Versuchen eingehend mit den Vorgängen befaßt, wenn eine Flüssigkeitskugel stoßartig einem negativen Druck ausgesetzt wird (Abb. 185a, b). Kinematographisch (4000 Bilder/s) hat er die Entstehung von Gasblasen beobachten können. Bei Wasser entstanden sie bei einer Flüssigkeitssäule von 16 cm ab 121 g, bei Öl ab 161 g. Diese Werte stimmen ausgezeichnet mit den nach Gleichung (30) errechneten überein. Nachdem der negative Druck vorbei ist, entstehen beim Zusammenfallen der Gasblasen heftige, hochfrequente Schwingungen, die hörbar nachgewiesen werden können oder auch mit einem empfindlichen Beschleunigungsgeber, der auf der Hülle der Flüssigkeitssäule befestigt ist. Diese Schwingungen traten nur auf, wenn die Grenzbeschleunigung erreicht oder überschritten war.

GURDJIAN u. LISSNER (1944) haben die Druckverhältnisse im Schädel und seine Deformation beim Stoß untersucht. Den Druck haben sie mit einer sehr einfachen Methode gemessen: ein Elektrolyt ändert beim Zusammendrücken seinen Widerstand (FANJUNG 1894). Mißt man mit Hilfe zweier Elektroden, die in den Elektrolyten eingebracht sind, den Widerstand, so besitzt man nach Eichung eine Möglichkeit, den Druck fast trägheitslos zu messen. Die Meßmethode erscheint sehr elegant (und billig!), in der technischen und physikalischen Literatur wurden darüber nirgends Angaben gefunden; in der Veröffentlichung von GURDJIAN u. LISSNER wird die Methode mit wenigen Worten abgehandelt.

Die Deformation wurde mit Dehnungsstreifen ermittelt. Es wurde am Stoß- und Gegenpol gemessen. Mittels eines elektronischen Schalters könnten theoretisch beide Vorgänge aufgenommen werden. Da die Umschaltfrequenz aber nur 1000 Hz $\triangleq$ 1 ms war, der Vorgang selbst jedoch ebenfalls 1 ms in gleicher Zeit ablief, konnten beide Vorgänge simultan nicht aufgezeichnet werden.

Es wurde bei Hunden festgestellt, daß die Zeit vom Stoßbeginn bis Erreichen des Deformationsmaximum etwa 0,5 ms betrug, daß 2–4 Schwingungen auftraten und nach etwa 2 ms die Schädelhülle wieder in Ruhe war. Wurde die Intensität des Schlages gesteigert, änderte sich die Höhe des Deformationsmaximum, nicht aber die Zeitdauer der Schwingung. Das Ergebnis ist verständlich, denn die Frequenz eines Schwingungsbildes ist in 1. Näherung immer unabhängig von der Amplitude der Schwingung (und damit von der Höhe der Anfangsenergie): Beispiel Pendel. Die Schwingungsdauer der Deformation eines Schädels hängt natürlich von seiner Größe und der Dicke der Wandung ab. Die Zeit bis zum Erreichen des Druckmaximum betrug etwa 0,7 ms, und war damit länger als die Zeit bis zum Erreichen des Deformationsmaximum.

Da nach GURDJIAN u. LISSNER die Druck- und Deformationswellen nicht in Phase sind, würden sie sich gegenseitig dämpfen und schnell verschwinden. Wenn der Schlag in die Interparietalregion falle, würde okzipital und frontal gleichermaßen ein positiver Druck auftreten. Die Verfasser schreiben weiter: „The existence of pressure waves in the cranial cavity has been demonstrated herewith." Wir müssen sagen: es ist damit keineswegs bewiesen. Denn Schwankungen des Druckes an *einem Ort* sind nicht gleichbedeutend mit *fortschreitenden Wellen*.

FRIEDE (1955) versucht, die basalen Druckschwankungen bei stumpfer Gewalteinwirkung an Leichenschädeln zu messen. Er benutzte dazu eine Marey-Kapsel mit Kymographen. Wir haben im Kapitel „Meßtechnik" die Anforderungen, die an ein Meßgerät gestellt werden müssen, aufgestellt. Die Meßanordnung von FRIEDE genügt diesen Anforderungen nicht; sie ist viel zu träge: sein Meßsystem setzt sich erst in Bewegung, wenn der eigentliche Vorgang bereits vorbei ist. Wohl kann FRIEDE mit seinem System die *Tendenz* des *Initialdruckes* (ob steigend oder fallend) feststellen. Der weitere Verlauf der Aufzeichnung wird bestimmt durch die Eigenschaften des trägen *Meßsystems*, nicht aber des zu messenden Vorganges. Die Eigenfrequenz seines Meßsystems läßt sich aus den angegebenen „Messungen" entnehmen. Unter dem Abschnitt „Dauer der Druckschwankungen" wird der Wert der ermittelten Druckschwankungen mit 0,015 s angegeben. Dieser Wert entspricht der halben Sinuswelle der *Eigenfrequenzen* seines Meßsystems. Daraus berechnet sich f_0 zu $2 \cdot 0,015$ Hz ≈ 33 Hz, ein Wert, den man etwa auch überschlägig bei der Betrachtung eines solchen Systems erhalten hätte.

FRIEDE schließt nun: „dieser Wert (0,015 s) beträgt fast das Zehnfache des von Justus SCHNEIDER berechneten. Ein Fehler durch die Trägheit des Gerätes dürfte sicher auszuschließen sein, da wir ... Knochenschwingungen von wesentlich höherer Frequenz als der der Druckschwankungen deutlich registrieren konnten." Dieser Schluß ist falsch. Tatsächlich beträgt die Eigenfrequenz seines Systems nur etwa 33 Hz. Die beobachteten Schwingungen höherer Frequenz (aber wesentlich kleinerer Amplitude) müssen ihre Ursache in Schwingungen des Zeigers in sich oder ähnlichem haben.

SCHWARZACHER (1924) versucht, die möglicherweise bei Gewalteinwirkung entstehenden Stoßwellen auf spannungsoptischem Wege nachzuweisen.

Die Versuchsanordnung ist in Abb. 187 beschrieben. Wird die im Schädel befindliche Gelatine komprimiert oder dilatiert, wird sie doppelbrechend. Dadurch wird das Gesichtsfeld in diesen Bereichen aufgehellt (wenn vorher Dunkelheit geherrscht hatte) oder verfärbt (wenn durch Gipsblättchen das Gesichtsfeld rot gefärbt wurde).

SCHWARZACHER will nun im – normalerweise purpurroten – Gesichtsfeld „Wellen in Form eines hellgelbgrünen gefärbten, senkrecht zur Stoßrichtung gestellten Streifens" rasch vorüberlaufend beobachtet haben. Keinesfalls kann jedoch eine Stoßwelle in dieser Form mit unbewaffnetem Auge beobachtet werden. Nimmt man einen Gesichtsfelddurchmesser von 5 cm an, so braucht eine Wellenfront bei einer Geschwindigkeit von etwa 1,5 m/s gerade 1/30 ms, nach etwa 1/5 ms erscheint sie abermals als reflektierende Welle im Gesichtsfeld. Diese Zeiten und Zeitabstände sind so kurz, daß man vielleicht eine *Veränderung im Gesichtsfeld* wahrnehmen kann, keinesfalls aber den zeitlich aufgelösten *Vorgang* des Vorübereilens einer Welle. Die Farbänderungen im polarisierten Licht können auch durch Kompression und Dilatation der *gesamten* „Flüssigkeits- bzw. Gelatinekugel" hervorgerufen werden und nicht nur durch die örtlich begrenzte Druckänderung in einer Stoßwelle. Bei Möglichkeiten – „Welle durch Kugel" oder „Gesamtkompression" – können mit bloßem Auge nicht unterschieden werden. Es existieren nun tatsächlich sinusförmige Kompressionen und Dilatationen der Gesamtflüssigkeit in einer festen, kugelförmigen, starren Hülle. Wir haben diese Schwingungen immer beobachten können, wenn mit einem Hammer die feste Hülle in Schwingungen versetzt wurde. Die Frequenz der Schwingung lag bei einigen 100 Hz, sie hängt natürlich von der Stärke und Form der Hülle ab. Wir sind der Meinung, daß SCHWARZACHER diese Schwingungen als Wellen angesehen und entsprechend gedeutet hat. Auch SJØVALL (1943) hat in seinem Modellschädel (Hohlkugel, 1 mm dick, Messing, ⌀ 21,5 cm) diese exponentiell gedämpften Sinuswellen nachgewiesen.

SCHWARZACHER nimmt weiter an, daß beim frontalen Stoß der Schädel in Stoßrichtung abgeplattet werde und dadurch eine Volumenverminderung und somit Druckerhöhung eintrete. Das Gegenteil ist der Fall, wie wir dargelegt haben. Die Entstehung der sog. Contrecoupherde erklärt SCHWARZACHER mit der besagten Abplattung der knöchernen Hülle, wodurch die Knochenhülle sowohl an der Stoß- als auch an der „Gegenstoßstelle" am Gehirn anschlage. Wir sind an anderer Stelle ausführlich auf die Unrichtigkeit dieser Deutung eingegangen.

TILMANN (1899) unterstrich die Tatsache, daß Bewußtlosigkeit nur auftrete, wenn der Schädel beschleunigt oder verzögert werde. Der Autor vermutet deshalb reaktive Kräfte, die infolge der Trägheit entstehen. Selbst kleine Unterschiede im spezifischen Gewicht könnten große Kräfteunterschiede bedeuten und man dürfte annehmen, daß sie zu Verschiebungen zwischen Hirngewebe verschiedenen spezifischen Gewichtes führen.

Nach TILMANNS Ansicht können folgende Verschiebungen auftreten: (1) Das Gehirn werde als Ganzes gegen die Stoßstelle gedrängt, während der Liquor aus diesem Bereich abgedrängt werde, (2) Hirnrinde und -mark verschieben sich wechselseitig, das Großhirnmarklager in Richtung zur Stoßstelle, die Hirnrinde auf die gegenüberliegende Seite, und (3) das Blut in den Gefäßen werde zur Stoßstelle gedrängt und zerstöre vor allem die Kapillaren der Rinde, da deren spezifisches Gewicht geringer und deren Konsistenz lockerer sei.

SJØVALL hatte – physikalisch gesehen – an den Folgerungen von TILMANN und RAHM nichts auszusetzen; es sei nur die Frage, ob diese Verschiebungen verschiedenen Types bei den kleinen Differenzen im spezifischen Gewicht groß genug seien, um physiologisch wirksam zu werden. Er vermerkt, daß keine anatomisch erkennbaren Verletzungen intrazellulär oder zwischen Rinde und Mark vorliegen.

KOCHER (1901) und seine Schule entwickelte die Theorie, daß infolge „akuter Hirnpressung" das Schädelvolumen abnehme und dadurch der Blutzufluß zum Gehirn gedrosselt werde. Infolgedessen entstehe eine Anämie des Hirngewebes, worauf die auftretende Bewußtlosigkeit zurückzuführen sei (vgl. auch LITTRE, STROHMEYER, FELIZET, Ernst VON BERGMANN, TILANUS, POLIS, KOCHER, KRAMER, HAUPTMANN, TROTTER, HEISE, FERRARO, DIXON, SCOTT).

Der Haupteinwand gegen diese Ansicht besteht in der Feststellung, daß das Hirnvolumen bei den auftretenden physikalischen Kräften nicht wesentlich kleiner wird. Wir bezweifeln, daß aufgrund des genannten Mechanismus eine Hirnanämie auftritt. Doch selbst bei vorliegender Anämie ist mit einer Bewußtlosigkeit erst nach etwa 10–20 s zu rechnen, während bei einer Commotio cerebri die Bewußtlosigkeit schlagartig mit der Gewalteinwirkung einsetzt.

WELTE (1948, 1956) vertritt die Ansicht, daß der Stoß auf den Schädel zu einer Schwingung des Knochens, wie sie SAUCEROTTE beschrieb, führte, die sich als „Druckwelle" über den ganzen knöchernen Schädel ausbreite. An der der Auftreffstelle gegenüberliegenden Schädelseite verdichten sich angeblich diese Schwingungen. „Rindenprellungsherde" fänden sich regelmäßig an den Stellen, wo das Liquorkissen sehr schlecht sei. Dadurch seien die Auswirkungen der Schwingungen besonders stark. Weiter stellt der Autor fest, es komme bei Gewalteinwirkung im Bereich der kapillären Spalten an der dem Angriffsort gegenüberliegenden Stelle zur Entwicklung sehr starker Zugspannungen. WELTE führt aus, daß durch die Impression des Knochens an der Auftreffstelle sich eine Druckwelle bilde, die das Gehirn in Richtung der einwirkenden Gewalt durchlaufe und an der Gegenseite am knöchernen Schädel reflektiert werde. Von der Weite des Liquorspaltes an der Gegenseite sei es dann abhängig, in welcher Form sich die Reflektion der Druckwelle abspiele. Sei das Liquorkissen kleiner als die Wellenlänge der ankommenden Druckwelle, so falle ankommende und reflektierte Welle zusammen und summiere sich. Sei das Liquorkissen dicker als die Wellenlänge der ankommenden Länge, so könne diese abklingen, bevor die reflektierte Welle ansteige, so daß keine Summation zustande komme. Wahrscheinlich würde sogar eine mehrfache Reflektion der Druckwelle stattfinden, so daß die Amplitude u. U. auf ein Mehrfaches ihrer Höhe anstiege. Auf der Passage der inneren Liquorräume würde die Druckwelle abgeschwächt.

WELTE spricht von drei Phasen: 1. Entwicklung von Zugspannungen im Bereich der kapillären Liquorspalten, gleichlaufend dazu Deformation des knöchernen Schädels; 2. Ausbreitung der Druckwelle über den knöchernen Schädel; 3. Ausbreitung der Druckwelle im Schädelinneren. Phase 2 und 3 würden sich wahrscheinlich weitgehend überdecken.

WELTE vermischt zur Erklärung der Rindenprellungsherde drei Theorien: Die Vibrations-, Druckwellen- und die (richtige!) Zugspannungs-(Sog?)Theorie. Widerlegungen der beiden erstgenannten Theorien haben wir bereits weiter oben gebracht. Auf dem Boden der dritten Theorie hat WELTE den letzten, folgerichtigen Schritt von der Zugspannung zur gewebszerstörenden Wirkung des Unterdruckes nicht vollzogen. Den Einfluß der Dicke des Liquorraumes auf die Ausbildung von „Rindenprellungsherden" versuchte WELTE mit den Reflektionsverhältnissen einer Druckwelle zu erklären. Die Summation (oder auch Auslöschung!) einer ankommenden und reflektierenden Welle als Resonanzerscheinung in einem Raum bestimmter Abmessung (hier: Liquorspalt) ist ein geläufiges Phänomen in der Physik. Jedoch gilt das nur für eine Druckwelle von ganz bestimmter Wellenlänge. Bei einer Druckwelle etwas verschiedener Länge würde diese von WELTE postulierte Verstärkung nicht mehr eintreten. Nun bestände der bei Gewalteinwirkung entstehende Druckstoß immer aus einem Gemisch zahlreicher Druckwellen bestimmter Amplitude und Frequenz. Aus diesem Grunde ließe sich für jede vorkommende Dicke des Liquorraumes eine Druckwelle passender Wellenlänge finden, die maximal im Spalt verstärkt würde. Damit fällt aber eine Bevorzugung der schmalen Liquorräume vor den weiten in bezug auf Resonanzwirkung völlig weg.

LINDENBERG u. FREYTAG (1960) schließen aufgrund ihrer Autopsiebefunde, daß die Contrecoupläsionen die Folge von Anschlagen des Gehirns an festere Strukturen der Schädelhöhle sind. Sie kamen auch zu dem Schluß, daß der impulsartige Druck keine Contrecoupläsionen produziert, wenn er die Elastizitätsgrenzen der Gefäßwände und Zellmembranen nicht überschreite. Stattdessen würde der allseitige Druck das Gehirn in den einzigen Notausgang des Schädels pressen, das Foramen occipitale magnum, dabei Scherkräfte in die Medulla oblongata und den Kleinhirntonsillen verursachend, ohne Rücksicht auf Lage und Richtung der einwirkenden Gewalt. Die Autoren glauben als morphologischen Beweis für eine solche Belastung Blutungen in den Kleinhirntonsillen und der dorsalen Medulla oblongata zu sehen, die sie „*tonsillar herniation contusions*" oder „*cerebellar herniation contusions*" nannten. Nach ihrer Ansicht entstehen sie durch die plötzliche Einkeilung der Tonsillen in das Foramen occipitale magnum.

Die morphologische Untersuchung dieser geweblichen Veränderungen ergibt, daß es sich dabei nicht um Kontusionen oder sog. Rindenprellungsherde handelt. Solche fehlen in diesem Bereich. Es handelt sich hierbei nicht um primärtraumatische Gewebeschäden, sondern um sekundärtraumatische, infolge des gesteigerten intrakraniellen Druckes. Diese pathomorphologischen Veränderungen werden auf S. 71 ausführlich besprochen.

LINDENBERG u. FREYTAG (1960) sprachen von „*contrecoup lesions by deflection*" oder „*heterolateral*" Contrecoupläsionen. Dieser Typ von Kontusion sei nicht selten, besonders nicht bei Fällen mit einer Gewalteinwirkung gegen die Stirn. Es sei daher gerechtfertigt, sie mit einem besonderen Terminus zu bezeichnen. Da sie sich zwischen der Coup- und Contrecoupregion befänden, könne man sie „*intermediary coup lesions*" nennen, das Wort „*coup*" bezeichne ihre direkte Beziehung zur Gewalteinwirkung. Es heißt weiter, die sog. *intermediary coup lesions* seien Folge von Scherkräften in tieferen Hirnstrukturen, die „*contralateral contrecoup contusions*" Folge des Anschlages gegen feste Strukturen, die in der Stoßrichtung lägen und die „*heterotopic contrecoup lesions*" seien die Folge von Ablenkung der Bewegungskräfte durch das Tentorium.

In einer Monographie zur Biomechanik der gedeckten Schädel-Hirn-Verletzungen haben wir eingehend zum intrakraniellen Druckverlauf in Schädelmodellen und abgedichteten menschlichen Schädel Stellung genommen (SELLIER u. UNTERHARNSCHEIDT 1963). Eine zusammenfassende Darstellung dieser Befunde findet sich auf S. 52. Die Analyse des Druckverlaufes zeigt, daß im Mittelpunkt des Schädels ein Druck = Null herrscht, und daß mittelpunktnahe ein nur geringer, je nach der Richtung der einwirkenden Gewalt, positiver oder negativer Druck entsteht. Die Druckmaxima liegen, wie die physikalischen Untersuchungen eindeutig zeigen, in Oberflächen (rindennahen) Schichten des Gehirns. Die von LINDENBERG u. FREYTAG (1960) gebrauchte Terminologie ist durch physikalische Befunde nicht belegt. Die von ihnen vorgebrachten Theorien können aufgrund der physikalischen Daten nicht bestätigt oder aufrecht erhalten werden.

Es heißt bei LINDENBERG u. FREYTAG (1960), da experimentelle Untersuchungen gezeigt hätten, daß bei Gewalteinwirkungen oberhalb einer bestimmten Stärke der positive Druck an der kontralateralen Seite immer größer als der negative Druck sei, so könne angenommen werden, daß der positive sich bewegende Druck – obwohl er durch die negative Beschleunigung reduziert werde – noch groß genug sei, um Contrecoupläsionen zu verursachen. LINDENBERG u. FREYTAG fahren fort, die nahezu dreieckige Form der Contrecoupnekrose bei Querschnitten zeige an, daß er die Folge von positivem Druck sei. Auch das kann aus der Analyse der physikalischen Daten nicht aufrecht erhalten werden.

λ) *Zur Erklärung der Commotio cerebri und sogenannten Rindenprellungsherde durch Thixotropie*

HALLERVORDEN u. QUADBECK halten es für möglich, daß der Hirnerschütterung eine Thixotropie zugrunde liegt und vergleichen die Hirnsubstanz mit einem kolloidalen thixotropen System, das durch mechanische Einwirkungen vom Gel- in den Solzustand übergehen könne. Die thixotropen Substanzen beständen aus Mizellen, d. h. Molekularaggregaten, mit einer umgebenden Hülle von Lösungsmitteln, die bei Gerinnung miteinander vernetzen und sich dadurch verfestigen. Durch Schütteln ließe sich dieser Gleichgewichtszustand stören und durch Lockerung der vernetzten Hüllen verflüssigen.

WALTER, der sich mit dem Problem der Commotio cerebri am alternden Gehirn befaßt, versucht weitere experimentelle Unterlagen zur Thixotropietheorie zu liefern: „Ist bei der voll ausgebildeten Commotio cerebri das Hirnparenchym als ganzes primär vom physikalischen Reiz betroffen, so ist es berechtigt zu fragen, ob und in welcher Weise die Metabolie des alternden Hirngewebes einen Einfluß auf den ganzen Vorgang nimmt... Daß die Kommotionswirkung im höheren Lebensalter gar nicht so selten Abweichungen vom üblichen Bilde – dem Schema – zeigt, ist eine jedem Kliniker geläufige Tatsache. Die klinische Beobachtung postkommotioneller Zustandsbilder und Verläufe im höheren Lebensalter ergab im Vergleich zu jenen in jüngeren Jahren Unterschiede, die WALTER durch die im Alter sich wandelnden psychologischen Voraussetzungen allein nicht erklärbar schienen. Für das Kommotionssyndrom waren mit dem Alter zunehmende Eigenschaften charakteristisch, die der Verfasser als „Blässe", „zeitliche Einengung" und „Unvollständigkeit" bezeichnete. „Die Frühsymptome zeigten sich häufig durch wenig profilierte vegetative Begleiterscheinungen gekennzeichnet, die in kurzer Zeit ausklingen" (WALTER 1960).

"Man hat sich daran gewöhnt, gegebenenfalls vom ‚schlechten Ausgleichsvermögen' des alternden Hirns oder von Komplikationen durch eine ‚Präsklerose' (ein Begriff, den WALTER als inhaltsblaß und sachlich fragwürdig ablehnt) bzw. schon manifeste Sklerose zu sprechen" (WALTER, 1960). Die Aufgabe müsse darin bestehen, alterndes Hirngewebe hinsichtlich seiner Reaktionsfähigkeit zu untersuchen.

Aussichtsreich schien WALTER ein Weg, den MARINESCO, später HALLERVORDEN in abgewandelter Art, gingen. Beide Autoren brachten den geweblichen Vorgang mit einer akuten, reversiblen Änderung im physikochemischen Verhalten der Zellkolloide in Zusammenhang. WALTER fragt allerdings selbst, "inwieweit Untersuchungsergebnisse an einem Homogenat zu Schlüssen auf Eigenschaften des Gewebes selbst und auf Vorgänge am Gehirn berechtigen könnten... Eine Gleichsetzung von Gewebe und dem etwa als Gel-Lösung anzusprechenden Homogenat ist natürlich nicht möglich." Für das Homogenat sei nur zu fordern, daß es die maßgeblichen Strukturen enthalte, damit vergleichende Untersuchungen an Hirnen verschiedenen Alters möglich seien."

Physikochemische Untersuchungen (an 196 Rattenhirnen: im Alter von 1 Tag bis zu 2 Jahren; an menschlichen Gehirnen: vom Fetenhirn bis zum Alter von 91 Jahren) ergaben eine "progrediente Minderung der Strukturelastizität (thixotrope Reaktion)" am alternden tierischen wie menschlichen Gehirn. Mit dieser Minderung ginge nach WALTER eine verzögerte Rückbildung der angeblich durch Schwerkräfte gesetzten Verformung einher.

Gegen die Theorie der Thixotropie bringen wir folgende Einwände vor (SELLIER u. UNTERHARNSCHEIDT 1963):

(1) Schütteln im eigentlichen Sinne des Wortes ist eine grobe Verschiebung im Sinne einer Scherbeanspruchung und damit Trennung einzelner Moleküle voneinander.

Beispiel: Schütteln einer Flüssigkeit in einer halb gefüllten Flasche; Gegensatz: volle Flasche, bei der trotz heftigen Schüttelns keine Verschiebung der einzelnen Flüssigkeitsteilchen und also keine Trennung molekulärer Zusammenhänge stattfindet.

Bei einem Stoß auf den Schädel findet ein Schütteln in diesem Sinne nicht statt, also auch keine Trennung molekularer Strukturen.

(2) Selbst wenn ein Schütteln stattfände, das die Voraussetzung des Überganges vom Gel- in den Solzustand wäre, (was nicht besagt, daß dadurch eine Funktionsstörung eintritt), würden die auftretenden Druckgradienten doch nur bestimmte, von der Richtung der Gewalteinwirkung abhängige, rindennahe Abschnitte und keinesfalls das gesamte Gehirn betreffen.

Da im Schädelinneren nach stumpfer Gewalteinwirkung Zonen mit positivem und negativem Druck auftreten, am Knotenpunkt und in der Äquatorialebene aber der Druck gleich Null ist, dürfte dort keine Thixotropie vorliegen und in den Übergängen zu den Druckgebieten müßte sie äußerst gering sein.

Nun liegt gerade – wie der Sagittalschnitt durch den menschlichen Schädel zeigt – der Hirnstamm geschützt im Bereich des Knotenpunktes und seiner nächsten Umgebung, in der also physikalisch praktisch keine Kräfte wirksam werden. Damit scheidet die Möglichkeit aus, etwa die posttraumatische Bewußtlosigkeit bei Commotio cerebri mit Hilfe der Thixotropie als Folge einer Hirnstammwirkung zu erklären.

(3) Folgt man der Thixotropietheorie, müßte man eine Abhängigkeit der Funktionstüchtigkeit des Hirngewebes von seinen physikochemischen Eigenschaften zugrunde legen. Man darf u. E. nicht von Eigenschaften des Homogenats auf Eigenschaften des Hirngewebes in vivo schließen. Die Aufbereitung der Proben (Homogenate) ist von der traumatischen Belastung wesentlich verschieden: während die molekularen Zusammenhänge der Gewebsproben durch Homogenisieren extrem zerrissen werden, findet bei der Commotio cerebri nur eine sehr kurze Belastung durch Zug- und Druckkräfte auf umschriebenem Raum statt. Scherkräfte bilden die Ausnahme.

(4) Es ist zu erwarten, daß Gewebe verschiedenen Alters – worauf WALTER selbst hinweist – wegen der unterschiedlichen Zusammensetzung (Wassergehalt u. a.) physikochemisch verschieden reagiert.

(5) Bei älteren Patienten mit gedeckten Hirnschäden ist wegen der größeren Starre des Schädelknochens von vornherein eine stärkere mechanische Einwirkung auf das Gehirn zu erwarten (im Gegensatz zum weichen, verformbaren Säuglingsschädel). Man braucht die (scheinbare!) "Altersempfindlichkeit" des Gehirns aus diesem Grunde nicht durch veränderte physikochemische Eigenschaften des Hirngewebes zu erklären.

HALLERVORDEN (1941) hat versucht, die Entstehung der sog. Rindenprellungsherde mit Hilfe der Thixotropie zu erklären: „Wenn man aber die Hypothese von einer Zustandsänderung des Protoplasmas durch die Erschütterung gelten läßt und sich vorstellt, daß hier an den Gegenstoßstellen die Veränderung irreversibel ist, so erklärt sich der Untergang des Hirngewebes als ein Absterben der nicht wieder herstellbaren Protoplasmafunktion des betroffenen Gebietes. Die kelchartige Form des Defektes versteht sich aus dem Stoß der Windungskuppe gegen den Knochen, der sie schalenartig umgreift, wobei die anliegende Oberfläche der Windung weitgehender geschädigt wird als ihre unteren Abschnitte mit der Spitze des Markkegels. Die Zelle der weichen Häute, die Ganglien- und Gliazellen der Rinde mit ihren Zellausläufern sowie die Marksubstanz werden hier gemeinsam wie eine zusammenhängende Resultante der sich überschneidenden Stoßwellen betrachtet werden!"

Gegen die Erklärung der sog. Rindenprellungsherde durch Thixotropie gelten die gleichen Einwände, die wir oben gemacht haben. Die Einwände gegen die von HALLERVORDEN herangezogenen Hilfsmechanismen, die im Zusammenwirken mit der Thixotropie die Form und den Ort der Rindenprellungsherde erklären sollen (Knochengegenschlag, Stoßwellen), haben wir an anderen Stellen ausführlich dargelegt. Die Analyse der geweblichen Veränderungen in frühen Stadien der sog. Rindenprellungsherde ergibt ebenfalls keine Stütze für die Annahme eines thixotropen Geschehens.

II. Äußerer Prellschuß

1. Historisches

Joseph Jacob PLENK hatte ein Buch „*Versuch einer neuen Theorie, die Wirkungen der Luftstreifschüsse zu erklären*", 1769 erschienen, geschrieben. Er glaubte, es könne eine Kugel eine Verletzung des Körpers verursachen, ohne daß sie ihn berühre. Die Wirkungen werden dadurch erklärt, daß oft bedeutende Quetschungen ohne Verletzung der Haut entstehen könnten, und ohne daß der Verwundete den Schlag der Kugel wahrnahm. Diese Theorie der sog. „*Luftstreifschüsse*" wurde heftig diskutiert. RAVATON, TISSOT und BILGUER, nur um einige Chirurgen zu nennen, vertraten die Ansicht, daß die in der Nähe der Kugel sehr stark komprimierte Luft durch Druckwirkung Verletzungen herbeiführe. PLENK selbst schuldigte die Elektrizität an, die im Lauf der Kanone oder des Gewehrs durch Reibung erzeugt und der Kugel mitgeteilt werde. August Gottlob RICHTER (1742–1812), dessen Werk „Anfangsgründen der Wundarzney" im Jahre 1792 erschien, widerlegte die Lehre von den sog. Luftstreifschüssen. Es heißt bei ihm: „Höchst wahrscheinlich wird die Verletzung, welche man Luftstreifschuß nennt, unmittelbar durch die Kugel selbst verursacht. Daß diese eine heftige Quetschung verursacht, und dennoch die Haut nicht zerreißt, und nicht ins Glied eindringt, ist vermutlich der schiefen Richtung zuzuschreiben, in welcher sie das Glied trifft."

Im 1. Weltkrieg hatte ALLERS (1916) bereits über entsprechende Fälle berichtet, die er „*Schädelschüsse mit unverletzter Dura mater*" nannte. Ebenso legte VOLKMANN (1910) eine Beobachtung vor, bei der es weder zu sichtbaren Verletzungen von Schädelknochen noch der Dura mater kam, bei der es unterhalb der Auftreffstelle jedoch zu ausgedehnten „Erweichungen" der Kleinhirnhemisphären und des Okzipitallappens gekommen war. Die Dura mater konnte in einigen Fällen durch kleine Knochenfragmente durchbohrt sein.

2. Einführung und Unfallmechanik

Der *äußere Prellschuß* (man spricht auch von Tangentialschuß) ist die *Folge des Einwirkens eines rasanten Geschosses, das an der Außenseite des Schädels abprallt und den Gesetzen des elastischen Stoßes folgend weiter fliegt.*

Das Geschoß kann entweder mäßige oder hohe Geschwindigkeiten besitzen, kann vom Knochen abfedern, jedoch auch in der Schädelhaut steckenbleiben. Der

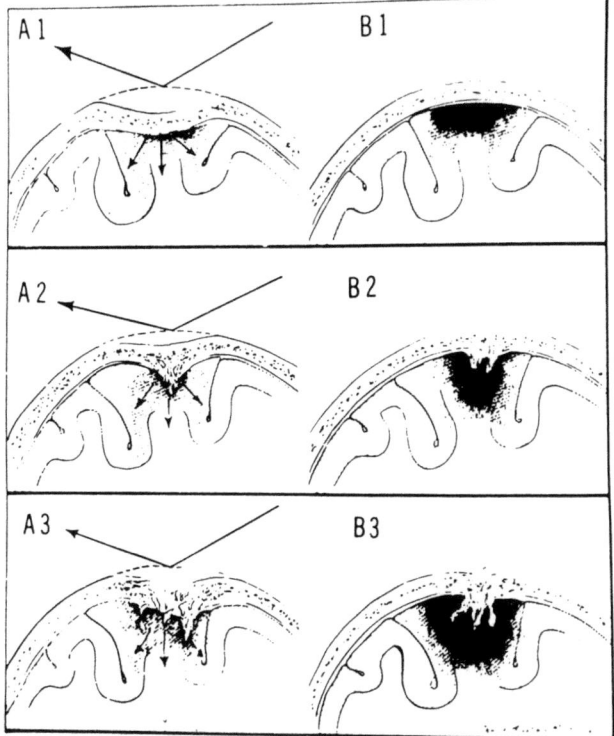

Abb. 186. Die *Pfeile* zeigen die Flugbahn des Geschosses. Der Mechanismus der Knochen, Dura mater und Gehirn unmittelbar nach Auftreffen des Geschosses verdrängt und zerstört ist auf den Abbildungen *A 1, A 2* und *A 3* dargestellt. Die daraus entstehenden Verletzungen sind auf den Abb. *B 1, B 2* und *B 3* dargestellt. (Aus COATES u. MEIROWSKY 1965)

Aufschlag des Geschosses vermag zu Verletzungen an der Schädelhaut, auf Schädelknochen, an der Dura mater und am darunterliegenden Gehirn zu führen (Abb. 186).

Die *Übertragung der kinetischen Energie an der Aufschlagstelle* ist proportional dem Quadrat der Geschoßgeschwindigkeit. Hochrasante Geschosse verursachen daher einen größeren Gewebeschaden als matte Geschosse.

Bei Aufprall des Geschosses auf den Schädel kommt es zu einer Verletzung der äußeren Haut und zu einer lokalen Eindellung des Knochens, der je nach der Elastizität des Knochens und dem Ausmaß der Eindellung zurückfedern oder zu einem Längsbruch führen kann. Häufiger jedoch findet sich ein Trümmerbruch an der Aufprallstelle. Eine Besonderheit der tangentialen Schußverletzungen ist die, daß die äußere Knochenlamelle in ihre ursprüngliche Lage zurückschnellen kann, während die innere Knochenlamelle gebrochen und imprimiert sein kann. Die äußere Inspektion der Wunde allein zeigt nur eine oberflächliche Verletzung und kann über den erfolgten Gehirnschaden hinwegtäuschen. In den schwersten Fällen von Tangentialschüssen sind sowohl die äußere als auch die innere Knochenlamelle imprimiert. Knochenfragmente vermögen durch die verletzte

Dura mater tief ins Gehirn einzudringen. Der Winkel, mit dem das Geschoß den Schädel trifft, ist zu stumpf, um den Knochen zu durchdringen.

3. Einteilung

Es wird unterschieden zwischen dem: (1) *Einfachen äußeren Prellschuß* mit intakt gebliebener Dura mater, und dem (2) *komplizierten äußeren Prellschuß*, bei welchem Knochenfragmente die Dura mater durchdrungen haben und in das Gehirn eingedrungen sind.

Die Folge eines *einfachen äußeren Prellschusses* mit intakt gebliebener Dura mater ist demnach keine Hirnwunde, wie bei einer offenen Verletzung, sondern es liegt eine gedeckte Gehirnverletzung vor, eine Hirnkontusion. Diese Unterschiede zwischen Hirnwunde und Hirnkontusion hat SPATZ (1941) nachdrücklich herausgestellt.

Im Englischen spricht man von einer „*tangential, („grazing" oder „glancing") wound of scalp and skull*", man unterscheidet nicht, wie SPATZ es mit Recht tat, zwischen den Folgen einer gedeckten und offenen Hirnverletzung.

Eine *Einteilung* der *Hirnschußverletzungen* wurde von TÖNNIS (1941) vorgelegt, die im Vergleich mit früheren Einteilungen die entstandenen Hirnschäden in den Mittelpunkt stellt. TÖNNIS unterschied zwischen: (1) *Impressionsschuß*, (2) *Steckschuß* und (3) *Durchschuß*. Die Gruppe der *Impressionsschüsse* wurde wiederum unterteilt in die folgenden *Untergruppen*: (1) *Impressionsschuß ohne* und (2) *Impressionsschuß mit Duraverletzung*. Der einfache äußere Prellschuß ist demnach – soweit eine Impressionsfraktur des Schädels vorliegt – der Untergruppe des Impressionsschusses ohne Duraverletzung zuzuordnen.

PEIPER hatte noch 1937 von einem „*Volltrefferprellschuß*" gesprochen, bei welchem ein mattes Geschoß senkrecht zur Schädeloberfläche auftrifft und in spitzem Winkel abgelenkt wird, und einem „*tangentialen Prellschuß*", bei welchem das abprallende Geschoß einen stumpfen Winkel zur Auftreffrichtung bildet.

Prellschußverletzungen des Schädels werden mitgeteilt von HOLTZ (1914), OEHLER (1914), NOETE (1915), ALLERS (1916), BRANDES (1916), FLORSCHÜTZ (1916), VOLKMANN (1916), CUSHING (1918), KLEBERGER (1920), JEFFERSON (1919), PAYR (1922), PEIPER (1937), ASCROFT (1943, 1947) NOETZEL (1948), DODGE u. MEIROWSKY (1952), LEWIN u. GIBSON (1956), DAVIDOFF u. FEIRING (1960), DESCUNS et al. (1962), DODGE (1965), PURVIS (1966), JACOBS u. BERG (1970) sowie ADELOYE u. ODEKU (1971).

Zusammenfassende Darstellungen stammen von NOETZEL (1948) sowie DODGE (1965). Die von NOETZEL zeichnet sich durch gediegene morphologische Untersuchungen aus.

4. Mitgeteilte Serien

NOETZEL berichtete 1948 über die Auswertung einer Serie von 2000 Sektionen von Hirnschußverletzungen, unter denen er 32 Fälle von *einfachem äußerem Prellschuß* fand. Der Verfasser hebt hervor, daß diese Zahl keine Schlüsse auf die Häufigkeit des Vorkommens des äußeren Prellschusses zulasse, da die große Mehrzahl der Verletzten dieser Art am Leben bleiben. Sechsundzwanzig Beobachtungen mit Einwirkung auf die Schädelkonvexität standen 6 mit Einwirkung auf die Schädelbasis gegenüber. Bei den letztgenannten handelt es sich meist um Durchschüsse bzw. Steckschüsse des Gesichtsschädels oder des Halses.

Die traumatischen Veränderungen können sich auf die Kopfschwarte beschränken und der Schädel kann völlig unverletzt sein. Es können Splitterungen der Tabula int. bei vollständig intakter Tabula ext. bestehen, so daß der Knochen äußerlich unverletzt erscheint (HOLTZ 1914; NOETE 1915; ALLERS 1916; BRANDES 1916; KLEBERGER 1920; PAYR 1922). Auf die Gefahren einer Unterschätzung der Schwere dieser Verletzungen hat DODGE (1965) hingewiesen: „The principal error commited in management of patients with tangential head injuries unerestimating its seriousness for, beneath a seemingly simple scalp laceration, there may be considerable disruption of cerebral tissue with promiment clinical symptoms and signs".

Am *Schädelknochen* können *folgende Befunde* vorliegen: (1) Am *Schädel* liegen *keinerlei Verletzungen* vor (das schließt nicht aus, daß im Augenblick der Gewalteinwirkung eine gewisse Deformation momentan bestand), (2) *Fissuren* im *Schädelknochen*, (3) *Impressionsfraktur* mit *Splitterung* der (4) *Tabula ext.* und *int.* und (5) *Impressionsfrakturen* vom *Dachrinnentyp („gutter type of wound")*, bei denen Knochenfragmente des Schädelknochens die Dura mater durchdringen und in das Gehirn eindringen können. Wichtig ist weiterhin der Hinweis, daß ein negativer Röntgenbefund eine Knochenverletzung nicht ausschließt. Ebenso läßt das Ausmaß der Knochenverletzung keine Rückschlüsse auf die Schwere der Hirnverletzung zu. In diesem Zusammenhang ist eine Beobachtung, die VOLKMANN (1916) beschrieb, erwähnenswert, bei der eine schwere Hirnverletzung vorlag, ohne daß bei der Operation eine Periost- oder äußerlich sichtbare Knochenverletzung zu finden war. Bei einem der Fälle von NOETZEL (1948) war am Knochen lediglich eine feine Fissur feststellbar, während die darunterliegende Kontusion des Gehirns sehr ausgedehnt war und bis in den Ventrikel reichte. Nur 12% der Patienten aus dem Koreakonflikt, über die DODGE (1965) sowie DODGE u. MEIROWSKY (1952) berichteten, hatten eine Schädelfraktur.

Grad und *Ausmaß* der *Knochenverletzung* in der Serie von NOETZEL ergab folgendes: (1) Einmal bestand lediglich eine Verletzung der Tabula ext. ohne nachweisbare Schädigung der Tabula int., (2) 6mal lag eine Splitterung der Tabula int. vor, während die Tabula ext. keine oder eine kaum sichtbare Fissur aufwies, (3) 25mal bestand eine Splitterung der Tabula ext. und int., ohne daß es in diesen Fällen zu einer Durchtrennung der Dura gekommen war. In diesen Fällen waren die Splitter der Tabula int. zu einer flachen Pyramide verkeilt, ohne daß scharfe Knochenkanten eine Durchspießung der Dura verursachten.

Hirnschäden, besonders die kontusionellen Schädigungen, lassen sich nicht aus der bleibenden Knochenveränderung erklären, sondern nur aus der Eindellung des Schädels, der sich aufgrund seiner Elastizität sofort wieder ausgleicht.

Es ist erwähnenswert, daß NOETZEL, der wesentliche Befunde zum äußeren Prellschuß vorgelegt hat, das Erhaltensein der Kontinuität der Dura mater als eine Voraussetzung für den äußeren Prellschuß ansieht. Diese Frage ist nach Ansicht von NOETZEL deshalb von Bedeutung, da es nicht selten trotz anscheinend erhaltener Dura zu einer Infektion der weichen Hirnhäute oder des Gehirns kommt. Es ist zu erwarten, daß durch den Vorgang, welcher am Schädelknochen einerseits und am Gehirn andererseits Veränderungen hervorruft, auch die dazwischenliegende Dura geschädigt werden kann. ALLERS (1916) hatte bereits auf Verfärbungen oder Quetschungen der Dura hingewiesen. TÖNNIS hatte berichtet, daß die bei der Operation zunächst intakt befundene harte Hirnhaut nach einigen Tagen nekrotisch werden kann, so daß aus der zunächst gedeckten eine offene Hirnverletzung werden kann. NOETZEL konnte in einem Teil seiner Fälle die Dura mater untersuchen und stellte fest, daß sie am Ort der Gewalteinwirkung immer eine Schädigung aufwies. Die Veränderungen können so gering sein, daß sie makroskopisch kaum zu erkennen sind. NOETZEL sah eine Quellung und Auflockerung des Durragewebes mit streifigen Blutungen zwischen die Durablätter, teilweise mit Verlust des Duraendothels. In späteren Stadien beschrieb er beginnende Nekrosen oder schon erhebliche reaktive und reparative Veränderungen. Bei den extrakraniellen Eiterungen konnte er eine entzündliche Durchsetzung aller Duraschichten beobachten, so daß sich der Infektionsweg von einer epiduralen Eiterung durch die Dura auf den Subarachnoidalraum einwandfrei verfolgen ließ.

Das *epidurale Hämatom* beim *einfachen äußeren Prellschuß* findet, wie NOETZEL hervorhob, in der Literatur und in den vorliegenden Operationsberichten meist keine besondere Erwähnung, obwohl es einen regelmäßigen Befund darstellt. Nach den Angaben von DODGE (1952) sind sie selten. Es ist jedoch meist umschrieben und flächenhaft, so daß bedrohliche Symptome der Raumbeengung nur selten dadurch verursacht werden. Nur ausnahmsweise können beim äußeren Prellschuß, z. B. durch Verletzung der A. meningea med., massive epidurale Hämatome erzeugt werden. Bei der Verletzung des Sinus sagittalis sup. konnte NOETZEL eine erhebliche epidurale Blutung nicht feststellen.

Die *subdurale Blutung* beim *einfachen äußeren Prellschuß* stellt, wie NOETZEL hervorhob, im Vergleich zur epiduralen Blutung eine erheblich größere Rolle dar, und zwar im frischen Stadium als raumbeengender Faktor, im späteren als Ausgangspunkt für das subdurale Empyem. In der Serie von NOETZEL lagen in 23 der insgesamt 32 Fälle subdurale Blutungen vor, davon 17mal als ausgesprochen raumforderndes Hämatom. Außerdem fand sich in 9 Fällen ein subdurales Empyem. Es kann daher angenommen werden, daß bei allen 32 Fällen eine subdurale Blutung vorgelegen hatte, die in fast einem Drittel der Fälle zu einer Infektion führte. Die subdurale Blutung entstand vorwiegend aus dem subarachnoidalen Raum, wenn es zum Einriß der Arachnoidea kommt, welche den subarachnoidalen vom subduralen Raum trennt.

Die *Verletzung* der *venösen Sinus* ist, gleichgültig an welcher Stelle sie erfolgt, eine ernste Komplikation (Abb. 187). Von den 5 Fällen von NOETZEL mit einer Verwundung im Sinusbereich war nur 2mal der Sinus eröffnet; es war auch eine Sinusthrombose vorhanden, welche in einem Fall durch Ausbildung eines septischen Thrombus mit Streuung in den übrigen Körper zum Tode führte.

Die *traumatischen Veränderungen* am *Gehirn* beim einfachen äußeren Prellschuß stellen Kontusionsherde von verschieden starkem Ausmaß dar. Während die Kontusionsherde am Gehirn bei stumpfer Gewalteinwirkung auf den frei beweglichen Körper vorwiegend an der dem Stoß gegenüberliegenden Seite (Contrecoup) liegen, beobachtet man beim äußeren Prellschuß immer eine Kontusion unterhalb der Auftreffstelle des Geschosses auf den Schädel („coup"), während Gegenstoßkontusionen völlig fehlen oder nur unerheblich ausgebildet sind.

Wie sich aus der von NOETZEL vorgelegten Tabelle 101 ergibt, finden sich bei Prellschüssen in 100% Kontusionsherde an der Stoßstelle, in 32% besteht außerdem noch ein Gegenstoßherd, welcher aber immer unerheblicher ist und in

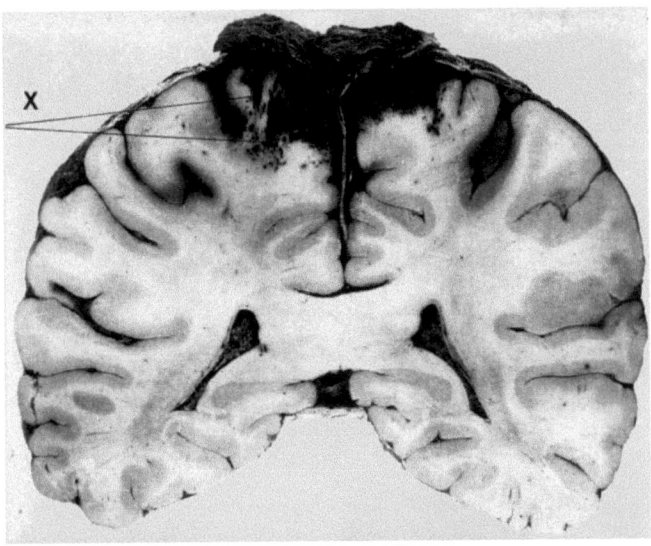

Abb. 187. Parietaler parasagittaler einfacher äußerer Prellschuß. Tod 5 Tage nach der Verwundung. Weiter fortgeschrittene keilförmige Nekrose mit mehr gleichmäßiger brauner Verfärbung; x Spitzen von Nekrosekeilen. Nur noch undeutliches Hervortreten der kortikalen Blutungen; dagegen deutliches Hervortreten der randständigen Diapedesisblutungen. Makrofoto ×0,8. (Aus NOETZEL 1948)

Tabelle 101. Kontusionen an der Stoß- und Gegenstoßstelle bei Rindenprellungsherden und dem einfachen äußeren Prellschuß. (Aus NOETZEL 1948)

Gehirnveränderungen bei	Stoß allein	Stoß und Gegenstoß	Gegenstoß allein	Gesamt-material
Stumpfer Gewalt allgemein (WELTE)	4	72	24	100
Stumpfe Gewalteinwirkung von vorn auf die Stirn (PETERS)	48	46	6	280
Dem einfachen äußeren Prellschuß (NOETZEL)	78	32	–	32

68% fehlt. Im Gegensatz hierzu wurde bei stumpfer Gewalteinwirkung auf den Schädel (außer bei Stoßwirkung von vorn) ein Kontusionsherd an der Stoßstelle allein nur in 4% festgestellt, während sonst entweder die Gegenstoßherde vorherrschen, oder sogar die einzigen Befunde bildeten. Bei diesen 4% lag außerdem gleichzeitig eine Impression der Hirnschale am Ort der Gewalteinwirkung vor; worauf NOETZEL verweist, d.h. also bei den Fällen, wo WELTE nur eine Kontusion an der Stoßstelle vorfand, haben offenbar ähnliche Verhältnisse vorgelegen, wie beim äußeren Prellschuß, nämlich örtliche Impression des Schädels infolge starker Querschnittsbelastung.

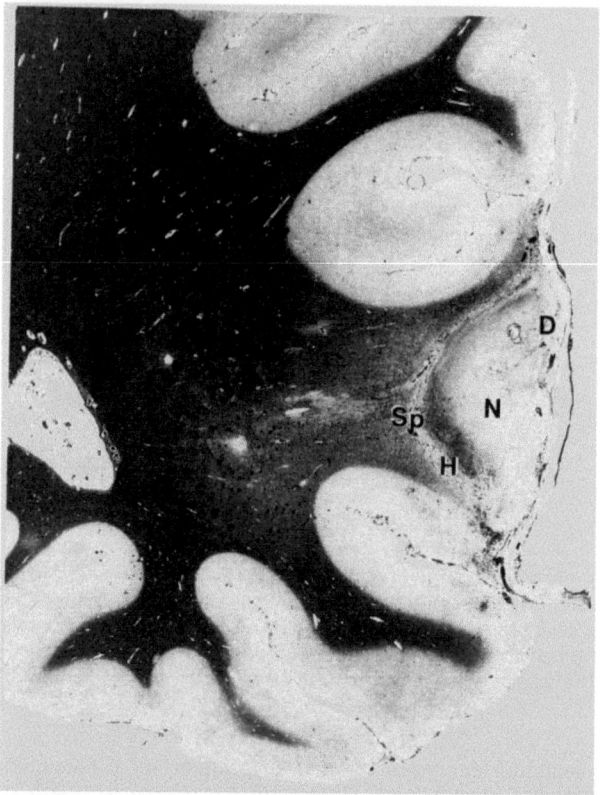

Abb. 188. Rindenprellherd an der Einwirkungsstelle der Gewalt beim einfachen äußeren Prellschuß. *N* Nekrosen (das abgestorbene Gewebe färbt sich nicht mehr an, doch ist es noch nicht zur Verflüssigung gekommen). *W* Wucherungszone (hauptsächlich von Gefäßbindegewebe von der Umgebung der Nekrose ausgehend), *Sp* Spitze des keilförmigen Herdes, bereits vollständig durch einwachsende Gefäße organisiert, *D* Dura, mit den weichen Häuten über der Basis des Herdes verwachsen. Eine ungewöhnliche Besonderheit des Falles liegt in der embolischen Enzephalitis, die besonders im Mark hervortritt. Heidenhain ×2. (Aus NOETZEL 1948)

Morphologisch finden sich bei *einer Gruppe* von *einfachem äußeren Prellschuß im Frühstadium Gewebeveränderungen*, die denen der *Rindenprellungsherde* gleichen (Abb. 188). Eine oder mehrere Windungskuppen können betroffen sein (Abb. 189). Die weichen Häute sind meist zerrissen, während die Kontinuität des Rindengewebes erhalten geblieben ist. Neben den *epiduralen* und *subduralen Blutungen* sind die *subarachnoidalen Blutungen* in den Windungsfurchen besonders ausgesprochen. Bei äußerlicher Betrachtung des Gehirns schimmern auf den betroffenen Windungskuppen punktförmige oder flohstichartige Blutungen durch. Auf Durchschnitten durch die Herde sieht man dichtstehende, die Windungskuppen bevorzugende Blutungen in der Hirnrinde. Nach Überlebenszeit von einigen Tagen können keilförmige Nekrosen gesehen werden, wie sie auch für Rindenprellungsherde typisch sind.

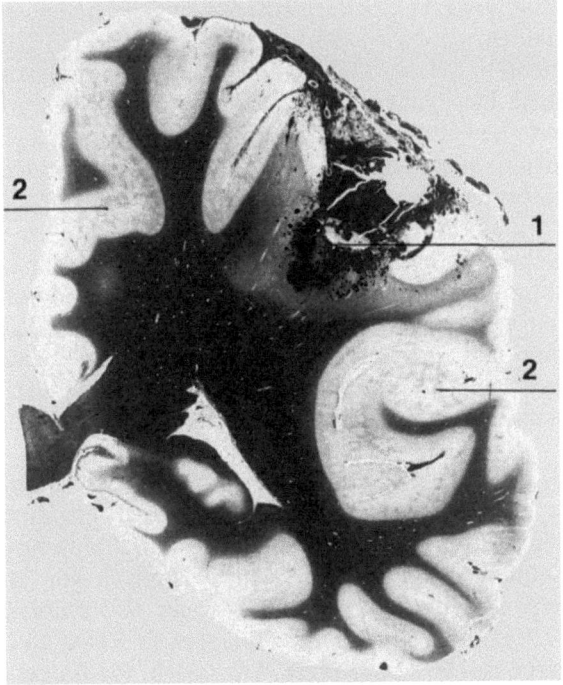

Abb. 189. Rechtsparietaler einfacher äußerer Prellschuß (operiert). Tod 3 Tage nach der Verwundung. *1* Kontusionsherd an Einwirkungsstelle. *2* Fleckförmige Erweichung der Rinde. Heidenhain ×1, 3. (Aus NOETZEL 1948)

Während die erstgenannte Gruppe nur oberflächlich gelegene Gewebeschäden vom Typ der Rindenprellungsherde aufweist, zeigt eine *2. Gruppe* nach den Untersuchungen von NOETZEL *massive Blutungen, die sich bis tief ins Mark erstrecken können* und in einem seiner Fälle *bis in de*n Ventrikel reichten. Hierbei kann der Gewebezusammenhang des Hirngewebes im Sinne von Lazerationen zerstört sein. Am Gehirn finden sich Zeichen erhöhten Hirndruckes. Klinisch besteht außer vielfach beidseitigen Lähmungserscheinungen schwerste Bewußtseinsstörung.

In späteren Stadien kann nach den Untersuchungen von NOETZEL eine Unterscheidung zwischen den sog. Kontusionsherden ohne Gewebszertrümmerung schwierig bzw. unmöglich sein, da auch bei Kontusionen ohne Gewebszertrümmerung das Gewebe der Nekrose anheimfällt. Fünf der Beobachtungen von NOETZEL konnten mit Sicherheit als Kontusionsherde mit Gewebszertrümmerung erkannt werden, da die Befunde am 1.–3. Tag nach der Verwundung festgelegt wurden und somit eine Verschleierung des Befundes durch eine sekundäre Erweichung wegfiel.

NOETZEL hebt hervor, daß der *Knochendefekt keinen Schluß auf die Schwere der Hirnverletzung zuläßt*. Die schwerste Hirnkontusion mit einer bis in den Ventrikel reichenden traumatischen Massenblutung wurde bei einem Patienten gefunden, der lediglich eine eben sichtbare Knochenfissur aufwies.

Daneben konnte NOETZEL noch zusätzlich Gewebeschäden in einigen Beobachtungen beschreiben.

Bei einem Patienten, welcher klinisch eine doppelseitige spastische Parese der Beine, eigentümliche Bewegungen des rechten Armes aufwies, und der eine bis zum Tode dauernde Bewußtlosigkeit hatte, fand sich morphologisch außer dem örtlichen Prellherd eine ausgedehnte Veränderung der Rinde beider Hemisphären, bestehend in fleckförmigen Nekroseherden (Erbleichungen). Zusätzlich bestand eine Nekrose im Globus pallidus.

Ähnliche Gewebsveränderungen fand NOETZEL noch in einer 2. Beobachtung. Dieser Befund unterschied sich von dem erstgenannten dadurch, daß sich die Veränderungen nur an der gleichseitigen okzipitalbasalen Rinde und am Gyrus cinguli fanden, während sie sich im erstgenannten Fall über die gesamte Hirnrinde erstreckten. Als weiteren Unterschied wies der letztgenannte Fall einen Durchtritt von Erythrozyten und Leukozyten aus den Gefäßen in den Adventialraum und in das Gewebe auf.

NOETZEL unterscheidet die Kontusionsherde beim äußeren Prellschuß, die eine direkte Folge der lokalen, mechanischen Gewalteinwirkung sind, und den die Rinde betreffenden Störungen, die die Folge von Durchblutungsstörungen und von Gefäßwanddurchlässigkeit sind. Es liegen demnach vor: (1) *Unmittelbar, mechanisch bedingte Gewebeschäden,* (a) *Prell-* oder *Kontusionsherde* oder *Zertrümmerung von Hirngewebe mit kleinen Blutungen in Rinde* und *subkortikalem Marklager mit nachfolgender keilförmiger Nekrose,* (b) *Prell-* oder *Kontusionsherde mit tiefreichenden Markblutungen* und *Lazerationen* des *Hirngewebes* und (2) *kreislaufbedingte Gewebsveränderungen* der *Rinde mit diffus verteilten fleckförmigen Nekrosen, Erbleichungen* und *Diapedesisblutungen.*

Unter Beschränkung auf die morphologisch faßbaren Veränderungen konnte NOETZEL die zum Tode führenden Ursachen beim äußeren Prellschuß in 3 Gruppen einteilen: (1) Fälle, welche an den unmittelbaren Folgen der Hirnverletzungen starben, (2) solche, die später an den Folgen einer örtlichen oder allgemeinen Infektion zugrunde gehen, und (3) solche, bei denen andere Ursachen im Vordergrund standen.

(1) In diese Gruppe gehörten 18 Fälle (56%). Hiervon starb der größte Teil (13) in der 1. Woche, 4 in der 2. Woche, und 1 in der 3. Woche. Neben der örtlichen Hirnschädigung ließen sich anatomisch Zeichen einer Hirndrucksteigerung in 85% erkennen (in 6% leicht bis mittelstark, in 21% stark ausgeprägt). Als Ursache für den Hirndruck kommt außer dem subduralen Hämatom als wesentlicher Faktor ein Hirnödem im weiteren Wundbereich in Frage. Auch nach Absaugen des subduralen Hämatoms kam es meist nur vorübergehend zu einer Bewußtseinsaufklärung des Patienten, da das ödembereite Gehirn sehr rasch an Volumen zunahm und erneut zu Einklemmungserscheinungen führte.

(2) Zu der 2. Gruppe, die an einer Infektion, ausgehend von der Weichteilschädelwunde, zugrunde gingen, gehören 13 Fälle. Zwei Fälle sind gesondert zu betrachten, da sich bei ihnen ein Tetanus entwickelte, der den Tod herbeiführte. Von den restlichen 11 Fällen wiesen 9 ein subdurales Empyem auf, in 7 Fällen kombiniert mit einer von der Wunde ausgehenden Leptomeningitis. In 2 Fällen kam es infolge sekundärer Infektion des Prellherdes zum Hirnabszeß ohne Ausbrechen einer allgemeinen Meningitis. Der Hirnabszeß brach in den Ventrikel ein und löste eine indirekte basale Meningitis aus.

(3) In die 3. Gruppe gehört nur ein Fall. Hier führte eine infizierte Wunde des Gesichtsschädels zu septischen Erscheinungen und Glottisödem.

DODGE u. MEIROWSKY (1952) berichteten über 31 Patienten aus dem Koreakonflikt mit Tangentialschüssen des Gehirns. Acht Patienten erlitten eine solche Verletzung durch Metallsplitter und 15 durch rasante Geschosse. Die übrigen Patienten waren nicht in der Lage, die Art des verletzenden Objektes zu identifizieren. Interessant ist der Hinweis, daß hier nach den Angaben der Autoren keine Korrelation zwischen verletzendem Objekt und Schwere der Verletzung bestand.

Siebzehn Verletzungen betrafen die Parietalregion, 5 die Frontalregion, 4 die Okzipitalregion, 3 die Temporalregion, und 2 kombinierte Verletzungen wurden gesehen.

Von den 31 Patienten hatten 22 (70%) fokale neurologische Befunde. In 21 dieser 22 Patienten lagen die Verletzungen der Kopfhaut über dem Großhirn. Ein auffallender Befund war die hochgradig spezielle Art der Befunde, wie etwa eine isolierte Quadrantenanopsie, oder motorische oder sensible Störungen nur einer Extremität oder nur Teilen davon. Bei 17 der 22 Patienten, die fokale Schäden aufwiesen, traten die neurologischen Ausfallserscheinungen unmittelbar nach der Verwundung auf, während lediglich 2 Patienten einen progredienten klinischen Verlauf zeigten.

Siebzehn der Patienten, die fokale neurologische Störungen aufwiesen, wurden operiert. Sie alle hatten entweder Rindenprellungsherde, Lazerationen oder subkortikal gelegene Hämatome. Zusätzlich wiesen 3 venöse epidurale Hämatome und einer ein subdurales Hämatom auf. In allen diesen Fällen schien die Besserung beschleunigt zu sein, wenn lazeriertes Hirngewebe und Blutgerinnsel operativ entfernt worden waren.

Bei 22 der 31 Fälle waren Angaben zur Bewußtseinslage vorhanden. Neun (40%) der 22 Patienten verneinten Bewußtlosigkeit, während 13 (60%) zwischen einigen Sekunden bis zu 5 h bewußtlos waren.

Zeichen für ausgeprägten generalisierten Hirndruck waren ungewöhnlich in dieser Serie. Papillenödeme wurden nicht gesehen.

Zweiundzwanzig (73%) von 30 Patienten wiesen röntgenologisch Zeichen für Schädelverletzungen auf. In dieser Serie traten keine Todesfälle auf. Der am meisten ins Auge fallende pathologische Befund waren die subkortikal gelegenen Hämatome, die in 9 (47%) der operierten Fälle dieser Serie gesehen wurden. In typischer Weise war die Dura mater über diesen Blutungen gespannt und nach Eröffnung war das darunterliegende Gehirn pflaumenfarbig und schien vorgewölbt. Die Kontinuität der Pia war zerstört und häufig drangen die Blutungen durch die verletzte Hirnrinde spontan nach außen vor. In keinem Fall lag das Blutgerinnsel mehr als in 1 cm Tiefe.

MEIROWSKY (1965) berichtete über einen Fall, der zeigt, welche Sorgfalt bei der Diagnose dieser Verletzungen notwendig ist.

Ein 20jähriger Marinefeldwebel erhielt auf Okinawa eine oberflächliche Lazeration der Kopfschwarte an der linken Stirnseite. Die Lazeration war die Folge eines äußeren Prellschusses. Es bestand keine Bewußtlosigkeit und er wurde auf einem Verbandplatz versorgt. Die Läsion erhielt kein Débridement, sondern wurde mit Sulfonamidpulver bestäubt und mit einem Pflaster zusammengezogen. Nach 24 h begann der Patient zu erbrechen und klagte über heftige Kopfschmerzen und wurde zunehmend benommen. Als er am nächsten Tag untersucht wurde, konnte man ihn kaum aus seinem Stupor erwecken. Er war in der Lage, Fragen zu verstehen, beantwortete sie jedoch inkorrekt mit verwaschener Sprache. Die Kopfschwartenwunde war infiziert. Die linke Pupille war erweitert. Es bestand ein beidseitiges Papillenödem und eine rechtsseitige Halbseitenlähmung. Die Röntgenaufnahmen des Schädels zeigten keine Fraktur. Bei der Operation fand sich eine epidurale und subdurale Blutung über der linken Großhirnhemisphäre.

JACOBS u. BERG (1970) veröffentlichten 18 Fälle von tangentialen Verletzungen des Kopfes aus dem Vietnamkonflikt.

ADELOYE u. ODEKU (1971) berichteten über 6 Patienten mit tangentialen Geschoßverletzungen des Vertex des Schädeldaches mit und ohne Knochenfrakturen, die in einem Bürgerkrieg in Nigeria verletzt worden waren. Neurologisch lagen Lähmungen der Extremitäten vor, die die proximalen Anteile der Arme und distalen Anteile der Beine stärker befallen hatten.

Die klinischen Befunde glichen denen, die von HOLMES u. SARGENT (1915) mitgeteilt worden waren, die die klinischen Zeichen hauptsächlich auf eine Thrombose des Sinus longitudinalis bezogen mit daraus sich ergebenden venösen Abflußbehinderungen über der Großhirnrinde. Diese Autoren hatten den *Terminus „lonqitudinal sinus syndrome"* eingeführt, ein Syndrom, das im deutschen als *Mantelkantensyndrom* bezeichnet wird. Da nur in wenigen Fällen operiert wurde und keine Autopsien durchgeführt wurden, blieb die Rolle des thrombotischen Verschlusses des Sinus longitudinalis ungeklärt. ADELOYE u. ODEKU fanden bei Karotisangiogrammmen und bei operativen Eingriffen keine Sinusbeteiligung. Die Anwendung der Diagnose „longitudinal sinus syndrome" scheint falsch zu sein, wenn für alle solche Verletzungen gebraucht. ADELOYE u. ODEKU hoben hervor, daß Verletzungen der Gehirnrinde der Frontoparietalregion den wesentlichen morphologischen Befund in diesem Syndrom darstellen. Diese Auffassung wird durch die Befunde von NOETZEL (1948) sowie NORTHFIELD (1968) bestätigt.

Interessant ist die Frage, in welchem Prozentsatz ein *klinisches Kommotionssyndrom beim äußeren Prellschuß* vorgelegen hat. Beim Prellschuß wirkt die kinetische Energie unmittelbar an der Stelle der Gewalteinwirkung ein, es kommt nicht zu einer Beschleunigung des Gesamtschädels, eine Voraussetzung für ein Kommotionssyndrom. Bei den Fällen von ALLERS aus dem 1. Weltkrieg lag nur bei 46% der hierher gehörenden Fälle eine Bewußtlosigkeit vor. In dem Untersuchungsgut von NOETZEL (1948) lagen nur bei 12 Patienten sichere Angaben vor: unmittelbar nach der Verwundung bestand 7mal Bewußtlosigkeit, 5mal wurde Bewußtlosigkeit verneint. Sechzehn der 18 Patienten von JACOBS u. BERG (1970) waren nach ihrer Verletzung bewußtlos.

5. Mortalität

Angaben aus der Literatur über die *Mortaliät* des einfachen äußeren Prellschusses sind dürftig. ALLERS (1916) fand in seinem Krankengut 7,7%. CUSHING (1918) gibt bei Kopfwunden mit üblicher Fraktur bei intakter Dura mater – das entspricht in etwa dem äußeren Prellschuß – eine solche von 9,2% an und NOETZEL (1948) berichtete über 8,9%.

G. Offene Verletzungen des Gehirns

I. Schußverletzungen des Gehirns

1. Historische Darstellung der Schußwunden

Zusammenfassende Darstellungen über historische Arbeiten über Schußwunden des Gehirns finden sich bei SPRENGEL (1805) BILLROTH (1859) sowie GURLT (1898).

Eine gute zusammenfassende historische Darstellung der Schußwunden vom 15. Jahrhundert bis zur Mitte des letzten Jahrhunderts veröffentlichte Theodor BILLROTH (1859), auf die ich verweise.

a) Deutschland

Die erste Verwendung von Schießpulver in einer kriegerischen Auseinandersetzung scheint in der Schlacht bei Cressy im Jahre 1346 zwischen PHILIPP VI. von Frankreich und EDUARD III. von England von den Engländern erfolgt zu sein, ohne daß dessen Gebrauch zunächst wesentliche Erfolge gebracht hätte.

Die erste Erwähnung von Schußwunden findet sich in einem deutsch geschriebenen „*Buch der Bündth-Ertznei*" des Heinrich von PFOLSPEUNDT, das etwa um 1460 geschrieben, aber erst 1868 von HAESER u. MIDDELDORPF herausgegeben wurde; in diesem beschrieb der Verfasser die Extraktion von Geschossen aus Wunden. In einem zweiten deutsch geschriebenen Buch über Chirurgie „*Dis ist das buch der Cirurgia Hantwürckung der wundartzney*" von Hieronymus BRAUNSCHWEIG (1450–1512), das 1497 erschien. Die Chirurgie des Hans von GERSSDORFF (fl. 1500), genannt Schylhans, „*Feldtbuch der wundtartzney*", 1517 erschienen, enthält mehrere Kapitel über Schußwunden. In der „*Practica der Wundartzney*" von Felix WIRTZ (1518–1574), die 1596 erschien, werden die Wunden detailliert abgehandelt. Die „*Chirurgia minor vulnerum*" des Theophrastus PARACELSUS (1493–1541) enthält ein Kapitel über Schußwunden. Die bisher besten Beiträge wurden von dem Wundarzt Fabritius von HILDEN (1560–1634) in mehreren Büchern vorgelegt: „*New Feldt Arztney Buch von Kranckheiten und Schäden, so in Kriegen den Wundartzten gemeinlich fürfallen*", im Jahre 1615 veröffentlicht, und „*Observationum et curationum chirurgicarum centuriae*", 6 Vols., 1606–1641 veröffentlicht. Mattheus Gottfried PURMANN behandelte in zwei Büchern Schußwunden „*50 sonder- und wunderbare Schußwunden – Curen*", 1687 erschienen, und „*Rechter und warhafftiger Feldscheerer*", im Jahre 1680 erschienen.

b) Italien

Giovanni de VIGO (1460–1525) beschrieb in seinem Buch „*Practica in arte chirurgia copiosa... continens novem libros*", 1514 erschienen, Schußwunden. Ein selbständiges Buch über Schußwunden „*De sclopetorum sive archibusorum vulneribus*" wurde von Alfonsio FERRI im Jahre 1555 veröffentlicht. Im gleichen Jahr wurde das Buch des Bartholomaeus MAGGIUS (1477–1552) „*De vulnerum sclopetorum et bombardarum curatione tractatus*" veröffentlicht. Leonardo BOTALLO (1530–?) schrieb „*De curandis vulneribus sclopetorum*", erschienen im Jahre 1560. Giovanni Baptista CARCANO LEONE (1536–1606) befaßte sich in seinem Buch „*De vulneribus sclopetorum*", 1583 erschienen, ebenfalls mit Schußwunden. Der Nachfolger VESALS in Padua, Gabriele FALLOPPIO (1523–1562) schrieb „*Tractatus de vulneribus particularibus"*. Francesco PLAZZONI (?–1622) schrieb ein umfangreiches und weitschweifendes Buch *„De vulneribus sclopetorum tractatus"*, das 1605 erschien.

c) Frankreich

Das erste Buch über Schußwunden in Frankreich schrieb Laurentius JOUBERTUS (1529–1592) *„Traité des arcebusades etc."*

Ambroise PARÉ (1517–1590), der bedeutendste Chirurg des 16. Jahrhunderts, der in mehreren Feldzügen große Erfahrungen in der Behandlung von Schußwunden gesammelt hatte *„L'onzième livre, traictant des playes faictes par arquebuses, et outres..."*. Ein Zeitgenosse PARÉS, Joseph du CHESNE (QUARCETANUS) (1521–1609) schrieb ein umfangreiches und weitschweifiges Werk *„Sclopetarius sive de curandis vulneribus, quae sclopetorum et similium tormentorum idibus acciderunt"*, das 1576 erschien.

Die Behandlung der Schußwunden wurde im 18. Jahrhundert in einer Reihe von Büchern behandelt. Lorenz HEISTER (1683–1758), *„Chirurgie, in welcher alles, was zur Wund-Artzney gehöret, nach der neuesten und besten Art"*, erschien 1708. Henri François le DRAN (1658–1770) *„Traité ou reflexions tirées de la pratique sur les playes d'armes à feu"* erschienen 1737. Hugues RAVATONS *„Traité des playes d'armes à feu"*, erschien 1750, es ist wegen der vielen mitgeteilten interessanten Fälle lesenswert. Johann Ulrich BILGUER (1720–1796) schrieb *„Anweisung zur ausübenden Wundarzneykunst in Feldlazaretten"*, die 1763 erschien. Joseph Jacob PLENK (1738–1807) schrieb *„Versuch einer neuen Theorie die Wirkungen der Luftstreifschüsse zu erklären"*, ein Buch, das 1763 erschien. Wilhelm SCHMITT schrieb eine *„Abhandlung über die Schußwunden"*, die 1788 veröffentlicht wurde. Pierre François PERCY (1754–1825) schrieb *„Manuel du chirurgien – d'armée"*. August Gottlob RICHTER (1742–1812) schrieb *„Anfangsgründen der Wundarzneykunst"*, 1792 erschienen. John HUNTER (1728–1793), der 3 Jahre in Feldzügen verbrachte, äußerte sich sehr klar zu diesem Thema.

d) Die Behandlung der Schußwunden im 19. Jahrhundert

DEFOUART schrieb *„Analyse des blessures d'armees à feu et de leur traitement"*, ein Buch, das 1801 erschien. Dominique-Jean LARREY (1766–1842) legte seine Beobachtungen in seinen *„Mémoires de chirurgie militaire, et campagnes"*, 1812–1817 erschienen, nieder, später in seiner *„Clinique chirurgicale"*. George James GUTHRIE (1785–1856) schrieb *„A treatise on gunshot wounds"*, veröffentlicht im Jahre 1820. John HENNEN (1779–1828) schrieb *„Observations on some important points in the practice of military surgery"*, erschienen 1818. Von Jean Baptiste Lucien BAUDENS (1804–1857) stammt die *„Clinique des plaies d'armes à feu"*, erschienen 1836.

e) Frühere Untersuchungen von Schußverletzungen des Gehirns

Die pathomorphologischen Veränderungen von Schußverletzungen des Gehirns als Folge von zivilen Verletzungen oder durch Militärwaffen werden getrennt besprochen. Die Literatur zu diesem Thema ist sehr umfangreich. Vor allem in der 2. Hälfte des letzten Jahrhunderts setzte eine Flut von Veröffentlichungen ein, jedoch blieben die Angaben zur Pathomorphologie dieser Verletzungen dennoch spärlich. Viele der Berichte berichten von Individuen, die überlebten und bei denen die Geschosse – es handelte sich meist um Bleigeschosse im Gehirn verblieben. Das Problem der chronischen Bleivergiftung scheint damals nicht erkannt worden zu sein.

Beobachtungen, in welchen Geschosse im Gehirn für viele Jahre verblieben, wurden veröffentlicht von NIEMEYER (1845) 6 1/2 Jahre, EVE (1870) 7 Jahre, CRONYN (1871/1872) 8 Jahre, CAMDEN (1877) 13 Jahre, DOYLE (1878) 15 Jahre, GIBSON (1879) 6 Jahre, WORSTER-DROUGHT (1928/1929) 13 Jahre, TANAKA (1933) 27 Jahre, SCHNITKER (1950) 9 Jahre.

WHORTON (1879) veröffentlichte eine Serie von 316 Fällen von Schußverletzungen des Gehirns, in welchen das Geschoß im Gehirn verblieb. Zum großen Teil handelte es sich dabei um Bleigeschosse, die durch Schwarzpulver verschossen worden waren.

Frühe histologische Untersuchungen von Schußverletzungen des Gehirns wurden von BLUM (1921) durchgeführt. Weitere Veröffentlichungen folgten von del RIO-HORTEGA u. PENFIELD (1927), FOERSTER u. PENFIELD (1930).

f) Der ungewöhnliche Fall der offenen Schädel-Hirn-Verletzung des Phineas P. GAGE

Vor Einführung von Antibiotika und sorgfältigen Débridements der Schußwunden des Gehirns überlebten nur sehr wenige Verletzte ihre offenen Schädel-Hirn-Verletzungen. War die Gewalteinwirkung groß, so erfolgte der Tod nach einem Intervall von Tagen oder Wochen an Komplikationen, wie Infektionen, Hernien des Gehirns durch die Einschußwunde, Blutungen und klinisches Delirium und Koma. Einige überlebten zunächst, um dann einer Sepsis zu erliegen.

Als eines der frühen Beispiele, daß ein Patient mit einer schwersten offenen Schädel-Hirn-Verletzung doch überlebte – es handelte sich um eine Art von Schußverletzung – bringe ich im folgenden die Kasuistik des Phineas P. GAGE auch deshalb, weil diese Darstellung in der europäischen Literatur so gut wie unbekannt geblieben ist.

Eine der ungewöhnlichsten offenen Schädel-Hirn-Verletzung ist die von Dr. John Martyn HARLOW (1850) mitgeteilte Fallbeschreibung des Unfalles des Phineas P. GAGE.

Die Kleinstadt Cavendish im amerikanischen Bundesstaat Vermont, im äußersten Nordosten der USA, war im Jahr 1848 die Szene eines Unfalles, der sich während des Baues der Rutland & Burlington Eisenbahnstrecke ereignete. Ein junger Vorarbeiter namens Phineas P. GAGE wurde das Opfer der wohl ungewöhnlichsten offenen Schädel-Hirn-Verletzung, über die je berichtet wurde. Der 25jährige, beschrieben „of middle statur, vigorous, physical organization, temperate habits and possessed of considerable energy of character" wurde nach Augenzeugenberichten und nach seiner eigenen Schilderung durch eine vorzeitig erfolgte Sprengung verletzt. Ein Bohrloch war mit Sprengpulver gefüllt worden, ein anderer Arbeiter hatte aber keinen Sand ins Bohrloch nachgefüllt und beide Substanzen zusammengedrückt. GAGE, der Meinung, daß das gemacht worden war, führte eine Eisenstange („tamping iron") in das Bohrloch ein.

Die runde Eisenstange 107 cm lang und 3,1 cm dick, etwa 5962 g wiegend, erzeugte einen Funken, der das Sprengpulver entzündete. Das obere Ende der Eisenstange sich verjüngend auf 0,62 cm, wurde durch die Explosion durch den Kopf von GAGE getrieben. Die Eisenstange wurde etwa entlang der Längsachse des Kopfes von der hinteren Wange durch den Boden der linken Orbita (das Auge wurde dabei nach vorn gedrückt) getrieben, durchdrang den linken Frontallappen und trat dem Schädel an der Verbindungsstelle der Sutura coronaria und sagittalis wieder aus. Die umgebenden Anteile des Schädelknochens der Frontal- und Parietalregion waren frakturiert und nach oben gedrückt, dabei entstand eine etwa kreisförmige Öffnung von etwa 9 cm im Durchmesser. Neben der Zerstörung eines großen Teiles des linken Frontallappens und wahrscheinlich eines Teiles des linken Temporalpoles, wurde der Sinus sagittalis sup. und Teile der Falx cerebri verletzt. Die Eisenstange, bedeckt mit Blut und Hirngewebe, wurde viele Meter entfernt gefunden.

Der behandelnde Arzt war Dr. HARLOW, der nahebei wohnte. Er sandte eine Fallmitteilung: „*To the Editor of the Boston Medical and Surgical Journal*", die am 13. Dezember 1848 unter dem Titel: „*Passage of an Iron Rod through the Head*" veröffentlicht wurde.

Dr. John Martyn HARLOW (1819–1907) hatte seine medizinischen Studien im Jahre 1844 am Jefferson Medical College in Philadelphia abgeschlossen. Er war 29 Jahre alt, als er gerufen wurde, die Behandlung von Phineas P. GAGE zu übernehmen. Die erfolgreiche Behandlung dieses Falles gab ihm „a wide-world fame among medical men..." Er starb in Woburn, im amerikanischen Bundesstaat Massachusetts, im Alter von 87 Jahren.

Nachdem in einem späteren Bericht mitgeteilt wurde, daß diese Verletzung überlebt worden war, wurde das von einem bekannten Chirurgen der Zeit als „a physiological impossibility" bezweifelt. Ein bekannter Professor für Chirurgie nannte diesen Fall eine „Yankee invention".

Der Patient wurde durch die Explosion auf den Rücken geworfen, und zeigte konvulsive Bewegungen seiner Extremitäten und konnte einige Minuten später sprechen. Seine Arbeiter, die ihn sehr mochten, trugen ihn zur Straße zu einem Ochsenwagen und fuhren ihn in sitzender Stellung zu einem etwa $^3/_4$ Meilen entfernten Hotel. Der Patient verließ den Wagen mit etwas Hilfe der Begleiter und stieg eine Treppe hinauf. Er wurde zu Bett gebracht, war völlig bewußtseinsklar, schien aber erschöpft durch den Blutverlust. Die Blutung war erheblich und stammte hauptsächlich aus dem Sinus sagittalis sup. Der Patient und das Bett waren mit Blut bedeckt. Dr. HARLOW, mit Unterstützung durch einen Kollegen, verband die Wunden. Die Austrittsstelle war mit Knochenfragmenten bedeckt, Hirngewebe drang durch die Wunde nach außen und hing in den Haaren.

Dr. HARLOW inspizierte die Hirnwunde mit seinem rechten Zeigefinger und die Eintrittsstelle an der Wange mit dem linken Zeigefinger. Die Wundversorgung war gegen Abend beendet. Zweieinhalb Stunden später war der Verband blutdurchtränkt, die Blutung hatte jedoch nachgelassen. Der Patient erbrach 2mal, er war bewußtseinsklar und äußerte, es sei nicht nötig, seine Freunde zu sehen, da er in einigen Tagen wieder arbeiten werde.

Die Blutung hörte am 2. Tag nach dem Unfall auf. Am 3. Tag trat anfallsweise Delirium auf und eitriges Material wurde von den Wunden abgestoßen. Dr. HARLOW äußerte, daß er nicht erwartet habe, daß der Patient überleben würde. Die Verbände waren 3mal täglich gewechselt worden, Kopf und Gesicht wurden mit Eiswasser gekühlt.

Der Patient begann zu essen. Fungusbildung von nekrotischem Hirngewebe wurde zuerst am 6. Tag gesehen. Am Ende der 2. Woche lag eine schwere Infektion mit übelriechendem Eiter vor, der aus den Wunden drang. Familie und Freunde erwarteten seinen unmittelbar bevorstehenden Tod und hatten bereits einen Sarg in Bereitschaft, um ihn in seinen Heimatort zu überführen. Eine Anwesende äußerte zu Dr. HARLOW, er solle nichts weiter für den Patienten tun, da es nur sein Leiden verlängern würde. Dr. HARLOW schnitt mit gebogenen Scheren die Fungusbildungen des Gehirns ab.

Etwa 2 Monate nach dem Unfall zunehmende Besserung. Der Patient geht selbst auf die Straße, kann von Freunden kaum kontrolliert werden, Transport mit einer Kutsche in seinen etwa 30 Meilen entfernten Heimatort. Nach etwa 4 Monaten ist die Wunde auf der Schädelhöhe fast völlig geschlossen.

In einer späteren Veröffentlichung beschrieb Dr. HARLOW (1866/1868) seinen Patienten, der eine schwere Wesensveränderung zeigte. Für Einzelheiten verweise ich auf die lesenswerte Veröffentlichung von STEEGMANN (1962).

Einer der ersten Ärzte, der von diesem ungewöhnlichen Patienten erfuhr, war der bedeutende Chirurg aus Boston Henry Jacob BIGELOW (1818-1890), Professor der Chirurgie an der Harvard Universität. BIGELOW war zunächst „skeptical in admitting the co-existence of a lesion so grave, with an inconsiderable disturbance of function" des Gehirns. Er ließ sich zunächst von Augenzeugen berichten und hatte GAGE später für einige Monate unter klinischer Beobachtung. Er publizierte später seine Befunde und Kommentare in *„The American Journal of the Medical Sciences"* im Juli 1850 unter dem Titel: *„Dr. Harlow's Case of Recovery from the Passage of an Iron Bar through the Head"*.

BIGELOW schrieb: „The leading feature of this case is its improbability. A physician who holds in his hand a crowbar, three feet and a half long, and more than thirteen pounds in weight, will not readily believe that it has been driven with a crash through the brain of a man who is still able to walk off, talking with composure and equanimity of the hole in the head. This is the sort of accident that happens in the pantomime at the theatre, but not else where. Yet there is every reason for supposing it in this case literally true. Being at first wholly skeptical, I have been personally convinced, and this has been the experience of many medical gentlemen who having first heard of the circumstances, have had a subsequent opportunity to examine the evidence."

Als BIGELOW seinen Patienten GAGE im Januar 1850, also 15 Monate nach der Verletzung untersuchte, fand sich eine kleine Narbe am Kieferwinkel, das Augenlid auf dieser Seite war geschlossen und der Patient war nicht in der Lage, es zu öffnen. Es fand sich noch eine Narbe am Kopf, die vordere sich vorwölbend, die hintere eingesunken; hier konnten Pulsationen des Gehirngewebes gefühlt werden.

BIGELOW faßte seine Untersuchungen zusammen: „It is obvious that a considerable portion of the brain must have carried away; that while a portion of its lateral substance may have remained intact, the whole central part of the left anterior lobe, and the front of the sphenoidal or middle lobe must have been lacerated and destroyed. This loss of substance would also lay open the anterior extremity of the left lateral ventricle; and the iron, in emerging from above must have largely impinged upon the right cerebral lobe, lacerating the falx and the longitudinal sinus. Yet the optic nerve remained unbroken in the narrow interval between the iron and the inner wall of the orbit. The eye forcibly thrust forward at the moment of the passage, might have again receded into its socket, from which it was again somewhat protruded during the subsequent inflammation."

"It is fair to suppose that the polished conical extremity of the iron which first entered the cavity of the cranium prepared the passage for the thick cylindrical vault of the cranium, afforded an ample egress for the cerebral substance, thus preventing compression of the remainder."

Noch einige Worte zum Patienten GAGE. Nachdem die Wunde geheilt war, reiste er durch die USA und stellte sich mit dem Eisenstab dem Publikum vor. Im Jahre 1852 reiste er durch Chile und wurde Kutscher einer sechsspännigen Kutsche. Er fühlte wohl im Jahre 1860, daß seine Gesundheit nachließ, und kehrte zu seiner Mutter, die in Californien lebte, zurück. Ein Jahr später traten beim Pflügen Krampfanfälle auf. Er starb im Mai 1861 plötzlich.

BIGELOW endete seinen Beitrag mit folgendem Satz: „perhaps unparalled in the annals of surgery taking all the circumstances into consideration, it may be doubted whether the present is not one most remarkable history of injury to the brain which has been recorded." Ich bin der gleichen Meinung; ich habe ihn deshalb hier so ausführlich referiert, vor allem auch, weil er in Europa kaum bekannt ist.

Weitere frühe Fälle von offenen Schädel-Hirn-Verletzungen, die jedoch nicht so ausgeprägt waren wie der von GAGE, wurden von WALLACE (1858), sowie HEATON (1879) mitgeteilt.

HEATON (1879) hatte Beobachtungen von Blastverletzungen mitgeteilt. Bei einem Patienten war eine Eisenstange durch das Kinn in das Gehirn getrieben worden: „The man climbed a ladder and went to his boarding house, where some force war required to extract the bar." HEATON bemerkte, daß der Patient sich trotz Verlust der Hirnsubstanz erholte „without loss of mental faculties."

2. Einteilung der Gehirnverletzungen

Während es bei einer *gedeckten Hirnverletzung*, von seltenen Ausnahmen abgesehen (Kontaktinfektionen durch die Dura hindurch oder die seltene hämatogene Infektion), nicht zur Infektion des Hirngewebes kommt, ist bei einer *offenen Gehirnverletzung* die *Dura mater eröffnet* und damit ist auch die eng anliegende Arachnoidea, die Abschlußmembran des Liquorraumes verletzt. *„Jede offene Gehirnverletzung muß als infiziert gelten, wenn es auch von besonderen Bedingungen abhängt, ob sich die Infektion bemerkbar macht."* SPATZ (1941) kritisierte MARBURG, der die Unterscheidung von offener und gedeckter Gehirnverletzung völlig mißachtet habe. Weiter heißt es: „Überraschenderweise ist das pathologisch-anatomische Schrifttum über die Hirnschußwunden und ihre Komplikationen durch die Infektion bisher sehr dürftig" (SPATZ 1941).

Besteht eine offene Verbindung mit einer der Nebenhöhlen der Nase oder des Ohres, so ist hierbei die Infektionsgefahr besonders groß. Die offene Verletzung des Gehirns ist eine Wunde, genau wie die offene Verletzung irgendeines anderen Organs, wenn eine Verbindung mit der Außenwelt besteht.

Daß es nicht leicht sei, eine allgemein befriedigende Einteilung der Gehirnverletzungen durchzuführen, hat schon SPATZ (1944) betont, denn überall begegne man zahlreichen Grenzfällen: „Wenn jemand den Nachdruck auf die Grenzfälle legt, so kann er jedes Einteilungsprinzip widerlegen. Doch Einteilung und Ordnung der mannigfaltigen Erscheinungen der Natur sind die Voraussetzung zur Verständigung. Wenn man auf Einteilungen verzichten wollte, so bliebe das Chaos" (SPATZ 1941).

Bei jeder Schußverletzung des Gehirns muß es zwangsläufig zu einer Knochenverletzung kommen. Neben den traumatischen Veränderungen, die die Folge des Durchdringens des Geschosses durch das Hirngewebe sind – handelt es sich um den eigentlichen Schußkanal – verursacht die temporäre Wundhöhle, die beim Durchtritt des Geschosses auftritt, weitere Hirnschäden, die entfernt vom eigentlichen Schußkanal zu finden sind. Alle zuführenden und ableitenden Gefäße verlaufen an der Oberfläche des Gehirns, es muß daher zwangsläufig bei jeder schweren Verletzung auch zu Gefäßschäden kommen, die wiederum zu Gewebeschäden in ihrem Versorgungsbereich führen.

SPATZ nannte die *Gewebsalterationen im Schußkanal-* oder *Wundbereich* die *direkten*, und die zusätzlich auftretenden Gewebeschäden die *indirekten*. Traumatische Verletzungen von Gefäßen und Gefäßästen führen zu Erweichungen in ihrem Versorgungsbereich. Es ist erstaunlich, daß diesen indirekten traumatischen Gewebeschäden bei Schußverletzungen des Gehirns bisher wenig Beachtung geschenkt wurde.

Die offenen Verletzungen des Gehirns durch Geschosse und Granatsplitter lassen sich in solche mit Beteiligung der venösen Sinus, solche mit Ventrikeleröffnung und Hirndurchschüsse einteilen.

Der in der angloamerikanischen Literatur gebrauchte Terminus „*penetrating wound*" geht definitionsgemäß immer mit einer gleichzeitigen traumatischen Verletzung der Dura mater einher und stellt nach deutschem Sprachgebrauch „offene Schädel-Hirn-Verletzungen", darunter auch Schußverletzungen des Gehirns dar. „*Through and through wounds of the brain*" sind penetrierende Verletzungen des Gehirns, in dem ein Geschoß oder Geschoßsplitter Schädel und Gehirn durchdrungen haben, d. h. also, bei dem Ein- und Ausschußöffnung vorliegen. Es handelt sich um „Hirndurchschüsse". „*Air sinus wounds*" sind penetrierende (offene) Schädel-Hirn-Verletzungen, die zu traumatischen Schäden an einem oder mehreren venösen Sinus der Dura mater führen, sei es durch Abschürfung, Prellung, Lazeration oder Durchtrennung. „*Ventricular wounds*" sind penetrierende (offene) Schädel-Hirn-Verletzungen mit Eröffnung einer oder mehrerer Hirnventrikel durch ein Geschoß, einen Geschoß- oder Knochensplitter.

3. Anatomische Vorbemerkungen

Jede Arterie im Gehirn besitzt ein bestimmtes Versorgungsgebiet. Zu diesem Versorgungsgebiet einer Arterie der Hirnoberfläche gehört sowohl ein Areal der Hirnrinde, als auch ein solches des Marklagers, das bis zu den Stammganglien oder der Ventrikelwand reicht. Daraus ergibt sich, daß sich Einweichungsherde, die nach Gefäßschädigungen von Hirnarterien auftreten, tief ins Hirninnere reichen, bis ins Marklager und bis zur Ventrikelwand. Hervorzuheben ist, daß die Ventrikelwand, die aus der Ependymschicht und der subependymären Gliaschicht besteht, durchwegs erhalten bleibt.

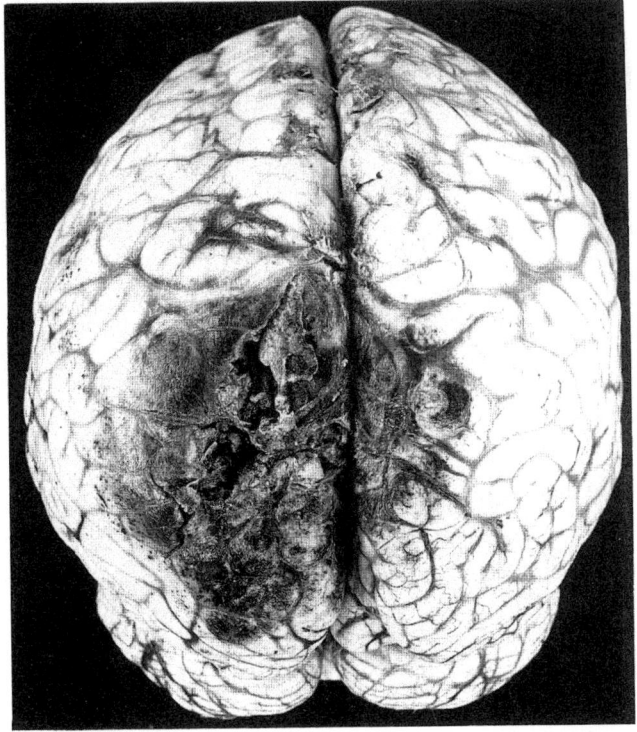

Abb. 190. Mensch. Impressionsschuß parietookzipital, Schädelbrüche. Überlebenszeit 9 Tage. Makrofoto. Samml. Prof. H. Spatz

4. Einteilung der Hirnwunden

Glatte und gequetschte Hirnwunden

Spatz unterscheidet mit guten Gründen *glatte* von *gequetschten Hirnwunden*.

Glatte Hirnwunden

Die *glatten Hirnwunden* können durch *bestimmte Steck-* oder *Durchschüsse*, *Messer*, oder *Propellerschlag* entstehen. „Allerdings macht sich auch bei den Schußkanälen der Steck- oder Durchschuß immer neben der Zusammenhangsdurchtrennung des Gewebes in axialer Richtung bereits eine Quetschung durch Seitenwirkung geltend" (Spatz 1941).

Quetschwunden des Gehirns

Nach *Impressionsschüssen* infolge von *Querschlägern* kommen sehr *ausgedehnte Quetschwunden* des *Gehirngewebes* zustande, so daß man solche Verletzungen mit Recht als „Quetschwunden" abgesondert hat (Abb. 190, 191). Nach Spatz

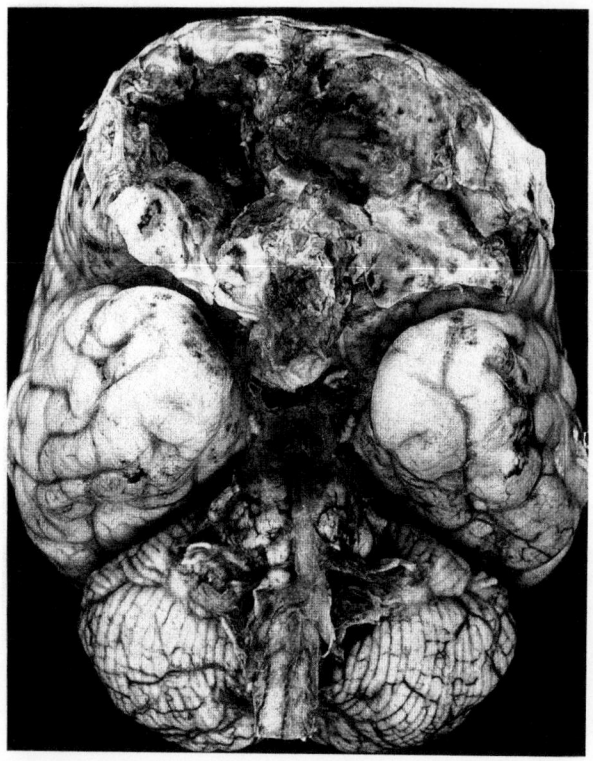

Abb. 191. Mensch. Großhirn. Impressionsschußverletzung frontal. Der große Gewebedefekt im Bereich der Frontallappen kommuniziert mit den Seitenventrikeln. Die Dura ist an den Kanten des Defekts mit den Meningen verlötet. Massive traumatische Blutungen im Marklager beider Frontallappen, rechts mehr als links. Überlebenszeit 9 Tage. Makrofoto.
Samml. Prof. H. Spatz

handelt es sich vorwiegend um solche Impressionsschüsse mit offener Knochenlücke (Typ II von Tönnis), bei welchen das Röntgenbild, das neben der Knochenlücke ausgedehnte Frakturen zeigt, auf eine explosive Wirkung hinweist. Ferner fällt bei diesen Verwundeten im Gegensatz zu anderen Hirnschußverletzten die schwere Bewußtseinstrübung auf, welche sich nicht auf die ersten Stunden nach der Verletzung beschränkt, sondern Tage hindurch andauert. Bei der Sektion findet man dann gewöhnlich neben epi- und subduralen auch subarachnoidale Blutungen, neben Prellungsherden an entfernten Stellen ausgedehnte Quetschungen im Bereich der Lücke. Es besteht ferner noch die Möglichkeit, daß gefäßbedingte Nekrosen vorkommen, damit ist das zerstörte Areal viel größer als nach der Ausdehnung der Schädellücke zu vermuten ist.

Die Unterscheidung von „*glatten*" und „*Quetschwunden*" ist auch prognostisch wichtig. Gequetschte Wunden haben unter sonst gleichen Bedingungen eine schlechtere Prognose als die glatten. Da die Quetschwunden durch Kreislaufstörungen kompliziert sind, bieten sie besonders gute Voraussetzungen für die Ausbreitung von Infektionen.

Es kommen übrigens *Kombinationen* von *offenen* und *gedeckten Verletzungen* des *Gehirns* an den verschiedensten Anteilen des gleichen Gehirns nebeneinander vor. „Man muß sich aber hüten, stumpfe Gewalteinwirkung und gedeckte Gehirnverletzung einander gleichzusetzen" (SPATZ 1941).

Bei jeder Hirnwunde ist eine Infektion als gegeben anzusehen, während eine solche bei den gedeckten Gehirnverletzungen nur eine geringe und untergeordnete Rolle spielt. Die Gefahr einer Infektion ist naturgemäß bei den gequetschten Hirnwunden am größten.

5. Schußverletzungen des Gehirns und Kommotionssyndrom

Bei Schußverletzungen des Gehirns kann das klinische Syndrom der Hirnerschütterung oft fehlen, das heißt, viele Verletzte sind nicht bewußtlos. SPATZ (1941) hob hervor, daß bei Schußverletzungen eine Commotio cerebri gewöhnlich fehle, die ja auch bei einem einfachen chirurgischen Eingriff am Gehirn ausbleibe. „Dies ist eigentlich nicht verwunderlich, aber noch ist das Vorurteil nicht ausgerottet, nach dem eine tödlich verlaufende Verletzung des Gehirns ohne weiteres auch mit einer Hirnerschütterung verbunden sein soll, die man sich irrtümlicherweise als leichteren Grad jeder traumatischen Hirnschädigung vorstellt. Meine erste eigene Erfahrung stammt aus dem Jahre 1914, wo ich als Unterarzt zu einem Infanteriebataillon kam, dessen Truppenarzt kurz vorher infolge eines Kopfschusses gefallen war. Ein Augenzeuge bekundete, daß der Verletzte sofort nach der Verwundung mit der Hand nach der Kopfwunde gegriffen habe mit dem Ausruf: ‚Das ist Gehirn.' Es sei auch wirklich Gehirn aus der Wunde geflossen; der Verletzte habe dann erst einige Zeit später das Bewußtsein verloren und sei gestorben. Befangen in dem Vorurteil, daß bei einer tödlich verlaufenden Hirnverletzung unbedingt eine Commotio eintreten müsse, wollte ich zunächst an die Wahrheit dieses Berichtes nicht glauben. Im weiteren Verlauf des Krieges hatte ich, so wie wohl mancher andere Truppenarzt, Gelegenheit, meine vorgefaßte Meinung zu verbessern. Besonders eindrucksvoll war das Erlebnis, wenn ein früh Verwundeter mit einer offenen Gehirnschußverletzung zu Fuß zum Truppenverbandsplatz kam und genau Bericht über den Hergang seiner Verletzung gab" (SPATZ 1941).

In ähnlicher Weise hatte sich PAYR (1922) geäußert, der erstaunt über die ungemein präzisen Angaben der meisten Hirnschußverletzten über alle näheren Umstände ihrer Verletzung war. Es heißt: „Fälle von sog. klassischer Gehirnerschütterung liegen nach meinem Dafürhalten eben nur bei Verwundungen des Schädels durch matte Geschosse, so z. B. durch Schrapnellkugeln vor." Er fand dagegen ausgeprägte Kommotionssyndrome bei Verwundeten mit Prell- und Streifschüssen der Schädelweichteile. Im 2. Weltkrieg fand LEMCKE (1944) (aus der Serie von TÖNNIS), daß bei etwas mehr als die Hälte seiner Beobachtungen keine Hirnerschütterung nachzuweisen war.

6. Wundballistik

Für die Verursachung des Gewebeschadens ist die vom Geschoß an das Gehirn abgegebene Energie entscheidend. Das Geschoß verliert im Auftreffen auf Haut und Schädelknochen etwa 100 m/s seiner Geschwindigkeit. Dieser Verlust ist praktisch unabhängig von Auftreffenergie und Masse des Geschosses.

7. Militärwaffen

Geschosse von *Militärwaffen* haben im allgemeinen einen Stahlmantel über einem Bleikern. Sie behalten im allgemeinen ihre Form, nachdem sie die Schädelkapsel durchschlagen haben. Geschosse von Zivilwaffen sind häufig weich, sie zerlegen sich nach dem Einschuß; der Geschoßkanal ist oft mit kleineren Metallfragmenten bedeckt. Bleigeschosse verformen sich bei Knochenaufschlag fast immer; sie vergrößern dabei ihre Kaliber.

8. Granatsplitter

Splitter von *Granaten, Schrapnells* und *Minen* können *hohe Geschwindigkeiten* zwischen 1000 und 1500 m/s haben, vor allem nahe der Explosionsstelle. Diese unregelmäßig begrenzten scharfen Fragmente verursachen ausgedehnte traumatische Schäden am Schädel und Gehirn, häufig Teile von Schutzhelm, Haaren, Haut und Kleidung mit sich reißend.

9. Geschoßwirkung auf Schädel und Gehirn

Das *Geschoß*, das den *Schädel durchschlägt*, verursacht einen *größeren Defekt* an der *Tabula int.* als an der *Tabula ext.* An der Stelle des Geschoßaustrittes aus dem Schädel ist der Knochendefekt an der Tabula int. kleiner als der der Tabula ext. Die Einschußstelle ist normalerweise kleiner als die Ausschußstelle. *Multiple lineare Frakturen* gehen *strahlenförmig* von der *Ein-* oder *Ausschußstelle* aus.

Das Ausmaß des Hirnschadens, verursacht durch rasante Geschosse, ist in etwa proportional zur Mündungsgeschwindigkeit des Geschosses und dem Abstand der Feuerwaffe vom Ziel.

Beim *Eindringen des Geschosses* in das *Gehirn* bildet sich ein *starker Überdruck*, der eine *radiale Verdrängung* des *Gewebes* bewirkt. *Hinter dem Geschoß* entsteht eine *Höhle*, deren *Durchmesser größer ist* als das *Kaliber des Geschosses*. Da die Hirnsubstanz praktisch inkompressibel ist, muß das Volumen des Schädels um das der neu entstandenen Höhle vermehrt werden. Die Knochenhülle wird daher gedehnt und erzeugt einen Gegendruck, der eine weitere Vergrößerung der Höhle verhindert. Die an das Gewebe abgegebene Geschoßenergie ist zu diesem Zeitpunkt (bis auf die Verluste im Gewebe) als *elastische Energie* gespeichert. Diese elastische Energie wird nun wieder (ähnlich wie bei einer Federschwingung) in kinetische Energie umgesetzt. Die dadurch bedingten Kräfte beschleunigen das Gewebe auf den Schußkanal zu. Dort findet ein Zusammenprall statt mit der Folge eines nochmaligen starken Überdruckes, dessen Amplitude wegen der Energieverluste (hauptsächlich durch innere Reibung) geringer ist, als die primär durch das Geschoß erzeugte. Es bildet sich daher wieder eine Höhle, allerdings von geringerem Ausmaß. Dieser Vorgang kann sich mehrmals wiederholen, bis die vom Geschoß abgegebene Energie aufgebraucht ist. Die *Höhle pulsiert* also. Da sie nur kurze Zeit (etwa 50–100 ms) nach dem Schuß vorhanden ist, wird sie *temporäre Wundhöhle* genannt. Das Maximalvolumen dieser Höhle ist proportional der insgesamt an das Gewebe abgegebenen Energie. Da die Energie im Verlauf des Kanals ständig abnimmt, wird der Durchmesser der temporären Höhle immer kleiner; sie ist daher von *konischer Form*. Die Wundhöhle ist nur bei Kugelgeschossen glatt und konisch. Längsgeschosse verändern meist beim Eindringen in das Gewebe ihre Achsenlage zur Flugbahn (*Präzessionswinkel*), wodurch sich ihre Stirnfläche vergrößert. Im Extremfall stellt sich das Geschoß quer zur Flugbahn (*Querschläger*) und besitzt dann seine größte Stirnfläche. Bei der Autopsie ist die temporäre Wundhöhle nicht mehr feststellbar, da sie, wie gesagt, in weniger als 100 ms nach dem Schuß verschwindet. Stattdessen ist ein Kanal mit zerfetzten Rändern und umgebender, nach außen abnehmender Blutung zu sehen. Diese Gewebeveränderungen werden die *bleibende Wundhöhle* und die *Zone der Blutaustritte* genannt. Das Volumen dieser Gebiete ist in gleicher Weise wie das der temporären Höhlen von der absorbierenden Energie abhängig. Auf den letzten Zentimetern des Schußkanals ist die Geschoßenergie so verringert, daß der für die bleibende Höhle berechnete Durchmesser kleiner als der des Geschosses ist. Bei der Autopsie findet man auf dieser Strecke keine bleibende Öffnung. Das Gewebe ist zusammengefallen und zeigt bei Sondierung einen schlitzförmigen Querschnitt parallel zur Richtung der besten Spaltbarkeit des Gewebes. Das Geschoß ist dort mit geringer Geschwindigkeit durch das Gewebe „*geschlüpft*". Die gleiche *schlitzförmige Öffnung* zeigt die *Haut*, wenn ein *mattes Geschoß* (d. h. ein *Geschoß mit geringer Geschwindigkeit*) aus dem Körper austritt. Durch die knöcherne Schädeldecke wird eine wesentliche radiale Verdrängung des Gehirns verhindert. Daraus folgt, daß die durch das Geschoß im Gehirn erzeugte Höhle kleiner sein muß als eine Höhle, die unter sonst gleichen Bedingungen in einem Gewebe mit freier Oberfläche entsteht, wie z. B. Muskelgewebe. Das Geschoß erzeugt beim Auftreffen und Durchdringen des Hirngewebes einen Druck, der sich in Form einer Welle mit einer Geschwindigkeit von etwa 1500 m/s (= Schallgeschwindigkeit im Wasser) ausbreitet. Diese Welle besitzt eine hohe Druckamplitude, die bis über 1000 kp/cm^2 beträgt. Sie ist jedoch nur von kurzer Dauer und praktisch nicht mit Gewebetransport verbunden. Daher ist eine Schädigung des Gewebes praktisch ausgeschlossen. Das gleiche gilt für die knöcherne Schädelhülle. Die eigentlichen Schädigungen des Gewebes entstehen erst später durch die Bildung der temporären Höhle und die radiale Verdrängung des Hirngewebes. Mit den Pulsationen der temporären Höhle sind auch Pulsationen des Druckes verbunden. Wenn die Höhle ihre Maximalgröße erreicht hat, herrscht in ihr ein Druck, der kleiner ist als der Atmosphärendruck (reduzierter Druck); wenn die Höhle zusammengefallen ist, herrscht im Kanal ein starker Überdruck, der die Ursache für die neuerliche Bildung der Höhle ist. Während bei Schüssen in Brust- und Bauchhöhle die temporäre Höhle sich ungehindert entwickeln kann und die Spitzendrücke um 5 kp/cm^2 liegen, behindert der knöcherne Schädel die Entwicklung der Höhle.

Bevor die Wirkung eines Geschosses auf das Hirngewebe besprochen wird, werden einige ballistische Daten über einige der wichtigsten Geschosse vorangestellt (Tabelle 102).

Während der hohe, durch das Geschoß verursachte Druck am Gehirn relativ spurlos vorübergeht, hat er auf die Schädelhülle eine erhebliche Wirkung. Die

Tabelle 102. Zusammenstellung der wichtigsten Geschosse, deren Grenzgeschwindigkeiten, Auftreffenergie, Gipfelhöhen, sowie Steig- und Fallzeiten. (Aus SELLIER 1982)

Patrone	Geschoß-masse (g)	Gipfel-höhe (m)	Steig-zeit (s)	Fall-zeit (s)	v_F (m/s)	Auftreff-energie (J)
5,6 lfB	2,55				29	1,0
7,65 mm	4,8	932	11	33	30	2,2
9 mm Para	8	1143	12,5	35,6	33	4,3
Inf.-Geschoß [a]	10	2600	18	56	41	8,5
Schrot 2,5 mm	0,09	150	11		11	0,01
Schrot 3,5 mm	0,25	210	13		15	0,06

[a] Nach CRANZ (die angegebenen v_F gelten für ein mit dem Boden voran auftreffendes Geschoß!)

Erfahrungsgrundlage erlaubt folgende breite Feststellungen: Geschosse der Patrone 6.35 Browning und der .22 l. r. verursachen fast immer Steckschüsse, auch aus nächster Entfernung. Außer dem Einschußloch bestehen keine Knochenschäden. Bei Nahschüssen mit der Patrone 9 mm Luger oder .38 Spez., die außer der Bauart in Energie und Kaliber etwa gleich sind, findet man vom Einschußloch ausgehende, unterschiedlich lange radiäre Bruchlinien, die auch am Ausschuß vorhanden sein können. Die Geschosse dieser Patronen ergeben fast immer Ausschüsse. Gewehrgeschosse mit ihren Geschwindigkeiten von etwa 600–1100 m/s erzeugen im Schädel einen so hohen Innendruck, daß regelmäßig Berstungsbrüche auftreten. Der Schädelknochen ist in zahlreiche Bruchstücke zerlegt, die Kopfschwarte vielfach aufgerissen. Manchmal wird das Gehirn im ganzen aus der Schädelhöhle geschleudert und liegt neben dem Getroffenen (sog. *Krönlein-Schüsse*), während die Knochenfragmente des Schädeldaches verstreut herumliegen (s. Abschn. S. 535). Nach Gewehrschüssen werden Trümmerbrüche auch noch bei größeren Schußentfernungen von 100–200 m gefunden, weil im Gegensatz zu Pistolen- und Revolvergeschossen die Geschwindigkeit der Gewehrgeschosse mit der Entfernung relativ wenig abnimmt.

Wie schon gesagt, sind die beobachteten Schäden des Gehirns nicht dem vom Geschoß erhöhten Innendruck zuzuschreiben. Gegen Druck ist das Gehirn, wie alle Körpergewebe, relativ unempfindlich, weil positiver Druck allein keine Verschiebung der Gewebestrukturen zueinander bewirkt und somit nicht ihre Trennung verursacht. Der physikalische bzw. mechanische Effekt ist vielmehr folgender: Ein langsames Geschoß würde nur einen Kanal mit dem Radius r „bohren", mit dem einzigen Begleiteffekt von Blutungen in der Kanalwand. Durch ein schnelles Geschoß entsteht jedoch eine Wundhöhle mit dem Radius r_t. Alle Gewebeteile, die sich anfänglich in einer Entfernung r_0 von der Mitte des Kanals befanden, werden auf die Entfernung r_t gebracht. Der ursprüngliche Ringumfang war $2\pi r_0$; durch die Wundhöhle wird er auf $2\pi r_t$ gebracht. Alle Gewebestrukturen, die auf dem Ring liegen, werden durch das Auftreten der temporären Wundhöhle um einen bestimmten Faktor senkrecht zum Schußkanal untereinander gedehnt. Diese Dehnung ist umso größer, je näher die Teile am Schußkanal liegen und je größer der Durchmesser der temporären Höhle ist. Um den durch die „Bohrwirkung" des Geschosses verursachten Kanal liegt konzentrisch Gewebe, das durch starke Überdehnung grob zerrissen ist. Dieses Gebiet ist die *bleibende Wundhöhle*. Weiter nach außen hin liegt scheinbar unverletztes Gewebe. Dort ist die Dehnung nicht stark genug, um eine grobe Zusammenhangstrennung zu verursachen, jedoch sind Kapillaren gerissen. Dieses Gebiet ist die *Zone der Blutaustritte*, die nach außen hin an Intensität verliert. Morphologisch ist der eigentliche zentral gelegene Schußkanal von einer *Nekrosezone* umgeben, die aus nekrotischem Hirngewebe, Fibrin und Leukozyten besteht; nach außen schließt sich die *Wucherungszone* an, die aus gewuchertem Gefäßbindegewebe besteht. Diese Veränderungen werden primär nicht durch den hohen Druck verursacht, sondern durch Überdehnung des Gewebes infolge der Entstehung der temporären Wundhöhle.

Das *Geschoß verschleppt Teile* von *Textilien*, *Haare* und *Haut* in den *Schußkanal*. Der Knochen im Bereich des Geschoßquerschnittes an der Tabula ext., und ein größerer Teil an der Tabula int. (daher trichterförmige Schußöffnung) wird zertrümmert, die *Splitter fliegen* in kegelförmiger Anordnung *in das Gehirn* (die Spitze des Kegels liegt am Einschuß). Da die Splitter meist sehr klein und unregelmäßig geformt sind, ist ihre Reichweite nicht sehr groß. Bei gleicher Form durchdringen größere Splitter entsprechend größere Gehirnschichten. Die oben beschriebene pulsierende temporäre Höhle ist hauptsächlich mit Wasserdampf gefüllt. Dieser entsteht durch die Reibungswärme an der dem Geschoß benachbarten Gewebeschicht. Die Wärme entsteht wegen der hohen Geschwindigkeit des Geschosses in sehr kurzer Zeit und kann deshalb nicht an das entferntere Gewebe abgeführt werden. Gewöhnlich strömt keine Luft in die Höhle ein, weil Schußvorgang und Wundhöhlenbildung einen viel zu kurzen zeitlichen Verlauf haben.

10. Geschoßtemperatur nach dem Abschuß und Sterilität von Geschossen

SELLIER (1982) verdanken wir die grundlegenden Beiträge zu diesem Thema. Der Geschoßmantel hat beim Verlassen des Laufes eine Temperatur bis zu 170 °C (LAMPEL 1958). Geschosse mit hartem Mantel, die aus langen Läufen verschossen werden, weisen höhere Temperaturen auf als weiche Geschosse aus kurzen Läufen. Eine Temperatur um 100 °C an der Mündung wird kaum überschritten. Mit zunehmender Entfernung von der Mündung nimmt die Geschoßtemperatur ab, weil die durch die Luftreibung produzierte Wärmemenge geringer ist als die Abkühlungsrate des Geschosses durch die intensive Luftanströmung (SELLIER 1982).

Ist ein Geschoß beim Auftreffen auf den Körper verunreinigt? Man sollte annehmen, so folgert SELLIER (1982), daß durch die erhebliche Erhitzung des Geschosses beim Pressen durch den Lauf der Mantel steril wird und daß nur später – wenn sich das Geschoß mit zunehmender Entfernung vom Lauf abgekühlt hat – sich der Mantel mit Bakterien (aus der Luft) wieder beladen kann. Die Versuche von JOURNEE et al. (1936) zeigten jedoch, daß ein bakteriell verunreinigtes, in das Patronenlager eingebrachtes Geschoß trotz der erheblichen thermischen und mechanischen Beanspruchung beim Schuß die Bakterien ins Ziel bringen kann.

Bei der Versuchsanordnung wurde (1) ein Gewehr 98, Kaliber 7,8 mm, S-Geschoß mit Stahlmantel, und (2) eine Browning Pistole 7,65 verwendet. Die Geschosse wurden teils ganz verwandt, teils der vordere Teil abgeschliffen und mit einem Näpfchen von 4 mm ⌀ versehen. Nach Sterilisation über einem Bunsenbrenner wurden 2–3 mm^3 einer Kultur von B. prodigiosum aufgebracht, entweder 5 mm von der Spitze entfernt (also noch im Bereich des Geschoßkopfes) oder in das Näpfchen. Das Ziel bestand aus 7 cm dicker Baumwolle mit darunter liegender 4 mm Stahlplatte, alles in 3 Lagen Filterpapier eingehüllt und sterilisiert. Die Schußentfernung beim Gewehr betrug 7,6 m, bei der Pistole 2 m. Die Untersuchung erfolgte mittels Kultur und mikroskopisch. Es ergab sich, daß diese zerkleinert durch das Geschoß unter diesen Bedingungen auf das Ziel in virulentem Zustand übertragen wurde.

Das Ergebnis dieser Versuche, so schreibt SELLIER (1982) erscheint zunächst unglaubhaft, werden doch die die Laufinnenfläche berührenden Mantelteile durch die Reibung (gerade bei langem Lauf und Stahlmantel) weit über 100 °C erhitzt, zusätzlich schlüpfen zwischen Zügen und Mantel noch heiße Pulvergase vorbei. Diese hohen Temperaturen sind jedoch auf die Zylinderenden, dem Lauf anliegenden Teile beschränkt, der Geschoßkopf bleibt wesentlich kühler, zwar tritt ein Temperaturausgleich ein in dem Sinne, daß nach einer gewissen Zeit die Wärme in den Kern und zum Geschoßkopf fliegt. Dieser Vorgang dauert aber eine relativ lange Zeit (Wärmeleitung), in jedem Falle länger als die Flugzeit des Geschosses, so daß am Geschoßkopf durchaus physikalische Bedingungen vorhanden sind, die mit dem Überleben der Bakterien vereinbar sind.

Ob das Geschoß nun steril ist oder nicht, spielt deshalb keine große Rolle, weil beim Eindringen des Geschosses in den Körper genügend unsteriles Material (Textilien, Haut, Haare etc.) mit in den Schußkanal verschleppt werden, so daß fast immer die Gefahr einer Komplikation durch infektiöse Prozesse besteht.

11. Wundinfektion durch das Geschoß

Die Frage, ob ein Geschoß beim Verlassen des Laufes steril ist, ist mehr theoretischer Natur. In jedem Falle reißt das Geschoß am Einschuß Fremdkörper in den Schußkanal hinein. Solche Teile sind sicher nicht steril und deshalb sind Infektionen möglich. Sie sind häufiger nach Granatsplitter- als nach Geschoßverletzungen. Die ersteren reißen häufiger Verunreinigungen, Haut, Haare, Kleidung und Knochenfragmente ins Gehirngewebe. Zurückgelassene Knochenfragmente, unzulänglicher Verschluß von Kopfhaut und Dura mater und Hinauszögern des Debridement für länger als 48 h sind die wesentlichen Faktoren für die Entstehung von Infektionen (WANNAMAKER u. PULASKI 1958).

12. Zur Frage der Bleiresorption und Bleivergiftung durch Geschosse

Während sich bei Steckschüssen die Stahl- und Nickelmantelgeschosse gegenüber dem Gewebe chemisch ziemlich indifferent verhalten, werden Bleigeschosse oberflächlich resorbiert und können eine Bleivergiftung verursachen, besonders dann, wenn sich das Geschoß zerlegt und dadurch seine Oberfläche vergrößert hat. Dies ist bei Kopfschüssen sehr häufig der Fall. Das Geschoß oder seine Teile werden zwar durch Granulationsgewebe abgekapselt, was die Resorption aber nicht verhindert. Fälle von Bleivergiftung durch Geschosse sind beschrieben worden (MACHLE 1940; VON HAGAN 1942; MCNALLY 1949; SCHERER u. HENNING 1950; BARBOS 1958; KOVALCHUCHENKO 1962; PETTINATI et al. 1962; ROSSEN 1965; GLAKIN 1972; SWITZ et al. 1976; DILLMAN et al. 1979).

Einer der Patienten verstarb an den Folgen einer Bleienzephalopathie (MCNALLY 1949). Das Intervall zwischen Verletzung und Einsetzen der Symptome reichte von 2 Tagen bis zu 40 Jahren, mit einem durchschnittlichen Intervall von 10 Jahren.

Die so extrem unterschiedlichen Intervalle können wohl damit erklärt werden, daß die Oberfläche der Bleifragmente, die dem Körpergewebe ausgesetzt sind, eine entscheidende Rolle zu spielen scheint. Zahlreiche kleine Bleikügelchen haben eine größere Oberfläche für Resorption als eine entsprechende Menge Blei, die sich in einer Kugel befindet.

Eine andere sehr wichtige Variable besteht in der Lokalisation der Wunde. Die meisten Bleivergiftungen wurden in jenen Fällen beschrieben, in denen die Bleigeschosse oder Bleifragmente in Knochen oder Gelenken lagen, wo sie mit der Gelenksflüssigkeit in Berührung kamen.

13. Unterschied zwischen Schußverletzungen durch Kriegs- und Zivilwaffen

Die Analyse der Wundballistik (s. S. 523) zeigt, daß ein bedeutender Unterschied zwischen Schußverletzungen durch Kriegs- und Zivilwaffen besteht. Er beruht darauf, daß die Geschosse von Militärwaffen eine bedeutend höhere Geschwindigkeit besitzen.

Im Hinblick auf die Diskussion von Schußverletzungen des Gehirns ist vorauszuschicken, daß unsere Kenntnis bezüglich ihrer klinischen Behandlung wie auch unser Verständnis der morphologischen Veränderungen hauptsächlich auf den Erfahrungen des 1. und 2. Weltkrieges, sowie der Konflikte in Korea und Vietnam beruhen. So kommt es, daß die Maßnahmen für die Behandlung von Schußverletzungen des Gehirns in Friedenszeiten ganz von der Kriegserfahrung bestimmt ist. Das Gleiche gilt für die Befunde der traumatischen Hirngewebeschäden. Eine solche unmodifizierte Übertragung ist sicher ungerechtfertigt.

14. Pathomorphologie der Hirnwunden

SPATZ (1941) hat mit Recht hervorgehoben, daß dem Pathologen oft vorgehalten wird, „daß er immer nur einen Querschnitt zu Gesicht bekomme, der dem Augenblick des Todes entspricht, und daß er somit keine Vorstellung gewinnen könne von dem Fluß des Geschehens, dessen Äußerungen in den verschiedenen Phasen des Krankheitsbildes den Kliniker beschäftigen." In den ersten Tagen nach der Verletzung spielen Blutungen eine große Rolle, dann setzt die infektiöse Hirndruckphase ein (3.–7. Tag nach TÖNNIS) und von der 2. Woche an wird der infektiöse Prozeß sichtbar. Daraus hat SPATZ (1941) eine *Einteilung in 3 Phasen* oder *Stadien* vorgenommen: (1) Das *Stadium der frühen Blutung* und *Nekrose*, (2) das *Stadium* der *Wucherung* des *Gefäßbindegewebes* mit den hierbei in Verbindung stehenden *Resorptions-* und *Abwehrvorgängen* sowie (3) das *Endstadium* der *Narbe* und/oder *Höhle*. Dieses Konzept von SPATZ der Einteilung der Gewebeschäden der Hirnwunden in 3 Phasen hat sich sehr bewährt. Der Hinweis ist angebracht, daß der infektiöse Prozeß, als auch der operative Eingriff das jeweilige Querschnittsbild erheblich komplizieren können, weil frühere und ältere Gewebsveränderungen nebeneinander bestehen.

Einteilung

In der Schilderung der 3 Stadien folge ich SPATZ (1941):

1. Stadium

Im 1. Stadium findet man in der *Hirnwunde* unterhalb der Duralücke und unter den zerrissenen Leptomeningen weiche, zum Teil zerfließliche Massen von zertrümmerten Gehirngewebe, die von Blut durchsetzt sind. Dieses *Gewebsdébris* läßt sich, soweit es nicht spontan als Hirnausfluß abgeflossen ist oder durch den Sauger des Neurochirurgen entfernt wurde, leicht abspülen. Nach Formalinfixierung sehen sie wie geronnen aus. Diesem Gebiet der Wunde, in welchem der Gewebszusammenhang völlig verlorengegangen ist, entspricht mikroskopisch die *Trümmerzone* von STROEBE. Diese Zertrümmerung des Hirngewebes kann sich bei kleinen Wunden mehr oder weniger auf Teile der Rinde beschränken, bei mittelgroßen und großen Wunden erstreckt sie sich verschieden weit ins Marklager. Die Dura mater verklebt am Rande rings der Wundoberfläche schon frühzeitig mit den weichen Hirnhäuten einer umschriebenen Zone, in der es später zu einer festen Verwachsung kommt *(Verlötungsring der Hirnhäute)* (Abb. 192). Innerhalb des Verlötungsringes sind die weichen Häute zerrissen und die Rinde ist zertrümmert. Unmittelbar außerhalb des Verlötungsringes, also unter der intakten Dura mater, finden sich fast immer einige gedeckte Verletzungen, also *Kontusionsherde,* auf der *Kuppenhöhe* der *Windungen* sog. Rindenprellungsherde. *Oft umgibt ein Ring von solchen größeren und kleineren Rindenprellungsherden außerhalb des meningealen Verlötungsringes die Hirnwunde;* sie werden sichtbar, wenn die bedeckende harte Hirnhaut abgehoben wird. Diese Prellherde sind bei Quetschwunden besonders zahlreich. Diese dichtstehenden kleinen Rindenprellungsherde können an *Schrotschußverletzungen* erinnern.

Auf die *Trümmerzone der Hirnwunde* folgt ohne scharfe Grenze eine ebenfalls schwer geschädigte Zone besonders im Marklager, in welcher der Gewebezusammenhang zunächst noch mehr oder weniger gewahrt bleibt. Die Ausdehnung dieser Zone wechselt sehr nach der Stärke des Seitenstoßes, sie ist also bei Quetschwunden besonders ausgedehnt. In dieser ganz unregelmäßig begrenzten „*Quetschzone*" *im Mark* findet man außer einem Kranz von frischen Blutungen (es handelt sich um die Petechienzone RICKERs) auch meist gröbere Blutungen. Dazu kommen noch unter Umständen sehr ausgedehnte, teils vollständige, teils unvollständige auf Kreislaufstörungen zurückzuführende Erweichungsherde im Nekrosestadium. FISCHER sowie LINDENBERG haben mit Recht darauf hingewiesen, daß durch die Zusammenhangsdurchtrennung des Gewebes in der Wunde und durch die damit verbundene Schädigung der in diesem Bereich liegenden Gefäßäste, die Ernährung des tieferliegenden Markes leiden kann, dessen Vaskularisierung in erster Linie durch die von der Rinde abzweigenden Zweige gewährleistet wird. Bei ausgedehnter Zerstörung der Rinde und des subkortikalen

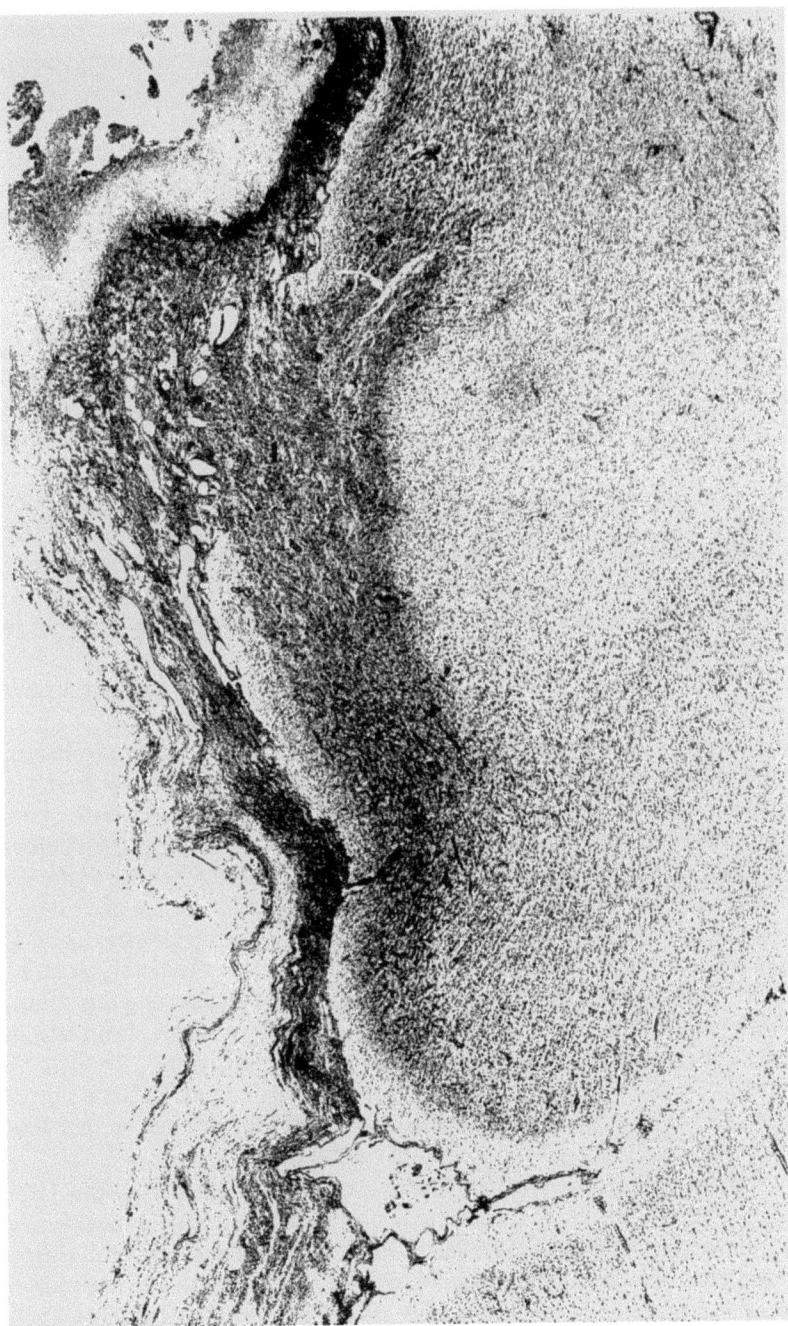

Abb. 192. Mensch. Offene Hirnverletzung. Die Formation des sog. Durawalles an der oberen Seite der Hirnwunde (an der oberen Bildseite) und der Verlötungsring der weichen Häute sind sichtbar, die Wandung der Wundhöhle, deren Wandung mit Exsudat bedeckt ist. Massive Proliferation von Bindegewebe in den weichen Häuten. Dichte Proliferation in der Hirnrinde. Vereinigung beider Proliferationszonen. Es handelt sich um ein frühes Stadium einer Hirn-Dura-Narbe. Disseminierter Untergang von Nervenzellen mit gliöser Proliferation und partiellen Nekrosen findet sich in der Großhirnrinde. Nissl, Samml. Prof. H. SPATZ

Markes ist es unvermeidlich, daß eine ausgeprägte Durchtrennung zahlreicher in die Tiefe strahlender Gefäße stattfindet. Ob es nun zu Durchblutungsstörungen kommt, hängt vom jeweiligen Zustand des an sich sehr guten Kollateralkreislaufes des Gehirns ab.

Auch der venöse Abfluß kann durch Schädigungen behindert oder aufgehoben werden, besonders durch Thrombosen der Venen. Solche gefäßbedingten Erweichungen erstrecken sich unter Umständen auf größere Versorgungsherde bestimmter Venen. Im Zellbild erscheint dann rings um die Wunde oder auch unabhängig von ihr ein ganz bestimmter Sektor infolge Verlustes der Zellfärbbarkeit hochgradig aufgehellt.

In der direkten Umgebung des Schußkanals findet man bei Steck- und Durchschüssen analoge Zonen.

Die *Trümmerzone* wird sehr rasch innerhalb von wenigen Tagen verflüssigt. Das *Endergebnis* ist die *unregelmäßig gestaltete, buchtenreiche „Wundhöhle"*. Auch die Quetschzone und das Gebiet der gefäßbedingten Nekrosen verfallen großenteils der Einschmelzung, doch ist hierzu eine längere Zeitspanne erforderlich. Durch die Einbeziehung dieser Zone in die Einschmelzung wird der Defekt noch vergrößert. Bei ausgedehnten Hirnwunden kann der Defekt erhebliche Teile einer Hemisphäre umfassen (Abb. 193). Dabei wird das Marklager in viel ausgedehnterem Maße betroffen als die Rinde, deren freie Ränder meist in die Wundhöhle überhängen.

Der Defekt wird gewöhnlich in der aseptischen Phase der intrakraniellen Drucksteigerung scheinbar mehr oder minder durch das posttraumatische nichtentzündliche Ödem des Marklagers ausgeglichen. Durch die Volumenvergrößerung des umgebenden Markes wird die Wundhöhle verkleinert, wobei tiefergelegene Teile in Richtung gegen die Oberfläche verdrängt werden können. Bei *kleinen Wunden* ist an der Oberfläche bald nur mehr eine trichterförmige Einziehung zu erkennen, die rings vom Verlötungsring umgeben wird. Bei *großen Wunden* setzt sich die Einziehung in der Tiefe der Spalten oder in einen Gang bzw. in mehrere wurzelartig miteinander zusammenhängenden Gängen fort. Diese „*Wundspalten*" und „*Wundgänge*" sind nichts anderes, als tiefergelegene Abschnitte der Wundhöhle, welche durch die Volumenvergrößerung des umgebenden Markes eingeengt sind. Bei der Rückbildung des Ödems kann der ganze Defekt wieder als eine weite buchtenreiche Höhle imponieren.

Es gibt Fälle, bei welchen die extremen Zustände der zum Prolaps führenden Volumenvergrößerung und das tiefe Einsinken der Wunde, welche den Blick in eine geräumige Höhle freigibt, miteinander abwechseln.

Die *örtliche Ödematisierung* des *Markes*, wenn sie sich in mäßigen Grenzen hält, kann nach SPATZ' Ansicht als final betrachtet und als ein zweckmäßiger Regulationsvorgang angesehen werden. Die Wundfläche wird dadurch eingeengt, Trümmermassen werden nach außen verdrängt und abgestoßen und durch die Kompression verletzter Venen kann nach den Vorstellungen von PAYR auch der Blutung entgegengewirkt werden.

2. Stadium

Schon frühzeitig beginnen an den Wundrändern im erhalten gebliebenen Gewebe Wucherungserscheinungen an den kleinen Gefäßen. Hat sich hierdurch

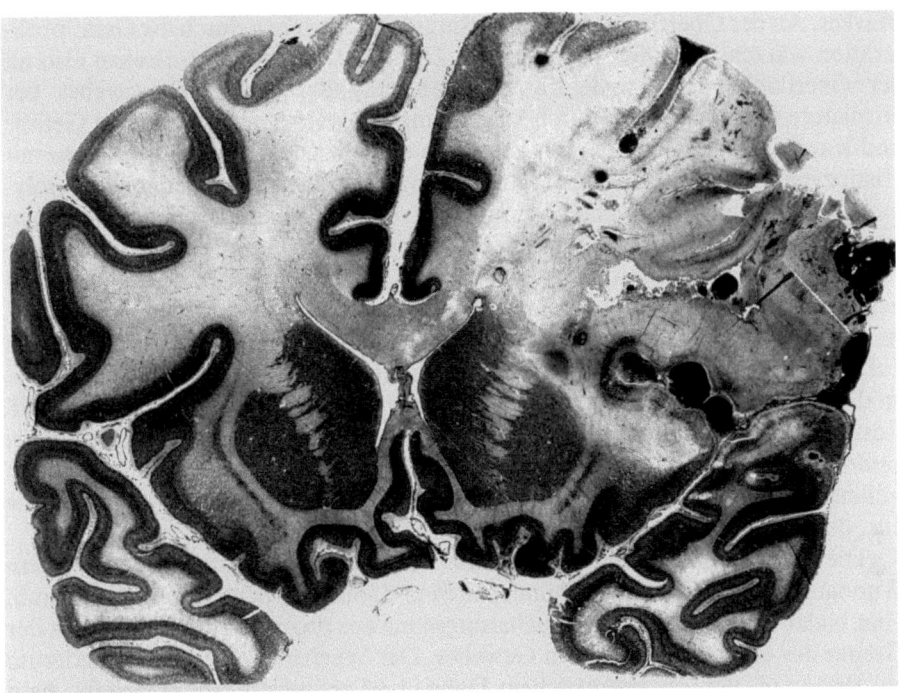

Abb. 193. Mensch. Schußverletzung der rechten Parietalregion mit massiver Nekrose infolge vaskulärer Thrombose. Die nekrotische Zone ist bereits gut demarkiert. Es besteht ein ausgeprägtes perifokales Ödem der verletzten Großhirnhemisphäre. Beginnende Schnürfurchenbildung des rechten Gyrus cinguli unter dem freien Rand der Falx cerebri über die Mittellinie nach links. Kleinere fokale Nekrosezonen in rechten Anteilen des Corpus callosum. Überlebenszeit 2 Tage. Nissl, ×1. Samml. Prof. H. SPATZ

eine mehr oder weniger zusammenhängende „*Wucherungszone*" gebildet, so ist das 2. Stadium erreicht. Bereits mit bloßem Auge sieht man auf dem Schnitt die Wucherungszone als dunkelrotes Band, den Rand der Wundspalte entlang laufen.

Mikroskopisch fällt dieses Band durch seinen Reichtum an Gefäßen und Zellen mesodermaler Abkunft auf, die sich an den Rändern des Bandes oft verdichten. Im *Gebiet der Verlötung* der *Hirnhäute am Wundtrichter* ist die Wucherungszone am breitesten, denn hier findet sich eine besonders lebhafte Proliferation des Gefäßbindegewebes der Hirnhäute, das sich mit dem gewucherten Gefäßbindegewebe der Hirnsubstanz in der Tiefe verbindet. Es bildet sich also nach der anfänglichen Verklebung eine feste Verwachsung der Hirnhäute untereinander und mit dem oberflächlichen Wundrand und die Wunde wird durch einen „*Durawall*" von den subduralen und subarachnoidalen Räumen endgültig abgeschlossen. Kommt dieser Abschluß früh genug zustande, so wird hierdurch meistens das Übergreifen der Infektion der Wunde auf die weichen Hirnhäute der Umgebung verhindert. In den tieferen Abschnitten der Wunde sind es, wie bereits ausgeführt, die kleineren Gefäße und Kapillaren des Hirngewebes, welche durch ihre Proliferation die Wucherungszone bilden. Im allgemeinen ist die Wucherung im Gebiet der gefäßreichen Rinde ausgiebiger als am Gebiet des gefäßarmen

Markes. An der Oberfläche der Wucherungszone entstehen durch die Gefäßproliferation wärzchenförmige Vorragungen. Diese Granulationen entstehen also an der Oberfläche der Wunde durch Wucherung des Gefäßbindegewebes der Hirnhäute und in der Tiefe durch Wucherung der kleinen intrazerebralen Gefäße und Kapillaren der Wundränder. Zwischen den gewucherten Gefäßen liegen mit Histiozyten und Fibroblasten durchmengte Infiltratzellen, nämlich polymorphzellige Leukozyten und Lymphozyten. Die gleichen Zellelemente sieht man auch innerhalb der Scheiden der Gefäße. Man kann das Gewebe der Wucherungszone als ein *entzündliches Granulationsgewebe* bezeichnen. Den Granulationen liegt ein „Belag" auf (Nekrosemassen und Exsudat), der auf dem Schnitt als weißliche Zone der dunklen Wucherungszone aufliegt. *Mikroskopisch* lassen sich auf dem Belag manchmal wieder *zwei Zonen* unterscheiden, nämlich eine *innere*, an die Wucherungszone angrenzende, *zellarme* und daher *helle Zone*, welche noch Reste der Trümmerzone enthält, und eine *äußere, zellreiche* und daher *dunkel gefärbte Zone*, die sich vorwiegend aus Leukozyten zusammensetzt. In anderen Fällen sind beide Zonen mehr vermischt. Der Belag wird von der Wucherungszone aus, der er aufliegt, allmählich organisiert.

Die *Schußkanäle* beim *Steck-* und *Durchschuß* verhalten sich in ihrem Wundaufbau genauso wie die Wundspalten und -buchten beim Impressionsschuß. Hier bildet sich ebenfalls eine Wucherungszone aus proliferierten Gefäßen an der Grenze des erhalten gebliebenen Gewebes. Der Wucherungszone liegt wiederum ein Belag auf, der aus nekrotischem Debris und zelligem Exsudat besteht, bald deutlich als Zonen voneinander abgrenzbar, bald mehr gemischt. An den inneren Rändern der Wucherungszone kann man wieder wallförmige Verdichtungen beobachten.

Die Wucherungszone selbst hat eine reparatorische Funktion. Aus den Adrentitialzellen der gewucherten Gefäße entstehen zahlreiche Körnchenzellen, welche die Resorption der nekrotischen Massen und des ergossenen Blutes übernehmen.

Eine Wucherungszone kommt sowohl bei den gedeckten Gehirnverletzungen als auch bei den Erweichungsherden nach Kreislaufstörungen vor, auch hier ist sie die Matrix der Körnchenzellen, welche den Abbau vollziehen. Dabei kommt es zu einer enormen Zellvermehrung, doch sollte man hier nicht nach den Vorstellungen von SPATZ (1941) von einer Entzündung sprechen. Im Gegensatz zur Wucherungszone bei den gedeckten Verletzungen hat die Wucherungszone bei den infizierten Hirnwunden den Charakter der echten Entzündung, d.h. der „*defensiven Reaktion*" im Sinne ASCHOFFS. Sie tritt dann auf, wenn Erreger in das Gewebe eingedrungen sind.

Das *Granulationsgewebe* der *Hirnwunde* ist ein *entzündliches Granulationsgewebe*. Es finden sich Infiltratzellen, zunächst Leukozyten, später mehr Lymphozyten und Plasmazellen im Granulationswall sowohl frei als auch innerhalb der Gefäßscheiden eingeschlossen. Aus diesen Elementen setzt sich dann das zellige Exsudat des Belages zusammen. „Während wir also bei den gedeckten Hirnverletzungen, genauso wie bei den kreislaufbedingten Erweichungen, im 2. Stadium nur reparative Erscheinungen von Seiten des Gefäßbindeapparates in der Wucherungszone beobachteten, treten im gleichen Stadium bei der Hirnwunde zellige Infiltrate als Ausdruck der *echten Entzündung* hinzu. In dieser Feststellung sehen wir ein wichtiges, bisher zu wenig beachtetes morphologisches Unterscheidungsmerkmal zwischen den gedeckten und den offenen Hirnverletzungen" (SPATZ 1941).

SPATZ (1941) hat keinen Zweifel daran, daß dem entzündlichen Granulationsgewebe der Wucherungszone, das in der 2. Woche nach der Verletzung deutlich in Erscheinung tritt, die Bedeutung eines Schutzwalles gegen die eingedrungenen Erreger zukommt. Außerhalb der Wucherungszone im Exsudat liegend finden sich oft Ansammlungen von Bakterien, die damit an die Oberfläche ausgeschieden werden, während das Gewebe innerhalb vom Wall von Bakterien frei bleibt.

3. Stadium

Im *3. und Endstadium* der *offenen Gehirnverletzungen* findet sich – wiederum im Gegensatz zu dem Verhalten bei den gedeckten Verletzungen – eine solide Narbe aus kollagenem Bindegewebe. Diese *bindegewebige Narbe* ist das Produkt des entzündlichen Granulationsgewebes des 2. Stadiums. Das gefäßreiche Granulationsgewebe erscheint dunkelrot, die faserreiche kollagene Narben zuerst rostbraun, dann weißlich grau. SPATZ (1941) hob hervor, daß die Proliferationsfähigkeit des Gefäßbindegewebsapparates im Gehirn meist unterschätzt und die Vorgänge der Neuroglia oft überschätzt wird. An der *Verlötungsstelle* der *Hirnhäute* am *Wundrande*, entsprechend der Knochenlücke, hat sich im Endstadium ein *knorpelartig harter "Durawall"* gebildet. Von hier aus überzieht das *straffe kollagene Bindegewebe* der *regenerationsfähigen Dura* allmählich die *ganze Oberfläche der Wunde*, wobei es mit der *darüberliegenden Kopfschwarte* verwächst. In gleicher Weise hat sich in den tiefer gelegenen Teilen der Hirnwunde aus dem entzündlichen Granulationsgewebe der Wucherungszone ein faserreiches Bindegewebe gebildet. Soweit dieses keilförmig den Trichter ausfüllt, geht es in das von den Hirnhäuten ausgehende Bindegewebe über und beteiligt sich mit ihm an der Bildung der sog. *Hirn-Dura-Narbe*.

In gleicher Weise kann in den Wundspalten und -buchten des Impressionsschusses und in den Schußkanälen des Steck- und Durchschusses durch Zusammenrücken und Verwachsung der Granulationen das Lumen geschlossen werden. An der Stelle des Kanals findet sich dann zuletzt ein *solider*, oft *weiß glänzender*, *harter Narbenstrang*, der wieder mit dem Narbenkeil an der Oberfläche in Verbindung steht. In anderen Fällen geht aus der Wucherungszone eine derbfaserige Kapsel hervor, die das bestehenbleibende Lumen der Wundspalte oder des Schußkanals umgibt. Man kann sich leicht vorstellen, daß die soliden Narben, wie TÖNNIS annimmt, die physiologischen Bewegungen des Gehirns hindern und dadurch zu Funktionsstörungen, insbesondere zu epileptischen Reizerscheinungen, Anlaß geben. Bei der Exzision der Narben zur Bekämpfung epileptischer Anfälle bestätigt sich oft, daß sich diese Narben nach den Befunden von SPATZ (1941) nicht nur auf die Oberfläche beschränken, sondern daß Keile und spornartige Stränge in die Tiefe, unter Umständen bis in die Gegend des Ventrikels, reichen.

Die Stränge sind nach SPATZ (1941) nichts anderes als kollagenes Narbengewebe, das die Wundgänge substituiert hat.

In der Umgebung der bindegewebigen Narbe sieht man, worauf SPATZ (1941) ausdrücklich hinwies, zunächst eine gemischt bindegewebig-gliöse und sodann eine rein gliöse Narbe, besonders nach vaskulär bedingten Erweichungsherden. Diese Gewebsbilder wurden von FOERSTER u. PENFIELD eingehend beschrieben. Eine größere gliöse Narbe bedeutet nach SPATZ (1941), daß an der betreffenden Stelle im 1. Stadium eine *unvollständige Nekrose*, d. h. eine auf das empfindlichere Parenchym (Nervenzellen und Nervenfasern) beschränkte Nekrose oder eine Quetschung bestanden hat, denn da, wo die Glia mit den Nervenzellen zugrunde ging, ist später keine ausgeprägte Gliose zu erwarten, weil die randständige Glia nicht imstande ist, größere Defekte zu decken.

Nicht selten begegnet man nach den Befunden von SPATZ (1941) innerhalb des festeren Narbengewebes einzelnen zystischen Hohlräumen. Andererseits sah SPATZ (1941) auch große glattwandige, mit dem Ventrikelsystem kommunizierende Höhlen ohne bindegewebige Auskleidung, im Mark liegend, und die intakte Rinde unterminierend. Die Entstehungsbedingungen dieser eigenartigen Höhlen, die porenzephalischen Herden des Kindergehirns gleichen, sind noch unklar.

δ) *Histologische Untersuchung der Umgebung des Schußkanals*

Bei Aufnahmen mit Schnellbildkameras lassen sich aufgrund der Wundballistik *zwei Zonen* unterscheiden: die *Zone* der *bleibenden* und die *Zone* der *temporären Wundhöhle*. Bei lichtmikroskopischer Untersuchung lassen sich dagegen *4 Zonen* erkennen: (1) *Defektzone (bleibende Wundhöhle oder permanenter Schußkanal)*, (2) *Trümmerzone* (fehlende Anfärbbarkeit von Astrozyten) (OEHMICHEN et al. 1985), (3) *Blutungszone (Satellitenblutungen)* und (4) *Zone neuraler Blutungen* (OEHMICHEN et al. 1985).

OEHMICHEN et al. (1985) führten makroskopische und mikroskopische Untersuchungen an 41 formolfixierten Gehirnen von Personen durch, die an den Folgen eines Kopfschusses starben. Die verschiedenen Zonen wurden in ihrem Durchmesser quantitativ erfaßt, wobei die Durchmesser im Einschußbereich jeweils größer als im Ausschußbereich waren. Der Durchmesser neuraler Gewebsveränderungen beträgt im Mittel 3–6 cm und zeigt eine gewisse Abhängigkeit von der abgegebenen Energie der Geschosse.

Zur Frage der Überlebenszeit der pathomorphologischen Veränderungen im Gehirn der Patienten stellten OEHMICHEN et al. (1985) histomorphologische Kriterien zusammen, die sie als relativ ansehen. Der positive Nachweis dieser Kriterien in jedem Einzelfall wurde in Korrelation zu der Überlebenszeit gestellt. Die folgenden histomorphologischen Kriterien wurden erfaßt, die jeweils unterschiedlich lange während des posttraumatischen Intervalls nachweisbar wurden: (1) *Nervenzellpyknose* (30 min–62 h), (2) *Nervenzellvakuolisierung* (30 min–62 h), (3) *perineuronales Ödem* (30 min–62 h), (4) *Markscheidenabblassung* (50 min–62 h), (5) *Oligodendrogliaschwellung* (90 min–62 h), (6) *Granulozyten* (70 min–62 h), (7) *Makrophagen* (17 min–62 h), (8) *Erythrophagen* (19–62 h) und (9) *Neuronophagien* (19–62 h).

Die obengenannten Autoren führten zur Frage der Vitalität auch den Beschuß des Kopfes einer Leiche durch. *Makroskopisch* konnten keine wesentlichen Unterschiede zu Folgeerscheinungen nach intravitalem Hirnschuß beobachtet werden. *Mikroskopisch* zeigte sich jedoch, daß ausschließlich die direkt an den Schußkanal angrenzenden Nervenzellen geweblich verändert waren, während in größerer Entfernung normale Nervenzellen festzustellen waren. Allerdings weisen die Autoren selbst einschränkend darauf hin, daß ausschließlich ein einziges Experiment die Grundlage für ihre Aussage war.

An den Gehirnen von Patienten, die an den Folgen von Kopfschüssen verstorben waren, fanden sich um den Schußkanal als eines der Phänomene eine *fehlende Darstellbarkeit* der *Astrozyten*. Relativ scharf ließ sich die Grenze bei spezifischer Astrozytendarstellung mittels Peroxydase-Antiperoxydase-Methode innerhalb der Blutungszone nachweisen. Die Entfernung vom geometrischen Zentrum des Schußkanals zur Grenzregion variierte nur wenig, bezogen auf die Lokalisation entlang dem Schußkanal bzw. bezogen auf die Munition. Hier war es offenbar zu einer direkten Zertrümmerung der Astrozyten gekommen, wodurch deren Darstellbarkeit verhindert wurde (OEHMICHEN et al. 1985).

Die *Markscheiden* zeigen eine Fragmentation und Verklumpung, ähnlich der, die von RAMON y CAJAL (1928) nach experimenteller Nervendurchschneidung beobachtet worden war. Derartige gewebliche Veränderungen waren nahezu regelmäßig mit Ödemveränderungen verquickt und ließen sich daher nicht scharf gegenüber unbeeinträchtigtem Gewebe abgrenzen. Mit Sicherheit waren sie schußkanalnahe extremer ausgeprägt als kanalfern (OEHMICHEN et al. 1985).

Die *Achsenzylinder* waren schußkanalnahe praktisch zertrümmert. In zunehmender Entfernung ließen sich neben intakten Achsenzylindern vor allem Veränderungen im Sinne einer Fragmentation, einer Varikosis, einer Verklumpung und Hypertrophie bzw. Auftreibung nachweisen. Die Entfernung vom geometrischen Zentrum des Schußkanals war in gewissen Grenzen abhängig von der Lokalisation entlang dem Schußkanal (Einschuß/Ausschuß) bzw. von der Munition. Für gängige Faustfeuerwaffen betrug der Radius, über dem Kanal ermittelt, ca. 15 mm (Minimum 10 mm; Maximum 30 mm) (OEHMICHEN et al. 1985).

Die *Nervenzellen* waren in direkter Kanalnähe verformt und imponierten eher polygonal, pyknotisch oder hyperchrom. In größerer Entfernung fanden sich typisch ischämisch veränderte Nervenzellen, z. T. mit Vakuolen und – abhängig von der Überlebenszeit – mit perizellulärem Spaltraum als Hinweis auf eine beginnende Ödemveränderung. Es fanden sich ferner die typischen korkenzieherähnlichen Zellveränderungen, die an die Varikosis der Axone erinnerten. In vielen Fällen konnten Abbrüche von Dendriten in Nervenzellnähe beobachtet werden, die der Fragmentation der Axone entsprach (OEHMICHEN et al. 1985).

Die oben dargestellten neuronalen Gewebeveränderungen gingen meist parallel mit den axonalen Veränderungen und lagen ebenso jeweils in einem radiären Abstand von 10–30 cm vom geometrischen Zentrum des Schußkanals aus gemessen, wobei eine gewisse Abhängigkeit von der Lokalisation entlang dem Schußkanal ebenso bestand wie von der Munition. Überlebenszeiten von mehreren Stunden führten verständlicherweise zu einer Ausdehnung der ischämischen Nervenzellveränderungen, die eine Abgrenzung dann nicht mehr zuließen (OEHMICHEN et al. 1985).

Diese systematischen Untersuchungen gingen über bisher vorliegende Arbeiten, die sich fast ausschließlich mit geweblichen Veränderungen an den Achsenzylindern befaßten (RAND u. COURVILLE 1934; CAMPBELL u. KUHLENBECK 1950; CAMPBELL et al. 1958), hinaus. Es schließt sich daher, wie die Untersuchungen von OEHMICHEN et al. (1985) ergaben, morphologisch an die Zone der Zertrümmerung und der Blutung eine weitere Zone an, die Zone der neuralen Zerstörung. Sie hat bei Verwendung handelsüblicher Faustfeuerwaffen einen Durchmesser von 20–

60 mm, wobei der Durchmesser zum Einschuß hin jeweils größer als zum Ausschuß hin ist. Bei fehlender anderer Erklärung ist OEHMICHEN et al. (1985) zuzustimmen, daß davon auszugehen ist, daß es sich bei diesen Gewebeveränderungen um Folgeerscheinungen der abgegebenen kinetischen Energie, also der temporären Wundhöhle handelt.

ε) Indirekte pathomorphologische Alterationen bei offenen Schädel-Hirn-Verletzungen durch Erweichung bei Verletzung von Hirngefäßen

LINDENBERG hat diese Gewebeschäden eingehend untersucht und beschrieben: (1) Bei offenen Hirnverletzungen kommt es neben den direkten Veränderungen an der Hirnwunde zu jeweils verschieden stark ausgeprägten, indirekten Veränderungen. Hierzu gehören u.a. Erweichung, die auf Verletzungen von Hirngefäßen, vor allen Dingen der Arterien, im Wundbereich zurückzuführen sind. (2) Am häufigsten werden Äste der A. cerebri med. verletzt, da diese den größten Teil der leicht verwundbaren Konvexität des Gehirns versorgen. Dies ist besonders bei Tangentialschüssen bzw. Impressionsschüssen (TÖNNIS 1942) der Fall. (3) Die Ausbreitung indirekt entstandener Erweichung kann vom Verlauf des Wundkanals vollständig abweichen, da sie von dem zum verletzten Gefäß gehörenden Versorgungsgebiet abhängig ist. Dies ist für die Deutung klinischer Symptome von Wichtigkeit. So können bei oberflächlichen Temporallappenverletzungen Äste der A. cerebri med. durchtrennt werden, die die Sehsphäre ernähren. Optische Erkennungsstörungen oder auch Hemianopsie sind die Folge. (4) Die indirekt entstandenen Erweichungen wiesen die Merkmale embolisch oder thrombotisch entstandener Herde auf und werden in der gleichen Weise wie sie abgebaut. Zwei Merkmale: (a) Die Volumenvergrößerung des nekrotischen Gewebes und (b) die Ausdehnung der meisten Herde bis an die Ventrikelwand und deren Erhaltenbleiben werden wegen ihrer Beziehungen zu klinischen Beobachtungen besonders hervorgehoben. (5) Die mit der Nekrose einhergehende Volumenvergrößerung betrifft nicht in allgemeiner Weise das geschädigte Gehirn, sondern ist auf das von der Zirkulation ausgeschaltete Gebiet lokalisiert; sie ist als Ausdruck des mit der Nekrose verbundenen kolloidchemischen Prozesses anzusehen. Sie besteht in den ersten 7–10 Tagen nach der Verletzung und wird mit der klinisch beobachteten Phase der intrakraniellen Drucksteigerung (Ödemphase) in dieser Zeit in Zusammenhang gebracht. Es wird angenommen, daß sie ein wichtiger Teilfaktor derselben sein kann. (6) Da ein großer Teil der Erweichungsherde sich bis an die Ventrikelwand erstreckt, kann eine Infektion auf ihrem Boden, ohne daß eine Markphlegmone vorläge, in unmittelbarer Nähe der inneren Liquorräume gelangen. Es liegt dann auch eine „infiltrierte Nekrose" vor. (7) Das regelmäßige Erhaltenbleiben der Ventrikelwand bei tiefer reichenden Erweichungsherden gewinnt in solchen Fällen eine klinische Bedeutung. Die dünne Ventrikelwand ist dann nur noch der Schutz vor der Infektion der inneren Liquorräume. Eine geringe mechanische Beanspruchung dieser Membranen, auch bei therapeutischen Maßnahmen, kann zum Einriß führen. (8) Bei der Beurteilung zunächst unklarer, anatomischer Befunde bei offenen Gehirnverletzungen ist es wichtig, das Vorkommen indirekter gefäßbedingter Erweichungen zu berücksichtigen.

Ausgedehntere Hirndefekte bei umschriebenen Verletzungen der Hirnoberfläche können gelegentlich auf sie zurückgeführt werden.

Die *erhalten gebliebene Ventrikelwand*, aus *Ependym* und *subependymärem Gewebe* bestehend, wurde von SPATZ der „*innere Saum*" genannt. Dieser ist quoad vitam sehr entscheidend, denn er stellt die letzte und einzige Barriere dar, die einen infektiösen Prozeß des Großhirnmarkes davon abhält, ins Ventrikelsystem einzubrechen.

Die *geweblichen Alterationen* in der *Umgebung von alten Wunden des Gehirns* wurden nur von wenigen Autoren untersucht.

LUND (1956) fand in der Umgebung von Hirn-Dura-Narben, bei denen die Hirnverletzung 11–39 Jahre zurücklag, Abräumzellen, gemästete Makrogliazellen und vereinzelt waren auch Gefäßneubildungen anzutreffen. Stellenweise war das Grundgewebe spongiös aufgelockert. Die Markscheiden waren zerfallen. Die Wandungen von Venen und Arterien in der Wundumgebung zeigten eine kollagenbindegwebige Verdickung und wiesen gelegentlich intraadventitiell lymphozytäre Infiltrate auf. Die Lumina kleinerer Gefäße waren gelegentlich verlegt, die größeren eingeengt. PETERS (1970) hält diese Gefäßveränderuangen für die Folge sowohl resorptiver als auch primär entzündlicher Reaktionen, die sich während der primären Wundinfektion und der Wundheilung an den Gefäßen der Verletzungsumgebung abspielen. Dieser Verfasser glaubt, in den beschriebenen Gefäßwandveränderungen einen der pathogenetischen Faktoren der fortschreitenden Gewebsnekrobiose sehen zu können, die jedoch nur in einem Teil der untersuchten Fälle offener Hirnverletzungen zu finden waren. Nach Ansicht von PETERS (1970) genügen aber diese lokalen Eigentümlichkeiten allein nicht. „Die Analyse der klinischen Syndrome und der Vorgeschichte sowie der allgemeine Obduktionsbefund wiesen darauf hin, daß wesentliche mitwirkende Faktoren fortgeschrittener Atherosklerose der Hirngefäße, Bluthochdruck, Kreislaufinsuffizienz, zerebrale Anfälle bzw. hiermit zusammenhängende zerebrale Durchblutungsstörungen sowie exazerbierende Infektionen waren".

Gefährliche Spätkomplikationen bestehen in Gewebsabbau in der Umgebung der Wunde. PETERS (1983) sah unter 177 offenen Hirnverletzungen in 25 Fällen (14%) einen solchen in unterschiedlicher Ausprägung und Ausdehnung in der Umgebung der alten Hirnwunde. In allen Beobachtungen wurden in der Nachbarschaft der Hirn-Dura-Narbe Abräumzellen, gemästete Makrogliazellen und vereinzelt auch Gefäßneubildungen angetroffen. Markscheiden und Achsenzylinder zeigten degenerative Veränderungen. Das Grundgewebe war mehr oder weniger ausgedehnt spongiös aufgelockert. Die Wände von Venen und Arterien waren durch kollagenes Bindegewebe zirkulär stark verdickt und zeigten gelegentlich intraadventitielle lymphozytäre Infiltrate. Durch die Gefäßveränderungen war das Lumen kleinerer Gefäße gelegentlich obliteriert, das der größeren eingeengt.

ζ) *Histologische Untersuchungen an Hirn-Dura-Narben*

PETERS (1948) teilte die Befunde von histologischen Untersuchungen an 16 Excisa von Hirn-Dura-Narben mit. In 15 Fällen zeigten sich in dem umgebenden Hirngewebe frische krankhafte Veränderungen, die in einer stärkeren diffusen und perivaskulären Ansammlung von Rundzellen und Leukozyten, in frischen degenerativen Veränderungen an den Markscheiden und Achsenzylindern, einer diffusen sehr dichten Übersähung mit Fettkörnchenzellen und einer Wucherung protoplasmatischer Gliazellen bestanden.

Die Ursache der frischen geweblichen Veränderungen ist ein Wiederaufflackern der Infektion, die jahrelang zurückliegen kann. Das zeitliche Intervall zwischen frischer Verletzung und Narbenexzision betrug 1–6 Jahre. Hilfsursache der Exazerbation des infektiösen Prozesses können Kreislaufstörungen sein, die Folge der in der Narbe und deren Umgebung immer anzutreffenden organischen Gefäßveränderungen ist.

PETERS (1948) weist auf FOERSTER u. PENFIELD (1930) hin, die eine fortschreitende Gewebsdestruktion bei offenen Gehirnverletzungen noch nach 10–12 Jahren beobachteten. Durch die häufig feststellbare Progredienz der geweblichen Veränderungen unterscheiden sich die offenen Gehirnverletzungen von den gedeckten, bei welchen ein fortschreitender destruktiver Prozeß in der Umgebung der Rindenprellungsherde nach den Untersuchungen von SPATZ u. PETERS zu ganz seltenen Ausnahmen gehören. Die Ursache des verschiedenen Verhaltens liegt an der primären Infektion der offenen Gehirnverletzung im Gegensatz zur gedeckten, bei welcher eine Infektion in der Regel nicht vorliegt.

Die Untersuchungen von PETERS zeigen, daß offene Gehirnverletzungen infolge der dauernden Möglichkeit des Wiederaufflackerns des infektiösen Prozesses (progrediente Gewebedestruktion, Spätabszeß) eine ständige Gefährdung der Hirnverletzten darstellen. Auch wenn keine stärkeren zusätzlichen klinischen Erscheinungen auftreten, ist das Vorliegen fortschreitender geweblicher Veränderungen nicht auszuschließen.

η) Blutungen in der Hirnrinde bei an Hirnschüssen Verstorbenen

SPATZ hatte 1941 auf kleinere Blutungen, die er Prellherde nannte, um den Schußkanal herum, aufmerksam gemacht. HENN u. LIEBHARDT (1969) berichteten weiter, daß sie bei an Hirnschüssen Verstorbenen regelmäßig auch entfernt vom Schußkanal Blutungen in der Hirnrinde fanden.

Die oben genannten Autoren werteten 21 Beobachtungen systematisch aus. Es handelt sich um 14 Fälle von Querschüssen, 5 Fälle von Schüssen in nahezu sagittaler Richtung und 2 Fälle von Schüssen durch die obere bzw. mittlere HWS. Trotz kurzer Überlebenszeit fanden sich regelmäßig weit außerhalb des Schußkanals und der Trümmerzone zahlreich punktförmige, teils konfluierende Blutungen, bevorzugt auf den Windungskuppen der Hirnrinde. Lediglich in 2 Fällen von Querschüssen von rechts nach links wurden straßenförmig ausgedehnte Markblutungen frontobasal rechts beobachtet. Bei den Blutungen auf den Windungskuppen handelte es sich nach der histologischen Untersuchung und wie nach Meinung der Autoren bei den kurzen Überlebenszeiten zu erwarten war, ausnahmslos um frische perivaskuläre Erythrozytenansammlungen, welche in keinem Falle Zeichen einer beginnenden Organisation aufwiesen. Die zwischen den Blutungen liegenden Nervenzellen waren immer deutlich dargestellt, an der Glia war nur in einigen Fällen eine ödematöse Schwellung des Zytoplasmas feststellbar.

Wie aus einer von HENN u. LIEBHARDT (1969) beigefügten Übersichtstabelle ersichtlich ist, fanden sich Hirnrindenblutungen der beschriebenen Art bevorzugt an der Basis von Groß- und Kleinhirn sowie an den basisnahen Strukturen. In der Parietalregion wurden dagegen zum Beispiel nur in insgesamt 5 Fällen derartige Gewebeveränderungen beobachtet, wobei noch 1 Fall auszuklammern ist, da hier außer dem Durchschuß der HWS auch noch ein Prellschuß der Scheitelregion vorlag. Besonders häufig wurden Rindenblutungen in der Okzipitalregion bds. und an der Basis beider Temporallappen festgestellt. Mit einer gewissen Regelmäßigkeit konnten diese Veränderungen auch im Bereich der Strukturen des Hirnstamms beobachtet werden. Absolut am häufigsten wurden die Veränderungen im Bereich der Kleinhirnmandeln beidseitig in 17 des 21 Fälle umfassenden Beobachtungsgutes gefunden. Nur in 2 Fällen konnten derartige Rindenblutungen am Kleinhirn nicht nachgewiesen werden. In beiden Fällen handelte es sich um Schüsse mit 6 mm-Flobert Munition (aufgebohrte Gaspistole, Flobertgewehr).

Wie zu erwarten war, fanden sich sehr häufig Schädeldach- und -basisbrüche. Immerhin waren in 5 Fällen keine Schädeldach- und in 3 Fällen keine Schädelbasisbrüche nachweisbar. Dazu kommen noch die Fälle von Schüssen durch die HWS, bei denen ebenfalls weder Schädeldach- noch Schädelbasisbrüche gefunden wurden. Die Autoren gewannen, ohne statistische Sicherung, den Eindruck, daß Schüsse in sagittaler Richtung häufiger Veränderungen im Bereich der Hirnstrukturen der hinteren Schädelgrube verursachen, während Querschüsse neben Veränderungen im Kleinhirn und Hirnstamm „derartige wie Rindenprellungsherde imponierende Blutungen" bevorzugt auch in der Orbitalregion und Temporalregion hervorriefen (HENN u. LIEBHARDT 1969). OEHMICHEN et al. (1985) fanden sie in größerer Zahl um den Schußkanal herum im Sinne von Satellitenblutungen.

Die von HENN u. LIEBHARDT (1969) beschriebenen Blutungen haben ein anderes Ausbreitungsmuster als die von SPATZ (1941) mitgeteilten. Dagegen deckt sich das Ausbreitungsmuster der von OEHMICHEN et al. (1985) veröffentlichten Satellitenblutungen mit denen von SPATZ (1941).

15. Technik der Gehirnkonservierung bei Schußverletzungen

Es unterliegt keinem Zweifel, daß die Voraussetzung einer jeglichen Gehirnuntersuchung eine schonende Herausnahme und zweckmäßige Fixierung des Gehirns ist. Um ein Gehirn adäquat zu untersuchen, ist eine conditio sine qua non, das Organ stets als Ganzes zu untersuchen. Es genügt nicht, wie bei der Untersuchung anderer Körperorgane nur beliebige Teile zu untersuchen. Wegen der Empfindlichkeit der Nervenzellen ist es imperativ für histologische Untersuchungen, das Gehirn so früh wie möglich aus der Schädelhöhle zu entfernen.

Weiterhin empfiehlt es sich, vor Eröffnung der Schädelhöhle – SPATZ hat 1941 ausdrücklich darauf verwiesen – eine Vorfixierung des Gehirns durch 10% Formalin durch beide Karotiden, wie das von ESCHWEILER schon im 1. Weltkrieg vorgeschlagen worden war, vorzunehmen. SPATZ (1941) hob hervor, daß dadurch die Gefahr, die oft fast zerfließenden Teile einer Hirnwunde zu beschädigen, verringert wird.

Wenn eben möglich, sollte die Dura mater im Bereich der Hirnwunde umschnitten werden, und dieser Teil mit dem Gehirn herausgenommen werden. Andernfalls werde der natürliche Zustand der mit den Hirnhäuten fast immer verwachsenen Wundränder schwer gestört. Beim Vorliegen kompakter subduraler Blutungen an der Konvexität empfiehlt es sich, die harte Hirnhaut im ganzen über der letzteren zu lassen. Der Zustand der Hirnhäute (Blutungen, Zerreißungen, Defekte) muß im Protokoll festgelegt werden.

Die Fixierung des aus der Schädelhöhle entnommenen und unzerlegten Gehirns erfolgt in einem größeren Glas- oder Steingutgefäß in reichlichen Mengen (mindestens 3 Liter) einer 10%igen Formalinlösung. Das bedeutet 1 Teil der 40%igen konzentrierten Formaldehydlösung und 9 Teile Wasser. Die 40%ige Formaldehydlösung ist als konzentriert anzusehen, eine 10%ige Formalinlösung hat daher von dieser 40%igen (konzentrierten) Lösung auszugehen. Das Formalin muß am zweiten Tag gewechselt werden. Einschnitte in das Gehirn, besonders den Balken, sind bei einer Vorfixierung nicht notwendig.

Um Deformierungen des Gehirns zu verhindern, wird es mit der Hirnbasis nach oben in die 10%ige Formalinlösung gelegt, nachdem eine Schnur zwischen A. basilaris und Brücke durchgezogen wurde, an der das Gehirn jetzt während des Fixierungsprozesses aufgehängt, in der Fixationsflüssigkeit schwimmt.

Erst nach vollständiger Durchfixierung (2–3 Wochen, mindestens jedoch 1 Woche) wird das Gehirn in Frontalscheiben zerlegt. Vorher wird der Hirnstamm vom übrigen Gehirn durch den Mittelschnitt nach SPATZ entfernt.

16. Intrakranielle Geschoßwanderung

Intrakranielle Geschoßwanderungen werden zweckmäßigerweise in *2 Gruppen* geteilt: (a) *Geschoßwanderung* in einem *Gefäß (Geschoßembolie)* und (b) eine *Geschoßwanderung* im *Gewebe*; für unsere Betrachtung ist das Hirngewebe und sein Ventrikelsystem von Bedeutung.

a) Geschoßwanderung in einem Gefäß (Geschoßembolie)

α) *Einführung*

Über *Geschoßembolien* berichteten VAN GILDER u. COXE (1970), SUZUKI (1971), DI MAIO u. DI MAIO (1972), KAPP et al. (1973), PADAR (1975), FISCHER (1976), COSTER et al. (1979), GLASS et al. (1980), HUNGERFORD et al. (1981), KASE et al. (1981), GIPE et al. (1981), ALSOFROM et al. (1982).

In der Darstellung der Geschoßembolie folge ich SELLIER (1982): Unter *Geschoßembolie* wird die Verschleppung eines Geschosses nach dessen Eindringen in ein Gefäß durch den Blutstrom verstanden. Wesentlich für die Embolisierung eines Geschosses ist, daß das Geschoß beim Auftreffen auf das Gefäß nur noch so viel Energie besitzt, daß es zwar die Gefäßwand (am Einschuß) noch durchschlagen und ins Gefäß eindringen kann, aber nicht mehr so viel Energie hat, um aus dem Gefäß wieder herauszutreten. Man wird also erwarten können, daß die beobachteten Embolien durch Geschosse geringer Energie – also meist kleinkalibrige – hervorgerufen werden, oder aber, daß Geschosse höherer Energie durch vorheriges Rikochettieren oder erst nach Knochendurchschlag mit dann geringer Energie in die Gefäße eindringen. Im allgemeinen entsteht die Embolie kurz (Sekunden) nach dem Eindringen des Geschosses in den Kreislauf, dennoch ist in wenigen Fällen eine beachtliche Zeitverzögerung beobachtet worden.

SELLIER (1982) hob hervor, daß die Tatsache, daß arterielle Embolien wesentlich häufiger als venöse sind, an der Dicke der Gefäße liegen mag. Ein Geschoß sehr geringer Energie (Voraussetzung für eine spätere Embolie!) vermag gerade noch die dicke, muskulöse Wand der Arterie zu durchschlagen; für einen Austritt reicht dann aber die Restenergie nicht mehr aus. Im Gegensatz dazu steht die relativ dünnwandige Vene. Auch für ein Geschoß sehr geringer Energie bildet die Venenwand kein großes Hindernis und es kommt fast immer zum Durchschuß.

Der Eintritt der Geschosse liegt oft im Brust- und Halsbereich. Im folgenden gebe ich einige Beispiele:

β) *Mitgeteilte Kasuistiken*

BARRETT (1950) berichtete über einen Patienten, der auf der linken Seite der Hals-Nacken-Region durch Schrotkugeln verletzt wurde. *Radiologisch* ließen sich zahlreiche Schrotkugeln innerhalb der Hals-Nasen-Region und eine innerhalb der Schädelhöhle nachweisen. Es fanden sich keine Schädelverletzungen; es wurde angenommen, daß die Kugel durch die A. carotis eingedrungen war und einen Zweig der A. cerebri med. verschlossen hatte.

Beobachtung von PIAZZA u. GAIST (1960): Ein Geschoß wurde in der rechten A. cerebri med. wenige Millimeter von dessen Ursprung gefunden. Es lagen Wunden am Hals und in der Thoraxregion vor, jedoch konnte eine besondere Stelle des Eintritts in das Blutgefäßsystem nicht gefunden werden.

VAN GILDER u. COXE (1970) entfernten bei einem Patienten eine Schrotkugel (Nr. 2) aus der A. cerebri med., die in die A. carotis comm. eingedrungen war.

SUZUKI et al. (1971) konnten mit Hilfe eines starken Magneten eine Nadel aus der A. carotis entfernen.

KAPP et al. (1973) berichteten über 4 Patienten mit Kriegsverletzungen, die zu Embolien in der A. cerebri med. geführt hatten. Alle Objekte konnten operativ entfernt werden.

PADAR (1975) berichtete über einen 56jährigen Patienten, der eine Schußverletzung des Halses durch eine 5 mm Luftgewehrkugel erlitt. *Röntgenaufnahmen* der *HWS* am Aufnahmetag zeigten das Geschoß in den Nackenweichteilen unmittelbar rechts des Körpers des 5. Halswirbels. Bei der 12 Tage später vorgenommenen *Operation* konnte das Geschoß nicht gefunden werden, jedoch war ein kleines Loch in der Wand der rechten A. carotis comm. sichtbar. *Röntgenaufnahmen* zeigten das Geschoß innerhalb des Schädels unterhalb des rechtsseitigen Processus clinoideus.

COSTER et al. (1979) berichteten über einen 18jährigen Patienten, der auf der Wachteljagd einen Schrotschuß in die rechte Brust (Schußkaliber und Korngröße wurden nicht angegeben) erhielt. Es fand sich eine Einschußwunde von 6 mm ∅. *Röntgenaufnahmen* zeigten 170 Körner in der Brust, davon 10 im Myokard und 27 in der Lunge. *Neurologisch* bestand eine linksseitige Hemiplegie, verbunden mit Lähmungen des 7. und 12. linken Hirnnerven. Bei der *Schädelaufnahme* wurde ein Schrotkorn in der rechten A. cerebri med. gefunden.

GLASS et al. (1980) berichteten über einen 24jährigen Patienten, der bei *Einlieferung* im *Krankenhaus* bereits tot war. Es lag eine Schrotschußverletzung in der mittleren Brustregion vor, die Waffe war in einer Distanz von etwa 2,5 m abgefeuert worden. Es handelt sich um ein einläufiges Schrotgewehr mit abgesägtem Lauf von 38 mm. Eine 19 mm im Durchmesser messende Perforation war umgeben von etwa 30 einzelnen Schrotkugelperforationen, die über einen Raum von etwa 23 × 15 cm verteilt waren. Es lagen multiple Perforationen beider Lungen vor, des rechten und linken Ventrikels des Herzens und der aufsteigenden Aorta. Es bestand ein linksseitiger Hämatothorax und ein Hämopericardium von 350 cm^2.

Eine Schrotschußkugel war fest in intrakraniellen Segmenten jeder A. carotis int. als Embolus verlagert.

KASE et al. (1981) berichteten über einen Patienten, bei dem eine Schrotkugel vom Herzen während einer äußeren Herzmassage wegen eines Herzstillstandes in die A. cerebri med. gelangte und einen embolischen Verschluß hervorrief. Es bildete sich ein Hirninfarkt, dem ein massives Hirnödem mit Hernienbildung des Uncus gyri hippocampi mit anschließendem Tod folgte.

ALSOFROM et al. (1982) berichteten über einen 17jährigen Mann, der mit einem Schrotschuß in die rechte Brusthälfte bewußtlos aufgefunden wurde. Erst 2 Tage später wurden nach eingehender *neurologischer Untersuchung* röntgenologisch und *computertomographisch* Schrotkugeln in beiden Aa. cerebri med. sowie in der linken A. carotis nachgewiesen. Weitere Embolien von Bleikugeln fanden sich in der rechten Becken-, der unteren Hüftregion und im linken Oberschenkel. Die klinischen Untersuchungen legten die Vermutung nahe, daß die Schrotkugeln über die Lungenvenen und nicht durch direkte Penetration in das Hirn in den arteriellen Kreislauf gelangt waren. Die Symptomatik besserte sich innerhalb von 5 Monaten ohne Vornahme einer Embolektomie.

Während Geschoßembolien vom Körper zum Gehirn allgemein bekannt sind, sind diejenigen, die von intrakraniell zum Herzen wandern relativ unbekannt geblieben (HIEBERT u. GREGORY 1974, WYNNE-JONES 1979, NEHME 1980).

b) Geschoßwanderung im Gewebe

α) Einführung

Wichtig ist der Hinweis, daß ein in das *Gehirn eingedrungenes Geschoß* im allgemeinen als *Fremdkörper abgekapselt* wird. Das *Wandern* eines *Geschosses* erfordert einige besondere Voraussetzungen, die mehr oder weniger erfüllt sein müssen: (1) Das *Geschoß* muß eine *glatte Oberfläche* haben und möglichst spitz sein, (2) es muß entweder eine *infektiös-eitrige* oder *toxisch-„chemische" Reaktion* vorliegen, so daß das Geschoß, im allgemeinen der Schwerkraft folgend, seine ursprüngliche Lage verändern kann, und (3) das *Geschoß* muß in einem *Spaltraum* im *intrazerebralen Bereich* liegen, beispielsweise den *Gehirnkammern*.

Beobachtungen über Geschoßwanderungen im Gehirn wurden veröffentlicht von VILVANDRE u. MORGAN (1916), FLESCH-THEBESIUS (1922), ASK-UPMARK u. STÖRTEBECKER (1936), SCHALTENBRAND (1936), KELHAMER (1939), CAMPBELL et al. (1942), SMALL (1945), FURLOW et al. (1947), GREENWOOD (1950), SCHNITKER (1950), MIYAZUKI et al. (1961), ZÖCH (1968), SUZUKI et al. (1968), LANG (1969), MARKHAM et al. (1971), LIEBESKIND et al. (1973), FISCHER (1976), WASSERMAN u. COHEN (1979), FRUGONI et al. (1981), CHAPMAN u. MCCLAIN (1984).

β) Kurze Besprechung ausgesuchter Literatur

Wandern von metallischen Fremdkörpern im Gehirn wurde schon im 1. Weltkrieg beschrieben (VILVANDRE u. MORGAN 1916). SCHALTENBRAND (1936) berichtete über eine Geschoßwanderung in den 3. Ventrikel, die hypophysäre Insuffizienzerscheinungen zur Folge hatte. Eine ungewöhnliche Beobachtung wurde von KELHAMMER (1939) veröffentlicht, bei dem ein Geschoßfragment, nahe dem Foramen Monroi gelegen, durch den 3. und 4. Ventrikel wanderte und 12 Tage später röntgenologisch im Spinalkanal in Höhe des 2. und 3. Sakralwirbels nachgewiesen wurde. Geschosse, die zunächst im Seitenventrikel lagen, waren später im Okzipitalhirn eingebettet (CAMPBELL et al. 1942; SMALL 1945). Bei einem der beiden Patienten wurde das Geschoß entfernt.

THOMPSON et al. (1957) teilten die Krankengeschichte eines 8jährigen Jungen mit, der aus 2–15 m Entfernung einen Schuß aus einem KK-Gewehr erhielt. Das Geschoß drang an der Haargrenze in die rechte Stirn ein. *Röntgenologisch* zeigte sich eine „Bleistraße" entlang des Schußkanals. Der Geschoßrestkörper lag im Bereich des linken Hinterlappens. *Röntgenbilder* zeigte ein Rückwandern des Geschoßrestes im Verlauf des Schußkanals. Fünf Wochen nach der Verletzung war der Geschoßrest am Einschuß wieder angelangt und wurde chirurgisch entfernt. Keine erkennbaren Zeichen von Störungen der Gehirnfunktion.

FURLOW et al. (1947) berichteten über eine Schußverletzung im Bereich der rechten Parietalregion. Das Geschoß lag zunächst im rechten Okzipitallappen, es wanderte jedoch im folgenden Jahr und lag dann über der Sella turcica. Das Geschoß wurde operativ entfernt.

MIYAZUKI et al. (1961) berichteten über 2 Beobachtungen von intraventrikulär gelegenen Fremdkörpern, die ihre Lage änderten. In einem Fall wanderte der Fremdkörper vom linken Vorderhorn zum linken Okzipitalhirn, im 2. Fall wanderte ein Steinfragment vom rechten Seitenventrikel zum linken Okzipitalhirn durch einen Defekt im Septum pellucidum.

LANG (1969) teilte die Krankengeschichte eines Patienten mit, der nach dem Débridement einer rechtsparietalen Schußwunde, innerhalb der nächsten 12 h erhöhten Schädelinnendruck entwickelte. Die Ventrikulographie ergab, daß sich das Geschoß im rostralen Anteil des Aquäduktes festgesetzt hatte. Der Patient verstarb beim Versuch das Geschoß operativ zu entfernen.

STERNBERG et al. (1971) veröffentlichten den Befund einer 29jährigen Patientin, die eine Schußverletzung in der linken Parietalregion mit einer kleinkalibrigen Pistole erlitten hatte. Sie schien im *Notaufnahmeraum* moribund und stabilisierte sich aber bald. Fünf Wochen nach der Verletzung wurde bei einem *Pneumenzephalogramm* das Geschoß frei im 4. Ventrikel liegend gesehen. Es wurde von der Zisterna magna aus ohne Schwierigkeiten entfernt.

Geschoßfragmente, die im Ventrikelsystem liegen, stellen für den Neurochirurgen insofern ein Problem, da er nicht sicher sein kann, daß sich das Geschoß bei der Operation noch an der Stelle befindet, wo es zuletzt röntgenologisch sichtbar war. Durch Geschoßwanderung etwa in den Bereich des 3. Ventrikels oder Aquaeductus Sylvii kann ein Verschluß auftreten.

Beobachtungen von Fremdkörpern im 3. Ventrikel wurden von GREENWOOD (1950), SCHNITKER (1950) sowie FURLOW et al. (1947) mitgeteilt. In dem Fall von GREENWOOD wurde der Fremdkörper erfolgreich entfernt, in dem Fall von SCHNITKER wurde kein operativer Eingriff vorgenommen; der Patient befand sich 9 Jahre später in gutem Befinden. Bei einer Beobachtung von SCHNITKER war eine Geschoßwanderung vom Okzipitallappen in den 3. Ventrikel erfolgt, von wo eine erfolgreiche operative Entfernung durch den rechts frontalen transventrikulären Eingriff vorgenommen wurde.

Bei Geschossen oder Fragmenten, die aus Eisen bestehen, kann ein Magnet erfolgreich angewendet werden (SUZUKI et al. 1968).

Um eine Geschoßwanderung bei einem Patienten mit einem intraventrikulär liegenden Geschoß zu verhindern, benutzten MARKHAM et al. (1971) eine Zentrifuge (NASA-Ames Research Center, Moffett Field, Cal.), um das Geschoßfragment mit 4–6 g im Ependym des linken Seitenventrikels zu „immobilisieren". In der folgenden 22monatigen Beobachtungsperiode verblieb es an dieser Stelle.

17. Schußverletzungen des Kopfes durch Tandemgeschosse

a) Einführung

Die Literatur über diese Art von Schußverletzungen ist spärlich. In der englischen Literatur werden sie als „*tandem bullet*", in der französischen Literatur als „*balles jumelées*" und im Holländischen als „*gekoppelte Kogels*" bezeichnet. Die meisten Fälle sind Mordversuche. Über Suizide mit Tandemgeschossen wurde selten berichtet.

b) Mitgeteilte Kasuistiken

Zur Illustration dieses Verletzungstyps bringe ich im folgenden einige Kasuistiken, die die Problematik bei Spurensicherung, Untersuchung und Diagnose aufzeigen.

GONZALES et al. (1954) berichteten über eine Beobachtung, in der sich zwei 9 mm Tandemgeschosse im Kopf fanden. Eine einzelne abgeschossene Patronenhülse wurde gefunden. Es fand sich nur eine Einschußöffnung an der Seite des Kopfes, an der gegenüberliegenden Kopfseite lagen 2 Perforationen vor, etwa 1,5 cm voneinander entfernt.

MOLINA (1955) berichtete über einen Fall, in dem bei der *Autopsie* 2 Einschußwunden sichtbar waren, jedoch 4 Geschosse aus dem Gehirn entfernt wurden. Die weitere Untersuchung ergab, daß 2 Geschosse im Lauf steckengeblieben waren und durch das 3. Geschoß vorwärtsgetrieben worden waren.

LOWBEER (1961) berichtete über eine Kasuistik, in der während einer Auseinandersetzung eine 45jährige Frau von ihrem Ehemann erschossen worden war. Derselbe stellte sich der Polizei, er habe in Selbstverteidigung einen einzelnen Schuß mit einem Colt-Revolver 32–20 („peace-maker") mit einer 6schüssigen Trommel abgegeben. Die Polizei fand ein Geschoß in einer Zimmerwand.

Bei der *Autopsie* fand sich eine typische Einschußöffnung im Bereich der rechten Wange mit ausgeprägten Schmauchspuren. Das Geschoß hatte das rechte Joch- und Keilbein frakturiert und eine Fraktur der Schädelbasis verursacht. Die basale Schädelfraktur erstreckte sich in die sinus sphenoideus und ethmoides. Es fanden sich ausgeprägte Blutungen in diesem Bereich mit Blutaustritt in den Nasenraum mit erheblicher Aspiration von Blut in die Bronchien und beide Lungen mit begleitendem Lungenödem, was zum Tode schon 30 min nach der Schußverletzung geführt hatte.

Es lag eine Streifschußverletzung der linken Kopfhaut vor, das entsprechende Geschoß war in die Zimmerwand eingedrungen.

Es fand sich eine 2. Einschußöffnung in der linken Stirnseite. Wegen des Fehlens von Pulverschmauch war zunächst angenommen worden, daß es sich um einen Schuß aus einiger Entfernung handeln müsse, bei genauer Untersuchung war jedoch eine Druckmarke der Laufmündung in der Haut sichtbar. Es fand sich auch eine angedeutete Schwarzverfärbung des Unterhautbindegewebes, so daß ein Kontaktschuß angenommen wurde. Der Schußkanal konnte durch eine einzelne Einschußöffnung im Schädel, durch die Dura mater und durch beide Frontallappen verfolgt werden, an dessen Ende in der Hirnrinde sich 2 Geschosse nah beieinander fanden. Die Dura mater zeigte in diesem Bereich eine große Perforation. Über dieser Stelle lag eine nach außen gerichtete Fraktur des rechten Frontoparietalknochens mit ausgeprägter Blutung im rechten Temporalmuskel.

Unmittelbar vor dem Schuß, der in den Kopf von der linken Seite her eindrang, hatte der Schütze den Abzugshahn ausgelöst, es kam jedoch wegen schadhafter Munition nicht zu einem Austreten des Geschosses, sondern das Geschoß blieb im Lauf stecken. Beim erneuten Auslösen des Abzughahnes drückte das neue Geschoß das im Lauf verbliebene heraus, so daß 2 Geschosse den Lauf in Tandem verließen und durch eine Einschußöffnung in die Schädelhöhle eindrangen. Sie wurden beide am Ende des Schußkanals, etwas voneinander getrennt, gefunden. Eines der beiden Geschosse war etwas deformiert und hatte einen kleinen Defekt an dessen Spitze. Die Basis des anderen Geschosses zeigte eine tiefe Eindellung, und die Spitze des anderen Geschosses paßte gut hinein.

Die retrograd gerichteten Pulvergase beim 2. Schuß erklären auch, daß die Einschußstelle zunächst an einen Schuß aus einiger Entfernung denken ließ, bis die Stanzmarke der aufgesetzten Mündung sichtbar wurde.

Das Geschoß, das in der rechten Wangenregion eingedrungen war, lag in Fragmente zerlegt, in der knöchernen Wandung der rechten mittleren Schädelgrube.

Beim Prozeß wertete der Staatsanwalt das Vorliegen einer Kontaktschußverletzung als Beweis für vorsätzlichen Mord. Ein nur aus Männern zusammengesetztes Schöffengericht sprach den Angeklagten jedoch wegen berechtigter Notwehr und zeitweiser Unzurechnungsfähigkeit frei. Zeugen für die Verteidigung, die über den Charakter des Angeklagten aussagten, beeinflußten ohne Zweifel die Urteilsfindung.

TIMPERMAN u. CNOPS (1975) berichteten über einen Suizid, bei dem 2 Patronenhülsen, jedoch nur eine Einschußöffnung gefunden wurden.

Nach einer heftigen Auseinandersetzung mit seiner Mutter, die sich geweigert hatte, die Bekanntschaft seiner Freundin zu machen, habe der Sohn das Haus verlassen. Am nächsten Morgen wurde die Mutter tot in ihrem Schlafzimmer gefunden. Der Leichnam lag auf dem Rücken, um den Kopf fand sich eine Blutlache. In der rechten Stirnregion war eine

Kontakteinschußwunde sichtbar. Es fand sich keine Waffe. Bei weiterer Suche wurde eine automatische Pistole vom Typ 6.35 mm Melior gefunden, die unter dem Nachthemd der Toten zwischen ihren Beinen lag. Die Putzfrau, die die Tote gefunden hatte, gab an, das Nachthemd über den bloßen Unterleib und die Beine herabgezogen zu haben. Es wurde jetzt deutlich, daß die Pistole aus der rechten Hand des Opfers herausgefallen sein konnte. Die Waffe hatte eine Patrone in der Kammer und 3 weitere im Magazin. Eine gebrauchte Patronenhülse wurde im Bett gefunden und zur Überraschung eine zweite in der Nähe der Nachttischkonsole. Es muß demnach 2 Patronen und nicht eine abgeschossen worden sein. Beide Hülsen rochen nach Pulvergasen und mußten kürzlich abgefeuert worden sein. Eine Patronenhülse war vergrößert und zeigte längsgerichtete Kratzer, die andere nicht. Druckmarken an der Basis der Hülsen waren ebenfalls unterschiedlich ausgeprägt an der vergrößerten und geringer ausgeprägt an der anderen. Es fanden sich keine Spuren für einen Geschoßeinschlag im Zimmer.

Die *Autopsie* deckte eine Einschußwunde mit dem Eindruck der Laufmündung auf. Die Größe des Einschußkanals im Schläfenknochen betrug 6,3 mm und war von einem Schmauchhof umgeben. An der gegenüberliegenden Seite des Kopfes konnte bei Betasten unter der intakten Haut ein Knochendefekt getastet werden. Ein Einschnitt ergab ein Ausschußloch, das ein 6,35 mm Geschoß enthielt. Die Entfernung des Schädeldaches zeigte ein zweites Geschoß in der Rinde des linksseitigen Parietallappens am Ende des Schußkanals.

Es war offensichtlich, daß die Basis des 1. Geschosses durch die Spitze des 2., das als austreibendes Agens gewirkt hatte, eingedrückt worden war. Beide Geschosse verliefen in Tandem und führten nur zu einem Schußkanal. Beim ersten Schuß muß lediglich der Explosionsknall gehört worden sein, das Geschoß verblieb im Lauf der Waffe. Die Patronenhülse wurde, wie spätere Untersuchungen ergaben, nicht ausgeworfen, sondern die Waffe wurde neu geladen. Der Abzug wurde zum zweiten Mal betätigt, dieses Mal mit guter Munition, und das zweite Geschoß traf das auch noch im Lauf befindliche, so daß zwei Geschosse in tandem durch eine einzelne Einschußöffnung in den Schädel eindrangen.

18. Unerwartete Wirkung eines Geschosses

Über eine *unerwartete Schußwirkung* mit einer Patrone 7,65 Browning berichtete SELLIER (1984):

Sachverhalt und Untersuchungsergebnisse: Ein PKW wurde am frühen Morgen am Ende einer 100 m langen Rutschspur mit laufendem Motor und eingeschaltetem Licht an der linken Leitplanke einer Landstraße gefunden. Auf dem Fahrersitz saß zusammengesunken eine junge Frau, die noch Lebenszeichen von sich gab, auf dem Beifahrersitz deren Ehemann, wie sich später herausstellte. Der herbeigerufene Arzt stellte dessen Tod fest. Erst nach dem Bergen des Ehemanns wurde festgestellt, daß der Mann einen Kopfdurchschuß aufwies, die Frau einen Einschuß an der rechten Schläfe. Nach Suchen wurde im PKW eine schlecht gepflegte Dreyse-Pistole 7,65 sowie eine 7,65-Browning-Hülse gefunden, jedoch kein Geschoß. Die Frau *verstarb* wenig später in der Neurochirurgischen Klinik.

Die Untersuchung der Kopfwunde des Mannes ergab: Rechte Schläfe typischer aufgesetzter Schuß, linke Schläfe Ausschuß.

Die Wunde an der rechten Schläfe der Ehefrau war durch ärztliche Versorgung verändert, der Wundrand war exzidiert, dieser Hautteil war leider vernichtet(!) worden und stand für eine Untersuchung auf den Abstreifring zur Verifizierung oder zum Ausschluß eines primären Einschusses nicht mehr zur Verfügung. Ein absoluter Nahschuß konnte durch entsprechende Untersuchungen ausgeschlossen werden; Nahschußzeichen wurden nicht festgestellt. *Röntgenologisch* wurde in der Mittelebene des Kopfes ein 7,65-Geschoß beobachtet.

Die rechte Hand des Mannes zeigte bei der spektrographischen Untersuchung einen Befund im Sinne einer Schußhand (Schmauchspuren von Pb und Sb in der rechten Daumen/Zeigefinger-Probe), die Hände der Frau waren negativ. Im Nachhinein wurde bekannt, daß das Ehepaar beabsichtigte sich zu trennen.

SELLIER faßte zusammen: Danach bot sich folgende Rekonstruktion. Nach einer heftigen Auseinandersetzung setzte der Mann seine mitgebrachte Pistole an seine rechte Schläfe und drückte ab. Wegen der außergewöhnlich geringen Knochendicke der Kalotte (nur 2 mm) im Bereich des Ein- und Ausschusses besaß das Geschoß noch so viel Energie, daß es nach Austritt aus dem Kopf des Mannes noch in die rechte Schläfe der links von ihm sitzenden Fahrerin eindringen und bis zur Kopfmitte vordringen konnte. Damit wurden auch die fehlenden Nahschußzeichen am Einschuß im Kopf der Frau erklärlich (sekundärer Einschuß).

Das ungewöhnliche Durchdringvermögen dieses 7,65-Geschosses mit relativ geringer Energie war durch die sehr geringe Schädelknochendicke des Mannes zu erklären. Dies konnte auch durch die Berechnung der Energieabgabe bestätigt werden.

Es handelte sich in diesem Falle mithin um eine mit fahrlässiger Tötung kombinierte Selbsttötung.

19. Schußverletzungen des Gehirns durch um- und selbstgebaute Waffen

Die gerichtsmedizinische Literatur enthält zahlreiche Kasuistiken über Verletzungen durch um- oder selbstgebaute Waffen als auch selbst hergestellter Munition (KAPUSZ et al. 1968; SWERDLOV 1965; JANSSEN 1966; SELLIER 1969; BOCK u. WEIGEL 1974; LUKASH 1976; SCHULZ u. SCHEWE 1978; REH 1979). Diese Geräte wurden sowohl zu Suiziden als auch Morden benutzt.

Eine primitive Konstruktion bestand aus einer Kugelschreibermine, die mit 10 abgekappten Zündholzköpfchen geladen war und mit einem kleinen Holzkeil wieder verschlossen war. Beim Erhitzen der Mine mit einem brennenden Stückchen Papier explodierte die „Rakete". Der vordere Minenmanteleinsatz mit der Kugel traf einen schlafenden Mann ins linke Auge aus einer Entfernung von 2,5 m (KAPUSZ et al. 1963).

REH (1979) berichtete über den Suizid eines 53jährigen geisteskranken Heizungsmonteurs, der sich mit einem primitiven selbstgebastelten Schießgerät erschossen hatte. Das Gerät bestand aus einem 84 cm langen und 1,5 cm dicken, an der Seite verschlossenen Kupferrohr. Es war mit 5 RWS-Kartuschen (10 × 18 rot) geladen. Der lebensmüde Mann steckte den „Lauf" mit dem verschlossenen Ende in einen brennenden Ofen und richtete die „Mündung" gegen seine rechte Schläfe. Durch die Einwirkung der Hitze wurden die Kartuschen mit Zündstäbchen gezündet. Zwei explodierte Kartuschen drangen nebeneinander in den Schädel ein und verursachten schwere tödliche Hirnverletzungen.

Die beiden Ausschüsse lagen am rechten Hirnschädel in der Schläfen-/Scheitelgegend. Sie waren etwa 4 cm voneinander entfernt. Die obere Wunde in der Kopfschwarte war etwa haselnußkerngroß und die untere etwa kirschkerngroß. Beide hatten leicht ausgefranste Ränder. In der Umgebung hatte sich etwas Pulverschmauch niedergeschlagen. Vor dem rechten Schläfenbein fand sich ein fast kreisrunder, trichterförmiger Defekt mit einem Durchmesser von 1,2–1,3 cm. Im unteren Scheitelbein ein gleichartiger, allerdings mehr ovaler mit einem Durchmesser von 1,2–1,3 cm. Am Rand hatte sich stellenweise Pulverschmauch niedergeschlagen. Durch die beiden Öffnungen war jeweils eine gezündete Kartusche in den Schädel eingedrungen. Die Zündhütchen waren defekt. Die verschossenen geplatzten Patronen waren stark deformiert und zerfetzt. Dieser Zustand sprach für eine Explosion im Rohr. Beide „Geschosse" wurden im Schädelinnern aufgefunden. Das eine lag in der vorderen Schädelgrube, das andere im zerstörten rechten Seitenventrikel. Sie hatten erhebliche fokale und zum Teil auch kontralaterale Verletzungen am Gehirn verursacht. Gestorben war der Mann an einer Hirndrucklähmung infolge hochgradiger Hirnschwellung (Hirngewicht 1770 g) in Verbindung mit einer Tamponade sämtlicher Ventrikel. Schädelbrüche waren nicht vorhanden. Es wurde auch kein verschossener

Metallbolzen gefunden. Für eine Kohlenmonoxydvergiftung durch den geöffneten Ofen ergaben sich keine Hinweise.

SCHMIDT u. GÖB (1981) berichteten über 3 Suizide mit Schußapparaten, von denen zwei selbstgebaut waren.

Im *1. Fall* verwendete ein Selbstmörder ein selbstgebautes Gerät (bestehend aus zwei verschraubten Metallzylindern mit einer Bohrung für eine Patrone Kaliber 7,62 mm). Der aus einer Schraube gefertigte Schlagbolzen wurde mit einem Hammer betätigt. Bei der Schußabgabe kam es zur Zerlegung des Gerätes, so daß nicht nur das Projektil, sondern auch der laufartige Bauteil und die Hülse in die Brust eindrangen.

Im *2. Fall* handelte es sich um einen erfolglosen Suizidversuch durch Abfeuern einer im Hinterhauptsbereich angesetzten Mausefalle; anschließend fügte sich der Selbstmörder mit einem Kleinkalibergewehr einen tödlichen Schläfenschuß zu.

Der *3. Fallbericht* behandelt einen Suizid durch einen Nackenschuß mit einem Bolzensetzwerkzeug.

20. Experimentelle Schußverletzungen des Gehirns am Tiermodell

Experimentelle Schußverletzungen des Gehirns (Rhesusaffen) wurden von GERBER u. MOODY (1972), CROCKARD (1977), CROCKARD et al. (1977) durchgeführt, Untersuchungen auf die ich nur verweisen kann.

21. Experimentelle Untersuchungen über die Wirkung von Hochgeschwindigkeitsgeschossen

Ingrid ALLEN et al. (1982, 1983) berichteten über *experimentelle Schädel-Hirn-Verletzungen* an Rhesusaffen durch *Hochgeschwindigkeitsgeschosse*. Geschossen wurde aus 10 m Entfernung mit Stahlkugeln von 3,2 mm ⌀ mit Aufprallgeschwindigkeiten von 1000 m/s. Die Überlebenszeit betrug 2–169 min. Die Schußkanäle verliefen von links nach rechts transfrontal. *Neuropathologisch* fanden sich ausgeprägte Blutungen und Zerreißungen des Hirngewebes in einigen Millimetern rund um den Schußkanal. In allen Schußwunden wurden Knochensplitter gefunden. Subarachnoidalblutungen waren ein konstanter Befund, nicht nur in den Bereichen der Schußkanäle, sondern auch an der Basis des Großhirns und am Kleinhirn. Blutungen im Ventrikelsystem waren immer vorhanden. Elektronenmikroskopisch lag eine ausgeprägte Schwellung der perivaskulären Astrozyten vor. Mit lichtmikroskopischen Techniken konnten Areale herabgesetzter perivaskulärer Anfärbbarkeit dargestellt werden. Es scheint, daß es sich hier um die lichtmikroskopischen Äquivalente der perivaskulären Anschwellungen der Astrozyten handelt, die im Elektronenmikroskop gesehen wurden. Diese astrogliöse Reaktion trat früh auf, bereits etwa 20 min nach der Schußverletzung. Dieser Befund ist besonders im Hinblick auf das Fehlen eines ausgebreiteten Schadens an den Nervenzellen und jeglicher geweblicher Veränderungen an der Oligodendroglia bemerkenswert.

22. Computertomographie bei Schußverletzungen des Gehirns

SICHEZ et al. (1982) wendeten Computertomographien bei 33 Fällen von geschoßbedingten zivilen Schädel-Hirn-Verletzungen an. 21 Fälle waren Suizide (11 Todesfälle), 3 Unfälle (1 Todesfall), 9 mit Beteiligung Dritter (7 Todesfälle). Einteilung nach Waffentyp bzw. Kaliber ergab: 11 Fälle mit 0,22 (4 Todesfälle), 3 mit 6,35 (2 Todesfälle), 1 mit .83 (1 Todesfall), 1 mit 9 mm (1 Todesfall) und 4 mit Jagdgewehren (3 Todesfälle). In 9 Fällen blieb das Geschoß in einem Großhirnlappen (2 Todesfälle), in 10 kreuzte es die Sagittalebene (5 Todesfälle), in 5 die Koronarebene (4 Todesfälle) und in 9 Fällen beide Ebenen (8 Todesfälle). Die

Autoren heben die Bedeutung von Computertomographien für die Erkennung von Schußkanälen hervor.

RAPPAPORT et al. (1984) berichteten über Computertomographien bei kriegsbedingten Kopfschußverletzungen. Die Untersuchungen wurden in unmittelbarer Nähe des Kampfgebietes im Libanonkrieg im Jahre 1982 durchgeführt. Es handelte sich fast ausschließlich um Schrapnellverletzungen von Granaten und Tellerminen. Bei der Lokalisation der Geschoßteile sowie dem Nachweis von Blutungen und posttraumatischen entzündlichen Komplikationen erwies sich die Computertomographie den konventionellen Methoden als weit überlegen. Die Mortalität lag bei 14 neurochirurgisch behandelten Fällen bei 24%.

Hinsichtlich weiterer Einzelheiten verweise ich auf Bd. 13/VI.C.

23. Puppe-Regel bei Schußverletzungen des Kopfes

MADEA et al. (1986) führen aus, daß die Puppe-Regel auch bei mehrfacher stumpfer Gewalteinwirkung auf den Schädel in entsprechenden Fällen allein aus der Analyse der Bruchsysteme die Diagnose der Reihenfolge der Gewalteinwirkung erlaubt. Bei mehrfachen Schußverletzungen des Schädels gestaltet sich diese Prioritätsdiagnostik jedoch weitaus schwieriger.

24. Handlungsfähigkeit bei Opfern von tödlichen Schußverletzungen

Eindrucksvolle Beobachtungen über lange erhaltene Handlungsfähigkeit bei tödlichen Kopfverletzungen reichen bis in die zweite Hälfte des letzten Jahrhunderts zurück. Beobachtungen wurden mitgeteilt von NAEGELI (1884), LOCHTE (1911), ALLERS (1916), GORONCY (1924), KRATTER (1925), WALCHER (1929), MEIXNER (1930), WEIMANN (1932), ROOKS (1932), STRASSMANN (1935), SPOERL (1940), FÖRSTER (1940), MÜLLER (1940), KILLINGER (1941), HOLZER (1943), KRAULAND (1952, 1984), SPITZ et al. (1961), BÖHM (1967), PETERSON (1967), BARZ (1973), GREINER (1973), KLAGES et al. (1975), STAAK u. KÖNIG (1977), BITZER (1977), HEIDENREICH (1977).

Mitteilungen aus der Literatur mit erhaltener Handlungsfähigkeit nach mehrmaligen Kopfschüssen wurden mitgeteilt von GORONCY (1924), LEWINSKI (1939), ROMMENEY (1942), REH (1971), BARZ (1973).

Suizidfälle mit zeitweise erhaltener Handlungsfähigkeit nach Schuß in den Kopf mit einem Karabiner teilten SCHWARZ (1970) sowie KRAULAND (1952) mit.

Nach PETERS' (1962) Erfahrungen trat bei Hirnschußverletzungen jeglicher Lokalisation im Kriege in $3/4$ der Fälle Bewußtlosigkeit ein, bei Kleinhirnverletzungen sogar in Fünfsechstel der Fälle. Hervorzuheben ist, daß es sich hier ausschließlich um Verletzte handelte, die die akuten Folgeerscheinungen der Hirnverletzung überstanden hatten. Man kann annehmen, daß in Wirklichkeit der Prozentsatz der mit Bewußtlosigkeit einhergehenden Fälle von Hirnschußverletzung im Kriege erheblich höher ist.

Aus dem 1. Weltkrieg teilte ALLERS (1916) einen Schädelschuß bei einem Soldaten ohne Bewußtlosigkeit mit.

Fall 19: 19jähriger Infantrist, verletzt durch Gewehrschuß, stürzte zusammen, ohne das Bewußtsein zu verlieren. Ein Schuß etwa linsengroß an der linken Stirn-Scheitel-Grenze nahe der Mittellinie, Ausschuß kaum größer, etwas aufgetrieben, etwas sezernierend, an der linken Hinterhaupts-Scheitelbein-Grenze, 4 Querfinger über der Ohrhöhe. *Neurologischer*

Befund: rechtsseitige Hemiplegie ohne Beteiligung des Fazialis und ohne Sensibilitätsstörung. Intrazerebrale Komplikationen traten nicht auf.

Für den in der Rechtsmedizin Tätigen besitzt die Frage, ob bei einem Individuum unmittelbar nach einer Schußverletzung des Gehirns Handlungsfähigkeit besteht, erhebliches Interesse. Im wesentlichen sind es 2 Fragenkomplexe, einmal ob bei einem durch 2 Kopfschüsse tödlich Verletzten, dieser sich selbst vor dem Ableben noch den 2. Schuß geben konnte, und zum anderen, ob ein Individuum bei einem (tödlichen) Kopfschuß noch für eine gewisse Zeit fähig war, zu handeln, zu reagieren, evtl. noch zurückzuschießen. In diesem Beitrag wird naturgemäß nur die Handlungsfähigkeit nach Schädel-Hirn-Verletzungen diskutiert, nicht etwa die durch Verletzungen des Herzens.

Als hauptsächliche Ursachen einer Handlungsunfähigkeit wurden von SELLIER (1982) die folgenden 4 Ursachen genannt: (1) *Bewußtlosigkeit* - sie schließt Handlungsfähigkeit aus, (2) *motorische Lähmungen*, (3) *Schock* und (4) *allgemeine Schwäche*, etwa infolge von Verblutung. Ich möchte hinzufügen, daß bei der 3. und 4. Ursache dieselbe jedoch sehr ausgeprägt sein muß, um eine Handlungsunfähigkeit herbeizuführen.

Bei der Diskussion einer möglichen Handlungsfähigkeit nach Schädelschußverletzungen sind im wesentlichen zwei Aspekte von Bedeutung, nämlich die ballistische Wirksamkeit des Geschosses und die Lokalisation des Schußkanals. Die Grundlagen zur Ballistik des Schädelschusses wurde bereits in einem vorherigen Kapitel abgehandelt, die Kenntnis dieser Daten ist eine Voraussetzung zum Verständnis der folgenden Ausführungen.

Aus der Analyse der ballistischen Daten ergibt sich, ich folge SELLIER (1982), daß die Wahrscheinlichkeit einer Handlungsunfähigkeit mit steigender Geschoßenergie – besser steigender Energieabgabe – zunimmt, von der anatomischen Lage des Schußkanals zunächst abgesehen. Man kann weiter sagen, daß Schädel*durch*schüsse mit Militärwaffen, besonders aus näherer Entfernung, immer sofort tödlich sind, als Beispiel dienen die sog. „Krönlein-Schüsse", vgl. S. 535.

Neben den ballistischen Daten ist die Lokalisation des Schußkanals im Gehirn von großer Bedeutung, ob eine Handlungsunfähigkeit eintritt oder nicht. Zunächst kann die Vektorrichtung der Schußkanäle in vereinfachter Form in solche eingeteilt werden, die in sagittaler (entweder anterior-posterior oder posterior-anterior) und solche, die in seitlicher Richtung verlaufen.

Bei sagittaler Schußrichtung kann ein Geschoß beispielsweise vom Gesichtsschädel (Einschuß) in die knöcherne Schädelhöhle eindringen, zwischen beiden Großhirnhemisphären verlaufen und nahe der Mittellinie die Schädelhöhle wieder verlassen. Obwohl es sich hierbei um einen Hirndurchschuß handelt, kann durchaus initiale Bewegungslosigkeit fehlen und damit Handlungsfähigkeit bestehen bleiben.

Eine Beobachtung, die KRAULAND (1952) veröffentlichte, entspricht etwa einer solchen Situation:

Ein 34jähriger Mann hatte mit einem Infanteriegewehr, dessen Mündung unter dem Kinn angesetzt war, einen Suizidversuch unternommen. Das Geschoß hatte die Zunge, den harten Gaumen und das Siebbein durchdrungen, war in die Schädelhöhle eingedrungen und war zwischen beiden Stirnlappen, die nur oberflächlich verletzt waren, weiter verlaufen. Das

Gesicht zeigte Platzwunden, die Schädelbasis war von der Sella turcica bis zum rechten Felsenbein aufgespalten. Trotz dieser schweren und ausgedehnten Verletzung des Schädels bestand keine Bewußtlosigkeit. Das Individuum war noch in der Lage umherzugehen und verstarb erst $4^{1}/_{2}$ h nach der Schußbeibringung im wesentlichen wegen des Blutverlustes.

Liegt dagegen bei *sagittal verlaufenden Schädelschüssen* der Schußkanal mehr horizontal und durchdringt den Hirnstamm, so ist mit sofortigem Tod zu rechnen.

Bei *Schüssen aus seitlicher Richtung*, wie sie besonders bei Suiziden gegen die Schläfenregion vorkommen, besteht eine relativ große Wahrscheinlichkeit, daß das Bewußtsein und damit Handlungsfähigkeit bestehen bleibt. Verletzungen eines oder beider Frontallappen können bei Steck- oder Durchschüssen durchaus ohne Bewußtseinsverlust einhergehen. Vor allem aus Erfahrungen von Truppenärzten wissen wir, daß in vielen Fällen schwer verwundete Soldaten zu Fuß den Verbandsplatz aufsuchten. Die in Friedenszeiten verwendeten Waffen mit geringerer Mündungsgeschwindigkeit und Mündungsenergie lassen eine initiale Bewußtlosigkeit oft vermissen.

SELLIER (1982) teilte den folgenden Fall mit:

Ein Mann schoß sich mit einer 7,65-Pistole in die rechte Schläfe (Durchschuß). Mit der von Nachbarn herbeigeholten Polizei unterhielt er sich geordnet, ging dann zur Toilette und stieg ohne Hilfe in den Krankenwagen. Später erst traten Verwirrtheitszustände und Erblindung ein. Der Mann lebt heute in einer Landesheilanstalt.

Bei diesen Stirnhirnverletzungen können beide Sehnerven zerstört sein, so daß sofortige Erblindung eintritt, oder aber dieselbe tritt infolge Durchblutungsstörungen nach einem Intervall auf.

Geschosse, die im *Ohrbereich* oder *etwas darüber* in den *Schädel* eintreten, führen zu Schäden der motorischen Rinde, so daß Lähmungen vorliegen können, wodurch Handlungsunfähigkeit auftreten kann.

Werden bei einer Autopsie Verletzungen im Hirnstamm (Mittelhirn, Brücke und Medulla oblongata) beobachtet, so kann eine sofortige Bewußtlosigkeit und Handlungsunfähigkeit angenommen werden.

Ein *Genickschuß*, der eine Durchtrennung des obersten Halsmarks von der Medulla oblongata zur Folge hat, führt zu sofortiger Handlungsunfähigkeit.

Über einen ungewöhnlichen Fall einer schweren Schädel-Hirn-Verletzung nach einem Suizid mit einem Bolzenschußapparat haben WOLFF u. LAUFER (1965) berichtet; vgl. Kapitel G. II., S. 583.

Über die Handlungsunfähigkeit nach Herz- und Brustschüssen verweise ich auf MEIXNER (1932), sowie SELLIER (1982).

Die Bestimmung der Überlebenszeit und Frage der Handlungsfähigkeit bei tödlichen Verletzungen ist im Zivil- und Strafrecht von großer Bedeutung.

Über eine Reihe von typischen Situationen, in denen nach Überlebenszeit und Handlungsfähigkeit gefragt wurde, haben FRYC u. KROMPECHER (1979) diskutiert, Ausführungen auf die ich verweise.

Eine interessante Beobachtung wurde von FRYC u. KROMPECHER (1979) mitgeteilt:
2. Fall: Die Leiche eines 28jährigen Mannes wurde auf dem Dachboden seines Hauses gefunden. Der Arzt, der den Tod feststellte, teilte der Polizei mit, daß es sich mit Sicherheit um Mord handle, da der Kopf drei Einschüsse aufweise. Außerdem befanden sich die drei Einschüsse an drei verschiedenen Stellen: Ein Einschuß unter dem Kinn und zwei im Bereich des rechten Auges.

Die Polizei begann mit der *kriminalistischen Untersuchung* und kam aufgrund folgender Tatsachen zu dem Schluß, daß es sich um Selbstmord handeln könne. In der Wohnung des T. wurde eine Kugel in der Decke gefunden, und auf dem Fußboden eine Patronenhülse. Auf dem Schreibtisch lag ein kurzer Brief mit Blutspuren, in der Wohnung wurden Blutspuren gefunden, und zwar gingen sie von einem Stuhl zum Schreibtisch, von dort aus der Wohnung hinaus zum Aufzug, sie fanden sich in demselben und führten weiter zum Boden und dort zu einer Schachtel, die Patronen enthielt und ebenfalls mit Blut befleckt war, schließlich von dort bis zu der Stelle, wo die Leiche gelegen hatte. Das neben der Leiche gefundene Militärgewehr war auf Serienschießen eingestellt. Außerdem hatte man auf dem Dachboden zwei Patronenhülsen und in einer Wanne zwei Kugeln gefunden, die nicht von derselben Marke waren wie die in der Wohnung. Auf der Brust des Toten lag ein mit Blut getränktes Frottierhandtuch, das dem Toten offensichtlich dazu gedient hatte, das starke Bluten der Wunde einzudämmen. Ferner war auch die Wanne blutverschmiert und man fand nur die Fingerabdrücke des Toten auf ihr.

Nach *Annahme der Polizei* hatten sich die Ereignisse wie folgt abgespielt: Der Mann schoß sich in seiner Wohnung unter das Kinn, war aber noch nicht tot. Er schrieb einen kurzen Brief und drückte dabei das Handtuch auf die Wunde; dann stieg er mit der Waffe auf den Dachboden, lud sie wieder und schoß sich zweimal in das rechte Auge. Dieser Hypothese stand allerdings die Frage gegenüber, wie es möglich war, daß bei der Schwere der ersten Verletzung (Kopfdurchschuß), die Überlebensmöglichkeit und Handlungsfähigkeit erhalten bleiben konnte.

Die *Sektion* brachte wichtige zusätzliche Informationen. Bei dem Schuß unter das Kinn folgte die Kugel der Mittellinie durch die Mund- und Nasenhöhle, durchschlug die Schädelbasis, ging mitten zwischen den beiden Gehirnhemisphären hindurch, ohne diese zu verletzen und trat am Stirnbein aus.

Die beiden anderen Schußkanäle verliefen parallel. Die Kugeln sind durch die Augenhöhlen in die Schädelhöhle eingedrungen, haben die rechte und linke Gehirnhälfte durchquert und sind durch das linke Scheitelbein ausgetreten.

Alle Einschußstellen wiesen die typischen Merkmale von absoluten Nahschüssen auf. Die Wunden und Schußkanäle widersprachen also der Annahme eines Selbstmordes nicht. Die von den Einschußstellen ausgehenden Blutspuren verliefen senkrecht, was für die Annahme spricht, daß die Schüsse auf eine stehende Person abgegeben wurden. Die Hände des Toten waren stark mit Blut verschmiert, was der Vermutung entspricht, daß sie das blutdurchtränkte Handtuch gehalten hatten.

Dieser Fall hat also gezeigt, wie bei einem Kopfschuß, mit außergewöhnlichem Schußkanal die Handlungssfähigkeit noch für eine gewisse Zeit erhalten bleiben kann.

Zwei Faktoren bestimmen im wesentlichen die Handlungsfähigkeit nach Kopfschuß: Der Verlauf des Schußkanals und die Geschwindigkeit des Geschosses.

DISTELMAIER u. VLAJIC (1977) teilten die Krankengeschichte eines 27jährigen Patienten mit, der sich in selbstmörderischer Absicht mit einem Colt (Kaliber nicht genannt) mit selbstgefertigter Bleimunition 3mal in die rechte Schläfe geschossen hatte. Nur das 3. Geschoß hatte genügend Durchschlagskraft, um den Schädelknochen zu durchdringen. Der Patient war in der Lage, zu Fuß zur Klinik zu gehen; er gab eine genaue Schilderung der Ereignisse. Das Geschoß lag im rechten Seitenventrikel und konnte ohne Komplikation entfernt werden.

BRATZKE et al. (1984):

Ein 33 Jahre alter japanischer Student X. wohnte längere Zeit in seiner Studentenwohnung mit einer 54 Jahre alten japanischen Pianistin Y zusammen, die er zunächst aus sozialen Gründen aufgenommen hatte und mit der es zwischenzeitlich auch zu sexuellen Kontakten gekommen war. Wegen seiner in Japan bevorstehenden Heirat sollte Y die Wohnung endgültig verlassen und es kam Ende März 1982 in den Morgenstunden (ca. 7.00 Uhr) zu einer wortreichen Auseinandersetzung.

Nach Angaben von X in der Hauptverhandlung saß er auf dem Bett und Y in ca. 1 m Entfernung von ihm auf einem Stuhl. Plötzlich habe er einen heftigen Schlag an der rechten

Schläfe verspürt, sei nach hinten umgefallen und habe Blut an der Wange bemerkt. Er habe keine Schmerzen verspürt und die Verletzung für einen Streifschuß gehalten.

Y habe mit dem Versprechen, ärztliche Hilfe zu holen, die Wohnung verlassen, sei zwischenzeitlich zurückgekehrt, ohne Hilfe zu holen und schließlich endgültig gegangen. Seiner Erinnerung nach habe er einige Stunden auf der Couch gelegen, sei dann zur Tür gekrochen und habe dagegen geklopft, nachdem er einen zuvor geschriebenen Zettel mit der Aufschrift: „Hilfe, ich bin ganz schwer verletzt. Bitte rufen Sie schnell einen Rettungswagen. Ich kann die Tür nicht aufmachen" unter dem Türspalt hindurchgeschoben habe. Bewohner des Studentenwohnheims hätten schließlich die Tür aufgebrochen und er sei in Krankenhausbehandlung gekommen, von da an fehle ihm die Erinnerung.

Bei der *Krankenhausaufnahme* gegen 18.30 Uhr, also $11^1/_2$ h nach der Tat, war X schläfrig, aber zur Person und Situation orientiert, reagierte adäquat auf Ansprache und klagte über heftige Kopfschmerzen. Die rechte Gesichtshälfte war blutverkrustet. Bei der rechtsmedizinischen Untersuchung vor der Operation zeigte sich an der rechten äußeren Jochbeingegend eine längsovale Einschußlücke mit einer Breite von ca. 6–7 mm und einer nach unten zu etwas breiteren Vertrocknung. Im Gesicht waren im Umkreis von ca. 10 cm vereinzelte Pulvereinsprengungen zu erkennen.

Bei der *neurologischen Untersuchung* zeigten sich außer einem leichten Meningismus und einer ausgeprägten rechtsseitigen Hypakusis keine wesentlichen Ausfälle, *HNO-ärztlich* eine Blutung aus dem rechten äußeren Gehörgang mit großem Trommelfelldefekt. Auf *Röntgennativaufnahmen* des *Schädels* in 3 Ebenen waren mehrere metalldichte Schatten im Bereich der rechten mittleren Schädelgrube zu erkennen. Im *Computertomogramm* (axiale Projektion) neben den Projektilanteilen eine temporobasale Hirnkontusion rechts mit schmalem subduralem Blutsaum über der rechten Hemisphäre und perifokaler Dichteminderung mit deutlicher raumfordernder Hirnschwellung.

Wegen zunehmender Eintrübung wurden gegen 21.00 Uhr nach orotrachealer Intubation in Neuroleptanalgesie in einer $4^1/_2$stündigen *Operation* (osteoplastische Kraniotomie gespannten, bläulich verfärbten Dura entleerte sich ein schmales subdurales Hämatom (0,5 cm Dicke) über dem rechten Temporallappen. An der Basis des rechten Schläfenlappens fand sich ein bis zum Marklager reichender, etwa walnußgroßer Zerstörungsbezirk, der mit bipolarer Koagulation und Sauger abgetragen wurde. Knochen- und Projektilfragmente sowie Durafetzen wurden, soweit erreichbar, entfernt.

Das deformierte Projektil lag in der mittleren Schädelbasis, im vorderen Abgang der Felsenbeinpyramide verkeilt, und konnte in toto herauspräpariert und entfernt werden. Es handelte sich um ein Bleigeschoß, Kaliber 38, mit noch weitgehend erhaltenem Boden und flügelartigen Mantelfahnen. Die Länge des Geschoßfragmentes betrug ca. 1 cm, das Gewicht 8,6 g.

Nach Versorgen eines etwa 3 cm messenden Duradefektes wurde die Einschußöffnung der rechten Wange exzidiert und der Schußkanal revidiert.

Vier Tage nach der Operation fiel, nach zunächst unauffälligem Verlauf, eine zunehmende Eintrübung der Bewußtseinslage auf. Im *Computertomogramm* war eine massive, raumfordernde Schwellung des rechten Temporallappens zu erkennen. Nach erneuter Intubation, Hyperventilation und antiödematöser Therapie bildete sich die Schwellung innerhalb von sieben Tagen zurück. Danach war X wach, bewußtseinsklar und orientiert.

Bei einem anschließenden *HNO-ärztlichen Eingriff* wurden nach Eröffnung des rechten Mittelohres Knochensplitter und derbes Narbengewebe entfernt. Die Gehörknöchelchen (Hammer und Amboß) waren nur noch rudimentär vorhanden. Nach Anlegen einer typischen Radikalhöhle erfolgte die Schienung mit Silikonstreifen und Salbentamponade.

49 Tage nach der Verletzung erfolgte die Entlassung, wobei neurologisch, bis auf eine rechtsseitige Taubheit, kein auffälliger Befund festzustellen war. Im *EEG* zeigte sich noch eine mittelgradige Funktionsstörung präzentral und temporal rechts ohne Hinweise auf eine erhöhte Anfallsbereitschaft.

Zirka 2 Jahre nach der Verletzung wurde X einer ausführlichen *neurologischen* und *röntgenologischen Untersuchung* unterzogen. Abgesehen von einer rechtsseitigen Taubheit waren keine neurologischen Ausfälle festzustellen, das *EEG* ergab einen unauffälligen

Befund, ebenso die Gesichtsfelduntersuchung. X berichtete weder über Anfälle noch über Kopfschmerzen oder Konzentrationsstörungen.

Der hier geschilderte Fall hebt sich von anderen Beobachtungen ab, weil der Schuß mit einer großkalibrigen Waffe (Kaliber 38) und fabrikmäßiger Bleimunition aus kürzester Entfernung erfolgte und bei einer E_0 von 260 Joule ($v_0 = 222$ m/s) von einer hohen Energieabgabe des Geschosses auszugehen war.

25. Verschlimmerung von Verletzungsfolgen

Von Klinikern wird wiederholt die Meinung geäußert, daß eine echte organische Verschlimmerung der Verletzungsfolgen eintrete. Ich zitiere in diesem Zusammenhang PANSE et al. (1972), die hervorhoben, daß „bei Hirnverletzungen die Einschätzung der Minderung der Erwerbsfähigkeit mit Ablauf der Jahre eine eindeutig ansteigende Tendenz zeigt", bevorzugt bei Offen-Hirnverletzten. Sie glauben in ihrer Serie von 717 Offen-Hirnverletzten nachgewiesen zu haben, daß dem Ansteigen der Grade der MdE, „jedenfalls in der überwiegenden Mehrzahl der Fälle eine echte organische Verschlimmerung der Hirnverletzungsfolgen zugrunde lag."

Dem stehen die Erfahrungen von PETERS (1983) an Hand von vergleichend klinischen und pathologisch-anatomischen Untersuchungen aus einer Serie von etwa 500 verstorbenen Hirnverletzten gegenüber, die ergaben – jedoch nur bei den *Offen-Hirnverletzten* – als *Ursache* einer *möglichen Verschlimmerung* der *Hirnverletzungsfolgen:* (1) Die *späte Exazerbation eines entzündlichen-infektiösen Geschehens (infektiöse Spätkomplikation)*, (2) einen nach *Jahren sich manifestierenden progredienten Gewebsabbau in der Wundumgebung* und (3) die *Spätepilepsie*.

Es heißt weiter: „In weitaus der Mehrzahl der Gedeckt-Hirnverletzten wird eine Verschlimmerung der Verletzungsfolgen durch das Hinzutreten einer altersbedingten Leistungsreduktion oder eines zerebralen Gefäßleidens vorgetäuscht" (PETERS 1983).

ANTTINEN u. HILLBOM (1956) hatten in ihrer Serie in vielen Beobachtungen eine Übereinstimmung zwischen Hirnverletzungen und nach einem nach 3 Monaten bis zu 16 Jahren apoplektiform beginnenden klinischen Syndrom als Folge von Blutungen und Nekrosen im Verletzungsgebiet gedeutet. Diese Angaben wurden aber nicht durch pathomorphologische Befunde gesichert. Der makroskopische Hirnbefund von lediglich 3 Fällen läßt die von den oben genannten Autoren gemachten Schlußfolgerungen nicht zu.

In der Serie von PETERS (1983) bestand keine örtliche Übereinstimmung zwischen der alten Hirnverletzung und einer nach Jahren eingetretenen Massenblutung oder plötzlich aufgetretenen totalen Nekrose. PETERS fand in der Umgebung alter Hirnwunden nie frühe frische Thromben, die von ANTTINEN u. HILLBOM (1956) als Ursache der Blutungen und Nekrosen angenommen wurden. Zweifel vom Vorkommen der sog. Bollinger-Spätapoplexie auf der die Vorstellungen von ANTTINEN u. HILLBOM (1956) beruhten, wurden an anderer Stelle geäußert.

BAY (1949) hat noch einen interessanten Hinweis gegeben: „Wir suchen aber in der Literatur und in unserem eigenen Material vergeblich nach Komplikationen von Schußverletzungen, die unter dem Begriff der Spätapoplexie fallen würden... Wenn irgendwo, dann müßten hier die Bedingungen für die Entstehung einer Spätapoplexie gegeben sein" (BAY 1949).

26. Schädel-Hirn-Durchschüsse (Abb. 194–196)

Es ist lange bekannt, daß bei *Schädel-Hirn-Durchschüssen* der Gewebeschaden an der Ausschußstelle größer als an der Einschußstelle ist. Es findet sich auch im allgemeinen der größere Gewebeschaden im Bereich des Ausschusses. Weiterhin finden sich bei Durchschüssen durch das Gehirn an der Ausschußseite ausgeprägtere Blutungen. Hämatome, die durchaus massiv sein können, seien sie nun epi- und subdural, oder subkortikal, können sich sogar in das Ventrikelsystem ausdehnen. Aufgrund dieser Beobachtungen wurde von neurochirurgischer Seite vor allem von MATSON u. WOLKIN (1946) empfohlen, die operative Versorgung von Hirndurchschüssen immer an der Ausschußwunde zu beginnen.

Im Zusammenhang mit im Gehirn liegengebliebenen Metallfragmenten muß darauf verwiesen werden, daß durchaus nicht alle zu Früh- oder Spätabszessen führen. COURVILLE (1956) berichtete über Geschoßverletzungen des Gehirns, bei denen Geschosse 43, 47 und 50 Jahre im Hirngewebe verbleiben. Alle Patienten verstarben an Ursachen, die nicht mit der Gehirnverletzung in Zusammenhang standen, vgl. auch GREENWOOD (1950) sowie SCHNITKER (1950).

HARSH (1965) berichtete über 65 Patienten, die im Koreakonflikt Durchschüsse des Kopfes erlitten hatten; von ihnen überlebten 55. Bei 36 Patienten durchdrang das Geschoß mehr als eine Hirnregion in einem seitlich verlaufenden Schußkanal, bei 7 Patienten durchdrang das Geschoß nur eine Hirnregion. Insgesamt starben 14 Patienten.

Es gibt jedoch Ausnahmen. In einzelnen Fällen kann die Einschußöffnung größer als die Ausschußöffnung sein. Einen sehr aufschlußreichen Fall haben CLARK u. MICIK (1984) beschrieben:

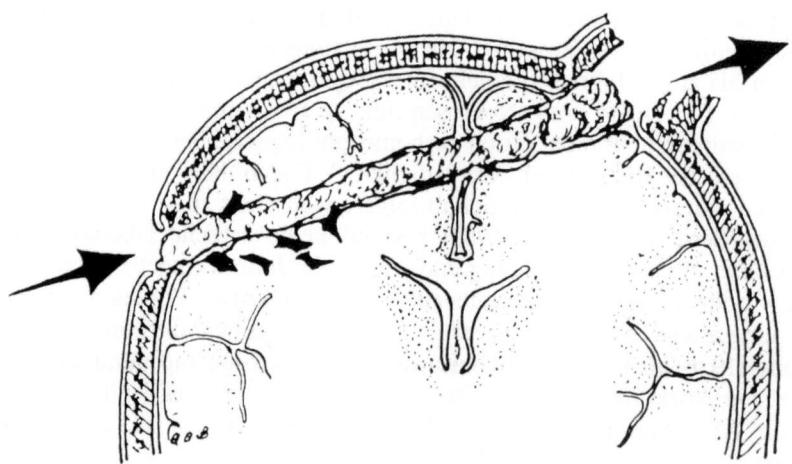

Abb. 194. Durchschuß (Ein- und Ausschuß) durch das Gehirn mit intaktem dazwischenliegendem Knochen. (Aus COATES u. MEIROWSKY 1965)

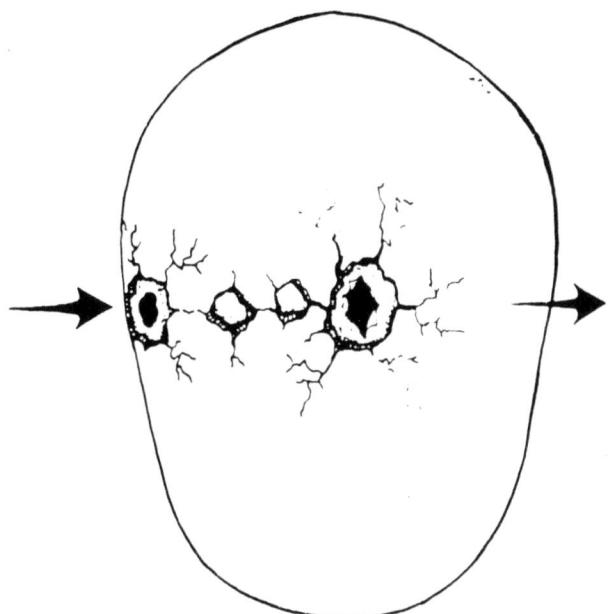

Abb. 195. Zwei getrennte traumatische Durchtrennungen der Dura mater mit Ein- und Ausschuß im Knochen verbunden durch eine übliche Fraktur. (Aus COATES u. MEIROWSKY 1965)

Ein junger Mann hatte mit einer vielläufigen Waffe, bei der die Läufe quadratisch angeordnet waren, Suizid verübt. Ihre Länge beträgt knapp 9 cm, verschossen wurden .38 spec. und .357 Magnum, Hersteller der Waffe „COP", Torrance, Californien. Wegen der geringen Lauflänge in Verbindung mit der „überladenen" Magnum Patrone treten um die Mündung herum große Mengen noch hochgespannter Gase auf, die bei aufgesetztem Schuß zu ungewöhnlich großen Hautzerstörungen führen können. In der rechten Schläfe fand sich eine Einschußwunde von $4{,}5 \times 3{,}8 \text{ cm}^2$, wogegen die Ausschußwunde relativ unscheinbar und kleiner ($0{,}95 \times 1{,}6 \text{ cm}^2$) war. Wegen der übergroßen Wunde rechts wurde diese zunächst als Ausschuß gedeutet.

MISSLIWETZ u. WIESER (1984) berichteten über zwei Tötungsdelikte, bei denen der Täter den Lauf eines Gewehres, Typ Mauser Verqueiro, Modell 1904 (Kaliber 7,92 mm), mit einer zusammengerollten Decke umwickelt hatte, um den Mündungsknall zu dämpfen. Bei der Tatmunition handelte es sich um 7,9 mm Spitzgeschosse mit Teilmantel (12,8 g Projektilgewicht).

Zwei der Opfer, Frauen, hatten Schädeldurchschüsse erhalten. Bei einer 42jährigen Frau hatte der Schuß aus etwa 60 cm Distanz ein vollständiges Aufplatzen des Schädels mit Herausschleudern des Großhirns bewirkt, und eine komplette kleinschollige Zertrümmerung des Gehirnschädels nach sich gezogen. Die zweite Frau, 18 Jahre alt, wies nach einem Schuß aus 75 cm Entfernung ebenfalls schwere Verletzungen am Gesichtsschädel auf, während der Einschuß am Hinterhaupt eine kalibergroße Schußlücke darbot.

Die Waffe erzielte mit der Tatmunition eine Anfangsgeschwindigkeit von 716 m/s, die Mündungsenergie der verwendeten Patronen betrug 3280 Joule. In einer Entfernung von 100 m wurde Fichtenholz von ca. 60–70 cm durchschlagen.

Die Prüfung des Stabilitätsverhaltens der Geschosse durch die Autoren auf Indikatorpapierscheiben mit Entfernungen von 1 m ergab, daß die Projektile bei Schuß durch die Deckenrolle infolge eines seitlichen Stoßes, der auf eine nicht symmetrische Expansion der Pulvergase infolge der Decken zurückzuführen war, einen erheblichen Präzessionswinkel (bis zu 90°) aufwiesen und Querschläger auftraten.

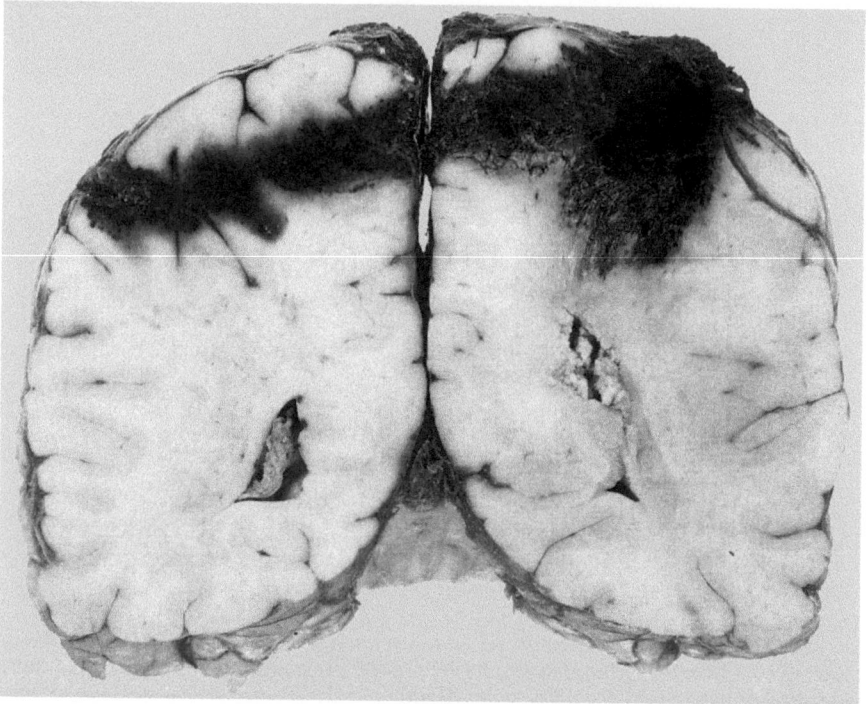

Abb. 196. Mensch. Offene Hirnverletzung. Hirndurchschuß von links nach rechts. Makrofoto. Samml. Prof. H. Spatz

Die als Schalldämpfer gebrauchten Decken verursachten eine Instabilität der Geschosse, die zu schwersten Schädel-Hirn-Verletzungen führten. Weiterhin wurden die Nahschußzeichen durch die Decken gefiltert. Vor allem der 1. Fall zeigt Befunde, wie sie bei Krönlein-Schüssen auftreten, vgl. S. 535.

27. Offene Hirnverletzungen mit Ventrikeleröffnung und transventrikulären Schußwunden des Gehirns

Eine *Sonderform* der *Hirndurchschüsse* stellen die *transventrikulären Schußwunden*, solche die das *Ventrikelsystem* durchdringen, dar (Wannamaker 1954, 1965; Meirowsky 1984). Granatsplitter oder Geschosse können in einen Seitenventrikel eindringen, in ihm liegenbleiben, oder das gesamte Ventrikelsystem durchdringen. Die Seitenventrikel sind am häufigsten beteiligt, der 3. Ventrikel nur gelegentlich. Praktisch kein Fall einer penetrierenden Verletzung des 4. Ventrikels wurde mitgeteilt, da solche Schäden durchwegs mit tödlichen Verletzungen der Pons und Medulla oblongata verbunden sind.

Vor allem Geschosse können innerhalb des Ventrikelsystems sowie im Hirngewebe – jedoch weniger häufig – wandern; über Geschoßwanderung vgl. S. 498.

Verläuft die Geschoßbahn nahe dem Ventrikelsystem oder durchdringt die Ventrikel, dann kann ein *intraventrikuläres Hämatom* die Folge sein. Die

A. plexichorioidea, die den Plexus chorioideus versorgt, kann reißen, so daß sich eine arterielle Blutung in das Ventrikelsystem ergibt, eine solche Beobachtung wurde von R. C. SCHNEIDER (1973) mitgeteilt.

Die erste Mitteilung über 30 transventrikuläre Schußwunden aus dem 1. Weltkrieg, die entweder während der Operation oder einer Autopsie verifiziert werden konnte, stammt von CUSHING (1918), der die Meinung vertrat, daß es sich dabei um eine der schwerwiegendsten Komplikationen von Hirndurchschüssen handele. Die operativen Maßnahmen in dieser Zeit bestanden in Débridement und blinder Irrigation des Schußkanals. Die Dura mater wurde damals noch nicht weit eröffnet. Das durchschnittliche Intervall zwischen Verletzung und Operation betrug 25 h, mit einzelnen Intervallen von 5–72 h reichend. Acht der Verletzten überlebten. In 12 Fällen verstarben die Verletzten an den Folgen einer Infektion, in 9 an den Folgen der Verletzung selbst und der entstandenen Blutungen.

Die *Mortalität* dieser *transventrikulären Schußwunden* war zunächst sehr hoch. CUSHING (1918) gab eine solche von 50% an, wenn Knochenfragmente in nur einen Ventrikel eindrangen, sie lag bei 100%, wenn Geschosse die gesamte Ventrikelsystem durchdrungen hatten. HORAX (1940) nannte für diese Verletzungen eine Mortalität von knapp 60%.

HAYNES (1945) berichtete über eine Serie von 100 transventrikulären Schußverletzungen aus dem 2. Weltkrieg, die auf dem europäischen Kriegsschauplatz aufgetreten waren. In 77 Fällen wurde operiert, die Mortalität betrug 33,7% und in 10,3% entwickelten sich Infektionen.

Eine weitere Serie von 50 aufeinanderfolgenden transventrikulären Schußwunden aus dem 2. Weltkrieg wurde von SCHWARTZ u. ROULHAC (1948) analysiert. Diese Verletzungen traten auf dem mediterranen Kriegsschauplatz auf und waren entweder bei der Operation oder durch eine Autopsie gesichert worden. Ein Patient starb vor dem operativen Eingriff. Alle anderen Patienten wurden operiert, auch bei den moribunden wurden operative Eingriffe vorgenommen. Bei 36 dieser 49 Fälle war die erste chirurgische Versorgung in Frontlazaretten unternommen worden. In 31 dieser 36 Fälle war das Débridement inadäquat und eine sekundäre operative Versorgung in einem Spezialazarett war notwendig. Es gab 10 Todesfälle in dieser Gruppe. Die restlichen 13 Patienten hatten ihre erste operative Versorgung in diesem rückwärtigen Lazarett; 4 der Patienten verstarben.

Bei Hirnverletzten mit eröffnetem Ventrikelsystem, die bis zur Operation überlebten, waren Infektionen mindestens ebenso häufig Todesursache wie der Gewebeschaden am Gehirn. HAYNES (1945) wie auch SCHWARTZ u. ROULHAC (1948) erachten als wichtigste Maßnahme gegen die hohe Mortalität das sofortige gründliche Débridement des Schußkanals und des Ventrikels. Der operative Eingriff muß unter voller Sichtkontrolle geschehen. Die gleiche Behandlung muß den infizierten Fällen zukommen: Entfernung von Debris, Knochensplittern und Eiter. Die Wunden sollten primär ohne Drainage geschlossen werden. Chemotherapie, insbesondere mit Antibiotika, ist ungeachtet ihrer Anwendungsform nur nach vollständigem Wunddebridement wirkungsvoll.

WANNAMAKER (1965) berichtete über 214 aufeinanderfolgende transventrikuläre Verletzungen des Gehirns aus dem Koreakonflikt. Die Mortalität betrug 19,1%. Während des 1. Weltkrieges hatte CUSHING (1918) eine solche von 73% berichtet. Aus dem 2. Weltkrieg hatte HAYNES (1945) eine solche von 33,7% angegeben. SCHWARTZ u. ROULHAC (1948) teilten eine Mortalität von 30% mit.

Die Gründe für die tödlich ausgehenden transventrikulären Verletzungen in der Serie von WANNAMAKER (1965) waren hauptsächlich Infektionen (14 Fälle), intraventrikuläre Blutungen (3 Fälle), und schwere traumatische Hirnschäden (7 Fälle). In 7 Fällen war die Todesursache unbekannt.

Bei diesen Verletzungen kommt es zunächst zu einer Verletzung des Schädelknochens an der Einschußstelle, deren Größe abhängig ist von der Größe des Geschosses oder Granatsplitters und dem Auftreffwinkel. Die Verletzung der Dura mater hing ebenfalls von der Größe und Geschwindigkeit des Geschosses sowie von der Größe der eingedrungenen Knochen- und Metallsplitter ab. Der Schußkanal enthält zerstörtes Hirngewebe, geronnenes Blut sowie Knochen- und

Metallfragmente. Die Eintrittsöffnung ins Ventrikelsystem hängt von der Größe des eingedrungenen Objektes sowie des Eintrittswinkels ab. Das Ventrikelsystem kann mit flüssigem oder geronnenem Blut, Knochensplittern, Haaren, Hautfetzen und anderen Materialien gefüllt sein. Oft ist die Eintrittsstelle im Ependym des Ventrikels nur schlitzförmig. Bei unvollständigem Débridement mit folgender Abszeßbildung kann sich Eiter in das Ventrikelsystem ergießen und Anlaß zu einer Ependymitis geben. Blutungen aus Gefäßen des Plexus chorioideus können zu Ventrikeltemponade auf einer oder beiden Seiten führen. Infektionen im Ventrikelsystem mit nachfolgendem Pyocephalus int. mit Einbeziehung des Plexus chorioideus können sich durch das gesamte Ventrikelsystem ausdehnen und zu einem Verschluß der Foramina führen.

28. Offene Verletzungen der venösen Sinus

Die *offenen Verletzungen* der *venösen Sinus* kommen meist durch *penetrierende Gewalteinwirkungen* zustande, wie *Geschosse, Messer, imprimierte Knochensplitter* etc. Obgleich Verletzungsfälle für jeden einzelnen Sinus bekannt sind, ist der Sinus sagittalis sup. wegen seiner oberflächlichen Lage besonders gefährdet und in geringerem Maße auch der Sinus transversus mit dem Confluens sinuum. Die Schweregrade umfassen kleinste Einrisse und größte Defekte. Die Verletzung der Sinus kann epidurale und subdurale Blutungen und Hämatome, auch in kombinierter Form, verursachen. Spontane Heilung mit Thrombose kommt nur bei kleineren Verletzungen zustande. *Luftembolien* stellen eine weitere Komplikation dar.

Infizierte Verletzungen der *venösen Sinus* entwickeln sich zum Bild der *eitrigen Thrombophlebitis*, die ihrerseits durch die *Bildung* von *epiduralen* und/oder *subduralen Empyemen kompliziert* werden kann.

Unter den Fällen von MATSON (1958) aus dem 2. Weltkrieg war die relative Häufigkeit der Sinusverletzungen wie folgt: Sinus sagittalis 16mal, Sinus transversus und sigmoides 11mal, Sinus rectus einmal. Die Behandlung dieser Verletzungen stellte schwierige technische Aufgaben an den Neurochirurgen.

29. Vergleich der Schußverletzungen im 1. und 2. Weltkrieg, im Korea- und Vietnamkonflikt und in Nordirland

a) 1. Weltkrieg

Berichte über Schußverletzungen aus dem *1. Weltkrieg* stammen von JUMENTIE (1915), HENNEBERG (1915, 1917), LICEN (1917), MARBURG (1917), CUSHING (1918), WAGSTAFFE u. ADIE (1918), ROUSSY u. LHERMITTE (1918), BENDA (1921), RICKER (1921), FOERSTER (1929).

CUSHING (1918) hob hervor, daß 60% der Schädel-Hirn-Verletzten im 1. Weltkrieg an den Folgen von infektiösen Komplikationen und Sepsis verstarben. Er vertrat die Meinung, daß viele Todesfälle vermieden werden könnten, wenn Debridement früher vorgenommen würde. Am Ende des 1. Weltkrieges hatte er die Mortalität von 54% auf 29% erniedrigen können. „The results of the early operations for penetrating wounds of the skull, so far as figures rendered them available, had been lamentable, the estimated operative mortality from reports in literature varying from 50 to 65 percent" (Medical Dept of the United States Army in the World War, 1927).

Die durchschnittliche Mortalität war sicher viel höher, da die Zahl der neurochirurgisch geschulten Operationsteams im Verhältnis zur großen Zahl der Hirnverletzten sehr klein war.

SPATZ (1941) schrieb zu Recht: „Der große Teil der Hirnschußverletzten bleibt wahrscheinlich auf dem Schlachtfeld. Von den Überlebenden erliegt ein Teil in den ersten Tagen nach der Verletzung infolge der Ausdehnung der Zerstörung des Gehirns und der Mitverletzung zentraler Hirnteile."

b) 2. Weltkrieg

CAIRNS (1947), ein Schüler von CUSHING, organisierte im 2. Weltkrieg für die Britische Armee mobile neurochirurgische Einheiten. Neben dem frühen Débridement der offenen Hirnwunden konnte er als erster Erfahrungen mit der Anwendung von Penizillin sammeln.

Auf dem europäischen Kriegsschauplatz der US Streitkräfte im 2. Weltkrieg betrug die Mortalität nur noch 14,5%. Die Häufigkeit von Infektionen lag bei 12,6% (HAYNES 1945), 16% (WEBSTER et al. 1946) und 23,5% (MALTBY 1946). Geschoß und Splitterverletzungen traten im Verhältnis von 1:9 auf (MALTBY 1946; MATSON 1958). MATSON schreibt die weit verbesserte Prognose folgenden Umständen zu: (1) *Ausgebildete Neurochirurgen* in *frontnahen Lazaretten*, (2) *schneller Rücktransport* der *Hirnverletzten* in *Etappenkrankenhäuser*, mit der *Möglichkeit* zu *schnellem Débridement*, (3) *ausreichende Mengen Blutkonserven* und (4) *allgemeine Anwendung* von *Sulfonamiden* und *Antibiotika*.

Das Débridement der Hirnwunde bezweckt die Entfernung von Knochenfragmenten und organischem Material, sowie die Aspiration von lazeriertem Hirngewebe und Blutkoagula. Infektion war fast ausschließlich auf nichtentfernte Knochensplitter zurückzuführen (MATSON 1959). CAMPBELL (1945) berichtete über 100 Schädel-Hirn-Verletzte, darunter 94 Geschoßverletzungen mit eingedrungenen Knochenfragmenten. Unter den 49 Fällen mit fehlendem oder unvollständigem Débridement waren 20 tiefreichende Infektionen. Zum Vergleich bestanden unter den 45 Fällen mit vollständigem Débridement nur 2 tiefreichende Infektionen. ROWE u. TURNER (1945) stellten Hirnabszesse in 25% ihrer Verletzten innerhalb 6 Wochen fest, wenn nicht alle Knochenfragmente entfernt werden konnten. MATSON (1959) beobachtete, daß der Schußkanal sich gewöhnlich hinter Metallsplittern, die tiefer als Knochensplitter ins Hirngewebe eingedrungen waren, geschlossen hatte. Da um Metallsplitter nur wenige Infektionen bestanden, schloß MATSON, daß an ihnen alles kontaminierende Material von der Geschoßhitze sterilisiert war. Dieser Schluß ist nur bedingt richtig (s. S. 483).

Die Bedeutung der Sulfonamid- und Antibiotikatherapie im Hinblick auf die verringerte Infektionshäufigkeit kommt in der niedrigeren Mortalität deutlich zum Ausdruck. In vergleichenden Untersuchungen zwischen Sulfonamidtherapie und kombinierter Sulfonamid-Penizillintherapie lag die Infektionshäufigkeit bei den US Streitkräften bei 23% bzw. 13% (MARTIN u. CAMPBELL 1946) und 21,1% bzw. 6,8% (HAYNES 1945), bei der britischen Armee 31,2% bzw. 9,2% (SLEMON 1945). Wir müssen uns aber vor Augen halten, daß zur Zeit der breiten Anwendung von Antibiotika und Sulfonamiden auch die Erfahrung in der Behandlung von Hirnverletzten sehr zugenommen hatte.

Die Militärwaffen des 1. und 2. Weltkrieges verursachten durchaus gleichartige Verletzungen. Bei Hirnwunden mit eröffnetem Ventrikel hängt das Ausmaß des Knochenschadens von Größe, Geschwindigkeit und Auftreffwinkel des Geschosses ab. Das Ausmaß der Duraverletzung, die immer zerrissene Ränder aufweist, hängt von der Größe und Geschwindigkeit des Geschosses, der Art der Knochenverletzung sowie der Zahl und Art der eingepreßten Geschoß- und Knochensplitter ab. Der Schußkanal ist gewöhnlich mit Knochen- und Geschoßfragmenten und geronnenem Blut gefüllt. Die Größe der Ventrikelöffnung ist von der Geschoßgröße und dem Auftreffwinkel am Ependym bestimmt. Die Ventrikel enthalten flüssiges oder geronnenes Blut, Knochenfragmente, Haare u.a. Die Ventrikelöffnung erscheint als schmaler Schlitz, wenn sie durch den Druck des entstehenden Hirnödems verschlossen wird.

Eine Zusammenstellung der Mortalität der Schädel-Hirn-Verletzungen vom Krimkrieg bis zum Vietnamkonflikt findet sich in Tabelle 103.

Tabelle 103. Mortalität von Schädel-Hirn-Verletzungen im Kriegseinsatz. (Aus SWAN u. SWAN 1980)

Krieg	Anzahl der analysierten Patienten	Mortalität (%)	Referenz
Krimkrieg	878	74	MCLEOAD (1962)
Amerikanischer Bürgerkrieg[a]	704	72	US Govt Print Office (1870–1878)
1. Weltkrieg	–	41	CUSHING (1918)
2. Weltkrieg	500	11	MATSON u. WOLKIN (1946)
Koreakonflikt	673	10	COATES u. MEIROWSKY (1965)
Vietnamkonflikt	1732	9	HAMMON (1971)

[a] Nichtoperative Mortalität.

c) Koreakonflikt

Im *Koreakonflikt* wurden *Mobile Army Surgical Hospitals (MASH)* nahe der Front eingeführt mit schneller Rückführung der Verletzten mit Hubschraubern in rückwärtige Lazarette. Während zu Beginn ohne der Gabe von Penizillin eine Häufigkeit von infektiösen Komplikationen von 41 % bestand, betrug sie gegen Ende nur noch 1 % (MEIROWSKI 1965).

α) *Impressionsfrakturen mit intakter Dura mater („compound fracture")*

MEIROWSKY (1965) berichtete über 226 aufeinanderfolgende *Impressionsfrakturen* des *Schädels* mit *intakter Dura mater* im Koreakonflikt (Tabelle 104). Von diesen Patienten verstarben 2 (0,88 %). *Epidurale Blutungen* bestanden bei 44 Patienten (19,5 %), *subdurale* bei 44 Patienten (19,5 %) und *subkortikale Blutungen* bei 36 (15,9 %), insgesamt also 124 Patienten (54,9 %) (Tabelle 105). Bei 89 der 226 Patienten bestand unter der Impressionsfraktur eine umschriebene *Enzephalomalazie* (39,4 %). Man kann hier von einer *traumatischen Kontaktnekrose* sprechen.

β) *Offene (penetrierende) Schädel-Hirn-Verletzungen*

Von den 1105 aufeinanderfolgenden *penetrierenden Schädel-Hirn-Verletzungen*, die in neurochirurgischen Einheiten der US Army in Korea in der Zeit vom 1. Sept. 1950 bis 31. August 1952 aufgenommen wurden, verstarben 86, das entspricht einer Mortalität von

Tabelle 104. Art des verletzenden Objektes bei 226 aufeinanderfolgenden Fällen von komplizierten Frakturen des Schädels („compound fractures of the skull"). (Aus MEIROWSKY 1984)

Verletzendes Objekt	Anzahl	%
Metallsplitter	86	38,1
Geschosse	59	26,1
Fahrzeugunfälle	45	19,9
Stumpfe Gewalteinwirkung	26	11,5
Unbekannt	10	4,4

Tabelle 105. Intrakranielle Hämatome bei 226 aufeinanderfolgenden Fällen von komplizierten Frakturen des Schädels („compound fractures of the skull"). (Aus MEIROWSKY 1984)

Intrakranielle Hämatome	Anzahl	%
Epidurale Hämatome	44	19,5
Subdurale Hämatome	44	19,5
Subkortikale Hämatome	36	15,9
Gesamtzahl	124	54,9

Tabelle 106. Mortalität der Verwundeten mit penetrierenden Schädel-Hirn-Verletzungen (Koreakonflikt, 1950–52). (Aus MEIROWSKI 1984)

Typ der Wunde	Anzahl der Fälle	Todesfälle	
		Anzahl	%
Komplizierte Impressionssplitterfrakturen ("compound, commnuted depressed fracture")	226	2	0,88
Penetrierende (offene) Schädel-Hirn-Verletzungen	879	84	9,55
Gesamtzahl	1 105	86	7,78

7,78% (Tabelle 106). Von 316 aufeinanderfolgenden penetrierenden Schädel-Hirn-Verletzungen wiesen 179, das entspricht 56,7%, ein *intrakranielles Hämatom* auf.

MEIROWSKY (1965) berichtete über 879 aufeinanderfolgende *offene Schädel-Hirn-Verletzungen* aus dem Koreakonflikt (Tabelle 107). Von diesen 879 Verletzten starben 84 (9,55%). Von den 409 durch *Granatsplitter Verletzten* starben 33 (8,05%). Von den 264 Verletzten, die durch *Geschosse verletzt* worden waren, starben 31 (11,7%). Von den 206 Verletzten, bei denen die offene Schädel-Hirn-Verletzung nicht die Folge einer Granatsplitter- oder Geschoßverletzung war, starben 20 (9,7%).

γ) Vorkommen von intrakraniellen Hämatomen bei Schußverletzungen des Kopfes

BARNETT (1965) berichtete über 316 aufeinanderfolgende *offene Schädel-Hirn-Verletzungen* aus dem Koreakonflikt. Von ihnen hatten *epidurale Hämatome* (4,1%), 77 *subdurale Hämatome* (24,4%), 87 *intrazerebrale Hämatome* (27,5%) und 2 intraventrikuläre Blutungen (0,7%) (Tabelle 108).

Intrazerebrale Hämatome waren mit 27,5% die häufigste Komplikation von offenen Schädel-Hirn-Verletzungen. Es handelte sich meist um Hämatome im Schußkanal. Bei 38% der signifikanten intrazerebralen Hämatome lagen noch zusätzlich subdurale oder epidurale Hämatome vor.

Subdurale Hämatome waren mit 24% die zweithäufigste Komplikation. CAMPBELL (1945) hatte sie bei 10% seiner offenen Schädel-Hirn-Verletzungen gesehen.

Epidurale Hämatome kamen viel seltener bei offenen Schädel-Hirn-Verletzungen vor, sie bestanden bei 4,6%.

Tabelle 107. Mortalitätsraten von 879 aufeinanderfolgenden penetrierenden Schädel-Hirn-Verletzungen. (Aus MEIROWSKI 1984)

Verletzendes Objekt	Anzahl	Todesfälle	
		Anzahl	%
Geschoßsplitter	409	33	8,1
Geschosse	264	31	11,7
Andere	206	20	9,7
Gesamtzahl	879	84	9,6

Tabelle 108. Häufigkeit von Hämatomen bei 316 aufeinanderfolgenden penetrierenden Schädel-Hirn-Verletzungen. (Aus MEIROWSKY 1984)

Lokalisation des Hämatoms	Anzahl der Hämatome	Häufigkeit (Prozentzahl der Serie)
Epidural	13	4,1
Subdural	77	24,4
Intrazerebral	87	27,5
Intraventrikulär	2	0,7
Gesamtzahl	179	56,7

δ) Infektiöse Komplikationen

HARSH (1965) berichtete, daß 41% aller neurochirurgischen Patienten, die im Koreakonflikt in einem rückwärtigen Lazarett behandelt wurden, *Infektionen* hatten.

ε) Verletzungen der venösen Sinus

MEIROWSKY (1965) berichtete über 112 aufeinanderfolgende *Verletzungen* der *venösen Sinus* im Koreakonflikt. Von ihnen verstarben 13 (11,6%) (Tabelle 109). Die verletzenden Objekte sind in Tabelle 110 dargestellt.

Tabelle 109. Einteilung von Verwundungen der venösen Sinus (September 1950 bis einschließlich August 1952, US Army, Korea). (Aus MEIROWSKY 1984)

Einteilung	Gesamtzahl
Anzahl der aufeinanderfolgenden Fälle	112
Tödlicher Ausgang	13
Mortalität in Prozent	11,6
Patienten mit multiplen Sinuswunden	7
Anzahl der venösen Sinuswunden	124

Tabelle 110. Verletzende Objekte bei 112 aufeinanderfolgenden Verletzungen der venösen Sinus. (Aus MEIROWSKI 1984)

Verletzendes Objekt	Anzahl der Fälle
Rasante Geschosse	32
Geschoßsplitter	65
Steine	2
Stumpfe Objekte	2
Fahrzeugunfall	4
Typ unbekannt	7

Tabelle 111. Lokalisation von 112 aufeinanderfolgenden operierten Patienten mit 124 verschiedenen Verletzungen der venösen Sinus. (Aus MEIROWSKI 1984)

Lokalisation	Anzahl der Fälle	Todesfälle	
		Anzahl	%
Sinus longitudinalis superior	78	10	12,8
Sinus transversus	27[a]	3	11,1
Torkular Herophili	7	0	–
Sinus sigmoideus	5	1[b]	20,0
Sinus longitudinalis inferior	2	0	–
Sinus petrosus superior	2	0	–
Sinus rectus	1	0	–
Gesamtzahl	112	13	11,6

[a] Es lagen 25 Wunden vor – 2 Fälle mit Beteiligung des rechten und linken Sinus transversus.
[b] Ebenso als Todesfall unter Sinus transversus aufgeführt.

Tabelle 112. Art der Läsion bei 124 Verletzungen der venösen Sinus. (Aus MEIROWSKI 1984)

Art der Läsion	Anzahl der Fälle	Gleichzeitige Thrombose
Durchtrennung	9	6
Lazeration	87	14
Kontusion und Kompression	22	1
Thrombose	6	–
Gesamtzahl	124	21

Tabelle 113. Chirurgisch signifikante intrakranielle Hämatome bei 112 Fällen mit Verletzungen der venösen Sicht der Dura. (Aus MEIROWSKI 1984)

Art	Anzahl
Subdurales Hämatom, homolateral	10
Subdurales Hämatom, bilateral	2
Epidurales Hämatom, homolateral	5
Intrazerebrales Hämatom	11
Gesamtzahl	28
Prozentzahl der Gesamtzahl	25

Tabelle 114. Lage der Ventrikelöffnung bei 214 aufeinanderfolgenden Verwundungen im Koreakonflikt. (Aus MEIROWSKI 1984)

Anatomischer Sitz	Anzahl
Rechter Seitenventrikel	96
Linker Seitenventrikel	95
Dritter Ventrikel	7
Vierter Ventrikel	1
Beide Seitenventrikel	10
Seiten- und 3. Ventrikel	1
Rechter Seiten- und 3. Ventrikel	4
Gesamtzahl	214

Der *Sinus sagittalis sup.* war in 78 Fällen, der *Sinus transversus* in 27, der *Torcular Herophili* in 7, der *Sinus sigmoides* in 5, der *Sinus sagittalis inf.* in 2, der *Sinus petrosus sup.* in 2, und der *Sinus rectus* in einem Fall befallen (Tabelle 111).

Der Verletzungstyp bestand in 9 Fällen in einer *vollständigen Durchtrennung*, in 87 Fällen in *Lazerationen*, in 22 in *Kontusionen* und *Kompressionen*, in 6 Fällen lag eine *Thrombose* vor (Tabelle 112).

Bei 28 der 112 Patienten lagen als Komplikationen intrakranielle Hämatome (25%) vor (Tabelle 113). Davon waren 10 einseitige subdurale Hämatome, 2 beidseitige subdurale Hämatome, 5 einseitige epidurale Hämatome und 11 intrazerebrale Hämatome.

Die Lage der Ventrikeleröffnung zeigt Tabelle 114.

d) Offene Schädel-Hirn-Verletzungen im Vietnamkonflikt

Im *Vietnamkonflikt* erfolgte die Evakuierung der hirnverletzten Soldaten in neurochirurgische Hospitäler oft innerhalb von Stundenfrist, fast immer aber früher als 6 h. Von den 1455 hirnverletzten Soldaten, bei denen ein operativer Eingriff vorgenommen werden konnte, starben nur 9%, diejenigen die nicht im Koma waren nur 3% (HAMMON 1971).

Über Schußverletzungen des Kopfes aus dem Vietnamkonflikt berichteten DIMOND (1967), HAMMON (1971), CAREY et al. (1974, 1982) sowie RICH et al. (1983).

HAMMON (1971) analysierte 2187 Schußverletzungen des Kopfes im Vietnamkonflikt. RISH et al. (1983) berichteten anhand der „*Vietnam Head Injury Registry Population*" über die Sterblichkeit nach offenen *Schädel-Hirn-Verletzungen*. Von den Verletzten im

Vietnamkonflikt, die ein Lazarett erreichten, starben weniger als 3%. 75% dieser Todesfälle ereigneten sich innerhalb von 5 Tagen und 40% davon waren Schädel-Hirn-Verletzungen.

Das Schicksal von 1127 Patienten mit Schädel-Hirn-Verletzungen, die die 1. Woche überlebten, wurde durch 15 Jahre verfolgt, davon 203 *Gewehrschüsse* und 924 *Splitterverletzungen*. Neunzig Todesfälle (8%) wurden beobachtet, 46 davon schon im 1. Jahr – an den sekundären Folgen der Schädel-Hirn-Verletzungen. Die Bewußtlosigkeit war der beste Indikator für die Prognose. Die *posttraumatische Epilepsie* hatte keine selbständige Bedeutung. Nach 15 Jahren hatte sich die *Sterblichkeit* jener in der allgemeinen Bevölkerung ausgeglichen.

e) Schußverletzungen des Kopfes in Nordirland

Bei den *Auseinandersetzungen* in *Nordirland* wurden sowohl Kriegs- als auch *zivile Waffen* eingesetzt. Das spiegelt sich auch im Verletzungsmuster wider (BYRNESS et al. 1974; MARSHALL 1986).

MARSHALL (1986) legte eine Analyse von *Schußverletzungen* des *Kopf- und Gesichtsbereiches* in Belfast zwischen 1969 und 1977 vor. Handfeuerwaffen hoher Mündungsgeschwindigkeit liegen zwischen etwa 240 und 366 m/s, die von Armee- und Spezialgewehren zwischen 823 und 976 m/s. Der Verfasser untersuchte 242 Patienten, 134 waren von Geschossen geringer, 72 von solchen hoher Mündungsgeschwindigkeit getroffen worden. Die Durchschnittszeit bis zur Krankenhausaufnahme betrug 15–20 min (zum Vergleich: Vietnamkrieg 40 min). Die Mortalität lag bei den Verletzten mit Hochgeschwindigkeitsgeschossen mit 61% nahezu doppelt so hoch wie bei denen von niedriger Geschwindigkeit (34,5%).

30. Schußverletzungen des Gehirns durch zivile Waffen (Abb. 197)

a) Einführung

Wie bereits dargelegt, zeigt die Analyse der Wundballistik, daß Gewebe des ZNS durch zivile Waffen wegen der relativ niedrigen Geschoßgeschwindigkeit ein anderes Schadensmuster aufweisen als Verletzungen durch Militärwaffen. Es gibt nur wenige Untersuchungen hierzu.

Geschosse von Handfeuerwaffen erreichen Geschwindigkeiten von 244–366 m/s, die von Armeegewehren zwischen 823 und 976 m/s.

b) Kasuistiken

Kasuistiken oder Serien von Schußverletzungen in Friedenszeiten stammen von GURDJIAN u. BUCHSTEIN (1943), FREYTAG (1963), LAUSBERG (1965), RAIMONDI u. SAMUELSON (1970), ARLT et al. (1972), YASHON (1972), MALIN u. GRUMME (1975), DI MAIO (1985), HUBSCHMANN et al. (1979), HERNESNIEMI (1979), KRETSCHMER (1980), LEYMANN u. ALTHOFF (1980), HUNTER (1981), SICHEZ et al. (1982), KAUFMAN et al. (1983), THORESEN (1984), KUNZ et al. (1985), CLARK et al. (1986), NAGIB et al. (1986), COOPER (1987), KIRKPATRICK (1988).

In einer klinischen Studie berichteten RAIMONDI u. SAMUELSON (1970) über 150 Schußverletzungen mit Nichtmilitärwaffen. Diese offenen Hirnverletzungen durch Geschosse von niedriger Geschwindigkeit stellten 1,2% der Patienten dar, die wegen traumatischer Schädigung des ZNS im Cook County Hospital, Chicago, aufgenommen wurden. Ausgedehnte Gewebeschädigung des Gehirns, wie sie von Kriegsfällen bekannt ist, wurde nicht beobachtet. Nur selten wurde eine bedeutende Hirnschwellung festgestellt; es lag dann das Mittelhirn oder der Hirnstamm im Bereich des Schußkanals oder in der Nähe einer intrazerebralen Blutung oder eines primärtraumatisch schwer geschädigten Hirnlap-

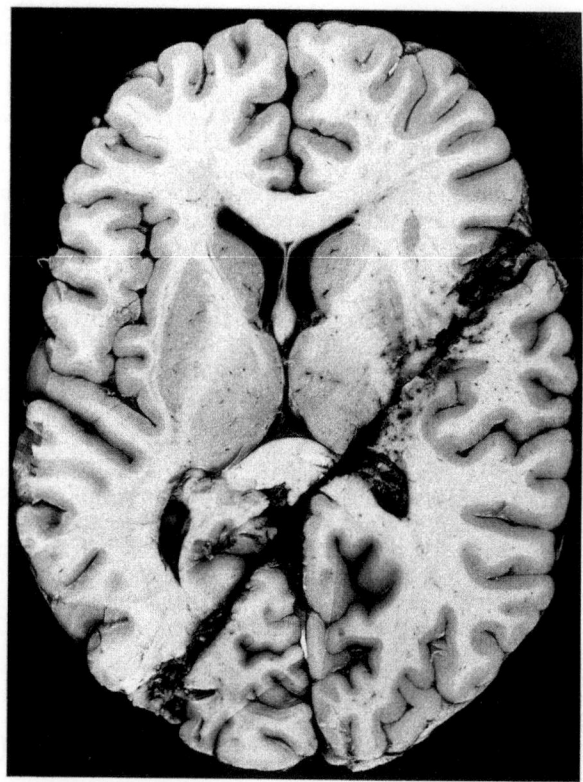

Abb. 197. Mensch. Offene Schädel-Hirn-Verletzung. Pistolendurchschuß (Nahschuß) durch das Großhirn von links okzipital nach rechts parietotemporal. Der Schußkanal verläuft von links okzipital etwa in einem Winkel von 45° nach rechts, durchdringt die Sehstrahlung, verläßt die linke Okzipitalregion im Medianspalt, durchschlägt hintere Balkenanteile, durchquert Thalamus, innere Kapsel, Putamen und Claustrum rechts und tritt rechts parietotemporal aus. Das Geschoß hatte die Lamina int. rechtsseitig eingedellt, blieb jedoch innerhalb der Schädelhöhle stecken. Bei äußerlicher Betrachtung kein Anhalt für Rindenprellungsherde. Nach der Zerlegung des Gehirns keinerlei weiter primärtraumatische Alterationen. Makrofoto

pens. Diese zivilen Schußverletzungen erwiesen sich im Vergleich zu den Kriegsverletzungen als relativ gutartig, was wahrscheinlich auf die verhältnismäßig geringe Hirnschädigung um den Schußkanal herum bedingt war.

Bei Patienten mit Duraverletzung wurde kein vollständiges Debridement des Schußkanals unternommen. Tiefer gelegene Geschosse wurden nicht entfernt, wenn angiographisch keine Anzeichen für intra- oder extazerebrale Hämatome bestanden. Es wurde eine direkte Beziehung zwischen der Mortalität und der Zeitdauer zwischen Verletzung und Klinikaufnahme beobachtet. Patienten, die erst von einem anderen Krankenhaus überwiesen wurden (durchschnittlich 5 ½ h Verzögerung), wiesen eine höhere Mortalität auf, als Patienten, die sofort zum operierenden Hospital gelangten (durchschnittlich 2 ¼ h). Trunkenheit war bei diesen Verletzungen kein komplizierender Faktor. Infektionen, die bei Kriegsverletzungen eine der Hauptkomplikationen ausmachen, spielten keine große Rolle bei zivilen Patienten, bei denen Geschoßfragmente nicht entfernt wurden. Eine vorübergehende Meningitis trat nur bei einem Patienten mit Basisfraktur und Otorrhö, sowie bei einem Patienten mit oberflächlicher Wundinfektion auf. Fungus- und Abszeßbildung wurden nicht beobachtet. Kombiniert auftretende intrakranielle Hämatome erwiesen sich als eine größere Gefahr für die Patienten als die Schußverletzung selbst.

Von 1958–1971 kamen 21 Schußverletzungen des Schädels mit Hirnbeteiligung in der Chirurgischen Klinik Frankfurt/Oder, DDR, zur Behandlung. Es handelte sich ausnahmslos um männliche Patienten, die in 4 Fällen einen Unfall erlitten und sich in allen anderen Fällen die Schußverletzung in suizidaler Absicht beigebracht hatten. Ein Gewaltverbrechen lag in keinem Fall vor (ARLT et al. 1972).

MALIN u. GRUMME (1975) berichteten über 45 Patienten (41 männlich, 4 weiblich) mit Schädel-Hirn-Schußverletzungen in Friedenszeiten. Die Verletzungen erfolgten zu 80% in suizidaler Absicht. In 21 Fällen lag ein Durchschuß, bei 22 Patienten ein Steckschuß und zweimal ein Impressionsschuß vor. Die Gesamtletalität betrug 53%. Die neurochirurgische Operationsletalität lag bei 31%. Alle 4 Frauen waren durch andere Personen nieder- bzw. angeschossen worden. Bis auf 6 Fälle lag die Einschußöffnung rechts temporofrontal lokalisiert, was durch überwiegende Rechtshändigkeit bedingt ist. Die meisten Schußverletzungen, nämlich 32, erfolgten mit einer Pistole. Ein Gewehr wurde 6mal, ein Luftgewehr 3mal benutzt. Das Kaliber der Munition lag zwischen 6,35 und 9 mm. Es handelte sich bei 33 Patienten um Nah- und bei 12 Verletzten um Fernschüsse.

KRETSCHMER (1980) berichtete über Schußverletzungen des Gehirns in Friedenszeiten. Die folgenden Prinzipien und Ziele der chirurgischen Behandlung bei gegebener Indikation waren: (1) Radikale Wundtoilette an der Kopfschwarte, (2) Kraniotomie mit Entfernung aller geschädigten Knochenanteile, (3) ausreichend große Duraeröffnung, (4) ausgiebige Säuberung der Einschußzone mit Entfernung des zerstörten Hirngewebes aus dem Schußkanal, (5) Ausräumung aller imprimierten Knochenfragmente und der erreichbaren Metallfremdkörper, sofern ohne zusätzliche Hirnsubstanzschädigung möglich, (6) lückenloser Duraverschluß und primärer Hautverschluß, (7) Infektionsprophylaxe mit Breitbandantibiotika und (8) postoperative Röntgenkontrolle und/oder Computertomographie.

KUNZ et al. (1985) berichteten über eine Serie von 66 Patienten mit Schußverletzungen des Kopfes. In dieser Serie sind Verletzungen durch Bolzenschußgeräte und Bolzensetzwerkzeuge miteinbezogen. Die Gesamtmortalität betrug 50%, 17 Patienten verstarben bereits kurz nach der Aufnahme bzw. in den ersten 24 h. Die bei etwa der Hälfte der Patienten durchgeführte Computertomographie des Schädels gab wichtige Hinweise über den Schußkanal. Im postoperativen Verlauf wurde eine größere Anzahl infektiöser Komplikationen beobachtet und behandelt, häufiger waren Pneumonien und Liquorfisten.

Die Mortalität lag bei den Suizidversuchen mit 60% höher als in den anderen Fällen. Die Verletzungen wurden bei nahezu einem Drittel der Patienten mit Faustfeuerwaffen verursacht. Die Mortalität dieser Verletzungen lag mit 30% deutlich unter dem Durchschnitt von 48%. Die höchste Todesrate war nach den Gewehrverletzungen zu finden. Die Projektile der Luftdruckwaffen waren oft mehrere Zentimeter in den Schädel eingedrungen, dennoch verstarb keiner an den Verletzungsfolgen. Die Mortalität der Durchschüsse war mit 75% hoch.

Innere Prellschüsse wurden in 2 Fällen beobachtet; beide Patienten verstarben.

Bei 8 Patienten lagen massive arterielle Blutungen vor. Die Patienten verstarben, z. T. noch intraoperativ. Sinusblutungen, die neunmal vorkommen, waren vergleichsweise harmloser; nur 2 Patienten verstarben. Sekundäreingriffe wegen Liquorfisten waren in 7 Fällen erforderlich. Ein intrazerebral verbliebenes Geschoß hatte keinen Einfluß auf die Mortalität.

SALAZAR et al. (1986) berichteten über eine Serie von 342 Patienten, die schwere penetrierende Hirnwunden erlitten. Bei nur 15% lag eine längere Bewußtlosigkeit vor, und 53% hatten keine oder nur eine momentäre Bewußtlosigkeit nach der Gewalteinwirkung. Die Autoren führen das auf die fokale Natur der Wunden zurück. Diese Erklärung ist nur teilweise richtig, nicht berücksichtigt wurde, daß es bei diesen Schußwunden nicht zu einer Gesamtbeschleunigung kommt, denn das Kommotionssyndrom beruht auf einem Trägheitsphänomen. Für Einzelheiten verweise ich auf die Ausführungen auf S. 355. Die Hirnanteile deren Befallenseins am häufigsten mit Bewußtlosigkeit einherging, war der hintere Schenkel der linken Capsula int., das linke basale Vorderhirn, das Mittelhirn, und der Hypothalamus.

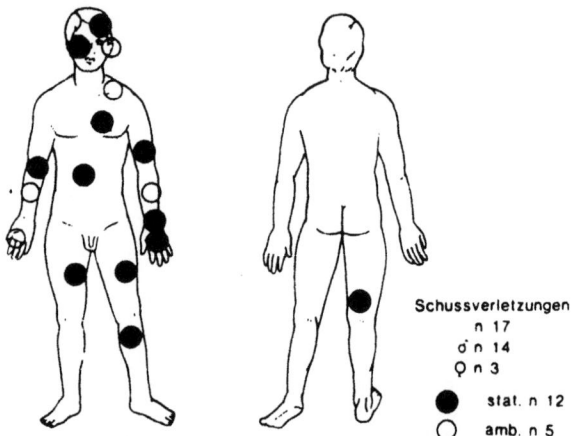

Abb. 198. Verletzungsmuster der Schußverletzungen bei Männern. (Aus BAUER et al. 1986)

CLARK et al. (1985) berichteten über eine Serie von 76 Hirnverletzungen des durch Geschosse mit niedriger Geschwindigkeit, die sie in Memphis im amerikanischen Bundesstaat Tennessee in einem Zeitraum von 20 Monaten behandelten. Die Projektile waren meist (70,9%) kleinkalibrig (.22–.38) bei Mündungsgeschwindigkeiten von 900–1300 ft/s (270–390 m/s). Die Schußentfernungen lagen unter 50 yards (45 m). Von den durch kleinkalibrige Projektile Verletzten starben 54,5%, von den durch großkalibrigen dagegen 78%. Die Verletzungen betrafen in 82% einen Hirnlappen, in 55% beide Großhirnhemisphären, davon in 85,7% tödlich. Die Gesamtmortalität betrug 62%. Das Vorliegen intrakranieller Hämatome, von Verletzungen der Ventrikel oder doppelseitige Verletzungen ging mit einer schlechten Prognose einher. Die Computertomographie als Routinemethode spielte eine hervorragende Rolle.

MARSHALL (1986) berichtete eine Serie von 242 Patienten, die in Belfast von 1969–1977 Schußverletzungen im Bereich des Gesichts- und Hirnschädels erlitten hatten. 143 waren von Geschossen geringer und 72 von solchen hoher Geschwindigkeit verursacht worden. Die Mortalität lag bei den Patienten mit Verletzungen durch Hochgeschwindigkeitsgeschosse mit 61,1% nahezu doppelt so hoch wie bei denen mit niedrigerer Geschwindigkeit (34,5%).

Die Lokalisation der Schußverletzungen aus einer Serie von ambulant und stationär behandelten Schußverletzungen aus München findet sich in Abb. 198 von BAUER et al. (1986). Ein Vergleich mit Stichverletzungen findet sich in Abb. 222–224.

c) Gerichtsmedizinische Autopsieserien

Aus gerichtsmedizinischem Autopsiegut wurden die folgenden Daten zusammengestellt.

FREYTAG (1963) berichtete über 254 Sektionen bei Schußverletzungen; 242 Verletzungen waren durch Geschosse und 12 durch Schrotflinten erfolgt. 63% der Patienten waren bei Krankenhausaufnahme tot, 27% verstarben innerhalb der ersten 24 h, 10% überlebten den ersten Tag. Die Gruppe der Suizide (Nahschüsse) und die der Unfälle und Morde (Schüsse aus einiger Entfernung) hatten den gleichen Prozentsatz von Toten bei ihrer Einlieferung, nämlich 63% bzw. 64%. Die Größe des Geschosses hatte für die Dauer der Überlebenszeit und das Auftreten von Schädelbrüchen keine Bedeutung. Allerdings erhöhte sich die Zahl der penetrierenden Verletzungen mit Zunahme des Geschoßkalibers. Es wurde zwischen *penetrierenden Verletzungen (Steckschüsse)* und *perforierenden Verletzungen (Durchschüsse)* unterschieden; sie betrugen 71% bzw. 27%. In 82% existierte nur ein Schußkanal, in 18% verursachte das Geschoß 2 oder mehrere Schußkanäle infolge

Ricochet durch Knochen, Tentorium oder Falx. In etwa 19% bestanden nur Randfrakturen um die Einschußöffnungen. In den übrigen 71% fanden sich größere Frakturen, die in anderen entferntere Knochenteile reichten, in einigen Fällen radiär von der Einschußöffnung ausgehend, in anderen Fällen ohne Verbindung zu ihr. In der Regel zeigten Patienten, die das Krankenhaus tot erreichten, keine oder nur geringe Blutungen im Schußkanal. Ältere Schußkanäle stellten sich als zystische Erweiterungen infolge Resorption des umgebenden nekrotischen Gewebes dar. War die Resorption vollständig, so bestanden glattflächige zystische Hohlräume. Bindegewebige Narben blieben auf die Einschußstelle beschränkt. Im allgemeinen fanden sich ringförmig um die Einschußöffnung sog. kortikale Kontusionen.

Von den *sekundärtraumatischen Schäden* wurde häufig Hirnödem festgestellt. Epidurale und subdurale Blutungen wurden bei Schußverletzungen nur selten gesehen. Weiter fanden sich sekundärtraumatische Gewebeschäden im Hirnstamm. Als *Todesursache* stand Atemlähmung im Vordergrund. Bei 3 Patienten, die länger als einen Monat überlebten, war der Tod durch traumatische Meningitis bzw. Hirnabszesse bedingt.

LEYMANN u. ALTHOFF (1980) berichteten über eine Serie von 49 Fällen von Kopfschüssen aus dem Zeitraum von 1970–1979. Während bis November 1977 die bekannte Häufung der Einschußlokalisation im Bereich von Stirn und rechter Schläfe vorlag, wurden danach 5 Fälle von eindeutigen Suiziden mit Schüssen in den Hinterkopf beobachtet.

THORESEN (1984) berichtete über 270 tödliche Kopfverletzungen durch Feuerwaffen. Davon waren 243 Suizide und 27 Morde. Als verwendete Waffe standen sowohl bei Mord als auch Selbstmord die Schrotgewehre mit 40% an der Spitze. Es handelt sich um eine Eigentümlichkeit in Norwegen, weil diese Waffen dort leicht erhältlich sind. Bei Selbstmorden lag der Einschuß am häufigsten an der rechten Schläfe (33%), Stirn (15%) und Mund (25%). Das Geschlechtsverhältnis männlich:weiblich 34:1. In 13% aller Fälle (Mord und Selbstmord) lagen Alkoholkonzentrationen von > 0,5‰ vor.

31. Schrotschußverletzungen des Kopfes

a) Einführung

Schrotschußverletzungen des Kopfes sind meist die Folge von Suiziden oder Jagdunfällen.

b) Schrotpatronen – technische Details

Die Wundballistik der Schrotschußverletzungen wurde von DEMUTH (1971) dargestellt und eingehend von SELLIER (1969) behandelt.

In der Darstellung der technischen Details von Schrotpatronen folge ich der klassischen Darstellung von SELLIER (1982).

Bei *Schrotpatronen* findet sich an Stelle eines einzelnen Geschosses eine *mehr oder minder große Zahl* von *Bleikugeln*. Es handelt sich um Hartblei, das Zusätze von Antimon und/oder Arsen enthält. Hervorzuheben ist, daß das Kaliber von Schrotpatronen größer ist als das von Kugelpatronen, es liegt zwischen 15,7 und 18,2 mm.

Der *Durchmesser* der *Schrotkugel* liegt zwischen 2,5–4 mm. *Schrot mit einem Durchmesser von etwa 1 mm* wird als „*Vogeldunst*" bezeichnet, ein solcher mit mehr als 4 mm als „*Rehposten*".

Zwischen der Pulver- und Schrotladung findet sich ein *Filzpfropf*, der eine gleichmäßige Übertragung der Pulvergase auf den Schrot sichert und eine Abdichtung gegen den Lauf bilden soll. Ohne einen Pfropf würden die Pulvergase in das Schrotpaket dringen und die Schrote nach Verlassen des Laufes auseinandertreiben.

Hervorzuheben ist, daß der Pfropf kurz nach Verlassen des Laufes die Geschwindigkeit der Schrotkörner (300 m/s) besitzt, er verliert sie aber schon auf kurze Entfernung.

Die der Laufwand anliegenden Körner der Schrotpatrone werden beim Durchgang durch den Lauf abgeschliffen. Sie haben mehr oder weniger halbmondförmige Gestalt und haben wegen ihrer Asymmetrie einen unstabilen Flug und finden sich auf Trefferbildern meist in der Peripherie. Sie werden deshalb auch *Randschrote* oder *Ausreißer* genannt.

In modernen Patronen wird das Schrotpaket in einem geschlitzten Plastikbecher untergebracht, dessen Boden den Filzpfropf ersetzt. Das verhindert die Berührung der Schrote mit der Laufwand, damit bilden sich auch keine Randschrote mehr. Dadurch wird ein kompakteres Trefferbild erreicht als bei der Filzkopf-Patrone. Kurz vor Verlassen des Laufes entfaltet sich der geschlitzte Becher wie bei einem Windmühlenflügel, das Schrotpaket ist damit frei, der Becher bleibt nach seiner Entfaltung durch die starke Bremsung zurück. Schrotpatronen werden aus Flinten mit glatten Läufen verschossen.

c) Wirkung von Schrotflinten

Schrotflinten aus *kurzer Entfernung abgefeuert*, verursachen normalerweise ausgedehnte Verletzungen des Schädelknochens und Gehirns. Als Faustregel kann gesagt werden, daß, wenn die Schußentfernung mehr als 10 m beträgt, multiple Einschußöffnungen vorliegen, eine jede einer Schrotkugel entsprechend. Ist jedoch die Schußentfernung geringer als 5 m, dann besteht die Einschußstelle aus einer massiven Wunde, verursacht durch die konzentriert eindringende Masse der Schrotkugeln und der Füllung.

Schrotschußverletzungen mit aufgesetzter Waffe bei Suiziden oder Unglücksfällen verursachen immer ausgeprägte Gewebsdefekte, die häufig den sofortigen Tod zur Folge haben.

d) Einteilung der Schädel-Hirn-Verletzungen durch Schrotschüsse

Die *Besonderheit* von *Schrotschußverletzungen* behandelt folgende Untersuchung: SIGHTS (1969) fand unter 124 Schußverletzungen 50 Schrotschußverletzungen. Das ZNS sowie seine Hüllen waren in 48% beteiligt. In diesen 24 Fällen war das Gehirn 20mal und das Rückenmark 4mal betroffen.

SIGHTS teilt Schädel-Hirn-Verletzungen durch Schrotschüsse in 4 Typen ein:

Typ 1 ist charakterisiert durch Zerreißung von Haut, Muskel und Hirngewebe in Verbindung mit ausgedehnter Zerstörung des Knochens, verursacht durch die dichtliegende Schrotgarbe, Pulvergase und Filzpfropfen. Fragmente des Patronenpfropfens, von Haut und Kleidung können tief in die Wundhöhle eingetrieben sein. Ein vollständiges Debridement ist erforderlich.

Typ 2 zeigt die einzelnen Schrotkugeln in wolkenartiger Verteilung und nur wenige Schrotkugeln besaßen genügend Energie, um den Schädelknochen zu durchdringen. Gewebeschäden können durch die Schrotkugeln selbst verursacht sein, die in verschiedener Tiefe liegen bleiben. Bei hoher Energie dringen sie selbst durch das Gehirn bis zur gegenüberliegenden Schädelseite durch. Größere Arterien werden gewöhnlich nicht verletzt, dagegen wohl die venösen Sinus und größeren Venen. Zusätzliche Gewebeschäden, oft größer als die von den Schrotkugeln erzeugten Schäden, entstehen durch eingetriebene Knochensplitter; es handelt sich um größere Zerreißungen der Dura mater, des Hirngewebes sowie von Gefäßen. Sofortiges Débridement der Hirnwunden ist vonnöten. Ein 3. Schädigungsmechanismus liegt darin, daß Schrotkugeln das Gehirn zwar nicht durchdringen, aber durch die Gewalt ihres Aufschlages ein subdurales Hämatom erzeugen.

Typ 3 zeichnet sich durch oberflächliche weite Streuung der Schrotladung aus. Die Kugeln besitzen nicht genügend Energie, um den Schädelknochen zu durchdringen. Entfernung der oberflächlich gelegenen Schrotkugeln genügt.

Typ 4 umfaßt Verletzungen duch Schrotkugeln, die aus großer Entfernung getroffen haben, sowie Verletzungen durch ricochierende Schrotkugeln. Normalerweise wird die bloße Epidermis nicht durchtrennt und normale Kleidung wird von Schrotkugeln nicht durchschlagen.

e) In der Literatur mitgeteilte Kasuistiken und Serien

SHERMAN u. PARRISH (1963) veröffentlichten eine Serie von 152 Beobachtungen.

STÖWSAND (1971) berichtete über einen 20jährigen, der die Nacht durchzecht hatte und am Morgen von der Mutter mit Vorwürfen empfangen worden war. Er schloß sich in sein Zimmer ein und schoß sich mit einer sog. Gartenflinte in die rechte Schläfe. Er war sofort bewußtlos. Bei der *Klinikaufnahme* war der Patient bereits komatös, reflexlos und atemgelähmt. Es fand sich eine linsengroße Einschußöffnung vor dem rechten Gehörgang. Die *Röntgenaufnahmen* zeigten zahlreiche Schrotkugeln, die im Gehirn verstreut lagen.

Eine Operation war unter diesen Umständen nicht möglich, bei einer Karotisangiographie stellte sich ein Kontrastmittelstop nach Durchtritt der A. carotis int. durch die Schädelbasis dar. Der junge Mann starb 2 Tage später.

GREINER (1973) veröffentlichte eine Kasuistik, bei der Handlungsfähigkeit nach Suizid mit einem Drilling bestand.

Ein 25jähriger wurde in einem Wäldchen tot aufgefunden. Die Leiche lag auf der Waffe „Heym" Drilling Kaliber 16 u. 8 × 57 IRS. In unmittelbarer Nähe der Leiche wurden 2 Schrotpatronen und eine Schrothülse „Waidmannsheil" Kaliber 16/70 Nr. 7 = 2,5 mm aufgefunden. In Höhe der linken Hosentasche lag eine Packung der obigen Munition, die stark mit Blut verschmiert war, ebenso wie das Innere und die unmittelbare Umgebung der Hosentasche.

Das Gesicht war völlig zerstört, unter dem Kinn war ein Einschuß erkennbar, ein weiterer Einschuß lag in der linken Brusthälfte ca. 5 cm unterhalb der Brustwarze.

In der Waffe war der linke Schrotlauf geladen, nicht abgeschossen und das Schloß gespannt. Der rechte Lauf wies eine abgeschossene Schrothülse auf. Beide Hülsen waren ebenso blutverschmiert wie die Patronenlager und die inneren Teile des Schlosses. Die Abzugeinrichtung des linken Laufes war defekt und nicht abzufeuern. Die spätere Untersuchung ergab, daß nur der rechte Lauf beschossen war.

Die *Leichenöffnung* ergab eine tiefgehende Zerstörung des Gesichtsschädels und der Weichteile des Gesichtes im Mund- und Nasenbereich mit Zerstörung von Ober- und Unterkiefer, Nasengerüst bis in den Rachenraum hinein, Zertrümmerung der jeweiligen Innenwände beider Augenhöhlen mit Verlagerung der Augen. Es bestand keine Verletzung des Hirnschädels oder des Gehirns. Die Verletzung ging vom Mundboden aus, wo eine großkalibrige Einschußöffnung sichtbar war.

An der linken Brustseite war unterhalb der linken Brustwarze ein ebenfalls großkalibriger Einschuß vorhanden. Dieser führte in einen Zertrümmerungskanal, der von rechts vorne unten nach links hinten oben verlief. In der linken Brusthöhle fand sich ca. 450 ml flüssiges Blut mit zahlreichen Gewebs- und Knochentrümmern vermischt. Die Unterlappen der linken Lunge waren bis auf geringe Reste völlig zerfetzt.

Der Autor faßt zusammen, daß der Verstorbene nach Abgabe des ersten Schusses in seiner Tasche nach Patronen gesucht hatte, die Waffe lud und erneut in Anschlag brachte. Der zeitliche Abstand zwischen dem ersten und zweiten Schuß konnte nicht ermittelt werden.

Gegen die Annahme des Gesichtsschusses als erstem Schuß sprach einmal, daß die Art der Gewalteinwirkung, obwohl keine Hirnverletzung vorlag, möglicherweise doch eine Bewußtseinstrübung zur Folge gehabt haben könnte, sowie zum anderen die Tatsache, daß praktisch keine Blutaspiration vorlag; im übrigen dürfte auch die völlige Zerstörung des Nasen- und Rachenraumes einschließlich des Mundgebietes eine Atmung unmöglich gemacht haben. Nach Angaben des Autors muß man davon ausgehen, daß der später Verstorbene auch nach dem

Brustschuß und der dadurch verursachten schweren Verletzung noch längere Zeit handlungsfähig war.

32. Verletzungen des Gehirns durch Druckluftwaffen

a) Einführung

Luftgewehre gehören zu den *Druckluftwaffen*, bei denen das Geschoß durch komprimierte Luft oder CO_2 durch den Lauf getrieben wird. Es gibt sowohl *Luftgewehre* als auch *Luftpistolen*. SELLIER (1982), dessen Ausführungen ich folge, hebt hervor, daß, während die früher gebauten „Luftgewehre" harmlose Waffen waren (bis auf mögliche Verletzungen des Auges), die heutigen Waffen dieser Art einen hohen Grad von Präzision und ballistischer Wirkung erreichen.

b) Ballistische Daten

Verwendet werden *Rundkugeln* und sog. *„Diabolo"-Geschosse*, das Kaliber beträgt 4,5 mm (.17). Bei landläufigen Waffen liegt die v_0 bei 100–225 m/s. Die Masse solcher Geschosse beträgt etwa 0,5 g. Daraus errechnet sich die Mündungsenergie E_0 zu 5–13 J. Bei Luftpistolen liegen die Werte der v_0 zwischen 85 und 120 m/s, die der E_0 zwischen 3,5 und 7 J. Die aus CO_2-Pistolen abgegebenen Geschosse haben eine v_0 von etwa 85 m/s und daher eine E_0 von etwa 3,7 J (SELLIER 1982).

c) Schußversuche

Schußversuche von SELLIER (1982) aus 3 und 5 m Entfernungen an Leichen mit einem Luftgewehr, dessen E_0 9,6 J betrug, ergaben, daß Stirnhaut und Kopfschwarte bei Erwachsenen bereits einen solchen Widerstand boten, daß es nicht, oder nur zu oberflächlichen Verletzungen der Tabula ext. des Schädels kam. SELLIER (1982) hält daher bei Erwachsenen eine perforierende Schädelverletzung durch die Energie der Luftgewehrgeschosse allein nicht für möglich. Anders dagegen, wenn die Waffenmündung fest aufgepreßt ist. Durch die Geschoßenergie und die Restenergie der komprimierten Luft kann das Geschoß einen dünnen (Schläfen)knochen durchschlagen. Ballistische Daten und Eindringtiefe in Tannenholz finden sich in Tabelle 115.

d) „Dieseln" in Luftdruckwaffen

BUCHANAN (1982) berichtete über *„Dieseln"* in *Luftdruckwaffen*. Eine Diabolokugel aus einem Luftgewehr war ins Gehirn gedrungen. Die Kugel zeigte eine exzessive Eindrucktiefe,

Tabelle 115. V_0 und E_0 von Geschossen von Druckluftwaffen nebst Eindringtiefe in Tannenholz (Kaliber 4,5 mm, Geschoßmasse etwa 0,5 g). (Aus SELLIER 1982)

Art der Waffe	v_0 (m/s)	E_0 (J)	Eindringtiefe (mm)
Gewehre	100 … 225	2,5 … 13	6 … 21
Pistolen	80 … 100	1,7 … 2,5	5 … 6

wie sie aufgrund der ballistischen Gegebenheiten nicht auftreten dürften. Der Verfasser nimmt an, daß die zusätzliche Energie durch einen Verbrennungsvorgang wie im Dieselmotor zustande kommt: das im Lauf vorhandene Öl wird beim ersten Schuß durch den schnellen Druckanstieg zur Entzündung gebracht („Dieseln").

Schußverletzungen durch Druckluftwaffen wurden bisher für ungefährlich gehalten, sofern nicht die Augenregion beteiligt ist. Sowohl in der Bevölkerung als auch bei vielen Ärzten ist die Auffassung allgemein verbreitet, daß Luftgewehrgeschosse das Schädeldach nicht durchschlagen können. FORSTER (1976) hatte die Meinung vertreten, daß Geschosse von Luftgewehren mit Ausnahme bei Kindern nicht in das Körperinnere eindringen können.

Luftgewehre neueren Typs sind in der Lage, Schädel-Hirn-Verletzungen zu erzeugen, nicht nur transorbital oder durch die relativ dünnen Schläfenknochen. Es ist grundfalsch, solche Waffen als Spielzeuge anzusehen.

SELLIER (1982) kommt zu dem Schluß, daß die modernen Luftgewehre nicht als ungefährlich zu betrachten sind. Sie können bei geeignetem Verlauf des Schußkanals und entsprechenden anatomischen Verhältnissen tödliche Verletzungen verursachen, allerdings nur bei geringen Schußentfernungen. Wegen des geringen Geschoßgewichtes und der ballistisch ungünstigen Stirnfläche sinkt die Auftreffenergie schnell auf ungefährliche Werte. Beträgt die Eindringtiefe in Tannenholz auf 3,5 m noch 7,5 mm, so ist sie bei 10 m schon auf 3 mm abgesunken.

Über Verletzungen durch Luftdruckwaffen berichteten: HUELKE (1952), ROZMARIC (1957/1958), WOLFF u. LAUFER (1965), RANSON (1965), KELL u. RÖDING (1967), REEVES (1968), DOMKE (1969), SPITZ (1969), SUGITA et al. (1969), LAL (1972), ARLT et al. (1972), MARKERT (1973), MARKERT u. RÖMER (1973), ZIEGLER u. WENKE (1973), RIED (1974), TARDAGUILA u. RIVERO (1975), DI MAIO (1975), SHAW u. GALBRAITHS (1977), POLLAK (1978), STEINDLER (1980), KIJEWSKI et al. (1980), SEIDEL (1983), KUNZ (1985), DITTMANN (1986) u. a.

Tödliche Verletzungen durch Luftdruckwaffen wurden mitgeteilt von POULSON (1956), JAMES (1952), WOLFF u. LAUFER (1965), KELL u. RÖDING (1967), LAL (1972), REID (1974), DI MAIO (1975), LONGO (1976), VAQUERO (1982), BRANDT (1983), HITCHCOCK (1983).

Bei der Besprechung der Verletzungen durch Luftdruckwaffen beginne ich mit den Verletzungen der Augen und den transorbitalen Verletzungen, gefolgt von denen durch Unfälle, und danach die Suizide.

e) Verletzungen der Augen und transorbitale Verletzungen

In der Serie, der von GALA (1955) mitgeteilten Beobachtungen von Verletzungen durch Geschosse aus Luftgewehren, lagen bei 60% *Läsionen* der *Augen* vor. Die Schußverletzungen im Bereich der Augenhöhle führen nicht selten auch zu Eindringen des Geschosses in die Schädelhöhle und das Gehirn *(transorbitale Verletzungen)*.

Die Mitteilungen von orbitalen und transorbitalen Verletzungen werden zusammen besprochen, da die meisten Serien beide Gruppen erhalten.

Über transorbitale Gehirnverletzungen mit z. T. tödlicher Folge berichteten GRAF (1962), FISCHER (1972), KELL u. RÖDING (1967), LONGO (1976), WOLFF u. LAUFER (1965), TARDAGUILA u. RIVERO (1975), LAM u. McINTYRE (1970).

Im folgenden werden einige Mitteilungen über Augenverletzungen und transorbitale Hirnverletzungen durch Luftdruckwaffen kurz referiert:

ZÖCH (1968) veröffentlichte die Krankengeschichte eines 15jährigen Jungen, bei dem ein Luftgewehrgeschoß aus unmittelbarer Nähe durch die linke Orbita intrakraniell in das Corpus callosum eingedrungen war. Der *neurologische Befund* war unauffällig. Zwei Wochen später wurde *operativ* die Geschoßentfernung durchgeführt, nachdem das Projektil durch den Schußkanal in den 3. Ventrikel gewandert war und dort am Ventrikelboden liegenblieb.

REEVES (1965) berichtete über 4 Patienten mit Verletzungen des Kopfes durch Luftgewehrgeschosse. In einem Fall bestand eine posttraumatische Erblindung nach Bulbusverletzung und in einem Fall Eindringen des Bleigeschosses durch die mediale Orbitaregion in den Sinus sphenoidalis.

DOMKE (1969) beschrieb 59 Augenverletzungen durch Luftdruckwaffen, in 3 Fällen lag eine Mitbeteiligung der Nasennebenhöhlen bzw. Dura mater vor.

BOWEN (1973) veröffentlichte eine Serie von 105 Augenverletzungen bei Kindern durch Luftgewehrgeschosse.

JAMES (1973) teilte eine Serie von 222 Verletzungen durch Luftdruckwaffen mit; in 118 Beobachtungen war ein Auge, in einem Fall der Schädelknochen und in zwei Fällen das Gehirn betroffen.

f) Schädel-Hirn-Verletzungen als Folge von Unfällen mit Luftdruckwaffen

JAMES (1952) berichtete über eine tödlich ausgehende Luftgewehr-Schußverletzung des Gehirns. Ein Mann unternahm Schießversuche, als einige Kinder den Garten betraten und ein 6jähriger ihn fragte, ob er mit dem Luftgewehr schießen dürfe. Der Mann hielt das Luftgewehr an die Schulter des Jungen und warnte die anderen Kinder, zurückzubleiben. Der 6jährige zielte und schoß, im gleichen Augenblick lief ein 7jähriges Kind quer über den Platz und wurde etwa 60 cm von der Mündung des Luftgewehres von einer Kugel getroffen. Die Einschußstelle befand sich etwas oberhalb seiner linken Augenbraue. Das Kind war für etwa 1 h bis zur Ankunft des Krankenwagens normal. Bei *Aufnahme* im *Krankenhaus* erbrach es. Das Geschoß konnte *röntgenologisch* im rechten Okzipitallappen sichtbar gemacht werden. Am folgenden Tage wurde die *Wunde exploriert* und versorgt. Das Kind erlangte für kurze Zeit das Bewußtsein wieder, verfiel am nächsten Tage in ein Koma, es *verstarb* am 4. Tag nach der Verletzung.

Bei der *Autopsie* ergab sich, daß der rechte Frontalknochen eine Perforation von etwa 6×4 mm aufwies, die Knochendicke in diesem Bereich betrug 2 mm. Die rechte Großhirnhemisphäre war ödematös und größer als die linke. Das verformte Geschoß wurde im Bereich der rechten okzipitalen Großhirnrinde gefunden, direkt unterhalb der Dura mater. Zwischen der Einschußstelle und dem Geschoß ließ sich ein Schußkanal nachweisen, der von hämorrhagisch-nekrotischem Hirngewebe ausgefüllt war, das einen Durchmesser von etwa 1,25 cm hatte. Die Verletzung zog beide Lateralventrikel und den rechten Thalamus ein. Geronnene Blutmassen füllten den rechten Seitenventrikel aus. Ein 5 mm dickes Knochenstück fand sich im Schußkanal etwa 3 cm von der Einschußstelle entfernt.

WOLFF u. LAUFER (1965) berichteten über eine tödliche Schädel-Hirn-Verletzung durch ein Luftgewehrgeschoß mit einer E_0 von 9,6 J: Ein 11jähriges Mädchen wurde aus 2,80 m Entfernung in das linke Augenoberlid dicht unterhalb des knöchernen Augenbrauenwulstes geschossen: Lidhämatom, Verlauf des Schußkanals durch den orbitalen Teil der Tränendrüse, tangential durch das etwa 1 mm dicke Dach der Augenhöhle mit einem Defekt von $1,1 \times 0,5$ cm^2 und Splitterungen, schlitzförmige Eröffnung der Dura weiter durch den Gyrus rectus links, Kreuzung der Mittellinie und Durchtrennung der A. cerebri med. dextra unterhalb an ihrer Abgangsstelle, Streifung von basalen Anteilen von Pallidum und Putamen; das Geschoß blieb nach Eröffnung des Unterhorns in der Markzunge der 3. Temporalwindung, seitlich abgeplattet, liegen. *Tod* nach $6^1/_2$ h infolge massiver intrakranieller Blutungen.

MARKERT u. RÖMER (1973) teilten die Beobachtung eines 18jährigen mit, bei dem bei aufgesetztem Schuß auf die rechte Schläfe, $E_0 = 8,3$ J ($v_0 = 175$ m/s) das Geschoß den Schläfenknochen durchschlug und in das Stirnhirn eindrang.

DITTMANN (1986) berichtete, daß von den in den letzten 12 Jahren in der Neurochirurgischen Universitätsklinik Würzburg zur Aufnahme gekommenen 98 Patienten mit Schädel-

Hirn-Verletzungen 6 Patienten mit Geschoßverletzungen durch Luftdruckwaffen waren. Von diesen 6 Kasuistiken waren zwei auf Unfälle zurückzuführen, sowie 4 waren Suizidversuche. Diese Kasuistiken werden in verschiedenen Abschnitten über Unfälle und Suizide besprochen.

Fall 1 und 2 aus der Serie von DITTMANN (1986) waren Unfallfolgen:

Fall 1: Dem 12jährigen Jungen wurde von einem Freund ein Luftgewehrschuß aus 1,5 cm Entfernung in den rechten Augenwinkel beigebracht. Ein Teil des Geschosses (Diabolokugel, Kaliber 4,5 mm) blieb in den Siebbeinzellen liegen und wurde auf *HNO-ärztlichem Wege* über einen Augenbrauenschnitt entfernt. Der intrazerebrale rechts frontobasale größere Geschoßanteil wurde 5 Wochen nach dem Unfall über eine *osteoplastische frontobasale Revision* entfernt. Der *postoperative Heilverlauf* war unauffällig.

Fall 2: Dem 36jährigen Patienten schlug ein Querschläger aus dem Luftgewehr seines 20 m entfernt stehenden Vaters durch die rechte Orbita nach intrazerebral. Das rechte Auge war zerstört und mußte enukleiert werden; das Projektil (Diabologeschoß, Kaliber 5,5 mm) blieb nach Penetration der rechten Hemisphäre im rechten Okzipitalpol liegen. Der Patient war bei der Aufnahme leicht somnolent, zeitlich und örtlich nicht voll orientiert. Es fand sich eine Minderbewegung des linken Beines. Drei Tage nach dem Unfall war der Patient nackensteif. Das Babinski-Phänomen war beidseits positiv. Im *Computertomogramm* zeigte sich Blut im 3. Ventrikel sowie im Seitenventrikel. Einen Monat nach dem Unfall war der Patient neurologisch unauffällig geworden. Das *Kontroll-Computertomogramm* 6 Jahre nach dem Unfall zeigte bis auf den verbliebenen intrakraniellen metallischen Fremdkörper unauffällige Verhältnisse, der Patient klagte lediglich über zeitweise Kopfschmerzen rechts parietoorbital.

g) Schädel-Hirn-Verletzungen als Folge von Suiziden mit Luftdruckwaffen

MARKERT u. RÖMER (1973) berichteten über einen überlebten Selbstmordversuch mit einem Luftgewehr bei einem 39jährigen Patienten ($v_0 = 194$ m/s), bei dem zwei Geschosse das Schläfenbein durchschlagen hatten und über einen Suizidversuch bei einem 18jährigen Schüler mit einer Druckluftwaffe ($v_0 = 175$ m/s), bei dem das Geschoß die Schläfenkuppe durchschlagen hatte und ins Hirn eingedrungen war.

KIJEWSKI et al. (1980) berichteten über eine gelungene Selbsttötung eines 85jährigen Mannes durch mehrfache Schüsse mit einem in der Schläfengegend angesetzten Luftgewehr. Der Rentner verließ gegen ärztlichen Rat das Krankenhaus, wo er wegen Atem- und Kreislaufbeschwerden in Behandlung stand. Überzeugt, unheilbar krank zu sein, soll er geäußert haben, er könne auch zu Hause sterben. Gegen Mittag des folgenden Tages wurde er von seinem Sohn in der Badewanne mit wenig blutenden Verletzungen im Bereich der rechten Halsseite, beider Handgelenke und Ellenbeugen aufgefunden. In Reichweite des Mannes stand ein Luftgewehr, auf dem Fußboden lag ein blutverschmiertes Küchenmesser, am Fensterkreuz war eine Schlinge aus Bindfaden befestigt. Auf Anrufen soll er noch mit Öffnen der Augen reagiert haben. Der herbeigerufene Notarzt stellte eine halbe Stunde später den Tod fest und glaubte, daß keine lebensgefährlichen Verletzungen vorlagen.

Bei der *Obduktion* wurden im Bereich der Ellenbeugen und der Innenseite beider Handgelenke sowie an der rechten Halsseite zahlreiche parallel verlaufende oberflächliche Hautschnittverletzungen ohne Verletzung größerer Gefäße oder der Halsorgane festgestellt. Innerhalb der rechten Ohrmuschel fand sich neben der Gehörgangsöffnung eine Einschußstelle von etwa 1 mm Durchmesser, die sich bis zum Felsenbein sondieren ließ. Knapp vor dem Ansatz der rechten Ohrmuschel fanden sich zwei weitere Hauptperforationen mit unvollständigen, aber typischen Stanzmarken in Form halbkreisförmiger Unterblutungsstellen. Auf dem Felsenbein aufliegend wurde ein plattgedrücktes Diabologeschoß aufgefunden. Die beiden oberen Schußkanäle durchsetzten an der hier 1–2 mm starken Kalotte gemeinsam einen parallel zur Körperachse orientierten ovulären Knochendefekt mit 9 mm größter Breite und 17 mm Länge. Die Schußkanäle durchdrangen dicht übereinander die Hirnhäute und führten in den rechten Schläfenlappen. In der Verlängerung des unteren Schußkanals fand sich ein kaum deformiertes Geschoß im Bereich des Circulus arteriosus. Das Geschoß hatte den Abgang der A. cerebri med. abgetrennt und eine subarachnoidale Blutung an der Hirnbasis mit Einbruch in das Ventrikelsystem hervorgerufen. Das dritte, mittelstark deformierte Geschoß, wurde im Marklager des rechten Schläfenlappens aufgefunden.

Die Geschoßenergie von je 10 Schüssen wurde mit der Tatwaffe, einem Diana-Luftgewehr, Modell 27 und einem Diana-Luftgewehr, Modell 35 S neuerer Bauart (1976) gemessen. Die bei der Sektion asservierte Kalotte sowie 3 Kalotten anderer Herkunft wurden sowohl mit der Testwaffe als auch mit der Tatwaffe aus 10 cm oder aufgesetzt beschossen.

Die Projektile aus der Kopfwunde des Getöteten hatten ein Gewicht von 0,526 p bzw. 0,536 p.

Für die Tatwaffe errechnete sich eine mittlere Geschoßenergie von $E = 8,43$ J, $s = 0,461$ J, für die Vergleichswaffe $E = 7,073$ J, $s = 0,260$ J. Die mittlere Geschoßenergie bei der Tatwaffe war mit 8,437 J signifikant größer, die Präzision geringer als bei einer (neueren) Vergleichwaffe.

Sechs mm dicke Eternitplatten wurden weder bei Schüssen mit aufgesetzter Mündung noch bei Schüssen aus 10 cm Entfernung durchschlagen; 4 mm dicke Eternitplatten wurden mit der Tat- und Vergleichswaffe sowohl bei aufgesetzter Mündung als auch aus 10 cm Schußentfernung durchschlagen.

Es ist besonders mitteilenswert, daß im vorliegenden Fall sowohl der Notarzt als auch Kriminalbeamte die mit dem Luftgewehr verursachten Verletzungen als Todesursache ausschlossen und einen natürlichen Tod annahmen!

Aus der bereits weiter oben erwähnten Serie von DITTMANN (1986) von 6 Patienten mit Luftgewehrverletzungen hatten 4 Suizidversuche vorgenommen, es handelt sich um die Fälle 3–6:

Fall 3: Die debile Patientin hatte sich in suizidaler Absicht eine Luftgewehrschußverletzung (absoluter Nahschuß) im Bereich der rechten Schläfe beigebracht. Das Projektil (Diabolokugel, Kaliber 4,5 mm, 0,5 g) drang durch den temporalen Schädelknochen bis nach intrazerebral ein und kam im rechten unteren Temporallappen zum Liegen. Bei der *Aufnahme* – einen Tag nach dem Unfall – war die Patientin neurologisch unauffällig. Sie klagte über leichte Kopfschmerzen, Übelkeit und Brechreiz. Bei lokalem kleinerem Galeahämatom fand sich eine bläulich-livide, etwa 5 mm im Durchmesser große Hautwunde rechts temporal. Das *Computertomogramm* zeigte den metallischen Fremdkörper am Boden der mittleren Schädelgrube rechts sowie zusätzlich Luftblasen im Bereich der Sylvii-Fissur. Über eine erweiterte *Bohrlochtrepanation* wurde das Diabolo-Weichbleigeschoß unter Röntgenkontrolle entfernt. Der postoperative Verlauf war unter Antibiotikaschutz komplikationslos.

Fall 4: Der 24jährige Patient brachte sich im Rahmen einer depressiven Reaktion bei bekannter progredienter multipler Sklerose in suizidaler Absicht in Kombination mit Schlaftablettenvergiftung 5 Luftgewehrschüsse rechts temporal bei. Die Bleirundkugeln vermochten jedoch nicht den temporalen Schädelknochen zu durchschlagen. Bei leicht benommenem Patienten konnten die subgaleal im M. temporalis liegenden Geschosse operativ entfernt werden.

Fall 5: Der 19jährige Patient schoß sich in suizidaler Absicht einen Luftgewehrfederbolzen (Stahlbolzen, Kaliber 4,5 mm) in die rechte Schläfe. Das Geschoß verblieb extrakraniell; der Federbausch des Bolzens ragte bei der *Aufnahme* noch über das Hautniveau heraus und konnte bei dem *neurologisch* unauffälligem Patienten in Lokalanästhesie entfernt werden. Die Kalotte war im temporalen Bereich von dem Geschoß nicht durchschlagen worden.

Fall 6: Der 33jährige, vorgealterte Patient hatte sich im Rahmen eines chronischen Alkoholabusus in suizidaler Absicht eine Schußverletzung mittels Luftgewehr im Bereich der rechten Schläfe beigebracht (absoluter Nahschuß). Es fand sich ein 5 mm großes, kreisrundes Loch mit lokaler Schwellung und Rötung. Druckschmerzhaftigkeit der

Umgebung. Krepitation bei subgalealem Luftemphysem. Das Diabolo-Geschoß im Kaliber 4,5 mm hatte sich zwar verformt, die Kalotte jedoch nicht durchschlagen. Der Patient blieb *neurologisch* unauffällig.

h) Kopf- und Halsverletzungen als Folge von tätlichen Angriffen mit einer Luftdruckwaffe

Eine ungewöhnliche Schußverletzung mit einem Luftgewehr bei einem Säugling teilten NOACK u. WELCKER (1969) mit.

Der Vater des 8 Wochen alten weiblichen Säuglings schoß mit einem Luftgewehr vom Balkon der I. Etage aus mehrmals auf den im Garten stehenden Kinderwagen. Dabei erlitt der Säugling Schußverletzungen im Bereiche des Kopfes. Das Kind wurde mit blutverschmierter Mundhöhle zur Aufnahme gebracht. Unterhalb des rechten Unterkiefers fand sich an der rechten Halsseite eine kreisrunde Einschußstelle mit Hämatombildung. Eine zweite Einschußstelle war in der Mundhöhle im Bereiche des hinteren rechten Gaumenbogens sichtbar.

Röntgenologisch stellte sich das eine Luftgewehrgeschoß in den Halsweichteilen dar, das andere lag am Epipharynx.

Das erste Geschoß konnte, zwischen rechter A. carotis und V. jugularis liegend, entfernt werden. Das zweite Geschoß wurde vom hinzugezogenen Otologen aus dem hinteren rechten Gaumenbogen exstirpiert.

Die *Nachuntersuchung* des nunmehr 2jährigen Mädchens ergab keine Unfallfolgen, insbesondere keine Sprachstörungen. Der Gaumen ist völlig normal gestaltet. Lediglich eine reizlose, 3,0 cm lange Narbe an der rechten Halsseite erinnert an die im Säuglingsalter durch den Vater erlittene Verletzung.

Das verletzte Kind wurde von der Mutter nach dem Unfall sofort in die Klinik gebracht. Befragt, wie sie sich die Handlungsweise ihres Mannes erkläre, gab die Mutter lediglich an, ihr Mann habe mit dem Luftgewehr nach Spatzen geschossen, während gleichzeitig das Kind in seinem Wagen geschrien habe.

Gegen den Vater wurde ein polizeiliches Ermittlungsverfahren angestrengt, bei dem festgestellt wurde, daß die Handlung durch den Vater absichtlich erfolgt war und der Kinderwagen darüber hinaus mehrere Einschußöffnungen aufwies. Der Täter wurde gerichtlich bestraft.

STÖWSAND (1971) berichtete über einen 38 Jahre alten Mann, der in betrunkenem Zustand mit seiner Ehefrau stritt. Diese brachte ihm aus unmittelbarer Nähe mit einem Luftgewehr 2 Einschüsse in der linken Schläfenregion bei. Der Patient wurde in bewußtlosem Zustand stationär aufgenommen. *Röntgenaufnahmen* zeigten zwei kleine, plattgedrückte Bleiprofile in der linken Schläfenregion, die extrazerebral gelegen waren.

Die beiden Geschosse, die die Schläfenschuppe durchschlagen hatten, aber nicht mehr die Dura mater, wurden operativ entfernt. Der Patient hatte bei der *Aufnahme* eine Hemiparese auf der Gegenseite, die sich innerhalb von einigen Wochen zurückbildete. Er blieb aber mehrere Wochen bewußtseinsgetrübt.

33. Die sogenannten Krönlein-Schüsse

a) Biomechanik

Ich folge in der Dauerstellung der *Biomechanik* der *Krönlein-Schüsse* SELLIER (1982).

Bei *Gewehrschüssen* findet immer eine weitgehende Zerlegung des Schädelknochens statt, wobei oft die Kopfschwarte intakt ist. Infanteriegeschosse und andere Geschosse ähnlicher Geschwindigkeit (um 800 m/s) führen zu einer *Schädelspren-*

gung großen Ausmaßes. Die Kopfschwarte ist gerissen, das Schädeldach fehlt und die Schädelbasis liegt frei zutage. Gewebeteile liegen weit verstreut um den Getroffenen herum. Manchmal wird das (durchgeschossene) Gehirn im ganzen oder in nur wenigen Teilen herausgeschleudert. Die *„Wurfweite"* kann einige Meter betragen (sog. *Krönlein-Schüsse*). Krönlein-Schüsse werden – wie schon ausgeführt – nur bei Geschossen hoher Geschwindigkeit *(hydrodynamische Sprengwirkung)* beobachtet und nur dann, wenn das Geschoß durch die Schädelhöhle geht. Streifschüsse, etwa durch den Gesichtsschädel, führen nicht zu Krönlein-Schüssen, ebenfalls im allgemeinen nicht Flintenschüsse, sei es mit aufgesetzter Waffe oder auch aus nächster Nähe. Ausnahmen folgen weiter unten.

Da die Querschnittsbelastung von Gewehrgeschossen verglichen z. B. mit Pistolengeschossen ziemlich hoch und daher ihre Geschwindigkeitsabnahme mit zunehmender Schußentfernung relativ gering ist, tritt der Sprengeffekt auch noch bei größeren Entfernungen (100 m und mehr) auf.

Kasuistiken über Krönlein-Schüsse veröffentlichten KRÖNLEIN (1899), REGER (1901), FRANZ (1908), LOCHTE (1922), STIEFEL (1984).

Die Wundballistik wurde von SELLIER (1982) sowie PANKRATZ u. FISCHER (1985) erörtert.

b) Kasuistiken

KRÖNLEIN hatte 1899 über Schußverletzungen des Gehirns aus unmittelbarer Nähe durch das damals neue Schweizerische Repetier-Gewehr Modell 1889 berichtet. Es handelte sich bei dieser Waffe um ein Magazingewehr mit 3 Zügen und einem Kaliber von 7,5 mm. Das Geschoßgewicht war 13,8 g, es besteht aus Hartblei mit einer vernickelten Stahlkappe. Die Mündungsgeschwindigkeit beträgt 600 m/s.

Es handelte sich um Selbstmörder, die aus kurzer Entfernung den Schuß gegen sich selbst abgefeuert hatten.

Ein 32jähriger Mann hatte sich im Jahre 1895 in suizidaler Absicht einen Kopfschuß beigebracht, wobei das Projektil oberhalb des linken Ohres in den Schädel eintrat und auf der gegenüberliegenden Seite austrat. Sowohl der knöcherne Schädel als auch die Kopfschwarte fehlten. Zusätzlich lagen noch weitere Brüche und Nahtsprengungen an der abgesprengten Kalotte und an der Schädelbasis vor.

Das Großhirn mit dem halben Kleinhirn lag neben der Leiche, die Schädelhöhle war fast völlig leer. Das Gehirn selbst wies keinen Schußkanal auf.

KRÖNLEIN teilte noch 2 weitere Fälle von Kopfschüssen mit sog. *„Exenteratio cranii"* mit.

FRANZ (1908) berichtete über 5 Verletzungen diesen Typs, die er im Feldzug in Südwest-Afrika (Hottentotten) beobachtet hatte. 1910 konnte der Autor noch 3 weitere Fälle zufügen, einmal handelte es sich um ein Mauser-Jagdgewehr.

Von den insgesamt damals bekannten 11 Schädelschüssen nach dem Krönlein-Typ durchsetzten 7 den Kopf in horizontaler, 2 in transversaler Richtung, in 2 Fällen ist die Richtung nicht bekannt. Die Schußentfernung betrug bis zu 12 m.

Interessant war ein früher Erklärungsversuch für diese Schüsse. KÖHLER vertrat nämlich die Ansicht, daß ein Dritter das Gehirn aus seinen Hüllen entfernt haben müsse. TILLMANN erklärte den Effekt durch die Wirkung der Pulvergase. HILDEBRANDT schob der in den Schußkanal nachdrängenden Luft die Rolle derjenigen Kraft zu, welche das Großhirn aus der Schädelkapsel herausschleuderte. Die Biomechanik dieser Schüsse wurde zu Beginn dieses Abschnittes dargestellt.

Das schweizerische Repetiergewehr mit einer v_0 von 600 m/s zeigte eine für damalige Begriffe hohe Rasanz. Im Vergleich dazu lag die Mündungsgeschwindigkeit beim deutschen Karabiner 98 bei etwa 800 m/s. Voraussetzung zum Herausschleudern des Gehirns ist eine breite und klaffende Eröffnung der Schädelhöhle. Oft bleibt das Tentorium cerebelli erhalten, so daß nur das Großhirn nach Abreißen am Hirnstamm hinausgeschleudert wird. Der Balken kann zerrissen sein.

Die Vorbedingungen für einen sog. Krönlein-Schuß sind: (1) *Verwendung* von *Vollmantelgeschossen* und *Gewehren* mit einer *Mündungsgeschwindigkeit von mindestens 600 m/s*, und damit *rasanten Geschossen*, (2) *Schußabgabe* aus *geringer Entfernung*, (3) *Eindringen* des *Projektils* in die *Schädelhöhle* mit oft *tangentialem Verlauf* und (4) breit *klaffende Eröffnung* der *knöchernen Schädelhülle*, einer *Berstung* des *Schädeldaches* gleichzusetzen mit *Zerreißung* der *Dura mater*.

c) Krönlein-Schüsse bei Flinten

Bei aufgesetzten Waffen mit Büchsen (gezogener Lauf, Geschosse mit Mündungsgeschwindigkeiten von wenigstens 600–800 m/s) tritt eine ausgeprägte Zerlegung der Schädelkalotte auf. Diese Wirkung der Büchsengeschosse wird mit ihrer großen hydrodynamischen Sprengwirkung erklärt.

STIEFEL (1984) konnte anhand mehrerer Suizidfälle zeigen, daß die gleiche Wirkung durch aufgesetzte Schrotschüsse erzielt werden kann. Auch bei aufgesetzten Schrotschüssen kann im Schädelbereich ein „Krönlein"-Effekt beobachtet werden. Damit läßt sich eine endgültige Differenzierung mit Büchsen- und Schrotschuß nicht über die Schußverletzung allein vornehmen, sondern es müssen andere Parameter mit berücksichtigt werden, wie Größe der Einschußöffnung und röntgenologischer Nachweis im Gehirn liegengebliebene Schrotkörner.

34. Schädel-Hirn-Verletzungen durch herabfallende Geschosse

a) Ballistik

Zur *Ballistik* eines *Schusses senkrecht nach oben* verweise ich auf SELLIER (1982), dem ich folge. Das Geschoß steigt mit abnehmender Geschwindigkeit bis zur *Gipfelhöhe* empor, dort ist die Geschwindigkeit Null. Die Gipfelhöhe beträgt etwa 80% der maximalen Schußweite. Das Geschoß fällt nun wieder und zwar mit dem Boden voran, weil es durch den Drall stabilisiert und daher in seiner ursprünglichen Achsenlage (Spitze nach oben) gehalten wird. Die (Fall-)Geschwindigkeit des Geschosses nimmt wieder zu, aber nur bis zu einer bestimmten Geschwindigkeit, die *Grenz-* oder *Fallgeschwindigkeit* genannt wird. Diese ist dann erreicht, wenn die am Geschoß angreifende Luftkraft gerade so groß ist wie sein Gewicht. Die Grenzgeschwindigkeit v_F behält das Geschoß bis zum Auftreffen auf den Boden bei.

SELLIER (1982) ist sicher zuzustimmen, daß ein Schuß senkrecht nach oben, mit der Folge, daß das Geschoß mit dem Boden voraus auftrifft, sehr selten ist. Jedoch kommen solche Situationen im vorderen Orient doch wohl häufiger vor als allgemein angenommen wird. Es ist dort Brauch, Waffen senkrecht nach oben abzuschießen als Ausdruck von Freude bei Hochzeiten, nationalen Festtagen usw.

b) Kasuistiken

HANIEH (1971) berichtete von 5 verletzten Kindern, bei denen das herabfallende Geschoß den Vertex des Schädeldaches durchschlug und ins Gehirn eindrang.

Fall 1: Während des Essens in einer Hütte in einem Flüchtlingslager wurde ein 3jähriges Kind plötzlich bewußtlos. Die Eltern nahmen Blut auf der Schädelhöhe wahr. Es fand sich eine Schußöffnung im Zinndach über dem Kopf des Kindes. Bei der *stationären Aufnahme* war das Kind bewußtlos und verblieb so für die nächsten 3 h. Es hatte eine leichte rechtsseitige Halbseitenlähmung. *Röntgenaufnahmen* des *Schädels* ergaben, daß das Geschoß im Bereich der linken Parietalregion eingedrungen war und in der linken Kleinhirnhemisphäre zur Ruhe gekommen war. Die *hintere Schädelhöhle* wurde *exploriert* und ein Geschoß von 7,5 g Gewicht aus dem Kleinhirn extrahiert. Das Kind erholte sich zufriedenstellend.

Fall 2: Das 11jährige Kind, das an der Haustür stand, wurde plötzlich bewußtlos. Blut wurde auf der Scheitelhöhe wahrgenommen. Bewußtseinsgestört bei der *stationären Aufnahme*, es konnte alle Extremitäten bewegen. Beiderseits Papillenödem. Eine *Röntgenaufnahme* des *Schädels* zeigte ein Geschoß in der Tiefe der rechten Frontalregion mit der Eintrittswunde im Bereich der rechten Parietalregion. Durch *frontale Kraniotomie* wurde ein 8 g wiegendes Geschoß aus dem rechten Frontallappen entfernt. Die Wundhöhle kommunizierte mit dem Ventrikelsystem. Das Kind blieb postoperativ bewußtlos und starb 48 h später.

Fall 3: Während des Mittelostkrieges von 1967 stand dieses 3jährige Mädchen an der Tür, als es plötzlich aufschrie, jedoch nicht bewußtlos wurde. Blut fand sich auf der Scheitelhöhe. Die Wunde fand sich in der rechten Frontalregion. Es bestand eine linksseitige Schwäche. 1969 wurde das Kind wegen Kopfschmerzen und Schwäche einem Arzt vorgestellt. Eine *Röntgenaufnahme* des *Schädels* ergab ein Geschoß in der linken Okzipitalregion mit einer Einschußöffnung in der rechten Frontalregion. Die linke *hintere Schädelgrube* wurde *exploriert* und ein Geschoß von 2,5 g Gewicht wurde intradural gleich unterhalb des Schädelknochens gefunden, umgeben von Adhäsionen. Der postoperative Verlauf war gut.

Fall 4: Während des Essens in einem Flüchtlingslager verlor das 2jährige Kind plötzlich das Bewußtsein. Die Eltern, die nicht wußten, was passiert war, brachten das Kind in ein *Hospital*. Blut wurde auf der Schädelhöhe des bewußtlosen und zyanotischen Kindes wahrgenommen. Es hatte wahrscheinlich Erbrochenes aspiriert. *Röntgenaufnahmen* des *Schädels* zeigten ein Geschoß in der linken Okzipitalregion, die Einschußöffnung lag in der linken Parietalregion nahe der Mittellinie. Das Kind starb 3 h später. Spätere Nachforschungen zeigten eine Geschoßöffnung im Zinndach der Hütte oberhalb des Platzes, wo das Kind gestanden hatte.

Fall 5: Das einjährige Kind, das 12 Tage vor stationärer Aufnahme vor dem Haus gestanden hatte, war plötzlich für einige Minuten bewußtlos gewesen. Ein Arzt nähte eine Wunde über der linken Parietalregion nahe der Mittellinie. Die Eltern waren nicht zufrieden und brachten das Kind zu einem anderen Arzt, weil es erbrechen mußte. Der *neurologische Befund* war normal. *Röntgenaufnahmen* des *Schädels* zeigten ein Geschoß im Bereich der Nackenmuskulatur, die Einschußöffnung 2 cm oberhalb und links von der Lambdanaht, der Ausschuß fand sich an der rechten Seite des Okzipitalknochens. Das 7,5 g schwere Geschoß konnte leicht entfernt werden.

Die Einschußöffnung jedes der Geschosse fand sich auf der Scheitelhöhe, woraus wohl geschlossen werden kann, daß es sich um herabfallende Geschosse gehandelt hat. Daß es sich bei allen Beobachtungen um Kinder handelte, kann zufällig sein, oder mit dem Umstand zusammenhängen, daß ein Kinderschädel weicher und dünner ist als ein Erwachsenenschädel. Andererseits sollte man erwarten, daß Erwachsene solchen Verletzungen eher ausgesetzt sind. Hervorzuheben ist, daß 2 der 5 Kinder starben. Bei einem lag eine Penetration des Ventrikelsystems mit einer Blutung vor; in diesem Fall war das Geschoß mit 8 g besonders schwer. Der andere tödliche Ausgang war das Ergebnis von Inhalation von Erbrochenem. Die übrigen 3 Kinder überstanden die Verletzung recht gut.

35. Offene Schädel-Hirn-Verletzungen nach Explosion der Gewehrkammer

Im Augenblick der Abfeuerung der Patrone wird die Hülse infolge des Rückstoßes mit großer Kraft gegen den Stoßboden (Kammerstirnwand) gepreßt. Die Kammer einer Waffe kann explodieren und den Schützen verletzen.

CAMPOS et al. (1973) berichten über 14 Beobachtungen, in denen Schützen durch Patronenhülsen, die ins Gehirn drangen, verletzt wurden. Alle Verletzten hatten leere Schrothülsen mit selbstgemachter exzessiver Füllung nachgeladen. Bei der Zündung drang die Ladung nach vorn, während die Patronenhülse nach Explosion der Kammer nach hinten gestoßen wurde. Die Explosionskraft trieb die Patronenhülse jeweils in die nichtdominierende Großhirnhemisphäre, da sich bei Rechtshändern das Gewehr jeweils vor der rechten (nichtdominierenden) Großhirnhemisphäre befand. Die wie Geschosse zurückfliegenden Hülsen drangen als Ganzes in das Gehirn ein. Die Hülsen wurden in Frontal-, Temporal-, Parietal- und Okzipitallappen gefunden. Zwei der 14 Patienten verstarben, bei den restlichen konnten die Hülsen operativ entfernt werden.

36. Maligne Hyperthermie nach alter Kopfschußverletzung

a) Einführung

Das *Krankheitsbild* der *malignen Hyperthermie (Hyperpyrexie, Hyperrigidität)* ist zwar erst seit etwa 15 Jahren bekannt (MARESCH 1973; ALTHOFF 1973), es liegen im gerichtsmedizinischen Schrifttum jedoch bereits eine Reihe von Veröffentlichungen vor. Es kann nicht Aufgabe dieses Beitrages sein, eine detaillierte Schilderung dieses Krankheitsbildes zu geben. Ich verweise auf den Beitrag von Volkmar SCHNEIDER u. BRATZKE (1983), in dem das Krankheitsbild eingehend geschildert ist und in dem die entsprechende Literatur besprochen wird.

b) Kasuistiken

Im folgenden wird lediglich über die Beobachtung einer *symptomatischen malignen Hyperthermie* nach *alter Kopfschußverletzung* berichtet werden, die Volkmar SCHNEIDER u. BRATZKE 1983 mitgeteilt haben:

Es handelt sich um einen 35 Jahre alten Mann, der 20 Jahre zuvor eine schwere Gehirnverletzung nach Kopfschuß erlitten hatte und 1,5 Tage nach einer Vollnarkose wegen eines zahnärztlichen Eingriffs unter den Zeichen einer Hyperthermie (41,5 °C) und einer Tachykardie *gestorben* war.
Die Skelettmuskulatur zeigte keine Veränderung im Sinne einer Myopathie, der Kreatinphosphokinasewert lag im Normalbereich, eine familiäre Belastung lag offensichtlich nicht vor.

Der Patient hatte als 15jähriger eine Kopfschußverletzung durch eine umgebaute Gasschußpistole erlitten. Der Einschuß fand sich im Bereich der rechten Stirn, der Ausschuß am Hinterhaupt. Der Junge mußte zweimal *neurochirurgisch operiert* werden.

Sechsunddreißig Stunden vor dem Tode wurde bei dem Patienten ambulant in Vollnarkose eine zahnärztliche Behandlung durchgeführt. Narkosedauer 2 h 55 min. Zur Vorbereitung erhielt er Atropin, zur Muskelerschlaffung Succinylcholin, die Narkose selbst ist als Inhalationsnarkose mit Halothan, Lachgas und Sauerstoff durchgeführt worden. Während der Narkose wurden Blutdruck und Puls kontrolliert, eine Überwachung der Herzaktionen erfolgte über den Monitor, keine Temperaturmessungen.

Sieben Stunden nach Narkoseende betrug die Körpertemperatur 39,5 °C, am folgenden Morgen 41,5 °C. Die stationäre Aufnahme erfolgte wegen einer Hyperpyrexie unklarer Genese 14 h vor dem Tod. Drei Stunden vor dem *Tod* kam es zu einem Blutdruckabfall, Herzfrequenz 200/min Asystolie.

Die *gerichtliche Obduktion* zeigte einen Zustand nach osteoklastischer Trepanation rechts, großes Narbengebiet im Bereich des rechten Stirnbeins mit Ausziehung des rechten Vorderhorns, Narbengewebe rund um das rechte Hinterhorn im hinteren Anteil, Hydrocephalus int., die 3. Hirnkammer bis zu 8 mm weit, die Hirnwindungen an der Sägeschnittebene z. T. auffallend schmal, hochgradiger Schwund des Marklagers in allen Anteilen, große Entmarkungsbezirke auf der Schnittfläche durch den Hirnstamm, die Hirnschenkel unterschiedlich weit, der Aquädukt nur mäßig erweitert, Hirnschlagadern zart.

Bei der *feingeweblichen Untersuchung* finden sich lediglich Hinweise für eine beginnende Bronchopneumonie.

Histologischer Befund am ZNS: Ausgeprägte Demyelinisierung, überwiegend im Haubenbereich bds. und im rechten Hirnschenkel, reaktive Gliose, vereinzelt auch Mikrogliaknötchen, weite Perivaskularräume, z. T. mit Rundzellinfiltraten (Plasmazellen, Lymphozyten), gleichmäßige Verdickung der Meningen mit bräunlichen Pigmentablagerungen, vereinzelt auch Rundzelleninfiltrate, zahlreiche akut-ischämische (hypoxische) Ganglienzellnekrosen, keine irregulären Eisenpigmentablagerungen, keine frischen Blutungen, kein Hinweis für eine Entzündung.

Dieser von Volkmar SCHNEIDER u. BRATZKE (1983) mitgeteilte Fall gehört, wie die Verfasser ausführen, nicht unter die Beobachtungen, die unter Hinweis auf eine familiäre Häufung beschrieben werden, auch ist ein Zusammenhang mit Erkrankungen der Skelettmuskulatur nicht zu erkennen. Nach Ansicht der Autoren erinnert dieser Fall sehr viel mehr an die symptomatische Form nach BEYER-KRISTENSEN et al. (1975). Diese Autoren hatten 3 Fälle beschrieben von „Tod durch maligne Hyperthermie in der Narkose", bei denen ganz unterschiedliche krankhafte Veränderungen am Zentralnervensystem festzustellen waren, „Meningo-Encephalo-Myeloradiculitis chronica, Glycolipoidosis cerebri, Encephalopathia ex anoxia perinatalis, Lobotomia frontalis bilateralis ante a facta", nicht aber Veränderungen im Sinne einer Myopathie.

Hervorzuheben ist, daß zwei neurochirurgische Eingriffe vorgenommen worden waren, ohne daß dabei Zwischenfälle aufgetreten wären.

Das Todesermittlungsverfahren wurde eingestellt. Hinsichtlich Einzelheiten verweise ich auf die Orginalarbeit.

37. Innerer Prellschuß des Gehirns

a) Einführung und Biomechanik

Der *innere Prellschuß* des *Gehirnschädels* wird als eine *Untergruppe* des *Gehirnsteckschusses* angesehen. Man findet an Schädel und Gehirn einen Einschuß und am Gehirn einen Ausschuß. Das Geschoß prallt nach Durchdringen des Gehirns an der Schädelinnenfläche oder an einer Duraduplikatur, wie Falx cerebri oder Tentorium cerebelli, ab und tritt dann häufig wieder ins Gehirn ein, und zwar in einer anderen Richtung als der des ersten Schußkanals. Die beiden Schußkanäle liegen in einem Winkel zueinander, daher „*Winkelschuß*" oder „*Hakenschuß*". Eine gedachte Gerade zwischen dem Einschuß und der Lage des Geschosses entspricht also nicht dem Schußkanal (DINKELMEYER 1943). Da das Hirngewebe zwei Schußkanäle aufweist, ist die direkte Zerstörung von Hirngewebe größer als bei einem Schußkanal. Der sekundäre Geschoßkanal kann beim inneren Prellschuß länger sein als der primäre.

Das *Geschoß ricochiert* manchmal von der Tabula int. des Schädels gegenüber dem Einschuß, so daß noch ein weiterer Schußkanal vorliegt. Manchmal folgt das Geschoß bogenförmig der Innenfläche der Schädelhemisphäre in Halbkreisform, beginnend am Einschuß; man spricht von einem *Konturschuß*. In der Geschoßbahn liegende Arterien, Venen oder venöse Sinus können verletzt werden.

Nach den Angaben von DINKELMEYER ist der innere Prellschuß kein seltenes Ereignis, in seinem Material in über 20 % sämtlicher Steckschüsse.

Der Ausdruck „*innerer Prellschuß*" war schon im 1. Weltkrieg von PAYR (1922) und PEIPER (1937) gebraucht worden, HEINE (1912) sprach vom „*Winkelschuß*". ZÜLCH (1956) hat darauf verwiesen, daß der Ausdruck „innerer Prellschuß" sprachlich nicht korrekt ist. Weder der Schädel noch das Gehirn werden „geprellt", sondern es handelt sich um einen „inneren Abpraller".

Wir müssen unterscheiden zwischen inneren Prellschüssen, die durch Geschosse und solche, die durch Granatsplitter verursacht worden sind, eine Unterscheidung, die in der Literatur oft nicht berücksichtigt wird.

Um einen Gehirnsteckschuß mit einem Infanteriegeschoß zu erreichen, muß nach FRANZ (1908) eine Flugbahn von über 2000 m vorausgesetzt werden. Derartige Steckschüsse gehören daher zu den Seltenheiten, denn um eine derartige Entfernung zu erreichen, muß das Gewehr in einem steilen Winkel abgefeuert werden, das entspricht nicht dem taktischen Einsatz dieser Infanteriewaffe.

Daraus ergibt sich, daß in Kriegszeiten die überwiegende Zahl der Steckschüsse durch Splitter verursacht wurde. Bei Pistolenschüssen kommen Gehirnsteckschüsse häufiger vor.

b) Einteilung

Beim *Gehirnsteckschuß* kann das *Geschoß:* (1) An der *Gehirnoberfläche am Schädelknochen steckenbleiben*, (2) vermag das *Geschoß* aber wieder *nach dem Anprall gegen die Innenfläche des Schädelknochens in das Gehirn einzudringen*, (a) es kann in den *alten Geschoßkanal* eindringen oder (b) es kann unter *Bildung* eines *neuen Schußkanals* erneut in das *Gehirn eindringen*.

c) Kasuistiken

DINKELMEYER (1943) berichtete über 17 Fälle von innerem Prellschuß. Es handelt sich um Geschosse und um Granatsplitter; 12 waren vom Winkeltyp: sämtliche waren tödlich.

DINKELMEYER benutzte die Bezeichnung „Geschoß" sowohl für die eigentlichen Projektile (Karabiner-, Pistolen-, Schrapnellkugeln) als auch für die durch Explosion in Bewegung gesetzten (Granat-, Bomben-, Minen-)Splitter. Mit Ausnahme eines Geschosses handelt es sich bei den übrigen Verletzungen um Splitter.

In *Gruppe 1* blieb das Geschoß an der Oberfläche des Gehirns am Ausschuß stecken (3 Fälle), in *Gruppe 2* kam es zum Wiedereintritt des Geschosses in den bereits bestehenden Schußkanal (2 Fälle) und in *Gruppe 3* fand sich ein Wiedereintritt des Geschosses ins Gehirn unter Bildung eines neuen Schußkanals (12 Fälle).

Folgende Besonderheiten lassen sich aus der Auswertung der Serie von DINKELMEYER zusammenfassen: In 12 von 14 Fällen, bei denen das Geschoß vom Knochen zurückprallte, fand sich bei der Herausnahme des Gehirns an der Aufschlagstelle eine flächenhafte Verklebung oder Verwachsung der Gehirnoberfläche mit der Dura mater. Bei kurzer Krankheitsdauer ist die zertrümmerte Gehirnoberfläche mit der Dura verklebt, bei längerer Dauer findet sich eine feste, oft noch rostbraun verfärbte Hirn-Dura-Narbe. In der gleichen Weise bilden sich Verwachsungen der Gehirnoberfläche und der Falx bzw. dem Tentorium. Nach DINKELMEYER sind solche vom Einschuß entfernter Verwachsungen ein Merkmal des inneren Prellschusses. Bei den inneren Prellschüssen handelt es sich zumeist um Steckschüsse mit langen Schußkanälen, die meist auf die andere Großhirnhemisphäre hinüberführen. Dabei finden sich verhältnismäßig oft Ventrikelverletzungen. Die *sekundären Schußkanäle* sind meist kurz. In allen Fällen, in denen das Geschoß im Bereich des Interhemisphärenspaltes die Mittellinie überquerend in die kontralaterale Großhirnhemisphäre übertrat, fand sich eine stärkere Blutung in dieser Region. In den meisten Fällen handelte es sich um *arterielle Blutungen*, aus Verletzungen von Ästen der A. cerebri ant. stammend. *Venöse Blutungen* durch Verletzungen von Brückenvenen können vorkommen und in vereinzelten Fällen kann der *Längssinus* verletzt sein. In einem Fall von DINKELMEYER ging die Blutung im Interhemisphärenspalt in ein ausgedehntes subdurales Hämatom der Konvexität über. Mehrfach war gleichzeitig eine Verwachsung der Falx mit den anliegenden Hirnwunden zu beobachten. Beim Übertreten in die andere Hemisphäre erwiesen sich die Schußkanäle hier enger und weniger infiziert als in der Einschußhemisphäre. Die beim zweiten Eintritt ins Gehirn eintretenden Schußkanäle waren meist besonders eng, die das Lumen umgebende Trümmer- und Quetschzone schmäler. Rindenprellungsherde fanden sich nur bei einem Teil der Fälle von DINKELMEYER, und zwar durchwegs an solchen Stellen, wo sie unschwer durch vom Einschuß ausgehende Kräfte zu erklären waren.

FREYTAG (1963), die über eine Serie von 238 *Schußverletzungen* des *Gehirns* berichtete, sah in *82% lediglich einen Schußkanal*. In 70 Fällen verblieb das Geschoß im Gehirn. Bei diesen letztgenannten Fällen lag das Geschoß 5mal direkt an der Innenfläche des Schädelknochens oder 19mal innerhalb des Hirngewebes. In einigen dieser Fälle war das Geschoß im Gehirn steckengeblieben, ehe es die gegenüberliegende Seite erreicht hatte. In 44 Fällen oder 18% der Gesamtzahl lagen *zwei oder mehr Schußkanäle* vor als Folge von *Ricochets (Knochen, Tentorium oder Falx)*. Die Abb. 199 zeigt die verschiedenen Verlaufskombinationen der Schußkanäle. Das Diagramm I der Zeichnung ergibt, daß in 27 Fällen das Geschoß einen einzelnen Ricochet aufwies. Nach Durchdringen des Gehirns

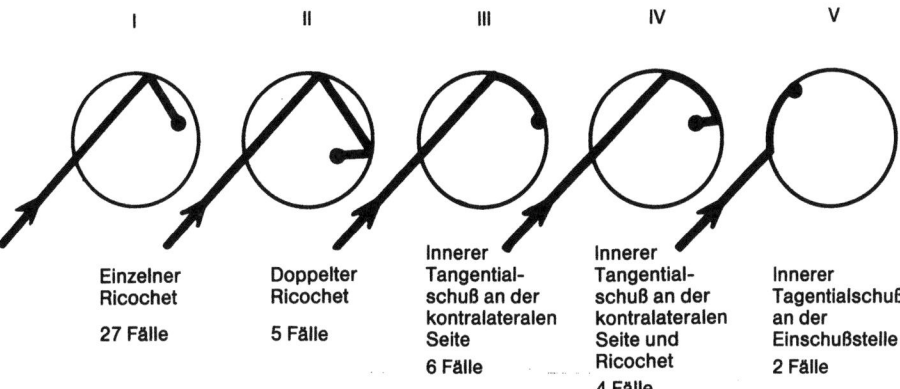

Abb. 199. Schematische Darstellung von 5 Variationen von Geschoßkanälen innerhalb der Schädelhöhle (Interner Ricochet und innerer tangentialer Verlauf). (Aus LINDENBERG 1971)

prallte das Geschoß an der Innenwand des Schädels ab und formte einen 2. Schußkanal, an dessen Ende es gefunden wurde. In 5 Fällen (Diagramm II) prallte das Geschoß zweimal ab und formte damit *3 Schußkanäle*. In 6 Fällen (Diagramm III) durchdrang das Geschoß das Gehirn, drang aber nicht erneut ins Gehirn ein, sondern folgte einem tangentialen Verlauf an der Innenfläche des Schädels entlang (Konturschuß), dabei die Oberfläche des Gehirns verletzend. In 4 Fällen (Diagramm IV) durchdrang das Geschoß in gleicher Weise wie in Diagramm III gezeigt, aber traf eine Unebenheit an der Innenfläche des Schädelknochens und drang für eine kurze Strecke wieder in das Gehirn ein. In den beiden letzten Fällen (Diagramm V) drang das Geschoß in einem sehr spitzen Winkel ein und folgte nach Eindringen in die Schädelhöhle in einem *innertangentialen Verlauf* der Innenfläche, ohne in das Gehirn einzudringen.

Einer der Patienten von BAKAY u. GLASAUER (1980) erlitt einen Einschuß im mittleren Okzipitalbereich, genau unterhalb der Protuberantia occipitalis ext.; das Geschoß drang in den Torkular und folgte dem Sinus sagittalis, diesen dabei bis zur Crista galli aufreißend.

d) Die sogenannten Ringelschüsse

Bei den sog. *Ringelschüssen* trifft das Geschoß schräg zur Oberfläche des Knochens auf, durchschlägt ihn und das darunterliegende Gehirn. Nach dem Austritt aus dem Gehirn trifft es auf die Knochen*innen*fläche auf. Besitzt das Geschoß relativ geringe Energie und/oder ist der Auftreffwinkel zwischen Knochenfläche und Flugbahn spitz, findet man an der Auftreffstelle häufig noch eine *Expression* der *Tabula int.* oder gar nur ein *sternförmiges System* von feinen *Fissuren*, die der Ungeübte leicht übersieht. Die Tabula ext. bleibt unbeschädigt. Das Geschoß wird an dieser Stelle reflektiert und läuft im Liquorraum, also zwischen den harten und weichen Hirnhäuten weiter, bis es zur Ruhe kommt. Ist die Geschoßenergie höher und/oder der Auftreffwinkel größer, kann es zu einem Steckschuß in der Tabula int. kommen. Die Tabula ext. ist dann exprimiert, was ja nach Größe der Expression von außen her getastet werden kann (SELLIER 1988).

38. Schußverletzungen von Kopf und Hals aus Gaspistolen

a) Absolute Nahschüsse

Absolute Nahschüsse [*Berührungsschüsse* aus *Gaspistolen* (Kaliber 6, 8 und 9 mm)] ergaben nach den Untersuchungen von GEERTINGER u. VOIGT (1981), daß Schußverletzungen mit dieser Waffe sehr gefährlich sind. Ein Schläfenschuß sowie ein Schuß gegen Hals und Nacken haben tödliche Wirkung.

Ein *Schuß gegen die Schläfe* verursachte die für einen Nahschuß typische strahlige Platzwunde. Die Squama temporalis zeigte einen Zersplitterungsbruch, der durch die Explosionskraft entstanden war, die einige Knochenfragmente in die Kopfhöhe einsprengte, die dort Läsionen am Hirngewebe verursachten.

b) Nahschüsse

Ein *Nahschuß* unter der Protuberantia occipitalis ext. verursachte mehrere Bruchlinien an der Schädelbasis hinter dem Foramen occipitale magnum. Zerreißungen der Membranen und Ligamente zwischen Atlas und Schädelbasis nebst Gehirnhautblutungen über der Medulla oblongata traten auf.

c) Berührungsschuß der Halsseitenfläche

Ein *Berührungsschuß* an der *Halsseitenfläche* verursachte eine große kraterförmige Öffnung, die bis in die hintere Mundhöhle reichte, mit Schädigung der V. jugularis und lokaler Ruptur der A. carotis ext., sublokaler Ruptur der A. carotis int. nebst Verletzungen wichtiger Strukturen im Halsgebiet.

39. Traumatischer Pneumenzephalus

a) Historisches

Der erste Fall eines traumatischen Pneumenzephalus vor Einführung der Röntgentechnik wurde von CHIARI (1884) mitgeteilt. Er war in der Lage, eine Fistel vom Sinus ethmoideus in eine luftgefüllte Höhle im Frontallappen, die mit dem Ventrikelsystem kommunizierte, zu beschreiben. LUCKERT (1913) sowie STEWART (1913/1914) beschrieben Fälle, in denen Luft durch Schädelfrakturen in das Ventrikelsystem eingebrochen war. WOLFF (1914) veröffentlichte den ersten Fall einer Pneumatozele nach Einführung der Röntgentechnik.

Beobachtungen von traumatischem Pneumenzephalus wurden veröffentlicht von BECKER (1895), KREDEL (1915), BRÜNING (1917), GOLDHAMMER (1919), RAND (1930) 8 Fälle, BODE (1935), BÖNINGER (1940), NIKOLAI u. NOCKEMANN (1961), BARD (1963), MENGES et al. (1979). Eine zusammenfassende Darstellung legte MARKHAM (1967) vor. Fälle von traumatischem Pneumenzephalus nach penetrierenden Schädel-Hirn-Verletzungen und Schußwunden von Schädel und Gehirn veröffentlichten GROSS (1948) sowie GARDNER u. SHANNON 1970). Beobachtungen von traumatischem Pneumenzephalus bei Orbitaverletzungen beschrieben MURPHREE u. BROUSSARD (1965).

Um das *Ventrikelsystem des Gehirns* für *diagnostische Zwecke* sichtbar zu machen, tauschte DANDY im Jahre 1918 und 1919 *Liquor gegen Luft aus;* er nannte die Methode *Ventrikulographie.* BINGEL, der von DANDYS Arbeit nichts wußte, nahm 1921 eine *lumbale subarachnoidale Einführung von Luft vor* und prägte den Terminus „*Pneumoenzephalographie*".

b) Beschreibung des Syndroms

Die Folge von knöchernen Verletzungen der Schädelbasis, die häufig mit Läsionen der harten Hirnhaut einhergehen, ist eine Kommunikation der Schädelhöhle mit der Außenwelt. Liquor dringt nach außen *(Rhinoliquorrhö)*, Luft nach innen *(Pneumenzephalus)*. Es besteht die Gefahr einer *rhinogenen Meningitis*, die oft noch Monate oder Jahre nach Sistieren der Liquorrhö auftritt. Die Frage nach der Indikation einer sofortigen Operation oder abwartend konservativen Behandlung kann hier nicht beantwortet werden; die Meinungen dazu sind geteilt.

Ein *Pneumenzephalus*, bereits auf *Röntgenaufnahmen sichtbar*, ist stets das Zeichen einer *penetrierenden offenen Hirnverletzung*. Neben der Bezeichnung *Pneumenzephalus* wird auch *Pneumatozele, Aerozele* oder *Pneumokranium* gebraucht. Die *Luft* ist *epidural, subdural* oder *subarachnoidal* nachweisbar, aber auch *intrazerebral* in der Hirnsubstanz und *intraventrikulär*. Man spricht von *primärtraumatischem Pneumenzephalus*, wenn die Luft unmittelbar nach der Gewalteinwirkung sichtbar ist, und von *sekundärtraumatischem Pneumenzephalus*, wenn die Luft nach einem Intervall von mindestens einigen Tagen sichtbar wird (KILLIAN 1939; TÖNNIS u. FROWEIN 1952; NIKOLAI u. NOCKEMANN 1960; ISFORT 1965 u. a.).

MENGES et al. (1979) untersuchten innerhalb eines Zeitraumes von 12 Monaten eine Serie von 380 schädel-hirn-verletzten Unfallopfern. Bei 14 (3,6%) wurde ein Pneumenzephalus diagnostiziert. Die diagnostische Erfolgsquote aus Schädelübersichtsaufnahmen in 2 Ebenen allein betrug 1,8%. Bei den mit dem Computertomogramm untersuchten Patienten konnte in 9 Fällen (3,23%) intrakraniell Luft nachgewiesen werden. Es zeigte sich, daß die klinischen Äquivalente der posttraumatischen Luftansammlung uncharakteristisch sind. Kontrollen sind auch deshalb notwendig, da sich aus verschiedenen Untersuchungen ergibt, daß sich noch nach Tagen oder Wochen ein posttraumatischer Pneumenzephalus entwickeln kann.

c) Intravaskuläre Lufteinlagerungen bei Patienten mit schweren offenen Schädel-Hirn-Verletzungen

Intravaskuläre Lufteinlagerungen bei Patienten mit *schweren offenen Schädel-Hirn-Verletzungen* wurden in der Literatur vereinzelt mitgeteilt. Die entsprechenden Patienten hatten Schußverletzungen, Verkehrsunfälle oder andere Unfälle erlitten. Es bestanden mehrere Schädelfrakturen oder Schußverletzungen mit Verletzungen des Gehirns und von Venen oder Sinus. Die Lufteinlagerungen können röntgenologisch nicht nur in Sinus und Venen des Gehirns und Halses, sondern auch im Herzen dargestellt werden.

ERBEN u. NADVORNIK (1963) fanden bei einem 11jährigen Jungen, dessen Kopf von einem Eisenstück getroffen war, und der Schädelbrüche erlitt, 65 ml Luft im rechten Herzen. Diese Luft wurde auf eine ausgedehnte offene Fraktur des Parietalknochens und die Eröffnung der diploischen Venen zurückgeführt.

MESSMER (1984) berichtete über intravaskuläre Lufteinlagerungen bei 3 tödlich verunfallten Patienten mit schweren Schädel-Hirn-Verletzungen:

Fall 1: Ein junger Patient traf bereits tot im *Notaufnahmeraum* ein. Es handelte sich um einen Suizid mit Schuß in die rechte Schläfe mit einer Handwaffe .45 Kaliber. Eine a. p. *Röntgenaufnahme* des *Thorax* zeigte exzessive intravaskuläre Lufteinlagerungen in der V. jugularis, V. cava sup. und im rechten Atrium.

Fall 2: Ein junger Mann wurde mit einer selbst beigebrachten Schußverletzung in der rechten Schläfe tot aufgefunden. Eine laterale *Röntgenaufnahme* des *Schädels* zeigt ausgedehnte Frakturen im Bereich des Kalvarium, sowie Lufteinlagerung im Sinus sigmoideus und den zervikalen Venen. Eine a. p. *Übersichtsaufnahme* des *Thorax* ergibt ausgeprägte intravaskulär gelegene Lufteinlagerungen.

Fall 3: Ein junger Mann war in einen Kraftfahrzeugunfall verwickelt und erlitt Schädelfrakturen. Postmortal vorgenommene *Röntgenaufnahmen* zeigten intravaskulär gelegene Luft.

40. Entzündliche Komplikationen offener Schädel-Hirn-Verletzungen

a) Einführung

Das Gehirn ist von der knöchernen Schädelkapsel sowie der widerstandsfähigen Dura mater umschlossen und gut geschützt, solange diese Hüllen intakt bleiben. Kommt es bei einer Gewalteinwirkung gegen den Kopf zu Verletzungen dieser anatomischen Strukturen, so ist eine Kommunikation zwischen der Außenwelt und dem Gehirn mit der Möglichkeit einer bakteriellen Infektion geschaffen. Natürlich können Mikroorganismen das Gehirn auch durch den Blutstrom bei einer *Bakteriämie* erreichen.

Wichtig ist der Hinweis, daß Öffnungen in der Schädelbasis und Schädelkapsel Kanäle für den Aus- und Eintritt von Gefäßen und Nerven sind, so daß damit eine Verbindung zwischen Schädelinhalt und der Außenwelt besteht, oder aber mit Geweben, die einer Infektion von außen leicht zugänglich sind.

Eine Verletzung der knöchernen Schädelhülle mit einer Trennung der Kontinuität dieser Struktur erlaubt Mikroorganismen zu den Umhüllungen des Gehirns oder bei zusätzlicher Verletzung derselben ins Gehirn selbst vorzudringen. Es bieten sich wiederum zwei Möglichkeiten: Die Infektion kann bei der Gewalteinwirkung sofort erfolgen oder aber die Hirnwunde kann später infiziert werden. Die Hirnwunde mit verletztem und nekrotischem Hirngewebe, oft ödematös verändert, bildet ein vorzügliches Nährmedium für pathogene Mikroorganismen. Besonders günstige Bedingungen liegen bei traumatischen Hirnprolapsen vor, bei denen das prolabierte Hirngewebe sowohl ödematös durchtränkt als auch nekrotisch ist.

Fremdkörper können bei der Verletzung in das Gehirn gelangen; sie können durch pathogene Keime verunreinigt sein, etwa Geschosse, Granatsplitter, Messer, Knochensplitter, Teile der Kopfbedeckung, der Kopfhaut, Haare, Textilien etc. Abszesse können sich um diese Fremdkörper oft erst nach Monaten oder Jahren bilden.

Die *unmittelbaren Todesfälle* nach *Hirnschußverletzungen* des *Gehirns* sind die Folge der Zerstörung wichtiger Hirnregionen und -zentren. Tod *infolge infektiöser Komplikationen* trifft oft bei denjenigen Patienten ein, die die Folgen der ersten Verletzung überleben. Die Verhinderung der infektiösen Komplikationen ist daher ein ausschlaggebender Faktor.

Im *1. Weltkrieg* waren die Todesfälle infolge infektiöser Komplikationen nach Schußverletzungen des Gehirns noch sehr hoch (CUSHING 1918; KERR 1927).
Im *2. Weltkrieg* betrug die Häufigkeit von Infektionen bei Schußverletzungen des Gehirns in Feldlazaretten 12,6% (HAYNES 1945). In allgemeinen Krankenhäusern betrug der Prozentsatz dagegen zwischen 16% und 23,5% (WEBSTER et al. 1946).

Die Mikroorganismen, die eine Meningitis verursachten, waren meist Streptokokken, Staphylokokken oder Klebsiella Friedländeri.

Die Hirnabszesse entwickeln sich normalerweise von kleinen Ansammlungen in das Gehirn verlagerter Knochenfragmente, ebenso sind metallische Objekte wie Geschosse oder Granatsplitter der Ausgangspunkt für Abszeßformationen, besonders wenn der Schußkanal durch den Processus mastoideus, die paranasalen Sinus und die Orbita verläuft. Es können sich in einem einzelnen Schußkanal mehrere Abszesse bilden, die voneinander unabhängig sind. Multiple Abszesse sind nicht so selten wie angenommen wird. Sie verlaufen dann tödlich, wenn ein tief gelegener Abszeß in das Ventrikelsystem einbricht.

Hirnabszesse können nach einer Wundinfektion auftreten, es muß jedoch darauf verwiesen werden, daß sie sich auch ohne jegliche solcher wahrnehmbaren Infektionen entwickeln können.

Nach einer infektiösen Wunde der Kopfschwarte können sich in relativ seltenen Fällen auch meist multiple metastatische Hirnabszesse bilden.

Die *hauptsächlichen Komplikationen* von *offenen Verletzungen* sind *Infektionen* mit *ihren Folgen*, die *direkte* und *indirekte Meningitis, traumatische Hirnabszesse (Früh- und Spätabszesse), phlegmonöse Markenzephalitis, Gasbrandinfektion* des *Gehirns, Infektion* des *Ventrikelsystems* mit *Ependymitis, Pyocephalus int.* und *massivem Hirnprolaps.*

b) Traumatischer Hirnprolaps (Fungus cerebri)

Protrusion von Hirngewebe durch eine Schädellücke hatte seit altägyptischen Zeiten eine infauste Prognose. Aber ohne Zweifel überlebten in den folgenden Jahrhunderten einige Patienten mit einem *Fungus cerebri.* LARREY (1832) warnte vor Abtragung des Fungus oder Kompression mit einer Bleiplatte. Ernst von BERGMANN (1866) vertrat die Meinung, man könne in solchen Fällen wenig tun, die meisten seien tödlich. Kam die Hernie von Hirngewebe zum Stillstand, so wurde ein Hautlappen über den Fungus genäht. Mit der Anwendung von gründlichem Débridement und Antibiotika im 2. Weltkrieg und damit Verhinderung des entzündlichen Prozesses, wurde diese Komplikation ein seltenes Ereignis.

Das unter *erhöhtem Druck stehende Gehirn drängt durch die Dura-* und *Knochenlücke nach außen* und es entsteht ein *Hirnprolaps* (Abb. 200, 201). Gewöhnlich handelt es sich um eine *Komplikation mit Infektion.* Der Hirnprolaps kann seine Ursache im sog. *infektiösen Ödem des Marks* haben, das mit der *phlegmonösen Markenzephalitis* einhergeht (Abb. 202), oder er kann als Folge eines *Hydrocephalus int. occlusus* auftreten. Großhirnrinde, Marksubstanz und Teile der Wundspalten samt eingedrungenen Fremdkörpern können so nach außen geschoben werden. SPATZ (1941) beobachtete, daß der ausgeweitete Seitenventrikel in den Prolaps hineinreichen kann (Abb. 203). Nekrosen im Prolaps sind nach SPATZ nicht Folge der Fungusbildung, sondern es stellen im Gegenteil die Nekrosen im Bereich der Hirnwunde die Voraussetzung für die Prolapsbildung dar. Die folgenden Abb. 204a, b; 205, 206a, b zeigen die Läsionen

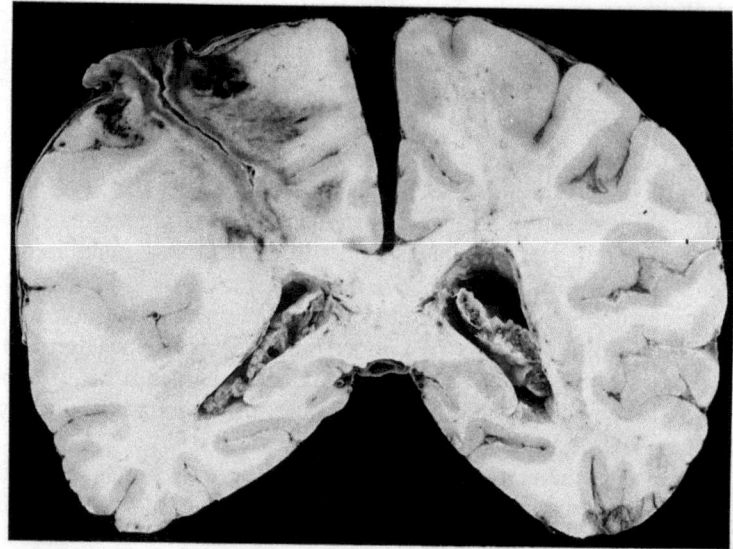

Abb. 200. Offene Hirnverletzung der linken Großhirnhemisphäre. Vorwölbung von Hirngewebe durch den Knochendefekt nach außen. Ringförmige hämorrhagische Nekrose des Hirngewebes um den Knochendefekt herum. Makrofoto. Samml. Prof. H. SPATZ

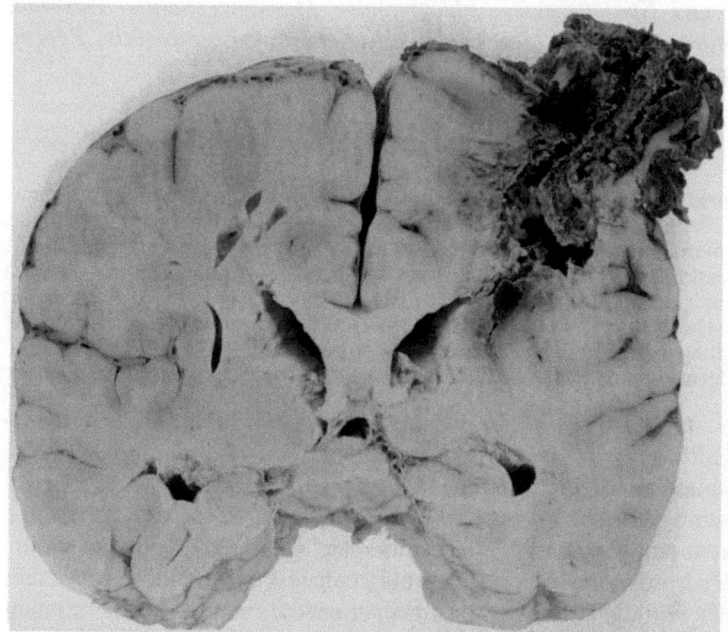

Abb. 201. Offene Hirnverletzung der rechten Großhirnhemisphäre. Vorwölbung von Hirngewebe durch den Knochendefekt nach außen. Makrofoto. Samml. Prof. H. SPATZ

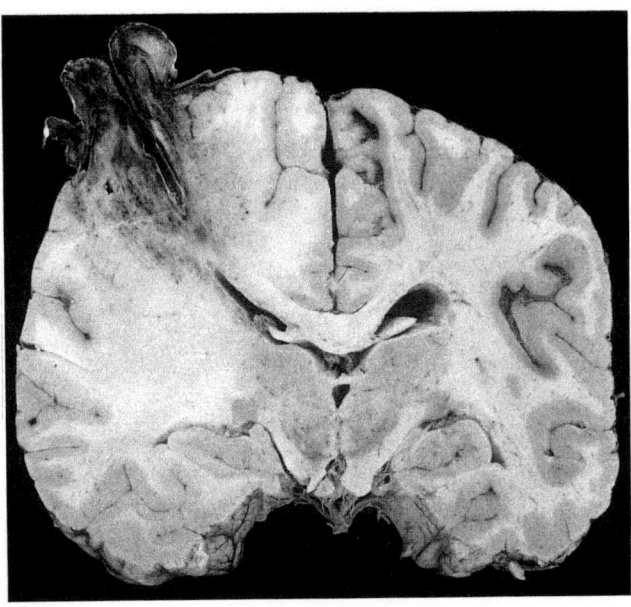

Abb. 202. Mensch. Offene Hirnverletzung der linken Großhirnhemisphäre. Frontalschnitt durch das Großhirn. Fungusförmiger Prolaps von infiziertem und nekrotischem Hirngewebe durch den Defekt der Dura mater und des Knochens. Teile des Wundkanals und phlegmonöse weiße Hirnsubstanz sind durch den Defekt nach außen gepreßt worden. Es liegt ein ausgeprägtes Ödem der linken Großhirnhemisphäre vor. Der linke Seitenventrikel ist in Richtung zum Prolaps verlängert und ausgeweitet. Überlebenszeit 26 Tage. Makrofoto. Samml. Prof. H. SPATZ

im Gehirn infolge einer linksparietalen Granatsplitterverletzung, die 38 Tage überlebt wurde.

41. Komplikationen von Infektionen

a) Direkte und indirekte traumatische Meningitis

α) Einführung

Eine *häufige Komplikation* der *Ventrikelinfektion* stellt die *Basalmeningitis* dar. Schon während des 1. Weltkriegs erkannten Chirurgen und Pathologen, daß Meningitiden häufiger auf dem Wege einer Infektion des Ventrikelsystems entstehen *(indirekte Meningitis)* als durch direkte Ausbreitung entlang der weichen Häute in der Umgebung der infizierten Hirnwunde (Abb. 207, 208). Durch die Infektion der weichen Häute um die Hirnwunde entsteht frühzeitig eine Verklebung der Dura und weichen Häute mit den Wundrändern. Der erhöhte Hirndruck drängt die Wundränder an den Schädelknochen und verstärkt diesen Vorgang. Diese kranzförmige Verklebung wird als *Verlötungsring* bezeichnet. Die *direkte* oder *Konvexitätsmeningitis*, die sich von der infizierten Hirnwunde aus

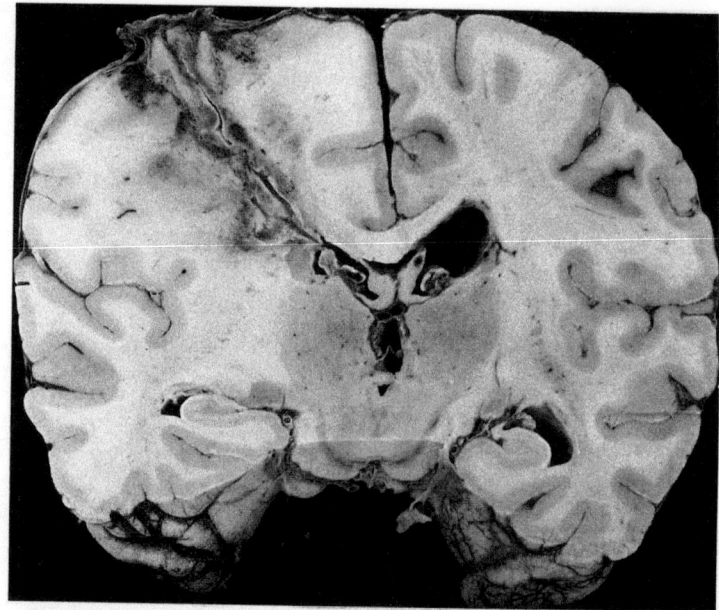

Abb. 203. Offene Hirnverletzung. Die infizierte Wunde kommuniziert mit dem linken Seitenventrikel. Mäßiger Prolaps von Hirngewebe durch den Knochendefekt. Überlebenszeit 27 Tage. Makrofoto. Samml. Prof. H. Spatz

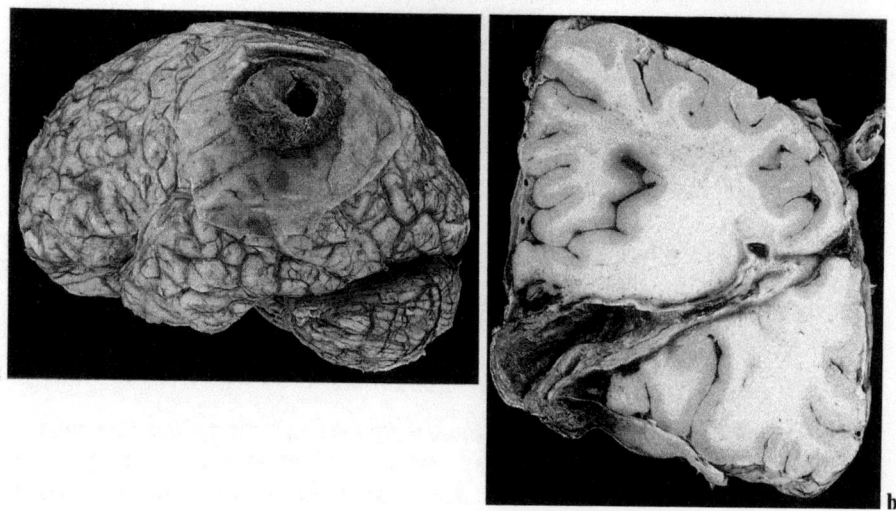

Abb. 204a, b. Mensch. Offene Hirnverletzung durch Granatsplitterverletzung links parietal. **a** Zeigt das Gehirn von der linken Seite. Um den Knochendefekt herum ist die Dura mater am Gehirn belassen. Es findet sich eine Vorwölbung oder Protrusion (Fungusbildung) des Gehirns durch den Knochendefekt nach außen. **b** Zeigt einen Frontalschnitt durch den Wundkanal. Makroskopisch ist eine deutliche sichtbare Abkapselung gegen das umliegende Hirngewebe sichtbar. Überlebenszeit 38 Tage. Makrofotos. Samml. Prof. H. Spatz

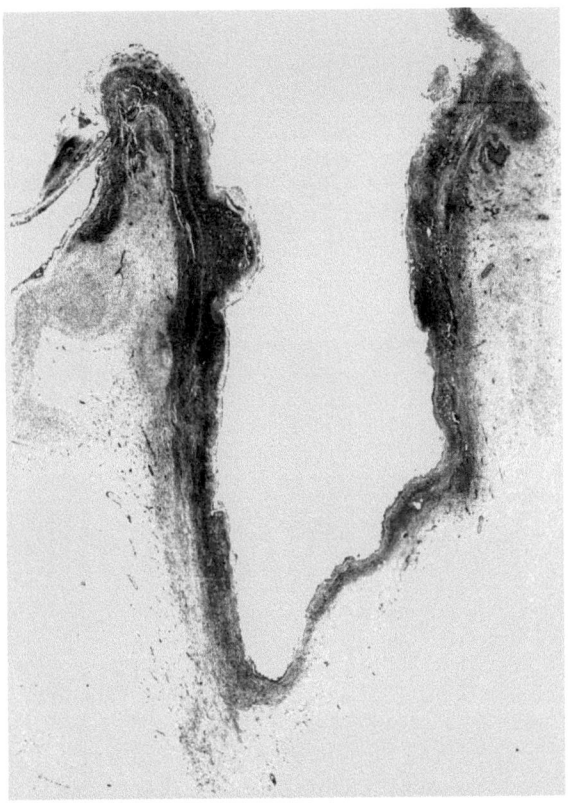

Abb. 205. Mensch. Offene Hirnverletzung durch Granatsplitterverletzung links parietal. Nissl × 3. Samml. Prof. H. SPATZ

entwickelt (SPATZ 1941; NOETZEL 1944) ist meist einseitig und bleibt häufig isoliert (Abb. 209).

β) Pathomorphologie

αα) Makroskopische Befunde

Im Anfangsstadium finden sich alle Übergänge von leichter Trübung der Meningen bis zu dichter und massiver eitriger Infiltration. Das Exsudat kann gelb, gelbgrün, grau oder durch Beimengungen von Blut braunrot gefärbt sein. Die Konsistenz kann dünn- oder dickflüssig oder sulzig sein. Bei Zerstörung der äußeren Grenzmembran durch eitrige Einschmelzungen kann es auch zu einer Ausbreitung des Exsudates in den Subduralraum kommen. Bei Einschneiden fließt es je nach seiner Konsistenz ab oder verbleibt im Subarachnoidalraum. Die Gefäße des Subarachnoidalraumes, vor allem die pialen Venen, sind von Exsudatansammlungen umgeben. Das Exsudat findet sich bevorzugt in den Windungsspalten und Furchen, also da, wo der Subarachnoidalraum am weitesten ist.

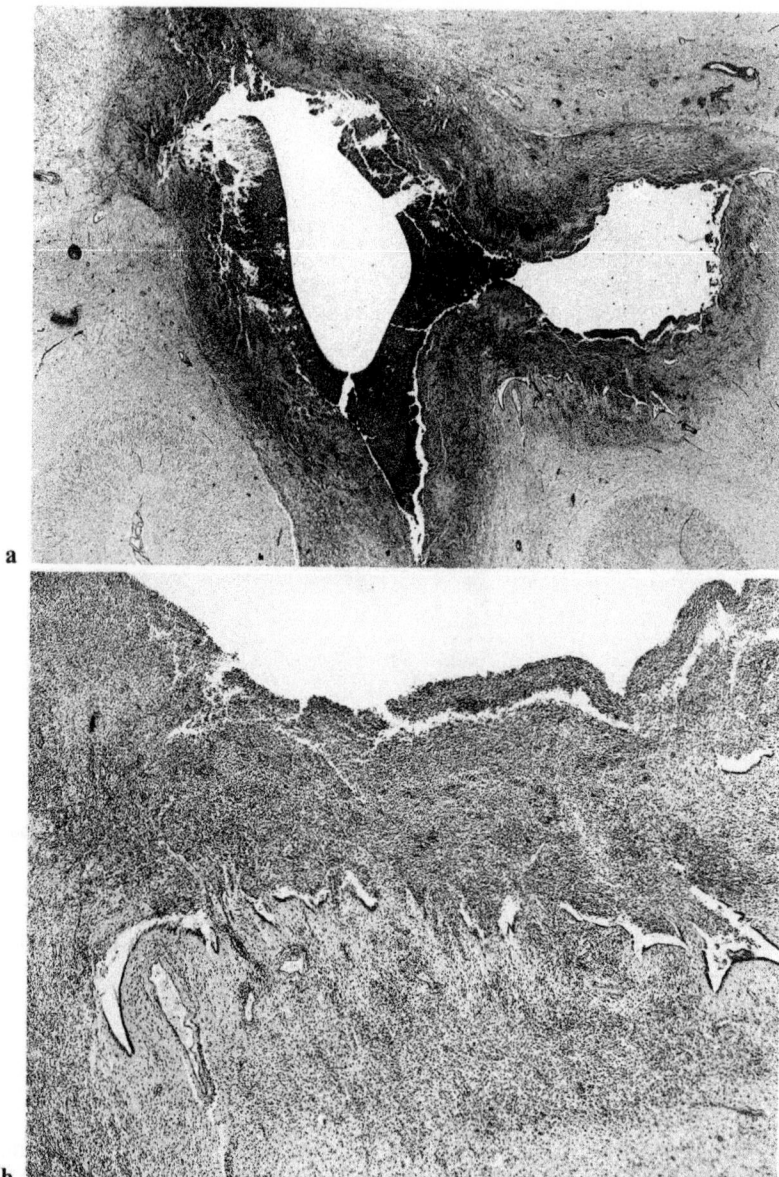

Abb. 206. a Entzündliche Reaktion um den infizierten Wundkanal im Marklager. Nissl ×7, 5. Samml. Prof. H. Spatz. **b** Im mittleren Bildabschnitt sind Reste des Ependyms nachweisbar. Es finden sich zahlreiche Ependymbreschen mit Ependymitis. Das subependymäre Gewebe ist von entzündlichen Filtraten durchsetzt. Nissl, ×30. Samml. Prof. H. Spatz

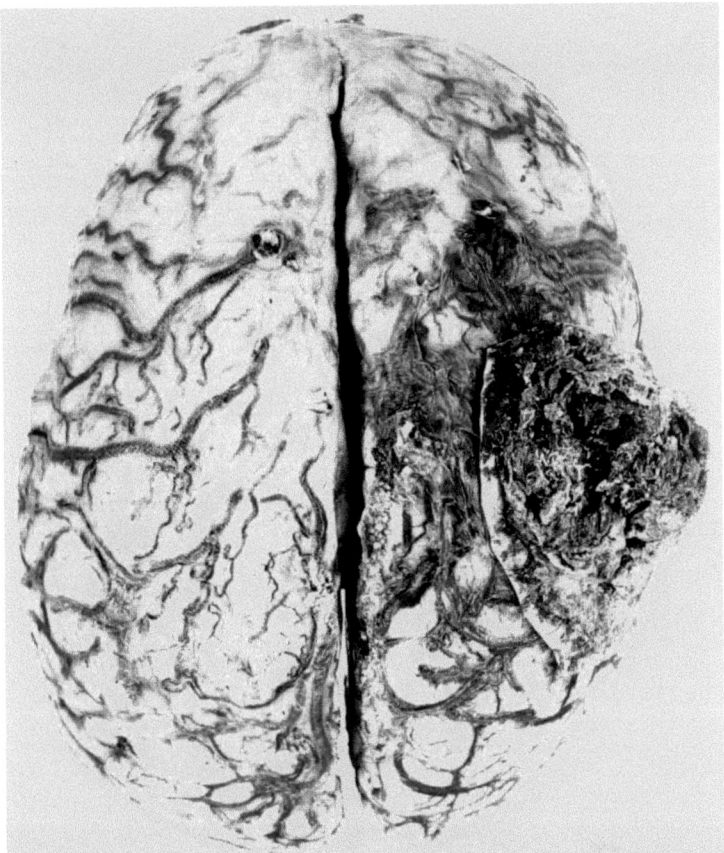

Abb. 207. Mensch. Offene Hirnverletzung der rechten Großhirnhemisphäre. Indirekte Meningitis der Großhirnhemisphären, die auf der verletzten Seite weniger ausgeprägt ist als auf der unverletzten Seite. Massiver Prolaps von infiziertem ödematösem Hirngewebe durch den Defekt der Dura mater und des Knochens über der rechten Hemisphäre. Überlebenszeit 11 Tage. Makrofoto. Samml. Prof. H. SPATZ

Mit zunehmendem Fortschreiten des entzündlichen Prozesses tritt ein Zusammenfluß der zunächst herdförmigen Exsudate auf, bis schließlich eine massive flächenhafte Eiteransammlung vorliegt, die große Anteile des Gehirns überziehen. Diese Eiteransammlungen können so dicht sein, daß die Blutgefäße völlig bedeckt und nicht mehr sichtbar sind. Bei Einschnitten zeigt sich, daß die Eitermassen am ausgeprägtesten in den Tiefen der Hirnfurchen sind, die ampullenförmig erweitert sind.

Während in Anfangsstadien eine ausgeprägte Blutfülle der Gefäße vorliegt, scheinen sie in späteren Stadien wie ausgedrückt zu sein. Sowohl Arterien als auch Venen können eindeutige thrombotische Verschlüsse aufweisen.

Die akute traumatische Leptomeningitis kann durch Therapiemaßnahmen zum Ausheilen gebracht werden, oder sie kann ein chronisches Stadium erreichen. Bei entsprechender massiver Chemotherapie kann ohne Zweifel ein großer Teil

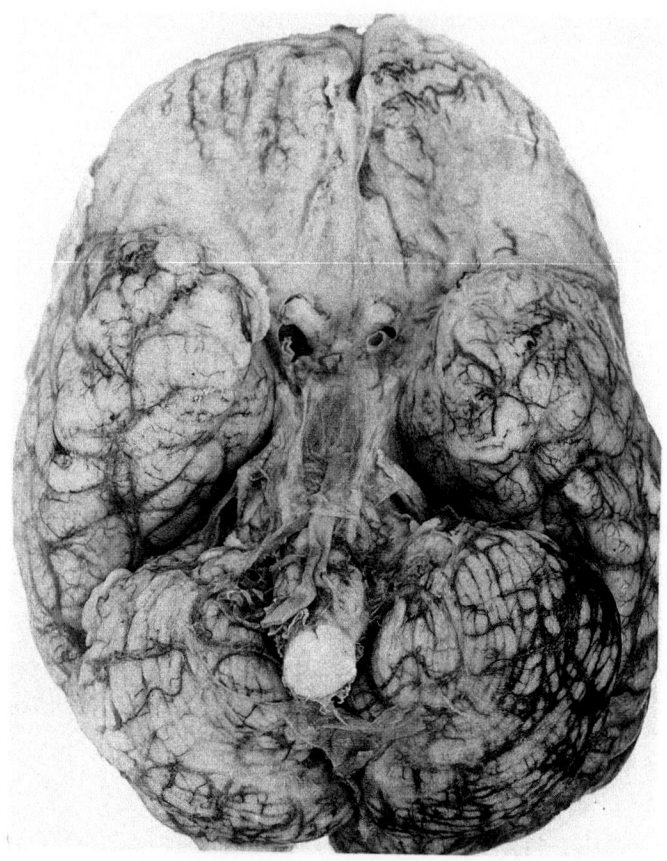

Abb. 208. Offene Hirnverletzung. Indirekte Meningitis der Hirnbasis. Verdickung und Trübung der weichen Häute. Überlebenszeit 11 Tage. Makrofoto. Samml. Prof. H. SPATZ

des Exsudates und Eiters abgebaut und resorbiert werden. Der nicht resorbierte Eiter kann eindicken und es lassen sich in ihm verfettete Bezirke nachweisen, die wiederum resorbiert werden können.

Im Rahmen von *Organisationsvorgängen* kommt es zu einer Verdickung und narbigen Umbildung der weichen Häute. Diese Strukturen haben ein grauweißes Aussehen und bilden schließlich *bindegewebige Schwarten*, die stellenweise *verkalken* können. In ihnen können an einigen Stellen noch gelbliche Eitermassen verbleiben. Noch sichtbare Gefäße können eine streifenförmige rotbraune Pigmentierung zeigen, bedingt durch abgebaute Blutfarbstoffe.

Im *Endstadium* können sich in den bindegeweblich verdickten weichen Häuten umschriebene Abkapselungen finden, eine besondere Form von *Arachnoidalzysten*.

Bei *„rekurrierenden Leptomeningitiden"* können sich in den bindegewebigen Narbenbildungen auch akute entzündliche Prozesse nachweisen lassen.

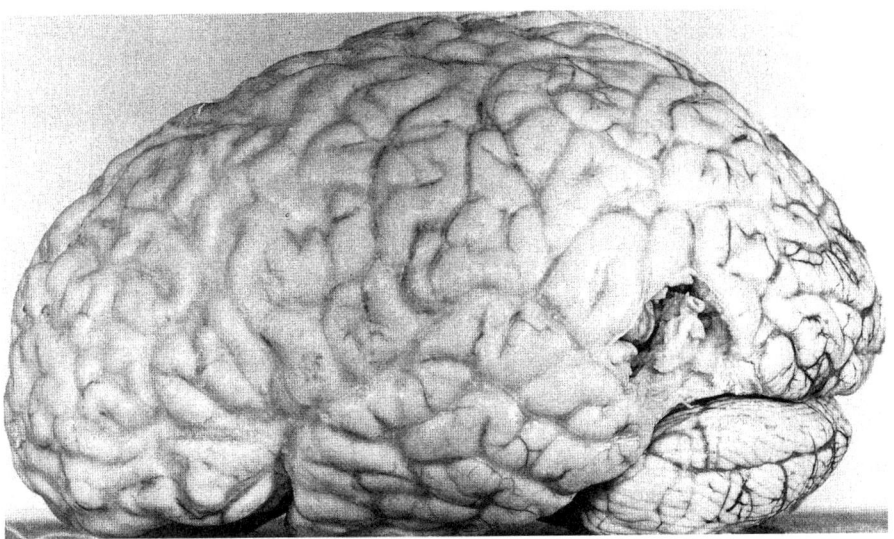

Abb. 209. Steckschußverletzung links okzipital mit eitriger Meningitis. Makrofoto. Samml. Prof. H. Spatz

ββ) Mikroskopische Befunde

Innerhalb der ersten 24 h lassen sich bereits polymorphkernige Leukozyten nachweisen. Sie entstammen kleinen Gefäßen der Pia und aus subarachnoidalen Venen. Nach dieser ersten Phase sind die Leukozyten überall im Subarachnoidalraum nachzuweisen. An den Leukozyten lassen sich bereits frühzeitig Verfall und Abblassung der Zellkerne nachweisen. Gegen Ende der zweiten Krankheitswoche ist dieser Prozeß abgeschlossen und es findet sich eine ausgeprägte Phagozytose.

Am Ende der 3. Krankheitswoche tritt Granulationsgewebe auf. Es handelt sich um Proliferation von gefäßreichem Bindegewebe. Das Exsudat wird durch die bindegewebige Wucherung ersetzt. Im Gewebe finden sich jetzt reichlich Lymphozyten und Histiozyten. Gefäßsprossungen treten auf, teils in Wucherungen von Endothel ohne ein Gefäßlumen, teils in röhrenförmigen Proliferationen. Das Granulationsgewebe, das von den Gefäßen ausgeht, dringt in das Exsudat ein. In den Zellen im Granulationsgewebe sind lipoide Stoffe nachweisbar.

Daran schließt sich das Auftreten von faserigem Bindegewebe an. Die Fibroblasten werden immer langgestreckter, schließlich liegt kollagenes Bindegewebe vor. Das Endstadium stellen grauweiße undurchsichtige derbe Narbenstränge dar.

γγ) Beteiligung der Hirnnerven

Der *entzündliche Prozeß* greift von den *weichen Häuten* auch auf die sie *durchziehenden Hirnnerven* über. Zunächst ist eine *ödematöse Auflockerung* der *Markscheiden* sichtbar, später der *Achsenzylinder*. Die Nerven zeigen Einlagerungen von Leukozyten und Lymphozyten. Später bildet sich eine Fibrose.

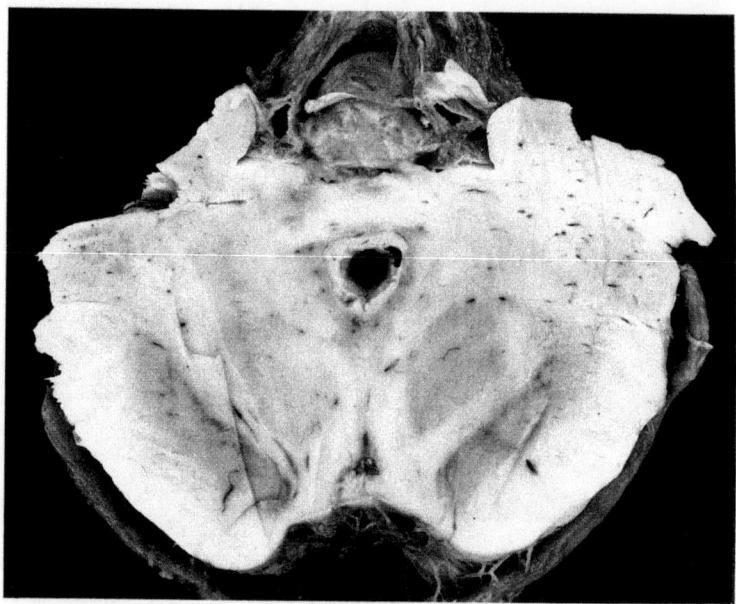

Abb. 210. Offene Hirnverletzung. Eitrige indirekte Meningitis. Ependymitis im Bereich des Aquaeductus Sylvii im Mittelhirn. Makrofoto. Samml. Prof. H. SPATZ

b) Infektion des Ventrikelsystems mit Ependymitis, Pyocephalus internus und massivem Hirnprolaps

Die *Infektion* des *Ventrikelsystem*s kann *primär* erfolgen, wie z. B. durch Eröffnung des Ventrikels bei offener Hirnverletzung. Sie kann sekundär von einer phlegmonösen Enzephalitis herrühren und in das Ventrikelsystem fortgeleitet sein, so daß man von einem Einbruch des enzephalitischen Prozesses in das Ventrikelsystem sprechen kann. Der massive entzündliche Prozeß durchbricht das Ependym. Das Ependym und das subependymäre Grau sind von Infiltratzellen durchsetzt, die Gefäße sind von Rundzellen umgeben. An manchen Stellen ist die *Ependymschicht zerstört* und es bestehen *Ependymbreschen*. Das Ependym wird von einem Belag bedeckt, der dem der Wundspalten und des Schußkanals entspricht (Abb. 210). Es entsteht das Bild einer *Ependymitis granularis*. Vom subependymären Gewebe beginnt eine gliöse Proliferation mit Bildung von warzen- und knopfartigen gliösen Narben, die durch die Ependymbreschen in das Ventrikelsystem vorragen. Der *Plexus chorioideus* wird ebenfalls in die *Infektion einbezogen*. Im bindegewebigen Stroma liegen massenhaft Infiltratzellen und die in ihm verlaufenden Gefäße zeigen adventitielle Infiltrate. Das Plexusepithel, das stellenweise zugrunde geht, ist gleichfalls von einem dicken Belag überzogen. Eine bindegewebige Organisation dieses Belages ist bei längerer Überlebenszeit möglich. Der Endzustand ist eine dicke *bindegewebige Schwarte*, in der kein Plexus mehr nachweisbar ist. Die Organisation des Plexus ist bindegewebig, während das Proliferationsgewebe im Ependymbereich gliöser Herkunft ist (SPATZ 1941). Bei

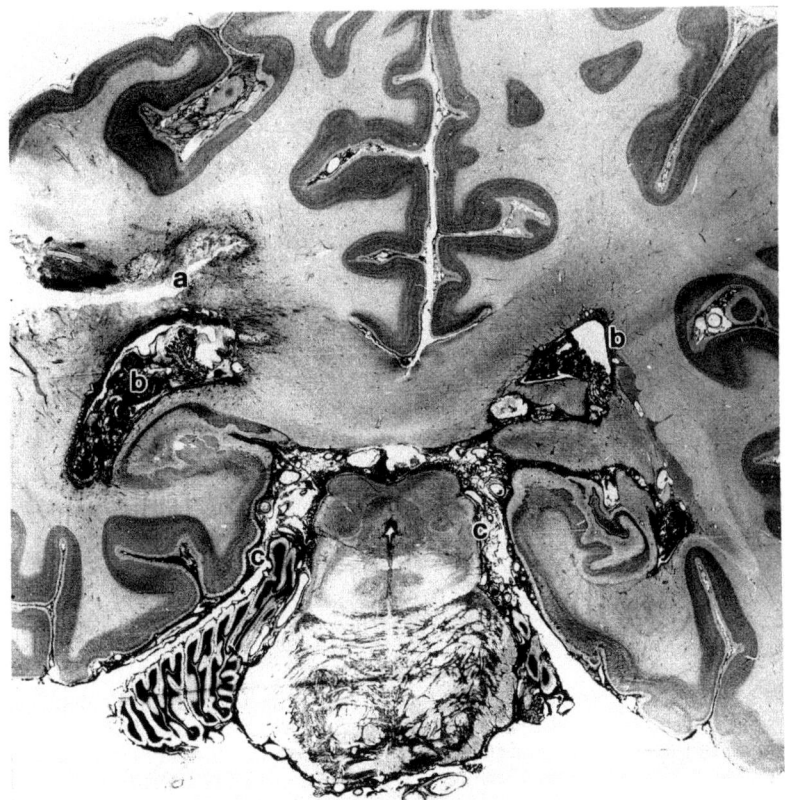

Abb. 211. Mensch. Offene Hirnverletzung. Hirnwunde der linken Großhirnhemisphäre mit umgebender Infektion des Marklagers bei *a*. Ausgeprägter Ependymitis des Seitenventrikels mit Pyocephalus int. bei *b*. Infektion im Bereich der Canales rhombencephali lat. bei *c*, mit indirekter Meningitis der Basis des Gehirns bei *d*. Überlebenszeit 11 Tage. Nissl, ×1,4. Samml. Prof. H. SPATZ

stärkerer Eiteransammlung bildet sich schließlich ein *Pyocephalus int.* aus. Das Ventrikelsystem ist mit Eiter gefüllt, der den Plexus chorioideus dicht umlagert.

α) Makroskopische Befunde am Ventrikelependym

Bei allen fortgeschrittenen traumatischen Leptomeningitiden liegt auch eine Beteiligung des Ependyms des Ventrikelsystems vor. Die Ventrikel können erweitert und von einer serösen Flüssigkeit gefüllt sein – es handelt sich dann um einen *entzündlichen Hydrocephalus int.*, oder aber das Ventrikelsystem kann von Eitermassen ausgefüllt sein – dem sog. *Pyocephalus int.*

Das *Ependym* der *Ventrikelwände* ist im akuten Stadium getrübt, oft sind die Gefäße stark blutgefüllt. Später bilden sich Fibrinpolster und Eiterbeläge. Es können Bilder einer *Ependymitis granularis* auftreten.

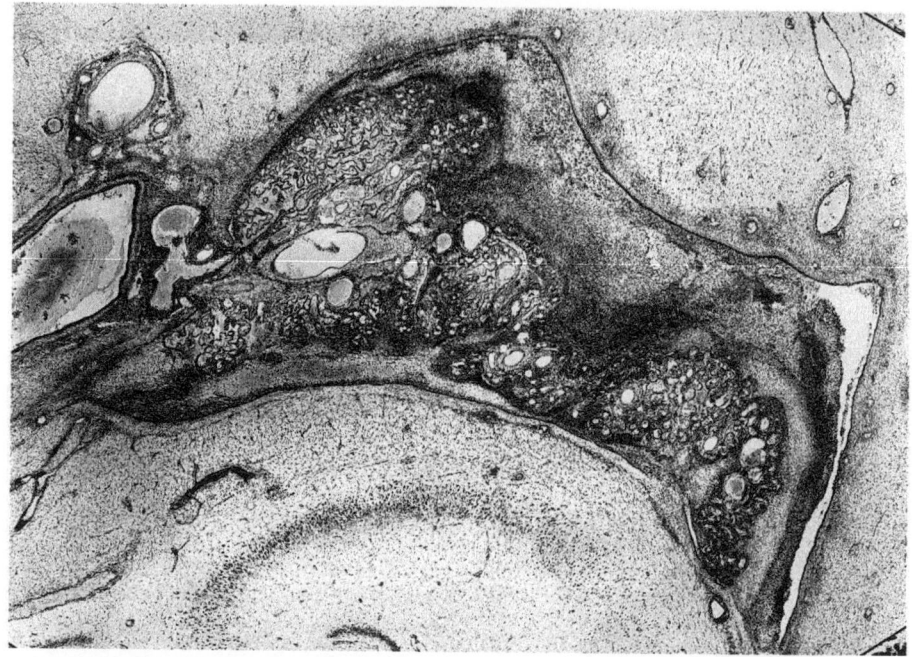

Abb. 212. Mensch. Pyocephalus int. der linken Großhirnhemisphäre nach offener Hirnverletzung der linken Großhirnhemisphäre. Der Plexus chorioideus des linken Unterhorns ist von Eiter und Debris ummauert. Schwere Ependymitis purulenta mit entzündlicher Reaktion des subependymären Gewebes. Überlebenszeit 11 Tage. Nissl, ×6. Samml. Prof. H. Spatz

Der *Plexus chorioideus* ist geschwollen. Der Plexus ist von Fibrin- und Eiterbelägen bedeckt und verdickt. In chronischen Stadien können die Plexuszotten bindegewebig umschlossen und damit ausgeschaltet sein.

Das *Gehirn* ist voluminös, das Hirngewicht ist erhöht. Der entzündliche Prozeß kann sich von den weichen Häuten auf zunächst oberflächliche Rindenschichten fortsetzen *(Meningoenzephalitis)*. Schon makroskopisch lassen sich *miliare Abszesse* nachweisen.

β) Mikroskopische Veränderungen an den Wandungen des Ventrikelsystems
(Abb. 211, 212)

Im akuten Stadium ist die *Ventrikelwandung* von einem Belag von Leukozyten, einer Lage Fibrin und geronnenem Plasma bedeckt. Später finden sich Lymphozyten und Plasmazellen. Die Leukozyten zeigen regressive Veränderungen. Im Exsudat können massenhaft pyogene Keime nachgewiesen werden, sie finden sich vorwiegend intrazellulär. Das Ependym kann regressive Veränderungen mit vollständigem Untergang der Zellen aufweisen. Diese Veränderungen können bereits am Ende der ersten Krankheitswoche vorliegen. In der subependymären Schicht liegen um größere Blutgefäße Säume von Leukozyten. Das Gewebe ist

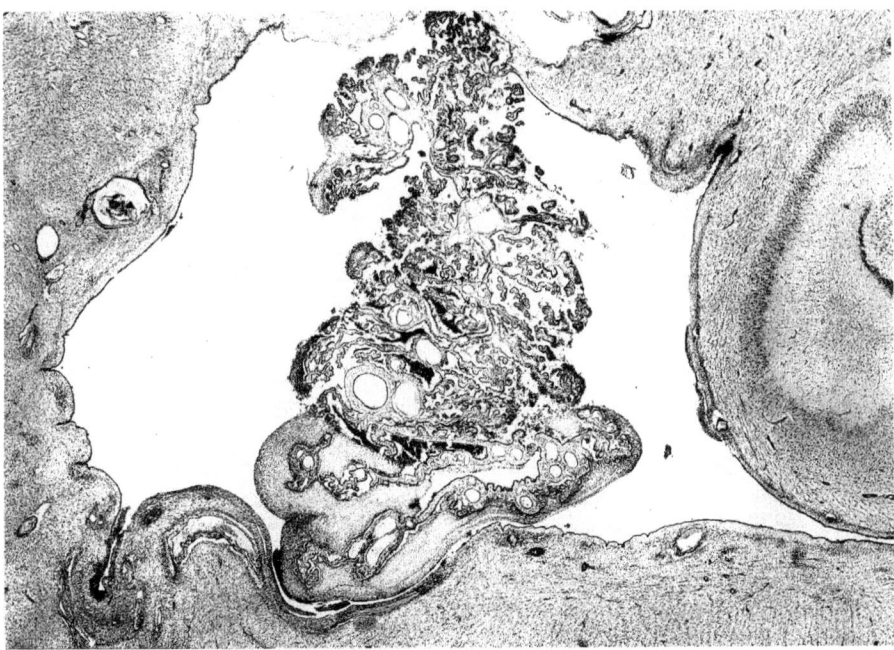

Abb. 213. Mensch. Offene Hirnverletzung. Hirnwunde der linken Großhirnhemisphäre mit umgebender Infektion des Marklagers. Ausgeprägte Ependymitis der Seitenventrikel mit Pyocephalus int. Infektion im Bereich der Canales rhombencephali lat. mit indirekter Meningitis der Basis des Gehirns. Der Plexus chorioideus ist von Eiter und Debris ummauert. Ausgeprägte Ependymitis purulenta mit entzündlicher Reaktion des subependymären Gewebes. Überlebenszeit 11 Tage. Nissl, × 6. Samml. Prof. H. SPATZ

aufgelockert. Die Leukozyteninfiltrate in der subependymären Gewebsschicht können außerordentlich ausgeprägt sein. Gegen Ende der ersten Krankheitswoche verschwinden die Leukozyten und werden durch Lymphozyten ersetzt.

Die ependymäre Zellschicht geht im Verlauf dieses Prozesses zugrunde, nur noch kleinere, mehr oder minder intakte Inseln bleiben erhalten. In den Defekten in der Ependymschicht, den sog. *Ependymbreschen* (HASENJÄGER u. STROESCU 1938) beginnt Astroglia zu proliferieren, schließlich besteht ein Gliafasergeflecht. Danach folgt eine bindegewebige Organisation mit Bildung von kollagenem Narbengewebe. Eine bindegewebige Narbe stellt das Endstadium dar.

γ) *Veränderungen am Plexus chorioideus* (Abb. 213)

Ebenso wie die Ependymschicht sind auch die *Plexuszotten* am entzündlichen Prozeß beteiligt. Das Plexusepithel ist zuerst befallen, es wird nekrotisch und löst sich ab. Die Plexusepithelien sind ebenfalls von Leukozyten dicht durchsetzt. Die Epithelschicht kann vollständig zerstört sein, so daß nur noch das Stroma des Plexus vorliegt. Der entzündliche Belag kann daher auch die Plexusepithelien umsäumen. Geformte und flüssige Blutbestandteile mischen sich dem Exsudat bei. In späteren Stadien finden sich Lymphozyten und Plasmazellen in den

Plexuszotten. Es bildet sich von den Zotten ausgehend Granulationsgewebe, das schließlich die Zotten völlig umgreift.

δ) Mikroskopische Befunde am Gehirn

Die oberflächlichen Rindenschichten zeigen eine ödematöse Auflockerung des Gewebes, umschriebene Einbrüche von Leukozyten und Gefäßwandinfiltrate. Nekrotische Zonen und Gewebseinschmelzungen werden sichtbar. Vor allem die Molekularzellschicht, die äußerste oder 1. Schicht kann eine erhebliche Gliazellvermehrung mit Formation von *Gliarasen* sichtbar werden lassen. Die Bilder erinnern an eine *Chaslin-Marginalsklerose*. Man kann hier schon von einer *Meningoenzephalitis* sprechen.

Der *entzündliche Prozeß* im Bereich der *Canales rhombencephali laterales (Foramina von Luschka)* und des *Canalis rhombencephali medialis (Foramen von Magendie)* kann durch Verklebung zu einem Verschluß zwischen innerem und äußerem Liquorraum führen, dem sog. *Hydrocephalus int. occlusus*, der in einen *Pyocephalus int.* übergehen kann.

c) Traumatische Hirnabszesse (Früh- und Spätabszesse)

α) Historisches

Jean Louis PETIT unternahm Trepanationen mit Eröffnung der Dura mater. Sein bekanntester Fall wurde 5 oder 6 Tage nach einer Schädel-Hirn-Verletzung trepaniert; PETIT eröffnete die Dura mater mit einer Lanzette und entfernte braune, eitrige, seröse Massen. Wir wissen nicht sicher, ob es sich hier um einen Frühabszeß gehandelt hat.

DUPUYTREN behandelte im Jahre 1823 im Hôtel Dieu in Paris einen Patienten mit einer alten penetrierenden Messerstichverletzung des Kopfes. Da er den erwarteten Abszeß nach Eröffnung der Dura mater zunächst nicht finden konnte, unternahm er mit einem kleinen chirurgischen Messer („bistoury") einen Einschnitt in das Gehirngewebe, aus dem sich jetzt Eiter entleerte. Der Patient verstarb.

Zu dieser Zeit wurden Eröffnungen der Dura mater als eine radikale Operation betrachtet, daher wurden nur wenige solcher Patienten operiert (STERN 1951).

DETMOLD operierte 1850 einen Patienten 9 Wochen nach einem imprimierten Trümmerbruch. Nach Einschnitt in das Gehirn in etwa 2,5 cm Tiefe entleerte sich dickflüssiger Eiter. Die Schwierigkeiten für DETMOLD bestanden in ausreichender Drainage der Wunde. Der Patient verstarb nach dem zweiten Eingriff.

WEEDS (1872) explorierte einen bewußtlosen Patienten mit einer alten Schußverletzung des Schädels und fand, daß die Dura mater an einer Stelle geringfügig lazeriert war. Er fuhr fort: „The celebrated cases (of PETIT, DUPUYTREN and DETMOLD)... flashed across my mind and without further hesitation my resolution was taken." WEEDS machte in der Dura mater eine Inzision und penetrierte mit dem Messer das Hirngewebe. Eine halbe Unze dunkelgrünen Eiters floß heraus. Drei Wochen später konnte der Patient wieder gehen.

β) Traumatischer Frühabszeß

αα) Einführung

Traumatische Hirnabszesse können sich von *jeder verletzten Schädelregion* ausbilden: (1) *Hirnabszesse* durch *Fortleitung* von den *Schädelweichteilen*, (2) *otogen fortgeleitete Hirnabszesse*, (3) *rhinogen fortgeleitete Hirnabszesse*, (4) *orbitogene Hirnabszesse* und (5) *kryptogene Hirnabszesse*; kryptogenetisch bedeutet, daß ein Primärherd nicht gefunden werden kann.

Selbstverständlich sind nicht alle der oben genannten Abszeßformen traumatischer Natur, sondern können aus eitrigen Prozessen in diesen Regionen fortgeleitet werden ohne daß eine Gewalteinwirkung vorgelegen hat.

Allgemein herrscht darüber Übereinstimmung, daß die Häufigkeit von Hirnabszessen bei den Hirnwunden größer ist, in denen Knochenfragmente, Granatsplitter und Geschosse zurückbleiben. In der Serie von FANTIS u. ZEREN (1981) lagen bei allen 15 Patienten mit Spätabszessen nach offenen Schädel-Hirn-Verletzungen Knochen- oder Metallsplitter vor. In der Serie von WALDBAUR u. THIERAUF (1985) fanden sich bei 3 der 6 Patienten Knochen- oder Metallsplitter, bei den übrigen 3 Patienten waren keine Fremdkörper nachweisbar.

Traumatische Hirnabszesse haben im Zeitalter der antibiotischen Therapie ganz erheblich und signifikant abgenommen (HAACK u. WEIGEL 1972). Die *Letalität der Hirnabszesse* liegt aber trotz *moderner neurochirurgischer Operationsverfahren* noch zwischen 32 und 38% (MÜKE u. WEICKMANN 1964; ISFORT 1966; ARGYROPOULOS u. HEPPNER 1966).

Unter den *bakteriologischen Befunden* ist es kein Wunder, daß die penizillinempfindlichen Streptokokken und Pneumokokken heute signifikant seltener im Abszeßeiter nachgewiesen werden.

Hirnabszesse können *solitär* oder *multipel* vorkommen (Abb. 214). Oft ist ein größerer „Hauptabszeß" von vielen kleinen, durch entzündliches Hirngewebe voneinander geschiedenen Abszessen umgeben. Es empfiehlt sich, Abszeßformationen immer in mehreren Schnittserien zu untersuchen, denn oft stellt sich heraus, daß es sich nicht um mehrere Abszesse handelt, sondern daß ein direkter Zusammenhang zwischen Fortsätzen und Ausstülpungen mit der Hauptabszeßformation besteht. *Abszeßformationen* können *fingerartige* oder *buchtartige Fortsätze* haben, oft an *Divertikel* erinnernd. Andererseits ist es möglich, daß kleinere Abszesse später in einen großen konfluieren. Die *Größe* der *Abszesse* kann von Pfefferkorngröße bis zu solchen reichen, die eine ganze Großhirnhemisphäre einnehmen. Die *Lokalisation* hängt bei *traumatischen Abszessen* von der *Lage der Hirnwunde* und der *Eintrittspforte* der *pyogenen Eitererreger* ab. Die *Konfiguration* der Abszesse kann neben Kugelgestalt solche von länglicher oder ovaler Form zeigen, oft mit multiplen taschen- oder fingerförmigen Ausstülpungen.

Über den Anteil der Frühabszesse bei offenen Schädel-Hirn-Verletzungen gibt Tabelle 116 Auskunft.

Aufgrund der Veröffentlichungen aus dem 2. Weltkrieg treten nach intrakraniellen Schußverletzungen bei 8,5–16% der Verletzten Hirnabszesse auf (ROWE u. TURNER 1945; ECKER 1946; MARTIN u. CAMPBELL 1946; WEBSTER et al. 1946; ROWE 1958; DZENITIS u. KALSBECK 1965).

Bei *Schädelinnendrucksteigerung* können die nach außen führenden Wundränder mechanisch so verschlossen werden, daß Wundsekret und Debris gestaut und verhalten werden. Diese Komplikationen stellen sich besonders dann ein, wenn ein Debridement der Hirnwunde unterblieb oder unvollständig war. SPATZ zeigte, daß die *Wand des Frühabszesses* dem Wandaufbau der Wundspalte ohne Verhaltung gleicht. Der Belag der Wundspalte entspricht der Wand des Frühabszesses. In der Abszeßwandung setzt eine ausgeprägte Proliferation von Fibrobla-

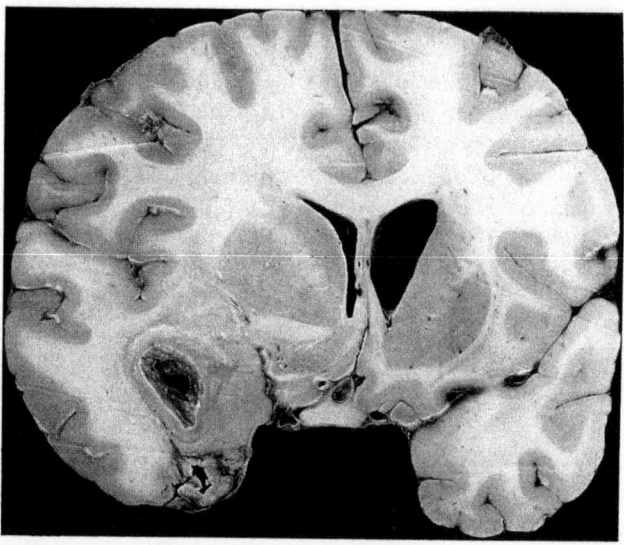

Abb. 214. Mensch. Frontalschnitt durch das Großhirn. Schußverletzung der linken Großhirnhemisphäre mit Abszeß im linken Temporallappen. Schwellung der linken Großhirnhemisphäre mit schlitzförmiger Verengung des linken Seitenventrikels und Verdrängung von Mittellinienstrukturen auf die gegenüberliegende Seite. Makrofoto. Samml. Prof. H. Spatz

sten ein, die eine dicke *bindegewebige Kapsel (Narbengewebe)* zum Ergebnis hat. Im allgemeinen bleibt eine schmale Verbindung mit der Wundoberfläche bestehen.

ββ) Makroskopische Befunde

Der Eiter in einem Abszeß kann wässerig und dünn, dick und rahmig, schleimig, fadenziehend sein, er kann von Gewebsdébris durchsetzt sein und Gas enthalten. Die Farbe kann sowohl grau, gelb, gelbgrün und da Blutbeimischungen vorkommen, rot oder bräunlich sein.

Man sollte darauf hinweisen, daß der Patient mit einem Hirnabszeß nicht nur einem infektiösen Prozeß ausgesetzt ist, sondern daß der Abszeß als raumfordernder Prozeß, zumindest in bestimmten Phasen, größere Gefahren mit sich bringt (Ballantine u. Shealy 1959; Kiser u. Kendig 1963).

γγ) Mikroskopische Befunde

Gewebliche Veränderungen in der Umgebung der Abszeßformation: Das *Hirngewebe* in der *Umgebung eines Abszesses* ist *ödematös verändert*, das *Gehirnödem* stellt einen konstanten Befund dar. Sowohl die Abszeßformation als auch das ihn umgebende Ödem stellen *raumfordernde Prozesse* dar. In dem ödematös durchtränkten Gewebe in der Umgebung eines Abszesses liegt eine entzündliche Reaktion des Gewebes vor, zunächst mit leukozytären, später mit lymphozytärplasmazellulären Infiltraten um kleinere Gefäße. Oft liegt eine ausgeprägte

Proliferation von astrogliösen Elementen vor. Auch die Mikroglia kann proliferiert und die Oligodendroglia geschwollen sein. Grenzt der Abszeß an Großhirnrinde, so können die Nervenzellen regressiv verändert sein.

γ) Komplikationen bei Hirnabszessen

Komplikationen bei Hirnabszessen bestehen also einmal in gesteigertem Hirndruck infolge des Hirnödems. Eine weitere Komplikation stellt der *Durchbruch eines Abszesses in das Ventrikelsystem* dar. Es hat zunächst eine Ependymitis bestanden, als deren Folge das Ependym einreißt und dem Abszeß den Durchbruch in das Ventrikelsystem erlaubt. Inwieweit ein gesteigerter Druck in der Abszeßhöhle eine Rolle spielt, ist noch nicht geklärt.

αα) Häufigkeit

Die *Häufigkeit* des Frühabszesses bei offenen Hirnverletzungen, die weitgehend von der primären Wundversorgung abhängt, wird in Tabelle 116 dargestellt. Es zeigt sich, daß der Anteil der Frühabszesse bei offenen Hirnverletzungen recht unterschiedlich angegeben wird. Für die beinahe 2000 Beobachtungen aus beiden Weltkriegen ergibt sich eine Häufigkeit von 7,8% (KARIMI-NEJAD u. KRENKEL 1966).

ββ) Mortalität

Die Mortalität von Patienten mit Hirnabszessen ist trotz Einführung der Antibiotika noch sehr hoch und liegt zwischen 18,5% und 53% (LOESER u. SCHEINBERG 1957; KISER u. KENDIG 1963; GREGORY et al. 1967; GARFIELD 1969; MCCLELLAND et al. 1978).

Die Mortalität in der Serie von SAMSON u. CLARK (1973) betrug 42,8%. In dieser Serie verstarben alle Patienten, die nicht operiert wurden. 28 Patienten wurden operiert, 5 von ihnen verstarben, was einer chirurgischen Mortalität von 17,8% entspricht. In dieser Serie war bei $^2/_3$ der Patienten die Kompression des Hirnstammes und bei weniger als einem Drittel ein fulminanter infektiöser Prozeß des ZNS die Todesursache.

Tabelle 116. Anteil der Frühabszesse bei offenen Schädel-Hirn-Verletzungen. (Aus KARIMI-NEJAD u. KRENKEL 1966)

Autor	Gesamtanzahl der offenen Hirnwunden	Frühabszesse	%
BOIT (1917)	140	8	5,7
MALTBY (1946)	200	17	8,5
MARTIN u. CAMPELL (1946)	426	58	13,6
WEBSTER (1946)	206	33	16
GILLINGHAM (1947)	284	8	2,8
SMALL u. TURNER (1947)	330	5	1,5
CAIRNS et al. (1947)	354	23	6,5
	1940	152	7,8

ALGERSON et al. (1981) werteten eine Serie von 90 aufeinanderfolgenden Fällen von Hirnabszessen aus, die sie zwischen 1964 und 1978 behandelt hatten. Die Mortalität fiel in 3 aufeinanderfolgenden 5-Jahresperioden von 42% auf 21% und schließlich auf 9,7%. Frühzeitige chirurgische Eingriffe führten zu einer Reduzierung der Mortalität zwischen der ersten und zweiten 5-Jahresperiode. Die Erkennung des Bestehens eines Hirnödems durch die Computertomographie und Anwendung von Steroiden führten zu einer Abnahme der Mortalität in der letzten 5-Jahresperiode. Patienten mit otogenen Abszessen machten die größte Gruppe von Patienten mit Hirnabszessen aus; die Erniedrigung der Mortalität fiel hier von 36% auf 11%. Die Mortalität aller anderen Abszesse fiel von 45% auf 8%.

γγ) Auswahl aus mitgeteilten Serien

SAMIY (1948) berichtete über 4 posttraumatische Hirnabszesse, die alle nach einer schweren offenen Schädel-Hirn-Verletzung auftraten. Drei dieser Patienten hatten eine mehr oder weniger starke Prolapsbildung. Bei allen 3 Patienten konnte eine kleine Fistel nachgewiesen werden, die die Abszeßhöhle mit der Außenwelt verband. Zwei der posttraumatischen Abszesse lagen im Frontal-, einer im Parietal- und einer im Okzipitallappen.

ISFORT (1966) berichtete über eine Serie von 68 Patienten mit Hirnabszessen aus dem letzten Jahrzehnt. Darunter fanden sich 5 Säuglinge und 7 Kinder bis zu 14 Jahren. 21 dieser Abszesse waren traumatisch, 16 fortgeleitet und 20 metastatisch.

δ) Traumatischer Spätabszeß

αα) Einführung

Die *Literatur* über *Spätabszesse* ist *recht umfangreich*. Die Autoren weisen auf die *langen Latenzzeiten* hin, die *zwischen* dem *Zeitpunkt der Schädel-Hirn-Verletzung* und der *Diagnose des Hirnabszesses* liegen, Zeiträume, die Jahre bis Jahrzehnte betragen können (Ernst von BERGMANN 1880; MARBURG u. FRANZL 1915; TAVERNIER 1921; PAOLI 1923; ALAJOUANINE u. PETIT-DUTAILLIS 1926; FRANK 1932; BARRÉ et al. 1937; BRUNSLOW 1942; CSIKY-STRAUSS 1943; DEVIC et al. 1945; HAYNES 1945; ROWE 1945; WEBSTER et al. 1946; BISCHOF 1953; DREW u. FAGER 1954; DZENITIS u. KALSBECK 1965; HEIDRICH u. SÖRGEL 1965; ARSENI u. GHITESCU 1967; ROBINSON et al. 1968; HIGUSHI et al. 1971; WALDBAUER u. THIERAUF 1985). Meist von tief in der Wunde liegenden Fremdkörpern mit infektiös gebliebenen Bakterien ausgehend, bildet sich ein Abszeß in der oben geschilderten Weise, jedoch ohne Verbindung mit oberflächlichen Wundrändern. Die oberflächlich gelegenen Teile der Wundspalte sind durch eine bindegewebige Narbe – die Hirn-Dura-Narbe – dicht verschlossen. Der im Abszeß sich bildende Eiter führt zu einer ballonartigen Abrundung der Abszeßformation in ihrer bindegewebigen Kapsel.

ββ) Lokalisation der Spätabszesse

Die *Lokalisation der Spätabszesse* kann an der Eintrittsstelle des Fremdkörpers, im Verlauf des Schußkanals, an der Stelle an der der Fremdkörper liegt und an Stellen weit vom Fremdkörper entfernt liegen.

γγ) Auswahl aus der Literatur

Spätabszesse um Granatsplitter wurden von DREW u. FAGER (1954) 6 bzw. 7 Jahre nach einer Schußverletzung des Gehirns beschrieben.

BLÜMEL u. KRAUS (1959) fanden bei 34 traumatischen Hirnabszessen Intervalle bis zu 12 Jahren.

DZENITIS u. KALSBECK (1965) sahen einen Spätabszeß 31 Jahre nach einer Schußverletzung des Gehirns.

HEIDRICH u. SÖRGEL (1965) berichteten über einen 60jährigen Patienten, bei dem 47 Jahre nach einer Pistolenschußverletzung der rechten Stirn (Suizidversuch) ein Spätabszeß frontobasal rechts mit alter Splitterpyramide operativ entfernt wurde.

ISFORT (1966) berichtete über einen Spätabszeß, der sich nach 21 Jahren entwickelte: Die 28jährige Patientin hatte im Alter von 7 Jahren eine Hufschlagverletzung des rechten Scheitelbeines mit offener Impressionsfraktur erlitten. Nach umgehender Wundversorgung erfolgte Primärheilung. Die anfängliche linksseitige Hemiparese bildete sich voll zurück, 8 Jahre nach dem Unfall traten gelegentlich linksseitige Jackson-Anfälle auf. Nach 21 Jahren gaben zunehmende Kopfschmerzen und Erbrechen Veranlassung zur Einweisung. Es fand sich eine zentrale Fazialisparese links, eine Stauungspapille beiderseits und ein rechtsparietaler Fokus im *EEG*, *Liquor* normal, *BKS* 55/68 mm n. W. *Angiographisch* konnte der Abszeß im rechten Parietalhirn nachgewiesen werden. Nach zweimaliger Punktionsbehandlung des Abszesses mit derber Kapsel (Staphylokokken) wurde die Patientin beschwerdefrei. Seit nunmehr 2 Jahren sind Krampfanfälle nicht wieder aufgetreten.

ARSENI u. GHITESCU (1967) teilten die Befunde von 7 Spätabszessen mit, die sich 2, 4, 6, 7, 20, 22 und 24 Jahre nach der Verletzung manifestierten.

Unter 117 Hirnabszessen, die WÜLLENWEBER u. GROTE (1968) behandelten, befanden sich 30 posttraumatische Spätabszesse. Von diesen Patienten hatten 25 eine penetrierende Kriegsverletzung erlitten, bei drei Patienten handelte es sich um Impressionsfrakturen nach Verkehrsunfällen und bei zwei weiteren um penetrierende Verletzungen durch die Orbita.

Gegenüber 29 Abszessen im Großhirnbereich fand sich lediglich ein Kleinhirnabszeß, der sich um einen im Tentorium steckenden Granatsplitter entwickelt hatte. In 7 Fällen bestanden multiple Abszesse. Bei 15 Patienten konnten intrazerebrale Fremdkörper nachgewiesen werden, davon 14 metallische Fremdkörper, meist Granatsplitter.

Man kann aus der Latenzzeit zwischen Schädel-Hirn-Verletzung und klinischer Manifestation des Spätabszesses nicht auf die Dicke der Abszeßkapsel schließen.

FANTIS u. ZEREN (1981) veröffentlichten eine Serie von 15 traumatischen Spätabszessen des Gehirns nach offenen Schädel-Hirn-Verletzungen. In 9 Fällen lag eine Granatsplitterverletzung vor, das längste Intervall zwischen Verwundung und Abszeßentfernung betrug 31 Jahre.

PETERS (1983) veröffentlichte die Befunde eines Patienten, der 51 Jahre nach einer offenen Schädel-Hirn-Verletzung im 1. Weltkrieg an einem Spätabszeß verstarb. Im Oktober 1914 kam es zu einer Schrapnellverletzung im Bereich des linken Stirnbeins. Im Alter von 76 Jahren erkrankte der Verletzte 1965 (also 51 Jahre nach der Verwundung) an einer Meningitis, ausgehend von einem Abszeß in der Tiefe des Wundkanals. Die Spätkomplikation führte innerhalb von 3 Tagen zum Tode.

Obwohl es eine obere Grenze für das Auftreten infektiöser Spätkomplikationen nach offener Schädel-Hirn-Verletzung nicht gibt, handelt es sich meines Wissens bei der im vorhergehenden mitgeteilten Beobachtung um das längste in der Literatur bekannte Intervall zwischen Verwundung und Spätabszeß.

BERNARD et al. (1982) berichteten über 8 intrakranielle Abszesse aus einer Beobachtungszeit von 10 Jahren. Es handelte sich um 4 subdurale und 4 intrazerebrale Abszesse.

WALDBAUR u. THIERAUF (1985) veröffentlichten eine Serie von 6 Patienten mit posttraumatischen Spätabszessen. Das Intervall zwischen Kriegsverletzung und Abszeßoperation betrug 27–39 Jahre, wobei eine Latenzzeit von 39 Jahren zweimal vorkam.

Fall 1: 46 Jahre. 1944 Granatsplitterverletzung links parietal, operativ versorgt. Seit Kriegsverletzung Hemiparese rechts, Sprachstörungen, Anfälle. – Innerhalb von zwei Wochen rasch zunehmende Kopfschmerzen, schließlich somnolent. – Bei *Aufnahme* (Dezember 1971): Bewußtseinsgetrübt. Nackensteife. – *BSG:* 38/73. Leukozyten: 9000. *Liquorzellzahl:* 408/3. – *Röntgenaufnahmen* des *Schädels:* Knochenlücke links parietal, extrakranieller Metallsplitter rechts frontoparietal. *Karotisangiographie links:* Große Raumforderung links parietal. – *1. Operation* (14.12.1971): Erweitertes Bohrloch links parietal, Abszeßpunktion (100 ml Eiter). *2. Operation* (21.12.1971): Osteoplastische Trepanation links parietal, Exstirpation der Abszeßkapsel. *Histologischer Befund:* Mehrkammeriger Hirnabszeß mit breiten Narbenzügen. In der Nachbarschaft zahlreiche Blutgefäße mit erheblichen Wandfribrosen. Multiple frische „Satellitenabszesse". *Bakteriologischer Befund:* Proteus mirabilis. – *Postoperativer Verlauf* komplikationsfrei, allmähliche Erholung.

Fall 2: 67 Jahre. 1941 Granatsplitterverletzung rechts temporal, operativ versorgt. Seit Kriegsverletzung gelegentlich Jackson-Anfälle. – Im Februar 1978 ein generalisierter Anfall. Etwa einen Monat danach eitrige Meningitis. – Bei *Aufnahme* (März 1978): Verwirrt. Nackensteife. Parese des linken Beines. Hohes Fieber. – *BGS:* 13/40. Leukozyten: 4800. *Liquorzellzahl:* 3680/3. – *Röntgenaufnahmen* des *Schädels:* Knochenlücke rechts temporal, kleine Metallsplitter extrakraniell. – *CT:* Ringstruktur rechts temporoparietal (zwischen Trigonum und Hirnoberfläche). – *Operation* (10.4.1978): Exstirpation eines Hirnabszesses rechts temporoparietal mit ausgeprägter Dura-Hirn-Narbe. – *Histologischer Befund:* Hirnabszeß mit multiplen unterschiedlich alten „Satellitenabszessen" in Anlehnung an Granulations- und Narbengewebe, wobei zahlreiche Blutgefäße eine erhebliche Wandfibrose aufweisen. – *Bakteriologischer Befund:* Kein Keimwachstum. – Postoperativ zunächst glatter Verlauf. Sieben Tage nach Operation nach starker gastrointestinaler Blutung verstorben. – *Sektionsbefund:* Leberzirrhose mit Ösophagusvarizen. Operationsgebiet unauffällig.

Fall 3: 54 Jahre. 1943 Granatsplitterverletzung links (Splitter zerstörte das linke Auge, drang links frontobasal nach intrakraniell ein und gelangte bis in die rechte mittlere Schädelgrube). Operative Versorgung mit Enukleation. Seit Kriegsverletzung rezidivierende Kopfschmerzen. – Innerhalb von 2 Wochen Zunahme der Kopfschmerzen, Fieber, schließlich Somnolenz. – Bei *Aufnahme* (Juni 1978): Somnolent. Leichte Nackensteifigkeit. Leichte Halbseitenzeichen rechts. – *BGS:* 77/84. Leukozyten: 5800. *Liquorzellzahl:* 336/3. – *Röntgenaufnahmen des Schädels:* Metalldichter Fremdkörper in der mittleren Schädelgrube rechts. – *CT:* Unregelmäßig begrenzte Ringstruktur links frontobasal mit Ausdehnung im vorderen Stammgangliengebiet. Metallkörper in der mittleren Schädelgrube rechts. – *Operation* (23.6.1978): Abszeßpunktion (20 ml grünlicher Eiter). Spülung mit Nebacetin-Lösung. Am 5.7. Nachpunktion. Keine Exstirpation wegen Ausdehnung im Stammganglienbereich. – *Bakteriologischer Befund:* Kein Keimwachstum. – Postoperativ glatter Verlauf, Rückbildung der neurologischen Störungen.

Fall 4: 62 Jahre. 1943 Granatsplitterverletzung rechts temporal. Die Verletzungsstelle in der vorderen Temporalregion wurde versorgt, ein großer Metallsplitter rechts okzipital wurde nicht entfernt. – 1982 im Verlauf von einigen Monaten zunehmende Kopfschmerzen, Schwindelerscheinungen. – Bei *Aufnahme* (Oktober 1982): Allgemeine hirnorganische Leistungsminderung. Homonyme Hemianopsie nach links. Gangunsicherheit. – *BGS:* 31/60. Leukozyten: 11 200. – *Röntgenaufnahme des Schädels:* Großer Metallsplitter rechts okzipital (intrakraniell). – *Karotisangiographie rechts:* Gefäßarme Raumforderung rechts okzipital und parietookzipital. – *CT:* Metallkörper rechts okzipital, rindennah. Im Bereich des Fremdkörpers großer Knoten vermehrter Dichte (fast ohne Einschmelzung), darüber und davor weitere, kleinere Herde (mit Einschmelzung). – *1. Operation* (20.10.1982): Probepunktion eines der Nebenabszesse (xanthochrome Flüssigkeit, kein Keimnachweis). *2. Operation* (22.10.1982): Exstirpation des gesamten Abszeßkonglomerats rechts okzipital mit dem Granatsplitter. – *Histologischer Befund:* Gekammerter Abszeß mit breiten Narbenzügen. Im Bereich des Abszesses und in der Nachbarschaft zahlreiche, fibrotisch verdickte Blutgefäße. Multiple, unterschiedliche alte „Satellitenabszesse". *Bakteriologi-*

scher Befund: Propionibacterium acnes (anaerobe grampositive Stäbchen). Postoperativ gute Erholung.

Fall 5: 70 Jahre. 1945 Granatsplitterverletzung rechts temporal, operativ versorgt. – Ende 1982 Auftreten von Kopfschmerzen, zunehmende Hemiparese links. – Bei *Aufnahme* (Januar 1983): Hemiparese links. – *BGS:* 15/55, Leukozyten: 9400. – *Röntgenaufnahme* des *Schädels:* Extrakranielle Metallsplitter, z. T. im Bereich des Gesichtsschädels. – *Karotisangiographie rechts:* Gefäßarme Raumforderung rechts temporookzipital. – *CT:* Großer Hirnabszeß rechts temporookzipital mit kleinem Knochenfragment im vorderen, medialen, hier deutlich verdickten Teil der Kapsel. – *1. Operation* (18.1.1983): Erweitertes Bohrloch hinter der Verletzungsnarbe, Abszeßpunktion (30 ml Eiter) und Abszeßdrainage. *2. Operation* (28.1.1983): Exstirpation des Hirnabszesses rechts temporookzipital mit Narbengewebe und Knochenfragment. – *Histologischer Befund:* Hirnabszeß mit Kapsel aus Granulations- und faserreichem kollagenem Bindegewebe. Keine wesentlichen Gefäßwandfibrosen. Keine „Satellitenabszesse." – *Bakteriologischer Befund:* Arconobacterium haemolycticum (anaerobe grampositve Stäbchen). Unmittelbar postoperativ Status epilepticus, danach langsame Erholung.

Fall 6: 64 Jahre. 1945 Granatsplitterverletzung links temporal, lokal versorgt. – Diagnose eines Hirnabszesses wurde 1984 nach Sturz vom Moped gestellt (Sturz im Anfall?). – Bei *Aufnahme* (März 1984): Verwirrt, Sprachstörungen. – *BGS:* 3/4. Leukozyten: 10 600. – *Röntgenaufnahme* des *Schädels:* Metallsplitter am Boden der mittleren Schädelgrube links, ein weiterer Metallsplitter links parasellär. – *Karotisangiographie links:* Große gefäßarme Raumforderung links temporal. – *CT:* Artefakte von 2 Metallkörpern (Lokalisation s. o.), hühnereigroßer Konglomeratabszeß links temporal (lateral). – *Operation* (2.4.1984): Exstirpation des Abszeßkonglomerats mit dem Granatsplitter am Boden der mittleren Schädelgrube. – *Histologischer Befund:* Mehrkammeriger alter Abszeß mit zentraler frischer Abszeßbildung. Keine wesentlichen Gefäßwandfibrosen. – *Bakteriologischer Befund:* Kein Keimnachweis. – Postoperativ zunächst unauffällig. Nach 5 Tagen plötzlich Verschlechterung der Bewußtseinslage. Revision wegen raumfordernder Blutung im Operationsgebiet. Danach sehr langsame Besserung. Erhebliche Antriebsminderung. 6 Monate nach Operation an Pneumonie verstorben.

Offene Verletzungen des Gehirns durch Granatsplitter und Geschosse können demnach noch nach vielen Jahren einen Hirnabszeß zur Folge haben. Sie traten nach Intervallen zwischen Verletzung und Abszeßformation von 12 Jahren (MERLI 1964), nach 13 Jahren (GUILLEMIN 1929), nach 21 Jahren (ISFORT 1966; DANSAUER 1935), nach 22 Jahren (SIMONINI 1941), bei 6 Patienten nach 27–29 Jahren (WALDBAUR u. THIERAUF 1985), bei 15 Patienten nach längstens 31 Jahren, nach 31 Jahren (DZENITIS u. KALSBECK (1965), nach 36 Jahren (ROBINSON et al. 1968), nach 47 Jahren (HEIDRICH u. SÖRGEL 1965) und nach 51 Jahren (PETERS 1983) auf.

LEMKE (1938) berichtete über einen Spätabszeß; bei dem Patienten trat 11 Jahre später ein Rezidiv auf (von KEYSERLINGK 1949).

δδ) *Bakteriologie der traumatischen Hirnabszesse*

Es können eigentlich *alle pyogene Organismen in Hirnabszessen nachgewiesen werden.* Die pyogenen Keime innerhalb einer Abszeßhöhle im Gehirngewebe sind autolytischen Prozessen ausgesetzt. Der Eiter ist deshalb oft steril. Je älter und chronischer ein Abszeß ist, desto weniger Chancen bestehen noch Bakterien nachzuweisen. Beziehungen zwischen dem Typ des Erregers und den pathologischen Befunden bestehen nicht.

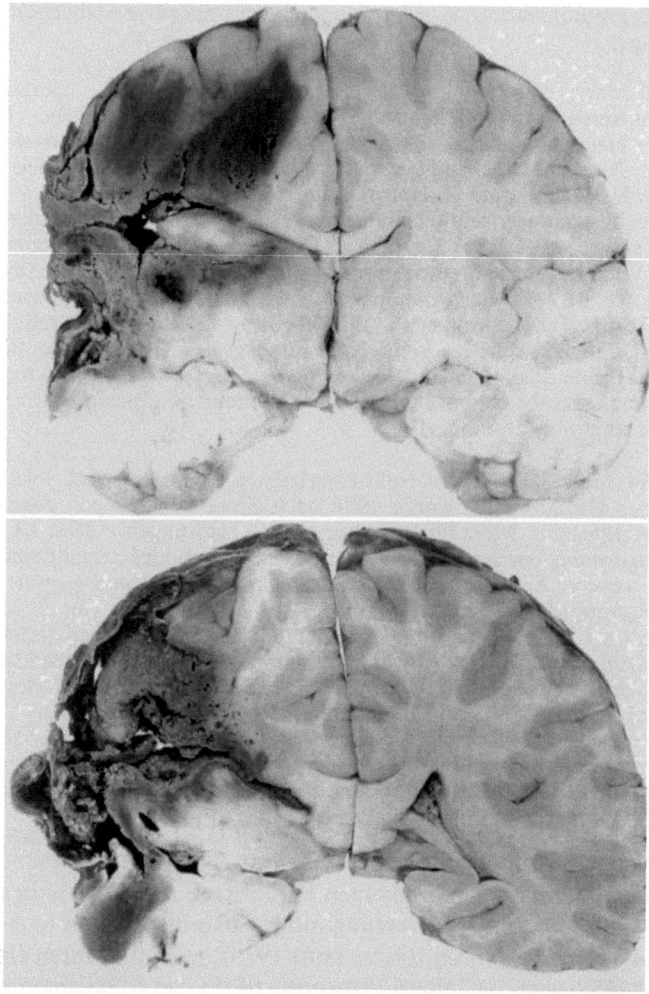

Abb. 215a, b. Offene Hirnverletzung, Phlegmonöse Marklagerenzephalitis. Das Gewebe hat zundrig-brüchige und poröse Beschaffenheit und ist graubraun verfärbt, mit einigen grünlichen Flecken. Ausgeprägtes Hirnödem mit spaltförmigem Ventrikelsystem. Makrofoto. Samml. Prof. H. Spatz

d) Phlegmonöse Markenzephalitis

Die phlegmonöse Markenzephalitis ist eine gefürchtete Komplikation nach penetrierenden Hirnverletzungen in Kriegen. Sie kommt aber auch heute noch vereinzelt vor, meist in Kombination mit Spätabszessen.

Bei der *phlegmonösen Markenzephalitis* kapselt sich der entzündliche Prozeß nicht ab, sondern entwickelt sich in das umliegende Hirngewebe (Abb. 215a, b). Spatz glaubte, die entstehende Wucherungszone könne die Ausbreitung der Infektion nicht aufhalten; es entsteht sehr häufig der Eindruck, daß der Granulationswall durchbrochen wird. Das Bestehen größerer gefäßbedingter

Nekrosen oder gequetschter Wunden stellt nach SPATZ günstige Vorbedingungen für die Entstehung und hemmungslose Ausbreitung der phlegmonösen Enzephalitis dar. Infiltratzellen sind reichlich in der Adventitia und frei im Gewebe vorhanden. Die lokale Glia, vor allem des Marks, zeigt Proliferationstendenz. Gelegentlich greift der entzündliche Prozeß vom Großhirnmark auf die Rinde über, jedoch bleibt der Prozeß dort beschränkt.

e) Gasbrandinfektion des Gehirns

α) Einführung

Gasbrandinfektionen des *Gehirns* nach *Schußverletzungen* im *Kriege* wurden von mehreren Autoren beschrieben (DÜRCK 1930; GRASHENKOW 1946; CAIRNS et al. 1947 sowie SMALL u. TURNER 1947). Infektionen in Friedenszeiten sind viel seltener (PETTERMAND 1927; RUSSEL u. TAYLOR 1963; KARIMI-NEJAD u. KRENKEL 1966). Derartige Infektionen werden durch den Gasbranderreger (Clostridium perfringens, Fraenkel-Welch-Bazillen) erzeugt.

β) Auswahl aus der Literatur

PETTTERMAND (1927) berichtete über eine Gasbrandinfektion des Gehirns bei einem Kind, bei dem eine offene Fraktur übersehen und die Platzwunde allein versorgt worden war.

KARIMI-NEJAD u. KRENKEL (1966) teilten folgende Kasuistik mit: Ein 7jähriger Junge war 4 Tage vor der stationären Aufnahme vom Fahrrad auf eine frisch gedüngte Rasenfläche gestürzt und hatte sich dabei eine Platzwunde hinter dem rechten Ohr zugezogen. Das Kind war nicht bewußtlos. Die Platzwunde blutete mäßig und wurde von der hinzugezogenen Hausärztin geklammert. Am nächsten Tag kam es zu Erbrechen und Temperatursteigerungen bis zu 39 °C. In den folgenden Tagen klagte der Junge über Kopfschmerzen. Da die geklammerte Wunde seröses Sekret entleerte, verordnete die Hausärztin Antibiotika. Wegen zunehmender Nackensteifigkeit und Apathie erfolgte dann die *Einweisung* in die *Klinik*.

Bei der *Aufnahme* war das Kind apathisch, es bestand eine deutliche Nackensteifigkeit. Der lumbal entnommene *Liquor* wies eine Pleozytose von 24000/3 Zellen auf. Es wurden grampositive, plumpe Stäbchen nachgewiesen. Die *Blutsenkung* war mit 26/60 mm deutlich beschleunigt. Die *Röntgenuntersuchung* des *Schädels* ergab eine intrakranielle Gasansammlung rechtstemporal, deren Herkunft zunächst nicht geklärt werden konnte. Eine sichere Verletzung des knöchernen Schädels war röntgenologisch nicht festzustellen. Zur weiteren Klärung wurde eine *Karotisangiographie* der gleichen Seite durchgeführt. Entsprechend der Gasansammlung temporal stellte sich in diesem Gebiet eine deutliche Raumforderung, eine Abhebung der A. cerebri med. dar.

Bei der nachfolgenden *Operation* wurde die alte Kopfschwartenwunde wiedereröffnet. Darunter fand man eine flache, etwa 5-markstückgroße Impression der Temporalschuppe. Nach Hebung des Imprimates entleerte sich aus einem Durariß graurötlicher Eiter unter starkem Druck. Man gelangte dann sofort an eine intrazerebrale Abszeßhöhle, die nicht scharf begrenzt war. Bei der bakteriologischen Untersuchung des Eiters wurden reichlich Gasbrandbazillen nachgewiesen.

Nach vorübergehender Besserung des Zustandes kam das Kind trotz intensiver, gezielter antibiotischer Behandlung sowie Zufuhr hoher Dosen Antitoxin-Serum (Gasödem-Serum, Behring-Werke) unter anhaltender Bewußtlosigkeit und progredienter vegetativer Entgleisung am 10. Tag nach dem Sturz ad *exitum*.

Zusammenfassend kann festgestellt werden, daß die scheinbar harmlose Kopfschwartenwunde ohne Inspektion des Wundgebietes und ohne Wundtoilette geklammert wurde.

Die „Harmlosigkeit" der Verletzung wurde durch die Angabe unterstrichen, daß eine Bewußtlosigkeit gefehlt habe.

HEINEN (1973) legte eine interessante Kasuistik vor. Eine 70jährige Patientin suchte mit ihrem Sohn die *Chirurgische Ambulanz* ihres zuständigen Krankenhauses auf. Der begleitende Sohn gab an, daß ein „hochfliegender Stein" die Mutter an der rechten Schläfe verletzt habe. Weder Benommenheit noch Erbrechen, Kopfschmerzen oder Schwindel. *Grob neurologisch* unauffälliger Befund. Es findet sich eine 2 cm lange Platzwunde an der rechten Scheitelhöhe. Die *Röntgenaufnahmen* des *Schädels* in zwei Ebenen zeigen keine Knochenverletzung. Es wird eine Wundexzision vorgenommen, mit Nähten, Tetanol, Entlassung nach Hause.

Am gleichen Abend erneutes Aufsuchen des Krankenhauses wegen Kopfschmerz und Erbrechen. „Geringe Schwellung im Wundgebiet". *Stationäre Aufnahme* unter der Diagnose Kommotioverdacht mit Schädelwunde.

Drei Tage später erstmals Temperaturanstieg, zwei Tage später Absonderung eines eitrigen Sekrets aus der genähten Wunde mit leichter Schwellung der Umgebung. Zwei Wochen später *Verlegung* in eine *Neurochirurgische Universitätsklinik* wegen Verdachts auf posttraumatisches subdurales Hämatom. Es wird eine sofortige *Operation* unter dem Verdacht auf einen intrazerebralen Gasbrandabszeß vorgenommen. Nach Erweiterung der rechts temporalen Wunde und Ausschneidung lineare Impressionsfraktur von ca. 2 cm Länge. Nach Erweiterung der Fraktur quillt dickflüssiger, schmutziggrauer Eiter aus der eröffneten Dura. Spülung der Abszeßhöhle, Drainage, Duraverschluß, Tamponauflage und mehrschichtiger Wundverschluß. Der intraoperativ entnommene Eiter zeigt massenhaft *Clostridium perfringens*. *Postoperativ* unverändert Bewußtlosigkeit, trotz antibiotischer Behandlung. Zwei Tage später zunehmendes Kreislaufversagen, Atemstillstand und *Exitus letalis* zwei Wochen nach dem Unfall.

Anläßlich des Todes der Patientin angestellte *Ermittlungen* decken – zwei Monate nach dem Unfall – den Unfallhergang auf. Hiernach löste sich ein Mistschaber beim Hantieren im Kuhstall vom Holzstiel und flog der Mutter an den Kopf. Der Sohn soll sich „geschämt" haben, den Ärzten von diesem „dummen" Unfall zu berichten. Der 740 g schwere Schaber zeigt einen dicken Belag mit Kuhfladen, darunter stark rostiges Metall.

COLMANT et al. (1984) berichteten über einen 35jährigen Patienten mit einer intrakraniellen Gasödeminfektion nach Schädel-Hirn-Verletzung.

Der Patient litt an einer posttraumatischen Epilepsie nach einer offenen Hirnverletzung im 4. Lebensjahr.

Jetzt erlitt er bei einem Verkehrsunfall eine schwere Hirnkontusion und multiple Kalotten- und Schädelbasisfrakturen mit Verletzung der Dura mit Blut- und Liquorabfluß aus Nase und Ohren sowie im *CT* mit Nachweis von intrakraniellen Luftperlen schon in den ersten Stunden nach der Verletzung. Am 2. Krankheitstag trat Fieber auf. Am 3. Tag wurde im CT intrakranielle Gasbildung erkennbar. Im *Liquor* fanden sich reichlich grampositive Stäbchen und gramnegative Diplokokken; bakteriologisch wurden *Clostridium histolyticum* und *Pneumokokken* nachgewiesen. Der Kranke *verstarb* 72 h nach der Verletzung. Bei der *Untersuchung des Gehirns* fand sich neben einer eitrigen Meningitis ein ganz ausgedehntes Gasödem der rechten Hemisphäre mit Ausbildung größerer und kleinerer Gasblasen im Hirnparenchym. Unter Berücksichtigung des Schrifttums wird auf die große Seltenheit solcher Krankheitsentwicklungen, die mit dem Gasödem der Muskulatur verglichen werden können, hingewiesen. In der Regel führen dagegen Wundinfektionen des Hirngewebes zu Hirnabszessen mit und ohne Nachweis einer Gasbildung. Für die klinische Diagnose kommt der Computertomographie besondere Bedeutung zu.

f) Mukormykose des Gehirns nach offener Schädel-Hirn-Verletzung

α) Einführung

Mukormykosis ist die beim Menschen am häufigsten fatal ausgehende Fungusinfektion (ABRAMSON et al. 1967). Die Mortalität beträgt bei Beteiligung des Gehirns mehr als 80% (PROKOP u. SILVA-HUNTER 1967).

Der Organismus kommt ubiquitär vor, im Boden, bei Verunreinigungen in Labors und in der Nasenflora des Menschen (BAUER et al. 1955).

Der Fungus gerät gewöhnlich durch den oberen Respirationstrakt, die paranasalen Sinus oder die Orbita ins Gehirn.

β) Pathomorphologie

Der Organismus verursacht in den Meningen und im Gehirn eine massive entzündliche Reaktion. Thrombotische Gefäßverschlüsse bedingt durch Hyphen, die sowohl in die Gefäßwand als auch das Lumen dringen, sind ein typischer Befund. Ischämische Infarkte des Gehirns verschiedener Größe sind häufig (LA TOUCHE et al. 1963).

γ) Kasuistik

IGNELZI u. VANDERARK (1975) berichteten über ein 6jähriges Mädchen, das von einem bremsenden PKW geschleudert und auf dem Straßenbelag aufgeschlagen war. Es bestand eine Impressionsfraktur der linken Frontalregion ohne Beteiligung der noch kleinen Sinus frontales. Es bestand Enthirnungsstarre, die Pupillen waren erweitert und reaktionslos.

Beim *operativen Eingriff* wurde ein ausgedehntes Débridement von Knochen und Gehirn durchgeführt. Der Duradefekt wurde mit Faszie gedeckt. Es bestand eine Schädelbasisfraktur, die über dem linken Orbitadach bis zur Lamina cribriformis verlief. In den folgenden Tagen besserte sich der Zustand der Patientin. Am 5. postoperativen Tag trat eine Verschlechterung ein. Am 11. postoperativen Tag lagen febrile Temperaturen vor. Im Sputum und Urin wurde Pseudomonas nachgewiesen. Geramycin wurde verabfolgt. Der Zustand verschlechterte sich weiter, sie hatte erneut eine Enthirnungsstarre und erweiterte reaktionslose Pupillen. Am 14. postoperativen Tag entwickelte sich eine große fluktuierende Masse in der Region des operativen Eingriffes, die durch eine Nadelaspiration entleert wurde. Es konnten keine Organismen nachgewiesen werden. Eine *Lumbalpunktion* ergab eine Leukozytose von 500. Die Leukozyten im Blutbild betrugen 40000. Bei einer *erneuten Lumbalpunktion* wurden viele Fungi mit Hyphen dargestellt, in der Kultur wuchs Zygomycetes mucor. Die Patientin verstarb am 19. postoperativen Tag.

Die *Autopsie* zeigte eine massive Mukormykosis des Gehirns, ein massives Hirnödem und Nekrosen im linken Frontal-, Temporal- und Parietallappen. Im Gehirn fanden sich Areale in denen Gefäße mit Organismen in den Wänden thrombotisch verschlossen waren.

Das Kind hatte keinen Diabetes mellitus.

g) Tuberkulose und Schädel-Hirn-Verletzung

α) Einführung

Tuberkulome des Gehirns waren um die Jahrhundertwende außerordentlich häufig (HOSSMANN u. SCHÜTZ 1966). Diese Autoren verweisen auf die Darstellung von ASENJO et al. (1951), die ausführten, daß in Europa um die Jahrhundertwende immerhin 50% aller Hirngeschwülste Tuberkulome waren. Es wäre deshalb zu erwarten gewesen, daß auch die Frage der traumatischen Genese der Tuberkulome diskutiert worden wäre. Die wenigen Arbeiten aus dieser Zeit, die die Autoren anführen, beschränken sich auf die Frage der Auslösung einer tuberkulösen Meningitis durch ein Trauma bei Bestehen einer floriden Lungentuberkulose (LINDENBERG 1922; ZOLLINGER 1926; MUNCK 1934; TEILUM 1936; LUDTMANN u. MÖHLENBRUCH 1937; MONDINI 1938).

SIMON (1939) hatte jeden Zusammenhang zwischen Tuberkulose und einem traumatischen Geschehen abgelehnt. TITZE (1955) hob hervor, daß bei 240000 Verwundeten des 1. und 2. Weltkrieges mit aktiver Lungentuberkulose bei keinem ein tuberkulöser Prozeß im traumatisch geschädigten Gewebe nachgewiesen worden sei.

β) Auswahl aus in der Literatur mitgeteilter Kasuistiken

ROTHMANN (1942) veröffentlichte die Kasuistik eines Patienten, der im Jahre 1916 eine Granatsplitterverletzung am Hinterkopf und in der rechten Schläfenregion erlitt. Eine *Röntgenaufnahme des Schädels* 1916 zeigte einen kleinen Granatsplitter in der hinteren Schädelgrube. Bei dem Patienten lagen leichte neurologische Befunde vor, er konnte jedoch bis 1925 seine Arbeit ausführen. Seit dieser Zeit trat eine ständige Verschlechterung seines Allgemeinzustandes ein, zunehmende Kopfschmerzen und Bewegungs- und Haltungsataxie. Seit 1932 konnte er nicht mehr gehen. 1933 Rippenfellentzündung, 1934 Lungenentzündung. Bevor der Splitter chirurgisch entfernt werden konnte, trat Exitus letalis unter Schüttelfrost und Fieberanstieg ein.

Die *Sektion* ergab, daß im Kleinhirn etwas rechts von der Mittellinie ausgedehnte abgekapselte tuberkulöse Abszesse mit einem ausgeprägten Hydrocephalus int. vorlagen. An den Lungen ließ sich keine Tuberkulose nachweisen.

CERVÓS-NAVARRO (1956) berichtete über eine Beobachtung einer tuberkulösen Meningitis in alten traumatischen Narben bei floridem Lungenprozeß.

Über Tuberkulome im Bereich alter traumatischer Hirnschäden ohne daß eine floride Lungen- oder Organtuberkulose vorlag, berichteten MERIGLIANO u. AGOSTINI (1960).

Ein 49jähriger Patient war bei Glatteis auf den Hinterkopf gefallen. Vier Wochen später klagte er über frontale Kopfschmerzen, Ermüdbarkeit und Apathie; er mußte erbrechen. Fünfzehn Monate später kam es zu zerebralen Anfällen ohne Bewußtlosigkeit. *Arteriographisch* fand sich ein chronisches subdurales Hämatom, das operativ entfernt wurde. Es wurde eine 4 x $^{1}/_{2}$ cm große rechtsseitige frontoparietale Duraschwarte entfernt, die histologisch einen tuberkulosen Prozeß zeigte. Die *Röntgenuntersuchung* der *Lungen* zeigten keinen Anhalt für das Vorliegen einer floriden Tuberkulose.

HOSSMANN u. SCHÜTZ (1966) berichteten über einen 34jährigen Mann, bei dem autoptisch im Bereich eines alten Hirnschußkanals multiple Tuberkulome gefunden wurden. 1941 erfolgte eine Granatsplitterverletzung am Kopf mit Hirnstecksplittern mit dreiwöchiger Bewußtlosigkeit. Dezember 1952 Verdacht auf Hirnabszeß. *Operative Freilegung:* Im Bereich des rechten Trigonum fand sich eine narbige Ventrikeleinschnürung, aber kein Abszeß. Der Patient *starb* 3 Tage später.

Hirnbefund: In der Höhe der Fossa intercruralis Anschnitt des Wundgebietes, das zu einem größeren Operationstrichter in der ersten Temporalwindung führt. Dieser ist mit Blut ausgefüllt. Am Boden des Wundbettes liegt ein Konglomerat von Abszessen, die mit „bröckeligen, käsigen Massen" gefüllt und von dicken schwartigen Membranen umgeben sind. Die Abszesse reichen bis an die basale Hirnoberfläche. Diese ist – wahrscheinlich durch Eisensplitter, die dem Tentoriumschlitz rechts direkt anliegen – stark rostbraun verfärbt. Das Gebiet der Abszesse erstreckt sich nach rückwärts bis in die Höhe der hinteren Begrenzung des Hinterhirns. Im Vierhügelgebiet findet sich dem Gyrus occipitalis temporalis medialis anliegend ein ähnlicher kleiner Abszeß in Kirschkerngröße.

Diagnose: Zystische, mehrfach gekapselte Abszesse von insgesamt Apfelsinengröße im temporookzipitalen Gebiet rechts an der Basis in direkter Verbindung mit einer alten Hirnnarbe nach Stecksplitterverletzung.

Histologischer Befund: In direktem Zusammenhang mit einer alten Hirnnarbe nach Granatsplitterverletzung fand sich eine Reihe von verkäsenden tuberkulösen Granulomen. Es fanden sich großleibige Riesenzellen vom Langhans-Typ.

Bei der Körpersektion konnte in den untersuchten Organen keine Tuberkulose gefunden werden. Die Autoren stellen die Frage, ob es sich hier um eine primäre Manifestation einer tuberkulösen Infektion gehandelt habe und ob diese in einen ursächlichen Zusammenhang mit der Granatsplitterverletzung des Gehirns zu stellen sei.

Die Autoren schlossen, daß in ihrem Fall die Ansiedlung der Tuberkelbazillen im Verlauf einer tuberkulösen Affektion bereits zum Zeitpunkt der Hirnverletzung erfolgte. Damit ist nach ihrer Meinung ein ursächlicher Zusammenhang zwischen der Schußverletzung und dem 11 Jahre später eingetretenen Tod an Konglomerattuberkeln im Bereich des Schußkanals gegeben.

h) AIDS-Infektion nach Kfz-Unfall aus blutender Wunde eines verletzten Mitfahrers

α) Einführung

In Afrika haben die zentralen und östlichen Länder von Burundi, Kongo, Kenya, Malawa, Ruanda, Tanzania, Uganda und Zambia die höchste Rate von *AIDS-Infektionen*. Insgesamt machen diese Infektionen in diesen Staaten mehr als 85% aller in Afrika berichteten AIDS-Fälle aus. Bisher wurden Reisen in diese Regionen nicht als risikoreich für Infektion mit dem HIV-Virus angesehen, falls von sexueller Übertragung, besonders durch Prostituierte, Kontakt mit gebrauchten Injektionsnadeln und Blutübertragungen abgesehen wurde.

Ein Risiko für eine Infektion mit dem HIV-Virus besteht jedoch bei Kraftfahrzeugunfällen. Bei etwa 0,5% der Afrikareisenden traten Unfälle auf, von denen $1/4$ eine stationäre Behandlung erforderten (STEFFEN et al. 1987). Verletzungen erhöhen auch die Gefahr, daß der Reisende durch infizierte Injektionsnadeln oder Bluttransfusionen infiziert wird.

β) Kasuistik

Eine bisher kaum bekannte Möglichkeit einer HIV-Infektion durch eine kutane Eintrittspforte des Virus bei einem Kraftfahrzeugunfall in Ruanda wurden von HILL (1989) mitgeteilt:

Ein 32jähriger, weißer, männlicher heterosexueller Einzelreisender in ausgezeichnetem Gesundheitszustand unternahm eine Reise nach Afrika. Er hatte im August 1987 Blut gespendet, der dabei durchgeführte Test für HIV-Antikörper war negativ. Er wurde vor Beginn der Reise gegen Typhus und Gelbfieber geimpft und erhielt einen oralen Poliomyelitis Booster; einen solchen gegen Tetanus hatte er kurz vorher erhalten. Er nahm Chloroquine-Phosphat als wöchentliches Prophylaktikum gegen Malaria ein.

In Butare in Ruanda war er Passagier in einem Kleinbus, der, um einen Zusammenstoß mit einem Stier zu vermeiden, von der Straße abkam und eine Böschung hinunterstürzte. Der Kleinbus rollte verschiedene Male und kam mit der Hinterfläche auf dem Boden zur Ruhe. Der Patient erlitt durch Glassplitter multiple Lazerationen an allen Extremitäten und am oberen Torso; eine kurzfristige Bewußtlosigkeit kann bestanden haben. Da er sich im Hinterteil des Kleinbusses befand, lagen 5 verletzte und blutende Mitpassagiere über ihm. Er war mit Blut bedeckt, von mindestens zwei Individuen, einer Frau und einem Mann. Es nahm mehrere Minuten in Anspruch, ehe er sich selbst befreien konnte. Er wurde nach Kigali, der Hauptstadt von Ruanda gebracht, wo seine Wunden gesäubert und ihm eine Tetanusinjektion gegeben wurden, die Injektionsnadel stammte aus seinem eigenen Erste-Hilfe-Kasten. Er ließ Débridement und Suturen an seinem linken Bein nicht durchführen, sondern flog nach Nairobi zurück, wo er behandelt wurde. Er erhielt eine weitere Tetanusinjektion und oral Antibiotika. Er entwickelte 3 Tage später Temperaturen, die auf eine Wundinfektion bezogen wurden. Der Malariatest war negativ. Er erhielt Antibiotika durch Injektion. Drei Wochen später trat erneut ein Fieberschub auf mit Nausea, Erbrechen und Diarrhö. Der Malariatest war wiederum negativ. Er kehrte in die USA zurück. Während seines Aufenthaltes in Afrika hatte er keinen Geschlechtsverkehr, erhielt keine Bluttransfusionen und alle Injektionen und intravenösen Flüssigkeiten wurden mit neuen sterilen Injektionsnadeln durchgeführt.

In den USA war der Test für Parasiten und Eier im Stuhl negativ. Der Malariatest war negativ. Da er Blut von anderen Verletzten ausgesetzt war, wurden serologische HIV-Teste durchgeführt, die positiv waren.

Der Patient hatte keine homosexuellen Beziehungen. Ein weiblicher sexueller Partner vor seiner Reise nach Afrika und ein weiblicher sexueller Partner in Europa waren beide HIV-Antikörper negativ. Es ist hochwahrscheinlich, daß der Patient bei dem Kleinbusunfall durch Blut anderer HIV-positiver Passagiere im Bus infiziert wurde.

II. Offene Schädel-Hirn-Verletzungen durch Kugelschuß- und Bolzenschußapparate (Viehschußmasken) und baugewerbliche Bolzensetzgeräte

1. Technische Unterscheidung der verschiedenen Gerätetypen

Man muß streng, wie SELLIER (1969) zu Recht hervorgehoben hat, die *einzelnen Gerätetypen trennen: Kugelschußapparate*, Bolzenschußapparate oder *Viehschußmasken* sind Geräte zur Tötung von Tieren. Dem stehen die *baugewerblichen Bolzensetzgeräte* gegenüber. Diese Geräte lassen sich wiederum, je nach ihrer Bauart, in *Bolzentreibwerkzeuge* und in *Bolzenschubwerkzeuge* unterteilen. Man spricht auch von industriellen *Nageleintreibgeräten*.

Diese beiden Gerätetypen unterscheiden sich technisch voneinander: Beim Bolzenschußapparat wird durch eine Treibladung ein metallener Bolzen auf einige Entfernung aus dem Gerät herausgetrieben und dann gestoppt; er kann mit einer Rückholfeder in seine Ausgangspostion zurückgebracht werden. Beim Bolzensetzwerkzeug werden Nägel und Stifte regelrecht verschossen.

Auch aus einem anderen Grund ist eine getrennte Besprechung dieser Geräte notwendig, weil sie *verschiedene Schadensmuster* erzeugen. Daraus leitet sich auch ihre unterschiedliche Prognose ab, wie in den beiden folgenden Kapiteln ausführlich dargestellt wird.

Diese Verletzungen sollten in wissenschaftlichen Veröffentlichungen getrennt dargestellt werden, und wenn in einer Publikation über beide berichtet wird, dann sollten sie in getrennten Gruppen zusammengestellt werden, um dann Schadensmuster und Prognose beider Gruppen miteinander vergleichen zu können.

2. Kugelschuß- und Bolzenschußapparate

Diese ersten Geräte waren sog. *Kugelschußapparate*, die eigentliche Schußwaffen waren. Aus einem kurzen, nichtgezogenen Lauf, dessen tubenförmige Erweiterung auf die Stirn des Schlachttieres aufgesetzt wurde, entzündete eine Revolverpatrone vom Kaliber 10,4; 6,9; 7,8 durch Hammerschlag das Zündhütchen und das Projektil drang in den Tierschädel ein. Die Geräte, die anfänglich wenige Sicherheitsmaßnahmen hatten und daher häufige Unfälle verursachten, wurden mehrfach verbessert. Das Projektil blieb im Schädel oder in den Weichteilen des Tieres stecken und zerstörte beispielsweise die Messer der Fleischereimaschinen.

a) Bolzenschußapparate

Bei den *Bolzenschußapparaten* zündete eine Platzpatrone, die je nach Modell einen 8–9 cm langen, an der Stirnfläche konkaven Bolzen aus dem Lauf treibt, der den Tierschädel durchschlagen und tief ins Hirn dringen soll. Der Bolzen ist lang genug, um in den Hirnstamm einzudringen und den sofortigen Tod herbeizuführen. Eine mechanische Vorrichtung hindert den Bolzen am freien Flug und eine Rückholfeder zieht ihn sofort in die Ausgangslage zurück.

Beide Apparate sind für die schnelle, schmerzlose Tötung großer Schlachttiere konstruiert. Die Kugelschußapparate sind wegen ihrer Gefährlichkeit nicht mehr im Handel und ihre Benutzung ist verboten, so daß die damit verbundenen Verletzungen seit den 60er Jahren kaum mehr, von einzelnen Mitteilungen abgesehen, beobachtet werden Abb. 216).

b) Kugelschußapparate

SIMON (1959) stellte die durch *Kugelschußapparate* verursachten *Schädel-Hirn-Verletzungen* zusammen und fand 3 Unfälle, eine fahrlässige und 2 beabsichtigte Tötungen sowie 5 Selbstmorde.

α) *Charakteristische Merkmale*

Diese Schußverletzungen unterscheiden sich von denen gleichkalibriger Handfeuerwaffen durch charakteristische Merkmale. An der Einschußstelle fand sich immer ein breiter, dem Durchmesser des Apparateaufsatzes entsprechender runder, schwärzlich gefärbter Schmauchhof, der verglichen zum Nahschuß mit Handfeuerwaffen ungleich größer war. Die Weichteilverletzung an der Einschußstelle wies meist eingerissene Ränder, gelegentlich bis auf den Knochen gehende Rißwunden auf. Am Knochen selbst fiel auf, daß die Weite der Einschußöffnung den Geschoßdurchmesser überstieg, der Knochenrand aufgesplittert war und vor allem, daß radiär verlaufende Frakturen vorlagen, die meist zur Orbita führten. In der weiteren Umgebung fielen die kontusionellen Hirnsubstanzschäden auf. Dagegen lagen an der Ausschußstelle in den meisten Fällen auffallend schwere Zerstörungen vor. Der Knochen war geborsten, wies klaffende Frakturen auf, bisweilen waren ganze Knochenstücke ausgebrochen, und die Knochenlücke war hier weit größer als am Einschuß. Meist lagen Arterienrisse oder Blutungen aus eingerissenen venösen Sinus vor. Die Trümmerzone um den Schußkanal zeigte stets eine besonders große Ausbreitung.

β) *Schädel-Hirn-Verletzungen durch Kugelschußapparate*

Nachstehend einige besonders charakteristische Kasuistiken.

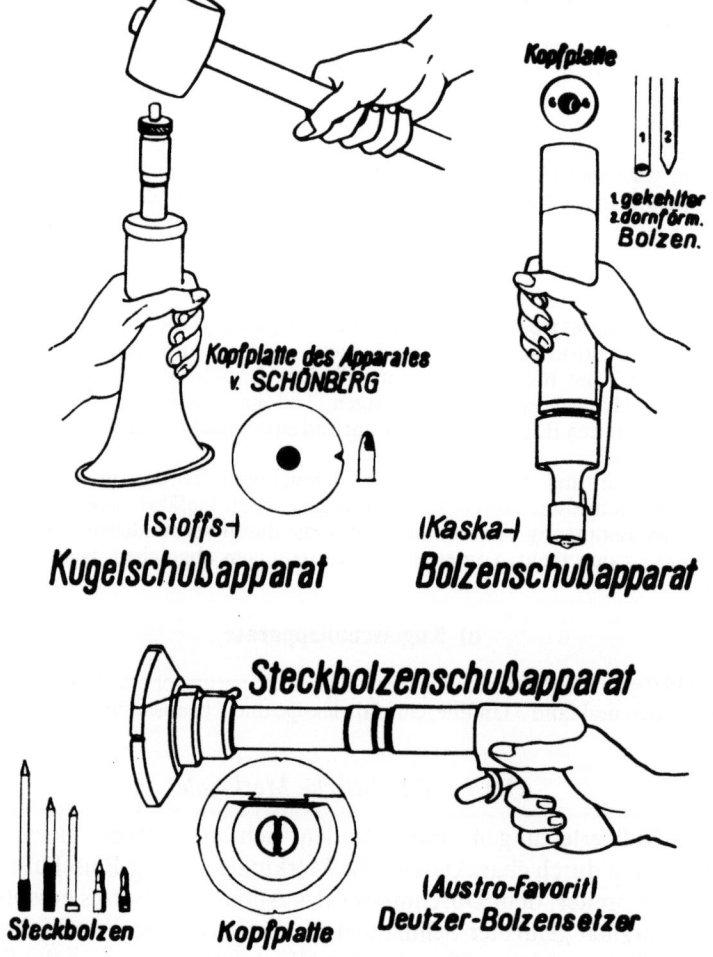

Abb. 216. Grundtypen und Handhabung der Schußapparate. (Aus MAURER 1961)

γ) Fahrlässige Tötung

Der erste Fall von *fahrlässiger Tötung* mittels *Kugelschußapparat* wurde 1912 von SCHULZ mitgeteilt: Ein Metzger versuchte anläßlich einer Tauffeier seinen ebenfalls angetrunkenen Gästen den Mechanismus des kürzlich erworbenen Schußapparates zu erklären. Er übersah, daß das Gerät geladen war, legt es einem der Gäste an die Stirn, der Schuß wurde ausgelöst, der Betroffene war sofort tot. Die Einschußstelle zeigte alle Merkmale eines Nahschusses. Der Ausschuß fand sich gegenüberliegend im Bereich des Hinterhauptes.

δ) Suizide

SCHÖNBERG (1928) veröffentlichte zwei Suizide:

Fall 1: 25jähriger verschuldeter Metzger. Nahschußverletzung der Stirn mit Ausschuß in der Hinterhauptmitte.

Fall 2: 48jähriger Landwirt wurde tot im Liegestuhl aufgefunden, daneben der Schußapparat und Putzutensilien. Im Versicherungsverfahren wurde aufgrund des Lokalbefundes ein Unfall abgelehnt.

Fall von WALLBAUM (1931): Der 52jährige Hofbesitzer, der zudem einen Unfall vortäuschen wollte, fiel nach Auslösen des Schusses etwa 4 m tief in den Treppenschacht und verstarb kurz nach seiner Verletzung. Laut *Sektionsprotokoll* floß Blut aus Nase und linkem Ohr. Einschußöffnung in Scheitelmitte, markiert mit einer pulvergeschwärzten, stellenweise leicht eingerissenen Hautwunde von 0,5 cm Durchmesser. Der darunterliegende Schädeldefekt war glattrandig, rund, etwa 10 mm im Durchmesser. Der Längssinus zeigte breite Einrisse. Der Schußkanal führte in der linken Hirnhälfte etwas schräg nach vorne und unten. Das Corpus callosum war im mittleren und hinteren Abschnitt eingerissen. Der linke Lobus paracentralis und der Gyrus cinguli zeigten schwere Substanzzerstörungen, der 3. Ventrikel war eröffnet, die große Vene verletzt. Die Durchschußstelle lag im Bereich der Hypophysengrube, die Ausschußöffnung lag im Nasen-Rachenraum. Von der Durchschußstelle gingen sternförmig angeordnete Frakturlinien aus, der Schädelgrund war geborsten. An der Hirnbasis fand sich eine ausgedehnte Blutansammlung, die der traumatischen Ruptur einzelner Basisgefäße zugeschrieben wurde.

ε) *Tötung und Suizid*

Tötung zweier Kinder und *Suizid*. Fall von NIEDENTHAL (1936): Eine junge Frau, angeblich aus Schamgefühl über mehrfaches kriminelles Verhalten und Bestrafung ihres Mannes, tötete die beiden Kleinkinder und sich selbst. Ihre vorherige Selbstanklage war unberücksichtigt geblieben und es besteht der Verdacht einer Psychose. Die Leichen wurden 22 Tage nach der Vermißtenmeldung in einem Gebüsch unweit der Wohnung gefunden, erheblich von Madenfraß zerstört, die Kopfhöhlen leer. Bei der Frau fand sich der Einschuß 6 cm oberhalb der Nasenwurzel in Stirnmitte, der Knochenrand teilweise ausgesprengt, die Tabula int. stärker abgeblättert. Vom Ausschußloch verlief ein gabelförmiger Bruch über das Stirnbein beiderseits zu den Augenhöhlen. Frakturen am Übergang der rechten Schläfenbeinschuppe zum Mastoid, Nahtdiastase zwischen rechtem Scheitel- und Hinterhauptbein. Auf der linken Kopfseite eine bogenförmige Frakturlinie im Bereich des Schläfen- und Scheitelbeines. Der linke Oberkiefer war geborsten. An der Pars basilaris des linken Hinterhauptbeines wurde eine keilförmige Absprengung gefunden, wo vermutlich das Geschoß aufgeschlagen war. Das 9 mm Kaliber Bleigeschoß wurde stark deformiert in der Schädelhöhle gefunden. Bei dem Knaben lag der Einschuß ungefähr in Stirnmitte.

Bei dem *älteren Kind* führten Frakturlinien zur rechten Augenhöhle hin, die rechte Schläfenbeinschuppe war ausgesprengt, der große rechte Keilbeinflügel frakturiert, das rechte Scheitelbein hatte eine Frakturlinie. Eine trapezförmige Knochenaussprengung, die der Ausschußöffnung entsprach, lag 2 cm rechts neben dem Hinterhauptloch. Bei dem *jüngeren Kinde* zeigte sich ein Querbruch im hinteren und unteren Abschnitt des Scheitelbeines, links neben dem Hinterhauptloch die mehr als fünfmarkstückgroße Ausschußlücke, die einem abgerundeten Viereck glich. Bei beiden Knaben waren die Augenhöhlenknochen und das Siebbein, teils auch der Oberkiefer zersplittert.

ζ) *Unfallbedingte tödliche Kugelschußverletzung*

SIMON (1959) berichtete über eine unfallbedingte tödliche Kugelschußverletzung bei einem Metzgerlehrling.

Bei der Rinderschlachtung hielt der Lehrling das Tier beim Schwanz, der Meister setzte zur Betäubung den Kugelschußapparat auf die Stirn des Tieres und schlug mit dem Hammer auf den Stift des Zündhütchens, als das unruhige Tier den Kopf hochwarf, der Apparat nach oben abrutschte und der Schuß den hinter dem Tier stehenden Lehrling in den Kopf traf. Der Lehrling brach sofort bewußtlos zusammen und verstarb kurz danach, ehe eine operative Versorgung möglich war. Der Schuß verlief schräg durch den Kopf, die Einschußöffnung lag im Stirnbereich, der ausgedehnte Weichteil- und Knochenzerstörungen mit radiären Frakturen zeigte, die bis in die Orbita reichten. Ziemlich ausgedehnte

Ausschußöffnung in der rechten hinteren Scheitelgegend mit ausgedehnter Knochenzertrümmerung. Verletzung größerer Gefäße und ziemlich große Blutansammlung im Schädelinneren. Ausgedehnte Zerstörung von Hirnsubstanz im Schußkanal und in den umgebenden Hirnanteilen.

3. Bolzenschußverletzungen des Kopfes

a) Einführung

Durch *Fahrlässigkeit*, aus *verbrecherischer* oder *selbstmörderischer Absicht im Umgang mit Bolzenschußapparaten* werden gelegentlich Menschen verletzt. Wenn das Gerät fest auf das Schädeldach aufgesetzt wird, ist der Bolzenschuß aus jeder Position tödlich. Andernfalls, und wenn nur oberflächliche Großhirnverletzungen entstanden, bestehen Überlebenschancen. JACOBY (1959) teilte Kasuistiken mit, bei denen keine Bewußtlosigkeit bestand.

b) Mechanismus der Verletzung und äußerlich sichtbare Verletzungszeichen (Abb. 217a–c)

Der *herausschnellende Bolzen* ist an seinem *Ende konisch gehöhlt* und *scharfrandig*. Dadurch kommt es zu einer *Stanzwirkung*. Das *typische Verletzungsbild* besteht in einem *glattrandigen, runden Haut-* und *Knochendefekt (Lochbruch)*. In unmittelbarer Umgebung findet man je nach Gerät paarig oder kleeblattförmig angeordnete *Schmauchhöfe*, die an den Mündungsstellen der Gasabzugskanäle liegen. Der Haut-/Knochendefekt ist bei schrägem Aufsetzen des Gerätes oval. Ausschüsse liegen in der Regel nicht vor, da der Bolzen nur 8 bzw. 12 cm nach vorn vorschnellt. Auf eine Bolzenschußverletzung kann also aus dem Fehlen einer Ausschußöffnung und dem Fehlen eines Projektils geschlossen werden, ebenso aus der glattrandigen Begrenzung des Haut-/Knochendefektes.

c) Ladestärken der Platzpatronen

Die *Platzpatronen* haben ein *Kaliber* von 9 mm und werden in 4 Ladestärken angeboten: (1) = *Schweine, Kleinvieh (grüne Schachtel)*, (2) = *Pferde, Kühe, leichte Ochsen (gelbe Schachtel)*, (3) = *Schwere Ochsen (blaue Schachtel)*, (4) = *schwere Bullen (rote Schachtel)*.
Gebräuchliche Systeme werden von den Firmen Kerner und Schermer hergestellt. Der Schußbolzen hat ein *Kaliber von 10,5 mm bzw. 12 mm*, er ist an der Stirnfläche scharfrandig und läuft nach innen konisch zu. Die ausstrebende Bolzenlänge beträgt 9 cm bzw. 7,5 cm.

d) Verletzungsmuster

An der *Eintrittsstelle* des *Bolzens* findet sich eine *scharf ausgestanzte Haut-* und *Knochenlücke*. Die ausgebrochene Tabula int. des Schädels ist unscharf begrenzt und nach innen trichterförmig erweitert. Das vom Bolzen ausgestanzte Stück Knochen der Schädelkalotte *(Imprimat)* mit anhaftenden Haaren und Verunreinigungen liegt entweder in toto oder fragmentiert am Ende des intrazerebralen Wundkanals (Abb. 218). LAUSBERG (1963) sprach vom *„knöchernen Stanzprojektil"*.

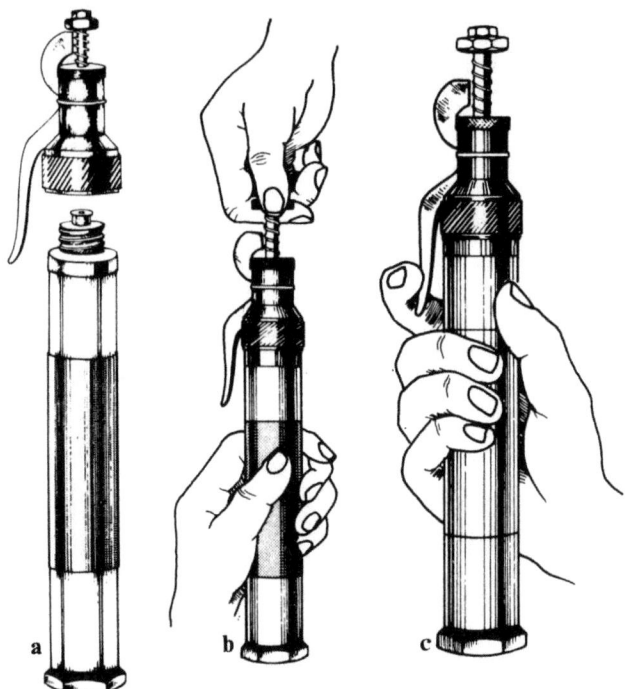

Abb. 217a–c. Handhabung eines Bolzenschußapparates. **a** Laden. Der Verschlußkopf (mit dem Schlagbolzen) ist abgeschraubt, die Platzpatrone ist halb eingeführt. **b** Zum Spannen wird der Zündbolzen an den beiden Sechskantmuttern bis zum Eintreten herausgezogen. **c** Zum Schluß wird der Apparat mit der rechten Hand fest auf dem Schädel des Tieres aufgesetzt und durch einen Druck mit dem Zeigefinger auf den Abzughebel ausgelöst. (Nach einem Prospekt von Kerner)

Schon frühzeitig ist von GERLACH (1955) die Forderung erhoben worden, die eingetriebenen Haut- und Knochenstücke operativ zu entfernen. Eine vollkommene Revision des Schußkanals ist entscheidend neben einer intensiven antiinfektiösen Behandlung. Die mögliche Lage der Schußkanäle ist in Abb. 219 dargestellt.

Der an seinem *vorderen Teil gehöhlte Bolzen*, der das *Haut-Knochenimprimat* vor sich herschiebt, verursacht *ausgedehnte und tiefreichende Gewebsläsionen*, die viel ausgeprägter sind im Vergleich zu den von spitzen oder runden Projektilen verursachten.

In manchen Fällen ist auch ein *Teil des Ventrikelsystems eröffnet*. Die Gefahr von *zusätzlichen Gefäßverletzungen* ist groß. Es ist wieder daran zu erinnern, daß der Bolzen in den meisten Fällen stark verunreinigt ist, eine weitere Quelle für bakterielle Infektionen.

Die *Lokalisation* dieser *Verletzungen* ergibt sich aus der Zusammenstellung von JANSEN u. STIEGER (1964) Tabelle 117.

Etwa 85% der Schlachtschußverletzungen sind die Folge von *Suizidversuchen* (SCHOLLMEYER u. DISSE 1961; JANSSEN u. STIEGER 1964; MARKERT et al. 1975; WIRTH et al. 1983;

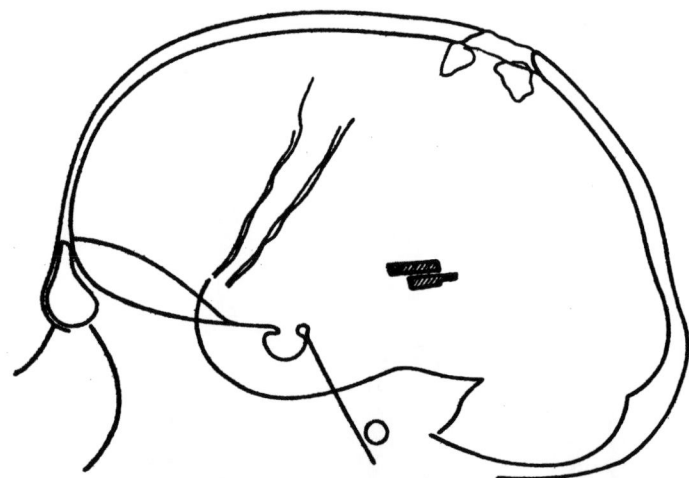

Abb. 218. Röntgenskizze von Fall 1. Die ausgestanzten Knochenstücke liegen in der Tiefe des Gehirns und projizieren sich oberhalb der Pyramiden. Einschuß hochparietal. (Aus GUND 1960)

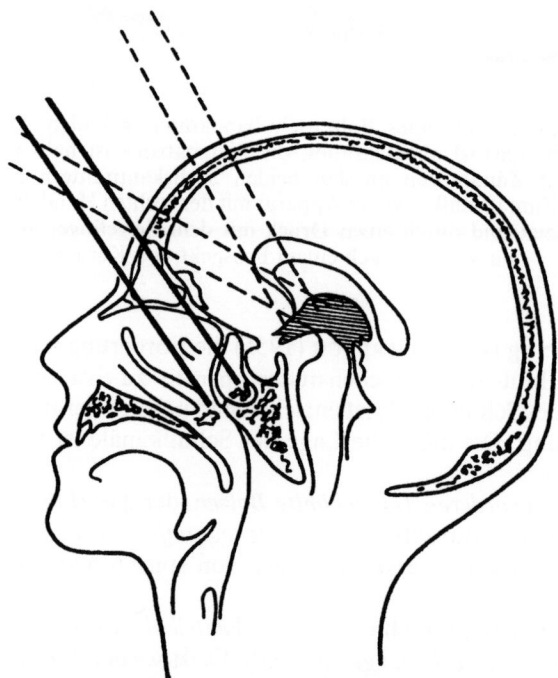

Abb. 219. Schußkanäle senkrecht zur Schädeloberfläche – enden zwangsläufig in der Gegend des 3. Ventrikels. Der Schußkanal des Falles 2 verläuft schräg zur Oberfläche und ist gegen die Choanen gerichtet. (Aus GUND 1960)

Tabelle 117. Häufigkeit und Lokalisation der Einschußstellen bei Bolzenschußapparat-Verletzungen unter Berücksichtigung der veröffentlichten Fälle von REITBERGER, TASCHEN u. KUHN, HEGGLIN, SCHALLMEYER u. DISSE, ISFORT. (Aus JANSEN u. STIEGER 1964)

	Suicid	Mord	Unfall
Stirn	74		1
Schläfe	7	2	2
Scheitel	6	4	
Hinterhaupt	5	1	
Herz	3		1
Bauch			2
Extremitäten			5
Total	95	7	11

Tabelle 118. Eintritt des Todes nach Bolzenschußapparat-Verletzungen des Kopfes. (Aus JANSEN u. STIEGER 1964)

Sofort	3
Nach wenigen Minuten	6
Nach 1–20 h	17
Nach 1–9 Tagen	14
Nach 38 Tagen	1 (Meningoenzephalitis)

POLLAK u. MAURER 1987). An der *2. Stelle* sind sie die *Folge von Unfällen* und an *3. Stelle* die *Folge von Tötungsdelikten*

Als *Komplikation* entwickelt sich bei Überlebenden entweder eine *Meningitis* oder *Meningoenzephalitis* (SIMON 1958; BUSHE u. WENKER 1961; SCHARFETTER 1970; ARLT et al. 1972; POLLAK u. REITER 1981), ein *Hirnabszeß* (POLLAK u. MAURER 1987), ein *Pyocephalus int.* (BLÜMEL u. KRAUS 1959) oder eine *Gasbrandinfektion* (RICHLING u. ROCHOWANSKI 1976).

Es sind nur wenige Überlebensfälle bekannt (SIMON 1958). Das Gerät saß dann dem Kopf nicht fest auf, rutschte ab oder flog im Rückstoß zurück, so daß der Bolzen nur oberflächennahe Hirnteile verletzte.

Tabelle 118 zeigt die Überlebenszeit bei diesen Verletzungen. Die Bolzenschußverletzungen werden häufig bei Metzgern und Landwirten gesehen. Es handelt sich gewöhnlich um Suizide; Unfälle und Morde sind selten.

Die Mitteilungen über Schädel-Hirn-Verletzungen mit Kugel- und Bolzenschußapparaten sind zahlreich: (SCHULZ 1912; SCHÖNBERG 1928; WALLBAUM 1931; NIEDENTHAL 1936; CZURSIEDEL 1937; GERKE 1942; JUNGMICHEL 1941; FRITZ 1942; SCHULZ 1942; LIEBEGOTT 1949; REITBERGER 1951; TASCHEN u. KÜHN 1951; ZÜRN u. ENZENBACH 1954; GERLACH 1955; TOVO 1956; KOKAVEC u. PORUBSKY 1958; IM OBERSTEG u. HEGGLIN 1958; RIEMANN 1959; RÖTTGEN 1959, 5 Fälle; SIMON 1958;, 1959, 1964; VENUS 1959; JACOBY 1959; BUSSE 1960; GUND 1960, 1966, 2 Fälle; STAUDACHER 1960; ISFORT 1960, 1961, 3 Fälle; MAURER 1961, 1964; SCHMOLLMEYER u. DISSE 1961; BUSHE u. WENKER 1961, 5 Fälle; HUNT u. KON 1962; METZEL u. HEMMER 1962; LAUSBERG 1963; JANSSEN u. STIEGER 1964; WOLFF u. LAUFER 1965, 1984; HEISS 1965; DANEK 1965; ZISCHE 1966; SCHARFETTER 1970; NAEVE 1971; MANDL 1972; ARLT et al. 1972; SCHIERMEYER 1973; MARKERT et al. 1975; FISCHER 1976; RICHLING u. ROCHOWANSKI 1976; POLLAK 1977, 7 Fälle; POLLAK u. REITER 1981; WIRTH et al. 1983; KOOPS et al. 1987; POLLAK u. MAURER 1987). Übersichten gaben IM OBERSTEG u. HEGGLIN

(1958) 11 Fälle; SIMON (1958) 23 Fälle; MAURER (1961) sowie SCHOLLMEYER u. DISSE (1961) 6 Fälle. Für technische Details s. SELLIER (1969).

e) Morde

Über einen *vorsätzlichen Mord mittels Bolzenschußgerät* berichtete GERKE (1942):

29jähriger Metzgergeselle bat seine frühere Geliebte um Mithilfe beim Schlachten und täuschte beim Aufsetzen des Gerätes ein Abgleiten vor. Der 1. Schuß führte nur zu einer tiefen Weichteilverletzung in der linken Brust. Ein 2. Schuß auf das zu Boden gestürzte Mädchen von hinten und mehrere Schläge mit einer Eisenstange auf den Kopf sind tödlich. Das Mädchen konnte aus dem Schlachthaus fliehen, verstarb aber kurz darauf.

f) Suizide

Über den ersten Suizid mit dem neueingeführten Bolzenschußgerät berichtete CZURSIEDEL (1937). Er beschrieb die typischen Verletzungen nach Bolzenschuß und verglich sie mit den Gewebeschäden durch Verletzungen mit Kugelschußgeräten.

Vier operierte eigene Fälle wurden von GERLACH (1955), 23 eigene Fälle (darunter 17 Suizide und 7 Unfälle) wurden von SIMON (1958) mitgeteilt.

In *Fall 17* (SIMON) wurde ein 26jähriger Metzgergeselle im Schlachthaus mit einer Schußwunde in der rechten Schläfenseite bewußtlos aufgefunden. Sofortige operative Versorgung der tiefen Bolzenschußwunde. Tod wenige Stunden später. Der Geselle hatte die Gewohnheit, seinen Bolzenschußapparat in sträflich leichtsinniger Weise zu reparieren, wobei er den Apparat dicht vor dem rechten Ohr schüttelte, um „das Wackeln der Feder" festzustellen. Da kein Suizidmotiv bekannt war, wurde ein Unfall als wahrscheinlich angenommen.

Zwei Kasuistiken mit gegenteiligem Ausgang beschrieb GUND (1960).

Fall 1: 48jähriger Fleischhauermeister wurde nach Suizidversuch kaum ansprechbar und in mäßig schockiertem Zustand *eingeliefert*. Am Hinterkopf etwas links der Mittellinie eine groschengroße, ausgestanzte Einschußwunde, aus der Blut und Hirnbrei quollen. Die *Röntgenaufnahmen des Schädels* zeigten eine dem Einschuß entsprechende parasagittale Knochenimpression von der Größe eines Schillings sowie 2 scharf begrenzte Knochensplitter in der Tiefe des Gehirns, etwa 2 cm links der Mittellinie. Sofortige *Wundrevision*. Naht des eröffneten Sinus sagittalis sup. und Entfernung des ausgestanzten Knochenstückes am Ende des fingerlangen Schußkanals. Postoperativ rasche Verschlechterung mit Temperaturanstieg auf über 40 °C, zunehmendem Lungenödem, *Tod* 2 Tage später.

Fall 2: 55jähriger Fleischhauermeister wurde mit Schußverletzung in der Mitte der Stirn *eingeliefert*. Voll ansprechbar. Gab Unfallverletzung mit dem Bolzenschußapparat an, leugnete die von den Angehörigen unterstellte Suizidabsicht. Etwa groschengroße scharfrandige Wunde mit rauchgeschwärzten Rändern, am Verband klebte etwas Hirnbrei. Die *Röntgenaufnahmen des Schädels* zeigen einen ausgestanzten runden Defekt am oberen Rand der Stirnhöhle knapp links der Mittellinie sowie ausgedehnte Zertrümmerung im Bereich der Stirnhöhlen, der linken Orbita, des Siebbeines und der Keilbeinhöhle. Es besteht also eine frontobasale Impressionsfraktur, die sofort versorgt wird. Nach Entfernung aller losen Knochensplitter und radikaler Ausräumung der eröffneten Stirn-, Siebbein- und Keilbeinhöhlen besteht eine breite Verbindung zwischen Schädelhöhle und linkem Nasengang, dessen 3 Muscheln ebenfalls ausgerissen sind, so daß man durch die Choanen in den Rachen sehen kann. Der notwenige Verschluß wird durch Einlegen einer Muskelplatte aus dem Oberschenkel in die erhaltenen Reste der Nebenhöhlen erreicht. Erst dann wird die Dura-Hirn-Verletzung inspiziert. Die basale Dura ist bis zur Höhe des Keilbeins aufgerissen, der Riechnerv zerstört und die Basis des Stirnbeins aufgepflügt. Der Hirnbrei wird abgesaugt und nach Blutstillung der Duradefekt mit einem Transplantat aus der Fascia lata gedeckt.

Da ausgedehnte Hirnverletzungen und vor allem eine Schädigung des Zwischenhirns fehlen, erfolgt die Heilung ohne Komplikationen. Der Knochendefekt wird mit einer Paladonplatte abgedeckt. Als Dauerschaden bleibt nur eine linksseitige Amaurose aufgrund der Mitverletzung der linken Orbita bestehen. Außerdem traten zwei zerebrale Krampfanfälle auf.

Der glückliche Ausgang dieser Verletzung erklärt sich damit, daß die Prognose von Richtung und Länge des Schußkanals abhängt. Der Patient hatte den Schußapparat zu steil aufgesetzt, so daß der Schußkanal entlang der Schädelbasis gegen die Choanen und nicht zum Hirnstamm verlief.

ISFORT (1961) berichtete über eine ungewöhnliche Gewalttat mit der Tötung von zwei kleinen Kindern und nachfolgendem Selbstmord, als ihm gleichzeitig 3 Bolzenschußverletzungen eingeliefert wurden. Es lag lediglich ein vergleichbarer Fall vor, der 1936 von NIEDENTHAL beschrieben worden war, der im vorhergehenden zitiert wurde. Damals hatte eine Mutter ihre beiden Kleinkinder und dann sich selbst mit dem früher gebräuchlichen Kugelschußapparat getötet.

Ein 39jähriger Landwirt, der zunächst das Metzgerhandwerk erlernt und dann in einen Bauernhof eingeheiratet hatte, war noch von seiner früheren Tätigkeit her im Besitz eines Bolzenschußapparates. Während einer endogen-depressiven Phase fügte er seinen beiden Kindern im Alter von 9 Monaten und 3 Jahren und dann sich selbst die tödlichen Schädel-Hirn-Verletzungen mit dem Bolzenschußapparat zu. Etwa eine halbe Stunde später wurden alle 3 im tiefen Koma vorgefunden. Bei der *Einlieferung* etwa 1 ½ h nach der Verletzung waren die Kinder bereits agonal. Der 9 Monate alte Sohn kam trotz sofortiger Schockbehandlung nach 30 min, die 3jährige Tochter nach 45 min ad exitum. Der 39jährige lebte noch 8 h.

Die Einschußstelle lag bei allen dreien dicht neben der Mittellinie auf der Scheitelhöhe.

WOLFF u. LAUFER (1965) teilten einen Suizid mit Bolzenschußapparat mit. In der Stirn wurden 2 dicht nebeneinanderliegende und sich berührende, typische Einschußöffnungen vorgefunden. Der 1. Schuß wurde etwas schräg und mit einem Abstand des Apparates von etwa 3,6 cm zwischen Stirn und Kopffläche des Gerätes abgegeben. Die Eindringtiefe des Bolzens (dessen Gesamtlänge etwa 10 cm beträgt), betrug etwa 5,4 cm. Der 2. Schuß wurde genau senkrecht mit aufgesetztem Apparat abgegeben, der Bolzen trat daher in seiner ganzen Länge in die Schädelhöhle ein und verursachte Stirn- und Stammhirnverletzungen, die den Tod herbeiführten. Dieser Mann (Fleischergehilfe auf dem Schlachthof) mußte nach dem ersten Schuß, der das Stirnbein verletzte, für den zweiten Schuß das Gerät nachladen, d. h. Abschrauben des Verschlußkopfes, Entfernen der alten Hülse, Einführen einer neuen Patrone und Aufschrauben des Kopfes, ein Vorgang, der bei Geübten etwa 10–15 s in Anspruch nimmt. Eine Patronenhülse wurde neben dem Getöteten gefunden, die zweite steckte blutverschmiert im Patronenlager. Man dachte zunächst an Mord, weil 2 Schüsse mit einem solchen Apparat wegen des relativ komplizierten Ladevorganges unglaublich erschienen, sind sie doch schon bei Selbstladepistolen, die nur durch ein nochmaliges Betätigen des Abzuges den nächsten Schuß auslösen, eine Seltenheit. Auch einschlägig erfahrene Personen (Schlachter u. a.) halten eine zweimalige Schußanbringung für nicht möglich.

MÜLLER-WIEFEL (1966) berichtete über einen Selbstmordversuch. Der Schußkanal verlief von rechts temporal nach links temporal, der Bolzen hatte den Schädel bereits teilweise verlassen.

g) Frontobasale Fraktur bei Suizid

Über eine Beobachtung von *frontobasaler Fraktur* bei *Schlachtschußverletzungen* berichtete MANDL (1972): Eine 37jährige Landwirtin hatte sich bei einem Suizidversuch im Rahmen einer akuten depressiven Verstimmung mit dem Schlachtschußapparat eine Schußwunde an der Stirn zugefügt. Bei *Einlieferung* war die Patientin somnolent, reagierte jedoch auf lautes Anrufen und Schmerzreiz. Schon bei der Untersuchung kam es zu fortschreitender Eintrübung des Bewußtseins.

Aus der oberhalb der Glabella rechts paramedian der Mittellinie liegenden kreisrunden Einschußöffnung quollen Hirnbrei und blutiger Liquor. Im seitlichen Übersichtsbild ist die Länge des Schußkanals durch einen über der Sella liegenden großen Knochensplitter, das sog. Sekundärgeschoß, markiert. Weitere Knochensplitter fanden sich im Stirnbein verstreut.

Nach Schockbehandlung wurde die Schußwunde in Intubationsnarkose exzidiert und die stark gesplitterten Anteile des Stirnbeines entfernt. Nach Stillen der Blutung aus dem verletzten Sinus sag. und Absaugen des Hirnbreis und der Knochensplitter aus dem Schußkanal konnte eine vollständige Hämostase erzielt werden. Zur Deckung des Duradefektes wurde ein gestielter Galeaperiostlappen verwendet. Der postoperative Verlauf war komplikationslos.

Wegen der fortbestehenden Rhinorrhö wurde in einer 2. Sitzung der Duradefekt im Bereich der Lamina cribrosa von der Schädelbasis her mit Muskelstückchen tamponiert. Die eröffnete Dura wurde schließlich dicht vernäht und eine subgaleale Drainage angelegt. Auch dieses Mal war der postoperative Verlauf komplikationslos. Der Stirnbeindefekt wurde nach einem Jahr mit einer dünnen Kunstharzschale plastisch versorgt.

Außer einer Anosmie lassen sich 3 Jahre nach dem Unfall keine neurologischen Ausfallerscheinungen nachweisen.

In psychischer Hinsicht sind nur eine massive Störung der Merkfähigkeit und eine leichte Affektlabilität festzustellen.

Ob die starke Zunahme des Körpergewichts von 35 kg mit Veränderungen des Habitus im Sinne eines Cushing-Typs und die deutlich vermehrte Flüssigkeitsaufnahme als postoperative hormonelle Störung aufzufassen sind, läßt sich noch nicht mit Sicherheit feststellen.

SCHIERMEYER (1973): Suizid durch zweimaligen Bolzenschuß in den Kopf

Ein 51jähriger Schlachtermeister wurde mit Kopfschußverletzungen in ein Krankenhaus eingeliefert. Es fanden sich zwei Schußöffnungen im Schädel und zwar im mittleren Stirn- sowie im rechten Schläfenbereich. Zunächst bestanden Schwierigkeiten festzustellen, ob es sich bei diesen beiden Schußöffnungen um einen Ein- und Ausschuß oder um zwei Einschüsse handelte. Der Verletzte war bewußtlos.

Bemerkenswert an diesem Suizid ist, daß es einem mit der Handhabung eines Bolzenschußapparates vertrauten Manne möglich ist, sich selbst mit diesem Gerät zwei aufeinanderfolgende Schüsse in den Kopf beizubringen.

WIRTH et al. (1983) teilten 3 Beobachtungen von ungewöhnlichen Suiziden mit Viehbetäubungsgeräten mit:

Fall 1: Ein 65jähriger Mann wurde am Dachbalken seines Schuppens in einem Strangwerkzeug hängend tot aufgefunden. In der unmittelbaren Umgebung der Leiche lag ein Viehbetäubungsgerät vom Typ „Kuhles". Der Betroffene, der unter Herzbeschwerden litt, hatte mehrfach Selbsttötungsabsichten geäußert. Die Sohlen der Schuhe waren blutig und auf drei Sprossen der zum Erreichen der Schlinge des Strangwerkzeuges verwendeten Leiter fanden sich von den Schuhsohlen herrührende Blutspuren. Die fünfte Sprosse der Leiter ließ den Abdruck einer blutigen Hand erkennen. Aus diesen Spuren wurde vom Ermittlungsorgan geschlossen, daß der Betroffene sich erst die Schußverletzung beigebracht und anschließend erhängt hat.

In der Stirnmitte 5 cm oberhalb der Nasenwurzel ein kreisrunder Defekt von 13 mm Durchmesser, der Haut und Schädelknochen betrifft und in der Tiefe Hirnsubstanz erkennen läßt; für die Verwendung eines Viehbetäubungsgerätes charakteristische Beschmauchung der Wunde; einzelne angetrocknete Blutanhaftungen im Gesicht. Lochbruch des Stirnbeins von 13 mm Durchmesser; geringe Zerstörung beider Stirnhirnpole im Bereich des Interhemisphärenspaltes; kanalartige Zerstörung des Hirnbalkens am Ansatz der rechten Hirnhälfte und Eröffnung des rechten Seitenventrikels mit Ausbildung geringfügiger Prellungsblutungen in der Wand dieses Kanals; Hämatocephalus int.; im

Hinterhorn des rechten Seitenventrikels ein 12 mm im Durchmesser großes, rundes Knochenfragment. Fußwärts verlaufende Blutabrinnspur auf der Brusthaut und blutige Anhaftungen an beiden Armen, links stärker als rechts.

Zeichen des Erhängens: Strangmarke mit blutigen Zwischenkämmen auf der Halshaut; Knochenhautunterblutungen an beiden Schlüsselbeinansätzen der Kopfwendemuskeln; blau-rot unterblutete Abbrüche der Schildknorpeloberhörner; umschriebene blau-rote Unterblutungen am Zungengrund und am linksseitigen Anteil des Schildknorpels.

Die *Sektionsbefunde* sprechen nicht gegen den angenommenen Handlungsablauf. Die im beschriebenen Fall festgestellten Hirnverletzungen lassen eine zweckgerichtete Tätigkeit nach Beibringung der Schußverletzung durchaus möglich erscheinen.

Es liegen aus der Literatur Angaben vor, daß Bewußtsein und Handlungsfähigkeit nach Kopfschuß mit einem Viehbetäubungsgerät sogar über Tage erhalten bleiben, wenn „stumme" Hirnregionen verletzt wurden (Tovo 1956; Simon 1958; Maurer 1961; Rauschke 1964; Wolff u. Laufer 1965; Schiermeyer 1973; Pollak 1977; Pollak u. Reiter 1981).

Fall 2: Ein 66 Jahre alter Mann tötete mittels Viehbetäubungsgerät seine 61 Jahre alte, seit 3 Wochen infolge Unfalls querschnittsgelähmte Ehefrau während der Besuchszeit im Krankenhaus, flüchtete dann in den Keller der Einrichtung und brachte sich dort mit demselben Gerät eine Schädel-Hirn-Verletzung bei. Als er aufgefunden wurde, bestand keine Bewußtseinstrübung, und durch die *klinisch-neurologische Untersuchung* vor der Operation konnten keine *neurologischen Ausfälle* festgestellt werden. Laut *Operationsbericht* fand sich im frontosagittalen Bereich unterhalb der Stirn-Haar-Grenze eine Einschußwunde von ca. 10 mm Durchmesser mit noch in der Wunde verbliebenem Viehbetäubungsgerät. Die auf dem Operationstisch gefertigten *Schädelröntgenaufnahmen* im anteroposterioren und seitlichen Strahlengang zeigen den bei hoher Stirnhöhlenanlage im Bereich der Stirnhöhlenspitze ca. 5 cm tief in den Schädel in Richtung Sella turcica eingedrungenen Schußbolzen. Es erfolgte die operative Versorgung mittels osteoklastischer Trepanation, Hirnwundrevision, Duraplastik, Stirnhöhlenrevision und transnasale Ableitung über zwei epidural gelegene Drainagen. Unter allgemeiner antibiotischer Abschirmung kam es zu einer komplikationslosen Wundheilung bei afebrilem Heilungsverlauf.

Die Ehefrau wurde bewußtlos im Bett aufgefunden und verstarb nach 80 min. Bei der Sektion der Ehefrau fand sich eine im Durchmesser 8 mm große, perforierende Stirnbeinfraktur in Stirnmitte mit nach innen trichterförmiger Erweiterung des Lochbruches ohne radiäre Einrisse. Ein 1,5 × 3 cm messendes Knochenstückchen der Tabula int. war abgesprengt. Der Hirnzertrümmerungskanal war 7 cm lang, begann zwischen beiden Stirnhirnhälften, verlief horizontal nach links hinten und endete im Caput nuclei caudati. Die Obduktion zeigte ferner, daß das Querschnittssyndrom (Fraktur des 6. und 7. Halswirbels mit Rückenmarkerweichung) bereits mit typischen Folgen kompliziert war (schwere aufsteigende Harnwegsinfektion, Thrombose der Oberschenkelvenen rechts, mehrzeitige Lungenblutpfropfembolie).

Zum Motiv gab der Mann folgendes an: „Immer auf dem Rücken liegen, vielleicht 5 Jahre lang, das ist unmenschlich, da muß man Schluß machen... In meinen Kopf und den der Frau habe ich hineingeschossen. Ich war lebensmüde. Meine Frau war einverstanden."

Fall 3: Ein 41jähriger Mann wurde vom Nachbarn in einer gemeinsam genutzten Scheune frei hängend stranguliert mit einem im Hinterkopf steckenden Viehbetäubungsgerät aufgefunden. Am Vortag hatte er seine 35 Jahre alte, geschiedene Ehefrau erdrosselt. Nach der Scheidung habe der Mann mehrfach geäußert, „seine Frau" umbringen zu wollen, deshalb aber nicht ins Gefängnis zu gehen.

Bei der *Sektion* des Mannes wurde in der Hinterhauptregion des Schädels am Treffpunkt von Pfeil- und Lambdanaht eine 12 mm im Durchmesser große perforierende Fraktur mit trichterförmiger Erweiterung nach innen festgestellt. Ein etwa 6 cm langer Hirnzertrümmerungskanal verlief oberflächlich im linken Hinterhauptshirnlappen unmittelbar neben der Großhirnsichel, an dessen Ende ein knapp 1 cm im Durchmesser großes Knochenfragment gefunden wurde. Ferner ergab die Sektion die Zeichen des Erhängens.

h) Lokalisation der Einschußöffnung

Bei den *Suiziden* stellt die *Stirnregion* die häufigste *Lokalisation* dar, gefolgt von den *Schläfen-, Scheitel-* und *Hinterhauptregion* sowie dem *Mund.*

i) Mortalität

Die *Mortalität* bei *Suiziden* mit *Bolzenschußapparaten* beträgt nach den Angaben von ARLT et al. (1972) 56%. Demgegenüber ist die *Mortalität* mit *Maurerbolzen-Setzgeräten, Bolzensetzgeräten* oder *Nagelschußgeräten* geringer (BUSHE u. WENKER 1961; ISFORT 1961; LAUSBERG 1963; METZEL u. HEMMER 1962; MÜLLER-WIEFEL 1966; STAUDACHER 1960; ZIESCHE 1966).

j) Suizide nach Manipulation des Schußapparates

POLLAK u. REITER (1981) haben darauf verwiesen, daß einige gebräuchliche Modelle unter den Viehbetäubungsapparaten über einen Gummipuffer und Rückholfedern verfügen. Durch diese Bestandteile wird der vorschnellende Bolzen gebremst und in seine Ausgangsposition zurückgebracht. Wenn man den Gummipuffer und die Rückholfeder vor der Schußabgabe entfernt, kann der Bolzen abreißen und zu einem frei fliegenden Geschoß werden. In einem Suizidfall ist unter solchen Umständen ein 17 cm langes Bolzenstück durch die Stirn in die Schädelkapsel eingeschlagen.

POLLAK u. REITER (1981) berichteten über den folgenden Fall:

Der 50jährige Heizungstechniker suchte seine langjährige Freundin in deren Wohnung auf. Die Frau hatte ihm an den vorangegangenen Tagen wiederholt mitgeteilt, daß sie das Verhältnis mit ihm lösen wollte. Der Mann habe nach einem Streit wortlos einen mitgebrachten Viebetäubungsapparat aus der Jackentasche gezogen und das Haus der Bekannten verlassen. Wenig später wurde in der Umgebung ein lauter Knall vernommen. Bei der Nachschau fand man den Betreffenden im Vorgarten am Fuß einer kurzen Treppe leblos auf. Das Bolzenschußgerät lag auf der obersten Stufe nahe der Eingangstür. Es konnte nur der eingetretene *Tod* festgestellt werden.

Bei der *Obduktion* zeigte sich in Stirnmitte 3 cm über der Nasenwurzel eine 10 mm große, runde, scharf konturierte Hautausstanzung, die von einer schmalen, ringförmigen Beschmauchung umgeben wurde. Oberhalb und unterhalb der Hautlücke waren 6 mm große, rund-ovale Schmauchhöfe lokalisiert, deren Zentren jeweils 9 mm vom Wundrand entfernt lagen. In der Tiefe der Einschußwunde wurde die Bruchfläche eines 12 mm dicken Stahlstiftes ansichtig. Die daraufhin angefertigten *Röntgenaufnahmen* bestätigten die Vermutung, daß der Schußbolzen des Viehbetäubungsapparates in den Schädel eingedrungen war. Die kaum 1 mm dicke Vorderwand der Stirnhöhle wies unter der Hautausstanzung einen 18/15 mm messenden, quer-ovalen Knochendefekt auf. Die Hinterwand der Stirnhöhle war in einem Durchmesser von 4 cm ausgebrochen.

Ein *Horizontalschnitt* durch das *Gehirn* in Höhe des Bolzens brachte den ganzen Schußkanal zur Darstellung. Das imprimierte Haut- und Knochenstück war nach seitlich und oben in den rechten Stirn- und Scheitellappen verlagert. Der eigentliche Schußkanal verlief horizontal in der Median-Sagittalebene. Die röhrenförmige Hirnzerstörung stimmte in der Breite genau mit dem Bolzenkaliber überein. Sie durchsetzte das Balkenknie, das Septum pellucidum, die medialen Anteile von Thalamus und Hypothalamus, das Splenium corporis callosi und den Kleinhirnwurm. Das vordere Bolzenende hatte an der Tabula int. des Hinterhauptbeins 1 cm über der Protuberantia occipitalis int. eine halbmondförmige Knochenimpression erzeugt, sämtliche Hirnkammern waren bluterfüllt. Der am Auffindungsort der Leiche sichergestellte Viehbetäubungsapparat war neuwertig und enthielt in seinem Laderaum eine Kartuschenhülse mit rotem Farbriemen. Die Schußbolzen-

(Rückhol-)Feder und die Gummimanschette (Gummipuffer) fehlten. Der 17 cm lange Vorderteil des Schußbolzens (Gesamtlänge: 20,7 cm) steckte – wie oben erwähnt – im Schädelinnern. In der Gerätehülse war nunmehr das 3,7 cm lange, stempelartig verbreiterte Hinterende des Bolzens vorhanden. Die Bruchstelle hatte eine mattgraue Farbe und eine feinkörnige Oberflächenstruktur. Verarbeitungs- oder Materialfehler (z. B. Einschlüsse) konnten nicht festgestellt werden.

k) Experimentelle Untersuchungen zur Feststellung der Wundmerkmale von Bolzenschüssen

Untersuchungen zur Feststellung der *Wundmerkmale* von *Bolzenschüssen* wurden von JANSSEN u. STIEGER (1964) an 300 Schlachttieren durchgeführt.

Die *Stanzmarke* in der *Tabula ext.* des *Schädels* ist eine genaue Wiedergabe des Bolzenkalibers, was Rückschlüsse auf das verwendete Gerät erlaubt. An der *Innenseite* des *Schädeldaches* findet sich eine *trichterförmige Ausbrechung*. Bei *Schrägschüssen* ist die *Stanzmarke oval* und es bestehen *Knochenfissuren*. Sondierungen und Präparationen der Verletzungen erbrachten in 18 Fällen Schußkanäle, die durchschnittlich 1–2 cm länger als die Schußbolzen der verwendeten Apparate waren.

Schußversuche auf *Filterpapier* mit verschiedenen Modellen aus unterschiedlichen Entfernungen zur Bestimmung der *Schmauchbilder* und der *Schußentfernung* ergaben nach JANSSEN u. STIEGER:

(1) Bei Systemen mit Gasabzugskanälen typische rundliche, nach außen gezogene Schmauchhöfe neben der Stanzmarke, deren Figur eine Unterscheidung zwischen schräg und senkrecht angebrachten Schüssen erlaubt.
(2) Eine seitliche Abweichung der Schmauchhöfe bei zunehmender Schußentfernung, die einer schrägen Führung der Gasabzugskanäle zuzuschreiben ist.
(3) Eine Methode zur Bestimmung der Schußentfernung aus dem Abstand der Schmauchhöfe.
(4) Bei Schußentfernungen von mehr als 10 cm sind Bolzenausstanzungen in der Regel nicht mehr nachweisbar. An ihrer Stelle finden sich unscharf konturierte Schmauchniederschläge.

Zur Unterscheidung von Schuß- und Haltehand ergaben die Untersuchungen schon nach einem Schuß deutliche, auch chemisch nachweisbare Beschmauchungen an der Haltehand, die bei Selbstmördern auch durch Blutspritzer und Gewebeteile aus der Wunde gekennzeichnet sind. Die Schußhand zeigte bei Verwendung von Modellen mit Schraubverschlüssen erst nach 10 Schüssen auch chemisch nachweisbare Schmauchniederschläge. Bei Bajonettverschlüssen dagegen waren Beschmauchungen an der Schußhand schon nach 1–3 Schüssen festzustellen.

III. Offene Schädel-Hirn-Verletzungen durch Nagelschuß-, Mauerschuß-, Nagelsetz- oder Bolzensetzgeräte (vgl. Abb. 216)

1. Technische Beschreibung der Geräte

Bolzensetzgeräte oder *-werkzeuge*, *Nagelschuß-*, *Mauerschuß-* und *Nagelsetzgeräte* stellen etwas anderes dar, als die im vorhergehenden Kapitel beschriebenen Bolzenschußapparate. Im Baugewerbe werden diese Geräte benutzt, um Nägel, Stahlstifte oder Dübel mit Gasdruck aus einer Kartusche oder Preßluft in Beton- und Eisenplatten sowie Mauerwerk zu verschießen, die dabei gleichzeitig in diese Strukturen eingetrieben werden. Die aus Nagelschuß-, Mauerschuß-, Nagelsetz- und Bolzensetzgeräten verschossenen Nägel, Stifte oder Bolzen sind also Projektile, die vom Gerät regelrecht verschossen werden, anders als beim Schlachtschußapparat, wo der Stift nach einer bestimmten Wegstrecke gestoppt und wieder in das Gerät zurückgezogen wird.

Es werden zwei Typen von Bolzenwerkzeugen unterschieden (SELLIER 1982). Die *Bolzentreibwerkzeuge* erteilen dem *Setzbolzen (Treibbolzen* genannt) eine Geschwindigkeit von über 100 m/s. Die Eindringenergie wird von der kinetischen Energie des Bolzens selbst geliefert. Dagegen wird bei den *Bolzenschußwerkzeugen* der *Setzbolzen (Schubbolzen* genannt) durch eine zwischen Ladung und Bolzen sitzende schwere Masse „eingehämmert". Auf diese Weise wird eine hohe Ausgangsgeschwindigkeit des Bolzens vermieden.

Es wurden Geräte entwickelt, die unter Namen wie Fix-Rammer, Deutscher Bolzensetzer, Rapid-Hammer, Tornado, Impex-Komet, Hilti bekannt sind.

Im englischen spricht man von einem *„powder-activated tool, explosive-activated tool, cartridge-operated fixing tool, nail gun, masonry gun, stud gun"* etc.

Das *gebräuchlichste Kaliber* der *Geräte* ist 0.22 (5,5 mm). Wenn Patrone und Nagel oder Bolzen geladen sind, wird das Gerät fest im rechten Winkel auf die Oberfläche gepreßt, in die der Nagel oder Bolzen getrieben werden soll. Nur in dieser Position soll die Patrone gezündet werden. Bei fehlerhafter oder fahrlässiger Bedienung sind Verletzungen auch umstehender Personen möglich.

Ein *Stahlkasten am Aufsatzende des Gerätes* soll vor zurückfliegenden Bolzen, Bolzenteilen oder Werkstoffsplittern schützen. Diese Sicherheitsvorrichtung erfüllt ihren Sinn aber nur, wenn das Gerät auf ebener Fläche aufgesetzt werden kann. Verletzungen sind ebenfalls möglich, wenn die Treibladung verspätet zündet, so daß sich der Schuß erst löst, nachdem das Gerät schon von der Aufsatzfläche abgehoben ist.

Eine weitere Schutzvorrichtung besteht in einer Stahlglocke an der Stirnfläche des Gerätes. Da Beton ein sehr inhomogenes Material aus Zement und Kieselsteinen ist, kann der eindringende Bolzen bis zu 180° abgelenkt werden (SELLIER 1982), so daß dem Benutzer des Gerätes Betonfragmente von der Einschußstelle ins Gesicht fliegen können. Die Stahlglocke, deren freie Öffnung (ca. 80 mm) zur Werkfläche zeigt, fängt derlei Fragmente, austretende Bolzen usw. auf. Sicherheitshalber werden Zünd- und Treibladung (Bolzen und Kartusche) getrennt eingesetzt. Wie für die Bolzenschußapparate gibt es für die Bolzensetzgeräte Kartuschen verschiedener Ladung, die auf der Hülse durch Farbkennzeichnung angegeben ist. Während der Bedienung des Gerätes ist das Tragen eines Schutzhelms vorgeschrieben. Weitere Einzelheiten bei SELLIER (1982).

2. Bisherige Literatur

Verletzungen durch Nägel oder Bolzen von Mauerschuß- oder Bolzensetzgeräten im Baugewerbe wurden mitgeteilt von: MARTI (1955), KRULL (1956), TOVO (1956), VENUS (1959), STAUDACHER (1960), CRAGG (1961), MAURER (1961), BUSHE u. WENKER (1961), ISFORT (1961) 4 Fälle, DAUM u. MLETZKO (1962), OLDFIELD (1962), MAGE u. SZE (1962) WILSON (1962), MALTBY (1963), MARSHALL (1963), WEEKLEY (1963), LAUSBERG (1963), KLOSS (1963), GOLDIN u. ECONOMOU (1965), NAEVE (1966), MARCOUX u. HAMMANN (1966), MÜLLER-WIEFEL (1966), ZIESCHE (1966) 3 Fälle, SPENCER (1968), PURINI (1968), NEUBERT (1968), MANNING (1968) MCMILLAN (1968), PETIT et al. (1968), LEO et al. (1969), KOTT u. URCA (1970), NORTH (1970) 3 Fälle, SCHMECHTA u. WEINKE (1970), RICHARDSON (1970), STÖWSAND (1971), KARLSTRÖM u. KJELLMAN (1971), SCHMECHTA et al. (1973), WU u. OON (1975), GOONNETILLEKE (1976), WÜLLENWEBER et al. (1977), OPITZ u. SCHARF (1981), SCHMIDT u. GÖB (1983), LYONS (1983) 5 Fälle, WEEDN u. MITTLEMAN (1984), KUNZ et al. (1985), KOOPS et al. (1986), PANKRATZ et al. (1986).

3. Verletzungen beim Menschen

Man kann *direkte* oder *indirekte Fernschüsse* unterscheiden. Bei den erstgenannten handelt es sich um Verletzungen, die wegen mangelnder Sicherheitsvorkehrungen eine Person verletzen, bei den letztgenannten durchdringt der Nagel oder Bolzen eine dünne Wand und trifft eine hinter ihr stehende Person (MAURER 1961; GOLDIN u. ECONOMOU 1965; SPITZ u. WILHELM 1970; OPITZ u. SCHARF (1981).

Schüsse können nur ausgelöst werden, wenn durch festes Aufsetzen des Gerätes eine Drucksicherung überwunden wird. Bei Suiziden und Morden muß das Gerät daher fest an den Körper angepreßt werden, um die Drucksicherung auszuschalten. Selbstmorde sind daher selten (MÜLLER-WIEFEL 1966; SCHECHTA u. WEINKE 1970; GONNETILLEKE 1976; SCHMIDT u. GÖB 1981; WEEDN u. MITTLEMAN 1984; KUNZ et al. 1985; KOOPS et al. 1986; PANKRATZ et al. 1986). Wegen der Schmerzen, die beim Andrücken des Gerätes auftreten, wird bei Suizidfällen manchmal eine dünne Platte zwischen Gerät und Haut gehalten (MAURER 1961; PANKRATZ et al. 1986).

Die *Einschußöffnungen* der *Bolzen*, an deren hinterem Ende sich ein Gewinde befindet, sehen wie *Einschußöffnungen kleinkalibriger Projektile* aus, oder wenn die *Bolzen gekrümmt* sind, wie *Rißquetschwunden*. Die Läsionen der Haut können so minimal oder uncharakteristisch sein, daß eine penetrierende Verletzung nicht in Erwägung gezogen wird (BUSHE u. WENKER 1961; METZEL u. HEMMER 1962; NAEVE 1966). Es kommt bei diesen Verletzungen wegen der spitzzulaufenden Nägel oder Stifte nicht zu Stanzmarken oder Imprimaten. Das Ausmaß der Gewebszerstörung ist geringer, daraus leitet sich auch die günstigere Prognose dieser Verletzungen ab.

Über Patienten, die ihre Schädel-Hirn-Verletzungen überlebten, berichteten MARTI (1955), JACOBY (1959), RUSSE (1960), STAUDACHER (1960), BUSHE u. WENKER (1961), ISFORT (1961), DAUM u. MLETZKO (1962), MAGE u. SZE (1962), METZEL u. HEMMER (1962), KLOSS (1963), LAUSBERG (1963), GOLDEN u. ECONOMOU (1965), GROSSKOPF u. MUSSGNUG (1965), ZIESCHE (1966), GUND (1966), MÜLLER-WIEFEL (1966), SPITZ u. WILHELM (1970), STÖWSAND (1971), WÜLLENWEBER et al. (1977), KARLSTRÖM u. KJELLMAN (1971), OPITZ u. SCHARF (1981).

Tödlich verlaufende Schädel-Hirn-Verletzungen durch Bolzenschußapparate wurden mitgeteilt von KRULL (1956), VENUS (1959), BUSHE u. WENKER (1961), ISFORT (1961), LAUSBERG (1963), ISFORT u. SCHÜRMEYER (1966), SPITZ u. WILHELM (1970), SCHMECHTA u. WEINKE (1970), NAEVE (1971), GONNETILLEKE (1976), WEEDN u. MITTLEMAN (1984), KUNZ et al. (1985), KOOPS et al. (1986), PANKRATZ et al. (1986).

4. Ursachen für Verletzungen

Die *Ursachen* für *Verletzungen* mit *Mauerschuß-, Bolzen-* und *Nagelsetzgeräten* sind: (1)*Versehentliches Abfeuern* (2) *fahrlässige Bedienung*, (3) *vollständige Durchdringung* der *Baustruktur* durch *austretenden Nagel*, (4) *Ricochet des Nagels* und (5) *Trümmer* oder *Partikel des Nagels* oder der *Werkfläche*.

5. Unfälle

Unfälle mit Bolzen von Mauerschußapparaten geschehen fast nur bei unvorschriftsmäßiger Benutzung der Geräte, wie Verkanten beim Abschießen, ungenügend festes Ansetzen u.a. Es handelt sich immer um *Gehirnsteckschüsse*. Durchschüsse insbesondere wurden nicht beschrieben.

IsFORT (1961) berichtete über 4 Arbeitsunfälle durch den Nagelschußapparat, zweimal handelte es sich um Schädelimpressionen, bei den beiden anderen fand sich das Steckgeschoß in den Extremitäten.

Der 45jährige Isolierer wurde im tiefen Hirnkoma eingeliefert. Zwei Stunden vorher war der Nagel nach dem Abschuß aus dem Gerät von der Decke zurückgeprallt und ihm durch das linke Auge in das Gehirn eingedrungen. Er war sofort bewußtlos und bot zeitweilig Streckkrämpfe. Bei der *Aufnahme* fand sich eine kleinere Platzwunde im linken Oberlid und ein linksseitiges Monokelhämatom. Der Glaskörper war ausgetreten. Die physiologischen Eigenreflexe waren erloschen. Babinski bds. positiv.

Auf den *Schädelleeraufnahmen* lag der bogenförmig gekrümmte Nagel fast in der Mitte des Gehirns und hatte beide Großhirnhemisphären verletzt. Die operative Entfernung des Geschosses führte zu keiner Besserung des komatösen Zustandes. Infolge zentraler Regulationsstörungen kam der Verletzte nach 14 h ad *exitum*.

Bei dem *2. Patienten* handelt es sich um einen 26jährigen Schmied, der in einem Neubau einen Nagel mit dem Bolzenschußgerät in die Wand setzen wollte. Der Nagel schlug zurück und perforierte seine Stirn. Er war nur kurze Zeit bewußtlos und wurde eine Stunde später eingeliefert. Bei der *Aufnahme* war der Verletzte ansprechbar und orientiert, klagte über Brechreiz. Sichere *neurologische Abweichungen* lagen nicht vor. Auf den *Schädelleeraufnahmen* lag der gebogene Nagel mit der Spitze am Boden der vorderen Schädelgrube rechts neben der Mittellinie. Der Nagelkopf befand sich in der Stirnhöhle. Bei extraduralem Vorgehen stieß man oberhalb der Crista galli auf den Nagel, der extrahiert werden konnte. Derselbe hatte den Sinus longitudinalis sup. perforiert, so daß es nach der Entfernung stark blutete. Die Blutung konnte erst nach Umstechung des Sinus zum Sistieren gebracht werden. Der Eingriff wurde komplikationslos überstanden. Bei der Entlassung nach 3 Wochen war der Verletzte völlig beschwerdefrei.

DAUM u. MLETZKO (1962) hatten seit 1956 8 fahrlässige Verletzungen mit Bolzenschußgeräten im Baugewerbe beobachtet; es handelte sich um 6 Verletzungen der Extremitäten, einen Bauchschuß und eine Kopfverletzung.

Fall 3: 23jähriger Mann setzt einen Bolzenschußapparat schräg auf, so daß der Bolzen nicht eindrang. Patient berichtet ein „elektrisches" Gefühl im ganzen Körper. Bei der Suche nach dem abgeprallten Bolzen bemerkte er, daß ihm Blut über das Gesicht lief und fand eine kleine Wunde im Bereich der Glabella. Sofortige ärztliche Versorgung. Die *Röntgenaufnahmen* des *Schädels* zeigten den verbogenen Bolzen, der durch das Stirnbein gedrungen war und intrazerebral an der Basis des linken Stirnhirns lag. Der *neurologische Befund* war regelrecht. Entfernung des Bolzens mittels *Kraniotomie*. Komplikationsloser Verlauf. Hyposmie links. Hypästhesie im Bereich des N. supraorbitalis links.

METZEL u. HEMMER (1962): 15jähriger Baugewerbelehrling wollte mit einem Bolzensetzgerät einen Fensterrahmen befestigen. Nach dem Schuß verspürte er plötzlich einen Schlag gegen die linke Halsseite und Übelkeit. Erreichte gerade noch einen Gesellen, der ihn auffing, als er ohnmächtig wurde. Bewußtlosigkeit von 5 min, Blutung aus der Nase und dem rechten Ohr. Bei der *stationären Aufnahme* voll ansprechbar. Prellung der Halsweichteile zunächst der einzige Befund, die etwa linsengroße Wunde am Hals links wurde übersehen. Bei der Entlassung nach einer Woche veranlassen Klagen über noch bestehende Kopfschmerzen *Röntenaufnahmen* von *HWS* und *Schädel*. Es fand sich intrakraniell ein metalldichter Fremdkörper in der Scheitelgegend im Bereich des mittleren Sinusdrittels.

Aufnahme in die *neurochirurgische Abteilung*. Der Patient ist leicht somnolent. Außer einer Stauungspapille bds. und Allgemeinveränderungen im Bereich der rechten Hemisphäre im *EEG* kein pathologischer Befund. *Röntgenbefund* der *Schädelbasis* zeigt ein leichtes Klaffen der Sutura petrosquamosa rechts. *Operative Entfernung* des Fremdkörpers aus dem rechtsseitigen Gehirnlappen. Es fand sich ein fingerkuppengroßer Frühabszeß, wo die Bolzenspitze gelegen hatte. Der Fremdkörper lag direkt unter dem Sinus sagittalis sup. und reichte in beide Hemisphären. Die Dura mater war nicht verletzt. Ungestörter postoperativer Wundheilungsverlauf.

Unfall mit Mauerschußapparat, Fall von LAUSBERG (1963): 21jähriger Bauschlosser verspürte beim Schießen einen Schlag gegen den Kopf. Keine Bewußtlosigkeit. Kleine Verletzung an der Stirn-Haar-Grenze links. Ging zum Baubüro, von dort ins Krankenhaus gebracht. Die *Röntgenuntersuchung* des *Schädels* zeigte ein tief intrakraniell liegendes Projektil. Sofortige Verlegung in die neurochirurgische Abteilung.

Patient voll ansprechbar, allseits orientiert, keine psychischen Herdausfälle. Schockzustand. Im Bereich der Stirn-Haar-Grenze links, etwa 2 cm paramedian, runde Wunde von etwa 1 cm Durchmesser, mäßig blutend, in deren Tiefe Hirnbröckel erkennbar sind. *Neurologischer Befund* völlig normal. *Schädelröntgenbefund:* Bolzenverletzung mit Einschuß in der Stirnbeinschuppe auf der linken Seite paramedian, intracerebral gelegene Knochensplitterpyramide und in der Tiefe der Präzentralregion nach der Mittellinie gelegen, Nagelbolzen von etwa 4,5 cm Länge.

Zunächst nur Wund- und Schockbehandlung, einige Stunden später operative Entfernung von zertrümmertem Hirngewebe, hineingerissenen Knochensplittern und Haut-Haaranteilen. Der Metallbolzen wird am linken Seitenventrikel aufgefunden, sein hinterer Anteil steckt im Boden des Seitenventrikels, der Bolzen kann ohne Blutung extrahiert werden. Unter hoher Antibiotikadosierung völlig komplikationsloser Verlauf.

MARSHALL (1963) berichtete über einen 62jährigen Klempner, der von einem Arbeitskollegen, der ein Bolzensetzgerät benutzte, tödlich verletzt wurde. Das Gerät war mit einer mittleren Ladung versehen und die $1/4 \times 1 1/2$ inch (0,62 × 3,75 cm) messende Schraube durchdrang eine 24 inch (60 cm) dicke Ziegelmauer, wahrscheinlich durch eine Mörtelverbindung. Der im nächsten Raum arbeitende Kollege wurde tödlich verletzt. Das Geschoß durchdrang den Brustkorb und wurde bei der *Autopsie* im Aortenbogen gefunden.

WEEKLEY (1963) berichtete über einen Patienten, bei dem die von einem Bolzensetzgerät abgefeuerte Schraube einen metallenen Schutzhelm durchschlug und in der Kopfhaut steckenblieb.

ZIESCHE (1966) berichtete über Unfälle bei Bolzensetzgeräten:

Fall 2: 36jähriger Monteur, der beim Arbeiten mit dem Bolzenschußgerät einen leichten Schlag gegen die Stirn verspürte. In der Mitte der Stirn findet sich eine linsengroße Einschußstelle. Monokelhämatom rechts. Schwellung des rechten Augenunterlides und der rechten Nasenseite. Die Spitze des Nagels ragt etwa 3 cm aus dem rechten Nasenflügel. Der Nagel läßt sich leicht herausziehen, da der Kopf abgerissen ist. Verletzung der rechten Stirnhöhle, der rechten vorderen Siebbeinzellen und der rechts-lateralen Nasenwand. Keine Hirnverletzung. Wundversorgung. Unter Antibiotikaschutz guter Heilverlauf.

Fall 5: Beim Einschießen von Stahldübeln für elektrische Leitungen wird der auftreffende Stahlbolzen durch Eisenkonstruktionen abgeleitet und aus der Wand wieder herausgeschleudert. Der Patient fühlte nur einen leichten Schlag gegen den Kopf und war der Meinung, ein kleiner Splitter hätte ihn getroffen. In den folgenden Tagen zunehmende Kopfschmerzen. Die *Röntgenaufnahme des Schädels* zeigte den abgebogenen Stahlbolzen quer in der Stirnhöhle. Nach operativer Entfernung Beschwerdefreiheit.

NORTH (1970) berichtete über 3 klinische Fälle, bei denen rückschnellende Nägel in das Gehirn eindrangen. In einem Fall drang der Nagel in das Stirnhirn, der 20 Jahre alte Verletzte ging allein ins Krankenhaus, erst dann trat Bewußtlosigkeit ein. Es lag ein *akutes subdurales Hämatom* vor, der Nagel wurde *operativ entfernt*. Tod nach 6 Monaten.

In einem anderen Fall lag ebenfalls keine Bewußtlosigkeit vor. Eintritt des Nagels oberhalb des linken Auges, Lage in der rechten vorderen Schädelgrube.

Einen ungewöhnlichen Fall einer unbemerkt gebliebenen 4 Wochen überlebten, praktisch symptomlos verlaufenen, erst postmortal diagnostizierten intrakraniellen Bolzensetzwerkzeugverletzung nach Unfall teilte NAEVE (1971) mit:

Ein 59 Jahre alter Betonbauer erlitt beim „Einschießen" eines Metallnagels (Rapid-Bolzenwerkzeug) eine Verletzung im Bereich der Nasenwurzel. Die Wunde blutete stark. Nur die starke Blutung veranlaßte den Verletzten, der keinerlei Beschwerden äußerte und an dem seinen Arbeitskollegen außer der Blutung nichts besonderes auffiel, 20 min nach dem Unfall, einen Arzt aufzusuchen. Ohne Begleitung und zu Fuß begab er sich zum Chirurgen, diesem berichtete er vom Unfallgeschehen.

Es wurde vermutet, daß beim „Einschießen" der Nagel im Beton auf den Kiesel aufgetroffen und dabei als Querschläger seitlich der Schutzkappe des Bolzenwerkzeuges ausgetreten sei, dabei habe sich ein Betonsplitter losgerissen und sei mit großer Wucht an die Nasenwurzel geschleudert worden. Ein Betonsplitter wurde als Ursache der Verletzung angesehen.

Das benutzte Werkzeug soll mit vorschriftsmäßiger Schutzkappe ausgerüstet gewesen sein und der Verletzte soll zur Unfallzeit einen Schutzhelm getragen haben, so sagten später seine Arbeitskollegen.

Der *Unfallarzt* fand eine stark blutende kleine Wunde an der Nasenwurzel ein wenig links der Mittellinie. Eine *Röntgenkontrolle* des *Nasenbeins* seitlich mit Darstellung des Stirnbeins ergab keinen Fremdkörper in den Weichteilen und keine erkennbare Knochenverletzung. Die Wunde wurde chirurgisch versorgt, der Heilablauf war komplikationslos.

Für 3 Wochen war der Verletzte arbeitsunfähig und blieb in ambulanter Behandlung – „in dieser Zeit war er stets beschwerdefrei, war in aufgeräumter Stimmung und zeigte keinerlei Zeichen getrübten Sensoriums" (Unfallarzt) –, auf eigenen Wunsch und ohne ärztliche Bedenken nahm er seine berufliche Arbeit dann wieder auf. Eine Woche später, 4 Wochen nach dem Unfall, *verstarb* er nachts in seiner Wohnung plötzlich und unerwartet. Der Hausarzt, nicht der Unfallarzt, attestierte als Todesursache „Herzinfarkt." Nur in den letzten Tagen vor seinem Tode hatte der Verletzte gelegentlich über Kopfschmerzen geklagt. Herzbeschwerden hatte er nie geäußert.

Bei der *Obduktion* fand sich entsprechend der vom Unfallarzt beschriebenen Lokalisation der 4 Wochen vor dem Tode erlittenen Verletzung eine reizlose Narbe. Unter dieser Narbe, 3 mm oberhalb des Nasenbeins und 3 mm links der Mittellinie ein im Durchschnitt 0,4–0,5 cm großer runder älterer Knochendefekt, der durch die Stirnhöhle in die Schädelhöhle reicht, ohne hier eine Splitterung der inneren Schichten des Knochens aufzuweisen. Eitrige Meningitis, bakteriologisch: Mischinfektion.

Nach *Formolfixierung* wurde das *Gehirn* in 2 Ebenen *geröntgt:* Ca. 5 cm langer schraubenartiger, leicht gebogener metallener Fremdkörper im linken Stirnhirn.

Am Stirnpol, im Bereich des vorderen Drittels des Gyrus rectus, ein tiefer Gewebsdefekt ohne Blutung.

Bei der *Zerlegung in Frontalscheiben* findet sich auf der 13 cm hinter dem Stirnhirnpol gelegenen Frontalebene das Ende eines länglichen, schraubenartigen und gebogenen metallenen Fremdkörpers. In seiner Umgebung eine ausgedehnte Zerstörungshöhle des Stirnhirnmarklagers unter Einbeziehung medialer Windungen; die Höhle ist mit Nekrosematerial ausgefüllt. Das lateral angrenzende Marklager ist teils rötlich-bräunlich-hämorrhagisch, teils gelb-rötlich verfärbt.

Der Fremdkörper hat das linke Vorderhorn, dessen Umgebung massiv hämorrhagisch rötlich-bräunlich verfärbt ist, lädiert. Hochgradiges Ödem des linken Frontalmarks.

Feingeweblicher Befund (Prof. COLMANT): An der Eintrittsstelle des Fremdkörpers pfropfartige bindegewebige Narbenbildung zwischen Dura und Hirngewebe. Dichtes Granulat mit massiver Kollagenentwicklung, massenhaft Makrophagen, verstreute Leukozyten, Infiltrate aus lymphoiden und monozytoiden Zellen, vereinzelt auch Blutpigment. Im angrenzenden Hirngewebe Trümmerherd in Organisation, überall einsprossende Gefäße, Makrophagen bzw. Fettkörnchenzellen, auch Infiltrate und protoplasmatische Astrozyten. Keine leukozytäre Durchsetzung des Gewebes.

Ein Präparat aus der Höhe des vorderen Thalamuspols mit Balken zeigt eine eitrige Infarzierung des Ventrikelraumes sowie Leukostasen und kleine lymphozytäre Infiltrate in der unmittelbaren Umgebung des Seitenventrikels.

In der weichen Hirnhaut Ansammlung von Makrophagen und Leukozyten. Im Bereich der Medulla eitrige Infektion des 4. Ventrikels und der basalen weichen Häute. Kleine leukozytäre Infiltrate am Boden des 4. Ventrikels.

KLUG (1972) berichtete über 9 Schädel-Hirn-Verletzungen durch Bolzensetzwerkzeuge, die ich im folgenden kurz referiere (Tabelle 119):

Tabelle 119. Schädel-Hirn-Verletzungen durch Bolzensetzwerkzeuge. (Aus KLUG 1972)

Nr.	Alter	Tag der Verletzung	Befund bei Klinik-Aufnahme	Dauer der Behandlung	Besonderheiten	Arbeitseinsatz
1.	16	31.8.64	Benommen, Erbrechen Unfall-Amnesie	4 Wo.	Re. Auge Prothese Umschulung v. Mechaniker zum Buchdrucker	af
2.	29	20.6.66	Tief bewußtlos Parese re. Arm u. Bein Reaktion auf Schmerzreize	3 Mo.	3 Monate nach kontinuierlicher Besserung plötzlicher Exitus letalis	†
3.	61	24.8.66	Tief bewußtlos Plegie re. Arm, Parese re. Bein Reaktion auf Schmerzreize	3 Tage		†
4.	36	8.12.66	Tief bewußtlos li. Pupille max. weit, lichtstarr Reaktion auf Schmerzreize	6 Wo.	Lage des Bolzenstückes im Sinus sagittalis superior	af
5.	38	18.1.67	Bewußtseinsklar Protrusio bulbi Re. Pup. keine Reaktion auf Licht	2½ Wo.	Normales Sehvermögen Keine Augenmuskelstörungen Als Polier tätig	af
6.	47	28.9.67	Benommen, Erbrechen Ansprechbar Unfall-Amnesie	4 Wo.		af
7.	34	10.11.67	Normal ansprechbar Amaurose li. + Protrusio bulbi	3 Wo.	Prothese li. Auge	af
8.	26	3.5.69	Tief bewußtlos Plegie re. Seite	2 Mo.	Verletzung in suizd. Absicht Merkfähigkeit zufriedenst. Geht mit Unterstützung	auf
9.	29	26.8.71	Normal ansprechbar Fazialisparese re. Angedeutete Hemiparese re. Seite	3 Wo.	Nur noch angedeutete Schwäche des re. Armes	af

Fall 1: Der 16jährige Patient benutzte das Bolzensetzwerkzeug in Abwesenheit seines Meisters. Der von der Wand abprallende krummgeschlagene Nagel durchdrang die rechte Augenhöhle, dann das rechte Frontalhirn, die Falx durchdringend, auch das linke Frontalhirn und blieb lateral im Frontoparietalbereich auf der kontralateralen Seite liegen. Die Behandlung erfolgte wie vorher angegeben. Er ist heute, wenn auch nach einer Umschulung vom Mechaniker zum Buchdrucker, voll arbeitsfähig.

Fall 2: Dem 29jährigen Patienten drang der Nagel, ebenfalls krumm geschlagen, in ganzer Größe links postzentral nahe der Mittellinie in den Schädel ein. Er durchschlug die linke Parietal- und Temporalregion. Hier blieb er in Höhe der Basis liegen. Nach zunächst anhaltender Besserung trat nach Ablauf von 3 Monaten ganz plötzlich der Exitus letalis ein.

Fall 3: Dem 61jährigen Patienten schlug fast an gleicher Stelle, wie dem vorigen Patienten der Nagel hoch parietal ein, durchschlug allerdings auch die Falx und verletzte ebenfalls die kontralaterale Seite. Er starb, ohne das Bewußtsein wiedergewonnen zu haben, am 3. Tag nach dem Unfall.

Fall 4: Eine sehr seltene und ebenso interessante Verletzung weist der 36jährige Patient auf. Ihm drang ein Teil des abgesplitterten Bolzens unter dem linken Jochbogen in die Schädelbasis ein, durchquerte das linke Frontalhirn und blieb in ganzer Größe im Sinus sagittalis sup. am Übergang vom frontalen zum parietalen Teil liegen. In desolatem Zustand kam er zur Aufnahme. Nach entsprechender Vorbereitung zu einer Sinusplastik wurde der Fremdkörper extrahiert und sofort der Sinus wieder gedeckt. Nach sechswöchiger Behandlung konnte er entlassen werden. Heute ist er ohne neurologische Ausfälle wieder voll arbeitsfähig.

Fall 5: Dem 38jährigen Patienten sprang ein krumm geschlagener Nagel durch den lateralen Teil des rechten Oberlids und blieb tief in der Orbita liegen. Er verletzte dort das Augenhöhlendach und die darüberliegende Dura. Mit Hilfe des Fernsehgerätes wurde er unter größter Vorsicht entfernt. Es bestehen heute weder Seh- noch Augenmuskelstörungen. Der Patient ist wieder voll arbeitsfähig.

Fall 6: Bei dem 47jährigen Patienten stanzte der abprallende Bolzen ein fünfpfennigstückgroßes frontales Knochenstück aus dem Schädeldach und verlagerte es $4^1/_2$ cm tief in das linke Frontalhirn. Nach der üblichen Versorgung und vierwöchigem Krankenhausaufenthalt konnte der Patient entlassen werden. Er ist voll arbeitsfähig. Es bestehen keine neurologischen Ausfälle.

Fall 7: Bei dem 34jährigen Patienten spaltete sich ein Teil des Nagels. Während das eine Stück die linke Augenbraue durchschlug und den Bulbus so schwer schädigte, daß er entfernt werden mußte, drang das andere in der Mittellinie hoch frontal in den Sinus sagittalis sup. ein und verletzte außerdem die linksseitige Dura und das Frontalhirn. Der Krankenhausaufenthalt betrug 3 Wochen. Er ist nunmehr wieder, jedoch mit linksseitiger Prothese, voll arbeitsfähig.

Fall 8: Der 26jährige Patient weist als einziger einen völlig geraden Bolzen auf. Er hat in suizidaler Absicht gehandelt und das Gerät links frontal angesetzt. Der Nagel hat die ganze linke Hemisphäre einschließlich des Ventrikelsystems durchschlagen, das Tentorium cerebelli durchbohrt und ist im Kleinhirn steckengeblieben. Die Krankenhausbehandlung dauerte 2 Monate. Der Patient ist rechtsseitig paretisch, es besteht keine Inkotinenz von Harn und Stuhl, er kann mit Unterstützung gehen und sich gut ausdrücken. Es besteht volle Arbeitsunfähigkeit.

Fall 9: Dem 29jährigen Patient drang der krumm geschlagene Bolzen links parietal ein. Die zunächst angedeutete Hemiparese der ganzen rechten Seite hat sich so zurückgebildet, daß nach dreiwöchiger Behandlung nur noch Mikrosymptome vorhanden waren. Auch er wird mit Sicherheit voll arbeitsfähig werden.

Wu u. Oon (1975):

Fall 1: 23jähriger Metallarbeiterlehrling benutzte ein Nagelsetzgerät an einer Decke, der Nagel ricochierte und traf ihn in der rechten Parietalregion. Er war nur benommen. Im *Notaufnahmeraum* keine Beschwerden außer Kopfschmerzen und Schwindel. Unauffälliger *neurologischer Befund.* Eine *Röntgenaufnahme* des *Schädels* zeige einen 5 cm langen gekrümmten Nagel in der rechten Großhirnhemisphäre. Débridement der Eintrittswunde. Trotz Antibiotika stellte sich Fieber ein und während der 2. Woche zunehmende Kopfschmerzen. Der Liquor war xanthochrom und anderweitig unauffällig. Drei Wochen nach dem Unfall eine rechts frontoparietale *Kraniotomie* mit Extraktion des Nagels aus 4 cm Tiefe aus dem weißen Großhirnmarklager. Der Nagel war 5 cm lang und 5 mm dick. Es lagen kein Abszeß und keine Blutung vor. Vollständige Wiederherstellung und Arbeitsaufnahme jedoch unter Weigerung, ein Nagelsetzgerät zu benutzen.

Fall 2: 19jähriger verschoß Nägel in eine Mauer mit einem Nagelschußgerät, mit dessen Benutzung er seit 2 Jahren vertraut war. Er versäumte, das Gerät im rechten Winkel zur Maueroberfläche aufzusetzen, obschon die Mündung die Mauer berührte, und unterhielt sich mit einem Kollegen, als er den Schuß auslöste. Der Nagel drang nicht in die Mauer ein. Er fühlte sich an der linken Schläfe getroffen, leichter Schmerz und etwas Blut. Keine Bewußtlosigkeit. Die *Kopfschwartenwunde wurde versorgt* und er ging nach Hause. In der folgenden Nacht fühlte er sich nicht wohl. Wacht mit Kopfschmerzen auf und erbricht. Am Abend desselben Tages *Aufnahme* in eine *neurochirurgische Abteilung.* Er war voll bewußtseinsklar, Temperatur 101 °F (38,4 °C). Kopfschwartenwunde im Bereich der linken Schläfe von etwa 2 cm Durchmesser. *Neurologischer Befund* unauffällig.

Eine *Röntgenaufnahme* des *Schädels* zeigte einen großen gebogenen Nagel innerhalb der rechten Seite der Schädelhöhle, unmittelbar hinter der Koronarnaht. Der Nagel hatte die linke Großhirnhemisphäre durchdrungen und ruhte auf der gegenüberliegenden Seite mit der Spitze nahe dem Sinus sagittalis sup. Er hatte „stumme" Zonen des Gehirns durchdrungen, ohne Arterien zu verletzen. Etwa 28 h nach dem Unfall wurde eine *Kraniotomie* unter Antibiotikaschutz durchgeführt. Nach Eröffnung der Dura mater zeigte sich, daß das Gehirn gequetscht und sehr ödematös war. Die Spitze des 5,5 cm langen gebogenen Nagels lag 1,5 cm tief. Extraktion des Nagels und Wundversorgung.

Der Patient war am nächsten Tag benommen. Es bestand rechtsseitige Fazialisschwäche und linksseitige Hemiparese. Fortschreitende Verschlechterung am nächsten Tag mit Photophobie und Nackensteifigkeit. Zwei Tage später wiederholte generalisierte Krampfanfälle in Abständen von 1 min. Drei Tage später konnte er an einer Unterhaltung teilnehmen. Der Liquor war normal. Nach 3 Wochen war die Fazialisschwäche verschwunden, die linksseitige Hemiparese in Rückbildung. Entlassung 24 Tage nach dem Unfall mit antikonvulsiver Therapie. Der Patient hat in der Folgezeit etwa einmal im Monat einen generalisierten zerebralen Krampfanfall und fühlt sich sonst wohl. Er hat seine Arbeit wieder aufgenommen, weigert sich aber, ein Nagelsetzgerät zu benutzen.

Opitz u. Scharf (1981) berichteten über eine ungewöhnliche Hirnverletzung aus einem Druckluftnagler.

Diese Geräte erlauben, wenn die Sicherung außer Betrieb gesetzt wird, bis zu 50 m weit zu schießen. Die Eindringtiefe in Holz beträgt bis zu 9 cm. Bei dem beschriebenen Patienten war ein 20 cm langer Eisennagel von 4,2 mm Dicke 8 cm tief über dem rechten Ohr in das Schädelinnere getrieben worden. Der Patient bemerkte lediglich einen Schlag gegen den Kopf und nahm nicht wahr, daß ein Fremdkörper in seinen Kopf eingedrungen war. Zwei Stunden später *Aufnahme* in einem *Krankenhaus* mit völlig unauffälligem *neurologischem Befund.* Der Nagel wurde entfernt. Völlig komplikationsloser Verlauf.

Bei Schußverletzungen durch Druckluftnagler finden sich im Gegensatz zu solchen durch Schußapparate keine Schmauchelemente, die in die Wunde eingepreßt werden.

Lyons (1983) beschrieb 5 Beobachtungen von Verletzungen durch industrielle Nageleintreibgeräte.

Fall 1: Eine Hausfrau arbeitete in der Küche. An einer Außenwand wurde mit einem kartuschengetriebenen Gerät gearbeitet. Ein 5 cm langer Nagel durchdrang die Wand, traf sie an der Stirn und drang fast vollständig ein. Operative Entfernung des Nagels, unauffälliger *neurologischer Befund*.

Fall 2: Zufälliges Entladen eines preßluftgetriebenen Gerätes. Der 3,5 cm lange Nagel drang einem 17jährigen Tischler in das rechte Handgelenk.

Fall 3: Ein 22jähriger stand vor einem Betonblock, stolperte und schlug sich einen 5,5 cm langen Nagel in seinen rechten Oberschenkel, dabei wurde der Musc. quadriceps völlig durchschlagen.

Fall 4: Kurz nach dem Wiederladen eines druckluftgetriebenen Gerätes entlud es sich, der 4 cm lange Nagel traf einen einige Meter entfernt Stehenden in die Brusthöhle. Es fand sich eine kleine punktförmige Wunde im Infundibulum des rechten Ventrikels; geringe Blutung im Herzbeutel.

Fall 5: Ein 8 cm langer Nagel aus einem kartuschengetriebenen Gerät drang einem Unbeteiligten in das linke Auge. Der Nagelkopf war noch im Auge zu sehen. Die Spitze steckte in der mittleren Schädelgrube. Der Nagel wurde extrahiert. Das Auge blieb blind, der neurologische Befund war unauffällig.

6. Prognose

Die *Prognose* für *Gesichts-* und *Hirnschädelschüsse* mit *Mauerschuß-, Nagel-* und *Bolzensetzgeräten* ist insgesamt günstiger, als die mit Bolzenschußgeräten. Krummgeschlagene Nägel oder Bolzen verursachten im allgemeinen schwere Gehirnverletzungen.

7. Suizidversuche und Suizide mit Bolzensetzgeräten

Der *Gebrauch* von *Bolzensetzgeräten* bei *Suizidversuchen* ist dagegen selten. Ein Suizid bzw. Suizidversuch durch Kopfschuß wurde von WOLFF u. LAUFER (1965), MÜLLER-WIEFEL (1966), KLUG (1972), WEEDN u. MITTLEMAN (1984) sowie PANKRATZ et al. (1986) beschrieben. Die Beobachtung von WOLFF u. LAUFER (1965) stellte einen Kopfdurchschuß dar. SPITZ u. WILHELM (1970) hoben ebenfalls hervor, daß bei *aufgesetztem Gerät*, bei einem *Suizidversuch*, ein *Kopfdurchschuß* möglich ist.

SCHMECHTA u. WEINKE (1970) berichteten über den Suizid eines 22jährigen Installateurs mit einem baugewerblichen Bolzensetzgerät durch Schuß in die rechte Schläfe.

Volker SCHMIDT u. GÖB (1981):

Fall 3: 37 Jahre alter Schlosser, der um die Mittagszeit eines Tages in einer süddeutschen Kleinstadt von seiner Ehefrau auf dem Bauch tot im Bett liegend in einer großen Blutlache aufgefunden wurde. Neben dem Toten befand sich ein Bolzensetzgerät vom Typ Tornado T6 mit einer abgeschossenen Kartusche Kaliber 6.3/16. Auf einem der Betten stand der dazugehörige Gerätekasten mit verschiedenen Kartuschen unterschiedlicher Treibladungsstärken und einem Sortiment Kopfbolzen verschiedener Längen. Im Kasten befanden sich zwei weitere abgeschossene Kartuschen der schwächsten Ladungsstärke. Bei der Tatortbesichtigung stellten Kriminalbeamte insgesamt fünf Schußlücken an der Leiche fest, ohne daß jedoch weitere Projektile oder Hülsen gefunden wurden.

5 × 6 mm große Schußöffnung an der Nacken-Haar-Grenze 5 cm links der Medianlinie. Hier fanden sich – im Gegensatz zu den beiden vorher beschriebenen Schußlücken – deutliche Nahschußzeichen: Zungenförmige Schmauchantragung und eine ringförmige

Stanzmarke mit ausgefransten Rändern und anschließendem Schußkanal durch die Nackenmuskulatur nach ventral. Am 3. Nackenwirbel fand sich eine dellenförmige Aussprengung. Die linke A. carotis comm. war dicht unterhalb der Gabelung zerfetzt. Der linke Unterkieferast wies einen Trümmerbruch auf. Zwischen den Knochensplittern fanden sich gelbe Kunststoffreste, die vom Bolzenmantel stammten. Der Kanal mündete in einer Ausschußöffnung an der linken Mundbodenseite. Die Ausschußöffnung an der Kinnspitze stammte von einem Sekundärgeschoß, entweder der Kappe des Kunststoffmantels oder einem Knochensplitter. Todesursache war ein Verbluten aus der zerschossenen Halsschlagader.

Folgender Hergang ließ sich rekonstruieren: Am Vorabend besorgte sich der Schlosser von seiner Arbeitsstelle das Bolzensetzgerät, um sich damit zu erschießen. Während der Abwesenheit seiner berufstätigen Ehefrau und der schulpflichtigen Kinder begab er sich in das Schlafzimmer. Beim Hantieren mit dem geladenen Gerät hatte sich vermutlich ein Schuß unbeabsichtigt gelöst, der als Steckschuß in den linken Oberschenkel traf. Anschließend mußte die abgeschossene Kartusche entfernt und das Gerät neu geladen werden. Hierzu wählte er dann die stärkste Treibladung. Er legte sich ins Bett und löste auf dem Bauch liegend den tödlichen aufgesetzten Schuß in den Nacken aus. Das Projektil trat am Mundboden aus, durchschlug über der linken Brustseite erneut die Haut und blieb im subkutanen Gewebe liegen. Da die Bolzen im weichen Gewebe sehr instabil sind und praktisch in alle Richtungen rotieren können, muß trotz der hohen Beschleunigung nicht unbedingt ein Durchschuß durch den Körper erfolgen. Die Rekonstruktion mit dem zur Tötung benutzten Bolzensetzgerät ließ keinen Zweifel an der Selbsttötung und der Möglichkeit, sich in der geschilderten Weise mit dem Gerät umbringen zu können.

WEEDN u. MITTLEMAN (1984) berichteten über einen Suizid durch Schädelschuß mit einem Bolzensetzgerät. Ein 34jähriger wurde auf einem Schlafzimmersofa sitzend aufgefunden, neben sich ein Bolzensetzgerät. Der Polizeibeamte bemerkte eine Schußverletzung an der linken Schädelseite. Eine *Röntgenaufnahme* zeigte einen Nagel im Schädelinnern. Das Projektil wurde operativ entfernt. Trotz Behandlung in einem Beatmungsgerät blieb der Patient bewußtlos und starb 30 h nach der Verletzung.

Der Patient war wegen finanzieller Schwierigkeiten deprimiert und hatte seiner Frau gegenüber geäußert, sie brauche sich über sein Aufwachen keine Gedanken mehr zu machen. Es handelte sich um einen linkshändigen Schreiner, der mit dem Umgang mit Bolzensetzgeräten vertraut war.

Die Einschußöffnung lag im Bereich der linken Parietalregion oberhalb des Ohres. Der Geschoßkanal durchbohrte die basalen Ganglien links bis zur rechten Seite. Die Umgebung des Trajektionskanals zeigte erweichtes Hirngewebe mit Blutungen. Das Gehirn war ödematös (1610 g).

PANKRATZ et al. (1986) berichteten über den folgenden Fall: Ein 26jähriger Mann brachte sich im Beisein seiner Ehefrau und seines 3jährigen Kindes einen Kopfschuß bei. Anlaß waren eheliche Unstimmigkeiten. Der Aussage der Ehefrau zufolge hielt er sich ein kleines Holzbrettchen vor die Stirn, preßte das Bolzensetzwerkzeug dagegen und löste den Schuß aus. Hierdurch wurde das Holzbrettchen gespalten. Der Mann war sofort bewußtlos.

Er wurde durch den herbeigerufenen Notarzt in ein *Krankenhaus* gebracht, wo er 5 h später *starb*. Ein operativer Eingriff wurde nicht durchgeführt.

Bei dem verwendeten Bolzensetzwerkzeug handelte es sich um ein Gerät des Fabrikats Tornado, Modell T 15, Kaliber 6,8 × 11 cm. Die verwendete Kartusche mit der Kennfarbe schwarz hat nach SELLIER (1982) eine Energie von 600 ± 50 J.

Bei der *Sektion* fand sich über der linken Augenbraue eine kreisrunde, doppelläufige, konfigurierte Hautabdruckmarke mit einem Durchmesser von 1,5 cm unterhalb derer eine weitere, halbkreisförmige Hautabdruckmarke zu erkennen war. Ferner war eine senkrecht gestellte Hautdurchtrennung von 1,5 cm Länge und bis 0,3 cm Breite festzustellen. Im Stirnbein fand sich ein kreisrunder Knochendefekt von 1,2 cm Durchmesser.

Nach *Herausnahme* des *Gehirns* und Einlegen einer Sonde stellte sich der Schußverlauf dar. Es zeigte sich ein durch den basalen linken Stirnlappen führender Kanal. Dieser überkreuzte in Höhe des Chiasma opticum die Mittellinie. Nach Durchsetzung und Abtrennung des rechten Großhirnschenkels und grabenförmiger Aufreißung seitlicher Brückenpartien fand sich eine kanalartige Durchsetzung der rechten Kleinhirnhälfte von vorn nach hinten.

Zu Beginn des Schußkanals am Stirnpol waren Knochensplitter eingesprengt. Im Bereich von Stirnlappen, Brücke und Kleinhirn fanden sich z. T. erhebliche Hirngewebszerstörungen mit massiven Einblutungen. Das Hirnkammersystem war eingeblutet, das Septum pellucidum zerrissen. Ferner war eine massive Subarachnoidalblutung zu beobachten.

In der hinteren Schädelgrube schließlich steckte ein 7,5 cm langer Stahlnagel mit Rundkopf.

IV. Gesichts- und Gehirnschädelverletzungen durch Hartgummigeschosse („rubber bullets") und Plastikgeschosse

Zur *Kontrolle* und *Abwehr aufrührerischer Demonstranten* oder *plündernder Massen* wurden Hartgummigeschosse *(„rubber bullets")* eingeführt. Das *Gummigeschoß* ist ein *stumpfer Gummizylinder*; er soll einen schmerzhaften Schlag („slap") aber keine ernsthaften Verletzungen verursachen.

Das Hartgummigeschoß kann als Fortentwiklung des hölzernen Schlagstockes bezeichnet werden. Der erste Versuch, Schlagstöcke zu verschießen, war in Hongkong unternommen worden. Das Geschoß bestand aus Holz, man sprach von *„firing baton rounds"*.

Zur Aufruhrabwehr in Nordirland wurden 1970 erstmalig Hartgummigeschosse verwendet. Die Waffe wird als *„Royal Ulster Constabulary Riot Gun"* bezeichnet.

Das *Hartgummigeschoß* ist 15 cm lang, es hat einen Durchmesser von 3,5 cm und wiegt etwa 135–140 g. Es wird von einer Waffe aus einem Kanister mit einer Treibladung von 2,57 g verschossen. Das Hartgummigeschoß hat eine *Mündungsgeschwindigkeit* von 73 m/s, es ist hochgradig unstabil während des Fluges, die Geschoßgeschwindigkeit nimmt wegen des hohen Luftwiderstandes schnell ab. Es ist schwierig, ein Objekt von 2 m Durchmesser bei einer Entfernung von 18 m zu treffen.

MILLAR et al. (1975) berichteten über eine Serie von 90 Patienten, die in Nordirland verletzt wurden; 51 der 90 Patienten erlitten Kopfverletzungen, 21 von ihnen erlitten Frakturen des Gesichts- und Hirnschädels. Diese Frakturen zeigten keine Besonderheiten im Vergleich mit solchen nach anderartiger stumpfer Gewalteinwirkung. Berstungsfrakturen der Orbita („blow-out-fractures") wurden beschrieben.

Ein Patient erlitt eine Impressionsfraktur der Frontotemporalregion verbunden mit weiteren Brüchen der Schädelkapsel. Ein Patient erlitt eine Verletzung des Nasenbeins kombiniert mit einer Liquorfistel. Bei 7 Patienten lag eine Bewußtlosigkeit vor. Drei schwerere Hirnverletzungen hatten gleichzeitig Schädelfrakturen. Einer dieser drei Patienten verstarb. W*ährend der Operation war bereits eine erhebliche Hirnschwellung festgestellt worden.*

Die Autoren führten an, daß während der Untersuchungszeit etwa 33 000 Hartgummigeschosse verschossen wurden. Damit ergibt sich ein Mortalitätsverhältnis von 1:16 000. Von den weiteren 40 Patienten, die stationär behandelt wurden, zeigten sich bei 17 Dauerschäden.

Das *Plastikgeschoß* („plastic baton round") stellt eine *Fortentwicklung* des *Hartgummigeschosses* dar. Diese Waffen werden in Israel verwendet. Die erzeugten Verletzungen scheinen schwerer als die durch Hartgummigeschosse verursachten zu sein.

COHEN (1985) berichtete über 5 Fälle von Gesichtsverletzungen, eine betraf das Mittelgesicht, 4 das untere Gesichtsdrittel. In allen Fällen bestanden Platzwunden der Haut und Frakturen der Gesichtsknochen. Die Frakturen reichten von einfachen Frakturen bis zu schweren Trümmerbrüchen. Die Verletzungen im Mittelgesicht waren schwer genug, um zur Erblindung eines Auges zu führen.

V. Offene Schädel-Hirn-Verletzungen durch zylinderförmige Leuchtpistole (Signalstift)

Eine *ungewöhnliche Verletzung* durch eine *zylinderförmige Leuchtpistole* wurde von EASTERBROOK u. HUNTER (1970) mitgeteilt:

Ein 27jähriger Patient verwechselte eine *zylinderförmige Leuchtpistole*, auch *Signalstift* genannt (*„flare-gun"*, etwa wie eine Tränengaspatrone aussehend), die auf dem Nachttisch seines Vaters lag, mit einer Taschenlampe. Bei dem Versuch, die „Taschenlampe" anzuschalten, hielt er sie gegen sein Gesicht und löste dabei den Auslösemechanismus aus. Durch die Explosion wurde er zu Boden geworfen. Ein Augenzeuge schilderte, daß ein Feuerstrahl vom Gesicht des Patienten quer durch das Zimmer reichte und Bettdecken in Brand setzte.

Bei der *stationären Aufnahme* war der Patient desorientiert. Es fanden sich multiple Brandwunden auf der rechten Gesichtsseite. Das linke Auge schien unverletzt. Das rechte Auge zeigte keine Lichtempfindlichkeit, es zeigte Chemosis und war in seiner Beweglichkeit eingeschränkt. Das Areal des 1. Astes des N. trigeminus war vollständig anästhetisch. Es bestand eine rechtsseitige Ptosis. Es fand sich ein etwa 10 mm großes blutgefülltes Loch im oberen nasalen Bereich der Orbita.

Röntgenaufnahmen des *Schädels* zeigten einen rechteckigen dichten Schatten in der rechten Orbita. Schichtaufnahmen zeigten zwei Frakturen, die über die Orbita verliefen.

Die *Wunde* wurde zunächst vom *Ophthalmologen* exploriert, sie war 25 mm tief. Der Fremdkörper bestand aus einem Stück der Leuchtstoffmischung mit einem Polyethylenstück. Viele Stücke von unverbranntem Leuchtstoffmaterial wurden operativ entfernt. Das Dach der Orbita war gebrochen und Liquor strömte aus. Danach nahmen *Neurochirurgen* eine rechtsfrontale *Kraniotomie* vor und fanden 2 Areale von zerstörtem und verkohltem Knochengewebe am Boden der rechten vorderen Schädelgrube, eine 28 mm und die andere 23 mm im Durchmesser messend. Eine ringförmige Metallkappe von dem Leuchtgeschoß wurde entfernt. Die Dura zeigte eine Öffnung von etwa 8 mm Durchmesser.

Drei Monate später zeigte das rechte Auge lediglich Lichtempfindung. Augenbewegungen sind vorhanden mit Ausnahme von Blick nach oben. Es liegt eine vollständige Blepharoptose vor und eine inoperable Netzhautablösung. Kein Anhalt für Liquorfistel oder Meningitis.

Das *waffentechnische Labor* der Polizei der kanadischen Provinz Ontario machte folgende Angaben über die Waffe: Diese zylinderförmige Leuchtpistole („flare pen-gun") hat eine Aluminiumhülle, die Schwarzpulver für Zündung und Austrieb enthält. Der Leuchtstoff besteht aus einer Mischung von Strontium, Magnesium und Kalium und Polyvinylchlorid. Die Kappe besteht aus kadmiumbedecktem Stahl. Der Leuchtsatz erzeugt eine Leuchtkraft von 10 000 Kerzen mit einer Brennzeit von 6 bis 8 Sekunden. Die Treibstoffladung ist ausreichend, um eine durchschnittliche Höhe von 297 feet (etwa 100 m) zu erreichen.

VI. Fremdkörper im Gehirn

1. Einführung

Als *Fremdkörper im Gehirn* bezeichnet man diejenigen Bestandteile des Schädelinhaltes, welche durch Gewalteinwirkung ins Schädelinnere gelangt sind. Die *häufigsten Fremdkörper im Gehirn* sind *Geschosse* oder *Granatsplitter*, die durch Schußwaffen oder Granaten in das Gehirn gelangt sind.

Es können auch *nichtmetallische Fremdkörper (Bleistifte, Kugelschreiber, Griffel, Glassplitter* etc.) bei *transorbitalen Verletzungen durch die Orbita* ins Gehirn gelangen.

Offene Schädel-Hirn-Verletzungen können durch eine *Vielzahl von Objekten* erfolgen. Im folgenden werden ungewöhnliche Verletzungsobjekte aufgeführt: *Lange Stilettoabsätze* (AHMED 1964), *Glasknicker* (VAN DAMME et al. 1975), *Näh- und Stricknadeln* (SIMON 1869; TILMANN 1902, ASKENASY et al. 1961; AMELI u. ALIMAHAMMADI 1979), *Scherenschneiden* (R. C. SCHNEIDER 1961), *Metallachse eines Spielzeugautos* (MOSBERG u. SHARRETT 1960), *Messinggeschoß einer selbstgebastelten Spielzeugkanone* (SHERMAN 1960), *Tomahawk* (SUMMERS 1958), *Axt* (GUNN u. FAIRBROTHER 1914), *Propellerflügel* (DENNY-BROWN u. RUSSELL 1941; SPATZ 1950; KRAUS 1963; REEVES 1965), *Bleistifte* (DUJOVNY et al. 1975), *Speer* (DUJOVNY et al. 1975), *Kugelschreiber aus Plastik* (BOWEN 1971).

Weitere Mitteilungen über Patienten mit intrakraniellen Fremdkörpern wurden veröffentlicht von WHARTON (1879), MCCONNAS (1890), JEFFERSON (1917), RÉGARD (1919), SCHÜLLER (1919, 1920), FLESCH-THEBESIUS (1922), DRETZKA (1930), KELHAMMER (1939), CAMPBELL et al. (1942), HAYNES (1945), SMALL (1945), FURLOW et al. (1947), GREENWOOD (1950), SCHNITKER (1950), MIYAZAKI et al. (1961), MARKHAM et al. (1964, 1971), SUZUKI et al. (1968), SUGITA et al. (1969), AZARIAH (1970), BROWN (1970), OTT et al. (1976), DISTELMAIER (1977), DOYLE (1978), VAN DELLEN u. PLOTKIN (1980).

PILCHER (1936) hatte aus der Literatur eine Reihe von Fallmitteilungen zusammengestellt, bei denen das Gehirn von einer Reihe von Objekten penetriert worden war. Es fanden sich: *Messerschneiden, Heugabelzinken, Häkelnadeln, Stricknadeln, Holzsplitter, Schirmstangen, chirurgische Instrumente, Nägel, Teppichnägel, Bolzen von Kraftfahrzeugen, Stemmeisen, Ölkannentüllen.*

Neurochirurgen stimmen darin überein, daß metallische Fremdkörper im Gehirn anläßlich des primären Débridements entfernt werden sollen, wenn sie zugängig sind. Muß jedoch gesundes Hirngewebe verletzt werden, um Zugang zum Fremdkörper zu gelangen, so sollte er im Gehirn belassen werden. Ausnahme bilden Objekte aus Messing, hinsichtlich Einzelheiten verweise ich auf S. 601.

2. Auswahl von Kasuistiken

Im folgenden füge ich eine Auswahl von Kasuistiken an, die z. T. auch überlebt wurden, die ein Bild der vielen verschiedenen Verletzungsmöglichkeiten geben.

Ich erinnere mich einer ungewöhnlichen Beobachtung (UNTERHARNSCHEIDT, unveröffentlicht). Die Geschäftsführerin eines Verkaufsplatzes für „Hamburger" hißte plichtbewußt jeden Morgen die amerikanische Flagge vor dem Verkaufsplatz und holte sie am Abend wieder ein. Unbemerkt für sie blieb, daß sich bei jedem der Manöver das Gewinde des auf dem Fahnenmast montierten Messingadlers etwas lockerte, bis er schließlich herunterfiel, wobei ein Flügel die Schädeldecke durchschlug. Die Patientin war nicht bewußtlos und suchte mit dem Messingadler noch im Kopf einen Notaufnahmeraum auf, wo er operativ entfernt wurde.

LE BEAU u. PECKER (1950) berichteten über einen Patienten mit intrazerebraler Fremdkörperverletzung (Metallgriff einer mechanischen Säge), der erst 3 Wochen nach dem Unfall in neurochirurgische Behandlung überwiesen wurde. Bei der dort durchgeführten ersten *Röntgenuntersuchung* des Schädels nach dem Unfall wurde der Fremdkörper nachgewiesen. Der Patient konnte trotz operativen Eingriffs wegen eines inzwischen entstandenen großen Hirnabszesses nicht mehr gerettet werden.

SHERMAN (1960) berichtete über einen 12jährigen Jungen, dem bei einem Schießversuch mit einer selbstgebastelten Spielzeugkanone ein 2 cm langer und 1 cm im Durchmesser messender Messingbolzen oberhalb des rechten Ohres eindrang und im rechten Hirnstamm liegenblieb. Der Bolzen, der während der ersten Operation nicht auffindbar war, wurde in einer zweiten Operation entfernt. Der Junge überlebte und hatte geringes Doppelsehen und Hypästhesie im rechten Trigeminusbereich. Eine besondere Indikation für die operative Entfernung war in diesem Fall die Gefahr, daß das Messing sich in Kupferchlorid zersetzt.

KLUG u. TZONOS (1961):

Fall 1: Bei der Reparatur eines Dieselmotors wurde der 27jährige Patient von einem vermeintlichen, unter 70 Atü Druck stehenden Dieselölstrahl am linken Auge getroffen. Er verspürte sofort einen scharfen Schmerz, maß jedoch dieser Tatsache keine Bedeutung bei und setzte seine Arbeit fort. Ein Arbeitskollege sah, daß er das linke Auge geschlossen hielt und riet ihm, einen Arzt aufzusuchen, was der Patient jedoch mit der Bemerkung ablehnte, er wolle nicht wegen einer solchen Kleinigkeit die Arbeit unterbrechen. Als der Patient etwa eine Stunde später erbrechen mußte, wurde er zu einem Augenarzt gebracht.

Der Augenarzt nahm eine schwere Prellung und Bindehautentzündung im inneren Winkel des linken Auges an, äußerte aber, daß die Verletzung nicht durch einen Dieselölstrahl entstanden sein könnte. *Einweisung* in ein *Krankenhaus*. Im Laufe der nächsten Stunden trat eine Bewußtseinsstörung auf. Bei einer *Röntgenaufnahme* des *Schädels* wurde ein 10 cm langer intrazerebral gelegener metallischer Schatten gefunden; Verlegung in eine neurochirurgische Abteilung.

Es bestand ein ausgeprägtes Oberlidhämatom links, eine Blutunterlaufung der nasalen Hälfte der Konjunktiva bei rechts positivem Babinski. *Röntgenologisch* erwies sich, daß der Fremdkörper in der hinteren Orbitawand steckte und in schräger Richtung bis in die rechte Großhirnhemisphäre reichte.

Operativ wurde ein Fremdkörper entfernt, der medial dicht neben dem linken N. opticus lag und dessen Ende im Orbitaldach steckte. Seine Spitze hatte den Hemisphärenspalt und die Falx durchstoßen. Es handelte sich um eine bleistiftdicke Düsenfeder, die auf demselben Wege, wie sie eingedrungen war, herausgezogen wurde. Nekrotisches Hirngewebe wurde abgesaugt und die Dura plastisch gedeckt. Bis zur Entlassung konnte der Patient nicht davon überzeugt werden, daß die ihm vorgezeigte Düsenfeder in sein Großhirn eingedrungen war.

Fall 2: Auf der Flucht aus den Ostgebieten im April 1945 wurde die 35jährige Patientin wahrscheinlich durch die Explosion einer Granate am Kopf verletzt. Sie verlor dabei das Bewußtsein, erwachte jedoch nach einigen Minuten und brachte sich und ihr Kind in Sicherheit. Das Sehvermögen auf dem rechten Auge war sofort erloschen; es wurde 3 Monate später entfernt. Sie fand keine Stelle als Stenotypistin und arbeitete 4 Jahre als Schwimmlehrerin.

Anläßlich einer Begutachtung 12 Jahre nach der Verwundung wurden häufige Kopfschmerzen und ein „Verlieren des roten Fadens" beim Gespräch angegeben. Neurologisch fand sich eine Anosmie, eine leichte Störung des Finger-Nasen-Versuches und der Diadochokinese rechts sowie eine angedeutete Gangabweichung zur rechten Seite. Psychisch bestand eine leichte Merkfähigkeitsschwäche. Auf den *Röntgenaufnahmen* des *Schädels* fand sich ein 4,5 cm langer und 1,7 cm breiter metalldichter Schatten, der mit seinem unteren Ende in der Schädelbasis eingeheilt war und aufrecht etwa im Bereich der

Falx lag. An der rechten Orbitahinterwand ließ sich ein markstückgroßer Defekt nachweisen. Die Patientin wußte von der Existenz des Splitters nichts, von einer operativen Entfernung wurde abgesehen.

MARKHAM et al. (1964) teilten die Krankengeschichten von 2 Patienten mit:

Fall 1: 11jähriger Junge, der beim Basketballspiel in die Luft sprang und so gegen ein geparktes Kraftfahrzeug fiel, daß die am Kotflügel befestigte Autoradioantenne in den Mund eindrang. Die Antenne war nicht ausgefahren, ragte über den Kotflügel etwa 25 cm hinaus. Der Junge war nicht bewußtlos und blutete heftig aus dem Mund. Der anwesende Vater mußte die Antenne an ihrer Basis mit einer Zange abschneiden, da er sonst nicht freizubekommen war.

Der Junge wurde 2 h später in lethargischem Zustand *aufgenommen*. Die Metallantenne ragte etwa 7,5 cm aus dem rechten Mundwinkel hervor. Das andere Ende verschwand in der Tiefe der Mundhöhle. Die Antenne war etwas links von der Mittellinie in den weichen Gaumen eingedrungen. Die Reflexe waren seitengleich, der Babinski war rechts positiv. Die *Röntgenaufnahmen* des *Schädels* zeigten die Antenne, an deren Ende sich eine Verdickung befand; sie konnte durch den linken Sinus sphenoidalis bis zum Sinus cavernosus in der Gegend des Karotissyphons verfolgt werden. Das linksseitige *Karotisangiogramm* zeigte, daß die Antennenspitze im Sinus cavernosus in Kontakt mit dem Karotissyphon lag. Der Syphon war etwas nach lateral verlagert, die Gefäße waren jedoch gut gefüllt und zeigten keine Veränderungen.

Die Antenne konnte beim 3. Versuch herausgezogen werden. Es waren jedoch Vorkehrungen für eventuell notwendig werdende Ligatur der A. carotis getroffen worden. Die Blutung konnte gestillt werden. Der postoperative Verlauf war komplikationslos, mit Ausnahme von vorübergehender Polyurie und Polydipsie. Der einzig bleibende Befund war ein Horner-Syndrom links.

Fall 2: Ein 17jähriger Junge spielte an seinem Geburtstag während der Nachtzeit auf einem Parkplatz. Von Spielkameraden verfolgt rannte er gegen ein geparktes Fahrzeug und stoppte sich dadurch, daß er beide Hände auf den Kotflügel aufstützte. Es wurde beobachtet, daß sich sein Kopf nach unten bewegte, dann stürzte er zu Boden. Eine Blutung aus der rechten Augenregion wurde wahrgenommen und er wurde sofort zu einem *Notaufnahmeraum* gebracht. Er war bewußtseinsklar, es bestand Schwäche des linken Arms, der völlige Lähmung des linken Armes und Beines folgten. Häufiges Erbrechen und Koma.

Es fand sich eine schlaffe Lähmung der linken Körperseite einschließlich unterer linker Gesichtsmuskeln. Lähmung des M. rectus rechts, aber seitengleiche Pupillen, die auf Licht reagierten. Eine schmale Stichwunde am linken Oberlid wurde festgestellt. Wäßrige blutige Flüssigkeit tropfte aus dieser Wunde. Die Reflexe waren linksseitig erhöht mit linksseitigem Babinski und Fußklonus. *Röntgenaufnahmen* des *Schädels* zeigten keine Frakturen.

Der Zustand des Patienten verschlechterte sich so schnell, daß ein rechtsseitiges epidurales Hämatom angenommen wurde. Es fand sich jedoch weder eine epi- noch subdurale Blutung. Eine *subtemporale Dekompression* wurde durchgeführt. Bei der *Exploration* der *Wunde* am Augenlid wurde ein Defekt im Dach der Orbita gefunden.

Nach einem zunächst komplizierten postoperativen Verlauf trat später zunehmende Besserung ein. 12 Tage nach dem Unfall Entlassung mit linksseitiger Halbseitenlähmung und homonymer Hemianopsie. Eine Unterredung mit Familienangehörigen ergab, daß der Patient mit seinem Gesichtsschädel auf eine abgebrochene Autoradioantenne aufgeschlagen war, ein Teil der Basis derselben von 20–25 cm Länge war jedoch noch am Kotflügel verblieben. Am Morgen nach dem Unfall war frisches Blut an der Antenne gefunden worden. Bei einer *Nachuntersuchung* 4 Monate später konnte der Patient gut gehen, allerdings mit hemiplegischem Gang; eine deutliche Lähmung der linken Extremitäten war bestehen geblieben.

Eine ähnliche Verletzung wie die von MARKHAM et al. (1964) mitgeteilte hatten GOALD u. RONDEROS (1961) veröffentlicht. Ein 46jähriger Mann war im Gesicht von einer Drahtfeder getroffen worden, die durch den rechten Sinus maxillaris, den Sinus sphenoidalis, die linke A. carotis int. im Sinus cavernosus durchdrang und bis in den linken Temporallappen eindrang. Die Drahtfeder wurde mit Hilfe einer Caldwell-Luc-Operation entfernt. Es trat ein Blutverlust von etwa 500 ccm Blut auf. Wiederholte *Arteriographien* zeigten ein sackförmiges Aneurysma der A. carotis int. im Sinus cavernosus. Eine Operation war eingeplant (2 Tage später), der Patient mußte husten und verblutete durch den Mund.

Fünf ungewöhnliche Schädel-Hirn-Verletzungen wurden von KLUG (1972) mitgeteilt, 2 waren Straßenverkehrsverletzungen, 3 spielten sich am Arbeitsplatz ab.

Fall 1: Der 13jährige Patient stürzte so unglücklich mit seinem Fahrrad, daß ihm ein Teil der abgebrochenen Flügelschraube links parietookzipital in das Hirn eindrang. Der Heilverlauf gestaltete sich komplikationslos. Nach 3 Wochen wurde der Junge entlassen. Der *neurologische Befund* war einwandfrei. Er besuchte wieder die Schule.

Fall 2: Der 25jährige Kraftfahrer fährt mit seinem LKW gegen einen Baum. Dabei schlug er mit dem Schädel so unglücklich auf den Schaltknüppel, daß ihm dieser durch die Orbita tief in das linke Frontoparietalhirn eindrang. Der Versuch der Polizei, ihn vom Knüppel zu lösen, mißlang. So wurde das Rohr abgekniffen. In diesem Zustand kam der junge Mann in die *Klinik*. Er war im Schock und tief bewußtlos. Handgriff und oberer Schaltknüppelteil, die tief in das Gehirn hineinragten, wurden vorsichtig entfernt und die Wunde in der üblichen Form versorgt. Der linke Bulbus mußte entfernt werden. Wider Erwarten besserte sich das Allgemeinbefinden so, daß 4 Tage nach dem Unfall der Patient fast normal ansprechbar war. Einen Tag später trat plötzlich *Exitus letalis* ein.

Die *Autopsie* ergab, daß ein großer Herzbeutelerguß übersehen worden war und daß sich massive Blutungen im Bereich der Muskulatur des linken Herzventrikels fanden.

Fall 3: Der 37jährige Patient arbeitete in einem Walzwerk, als ihm plötzlich ein Stahlstück durch den rechten inneren Lidwinkel tief in das Hirn eindrang. Das $7^{1}/_{2}$ cm lange, dreikantige, scharfe, rechenzahnähnliche Stück blieb in ganzer Länge im rechten Temporalhirn liegen. Der Autor verwies darauf, daß es bei der Entfernung solcher Fremdkörper wichtig sei, daß man bei der Exstirpation in einem solchen Falle von einer transfrontalen, frontobasalen Freilegung aus, keine Hebelwirkung ausübe, um an dem bereits geschädigten Hirn nicht noch weitere Verletzungen zu setzen. Nach $3^{1}/_{2}$ wöchiger Krankenhausdauer konnte der Patient entlassen werden. Er ist wieder voll arbeitsfähig, hat jedoch noch rechtsseitig eine angedeutete Ptose und eine leichte Augenmuskelparese beim Blick nach oben.

Fall 4: Der 34jährige Patient spürte beim Anlassen eines defekten Motors plötzlich einen Schlag gegen das linke Auge. Er arbeitete jedoch noch $1^{1}/_{2}$ h weiter. Ein dauerndes Fremdkörpergefühl bewog ihn später, einen Augenarzt aufzusuchen. Da er als letzter in den bereits vollen Warteraum kam, mußte er mehrere Stunden dort verbringen. Bei der Untersuchung durch den Augenarzt konnte lediglich eine konjunktivale Infektion festgestellt werden. Zur Vorsicht wurden jedoch *Röntgenaufnahmen* angefertigt. Sie zeigten einen über 11 cm langen, bleistiftähnlichen Fremdkörper, eine sog. Düsenfeder, die mit der Spitze die Falx durchbohrt hatte und mit dieser auf die Gegenseite eingedrungen war. Das Ende ragte in die hintere Orbita hinein. Um keine Hebelwirkung auszuüben, wurde von einem links transfrontalen Zugang aus, der Fremdkörper vorsichtig wieder aus dem Kanal herausgeführt, durch den er eingedrungen war. Dann wurde die Dura-Hirn-Verletzung in typischer Weise versorgt. Dabei zeigte sich, daß die Düsenfeder mit ihrer lateralen Kante 2 mm neben linken Optikus lag. Die stationäre Behandlung dauerte 5 Wochen. Der Unfall liegt nunmehr über 16 Jahre zurück. Der Patient ist voll arbeitsfähig und hat auch eine zwischenzeitliche Bandscheibenoperation gut überstanden. Das Sehvermögen ist völlig normal. Es besteht jedoch nach wie vor eine Erweiterung der linken Pupille.

Fall 5: Der 18jährige Patient wurde in tief bewußtlosem Zustand eingeliefert. Auf Schmerzreize reagierte er mit Streckkrämpfen. Ihm war bei der Arbeit mit einem Schleifstein ein Stück desselben abgesprungen und hatte ihm eine schwere, rechs frontale, frontobasale, bis in die Parietalregion hineinreichende, offene Schädel-Hirn-Verletzung verursacht. Orbitaldach, Stirnhöhle, Siebbeinzellen usw. waren weitgehend zerstört. Trotz aller Bemühungen gelang es nicht, das Leben dieses jungen Menschen zu erhalten. Er *starb nach 3 Tagen.*

HAMMER u. GUND (1975) berichteten über einen 37jährigen Patienten, der eine Schädel-Hirn-Verletzung durch eine Böllerschußkanone erlitten hatte. Es lag eine Wunde im rechten Augenlid vor. Weiterhin bestand ein retrobulbäres Hämatom. Das rechte Auge zeigte keine Lichtwahrnehmung. *Röntgenaufnahmen* des *Schädels* ergaben zahlreiche irregulär konturierte Stränge und amorphe körnchenartige opake Punkte in der Tiefe des rechten Frontallappens, etwa im Bereich des rechten Vorderhorns. Aus einer Tiefe von 4 cm im rechten Frontallappen wurden etwa 25 ml Eiter entfernt. Später wurde aus der gleichen Region ein intrazerebraler Abszeß entfernt, der voller kleiner schwarzer Partikel (Schwarzpulver) war; kleinere Knochensplitter vom Dach der rechten Orbita wurden ebenfalls entfernt.

VAN DELLEN u. PLOTKIN (1980) berichteten über 2 ungewöhnliche Beobachtungen:

Fall 1: Ein taubstummer Mann hatte sich bei einem Suizidversuch über die linke Augenhöhle eine Kugelschreibermine in den Schädel eingebracht; sie konnte operativ entfernt werden.

Fall 2: Ein 3 Jahre altes Kind war mit seiner Schläfenregion auf eine Flasche gefallen, wobei der Flaschenhals mit einem Teil des Verschlusses in das Schädelinnere eingedrungen war; auch hier gelang die operative Entfernung des Fremdkörpers.

VII. Schädel-Hirn-Verletzungen durch Glassplitter

Glassplitter und *Glasscheiben* können gefährliche, oft tödliche Schädel-Hirn-Verletzungen hervorrufen.

Ein auf Fliesenboden liegender Glassplitter drang einem 2jährigen Kind, das darauf fiel, durch die Okzipitalschuppe in den Sinus rectus (GUPTA u. KEEN 1958).
Ein Individuum glitt aus, fiel durch eine Glastür und zog sich tiefe Glassplitterverletzungen am Kopf, Nacken und Brust zu, an denen er verstarb (VALOBRA 1969).
Eine tiefe Verletzung entstand am Hals mit einer zerbrochenen Flasche, die bei Schlägen auf den Kopf abgebrochen und zersplittert war (KLEIN zit. nach MUELLER 1975).

VIII. Suizide durch Kopfschuß mit Faustfeuerwaffen

Bei *Suiziden* durch *Kopfschuß* mit *Faustfeuerwaffen* liegt die *weit überwiegende Zahl von Einschüssen im Bereich der rechten Schläfe,* danach folgen *Mundschüsse* und *Schüsse in die linke Schläfe.*

Mitteilungen über Suizide durch Schußverletzungen veröffentlichten HERBICH (1955), ACHTÉ u. ANTTINNEN (1963), GOODMAN u. KALSBECK (1965), LAUSBERG (1968), KUTSCHA-LISSBERG u. THETTER (1970), HÜLLEMACHER u. LICHTENBERGER (1979), EISELS et al. (1981), PETERSON et al. (1985), CREMER (1987).
Über Suizide durch Schußverletzungen bei Jugendlichen berichteten BOYD u. MOSCICKI (1986).
Zusammenfassende Darstellung veröffentlichten MUELLER (1940, 1941, 1975) sowie MÖLLHOFF u. MUELLER (1975).

Sonderformen der *Schläfenschüsse* stellen diejenigen dar, bei welchen durch zu weit frontalen Ansatz der Schußwaffe ein *Durchschuß durch beide Orbita erfolgt.*

WUTZ et al. (1980) berichteten über einen 55jährigen Patienten, der sich bei einem Suizidversuch durch Ansatz der Pistole an der rechten Schläfe einen frontotransversalen

Orbitadurchschuß beiderseits zufügte und 6 Wochen später verstarb. Es lagen beiderseits Bulbusberstungen vor, Frakturen beider Orbitaböden und -dächer mit Rindenprellungsherden des Gehirns.

ROOKS (1935) fand in seiner Serie von 150 Suizidanten 103 Kopfschüsse; in den Mund 19, linke Schläfe 10, Stirn 5, Kinn 3, rechte Schläfe 66, die übrigen waren Schüsse in die Brust.

Im folgenden werden zwei neuere Serien von Suiziden mit Schußwaffen aus den USA zusammenfassend dargestellt.

EISELS et al. (1981) analysierten 226 Suizide mit Schußwaffen. Der Kopf stellte mit 74% die häufigste Schußwunde dar, besonders in der rechten Schläfenregion lagen 39% aller Einschüsse. Mit Faustfeuerwaffen allein fand sich die Schläfenregion in nahezu Zweidrittel der Schußwunden. Eine Korrelation der Einschußseite mit der Händigkeit zeigte, daß die meisten Individuen die dominante Hand bevorzugten, jedoch eine durchaus signifikante Gruppe die Wunde an der Seite verursachte, die nicht der dominanten Hand entsprach. Bei 3 Suizidanten lagen multiple Schußverletzungen vor.

THORESEN (1984) berichtete über eine Autopsiestudie von 270 tödlichen Schädelverletzungen durch Feuerwaffen. Von den 270 in dieser Serie waren 243 Selbstmorde und 27 Morde. Als verwendete Waffe standen sowohl bei Mord als auch Selbstmord Schrotgewehre mit 40% an der Spitze (Es ist dies eine Eigentümlichkeit in Norwegen, denn dort sind diese Waffen leicht erhältlich). Nur 5% (14) der 270 durch Schußwaffen umgekommene Personen überlebten für einige Zeit, 9 davon starben innerhalb von 5 h. Einer von diesen hatte sich nach der Schußbeibringung aufgehängt (Stirnhirnverletzung durch Pistole). Bei Selbstmorden lag der Einschuß am häufigsten an der rechten Schläfe (33%), Stirn (15%) und Mund (25%). Das Geschlechtsverhältnis männlich:weiblich betrug 34:1. Bei 13% aller Fälle, sowohl Mord als auch Selbstmord, lagen Alkoholkonzentrationen von mehr als 0,5‰ vor.

WINTEMUTE et al. (1988) berichteten über 235 Suizide mit Schußwaffen in Sacramento im amerikanischen Bundesstaat Californien in den Jahren 1983–1985. Faustfeuerwaffen wurden bei 69% der Suizide benutzt, in 65% bei Männern und in 88% bei Frauen. Faustfeuerwaffen wurden häufiger benutzt als langläufige Waffen.

Die Versicherung ist leistungspflichtig, wenn die Tat „in einem die freie Willensbestimmung ausschließenden Zustand krankhafter Störung der Geistesfähigkeit begangen wurde". In der Privatversicherung sind „Vorsatz" und „grobe Fahrlässigkeit" stets Ausschlußtatbestände.

1. „Waffe in der Hand" – Zur Frage der Differenzierung „Tötung durch eigene oder fremde Hand"

KRAULAND (1984) gab einen guten Überblick zur Frage, ob die „*Waffe in der Hand*" etwas zur *Differenzierung „Tötung durch eigene oder fremde Hand*" beitragen kann. Diese Frage ist mitunter schwierig zu beantworten. Spricht die Waffe in der Hand dafür, daß sie nachträglich hineingelegt wurde und damit für Mord, wie SCHWERD (1975) sowie FORSTER u. ROPOHL (1982) angegeben haben? Bei KRAULAND handelte es sich bei 20 Fälle (28%) von Kopfschüssen, bei denen die Waffe in der Hand vorgefunden worden war, durchwegs um Suizide. Es heißt weiter: „Liegt die Waffe schußgerecht fest umschlossen in der totenstarren Hand, scheint dies in erster Linie bei Selbsttötungen vorzukommen, liegt diese nur locker, wird man darauf zurückhaltend mit der Beurteilung sein müssen. Ist die Lage der Waffe aber nicht „schußgerecht", wird man selbstverständlich Verdacht schöpfen." Eine eingehende Diskussion dieses Themas findet sich bei Volkmar SCHNEIDER u. PIETRZAK (1985), auf die ich verweise.

2. Mord durch Erschießen oder Suizid?

Bei *Mord durch Erschießen* kann sich der *Einschuß überall an Kopf* oder *Rumpf* befinden. Bei *Suizid* dagegen sind *gewisse Stellen*, wie beispielsweise die *Mitte der Stirn*, die *Schläfe*, der *Mund* und die *Herzgegend* bevorzugt. *Atypische Einschüsse* können bei Suizid jedoch in einzelnen Fällen nachgewiesen werden.

3. Hinweise für Suizide durch „eigene Hand"

Volkmar SCHNEIDER u. PIETRZAK (1985) berichteten über 2 Fälle von tödlichen Kopfschüssen (Einschußwunden an der rechten Schläfe, absolute Nahschüsse, Kaliber 7,65 bzw. 9 mm), bei denen im Spalt des rechten Schultergelenkes Blutungen festgestellt wurden. Diese werden durch Überdehnung bei Schußabgabe und extreme Gelenkposition erklärt. Sie könnten, sollten sie sich in einem größeren Obduktionsgut bestätigen, ein Hinweis für "eigene Hand" sein.

4. Ungewöhnliche Einschußstellen am Kopf bei Suiziden

a) Einschüsse im Bereich der Scheitelhöhe

WINKLER (1940) berichtete über einen Suizid bei einem 27jährigen Postangestellten. Auf der Scheitelhöhe fand sich eine dreistrahlige klaffende Wunde, knapp rechts neben der Mittellinie. Der Schußkanal zieht rechts neben dem Sinus sagittalis sup. in die Tiefe, durchsetzt den Balken 3 cm hinter seinem vorderen Ende. In seinem weiteren Verlauf zieht er in der rechten Hälfte des Türkensattels durch den Schädelgrund. Weiter zieht er durch die rechte Hälfte des weichen Gaumens, durchbohrt die Zunge im rechten hinteren Drittel, zertrümmert die rechte Kehlkopfhälfte und gelangt ins tiefe Halsbindegewebe. Das Geschoß zieht weiter in den vorderen Mediastinalraum, durchbohrt den linken Hauptast der Lungenschlagader, durchschlägt den linken Lungenrohrhauptast und endet im linken Brustfellraum, wo das gut erhaltene Stahlmantelgeschoß gefunden wird.

b) Suizide durch Schuß in den Hinterkopf

Es gibt eindeutige Suizide durch *Schüsse in den Hinterkopf*. Derartige Lokalisationen werden gelegentlich mitgeteilt, sie sind aber im Verhältnis zu anderen Einschußlokalisationen am Kopf sehr selten (NIEMANN 1859; HABERDA 1893; PUPPE 1908; REHBERG 1910; WALCHER 1932; MERKEL 1933; LORENZ 1949; MAURER 1966; KENYERES u. GERENOSER 1966; GROS u. GEERDS 1977; LEYMANN u. ALTHOFF 1980). Es empfiehlt sich, die Hinterkopfschüsse von den Nackenschüssen abzutrennen.

Im Rechtsmedizinischen Institut der TH Aachen wurden von 1970-1979 92 Fälle von tödlichen Schußverletzungen untersucht, darunter waren 49 Kopfschüsse. Erst in den letzten 2 Jahren fanden sich darunter 5 Hinterkopfschüsse (LEYMANN u. ALTHOFF 1980). Diese Verfasser teilten 5 Beobachtungen mit:

Fall 1: J. R., 34 Jahre, männlich, BAK 0,0‰, *Einschuß:* Rechtes Hinterhauptbein. Projektil Kaliber 6,35 mm in Kopfschwarte über dem rechten oberen Stirnbein. Suizid.

Fall 2: G. J. W., 28 Jahre, männlich, BAK 0,0‰, *Einschuß:* Linkes Hinterhauptbein. Projektil Kaliber 5 mm im linken Felsenbein. *Suizid.*

Fall 3: D. R., 44 Jahre, weiblich, BAK 0,0‰, *Einschuß:* Rechtes Hinterhauptbein, Projektil Kaliber 22 lfb epidural vor dem Stirnbein. *Mord.*

Fall 4: M. D., 43 Jahre, männlich, BAK 0,7‰, *Einschuß:* Rechte Hinterohrregion, Projektil Kaliber 9 mm in Kopfschwarte über linkem Stirnbein. *Suizid.*

Fall 5: S. P., 26 Jahre, männlich, BAK 0,0‰, *Einschuß:* Rechtes Hinterhauptbein, Projektil Kaliber 22 lfb in Kopfschwarte über linkem Stirnbein. *Suizid.*

Der *Schußkanal* hatte in diesen Fällen immer einen *ansteigenden Verlauf*, daher ist nach Meinung der Verfasser jeder Vergleich mit Nackenschüssen unangebracht.

Bei 4 der 5 Hinterkopfschüsse handelte es sich um Suizide, bei einem um einen Mord.

5. Suizide mit mehrfachen Schußverletzungen des Kopfes

Suizide durch *Schußwaffen* nehmen prozentual einen hohen Anteil beim Selbstmord ein (DI MAIO 1985; SELLIER 1986). Bevorzugt betroffen sind der Kopf (hier besonders die rechte Schläfenregion), in zweiter Linie der Thoraxbereich (Herz). Bei Verwendung kleinkalibriger Waffen mit geringer Geschoßenergie tritt auch bei Kopfschüssen nicht immer eine sofortige Handlungsunfähigkeit ein (KRAULAND 1952; SELLIER 1982, 1986; BRATZKE et al. 1985; DI MAIO 1985), sondern der Selbstmörder ist in der Lage, noch weitere Schüsse abzugeben. Im einzelnen wurden Suizide mit *2 Kopfschüssen* (STRASSMANN 1935; LEWINSKI 1939; VALAZZA u. ARAUZ 1969; WALTHER 1970; BARZ 1973; TEIGE u. WOLFF 1977; REH 1971; LEE 1980; MISSLIWETZ 1983; KRAULAND 1984), mit *3 Kopfschüssen* (REH 1979, 3 Fälle; MAXEINER et al. 1986), mit *4 Kopfschüssen* (REH 1979) und mit *5 Kopfschüssen* (SIGRIST u. PATSCHEIDER 1986) mitgeteilt.

Bei mehrfacher Schußverletzung des Kopfes liegt zunächst einmal Mordverdacht vor, der entweder gesichert oder ausgeschlossen werden muß.

a) Frage der Handlungsfähigkeit nach der ersten Schußverletzung

Die Frage der Handlungsfähigkeit nach der ersten Schußverletzung ist zu diskutieren.

MISSLIWETZ (1983) unterscheidet bei den *unterschiedlichen Tatabläufen* in den aufgezeichneten Fällen unter Bedachtnahme auf die jeweilige Intention der Täter die folgenden *idealtypischen 6 möglichen Abläufen des Geschehens*, bei denen zwei oder mehrere Schußverletzungen im Rahmen suizidaler Selbstbeschädigung gesetzt werden können: (1) *Wiederholung* der *gleichen Suizidmethode*, (2) *Kombinierte Selbsttötung*, (3) *Probierschuß*, (4) *Unwillentliche Lösung* eines *Schusses*, (5) *Mehrfachverletzungen* durch ein *einziges Projektil* und (6) *Mehrfachverletzungen* bedingt durch die *technischen Eigenschaften* bzw. ein *Gebrechen* der *Tatwaffe*.

Der genannte Autor führt zu den 6 verschiedenen möglichen Abläufen folgendes an:

(1) Die häufigste Situation ist dadurch charakterisiert, daß die erste Schußabgabe nicht den gewünschten Erfolg (Tod) erzielt, weshalb die gleiche Suizidmethode in kurzer

zeitlicher Abfolge neuerlich angewendet wird. Solche Fälle wurden im Schrifttum von BARZ (1973), LEWINSKI (1939), REH (1971), SCHRADER (1942), VALAZZA u. ARAUZ (1969) sowie WALTHER (1979) berichtet. Die Waffe wird bei den unterschiedlichen Schußhandlungen an für suizidale Handlungen typischen Lokalisationen plaziert. Häufig wird der erste Schuß gegen die Herzgegend oder die Schläfe gerichtet, wobei der temporale Einschuß in der Regel zu weit frontoorbital beigebracht wird und dadurch zu Beschädigung von Augen, Sehnerv oder Stirnhirn führt.

(2) Selten ist die zweite Variante einer suizidalen Mehrfachbeschädigung, bei der es sich nach der Motivation des Täters zweifellos um eine kombinierte Selbsttötung handelt. Einerseits besteht die Möglichkeit, daß eine primär kombinierte Selbsttötung vorliegt, wo der Täter also die zum Erschießen angewandte Methodik als „Erfolgssicherung" einbaut. Als Sonderform ist hier jener Fall anzusehen, wo der Suizidant aus zwei Faustfeuerwaffen gleichzeitig Schüsse abgibt (HABERDA 1919; WEIMANN u. PROKOP 1963). Natürlich treten auch sekundär kombinierte Selbsttötungen auf, wobei der Täter eine differenzierte Suizidmethode erst nach bzw. vor den Schußhandlungen und ursächlich wegen des Versagens der Ersthandlungen einsetzt.

(3/4) Bei der 3. und 4. möglichen Tateinheit handelt es sich entweder um die Abgabe von „Probeschüssen", die zur Überprüfung der Funktionsfähigkeit der Tatwaffe dienen (SNYDER u. LE MOYNE 1950), oder um eine vorzeitige und unwillentliche Lösung eines Schusses, bei unvorsichtigem Hantieren mit der Waffe während der Vorbereitungshandlungen (HABERDA 1919). Entsprechend finden sich vornehmlich Verletzungen an den Extremitäten, unter Umständen mit Nahschußzeichen, wobei eine sichere Entscheidung, ob die Schußbeibringung absichtlich oder unwillentlich erfolgte, in der Regel nicht möglich ist.

(5) Auch hier bei der 5. Variante liegt wie bei der 4. die Beibringung der zweiten Schußbeschädigung nicht in der Absicht des Täters.

(6) MISSLIWETZ bringt hier eine im Schrifttum noch wenig berücksichtigte, seltene 6. Möglichkeit, bei der ebenfalls mehrere Schußverletzungen auftreten können. Einerseits kann die technische Ausführung der Waffe eine gleichzeitige Abgabe zweier oder mehrerer Schüsse ermöglichen, so wie bei automatischen Waffen, beispielsweise bei Sturmgewehren (SCHWARZ 1970), die auf Serienfeuer eingestellt werden können. Andererseits kann auch eine Fehlfunktion bzw. ein technisches Gebrechen zur Lösung zweier Schüsse aus der Tatwaffe führen.

b) Suizide mit zwei Kopfschüssen

Suizide mit 2 Kopfschüssen wurden veröffentlicht von STRASSMANN (1935), LEWINSKI (1939), VALAZZA u. ARAUZ (1969), WALTHER (1970), REH (1971), BARZ (1973), TEIGE u. WOLFF (1977), LEE (1980), MISSLIWETZ (1983) sowie KRAULAND (1984).

TEIGE u. WOLFF (1977) teilten die folgende Kasuistik mit: Ein 71jähriger depressiver Patient schoß sich mit einer Pistole (Kaliber 7,65 mm, Typ Matran) in die Stirn. Der Patient wurde in einem Zimmer leblos auf dem Boden liegend aufgefunden. Eine Pistole lag unter seiner rechten Schulter. Es wurde ein *operativer Eingriff* vorgenommen, der Patient *verstarb* aber 36 h später im Koma, ohne das Bewußtsein wiedererlangt zu haben. Der Chirurg, der die Operation unternommen hatte, fand zu seinem großen Erstaunen bei zwei Einschußöffnungen an der Haut, nur eine Einschußöffnung in Stirnbein selbst, jedoch unter der Haut des Hinterhauptbeines zwei Geschosse vom Kaliber 7,65 mm.

Bei der *Untersuchung* des *Gehirns* fand sich nur ein Schußkanal, der durch das Gehirn von der Stirn bis in die Weichteile des Hinterhauptes verlief, am Stirnbein einen Einschuß und am Hinterhauptbein einen Ausschuß erzeugt hatte.

Da am *Tatort* das 3. Geschoß, das lediglich eine Delle in der äußeren Knochentafel hervorgerufen haben sollte, nicht gefunden wurde, wurde abweichend von der zunächst angenommenen Darstellung eine andere Version des Tathergangs in die Überlegungen mit einbezogen. Diese Überlegung stützte sich auf die Hypothese, daß möglicherweise das zunächst abgefeuerte Geschoß, welches die Delle an der äußeren Knochentafel erzeugt hatte, im Lauf steckengeblieben war und bei einem zweiten Schuß durch das nachfolgende Geschoß aus dem Lauf herausgestoßen wurde. Es wurde darauf hingewiesen, daß dann ein Geschoß am Geschoßboden eine Stauchung aufweisen müsse.

Dieses wurde von der Kriminalpolizei tatsächlich bestätigt. Weiterhin wurde ermittelt, daß nicht nur die Pistole alt und angerostet war, sondern daß es sich auch bei der verwendeten Munition um Überbleibsel aus alten Beständen handelte. Sowohl bei den leeren Patronenhülsen als auch bei den im Magazin vorhandenen Patronen war ein Dichtungsring am Obergang von Hülse zum Geschoß vorhanden, es fehlte jedoch der Dichtungsring um das Zündhütchen im Hülsenboden. Solche Munition wurde noch gegen Kriegsende hergestellt. Aufgrund der langen Lagerung dürfte die Funktion der zuerst abgefeuerten Patrone erheblich eingeschränkt gewesen sein, so daß auch bei einer Zündung der Treibladung die Spannung der Pulvergase nicht ausreichte, um dem Geschoß die gleiche Energie und damit die gleiche Geschwindigkeit zu verleihen, wie bei funktionstüchtiger Munition.

Bei dem ersten Geschoß müßte es sich also um ein sog. „mattes Geschoß" gehandelt haben, dessen Energie nicht ausreichte, die äußere Knochentafel zu durchschlagen und dadurch nur eine Delle in ihr hervorrief. Das Geschoß sei daher zur Hälfte in der Laufmündung steckengeblieben bzw. in diese zurückgeprallt.

Da der erste Schuß also wirkungslos blieb, setzte der Suizidant offenbar die Pistole erneut an, dieses Mal etwa 14 mm höher. Ob die Spannung der Pulvergase vom ersten Schuß ausgereicht hat, die Waffe automatisch zu repetieren oder ob der Suizidant die Pistole von Hand repetierte, ist nachträglich nicht zu beweisen und für den Hergang auch unerheblich. Die zweite Patrone entwickelte ihre volle Kraft, ihr Geschoß prallte auf das in der Laufmündung steckengebliebene erste Geschoß, erzeugte dort am Geschoßboden die gefundene Delle, durchschlag – das erste Geschoß vor sich herschiebend – das Stirnbein, das Gehirn in seiner ganzen Länge, durchbrach noch die Kalotte des Hinterhauptbeins und wurde schließlich zusammen mit dem ersten Geschoß von der Kopfschwarte aufgefangen.

Diese Annahme vom Tathergang wurde noch durch die Tatsache erhärtet, daß bei nochmaliger Inspektion des Tatortes eine zweite Hülse, aber trotz intensivster Suche keine 3. Hülse gefunden wurde. Es ließ sich auch der Umstand erklären, daß die Angehörigen des Suizidanten angeblich nur einen Schuß gehört hatten, denn der Knall des ersten Schusses wäre dann nicht so intensiv gewesen, als daß er von ihnen hätte vernommen werden müssen. Man verließ daher die These von drei abgegebenen Schüssen und schloß die Gerichtsakte mit der letztgenannten Konstruktion des Tathergangs.

LEE (1980) berichtete über einen Bankmanager, der tot mit 2 Kopfschüssen in seinem Büro aufgefunden wurde.

Ein einschüssiges Gewehr wurde gefunden. Beide Schüsse schienen zunächst geeignet, eine Handlungsunfähigkeit herbeizuführen. Die technische Untersuchung der Waffe zeigte im Inneren blutige Fingerabdrücke im Patronenlager. Daraus und aus zusätzlichen Blutspuren an den Schuhsohlen des Toten konnte geschlossen werden, daß dieser nach dem ersten Schuß den Raum verlassen hatte, dann zurückgekehrt war und sich nach Entladen und Wiederladen der Waffe den zweiten Schuß beigebracht hatte.

Eine Übersicht von 14 Suiziden mit jeweils 2 Schußverletzungen veröffentlichte MISSLIWETZ (1983) (Tabelle 120).

c) Suizide mit drei Kopfschüssen

MAXEINER et al. (1986) teilten einen *Suizid mit 3 Kopfsteckschüssen* mit, bei dem als zusätzliche Besonderheit die Waffe zumindest einmal nachgeladen wurde, was aufgrund ihrer Beschaffenheit nicht ganz einfach war.

Ein 72jähriger Rentner, der seit längerem an schwersten arteriosklerotischen Durchblutungsstörungen (Bauchaortenaneurysma) litt und mehrfach Suizidabsichten geäußert hatte, wurde mit Nachthemd und Morgenmantel bekleidet im Sessel seines Wohnzimmers tot aufgefunden. Zwischen den Oberschenkeln lag eine doppelläufige veränderte Startpistole „Moritz u. Gerstenberger", EMGE, Modell 5, Kaliber 7 mm.

Tabelle 120. Übersicht von 14 Suiziden mit jeweils zwei Schußverletzungen (*Var.*: Varianten, s. Text. Einschüsse: *N* Nahschuß, *M* Mehrsegmentverletzung, *ohne Bezeichnung* angesetzter Schuß). (Aus MISSLIWETZ 1983)

Var.	Fall Nr.	Einschüsse		2. Suizidmethode
A	1	Schläfe	Schläfe	
	2	Schläfe	Schläfe	
	3	Brust	Schläfe	
	4	Brust	Schläfe	
	5	Bauch	Schläfe	
	6	Brust	Schläfe	
	7	Schläfe	Mund	
B	8	Brust	Schläfe	Erhängen
	9	Schläfe	Schläfe	Schlafmittel
	10	Brust	Brust	Erhängen
C/D	11	Schläfe	li. Arm N	
	12	Schläfe	li. Arm N	
E	13	Schläfe	li. Arm M	
F	14	Schläfe	–	
	10	siehe oben		

Auf einem Tisch davor ein Abschiedsbrief sowie eine offene, geringfügig beblutete Schachtel Patronen vom Kaliber 7,65 mm, 3 weitere Patronen auf dem Fußboden. Die angrenzende Küche war als Werkstatt hergerichtet, hier lagen auf dem Arbeitstisch eine offene Büchse und beblutete Patronenhülsen. Auf der Tischplatte mehrere tropfenförmige Blutspuren; geringfügige weitere Blutspuren auf dem Fußboden von dort bis zum Wohnzimmer, auf Morgenmantel und Nachthemd (der sitzenden Position entsprechend) sowie auf den Unterarmen und Händen. Im oberen Anteil des Doppellaufes eine Patronenhülse, im unteren eine Patrone. Die *Röntgenaufnahme des Schädels* zeigte 3 Projektile im Kopf. An der rechten Schläfe fanden sich zwei breit aufgerissene, an den Rändern deutlich beschmauchte Einschußlücken, das Zentrum etwas weiter auseinander als die beiden Läufe. Unter beiden Wunden deutliche Pulvertaschen der Kopfschwarte. Unter der oberen Wunde verlief der Schußgang quer durch die Basis des rechten Schläfenlappens, das Projektil steckte im Keilbein ohne Verletzung der A. carotis int. Unter der unteren Wunde verlief ein Schußgang schräg nach hinten links zur Körpermittellinie ansteigend; das Projektil war vor der Falx vorbei in der Rinde des rechten Hinterhauptlappens steckengeblieben.

Beim 3. Schuß handelte es sich um einen relativen Nahschuß in das linke Auge. Das Projektil war durch das Oberlid in den Augapfel eingedrungen, durch die seitliche Orbitawand ausgetreten und im linken Schläfenwinkel steckengeblieben. Die Vollmantelgeschosse wogen 4,7 g und waren nicht deformiert.

Der Schädelknochen war, abgesehen von den Schußlücken, nicht verletzt; zwischen den Hirnhäuten nur wenig verschmutztes Blut, nur geringe subarachnoidale Blutungen.

Die Leiche wies keine Anzeichen eines höhergradigen Blutverlustes auf.

Kriminaltechnische Untersuchungen: Schmauchspuren an beiden Händen. Bei der Pistole handelte es sich um eine (vor 1939 gefertigte) Gas- und Schreckschußpistole, die nachträglich zu einer scharfen Waffe umgebaut worden war. Die Läufe wurden auf einen Durchmesser von 10 mm aufgebohrt, so daß die verwendbaren Patronen im Lauf keine Führung hatten. Der Patronenauswerfer war entfernt. Beide Läufe konnten mit je einer (Rand)patrone geladen werden; nach dem Abfeuern mußten die (festklemmenden) Hülsen von vorn nach Abkippen der Läufe mit einem Dorn aus dem Patronenlager ausgestoßen werden. Eine automatische Umschaltung des Hahnes bewirkte, daß beim Ausziehen die Schlagbolzen für den oberen und unteren Lauf abwechselnd getroffen wurden.

Die Geschosse erreichten im Mittel eine Geschwindigkeit von 93,7 m/s, was einer Geschoßenergie von 20,6 J entspricht.

Es verwundert nicht, wie MAXEINER et al. (1986) zusammenfassen, daß die Schußverletzungen – die insgesamt weder größere Gefäße noch lebenswichtige Zentren zerstörten nicht zur sofortigen Handlungsunfähigkeit führten: die Waffe mußte ja mindestens einmal nachgeladen werden, wobei auch die Patronenhülsen mit einiger Kraft aus den Läufen entfernt werden mußten.

Wahrscheinlich hatte sich der Mann nach Auffassung von MAXEINER et al. (1986) zunächst im Sessel im Wohnzimmer sitzend die beiden Schüsse in die Schläfe beigebracht (hier lagen die Schachtel mit Patronen sowie der Abschiedsbrief), war dann aufgestanden, in die Küche gegangen und hatte hier die ersten beiden Hülsen entfernt, die Waffe nachgeladen, sich erneut im Wohnzimmer niedergelassen und in das linke Auge geschossen. Der Schuß ins linke Auge erfolgte wahrscheinlich bereits im bewußtseinsgestörten Zustand (relativer Nahschuß, ganz ungewöhnliche Lokalisation). Der Tod war dann wohl relativ rasch eingetreten, da sich an den verschiedenen Verletzungen keine Anzeichen einer Zellreaktion fanden.

d) Suizide mit vier Kopfschüssen

Suizide mit 4 Kopfschüssen wurden mitgeteilt von REH (1979).

e) Suizide mit fünf Kopfschüssen

SIGRIST u. PATSCHEIDER (1986) haben über eine Beobachtung *von Suizid mit 5 Kopfschüssen* berichtet. Ein 48jähriger Bauer hatte zusammen mit seiner Familie einen abgelegenen Landwirtschaftsbetrieb bewirtschaftet. Wegen einer schweren beidseitigen Gonarthrose war er Teilinvalide und sah sich deshalb gezwungen, den Betrieb aufzugeben und den Hof zu verlassen. Unter dieser Situation hatte er zunehmend gelitten, was zu Depressionen führte.

Er suchte an einem Abend zusammen mit seinem Nachbarn eine Gaststätte auf. Er sei dort auffällig gewesen und habe nur wenig Alkohol getrunken. Der Nachbar brachte ihn um Mitternacht nach Hause. Später gab dieser zu Protokoll, noch Licht im Stall des Nachbarn gesehen zu haben, als er sich zu Bett begab.

Am folgenden Morgen wurde der Bauer durch seinen Sohn im Wagenschuppen der Scheune neben dem Wohnhaus gefunden. Er lag bewußtlos am Boden auf einem leeren, ausgebreiteten Futtermittelsack, daneben ein kleinkalibriges Gewehr (Marke GECO, Kaliber 5,6 mm). Im Kopfbereich hatte sich eine große Blutlache gebildet. Die Waffe zeigte an Abzug, Schaft und Lauf reichliche, meist flächenhafte Blutantragungen, z.T. als Griffspuren. Zahlreiche runde, zahnradförmige Bluttropfen lagen am Boden im weiteren Umfeld des Verletzten, zudem auf der Türschwelle und außerhalb des Schuppens. Blutbeschmierungen und blutige Fingerabdrücke fanden sich auch an einem Lichtschalter an der Außenwand der Scheune.

Im Schuppen wurden 4 Patronenhülsen und eine angebrochene Packung Kleinkalibermunition sichergestellt. Auch sie wiesen Blutspuren auf, ebenso eine Hülse, die sich noch im Patronenlager der Waffe befand.

Der Patient wurde ins *Krankenhaus* gebracht, wo mehrere Kopfschüsse diagnostiziert wurden. Später traten Streckkrämpfe auf. Der Tod trat 26 h nach der Auffindung ein.

Sektionsprotokoll: Drei übereinanderliegende, kreisrunde, je 5 mm breite Hautlücken an der Stirn, umgeben von konzentrischen, 2–3 mm breiten, schwärzlichen Schürfungen (Stanzmarken). Zwei Hautläsionen von gleicher Beschaffenheit an der rechten Schläfe. Zirka 1,5 cm große Hautlücke im oberen Anteil der linken Schläfe mit lappigen, adaptierbaren Wundrändern ohne Oberhautdefekte. Chemischer Nachweis von Pulverrückständen auf den Stanzmarken und in den Hautlücken an Stirn und Schläfe rechts positiv.

Zahlreiche Splitter als Reste von zerlegten Bleiprojektilen zwischen Knochenstücken des zertrümmerten Stirnbeins. Von hier schräg nach links oben verlaufender, bis 8 mm breiter, grabenförmiger Knochendefekt, an dessen oberer Begrenzung Bleianhäufugen (Stelle einer Geschoßzerteilung). Zahlreiche feine Bleisplitter im verletzten Schläfenmuskel und im zertrümmerten kleinen Keilbeinflügel rechts. Einzelne Berstungsbrüche ausgehend von den Trümmerzonen frontal und temporal rechts. Auffällig dünne Keilbeinschuppen (1–2 mm) und dünnes Stirnbein (2–3 mm).

Oberflächliche Hirnrindenwunden an beiden Frontalpolen (je ca. 5 × 5 cm). Umschriebene Rindenkontusion (3 × 2,5 cm) am rechten Temporallappen außen. In der Rinde am frontoparietalen Übergang links ein Teilstück eines Bleiprojektils.

Vom linken Frontalpol nach oben und hinten verlaufender, teils graben-, teils kanalförmiger Rindendefekt, entlang der Hirnoberfläche; zahlreiche Stippchenblutungen im angrenzenden Gewebe. Stark deformiertes Bleiprojektil (Kaliber 5,6 mm) am Ende dieses Verletzungsganges im Marklager des Hinterhauptlappens. Mehrere inselförmige Duraaufreißungen, korrespondierend zum Verlauf dieser Rindenverletzung. Subdurale Blutansammlung (ca. 5 mm dick) über beiden Großhirnhemisphären. Schweres Hirnödem mit Zeichen des Hirndrucks. Zahlreiche, stippchenförmige Blutaustritte im Mittel- und Stammhirn (sekundäre Stauungsblutungen). BAK: negativ.

Histologische Befunde: Großhirn (Parietalregion links; Schußkanal): Lochförmige Gewebezerstörung mit perifokalem Ödem und Blutaustritten. Die Ganglienzellen meist deutlich geschrumpft, oft elongiert. Zum Teil zeigen sie ein ziegelrotes Zytoplasma in der H-E-Färbung. Die Tigroidsubstanz weitgehend verschwunden, die Kerne meist pyknotisch.

Dichte Entzündungsinfiltrate (polynukleäre Granulozyten) im traumatischen Bereich, besonders um Venolen. Einzelne Kapillaren und Venolen zeigen eine Wandverbreitung durch vakuolige Auflockerung der Myozyten, ihre Kerne vergrößert mit leicht verdichtetem Chromatin.

Die Autoren fassen zusammen, daß alle 6 Kopfhautwunden die Merkmale von Schußverletzungen zeigen, und zwar eine an der Stirn und an der rechten Schläfe von absoluten Nahschüssen, die lappige Hautwunde oben an der linken Schläfe wies die Zeichen eines Ausschusses auf. Dieser Ausschuß stand durch einen Kanal mit den Einschüssen an der Stirn in Verbindung. Demnach hatten insgesamt 5 Schüsse den Kopf des Mannes getroffen, 4 Steckschüsse und ein Durchschuß. Todesursache war der Hirndruck als Folge der Schußverletzungen.

Das Außergewöhnliche an diesem Fall ist die Vielzahl der Kopfschüsse. „Dies ließ für sich allein eine Handlungsunfähigkeit annehmen und erweckte damit Mordverdacht, obwohl alle übrigen Umstände auf einen Suizid hinwiesen".

Lokalisation und Ausmaß der Schußverletzungen im Gehirn sind wesentlich, ob es zu einer sofortigen Bewußtlosigkeit und damit Handlungsunfähigkeit kommt. Liegen die traumatischen Schäden in den Stirn- und/oder Schädellappen, so können Ausfallerscheinungen zunächst fehlen.

Fraglich bleibt nach SIGRIST u. PATSCHEIDER (1986) zunächst, weshalb die 5 Schüsse nicht unmittelbar und sofort weit schwerere Defekte am Schädel und seinem Inhalt zur Folge hatten. Einer der Schüsse hatte die Stirn so flach getroffen, daß das Geschoß die Kopfdecke tangential durchsetzte unter Ausbildung eines Knochendefektes, an dessen Ende sich ein Bleigeschoß zerlegte. Für die übrigen 4 Schüsse war die Waffe in steilerem Winkel bis annähernd lotrecht angesetzt worden. Unter dieser Bedingung hätte eigentlich der Durchschlag des relativ dünnen Schädels erwartet werden dürfen.

Nach den Angaben der Herstellerfirma haben die Randfeuerpatronen 5,6 mm kurz eine mittlere Anfangsgeschwindigkeit (v_0) von 295 m/s. Die Autoren nahmen mit den restlichen Patronen 10 Probeschüsse vor. Dabei ließ sich eine mittlere v_0 von 234 m/s ermitteln.

6. Suizide unter gleichzeitiger Verwendung zweier Feuerwaffen

Bei *Suiziden unter gleichzeitiger Verwendung zweier Feuerwaffen* können die Schußwaffen gegen verschiedene Körperregionen gehalten werden, wie etwa in dem folgenden Fall von FATTEH et al. (1980) mit einem Schuß in die Präkordialregion und einem Schuß in die Schläfenregion, oder beide Schüsse können gegen den Kopf gerichtet sein, wie in der nachfolgenden Beobachtung von SELLIER (1982) sowie MARCHIORI (1983). Der Selbstmörder kann zwei Pistolen oder eine Pistole und einen Revolver benutzen.

FATTEH et al. (1980) berichteten über einen ungewöhnlichen Fall von Suizid, bei dem zwei Handfeuerwaffen zur gleichen Zeit benutzt wurden. Es handelt sich um einen 27jährigen Patienten mit einer Vorgeschichte von Depression, der sich mit einer Pistole einen Schuß in die Präkordialregion und mit einem Revolver einen Schuß in die rechte Schläfenregion beibrachte.

SELLIER (1982) berichtete über einen Fall, bei dem der Getötete bäuchlings auf dem Boden lag, unter dem Kopf eine zusammengefaltete Decke in beiden Händen je eine Waffe rechts eine Selbstladepistole 9 mm Para, links einen kurzläufigen Revolver .38 spec. Es wurden zwei Kopfdurchschüsse gefunden, beide Waffen lagen noch in den Händen. Man mag diesen Befund in diesem Fall damit erklären, daß die Hände bei den Schüssen praktisch abgestützt auf der Wolldecke lagen. Immerhin waren sogar noch die Zeigefinger an den Abzügen.

MARCHIORI (1983) berichtete über einen ungewöhnlichen Fall von Suizid unter gleichzeitiger Verwendung von 2 Pistolen. Ein 59jähriger Mann wurde in einem Toilettenraum gefunden. Es handelte sich um aufgesetzte Schüsse in beiden Schläfengegenden; bei den Waffen handelte es sich um eine Baretta Kaliber 9 mm und Browning Kaliber 7,65. Bei beiden Verletzungen handelte es sich um Durchschüsse.

7. Suizid mit Alarmpistole

CHAUMONT u. MANGIN (1981) berichteten über den Suizid eines 40jährigen Mannes mit einer Alarmpistole ERMA, Modell EPG-75, Kaliber 8 mm. Es fand sich eine typische sternförmige Platzwunde der Haut an der rechten Schläfe. Die Haut war ausgedehnt unterminiert. Es bestand eine unregelmäßige Knochenlücke von 10 × 15 mm mit einzelnen Bruchlinien. Die Dura mater war zerrissen. Es bestand ein subdurales Hämatom. Der Patient wurde bewußtlos aufgefunden, im Krankenhaus wurde noch eine *Angiographie* durchgeführt. Der *Tod* trat nach einigen Stunden ein.

8. Suizide mit Faustfeuerwaffen und Schlangenschrot

LEFFERS u. JEANTY (1982) berichteten über 3 Beobachtungen von *Kopfwunden aus Faustfeuerwaffen („Schlangenschrot", „snake shot")*.

Fall 1: Es fanden sich 3 Wunden der linken Schläfenregion, sämtlich absolute Nahschüsse. Der Wunddurchmesser betrug zwischen 5 und 7 mm. Der Knochendefekt war irregulär. In der Schädelhöhle fanden sich zahlreiche kleine Schrotkörner (sog. „Vogeldunst") sowie Fasern der Pfropfen.

Fall 2: Bei der 21jährigen Frau wurden zwei Schußwunden im Gesicht gesehen, Areal 10 × 15 mm², die andere 10 × 20 bzw. 55 × 80 mm². Das *Röntgenbild des Schädels* zeigte zahlreiche kleine Kugeln (Nr. 12 entsprechen 1,25 mm ⌀) im Gewebe. Das Dach der rechten Augenhöhle war frakturiert.

Fall 3: 29jährige Frau wurde erschossen aufgefunden. Der Einschuß lag in der linken Hinterhauptsregion, ein deformiertes .38 Geschoß wurde im Kopf aufgefunden. Am rechten Gesäß lagen etwa 30 Schroteinschüsse auf einer Fläche von 75 × 150 mm² vor. Zwei weitere Geschoßeintrittswunden (Durchschüsse) im Bereich des rechten Gesäßes, die die gleiche Richtung wie die Schrotkugeln zeigten. Es handelt sich um ein Beispiel einer Tatwaffe mit Verwendung unterschiedlicher Patronen, in diesem Falle normale und Schrotpatronen.

9. Dissimulierter oder verheimlichter simulierter Selbstmord und Doppelselbstmord

a) Dissimulierter oder verheimlichter Suizid

Ein Suizidant, der sich selbst erschoß, wirft beispielsweise, um eine Tötung durch Andere zu demonstrieren, nach Schußabgabe die Tatwaffe in einen Fluß, oder fesselt sich erst selbst. Diese Fälle sind wohl selten. Der Selbstmörder sucht den *Tatbestand des Selbstmordes zu verbergen*.

Viel häufiger kommt ein *dissimulierter Suizid* durch Vortäuschung eines Unfalles vor, um für die Familie Leistungen aus einer Lebensversicherung, privaten oder gesetzlichen Unfallversicherung zu erhalten (STÖRRING 1955; TRUBE-BECKER 1963; MÜLLER 1965; ELBEL 1966; MUELLER 1968).

b) Simulierter Suizid

Ein *simulierter Suizid* ist ein *vorgetäuschter*. Ein Täter legt dem Erschossenen eine Schußwaffe in die Hand, um eine Tötung von fremder Hand zu verheimlichen.

c) Doppelselbstmord

Zwei Individuen begehen dann *Doppelselbstmord*, wenn sie *etwa gleichzeitig mit Übereinkunft Suizid begehen*. Man spricht auch dann von einem Doppelselbstmord, wenn die zwei Suizidanten nicht durch *einen* eigentlichen Selbstmord umkommen, sondern wenn einer der beiden Partner aktiv nach gemeinsamer Abmachung zunächst den anderen und danach sich selbst tötet. Der Jurist wird die letztgenannte Formulierung nicht akzeptieren, sondern nur dann von einem Doppelselbstmord sprechen, wenn beide Partner, getrennt und für sich, den Selbstmord begehen. Man spricht im englischen vom „double suicide" und im französischen vom „suicide à deux".

d) Kombinierte Suizide

Unter *kombinierten Suiziden* versteht man eine *Kombination* von *verschiedenen Mitteln der Suizidmethoden*. Der Suizid kann *gemeinsam* oder *nacheinander* erfolgen: (1) Es kommt beispielsweise häufig die *Kombination* von *Erschießen mit Erhängen* vor. (2) Die *Kombination* eines *Suizides* durch *Kopfschuß* mit *anschließendem Sturz aus einem Fenster* wurde mitgeteilt (POLLAK 1978). (3) Es wurde über Kasuistiken berichtet, bei der der *Kopf nach Auslösen des Schusses unter die Wasseroberfläche zu liegen kam*; das *Ertrinken* war hier die konkurrierende Todesart. (4) *Selbstmorde* mit *zwei Kopfschüssen* wurden von verschiedenen

Autoren mitgeteilt (STRASSMANN 1935; LEWINSKI 1939; VALAZZA u. ARAUZ 1969; WALTHER 1970; REH 1971; POLLAK 1978).

Schußverletzungen bei Suiziden können auch auf den Kopf und Stamm gerichtet sein. Fast immer wird die Brust- oder Bauchverletzung zu Beginn erfolgen und der Kopfschuß am Ende des Suizides.

Schußwaffen in Zusammenhang mit anderen Selbstmordmethoden werden fast immer von Männern angewendet. Am häufigsten ist die Kombination mit Erhängungsakten (POLLAK 1978).

KLEIBER (1980) berichtete über einen 49jährigen Bauern, der auf dem Dachboden seines Hauses erhängt aufgefunden wurde. Das Suizidmotiv konnte in depressiven Verstimmungszuständen gesehen werden. Anlaß zur Durchführung einer gerichtlichen Obduktion ergab jedoch der Umstand, daß an der rechten Schläfe 4 leicht blutende Wunden bestanden, ohne daß zunächst ein entsprechendes Tatwerkzeug und eine andere Erklärung dafür gefunden werden konnte. Es handelte sich um 4 Luftgewehrschüsse auf den Kopf. Obwohl eines der Projektile den Schädel penetriert und einen deutlich demarkierten Schußkanal sowie einen Hämatocephalus int. hervorgerufen hatte, bestand nach der Schußbeibringung offenbar eine vollständige Handlungsfähigkeit.

Die gezielte Nachsuche im Hause des Verstorbenen führte zur Auffindung eines Luftgewehres. Die Waffe war in einem Schrank in einem abgelegenen Zimmer ordnungsgemäß abgestellt worden. Die Spurensuche in dem betreffenden Abstellraum förderte noch einige weitere Blutspuren zu Tage, so daß sich folgender Geschehensablauf rekonstruieren ließ: Der zum Suizid Entschlossene hatte das vor ca. 20 Jahren gekaufte und selten benutzte Luftgewehr waagrecht auf ein Regal gelegt und insgesamt 4 Einzelschüsse mit Diabolo-Munition auf seine rechte Schläfe abgegeben. Der Nachweis von Blutspuren an der Laufmündung sowie das Vorhandensein einer subkutanen Wundhöhle im Schläfenbereich (ähnlich der sog. „Anfangsschmauchhöhle" bei Feuerwaffen) beweisen den absoluten Nahschuß. Vor jedem Schuß hatte er die recht schwergängige Feder des Gewehres durch Abkippen des Laufes spannen und das Gewehr neu laden müssen.

LUTZ u. LINS (1981) berichteten über zwei Fälle von kombiniertem Suizid. Die Betroffenen hatten sich jeweils in fahrenden PKWs den Schuß beigebracht, wobei es sich um einen Mundschuß (28jährige Frau) und einen Schläfenschuß handelte. In beiden Fällen wurde zunächst ein Verkehrsunfall vermutet. Bei den Waffen handelte es sich um einen durchbohrten Schreckschußrevolver und ein selbstgebautes Schießgerät.

Fall 1: Im November 1979 wurde morgens gegen 3.40 Uhr eine Streifenwagenbesatzung von einem Unfall verständigt. Beim Eintreffen an der Unfallstelle fanden die Beamten ein Fahrzeug auf dem Dach in einer Kiefernschonung liegend. Sie hatten dieses Fahrzeug schon mehrmals auf der gleichen Strecke getroffen. Es war ihnen aufgefallen, da um diese Zeit wenig Verkehr herrschte.

Eine Frau mit blutverschmiertem Gesicht lag im vorderen Bereich zwischen Fahrer- und Beifahrersitz. Sie antwortete auf Fragen nicht. Nach Umdrehen des Fahrzeuges wurde die Frau geborgen. Sanitäter begannen Wiederbelebungsmaßnahmen, der etwas später eintreffende Notarzt konnte jedoch nur noch den Tod feststellen. Währenddessen hatte ein Feuerwehrmann einen Revolver seitlich neben dem Beifahrersitz gefunden. In der Trommel der Waffe fanden sich 3 Patronen sowie eine leere Patronenhülse. Es war ein Revolver der Marke „Arminius", Kaliber 9 mm, wobei es sich um eine aufgebohrte Schreckschußwaffe handelte. Bei einer intensiven Suche wurde auch das Geschoß im Fahrzeug gefunden. Die Inspektion der Toten durch den Notarzt ließ erkennen, daß sie einen Einschuß im Mundbereich hatte, der Ausschuß lag im Hinterkopf. Beide Hände wiesen deutliche Schmauchspuren auf. Unterblutungen an der Unterlippe wurden als Aufschlagverletzung, entstanden beim Auslösen des Schusses, gedeutet.

Bei der *Obduktion* fanden sich kreisförmig angeordnete Pulvereinsprengungen, die Wunde im Bereich des Gaumendaches ist dadurch eindeutig als Einschuß feststellbar. Der Schußkanal lief schräg nach oben, wobei er das Großhirn durchsetzte und mit einer charakteristisch nach außen kraterförmig ausgesprengten Ausschußöffnung im hinteren

Scheitelbein und der fetzig aufgerissenen Kopfschwarte endete. Im Mageninhalt konnten zusätzlich noch Tablettenreste, wobei es sich um Barbiturate handelte, nachgewiesen werden.

Bei der Toten handelte es sich um eine 28jährige geschiedene Frau. Der Revolver war Eigentum des Mannes, dem das Fehlen der Waffe nicht aufgefallen war. Nach eigenen Angaben hatte er diese vor Jahren gefunden und im Nachttisch seiner Wohnung, zu der seine Frau Zugang hatte, aufbewahrt. Zur Vorgeschichte berichtete er, daß sie beide Mitglieder des gleichen Karnevalsvereins seien und sich vor ca. 3 Wochen das letzte Mal gesehen hätten. Er habe damals seine Frau in ihre Wohnung begleitet und ihr 60 Schlaftabletten weggenommen, da sie kurz nach der Scheidung, diese lag etwa sechs Monate zurück, Freitodabsichten geäußert hatte.

Anläßlich der Obduktion erfuhren die Autoren von Polizeibeamten über einen ähnlichen Fall, der sich im gleichen Bezirk ereignet hatte.

Fall 2: Am Ortseingang von R. war ein PKW von der Straße abgekommen, hatte ein Brückengeländer gerammt und war total beschädigt neben der Straße stehengeblieben. Der Fahrer, ein 25 Jahre alter Italiener, wurde schwerverletzt in die Klinik eingeliefert, wo er 5 h nach dem Unfall verstarb.

Die vor dem Tode angefertigte *Röntgenaufnahme* des *Schädels* zeigte ein intrakranial gelegenes Geschoß. Auf der linken Stirnseite lag die Einschußöffnung.

Bei der Nachuntersuchung im Fahrzeug konnte ein selbstgebauter Schußapparat sowie eine leere Patrone Kaliber 7,65 mm gefunden werden.

Das *Schießgerät* besteht im vorderen Teil aus einem Vierkantstahl 17 × 17 mm, 30,7 mm lang, der vorn und innen ein Gewinde trägt und eine durchgehende Bohrung von etwa 10,5 mm Durchmesser hat. Auf das hintere Gewindeende ist eine Überwurfmutter geschraubt, deren hintere Öffnung mit einer runden Lochplatte verschlossen ist. Durch das Loch ragt ein als Schlagbolzen fungierender Polsternagel, der durch die Gewindehülse eines Fahrradschlauchventils geführt wird. Auf das Außengewinde des Ventils ist ein ca. 80 mm langes Metallrohr – Durchmesser ca. 12 mm – aufgeschraubt. Es schlägt mit der Spitze auf das Zündhütchen einer Patrone, die in der Öffnung des Gewindeeinsatzes in den Vierkantstahl eingesetzt ist. Bei einer Patrone 7,65 mm liegt dieses nicht der Wand an und erhält keine Führung. Im Schußversuch dehnte sich die Hülsenwand der Patrone auf 9,2 mm und wurde im Lager verklemmt.

Ein Motiv des jungen Mannes wurde nicht bekannt. Da von den Verfassern keine Obduktion durchgeführt wurde, ist nicht bekannt, ob zusätzlich Medikamente oder Alkohol eingenommen worden waren.

HAYMAN (1986) berichtete über zwei kombinierte Suizide mit Einnahme von Barbituraten und Schußverletzungen des Schädels.

Interessant sind die Angaben von DOTZAUER et al. (1963), daß im norddeutschen Raum kombinierte Suizide mit einer Häufigkeit von 1,5% bei männlichen und 2,5% bei weiblichen Selbstmördern vorliegen. Aus einer Zusammenstellung von POLLAK (1978) liegen diese Zahlen in Österreich 2- bis 3mal höher.

e) Kombinierter Suizid mit Schußwaffe und Kleinkalibergewehr

Volker SCHMIDT u. GÖB (1981: *Fall 2:* Ein 57 Jahre alter Rentner, seit längerem als Alkoholiker bekannt, verursachte unter Alkoholeinfluß stehend in seinem PKW einen Bagatellunfall, beging anschließend Fahrerflucht, konnte jedoch schnell durch die Polizei ermittelt werden und wies 2 h später eine BAK von 2,2‰ auf. Auf die Einziehung des Führerscheins reagierte er sogleich mit Selbstmorddrohungen. Den Rest der Nacht verbrachte er zu Hause. Um die Mittagszeit des nächsten Tages wurde er von seiner Tochter auf dem Hof des Grundstückes letztmalig lebend gesehen und etwa eine Stunde später tot im Keller des Hauses liegend aufgefunden. Neben dem Toten lag ein KK-Gewehr, in dessen Lauf eine abgeschossene Patrone des Kalibers 22 steckte. Der Tod war durch Kopfschuß eingetreten.

Nach längerem Suchen fanden Polizeibeamte in dem Kellerraum eine Schußfalle, in der sich ebenfalls eine abgefeuerte Patrone mit dem Kaliber 9 × 17 befand. Schußfallen dürfen ausschließlich mit Platzpatronen des Kalibers 9 × 17 geladen werden und dienen üblicherweise zur Vernichtung von Maulwürfen und Wühlmäusen, können aber auch als selbstauslösende Alarmschußpistole eingesetzt werden. Die Tiere werden nicht durch ein Projektil, sondern durch den hohen Gasdruck, der aufgrund einer konischen Laufverengung an der Spitze zusätzlich verstärkt wird, getötet.

Bei der *Obduktion* fanden sich 2 Einschußlücken, die eine in der rechten Schläfe, die andere am Hinterkopf; nur letztere soll näher geschildert werden: Sternförmige Platzwunde mit 5 Strahlen in der Medianlinie mit einer größten Ausdehnung von 6 cm sowie ausgedehnte Schmauchhöhle mit Ablederung der Kopfschwarte in Richtung Hinterhauptshöcker. Die Schmauchhöhle reicht bis in die Knochenhaut, der knöcherne Schädel darunter ist intakt.

Folgender *Hergang* konnte konstruiert werden. In seinem Fahrzeug hatte er zunächst versucht, sich mit der Schußfalle durch aufgesetzten Schuß in den Nacken zu töten. Nachdem dies mißlungen war, ging er verletzt in den Keller des Hauses und schoß sich mit einem KK-Gewehr in die Schläfe.

IX. Suizidversuche und Suizide durch Einschlagen von Nägeln oder Drähten in den Kopf

KRAUS (1963) teilte die Beobachtung eines Strafgefangenen mit, der sich 10 Nägel in den Kopf geschlagen hatte. Ihm war der Aufenthalt im Landesgericht unbequem geworden. Deshalb schlug er sich mehrere Nägel in den Kopf, wobei alle bis ins Gehirn penetrierten. Da er zunächst keine wesentlichen Beschwerden hatte und den Aufenthalt im Spital bevorzugte, verweigerte er die Extraktion der Nägel. Er *starb* später an einem Hirnabszeß.

DOLENC u. LOVSIN (1979) veröffentlichten eine ähnliche Beobachtung: *Fall 3:* 40jähriger, unverheirateter und unqualifizierter Arbeiter, chronischer Alkoholiker, vorzeitig pensioniert, klagte seinem Arzt, daß er beim Kämmen Schwierigkeiten habe, nachdem er einen Tag zuvor auf den Kopf gefallen sei. Der Arzt stellte fest, daß seinem Patienten ein Nagel aus dem Kopf ragte und schickte ihn in das nächste *Krankenhaus*. Die Untersuchung ergab, daß er sich im alkoholisierten Zustand und in selbstmörderischer Absicht einen 60 mm langen und 1,5 mm dicken Nagel in den Kopf eingeschlagen hatte. 17 Tage nach der Tat und 9 Tage nach einer gelungenen *Operation* verstarb er an einer Enzephalitis.

SCHELLMANN (1982) fand bei einem 33jährigen, plötzlich verstorbenen Häftling, der an einer traumatisch bedingten Epilepsie litt, bei der *Obduktion* im Bereich des behaarten Kopfes einen 8,5 cm langen, 1 mm dicken Schweißdraht. Dieser war durch das Schädeldach gebohrt und in das Scheitelhirn getrieben worden, wo er eine tödliche Hirnblutung mit Ventrikeltamponade verursachte. Eine hühnereigroße Blutung mit Ventrikeltamponade führte zum Versagen der zentralnervösen Funktionen. Nach den Befunden waren der tödlichen Verletzung mindestens 6 weitere frustrane Bohrversuche vorausgegangen. Nach den Ermittlungen wollte der als psychopathisch beschriebene Strafgefangene mit der Selbstbeschädigung die Erfolgsaussichten eines seit Jahren laufenden Rentenverfahrens verbessern bzw. eine vorzeitige Strafentlassung erzwingen.

Über einen ungewöhnlichen Suizid durch Einstoßen eines Korkenziehers in den Schädel berichteten CHAUMONT u. MANGIN (1981):

Eine 52jährige Patientin, eine unter Verfolgungswahn leidende Alkoholikerin unternahm einen ersten fehlgeschlagenen Suizidversuch (Medikamentenintoxikation), beging dann Suizid. Sie perforierte mit einem Korkenzieher, dessen Handgriff sie in einer gekachelten Wand fixiert hatte, offenbar durch einen heftigen Stoß mit dem gesenkten Kopf die Schädelkalotte im Scheitelbereich und fügte sich so eine tiefreichende Hirnverletzung mit Eröffnung des Sinus sagittalis sup. zu, an deren Folgen sie 9 Tage später starb. Der Autor referiert weitere ähnliche abstruse Suizidfälle.

X. Schädel-Hirn-Verletzungen bei psychotischen Patienten bei Suizidversuchen

Bei *ungewöhnlichen Suiziden* muß immer daran gedacht werden, daß bei dem *Suizidanten eine Psychose vorliegen kann*. Die Suizide sind in diesem Fall oft sehr brutal und qualvoll. Der Suizidant hat Wahnvorstellungen und Wahnideen, er hat optische und akustische Halluzinationen, es werden ihm Aufträge gegeben, er ist „beeinflußt". Der depressive Patient hält sich für schlecht, er muß für seine Schlechtigkeit büßen.

Bei Schizophrenen sind es akustische Halluzinationen, die besonders den Charakter auffordernder oder imperativer Stimmen haben, Wahn- und Erlösungsvorstellungen, die den Impuls zum Suizid liefern. Psychotische Patienten wenden beim Suizid „harte Suizidmethoden" an, Einschlagen von Nägeln oder Drähten in den Kopf, Schnitte in den Hals, Sturz aus der Höhe, vor-den-Zug-Werfen, Ersticken, Ertränken, etc., „weiche Suizidmethoden" werden nur selten wahrgenommen.

Die *Schädel-Hirn-Verletzungen*, die sich *psychotische Patienten* beibringen, sind oft sehr uneinfühlbar und grausam. Stichverletzungen mit Eisenstäben und Nadeln in suizidaler Absicht wurden beschrieben von TILMANN (1896) sowie LEVIN (1928).

FRANKE u. HESSE (1962) teilten folgende Krankengeschichte eines Geisteskranken mit. Der 54jährige Patient versuchte Suizid indem er sich eine Schusterahle durch die Schädeldecke ins Gehirn trieb; er schlug sie mit dem Rücken eines kleinen Handbeils ins Schädelinnere. Nach einigen Schlägen wurde er bewußtlos und sank vom Stuhl. Er erwachte nach etwa 20 min, blieb 3 h dösend auf dem Stuhl sitzen. Die *Röntgenaufnahme* des *Schädels* ergab, daß der Dorn in der Fissura interhemisphaerica steckte. Er ragte von der Tabula int. 5,5 cm in das Schädelinnere hinein und seine Spitze lag etwa 1,3 mm vom Kalkschatten des Corpus pineale entfernt. Die Verletzung des Sinus sagittalis sup. konnte bei der *Operation* mit Muskelstücken gedeckt werden. Eine Verletzung des Sinus sagittalis inf. und des Balkens war nicht erfolgt.

REEVES (1965) veröffentlichte die Krankengeschichte einer psychotischen Patientin, die sich in suizidaler Absicht einen Nagel in der Nähe des Sinus longitudinalis in den Schädel eintrieb. Es entwickelte sich Proptosis, eine Ophthalmoplegie rechts, eine Erweiterung der Venen der Kopfhaut und zunehmende Bewußtseinstrübung. Der Nagel konnte durch einen kleinen Eingriff in der Kopfschwarte entfernt werden. Da sich ihr Zustand verschlechterte, wurde es als notwendig angesehen, einen subduralen Abszeß oder einen Abszeß des rechten Frontallappens auszuschließen. An die Möglichkeit einer septischen Thrombose des Sinus longitudinalis wurde gedacht. Die *Trepanation* ergab keinen Anhalt für einen subduralen Abszeß des Frontallappens. Die Patientin *verstarb* am gleichen Abend. Bei der *Autopsie* fand sich purulentes Material, das aus dem Sinus sagittalis auslief, es bestand eine septische Thrombose derselben. Die Eintrittsstelle des Nagels konnte nicht aufgefunden werden. Es lag eine lokale subdurale und meningeale Infektion über dem Kleinhirn vor. Die *histologische Untersuchung* bestätigte die Meningitis, es lag ein kleiner, nicht abgekapselter subkortikaler Abszeß nahe der Mittellinie vor.

RITTNER (1980) hat einige typische Beobachtungen dazu vorgelegt:
Erweiterter Familiensuizid.

Fall 1: Eine 37jährige Frau mit klinisch gesicherter Paranoia erschießt, nachdem sie vor Jahren wegen Erschießens ihrer Katze schon einmal auffällig geworden war, eines Abends zunächst ihre beiden 10 und 12 Jahre alten Kinder mit zwei bzw. drei Schüssen mit aufgesetzter Mündung einer Pistole Kaliber 9 mm schlafend in ihren Betten und wartet dann auf die Heimkehr ihres Mannes. Der Ehemann hatte nach Auskunft der Hausärztin auf die Eröffnung der Diagnose bei seiner Frau auf Selbsthilfe vertraut und sich Lehrbücher der Psychiatrie zugelegt. Als er nach Hause kommt, erwartet sie ihn offenbar mit der Waffe (oder den Waffen) in der Hand. Er flieht in den Keller. Aus ca. 60–70 cm Entfernung wird er in den Nacken und im inneren Augenwinkel des linken Auges tödlich getroffen. Die Leiche der Frau lag zurückgesunken auf ihrem Bett, in der rechten Hand, locker eingelegt, eine Pistole 9 mm, aus der die oben genannten Schüsse abgegeben wurden. Daneben eine weitere Pistole Kaliber 7,65 mm aus der nicht geschossen worden war. Die Leiche wies einen absoluten Nahschuß mit allen klassischen Zeichen an der rechten Schläfe und einen Ausschuß im linken hinteren Kopfbereich auf. Das Projektil war in Verlängerung des Schußkanals bei sitzender Position in den Putz der Stirnwand über den Ehebetten eingeschlagen. Der Schußhandnachweis war schwach (Pb), aber eindeutig positiv (Befunde Prof. SELLIER). Damit waren die rechtsmedizinischen Zusammenhänge relativ leicht geklärt. Ein Fremdverschulden schied aus.

Zur Krankengeschichte: 1977 wurde eine schwere Paranoia diagnostiziert, in die die Mitglieder der eigenen Familie und der des Ehemannes einbezogen wurden. Der Ehemann selbst und die Kinder blieben anfangs ausgespart. Später hatte der Ehemann einmal berichtet, daß er sich bedroht fühle. Zu diesem Zeitpunkt war eine Indikation zur Zwangseinweisung nicht gegeben.

Epikrise: Dieser besonders tragische Fall ist von dem starken Tötungswillen der Ehefrau und Mutter gekennzeichnet, die offenbar einen Schub ihrer Krankheit nicht mehr überleben wollte und ihre gesamte Familie mit in den Tod nahm. Der geradezu professionelle Umgang mit Waffen ist aus längeren Auslandsaufenthalten in unsicheren Ländern zu erklären. Die Rekonstruktion des Tatherganges gelang ohne Schwierigkeiten.

Fall 2: In diesem Fall, der damals einiges Aufsehen erregte, hatte der 26jährige Physikstudent K. an einem Sommertage mittags um 14.20 Uhr einen anderen Physikstudenten G., der neben ihm ging, mit einem selbstgebauten Schußapparat (Vorderladerpistole, abgebildet bei SELLIER) durch aufgesetzten Schuß in den Nacken getötet. Die 20 mm Stahlkugel durchschlug weiterhin Kotflügel und Karosserie eines 12 m entfernt abgestellten PKW und wurde hinter den Rücksitzen sichergestellt. Unmittelbar danach bemerkten Umstehende wie K. die Pistole fortwarf, eine Kapsel Blausäure aus der Tasche und in den Mund nahm. Dem Direktor des nahegelegenen chemischen Institutes der Universität, von einem Assistenten herbeigerufen, gelang es noch, dem krampfartig zuckenden Pistolenschützen die Ampullenspitze aus dem Mund zu entfernen, eher dieser verstarb. *Eingehende Vernehmungen* ergaben, daß zwischen Täter und Opfer keinerlei Beziehungen bestanden.

Der Vater gab an, sein Sohn habe sich eine Pistole in Eigenbau gebastelt, um die kinetische Energie, Geschwindigkeit und Eindringtiefe des Geschosses zu studieren. Den Pistolenlauf habe sein Sohn selbst gebohrt, wenn auch ohne Züge und Feder, Treibmittel und Zündsatz selbst berechnet und chemisch zusammengesetzt. Als Geschoß wurde eine Kugellagerkugel verwendet, die in eine Papphülse an der Spitze eingebaut war. Als Zünder diente eine Taschenlampenbatterie. Die Bedienungsanleitung war auf dem Griff eingeritzt (Dokumentation SELLIER).

Aus dem *Tagebuch* des K.: „Als konsequenter Atheist und Nihilist sehe ich mich wegen meiner unlösbaren seelischen Verkrampfungen, allgemeiner geistiger Schwerfälligkeit und der hieraus resultierenden hoffnungslosen Rückständigkeit in allzu vielen Beziehungen gezwungen, meinem unerfüllten Leben ein Ende zu setzen. Allerdings werde ich nicht auf mein gutes Recht verzichten, mich zum Abschied beim Leben proforma zu bedanken, (wenigstens ein kapitales Prachtexemplar erlegen). Schon seit Jahren leide ich unter Kontaktlosigkeit, Komplexen und Depressionen... Übrigens stärkt der beigefügte Zeitungsausschnitt meine Absicht, daß jeder Selbstmord mit Mord gekoppelt werden sollte... Ich hasse die Menschheit mit grenzenlosem Haß..."

Epikrise: Misanthropie und Einzelgängertum steigerten sich zu einem Haß auf alle, die es scheinbar besser haben, die scheinbar glücklicher sind. Ein Studienkollege mußte daher wahllos sterben. Planung und Ausführung dieses erweiterten Suizids zeigen fanatische Züge. Man wird hier an eine schizophrene Psychose denken müssen.

Fall 6: zeigt eine äußerst ungewohnte und m. W. in der Literatur noch nicht beschriebene Begehungsart, die erst in Zusammenarbeit mit einem Kraftfahrzeugsachverständigen und einem Brandexperten des LKA geklärt werden konnte. Die Tatortsituation war gekennzeichnet durch einen halbscharf in Höhe des 2. Halswirbelkörpers abgetrennten Kopf auf einer Garageneinfahrt und einen danebenliegenden umgestürzten, halb ausgebrannten PKW.

Hier dürfte ein Tötungsdelikt zunächst nicht ausgeschlossen werden bis der Rumpf geborgen und bei der Obduktion genau an der durchtrennten Halshaut zugeordnet werden konnte. Der Hergang war wie folgt: Der zum Todeszeitpunkt nur leicht alkoholisierte 44jährige Mann hatte in Abschiedsbriefen sein Vorhaben angekündigt, von dem die Welt erfahren sollte.

Er hatte offenbar zunächst ein Nylon-Abschleppseil an einer Eisenverstrebung am Eingang der Garageneinfahrt befestigt, sich die andere durchlaufende Schlinge um den Hals gelegt, Benzinkanister im Kofferraum in Brand gesetzt, sich auf den Beifahrersitz seines PKW geklemmt und auf der leicht abschüssigen Einfahrt Gas gegeben. Dabei war die Schlinge nach maximal 4 m zugezogen, der Kopf abgeschert und durch einen Rechtsdrall des PKW nach rechts aus dem Beifahrerfenster hinausgeschleudert worden, bevor der brennende führerlose Wagen nach rechts über eine Brüstung kippte und umstürzte. Der Kopf blutete aus, nachdem er zum Stillstand gekommen war, eine in der Tat makabre Szene.

Aus der Bekundung einer Zeugin, die sich in den letzten Tagen von ihm getrennt hatte, war zu entnehmen, daß er offenbar eine Zeit lang einen erweiterten Suizid geplant hatte. Er habe sie einmal mit seinem PKW angefahren mit den Worten: „Mein liebes Mädchen, mein Leben ist zu Ende, aber Deines auch." Er sei immer leicht aufbrausend und aggressiv gewesen und habe ständig viel Alkohol getrunken. Viermal habe er sie geschlagen und dreimal gewürgt, einmal so lange, bis sie das Bewußtsein verlor und ein hinzu geeilter Nachbar sie gerade noch befreien konnte.

Epikrise: Die Klärung dieses extrem gelagerten Suizidfalles gelang erst nach mehrstündiger detaillierter Rekonstruktion mit verschiedenen Experten. Es handelte sich um einen aggressiven und geltungssüchtigen schwach begabten Soziopathen. Im Vordergrund stand das demonstrative Element. Die Selbsttötungswille war maximal.

XI. Suizide mit einem Kraftfahrzeug

Elmar MÜLLER (1965) legte eine Zusammenstellung von Suizidfällen vor, die mit einem Kraftfahrzeug ausgeführt worden waren. Es handelte sich um 7 Männer, von denen 2 einen kombinierten Suizid ausgeführt haben und sich während der Fahrt erschossen hatten.

XII. Suizide von Fußgängern im Straßenverkehr

Es muß daran gedacht werden, daß sich *Fußgänger in suizidaler Absicht plötzlich in den Verkehr* oder *vor vorbeifahrende Kraftfahrzeuge stürzen können*. In manchen Fällen ist der Suizid unverkennbar, es gibt genug Anhaltspunkte, um einen Suizid zu sichern. Jedoch kann es in einzelnen Fällen sehr schwierig oder gar unmöglich sein, einen Suizid zu sichern (HOLZHAUSEN 1966; SJÖVALL 1966; MÜLLER 1968; DOTZAUER u. JAROSCH 1972).

XIII. Der posttraumatische Suizid nach offenen und gedeckten Schädel-Hirn-Verletzungen

1. Einführung

Der *Gutachter*, sowohl der *Neuropsychiater* als auch der *Gerichtsmediziner*, muß gelegentlich zur Frage eines *posttraumatischen Suizids* Stellung nehmen. Während die Literatur über Suizide bei Offen-Hirn-Verletzten seit dem 1. Weltkrieg eine Reihe von Beiträgen aufweist, fällt auf, wie spärlich sie für die gedeckten Hirnverletzungen ist.

Es kann nicht genug hervorgehoben werden, daß es imperativ ist, nach jedem tödlichen Verkehrsunfall eine Obduktion vorzunehmen. Es ist dies nicht so sehr eine Angelegenheit von akademischem Interesse – wenngleich kein Zweifel besteht, daß die genaue Kenntnis von Unfallablauf und Verletzungsmuster die Voraussetzungen für Schutzmaßnahmen liefern – sondern die Autopsiebefunde sind von größter rechtlicher und versicherungsrechtlicher Bedeutung. Dies trifft in besonderem Maße für die Verunfallten zu, die nach einem Unfallereignis einen Suizid verüben. Jeder, der einmal als Gutachter in einem solchen Verfahren tätig war, in dem es unterlassen wurde, eine Sektion durchzuführen, weiß um die dann unlösbaren Probleme.

Die genaue Beschreibung und Lokalisation der makroskopischen Befunde an den Körperorganen und im ZNS ist wichtig. Im Gehirn müssen feingewebliche Untersuchungen durchgeführt werden, um diejenigen Schäden, die bei makroskopischer Betrachtung nicht erfaßt werden können, sichtbar zu machen. Qualität und Ausbreitung der Gewebeschäden muß dabei genau beschrieben werden. Auch die Feststellung eines normalen makroskopischen und mikroskopischen Befundes ist wichtig.

Für eine spätere gutachterliche Beurteilung ist bei Überleben des Verunfallten für einige Zeit die Kenntnis des neurologischen Befundes eine condicio sine qua non. Insbesondere ist von größter Bedeutung zu wissen, ob der Verunfallte bewußtlos war, und wenn, wie lange.

Eine detaillierte Kenntnis des Unfallherganges ist von Bedeutung, insbesondere ob der Verunfallte angeschnallt war, welche Geschwindigkeit der PKW hatte, ob das Fahrzeug in eine Barriere fuhr (Betonmauer, Baum etc.) oder relativ langsam verzögert wurde (Wassergraben, Schneewehe etc.). Der polizeiliche Unfallbericht und Fotos des Unfallwagens können wichtige Hinweise liefern.

Die Beurteilung der Kausalität zwischen einer Schädel-Hirn-Verletzung und einem Suizid ist dann verhältnismäßig einfach, wenn sich Wesensänderungen herausgebildet haben oder kaum beeinflußbare chronische Schmerzzustände vorliegen. Die Entwicklung einer Wesensänderung erstreckt sich über einen Zeitraum von Monaten oder Jahren. Sie ist meist Folge von offenen Schädel-Hirn-Verletzungen, die die Stirn- oder Schläfenlappen, die erstgenannten meist beidseitig, betroffen haben. Entsprechende Beobachtungen von Suizidanten mit schweren offenen Stirnhirnverletzungen, die erst viele Jahre nach ihrer Verletzung einen Suizid begehen, werden später ausführlich abgehandelt.

Auf einen anderen Typ der Hirnverletzung haben EISENMENGER u. TUTSCH-BAUER (1985) hingewiesen. Es gibt Fälle, bei denen die Sektion traumatische

Hirnläsionen aufdeckt, die „zwar nicht mit gravierenden globalen Wesensänderungen korreliert waren oder von der Ausdehnung sehr gering erscheinen, denen aber aufgrund ihrer Lokalisation besondere Bedeutung zukommt."

Die erste Untersuchung, die sich mit den Zusammenhängen von pathomorphologischen Veränderungen im Gehirn und Suizid auseinandersetzte, stammt von dem Pathologen HELLER (1900, zit. nach EISENMENGER u. TUTSCH-BAUER 1985). Bei etwa der Hälfte der 300 Suizidanten, bei denen er eine Autopsie durchführte, fanden sich pathomorphologische Veränderungen im Gehirn.

Es gibt Fälle, bei denen nach einem Unfall der Suizidant Stunden bis Tage, höchstens jedoch Wochen Suizid verübt, ein Zeitraum, der zur Ausbildung einer Wesensänderung zu kurz ist. Weiter gibt es Fälle, die einen normalen Hirnbefund aufweisen. In diesen Fällen muß diskutiert werden, ob ein primär geordneter traumatischer Dämmerzustand (STRAUBE 1963) vorgelegen haben kann. Man spricht auch von einer isolierten anterograden Amnesie (MIFKA u. SCHERZER 1963).

Bevor zu diesem Thema eingehend Stellung genommen werden kann, sind einige Begriffe zu definieren.

2. Retrograde Amnesien

Bei einer *retrograden (zurückreichenden) Amnesie* besteht nicht nur eine posttraumatische Amnesie mit sofortigem Tonusverlust seit Beginn der Gewalteinwirkung, sondern es liegt auch eine kürzere oder längere Periode von Erinnerungsverlust vor, die vor das Unfallereignis reicht, die Periode der *retrograden Amnesie*. Man spricht auch von einem *retroaktiven Gedächtnisverlust*. Der Terminus umfaßt die Zeitspanne zwischen den letzten erinnerbaren Ereignissen und Szenen und dem Unfallereignis. Ein verunfallter PKW-Fahrer weiß nicht nur nichts von seinem Unfall, sondern er weiß nicht, was sich für einen bestimmten Zeitraum *vor* dem Unfall abgespielt hat. Boxer beispielsweise nicht nur nichts von dem Schlag, der zum „knock-down" oder „knock-out" führte, sondern sie wissen beispielsweise nichts über vorangegangene Runden, wie sie in den Ring gelangten, ob sie siegten oder verloren, sondern erinnern sich auch nicht an Ereignisse vor dem Boxkampf. Sie sind, wie die Durchsicht der Literatur über Boxhirnschäden nicht selten (LIVET 1922; WINTERSTEIN 1937; REISCH 1938; HERZOG 1938; BERGLEITER u. JOKL 1956; MAWDSLEY u. FERGUSON 1963; LARSSON et al. 1964). Diese Bilder bei Boxern unterscheiden sich in nichts von denen bei anderen Schädel-Hirn-Verletzungen. Die retrograde Amnesie nimmt also einen Zeitraum ein, in dem der Betroffene vor dem Unfall völlig bewußtseinsklar war. Es kann nicht entschieden werden, ob diese Vorgänge, die vom vorher bewußtseinsklaren Individuum registriert wurden, aus dem Gedächtnis ganz gelöscht wurden oder im Augenblick nicht mehr erinnert werden können. Bei einigen Individuen kommt es ohne Zweifel zu einer Einengung oder Verkürzung dieser Perioden retrograder Amnesie nach Wiedererlangung des Bewußtseins. Es scheint aber auch Fälle zu geben, bei denen sich diese Periode der retrograden Amnesie nicht einengt.

3. Posttraumatische Amnesie

Das wesentliche klinische Symptom einer Gehirnerschütterung ist neben dem Tonusverlust die sofort einsetzende Bewußtlosigkeit. Es handelte sich um eine amnestische Periode, die im Augenblick der Gewalteinwirkung einsetzt und üblicherweise einen Zeitraum von Sekunden bis Minuten, selten auch längere Zeiträume, umfaßt. Die Wiederkehr des Bewußtseins verläuft in einer mehr oder minder kurzen Periode, kann sich in einzelnen Fällen auch auf längere Zeiträume ausdehnen. Mit der Rückkehr des Bewußtseins besteht auch wieder Tonus der Muskulatur.

Die Periode der *posttraumatischen Amnesie* reicht vom Augenblick der Gewalteinwirkung bis zum vollständigen Wiedererlangen des Bewußtseins. Diese Periode ist im allgemeinen nicht so absolut wie die der retrograden Amnesie, denn in der posttraumatischen Amnesie liegen oft „*Erinnerungsinseln*" vor. Der Patient kann sich beispielsweise an die Sirene des Krankenwagens, an Gesprächsfetzen etc. erinnern.

Das Bewußtsein setzt nicht schlagartig wieder ein, sondern es tritt eine mehr oder minder lange, von Individuum zu Individuum sehr variable Phase von Verwirrtheit auf. Während dieses *Stadiums der Wiedererlangung des vollen Bewußtseins* kann also der Betroffene den Umstehenden als bewußtseinsklar erscheinen, während er noch in verschiedenen Graden verwirrt sein kann. Er vermag sich oft nicht an Details dieser Phase zu erinnern, und er weiß später oft nicht, was er während dieser Erholungsphase gesagt hat. In dem Stadium, in dem das Bewußtsein wieder einsetzt und auch die Willkürmotorik wieder vorhanden ist, besteht Verwirrtheit. Ritchie RUSSELL nennt es „*the stage of cerebral irritation*".

4. Traumatischer Dämmerzustand oder geordneter Dämmerzustand (STRAUBE)

Der *traumatische* oder *geordnete Dämmerzustand* umfaßt also eine Periode, wenn der Betreffende seine Willkürmotorik wiedererlangt hat und in den Augen der Umwelt seine unterbrochene Tätigkeit bereits wieder aufgenommen hat. MIFKA u. SCHERZER (1963) hatten darauf verwiesen, daß bei der isolierten anterograden Amnesie eine initiale Bewußtlosigkeit fehlt. Diese Zustände treten übrigens bei Boxern häufig auf, wenn die Schlagwirkung keine Bewußtlosigkeit erzeugte, aber auch bei Boxern die einen sog. „knock-out" im Sinne eines Kommotionssyndroms erlitten. (Nicht jeder „knock-out" im Boxen ist einem Kommotionssyndrom gleichzusetzen). Im Gegensatz zu der Angabe von MIFKA u. SCHERZER (1963), daß eine initiale Bewußtlosigkeit fehlt, können sich, wie die Durchsicht der Boxliteratur zeigt, derartige posttraumatische oder geordnete Dämmerzustände oder isolierte anterograde Amnesie sowohl ohne als auch nach einem Kommotionssyndrom einstellen. BENDER (1956) sprach in diesem Zusammenhang von „*transient amnesic episodes*". Es handelt sich um eine Periode, in der sich der Patient für seine Umwelt offenbar „normal" verhält, in der er aber desorientiert sein kann und an die er sich später nicht mehr erinnern kann. HEAD

(1926) sprach von „that curious unwitting state during which he (the patient) is liable to act apparently reasonably but in a pure automatic manner."

Diese traumatischen Dämmerzustände oder isolierten anterograden Amnesien sind dadurch charakterisiert, daß der Betreffende scheinbar sinnvolle Tätigkeiten ausübt, manchmal über Zeiträume von Stunden oder Tagen, in einem traumähnlichen Status, etwa Somnambulen gleichend. Die entsprechenden Patienten können vollkommen rationell scheinen und sich situationsgerecht verhalten. Es besteht für sie jedoch eine vollständige Amnesie oder Erinnerungslücke für diesen Zeitraum. Andere Individuen verhalten sich oder sprechen in einer völlig sinnlosen Weise, wandern ziellos und wie verloren umher. MUNRO (1938) äußerte von einem solchen Individuum: „He knows that he has been unconscious, but his friends do not."

Die bekannteste und eindrucksvollste Selbstschilderung aus der umfangreichen Literatur ist die des Berufsboxers im Schwergewicht Gene TUNNEY, der während eines Sparringkampfes in einen traumatischen Dämmerzustand geraten war und darauf das Boxen aus Furcht vor Schlagtrunkenheit aufgab. Der Terminus „*isolierte anterograde Amnesie*" wurde von MIFKA u. SCHERZER (1963) eingeführt. Die Autoren verstehen darunter eine durch eine Gewalteinwirkung gegen den Kopf verursachte und mit diesem schlagartig einsetzende passagere Störung der dauerhaften amnestischen Speicherung posttraumatischer Erlebnisinhalte ohne vorausgehenden Bewußtseinsverlust. Die Autoren ziehen diesen Terminus der Beziehung „*primärer geordneter Dämmerzustand*" (STRAUBE 1963) vor, da sich die Betroffenen zumeist vollkommen unauffällig benehmen und ein echter Dämmerzustand primär nicht mit Sicherheit festgestellt werden kann. Sie stimmen dagegen STRAUBES Beschreibung einer „akuten Bewußtseinsstörung, während der sich die Verletzten ihrer Umgebung gegenüber weitgehend geordnet verhalten und situationsgerecht reagieren, diese Zeit aber der Amnesie verfällt" vollkommen zu.

Bei der von MIFKA u. SCHERZER (1963) beschriebenen *isolierten anterograden Amnesie* fehlt die initiale Bewußtlosigkeit, so daß von einer Commotio cerebri oder einem Hirnerschütterungssyndrom nicht gesprochen werden darf. Auch darf die Diagnose einer Schädelprellung nicht diagnostiziert werden, denn definitionsgemäß kommt es dabei nicht zu einer Beeinträchtigung zerebraler Funktionen. SCHERZER (1965) hat mit Recht hervorgehoben, daß es sich bei der isolierten anterograden Amnesie um ein Zustandsbild handelt, welches sozusagen eine Übergangsform darstellt. Diagnostisch sehen MIFKA u. SCHERZER (1963) sie als eine *forme fruste* der Commotio cerebri, einer Vorstellung, der ich mit Vorbehalten gegenüber stehe.

Eine Rückbildung bzw. amnestische Aufhellung der Amnesien konnte SCHERZER (1965) bei seinen Patienten nicht feststellen. Der Autor hebt als typisch das plötzliche Einsetzen der normalen Gedächtnisfunktionen hervor, weiter das Fehlen oder die nur geringe Ausprägung vegetativer Symptome und posttraumatische Beschwerden. Der neurologische Befund ist, wie auch bei der Gehirnerschütterung, normal.

Ich verdanke SCHERZER (1965) den Hinweis, daß BISMARCK nach einem Reitunfall eine isolierte anterograde Amnesie erlitt (BUSCH 1879, zit. nach SCHERZER 1965).

5. Mitgeteilte Kasuistik

SCHERZER (1965) berichtete über einen Patienten mit einer isolierten anterograden Amnesie nach einer Gewalteinwirkung gegen den Kopf:

Der damals 27jährige Patient stürzte am 15.2.1965 um 12 Uhr 20 auf dem Weg zur Dienststelle mit seinem Moped, er war nicht bewußtlos, zog sich jedoch Abschürfungen am linken Knie und an der Stirne zu. Nach der Aufnahme ins Unfallkrankenhaus klagte er lediglich über leichtes Ziehen im Nacken und Schweregefühl im Kopf. Bei der unmittelbar nach der Spitalsaufnahme durchgeführten nervenärztlichen Untersuchung fand sich keine klinisch erkennbare Bewußtseinsstörung. Der Patient machte klare, geordnete Angaben und schilderte den Unfallhergang lückenlos. Lediglich die zeitliche Orientierung war mangelhaft. Statt Montag, den 15. Februar 1965, gab der Patient das Datum Dienstag, den 14. Januar 1964, an. Er war jedoch auch dabei sehr unsicher, fragte den Untersucher, ob schon Weihnachten gewesen sei. Sodann wurde dem Patienten das richtige Datum mitgeteilt, das von ihm vorerst akzeptiert wurde. Einige Minuten später, abermals nach dem Datum befragt, reagierte der Patient so, als hätte man zuvor nicht mit ihm über dieses Thema gesprochen und konnte das richtige Datum wiederum nicht angeben. Die anwesende Ehefrau des Patienten bemerkte, daß dieser mehrfach dieselben Fragen gestellt und sich die Antworten nicht gemerkt habe (z. B. wo er sich befände).
Der *neurologische Befund* war wie auch bei den Kontrollen stets normal. Am Morgen des 16.2.1965 wunderte sich der Patient, daß er in einem Krankenhaus erwachte, und konnte sich an den Unfall sowie an die darauffolgenden Ereignisse des Vortages nicht mehr erinnern.
Die *nervenärztliche Untersuchung* am 18.2.1965 zeigte einen normal ansprechbaren, klaren und voll orientierten Patienten. Der *neurologische Befund* war weiterhin normal. Der Verletzte erkannte den Untersucher nicht, obgleich sich dieser am Tage des Unfalles eingehend mit ihm befaßt hatte.
Um pünktlich bei Schichtbeginn im Betrieb zu erscheinen, pflegte der Verletzte um 12.30 Uhr die Wohnung zu verlassen. Er erinnerte sich, am Unfalltage bereits um 12.10 Uhr weggegangen zu sein, da er noch sein Fahrzeug zu reinigen beabsichtigte und auch damit rechnete, wegen Eis- und Schneeglätte langsamer fahren zu müssen. An das Verlassen der Wohnung bestand jedoch keine Erinnerung mehr. Die Unfallstelle liegt auf dem täglichen Weg, und der Verletzte braucht üblicherweise von daheim 7 min bis dorthin (Dauer der retrograden Amnesie). Somit ließ sich eine Erinnerungslücke für die Zeit von 12.10 Uhr bis zum Erwachen am nächsten Morgen abgrenzen. Die *Röntgenuntersuchungen des Schädels*, der *HWS* und des *linken Knies* ergaben einen normalen Befund, und der Patient konnte am 19.2.1965 praktisch beschwerdefrei in häusliche Pflege entlassen werden.
Die *EEG*-Untersuchung am Vormittag des 16.2.1965, also unmittelbar nach Abklingen des Ausnahmezustandes, der später der Amnesie verfiel, ergab wie die Kontrolle am 4.3.1965 ein normales Kurvenbild; lediglich die Alphaausprägung war anfangs deutlich geringer.

Ich stimme SCHERZER (1965) nicht zu, wenn er schreibt, daß wiederholte Schädeltraumen eine wesentliche Rolle spielen. Gehäufte und wiederholte Schläge können ohne Zweifel einen traumatischen Dämmerzustand bei einem Boxer auslösen. Aber es gibt beim Boxer auch einen traumatischen Dämmerzustand, der nach einer einmaligen Gewalteinwirkung gegen seinen Kopf ohne Kommotionssyndrom auftreten kann, wie es ihn auch nach einem Niederschlag mit einem Kommotionssyndrom gibt.

6. Traumatische Dämmerzustände bei Boxern

Gehäufte Schläge gegen den Kopf können bei einem Boxer einen sog. *„groggy-Zustand"* erzeugen. Dabei sind seine Bewußtseinslage, sein Reaktionsvermögen und seine Willkürmotorik ohne Zweifel eingeschränkt; ein solcher „groggy-Zustand" kann in einen posttraumatischen Dämmerzustand oder eine isolierte anterograde Amnesie übergehen. Im Prinzip sehe ich keinen Unterschied zwischen einem posttraumatischen geordneten Dämmerzustand oder einer isolierten anterograden Amnesie beim Boxer und einem solchen bei einem Verunfallten. Der „groggy-Zustand" kann als Folge der Verdämmerung infolge Schlagserien gegen den Kopf bei Boxern auftreten, er ist nicht Bestandteil des Syndroms des geordneten traumatischen Dämmerzustandes oder der isolierten anterograden Amnesie, er kann aber in einen solchen übergehen.

7. Besprechung und Diskussion der verschiedenen Termini

Welcher Begriff ist der bessere, der des geordneten traumatischen Dämmerzustandes oder der der isolierten anterograden Amnesie? Ich halte den letzteren für den besseren, prägnanteren und weniger vorbelasteten. Eine Umdämmerung muß ja nicht vorliegen, STRAUBE (1963) nennt sie ja „geordnete". Der Terminus Dämmerzustand ist auch gebraucht um Zustände bei Epileptikern bei Äquivalenten von Anfällen, in der Aura oder nach einem zerebralen Anfall zu beschreiben. Diese Dämmerzustände bieten ein anderes klinisches und psychopathologisches Bild und müssen m. E. streng von den Dämmerzuständen nach Gewalteinwirkungen gegen den Kopf getrennt werden. Das EEG bietet auch keinen Hinweis auf eine zerebrale Krampfbereitschaft. Hier tritt noch ein anderes Problem hinzu, der Begriff des traumatischen Dämmerzustandes ist in der Medizin lange eingebürgert, er ist kaum ausrottbar. Meines Erachtens wird man nicht umhinkommen, beide Termini, nämlich den des geordneten traumatischen Dämmerzustandes und den der isolierten anterograden Amnesie nebeneinander zu gebrauchen.

8. Kurzdauernde traumatische amnestische Zustände (sogenannte „dinged states")

Kurzdauernde traumatische amnestische oder Dämmerzustände wurden von YARNELL u. LYNCH (1973) bei amerikanischen Fußballspielern beschrieben. Nach Gewalteinwirkung gegen den mit einem Helm geschützten Kopf traten diese Perioden ohne gleichzeitig vorliegende Bewußtlosigkeit auf. Die Spieler waren verwirrt, desorientiert, konnten sich beispielsweise an den kurz vorher festgelegten Plan für ein Spiel nicht erinnern. Diese traumatischen Dämmerzustände sind denen vergleichbar, die von Boxern berichtet werden. Sie können auftreten nach einem Kommotionssyndrom, aber auch ohne daß Bewußtlosigkeit vorgelegen hat. Sie werden in der Umgangssprache der Fußballspieler *„dinged states"* (= *„amnestic states"*) genannt. Sie stellen ebenfalls leichte, nur Minuten anhaltende Dämmerzustände dar mit eindeutiger Verwirrtheit und Verkennung der Situation. YARNELL u. LYNCH (1973) zitierten den früheren Berufsfußballspieler Dave MEGGYESSY, der später Autor von Sportbüchern war, der definierte:

„Being dinged as getting hit in the head so hard that your memory is affected, although you can still walk around and sometimes even continue playing. You don't feel pain, and the only way other players or the coaches know you're been ‚dinged' is when they realize you can't remember the plays."

Zwei der obengenannten Spieler wanderten ziellos über das Spielfeld, nachdem ein einzelnes Spiel (sog. „attempt" – kurze Spielperiode – nicht das gesamte Spiel) geendet hatte. Alle Spieler wußten nicht, wie sie das Spielfeld verlassen hatten.

Ein 21jähriger College Fußballspieler trug den Ball in die gegnerische Abwehr. Nachdem dieses Einzelspiel vorüber war (etwa 30 s später) war er desorientiert. Er nahm an, in der Schule zu sein, konnte sich weder an das vorausgegangene Spiel noch an die Gewalteinwirkung erinnern. Etwa eine Minute später war er wieder völlig orientiert, jedoch noch benommen. Eine neurologische Untersuchung ergab keinen auffälligen Befund. Nach etwa 20 min war er wieder völlig bewußtseinsklar („bright"), konnte sich aber nicht an das Spiel erinnern, das zur Gewalteinwirkung gegen seinen Kopf geführt hatte. Diese amnestische Phase engte sich nicht ein.

9. Besprechung von Art und Dauer etwaiger Amnesien und die in diesem Zeitraum begangenen Handlungen bei einem Patientenkollektiv mit einer Commotio cerebri

Von Interesse, besonders für Gerichtsmediziner ist ein Beitrag von LUTZ u. Christine VOIGT (1986), die an einem Patientenkollektiv mit einer Commotio cerebri Art und Dauer einer etwaigen Amnesie und die in diesem Zeitraum begangenen Handlungen überprüften. Diese Autoren untersuchten 70 Patienten (39 Männer und 31 Frauen). In 80% der Fälle lag die Amnesiedauer unter 30 min, 12 Patienten hatten längere Erinnerungslücken, von ihnen waren 7 alkoholisiert (in einem Fall 3,1‰). Nur in einem Fall wurden Handlungen von ca. 15 min Dauer beschrieben, die jedoch in einem Zusammenbruch (Benommenheit, Übelkeit, Erbrechen) endeten.

Bei 22 Patienten bestand ein Alkoholeinfluß zum Zeitpunkt der Gewalteinwirkung, jedoch waren nur bei 5 Patienten Blutentnahmen durchgeführt worden (BAK-Werte 2,0–3,1‰).

Bei einer Amnesiedauer von mehr als 30 min war der Anteil der Patienten, die eine retrograde Amnesie aufwiesen, deutlich größer (9 von 12), bei ihnen fanden sich auch prozentual die meisten Alkoholisierten. Die längste Erinnerungslücke (etwa 18 h) wurde von einem Mann angegeben, der eine nachgewiesene BAK von 3,1‰ gehabt hatte.

Die Ergebnisse der Untersuchungen von LUTZ u. Christine VOIGT zeigen, daß Amnesien nach Hirnerschütterungen meist kurz sind und allenfalls wenige Minuten betreffen. Dies traf bei 57 (81,4%) der befragten Patienten zu. Treten längere Amnesien auf, wobei die Form der retrograden Amnesie im Vordergrund steht, dann liegen in der Mehrzahl der Fälle zusätzliche toxische Einflüsse in Form einer Alkoholisierung (von 5 Patienten 4, d.h. 80% der Patienten mit einer retrograden Amnesie).

Über Handlungen in der posttraumatischen Amnesiephase wurde von 10 Patienten berichtet, wobei jedoch nur 3 Patienten aktive Handlungen – nicht nur verbale Äußerungen – vollbrachten. Das Herumtorkeln eines jungen Mannes, der als Beifahrer verletzt war, könnte mit einem unbewußten Verlassen der Unfallstelle in Zusammenhang gebracht werden. Er entfernte sich jedoch nicht von der Unfallstelle und führte auch keine gezielten Handlungen durch. In einem weiteren Fall kam es zum Randalieren und zu Aggressionshandlungen gegenüber dem Krankenhauspersonal durch einen Betrunkenen mit Kopfplatzwunde und Verdacht auf Commotio cerebri. Derartige Fälle sind, wie LUTZ u. Christine VOIGT richtig feststellen, schwer einzuordnen, da eine erhebliche Alkoholisierung nahezu gleiche Symptome hinterläßt wie eine leichte Commotio cerebri (MAYER 1967). Herausfallend war einzig der Fall eines Mannes, der nach einem Unfall mit gesicherter Commotio cerebri ohne Alkoholeinfluß gezielte und vernünftige Handlungsweisen bot, bis es nach ca. 10–15 min zu zunehmenden Kopfschmerzen, Schwindelgefühl und Handlungsunfähigkeit kam und der zuvor bestehende Zustand sich löste. "Auffallend ist jedoch, daß für das Unfallgeschehen selbst die Erinnerung relativ rasch zurückkehrte, während die Erinnerungslücke für die Handlungen danach fortbestand. In diesem Falle wäre – übertragen auf einen Verkehrsunfall – auch ein Entfernen von der Unfallstelle denkbar. Er unterscheidet sich jedoch insoweit von den meisten Beobachtungen in foro, als dort Handlungen über viele Stunden vollbracht werden".

10. Fehlen von Suiziden während eines posttraumatischen Dämmerzustandes

Es fehlen in der medizinischen Literatur aber Angaben von Suiziden während eines posttraumatischen Dämmerzustandes. Aus der medizinischen Literatur über Schäden bei Boxern, die ich übersehe (etwa 1000 Arbeiten) finde ich keine Mitteilungen über Boxer, die in einem traumatischen Dämmerzustand einen Suizid begangen haben. Die Literatur ist weiter oben zitiert.

In der auch heute noch als Standardwerk geltenden Arbeit (*The Traumatic Amnesia*), veröffentlicht von den englischen Neurologen Ritchie RUSSELL und NATHAN, 1946, wird zum Thema traumatischer Dämmerzustand und Suizid gar nicht Stellung genommen. Würden entsprechende Fälle in der medizinischen Literatur oder im eigenen Material dieser Autoren mitgeteilt worden sein, so wäre ein möglicher Zusammenhang auch sicherlich diskutiert worden.

11. Suizide nach Kriegs- und Kraftfahrzeugunfällen

Über Suizide nach schweren Kriegsverletzungen des Gehirns liegen seit dem 1. Weltkrieg einige Arbeiten vor. Es handelt sich dabei durchwegs um offene Hirnverletzungen, Folgen von Schuß- oder Granatsplitterverletzungen.

WEILER (1947) fand bei einer Untersuchung von Kriegsbeschädigten des 1. Weltkrieges 49 Suizide auf 100000 versorgte Beschädigte, jedoch 81 Suizide auf 100000 Hirnverletzte.

DUBITSCHER (1957), der eine umfassende Monographie zum Suizid vorlegte, fand eine überproportional starke Beteiligung von Hirnverletzten bei Suiziden vor. Diese Studien wurden mit statistischen Methoden durchgeführt.

PETERS (1962) berichtete in einer Monographie über eine Serie von 131 Patienten, von denen 10 einen Suizid begangen hatten. Drei der Verletzten hatten offene Hirnverletzungen, einer eine offene und gedeckte und 6 eine gedeckte. In dieser Gruppe, in der eine Hirnverletzung klinisch diagnostiziert und versorgungsrechtlich anerkannt worden war, fanden sich 3 Patienten, bei denen durch die pathologisch-anatomische Untersuchung das Vorliegen einer Hirnverletzung ausgeschlossen werden konnte.

PETERS (1962) berichtete auch über eine Gruppe von 14 Fällen, die während des Lebens die Anerkennung einer Hirnverletzung über viele Jahre anstrebten, die ihnen aber versagt blieb. In dieser Gruppe fanden sich 6 Suizidanten. In allen 6 Fällen wurde der Freitod durch Erhängen gewählt. In keiner dieser Beobachtungen ergab die makroskopische und feingewebliche Untersuchung des Gehirns eine Hirnverletzung oder einen anderen zentralnervösen Prozeß. In allen Fällen von Schädel-Hirn-Verletzungen war das Frontalhirn befallen, insbesondere war auch das Orbitale beteiligt. Alle Suizide erfolgten zwischen 7 und 39 Jahren nach der Verletzung.

Der amerikanische Neurochirurg WALKER und sein Mitarbeiter ERCULEI (1969) veröffentlichten eine Studie „Head Injured Men Fifteen Years Later". Es handelte sich um eine Gruppe von 364 amerikanischen Soldaten, die im 2. Weltkrieg verwundet worden waren, die 15 Jahre nach ihrer Verwundung nachuntersucht worden waren. Insgesamt waren in dem Zeitraum zwischen 10 und 15 Jahre 8 der Verletzten verstorben. Es fanden sich keine Suizide in dieser Gruppe.

PANSE et al. (1972) widmeten in ihrer Monographie „*Hirnverletztenschicksale, dargestellt an Offen-Hirnverletzten des Ersten Weltkrieges 1914/18*" ein Kapitel dem Suizid. Unter 717 Ausgangsfällen fanden sich 10 Suizide. Dies entspricht 1,4%. Der Tod erfolgte erst 31,5 Jahre nach der Hirnverletzung. Die Verletzung war im durchschnittlichen Alter von 23,4 Jahren, der Suizid erst mit durchschnittlich 54,9 Jahren erfolgt.

SCHROETER (1957) berichtete in seiner Studie „*Über die Lebenserwartung hirnverletzter Kriegsopfer des Ersten Weltkrieges*", daß in einer Serie von 167 verstorbenen Hirnverletzten des 1. Weltkrieges nur 1 Suizid (0,6%) vorgekommen war.

Man sollte hier noch GRUHLE (1940) zitieren, der schrieb, daß die Beziehungssetzung eines Hirnschadens mit einer psychisch bedingten Handlung, wie dem Suizid, einen Denkfehler enthalte. Körperliche und seelische Phänomene seien grundsätzlich untereinander unvereinbar. Eine solche Auffassung ist m. E. nicht haltbar.

Suizide nach gedeckten Schädel-Hirn-Verletzungen treten weniger häufig auf. Es sind in den letzten Jahren, trotz der immer mehr zunehmenden Zahl der Hirnverletzten, keine kasuistischen Arbeiten noch monographische Darstellungen aus neurologisch-psychiatrischer neuropathologischer noch rechtsmedizinischer Sicht veröffentlicht worden. Die einzige Arbeit zu diesem Thema ist die von EISENMENGER u. TUTSCH-BAUER (1985), die einen lesenswerten Überblick über den posttraumatischen Suizid geben und die es ebenfalls für erwähnenswert halten, daß Mitteilungen zu diesem Problemkreis häufiger erfolgen sollten.

Wegen der Spärlichkeit von entsprechenden Kasuistiken bringe ich im folgenden die 3 Kasuistiken von EISENMENGER u. TUTSCH-BAUER (1985):

Fall 1: 57jähriger Mann, der im 2. Weltkrieg einen Schädeldurchschuß erlitten hatte. Er beging 1984 bei einem Wetterumsturz Suizid durch Erhängen, wobei das Strangwerkzeug riß und er mit dem Schädel auf einen Betonboden aufschlug. Der Tod trat an zentraler Lähmung bei schwerem Schädel-Hirn-Trauma ein, die frischen Kontusionsherde sind am rechten Stirn- und Schläfenlappen basal deutlich zu erkennen. Bei dem riesigen alten Defekt vom linken Stirnpol zum linken Parietallappen scheint es erstaunlich, daß der Suizid erst 40 Jahre nach der Schußverletzung erfolgte, denn zwischenzeitlich hatte der Mann ständig über unerträgliche Schmerzen geklagt und war völlig affektinkontinent geworden.

Dieser Fall ist den von PETERS (1962) veröffentlichten Fällen zuzuordnen. Das Intervall zwischen dem Schädeldurchschuß und Suizid betrug also wenigstens 40 Jahre.

Fall 2: 21jähriger Mann, der durch Einleitung von Auspuffgasen Suizid begangen hatte. Er hatte im Alter von 10 Jahren einen Verkehrsunfall erlitten, war 1 ½ Tage bewußtlos gewesen und danach persönlichkeitsverändert. Wegen Hirnleistungsschwäche mußte er den geplanten Besuch einer höheren Schule unterlassen. Bis zu seinem Suizid stand er in ständiger psychiatrischer Behandlung wegen schwerer Depressionen. Interessant ist, daß keinerlei Defekt an der Rinde vorhanden war, sondern eine Nekrose und Spaltbildung im Marklager des Frontallappens.

Fall 3: Ein 45jähriger Internist wurde bei einer von ihm unverschuldeten Frontalkollision seines PKW so verletzt, daß er einen Kniescheibenbruch und Schnittwunden im Gesicht aufwies. Zeugen berichteten, daß er nur kurz bewußtlos war und dann durchaus vernünftig gesprochen und gehandelt hatte, indem er den Verdacht auf Kniescheibenbruch äußerte und seine Verbringung in ein Krankenhaus seiner Wahl verlangte. Er wurde *stationär aufgenommen* und 5 Tage später *fachneurologisch* untersucht, wobei der untersuchende Neurologe seit vielen Jahren mit ihm befreundet war und insofern auch über die psychischen Gegebenheiten vor dem Unfall bestens informiert war. In seiner anamnestischen Darstellung bezeichnete der Neurologe den Verletzten als einen vitalen, aktiven Kollegen ohne jeden Anhalt für vorbestehende suizidale Neigungen. Zur Amnesie gab der Verletzte an, den Unfallgegner noch auf sich zukommen gesehen zu haben, an die Kollision selbst bestand keine Erinnerung, wobei allerdings die retrograde Amnesie bei der Erstvernehmung noch erheblich größer gewesen war. Bemerkenswert war auch eine anterograde Amnesie über ca. 1 ½ h, die auch die Handlungen umfaßte, die nach Zeugenaussagen bewußt und orientiert gewirkt hatten. Übelkeit und Erbrechen wurden verneint, dagegen wurde über Kopfschmerzen und Doppelbilder beim Blick nach links oben geklagt. Der Patient gab auch an, daß seine Frau wegen seiner anfänglich verwaschenen Sprache und einer Logorrhö geäußert habe, daß er sich wie ein Betrunkener benehme. Als Besonderheit hob er hervor, unter wahnhaften Vorstellungen und Desorientiertheit nachts zu leiden. Davon könne er sich nur distanzieren, wenn er mit jemandem sprechen könne. Gegenüber der Ehefrau schilderte er Inhalte dieser Halluzinationen so, daß er z. B. sich in einem Hotel geglaubt habe, wobei ihm die Krankenschwester als Serviermädchen vorgekommen sei, dann wieder habe er sich in eine Garage verlegt gewähnt oder in einem Metallbehälter oder einer Raumkapsel befindlich. Er bat, da die Inhalte seiner Halluzinationen nachts häufiger ängstlich gefärbt seien, um öftere Besuche der Schwester, um sich leichter von seinen Wahnvorstellungen distanzieren zu können.

Die *neurologischen Befunde* ergaben nur die beim Blick nach links schon geklagten Doppelbilder, Hirnnerven, Motorik, Sensibilität, Koordination und Vegetativum zeigten keine Auffälligkeiten. Psychisch wirkte der Patient bewußtseinsklar und voll orientiert, exakt und glaubhaft. Die Merkfähigkeit war nicht beeinträchtigt. Dem Untersucher schien eine gewisse Überhöhung der Stimmungslage im Sinne einer Euphorie gegeben und er konstatierte eine übersensible Selbstbeobachtung verbunden mit einem immer noch starken Rededrang. Die *Diagnose* lautete: Kontusionelle Hirnsubstanzschädigung mit Kontusionspsychose leichteren Grades im Sinne eines hirnorganischen Durchgangssyndroms. Für eine Suizidgefährdung sprach nach Angaben des Untersuchers gar nichts. Der Verletzte hatte sich noch mit ihm über die bevorstehende Übernahme einer Chefarztstelle an einem geplanten großen Krankenhaus unterhalten, danach ein Telefongespräch mit seiner Frau geführt, in dem er sich sehr erfreut über das Ergebnis der neurologischen Untersuchung äußerte und seiner Frau Gegenstände angab, die sie ihm am nächsten Tag ins Krankenhaus bringen sollte.

Nur wenige Stunden nach diesen Befunden und Handlungen beging der Verletzte *Suizid* durch Halsschnitte, die er sich mit den Scherben eines zerbrochenen Taschenspiegels beibrachte. Die *Hirnsektion* ergab eine isolierte, etwa kirschgroße Einblutung im Marklager des linken Stirnlappens ohne Rindenkontusionen.

Fall 4: 58jähriger Mann, der bei Arbeiten in einer Autowerkstatt stürzte und nach kurzer Bewußtlosigkeit, deren Dauer nicht exakt ermittelt werden konnte, aber vermutlich unter einer Minute lag, in ein *Krankenhaus* eingeliefert wurde. Es bestand eine Amnesie für den Unfallhergang. Über Kopfschmerzen und Augenflimmern wurde geklagt, jedoch erfolgte kein Erbrechen. Die *fachneurologische Untersuchung* erbrachte keine Auffälligkeiten, eine leichte Commotio wurde nicht ausgeschlossen und nach viertägigem stationärem Aufenthalt erfolgte die Entlassung. Nach 11 Tagen wurde noch Schwindel und Kopfschmerzen angegeben, nach einem Monat über keine Beschwerden mehr geklagt. Der Verletzte wurde vom Hausarzt als freundlicher und eher fröhlicher Mensch beschrieben.

Der Ehefrau fiel auf, daß ihr Mann in den letzten Tagen vor dem Suizid ruhiger als sonst gewesen sei. Knapp 5 Wochen nach dem Unfall erhängte sich der Verletzte, völlig überraschend und unerklärlich für Angehörige, Bekannte und behandelnde Ärzte. Die *Obduktion* ergab umschriebene kleinere Hirnrindendefekte am linken Stirn- und Schläfenlappen basal und eine subarachnoidale Blutung am linken Stirnlappen. Die *mikroskopische Untersuchung* des benachbarten Marklagers ergab immer wieder abgrenzbare Nekrosezonen. Diese sind wohl als Folge eines Ödems zu erklären, das auch nach FAUST ursächlich für posttraumatische passagere Psychosen ist, die deswegen von diesem Autor als Ödempsychosen bezeichnet werden.

EISENMENGER u. TUTSCH-BAUER (1985) weisen in Übereinstimmung mit MÖLLHOFF (1979) hinsichtlich der rechtlichen Konsequenzen solcher Befunde nach Suizid auf die unterschiedlichen Kausalitätsnormen in verschiedenen Rechtsbereichen hin. Strafrechtlich werde selbst bei zu bejahender Kausalität die entscheidende Frage, die nach der Vorhersehbarkeit zwischen Trauma und Suizid sein. So hat z. B. das Gericht in dem zitierten Fall des Internisten die Anklage wegen fahrlässiger Tötung nicht zugelassen, da der Unfallverursacher nach den Erfahrungen des täglichen Lebens nicht mit dem Eintritt des Suizids habe rechnen müssen. Mit den typischen Risiken eines Krankenhausaufenthaltes habe der Suizid nichts zu tun.

Man muß EISENMENGER u. TUTSCH-BAUER (1985) zustimmen, wenn sie schreiben, daß für die Angehörigen aber wohl von gewisser Wichtigkeit die Folgen im Sozialrecht sind, und daß man bei Verletzungen im Frontal- und Temporallappen im Hinblick auf die Untersuchungen von PETERS (1962) selbst nach einer rechtlichen Differenzierung von Jahrzehnten zwischen Hirntrauma und Suizid die Kausalitätsnorm der wesentlichen Bedingungen überwiegend bejahen müsse. Selbstverständlich haben diese Läsionen aber keinen absoluten Beweiswert.

Es ist EISENMENGER u. TUTSCH-BAUER (1985) voll zuzustimmen, daß man bei der Begutachtung nicht umhin komme, alle Unterlagen, die MÖLLHOFF u. MUELLER (1975) angegeben haben, zu verwerten, nämlich Ermittlungsakten, Sektionsprotokoll, Zeugnisse, Personalunterlagen der Arbeitgeber, Krankenkassenakten, Akten der Rentenversicherung und des Versorgungsamtes sowie die Krankengeschichten. Auch die weiteren Forderungen, wie Analyse des Suizids, Erhebung der Biographie und Untersuchung medizinisch-psychologischer Fakten sind von wesentlicher Bedeutung bei der Beurteilung (SPERLING 1957; MÖLLHOFF 1977).

Von EISENMENGER u. TUTSCH-BAUER (1985) erfolgte der Hinweis, daß man im Bereich der Privatversicherung beachten müsse, daß Vorsatz und grobe Fahrlässigkeit stets Ausschlußbestände sind. „Insofern führt ein Bilanzsuizid zum Ausschluß, ebenso wie endogene Faktoren, worunter auch nicht organisch begründete Psychosen einzuordnen sind. Allgemein schließen aber darüber hinaus viele Versicherungen den Suizid nach Trauma grundsätzlich von der Leistungspflicht aus."

XIV. Traumatische Psychosen

Die *traumatischen* oder *posttraumatischen Psychosen* (SCHRÖDER 1916) gehören zu den *symptomatischen Psychosen*. Sie sind auch unter anderen Termini bekannt, wie *Kommotionspsychose* (KALBERLAH 1904), *Kontusionspsychose* (mir ist nicht bekannt, wer diesen Terminus einführte), *Ödempsychose* (FAUST 1960).

Wichtig ist der Hinweis, daß ein Kommotionssyndrom auch bei Vorliegen von primärtraumatischen Hirnschäden vorkommen kann, was manchmal auch als Contusio cerebri bezeichnet wird. Das heißt, es besteht ein reversibles klinisches Syndrom ohne morphologisch faßbare gewebliche Veränderungen am Gehirn, zusammen mit einem irreversiblen herdförmigen traumatischen Schaden.

Der Terminus *Kommotionspsychose* ist von einigen Autoren abgelehnt worden, weil Zweifel geäußert wurden, daß sich eine traumatische Psychose nach einem Kommotionssyndrom entwickeln könne. Der Terminus *Kontusionspsychose* ist meines Erachstens auch nicht sehr glücklich gewählt, da ja viele primärtraumatische Hirnschäden nicht als Kontusionsschäden anzusehen sind, und unter dem Begriff einer Contusio cerebri zusammengefaßt werden könne. Der Begriff *Ödempsychose* ist meines Erachtens auch umstritten, einmal, weil ein Hirnödem die Folge einer Gewalteinwirkung ist, und zum anderen, weil nicht hinreichend gesichert werden kann, daß eine ohne Zweifel *traumatische Psychose* die Folge des Hirnödems ist, und nicht auf die primär- und sekundärtraumatischen Hirnschäden selbst zu beziehen ist. Der Terminus *traumatische* oder *posttraumatische Psychose* scheint mir der brauchbarste und am wenigsten mit Vorurteilen behaftet zu sein.

Im folgenden werden einige Kasuistiken von traumatischen Psychosen dargestellt:

PETERS (1967) berichtete über einen klinisch und pathologisch untersuchten Fall eines Schädel-Hirn-Verletzten, bei welchem das psychopathologische Syndrom Schizophrenie 5 Jahre nach einer ausgedehnten offenen Verletzung beider Stirnhirne aufgetreten war. In den ersten Jahren nach der Verletzung traten als Brückensymptome häufig depressive Verstimmungen auf.

FEUCHTWANGER u. MAYER-GROSS (1938) berichteten über eine Beobachtung, bei der sich nach einer linksseitigen frontoparietalen Schädel-Hirn-Verletzung zunächst eine maniakalische Erregung entwickelte, die später in einen schizophrenen Defektzustand überging.

ELSÄSSER u. GRÜNWALD (1953) hatten die Literatur zum Thema Trauma und Psychose durchgearbeitet. Sie glauben in 26 Fällen eindeutige Zusammenhänge zwischen Schädel-Hirn-Verletzung und schizophrenieähnlichen Psychosen zeigen zu können. In weiteren 16 Fällen waren Zusammenhänge zweifelhaft. Die Autoren berichteten über 5 eigene Beobachtungen. In 3 Fällen traten diese Psychosen bei offenen Verletzungen des Stirn- und Schläfenhirns auf.

Die genannten Autoren teilten die posttraumatischen Psychosen unter ätiologischen Aspekten in 3 Gruppen ein: (1) Eindeutig „exogene Psychosen", bei denen Bewußtseinsstörungen vorliegen, die eine „schizophrene Färbung" aufweisen und die Folge der Gewalteinwirkung gegen den Kopf sind. (2) „Anscheinend typische endogene Psychosen", die sich nach ihrem Erscheinungsbild in keiner Weise von Schizophrenien unterscheiden. Die Autoren sind der Meinung, daß sich hier entweder Endogen-Psychotisches und Hirntraumatisches in einem zeitlichen Zusammenhang zufällig manifestiert, oder daß die Gewalteinwirkung gegen den Kopf eine endogene Psychose auslöste. Die Autoren lassen die Frage offen, ob nicht „symptomatische Psychosen" unter dem klinischen Bild einer endogenen Psychose bestanden. (3) Die Gruppe enthält psychotische Bilder, die teils organisches Gepräge haben und teils endogene Züge aufweisen.

FAUST (1960) legte eine zusammenfassende Darstellung der psychischen Störungen nach Hirntraumen vor und berichtete über eine eigene Serie von 85 klinisch verfolgten akuten traumatischen Psychosen.

Zusammenfassende Darstellungen über „*Die psychischen Störungen nach Hirntraumen*" stammen von FAUST (1960), über „*Die symptomatischen Psychosen*" von CONRAD (1960), über „*Neuropathologie und Psychiatrie*" von PETERS (1967), sowie „*Post-traumatic psychiatric disturbances*" von MIFKA (1976).

Es unterliegt keinem Zweifel, daß durchaus Psychosen nach Gewalteinwirkungen gegen den Kopf beschrieben wurden, bei denen psychopathologische Bilder vorlagen, die von schizophrenen oder schizophrenieähnlichen Psychosen nicht zu unterscheiden sind.

Zunächst ist die Frage zu stellen, ob sich eine Korrelation zwischen dem Typ der Gewalteinwirkung und der Häufigkeit traumatischer Psychosen aufzeigen läßt. Diese Frage muß verneint werden. Qualität und Ausbreitung der Gewebsschäden bei traumatischen Psychosen sind sehr unterschiedlich. PETERS (1967) schrieb: „Eine echte Korrelation zwischen einer „Hirnkrankheit" und einem bestimmten psychopathologischen Phänomen oder Syndrom scheint es also nicht zu geben. Aussagen über die Relation Hirnprozeß und Psychosyndrom können nur allgemeinen Charakter haben."

Bei einer schizophrenen Psychose, die in engem zeitlichen Zusammenhang mit einer Schädel-Hirn-Verletzung auftritt, muß an folgende Konstellation gedacht werden: (1) Es kann sich um eine *zufällige Koinzidenz* handeln, (2) es handelt sich um eine *symptomatische Psychose* mit dem *psychopathologischen Bild* einer *Schizophrenie*, und (3) es kann sich um die *Auslösung* des *psychotischen Prozesses* durch die *Gewalteinwirkung* gegen den *Kopf* handeln.

Die Durchsicht der Literatur zeigt, daß eine Reihe von Darstellungen mit ausgezeichneten Schilderungen des psychopathologischen Befundes bei diesen traumatischen Psychosen vorliegen. Woran es in der Literatur mangelt, sind Arbeiten, die neben dem psychopathologischen Befund eine ebenso detaillierte Schilderung des neuropathologischen Befundes geben. Die technischen Voraussetzungen für einen gediegenen neuropathologischen Befund bestehen in der Herstellung eines Spielmeyer-Sortimentes und histologischen Untersuchungen des Gehirns mit Hilfe der Nissl-Technik. Neben dieser Technik empfehlen sich je nach Notwendigkeit noch Markscheidendarstellungen und andere Spezialfärbungen. Die Gehirne müssen unter standardisierten Bedingungen aufgearbeitet werden, um Befunde verschiedener Beobachtungen miteinander vergleichen zu können. Die Einbettung der Gewebsblöcke erfolgt zweckmäßigerweise in Zelloidin. Als eine beispielhaft untersuchte Beobachtung – sowohl im Hinblick auf den psychopathologischen als auch neuropathologischen Befund – ist die Beobachtung eines Patienten, über den ROEDER-KUTSCH u. SCHOLZ-WÖLFING (1941) berichtet haben. Hierbei handelte es sich jedoch nicht um eine traumatische Psychose.

Aus dem oben Gesagten ergibt sich, daß solche Untersuchungen große Anforderungen an die histologische Technik stellen. Es gibt nur wenige neuropathologische Institute in denen diese „kunstvollen" histologischen Techniken noch beherrscht und durchgeführt werden können. Die Tradition, die notwendig ist, solche eleganten histotechnischen Methoden zu erhalten, zu vervollkommnen und weiterzugeben, besteht leider nicht mehr.

XV. Schädel-Hirn-Verletzungen durch Hieb-, Stich-, Pfeil- und Tierbißverletzungen

Die im Kriege zur Beobachtung kommenden Hiebwunden rühren vornehmlich von den verschiedenen Arten von Säbeln und Bajonetten her. Bis ins 17. Jahrhundert entschieden allein diese Nahkampfwaffen die Kriege. Verwundungen durch Hieb- und Stichwaffen bildeten das Hauptkontingent aller Kriegsverletzungen.

1. Häufigkeit

Die *Zahl* der duch *blanke Waffen* Verwundeten betrug: bei den Franzosen im Krimkrieg 2,6%, bei der preußischen Armee 1866 5%, bei der österreichischen Armee 1866 7%, bei den deutschen Truppen 1870/71 2%, bei den Japanern 1894/95 1,5% und den Russen 1904/05 2% (SCHÄFER zit. nach WROBEL 1920).

Unter den 100 Hieb- und Stichwunden des Kopfes im Kriege 1870/71 auf deutscher Seite waren nach dem Sanitätsbericht für das Deutsche Heer nur 73 Hiebverletzungen zu verzeichnen, von denen aber nur 46 den Knochen verletzt hatten, so daß die Zahl der mit Gehirnläsionen verbundenen Hiebverletzungen noch wesentlich geringer gewesen sein dürfte.

Im Frieden sind Hieb- und Stichverletzungen des Kopfes die Folge von Streitigkeiten, Raufereien, Suiziden, Mordversuchen und Überfällen.

2. Mechanismen der Hiebwunden

Die zum Hauen eingerichteten Waffen sind sämtlich nach dem Prinzip des Keiles konstruiert, wie Säbel, Beile, Streitäxte etc. Die anatomische Beschaffenheit der Hiebwunde des Gehirns hängt von der Art und Richtung des verletzenden Instrumentes ab.

3. Scharfer Säbelhieb

Ein *scharfer Säbelhieb*, der den *Schädel senkrecht zur Knochenoberfläche* durchsetzt, hat das *Aussehen einer Schnittwunde*. Weichteile und Knochen sind glatt und ohne Splitter durchschlagen. Trifft ein derartig scharfer Hieb nicht senkrecht zur Oberfläche des Schädels, so entsteht nicht eine lineare Schnittwunde in der Gehirnsubstanz, sondern ein Teil der Hirnoberfläche mitsamt der bedeckenden Hautweichteile wird wie eine Kugelkalotte ganz abgeschlagen oder doch bis auf einen dicken oder weniger starken Weichteilstiel durchschlagen.

4. Stumpfer Säbelhieb

Je *stumpfer* die *Hiebwaffe* ist, desto mehr tritt Splitterung, besonders der Tabula int. auf. Dabei wirkt nicht nur der verletzende Gegenstand auf das Gehirn ein, sondern auch mehr oder weniger große Zahlen von Knochenfragmenten, die durch die Wucht des Schlages weniger durchhauen als vielmehr eingebrochen und in die Tiefe verlagert sind. Die Ränder der Hirnwunde sind gequetscht und zerrissen. Verletzungen durch Schiffschrauben haben diesen Charakter.

5. Beil- und Axthiebverletzungen

Die *Säbelhiebwunde* setzt sich im allgemeinen nur als eine blutige, in der Hiebrichtung verlaufende Berstungslinie im Knochen fest, bei *Beilhiebwunden* gehen im allgemeinen mehrere unregelmäßig verlaufende Fissuren vom Knochendefekt aus. Durch die stärkere Keilform werden seitlich gelegene Knochenfragmente in die Tiefe verlagert (WROBEL 1920).

Schädel-Hirn-Verletzungen durch Beil- und Axthiebe können mit der *scharfen Schneide* oder mit dem *hinteren stumpfen Ende des Beiles* erfolgen. Dadurch erklärt sich das unterschiedliche Aussehen der Wunden an Kopf und Hals. Sie können als *Unglücksfälle* vorkommen, besonders bei Wald- und Holzarbeitern, Zimmerleuten und Metzgern, aber auch bei *Selbstmorden* und *Tötungen*. Bei Unfällen müssen Simulationen ausgeschlossen werden.

In allen Fällen, in denen Menschen durch Hieb oder Stich getötet wurden, wird man zur Sicherung der Diagnose Tötung oder Mord immer auf *Kampf- oder Abwehrspuren* untersuchen (PROKOP u. GÖHLER 1975).

Suizide durch Beile etc. wurden mitgeteilt von HOLZER (1956), MARESCH (1961), RAIKHMAN (1970) sowie SCHWARZ (1970). Der Täter faßt das Beil dabei meist mit beiden Händen und schlägt auf seinen Kopf ein. Nach den Erfahrungen von PROKOP u. GÖHLER (1976) erfolgen die Hiebe regelmäßig mit der Schneide des Beiles gegen die Kopfmitte (FRANKE u. HESSE 1962). Die Schnitte liegen in größerer Zahl nebeneinander und fast parallel. Oft gelingt die Tötung nicht, da nur die Kopfschwarte oder die Schädelknochen nicht vollständig durchschlagen werden. Zusätzliche Maßnahmen werden angewandt (HOLZER 1956). Auf die Seltenheit der Eröffnung des Sinus sagittalis durch Beilhiebe machten PROKOP u. GÖHLER (1975) aufmerksam. Axtverletzungen können überlebt werden (GUNN u. FAIRBROTHER 1914).

Eine Beobachtung von sehr eigentümlichen tödlichen Beilhiebverletzungen am Schädel einer Bauersfrau war von MUNCK (1937) als ein Fall von Selbstmord durch Beilhiebe auf den Schädel publiziert worden. KEISER-NIELSEN (1984) hatte damals als junger Student die Patientin behandelt und vertrat aufgrund persönlicher Erinnerungen und Notizen die Auffassung, wonach es sich nicht um einen Selbstmord, sondern um einen Mord gehandelt hat.

In einem etwas abseits gelegenen Bauernhof wohnte eine 50jährige Ehefrau mit ihrem Mann und ihrer 15jährigen Tochter. Sie führte eine problemlose, recht religiöse Ehe. Früh am Morgen des Tattages ging der Ehemann zur Arbeit. „Er bemerkte nichts ungewöhnliches an ihr" (so berichtete er beim ersten Verhör). Später ging auch die Tochter zur Arbeit. „Die Mutter war wie immer", sagte sie. Es war bekannt, daß die Tochter am Abend zuvor an einer Wirtshausfeier teilgenommen hatte. Sie erzählte dem Bruder, daß sie einen heftigen Streit mit der Mutter gehabt habe, weil diese ihr den Besuch verboten hatte.

Ungefähr 4 h nachdem die Tochter das Haus vermutlich verlassen hatte, fanden einige Angehörige die Frau bewußtlos und schlimm zugerichtet am Boden der Waschküche vor. Alle Wände, die Decke, die Fenster usw. waren mit Blut bespritzt.

Am Kopf fand man etwa 10 tiefe und lange Schnittwunden, am Nacken unterhalb der Haargrenze viele oberflächliche und am Kranium fanden sich tiefe Messerstichkanäle.

Spuren von etwa 50 Hieben gegen den Schädel lagen vor, welche ein Loch von 2 × 2,5 × 3 cm in der Lamina int. hinterließen. Die Hiebwunden waren überwiegend transversal verlaufend, dabei konvergierten sie leicht nach rechts und lagen dicht nebeneinander. Diese Hiebwunden erklärte man als durch ein auf dem Boden gefundenes blutiges Beil entstanden.

Man fand bei der chirurgischen Wundbehandlung einen vertikal in die Öffnung des Schädels eingetriebenen Holzkeil, der 12 cm lang, 3 cm dick und 8 mm breit war.

Die Frau lebte noch 3 Tage, sie konnte in den ersten Tagen die Arme und Beine bewegen und gab stöhnende Laute von sich, war aber bewußtlos. Als sie untersucht wurde, sagte sie ganz deutlich: „Au, au", dann nannte sie den Vornamen ihrer jüngsten Tochter.

Diese Angaben wurden angeblich von einem Polizeibeamten nicht an seine Vorgesetzten weitergeleitet, weil der Untersuchungsleiter der festen Überzeugung war, daß hier ein Selbstmord vorgelegen habe.

Die Beilhiebspuren wurden 1937 von MUNCK als „entscheidend" für einen „wahrscheinlichen Selbstmord" angesehen.

Fingerabdrücke wurden nicht gefunden, weil eine ältere Tochter alles abgewaschen hatte und dabei war, die Wände zu weißen. Als man am 3. Tag die Kleidung der Toten untersuchen wollte, hatte der Krankenpfleger die Kleidung gerade vernichtet.

In dem abschließenden Gutachten wurde ausgeführt, daß der objektive Befund „keinesfalls ausschließt", daß es sich um Selbstmord gehandelt habe. Die Polizei entschied danach, daß es sich „ganz entschieden" um einen Selbstmord gehandelt hatte.

Fünfzehn Jahre später veranlaßte KEISER-NIELSEN, daß dieser Fall noch einmal in der technischen Abteilung der dänischen Reichspolizei diskutiert wurde. Man war nun willens anzuerkennen, daß die Frau natürlich nicht selbst den Holzekeil in den Schädel hineingetrieben hatte.

KEISER-NIELSEN (1984) gab einen detaillierten Kommentar über den Geschehnisablauf, auf den ich verweise.

RAIKHMAN (1970) berichtete über 2 Selbstmordfälle, bei beiden Selbstmördern fanden sich zahlreiche, parallel zueinander verlaufende Hiebverletzungen des Schädels, die bis in die Schädelhöhle zu verfolgen waren. In beiden Fällen wurde ein Beil neben der Leiche gefunden. Trotz der schweren Verletzungen hatten die Verletzten noch einige Schritte zurückgelegt.

OH u. SCHMID (1983) veröffentlichten die Kasuistik einer tödlichen säbelhiebähnlichen Spaltungsverletzung im Gesicht und Schädelkalotte eines Skifahrers, der von der Piste abkam und gegen eine Felsspalte prallte.

Bedingt durch die Körperhaltung beim Abfahrslauf ist der in vorderer Position befindliche Kopf die erste Kollisionszone des Körpers. Das Tragen von Schutzhelmen wird daher eindringlich empfohlen.

6. Hiebwunden durch Stockschläge und andere stumpfe Hiebwaffen

Hiebwunden durch Stockschläge und *andere stumpfe Hiebwaffen* zeigen im allgemeinen keine glatte Durchtrennung von Knochen und Dura mater, oft handelt es sich daher um gedeckte Verletzungen. Sie können im Einzelfall aber auch offene Verletzungen sein.

Die Verteilung der Hiebwunden auf die verschiedenen Schädelregionen ergibt folgende Verhältnisse: Stirngegend 44%, Scheitelgegend 40%, Schläfengegend 14% und Hinterhauptgegend 2% (CHUDOWSKY 1889).

Die Mehrzahl der Verletzungen findet sich auf der linken Kopfseite. Dieser Befund ist leicht mit der überwiegenden Rechtshändigkeit der Angreifer zu erklären.

BIRCHER (zit. nach WROBEL 1920) führte aus, daß bei der mittelalterlichen Bedeckung des Hauptes mit schweren Eisenhelmen die schneidende Gewalt einzelner Nahkampfwaffen nicht imstande war, diesen Schutz zu durchschlagen, dennoch konnte aber Bewußtlosigkeit infolge einer Gehirnerschütterung entstehen, indem die schneidende Gewalt durch den Helm in eine breitflächig einwirkende stumpfe Gewalt umgewandelt wurde. Lag dann der Betroffene bwußtlos am Boden, so konnte der Helm abgezogen werden, um ihm den Todesstreich beizubringen.

7. Begleitverletzungen

Bei *Hiebverletzungen des Kopfes* kommt es nicht selten zu *Mitverletzungen von Arterien*. Am wichtigsten ist wohl die *Durchtrennung der A. meningea med.* Das Gefäß liegt exponiert oberflächlich zwischen Schädelknochen und Dura mater. Das Gefäß liegt in dem Areal des Schädels, der am häufigsten von Hiebwunden betroffen wird.

Ebenso kommen bei *Hiebverletzungen des Kopfes* Verletzungen der *venösen Sinus* vor. Am häufigsten betroffen ist der Sinus sagittalis sup. Die Verletzung kann durch die Waffe selbst oder eingetriebene Knochensplitter erfolgen. Es besteht die akute Gefahr des Verblutens, ferner die Möglichkeit einer Luftembolie. Weitere Blutungen können aus den Piavenen dicht vor ihrer Einmündung in den Sinus sagittalis sup. erfolgen.

8. Prognose

Für die Prognose von Hiebverletzungen des Gehirns ist nicht so sehr die Hirnverletzung selbst von Bedeutung, sondern die der gleichzeitig bestehenden arteriellen und venösen intrakraniellen Blutung. Ernst von BERGMANN (1880) nannte eine Mortalität der Hiebwunden des Gehirns von 30%, sie waren damit günstiger als die Schußverletzungen damaliger Kriege.

9. Infektionen von Hiebwunden

Mit einer *Infektion durch das zur Verwundung führende Instrument muß gerechnet werden*, besonders, wenn es sich um grob verunreinigte Geräte handelt. Außer dieser primären Infektion durch die Waffen treten die sekundären hinzu durch Eindringen von Erregern durch die breit klaffende Wunde. *Hirnabszesse nach Hiebwunden* sind nicht selten. SCHAAK (zit. nach WROBEL 1920) fand unter 30 Todesfällen 19 *Hirnabszesse*, von denen 16 tödlich ausgingen, obwohl in 12 Fällen operativ eingegriffen wurde. *Traumatische Spätabszesse* sind selten (SOUQUES 1921). Ebenso können sich *infektiöse Sinusthrombosen* einstellen, wenn die Überlebenszeit lang genug ist.

Teile von Hieb- und Stichwaffen können abbrechen und im Gehirn steckenbleiben.

XVI. Propeller- oder Propellerflügelverletzungen des Kopfes

Propeller- oder *Propellerflügelverletzungen* kommen im wesentlichen durch *Propellerflügel* von *Kfz's*, von *Flugzeugen* oder *Rotorblätter* von *Hubschraubern* vor.

Es können sich entweder Teile des Propellers spontan lösen oder durch unachtsames Hantieren mit Werkzeugen, die in die Propellerbahn geraten, können Teile desselben abbrechen und den Kopf treffen und Schädel und Gehirn verletzen. Bei Flugzeugpropellerverletzungen kann entweder die Maschine in einen unachtsam Beistehenden rollen oder ein Individuum läuft in die Bahn eines laufenden Propellers.

1. Propellerflügelverletzungen von Kraftfahrzeugmotoren

KRAUS (1963) teilte eine tödliche Propellerflügelverletzung des Gehirns bei einem 18jährigen mit, der bei der Arbeit verunglückte. Ein Propeller eines Benzinmotors zerbrach, ein Propellerflügel drang in den linken Unterschenkel ein, ein zweiter in das linke Stirnbein. Zunächst wurde die Verletzung am Unterschenkel und nur die äußere Wunde am Kopf versorgt. Sechs Tage später wurde nach Erweiterung der frontalen Fraktur der Propellerflügel aus dem Gehirn entfernt. Es war zu diesem Zeitpunkt von Hirngewebe und einer schwarzbraunen Flüssigkeit umgeben. Heilung.

REEVES (1965) berichtete über eine offene Schädel-Hirn-Verletzung durch einen Propellerflügel eines Kraftfahrzeuges. Ein 12jähriger Junge stand am linken Kotflügel eines Lastwagens eines Freundes, als ein Flügel eines Propellers sich löste und ihn an der rechten Kopfseite (Temporalgegend) traf, wo er stecken blieb. Der Patient war bei der *stationären Aufnahme* bewußtseinsklar und hatte eine linksseitige Halbseitenlähmung. Der Propellerflügel wurde entfernt und ein *Debridement der Wunde* vorgenommen, die imprimierten Knochensplitter entfernt und die Dura mater genäht. Der postoperative Verlauf war komplikationslos. Es verblieb lediglich eine Schwäche der unteren Fazialismuskulatur und einige Ungeschicklichkeit der linken oberen Extremitäten. Eine Tantalumplastik wurde eingesetzt.

2. Schädel-Hirn-Verletzungen durch Ventilatorblätter

Von einem selbstgebauten Ventilator löste sich ein Blatt und blieb im Kopf eines in der Nähe stehenden Mannes stecken (DISSE 1968).

3. Schädel-Hirn-Verletzungen durch laufende Flugzeugpropeller

Laufende Flugzeugpropeller können, wenn sie den Kopf treffen, die gleiche Wirkung haben wie ein scharfer Gegenstand. Es kommt zu einer *scharfen Durchtrennung von Schädelknochen, Dura mater und Hirngewebe*. Propellerverletzungen bei Patienten ohne Bewußtlosigkeit, also ohne Kommotionssyndrom, wurde von DENNY-BROWN (1941) sowie SPATZ (1941) beschrieben. SPATZ (1950) sah jedoch eine Commotio cerebri in mehreren Fällen, wenn ein Patient von einem mit niedriger Geschwindigkeit sich drehenden Propeller getroffen wurde.

SPATZ (1941) teilte die Krankengeschichte eines Patienten mit, bei dem beide Okzipitalpole durch einen Propellerschlag abgetrennt worden waren.

Ein Mechaniker gerät mit dem Hinterkopf in den Bereich des Propellers eines Flugzeuges. Der Propeller durchschlägt das Hinterhauptbein glatt. Der Verletzte erklärt sofort, er könne nicht mehr sehen. Der Truppenarzt vermutete einen Gegenstoßkontusionsherd an der Sehnervenkreuzung. Auf dem *Transport* in das *Lazarett* spricht der Verletzte mit seiner Begleitung; er glaubt für einen kurzen Augenblick wieder etwas Lichtwahrnehmung zu haben. Im Lazarett gibt er klare Auskunft über das Vorgefallene und hilft mit, als er auf den Untersuchungstisch gelegt werden soll. Er hat nicht für einen Augenblick das Bewußtsein verloren und hat keinerlei Anzeichen einer Commotio cerebri gehabt. Er *stirbt* an den Folgen einer nicht stillbaren Sinusblutung.

Ein Gegenstoßherd an der Sehnervenkreuzung war SPATZ (1941) aus zwei Gründen unwahrscheinlich: Einmal wegen des Fehlens der Commotio cerebri und sodann, weil er noch nie einen Kontusionsherd an der durch die Cisterna chiasmatis geschützten Sehnervenkreuzung gesehen hatte.

Bei der *Sektion* stellte sich heraus, daß Gegenstoßherde vollkommen fehlten, also auch jene Rindenprellungsherde, die sich nach stumpfer Gewalteinwirkung auf den Hinterkopf in so charakteristischer Weise nach den Polen und an der Unterfläche der Stirn und Schläfenlappen wiederfinden. Dagegen wurde an der Stelle der Gewalteinwirkung eine quere Wunde an beiden Hinterhauptlappen festgestellt; die Hinterhauptpole waren durch den Propeller glatt durchschlagen worden. Die Sehstörung war also die Folge einer offenen Verletzung der Sehrinde beidseits.

LINDENBERG teilte eine Beobachtung einer Flugzeugpropellerverletzung mit: Der 35jährige Flieger wurde von der Luftschraube einer rollenden Maschine am Schädel getroffen. Er war bewußtlos. Stahlhelm, Schädelknochen und das Gehirn wurden scharf durchschlagen. Kurz nach dem Unfall wurde er in einem *Ortslazarett* operativ versorgt. Da der Sinus sagittalis sup. angeschlagen war, hatte der Patient viel Blut verloren, verfiel bald und *starb* am gleichen Tag. Er hat die Verletzung rund 3 h überlebt.

Kopfsektion: Die linke Großhirnhemisphäre ist bis in die Nähe der Seitenventrikel wie mit einem Messer scharf durchschnitten. Die Wunde zieht sich vom Fuß der 2. Temporalwindung bis zur Mantelkante des Parietallappens und reicht auch im geringen Ausmaß in den rechten Parietallappen. Sie weist interessanterweise keine stärkere Blutung auf, obwohl bei dem Hieb Äste der A. cerebri med., die den hinteren Teil des Parietallappens versorgen, durchschlagen sein müssen. Eine Petechienzone (RICKER 1921) als Ausdruck der Seitenwirkung ist kaum gebildet. Bei genauerem Zusehen erkennt man, daß das Grau der Rinde kaudal von der Hirnwunde bis zu einer Stelle verbreitet ist, die eine verwaschene Zeichnung aufweist. Oral von der Wunde liegt eine gleichartige Veränderung der Rinde vor, ist aber nur auf die unmittelbare Nachbarschaft beschränkt.

Histologischer Befund: Es liegen in dem kaudalen Abschnitt eindeutige Veränderungen im Sinne der ischämischen Nervenzellenveränderungen vor. Der Zelleib ist vielfach geschrumpft, das Protoplasma blaß, die Nissl-Schollen, soweit vorhanden, verklumpt. Es bestehen „Inkrustationen der Golgi-Netze". Der Kern ist pyknotisch, oft dreieckig und die Fortsätze sind vielfach korkenzieherartig gewunden. Sie erstrecken sich über das gesamte angegebene Gebiet. Auf einem Schnitt durch den oralen Abschnitt der Wunde finden sich diese Veränderungen nur in den angegebenen schmalen, der Wunde unmittelbar benachbarten Bereichen.

LINDENBERG schreibt und bestätigt die Ansicht von SPATZ (1941), daß man bei der durch den Propellerschlag verursachten Schärfe der Wundränder von einer Schnittwunde sprechen kann. Mit der Hirnsubstanz wurden auch hintere Äste der A. cerebri med. durchtrennt, so daß in ihrem Versorgungsgebiet über die unmittelbare Umgebung der Hirnwunde hinaus schon makroskopisch, aber besonders histologisch gut erkennbar eine frische Nekrose des Hirngewebes eingetreten war. Oral von der Wunde ist die Nekrose auf die unmittelbare Nachbarschaft derselben beschränkt.

4. Rotorblattverletzungen des Kopfes durch Hubschrauber

Auf die Besonderheiten von Helikopterunfälle wiesen KIEL u. BLUMBERG (1963) hin. Das ZNS war in 47% der tödlichen Verletzungen beteiligt. Etwa die Hälfte der tödlich Verletzten bei Helikopterunfällen hatten Schädel-Hirn-Verletzungen. Im einzelnen fanden sich: Schwere Schädel-Hirn-Verletzungen (27 Fälle), Dekapitation (25 Fälle), Lazeration des Gehirns (19 Fälle), Schädelfraktur (8 Fälle), Commotio cerebri (3 Fälle), subarachnoidale Blutung (3 Fälle), subdurale Blutung (2 Fälle).

Die Enden der Rotorblätter bewegen sich mit verschiedenen Geschwindigkeiten, abhängig von der Länge des Rotorblattes und der Leerlaufgeschwindigkeit.

Ein Bell H-13 Helikopter hat im Leerlauf 250 Umdrehungen/min, die Enden des Rotorblattes erzielen dabei eine Geschwindigkeit von etwa 312 Meilen/h.

Verletzungen können sowohl durch den Rotor am Heck als auch durch den horizontalen Rotor erfolgen.

KIEL u. BLUMBERG (1963) berichteten über eine Helikopterlandung auf einem Hospitalschiff. Während des Ausladens der Verwundeten lief ein Besatzungsmitglied des Schiffes in den Heckrotor. Gesicht und vordere Anteile des Hirnschädels wurden durch die Rotorblätter amputiert. Der Verletzte überlebte 25 min.

KIEL (1965c) stellte 17 tödliche Verletzungen durch Rotorblätter von Helikoptern zusammen. Zivile Helikopter machten die Hälfte dieser Verletzungen aus. In 10 der 17 Fälle war es der kleine Heck-(antitorque) Rotor, der die Verletzungen verursachte. Eine Zusammenfassung der 17 Fälle findet sich in dieser Mitteilung.

XVII. Eindringen von Zähnen in das Gehirn

Menschliche Zähne können in das *Gehirn* gelangen. Ich erinnere mich, daß ich verschiedene Zähne im Gehirn von Patienten fand, die durch einen Schuß in den Mund Suizid verübt hatten. Bei einem der Suizidanten verlief die Schußrichtung von der Mundhöhle parallel zur Schädelbasis. Das Gehirn war nicht grob auffällig verändert. Bei der Zerlegung des Gehirns in Frontalscheiben fanden sich in verschiedenen Hirnregionen eingesprengte Zähne. Ein Molarzahn mit einer Amalganfüllung lag auf der Vierhügelplatte.

Es gibt auch einen Bericht, daß sich im Gehirn eines Verunfallten der Zahn eines anderen am selben Unfall Beteiligten fand.

LITOVCENKO u. MASTEROV (1965) berichteten über einen angetrunkenen Motorradfahrer, der mit einem ebenfalls unter Alkoholeinfluß stehenden Fußgänger kollidierte. Der Motorradfahrer erklärte, daß er im Moment des Auffahrens vom Sitz geschleudert wurde, mit dem Gesicht irgendwo angeschlagen sei und danach das Bewußtsein verloren habe. Es fand sich bei ihm u. a. eine Fraktur des Unterkiefers am Kieferwinkel links, weiterhin fehlte der linke untere Eckzahn, wobei das Zahnfleisch nach außen hin aufgerissen war.

Der Fußgänger konnte sich nicht an die Umstände des Unfalles erinnern. Bei ihm fanden sich im Bereich von Stirn- und Schläfenbein rechts zwei größere Rißquetschwunden, die von zahlreichen kleineren Eindrücken bzw. Exkoreationen umgeben waren. Die Wunden wurden chirurgisch versorgt und genäht. Nach 4 Wochen, kurz vor der Entlassung, verschlechterte sich plötzlich sein Zustand (hohe Temperatur und Eiterung der Kopfwunde). Eine *Röntgenaufnahme* der rechten Stirnbein-Scheitelbeingegend ließ einen Lochbruch mit Knochenfragment sowie einen zahnähnlichen Fremdkörper im Gehirn erkennen. Bei einer *Trepanation* konnte durch die verletzte harte Hirnhaut hindurch der linke untere Eckzahn eines Menschen aus der Gehirnsubstanz entfernt werden. Für das Eindringen des Zahnes in die Schädelhöhle fand man folgende Erklärung: Als der Fußgänger vom Vorderrad erfaßt wurde und auf das Motorrad fiel, wurde infolge scharfen Bremsens der Motorradfahrer mit geöffnetem Mund gegen den Kopf des Fußgängers geschleudert. Durch die Zähne des Motorradfahrers kam es dabei zu den Kopfwunden beim Fußgänger. Der Lochbruch im Schädeldach des Fußgängers entstand durch wuchtigen Stoß des linken unteren Eckzahnes des Motorradfahrers; der im Schädeldach feststeckende Eckzahn wurde aus dem Kiefer luxiert und verblieb in der Schädelwunde.

XVIII. Stichverletzungen des Schädels und Gehirns

1. Historisches

Stichverletzungen des *Schädels* und *Gehirns* werden im Gegensatz zu Schußverletzungen heutzutage relativ seltener beobachtet als in den letzten Jahrhunderten. Sie wurden bereits an prähistorischen Schädeln beschrieben (BROCA 1872; COURVILLE 1942). Pietro de MARCHETTI (1589–1673) teilte 1665 3 Beobachtungen mit, Samuel GROSS (1873) berichtete über 3 Beobachtungen, in denen abgebrochene Messer im Gehirn steckengeblieben waren und Infektionen verursacht hatten.

Historisch bekannt ist ein klassischer Fall von einer tödlichen Schädel-Hirn-Verletzung durch einen Nagel, und zwar von der Schädelbasis aus. Es handelte sich um Francesco CENCI, den Vater der Beatrice CENCI, deren bemerkenswertes, kurz vor ihrer Hinrichtung von Guido RENI gemaltes Bildnis in Rom im Palazzo Barberini hängt. Die von ihrem Vater entehrte Beatrice, ihr Bruder Giacomo CENCI und ihre Stiefmutter Lucrezia PETRONI, deren Bildnis ebenfalls im Palazzo Barberini hängt, ließen den mit Opium betäubten Francesco CENCI durch die Hand zweier gedungener Mörder Mario und Olympio töten, welche dem Verbrecher einen kräftigen Nagel durch die Augenhöhle in das Gehirn trieben.

2. Häufigkeit

Unter 243712 Verwundeten aus dem amerikanischen Bürgerkrieg erwähnte OTIS (1870–1888) nur 6 Fälle von Perforation des Schädels durch Stichwaffen, nämlich 5 Bajonettwunden und eine Degenverletzung. Ihre Zahl war bestimmt sehr viel größer, sie kamen wohl deshalb nicht zur Beobachtung, weil sie nicht überlebt hatten.

MÜHSAM (1912) berichtete, daß in der chirurgischen Abteilung des Krankenhauses Moabit mit sehr erheblichem Zugang von Schädelschüssen in 22 Jahren nur 3 penetrierende, mit Läsion des Gehirns verbundene Stichverletzungen beobachtet wurden.

3. Kasuistiken

DRETZKA (1930) berichtete über einen 30jährigen amerikanischen farbigen Soldaten, der für Dienst in Übersee vorgesehen war, der kurz vor der Einschiffung über schwere Kopfschmerzen klagte. Er wurde *stationär aufgenommen* und hatte einige Tage später Krampfanfälle. Eine *Röntgenaufnahme* des *Schädels* zeigte ein 3,75 cm langes Messer, das den Okzipitalknochen durchdrungen und in das Hirngewebe eingedrungen war. Weitere Exploration ergab, daß der Patient 10 Jahre vorher in eine Messerstecherei verwickelt gewesen war. Zu dieser Zeit und später hatte er keinerlei Beschwerden gehabt und wußte nichts von der Existenz der Messerschneide in seinem Gehirn. Mit dem Messer wurde ein großer abgekapselter Hirnabszeß entfernt. Vollständige Wiederherstellung.

BAYERL (1930) berichtete über einen Patienten, bei dem die Messerklinge nach Eindringen in die Stirn bis *zur Schädelbasis vordrang*.

In einer Serie aus dem Mailänder Gerichtsmedizinischen Institut berichtete CAVALLAZZI (1941) bei 61 Morden durch Stich-/Schnittverletzungen, daß in 27% die Wunde am Kopf, in 33% am Thorax, in 18% am Hals, in 7% am Abdomen und in 15% an den Gliedmaßen war.

BAUER (1976) teilte die Befunde einer türkischen Gastarbeiterin mit. In der linken Stirngegend steckte ein großes Küchenmesser bis zum Griff im Kopf, die Messerschneide zeigte nach unten. Bei einer Auseinandersetzung hatte der Ehemann ein Messer gezogen und auf die Frau eingestochen, die jedoch ausweichen konnte und dann am Kopf getroffen wurde.

Bei der *Obduktion* steckte das Messer noch fest im Kopf der Leiche. Der Einstich befand sich in der linken Stirn-Schläfenregion, die Schnittspur verlief in einer leicht gebogenen Linie, der Ausstich in der Hinterhauptschuppe.

Die Verfasser hoben hervor, daß diese Stichverletzung bei nicht fixiertem Schädel zustande gekommen war, der Kopf der Getroffenen muß sich aufgrund der Stichführung in einer der Stichrichtung entgegengesetzten Lage befunden haben.

Kasuistiken oder Serien von Stichverletzungen des Kopfes veröffentlichten COEN (1888), LEISCHNER (1907), SOLIERI (1914), SCHLOFFER (1929), BAYERL (1930), HELPERN (1934), DAVIS (1934), GLASER u. FINE (1939), CAVALLAZZI (1941), ANDLER (1951), SCHMITT (1952), COURVILLE (1955), von TRISKA (1955), RAUSCHKE (1956), DOOLING et al. (1967), BOSCH (1969, 1970), SELECKI et al. (1971), BEDACHT (1972), BONTE (1972), DI MAIO u. DI MAIO (1972), JETT et al. (1972), DE VILLIERS (1975), ALTHOFF (1975), BAUER (1976), DEMPSEY et al. (1977), MOHSSENIPUR u. TWERDY (1977), BRINKMANN u. KLEIBER (1978), JOHNSON (1978), BAUER et al. (1986) sowie RITTER u. ADEBAHR (1986).

Zusammenfassende Darstellungen verdanken wir KÜTTNER (1920), BIRCH-HIRSCHFELD (1930), PILCHER (1936) sowie DE VILLIERS (1975).

Stichverletzungen des *Schädels* und *Gehirns* können durch die *verschiedensten Gegenstände* und *Werkzeuge* hervorgerufen werden: *Messer, Schraubenzieher (auch zugespitzte), Sicheln, Sensen, Meißel, Stemmeisen, Mistgabeln, Nägel, Drähte, Nadeln, Stock- und Schirmspitzen, Ladestöcke, Pfrieme, Speere, Fahrradspeichen, Scheren* (Abb. 220), *Kraftfahrzeugantennen, Kugelschreiber, Bleistifte, Griffel, Stiletto (Pfennig-)Absätze* etc.

Messerstichverletzungen als *Folge* von *tätlichen Angriffen* stellen die häufigste Ursache dar. Bei Messerstechereien sind Stichverletzungen des Kopfes nicht so selten (PROKOP 1966). In der Regel steckt die mehr oder minder tief eingedrungene Klinge fest in Knochen und ist häufig abgebrochen. Durchstiche des knöchernen Schädels sind dagegen ein seltenes Ereignis.

Bei *Mordversuchen an Kleinkindern* gelangten *Näh- und Stricknadeln* durch die vordere Fontanelle ins Gehirn (ASKENASY et al. 1961; AMELI u. ALIMOHAMMADI 1970). Die letztgenannten Verletzungen werden im folgenden gesondert abgehandelt, vgl. S. 652.

Außer Messer und Dolchen wurden starke Nadeln im Gehirn infolge Anrennens gegen Fremdkörper gefunden.

Bei einer *Stichverletzung* unterscheidet man die *Einstichöffnung*, den *Stichkanal* und gegebenenfalls die *Ausstichöffnung*. Stichverletzungen im Schädelknochen lassen manchmal den *Querschnitt* der *Tatwaffe* rekonstruieren.

Ob ein *Stich* den *Schädelknochen durchstößt* hängt (1) von der *Kraft des Stoßes*, (2) *Art und Form des Gegenstandes* und (3) *Dicke des Schädelknochens* ab. Eine Perforation des Schädelknochens ist bei Kindern und Greisen leichter.

Man unterscheidet zwischen *Stichverletzungen*, die vom *Schädelgewölbe* aus und von der *Schädelbasis* her in das Gehirn eindringen.

Selbst der schärfste und spitzeste Gegenstand durchdringt den Schädelknochen nur selten ohne Splitterung des Knochens. In der Regel gehen vom penetrierenden Stichkanal im Knochen nicht nur Fissuren aus, sondern Teile der Tabula ext. und int. sind mit abgesprengt worden. Je stumpfer und keilförmiger die Stichwaffe ist, desto größer ist die Splitterung und Verschiebung der Fragmente. Ernst von BERGMANN sprach von sog. *Stichbrüchen*. Durch die riffartige Aufrichtung der Tabula int. kann die Dura mater traumatisch geschädigt werden. Die Dura mater kann demnach sowohl durch den einwirkenden Gegenstand als auch durch Knochensplitter verletzt werden.

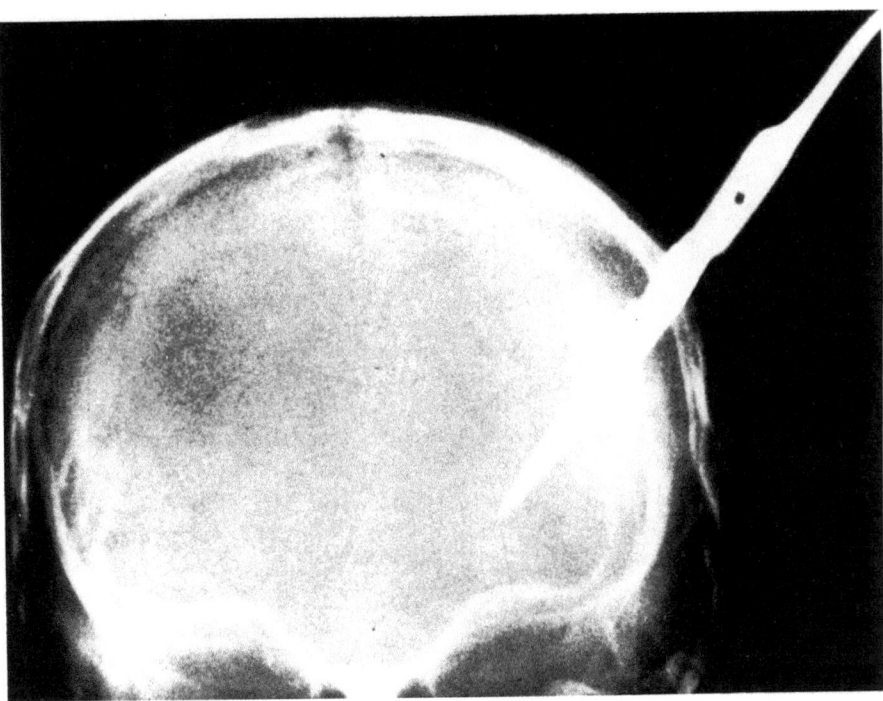

Abb. 220. Röntgenaufnahme des Schädels a.p. Durchmesser. Eine Schere hat den Schädelknochen durchstoßen und ist tief in den linken Frontallappen eingedrungen. Es liegt eine Einkerbung der Schneide vor, die ein Herausziehen erschwert oder unmöglich macht. Nach Angaben von R. C. SCHNEIDER sollte die Extraktion erst dann erfolgen, wenn Operationsteam und Operationsraum soweit vorbereitet sind, daß notwendige Exzisionen vorgenommen werden können. Die Entfernung eines solchen Fremdkörpers kann mit einer massiven Blutung einhergehen, da der Fremdkörper ein großes Blutgefäß tamponiert haben kann. (Aus R. C. SCHNEIDER 1961)

Die *Gehirnsubstanz* wird durch das *verletzende Instrument* und durch die *vorgetriebenen Knochensplitter* verletzt. Knochensplitter können bis weit in die Hirnsubstanz getrieben werden und zu *Hirnabszessen* führen, in deren Eiter sie gefunden werden.

Stichverletzungen des Gehirns sind im Frieden seltene Unfallereignisse. Als Eintrittspforte kommen häufig die Augenhöhlen, seltener der Nasen-Rachen-Raum, mit ihrer hinwärts dünnen knöchernen Begrenzung in Frage und in einzelnen Fällen das Ohr.

Die letzte zusammenfassende Darstellung von DE VILLIERS (1975) berichtete über 93 Patienten, von denen 75 durch Messer und 4 durch Nägel verletzt worden waren. Die linke Schädelseite war in 65 Fällen, die rechte in 27 Fällen beteiligt. Die größere Beteiligung der linken Schädelseite ist der überwiegende Rechtshändigkeit des Angreifers zuzuschreiben (Abb. 221 a, b). Die orbitalen Verletzungen waren an beiden Schädelseiten gleich häufig zu finden.

Die *Stichverletzungen* waren am häufigsten in der *Altersgruppe* zwischen 20 und 40 Jahren: keiner der Patienten war älter als 50 Jahre. Nur 2 der 93 Patienten waren weiblich.

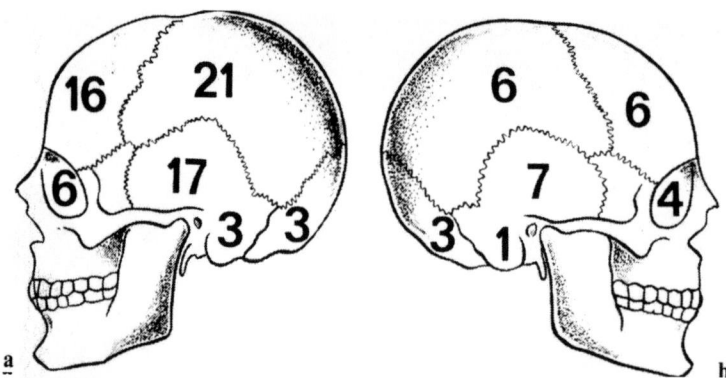

Abb. 221. a Lokalisation von Stichwunden an der linken Schädelseite. **b** Lokalisation von Stichwunden an der rechten Schädelseite. (Aus de VILLIERS 1975)

Die *Mortalität* dieser 93 Patienten betrug 17% (16). Mit Ausnahme der orbitalen Stichverletzungen (3 Fälle) waren zwischen Verletzungsstelle und Mortalität kein Zusammenhang erkennbar. Bei 3 Patienten trugen Infektionen zum Tode bei. Zwei dieser Patienten entwickelten Abszesse im Bereich der von Messerstichen verursachten intrazerebralen Hämatome.

Klinische und postmortale Beobachtungen zeigten, daß die größte Mortalität mit Fällen massiver, sich schnell entwickelnder intrazerebraler Hämatome verbunden war (12 von 16 Patienten). Ein Patient erlitt eine Thrombose des Sinus cavernosus und eine Verletzung der A. carotis int. nach transorbitaler Stichverletzung mit einem Draht. Ein anderer Patient verstarb infolge Durchtrennung der A. basilaris und partieller Durchtrennung der Pons.

Die *Wunde der Kopfhaut* kann sehr geringfügig sein, wenn sie durch Gegenstände wie Drähte oder Nägel verursacht wurde. Sie mag erst entdeckt werden, wenn die Kopfhaut zurückgeschlagen oder das Schädeldach entfernt wird (HELPERN 1934).

HELPERN (1934) berichtete über ungewöhnliche tödlich ausgehende Stichwunsen des Kopfes und Halses durch Eispicken. Es fand sich jeweils lediglich eine kleine Kopfwunde an der Eintrittsstelle des Instrumentes, die leicht übersehen werden kann, vor allem wenn sie durch Haare verdeckt werden, oder für eine oberflächliche Hautwunde gehalten werden kann. Erst die Sektion des Kopfes und Gehirns ergibt die exakte Diagnose. Oft werden die relativ dünnen Schläfenknochen penetriert.

Das *Schädeldach* wird besonders leicht im *Bereich* der *dünnen Temporal-* oder *Orbitalknochen* durchdrungen. Ein *transnasales Eindringen* in die *Schädelhöhle* berichtet DAVIS (1934). Selbst dickere Anteile der Schädelknochen werden von größeren steifen Gegenständen leicht penetriert. Messer brechen oft und sind fest im Knochenspalt verankert eingeheilt, wie in der Beobachtung von EVERS (1936). Gewöhnlich findet sich eine spaltförmige Öffnung im knöchernen Schädel und kleinere Knochenfragmente sind in verschiedener Tiefe im unterliegenden Gehirn eingedrückt. Das Gehirn kann mehr von den Knochenfragmenten als von dem Messer geschädigt sein (COURVILLE 1955).

Die *Dura mater* zeigt eine dem Verletzungsinstrument entsprechende längsverlaufende Öffnung mit umgebender blaurötlicher Verfärbung infolge lokaler subduraler Blutung. Das Gebiet der Durawunde steht oft unter erheblicher Spannung infolge der sich ausbreitenden Blutung und des sich entwickelnden Hirnödems.

Der *intrazerebrale Stichkanal* kann relativ wenig Blutungen zeigen oder auch mit geronnenem Blut gefüllt sein.

Das *intrakranielle Hämatom*, das stets mit einer *subarachnoidalen Blutung* verbunden ist, liegt *subdural*, *intrazerebral* (auch *kombiniert*) oder *intraventrikulär*.

4. Neurologische Befunde

Die *neurologischen Befunde* sind in der großen Mehrheit der Patienten die Folge des intrazerebralen Hämatoms und des Hirnödems. Bei Patienten mit wenigen oder keinen neurologischen Ausfallerscheinungen sowie unauffälligen arteriographischen Befunden erübrigt sich eine neurochirurgische Intervention. Der eindringende Gegenstand hatte offensichtlich keine wichtigen nervösen Bahnsysteme oder größere Blutgefäße verletzt.

5. Reaktion des Hirngewebes auf eingedrungene Fremdkörper

Die *Reaktion des Hirngewebes* auf den *eingedrungenen Fremdkörper* ist nach COURVILLES (1955) Untersuchung eines Falles, in dem ein Messer 14 Jahre im Hirngewebe gelagert hatte, identisch mit der Reaktion auf tierexperimentelle Stichwunden, die von COEN (1887), TSCHISTOWITCH (1898) und RAMON Y CAJAL (1913) beschrieben worden waren. Die Umgebung der Stichwunde wird von Makrophagen infiltriert, die den Gewebedébris phagozytieren und zu den Gefäßen der Umgebung abtransportieren. Dieser Vorgang wird als mobiler Abbau des Gewebes bezeichnet. Der Phagozytose folgt ein Stadium der gliösen Reaktion. Lokale astrogliöse Elemente beginnen zu proliferieren. Zunächst sind protoplasmatische Elemente sichtbar, die sich später in fibrilläre Astrozyten umbilden. Der Endzustand besteht in radial um den Stichkanal angeordnetem gliösem Narbengewebe.

Beim Menschen liegt in oberflächlichen Schichten des Narbengewebes ein erheblicher Anteil von Bindegewebe, das aus den Hirnhäuten stammt (PENFIELD u. BUCKLEY 1928). Das Narbengewebe ist mesodermal-gliöser Herkunft. Die gliöse Proliferation ist proportional dem Ausmaß des lokalen Gewebeunterganges. Untersuchungen der mesodermal-gliösen Reaktion um zystische Hohlräume kamen zu ähnlichen Ergebnissen (RAMON Y CAJAL 1928).

Das *Material des eingedrungenen Gegenstandes* ist in bezug auf die Gewebereaktion von Bedeutung. Rostfreier Stahl verhält sich als intrazerebraler Fremdkörper besonders harmlos (FISHER et al. 1957), vgl. S. 653.

DE VILLIERS (1975) teilte die oben erwähnten 93 persönlich behandelten Patienten in mehrere klinische Gruppen:

(1) *Patienten* (12), die in kurzer Zeit infolge *Verletzung größerer Gefäße mit schnell sich ausbreitenden, raumfordernden intrakraniellen Blutungen* sterben. Diese Patienten sind nach der Verletzung bereits komatös oder ihre Bewußtseinslage verschlechtert sich schnell. Erfahrung mit 12 dieser Patienten zeigt, daß chirurgische Eingriffe wenig erfolgversprechend sind, daß die Lebenserwartung

bestenfalls um einige Tage verlängert werden kann und keine echten Rückbildungen zu beobachten waren. Die tief komatösen Patienten hatten beidseitig erweiterte reaktionslose Pupillen und zeigten keine Reaktion auf periphere Reize.

(2) *Patienten (22)* mit *stationären oder sich ausbreitenden intrakraniellen Hämatomen* mit initialer oder sich entwickelnder Bewußtlosigkeit zeigen ausgeprägte neurologische Befunde infolge der Hämatome. Wenn die Blutung in der linken Großhirnhemisphäre liegt, bestehen oft kontralaterale Hemiplegien und Sprachstörungen. Ohne prompte Operation sterben diese Patienten rasch an den Folgen des sich ausdehnenden raumfordernden Hämatoms, Hirnkompression und erhöhtem Schädelinnendruck. Sie sprechen meist gut auf die chirurgische Entfernung des Hämatoms an, falls keine längere Hirnkompression mit transtentoriellen Schnürfurchenbildungen und damit Hirnstammkompression bestanden. Häufig bleiben neurologische Ausfallerscheinungen zurück und es entwickelt sich eine posttraumatische Epilepsie.

(3) *Patienten (21)* mit *geringfügiger Schädigung von Hirngewebe und Blutgefäßen*. Sie zeigen gewöhnlich eine vorübergehende Bewußtseinsstörung und keine oder geringfügige neurologische Ausfallerscheinungen. Sie erfordern keinen chirurgischen Eingriff, sondern werden prophylaktisch mit Antibiotika und Antikonvulsiva behandelt.

(4) *Patienten (16)* mit *infektiösen Komplikationen*. Sie fühlen sich wohl und suchten oft keine ärztliche Hilfe, oder es wurde lediglich eine Naht der Kopfhautwunde vorgenommen. Nach Tagen, Wochen oder Monaten kamen diese Patienten mit infektiösen Komplikationen in stationäre Behandlung. Zwei Patienten hatten eine lokale Ostitis in der Umgebung der penetrierenden Verletzung. Neun Patienten hatten Hirnabszesse. Der Infektionserreger konnte in nur 9 der 16 Fälle ermittelt werden. Als Todesursache spielten infektiöse Komplikationen eine geringere Rolle als die massiven intrazerebralen Hämatome. Von den 14 überlebenden Patienten entwickelten 2 eine Spätepilepsie.

Verletzungen von Hirnnerven bestanden in 6 der 93 Fälle von DE VILLIERS mit Beteiligung des N. opticus und der Nerven III (oculomotorius), IV (Abducens), V (trigeminus) und VII (facialis).

Intrakranielle Läsionen von *Hirnnerven* kommen vorwiegend bei Stichverletzungen zustande, welche die Schädelbasis oder die der Schädelbasis nächstgelegenen Abschnitte des Schädeldaches treffen, nur ganz ausnahmsweise wird ein mit großer Kraft durch die Schädelkuppe bis zur Schädelbasis vordringender Stich derartige Verletzungen hervorrufen.

Der *N. olfactorius* ist von Stichwunden kaum betroffen. Erheblich mehr gefährdet ist der *N. opticus*. Befallen sein können der *N. oculomotorius, N. abducens* und *N. trigeminus*.

N. facialis und *N. acusticus* sind gut geschützt durch Verlauf im Felsenbein.

Die *Glossopharyngeus-Vagus-Akzessoriusgruppe* spielt bei Stichwunden nur eine untergeordnete Rolle.

Unter den *Blutgefäßen* war die *A. carotis int.* am häufigsten verletzt. In 5 dieser 6 Fälle lag eine transorbitale Verletzung vor. Ein Patient mit *Durchtrennung der A. basilaris* und partieller ventraler Durchtrennung der Pons überlebte 30 h. Drei der Patienten entwickelten *Carotis-cavernosus-Fisteln*. Ähnliche Beobachtungen waren bereits von WOLFF u. SCHMIDT (1939) sowie MCCLURE u. GARDNER (1949) mitgeteilt worden. Ein Patient von DE VILLIERS, der eine Stichverletzung der rechten Area mastoidea erlitten hatte, wies als einziges Symptom eine linksseitige Hemianopsie auf; angiographisch wurde ein *vollständiger Verschluß* der rechten A. cerebri post. nachgewiesen.

Der häufigste *radiologische Befund* bestand in einer *umschriebenen spalt- oder punktförmigen Schädelfraktur*. Daneben wurden *unkomplizierte Impressionsfrakturen des Schädels* gesehen (DE VILLIERS).

Der *traumatische Schaden am Gehirn* besteht gewöhnlich in einer Verletzung der Großhirnrinde mit tiefreichenden Stichkanälen in das subkortikale Marklager, manchmal selbst in das Ventrikelsystem.

Ein *Pneumenzephalus* mag unmittelbar nach der Verletzung vorliegen oder sich später entwickeln. *Meningitis*, *Meningoenzephalitis* und *Hirnabszesse* sind häufig beschrieben worden, besonders wenn intrazerebrale Fremdkörper zurückbleiben.

Verletzungen der A. meningea med. durch *Stichwunden* mit *epiduralen Blutungen* wurden beschrieben. Zwei der Patienten von WIESMANN starben, ein Patient konnte durch Trepanation geheilt werden.

Außer *Carotis-cavernosus-Fisteln* nach *intrakraniellen Stichwunden* (WOLFF u. SCHMIDT 1939; MCCLURE u. GARDNER 1949; SCHNEIDER u. HENDERSON 1952) wurden auch *traumatische Aneurysmen der A. chorioidea ant.* (CRESSMAN u. HAYNES 1966) und der *A. carotis int.* beschrieben (BULLUCK et al. 1959; GOALD u. RONDEROS 1961).

Es ist immer wider betont worden, daß jegliche Wunden der Orbita oder der Augenlider, mögen sie noch so trivial erscheinen, mit größter Sorgfalt untersucht werden müssen (GUTHKELCH 1960; UNGER u. UMBACH 1962; DE VILLIERS 1975).

Routine-Röntgenaufnahmen helfen bei der Diagnose nicht weiter. Selbst mit Spezialtechniken wurden in einer Serie von 15 Beobachtungen (KJER 1954) in mehr als der Hälfte keine orbitalen Frakturen nachgewiesen.

6. Verletzungsmuster

Die Verletzungsmuster aus der großen Serie von DE VILLIERS (1975) wurden im vorhergehenden Abschnitt bereits ausführlich besprochen.

Im Zeitraum vom 1.10.1981 bis 30.6.1985 wurden in der Chirurgischen Klinik Innenstadt München 139 Patienten wegen Messerstich- oder Schußverletzungen behandelt (BAUER et al. 1986). 17 Patienten hatten je eine Schußverletzung – 14 Männer und 3 Frauen – erlitten. 122 Patienten wiesen insgesamt 160 Messerstiche auf, d. h. 21 Patienten hatten 2, je 2 Patienten 3 und 4 Messerstichverletzungen, ein Patient 8 Messerstiche. Von den 122 Patienten waren 8 Frauen und 104 Männer. Bei der Auswertung des Verletzungsmusters (von insgesamt 160 Messerverletzungen waren nur 25 von hinten ausgeführt) sowie der Anamnese ergaben sich neue Aspekte für den Ablauf von Messerstichverletzungen.

Die Verfasser unterscheiden bei den Tätern 3 Intentionen: (1) Das „*Totstechen*", (2) das „*Niederstechen*" und (3) das „*Lächerlichstechen*".

Das Verletzungsmuster von Schuß- (Abb. 185) und Messerstichverletzungen ist aus Abb. 222, 223, 224 zu entnehmen.

RITTER u. ADEBAHR (1986) fanden in einer Serie von 3545 gerichtlichen Autopsien bei 118 Fällen Stichverletzungen verschiedener Körperregionen.

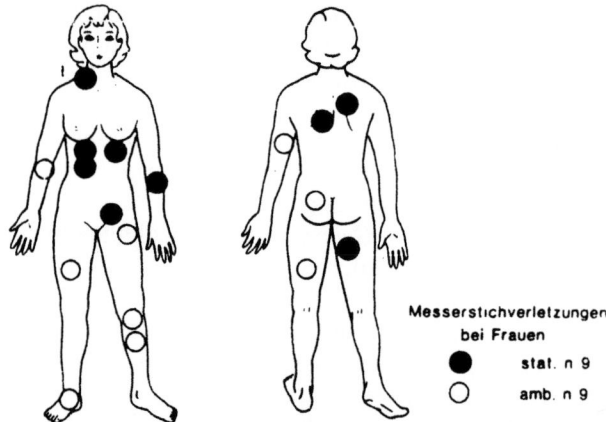

Abb. 222. Verteilungsmuster der Messerstichverletzungen bei Frauen. (Aus BAUER et al. 1986)

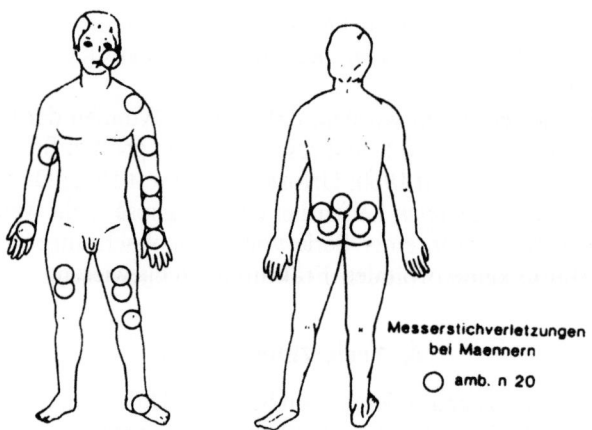

Abb. 223. Verteilungsmuster der ambulant versorgten Messerstichverletzungen bei Männern. (Aus BAUER et al. 1986)

Zehnmal waren die Verletzungen im Bereich von Schädel und Gehirn lokalisiert. Es handelt sich um 0,28% des Obduktionsgutes. Unter diesen Fällen waren 5mal Raubmord, 3mal Totschlag und zweimal Unfall.

Fall 1: Während einer Party, bei der reichlich dem Alkohol zugesprochen wurde, kam es zu einer tätlichen Auseinandersetzung zwischen zwei männlichen Teilnehmern. Ein 27 Jahre alter Mann wurde von einem anderen geschlagen und mit einer Schere gestochen. Bei der *Einlieferung* ins *Krankenhaus* war der Verletzte bewußtlos, jedoch sein Zustand wurde nicht als bedrohlich angesehen und auf Trunkenheit zurückgeführt. Später erkannte man jedoch abnorme Pupillenrekationen, die vermuten ließen, daß es zu Komplikationen von Seiten des Gehirns gekommen sein mußte. Man legte nur eine Infusion an, der Patient klarte nicht auf und *verstarb* nach 12 h in der Klinik, ohne das Bewußtsein erlangt zu haben.

Bei der *Obduktion* fanden sich 6 Stichverletzungen an der Körperoberfläche. Einer der Stichkanäle führte von der linken Halsseite in die linke Brustfellhöhle, ohne eine Blutung in

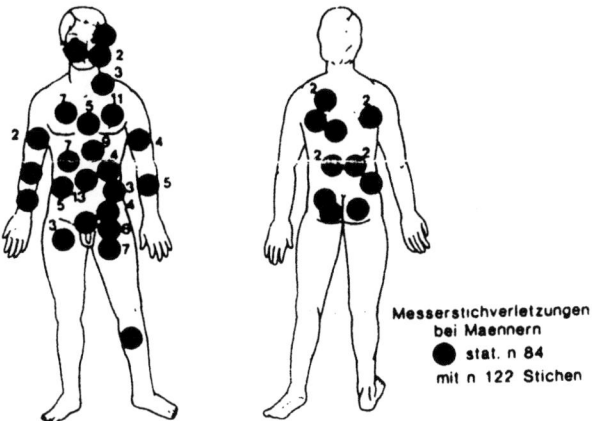

Abb. 224. Verteilungsmuster der stationär versorgten Messerstichverletzungen bei Männern. (Aus BAUER et al. 1986)

diese verursacht zu haben. Ein Stich am Leib hatte eine oberflächliche Verletzung der Leber mit geringer Blutung in die Leibeshöhle hervorgerufen. Am Schädel lag eine Einstichwunde 2 cm oberhalb vom Ansatz des linken Ohres. Die Wunde war linsengroß und die darunterliegende Schläfenbeinschuppe, hier etwa 4 mm stark, war in gleichem Ausmaß durchlöchert. Von hier aus führte der nur 2 cm lange Stichkanal durch die harte Hirnhaut und endete im Rindenband der mittleren Schläfenwindung, ohne das Mark verletzt zu haben. Im Bereich der verletzten Hirnwindung waren die weichen Hirnhäute von flachen Blutungen durchsetzt. Über die linke Großhirnhalbkugel erstreckte sich zwischen harter Hirnhaut und Hirnoberfläche ein Blutbelag von etwa 50 ml. Das nur leicht geschwollene Gehirn wog 1485 g. Andere Verletzungen als Folge stumpfer Gewalt wie Unterkieferbruch, Hämatome an der Halshaut mit Zungenbeinbruch und Brüche mehrerer Rippen waren nicht tödlich. Der *Tod* ist infolge Hirndrucks bei Blutung unter die harte Hirnhaut eingetreten.

Fall 2: Ein 13jähriger Junge soll versucht haben, einem Spielkameraden während des Spiels eine Bambusstange, die mit einer Metallspitze bewehrt war, zu entreißen. Während dieses Gerangels erlitt der Junge einen Stich in das rechte Augenoberlid und verlor einige Minuten später das Bewußtsein. Der Junge wurde sofort ins *Krankenhaus* verbracht, wo er 9 h später *verstarb*, ohne das Bewußtsein erlangt zu haben. Es konnte nicht festgestellt werden, wie sich die Dinge bei dem Streit entwickelt hatten, ob der Junge ausgerutscht und in die auf einem Widerlager aufruhende Stange gefallen war oder aber der Spielkamerad die Stange gestoßen oder geworfen hatte.

Bei der *Obduktion* fand sich etwa in der Mitte des geschwollenen und bläulich verfärbten rechten Augenoberlides eine kaum erkennbare, 0,6 cm quergestellte Stichverletzung mit fetzigen Rändern und blutig durchtränktem Grund. Die Wunde durchsetzte das Lid, der Augapfel selbst war unversehrt. Bei der Besichtigung der Schädelhöhle zeigte sich eine kräftige Spannung der harten Hirnhaut und es fanden sich etwa 25 ml Blut über beiden Großhirnhalbkugeln zwischen Dura und Hirnoberfläche. Auch der Spalt zwischen beiden Großhirnhalbkugeln enthielt etwa 10 ml Blut. Das Gehirn war geschwollen und wog etwa 1440 g. Über der Sehnervenkreuzung und dem Mittelhirn lag in den weichen Hirnhäuten ebenfalls Blut. Auf Frontalabschnitten ließ sich der Stichkanal genau verfolgen. Er durchsetzte etwa in Pfennigstückgröße das rechte Augenhöhlendach und reichte durch die Mitte des rechten Schläfenlappens in den vorderen Anteil der bandförmigen Hirnwindungen und in den angrenzenden Balkenteil, er endete in der rechten Seitenkammer in Höhe des Sehhügels. Der Stichkanal, im Durchmesser etwa so breit wie ein Bleistift, hatte annähernd eine Länge von 10 cm. Das seine Wände bildende Hirngewebe war von Blutungen durchsetzt. Die Mittelhirnhaube zeigte einige linsengroße Blutungen. Die anderen Organe waren frei von krankhaften Veränderungen. Der *Tod* ist durch Hirndruck bei Blutung unter die harte Hirnhaut und durch sekundäre Erweichung im Bereich des Mittelhirns eingetreten.

Ein operativer Eingriff wurde nicht vorgenommen, ein Krankenhausbericht lag nicht vor.

Fall 3: In einem Obdachlosenheim kam es zwischen zwei alkoholisierten Insassen zu einem Streit, in dessen Verlauf der eine dem anderen mit dem Messer ins Gesicht nahe dem linken Auge gestochen hat. Der Verletzte, ein 41 Jahre alter Mann, soll dabei von einem Stuhl auf den Fußboden gefallen sein. In der *Neurochirurgischen Klinik* wurde der Verletzte sofort trepaniert, eine Blutung auf oder unter die harte Hirnhaut wurde nicht festgestellt. Aus dem Bohrloch links-temporal hat sich aber beim Eröffnen des Subduralraumes Hirngewebe vorgeschoben. Man ging davon aus, daß es sich um ein stumpfes Schädel-Hirn-Trauma mit Hirnschwellung handelt. Die Stichwunde am Augenwinkel wurde vernäht, die Röntgenuntersuchung des Schädels in 2 Ebenen erbrachte keinen krankhaften Befund. Der Patient verstarb etwa 48 h nach Erleiden der Verletzung.

Bei der äußeren Besichtigung der Leiche zeigte sich ein Zustand nach operativem Eingriff in der linken Schläfenregion. Etwa 1,5 cm vom äußeren Winkel des linken Auges entfernt war eine 2 cm lange, mit Knopfnähten verschlossene Wunde sichtbar. Nach Lösen der Nähte gelangte man mit einer Sonde in einen in Richtung auf das linke Schläfenbein verlaufenden Kanal von etwa 5 cm Länge. Bei der inneren Besichtigung fiel in den hinteren Anteilen des linken Schläfenbeins ein im Durchmesser 2 cm großes Bohrloch auf, aus dem blutig verfärbte Hirnsubstanz hervortrat. Das Schädeldach war bis auf das Bohrloch unverletzt, der sub- und epidurale Raum waren frei von Blutansammlungen. In der mittleren Schädelgrube links sah man eine 2 cm lange scharfe Durchtrennung der harten Hirnhaut und eine gleichgroße Verletzung des Knochens der mittleren Schädelgrube. Die beschriebenen Verletzungen kommunizierten mit der Wunde am äußeren Winkel des linken Auges. An dem 1830 g schweren Gehirn waren die Windungen stark abgeflacht, die Furchen verstrichen, die Kleinhirnmandeln erheblich geschwollen. Die Maschen der weichen Hirnhäute waren im Bereich der linken Fossa Sylvii und über der großen Zisterne mit Blut gefüllt. An der Außenseite des linken Schläfenhirnpols sah man eine Wunde, 2,3 cm groß. Beim Einschneiden auf diese Wunde gelangte man in eine etwa mandarinengroße Höhle, die Anschluß an die linke Seitenkammer gewonnen hatte. Diese Höhle, wie auch das gesamte Hirnkammersystem, waren prall mit Blut gefüllt. Mittelhirn und Brücke waren blutig erweicht. Die Körperorgane zeigten keine krankhaften Veränderungen. Der Tod war infolge Hirndrucks bei Blutung ins Hirngewebe und in die Hirnkammern eingetreten. Über den Hirndruck war es zu einer blutigen Erweichung von Mittelhirn und Brücke gekommen.

Fall 4: Ein 64 Jahre alter Mann geriet wegen einer Eisenstange mit Kindern in Streit. Die Kinder sollen diese Eisenstange gegen einen Kontainer geworfen haben. Wegen widersprüchlicher Aussagen der Zeugen ließ sich nicht feststellen, welche Gesichtsregion getroffen worden war. Sicher war, daß der Mann nach Erleiden der Verletzung aus Mund und Nase geblutet hat. Auch aus den Krankenblättern ergab sich kein klares Bild hinsichtlich der Eintrittsstelle des Tatwerkzeuges. Es soll ein Auge verletzt worden sein. Es bestand der Verdacht einer arteriovenösen Fistel zwischen A. carotis int. und Sinus cavernosus. Diese Verdachtsdiagnose war zustande gekommen, weil das Blut sich zeitweise stoßweise aus Mund und Nase entleert hatte. Der Patient blieb bewußtseinsklar. Zwei Tage nach *Aufnahme ins Krankenhaus* kam es zu einer massiven Blutung in der Harnblase. Bald danach entwickelte sich eine Lungenentzündung und schließlich setzte eine Funktionsstörung der Nieren ein. Der Patient verstarb 2 Wochen nach Einlieferung ins Krankenhaus, ohne Symptome von Seiten des zentralen Nervensystems gezeigt zu haben.

Weder am Schädel noch im Gesicht sah man eine Verletzung, die als Eintrittspforte des Tatwerkzeuges angesehen werden konnte. Auch Augen und Nase waren unverletzt. Nach Eröffnen der Schädelhöhle zeigte sich an der Innenseite der harten Hirnhaut über der linken Großhirnhalbkugel ein dünner Belag aus schon etwas bräunlich verfärbtem Blut. Dasselbe traf auch auf die Dura der gesamten linken Schädelbasis zu. An der Innenseite des linken Schläfenhirnpols sah man einen pfennigstückgroßen Defekt der Hirnrinde, von dem aus ein fast kleinfingerstarker Kanal den Schläfenlappen durchsetzte und bis zu einer 1,5 cm langen schlitzförmigen Verletzung der harten Hirnhaut über der Spitze des linken Felsenbeins führte. Die Ränder der zuletzt genannten Verletzungen waren unterblutet. Eine Entzündung der weichen Hirnhäute war nicht vorhanden. Mit der Sonde gelangte man von der schlitzförmigen Eröffnung der Dura in die mit Blut angefüllte Keilbeinhöhle und weiter in den rechten Nasengang. Bis auf die beschriebenen Veränderungen waren weitere Besonderheiten an Schädel und Gehirn nicht zu erkennen. An den Körperorganen fanden sich eine schwere allgemeine Arteriosklerose, ein frischer thrombotischer Verschluß der rechten Herzkranzschlagader, alte und frische Absterbeherde im Herzmuskel, eine Leberzirrhose, eine abszedierende Entzündung der linken Niere, eine Blutung in der Harnblase und eine Lungenentzündung. Den genannten Organerkrankungen ist der Patient erlegen.

Die Eisenstange war offensichtlich durch den Nasengang in die Schädelhöhle eingetreten, was dadurch möglich wird, daß bei Anheben des Kopfes, z. B. beim Hochschauen, der Nasengang geradezu horizontal verläuft.

Bemerkenswert ist in diesem Fall, daß die Schädel-Hirn-Verletzung nicht zu einem entzündlichen Prozeß in der Schädelhöhle geführt hat. Die nur geringe Blutung nach außen erklärt sich dadurch, daß die A. carotis nur an einer sehr kleinen Stelle verletzt war.

In den weiteren 5 beobachteten Fällen ist der Verletzte tot aufgefunden worden oder wenige Minuten nach Erleiden der Verletzung gestorben. Bei diesen Verletzten waren auch Stichverletzungen anderer Körperregionen vorhanden, die allein tödlich waren. Schädel und Gehirn wiesen in den genannten Fällen nicht nur Verletzungen durch Stich auf, sondern auch Spuren stumpfer Gewalteinwirkung.

a) Stichverletzungen des Kopfes als Folge von Unfällen

Beim *Transport von Schilfbündeln* drang einem Mann ein *zugespitztes Schilfrohr in den linken Augenwinkel ein*. Der Stichkanal durchsetzte die Orbita, das Gehirn und endete in einem Seitenventrikel. Da der Verletzte tot aufgefunden worden war, hatte man zunächst an eine Schußverletzung gedacht (Skvortsov 1962).

Nagy u. Sipos (1983) berichteten bei einem 25jährigen Mann über eine Felsenbeinfraktur, die durch einen in das Ohr eingedrungenen konischen Gegenstand hervorgerufen wurde und durch einen indirekten Mechanismus eine Stichwunde der Brücke bewirkte. Der Gegenstand hatte einen erheblichen Teil des linksseitigen Felsenbeinkörpers abgetrennt. Ein Knochenpartikel, der sich in Richtung Brücke vorgeschoben hatte, bewirkte die isolierte gequetschte Stichläsion, zu der sich im weiteren Verlauf auch akzessorische zerebrale Veränderungen gesellten. Klinisch war der Fall dadurch interessant, daß die behandelnden Ärzte trotz sorgfältiger Untersuchung nicht zur entsprechenden Diagnose kamen.

b) Stichverletzungen des Kopfes bei Suiziden

Schmitt (1952) berichtete über einen 39jährigen Patienten, der sich an zwei aufeinanderfolgenden Tagen in suizidaler Absicht drei 4–5 cm lange Nägel mit systematischen kräftigen Schlägen in den Hirnschädel trieb, wobei der Schuhabsatz den Hammer ersetzte. Ein Nagel bricht an der Spitze im Knochen ab und rutscht unter die Galea, zwei Nägel dringen in das linke Stirnhirn ein. Irgendeine Wirkung tritt nicht ein, nicht einmal Kopfweh. Um doch noch zum Ziele zu kommen, schlägt er sich einen Stahlstift mit einer Vielzahl von Einzelschlägen Millimeter für Millimeter bis zu 10 cm in die Tiefe. Wieder tritt keinerlei Wirkung ein. Drei Sekunden später wird der herausragende Teil des Stahlstiftes von der Umgebung des Kranken entdeckt und die Überweisung (zu Fuß) in die *Klinik* vorgenommen.

Trotz nicht aseptischer Verhältnisse der Schädelweichteile erfolgt primäre Wundheilung. Der Stahlstift muß ungefähr den folgenden Weg genommen haben: Sinus longitudinalis sup. entlang der Falx cerebri, genau medial durch den Balken und 3. Ventrikel bis an den Hirnstamm. Die doppelte Unterbindung des Sinus longitudinalis sup. wurde gut vertragen, *neurologisch* fanden sich keine Spätbefunde.

Ein Patient verübte Suizid durch Einbohren eines Stahlbohrers durch den Schädeldefekt in die alte Hirnwunde; der Tod erfolge durch eine anschließende Hirnblutung (PETERS 1962).

c) Gehirnverletzungen durch intrazerebral gelegene Näh- und Stricknadeln

TILMANN (1899) berichtete über eine 21 Jahre alte Näherin, bei der er eine 7,2 cm lange Stopfnadel aus dem Großhirn entfernte. Eine *Röntgenaufnahme* des *Schädels* wurde damals noch nicht durchgeführt. Es wurde angenommen, daß sich die Patientin selbst die Nadel eingeführt hatte (sie stritt das jedoch energisch ab). Die Patientin hatte mehrfach Selbstmordversuche gemacht.

ASKENASY et al. (1961) berichteten über 2 Patienten mit intrakraniell gelegenen Nähnadeln.

Die *1. Beobachtung* war eine 23jährige Patientin, die seit 5 Jahren an Epilepsie litt. Eine Nadel lag in der rechten Parietalregion mit einem kleinen Knochendefekt oberhalb der Nadel. Die Nadel wurde operativ entfernt.

Der *2. Fall* war eine 54jährige Patientin mit einer Vorgeschichte von linksseitigen Kopfschmerzen, die seit zwei Jahren bestanden. *Röntgenaufnahmen des Schädels* zeigten eine Nadel in hinteren Anteilen der Frontalregion. Die Patientin stimmte einer Operation nicht zu. Eine der beiden Patientinnen hatte ihre Jugend in Ungarn, die andere in Polen verbracht.

Die Nadeln, die sich in der Mittellinie fanden, und zwar in hinteren Anteilen der Frontalregion, wurden wahrscheinlich in früherer Kindheit vor Verschluß der vorderen Fontanelle eingeführt. Natürlich kann ein Unfall nicht ganz ausgeschlossen werden, er scheint aber sehr unwahrscheinlich. In einem Fall waren 2 Nadeln vorhanden und alle Nadeln lagen vertikal. Die oberen Teile der Nadeln lagen 1–3 cm vom Schädelknochen entfernt. Mit großer Wahrscheinlichkeit wurden sie mit Absicht durch die weichen Fontanellen eingeführt.

AMELI u. ALIMOHAMMADI (1970) berichteten über 2 Beobachtungen, in denen Nadeln in der Mittellinie in die hintere Frontalregion vor dem Verschluß der vorderen Fontanelle mit dem Ziel eingeführt worden waren, die Kinder zu töten.

Fall 1: Ein 32jähriger Bauer aus dem Nordwesten des Iran war wegen Epilepsie stationär aufgenommen worden. Sein Vater hatte zwei Frauen gehabt, die mit ihren Kindern im gleichen Haushalt lebten. Nach Angaben seiner Brüder war der Patient immer zänkisch gewesen. Während einer der Streitigkeiten hatte er einen Schlag gegen die rechte Kopfseite erhalten mit einer Verletzung der Kopfhaut, die genäht worden war. Zwei Wochen später trat der erste Anfall auf.

Röntgenaufnahmen des *Schädels* zeigten neben einer Impressionsfraktur zwei Nähnadeln in der Mittellinie im hinteren Anteil der Frontalregion. Weder der Patient noch seine Brüder wußten von den Nadeln. Sie wurden operativ entfernt.

Die Oberfläche der Nadeln war von einer cremefarbigen harten Ablagerung bedeckt, die sich als Eisenphosphat erwies. Die Anfälle hörten nach der Operation auf.

Fall 2: Die 31jährige Patientin stammte ebenfalls aus dem Nordwesten des Iran. Sie wurde stationär wegen Kopfschmerzen und einer seit 7 Monaten bestehenden, leichten, linksseitigen Halbseitenlähmung aufgenommen. Sie war das einzige Kind in der Familie.

Röntgenaufnahmen des *Schädels* zeigten eine Nähnadel in hinteren Anteilen der Frontalregion, weniger als 1 cm rechts von der Mittellinie. Die Nadel wurde operativ entfernt. Die Kopfschmerzen hörten auf, die Halbseitenlähmung besserte sich.

Ein 19jähriger Patient, über den AZARIAH (1970) berichtete, hatte sich innerhalb der letzten 3 Jahre verschiedene Schädel-Hirn-Verletzungen beigebracht. Er schlug sich mit Steinen gegen den Kopf. Etwa 2 Monate vor der letzten stationären Aufnahme hatte er seinem Vater berichtet, daß er sich 3 Drähte in den Kopf getrieben habe. Einer von diesen konnte wahrgenommen werden, da er aus einer Kopfwunde hervorragte. Der Hausarzt hatte den hervorstehenden Draht entfernt und die Wunde war verheilt. Seine Aussagen, daß sich zwei weitere Drähte im Kopf befanden, wurden nicht ernst genommen. Kurz danach klagte er über Kopfschmerzen und hatte Fieber, das mit verschiedenen Antibiotika behandelt wurde. Da die Symptome nicht verschwanden, wurde er *stationär aufgenommen.*

Es lag eine *purulente Meningitis* als Folge der ins Gehirn eingeführten Drähte vor. Eine *Röntgenaufnahme* des *Schädels* zeigte zwei Fremdkörper nahe der Mittellinie, ein Draht hatte das Gehirn etwa 5 cm durchdrungen, der andere tiefere war bis in die Regio interpeduncularis gedrungen. Ein kürzerer Draht, der gewandert war, wurde operativ entfernt, der längere konnte nicht gefunden werden. Hohe Dosen der Antibiotika wurden für die nächsten 14 Tage gegeben; der Patient war in gutem Zustand.

Zehn Tage später traten frontale Kopfschmerzen erneut auf und Nackensteifigkeit trat erneut auf. Der *Liquor* war entzündlich verändert. Einen Monat nach der ersten *Operation* wurde ein ventrikulojugulärer Shunt hergestellt. Der Patient starb kurz danach.

Bei der *Autopsie* waren die Seitenventrikel leicht erweitert. Der dritte Draht wurde in der rechten Hemisphäre gefunden, er war von der Region des Nucleus caudatus schräg durch den 3. Ventrikel gedrungen und wurde zwischen den Pedunculi cerebri gefunden. Das untere Ende hatte den Hirnstamm an der Grenze von Pons und linken Pedunculus cerebri durchdrungen. Der Hirnstamm in der Region, die vom Draht durchbohrt worden war, zeigte Erweichung und Blutung. Es lag eine leichte basale Meningitis vor.

7. Stichwunden im Tiermodell

In diesem Zusammenhang werden zweckmäßigerweise die *experimentellen Stichwunden* im *Tiermodell* besprochen. Einmal wurde die Reaktion des umliegenden Hirngewebes auf die Stichwunden untersucht, zum anderen die Reaktion des Hirngewebes auf implantierte Elektroden.

Protoplasmatische und fibrilläre Proliferation von astrogliösen Gliazellen kann als eine der häufigsten Reaktionen des Hirngewebes auf jegliche Form von Hirnschädigung angesehen werden.

BIGNAMI u. DAHL (1976) untersuchten die astrogliöse Reaktion auf Stichwunden in Ratten. Zwei Tage nach der Stichverletzung zeigten die Astrozyten der erwachsenen Ratte bei Anwendung von Immunfluoreszensmethoden eine ausgeprägte Fluoreszens, die 2 Monate anhielt. Bei der neugeborenen Ratte war die astrogliöse Reaktion stark beschränkt. Nach etwa einer Woche konnten bei der erwachsenen Ratte proliferierte Astroglia um die Stichkanäle herum gesehen werden.

In experimentellen Untersuchungen durch andere Autoren wurden Ansammlungen von Glykogen um Stichkanäle berichtet (FRIEDE 1954; SHIMIZU u. HAMURO 1958; OKSCHE 1961; GUTH u. WATSON 1968; HAYMAKER et al. 1970; KLATZO et al. 1970; FARKAS-BARGETON et al. 1972). Bei erwachsenen Ratten fand sich um einen zentralen nekrotischen Zylinder eine dazu peripher gelegene Anhäufung von Glykogen (FARKAS-BARGETON et al. 1972).

8. Untersuchungen an implantierten intrazerebralen Elektroden verschiedenen Materials

Das Ausmaß der Gewebsreaktionen im Gehirn auf verschiedene implantierte Elektroden wurde im Tiermodell experimentell untersucht.

FISCHER et al. (1957) implantierten Drähte, bestehend aus 7 verschiedenen Materialien in das Gehirn von Katzen. Die folgenden Substanzen wurden verwendet: (1) *Silberdrähte*, die mit *Silberchlorid* bedeckt waren, (2) *Kupferdrähte*, (3) *Edelstahl*, (4) *Silberdrähte*, die mit Tygon (Vinylkunststoff, der nontoxisch, korrosionsfest und sterilisierbar ist), (5) *Kupferdraht*, der mit Formvar isoliert war, (6) *Silberdraht* mit Thermobond M-472 (ein polymerisierender Überzug für höhere Temperaturen und großer mechanischer Festigkeit) und (7) *Polyethylenschlauch*, der einen *Edelstahldraht* enthielt.

Kupfer- und *Silberdrähte ohne isolierende Substanzen* verursachten erhebliche Gewebeschäden und Gewebsnekrose in der Umgebung. *Edelstahldrähte* wurden ausgezeichnet toleriert und verursachten nur eine geringe Gewebsreaktion, die in leichtem Ödem bestand. Die *Kupfer-* und *Silberdrähte* haben eine direkte toxische Einwirkung auf das Gehirngewebe durch die Bildung von giftigen Metallsalzen. Bereits geringe Mengen von Kupfer und Silber etwa durch die Oberfläche der durchgeschnittenen Oberfläche an den Enden verursachten eine schwere Gewebsreaktion. Zur Isolierung der Drähte war jedes der oben genannten Materialien geeignet. Formvar war das geeignetste, da es einfach anzuwenden war.

Katzengehirne wurden mit verschiedenen Metalldrähten, 125 Microns im Durchmesser, implantiert und die Gewebsreaktion auf die verschiedenen Metalle histologisch untersucht. *Edelstahl-* und *Golddrähte* verursachten über die Zeitdauer des Versuchs von 6 Monaten die geringsten Gewebsreaktionen, während *Plantinum* und *Tantalium* geringgradig ausgeprägte Läsionen erzeugten. Die Gewebsreaktionen von *Tungsten* waren ausgeprägter, die umgebende Kapsel war ausgeprägter. *Silberdrähte* führten zu einer massiven toxischen Reaktion des umgebenden Hirngewebes, die sich in Nekrosen, Ödem und Entmarkung ausdrückte. Es kam zu einem ausgeprägten mobilen Abbau in der Umgebung. Das Maximum der Gewebsreaktion auf Silber wurde 7 Tage nach Implantation beobachtet. Das umgebende reaktive Gewebe maß 2 mm im Durchmesser. Die umgebende astrogliöse Reaktion reichte bis zu 3,75 mm. Aus diesen Untersuchungen ergibt sich, daß Edelstahl- und Goldelektroden die geringsten Gewebsreaktionen erzeugen (ROBINSON u. JOHNSON 1961).

Gegenstände oder *Drähte aus Messing* sind insofern sehr gefährlich, da sie sich in *Kupferchlorid* zersetzen können. Die operative Entfernung aller Messingobjekte aus den Gehirnen ist daher angezeigt. So hatte SHERMAN (1960) einen Messingfremdkörper aus dem Hirnstamm operativ entfernt.

XIX. Verletzungen des Kopfes durch Pfeile

Verletzungen des *Kopfes* durch *Pfeile* stellen eine Sonderform der Stichverletzungen dar. *Pfeile* werden von *Armbrüsten* oder *Bogen* verschossen und können zu schweren, oft tödlichen Verletzungen des Kopfes führen. Ähnlich den Verletzungen durch Pfeile sind die durch *geworfene Speere*, sie sind bei den Sportverletzungen abgehandelt worden.

Über die Verletzungskapazität von aus Bogen und Armbrüsten abgeschossenen Pfeilen haben MISSLIWETZ u. WIESER (1985) in einer Studie eingehend berichtet, auf die ich verweise.

Die Autoren nahmen Schußversuche auf Leichen mit Armbrüsten vor. In einigen Fällen wurde der Schädel gewählt; die Entfernung betrug 1–2 m.

Platte Knochen wurden in allen Schußversuchen durchschlagen. Am Schädel wurden mit den großen Armbrüsten (180 und 200 lbs) Durchschüsse erzielt, wobei die Aus- und Einschußöffnungen des Schädelknochens die von Schußverletzungen bekannten charakteristischen trichterförmigen Ausbrüche der inneren bzw. äußeren Knochentafel mit Erweiterung des Schußkanals in der Schußrichtung zeigten. Von den Schußlöchern der Knochen gingen fallweise lineare Schußbrüche aus.

Nach rechtlichen Aspekten sind Armbrüste und Bögen in Österreich für volljährige Personen frei erhältlich, sie gelten nach dem Waffengesetz als Jagd- und Sportwaffen.

XX. Schraubenzieher-Stichverletzungen des Kopfes

Schraubenzieher-Stichverletzungen sind in der Literatur kaum erwähnt (WEIMANN 1930; KOSYRA 1955; FRICK DE GRANGE 1963; GRIFFITHS u. MONTGOMERY 1969).

Bevor ich versuche, die *Besonderheiten* der *Wunden des Kopfes* durch *Schraubenzieher-Stichverletzungen* darzustellen, referiere ich eine hierhergehörige Kasuistik, die von BRINKMANN u. KLEIBER (1978) mitgeteilt wurde:

Ein 14jähriger Knabe wurde tot in einem Straßengraben in ländlicher Gegend aufgefunden. Reifenspuren am Auffindungsort. Erdanhaftungen an der Kleidung, stumpfe Kopf- und Gesichtsverletzungen und zahlreiche Hautperforationen ließen zunächst u. a. an Verletzungen durch ein landwirtschaftliches Nutzfahrzeug denken.

Die *Obduktion* ergab: Multiple, tief reichende Stichverletzungen im vorderen Halsbereich, u. a. mit Kehlkopfperforation, im rechten Thoraxbereich mit mehrfacher Lungenperforation und Gefäßverletzungen, im Abdominalbereich mit multiplen Perforationen des Dünndarms, der Aorta abdominalis und des Rektums, multiple oberflächliche Hautverletzungen am Rücken und an der linken Hüfte mit ausgesprochener Parallelstellung. Alle Hautverletzungen von annähernd ähnlicher morphologischer Beschaffenheit. Zeichen mehrfacher stumpfer Gewalteinwirkung auf die Kopf- und Gesichtsregion. Unterblutungen der Samenstränge und der Nebenhoden. Todesursache war eine massive pulmonale Blutaspiration, ausgelöst von den Lungenstichverletzungen.

Morphologie der *Stichverletzungen:* Es handelte sich um 0,8–0,9 cm lange Hautdurchtrennungen mit lokalisationsabhängig unterschiedlich breiten Schürfrändern. Die Schürfungen waren teils streifenförmig parallel zu den Hautdurchtrennungen, teils rechteckig geformt, im Bereich der Wundwinkel auch schwalbenschwanzähnlich bis hantelförmig. Im Halsbereich waren die Schürfungen bis 4 mm breit. In den übrigen Bereichen 0,5–2 mm. Die Hautdurchtrennung war meist schlitzförmig mit relativ glatten Rändern, welche im Bereich der Wundwinkel schwer adaptierbar waren. Die Wundwinkel waren abgerundet bis angedeutet rechteckig bis „klein-schwalbenschwanzähnlich". In Fortsetzung der Hautverletzungen fanden sich bis 10 cm in die Tiefe reichende, ausgesprochen schmale Verletzungskanäle. Der Durchmesser der Verletzungskanäle erschien meist geringer als jener der Hautdurchtrennungen. *Histologisch* fanden sich eingestülpte oder verschleppte Epidermisreste im Anfangsteil des Kanals.

Aufgrund der Verletzungscharakteristika wurde bereits bei der Obduktion ein schraubenzieherähnliches Instrument vermutet. Der später ermittelte Täter gab u. a. zu, zahlreiche Stiche mit einem Schraubenzieher durchgeführt zu haben, welcher ungefähr den vorgefundenen Verletzungsdimensionen entsprach.

BRINKMANN u. KLEIBER, die sich experimentell mit Wunden durch Schraubenzieher befaßten, kamen zu folgenden Schlußfolgerungen:

Selbst bei kleinen Schraubenziehern ist die Wucht welche zur Perforation der Haut erforderlich ist, erheblich größer als bei spitzen und scharfen Stichinstrumenten, wie z. B. Messer. Bei größeren Schraubenziehern (untersuchte Schaufelbreite 9 mm) gelingt die Perforation häufig erst unter Anwendung allergrößter Gewalt.

Die *morphologische Charakteristika der Hautverletzungen* zeigen Abhängigkeit von der Größe und Oberflächenbeschaffenheit des verwendeten Schraubenziehers, bei kleinen Werkzeugen schlitzförmige Hautperforationen mit allenfalls abgerundeten Wundwinkeln, bei Werkzeugen ab Schaufelbreiten von 4,5 mm rechteckige Wundformen, besonders im Bereich der Wundwinkel. Bei größeren Instrumenten (ab 6 mm) zusätzliche, von den Wundwinkeln ausgehende sog. Winkelrisse.

Hautvertrocknungen waren regelmäßig vorhanden und besonders stark ausgeprägt, wenn die Schaufelfläche des Schraubenziehers gerillt oder rauh war.

Mit zunehmender Beobachtungszeit entstanden häufig ausgeprägte, teils angedeutet rechteckige, teils ovale, die Hautverletzung umgebende Vertrocknungszonen. Durch mittelgroße Instrumente verursachte Wunden erfuhren häufig eine Formveränderung in Richtung auf ein hantelförmiges Gebilde.

Die *histologischen Befunde* korrelierten mit dem Verletzungsmechanismus: Epitheleinschleppung in die Tiefe, Fettgewebspartikel an der Oberfläche, Quetschung des Bindegewebes mit vermehrter Farbbindung.

Hier muß ich noch eine ergänzende Bemerkung machen. In den USA werden bei Überfällen und Raubüberfällen, vor allem von Jugendlichen, recht häufig *scharf* oder *spitz zugeschliffene Schraubenzieher* verwendet. Das *Verletzungsbild* einer *solchen* Verletzung muß sich natürlich von dem eines „*regelrechten*" Schraubenziehers unterscheiden.

Ich erinnere hier an den New Yorker Vigilanten GOETZ, der in einer Untergrundbahn in Selbstverteidigung 4 farbige Angreifer („mugger") niederschoß. Dieses „Kleeblatt" wollte angeblich nur um eine kleine Geldsumme von etwa $ 4 bitten; in ihrer Kleidung versteckt waren zugefeilte Schraubenzieher. Sie waren alle vorbestraft. GOETZ wurde in zwei Instanzen, die erhebliches öffentliches Interesse erlangten, wegen Körperverletzung freigesprochen, jedoch später wegen unerlaubten („concealed") Waffentragens zu einer Gefängnisstrafe mit Bewährung verurteilt.

XXI. Verletzungen des Kopfes durch Meißel

Über *Meißelverletzungen des Kopfes*, eine *Untergruppe der Stichverletzungen des Schädels*, berichtete WEIMANN (1930). Der Meißel, mit dem die Knochenverletzungen erzeugt werden, ist verhältnismäßig schwer und wuchtig, er wog 660 g, hatte eine Länge von 20 cm und eine Breite von etwa 3 cm. Seine 27 cm lange Schneide ist verhältnismäßig scharf und schartenfrei. Es handelt sich hier eigentlich nicht um eine reine Stichverletzung, sondern um eine solche, die gleichzeitig den Charakter der Hiebverletzung hat, da das benutzte Instrument als Hieb- und Stichinstrument aufgefaßt werden kann. Die Hautwunden sind uncharakteristisch, doch sind ihre ungewöhnlich glatten Ränder auffallend. Die z. T. starke Lappenbildung der Wundränder ist durch schräge Haltung des Meißels erklärt. Die Knochenverletzungen lassen sich in denselben Gruppen wie die Schraubenzieherverletzungen unterordnen.

XXII. Kopfverletzungen durch Brecheisen

Die *Verletzungen* des *Kopfes durch Brecheisen* gleichen den Meißelverletzungen.

JACOBS et al. (1985) berichteten über eine Beobachtung, wo dem Fahrer eines Lieferwagens nach einem Aufprall gegen einen Laternenmast von einem Brecheisen, das sich auf seiner Ladefläche befunden hatte, der linke Schläfenbereich durchbohrt wurde. Der linke Temporallappen zeigte ausgedehnte Kontaktnekrosen und Einblutungen. Die knöcherne Schläfenschuppe war zertrümmert. Es bestand eine rechtsseitige Hemiplegie sowie Sprachstörungen.

XXIII. Identifizierung von Instrumenten, die bei Stichverletzungen verwendet wurden

Es liegen eine Reihe von Mitteilungen im Schrifttum vor, Stichverletzungen im Hinblick auf in Frage kommende Instrumente und deren Verletzungsmechanismus zu identifizieren (ARNETH 1904; HABERDA 1930; WEIMANN 1930; WEYRICH 1933; HOLZER 1948, 1949; SCHOLLMEYER 1962; BOSCH 1969; PATSCHEIDER 1972; BONTE 1972; ALTHOFF 1975; MUELLER 1975).

Eine ausführliche Beschreibung der morphologischen Veränderungen wurde von WEIMANN (1930) anläßlich einer Beobachtung mit etwa 30 Stichverletzungen des Kopfes gegeben. Aufgrund der polizeilichen Ermittlungen kamen bei diesem Fall Messer, Meißel und Schraubenzieher als Tatwaffe in Frage. Der Verfasser konnte aufgrund experimentell vorgenommener Stiche mit den einzelnen Stichverletzungen den Schraubenzieher identifizieren. Es heißt bei WEIMANN: „... um mit Schraubenziehern Lochbrüche zu erzielen, muß eine große Kraft angewendet werden..."

XXIV. Verletzungen des Kopfes durch fernöstliche Waffen

1. Nunchakus

Einfuhr und Besitz von *Nunchakus* sind in Österreich verboten, sie werden waffentechnisch zu den Hiebwaffen gerechnet.

Bei Leichenversuchen mit einem Nunchaku – es handelt sich um zwei Stäbe aus Hartholz oder Metall, deren Querschnitt rund, vier-, recht- oder achteckig sein kann, die durch eine Kette oder Kordel gelenkig miteinander verbunden sind – konnten MISSLIWETZ u. WIESER (1985) bei 20% der Versuche Frakturen des Schädelskeletts erzeugen. Zwar läßt der Leichenversuch nicht direkt auf die Verursachung von Hirnverletzungen in vivo schließen, doch stellt ein Schädelbruch immer eine Indikation für eine erhebliche stumpfe Gewalteinwirkung dar. Bei entsprechender Lokalisation der Bruchstelle muß auch mit dem Auftreten von epiduralen Blutungen gerechnet werden.

Es unterliegt keinem Zweifel, daß der Nunchaku auch zur Drosselung benutzt werden kann.

2. Wurfstern

Der *Wurfstern*, aus Metall gefertigt – hat 3, 4 oder 8 leicht abgerundete Spitzen und ein Gewicht von etwa 60 bis 70 g, der Durchmesser beträgt zwischen 10 und 12 cm –, stellt eine minder gefährliche Waffe dar. Es entstehen Verletzungen vom Typ kleiner Stichwunden (MISSLIWETZ u. WIESER 1985).

XXV. Gesichts- und Kopfverletzungen durch Kettensägen

Über *Gesichtsschädelverletzungen durch Kettensägen* wurde von BRYANT et al. (1976), LOE u. GAMBLE (1976) sowie RIGG (1979) berichtet.

Trifft eine Kettensäge beim Durchsägen eines Baumstammes auf einen Holzknoten, einen Nagel etc., dann kann sie unter Umständen (statt stehenzubleiben) zurück, also nach oben geschleudert werden („kick-back"). Beim Aufschlag gegen den Gesichtsschädel ist die kinetische Energie und das Gewicht des Gerätes von erheblicher Bedeutung.

Unter 719 Kettensägeunfällen fanden BONTE et al. (1984) in 30 Fällen Kopf- und Halsverletzungen. In 30% dieser Fälle lagen Knochenläsionen vor.

Die Kettensägeverletzungen unterscheiden sich grundsätzlich von Kreissägeverletzungen (BONTE u. GOLDBERG 1982).

RIGG (1979) berichtete über typische Verletzungsmuster, die sich bei der Benutzung einer durch einen Verbrennungsmotor betriebenen Kettensäge ereigneten. Die Unfälle führten in den beobachteten 10 Fällen zu einem ziemlich einförmigen Verletzungsbild im Bereich des Kopfes, das durch das Zurückschlagen der Säge („kick-back") zu erklären ist. Bedingt durch die Körperhaltung des Benutzers – der rechte Arm hält und führt die Säge, der linke belastet sie von oben mit dem Körpergewicht. Dabei wird die linke Körperseite dem Gerät zugewandt. Es sind daher fast alle Verletzungen in der linken Gesichtsseite lokalisiert. Nur 2 Fälle machten eine Ausnahme. Einer von den beiden betraf einen Zuschauer. Die Verletzungen bestanden in tiefen Weichteilwunden bzw. in ziemlich breiten Verletzungsstraßen der Haut und waren besonders im Bereich der hinteren und der inneren Wangenpartie angeordnet und ziehen von hier über den Mund zum Kinn (5 Fälle). Sie können auch im mittleren Stirnbereich lokalisiert sein und schräg bis zur Nasenwurzel verlaufen (3 Fälle). Das linke Auge war nur einmal von einer oberflächlichen Rißverletzung der Hornhaut betroffen. In einem weiteren Fall fand sich eine Blutung in der unteren Augenkammer.

XXVI. Verletzungen des Kopfes durch Kreissägen

Verletzungen des *Kopfes* durch *Kreissägen* können als *Unfallfolgen* auftreten oder Suizidanten bringen sich diese Verletzungen bei *Suiziden* bei.

TESAR (1958) berichtete über einen 61jährigen, der neben einer laufenden Kreissäge aufgefunden wurde. Die Kreissäge war genau in der Mittellinie sagittal zwischen beiden Hemisphären hindurch bis in den Hirnstamm eingedrungen, hatte noch Teile des Schädelgrundes und des Gesichts bis zum Mund eingeschnitten.

DOLENC u. LOVSIN (1979) berichteten über einen 44jährigen verheirateten Tischler, der sich an seinem Geburtstag nach einer Auseinandersetzung mit seiner Frau unter Alkoholeinfluß in seine Werkstatt begab, die Kreissäge einschaltete und seinen Schädel an die Schnittfläche preßte. Bei der Krankenhauseinlieferung verstarb er. Widmark- und ADH-Verfahren ergaben 1,3 und 1,5‰.

XXVII. Verletzungen des Kopfes durch Feinsägen

1. Mitgeteilte Kasuistik

BRATZKE u. MAXEINER (1985) berichteten über ein Tötungsdelikt, das zu ungewöhnlichen Verletzungen durch Hiebe mit einer Feinsäge führte.

Die vielfach mit einer Plastikleine umwickelte und gefesselte Leiche eines 62 Jahre alt gewordenen Frührentners wurde im August (1984) in seiner Wohnung inmitten einer großen Blutlache mit multiplen Kopfverletzungen aufgefunden. Neben der Leiche lagen ein abgebrochener Hammer sowie eine verbogene Feinsäge mit abgelöstem Griff. Die *Obduktion* ergab als Todesursache Verbluten bei Gesichtsverletzungen und Schädel-Hirn-Verletzung.

Unter Riß-Quetschwunden, die z.T. geformte rechteckige Vertrocknungen aufwiesen, fanden sich insgesamt fünf Lochbrüche im Stirn-, Schläfen- und Scheitelbein. An der rechten Gesichtsseite lagen 6 querverlaufende glattrandige Wunden, von denen drei nur oberflächlich in die Haut eingriffen. In der Tiefe einer breitklaffenden Wunde, die von der rechten Wange über die Oberlippe bis in die Höhe des linken Mundwinkels zog, war der Oberkieferknochen gespalten. Alkoholkonzentration im Blut 3,0‰, im Harn 3,7‰.

Abgesehen von dem Hammer kamen als weitere Tatwerkzeuge zunächst ein Beil und eine Axt in Betracht, die in der Wohnung vorgefunden wurden, allerdings keine Blut- oder Gewebsanhaftungen aufwiesen.

Der Täter, ein 25 Jahre alter Arbeitsloser, legte kurze Zeit später ein umfassendes Geständnis mit Schilderung des Tatherganges ab, bestritt aber, ein Beil verwendet zu haben. Er gab an, nach einem gemeinsamen Trinkgelage aus Ärger über Vorhaltungen wegen seines Lebenswandels auf den im Sessel sitzenden Rentner zunächst von hinten mehrfach mit dem Hammer eingeschlagen und danach dem noch röchelnden Opfer mehrere „Schläge" mit einer Feinsäge ins Gesicht versetzt zu haben. Der Hammer sei bei den Schlägen abgebrochen, die Säge habe sich vom Griff gelöst. Die Leiche wurde anschließend von ihm gefesselt und geknebelt.

2. Leichenversuche

Aufgrund der Diskrepanz zwischen dem Wundbefund im Gesicht und dem geschilderten Tathergang wurden weitergehende Untersuchungen durchgeführt. Dazu wurde eine handelsübliche gleichartige Säge (Gewicht 142 g, Gesamtlänge 36 cm, Sägeblattgröße 25 × 5 cm) wie das angegebene Tatwerkzeug verwendet und mehrfach auf Ober- und Unterschenkel der Leiche einer 65jährigen Frau mit einiger Wucht eingeschlagen. Dabei drang das Tatwerkzeug ohne nennenswerten Widerstand durch die Haut und Muskulatur bis zum Oberschenkelknochen, in dem eine deutliche Kerbung zurückblieb. Die Hautwunden erschienen auf den ersten Blick glattrandig, die Muskulatur war vollständig durchtrennt. Bei genauer Untersuchung der Wundränder unter der Lupe zeigten sich eben erkennbare regelmäßige Einkerbungen entsprechend der Zähnelung des Sägeblattes. Dieser Befund wurde mit zunehmender Eintrocknung der Haut undeutlicher. Er schien auch vom Auftreffwinkel der Säge (senkrecht oder leicht angeschrägt) abzuhängen.

Dem Verfasser erschien zunächst die Vorstellung erstaunlich, daß mit einer relativ leichten Feinsäge (Gewicht 142 g) bei Verwendung als Hiebwerkzeug Verletzungen entstehen können, die wie Axt- oder Beilhiebverletzungen imponieren.

XXVIII. Penetrierende Schädel-Hirn-Verletzungen durch Tierbisse

Bisse von *Hunden* und *Raubtieren* können im *Kopfbereich* von *Neugeborenen, Kleinkindern, Kindern* und manchmal auch *Erwachsenen schwere*, gelegentlich auch *tödliche Schädel-Hirn-Verletzungen* zur Folge haben. In der *Kopfschwarte* finden sich *punktförmige Wunden* mit tiefen *Impressionsfrakturen*, die die Folgen der *Penetration der Zähne* sind.

JACKSON u. KENNEDY (1980) verwiesen darauf, daß Tierbisse in den USA häufig sind (etwa 1 Mio. pro Jahr). Gewöhnlich finden sich Fleischwunden an den Extremitäten, ohne Knochenverletzungen. In den beiden mitgeteilten Fällen wurden 2 Säuglinge (8 und 4 Monate) durch Hundebisse im Kopfbereich tödlich verletzt. Die Verletzungen ähnelten Kaninchenbissen. Es waren eng umschriebene, tief eindringende Impressionsfrakturen, die durch die einzelnen Zähne hervorgerufen worden waren.

WILBERGER u. PANG (1983) berichteten über 4 Fälle von Bißverletzungen durch Hunde im Kopfbereich. Es handelte sich jeweils um Kleinkinder (7 Wochen bis einem Jahr) mit Verletzungen des Schädeldaches, der Dura mater und des darunterliegenden Gehirns. Als kennzeichnend wurden punktförmige Wunden in der Kopfschwarte angegeben. Operative

Behandlung mit antibiotischer Schutzbehandlung ist imperativ. Nach Angaben in der Literatur treten bei 2,5% von harmlosen Hundebißverletzungen Infektionen auf. Diese Zahl erhöht sich bei tiefreichenden Wunden auf bis zu 22%. Die Zahl der im Maul des Hundes lebenden Bakterien ist groß, am häufigsten werden in infizierten Bißwunden von Hunden Staphylococcus aureus und Pasteurella multocida nachgewiesen.

XXIX. Verletzungen bei Bombenanschlägen

In zunehmendem Maße kommen seit einigen Jahren auch in Friedenszeiten *Bombenanschläge* vor, die ein *typisches Verletzungsmuster* bilden. Eine wichtige Verletzungsursache stellt die bei der Explosion auftretende Schockwelle dar, die eine direkte Einwirkung auf den Organismus hat und zudem in der direkten Umgebung der Explosion befindliche Körper beschleunigt, sie evtl. gegen Objekte schleudert, wobei dieselben dann plötzlich verzögert werden. Einzelheiten finden sich bei der Besprechung der „Air-blast-Verletzungen", S. 362. Neben den Beschleunigungs- und Verzögerungstraumen, die zu schweren Körperschäden und ausgeprägten Frakturen führen können, verursachen die bei der Explosion entstehenden Stichflammen und sehr heißen Gase zusätzliche Schäden. Bei der Detonation weggeschleuderte Splitter besitzen eine erhebliche Geschwindigkeit, sie können daher tief in den Körper eindringen oder ihn gar ganz durchschlagen.

COOPER et al. (1983) werteten die Verletzungsmuster von 4 Bombenanschlägen in Nordirland aus und analysierten ein Autobombenattentat am Old Bailey in London.

Als Ursachen für die Verletzungen kommen in Frage: (1) Einwirkung von Schockwellen, (2) durch die Schockwellen bedingte Beschleunigung des Körpers und/oder Verzögerung durch Objekte oder Boden, (3) Verletzungen durch Splitter, (4) Verletzungen durch Stichflammen und heiße Gase.

Bei der Explosion der Autobombe beim Old Bailey in London am 8.2.1973 wurden 160 Patienten in das St. Bartholomews Hospital eingewiesen. Über die physikalischen Bedingungen bei Explosionen ist im Abschnitt F. 3.b. auf S. 364 eingehend berichtet worden.

Von 569 im Royal Victoria Hospital in Belfast nach Bombenexplosionen behandelten Patienten, verbrachten 68 in der Intensivpflegestation. Fünfzehn dieser Patienten hatten eine Insuffizienz der Atmung, die wohl auf die Druckwelle bei der Explosion zurückgeführt werden kann. Viermal bestand eine Fettembolie.

Bei der Beschleunigung des Körpers infolge der Druckwellen mit nachfolgender Verzögerung durch Objekte treten Körperverletzungen, besonders Frakturen auf.

Sie Splitter können erhebliche Geschwindigkeiten erreichen und tief in Körpergewebe und -höhlen eindringen.

Die tödlich Verletzten zeigten folgende traumatische Körperschäden: Gehirnverletzungen 66%, Schädelfrakturen 51%, Lungenverletzungen 47%, Perforation des Trommelfells 45%, Risse der Leber 34%.

Literatur

Abbott WD, Due FO, Nosik WA (1943) Subdural hematoma and effusion as a result of blast injuries: First preliminary report. J Am Med Ass 121:664–666

Abbott WD, Due FO, Nosik WA (1943) Psychiatric diagnosis of subdural hematoma and effusion from blast. Am J Psychiat 100:98–104

Abercrombie J (1834) Pathologial and practical researches on disease of the brain and spinal cord. Waugh & Jnnes, Edinburgh

Abeysuriya SC (1970) Extradural haematoma of the posterior fossa. Report of three cases with review of the literature. Ceylon Med J 15:104–109

Abramowicz S (1970) A case of subacute subdural hematoma of the occipital region with an unusual clinical course. (Polnisch, engl Zusammenf). Pol Tyg Lek 25:108–109

Abramson E, Wilson D, Arky RA (1967) Rhinocerebral phycomycosis in association with diabetic ketoacidosis. Ann Intern Med 66:735–742

Abulker P, Le Beau J, Sterkers JM, Elbaz P (1966) Traitement des fistules méningée ethmoidofrontales. A propos de 15 cas opérés avec succes par voie exocranienne. Ann Oto-Laryngol 83:12–32

Achslogh J (1952) Hématome sous-dural chronique de la fosse cérébrale postérieure. Acta Neurol Belg 52:790–794

Achté KA, Anttinnen EE (1963) Suizide bei Hirnverletzten des Krieges in Finnland. Fortschr Neurol Psychiatr 31:645–667

Adams JH (1975) The neuropathology of head injuries. In: Vinken PJ, Bruyn GW in collaboration with Braakman R (eds) Injuries of the brain and skull, part I. Handbook of clinical neurology, vol 23. North Holland, Amsterdam Oxford, pp 35–66

Adeloye A, Odeku EL (1971) The radiology of missile head wounds. Clin Radiol 22:312–320

Adeloye A, Odeku EL (1971) A syndrome characteristic of tangential bullet wounds of the vertex of the skull. J Neurosurg 34:155–158

Adeloye A, Odeku EL (1975) Subgaleal hematoma in head injuries. Int Surg 60:263–265

Ad hoc committee of the Harvard Medical School (1968) to examine the definition of brain death: A definition of irreversible coma. J Am Med Ass 205:337–340

Afra D (1961) Ossification of subdural hematome. Report of two cases. J Neurosurg 18:393–397

Afra D, Deak G (1961) Subdurales Hydrom. Acta Neurochir 10:57–74

Agard Biodynamics Panel (1966) zit nach Synder RG (1973)

Ahlgren P, Dahlerup JV (1964) Fractura condylus occipitalis. Fortschr Röntgenstr 101:202–204

Ahmed R (1964) "Stiletto heel" penetrating fractures of the skull. Br Med J II:801–802

Aiello LM, Myers EN (1965) Blow-out fracture of the orbit. Arch Otolaryngol 82:638–648

Albertini A von (1941) Zur Frage der traumatischen Genese der Pachymeningitis haemorrhagica interna. Schweiz Z Pathol Bakteriol 4:442–454

Albertini A von (1942a) Weitere Beiträge zur Pathogenese der idiopathischen Pachymeningitis haemorrhagica interna. Schweiz Z Allg Pathol 5:293–309

Albertini A von (1942b) Zur Differentialdiagnose der Apoplexia sanguinea. Schweiz Med Wochenschr 72:1213–1217

Alexander GL (1961) Extradural haematoma at the vertex. J Neurol Neurosurg Psychiatry 24:381–384

Algerson D, Strong AJ, Ingham HR, Selkon JB (1981) Fifteen-year review of the mortality of brain abscess. Neurosurgery 8:1–6

Alker GJ, Oh YS, Leslie EV (1978) High cervical spine and craniocervical junction injuries in fatal traffic accidents: A radiological study. Orthop Clin North Am 9:1003–1010

Allen AM, Daly BB, Moore M (1953) Subdural hemorrhage in psychotic patients: A study of 245 cases found among 3100 consecutive autopsies. J Nerv Dis 82:193–196

Allen AM, Moore M, Daly BB (1940) Subdural hemorrhage in patients with mental disease. New Engl J Med 223:324–329

Allen AM, Moore M, Daly BB (1940) Subdural hemorrhage in patients with mental disease. New Engl J Med 223:324–329

Allers R (1916) Über Schädelschüsse. Probleme der Klinik und der Fürsorge. Springer, Berlin

Allen IV, Scott R, Tanner JA (1982) Experimental high-velocity missile head injury. Injury 14:183–193

Alonso MR (1970) Traumatic telescoping of nasal bones into the base of the skull. Ann Otol 79:378–381

Alquié A (1865) Etude clinique et expérimentale de la commotion traumatique ou ébranlement de l'encépale. Gaz Med (Paris) 20:226, 254, 314, 382, 396, 463, u 500

Alsofrom DJ, Marcus NH, Seigel RS, et al. (1982) Shotgun pellet embolization from the chest to the middle cerebral arteries. J Trauma 22:155–157

Althoff H (1973) Bedingte Narkosefähigkeit bei Patienten mit erheblichen Muskelerkrankungen. Z Rechtsmed 72:128–139

Althoff H (1975) Ungewöhnliche perforierende Scherenstichverletzung des Schädels. Kriminalistik 29:157–160

Althoff H, Frowein RA (1969) Penetrierende Pfählungsverletzungen des Gehirns durch die vordere Fontanelle. Chirurg 40:43–46

Althoff H, Krenkel W, Schröder J (1982) Raumfordernde Hämatome der hinteren Schädelgrube. Beitr Gerichtl Med 40:395–401

Ambrosetto C (1962) Post-traumatic subdural hematoma. Further observations on nonsurgical treatment. Arch Neurol 6:287–292

Ameli NO, Alimohammadi A (1970) Attempted infanticide by insertion of sewing needles through fontanels. Report of two cases. J Neurosurg 33:721–723

Amyes E, Courville CB (1950) Traumatic arteriovenous aneurysm of the scalp. Review of the literature and report of case. Bull Los Angeles Neurol Soc 15:47–57

Anderson DW, Kalsbeck WD (1980) The National Head and Spinal Cord Injury Survey: Assessment of some uncertainties affecting the findings. J Neurosurg (Suppl) 53:S32–S34

Anderson DW, Kalsbeck WD, Hartwell TD (1980) The National Head and Spinal Cord Injury Survey: Design and methodology. J Neurosurg (Suppl) 53:11–18

Anderson DW, McLaurin RL (eds) (1980) The National Head and Spinal Cord Inury Survey. Introduction. J Neurosurg (Suppl) 53:1–2

Anderson FM (1949) Extradural cerebellar hemorrhage; review of subject and report of case. J Neurosurg 6:191–196

Anderson FM (1952) Subdural hematoma, a complication of operation for hydrocephalus. Pediatrics 10:11–18

Andler M (1951) Stab wounds of the skull and brain. Report of five cases with some comments on their surgical treatment. Bull Los Angeles Neurol Soc 16:137–149

Andreoli A, Bollini C, Calbucci F, Frattarelli M, Grossi C, Munari C (1977) Extradural hematoma of the anterior cranial fossa (23 cases). Acta Neurochir 36:148

Annegers JF (1983) The epidemiology of thead trauma in children. In: Shapiro K (ed) Pediatric head trauma. Futura, Mount Kisco, pp 1–10

Annegers JF, Grabow JD, Kurland LT, Laws ER (1980) The incidence, causes and secular trends of head trauma in Olmsted County, Minnesota, 1935–1974. Neurology 30:912–919

Anognostopoulos DI, Gortvai R (1973) Intracranial subdural abscess. Bri J Surg 60:50–52

Antoine M, Treheux A, Tridon P, Benoit P (1964) Calcification hémispherique par hématome sous-dural probable. J Radiol Electrol 45:481–482

Anttinen EE, Hillbom E (1956) On the apoplectic conditions occurring as delayed symptoms after brain injuries. Acta Psychiatr Neurol Scand 32:103–116

Anzelius A (1943) The effect of an impact on a spherical liquid mass. In: Sjövall M (ed) The genesis of skull and brain injuries. Acta Pathol Microbiol Scand (Suppl) 48:153–159

Apfelbaum RJ, Guthkelch AN, Shulman K (1974) Experimental production of subdural hematomas. J Neurosurg 40:336–346

Appaix A, Cluzel J, Fournier PO (1965) Odorat et traumatismes crâniens. Rev Laryngol (Suppl) 86:914–926

Arct W (1972) Die atypische schwere Schädel-Hirn-Verletzung. In: Jonasch E (Hrsg) Verhandl Österr Gesellsch Unfallchir, 7. Tag, 8.–9. Oktober 1971, Salzburg. Hefte Unfallheilkd 111:150–151

Argiropulos B (1978) Zur Phänomenologie der subduralen Blutungen (233 Fälle). Med Dissertation, Universität Berlin

Argyropoulos G, Heppner F (1966) Behandlungsergebnis beim Hirnabszeß. Wien Med Wochenschr 116:1036

Arias BA, Voris HC (1968) Extradural hemorrhage after ventriculography. Am J Surg 116:109–112

Arieff AJ, Wetzel N (1964) Subdural hematoma following epileptic convulsion. Neurology 14:731–732

Aring CD, Evans JP (1940) Aberrant location of subdural hematoma. Arch Neurol Psychiatr 44:1296–1306

Arkins TJ, McLennan JE, Winston KR, Strand RD, Suzuki Y (1977) Acute posterior fossa epidural hematomas in children. Am J Dis Child 131:690–692

Arlt N, Stoltze D, Hartung B (1972) Schußverletzungen des Schädels im Frieden. In: Jonasch E (Hrsg) Verhandl Österr Gesellsch Unfallchir, 7. Tag, 8.–9. Oktober 1971, Salzburg. Hefte Unfallheilkd 111:146–149

Armour D (1928) Some considerations on head injuries. Brain 51:427–439

Arneth J (1904) Bestimmung des verletzenden Werkzeuges. Friedreichs Blätter Gerichtl Med 55:48–63

Aronson SM, Okazaki H (1963) A study of some factors modifying response of cerebral tissue to subdural hematomata. J Neurosurg 20:89–93

Aronson N, Ransohoff J (1955) Chronic extradural hematoma of the posterior fossa. A case with a diagnostic pneumencephalographic finding. Neurology 5:215–217

Arseni C, Ghitescu M (1967) Delayed post-traumatic cerebral abscesses due to retained intracerebral foreign bodies. Acta Neurochir 16:201–217

Arseni C, Iacob M (1970) Calcified intracranial haematoma associated with chronic subdural hygroma. J Neurol Neurosurg Psychiatr 33:205–207

Arseni C, Maretsis M (1972) Traumatic cerebellar haematoma associated with posterior cerebral fossa subdural haematoma. Psychiatr Neurol Neurochir 75:113–115

Arseni C, Oprescu I (1972) Traumatologie cranio-cerebrala. Editura Medicala, Bucuresti

Arseni C, Oprescu I (1977) The basis of a new classification of cranio-cerebral injuries. Sear Med 6:107

Arseni C, Stanciu M (1969) Particular clinical aspects of chronic subdural haematoma in adults. Eur Neurol 2:109–122

Asenjo A, Valladares H, Fierro J (1951) Tuberculomas of the brain. Arch Neurol 65:146–160

Asari S, Nakamura S, Yamada O, Beck H, Sugatani H, Higashi T (1977) Traumatic aneurysym of peripheral cerebral arteries. Report of two cases. J Neurosurg 46:795–803

Aschoff L (1938) Zur normalen und pathologischen Anatomie des Greisenalters. Med Klin No 19

Ascroft PB (1943) Treatment of head wounds due to missiles. Lancet II:211–218

Ascroft PB (1943) Blast injury of the lungs with curious lesion of the cerebrum. Lancet II:234–235

Ascroft PB (1947) A survey of fatal head wounds. Br J Surg (War Suppl) 1:178–182

Askenasy HM, Korsary IZ, Braham J (1961) Sewing needle in the brain with delayed neurological manifestation. J Neurosurg 18:554–556

Askenasy HM, Korsary IZ, Braham J, Saia A (1962) An insidiously developing form of frontopolar extradural haematoma. Neurochirurgia 4:206–211
Ask-Upmark E, Stortebecker R (1936) Contribution to the knowledge of wandering of projectiles within the cavities of the central nervous system. Acta Psychiatr 11:145–164
Astériadès T (1948) Hémorrhagie extra-durale posttraumatique sans fracture du crâne. Lyon Chir 43:357–359
Aubry M, Calvet J, Piquet J, Terracol J (1963) Les traumatismes des cavités annexes des fosses nasales. Librairie Arnette, Paris
Avdeev MI (1974) Zum Problem des kausalen Zusammenhanges in der gerichtsmedizinischen Begutachtung (am Beispiel der basalen Subarachnoidalblutungen). Z Rechtsmed 75:61–66
Avol M (1954) Chronic epidural hematoma. Report of a case. Bull Los Angeles Neurol Soc 14:37–39
Azariah RGS (1970) An unusual metallic foreign body within the brain. Case report. J Neurosurg 32:95–99
Bacon A (1946) Cerebellar extradural hematoma. Report of a case. J Neurosurg 6:78–81
Bacon A (1949) Cerebellar extradural hematoma. Report of a case. J Neurosurg 6:78–81
Bahadir AR, Marx P (1967) Zur Kasuistik verkalkter und ossifizierter subduraler Hämatome. Neurochirurgia 10:224–228
Bakay L, Glasauer FE (1980) Head injury. Little Brown, Boston
Baker AB (1938) Subdural hematoma. Arch Pathol 26:535–559
Baker CC, Oppenheimer L, Stephens B (1980) Epidemiology of trauma death. Am J Surg 140:144–150
Baker DC, Kaplan HY (1987) Scalp injuries and reconstruction of skull defects. In: Cooper PR (ed) Head injury, 2nd edn. Williams & Wilkins, Baltimore London Los Angeles Sydney, pp 355–366
Baker SP, O'Neill B, Karp RS (1984) The injury fact book. Heath, Lexington, MA
Ballantine HT, Shealy CN (1959) The role of radical surgery in the treatment of abscess of the brain. Surg Gynecol Obstet 109:370–374
Baltensweiler J (1972) Klinischer Beitrag zum traumatischen subduralen Hydrom. Schweiz Med Wochenschr 101:1863–1868
Baltensweiler J (1974) Fettembolie durch Unterschenkelfraktur. Zentralbl Chir 99:14–20
Bannwarth A (1949) Das chronische cystische Hydrom der Dura in seinen Beziehungen zum sog. chronischen traumatischen subduralen Hämatom und zur Pachymeningitis haemorrhagica interna im Lichte der Relationspathologie. Thieme, Stuttgart
Barbos MP (1958) Evaluation of lead poisoning caused by retention of projectiles. Minerva Med 72:32
Bard LA (1963) Pneumencephalus secondary to penetrating orbital wound. Arch Ophthalmol 70:232–235
Bard LA, Jarrett W (1964) Intracranial complications of penetrating orbital injuries. Arch Ophthalmol 71:332–343
Barnett JC (1965) Hematomas associated with penetrating wounds. In: Meirowsky AM (ed) Neurological surgery of trauma. Office Surg Gen, Dept Army, Governm Printing Office, Washington DC, pp 131–134
Barnett CJ, Meirowsky AM (1955) Intracranial hematomas associated with penetrating wounds of the brain. J Neurosurg 12:34–39
Barr JR, Ralston GJ (1964) Head injuries in a peripheral hospital. A five year survey. Lancet II:519–522
Barré JA, Masson A, Kircher JP (1937) Abcès de la fosse postérieure, suite lointaine d'une blessure du crâne par écla d'obus. (Dysharmonie vestibulaire, aréflexie croisée, etc.). Intervention, grande amélioration, présentation du malade. Rev Neurol 67:523
Barré JA, Philippidés D, Isch F (1947) Thrombose de la carotide interne. Etude clinique, artério-et encéphalographique. Rev Neurol 79:442–444
Barrett NB (1950) Foreign body in cardiovascular system. Br J Surg 37:416–445
Barrow DW, Rhoads HT (1944) Blast concussion injury. J Am Med Ass 125:900–902

Barlett JR, Neil-Dwyer G (1979) Extradural haematoma: Effect of delayed treatment. Br Med J III:440–441
Barz J (1973) Selbsttötung durch zwei Kopfschüsse. Z Rechtsmed 73:61–63
Baskinis N, Grotenhuis A, Wandt H (1984) Chronic subdural hematoma associated with an intracapsular meningeoma. Case report and short review of the literature. J Neurosurg Sci 28:17–23
Bassett RC, Lemmen LJ (1952) Subdural hematoma associated with bleeding intracranial aneurysm. J Neurosurg 9:443–450
Baudens ML (1836) Clinique plaies d'armes à feu. Baillière, Paris
Bauer G (1976) Eine durchbohrende Schädelstichverletzung. Beitr Gerichtl Med 34: 275–278
Bauer G, Vogel G (1977) Zur Subarachnoidalblutung nach stumpfer Gewalteinwirkung bei Anomalie des Circulus arteriosus. In: Schneider V (Hrsg) Festschrift für Walter Krauland. Zentrale Universitätsdruckerei, Berlin, S 122–128
Bauer H, Ajello L, Adams E, et al. (1955) Cerebral mucormycosis: Pathogenesis of the disease. Am J Med 18:822–831
Bauer J, Eisenmenger W, Schweiberer L (1986) Das Verletzungsmuster von Messerstichen und Schußverletzungen in der Notaufnahme. Kriminalistik 1:16–18
Bauer KH (1939) Der Bruch der Schädelbasis. Arch Klin Chir 196:460–514
Bay E (1939a) Zum Problem der Commotio cerebri. Zentralbl Neurochir 4:119–128 u 180–185
Bay E (1939b) Ein Beitrag zur Frage der traumatischen Hirnstammschädigung und zum Commotionsproblem. Dtsch Z Nervenheilkd 149:284–301
Bay E (1939c) Ein Beitrag zur Frage der traumatischen Hirnstammschädigung und zum Commotionsproblem. Dtsch Med Wochenschr 66:312–316
Bay E (1949) Die sog. traumatische Spätapoplexie. Nervenarzt 20:84–87
Bay E (1953) Die traumatischen Hirnschädigungen. In: Schwiegk H (Hrsg) Handbuch der inneren Medizin inn Med, 4. Aufl, Bd V/3. Springer, Berlin Göttingen Heidelberg
Bay E (1953) Die traumatischen Hirnschädigungen, ihre Folgezustände und ihre Begutachtung. Fortschr Neurol Psychiatr 21:151–181
Bay E (1958) Erfahrungen bei Gehirnerschütterungen – Aussprache. Hefte Unfallheilkd 56:131–132
Bay E, Seibert P (1951) Zur Pathophysiologie der traumatischen Psychosen. Nervenarzt 22:52–55
Bayerl B (1930) Ein seltener Fall von schwerer Stichverletzung des Schädels. Dtsch Z Ges Gerichtl Med 15:191–194
Beck B (1865) Die Schädelverletzungen. Wagner, Freiburg
Becker DP, Miller JD, Sweet RC, Sweet JD et al. (1979) Head injury management. In: Popp AJ, Bourke RS, Nelson LR, Kimelberg HK (eds) Neural trauma. Seminars Neurol Surg. Raven Press, New York, pp 313–328
Becker EB (1977) Stereoradiographic measurements for anatomically mounted instruments. Proc 21st Stapp Car Crash Conf, Soc Automot Engin, Warrendale, PA, pp 475–505
Becker EB (1986) Head and neck kinematics for frontal, oblique, and lateral crash impact. In: Sances A, Thomas DJ, Ewing CL, Larson SJ, Unterharnscheidt F (eds) Mechanisms of head and spine trauma. Aloray, New York, pp 117–132
Becker K (1895) Über Stichwunden des Schädels und Gehirnes. Friedreich's Blätter Gerichtl Med 46:402
Becker T, Dauch W, Huffmann G (1988) Das chronische subdurale Hämatom. Dtsch Med Wochenschr 113:439–442
Beckett W (1740) Practical surgery illustrated and improved: being chirurgical observations... made at St. Thomas's Hospital. Curll, London
Bedacht R (1972) Die Messerstichverletzungen. Hefte Unfallheilkd 114:331–336
Behrend CM (1955) Schädel-Hirn-Basis-Verletzungen. Hefte Unfallheilkd 48:23–31
Bell C (1816) Surgical observations. Being a quarterly report of cases in surgery, treated in the Middlesex Hospital, in the cancer establishment, and in private practice. Embracing an account of the anatomic and pathological researches in the school of Windmill street. 2 vols. Longman, London

Bell C (1817) Surgical observations. Middlesex Hospital 4:469
Bell Sir C (1807, 1809) A system of operative surgery. 2 vols. Longman, London
Bell WE, Joynt RJ, Sahs AL (1960) Low spinal fluid pressure syndromes. Neurology 10:512–521
Beller AJ, Peyser E (1952) Extradural cerebellar hematoma. Report of three cases with review of the literature. J Neurosurg 9:291–298
Benassi G (1955) Aetiology and pathogenesis of subdural haematoma. Bull Soc Piemont Chir 25:715–733
Benda C (1921) Ältere Stadien von Gehirn- und Rückenmarksverletzungen. In: Aschoff L (Hrsg) Pathologische Anatomie, Bd 8. In: Schjerning O von (Hrsg) Handb ärztl Erfahr im Weltkrieg 1914/1918. Barth, Leipzig, S 404–414
Bender M (1956) Syndrome of isolated episode of confusion with amnesia. J Hillside Hosp 5:212–215
Bender MB (1960) Recovery from subdural hematoma without surgery. J Mount Sinai Hosp 27:52–58
Bender MB, Christoff N (1974) Non surgical treatment of subdural hematomas. Arch Neurol 31:73–79
Benedict JV (1969) An analysis of an impact loaded, fluid-filled, thin spherical shell as a mathematical model for an investigation of the cavitation theory of brain damage. PhD Dissertation, Tulane University, New Orleans, LA
Ben Hassine K (1971) Contribution a l'étude des HED occipitaux. Thèse médecine, Universite Lyon
Bennett HS, Luft JH, Hampton JC (1959) Morphological classifications of vertebrate blood capillaries. Am J Physiol 196:381–390
Bennett HS (1875) Fractures of the cranium. Br Med J I:326
Benninghoff A, Goerttler K (1967) Lehrbuch der Anatomie des Menschen, 8. Aufl. Bd 3. Urban & Schwarzenberg, München Berlin Wien
Benninghoff A, Goerttler K (1979) Lehrbuch der Anatomie des Menschen, 12. Aufl. Urban & Schwarzenberg, München Berlin Wien Baltimore
Benoit BG, Russell NA, Richard MT, Hugenholtz H, Ventureyra ECG, Choo SH (1982) Epidural hematoma: Report of seven cases with delayed evolution of symptoms. Can J Neurol Sci 9:321–324
Benzinger T (1950) Physiologic effects of blast in air and water. In: German Aviation Medicine World War II. Vol 2. Dept Air Force, US Governm Printing Office, Washington, DC, pp 1225–1259
Berengarius da Carpi J (1728) De fractura cranii liber aureus. Editio nova, ab innumeris mendis vindicata. Teering, Lugduni Batavorum
Bergleiter R, Jokl E (1956) Hirnschädigungen durch Boxsport. Zentralbl Neurochir 16:28–43
Bergmann E von (1866, 1873) Verletzungen und chirurgische Krankheiten des Kopfes. In: Pitha u. Billroth (Hrsg) Handbuch der allgemeinen und speziellen Chirurgie, Bd 3. Enke, Stuttgart, S 1–314
Bergmann E von (1873) Ein Fall von tödtlicher Fettembolie. Berl Klin Wochenschr 10:385–387
Bergmann E von (1880) Die Lehre von den Kopfverletzungen. Enke, Stuttgart
Bergmann E von (1880) Indirekte Schußfrakturen der Schädelbasis. Centralbl Chir, S 113–117
Bergmann G von (1932) Funktionelle Pathologie. Kap 12. Die Lehre von der Apoplexie. Springer, Berlin
Bernard MH, Deplus P, Scherpereel B, et al. (1982) Abcès cérébraux traumatique secondaires à une effraction de la base du crâne. A propos de 8 observations. J Méd Lég Droit Méd 25:55–65
Bernini FP, Elefante R, Oratino A (1967) A proposito della calcificazione dell'ematoma subdurale cronico. Acta Neurol (Napoli) 22:425–434
Besson G, Leguyader J, Bagot D, Arc M, Garré H (1978) L'hématome extradural de la fosse postérieure. Problèmes diagnostiques (10 observations) Neurochirurgie 24:53–63
Bettag W (1956) Über chronische subdurale Hämatome. Acta Neurochir 5:68–81

Beyer A (1966) Diagnose und Therapie der epiduralen Hämatome der hinteren Schädelgrube. Med Dissertation, Universität Erlangen
Beyer-Christensen I, Reske-Nielsen E, Harmsen A (1975) Tod durch maligne Hyperthermie in der Narkose. Z Rechtsmed 76:131–139
Bhandari YS, Sarkari NBS (1970) Subdural empyema. A review of 37 cases. J Neurosurg 32:35–39
Bhootra BK (1985) An unusual penetrating head wound by a yard broom and its medicolegal aspects. J Forens Sci 30:567–571
Bichat MFX (1808) Recherches physiologique sur la vie et la mort. Paris. Deutsche Übersetzung durch Boehm E (1912) Physiologische Untersuchungen über den Tod. Barth, Leipzig
Bidnjack A, Driesen W (1957) Entzündliche Spätkomplikationen des Schädelinhalts nach frontobasalen Verletzungen. Zentralbl Chir 82:695–701
Bigelow HJ (1850) Dr. Harlow's case of recovery from the passage of an iron bar through the head. Am J Med Sci 39:13–22
Bircher zit nach Wrobel (1920)
Bignami A, Dahl D (1976) The astroglial response to stabbing. Immunofluorescence studies with antibodies to astrocyte-specific protein (GFA) in mammalian und submammalian vertebrates. Neuropathol Appl Neurobiol 2:99–110
Bilguer JU (1763) Anweisung zur ausübenden Wundarzneykunst in Feldlazarethen. C. F. Günthern, Glogau Leipzig
Bilguer JU (1763) Chirurgische Wahrnehmungen, welche meistens während dem von 1756 bis 1763 gedaueten Krieg... von verschiedenen Wundärzten aufgezeichnet. Wever, Berlin
Bilguer JU (1771) Medicinisch chirurgische Fragen, welche die Verletzung der Hirnschale betreffen. Berlin
Bilguer JU (1783) Practische Anweisung für die Feldwundärzte. Berlin
Billroth CAT (1859) Historische Studien über die Beurteilung und Behandlung der Schußwunden vom fünfzehnten Jahrhundert bis auf die neueste Zeit. Reimer, Berlin
Bingas B (1970) Epidurales Hämatom der hinteren Schädelgrube. Kasuistische Mitteilung. Chirurg 41:87–88
Birch-Hirschfeld A (1930) Die Erkrankungen der Orbita. In: Schieck F, Brückner A (Hrsg) Kurzes Handbuch der Opthalmologie, Bd 3. Springer Berlin
Birch-Hirschfeld A (1930) Die Stichverletzungen der Orbita. In: In: Graefe A, Saemisch I (Hrsg) Handbuch der gesamten Augenheilkunde, Bd 9. Springer, Berlin, S 998–1004
Birkmeyer G (1959) Traumatisches Cholesteatom der Stirnhöhle. Z Laryngol Rhinol 38:601–604
Birkner R, Lagemann K (1966) Ausgedehnte Verkalkungen bei Pachymeningitis haemorrhagica interna und Haematoma subdurale. Über einen Fall von „Panzerhirn". Fortschr Röntgenstr 105:377–381
Birse SH, Tom MI (1960) Incidence of cerebral infarction associated with ruptured intracranial aneurysms. Neurology 10:101–106
Bischof W (1953) 37jährige Latenzzeit eines Hirnabszesses. Chirurg 24:320–321
Bisgaard-Frantzen FC, Dalby M (1956, 1957) Acute subdural hematoma. Acta Psychiatr Neurol Scand 32:117–124
Bisgard CV (1932) Empyema of the subdural space. Can Med Ass J 205–207
Blitzer HW (1977) Untersuchungen über die Handlungsfähigkeit nach tödlichen Schußund Stichverletzungen des Rumpfes. Med Dissertation, Universität Tübingen
Black E (1976) Special Assistant to the Director, Division of Health Interview Statistics, National Center for Health Statistics, persönliche Mitteilung an Annegers JF (1983)
Blandin M (1842) Histoire de l'une des victimes de l'évenement du 8 mai, suivie de considérations sur la commotion cérébrale et sur les altérations viscereales qui resultent des grandes brulures. Gaz Hôp 4:301
Blank NK, Strand R, Gilles FH, Palakshappa A (1978) Posterior fossa subdural hematomas in neonates. Arch Neurol 35:108–111
Blattner RJ (1967) Recent developments in the management of haemophilia with particular reference to intracranial bleeding. J Pediatr 70:449–452
Bloomquist ER, Courville C (1947) The nature and incidence of traumatic lesions of the brain. A survey of 350 cases with autopsy. Bull Los Angeles Neurol Soc 12:174–183

Blümel G, Kraus H (1959) Beitrag zur Behandlung der Hirnabszesse. Zentralbl Neurochir 19:273–292
Blum A (1921) Über den feineren Bau von Hirnnarben nach einer alten Schußverletzung. Z Ges Neurol Psychiatr 68:369–375
Bock G, Weigel W (1974) Handbuch der Faustfeuerwaffen, 6. Aufl. Neumann-Neudamm, Melsungen
Bode E (1935) Aerocele cerebri. Zentralbl Chir 62:2891–2893
Böck F, Brenner H, Wöber G (1972) Zur Verbesserung der Ergebnisse bei epiduralen Hämatomen. In: Jonasch E (Hrsg) Verhandl Österr Gesellsch Unfallchir, 7. Tag, 8.–9. Oktober 1971, Salzburg. Hefte Unfallheilkd 111:219–222
Böhler J (1957) Operative Behandlung der frontobasalen Schädelfraktur. Klin Med 12:221–223
Böhler J, Streli R (1958) Die okzipito-temporale Nahtsprengung und ihre Komplikationen. Langenbecks Arch Klin Chir 289:444–452
Böhler L (1958) Weitere Erfahrungen bei der Erkennung, Behandlung und Begutachtung von 975 Gehirnerschütterungen. Hefte Unfallheilkd 56:119–126
Böhm E (1967) Die Handlungsfähigkeit nach Schädel-Hirn-Trauma. Dtsch Z Ges Gerichtl Med 60:98–102
Böhme G, Werner U (1970) Die purulente rhinogene Meningitis in der antibiotischen Ära. Monatsschr Ohrenheilk 104:118–123
Böninger G (1940) Ventrikulographie durch Schädelbruch. Zentralbl Chir 67:630–631
Boenninghaus HG (1960) Die Behandlung der Schädelbasisbrüche. Frontobasale und laterobasale Frakturen der Nase, der Nebenhöhlen und des Ohres. Thieme, Stuttgart
Boenninghaus HG (1967) Rhinologische Eingriffe bei der Versorgung frontobasaler Frakturen. Z Laryngol Rhinol 46:110–116
Boenninghaus HG (1968) Recidivierende Meningitiden als Folge früher Schädelbasisbrüche. Hals-Nasen-Ohren 16:1–6
Boenninghaus HG (1969) „Blow-out fracture" des Orbitadaches. Z Laryngol Rhinol Otol 48:395–398
Boenninghaus HG (1974) Rhinochirurgische Aufgaben bei der Chirurgie des an die Schädelbasis angrenzenden Gesichtsschädels. Arch Oto-Rhino-Laryngol 207:1–228
Boenninghaus HG (1974) Traumatologie der Rhinobasis und endokranielle Komplikationen. In: Naumann HH (Hrsg) Kopf- und Hals-Chirurgie, Bd 2. Thieme, Stuttgart, S 533–579
Boirel A (1674) Traité des plaies de têste. M de la Motte et la veuve Malassis, Alencon
Boit H (1917) 140 perforierende Schädelschüsse mit Berücksichtigung des Ausganges. Bruns Beitr Klin Chir 108:395–415
Boltz W (1965) Über isolierte traumatische Abrisse von Hirnschlagadern. Beitr Gerichtl Med 23:49–54
Bonetus T (1679) Sepulchretum, sive anatomia practica, ex cadaveribus morbo danatis. Chouët, Genevae
Bonner JT, Ward A (1971) Vertex epidural hematoma treated by twist drill aspiration. Case report. J Neurosurg 35:234–236
Bonte W (1972) Gesichtspunkte zur Schartenspurenidentifizierung bei Stichverletzungen. Arch Kriminol 149:77–96
Bonte W, Goldberg R (1982) Akzidentelle Kreissägeverletzungen. Z Rechtsmed 89:173–180
Bonte W, Schäfer F, Goldberg R (1984) Verletzungen mit Kettensägen. Z Rechtsmed 92:215–223
Boop WC, Chou SN, French LA (1961) Ruptured intracranial aneurysm complicated by subdural hematoma. J Neurosurg 18:834–836
Borderson P, Gjerris F (1975) Regional cerebral blood flow in patients with chronic subdural hematomas. Acta Neurol Scand 51:233–239
Borovich B, Braun J, Guilburd JN, Zaaroor M, Michich M, Levy L, Lemberger A, Grushkiewicz I, Feinsod M (1985) Delayed onset of traumatic extradural hematoma. J. Neurosurg 63:30–34
Bortnick RJ, Murphy JP (1963) Paraparesis with incontinence of bowel and bladder – a syndrom of bilateral subdural hematomas. J Neurosurg 20:352–353

Borzone M, Capuzzo T, Perria C, Rivano C, Tercero E (1983) Traumatic subdural hygromas: A report of 70 surgically treated cases. J Neurosurg Sci 27:161–166

Borzone M, Gentile S, Perria C, Rivamo C, Rosa M (1979) Vertex epidural hematomas. Surg Neurol 11:277–284

Bosch K (1969) Über den forensischen Beweiswert histologischer und mikrochemischer Untersuchungen bei Stichverletzungen. Dtsch Z Ges Gerichtl Med 62:4–13

Bosch K (1970) Aussagewert von Merkmalen bei Stichverletzungen. Beitr Gerichtl Med 27:220–226

Botallo L (1560) De curandis vulneribus sclopetorum. Lugduni Batavorum

Botallo L (1660) Opera omnia medica et chirurgica. D & A à Gaasbeeck, Lugduni

Botterell EH (1948) Brain injuries and complications. In: Carling ER, Ross JR (eds) British surgical practice, vol 2. Butterworth, London, pp 349–384

Botterell EH, Drake MD (1952) Localized encephalitis, brain abscess and subdural empyema. J Neurosurg 9:348–366

Bourhis R (1962) Contibution à l'étude clinique, radiologique, et thérapeutique de l'HED traumatique (à propos de 177 cas). Thèse médecine, Universite Rennes

Bousquet C, Vaneecloo FM, Julliot JP, Piquet J, Christiaens JL, Lainé E (1980) Les otoliquorrhés traumatique. A propos de 50 malades opérés. Neurochirurgie 26:369–375

Bowen DI (1971) Self-inflicted orbitocranial injury with a plastic ballpoint pen. Br J Ophthalmol 55:427–430

Bowen DH (1973) Ocular injuries caused by airgun-pellets. An analysis of 105 cases. Br Med J I:333–337

Bowen WH (1905) Traumatic subdural haemorrhage. An attempt at a systematic study based on the examination of seventytwo collected cases. Guy's Hosp Rep 59:21–118

Boyd DA, Merrell P (1943) Calcified subdural hematoma. J Nerv Ment Dis 98:609–617

Boyd JH (1984) Suicide by firearms. New Engl J Med 310:48–49

Boyd JH, Moscicki EK (1986) Firearms and youth suicide. Am J Publ Health 76:1240–1242

Braakman R (1972) Depressed skull fracture: Data, treatment, and follow-up in 225 consecutive cases. J Neurol Neurosurg Psychiatry 35:395–402

Braakman R, Jennett B (1975) Depressed skull fracture (Non-missile). 18. In: Vinken PJ, Bruyn GW in collaboration with Braakman R (eds) Injuries of the brain and skull, part I. Handbook of clinical neurology, vol 23. North Holland, Amsterdam Oxford, pp 403–416

Brambilla G, Rainoldi F, Gipponi D, Paoletti P (1986) Extradural haematoma of the posterior fossa: A report of eight cases and a review of the literature. Acta Neurochir 80:24–29

Brandes M (1916) Über Sinusverletzungen bei Schädelschüssen. Dtsch Med Wochenschr 42:378–380

Brandes M (1916) Zur Behandlung der Steckschüsse des Gehirns. Dtsch Med Wochenschr 42:691–695

Brandt F (1983) Die neurochirurgische Behandlung von Kopfschußverletzungen. Neurochirurgia 26:164–171

Bratzke H, Dirnhofer R (1986) Tödliche epidurale Blutung mit 2-wöchigem Intervall. Neurochirurgia 29:93–95

Bratzke H, Maxeiner H (1985) Ungewöhnliche Verletzungen durch Hiebe mit einer Feinsäge. Arch Kriminol 175:151–155

Bratzke H, Pöll W, Kaden B (1984) Ungewöhnliche Handlungsfähigkeit nach Kopfsteckschuß. Arch Kriminol 175:31–39

Bratzke H, Krauland W, Appel H, Heger A, Pirschel H (1984) Modellversuche zur Biomechanik der Schädel-Hirn-Traumen: Rotation und Translation. Hefte Unfallheilkd 164:47–53

Braun A (1968) Pfählungsverletzungen des Gehirns. Med Dissertation, Universität Köln

Braunschweig (Brunswich) H (1497) Dis ist das buch der Cirurgia Hantwirkung der wundartzney. J Grüninger, Straßburg

Braunstein P (1957) Medical aspects of automobile crash injury research. J Am Med Ass 163:249–255

Bray T, Szabo R, Timmerman L, et al. (1985) Cost of orthopedic injuries sustained in motorcycle accidents. J Am Med Assoc 254:2452–2453

Breasted JH (1930) The Edwin Smith Surgical Papyrus. Published in facsimilo and hieroglyphic transliteration with translation and commentary by James Henry Breasted. 2 vols. University of Chicago Press, Chicago

Breitner B (1953) Sportschäden und Sportverletzungen. Enke, Stuttgart

Brenner H (1961) Epidurales Hämatom von ungewöhnlicher Größe. Zentralbl Neurochir 21:348–351

Breslauer F (1917) Hirndruck und Schädeltrauma. Mitt Grenzgeb Med Chir 29:4–5

Breslauer-Schück F (1920–1921) Physiologische Betrachtungen zur Lehre von den Gehirnerschütterungen. Beitr Klin Chir 121:590–592

Bret P, Lecuire J, Lapras C, Deruty R, Desgeorges N, Prudhon JL (1976) Hématome sousdural et thérapeutique anticoagulante. Neurochirurgie 22:603–620

Breton J, Caroff J, Hadengue A, Larue J (1967) Hematome extra-dural de l'etage anterieur. Ann Med Leg (Paris) 47:714–719

Brezina K (1962) Zur Diagnose der subduralen und epiduralen Hämatome. Fortschr Röntgenstr 97:362–371

Bricolo AP, Pasut LM (1984) Extradural hematoma. Toward zero mortality. Neurosurgery 14:8–11

Briesen HV (1940) A head injury survey. Surg Gynecol Obstet 71:633–642

Bright R (1827–1831) Reports of medical cases selected with a view of illustrating the symptoms and cure of diseases by a reference to morbid anatomy. 2 vols. Longman, London

Brihaye J (1986) Chronic subdural hematoma. In: Vigouroux RP (ed) Advances in neurotraumatology, vol 1: McLaurin RL (ed) Extracerebral collections. Springer, Wien New York, pp 101–156

Brinkmann B, Kleiber M (1978) Zur Morphologie von Schraubenzieher-Stichverletzungen. Arch Kriminol 161:31–40

Broca P (1872) The trogloglytes or cave-dwellers of the valley of the Vezère. Ann Rep Smithsonian Inst 310–347

Brodin H (1952) Extradural hematomas. A survey of cases covering a 20-year period with special reference to diagnosis. Acta Chir Scand 102:99–109

Brotchi J, Petrov V, Reznik M (1974) Kystes arachnoidiens révélés par un traumatisme crânien. Acta Neurol Belg 74:107–114

Browder J (1942) Intracerebral hemorrhage of traumatic origin, its surgical treatment. New York State J Med 42:2230–2235

Browder J (1943) A resume of the principal diagnostic features of subdural hematoma. Bull New York Acad Med 19:168–176

Broweder J (1960) Fracture of the skull. In: Brock S (ed) Injuries of the brain and spinal cord and their coverings, 4th edn. Springer, New York, pp 45–68

Brown DL, Hardisty RM, Kosoy MH, Bracken C (1967) Antihaemophiliac globulin: Preparation by an improved cryoprecipitation method and clinical use. Br Med J II: 79–85

Brown LJ (1970) Unusual pneumencephalogram following fragment wound of the brain. Case report. J Neurosurg 32:100–102

Browning CH (1974) Epidemiology of suicide: Firearms. Compr Psychiatry 15:549–553

Brüning F (1917) Übergroße lufthaltige Gehirnzyste nach Schußverletzung. Operation, Heilung. Bruns' Beitr Klin Chir 107:432–438

Brunner H, Schönbauer L (1921) Zur Behandlung der Schädelbasisfrakturen. Langenbecks Arch Klin Chir 116:297–331

Bruns V (1854) Handbuch der praktischen Chirurgie. Die chirurgischen Krankheiten und Verletzungen des Gehirns und seiner Umhüllungen. Tübingen

Bruns V von (1854–1859) Handbuch der praktischen Chirurgie für Aerzte und Wundärzte. 2 vols. Laupp, Tübingen

Brunslow (1942) Tod an Hirnabszeß 26 Jahre nach Kopfschuß. Ärztl Sachverständ Ztg 48:97

Bryant T (1859) The injuries and diseases of the nervous system. Guy's Hosp Rep 20:No 59

Bryant T (1888) Lecture on cranial and intracranial injuries. Lancett II:405
Bryant WM, Jabaley ME, Dowden WL (1976) Chain saw vs. face. J Trauma 16:149–151
Buchanan JD (1982) "Dieseling": A potentially lethal phenomenon in air weapons. Med Sci Law 22:107–110
Buchheit F (1968) La rhinorrhée cérébro-spinale post-traumatique. Franc Med 31:435
Buchholz RW, Burkhead WZ (1979) The pathological anatomy of fatal atlanto-occipital dislocations. J Bone Joint Surg 61 A:248–250
Büdinger K (1895) Ein Beitrag zu der Lehre von der Gehirnerschütterung. Dtsch Z Chir 41:433–444
Bürkle de la Camp H (1958) Erfahrungen bei Gehirnerschütterungen – Aussprache. Hefte Unfallheilkd 56:127–128
Buffat JD (1954) L'hydrome intracranien. Confin Neurol 14:163–169
Bull HG, Ganzer U, Grüntzig J, Schirmer M, unter Mitarb von Peik J, Roosen N, Sprick C (1987) Der Schädelbruch. Urban & Schwarzenberg, München Wien Baltimore
Bullock R, Van Dellen JR (1982) Chronic extradural hematoma. Surg Neurol 18:300–302
Bullock WO (1926) Traumatic pneumocephalus: An analysis and report of a case. Surg Gynecol Obstet 43:750–756
Bulluck MH, Becker GS, Henderson JW (1959) Injuries of the brain caused by penetration of the orbit (pitchforks, sled runners, arrows, etc.). Minnesota Med 42:1408–1413
Burmeister H (1959) Frontobasale Schädelverletzungen. Dtsch Gesundheitswes 14:2357–2365
Burres KP, Hamilton RD (1979) Chronic extradural hematoma. Case report. Neurosurgery 4:60–62
Burton C, Velasco F, Dorman D (1968) Traumatic aneurysm of a peripheral cerebral artery. Review and case report. J Neurosurg 28:468–474
Busca GP (1968) Le cranio-rino-liquorree posttraumatiche; considerazioni etiopathogenetichi e cliniche con contributo casistico personale. Minerva Otorinolaringol 18:28. Ref Zentralbl Hals Nasen Ohrenheilkd 97:83
Busch E (1945) Nerve systemets traumatologie. Munksgaard, Kobnhaven
Busch W (1957) Humoristischer Hausschatz, 23. Aufl. Bassermann, München
Bushe KA, Wenker H (1961) Schädel-Hirn-Verletzungen durch verschiedene Bolzenschußapparate. Chirurg 32:539–544
Busse O (1960) Bolzenschußverletzungen. Klin Med 15:220–223
Byrness DP, Crockard HA, Gordon DS, Gleadhill CA (1974) Penetrating craniocerebral missile injuries in the civil disturbances in Northern Ireland. Br J Surg 61:169–176
Byun HS, Patel PP (1979) Spontaneous subdural hematoma of arterial origin: Report of two cases. Neurosurgery 5:611–613
Cairns H (1947) Neurosurgery in British Army 1939–1945. Br J Surg (War Surg Suppl) 1:9–26
Cairns H, Calvert CA, Daniel P, Northcroft GB (1947) Complications of head wounds, with especial reference to infection. Br J Surg (War Surg Suppl) 1:198–243
Calbucci F, Andreoli A, Bollini C, Frattarelli M, Grossi C, Munari C (1977) Extradural haematoma of the posterior fossa. Acta Neurochir 36:147
Calvert CA (1947) Orbito-facio-cranial gunshot wounds. Br J Surg (War Surg Suppl) 1:119–141
Calvert LA (1914/1942) Discussion on injuries of the frontal and ethmoidal sinuses. Proc Royal Soc Med 35:805–809
Calvet J, Lazorthes G, Ribert A, Lacomme Y (1958) Fistules liquidiennes post-traumatiques et persistantes. Etude anatomo-clinique et thérapeutique du 20 cas. Presse Med 66:1305–1307
Camden TB (1877) Gunshot wound of the brain, the ball remaining in the brain 13 years. Transact Med Soc West-Virginia, p 306
Cameron MM (1978) Chronic subdural haematoma: A review of 114 cases. J Neurol Neurosurg Psychiatry 41:834–839
Campell E, Howard WP, Weary WB (1942) Gunshot wound of the brain: Report of two unusual complications; bifrontal pneumocephalus and loose bullet in the lateral ventricle. Arch Surg 44:789–798

Campbell EH (1945) Compound, comminuted skull fractures by missiles, report based upon 100 cases. Ann Surg 122:375–397

Campbell EH, Kuhlenbeck E (1950) Mortal brain wounds; a pathological study. J Neuropathol Exper Neurol 9:139–149

Campbell EH, Kuhlenbeck H, Cavenaugh RL, Nielsen AE (1958): Clinicopathologic aspects of fatal missile-caused craniocerebral injuries (An analysis of 24 cases). In: Surgery in World War II. Neurosurgery, vol 1. Office Surg Gen, US Governm Printing Office, Washington, DC, pp 335–399

Campbell EH, Whitfield RD, Greenwood R (1953) Extradural hematomas of the posterior fossa. Ann Surg 138:509–520

Campbell HE (1954) Deceleration and the motor car. J Am Med Ass 154:1023

Campbell HE (1955) Role of the safety belt in 19 auto crashes. Bull Am Coll Surg 40:155

Campbell JB, Cohen J (1951) Epidural hemorrhage and the skull of children. Surg Gynecol Obstet 92:257–280

Campiche R (1962) Subakute epidurale Hämatome ungewöhnlicher Lokalisation. Radiol Clin 31:95–100

Campos BA, Ballalai N, Pinto JP (1973) Intracranial foreign bodies: backfire. Report of 14 cases. J Neurosurg 38:96–98

Cantu RC (1971) Complications of long hair. Lancet I:350

Capellini C, Pau A, Rivano C, Siccardi D, Tortori-Donati P, Turtas S (1985) Partial ventricular dilatation contralateral of chronic subdural haematoma. Acta Neurochir 74:40–42

Carcassonne M, Choux M, Grisoli F (1977) Extradural hematoma in infants. J Pediatr Surg 12:69–73

Card KK (1974) Lethality of suicide methods and suicide risks: Two distinct concepts. Omega 5:37–45

Carey ME, Sacco W, Merkler J (1982) An analysis of fatal and non-fatal head wounds incured during combat in Vietnam by US forces. Acta Chir Scand (Suppl) 508:351–356

Carey ME, Young HF, Mathis JL (1974) The outcome of 89 American and 224 Vitnamese sustaining brain wounds in Vietnam. Military Med 139:281–284

Carothers A (1978) Orbitofacial wounds and cerebral artery injuries caused by umbrella tips. J Am Med Ass 239:1151–1152

Carver GM, Patterson W (1954) Transorbitocranial foreign body. Surgery 35:475–481

Casassa CB (1924) Multiple traumatic cerebral hemorrhages. Proc New York Pathol Soc 24:101–106

Cassen B, Kistler K, Mankiewicz W (1952) Some effects of air blast on mechanically constrained mice. J Aviat Med 23:120–129

Casteigne P, Buge A, Escourolle B, Brunet P (1964) Nécrosis massive bilatérale blanche au cours d'une méningite purulente, secondaire a une fistule ethmoidale posttraumatique (observation anatomo-clinique). Rev Oto-Neuro-Ophthalmol 36:273–279

Cavallazzi D (1941) Gerichts-medizinische Betrachtungen über 61 Fälle von Mord mittels Stich, Schnitt- und Stichschnittwaffen. Arch Autropol Criminol 61:124–160, Ref Dtsch Z Ges Gerichtl Med 35:485, 1942

Cervantes LA (1983) Concurrent delayed temporal and posterior fossa epidural hematomas. J Neurosurg 59:351–353

Cervos-Navarro J (1956) Alte Gehirnkontusion als lokalisierender Faktor bei streptomycinbehandelter Meningitis tuberculosa. Dtsch Z Nervenheilkd 174:568–572

Chaffee JS (1949) Complications of gastro-intestinal intubation. Ann Surg 130:113–123

Chambers JW (1951) Acute subdural haematoma. J Neurosurg 8:263–268

Chandler JR (1970) Iatrogenic cerebrospinal rhinorrhea, its surgical repair. Transact Am Acad Ophthalmol Otolaryngol 74:576

Chapman AJ, McClain JJ (1984) Wandering missiles: Autopsy study. J Trauma 24:634–637

Chaumont AJ, Mangin P (1981) Coup de feu crânien mortel par pistolet d'alarme. J Méd Lég Droit Méd 24:43–46

Chauvel F (1864) Essai sur les fractures du cranes. Thèse médecine, Universite Paris

Chevance de Wassy (1852) Pneumatocèle traumatique consecutif à une fracture du rocher au niveau de la caisse du tympan. Union Méd 6

Chiari H (1884) Über einen Fall von Luftansammlung in den Ventrikeln des menschlichen Gehirns. Z Heilkd 5:381–391
Childe AE, Parkinson D, Hoogstraten J (1953) Ventriculographie, examination of the aqueduct of Sylvius and fourth ventricle. A report of five unusual cases. Acta Radiol 40:211–219
Chipault A, Braquehaye J (1895) Etudes graphiques sur les fractures indirectes de la base du crane (Definition et mecanisme). Arch Gen Med (Ser 8) 4:292
Chopart (1819) Mémoire sur les contre-coup dans les lésions de la tete. Memoire sur les sujets proposes pour le prix de l'Academie royale de Chirurgie, vol 4. Nouvelle ed. Menard & Besene, Paris, pp 391–420
Choux M, Grisoli F, Peragut JC (1975) Extradural hematomas in children: 104 cases. Child's Brain 1:337–347
Christensen E (1944) Studies on chronic subdural hematomas. Acta Psychiatr Scand 19:69–148
Christensen E (1956) Pathologie der intrakraniellen Blutungen. In: Olivecrona H, Tönnis W (Hrsg) Handbuch der Neurochirurgie, Bd III. Springer, Berlin Göttingen Heidelberg, S 703–736
Christensen E (1956) Pathologische Anatomie der raumbeengenden intrakraniellen Prozesse. Haematoma subdurale chronicum. Handbuch der Neurochirurgie, Bd III. Springer, Berlin Heidelberg Göttingen, S 708–722
Christmann C (1977) Zum Stoßmechanismus am kindlichen Hirnschädel. Verhandl Anat Gesellsch 71:1309–1313
Christmann C, Möller M, Pawletta (1977) Dezelerations- und Akzelerationstraumen des menschlichen Schädels. Anat Anz 142:314–321
Christmann K, Günther K, Wischhusen H, Ehler E, Pfau H (1976) Untersuchungen über Druckbelastbarkeit und Frakturmechanismus weichteilbedeckter menschlicher Schädel. Anat Anz 139:274–280
Chudoba E (1956) Rezidivierende Spätmeningitis nach Stirnbeinfraktur. Dtsch Gesundheitswes 11:959–962
Chudowsky M (1889) Beiträge zur Statistik der Knochenbrüche. Bruns' Beitr Klin Chir 23:643–656
Chusid JG, De Gutierrez-Mahoney (1953) Ossifying subdural hematoma. J Neurosurg 10:430–434
Ciarla E (1913) Beitrag zum pathologisch-anatomischen und klinischen Studium der Pachymeningitis cerebralis haemorrhagica. Arch Psychiatr Nervenkr 52:439–491
Ciembroniewicz JE (1965) Subdural hematoma of the posterior fossa. Review of the literature with addition of three cases. J Neurosurg 22:465–473
Ciurlo L (1934) Sulla morfologia della lamina cribrosa dell'etmoide. Arch Ital Otolog 46:419–446
Clara M (1953) Das Nervensystem des Menschen, 2. Aufl. Barth, Leipzig
Clare FB, Bell HS (1961) Extradural hematomas. J Am Med Ass 177:887–891
Clark JB, Bellegarrigue RB, Saleman M (1985) Gunshot wound to the pons with functional neuroanatomical and electrophysiological correlation. Neurosurgery 16:607–611
Clark MA, Micik W (1984) Confusing wounds of entrance and exit with an unusual weapon. Am J Forens Med Pathol 5:75–78
Clark SL, Ward JW (1943) The effect of rapid compression waves in animals submerged in water. Surg Gynecol Obstet 77:403–412
Clark SL, Ward JW (1944) The electroencephalogram in concussion and related states in the cat. Anat Rec 80:10
Clark WC, Muhlbauer MS, Wartridge CB, Ray WM (1986) Analysis of 76 civilian craniocerebral gunshot wounds. J Neurosurg 65:9–14
Clarke ES, Goody W (1953) Ipsilateral third cranial nerve palsy as a presenting sign in acute subdural haematoma. Brain 76:266–278
Claus G (1943) Über Emphysembildung und Pneumocephalus internus. Arch Ohrenheilkd 153:118–133
Clavel M, Onzain I, Gutierrez P (1982) Chronic epidural hematomas. Acta Neurochir 66:71–81

Clein LJ, Bolton CF (1969) Interhemispheric subdural hematoma: A case report. J Neurol Neurosurg Psychiatry 32:389-392
Clemedson CJ (1949) An experimental study on air blast injuries. Acta Physiol Scand 18
Clemedson CJ (1954) Correlation between respiratory phase and extent of lung damage in air blast injury. J Appl Physiol 7:38-42
Clemedson CJ (1956) Blast injury. Physiol Rev 36:336-354
Clemedson CJ (1959-1960) Some blast studies with application to explosive decompression. J Br Interplanetary Soc 17:279-285
Clemedson CJ, Criborn CO (1955) Mechanical response of different parts of a living body to a high explosive shock wave impact. Am J Physiol 181:471-476
Clemedson CJ, Granström SA (1950) Studies on the genesis of „rib-markings" in lung blast injury. Acta Physiol Scand 21:131-144
Clemedson CJ, Hultman H (1954) Air embolism and cause of death in blast injury. Mil Surgeon 114:424-437
Clemedson CJ, Jönsson A (1961) Transmission and reflection of high explosive shock waves in bone. Acta Physiol Scand 51:47-61
Clemedson CJ, Jönsson A (1961) Transmission of elastic disturbances caused by air shock waves in a living body. J Appl Physiol 16:426-430
Clemedson CJ, Jönsson A (1962) Distribution of extra- and intrathoracic pressure variations in rabbits exposed to air shock waves. Acta Physiol Scand 54:18-29
Clemedson CJ, Jönsson A (1964) Dynamic response of chest wall and lung injuries in rabbits exposed to air shock waves of short duration. Acta Physiol Scand (Suppl 233) 62:3-31
Clemedson CJ, Jönsson A (1964) Differences in displacements of ribs and costal interspaces in rabbits exposed to air shock waves. Am Physiol 207:931-934
Clemedson CJ, Jönsson A (1976) Effects of the frequency content in complex air shock waves on lung injuries in rabbits. Aviat Space Env Med 47:1143-1152
Clemedson CJ, Petersson H (1956) Propagation of a high explosive air shock wave through different parts of an animal body. Am J Physiol 184:119-126
Clemedson CJ, Petterson H (1953) Genesis of respiratory and circulatory changes in blast injury. Am J Physiol 174:316-320
Clemens HJ, Burow K (1972) Experimentelle Untersuchungen zur Verletzungsmechanik der Halswirbelsäule beim Frontal- und Heckaufprall. Arch Orthop Unfallchir 74:116-145
Clifton GL, Grossman RG, Makela ME, Miner ME, Handel S, Sadhu V (1980) Neurological course and correlated computerized tomography findings after severe closed head injury. J Neurosurg 52:611-624
Coast GC, Gee DJ (1984) Traumatic subarachnoidal hemorrhage - an alternative source. J Clin Pathol 37:1245-1248
Coates JB, Meirowsky AM (eds) (1965) Neurological surgery of trauma. Office Surg Gen, Dept Army, US Governm Printing Office, Washington, DC
Coblentz RG (1940) Cerebellar subdural hematoma in infant 2 weeks old with secondary hydrocephalus. Operation with recovery. Surgery 8:771-776
Coburn KR (1970) Physiological endpoints in acceleration research. Aerosp Med 41:5-11
Coen E (1888) Über die Heilung von Stichwunden des Gehirns. Beitr Pathol Anat 2:107-128
Cohen H, Biskind B (1946) Pathologic aspects of atmospheric blast injuries in man. Arch Pathol 42:12-34
Cohen MA (1985) Plastic bullet injuries of the face and jaws. South African Med J 68:849-852
Coiter V (1573) Externarum et internarum principalium humani corporis partium tabulae, atque anatomicae exercitationes observationesque variae... T Gerlatzeni, Noribergae
Colas J, Collet M, Sartre R, Dano H, Fèvre J, Toscer L (1964) Les rhinorrhées posttraumatiques. Réflexions à propos des 52 cas. Rev Oto-Neuro-Ophthalmol 36:51-57
Cole M, Spatz E (1961) Seizures in chronic subdural hematoma. New Engl J Med 265:628-633

Coleman CC (1937) Fracture of the skull involving the paranasal sinuses and mastoids. J Am Med Ass 109:1613–1616
Coleman CC, Thompson JL (1941) Extradural hemorrhage in the posterior fossa. Surgery 10:985–990
Colmant HJ (1965) Cerebrale Hypoxie. In: Bargmann W, Doerr W (Hrsg) Zwanglose Abhandlung aus dem Gebiet der normalen und pathologischen Anatomie, Bd 16. Thieme, Stuttgart
Colmant HJ (1965) „Die pontocerebellären Dystrophien"; über sogenannte zentrale pontine Myelinolyse und verwandte Prozesse. Arch Psychiatr Nervenkr 206:612–629
Colmant HJ, Seitz D, Wolter D (1984) Intrakranielle Gasödem-Infektion nach Schädelhirntrauma. Nervenarzt 55:90–95
Columella F, Delzanno GB, Nicola GC (1959) L'ematoma epidural al vertice. Sist Nerv 2:104–118
Columella F, Gaist G, Piazza G, Caraffa I (1968) Extradural haematoma at the vertex. J Neurol Neurosurg Psychiatry 31:315–320
Conrad K (1960) Die symptomatischen Psychosen. In: Gruhle HW, Jung R, Mayer-Gross W, Müller M (Hrsg). Psychiatrie der Gegenwart, Bd 2. Springer, Berlin Heidelberg New York, S 369–435
Conradi FH (1969) Die offene frontobasale Schädelfraktur. Praxis 58:187
Contostavlos DL (1971) Massive subarachnoid hemorrhage due to laceration of the vertebral artery associated with the fracture of the transverse process of the atlas. J Forens Sci 16:40–55
Converse JM, Smith B (1950) Reconstruction of the floor of the orbit by bone grafts. Arch Ophthalmol 44:1–21
Converse JM, Smith B (1966) Naso-orbital fractures and traumatic deformities of the medical canthus. Plast Reconstr Surg 38:147–162
Converse JM, Cole G, Smith B (1961) Late treatment of blow-out fractures of the floor of the orbit. Plast Reconstr Surg 28:183–191
Converse JM, Smith B, Obear M, Wood-Smith D (1967) Orbital blow-out fractures: A ten year survey. Plast Reconstr Surg 39:20–36
Conway LW, McDonald LW (1972) Structural changes in the intradural arteries following subarachnoid hemorrhage. J Neurosurg 37:715–723
Cook AW (1963) Traumatic intracranial hemorrhage, New York State J Med 63:699–703
Cook AW, Browder EJ, Carter WB (1962) Cerebral swelling and ventricular alterations following evacuation of intracranial extracerebral hematoma. J Neurosurg 19:419–423
Coonrod JD, Dans PE (1972) Subdural empyema. Am J Med 53:85–91
Cooper Sir AP (1829) Lectures on the principles and practice of surgery. Westley, London
Cooper GJ, Maynard RL, Cross NL, et al. (1983) Casualties from terrorist bombings. J Trauma 23:955–967
Cooper PR (1982) (ed) Head injury. Williams & Wilkins, Baltimore London
Cooper PR (1987) (ed) Head injury, 2nd edn. Williams & Wilkins, Baltimore London Los Angeles Sydney
Cooper PR (1987) Skull fracture and traumatic cerebrospinal fluid fistulas. In: Cooper PR (ed) Head injury, 2nd edn. Williams & Wilkins, Baltimore London Los Angeles Sydney, pp 89–107
Cooper PR (1987) Post-traumatic intracranial mass lesions. In: Cooper PR (ed) Head injury, 2nd edn. Williams & Wilkins, Baltimore London Los Angeles Sydney, pp 238–284
Cooper PR (1987) Gunshot wounds of the brain. In: Cooper PR (ed) Head injury. 2nd edn. Williams & Wilkins, Baltimore London Los Angeles Sydney, pp 313–326
Cooper PR, Rovit RL, Ransohoff J (1976) Hemicraniectomy in the treatment of acute subdural hematoma: A re-appraisal. Surg Neurol 5:25–28
Cooper JD, Tabaddor K, Hauser WA (1983) The epidemiology of head injury in the Bronx. Neuroepidemiol 2:70–88
Cooperstock M (1946) Leptomeningeal cyst associated with hemiplegia and skull defects of traumatic origin. J Pediatr 28:488–492
Copper AC (1957) Orbito-cranial stab wounds. Ophthalmologia (Basel) 134:366–372

Coppola AR (1969) "Chronic" epidural hematoma. Virginia Med Monthly 96:453–456
Cordobés F, Lobato RD, Amor T, et al. (1980) Epidural haematoma of the posterior fossa with delayed operation. Report of a "chronic" case. Acta Neurochir 53:275–281
Cordobés F, Lobato RD, Rivas JJ, et al. (1981) Observations on 82 patients with extradural hematoma. Comparison of results before and after the advent of computerized tomography. J Neurosurg 54:179–186
Corey EL (1946) Medical aspects of blast. US Navy Med Bull 46:623–651
Correia A, Muke R (1972) Das epidurale Hämatom über dem Sinus sagittalis superior. Acta Neurochir 27:37–51
Corsellis JAN, Burton CJ, Freeman-Browne D (1972) The aftermath of boxing. Psychol Med 3:270–303
Cosman B (1959) Traumatic arterial malformations of the scalp: A review of the literature and two case reports. Ann Surg 150:1032–1040
Coster GD, Havill JH, Wynne-Jones G (1979) Cerebral embolisation of a shotgun pellet: Case report New Zeal Med J 89:253–255
Cotte G (1917) Hydro-pneumatocele traumatique du crâne. Bull Mém Soc Chir (Paris) 43:885–889
Couderec JA (1850) Sur les fractures du crane. Thèse médecine, Universite Paris
Courtney JW (1899) Traumatic cerebral edema: Its pathology and surgical treatment – a critical study. Boston Med Surg J 140:345–348
Courville CB (1935) Diffuse cortical contusion of the occipital lobe. Arch Pathol 20:254–523
Courville CB (1935) The pathologic process of cerebral concussion. Arch Neurol Psychiatr 34:1351–1352
Courville CB (1942) Coup-contrecoup mechanism of craniocerebral injuries. Some observations. Arch Surg 45:19–43
Courville CB (1942) Structural changes in the brain consequent to traumatic disturbances of intracranial fluid balance. Bull Los Angeles Neurol Soc 7:55–76
Courville CB (1943) Traumatic intracranial aerocele. Some comments on its pathology based on an review of the literature and a study of three autopsied cases. Bull Los Angeles Neurol Soc 8:97–117
Courville CB (1950) The mechanism of coup-contrecoup injuries of the brain: A critical review of recent experimental studies in the light of clinical observations. Bull Los Angeles Neurol Soc 15:72–86
Courville CB (1951) Trauma to the central nervous system. In: Tice's practice of medicine, vol 10. Prior, Hagerstown MD, pp 139–216
Courville CB (1953) Commotio cerebri. San Lucas Press, Los Angeles
Courville CB (1955) Case studies in cerebral anoxia: V. Characteristic anoxic alterations in cortex and corpus striatum consequent to strangulation. Bull Los Angeles Neurol Soc 20:9–19
Courville CB (1955) Contribution to the pathology of stab wounds of the brain. Bull Los Angeles Neurol Soc 20:162–176
Courville CB (1958) Etiology and pathogenesis of laminar cortical necrosis. Arch Neurol Psychiatr 79:7–30
Courville CB (1958) Residual cerebral lesions after thrombosis of the superior longitudinal sinus. Review of the literature and report of a case. Bull Los Angeles Neurol Soc 23:160–170
Courville CB (1958) Traumatic lesions of the temporal lobe. In: Baldwin M, Bailey P (eds) Temporal epilepsy. Thomas, Springfield, pp 220–239
Courville CB, Amyes EW (1952) Late residual lesions of the brain consequent to dural hemorrhage. Bull Los Angeles Neurol Soc 17:163–176
Courville CB, Schillinger RJ (1946) Intracranial complication of diseases of eye and orbit. Bull Los Angeles Neurol Soc 11:120
Craft AW (1975) Head injury in children. In: Vinken PJ, Bruyn GW in collaboration with Braakman R (eds) Injuries of the brain and skull, part I. Handbook of clinical neurology, vol 23. North Holland, Amsterdam Oxford, pp 445–458
Cragg J (1961) Nail-gun fatality. Br Med J II:1785

Cramer F (1958) Blast concussion and cerebral injuries due to explosion waves. In: Coates JB (Hrsg) Medical Department, United States Army, Surgery in Wold War II, Neurosurgery. Office Surg Gen, Dept Army, US Governm Printing Office, Washington DC, pp 215–260

Cramer F, Paster S, Stephenson C (1949) Cerebral injuries due to explosion waves – "cerebral blast concussion". A pathologic, clinical and electroencephalographic study. Arch Neurol Psychiatr 61:11–20

Crandall PH (1957) Post-traumatic cranial defects in the anterior fossa. Am J Surg 93: 517–524

Crandon LRG, Wilson LT (1906) Fracture of base of skull. Ann Surg 44:823–827

Crandon u. Wilson zit nach Ochsner A (1931)

Crawford T (1959) Some observations on the pathogenesis and natural history of intracranial aneurysms. J Neurol Neurosurg Psychiatry 22:259–266

Cremer U (1987) Rekonstruktionsversuch einer ungewöhnlichen suizidalen Mehrfach-schußverletzung. Beitr Gerichtl Med 65:109–115

Cressman MR, Hayes GJ (1966) Traumatic aneurysm of the anterior choroidal artery. J Neurosurg 24:102–104

Crichton-Miller H (1941) Somatic factors conditioning air-raid reactions. Lancet II:31–34

Critchley McD, Meadows (1933) Calcified subdural hematomas. Proc Royal Soc Med (London) 26:306–308

Crock HV (1976) Traumatic disc injury. In: Vinken PJ, Bruyn GW in collaboration with Braakman R (eds) Injuries of the spine and spinal cord, part I. Handbook of clinical neurology, vol 25. North Holland, Amsterdam Oxford, pp 481–512

Crockard HA (1977) An experimental cerebral missile injury model in primates. J Neurosrug 46:776–783

Crockard HA, Brown FD, Calica AB, Johns LM, Mullan S (1977) Physiological consequences of experimental cerebral missile injury and use of data analysis to predict survival. J Neurosurg 46:784–794

Crompton MR (1964) The pathogenesis of cerebral infarction following the rupture of cerebral berry aneurysms. Brain 87:491–510

Crompton MR (1964) Cerebral infarction following the rupture of cerebral berry aneurysms. Brain 87:263–280

Cronyn (1871/1872) A gunshot wound of head, ball being carried eight years in brain. Buffalo Med Surg J 11:94

Cronqvist S, Kohler R (1963) Angiography in epidural hematomas. Acta Radiol (Stockholm) 1:42–52

Cros J (1983) L'hématome sous dural traumatique de l'adulte. Thèse médecine, Universite Marseille

Crow HJ, Keogh C, Northfield DWC (1956) The localisation of cerebrospinal fluid fistulae. Lancet I:325–327

Csiky-Strauss A (1943) Hirnabszeß um einen Fremdkörper 21 Jahre nach seinem Eindringen. Chirurg 15:46

Curtis JB (1950/1951) Cerebral angiography. Br J Surg 38:295–331

Cushing H (1918) A study of a series of wounds involving the brain and its enveloping structures. Br J Surg 5:558–684

Cushing H (1918) Notes on penetrating wounds olf the brain. Br Med J I:221–226

Czursiedel H (1937) Ein Selbstmord mittels eines Bolzenschußapparates. Dtsch Z Ges Gerichtl Med 28:132–133

Da Costa DG, Adson AW (1941) Subdural hydroma. Arch Surg 43:559–567

Damme W van, Beekman P, Calliauw L, Marchau M (1975) Intercranial foreign body subsequent to head injury in childhood. Neuroradiology 9:215–216

Dandy WE (1919) Roentgenography of the brain after injection of air into the spinal canal. Ann Surg 70:397–403

Dandy WE (1926) Treatment of chronic abscess of the brain by tapping. Preliminary note. J Am Med Ass 87:1477–1478

Dandy WE (1926) Pneumocephalus (intracranial pneumatocele or acrocele). Arch Surg 12:949–982

Dandy WE (1938) Hirnchirurgie. Barth, Leipzig
Dandy WE (1938) Intracranial aneurysm of internal carotid artery cured by operation. Ann Surg 107:654–659
Dandy WE (1940) Chronic subdural hydroma and serious meningitis (Pachymeningitis serosa: Localized external hydrocephalus). In: Lewis D (ed) Practice of surgery, vol 12. Prior, Hagerstown, pp 306–310
Daniel P (1970) Head injuries. In: Sevitt S, Stoner HB (eds) The pathology of trauma. Royal College of Pathologists, London, pp 150–153
Dansauer (1935) Das gutachtliche Schicksal eines Falls von späten Hirnabszessen bei einem Kriegsgeschädigten. Ärztl Sachverständigen Z 41:29
Dany A, Boutet P, Gaudin H (1966) Hematome sous-dural aigu traumatique de la fosse posterieur chez un enfant de 17 mois. Neurochirurgie 12:539–541
Da Pian R, Benati A, Bricolo A, Tomasi A, Perbellini D, Dalle Ore G (1963) Ematomi extradurali traumatici del terzo medio del seno longitudinale superiore. Ospedal Ital Chir 8:667–676
Da Pian R, Dalle Ore G, Bricolo A, Benati A, Buffatti P (1967) Ematomi extradurali traumatici considerazioni su 72 casi operati. Minerva Neurochir 11:181–186
Da Pian R, Dulle O, Bricolo A, Benati A, Signorini GC (1967) Lacerazioni traumatiche. Considerazioni su 190 casi operati. Minerva Neurochir 11:147–153
Da Silva EG, da Silva AG (1979) Eine seltene orbito-zerebrale Messerstichverletzung. Neurochirurgia 22:28–30
Daum R, Mletzko J (1962) Bolzenschußverletzungen im Baugewerbe. Monatsschr Unfallheilkd 65:51–56
Dauvilaire F (1971) Contribution à l'étude des hématomes sous-duraux calcifiés. Thèse médecine, Universite Lyon
Davidoff LM, Feiring EH (1953) Subdural hematoma occurring in surgically treated hydrocephalic children. J Neurosurg 10:557–563
Davidson SC (1927) Traumatic pneumo-ventricle of cerebrum. Am J Röntgenol 17:447–451
Davies DO (1943) Traumatic ventricular pneumocephalus: One case. Br J Surg 30:237–239
Davies FL (1960) Mental abnormalities following subdural hematoma. Lancet I:1369–1370
Davies RE (1963) A case of recurrent meningitis with cerebrospinal fluid rhinorrhea. Med J Aust 50:931–932
Davini V, Tartarini E (1955) Analisi clinica di 47 casi di ematoma sottodurale cronico emisferico controllati chirurgicamente. Sist Nerv 7:249–259
Davis CHG, Nichols RWT (1980) Late diagnosis by computerized tomography of unsuspected extradural haematoma (letter). Lancet II:416–417
Davis D, Bohlman HH, Walker AE, Fisher R, Robinson R (1971) The pathological findings in fatal craniospinal injuries. J Neurosurg 34:603–613
Davis EDD (1934) Large lesions in the left frontal lobe due to foreign body in the nose. Proc Royal Soc Med 27:1285–1288
Davis JS (1911) Scalping accidents. John Hopkins Hosp Rep 16:257–362
Dawson SL, Hirsch CS, Lucas FV, Sebek BA (1980) The contrecoup phenomenon. Reappraisal of a classic problem. Hum Pathol 11:155–166
Debois V, Lombaert A (1980) Calcified chronic subdural hematoma. Surg Neurol 14:455–459
Defesche HFHG (1973) Cerebrospinale rhinorrhoe. Med Dissertation, Universität Groningen
Delank HW (1970) Grundriß der Unfallneurologie. Dietrich, Darmstadt
De la Peyronie FG (1709) Mémoire contenant plusieurs observations sur les maladies du cerveau, par lesquelles on tâche de découvrir le véritable lieu du cerveau dans lequel l'ame exerce ses fonctions, lu dans une assemblée publique de la Societée royale des Sciences de Montpellier en 1708. Journal de Trevoux, p 609

Del Vivo R, Armenise B (1961) Ematoma epidurale acuto spontaneo dopo decompressione ventriculare in corso di idrocefala. Minerva Neurochir 5:43–48
Dellen JR van, Plotkin R (1980) Unusual foreign bodies in the brain. A report of 2 cases. South African Med J 58:174–176
Demmler M (1942) Zur Kenntnis der Pneumatocele interna (Pneumatocephalus internus). Münch Med Wochenschr 89:1077–1079
Dempsey LC, Wistock DP, Hoft JT (1977) Stab wounds of the brain. West J Med 126:1–4
Demuth WE (1971) The mechanism of shotgun wounds. J Trauma 11:219–229
Denecke HJ (1968) Unfallchirurgie des Gesichtes und Halses. Arch Klin Exper Ohr-Nasen-Kehlkopfheilkd 191:217–404
Denny-Brown DE (1941) Experimental concussion. Proc Royal Soc Med 34:691–692
Denny-Brown D (1945) Cerebral concussion. Physiol Rev 25:296–325
Denny-Brown D, Russell WR (1941) Experimental cerebral concussion. Brain 64:93–164
Desaga H (1950) Blast injuries. In: German Aviation Medicine World War II, vol 2. Dept Air Force, US Governm Printing Office, Washington DC, pp 1274–1293
Descuns P, Garre H, Bisquerra E, Thevenöt C, Ramee A (1962) Craniocerebral injuries. Surg Gynecol Obstet 115:428–436
Descuns P, Garre H, Thevendt C, Zdrojarski B (1959) Brèches osteo-meningées de la base du crâne. Etude thérapeutique basée sur 80 observations. Ann Chir 13:1035–1047
Detmold W (1850) Abscess in the substance of the brain; the lateral ventricles opened by an operation. Am J Med Sci (N. ser.) 19:86–95
Dettling J (1938) Expressionsverletzungen des Schädels. Schweiz Med Wochenschr 68:486–489
Dettori P, Giovanni R (1966) Angiographic technique and diagnosis in brain lacerations and extradural hematomas. Acta Radiol (Diagn) 5:100–109
Deucher P (1892/93) Experimentelles zur Lehre vom Gehirndruck. Dtsch Z Chir 35:145–191
Devic H, Ricard H, Guinet I (1945) Abcès du cerveau posttraumatique tardif. Lyon Chir 40:463–473
Diamant H (1980) Blow-out fractures. Rev Laryngol 101:467–471
Dickinson EH, Pastor BH (1948) Two cases of acute subdural hygroma simulating massive intracranial hemorrhage. J Neurosurg 5:98–101
Dietz H (1970) Die frontobasale Schädel-Hirn-Verletzung. Klinisches Bild und Probleme der operativen Behandlung. Monogr Gesamtgeb Neurol Psychiat, Heft 130. Springer, Berlin Heidelberg New York
Dillman RO, Crumb CK, Lidsky MJ (1979) Lead poisoning from a gunshot wound. Report of case and review of the literature. Am J Med 66:509–514
Dillon JD, Meirowsky AM (1975) Facio-orbito-cranial missile wounds. Surg Neurol 4:515–518
Di Maio VJM (1975) Homicidal death by air rifle. J Trauma 15:1034–1037
Di Maio VJM (1985) Gunshot wounds. Practical aspects of firearms, ballistics and forensic techniques. Elsevier, New York Amsterdam Oxford
Di Maio VJM, Di Maio DJ (1972) An unsuspected stab wound of the brain. Case report. Milit Med 137:434–435
Di Maio VJM, Di Maio DJ (1972) Bullet embolism: Six cases and a review of the literature. J Forens Sci 17:394–398
Dingman RO (1973) Injuries to the scalp. In: Youmans JR (ed) Neurological surgery, vol 2. Saunders, Philadelphia, pp 906–921
Dingman RO, Natvig P (1964) Surgery of facial fractures. Saunders, Philadelphia
Dinkelmeyer HH (1943) Der innere Prellschuß des Gehirnschädels. Nervenarzt 16:110–125
Dirnhofer R, Sigrist T (1977) Chronisches subdurales Hämatom nach Schleudertrauma. In: Schneider V (Hrsg) Festschrift für Krauland. Zentrale Universitätsdruckerei, Berlin, S 103–120
Distelmaier P (1977) Lage eines Geschosses in einem Hirnventrikel. Fortschr Röntgenstr 126:71–72
Distelmaier P, Vlajic I (1977) Lage eines Geschosses in einem Hirnventrikel. Fortschr Geb Röntgenstr Nuclearmed 126:71–72

Dittman W (1986) Gehirnschußverletzungen durch Luftdruckwaffen. Z Rechtsmed 96:119-131
Di Tullio MV (1977) Epidural hematoma with complete third nerve paralysis in an awake patient. Surg Neurol 7:193-194
Dixon KC (1940) Mechanism of cerebral concussion. Lancet II:360
Dodge PR (1965) Tangential wounds of scalp and skull. In: Meirowsky AM (ed) Neurological surgery of trauma. Office Surg Gen, Dept Army, US Governm Printing Office, Washington DC, pp 143-159
Dodge PR, Meirowsky AM (1952) Tangential wounds of scalp and skull. J Neurosurg 9:472-483
Dodick JM, Galina MA, Littleton JT, Sod LM (1971) Concomitant medial wall fracture and blow-out fracture of the orbit. Arch Opthalmol 85:273-276
Dohmen M, Käufer C (1968) Skalpierungsverletzungen und ihre Behandlung. Chirurg 39:377-379
Dolenc A, Lovsin J (1979) Eigenartige Selbstmordfälle. Beitr Gerichtl Med 37:235-240
Domarus H von, Poeschel W (1983) Pfählungsverletzungen des Gaumens. Plast Reconstr Surg 72:656-658
Domke H (1969) Luftgewehrverletzungen des Auges. Dtsch Gesundheitswes 12:560-563
Donald PJ (1982) Frontal sinus ablation by cranialization. A report on 21 cases. Arch Otolaryngol 108:142-146
Donald PJ, Bernstein L (1978) Compound frontal sinus injuries with intracranial penetration. Laryngoscope 88:225-232
Donders FC (1851) Die Bewegungen des Gehirns und die Veränderungen der Gefäßfüllung der Pia mater, auch bei geschlossenen, unausnehmbaren Schädel unmittelbar beobachtet. Schmidt's Jahrb Ges Med 69:16-20
Dooling JA, Bell WE, Whitehurst WR (1967) Penetrating skull wound from a pair of scissors. Case report. J Neurosurg 26:636-638
Dorizzi A, Monolo L, Pauli P (1968) Ematoma extradurale acute della fossa cranica posteriore. Descrizione di un caso diagnosticato con l'angiografia vertebrale. Sistema Nervoso 20:63-66
Dott NM (1933) Intracranial aneurysms: Cerebral arterio-radiography; surgical treatment. Transact Med Chir Soc Edinburgh 40:219-240
Dott N, Alexander GL, Ascroft PB (1944) Injuries of the brain and skull. In: Bailey H (ed) Surgery of modern warfare, 3rd edn. Livingstone, Edinburgh, pp 717-759
Dotzauer G (1978) Die Okzipito-Zervikalregion aus der Sicht des Gerichtsmediziners. In: Meinecke FW (Hrsg) Pathologie und Klinik der Occipito-Zervikalregion. In: Junghanns H (Hrsg) Die Wirbelsäule in Forschung und Praxis, Heft 76. Hippokrates, Stuttgart, S 72-79
Dotzauer G, Goebels H, Legewie H (1963) Selbstmord und Selbstmordversuche. Statistischer Vergleich von Hamburger Erfahrungen aus den Jahren 1935 bis 1959. Münch Med Wochenschr 105:973-981
Dotzauer G, Guzinski HJ (1975) Die morphologische Problematik des Kopftraumas des Säuglings, speziell des subduralen Hämatoms. Aktuelle Traumatol 5:9-14
Dotzauer G, Jarosch K, unter Mitarb v Berghaus G (1972) Schriftenreihe des Bundeskriminalamtes 1971/G 1-3. Bundeskriminalamt, Wiesbaden
Dougherty M (1904) Sur l'état vermoulu de l'écorce cérébrale. Rev Neurol 12:1239-1243
Dow RS, Ulett G, Raaf J (1945) Electroencephalographic studies in head injuries. J Neurosurg 2:154-169
Dow RS, Ulett G, Tunturi A (1945) Electroencephalographic changes following head injuries in dogs. J Neurophysiol 8:161-172
Doyle AS (1921) Traumatic pneumocranium. Am J Roentgenol 8:73-75
Doyle OM (1878) An ounce minieball embedded in the brain fifteen years successfully removed. Southern Med Rec 3:323
Drake CG (1961) Subdural haematoma from arterial rupture. J Neurosurg 18:597-601
Drake CG (1961) Bleeding aneurysms of the basilar artery, direct surgical management in 4 cases. J Neurosurg 18:230-238

Dressler W, Albrecht K (1957) Klinische Betrachtungen zur Pathogenese des subduralen Hämatoms. Acta Neurochir 5:46–67

Dretzka L (1930) Foreign bodies in the brain. Am J Surg 8:819–824

Drew JH, Fager CA (1954) Delayed brain abscess in relation to retained intracranial foreign bodies. J Neurosurg 11:386–393

Driesen W (1966) Verletzungen des Hirnschädels. Ber 46. Tag. Deutsche Röntgengesellsch, 29.4.–2.5.1965, Nürnberg. Thieme, Stuttgart, 1965, Teil A, S 130–133

Driesen W, Elies W (1974) Epidural and subdural haematomas as a complication of internal drainage of cerebrospinal fluid in hydrocephalus. Acta Neurochir 30:85–93

Driesen W, Franke D (1961) Die traumatische Infarzierung des Schläfenhirns, ihre Diagnose und operative Behandlung. Zentralbl Neurochir 21:14–23

Dubitscher F (1957) Der Suizid. Arbeit und Gesundheit, Heft 61. Thieme, Stuttgart

Ducati A, Crotti F, Giovanelli M, Gaini SM, Tomei G, Mangiagalli E (1981) Patologia traumatica in fossa cranica posteriore. Urug Chir C:523–525

Dufouart (1801) Analyses des blessures d'armees à feu et leur traitement. Paris

Dürck H (1930) Über 13 Jahre lang ruhende Gasödeminfektion nach Schußverletzung des Gehirns. Beitr Pathol Anat 84:667–678

Dürwald W (1966) (Hrsg) Gerichtsmedizinische Untersuchungen bei Verkehrsunfällen. Thieme, Leipzig

Duffy GP, Bhandari YS (1969) Intracranial complications following transorbital penetrating injuries. Br J Surg 56:685–688

Dujovny M, Manor RS, Israeli J (1974) Orbitocranial foreign body. A case report. Ophthalmologia 168:261–268

Dujovny M, Osgood CP, Maroon JC, Jannetta P (1975) Penetrating intracranial foreign bodies in children. J Trauma 15:981–986

Dupuytren G (1839) Leçons orales de clinique chirurgicale faites à l'Hôtel-Dieu de Paris. 6 vols, 2e éd. Germer-Baillière, Paris

Duret H (1878) Etudes experimentales et cliniques sur les traumatismes cérébraux. In: Prem Fasc Progres Medical. Delahaye, Paris

Durrer H, Zander E (1956) Die traumatisch bedingte nasale Liquorrhoe. Pract Oto-rhino-laryngol 18:253–261

Dzenitis AJ, Kalsbeck JE (1965) Chronic brain abscess discovered 31 years after intracerebral injury by missile. J Neurosurg 22:169–171

Easterbrook M, Hunter KM (1970) Flare pen-gun ocular, orbital, and cerebral injury. Am J Ophthalmol 70:224–226

Echlin FA (1949) Traumatic subdural hematoma – acute, subacute and chronic. An analysis of 70 operated cases. J Neurosurg 6:294–303

Echlin FA (1956) Head injuries and their management. Lippincott, Philadelphia Montreal

Echlin FA (1965) Spasm of basilar and vertebral arteries caused by experimental subarachnoid haemorrhage. J Neurosurg 23:1–11

Echlin FA, Sordillo SVR, Garvey TQ (1956) Acute, subacute, and chronic subdural hematoma. J Am Med Ass 161:1345–1350

Echols DH, Holcombe RG (1941) Traumatic intracerebral pneumatocele. Report of a case. Southern Surg 10:589–591

Ecker AD (1946) Bacteriologic study of penetrating wounds of the brain, from the surgical point of view. J Neurosurg 3:1–6

Ecker A (1947) Cerebrospinal rhinorrhea by way of Eustachian tube; report of cases with dural defect in middle or posterior fossa. J Neurosurg 4:177–178

Ecker A (1948) Upward transtentorial herniation of the brain stem and cerebellum due to tumor of the posterior fossa. J Neurosurg 5:51–61

Eckhoff NL (1940) Acute subdural hematoma. Lancet I:689–690

Edberg S, Rieker BA, Angrist A (1963) Study of impact pressure and acceleration in plastic skull models. Lab Invest 12:1305–1311

Edwards WC, Ridley RW (1968) Blow-out fracture of medial orbital wall. Am J Ophthalmol 65:248–249

Ehlers E, Dittrich H, Schmitz KP (1975) Über die gegenseitige Abhängigkeit der Belastungsmöglichkeiten von Gesichts- und Gehirnschädel. Anat Anz 138:152–163

Eichler A, Story JL, Bennett DE, Galo MV (1969) Traumatic aneurysm of a cerebral artery. J Neurosurg 31:72–76
Eigler G, Drake J (1964) Komplikationen der Nasennebenhöhlenerkrankungen. In: Berendes J, Link R, Zöllner F (Hrsg) Handbuch der Hals-Nasen-Ohrenheilkunde, Bd I. Thieme, Stuttgart, S 243
Eisels JW, Reay DT, Cook Y (1981) Sites of suicidal gunshot wounds. J Forens Sci 26:480–485
Eisenmenger W, Tutsch-Bauer E (1985) Die Bedeutung morphologischer Befunde am Gehirn beim posttraumatischen Suizid. Beitr Gerichtl Med 43:83–93
Eisenmenger W, Gilg P, Diem G, Neuhann T (1978) Zur histologischen und histochemischen Altersbestimmung gedeckter Hirnrindenverletzungen. Beitr Gerichtl Med 36:281–289
El Gindi S, Salama M, Tawfik E, Aboul Nasr H, El Nadi F (1979) A review of 2000 patients with craniocerebral injuries with regard to intracranial haematomas and other vascular complications. Acta Neurochir 48:237–244
Elkins CW (1968) Scalp laceration. Compound skull fracture. Arizona Med 25:204–209
Elsässer G, Grünwald HW (1953) Schizophrene oder schizophrenieähnliche Psychosen bei Hirntraumatikern. Arch Psychiatr Nervenkrankh 190:134
Ender HG (1972) Behandlungsergebnisse bei epiduralen Hämatomen in einer Unfallstation. In: Jonasch E (Hrsg) Verhandl Österr Gesellsch Unfallchir, 7. Tag, 8.–9. Oktober 1971, Salzburg. Hefte Unfallheilkd 111:289–291
Engels EP (1961) Basal skull fracture involving the sella turcica. Chir Radiol 12:177–178
Erben J, Nadvornik F (1963) The quantitative determination of air embolism in certain cases of fatal trauma. J Forens Med 10:45–50
Erchul JW, Rosenberg HS (1952) Ossified dural hematoma. US Armed Forces Med J 3:733–739
Erichsen JE (1882) On concussion of the spine: Nervous shock and other obscure injuries of the nervous system in their clinical and medico-legal aspects. Longmans Green, London
Ericson K, Hakansson S, Lofgren J, Zwetnow NN (1978) Arteriovenous shunting – the basis pathophysiological mechanism in epidural hematoma. Acta Neurochir 42:257–258
Ericson K, Hakansson S (1981) Computed tomography of epidural hematomas. Association with intracranial lesions and clinical correlation. Acta Radiol (Diagn) 22:513–519
Erlanger O (1919) Stirnhöhlen- und Gesichtsverletzungen. Arch Ohrenheilkd 104:15
Escher F (1954) Traumatische Cholesteatome. Pract Oto-Rhino-Laryngol 16:32–40
Escher F (1960) Die frontobasale Schädel-Hirn-Verletzung. Schweiz Med Wochenschr 90:1481–1486
Escher F (1967) Die frontobasalen Schädelverletzungen und die Nasennebenhöhlen-Verletzungen im mittleren Gesichtsbereich. Schweiz Z Militärmed 44:141–152
Escher F (1969) Clinic, classification and treatment of the fronto-basal fractures. Almquist & Wiksell, Stockholm
Escher F (1971) Klassifikation der offenen frontobasalen Frakturen. Monatsschr Ohrenheilkd 105:144
Escourolle R, Hauw JJ, Hervé de Sigalony JP, Orcel L (1974) Les kystes arachnodiens de l'adulte. Etude neuropathologique de 6 observations. Ann Anat Pathol 19:257–274
Esparza J, Portillo JM, Mateos F, Lamas E (1982) Extradural hemorrhage in the posterior fossa in the neonate. Surg Neurol 17:341–343
Esser A (1931) Klinisches und Pathologisches zur Frage des sogenannten Etat vermoulu. Arch Psychiatr 93:639–658
Esser A (1933) Die Verletzungen der Hirnrinde bei stumpfer Gewalteinwirkung auf den Schädel mit besonderer Berücksichtigung des forensischen und unfallpathologischen Standpunktes. Arch Orthop Unfallchir 33:10–106
Esser A (1933) Entstehung, Lokalisation und Vernarbung von Hirnrindenverletzungen bei stumpfer Gewalt. Monatsschr Unfallheilkd 40:385–398
Estridge MN, Smith RA (1961) Acute subdural hemorrhage of the posterior fossa. Report of a case with review of the literature. J Neurosurg 18:248–249

Etter IB (1987) The National Safety Council estimate of injury costs. Publ Health Rep 102:634–636
Evans FG (1955) Studies in human biomechanics. Ann New York Acad Sci 63:586–615
Evans FG (1957) Stress and strenght in bones, their relation to fractures and osteogenesis. Thomas, Springfield
Evans FG, Lissner HR, Lebow M (1958) The relation of energy, velocity, and acceleration to skull deformation and fracture. Surg Gynecol Obstet 107:593–601
Evans JNC, Fenton PJ (1971) Blow-out fracture of the orbit. J Laryngol Otol 85:1127–1145
Evans J (1963) Acure head injury, 2nd edn. Thomas, Springfield
Evans JP (1966) Acute head injury, 2nd edn. Thomas, Springfield
Evans JP, Scheinker IM (1943) Histologic studies of the brain following head trauma. III. Post-traumatic infarction of cerebral arteries with consideration of the associated clinical picture. Arch Neurol Psychiatr 50:258–278
Evatt CW (1947) Ice pick through orbit: Case report. J South Carolina Med Ass 43:236
Eve PF (1870) Gunshot wound of the brain; portion of the ball found seven years afterwards in the tentorium cerebelli, with a notice of some of the more recent cases analogous to it. Richmond Louisville Med J 60:1–33
Evers H (1936) Alt eingeheilte Messerspitze im Schädeldach. Ärztl Sachverst Z 42:129
Ey W (1981) Mitbeteiligung der Orbita bei frontobasalen Traumen. Laryngol Rhinol Otol 40:162–167
Faber M (1976) Massive subgaleal hemorrhage: A hazard of play-ground swings. Clin Pediatr (Phila) 15:384–385
Fabian G (1956) Traumatisches Aneurysma der Carotis interna in der Keilbeinhöhle. Hals-Nasen-Ohrenarzt 6:42–45
Fabing HD (1946) Cerebral blast syndrome in combat soldiers. Trans Am Neurol Ass 71:29–33
Fabre L (1967) Les pneumatocèles crâniennes secondaires aux lésions des sinus aérés de la face. Montpellier Méd 51:431
Fagerberg S, Lodin H (1964) Pneumocephalus. Acta Oto-Laryngol 58:312–320
Faigin BM (1976) 1975 societal costs of motor vehicle accidents. US Dept Transportation, Natl Highway Traffic Safety Admin, Planning & Evaluation, Washington, DC
Falconer MA, Schiller F (1942) Middle meningeal hemorrhage after head injury without fracture of the skull. Lancet I:532–533
Falfo C, San Filippo JA, Vartany A (1981) Subgaleal hematoma from hair combing. Pediatrics 68:583–584
Fallopio G (1569) In librum Hippocratis de vulneribus capitis exposito, Petri Angeli Agathi opera atque diligentia edita. In his: Opuscula tria. P Meietum et fratrem, Venice
Fallopio G (1584) In Hippocratis Coi librum de vulneribus capitis expositio. In seinen Opera quae adhuc extant omnia, in unum congesta. Frankfort
Fallopio G (1606) De vulneribus in genere, de vulneribus capitis, oculorum, etc., es ist dies der 2. Teil in Continens tractus quatuor, dem 2. Band von Fallipio's Opera genuina omnia. 3. Bd. Venice
Fanjung J (1894) Über den Einfluß des Druckes auf die Leitfähigkeit von Elektrolyten. Z Physik Chem 14:673–700
Fanning WL, Willett LR, Philips CP, Wallman LJ (1976) Puncture wound of the eyelid causing brain abscess. J Trauma 16:919–920
Fano S (1853) Mémoire sur la commotion du cerveau. Mem Soc Chir (Paris) 3:163–199
Fantis A, Zeren AS (1981) Experience with delayed chronic brain abscesses. In: Schiefer W, Klinger M, Brock (eds) Advances in Neurosurgery, vol 9. Springer, Berlin Heidelberg New York, pp 90–96
Farago I (1959) Über neurologische Syndrome bei Epiduralhämatom. Confin Neurol 19:118–145
Farkas-Bargeton E, Olsson Y, Guth L, Klatzo I (1972) Glycogen reaction to cervical stab wound during maturation of rat brain. Acta Neuropathol 22:158–169
Farris JM, Smith GK (1956) An evaluation of temporary gastrostomy – a substitue for nasogastric suction. Ann Surg 144:475–486

Faschingbauer-Böhler (1917) Über indirekte Schußfrakturen der Schädelbasis. Dtsch Med Wochenschr 43:482–484
Fatteh A, Gore SB, Mann GT, et al. (1980) Suicide with two guns: A unique case. J Forens Sci 25:883–885
Faulhaber K (1982) The overdrained hydrocephalus. Clinical manifestations and management. In: Krayenbühl H et al. (eds) Advances and technical standards in neurosurgery, vol 9. Springer, Wien New York, pp 3–24
Faust C (1960) Die psychischen Störungen nach Hirntraumen: Akute traumatische Psychosen und psychische Spätfolgen nach Hirnverletzungen. In: Gruhle HW, Jung R, Mayer-Gross W, Müller M (Hrsg) Psychiatrie der Gegenwart. Forschung und Praxis, Bd 2. Springer, Berlin Heidelberg New York, S 552–645
Fein JM, Rovit RL (1970) Interhemispheric subdural haematoma secondary to hemorrhage from a calloso-marginal artery aneurysm. Neuroradiology 1:183–186
Feld M (1947) Contribution à l'étude des hématomes sous-duraux spontanés. Rev Neurol 79:97–108
Felizet (1873) Recherches anatomiques et expérimentales sur les fractures du crâne. Delahaye, Paris
Fell DA, Fitzgerald S, Moiel RH, Caram P (1975) Acute subdural hematomas: A review of 144 cases. J Neurosurg 42:37–42
Fendel K, Werner R (1966) Besonderheiten des Hirntraumas bei frontobasalen Verletzungen. Z Laryngol Rhinol 45:631–639
Fenelon J (1965) Contribution à l'étude des hématomes extra-duraux. Thèse médecine, Universität Bordeaux
Fenster E (1932) Stirnbeinfraktur mit Luftansammlung im Schädelinneren. Röntgenpraxis 10:101–102
Ferey D (1951) Six observations de fistules de liquide céphalo-rachidien, par fissure ethmoïdo-fronto-nasale, post-traumatiques. Sept interventions. Cinq guérison. Un décès. Rev Neurol 84:533–536
Ferguson FR, Liversedge LA (1946) Modern views on concussion. Practitioner 156:26–32
Ferguson GG, Barton WB, Drake CG (1968) Subdural hematoma in haemophilia: Successful treatment with cryoprecipitate. Case report. J Neurosurg 29:524–528
Ferner H, Kautzky R (1959) Angewandte Anatomie des Gehirns und seiner Hüllen. In: Olivecrona H, Tönnis W (Hrsg) Handbuch der Neurochirurgie, Bd I/1. Springer, Berlin Göttingen Heidelberg, S 1–90
Ferraro A (1930) The reaction of the brain tissue to intravenous injection of hypotonic solutions. J Nerv Ment Dis 71:129–144
Ferrari A (1882) Sulla commozione cerebrale. Spellanzani (2. Ser) 9:169–196
Ferri A (1552) De sclopetorum, sive archibusorum vulneribus, libri tres. Romae
Ferris EJ, Lehrer H, Shapiro JH (1967) Pseudo-subdural hematoma. Radiology 88:75–84
Ferris EJ, Kirch R, Shapiro JH (1967) Epidural haematomas. Varied angiographic signs. Am J Roentgenol 101:100–106
Fessey BM, Meynell MJ (1966) Hemorrhage involving the central nervous system in haemophilia: Account of the management of 5 cases. Br Med J I:211–212
Feuchtwanger G, Mayer-Gross W (1938) Hirnverletzung und Schizophrenie. Schweiz Arch Neurol Psychiatr 41:17
Fiala E (1970) Die Erträglichkeit mechanischer Stösse für den menschlichen Kopf. Automobiltechn Z 72:167–170
Ficai G (1907) Note sur l'état vermoulu du cerveau. Arch Méd Expér Anat Pathol 19:542–550
Field JH (1976) Epidemiology of head injuries in England and Wales. His Majesty's Stationary Office, London
Finelli PF, McEntee WJ (1977) Ocular bobbing with extra-axial haematoma of the posterior fossa. J Neurol Neurosurg Psychiatry 40:386–388
Finney LA, Reynolds DH (1965) Comminuted cranial fractures. J Trauma 5:223–238
Firdosi AH, Jain SC (1966) Penetrating wound of orbit by scissor blades with complete recovery: Case report. Eye Ear Nose Throat Monthly 45:67–68

Fischer G, Sayre GP, Bickford RG (1957) Histologic changes in the cat's brain after introduction of metallic and plastic coated wire used in electroencephalography. Proc Staff Meet Mayo Clin 33:14–22

Fischer H (1972) Zur Behandlung von Schußverletzungen. Münch Med Wochenschr 40:1731–1737

Fischer H (1976) Schußverletzungen von Kopf und Hals. Literaturübersicht. Aktuelle Traumatol 6:265–268

Fischer H (1976) Bolzenschußverletzungen. Literaturübersicht. Aktuelle Traumatol 6:275–276

Fischer H (1976) Geschoßembolie und Geschoßwanderung. Literaturübersicht. Aktuelle Traumatol 6:277–278

Fischer H (1976) Schrotschußverletzungen. Literaturübersicht. Aktuelle Traumatol 6:287–288

Fischer H (1976) Zur Lokalisation von Kriegsverletzungen. Wehrmed Monatsschr 7:206–209

Fischer RP, Flynn TC, Miller PW et al. (1985) The economies of fatal injuries. Dollars and sense. J Trauma 25:745–750

Fisher C, Sayre GP, Bickford RC (1957) Histologic changes in the cat's brain after introduction of metallic and plastic coated wire used in electroencephalography. Proc Mayo Clin 32:14–22

Fisher RG, Kim JK, Sachs E (1958) Complications in posterior fossa due to occipital trauma – their operability. J Am Med Ass 167:176–182

Flach A, Ehlers CT, Schmölke H, Dinkelaker M (1972) Die Unfallgefährdung im Kindesalter. In: Rehbein F (Hrsg) Der Unfall im Kindesalter. Klinik, Rehabilitation, Prophylaxe. Hippokrates, Stuttgart, S 44–55

Fleming JAC, Hill IGW, Walmsley R (1943) One case of intracranial aerocele with extension to the lateral cerebral ventricle with clinical and pathological notes. J Royal Army Med Corps 81:101–106

Flesch-Thebesius F (1922) Operativ bestätigte Geschoßwanderung im Seitenventrikel. Zentralbl Chir 49:902

Fletcher ER (1970) A model to simulate thoracic responses to air blast and to impact. Symposium on biodynamic models and their application. Aerospace Medical Research Laboratory, Wright-Patterson AFB, Dayton OH, Oct 26–28 1970

Fletcher ER, Richmond DR, Jones RK (1970) Blast displacement of prone dummies. Operation Prairie Flat, Projekt Officers Report – Project LN 402, Technical Report on contract No. DA-01-68-C-0118, Defence Atomic Support Agency, Department of Defence, Washington DC, July 2, 1970

Florschütz V (1961) Über die Behandlung der Schädeltangentialschüsse. Münch Med Wochenschr 63:104–105

Förster A (1940) Handlungsfähigkeit. In: Neureiter FW, Pietrusky F, Schütt E (Hrsg) Handwörterbuch der gerichtlichen Medizin. Springer, Berlin

Foerster O (1904) Gehirnveränderungen bei Gehirnerschütterungen. Neurol Zentralbl 23:1063–1064

Foerster O (1929) Die traumatischen Läsionen des Rückenmarks auf Grund der Kriegserfahrungen. In: Bumke O, Foerster O (Hrsg) Handbuch der Neurologie, Erg Bd II, 4. Teil. Springer, Berlin, S 1721–1927

Foerster O, Penfield W (1930) Der Narbenzug am und im Gehirn bei traumatischer Epilepsie in seiner Bedeutung für das Zustandekommen der Anfälle und für die therapeutische Bekämpfung derselben. Z Neurol Psychiatr 125:474–572

Fogelholm R, Heiskanen O, Waltimo O (1975) Chronic subdural hematoma in adults. Influence of patient's age on symptoms, signs and thickness of hematoma. J Neurosurg 42:43–46

Fogelholm R, Waltimo O (1975) Epidemiology of chronic subdural haematoma. Acta Neurochir 32:247–250

Foltz EL, Jenkner FL, Ward AA (1953) Experimental cerebral concussion. J Neurosurg 10:342–352

Ford FR (1956) Basal subarachnoid hemorrhage und trauma. J Forens Sci 1:117–127

Ford LE, McLaurin RL (1963) Mechanisms of extradural hematomas. J Neurosurg 20:760–769
Forques LD (1869) Mecanisme des fractures du crane. Thèse medecine, Universite Straßburg
Forster B (1976) Rechtsmedizin. Enke, Stuttgart
Forster B, Ropohl D (1982) Rechtsmedizin, 3. Aufl. Enke, Stuttgart
Forster CA, Sherman JE (1987) Surgery of facial bone fractures. Churchill Livingstone, New York
Forster JB, Leiguarda R, Tilley PJB (1976) Brain damage in National hunt jockeys. Lancet I:981–983
Fox N (1933) Cure in a case of cerebrospinal rhinorrhea. Otolaryngol 17:85–86
Fraenckel P (1927) Gedeckte traumatische Zerreißung der gesunden Arteria basilaris. Dtsch Z Ges Gerichtl Med 10:193–199
Frank E, Berger TS, Tew JM (1982) Bilateral epidural hematomas. Surg Neurol 17:218–222
Frank T (1932) Spätabszeß im Hirn, der 17 Jahre nach der Verwundung zum Tode führt. Ärztl Sachverst Z 38:146
Franke K (1972) Epidemiologie des Schädel-Hirntraumas (SHT). In: Jonasch E (Hrsg) Verhandl Österr Gesellsch Unfallchir, 7. Tag, 8.–9. Oktober 1971, Salzburg. Hefte Unfallheilkd 111:143–145
Franke K (1985) Epidemiologie. In: Lang R, Reding R (Hrsg) Schädel-Hirn- und Mehrfachverletzungen. Barth, Leipzig, S 15–19
Franke K, Hesse G (1962) Selbstmordversuch durch Eintreiben einer Schusterahle durch die Schädeldecke ins Gehirn. Arch Kriminol 129:169–172
Fraenkel P (1927) Gedeckte traumatische Zerreißung der gesunden Arteria basilaris. Dtsch Z Ges Gerichtl Med 10:193–199
Frankhauser H, Kiener M (1982) Delayed development of extradural haematomas. Acta Neurochir 60:29–35
Frankhauser H, Uske A, de Tribolet N (1983) Les hématomes épidureux retardés. A propos d'une série de 8 cas. Neurochirurgie 29:255–260
Frankowski RF (1986) Descriptive epidemiologic studies of head injury in the United States: 1974–1984. Adv Psychosom Med 16:153–172
Franz C (1908) Über Krönlein'sche Schädelschüsse. Zentralbl Chirurg 35:49–52
Franz C (1939) Die Contrecoupverletzungen des Gehirns in Beziehung zur Abschleuderungstheorie Langgenhagers. Dtsch Z Ges Gerichtl Med 31:61–69
Frazier CH (1935) The surgical management of chronic subdural hematoma. Ann Surg 101:671–689
Freed CG, Boyd HR (1960) Subdural hematoma. Review of 106 cases. Rocky Mount Med J 57:51–55
Freeman W (1948) Transorbital leucotomy. Lancet II:371
Fremdstad JD, Martin SH (1978) Lethal complication from insertion of nasogastric tube after severe basilar skull fracture. J Trauma 18:820–824
French BN, Cobb CA, Corkill G, Youmans JR (1978) Delayed evolution of posttraumatic subdural hygroma. Surg Neurol 9:145–148
Frera C (1969) Supratentorial extradural haematomas secondary to ventricular decompression. Acta Neurochir 20:31–35
Freytag E (1963) Autopsy findings in head injuries from firearms. Statistical evaluation of 254 cases. Arch Pathol 76:215–225
Freytag E (1963) Autopsy finding in head injuries from blunt forces. Statistical evaluation of 1,367 cases. Arch Pathol 75:402–413
Freytag E (1966) Fatal rupture of intracranial aneurysms. Survey of 250 medicolegal cases. Arch Pathol 81:418–424
Fribourg-Blanc, Lasalle, Germain (1934) Deux observations de pneumatocèle intracrânienne. Rev Neurol 62:51–61
Frick de Grange AO (1963) Spur der Mörder. Zit nach Brinkmann M, Kleiber M (1978) Ref in Kriminalistik 7:28

Friede RL (1954) Die Bedeutung der Glia für den zentralen Kohlehydratstoffwechsel. Zentralbl Allg Pathol Anat 92:65–74

Friede R (1955) Registrierung intrakranieller Druckschwankungen in den basalen Zisternen bei Schädeltrauma. Monatsschr Unfallheilkd 58:361–365

Friede R (1955) Die Genese der sog. Contrecoupverletzungen. Zentralbl Neurochir 15:73–83

Friede RL, Yasargil MG (1977) Supratentorial intracerebral epithelial (ependymal) cysts: Review, case reports and fine structure. J Neurol Neurosurg Psychiatr 40:127–137

Friedmann G, Frowein RA (1966) Die Bedeutung der Schädelfrakturen für die klinische Behandlung. Ber. 46. Tag Deutsche Röntgen-Gesellsch, 29.4.–2.5.1965, Nürnberg. Thieme, Stuttgart, Teil A, S 170–171

Friedmann G, Schmidt-Wittkamp E, Walter W (1959) Das Carotisangiogramm bei subduralen Hämatomen unter besonderer Berücksichtigung der Altersbestimmung. Dtsch Z Nervenheilkd 179:589–602

Friemann W (1941) Prognosis of simultaneous eye and brain injuries. Klin Monatsbl Augenheilkd 107:265–271

Fritz E (1935) Abreißung einer Arteria vertebralis von der Basilaris ohne Schädelverletzung. Beitr Gerichtl Med 13:22–27

Fritz E (1942) Merkwürdiger Befund nach Tötung eines Menschen mittels eines Bolzenschuß-Tiertötungsapparates. Arch Kriminol 111:25–29

Froment J, Gonin A, Viallier J (1942) Pneumatocèle traumatique intracranienne. J Méd (Lyon) 23:151–159

Frowein RA (1952) Liquorfistel und Pneumatocele nach Verletzung der vorderen Schädelbasis. Zentralbl Neurochir 12:323

Frowein RA, Keila M (1972) Einteilung der traumatischen subduralen Hämatome. Aktuelle Traumatol 4:205

Frugoni R, Ara CA, Gonzales-Toledo E (1981) Proyectil libre en cavidad ventricular. Acta Neurol Latinoamer 17:337–349

Fruin AH, Juhl GL, Taylon C (1984) Interhemispheric subdural hematoma. Case report. J Neurosurg 60:1300–1302

Fryc O, Krompecher T (1979) Überlebenszeit und Handlungsfähigkeit bei tödlichen Verletzungen. Beitr Gerichtl Med 37:389–392

Fuchsig P (1938) Über intra- und extrakraniellen Pneumocephalus. Zentralbl Chir 65:1917–1922

Fueger GF, Milauskas AT, Britton W (1966) The roentgenological evaluation of orbital blow-out injuries. Am J Roentgenol 97:614–617

Fujino T, Makino K (1980) Entrapment mechanism and ocular injury in orbital blowout fracture. Plast Reconstr Surg 65:571–576

Fukamacha A, Nageseki Y, Kohno K, Wakao T (1985) The incidence and developmental process of delayed traumatic intracerebral haematomas. Acta Neurochir 74:35–39

Fukamachi A, Kohno K, Nagaseki Y, Misumi S, Kunimine H, Wakao T (1985) The incidence of delayed traumatic intracerebral hematoma with extradural hemorrhages. J Trauma 25:145–149

Furlow LT (1936) Chronic subdural hematoma. Arch Surg 32:688–708

Furlow LT, Bender MB, Teuber L (1947) Moveable foreign body within the cerebral ventricle: A case report. J Neurosurg 4:380–386

Gädeke R (1962) Der Unfall im Kindesalter. Thieme, Stuttgart

Gage M (1942) Traumatic injuries to the peripheral vessels in both civil and military practice. Surgery 11:983–986

Gaines M (1943) A case of traumatic ventricular pneumocephalus. Br Med J II:512–513

Gala A (1957/1958) Schußverletzungen des Auges in der Gegenwart. Ref Dtsch Z Ges Gerichtl Med 46:635

Galbraith SL (1973) Age-distribution of extradural haemorrhage without skull fracture. Lancet I:1217–1218

Galbraith S, Blailock CT, Jennett B, Steven JL (1976) The reliability of computerized transaxial tomography in diagnosing acute traumatic intracranial haematoma. Br J Surg 63:157

Gailbraith S, Teasdale G, Blaiklock C (1976) Computerised tomography of acute traumatic intracranial haematomas: reliability of neurosurgeons' interpretations. Br Med J II:1371–1373

Gallagher JP, Browder EJ (1950) Extradural hemorrhage. A report of one hundred patients. Prog Neurol Psychiatr 5:361–364

Gallagher JP, Browder EJ (1968) Extradural hematoma. Experience with 167 patients. J Neurosurg 29:1–12

Gallagher SS, Finison K, Guyer B, Goodenough S (1984) The incidence of injuries among 87000 Massachusetts children and adolescents: Result of the 1980–81 statewide childhood injury prevention program surveillance system. Am J Publ Health 74:1340–1347

Galloway DC, Grudis J (1979) Inadvertent intracranial placement of a nasogastric tube through a basal skull fracture. Southern Med J 72:240–241

Gama JP (1837) Traité des plaies de tête et de l'encéphalite. Société typographique Belge, Brussels

Gamper E (1936) Zur Frage der Commotio und Contusio cerebri. Med Klin 32:1556–1956

Gamper E (1938) Zum Problem der Commotio cerebri: a) Gibt es eine Commotio cerebri ohne Bewußtseinsstörung? b) Kann eine Commotio cerebri tödlich enden? Monatsschr Psychiatr Neurol 99:542–560

Gannon WE (1961) Interhemispheric subdural hematoma. J Neurosurg 18:829–831

Gardeur D, Metzger J (1982) Tonodensiometrie intracranienne. Livre IV. Pathologie traumatique cranio-cérébrale, vol 1. Paris, p 190

Gardner WJ (1932) Traumatic subdural hematoma. With particular reference to the latent interval. Arch Neurol Psychiatr 27:847–858

Gardner WJ (1935) Traumatic subdural hematoma. A report of twenty-two cases. Ohio State Med J 31:660–665

Gardner WJ, Shannon EW (1970) Pneumocranium from gunshot wound of brain. J Am Med Ass 214:2333–2334

Garfield J (1969) Management of supratentorial intracranial abscess: A review of 200 cases. Br Med J II:7–11

Garland LH, Mottram ME (1945) Traumatic pneumocephalus. Radiology 44:237–240

Garza-Mercado R (1983) Extradural hematoma of the posterior cranial fossa Report of seven cases with survival. J Neurosurg 59:664–672

Garza-Mercado R, Campa H (1978) Extradural hematoma due to traumatic pseudoaneurysm of middle meningeal artery. Surg Neurol 9:103–105

Garza-Mercado R, Rangel RA (1979) Extradural hematoma associated with traumatic middle meningeal artery pseudoaneurysm: Report of two cases. Neurosurgery 5:500–503

Gattinger B, Ott E (1977) Gesichtsschädelfrakturen und Schädel-Hirn-Traumen. In: Kraft-Kinz J, Kronberger L (Hrsg) Kongreßbericht Österr Gesellsch Chir, 18. Tag, 19.–21.5.1975, S 740–751

Geber E (1931) Mehrfacher Bruch der Schädelbasis und des Schädeldaches und Pneumocephalus. Geheilt. Zentralbl Chir 58:1446–1449

Geertinger P, Voigt J (1981) Über die Gefährlichkeit des absoluten Nahschusses aus Gaspistolen. Arch Kriminol 168:171–175

Gehuchten P van, Martin P (1932) Les hematomas sous-duraux chroniques. Rev Neurol 11:178–197

Gell CF (1961) Table of equivalents for acceleration terminology: Recommended for general international use by the Acceleration Committee of the Aerospace Medical Panel, AGARD. Aerosp Med 32:1109–1111

Genest AS, Bingham WG, Hamilton RD (1963) Bilateral subdural empyema. Report of a case with arteriograms. J Neurosurg 20:524–526

Genewein F (1923) Die mechanischen Vorgänge bei der Gehirnerschütterung und der Gehirnkontusion. Bruns Beitr Klin Chir 128:348–365

Gennett B, Miller J (1972) Infection after depressed fracture of skull. J Neurosurg 36:333–339

Genz H (1972) Zur Epidemiologie des Kinderunfalls in der Bundesrepublik Deutschland und über einige seiner physischen Gegebenheiten. In: Rehbein F (Hrsg) Der Unfall im Kindesalter. Klinik, Rehabilitation, Prophylaxe. Hippokrates, Stuttgart, S 17–28

Geraghty WR (1936) Extensive bilateral subdural abscess. Microscopic study of the meninges and brain: Report of a case. Ann Otol Rhinol Laryngol 45:452–463

Gerber AM, Moody R (1972) Craniocerebral missile injuries in the monkey: An experimental physiological model. J Neurosurg 36:43–49

Gerberich SG, Hays M, Mandel JS, Gibson RW, Van der Heide CJ (1985). In: Laaser U, Senault R, Viefhues H (eds) Primary health care in the making. Springer, Berlin Heidelberg New York

Gergely B (1927) Gyóyaszat 67:897 (Ungarisch). Zit nach Schliack H, Schaefer P (1965)

Gerke T (1942) Morde und Selbstmorde mit Viehschußmasken. Arch Kriminol 111:19–26

Gerlach J (1955) Über Bolzenschußverletzungen des Gehirns. Eine typische Suizidart der Metzger. Zentralbl Neurochir 15:83–89

German WJ (1944) Cerebrospinal rhinorrhea – surgical repair. J Neurosurg 1:60–66

German WJ, Flanigan S, Davey LM (1966) Remarks on subdural hematoma and aphasia. Clin Neurosurg 12:344–350

Gersdorff H (1517) Feldtbuch der wundtartzney. J Schott, Straßburg

Geserick E, Lignitz E, Patzelt D (1981) Untersuchungen zu neuen Schädelbefunden beim Contrecoup-Mechanismus. Eine experimentelle Studie. Jap J Leg Med 35:247–251

Geserick E, Prokop O (1980) Frakturen der knöchernen Orbita bei stumpfen Schädeltrauma als Contrecoup-Verletzung. Jap J Leg Med 34:569–574

Geserick G, Prokop O, Kruse C (1980) Frakturen der knöchernen Orbita bei stumpfen Schädeltrauma mit Contecoup-Verletzungen. Kriminal Forens Wissensch 39:53–57

Ghouralal S, Myers P, Campbell E (1956) Persistent cerebrospinal rhinorrhea originating in a fracture through the petrous bone and cured by muscle graft. Report of a case. J Neurosurg 13:205–207

Gibson JE (1879) Pistol shot wound of the brain; patient lives six years with the bullet in the brain. Nashville J Med Surg 24:207

Gijn J van, Wintzen AR (1969) Whiplash injury and subdural haematoma. Lancet II:592

Gilday DL, Wortzman G, Reid M (1974) Subdural hematoma: Is it or is it not acute? Radiology 110:141–145

Gilder JC van, Coxe WS (1970) Shotgun pellet embolism of the middle cerebral artery. Case report. J Neurosurg 32:711–714

Gilg T, Eisenmenger W, Oblinger P (1982) Zur histochemischen Altersbestimmung gedeckter Hirnrindenverletzungen – Untersuchungen zum Verhalten der NADP-Diaphorase, Glycero-3-PH-Dehydrogenase, Glucose-6-PH-DH und Naphtylacetat-Esterase. Beitr Gerichtl Med 40:139–144

Gilles FH, Shillito J (1970) Infantile hydrocephalus. Retrocerebellar subdural hematoma. J Pediatr 76:529–537

Gillingham FJ (1958) The management of ruptured intracranial aneurysms. Ann Roentgenol Coll Surg Engl 23:89–117

Gillingham FJ (1979) History of aneurysm surgery. In: Pia HW, Langmaid C, Zierski J (eds) Cerebral aneurysms. Advances in diagnosis and therapy. Springer, Berlin, pp 1–4

Giordano C, Zito F (1981) Chronic evolution of an acute epidural haematoma. A case report. J Neurosurg Sci 25:109–111

Giordano G (1931) Di un caso di pneumoencefalo traumatico. Policlinico 38:471–476

Gipe BT, Acker B, Smith R (1981) Delayed cerebral embolization of a shotgun pellet with fatal consequences. J Trauma 21:326–329

Gioire H, Charbonnel, Vercelletto P, Collet M, Dano H (1967) Une observation d'un volumineux penumatocèle kystique post-traumatique. Rev Oto-Neuro-Ophthalmol 39:202–205

Giroire JM, Charbonnel H, Colas A (1951) Hematome extra-dural post-traumatique du cervelet. Rev Oto-Neuro-Ophthalmol 26:532–539

Giroux J, Leger J (1962) Hematomas of the posterior cranial fossa. A report of three cases. Canad Med Ass J 87:59–61

Gissane W, Rank BK (1940) Post-traumatic cerebrospinal rhinorrhea with case report. Br J Surg 27:717–722
Gitlin D (1955) Pathogenesis of subdural collections of fluid. Pediatrics 16:345–352
Gjerris F, Sorensen S (1980) Colloid osmotic and hydrostatic pressures in chronic subdural haematomas. Acta Neurochir 54:53–60
Glakin VM (1972) Case of acute lead poisoning after a gunshot wound. Klin Med 50:145
Glaser MA, Fine JA (1939) Penetrating knife wound of the skull with subcortical haemorrhage. Am J Surg 43:797–798
Glaser MA, Shafer FP (1945) Depressed fractures of the skull, their surgery, sequelae and disability. J Neurosurg 2:140–153
Glass JM, Zaki SA, Rivers RL (1980) Intracranial missile emboli. J Forens Sci 25:302–303
Glénard R, Aimard J (1919) Aérocèle traumatique du cerveau. Presse Méd 27:123–124
Glista GG, Reichman OH, Brumlik J, Fine M (1978) Interhemispheric subdural hematoma. Surg Neurol 10:119–122
Gloning K, Klausberger EM (1955) Über das basale subdurale Hämatom. Acta Neurochir 5:205–222 u. 499–511
Glowacki J, Szwagrzyk E, Madrszkiewics E, Stolarská B, Szaroma W (1972) Erfahrungen bei der operativen Behandlung von 45 aufeinanderfolgenden Fällen mit epiduralen Hämatomen. Zentralbl Neurochir 33:215
Goald HJ, Ronderos A (1961) Traumatic perforation of the intracranial portion of the internal carotid artery with eleven-day survival. Case report. J Neurosurg 18:401–404
Gögler E (1962) Unfallopfer im Straßenverkehr. Chirurgischer Beitrag zur Verkehrsmedizin. In: Documenta Geigy, Series Chirurgica, Nr 5, Basel
Gögler E (1965) Road accidents. Series Chirurgica, Documenta Geigy, Basel
Gögler E (1968) Epidemiology of trauma in Europe. In: Brinkhous KM (ed) Accident pathology. US Governm Printing Office, Washington DC, pp 63–66
Gögler E (1969) Statistics of civilian trauma. Proc Sect Meet A.C.S., Munich, 26–29 June, 1968. Springer, Berlin Heidelberg New York, pp 113–123
Gögler E (1971) Der schwere Unfall in der modernen Industriegesellschaft. Langenbecks Arch Chir 329:922–965
Gögler E, Laqua H (1953) Die Bedeutung des Unfallkrankengutes für die klinische Chirurgie. Übersicht über 5 Jahre: 1947–1951. Langenbecks Arch Klin Chir 275:477–518
Goggio AF (1941) The mechanism of contrecoup injury. J Neurol Neurosurg Psychiatry 4:11–22
Golden JG, Odom G, Woodhall B (1953) Subdural hematoma following subarachnoid hemorrhage. Arch Neurol Psychiatr 69:486–497
Goldhahn G, Goldhahn WE (1967) Leitsymptom: Liquorfluß aus der Nase. Chirurg 38:126
Goldhammer W (1919) Über die traumatische Luftcyste des Gehirns nach Schußverletzungen. Deutsch Z Chir 149:86–99
Goldin MD, Economou SG (1965) Stud-gun injuries. J Trauma 5:670–677
Goldsmith W zit nach Peters G (1969)
Goldstein SJ, Woodring JH, Young AB (1981) Occipital condyle fracture associated with cervical spine injury. Surg Neurol 17:350–352
Gomez F (1957) One hundred cases of subdural hematoma from 1930 to 1955 at the Henry Ford Hospital. Henry Ford Hosp Bull (Detroit) 5:35–46
Gonzales TA, Vance M, Helpern M, Umberger CJ (1954) Legal medicine. Pathology and toxicology, 2nd edn. Appleton, New York
Goodell CL, Mealey J (1963) Pathogenesis of chronic subdural hematoma. Experimental studies. Arch Neurol 8:429–437
Goodkin R, Zahniser J (1978) Sequential angiographic studies demonstrating delayed development of an acute epidural hematoma. J Neurosurg 48:479–482
Goodman JM, Kalsbeck J (1965) Outcome of self-inflicted gunshot wounds of the head. J Trauma 5:636–642
Goodman JM, Mealey J (1969) Postmeningitic subdural effusions. The syndrome and its management. J Neurosurg 30:658–663

Goonetilleke UKD (1976) A stud (cartridge) gun suizide (A case report). Med Sci Law 16:181–184
Gordy PD (1948) Extradural hemorrhage of the anterior and posterior fossa. J Neurosurg 5:294–298
Goroncy C (1924) Handlungsfähigkeit Kopfschußverletzter. Dtsch Z Ges Gerichtl Med 4:145–164
Gorvai D, De Louvois J, Hurley R (1978) Incidence and mortality of abscesses of the central nervous system in England and Wales – results of a survey. Adv Neurosurg 6:178–181
Goutelle A, Lapras C, Dechaume JP, Chadensson O, Djordjevitch (1970) L'hématome extradural traumatique de l'enfant. Pédiatrie 25:21–30
Gouze FJ, Hayter R (1944) Air embolism in immersion blast. US Naval Med Bull 43:871–877
Graf (1903) Über die Prognose der Schädelbasisbrüche. Dtsch Z Chir 68:464–507
Graf K (1962) Ueber Augenschußverletzungen, insbesondere durch Luftgewehrkugeln. Dtsch Gesundheitswes 17:1318–1322
Graham TO (1937) Cerebrospinal rhinorrhoea. Z Laryngol 52:344–347
Grahne B (1967) Traumatic cerebrospinal fluid rhinorrhea treated by frontal sinus osteplasty. Acta Otolaryngol (Suppl) 224:462
Grant FC (1923) Intracranial aerocele following a fracture of the skull. (Report of a case with review of the literatur.) Surg Gynecol Obstet 36:251–255
Grant FC (1935) Chronic subdural hematoma. J Am Med Ass 105:845–849
Grant FC, Austin GM (1949) Evacuation of traumatic extradural hemorrhage from the posterior fossa. Ann Surg 130:963–966
Grant GN, Elliot DW, Frederick PL (1962) Postoperative decompression by temporary gastrostomy or nasogastric tube. An objective comparison. Arch Surg 85:844–851
Grant WT (1944) Chronic extradural hematoma: Report of a case of hematoma in anterior cranial fossa. Bull Los Angeles Neurol Soc 9:156–162
Grant WT (1946) Subdural hydroma. A cause of morbidity after head injury. California Western Med 64:246–249
Grashenkov NJ (1946) Anaerobic infection of the brain. Am Rev Soviet Med 3:5
Greder W (1885) Experimentelle Untersuchungen über Schädelbasisbrüche. Dtsch Z Chir 21:491–510
Greenwood J (1950) Removal of foreign body (bullet) from the third ventricle. J Neurosurg 7:169–172
Gregory DH, Messner R, Zinneman HH (1967) Metastatic brain absesses: A retrospective appraisal of 29 patients. Arch Intern Med 119:25–31
Greiner H (1973) Zur Handlungsfähigkeit nach Schußverletzungen. Arch Kriminol 152:215–225
Grevsten S, Pelletieri L (1982) Surgical decision in the treatment of extradural haematoma. Acta Chir Scand 148:97–102
Grey HM (1930) Fracture of frontal bone involving the frontal sinus with formation of an intracranial pneumocele. Br Med J II:562
Griepentrog F (1952) Die Bedeutung subduraler Ergüsse für die Pathogenese der Pachymeningitis haemorrhagica interna. An Hand eines Falles von frühkindlicher Hirnschrumpfung. Arch Psychiatr Nervenkr 189:373–379
Griepentrog F (1952) Ein Beitrag zur diffusen meningealen Sarkomatose. Arch Psychiatr 188:549–555
Griffiths FED, Montgomery WE (1969) zit nach Brinkmann B, Kleiber M (1978) Ref in Kriminalistik 22:330
Grima (1778) Memoires sur les sujets proposés pour le Prix de l'Academie royal de Chirurgie. Bd 4. Paris, pp 368–438
Grima (1869) Mémoire sur les contre-coups dans les lésions de la tête. Mem sur les sujets proposes pour le prix de l'Academie royale de Chirugie, vol 4. Nouvelle éd. Menard & Desene, Paris, pp 207–226
Grinker RR, Spiegel JP (1943) War neurosis of North Africa. The Tunisian Campaign. Macy Foundation, New York
Griponissiotis B (1955) Ossifying chronic subdural hematoma. Report of a case. J Neurosurg 12:419–420

Grob M (1941) Über die Schädelfrakturen im Kindesalter. Langenbecks Arch Klin Chir 202:207–249

Groeneveld A, Schaltenbrand G (1927) Ein Fall von Duraendotheliom über der Großhirnhemisphäre mit einer bemerkenswerten Komplikation: Läsion der gekreuzten Pes pedunculi durch Druck auf den Rand des Tentoriums. Dtsch Z Nervenheilkd 117:32–50

Groff RA, Grant FC (1942) Chronic subdural hematoma. Collective review. Inter Abstr Surg 74:9–20

Grollmus JM, Wilson CB, Newton TH (1976) Paramesencephalic arachnoid cysts. Neurology 26:128–134

Gromov AP (1982) Biomechanik der Kopfverletzungen, Kriminal Forens Wissensch 45:25–32

Grood MPAN de (1961) Die Liquorrhoe aus dem Ohr nach stumpfen Schädeltraumen. Acta Neurochir 9:449–455

Gros C, Cazaban R (1951) Le syndrome chiasmatique post-traumatique avec pneumatocèle intracranienne. Presse Méd 59:398–399

Gros C, Geerds F (1977) Handbuch der Kriminalistik, Bd 1. Schweizer, Berlin, S 620

Gros C, Minvielle J (1951) Réflexions sur le traitement d'une série de rhinorrhées cérébrospinales d'orgine traumatique (7 cas). Rev Neurol 84:527–533

Grosch H (1959) Das Schädel-Hirn-Trauma in seinen Auswirkungen auf das mesodiencephale Übergangsgebiet. Lehmann, München

Gross A, Trela F, Lisowski Z, et al. (1981) Isolated subarachnoid haemorrhage caused by fracture of the atlas. (Polnisch mit engl Zusammenf). Arch Med Sadowej 31:67–72

Gross AG (1958) A new theory on the dynamics of brain concussion and brain injury. J Neurosurg 15:548–561

Gross AG (1958) Impact thresholds of brain concussion. J Aviat Med 29:725–732

Gross SW (1948) Pneumencephalus secondary to a penetrating wound of the brain. J Neurosurg 5:405–406

Gross SW (1955) Posterior fossa hematomas. J Mount Sinai Hosp 22:286–289

Gross SW, Savitsky N (1942) Extradural hemorrhage in the anterior cranial fossa. Ann Surg 116:821–826

Grosskopf A, Mussgnug G (1965) Lungenverletzung durch Bolzenschußapparat. Monatsschr Unfallheilkd 68:133–136

Grossman H, Hamilton JG (1966) Orbitale Verletzungen. J Neurol Neurosurg Psychiatry 29:476

Grote W (1966) Traumatische, frontobasale Liquorfisteln. Chirurg 31:102–105

Gruber FH (1969) Post traumatic leptomeningeal cysts. Am J Roentgenol Rad Ther Nucl Med 105:305–307

Gruhle HW (1940) Selbstmord. Thieme, Stuttgart

Grundfest H (1945) Penetration of steel spheres into bone. National Research Council. Division of Mechanical Research and Development. Missiles Casualty Report, No 10, 20 July 1945

Grumme T, Meese W (1972) Die frontobasale Schädel-Hirn-Verletzungen. Dtsch Med J 23:708–711

Grunnagle JF (1946) Traumatic intracerebral hematoma. J Nerv Ment Dis 103:298–300

Gruszkiewicz J (1972) Ipsilateral exophthalmos in subfrontal epidural haematomas. Report of four cases. J Neurosurg 37:613–615

Gruszkiewicz J, Platt H (1973) Subfrontal epidural hematomas. Neurochirurgia 16:54–59

Guerin A (1866) Les fractures du maxilla superieure. Arch Gén Méd 6: serie 8

Güttinger W (1950) Der Stoßeffekt auf eine Flüssigkeitskugel als Grundlage einer physikalischen Theorie der Entstehung von Gehirnverletzungen. Z Naturforsch 5a:622–628

Guillaume J, Pecker J (1951) Une forme particuliere d'epanchement traumatique intracranienne; le hématome basilaire. Presse Méd 59:345–346

Guillemin A (1929) Abscès cérébral traumatique tardif. Bull Méd Soc Nat Chir 55:945–949

Guillermain P (1986) Traumatic extradural hematomas. In: Vigouroux RP (ed) Advances in neurotraumatology, vol 1. McLaurin RL (ed) Extracerebral collections. Springer, Wien New York, pp 1–50

Guillermain P, Gomez A (1979) Les hématomes extraduraux traumatiques. Livre jubilaire en hommage au Prof. JE Paillas. Marseille, pp 153–182
Guillermain P, Lena G, Reynier Y, et al. (1982) Les hématomes intracérébraux post traumatiques: à propos de 38 cas. Neurochirurgie 28:309–314
Gulliksen G, Haase J (1977) Epidural haematoma following a shunt revision. Acta Neurochir 36:107–109
Gund A (1960) Über Bolzenschußverletzungen, zugleich ein Beitrag zur Versorgung offener frontobasaler Impressionen. Acta Neurochir 8:444–448
Gund A (1966) Bolzenschußverletzungen. Wien Med Wochenschr 116:1045–1046
Gunn FH, Fairbrother HC (1914) Deep wound of brain. J Am Med Ass 62:1634
Gupta RL, Keen RI (1958) An unusual case of cardiac injury. Lancet I:1157
Gurdjian ES (1933) Studies on acute cranial and intracranial injuries. Ann Surg 97:327–367
Gurdjian ES (1949) Studies on skull fracture with particular reference to engineering factors. Am J Surg 78:735–742
Gurdjian ES, Buchstein H (1943) A note on the management of gunshot wounds of the head in civilian practice. Am J Surg 25:414–418
Gurdjian ES, Lissner HR (1944) Deformation of the skull in head injury. Surg Gynecol Obstet 81:679–687
Gurdjian ES, Lissner HR (1947) Deformations of the skull in head injury as studied by the "stress-coat" technic. Am J Surg 73:269–280
Gurdjian ES, Shawan HV (1932) Management of skull fracture involving the frontal sinus. Ann Surg 95:27–32
Gurdjian ES, Thomas LM (1969) Surgical treatment of cranial and intracranial suppuration, Chap 1. In: Gurdjian ES (ed) Cranial and intracranial suppuration. Thomas, Springfield
Gurdjian ES, Thomas LM (1974) Traumatic intracranial hemorrhage. In: Feiring EH (ed) Brock's Injuries of the brain and spianl cord and their coverings, 5th edn. Springer, New York, pp 203–267
Gurdjian ES, Webster JE (1942) Extradural hemorrhage. A collective review of the literature and a report of 30 cases of middle meningeal hemorrhage and 4 cases of dural sinus hemorrhage treated surgically. Int Abstr Surg 75:206–220
Gurdjian ES, Webster JE (1944) Surgical management of compound depressed fracture of frontal sinus cerebrospinal rhinorrhea and pneumocephalus. Arch Otolaryngol 39:289–306
Gurdjian ES, Webster JE (1958) Head injuries – mechanism, diagnosis and treatment, 2nd edn. Little Brown, Boston
Gurdjian ES, Webster JE (1960) Traumatic intracranial hemorrhage. In: Brock S (ed) Injuries of the brain and spinal cord. Springer, New York, pp 127–186
Gurdjian ES, Webster JE, Lissner HR (1949) Studies on skull fracture with particular reference to engineering factors. Am J Surg 57:736–742
Gurdjian ES, Webster JE, Lissner HR (1950) The mechanism of skull fracture. J Neurosurg 7:106–114
Gurlt E (1862) Handbuch der Lehre von den Knochenbrüchen. Crote, Hamburg
Gurlt E (1898) Geschichte der Chirurgie und ihrer Ausübung. 3 Bd. Hirschwald, Berlin. Neudruck: Olms, Hildesheim, 1964
Guth L, Watson PK (1968) A correlated histochemical and quantitative study on cerebral glycogen after brain injury in the rat. Exper Neurol 22:590–602
Guthkelch AN (1949) Extradural hemorrhage as a cause of cortical blindness. J Neurosurg 6:180–182
Guthkelch AN (1960) Apparently trivial wounds of eyelids with intracranial damage. Br Med J II:842–844
Guthrie GJ (1820) A treatise on gun-shot wounds, 2nd edn. Longman, London
Guthrie GJ (1823) Lectures on the operative surgery of the eye; being the substance of that part of the author's course of lectures on the principles and practice of surgery which relates to the diseases of that organ. Burgess & Hill, London
Guthrie GJ (1842) Injuries of the head affecting the brain. Churchill, London

Guthrie GJ (1862) Commentaires on the survey of the war in Portugal, Spain, France, and the Netherlands. 2 vols in 1. 6th edn. rev to Oct 1855. Lippincott, Philadelphia

Guthrie GJ (1955) Commentaires on the survey of the war in Portugal, Spain, France, and the Netherlands. Longman, London

Gutterman P, Shenkin HA (1970) Prognostic features in recovery from traumatic decerebration. J Neurosurg 32:330–335

Guttmann L (1930) Über pneumocephalia intracranialis spontanea. Z Neurol 128:82–86

Haack HP, Weigel B (1972) Zur Pathomorphose des Hirnabszesses. Zentralbl Allg Pathol 116:225–231

Haack HP, Weigel B (1972) Zum Wandel der tödlichen eitrigen Leptomeningitis. I: Überblick, II: Pathogenese, III: Erreger. Zentralbl Allg Pathol 116:128–133, 134 u 141

Habash AH, Sortland Q, Zwetnow NN (1982) Epidural hematoma. Pathophysiological significance of extravasation and arteriovenous shunting. An analysis of 35 patients. Acta Neurochir 60:7–27

Haberda A (1893) Atypische Lage der Einschußöffnung beim Selbstmord durch Schuß in den Kopf. Vierteljahresschr Gerichtl Med 5:221

Haberda A (1919) Eduard R von Hofmanns Lehrbuch der gerichtlichen Medizin, 10 Aufl. Urban & Schwarzenberg, Berlin Wien, S 490

Haberda A (1930) Diagnose des verletzenden Werkzeuges. Beitr Gerichtl Med 10:1

Hadfield G, Christie RV (1941) A case of pulmonary concussion (blast) due to high explosives. Br Med J I:77–78

Händel K (1964) Über die zeitlichen Zusammenhänge zwischen Unfall und Tod, das Ergebnis von 1000 tödlichen Verkehrsunfällen. Dtsch Z Ges Gerichtl Med 55:187–193

Härtel J (1984) Gesichtsschädelfrakturen und ihre Begleitverletzungen. Zentralbl Chir 109:612–616

Haeser H (1881) Lehrbuch der Geschichte der Medizin und der epidemischen Krankheiten, Bd 2. Fischer, Jena Neudruck: Olms, Hildesheim, 1971

Hafner CD, Wylie JH, Bruch BE (1961) Complications of gastrointestinal intubation. Arch Surg 83:147–160

Haft H, Liss H, Mount LA (1960) Massive epidural hemorrhage as a complication of ventricular drainage. J Neurosurg 17:49–54

Hagan KO von (1942) Lead palsy resulting from fragmented bullet. Bull Los Angeles Neurol Soc 7:104–106

Hagan PJ (1967) Posttraumatic anosmia. Arch Otolaryngol 85:85–89

Hager A (1959) Über die Duraverletzungen der vorderen Schädelgrube. Wien Klin Wochenschr 71:190–193

Hakansson S, Löfgren J, Zwetnow NN (1977) The intracranial pressure course in experimental epidural haemorrhage. Acta Neurochir 37:294–295

Hallen O (1969) Über „die organisch pathologische Reaktion des bereits (wenn auch nur im Verborgenen) kranken" Gehirns. Nervenarzt 40:460–462

Haller N (1919) Meningitis nach Stirnhöhlenverletzung. Arch Ohrenheilkd 104

Hallervorden J (1941) Hirnerschütterung und Thixotropie. Zentralbl Neurochir 1/2:37–42

Hallervorden J, Quadbeck G (1957) Die Hirnerschütterung und ihre Wirkung auf das Gehirn. Deutsch Med Wochenschr 82:129–134

Ham AW (1974) Histology. Lippincott, Philadelphia

Hamlin H (1943) Neurological observations on immersion blast injuries. US Nav Med Bull 41:26–32

Hamlin H (1968) Subgaleal hematoma caused by hairpull. J Am Med Ass 204:339

Hammer B, Gund A (1975) Brain injury due to a blank-shot mortar explosion. Neuroradiology 9:103–106

Hammon WM (1971) Retained intracranial bone fragments: Analysis of 42 patients. J Neurosurg 34:142–144

Handa J, Handa H, Nakano Y (1979) Rim enhancement in computed tomography with chronic epidural hematoma. Surg Neurol 11:217–220

Handel SF, Lee YY (1981) Computed tomography of spinal fractures. Radiol Clin North Am 19:69–89

Handfest U (1938) Chronisches subdurales Hämatom. Nervenarzt 11:249–252

Hanieh A (1971) Brain injury from a spent bullet descending vertically. Report of five cases. J Neurosurg 34:222–224

Hanke H (1939) Das subdurale Hämatom. Springer, Berlin

Hannah JA (1936) The aetiology of subdural hematoma (An anatomical and pathological study). J Nerv Ment Dis 84:169–186

Hanselman RC, Meyer RH (1962) Complications of gastrointestinal intubation. Surg Gynecol Obstet Int Abstr Surg 114:207–222

Hansemann G (1917) Über Pneumocephalus. Virchows Arch Pathol Anat 224:75–78

Hanson FR (1943) Recent experience of war neurosis. Br Med J II:336–337

Hansson NA (1921) A case of fracture of the cranium with accumulation of air in the cranial cavity. Acta Radiol 1:42–47

Harbitz F (1932) Können Aneurysmen der Schädelgrundfläche (eventuell mit tödlicher Verblutung) durch Trauma entstehen? Dtsch Z Ges Gerichtl Med 19:463–474

Harbitz F (1934) Gerichtsärztliche Erfahrungen über tödliche Kopfverletzungen. Norsk Mag Laegevidensk 95:353–386

Harding-Smith J, McIntosh PK, Sherbon KJ (1981) Fracture of the occipital condyle. J Bone Joint Surg 63A:1170–1171

Hardt N (1973) Komplikationen nach Mittelgesichts-Kieferfrakturen. Materia Med Nordmark 25:29

Harland WA, Pitts JF, Watson AA (1983) Subarachnoid haemorrhage due to upper cervical trauma. J Clin Pathol 36:1335–1341

Harlow JM (1848, 1849) Passage of an iron rod through the head. Boston Med Surg J 39:389

Harris P (1971) Acute traumatic subdural hematomas: Results of the neurosurgical care. In: Head injuries: Proc Internat Sympos. Churchill-Livingston, Edinburgh, pp 321–326

Harsh GR (1965) Infection complicating penetrating craniocerebral trauma. In: Meirowsky AM (ed) Surgery of trauma. Office Surg Gen, Dept Army, US Governm Printing Office, Washington DC, pp 135–143

Hartman JR, Diamond LK (1957) Haemophilia and related hemorrhagic disorders. Practitioner 178:179–190

Harvey FH, Jones Am (1980) Typical basilar skull fracture of both petrous bones: An unreliable indicator of head impact site. J Forens Sci 25:280–286

Hase A (1929) Pfählungsverletzungen des Gehirns durch die Orbita mit tödlichem Ausgang. Z Augenheilkd 69:230

Haselhorst zit nach Roer (1958)

Hasenjäger T, Stroescu G (1938) Über den Zusammenhang zwischen Meningitis und Ependymitis und über die Morphologie der Ependymitis granularis. Arch Psychiatr 109:46–81

Hassin GB (1918) Histogenesis and pathology of subdural hemorrhages. Med Rec 44:669–673

Hauptmann A (1914) Der Hirndruck. Med Dissertation, Universität Freiburg

Hauptmann A (1934) Ist Erschütterung des Gehirns Gehirnerschütterung? Ist Commotio und Contusio dasselbe? Arch Psychiatr 101:805–807

Haymaker W, Miguel J, Ibrahim MZ (1970) Glycogen accumulation following brain trauma. In: Wyds MT (ed) Problems in psychiatry and neurology, vol 10. Karger, Basel New York, pp 71–87

Hayman JA (1986) Head injury associated with barbiturat suicide. Am J Forens Med Pathol 7:78–80

Haynes WG (1944) Subdural hygroma. Report of three cases. War Med 6:34–37

Haynes WG (1945) Extensive brain wounds. Analysis of 159 cases occurring in a series of 342 penetrating war wounds of the brain. J Neurosurg 2:469–478

Haynes WG (1945) Penetrating brain wounds. Analysis of 342 cases. J Neurosurg 2:365–378

Haynes WG (1945) Transventricular wounds of the brain. J Neurosurg 2:463–468

Head Sir H (1926) Aphasia and kindred disorders of speech. 2 vols, vol 1. Cambridge University Press, London, p 537

Health Interview Survey (1980) US Department of Health, Education, and Welfare, Washington DC

Heaton (1879) Tamping bar driven through chin into the cerebrum. Detroit Med Libr Ass Transact 1:4
Hechl P (1964) Spätfolgen nach Frakturen im Bereiche der vorderen Schädelgrube. Arch Ohr-Nasen-Kehlkopfheilkd 183:197
Hecquet P (1934) Les abscès méningés otogènes. Ann Oto-Laryngol 891–910
Heer A (1892) Über Schädelbasisbrüche. Beitr Klin Chir 9:1–82
Heger R (1956) Riß der Arteria cerebellaris inferior posterior nach Faustschlägen (Ein Beitrag zur Kenntnis der tödlichen traumatischen Subarachnoidalblutung ohne Verletzung des knöchernen Schädels). Med Dissertation, Universität Münster
Heidenreich W (1977) Untersuchungen über die Handlungsfähigkeit bei Opfern tödlicher Kopfschußverletzungen. Med Dissertation, Universität Tübingen
Heidrich R, Sörgel HJ (1965) Posttraumatischer Hirnabszeß mit ungewöhnlich langer Latenzzeit. Zentralbl Neurochir 26:309–312
Heine F (1912) Anatomische Befunde bei Schädelschüssen. Virchows Arch Pathol Anat 209:293–338
Heinen M (1973) Gasbrandabszeß des Gehirns nach „Bagatellverletzung" des Kopfes. Z Rechtsmed 73:245–253
Heise K (1929) Zur Pathologie und Therapie der Gehirnerschütterung. Monatsschr Unfallheilkd 36:120–123
Heiskanen O (1975) Epidural hematoma. Surg Neurol 4:23–26
Heiskanen O, Vapalahti M (1972) Temporal lobe contusion and haematoma. Acta Neurochir 27:29–35
Heiss E (1982) Die Prognose der akuten epiduralen Hämatome seit der Einführung der Computertomographie. Aktuelle Traumatol 12:1–3
Heiss W (1965) Schwere Hirnverletzung durch Schlachtschußapparat. Wien Med Wochenschr 115:1085–1086
Heister L (1718) Chirurgie, in welcher alles, was zur Wund-Artzney gehöret, nach der neuesten und besten Art. J Hoffmann, Nürnberg
Heister L (1750) De reliquis iisdemque praecipuis capitis vulneribus. In his: Institutiones chirurgicae. Waesberg, Amsterdam
Heister L (1768) General system of surgery. London
Hellenthal E (1933) Über das Zustandekommen, die Häufigkeit und die Lokalisation der Contrecoupverletzungen des Groß- und Kleinhirns. Eine kritisch-statistische Studie. Dtsch Z Ges Gerichtl Med 21:231–251
Heller W, Depue DD, Barry JJ (1955) An unusual case of depressed fracture of the skull, due to a rooster peck. New York State J Med 55:1910
Hellner H (1935) Zur Erkennung und Begutachtung von Schädelbrüchen. Hefte Unfallheilkd 19:1–43
Helmer FA, Sukoff MH, Plaut MR (1968) Angiographic extravasation of contrast medium in an epidural hematoma: Case report. J Neurosurg 29:652–654
Helpern M (1933) Multiple saccular aneurysms of the cerebral arteries: Rupture into the subdural space. Arch Pathol 16:754–756
Helpern M (1934) Unusual fatal stab wounds of the head and neck. Am J Surg 26:53–63
Helpern M, Rabson SM (1950) Sudden and unexpected natural death. III. Spontaneous subarachnoid hemorrhage. Am J Med Sci 220:262–271
Hemmer R (1965) Über atypische posttraumatische epidurale Blutungen und die Ursache ihrer Fehldeutung. Dtsch Med Wochenschr 90:1945–1948
Hemmer R, Potthoff PC (1969) Subdurale Hämatome als Begleiterscheinung des ventrikuloaurikulären Shunts. Neurochirurgia 12:102–106
Hendrick EB, Harwood-Hash DCF, Hudson AR (1964) Head injuries in children: A survey of 4465 consecutive cases at the hospital for sick children, Toronto, Canada. Clin Neurosurg 11:46–65
Henn R, Liebhardt E (1969) Zur Topik außerhalb des Schußkanals gelegener Hirnrindenblutungen. Kriminologie 143:188–191

Henneberg R (1915) Erweichung des Sakralmarkes nach Schuß in die Brustwirbelsäule. Berl Klin Wochenschr 82:859–860

Henneberg R (1917) Über Geschoßkontusion des Rückenmarks. Neurol Centralbl 36:252

Hennen J (1818) Observations on some important points in the practice of military surgery. Constable, Edinburgh

Henry AH, Heathcote RSA (1928) The causation of intracranial aerocele by brain flap: An experimental proof. Surg Gynecol Obstet 48:782–785

Henry RC, Taylor PM (1978) Cerebro-spinal fluid otorrhea and otorhinorrhea following closed head injury. J Laryngol Otol 92:743–756

Henschen C (1912) Diagnostik und Operation der traumatischen Subduralblutung. Arch Klin Chir 99:67–107

Henschen C (1930) Zur Pathologie, Diagnostik und Therapie der „blutenden Dura". (Pachymeningosis et Pachymeningitis haemorrhagica interna.) Schweiz Med Wochenschr 60:599–609

Henschen C (1938) Die Frakturen im Bereich des Sinus frontalis und der basalen Schädelsinus, ihre Prognose und Behandlung. Helvet Med Acta 5:823–837

Henschen C (1939) Zur Behandlung der Brüche der Schädelbasis. Langenbecks Arch Klin Chir 196:24–26

Herbich J (1955) Neun Jahre überlebte Gehirn- und Herzschußverletzung mit Einheilung beider Geschosse nach Selbstmordversuch. Beitr Gerichtl Med 20:22–34

Hermann N (1881) Experimentelle und casuistische Studien über Frakturen der Schädelbasis. Med Dissertation, Universität Dorpat

Hernesniemi J (1979) Outcome following acute subdural haematoma. Acta Neurochir 49:191–198

Herren RY, Zeller WE (1950) Extradural hematomas of the posterior fossa. Arch Surg 60:953–956

Herrman G, Liebowitz H (1969) Mechanics of bone fracture. In: Liebowitz H (ed) Treatise on fractures, vol 7. Academic Press, New York

Herzog K (1938) Neurologische und psychiatrische Veränderungen bei Boxern. Med Dissertation, Universität Hamburg

Heuschkel HJ (1979) Weiterer Fall einer isolierten traumatischen Läsion der Arteria basilaris mit tödlicher Subarachnoidalblutung. Kriminal Forens Wiss 38:51–57

Hewett P (1858) Lectures on the anatomy, injuries and diseases of the head. Med Times Gaz 16:No 27

Hewett (1861) Injuries of the head. In: Holmes T (ed) A system of surgery, vol 2. Parker & Bourn, London, pp 96–196

Hey R (1925) Subdurales Hämatom als Sportverletzung. Dtsch Z Ges Gerichtl Med 5:12–16

Hibler N (1968) Zur Versorgung frontobasaler Verletzungen. Z Laryngol Rhinol 47:529–542

Hiebert CA, Gregory FJ (1974) Bullet embolism from the head to the heart. J Am Med Ass 229:442–443

Higazi I (1963) Epidural hematoma as complication of ventricular drainage. Report of a case and review of literature. J Neurosurg 20:527–528

Higazi I (1963) Post-traumatic carotid thrombosis. Report of a case with intensive angiographic study of the collateral circulation. J Neurosurg 20:354–359

Higazi I (1963) Post-traumatic lepto-meningeal cysts of the brain. Report of an unusual case. J Neurosurg 20:605–608

Higuchi H, Aoki A, Takaku A (1971) Latent development of post-traumatic brain and subdural abscesses – a report of 2 cases with unusual latency of 19 and 25 years following injuries, and review of the literature. (Japanisch, engl Zusammenf). Brain Nerve (Tokyo) 23:553–557

Hijdia A, Green JV (1982) Early death from rupture of an intracranial aneurysm. J Neurosurg 57:765–768

Hill C (1961) Extradural hemorrhage in the posterior fossa. Can Med Ass J 85:356–357

Hill D (1989) HIV infection following motor vehicle trauma in Central Africa. J Am Med Ass 261:3282–3283

Hill J (1772) Cases in surgery particularly of causes and disorders of the head from external violence with observations. Balfour, Edinburgh

Hirai H, Tanaka M, Fujinaga R et al. (1965) Epidural hematoma diagnosed preoperatively by external carotid angiography: Report of a case. (Japanisch). Brain Nerve (Tokyo) 17:157-160

Hirsch CS, Kaufmann B (1975) Countre-coup skull fractures. J Neurosurg 42:530-534

Hirsch JF, David M, Borne G (1962) Un signe angiographique des hématomes extra duraux (Le décollement de l'artère meningée moyenne) Neurochirurgie 5:91-99

Hirsch JF, David M, Sachs M (1962) Les anévrismes artériels traumatiques intracraniens. Neurochirurgie 8:189-201

Hitchcock E (1983) Stereotactic removal of intracranial foreign bodies: Review and case report. Injury 14:471-475

Hitchcock E, Andreadis A (1964) Subdural empyema: A series of 29 cases. J Neurol Neurosurg Psychiatry 27:422-434

Ho SU, Spehlmann R, Ho HT (1977) CT scan in interhemispheric subdural hematoma. Clinical and pathological correlation. Neurology 27:1097-1098

Hodgson VR (1968) Head impact response of several mammals including the human cadaver. PhD Dissertation, Wayne State University, Detroit

Hörbst L (1947) Über Liquorrhoe. Monatsschr Ohrenheilkd 81:505-515

Hoessly GF (1966) Intracranial hemorrhage in the seventeenth century. A reappraisal of Johann Jacob Wepfer's contribution regarding subdural hematoma. J Neurosurg 24:493-496

Hoff H, Tschabitscher H (1953) Die intrakraniellen extrazerebralen Blutungen. Med Klin 48:1317-1320

Hoff J, Bates E, Barnes B, Glickman M, Margolis T (1973) Traumatic subdural hygroma. J Trauma 13:870-876

Hoff J, Ganger G (1975) Arterial subdural hematomas of unusual origin. J Trauma 15:528-531

Hoffmann GR (1948) Contribution a l'étude de l'hématome sousdurale chronique. Acta Chir Belg 47:569-591 u 639-640

Hoffmann H (1902) Fünf Fälle tödlicher Schädelbasisbrüche. Vierteljahresschr Gerichtl Med 23:281-290

Hogan LJ (1970) A legislator looks at trauma. J Trauma 10:911-914

Holbourn AHS (1943) Mechanics of head injury. Lancet II:438-441

Holmes G (1918) Disturbances of visual orientation. Br J Ophthalmol 2:449-468 u 506-516

Holmes G, Sargent P (1915) Injuries of the superior longitudinal sinus. Br Med J II:493-498

Holub K (1953) Ein Fall von subduralem Hämatom im Bereich der hinteren Schädelgrube. Zentralbl Neurochir 13:48-50

Holub K (1962) Schädel-Hirn-Verletzungen. Grundlagen, Klinik und Behandlung der frischen Verletzungen und ihrer Folgezustände. Maudrich, Wien

Holzer FJ (1943) Zur Beurteilung von Hirnsteckschüssen mit zwei kasuistischen Beiträgen. Dtsch Z Ges Gerichtl Med 37:136-143

Holzer FJ (1948/1949) Zur Erkennung des verletzenden Werkzeugs aus Wunde. Dtsch Z Ges Gerichtl Med 39:35-45

Holzer FJ (1956) Beilhiebe auf den Kopf, ein häufig mißverstandener Tatbestand. Arch Kriminal 118:99-106

Holzhausen G (1966) Vorgetäuschte Verkehrsunfälle. In: Dürwald W (Hrsg) Gerichtsmedizinische Untersuchungen bei Verkehrsunfällen. VEB Thieme, Leipzig, S 447

Hooker DR (1924) Physiological effects of air concussion. Am J Physiol 67:219-274

Hooper AM (1958) Observations on extradural haemorrhage. Br J Surg 47:71-87

Hooper RS (1951) Orbital complications of head injury. Br J Surg 39:126-138

Hooper RS (1954, 1955) Extradural haemorrhage of the posterior fossa. Br J Surg 42:19-26

Hooper RS (1959) Observations on extradural hemorrhage. Br J Surg 47:71-87

Hooper R (1962) Head injuries in childhood. Austral New Zeal J Surg 32:11-22

Hoppe F (1904) Schädelbrüche in gerichtsärztlicher Beziehung. Friedreichs Blätter Gerichtl Med 55:241–350

Hornick RJ (1973) Vibration. In: Parker JF, West VR (eds) Bioastronautics data book, 2nd edn. Nat Aeronaut Space Admin, Washington DC, pp 297–348

Horrax G (1921) Intracranial aerocele following fractured skull. Ann Surg 73:18–22

Horrax G (1940) A proposal for the more radical treatment of gunshot wound of the brain. Can Med Ass J 43:320–324

Horrax G, Poppen JL (1937) The frequency, recognition and treatment of chronic subdural hematomas. New Engl J Med 216:381–385

Horst G (1628) Observationum medicalium singularium libri quatuor... J Saurii, Ulm

Horvath L, Marinescu V (1964) Chronic subdural haematoma of the posterior cranial fossa. Acta Neurochir 11:579–582

Horwitz HN, Rizzoli VH (1966) Complications following the surgical treatment of head injuries. Clinical Neurosurgery, vol 12. Williams & Wilkins, Baltimore, pp 277–292

Hossmann KA, Schütz H (1966) Tuberculoma im Bereich eines alten Hirnschußkanales. Acta Neurochir 14:254–263

Hotz (1914) Über Kriegsverletzungen des Nervensystems. Münch Med Wochenschr 61:2219–2221 u 2264–2266

Hoyer HE, Zech M (1980) Die Verformung des menschlichen Schädels beim Stoß. Unfallheilkunde 83:30–34

Huber K (1941) Über zwei Fälle von doppelseitigem subduralem Hämatom. Zentralbl Chir 68:295–297

Huber P (1962) Die Rolle der Hirnrindenverletzung bei der Entstehung des traumatischen chronischen subduralen Hämatoms. Langenbecks Arch Klin Chir 299:693–706

Huber P (1962) Die Verletzung der Meningealfasern beim epiduralen Hämatom im Angiogramm. Fortschr Geb Röntgenstr 96:207–220

Huber P (1964) Zerebrale Angiographie beim frischen Schädel-Hirn-Trauma. Thieme, Stuttgart

Hubschmann O, Shapiro K, Baden M, Shulman K (1979) Craniocerebral gunshot injuries in civilian practice, prognostic criteria and surgical management: Experience with 82 cases. J Trauma 19:6–12

Huguenin O (1876) Acute und chronische Entzündungen des Gehirns und seiner Häute. Ziemssens Handbuch der speziellen Pathologie. Leipzig

Hübner K (1968) Die akuten Komplikationen der Schädelbasisbrüche. Z Ärztl Fortbild 62:326–328

Huelke DF (1961) Mechanics in the production of mandibular fractures: A study with the stresscoat technique. I. Symphysea impacts. J Dent Res 40:1042–1056

Huelke DF, Smock WS, Fuller PM, Nichols GR (1988) Basilar skull fractures produced by facial impacts – Case histories and a review of the literature. Proc 32nd Stapp Car Crash Conf, Soc Automot Engin, Warrendale, PA, pp 35–44

Huelke HH (1952) Luftgewehre und -pistolen als Gegenstände kriminaltechnischer Untersuchungen. Kriminalistik 6:151–152 u 180–181

Hüllemacher A, Lichtenberger E (1979) Schädel-Hirn-Verletzungen durch Suizidhandlungen. Nervenarzt 50:185–189

Hughes JT, Schianchi PM (1978) Cerebral artery spasm. A histological study at necropsy of the blood vessels in cases of subarachnoid hemorrhage. J Neurosurg 48:515–525

Huizinga E, Keijser S (1929) Epanchement d'air dans la cavité crânienne à la suite d'un traumatisme. Acta Oto-Laryngol 13:83–93

Hungerford GD, Reines HD, Powers JM, Otherson HB (1981) Shotgun pellet embolus to the posterior cerebral artery. Am J Neuroradiol 2:185–186

Hunt AC, Kon VM (1962) The patterns of injury from humane killers. Med Sci Law 2:197–203

Hunter J (1796) A treatise on the blood, inflammation, and gunshot wounds. To which is perfixed a short account of the author's life by Everard Home. Bradford, Philadelphia

Hunter WA (1981) Gunshot wound of the head: A fortunate outcome. J South Carolina Med Ass 77:447–448

Hutchinson J (1867) Four lectures on compression of the brain. Clin Lect Rep London Hosp 4:10–55

Ide CH, Webb RW (1971) Penetrating transorbital injury with cerebrospinal orbitorrhea. Am J Opthalmol 71:1037–1039

Ignelzi RJ, Vanderark GD (1975) Cerebral mucormycosis following open head trauma. Case report. J Neurosurg 42:593–596

Illchmann-Christ A (1948/1949) Das subdurale Hämatom und die sog. Pachymeningitis haemorrhagica des Kindesalters in der gerichtlichen Medizin. Dtsch Z Ges Gerichtl Med 39:231–256

Illchmann-Christ A (1951) Eine Studie über Folgezustände nach stumpfen Schädeltraumen. (Zugleich ein Beitrag zur Abgrenzung von „Sturz" und „Schlag"). Bruns Beitr Klin Clin Chir 183:402–429

Illchmann-Christ A (1951) Zur Frage der Beurteilung der Handlungsfähigkeit und Lebensdauer nach stumpfen Schädeltraumen. (Zugleich ein Beitrag zur Pathogenese der Contusio und ihrer Abgrenzung von der Commotio.) Arch Orthop Unfall Chir 44:586–605

Illingworth RD (1970) Subdural haematoma after the treatment of chronic hydrocephalus by ventriculo-caval shunts. J Neurol Neurosurg Psychiatry 33:95–99

Illingworth R, Shawdon H (1983) Conservative management of intracranial extradural haematoma presenting late. J Neurol Neurosurg Psychiatry 46:558–560

Imler RL, Skultety FM (1954) Subacute extradural hematomas. Ann Surg 140:194–196

Im Obersteg J, Hegglin O (1958) Viehschußapparate in gerichtlich-medizinischer Sicht. Schweiz Med Wochenschr 88:163–167

Ingelzi RJ, Van der Ark GD (1975) Analysis of the treatment of basilar skull fracture with and without antibiotics. J Neurosurg 43:720–721

Ingraham FD, Matson DD (1944) Subdural hematoma in infancy. J Pediatr 24:1–37

Ingraham FD, Campbell JB, Cohen J (1949) Extradural hematoma in infancy and childhood. J Am Med Ass 140:1010–1013

Inouye T, Sinoda K (1940) Über eine Anomalie des kleinen Keilbeinflügels und ihre Bedeutung für die gerichtliche Medizin beim Trauma. Beitrag zur traumatischen Subarachnoidalblutung. Dtsch Z Ges Gerichtl Med 33:171–174

Ipsen W (1898) Die indirekten Orbitadachfrakturen. Med Dissertation, Universität Greifswald

Irsigler FJ (1958) Recent experiences with extradural haemorrhage. South African Med J 32:187–190

Isfort A (1961) Traumatisches Hirnrindenaneurysma. Monatsschr Unfallheilkd 64:14–20

Isfort A (1961) Bolzenschußverletzungen. Dtsch Z Ges Gerichtl Med 52:60–69

Isfort A (1962) Traumatische Carotisthrombosen. Monatsschr Unfallheilkd 65:257–267

Isfort A (1962) Traumatische zerebrale Gefäßschäden im Kindesalter. Z Kinderheilkd 86:469–488

Isfort A (1962) Apoplektischer Insult und Unfallzusammenhang. Hefte Unfallheilkd 69:1–91

Isfort A (1965) Der Chirurg und das Schädeltrauma. Hefte Unfallheilkd 84. Springer, Berlin Heidelberg New York

Isfort A (1966) Ungewöhnliche Hirnabszesse. Neurochirurgia 9:187–195

Isfort A (1967) Angiographische Befunde beim Hämatom und Empyem im Interhemisphärenspalt. Fortschr Geb Röntgenstr Nukl Med 107:127–130

Ito H, Miwa T, Onodra Y (1977) Growing skull fracture of childhood. With reference to the importance of the brain injury and its pathogenetic consideration. Child's Brain 3:116–126

Ito J, Ueki K, Ishikawa H (1972) Angiographic extravasation of contrast medium in acute traumatic subdural hematoma from arterial rupture. J Neurosurg 37:226–228

Iwakuma T, Brunngraber CV (1973) Chronic extradural hematomas. A study of 21 cases. J Neurosurg 38:488–493

Iwata K (1964) Sagittal sinus hematoma. Angiographic demonstration and clinical pathology. Pac Med Surg 72:340–342

Jaccard E, De Tribolet N (1983) Les hygromes sous-duraux post-traumatiques. Neurochirurgie 29:333–338

Jackson FE (1966) The pathophysiology of head injuries. Ciba Clin Symposium 18:67

Jackson IJ, Speakman TJ (1950) Chronic subdural hematoma. J Neurosurg 7:444–447

Jacobs GB, Berg RA (1968) Epidural hematoma in an adult, without skull fracture following a blast injury. Milit Med 133:132–133

Jacobs LM, Berrizbeitia LD, Ordia J (1985) Crowbar impalement of the brain. J Trauma 25:359–361

Jacobsen WHA (1885) Middle meningeal hemorrhage. Guy's Hosp Rep 28:147–308

Jacobsen HH (1955) Interhemispherically situated haematoma; case report. Acta Radiol 43:235–236

Jacobsen WHA (1958) On middle meningeal hemorrhage. South African Med J 32:187–190

Jacobson I, Maran AG (1971) Localisation of cerebrospinal fluid rhinorrhea. Arch Otolaryngol 93:79–80

Jacoby CG (1979) Fracture of the occipital condyle (letter). Am J Roentgenol 132:500

Jacoby H (1959) Bolzenschußverletzungen des Schädels. Chirurg 30:423–426

Jaeger F (1955) Die Verletzungen von Schädel-, Hirn- und Hirnhäuten. In: Bürkle de la Camp H, Rostock R (Hrsg) Handbuch der Unfallheilkunde, 2. Aufl., Bd 2. Enke, Stuttgart, S 73–105

Jaeger R (1950) Aneurysm of the intracranial carotid artery: Syndrome of frontal headache with oculomotor nerve paralysis. J Am Med Ass 142:304–310

Jakob A (1913) Experimentelle Untersuchungen über die Schädigungen des Zentralnervensystems (mit besonderer Berücksichtigung der Commotio cerebri und Commotionsneurose). In: Nissl F, Alzheimer Z (Hrsg) Histologische und histopathologische Arbeiten über die Großhirnrinde, Bd 5. Fischer, Jena, S 182–358

James WRL (1952) A fatal air rifle pellet wound of the brain. Med Sci Law 2:153–154

Jamieson KG (1954) Extradural hemorrhage. Med J Austr I:938–942

Jamieson KG (1954) Extradural haematoma in a haemophiliac child. Austral New Zeal J Surg 24:56–62

Jamieson KG (1954) Delayed traumatic intracerebral haemorrhage (Traumatische Spätapoplexie). Austral New Zeal J Surg 23:300–307

Jamieson KG (1954) Rupture of an intracranial aneurysm during cerebral angiography. J Neurosurg 11:625–628

Jamieson KG (1971) Diagnosis and treatment of head injuries. In: Proc Internat Symp Edinburgh & Madrid. Livingstone, Edinburgh London, pp 294–297

Jamieson KG (1976) Epidural haematoma. In: Vinken PJ, Bruyn GW in collaboration with Braakman R (eds) Injuries of the brain and skull, part II. Handbook of clinical neurology, vol 24. North Holland, Amsterdam Oxford, pp 261–274

Jamieson KG (1976) Posterior fossa haematoma. Vinken PJ, Bruyn GW in collaboration with Braakman R (eds) Injuries of the brain and skull, part II. Handbook of clinical neurology, vol 24. Holland, Amsterdam Oxford, pp 343–350

Jamieson KG, Yelland JDN (1968) Extradural haematoma. Report of 167 cases. J Neurosurg 29:13–23

Jamieson KG, Yelland JDN (1972) Surgically treated traumatic subdural hematomas. J Neurosurg 37:137–149

Jamieson KG, Yelland JDN (1972) Traumatic intracerebral hematoma: Report of 63 surgically treated cases. J Neurosurg 37:528–532

Jamieson KG, Yelland JDN (1972) Depressed skull fractures in Australia. J Neurosurg 37:150–155

Jamieson KJ (1972) (1972) Angiographic demonstration of the bleeding point in a posterior fossa extradural hematoma. Case report. J Neurosurg 36:644–645

Janssen W (1966) Suicid mit ungewöhnlicher Schußausführung. Arch Kriminol 138:158–163

Janssen W, Stieger W (1964) Verletzungen durch Bolzenschuß-Apparate unter besonderer Berücksichtigung der Spurenmerkmale. Arch Kriminol 134:26–37 u 96–102

Jansson G (1926) Ein Fall von Pneumatocephalus. Acta Radiol 7:1–5

Janzen R (1949) Klinische Erfahrungen bei Gehirnverletzungen. I. Über das Wesen und die Beurteilung der gedeckten Hirnverletzungen durch eine umschriebene (scharfe) Gewalteinwirkung (einfacher äußerer Prellschuß). Dtsch Z Nervenheilkd 161:290–298

Janzen R (1950) Die Auswertung der initialen Allgemeinsymptome für die Beurteilung intrakranieller Verletzungsfolgen. Nervenarzt 21:325

Janzen R (1950) Klinische Erfahrungen bei Gehirnverletzungen. II. Einige Bemerkungen zum Problem „Commotio und Contusio cerebri". Dtsch Z Nervenheilkd 161:330–336

Janzen R (1950) Klinische Erfahrungen bei Gehirnverletzungen. III. Die Auswertung der initialen Allgemeinsymptome für die Beurteilung intrakranieller Verletzungsfolgen. Dtsch Z Nervenheilkd 163:354–375

Jarosch K, Hinz P (1969) Hinterhauptabriß von der Halswirbelsäule. Monatsschr Unfallheilkd 72:89–99

Jean G, Villechaise J (1927) Pneumatocèle frontale traumatique. Bull Mém Soc Nat Chir 53:1158–1165

Jefferson G (1917) Removal of a rifle bullet from the right lobe of the cerebellum: Illustrating the spontaneous movement of a bullet in the brain. Br J Surg 5:422–424

Jefferson G (1919) The physiological pathology of gunshot wounds of the head. Br J Surg 7:262–289

Jefferson G (1921) Bilateral rigidity in middle meningeal hemorrhage. Br Med J II:682–685

Jefferson G (1944) The nature of concussion. Br Med J I:1–5

Jelsma F (1930) Chronic subdural hematoma, summary and analysis of 42 cases. Arch Surg 21:128–144

Jelsma F, Moore DF (1954) Cranial aerocele. Am J Surg 87:437–449

Jelsma F, Ross PJ (1967) Traumatic intracranial arachnoidal cyst involving the Gasserian ganglion. Case report. J Neurosurg 26:439–441

Jemmi A (1964) Il pneumoencefalo traumatico: Considerazioni relative a tre casi. Arch Ital Otol 75:439–470

Jend HH, Jend-Rossmann I, Crone-Münzebrock W, Grabke E (1984) Die Computertomographie der Schädelbasisfrakturen. Fortschr Röntgenstr 140:147–151

Jennett B, Carlin J (1978) Preventable mortality and morbidity after head injury. Injury 10:31–39

Jennett B, Teasdale G, Braakman R, et al. (1976) Predicting outcome in individual patients after head injury. Lancet I:1031–1034

Jennett B, Murray A, McMillan R, Farlane J, Bentify C, Strang I, Hawthorne V (1977) Head injuries in Scottish hospitals. Lancet II:696–698

Jennett B, Teasdale G, Braakman R, Minderhoud J, Heiden J, Kurze T (1979) Prognosis of patients with severe head injury. Neurosurgery 4:283–289

Jentzer A (1951) Les écoulements du liquide céphalo-rachidien dans les traumatismes craniens. Rev Neurol 84:399–440

Jesus PV de, Posner CM (1968) Subdural hematomas: A clinicopathologic study of 100 cases. Postgrad Med 44:172–177

Jett HH, Van Hoy JM, Hamit HF (1972) Clinical and socioeconomic aspects of 254 admissions for stab und gunshot wounds. J Trauma 12:577–580

Jönsson A (1979) Experimental investigations on the mechanisms of lung injury in blast and impact exposure. Med Dissertations, Nr 80, Linköping University

Jönsson A, Clemedson CJ, Sundquist AB, Arvebo E (1979) Dynamic factors influencing the production of lung injury in rabbits subjected to blunt chest wall impact. Aviat Space Env Med 50:325–337

Johnson HRM (1978) Stabbing and other knife wound. In: Mason JK (ed) The pathology of violent trauma. Arnold, London, pp 151–161

Johnson JW, Sinkler HW (1961) Subdural hematoma: A complex and insidious neurosurgical disease; a review of 100 cases. J Nat Med Ass 53:238–244

Johnston WH (1926) Cerebrospinal rhinorrhea – the study of one case and reports of twenty others collected from the literature published since 1900. Ann Otol 35:1205–1240

Jones FW (1912) On the grooves upon the ossa parietalia commonly said to be caused by the arteria meningea media. J Anat 46:228–238

Jones FW (1912) The vascular lesions in some cases of middle meningeal hemorrhage. Lancet II:7–12

Jones RK, Knighton RS (1956) Surgery in haemophiliacs with special reference to the central nervous system. Ann Surg 144:1029–1034

Jong BD de (1975) Craniofacial injuries. In: Vinken PJ, Bruyn GW in collaboration with Braakman R (eds) Injuries of the brain and skull, part I. Handbook of clinical neurology, vol 23. North Holland, Amsterdam Oxford, pp 369–385

Jonker C, Oosterhuis HJ (1975) Epidural hematoma. A retrospective study of 100 patients. Clin Neurol Neurosurg 77:233–245

Jores L, Laurent H (1901) Histologie und Histogenese der Pachymeningitis haemorhagica interna. Beitr Pathol Anat 29:486–506

Jorns G (1932) Über die Häufigkeit der Unfallverletzungen, insbesondere der Verkehrsunfälle. Münch Med Wochenschr 79:68–70

Josephson S (1962) Epidural haematoma in a 10 year series. Acta Chir Scand 124:26–35

Joubert MJ (1961) Extradural haematoma of the posterior fossa. South African Med J 35:194

Joubert MJ, Stephanow S (1977) Computerized tomography and surgical treatment in intracranial suppuration. Report of 30 consecutive unselected cases of brain abscess and subdural empyema. J Neurosurg 47:73–78

Journée, Guy, Piédelievre R (1936) Les projèctiles vecteurs de microbes. Ann Med Leg 19:667–672

Junet W (1948) Fracture crânienne avec liquorrhée. Praxis (Bern) 37:417–421

Jumentie J (1915) Traumatisme véretebral, hématomyelie et ramollissement médullaire. Rev Neurol 13:732–735

Jungmichel G (1936) Über das Vorkommen intrakranieller Blutungen nach Schädeltraumen ohne Schädelfrakturen. Dtsch Z Ges Gerichtl Med 26:130–137

Jungmichel G (1941) Selbstmord mittels Viehtötungsbolzenapparat. Dtsch Z Ges Gerichtl Med 34:146

Kalberlah F (1904) Über die akuten Kommotionspsychosen, zugleich ein Beitrag zur Ätiologie des Korsakoffschen Symptomenkomplexes. Arch Psychiatr Nervenkrankh 38:402–438

Kalbfleisch HH (1940) Über die Commotio cerebri und andere Folgen stumpfer Schädeltraumen. Münch Med Wochenschr 87:769–776

Kalbfleisch HH (1943) Die Veränderungen der basalen Hirnarterien nach stumpfen Schädeltraumen. Allg Pathol Schr 5:5–25

Kalbfleisch HH (1943) Über das akute traumatische subdurale Hämatom. Dtsch Z Ges Gerichtl Med 37:299–307

Kalff R, Lames B, Maksound M, Grote W (1984) Spätkomplikationen nach fronto-basalen Schädel-Hirn-Traumen. Unfallheilkunde 87:151–155

Kallay F, Dobos A (1941) Ein Fall von Liquorrhoea nasalis. Monatsschr Ohrenheilkd 75:317–323

Kallius HU (1931) Pneumatocele cranialis frontalis. Münch Med Wochenschr 78:1324–1326

Kalsbeek WD, McLaurin RL, Harris BSH, Miller JD (1980) The national head and spinal cord injury survey: major findings. J Neurosurg (Suppl) 53:S19–S13

Kalyanaraman S, Ramamurthi B (1968) Extradural haemorhage. A review of 17 cases. J Indian Med Ass 50:199–201

Kalyanaraman S, Ramamoorthi K, Ramamurthi B (1970) An analysis of 2000 cases of head injury. Neurol India 18:3–11

Kamiyama S, Käppner R, Schmidt G (1971) Verletzungskombinationen bei tödlichen Verkehrsunfällen. Monatsschr Unfallheilkd 74:10–30

Kaplan A (1944) Traumatic pneumocephalus with spontaneous ventriculograms. J Neurosurg 1:166–170

Kapp JP, Gielchinsky I, Jelsma R (1973) Metallic fragment embolization of the cerebral circulation. J Trauma 13:256–261

Kapusz N, Racz J, Tiess D (1968) Gefährliche Augenschußverletzungen durch das Projektil einer mit Zündholzköpfchen gefüllten, explodierenden Kugelschreibermine. Wissensch Z Univ Halle 17:583

Karimi-Nejad A, Krenkel W (1966) Gasbrand-Hirnabszeß nach „Kopfplatzwunde". Dtsch Med Wochenschr 91:1231–1233

Karlström G, Kjellman T (1971) Injuries caused by nail gun accidents. Acta Chir Scand 137:474–477

Kase CS, White RL, Vinson TL, et al. (1981) Shot gun pellet embolus to the middle cerebral artery. Neurology 31:458–461

Kaspar M (1936) Pneumocephalus nach Schädeltrauma. Zentralbl Chir 63:2544–2551
Kaste M, Waltimo O, Heiskanen O (1979) Chronic bilateral subdural haematoma in adults. Acta Neurochir 48:231–236
Katscher HJ (1955) Über Hirnbeteiligung bei Gesichtsschädelverletzung. Monatsschr Unfallheilkd 58:237–242
Katsurada K, Sugimoto T, Kuroda R (1968) Extravasation from middle meningeal artery in angiography – observation of 4 cases of extradural hematoma. (Japanisch). Brain Nerve (Tokyo) 20:1117–1123
Kaufman DM, Miller MH, Steigbigel NH (1975) Subdural empyema: Analysis of 17 recent cases and review of the literature. Medicine 54:485–498
Kaufman H, Mouke J, Olsen J, et al. (1980) Delayed and recurrent intracranial hematomas related to disseminated intravascular clotting and fibrinolysis in head injury. Neurosurgery 7:445–449
Kaufman HH, Loyola WP, Makela ME, Frankowski RF, Wagner KA, Bernstein DP, Gildenberg PL (1983) Civilian gunshot wounds: The limits of salvageability. Acta Neurochir 67:115–125
Kautzky R, Schröder H (1955) Ungewöhnliche Formen des epiduralen Hämatoms. Zentralbl Neurochir 15:196–199
Kazner E (1972) Besonderheiten bei Schädel-Hirnverletzungen im Kindesalter. In: Jonasch E (Hrsg) Verhandl Österr Gesellsch Unfallchir, 7. Tag, 8.–9. Oktober 1971, Salzburg. Hefte Unfallheilkd 111:73–75
Kecht B (1970) Rezidivierende posttraumatische Meningitis beim Kind; transfrontales Vorgehen. Monatsschr Ohrenheilkd 104:372
Kecht B, Streli R (1959) Über frontobasale und temoporbasale Schädelverletzungen. Wien Med Wochenschr 109:546–549
Keegan JJ (1933) Carotid ligation for intracranial arteriovenous aneurism. Surg Gynecol Obstet 57:368–379
Keegan JJ (1933) Chronical subdural hematoma. Etiology and treatment. Arch Surg 27:629–644
Keiser-Nielsen H (1984) War „der unglaubliche Selbstmord durch Beilhiebe" in Wirklichkeit ein Mord? Z Rechtsmed 93:135–141
Keith WS (1949) Subdural empyema. J Neurosurg 6:127–139
Kelhammer G (1939) Geschoßwanderung im Ventrikelsystem. Zentralbl Chir 66:1773–1776
Kell HH, Röding K (1967) Schußverletzungen durch Druckluftwaffen. Zentralbl Chir 34:2422–2426
Keller JD, Dougherty M (1985) Orbital trauma in the trip-fracture. Rev Laryngol 106:57–60
Kempe LG (1985) Operative neurosurgery, vol 1. Cranial cerebral, and intracranial vascular disease. Springer, Berlin Heidelberg New York
Kennedy F, Wortis SB (1936) "Acute" subdural hematoma and acute epidural hemorrhage. A study of seventy-two cases of hematoma and seventeen cases of hemorrhage. Surg Gynecol Obstet 63:732–742
Kenyeres I, Gerenoser G (1966) Ein ungewöhnlicher Selbstmordfall. Arch Kriminol 138:44
Kernohan JW, Woltman HW (1929) Incisura of the crus due to contralateral brain tumor. Arch Neurol Psychiatr 21:274–287
Keros P (1962) Über die praktische Bedeutung der Niveauunterschiede der Lamina cribrosa des Ethmoids. Z Laryngol Rhinol 41:808–813
Kerr CB (1964) Intracranial hemorrhage in haemophilia. J Neurosurg Psychiatry 27:166–173
Kerr HH (1977) A statistical analysis of gunshot wounds of the head. In: The Medical Department of the United States Army in the world war, vol XI, pt 1. US Governm Printing Office, Washington DC, pp 841–847
Kessel FK (1942) Cerebellar extradural hematoma. J Neurol Neurosurg Psychiatry 5:96–100

Kessel FK (1959) Neurochirurgische Bemerkungen über einige französische Könige. Münch Med Wochenschr 101:1585–1587
Kessel FK (1969) Die frischen Schädel-Hirn-Verletzungen. In: Kessel FK, Guttmann Sir L, Maurer G (Hrsg) Neurotraumatologie, Bd 1. Schädel-Hirn-Verletzungen. Urban & Schwarzenberg, München Berlin Wien
Kessel FK (1969) Zerebrale epidurale Hämatome. In: Kessel FK, Guttmann Sir L, Maurer G (Hrsg) Neurotraumatologie mit Einschluß der Grenzgebiete, Bd 1. Schädel-Hirn-Verletzungen, Urban & Schwarzenberg, München Berlin Wien, S 290–301
Kessel FK, Guttmann Sir L, Maurer G (1969) Neurotraumatologie mit Einschluß der Grenzgebiete, Bd. 2. Rückenmark, periphere Nerven. Urban & Schwarzenberg, München Berlin Wien
Key A, Retzius G (1875) Studien in der Anatomie des Nervensystems und des Bindegewebes. Samson & Wallin, Stockholm
Khalifeh RR, van Allen MW, Sahs AL (1964) Subdural haematoma following pneumoencephalography in an adult. Neurology 14:77–80
Kiel FW (1965) Hazards of military parachuting. Milit Med 130:512–521
Kiel FW (1965) Parachuting for sport. Study of 100 deaths. J Am Med Ass 194:150–154
Kiel FW (1965) Helicopter rotor-blade injuries. Aerosp Med 36:668–670
Kiel FW, Blumberg JM (1963) Survey of rotary wing accidents. Aerosp Med 34:42–27
Kiene S, Giercke K (1968) Akute traumatische Hämatome der Hinterschädelgrube. Beitr Neurochir 15:133
Kiene S, Külz J (1965) Schwere kraniozerebrale Verletzungen im Kindesalter. Bruns Beitr Klin Chir 210:224–244
Kijewski H, Berg S, Sprung R (1980) Suizid mit Luftgewehr. Untersuchungen zur Wundballistik von Druckluftwaffen. Z Rechtsmed 84:209–220
Killian H (1919) Über Meningitis nach Stirnhöhlenschüssen. Arch Ohrenheilkd 104:16
Killian H (1938) Pneumatocele des Stirnhirns nach Trauma. Zentralbl Chir 65:1186–1191
Killian H (1939) Pneumatocele des Stirnhirns mit sekundärer Perforation in einem Ventrikel. Dtsch Z Chir 252:449–462
Killian H (1939) Pneumatopathien. Neue Deutsche Chirurgie, Bd 60. Enke, Stuttgart
Killinger H (1941) Bemerkenswerte Fälle von langem Überleben und längerer Handlungsfähigkeit nach schwerem Schädelschuß. Med Dissertation, Universität München. Ref Dtsch Z Ges Gerichtl Med 34: 52
Kindler W (1954) Die frischen Schußbruchverletzungen der Nasenhaupt- und Nasennebenhöhlen. Arch Ohrenheilkd 165:256–263
King AB (1951) Traumatic encephaloceles of the orbit. Arch Ophthalmol 46:49–56
King AB, Chambers JW (1952) Delayed onset of symptoms due to extradural hematomas. Surgery 31:839–844
Kinley G, Riley HD, Beck CS (1951) Subdural hematoma, hygroma, and hydroma in infants. J Pediatr 38:667–686
Kirkpatrick JB (1988) Gunshots and other penetrating wounds of the central nervous system. In: Leestma JE (ed) Forensic neuropathology. Raven Press, New York, pp 276–299
Kirschbichler T (1972) Mediobasale Schädelhirnverletzungen und ihre Röntgenologie. In: Jonasch E (Hrsg) Verhandl Österr Gesellsch Unfallchir, 7. Tag, 8.–9. Oktober 1971, Salzburg. Hefte Unfallheilkd 111:49–50
Kirschner M (1938) Der Verkehrsunfall und seine erste Behandlung. Arch Klin Chir 193:230–302
Kiser JL, Kendig JH (1963) Intracranial suppuration. A review of 139 consecutive cases with electron-microscopic observations on three. J Neurosurg 20:494–511
Kittel G (1960) Traumatische intrakranielle Luftansammlungen. Z Laryngol Rhinol Otol 39:234–242
Kjer P (1954) Orbital and transorbital stab wounds. Arch Ophthalmol 51:811–821
Klages U (1970) Spontane oder traumatische tödliche Subarachnoidalblutung. Z Rechtsmed 67:67–86
Klages U, Weithoener D, Frössler H, Terwort H (1975) Überlebenszeit, Handlungsfähigkeit und röntgenologische Diagnostik bei Schußverletzungen des Schädels. Z Rechtsmed 76: 307–319

Klatzo I, Farkas-Bargeton E, Guth L, Miquel J, Olsson Y (1970) Some morphological and biochemical aspects of abnormal glycogen accumulation in the glia. 6th Internat Congr Neuropathol, Paris. Masson, Paris

Klauber MR, Barrett-Conner E, Marshall LF, Bowers S (1981) The epidemiology of head injury. Am J Epidemiol 113:500–509

Klaue R (1949) Die indirekten Frakturen der vorderen Schädelgrube beim Schädeldachschuß. Dtsch Z Nervenheilkd 161:167–193

Kleberger K (1920) Fernwirkungen mechanischer Gewalten im Körper. Virchows Arch Pathol Anat 228:1–43

Kleiber M (1980) Ein kombinierter Suizid-Schädelverletzung durch Luftgewehr und Strangulation. Arch Kriminol 166:145–149

Klein R, Kral A (1933) Zur Frage der Pathogenese und Psychopathologie des amnestischen Symptomenkomplexes nach Schädeltrauma. Z Ges Neurol Psychiatr 149:134–175

Kleinfeld M, Axelrod M, Cohen A (1950) Recurrent meningitis and cerebrospinal rhinorrhea. New York State J Med 50:1244–1246

Kley W (1966) Die Beteiligung der Nasennebenhöhlen bei frontobasalen Verletzungen. In: Schuchardt K (Hrsg) Fortschritte der Kiefer- und Gesichts-Chirurgie, Bd XI. Thieme, Stuttgart, S 93–106

Kley W (1968) Die Unfallchirurgie der Schädelbasis und der pneumatischen Räume. Arch Ohr Nasen Kehlkopfheilkd 191:1–216 u 405–414

Kley W (1971) Die Schädelbasisfrakturen aus rhinologischer und otologischer Sicht. Langenbecks Arch Chir 229:543

Klingensmith W, Voris HC (1951) Surgical treatment of extracerebral hematoma in acute craniocerebral injury. Am J Surg 81:533–537

Klinger M, Schultheiss HR (1958) Über die Blutungsquellen beim akuten subduralen Hämatom. Dtsch Med Wochenschr 83:574–576

Klonoff H, Thompson GB (1969) Epidemiology of head injuries in adults: A pilot study. Med Ass J 100:235–241

Kloss K (1963) Schädelschußverletzungen in Friedenszeiten. Wien Klin Wochenschr 75:559–561

Klug W (1968) Unfallbedingte, perforierende Schädelhirnverletzungen unter Mitbeteiligung der Orbita. Zentralbl Neurochir 29:45–53

Klug W (1972) Möglichkeiten und Grenzen der Behandlung typisch perforierter Schädel-Hirn-Verletzungen unserer Industriegesellschaft. In: Jonasch E (Hrsg) Verhandl Österr Gesellsch Unfallchir, 7. Tag, 8.–9. Oktober 1971, Salzburg. Hefte Unfallheilkd 111:207–213

Klug W, Tzonos T (1961) Über zwei, durch große, transorbital eingedrungene Fremdkörper verursachte Hirnverletzungen. Zentralbl Neurochir 21:56–61

Klug W, Loew F, Wüstner S (1961) Zur Frage der Häufigkeit chronischer subduraler Hämatome nach Schädelverletzungen. Zentralbl Neurochir 21:51–56

Kluge A (1963) Verletzungen der Art. cerebri ant. bei Siebbeinzellenausräumung. HNO 11:198–200

Klun B, Fettich M (1984) Factors influencing the outcome in acute subdural haematoma. A review of 330 cases. Acta Neurochir 71:171–178

Knauer A, Enderlen E (1922) Die pathologische Physiologie der Hirnerschütterung nebst Bemerkungen über verwandte Zustände. J Psychol Neurol 29:54

Kneist W, Steube D (1984) Ungewöhnlicher Verlauf eines posttraumatischen Epiduralhämatoms. Z Ärztl Fortbild 78:69–71

Knoflach JG, Scholl R (1937) Klinik und Prognose der stumpfen Schädelverletzungen. Arch Klin Chir 190:452–522

Koch FX (1940) Über die Brüche der Schädelbasis und ihre Beziehungen zur Ohr und Nase. Wien Med Wochenschr 90:417–420

Koch RL, Glickman MG (1971) The angiographic diagnosis of the extradural haematoma of the posterior fossa. Am J Roentgenol 112:289–295

Kocher T (1901) Hirnerschütterung, Hirndruck und chirurgische Eingriffe bei Hirnerkrankungen. In: Nothnagel (Hrsg) Spezielle Pathologie und Therapie, Bd 9/III. Holder, Wien, S 313–317

Kodama M (1926) Die regionäre Verteilung der arteriosklerotischen Veränderungen im Großhirn. Z Ges Neurol Psychiatr 102:597–619

Köbcke H (1944) Das Schädel-Hirn-Trauma. Thieme, Stuttgart

Körber B (1889) Gerichtsärztliche Studien über Schädelfrakturen nach Einwirkung stumpfer Gewalt. Dtsch Z Chir 29:545–580

Kokavec M, Porubsky V (1958) Zu der Frage der Wunden durch den Bolzenschußapparat. Sound Lek 3:17–24

Komatsu S, Takaku J, Suzuki J, Hirayama A (1979) Three cases of chronic subdural hematoma developing after direct aneurysma surgery. In: Suzuki J (ed) Cerebral aneurysms. Experiences with 1000 directly operated cases. Neuron, Tokyo, pp 665–669

Koo AH, Laroque AL (1977) Evaluation of head trauma by computed tomography. Radiology 123:345–350

Koops E, Pischel K, Kleiber M, Janssen W, Möller G (1986) Todesfälle durch sogenannte Bolzenschußgeräte. Beitr Gerichtl Med 45:103–107

Kopecky JA (1968) Pressure distribution developed within the skull during dynamic loading. PhD Dissertation, University of Texas, Austin, TX

Kopecky JA, Ripperger EA (1969) Closed brain injuries: An engineering analysis. J Biomech 2:29–34

Kosary IZ, Goldhammer Y, Lerner MA (1966) Acute extradural hematoma of the posterior fossa. J Neurosurg 24:1007–1012

Koslowski L, Thies W (1964) Bericht über 5900 Schädel-Hirn-Traumen. Monatsschr Unfallheilkd 67:97–103

Kosyra H (1955) Aus Fehlern lernt man am meisten. Kriminalistik 9:148

Kothandaram P (1970) Dural liposarcoma associated with subdural hematoma. Case report. J Neurosurg 33:85–87

Kothandaram P, Shelty KR (1979) Delayed extradural haematoma. Review of 10 cases. Acta Neurochir 46:176

Kott I, Urca I (1970) Accidents du travail dus aux pistolets a haute pression. J Chir 100:515–520

Koulouris S, Rizzoli HV (1980) Acute bilateral extradural hematoma: Case report. Neurosurgery 7:608–610

Kovalchuchenko NA (1962) Fatal poisoning by the products of gun-shot charge. Sud Med Eksp 5:55–56

Kral A (1935) Zur Pathophysiologie der Commotio cerebri. Med Klin 31:876–910

Kratter J (1925) Über Handlungsfähigkeit tödlich Verletzter. Dtsch Z Ges Gerichtl Med 5:30–35

Krauland W (1942) Über die Aneurysmen der Schlagadern am Hirngrund und ihre Entstehung. Dtsch Z Ges Gerichtl Med 35:243–281

Krauland W (1944) Über subarachnoidale Blutungen aus dunkler Quelle und über Medianekrosen der Schlagadern am Hirngrund. Dtsch Z Ges Gerichtl Med 38:129–144

Krauland W (1949) Herdförmiger Schwund der Media in den Schlagadern am Hirngrund. Dtsch Z Nervenheilkd 161:202–207

Krauland W (1949) Über Verletzungen der Schlagadern im Schädel durch stumpfe Gewalt und ihre Folgen. Beitr Gerichtl Med 18:24–36

Krauland W (1949) Zur Entstehung traumatischer Aneurysmen der Schlagadern am Hirngrund. Schweiz Z Pathol Bakteriol 12:113–127

Krauland W (1950) Über Hirnschäden durch stumpfe Gewalt. Dtsch Z Nervenheilkd 163:265–328

Krauland W (1952) Zur Handlungsfähigkeit Kopfschußverletzter. Acta Neurochir 2:233–239

Krauland W (1952) Riß der A. basilaris als Geburtsverletzung. Beitr Gerichtl Med 19:82–85

Krauland W (1954) Histologische Untersuchungen zur traumatischen Genese der sogenannten Pachymeningitis haemorrhagica interna. Dtsch Z Ges Gerichtl Med 43:377–369

Krauland W (1956) Verletzungen der Schlagaderzweige an der Mantelfläche des Großhirns durch stumpfe Gewalt ohne Schädelbruch als Quelle tödlicher subduraler Blutungen. Dtsch Z Nervenheilkd 175:54–65

Krauland W (1961) Über die Quellen des akuten und chronischen subduralen Hämatoms. Thieme, Stuttgart

Krauland W (1982) Verletzungen der intrakraniellen Schlagadern. Springer, Berlin Heidelberg New York

Krauland W (1982) Schädel-Hirn-Trauma: Epidemiologische und anatomische Gesichtspunkte. Nervenheilkunde 1:138–146

Krauland W (1982) Review: Verletzungen der intrakraniellen Schlagadern. Zentralbl Gerichtsmed 24:1157–1169

Krauland W (1984) Zur Beurteilung von tödlichen Schußverletzungen. (Die Waffe in der Hand.) Arch Kriminol 174:1–22

Krauland W, Stögbauer R (1961) Zur Kenntnis der Schlagaderverletzungen am Hirngrund bei stumpfen gedeckten Gewalteinwirkungen. Beitr Gerichtl Med 21:171–180

Krauland W, Mallach HJ, Missoni L, Spitz WU (1962) Subdurale Blutungen aus isolierten Verletzungen von Schlagadern an der Hirnoberfläche durch stumpfe Gewalt. Virchows Arch Pathol Anat 336:87–98

Krauland W, Bratzke H, Appel H, Heger A (1981) Experimentelle Neurotraumatologie: „Rotation". Z Rechtsmed 87:205–215

Kraus H (1962) Schädelverletzungen mit Eröffnung der Nebenhöhlen. J Int Soll Surg 38:372–376

Kraus H (1963) Fractures of the skull with opening of the paranasal sinus. J Internat Coll Surg 38:372–376

Kraus H (1963) Offene Schädel-Hirn-Verletzungen. Wien Klin Wochenschr 75:492–494

Kraus JF (1980) A comparison of recent studies on the extent of the head and spinal cord injury problem in the United States. J Neurosurg (Suppl) 53:S35–S43

Kraus JF (1987) Epidemiology of head injury. In: Cooper PH (ed) Head injury, 2nd edn. Williams & Wilkins, Baltimore London Los Angeles Sydney, pp 1–19

Krayenbühl H, Noto GG (1949) Das intrakranielle subdurale Hämatom. In: Rossier PH, Spülber O (Hrsg) Innere Medizin und ihre Grenzgebiete. Heft 1. Huber, Bern, S 7–175

Kredel L (1915) Die intracerebrale Pneumatocele nach Schußverletzungen. Zentralbl Chir 42:649–654

Krehl L von (1912) Pathologische Physiologie (Commotio, Contusio, Compressio), 7. Aufl, Vogel, Leipzig

Kremer WW, Duffy JJ (1962) Intraorbital and intracranial foreign body. Illinois Med J 121:369–371

Kremiansky J (1868) Über die Pachymeningitis interna haemorrhagica bei Menschen und Hunden. Arch Pathol Anat Physiol Klin Med 42:129–161 u 321–351

Krempien B (1969) Zur Organisation subduraler Hämatome. Zugleich ein Beitrag zur sog. idiopathischen Pachymeningeosis haemorrhagica interna. Virchows Arch Abt A Pathol Anat 347:129–142

Kretschmer H (1967) On calcified subdural hematomas. Zentralbl Chir 92:2527–2534

Kretschmer H (1980) Hirnschußverletzungen in Friedenszeiten. Langenbecks Arch Chir 350:175–183

Kretschmer H (1981) Verlaufsdynamik und Frühprognose traumatischer intrakranieller Blutungen: 1. Epidurale Hämatome. Aktuelle Traumatol 11:17–23

Kristiansen K, Zimmer J (1958) Interhemispheric subdural abscess. Br J Radiol 31:278–281

Krönlein L (1899) Beitrag zur Lehre der Schädel-Hirnschüsse aus unmittelbarer Nähe mittels des schweizerischen Repetir-Gewehrs, Modell 1898. Langenbecks Arch Chir 59:67–76

Krösl W (1972) Epidemiologie und wirtschaftliche Bedeutung der Schädel-Hirnverletzung. In: Jonasch E (Hrsg) Verhandl Österr Gesellsch Unfallchir, 7. Tag, 8.–9. Oktober 1971, Salzburg. Hefte Unfallheilkd 111:16–20

Krogius A (1926) Luft in den Seitenventrikeln des Gehirns (Pneumatocephalus) nach einer Basisfraktur. Acta Chir Scand 60:291–308

Krohn PL, Witteridge D, Zuckermann S (1942) Physiological effects of blast. Lancet I:252–272

Krüger CJ, Seifert V, Becker H, Friedrich H, Brewitt H (1984) Außergewöhnliche Pfählungsverletzung von Orbita und Gehirn. Fortschr Ophthalmol 81:214–216

Krüger DW (1958) Über das zerebelläre epidurale Hämatom. Zentralbl Neurochir 18:165–167
Krüger DW (1966) Über frontobasale Verletzungen aus neurochirurgischer Sicht. Radiol Aust 16:141
Krull E (1956) Tödlicher Unfall durch Bolzensetzwerkzeug. Kriminalistik 10:101–103
Kuban K, Winston K, Bresnan M (1983) Childhood subgaleal hematoma following minor head trauma. Am J Dis Child 137:637–640
Kubick CS, Adams RD (1943) Subdural empyema. Brain 66:18–42
Kühlmeyer R (1947) Über das akute traumatische Subduralhämatom. Klin Med 2:966–983
Küttner H (1920) Die Stichwunden des Gehirns. In: Deutsche Chirurgie, Bd 18. Küttner H (Hrsg) Die Verletzungen des Gehirns. Enke, Stuttgart, S 541–569
Kuhlendahl H (1950) Klinische Beiträge zur Frage des subduralen Hydroms und Hämatoms. Zentralbl Neurochir 10:283–289
Kuhlendahl H (1959) Frontobasale Schädel-Hirn-Verletzung und traumatische Liquorfistel. Beitr Neurochir 1:37–54
Kuhlendahl H (1966) Frontobasale Verletzungen und Liquorfistel. Fortschr Kiefer-Gesichtschir 11:89
Kunkel PA, Dandy WE (1939) Subdural hematoma. Diagnosis and treatment. Arch Surg 38:24–54
Kuntzmann J (1938) Meningitis following perforation of roof of orbit by pencil. Strasbourgh Med 98:154
Kunz U (1985) Schußverletzungen des Schädels im Frieden. Neurochirurgia 28:134–142
Kunz U, Kiwit JCW, Iizuka J (1985) Intrakranielles Epiduralhämatom kann spontan resorbiert werden. Notfallmedizin 11:127–137
Kunz U, Seidel BU, Stolke D, Dietz H (1985) Schußverletzungen des Schädels im Frieden. Neurochirurgia 28:134–142
Kunze S, Klinger M (1974) Epidurale Hämatome in der hinteren Schädelgrube. Münch Med Wochenschr 116:1450
Kushner MJ, Luken MG (1983) Posterior fossa epidural hematoma. A report of three cases diagnosed with computed tomography. Neuroradiology 24:169–171
Kutscha-Lissberg E, Thetter O (1970) Die Prognose selbstmörderischer Schädelschußverletzungen. Wien Med Wochenschr 120:871–872
Kutscha-Lissberg E, Wagner M, Godl I (1969) Frontobasale Frakturen. Unfallchirurgie 5:110–117
Kvarnes TL, Trumpy JH (1978) Extradural haematoma. Report of 132 cases. Acta Neurochir 41:223–231
Kyrieleis W (1941) Augenhöhlenverletzungen im Kriege. Arch Ophthalmol 144:198–212
Labadie EG, Glover D (1976) Physiopathogenesis of subdural hematomas. Part I. Histological and biochemical comparisons of subcutaneous hematoma in rats with subdural hematoma in man. J Neurosurg 45:382–392
Lacour F, Trevor R, Carey M (1978) Arachnoid cyst and associated subdural hematoma. Arch Neurol 35:84–89
Lafitte H, Petit-Dutaillis MD (1933) Pneumatocèle intracrânienne. Bul Mém Soc Nat Chir 59:1390–1401
Lal R (1972) Accidental death by air rifle. Forens Sci 1:441–443
Lalla M, Pillai S (1965) Deep penetrating injury of orbit with retained foreign body. Am J Ophthalmol 59:922–923
Lam CR, McIntire R (1970) Air-pistol injury of pulmonary artery and aorta. J Thorac Cardiovasc Surg 59:729–732
Lampel W (1958) Jagdballistik. Neumann-Neudamm, Melsungen
Land FT (1950) Query-cerebrospinal rhinorrhoea. J Laryngol 64:207–208
Lang E (1943) Über einen operierten Fall eines verknöcherten subduralen Hämatoms traumatischen Ursprungs. Zentralbl Neurochir 7:193–202
Lang EK (1969) Acute hydrocephalus secondary to occlusion of the aqueduct by a bullet. J Louisiana Med Soc 121:167–168
Lang G (1985) Intrakranielle Hämatome. In: Lang G, Reding R (Hrsg) Schädel-Hirn- und Mehrfachverletzungen. Barth, Leipzig, S 169–186

Lang G (1985) Einteilung der Schädel-Hirn-Verletzungen. In: Lang G, Reding R (Hrsg) Schädel-Hirn- und Mehrfachverletzungen. Barth, Leipzig, S 153–155

Lang G (1985) Gedeckte Schädel-Hirn-Verletzungen. In: Lang G, Reding R (Hrsg) Schädel-Hirn- und Mehrfachverletzungen. Barth, Leipzig, S 164–168

Lang G (1985) Offene Schädel-Hirn-Verletzungen. In: Lang G, Reding R (Hrsg) Schädel-Hirn- und Mehrfachverletzungen. Barth, Leipzig, S 187–200

Lang H (1941) Beobachtungsergebnisse innerhalb von 8 Jahren bei 2019 Schädeltraumen mit 222 Schädelgrundbrüchen. Bruns' Beitr Klin Chir 172:101–118

Lang J (1970) Praktische Anatomie. Ein Lehr- und Hilfsbuch der anatomischen Grundlagen ärztlichen Handelns. Begr v Lanz T von, Wachsmuth, fortgef u hrsg v Lang J, Wachsmuth W. Bd 1. Teil 1 B. Kopf. Springer, Berlin Heidelberg New York

Langfitt TW, McQueen ID (1961) Extradural hematoma of the posterior fossa with an associated space-occupying collection of spinal fluid. J Neurosurg 18:531–534

Lanigan JP (1942) Middle meningeal haemorrhage in children. Lancet II:65

Lanksch W, Grumme TH, Kazner E (1979) Computed tomography in head injuries. Springer, Berlin Heidelberg New York, pp 17–21

Lanzdörfer (1956/1958) Die Spätblutungen nach Schädelbasisbrüchen. HNO- Wegweiser 6:247–249

Larghero P (1955) Hématomes intracrâniens d'origine traumatique. Masson, Paris

Larrey DJ (1932) Surgical memoirs of the campaigns of Russia, Germany and France. JC Mercer (Translat). Corey & Lea, Philadelphia

Larrey JD (1813) Medizinisch-chirurgische Denkwürdigkeiten aus seinen Feldzügen. Aus dem französischen von Becker GW übersetzt. 2. Bd. Engelmann, Leipzig

Larrey JD (1824) Medizinisch-chirurgische Abhandlungen. Aus dem französischen von Robbi H übersetzt. Hartknoch, Leipzig

Larrey JD (1831) Chirurgische Klinik, eine Sammlung von Erfahrungen aus den Feldzügen und Militärhospitälern von 1792 bis 1829. Im Auszug aus dem französischen mit einigen Anmerkungen herausgegeben von Amelung F. 3 Bd. Leske, Darmstadt

Larsson LE, Melin KA, Nordström-Öhrberg BP, Silfverskiöld BP, Öhrberg K (1954) Acute head injuries in boxers. Acta Psychiatr Scand (Suppl) 95:1–42

La Touche CJ, Sutherland TW, Telling M (1963) Rhinocerebral mucormycosis. Lancet II:811–813

Latussek F, Duncker G (1985) Perforierende Lidverletzungen und Lazeration des linken Stirn-Hirn-Poles. Fortschr Ophthalmol 82:212–213

Laubichler W, Sorgo G (1974) Zur Beurteilung der Commotio cerebri. Wien Med Wochenschr 86:39–45

Laudig GH, Browder EJ, Watson RA (1941) Subdural hematoma. A study of one hundred and forty-three cases encountered during a five-year period. Ann Surg 113:170–191

Laugier (1778) Discussion of Pater by Bonnard, Observation sur une maladie singulière. J Med Chir Pharm 50:331–336

Laurand G (1879) Fracture du crane, probablement par contre-coup; rupture de l'artere meningée moyenne. Bull Soc Anat (Paris (ser 4) 4:721

Lausberg G (1977) Zur Problematik der Schädel-Hirn-Verletzungen im höheren Lebensalter. In: Müller E, Peters G (Hrsg) Hirnverletzung und Alter. Klinische und pathologisch-anatomische Befunde. Arbeit und Gesundheit, Neue Folge, Heft 92. Thieme, Stuttgart, S 25–35

Lausberg G (1963) Über offene Hirnverletzungen durch Schußapparatbolzen. Chirurg 34:151–154

Lausberg G (1965) Schädelschußverletzungen der Friedenszeit. (Übersichtsreferat) Acta Neurochir 13:517–543

Lausberg G (1968) Prognose und Operationsindikation der suizidalen Kopfschußverletzungen. Hefte Unfallheilkd 94:204–208

Lavergne MG (1959) Rapid fatal and unexpected outcome after a pertorating wound of orbit. Bull Soc Belg Ophthalmol 122:363–366

Lawrence GH (1929) Cerebrospinal rhinorrhea. Lancet 49:525–526

Lazorthes G (1952) Les hémorrhagies intracrâniennes traumatiques spontanées et du premier age. Masson, Paris

Lazorthes G (1954) L'empyème sous-dural interhémisphérique. Rev Oto Neuro Ophthalmol 26:149-152
Lazorthes G (1956) Les hemorrhagies intracraniennes. Masson, Paris
Lazorthes G, Anduze H (1951) Rhinorrhées et otorrhées traumatiques persistantes. Classification anatomique, indications opératoires et résultats. Rev Neurol 84:524-527
Leary T (1934) Subdural hemorrhages. J Am Med Ass 103:897-903
Leary T (1939) Subdural or intradural hemorrhages? Arch Pathol 28:808-820
Le Beau J, Pecker J (1950) Psychochirurgie. Contrôle radiologique postopératoire par la gélatine lipiodolée. Rev Neurol 58:777-778
Lebeau J, Gruner J, Minuit P (1955) Remarque sur une série de 400 traumatismes crâniocérébraux graves. Neurochirurgie I:117-126
Lechelle P, Petie-Dutaillis D, Thevenard A (1946) Hematome sous-dural post-traumatique sans traumatisme direct de la tete. Trepanation. Guerison. Bull Soc Méd Hôp (Paris) 62:45-47
Lechner H (1957) Zur Klinik der subduralen Blutungen. Dtsch Z Nervenheilkd 176:637-665
Leclerc G, Roy J (1931) Pneumatocèle intracrânienne traumatique. Lyon Chir 28:541-547
Leclercq IA, Rozycki T (1979) Chronic calcified epidural hematoma in a child. Rhode Island Med J 62:97-99
LeCount ER, Apfelbach CW (1920) Pathologic anatomy of traumatic fractures of cranial bones and concomittant brain injuries. J Am Med Ass 74:501-512
LeCount ER, Hockzema J (1934) Symmetrical traumatic fractures of the cranium: Symmetrical fragmentation, comments on their mechanism. Arch Surg 29:171-226
Lecuire J, Mounier-Kuhn A (1961) Traitement des complications des fractures communicantes de la base du crâne. (Fistules liquidiennes, méningites, pneumatocèles). J Chir (Paris) 81:23-38
Lecuire J, Bosser C, Lapras C (1959) Rhinorrhée très tardive par encéphalocèle traumatique dans les sinus frontaux. Lyon Chir 53:308-312
Le Dran HF (1737) Traité ou reflexions tirées de la pratiques sur les playes d'armes à feu. Osmont, Paris
Le Dran HF (1749) The operations in surgery. Translat by T. Gataker Hitch, London
Le Dran HF (1751) Observations de chirurgie. 2 vols. Osmont, Paris
Le Dran HF (1757) The operations in surgery. Translat by Gataker T, 3rd edn. Hitch & Hawes, London
Lee K (1980) A single barrelled shot gun. Med Sci Law 20:198-199
Lee KT, Lin S (1971) Unusual penetrating injury of the orbit. Am J Roentgenol Rad Ther Nucl Med 122:349-351
Leech P (1974) Cerebrospinal fluid leakage, dural fistula and meningitis after basal skull fracture. Injury 6:141-149
Leeds NE, Reid ND, Rosen LM (1966) Angiographic changes in cerebral contusions and intracerebral hematomas. Acta Radiol (Diagn) 5:320-327
Leffers B, Jeanty D (1982) Handgun pellet ammunition. J Forens Sci 27:433-437
Le Fort R (1900) Etude expérimentale sur les fractures de la machoire superieure. Rev Chir (Paris) Heft 9, und (1901) Jahresber Fortschr Chir, 3. Teil, S 441
Legler U (1968) Die Erkrankungen der Nase und ihrer Nebenhöhlen im Kindesalter. In: Opitz H, Schmid F (Hrsg) Handbuch der Kinderheilkunde, Bd. 9. Springer, Berlin Heidelberg New York, S 184
Leguyader J, Besson G, Blain F (1980) Aspects angiographiques des hématomes extraduraux de la fosse posterieure. Sem Hôp (Paris) 56:837-841
Leicher H, Nell (1942) Ein geheilter Fall von Stirn-Hirn-Verletzung mit Hirnprolaps in die Stirnhöhle, Einbruch in den Ventrikel und rezidivierender Meningitis. Chirurg 14:751-755
Leischner H (1907) Beiträge zur Kasuistik der Schädelstiche. Wien Klin Wochenschr 20:259-263
Lemke JE (1944) Zur Pathologie und Klinik des Hirnabszesses nach Schädelschußverletzung. Chirurg 16:16-27
Lemke R (1956) Neurologie und Psychiatrie. Barth, Leipzig

Lemmen LJ, Schneider RC (1952) Extradural hematomas of the posterior fossa. J Neurosurg 9:245–253
Lenggenhager K (1938) Eine neue physikalische Erklärung des Contre-Coup. Schweiz Med Wochenschr 68:1123–1125
Lenggenhager K (1947) Über stumpfe Schädel- und Hirntraumen. Helv Chir Acta 14:243–260
Lennartz H, Müller HR (1956) Die Klinik der subduralen Hämatome unter besonderer Berücksichtigung der Frage: Trauma und subdurales Hämatom. Chirurg 27:385–390
Leo C, Giombolini R, Fornetti F (1969) Trauma aperto cranio-encefalico da pistola chiodatrice. Acta Chir Ital 25:271–277
Leone GBC (1583) De vulneribus capitis liber absolutissimus triplici sermone contentus. Mediolani
Leopold D (1977) Pathogenese des Schädel-Hirn-Traumas. In: Reding R, Lang G (Hrsg) Schädel-Hirn-Trauma und Kombinationsverletzungen. Barth, Leipzig, S 24–56
Leopold D (1985) Pathogenese des Schädel-Hirn-Traumas. In: Lang G, Reding R (Hrsg) Schädel-Hirn- und Mehrfachverletzungen. Barth, Leipzig, S 26–66
Lepoire J, Montaut J, Medot A (1963) L'empyème sous-dural spontané. Maroc Med 42:876–885
Lepoire J, Monaut J, Renard M, Duplay J (1964) Les hématomes sous-duraux spontanés au cours des traitements anticoagulants prolongés. Neurochirurgia 7:184–193
Lepoire J, Montaut J, Renard M, Grosdidier J, Mathieu P (1964) Anéurisme sacculaire de la carotide cervicale: Complication d'une angiographie carotidienne percutanée. Neurochirurgie 10:275–281
Leri (1906) Le cerveau senile. Congr Méd Aliénistes et Neurologistes de France. Lille, aout, 1906
Levin JJ (1928) Unusual case of self-inflicted wound through skull followed by recovery. Br Med J II:930–931
Levy A (1948) Trois cas de pneumatocèle intracrânienne. J Radiol Electrol 29:161–164
Levy A (1980) Contribution a l'étude des HED post-traumatiques. A propos de 507 observations. Thése mèdecine, Universite Marseille
Lewin JR, Rhodes DH, Parsek FJ (1960) Roentgenologic manifestations of fracture of the orbital floor (blow-out fracture). Am J Roentgenol 83:628–632
Lewin L (1910/1911) Das toxische Verhalten von metallischem Blei und besonders von Bleigeschossen im tierischen Körper. Arch Klin Chir 94:927–937
Lewin W (1949) Acute subdural and extradural hematoma in closed head injury. Ann Royal Coll Surg Engl 5:240–274
Lewin W (1954) Rhinorrhea in closed head injuries. Br J Surg 42:1–18
Lewin W (1966) The management of acute head injuries. Baillière Tindall & Cassell, London
Lewin W (1966) Cerebrospinal fluid rhinorrhea in nonmissile head injuries. Clin Neurosurg 12:237–252
Lewin W, Cairns H (1951) Fractures of the sphenoidal sinus with cerebrospinal rhinorrhoea. Br Med J 6:1–6
Lewin W, Gibson RM (1956) Missile head wounds in the Korean campaign. A Survey of British casualties. Br J Surg 43:628–632
Lewinski W (1939) Selbstmord durch zweifachen Gehirnschuß. Czech Sad Lek 296–308. Ref Dtsch Z Ges Gerichtl Med 31:322
Lewis AL (1928) Traumatic pneumocephalus. Brain 51:221–243
Lewis GM, Brice J (1967) Traumatic posterior fossa extradural haematoma. Proc Royal Soc Med 60:246
Lewtas NA (1964) Interhemispherical subdural abscess. In: Lodge T (ed) Recent advances in radiology. Little Brown, Boston, pp 317–318
Leyden E (1866) Beiträge und Untersuchungen zur Physiologie und Pathologie des Gehirns. Virchows Arch Pathol Anat 37:519–559
Leymann J, Althoff H (1980) Der Hinterkopfschuß – eine jetzt häufige Form der tödlichen Schußverletzung. Beitr Gerichtl Med 38:113–117

Licen E (1917) Beiträge zur Schußverletzung des Rückenmarks. Monatsschr Psychiatr Neurol 42:86–118
Liebegott G (1949) Seltener kombinierter Selbstmord und seine versicherungsrechtliche Auswirkung. Dtsch Z Ges Gerichtl Med 39:351–355
Liebeskind AL, Anderson RD, Schechter MM (1973) Spontaneous movement of an intracraneal missile. Neuroradiology 5:129–132
Lieux, St. Martin R (1943) Nouveau cas de blessure du triju meau par éclat de grenade, rétroorbitaire. Ophthalmologica 105:1–12
Lignitz E, Geserick G, Patzelt D (1984) Experimentelle Befunde zum Orbitazeichen beim Contecoup. Kriminal Forens Wissensch 55/56:20–22
Linck A (1921) Beitrag zur Klinik und Pathologie der Schädelbasisfrakturen durch stumpfe Gewalt. Z Ohrenheilkd 81:265–306
Lindberg W (1922) Die Bedeutung des Traumas bei der Entstehung der tuberkulösen Meningitis. Eesti Arst 1:444–446
Lindenberg R (1964) Die Schädigungsmechanismen der Substantia nigra bei Hirntraumen und das Problem des posttraumatischen Parkinsonismus. Dtsch Z Nervenheilkd 185:637–663
Lindenberg R (1964) Neuropathology of the optic chiasm and adnexa. In: Lawton Smith (ed) Univ Miami Neuro-Ophthalmol Symp. Thomas, Springfield, pp 385–425
Lindenberg R (1964) Significance of the tentorium in head injuries from blunt forces. Clin Neurosurg 12:129–142
Lindenberg R (1971) Trauma of meninges and brain. In: Minckler J (ed) Pathology of the nervous system, vol 2. McGraw-Hill, New York, pp 1705–1765
Lindenberg R, Freytag E (1960) The mechanism of cortical contusions. A pathologic-anatomic study. Arch Pathol 69:440–469
Lindgren SO (1960) Acute severe head injuries. Acta Scand (Suppl) 254:1–49
Lindgren SO (1966) Experimental studies of mechanical effects in head injury. Acta Chir Scand (Suppl 1) 360:5–100
Lindgren SO (1969) Verletzungen durch Sicherheitsgurte. Hefte Unfallheilkd 99:246–249
Lindgren SO, Rinder L (1967) Decompression in percussion concussion: Effects on "concussive response" in rabbits. J Trauma 7:493–499
Lindgreen S, Rinder L (1967) Experimental studies in head injury. I. Some factors influencing results of model experiments. Biophysik 2:320–329
Link K (1945) Traumatische sub- und intradurale Blutung – Pachymeningitis haemorrhagica interna. Veröffentl Konstitutions- Wehrpathol (Jena) 55:12–15 u 18–24
Link KH (1945) Traumatische sub- und intradurale Blutung – Pachymeningitis haemorrhagica. Springer, Heidelberg
Link K (1950) Zur Pathogenese des subduralen Hämatoms und der Pachymeningitis haemorrhagica interna. 2. Jahresversamml Deutsch Gesellsch Neurochir, Göttingen, 19.–21. Sept 1949. Zentralbl Neurochir 10:264–265
Link K (1958) Zum Schicksal der traumatischen subduralen Blutung. Monatsschr Unfallheilkd 61:1–10
Lippens A (1932) Pneumatocèles intracrâniennes. Presse Méd 40:1786–1787
List CF (1950) Interhemispheral subdural suppuration. J Neurosurg 7:313–324
Litovcenco VM, Masterov FV (1965) Ein ungewöhnlicher Fall. Eindringen eines Zahnes in die Schädelhöhle als Unfallfolge. (Russisch). Sud Med Ekspert 8:45–46. Ref Dtsch Z Ges Gerichtl Med 60:16–1967
Littré A (1705) Histoire de l'Academie royale des sciences. Paris
Livet L (1922) "Knock-out" and war psychoses. Bull Acad Méd (Paris) 88:501–503
Lochte T (1911) Über die Bewegungs- und Handlungsfähigkeit schwerverletzter Personen. Wien Med Wochenschr 61:957–964
Lochte T (1922) Ein Fall von Krönleinschem Schädelschuß. Tod durch Selbstmord oder durch fremde Hand? Dtsch Z Ges Gerichtl Med 1:141–150
Loe F, Gamble JW (1976) Chain saw injury of the mandibulofacial region. J Oral Surg 34:81–83
Löfgren J, Zwetnow NN (1972) Experimental studies on the dynamic course of intracranial arterial bleeding. Acta Neurol Scand 48:252

Löhr W (1936) Hirngefäßverletzungen in arteriographischer Darstellung: I. Die Arteriographie bei Compressio cerebri. Zentralbl Ges Chir 63:2466–2482
Löhr W (1936) Hirngefäßverletzungen in arteriographischer Darstellung. II. Mitteilung Thrombotische Verstopfungen und Zerreißungen von Gefäßen des Gehirns. Zentralbl Chir 63:2593–2608
Loeser E, Scheinberg L (1957) Brain abscess. A review of ninety-nine cases. Neurology 7:601–609
Löser R, Ackermann R (1966) Eitrige Meningitiden: Die nasale Liquorfistel als Ursache. Med Welt 17:2078–2080
Loew F (1950) Die gedeckte Hirnschädigung als anatomisches und klinisches Problem. Zentralbl Neurochir 10:132–146
Loew F (1952) Spätere Komplikationen nach gedeckten traumatischen Hirnschädigungen. Zentralbl Neurochir 12:28–34
Loew F (1955) Liquorrhoe. Neurochirurgisches Sammelreferat. Münch Med Wochenschr 97:1631
Loew F (1958) Wandlungen des Commotionsbegriffes seit Reichhardt. Hefte Unfallheilkd 56:108–119
Loew F, Kivelitz R (1976) Chronic subdural haematomas. In: Vinken PJ, Bruyn GW in collaboration with Braakman R (eds) Injuries of the brain and skull, part II. Handbook of clinical neurology, vol 24. North Holland, Amsterdam Oxford, pp 297–328
Loew F, Wüstner SW (1960) Diagnose, Behandlung und Prognose der traumatischen Haematome des Schädelinneren. Acta Neurochir (Suppl) 8:1–158
Löwenhielm P (1975) Mathematical simulation of gliding contusions. J Biomech 8:351–356
Loftus JE (1923) Cerebrospinal rhinorrhea, with report of a case. Laryngoscope 33:617–632
Lombardi G (1973) Les hématomes calcifiés. J Belg Radiol 4:337–339
Longmore T (1865) Note on some of the injuries sustained by the late President of the United States. Lancet I:649
Longmore Sir T (1895) Gunshot injuries: their history, characteristic features, complications and general treatment; with statistic concerning them as they have been met with in warfare, 2nd edn. Longmans Green, London New York
Longo G (1976) Tramite cerebrale angolare da rimbalzo di proiettile di arma ad aria compressa. Min Leg 96:52–55
Lorenz R (1948/1949) Der Schußkanal im Röntgenbild. Dtsch Z Ges Gerichtl Med 39:435–448
Louis A (1766) Recueil d'observations d'anatomie et de chirurgie, pour servir de base a la théorie des lésions de la tete, par contrecoup. Dufour & Roux, Paris, Maastricht
Loustelot P (1951) Eisenpigmentspeicherung im Gehirn bei subduraler Blutung. Confin Neurol 11:193–218
Love JG (1937) Bilateral chronic subdural hydroma. J Nerv Ment Dis 85:161–166
Love JG (1934) Restoration of circulation after removal of ligature from internal carotid artery. Proc Mayo Clin 19:375–376
Lowbeer L (1961) An unusual gunshot wound of the head. J Forens Sci 6:88–97
Lubock P, Goldsmith W (1980) Experimental cavitation studies in a model head-neck system. J Biomech 13:1041–1052
Luckett WH (1913) Air in the ventricles of the brain, following a fracture of the skull. Surg Gynecol Obstet 17:237–240
Luckett WH (1917) Air in the ventricles of the brain, following fractures of the skull. Surg Gynecol Obstet 24:362–363
Ludtmann H, Möhlenbruch A (1937) Meningitis tuberculosa nach stumpfem Schädeltrauma. Med Welt 11:1784–1785
Lukash AA (1976) Schußverletzung durch eine ungewöhnliche Patronenart. Sudenomed Eksp 19:56
Lund OE (1956) Spätvorgänge im Bereich alter offener Hirnverletzungen. Dtsch Z Nervenheilkd 174:583–597
Lund OE (1956) Hirntrauma und Zerebralsklerose. Dtsch Med Wochenschr 81:968–970

Lutz FU, Lins G (1981) Kombinierter Suizid – Zwei Falldarstellungen. Z Rechtsmed 86:145–148
Lutz FU, Voigt C (1986) Amnesie und Handlungsfähigkeit nach Commotio cerebri. Eine Erhebung an siebzig Patienten. Z Rechtsmed 97:69–74
Lyons FR (1983) Industrial nail gun injuries. Med J Aust 2:483–487
MacCarty CS, Horning ED, Weaver EN (1948) Bilateral extradural hematoma. Report of a case. J Neurosurg 5:88–90
Machle W (1940) Lead absorption from bullets lodged in tissues. Report of two cases. J Am Med Ass 115:1536–1541
Mackenzie EJ, Siegel JH, Shapiro S, Moody M, Smith RT (1988) Functional recovery and medical costs of trauma; an analysis by type and severity of injury. J Trauma 28:281–297
Madea B, Henssge C, Lockhoven HB (1986) Priorität bei mehrfachen Schußverletzungen des Schädels. Z Rechtsmed 97:213–218
Madelung OW (1925) zit nach Peters G (1955)
Mäkela T (1950) Traumatic extradural haemorrhage. Ann Chir Gynaecol Fenn 39:126
Mage S, Sze C (1962) The stud gun – An industrial and public health hazard. New Engl J Med 267:1020–1022
Maggi Bartolomea (1552) De vulnerum sclopetorum et bombardarum curatione tractatus. Bononiae, per B Bonardum
Majer EH (1956) Spätversorgung bei rhinogener Liquorrhoe. Monatsschr Ohrenheilkd 90:60–61
Malecki J (1971) Management of frontobasal injuries (Polnisch). Otolaryngol Pol 25:377–387
Malecki J, Büttner G (1964) The problem of recurrent meningitis and pathologic communication. Ann Otol 73:963–969
Malin JP, Grumme T (1975) Schädel-Hirnschußverletzungen in Friedenszeiten. Aktuelle Traumatol 5:251–259
Maloney AFJ, Whatmore WJ (1969) Clinical and pathological observations in fatal head injuries: A 5-year survey of 173 cases. Br J Surg 56:23–31
Maltby GL (1946) Penetrating craniocerebral injuries. Evaluation of late results in a group of 200 consecutive penetrating cranial wounds. J Neurosurg 3:239–249
Maltby GL (1963) More stud-gun injuries. New Engl J Med 269:110–111
Mandl G (1972) Frontobasale Fraktur bei Schlachtschußverletzung. In: Jonasch E (Hrsg) Verhandl Österr Gesellsch Unfallchir, 7. Tag, 8.–9. Oktober 1971, Salzburg. Hefte Unfallheilkd 111:204
Manning DP (1968) Nail-gun accident. Br Med J I:181
Mansuy L, Lecuire T (1955) Les traumatismes cranio-cérébraux fermés récents. Masson, Paris
Mansuy L, Girard PF, Boucher M, Tete R (1964) Les hématomes sous-duraux clacifiés (à propos d'une observation d'hématome calcifie pré-frontal bilatéral) Rev Neurol 111:5–16
Marburg O (1917) Die Kriegsbeschädigungen des Nervensystems. Bergmann, Wiesbaden
Marburg O (1936) Die traumatischen Erkrankungen des Gehirns und Rückenmarks. In: Bumke O, Foerster O (Hrsg) Handbuch der Neurologie, Bd 11. Spezielle Neurologie III. Traumatische, präsenile und senile Erkrankungen, Zirkulationsstörungen. Springer, Berlin, S 1–177
Marburg O, Franzl E (1915) Über Spätabszeß nach Schußverletzungen des Gehirns. Neurol Zentralbl 546
Marchesani O (1936) Symptomatologie des nervus opticus. In: Bumke O, Foerster (Hrsg) Handbuch der Neurologie, Bd 4. Springer, Berlin, S 101–104
Marchetti P (1665) Observationum medico-chirurgicarum rariorum sylloge. P Le Grand, Amsterdam
Marchiori A (1983) Eccezionale caso di suicidio mediante il contemporareo uso di due pistole. Zacchia 56:409–414
Marcoux F, Hamann M (1966) Pathologie traumatique occasionnée par pistolets de scellement. Arch Mal Prof 25:571–576
Marcus GH (1956) Über Verkehrsunfälle. Klin Med 11:97–113

Maresch W (1961) Zum Nachweis von Gewebestückchen an Tatwerkzeugen. Dtsch Z Ges Gerichtl Med 51:560–562
Maresch W (1973) Maligne Hyperthermie. Beitr Gerichtl Med 30:289–296
Maresch W (1983) Angewandte Gerichtsmedizin. Urban & Schwarzenberg, Wien München Baltimore
Marie P (1905) Etat vermoulu du cerveau. Rev Neurol 13:1229–1230
Marinesco G (1908) Lésions produites sur la cellules nerveuse par l'action directe des agents traumatiques. Rev Psychiatr 12:177–193
Markert K (1973) Penetrierende Schädelverletzungen durch Luftdruckwaffen. Kriminal Forens Wiss 12:107–114
Markert K, Du Chesne A, Wunderlich G (1975) Tödlicher Mundschuß durch Viehbetäubungsapparat. Zugleich ein Beitrag zur gerichtsmedizinischen Relevanz der Bolzenschußverletzungen. Kriminal Forens Wiss 17:107–124
Markert K, Römer G (1973) Penetrierende Schädelverletzungen durch Luftdruckwaffen. Kriminal Forens Wiss 12:107–114
Markham JW (1967) The clinical features of pneumocephalus based upon a survey of 284 cases with report of 11 additional cases. Acta Neurochir 16:1–78
Markham JW (1969) Spontaneous arteriovenous fistula of the vertebral artery and vein: case report. J Neurosurg 31:220–223
Markham JW, McCleve DE, Lynge HN (1964) Penetrating cranio-cerebral injuries: Report of two unusual cases. J Neurosurg 21:1095–1097
Markham JW, Stein S, Pelligra R, et al. (1971) Use of centrifuge in the treatment of an intraventricular metallic foreign body. Technical note. J Neurosurg 34:800–804
Markwalder H, Huber P (1961) Aneurysmen der Meningealarterien. Schweiz Med Wochenschr 91:1344–1347
Markwalder H (1963) Die frontobasalen Schädel-Hirn-Verletzungen. Schweiz Med Wochenschr 93:613–616
Marshall RA (1963) Stud guns kill lethal. New Engl J Med 269:641
Marshall WG (1986) An analysis of firearm injuries to the head and face in Belfast 1969–1977. Br J Oral Maxillofac Surg 24:233–243
Marti T (1955) Un engin dangereux: Le pistolet a scellement. Z Unfallmed Berufskrankh 48:311–315
Martin JP, Campbell EH (1946) Early complications following penetrating wounds of the skull. J Neurosurg 3:58–73
Martin MJ, Hunt TK, Hulley SB (1988) The cost of hospitalization for firearm injuries. J Am Med Ass 260:3048–3050
Martinez-Nicochet A (1966) Hematoma subdural calcificado, presentacion de un caso. Acta Neurol Latino-America 12:66–70
Martland MS, Beling CC (1929) Traumatic cerebral hemorrhage. Arch Neurol Psychiatr 22:1001–1023
Mateos JH, Daly R (1958) Subdural hematoma: Analytical study of 123 cases. Southern Med J 51:94–97
Mathur PP, Dharker SR (1980) Fluid chronic extradural haematoma. Surg Neurol 14:81–82
Matson DD (1958) The management of acute craniocerebral injuries due to missiles. In: Coates JB (ed) Medical Dept, US Army, Surgery in World War II, Neurosurgery, vol 1. Office Surg Gen, Dept Army, US Governm Printing Office, Washington DC, pp 123–182
Matson DD (1969) Neurosurgery of infancy and childhood, 2nd edn. Thomas, Springfield
Matson DD, Wolkin J (1946) Hematomas associated with penetrating wounds of the brain. J Neurosurg 3:46–53
Matsumoto S, Tamaki N (1986) Subdural hydromas. In: Vigouroux RP (ed) Advances in neurotraumatology, vol 1. McLaurin RL (ed) Extracerebral collections. Springer, Wien New York, pp 157–172
Matwijecky C, Steinbol P (1982) Hemianopsia: A presenting feature of acute epidural hematomas. Neurosurgery 11:247–249
Maurer H (1961) Verletzungen durch Schußapparate. Beitr Gerichtl Med 21:48–66

Maurer JJ, Mayfield FH (1965) Acute bilateral extradural hematomas. J Neurosurg 23: 63–64
Maurer H (1966) Zwei bemerkenswerte Stanzmarken durch Dreyse-Pistolen. Arch Kriminol 125:24
Maurice-Williams RS (1975) Superimposed chronic subdural hygromas. Report of two cases. J Neurosurg 43:623–626
Maurice-Williams RS (1976) Temporal lobe swelling a common treatable complication of head injury. Br J Surg 63:169–172
Mawdsley C, Ferguson FR (1963) Neurological disease in boxers. Lancet II:795–801
Maxeiner H (1979) Zur Kenntnis der Schlagaderverletzungen am Hirngrund durch stumpfe Gewalt. Med Dissertation, Universität Berlin
Maxeiner H, Schneider V, Betsch J, Piefke K (1986) Suizid mit drei Kopfsteckschüssen. In: Eisenmenger W, Liebhardt E, Schuck M (Hrsg) Medizin und Recht. Festschrift für Wolfgang Spann. Springer, Berlin Heidelberg New York London Paris Tokyo, S 211–216
May RJ (1919) Report of a case showing air within cranial cavity. Am J Roentgenol 6: 190–193
Mayer ET (1967) Zentrale Hirnschäden nach Einwirkung stumpfer Gewalt auf den Schädel. Hirnstammschäden. Arch Psychiatr Nervenkr 210:238–262
Mazurowski W (1964) Acute epidural hemorrhage without fracture of the skull. (Polnisch) Neurol Neurochir Psychiatr Pol 14:477–480
Mazza C, Pasqualin A, Feriotti G, da Pian R (1982) Traumatic extradural haematomas in children. Experience with 62 cases. Acta Neurochir 65:67–80
McArthur L (1905) Pneumatocele of the cranium. J Am Med Ass 44:1418–1423
McCannel AD (1923) Aerocele of the brain with report of cases. Laryngoscope 33:189–195
McCarthy CS, Horning ED, Weaver EN (1948) Bilateral extradural hematoma. J Neurosurg 5:88–90
McClelland CJ, Craig BF, Crockard HA (1978) Brain abscesses in Northern Ireland: A 30 year community review. J Neurol Neurosurg Psychiatry 41:1043–1047
McClelland RR, Ramirez-Lassepas M (1976) Posterior fossa subdural hematoma demonstrated by vertebral angiography. Neuroradiology 10:181–185
McClure CC, Crawford zit nach Ochsner A (1931)
McClure CC, Gardner WJ (1949) Transorbital intracranial stab wounds. Cleveland Clin Quart 16–17:118–125
McComas JL (1890) Gunshot wound of brain, recovery with ball remaining therein. J Am Med Ass 15:209–212
McConnell AA (1941) Traumatic subdural effusions. J Neurosurg Psychiatry 4:237–256
McConnell AA (1944) Prolonged post-traumatic amnesia: findings at operation. Lancet I:273–274
McCoy G (1963) Cerebrospinal rhinorrhea: A comprehensive review and a defintion of the responsibility of the rhinologist in diagnosis and treatment. Laryngoscope 73: 1125–1157
McCulloch GAJ (1976) Posterior fossa extradural haematoma. Med J Aust 2:303–305
McKenzie (1932) A surgical and clinical study of 9 cases of chronic subdural hematoma. Can Med Ass J 26:534–544
McKenzie KG (1938) Extradural haemorrhage. Br J Surg 26:346–365
McKissock W, Richardson A, Bloom WH (1960) Subdural hematoma. A review of 389 cases. Lancet I:1365–1369
McKissock W, Richardson A, Walsh L (1960) "Posterior communicating" aneurysms. A controlled trial of the conservative and surgical treatment of ruptured aneurysms of the internal carotid artery at or near the point of origin of the posterior communicating artery. Lancet I:1203–1206
McKissock W, Richardson A, Walsh R (1960) Spontaneous cerebellar hemorrhage. A study of 34 consecutive cases treated surgically. Brain 83:109
McKissock W, Taylor JD, Bloom WH, Till K (1960) Extradural hematoma. Observations on 123 cases. Lancet II:167–172
McLaurin RL (1969) Subdural infection. In: Gurdjian ES (ed) Cranial and intracranial suppuration. Thomas, Springfield, pp 73–88

McLaurin RL, Ford LE (1964) Extradural hematoma. Statistical survey of forty-seven cases. J Neurosurg 21:364–371
McLaurin RL, Helmer F (1965) The syndrome of temporal-lobe contusion. J Neurosurg 23:296–304
McLaurin RL, McLaurin K (1966) Calcified subdural hematomas in childhood. J Neurosurg 24:648–655
McLaurin RL, Tutor FT (1961) Acute subdural hematoma. Review of ninety cases. J Neurosurg 18:61–67
McLaurin R, Isaacs E, Lewis HP (1971) Results of nonoperative treatment in 15 cases of infantile subdural hematoma. Neurosurg 34:753–759
McLean JA, Levy LF (1955) Calcified subdural hematoma. Neurology 5:520–524
McLennan C (1987) The unmeasured costs of injury. Publ Health Rep 102:636–637
McLeod G (1862) Notes on the surgery of the war in the Crimea, with remarks on the treatment of gunshot wounds. Lippincott, Philadelphia
McMillan JB (1956) Emboli of cerebral tissue in the lungs following severe head injury. Am J Pathol 32:405–415
McMillan K (1968) Nail-gun accident. Br Med J I:181
McNally WD (1949) Lead poisoning caused by a bullet embedded for twenty-seven years. Industr Med 18:77–78
Mealy J (1960) Acute extradural hematomas without demonstrable skull fractures. J Neurosurg 17:27–34
Mealy J (1961) Chronic cerebrospinal fluid otorrhea. Neurology 11:996–998
Mealy J (1968) Pediatric head injuries. Thomas, Springfield
Medical Department of the United States Army in the world war (1927) Governm Printing Office, Washington DC, Vol XI, pt I
Mehler J, Köhnlein HE (1972) Therapie großer Defekte der behaarten Kopfhaut. Langenbecks Arch Klin Chir 331:265–274
Menschel H (1922) Über einen Fal von Aneurysma der Arteria vertebralis dextra nach einem Trauma. Ärztl Sachverst Zeit 28:13–17
Meirowsky AM (1965) Wounds of dural sinuses. In: Meirowsky AM (ed) Neurological surgery of trauma. Office Surg Gen, Dept Army, US Governm Printing Office, Washington DC, pp 181–182
Meirowsky AM (ed) (1965) Neurological surgery of trauma. Office Surg Gen, Dept Army, US Governm Printing Office, Washington DC
Meirowsky AM (1965) Penetrating wounds of the brain. In: Meirowsky AM (ed) Neurological surgery of trauma. US Governm Printing Office, Washington DC, pp 103–130
Meirowsky AM (1984) Penetrating craniocerebral trauma. Thomas, Springfield
Meixner K (1930) Die Handlungsfähigkeit Schußverletzter. Dtsch Z Ges Gerichtl Med 16:139–165
Meixner K (1932) Einiges über Hirnschäden durch Gewalt. Wien Klin Wochenschr 45:485–488
Meixner K (1933) Ungewöhnlich langes Überleben nach der Zerstörung des Schädels durch Schuß. Dtsch Z Ges Gerichtl Med 20:342–343
Meloche BR, Sansregret A, Gregoire H (1967) Un cas de kyste leptomeninge post-traumatique. Union Med Canada 96:1214–1219
Mendelow AD, Karmi MZ, Paul KS, Fuller GAG, Gillingham FJ (1979) Extradural hematoma: Effect of delayed treatment. Br Med J I:1240–1242
Menges HW, Klein M, Menges V (1979) Der traumatische Pneumocephalus. Unfallheilkunde 82:458–465
Mennig H (1954) Irrtümer und Fehler bei der Bedeutung und Behandlung stumpfer und unscheinbarer pfählender Verletzungen im Nasen- und Nebenhöhlenbereich. Arch Ohr-Nasen-Kehlkopfheilkd 165:211
Mennig H (1956) Skistockverletzungen der Orbita mit versteckter Beteiligung der Nasennebenhöhlen. Arch Ohr-Nasen-Kehlkopfheilkd 170:60–72
Meredith JM (1951) Chronic or subacute subdural hematoma due to indirect head trauma. J Neurosurg 8:444–447

Meredith JM (1961) Extradural hemorrhage in the posterior fossa. Am J Surg 102:524–531
Merigliano D, Agnostini L (1960) La pachimeningite tubercolare circoscritta posttraumatica. Lav Neuropsychiatr 26:255–272
Meringnargues G, Got C, Tarriere C, et al. (1975) Les fractures circulaires de la base du crane au cours des accidents de la route. Nouv Presse Med 4:2245–2248
Merkel H (1933) Über einen als Raubmord vorgetäuschten höchst eigenartig gelagerten Fall von Selbstmord (Gehirnschädeldurchschuß von hinten). Dtsch Z Ges Gerichtl Med 20:332–341
Merli S (1964) Über einen Fall von posttraumatischem Späthirnabszeß nach 12 Jahren. Hefte Unfallheilkd 78:217–221
Mertsch H (1974) Zum epiduralen Hämatom über der hinteren Schädelgrube. Z Ärztl Fortbild 13/14:704
Messerer O (1880) Über Elasticität und Festigkeit menschlicher Knochen. Cotta, Stuttgart
Messerer O (1884) Experimentelle Untersuchungen über Schädelbrüche. Rieger, München
Messerer O (1885) Über die gerichtsmedizinische Bedeutung verschiedener Knochenbruchformen. Friedreichs Blätter Gerichtl Med 36:81–104
Messerklinger W (1966) Stirnhöhlenfraktur und Nebenhöhlenpunktion. Wien Med Wochenschr 116:1059–1063
Messerklinger W (1972) Zur Therapie der rezidivierenden Meningitis. Monatsschr Ohrenheilkd 106:11–15
Messmer JM (1984) Massive head trauma as a cause of intravascular air. J Forens Sci 29:418–424
Meszöly E (1946) Ein durch Liquorrhoea nasalis diagnostizierter Fall von Felsenbeinbruch. Monatsschr Ohrenheilkd 79/80:172–174
Metzel E (1967) Fronto-basale Verletzungen. Aktuelle Chir 2:79–84
Metzel E, Hemmer R (1962) Transbasale Bolzenschußverletzung. Monatsschr Unfallheilkd 65:81–84
Metzner G, Stichnoth E, Brinkmann B (1984) Schädelbasislochfraktur nach Sturz auf das Kinn. Z Rechtsmed 93:49–51
Meurer H, Heberer G (1949) Das chronische subdurale Hämatom. Dtsch Med Wochenschr 74:70–72
Meyer A (1920) Herniation of the brain. Arch Neurol Psychiatr 4:387–400
Michaelsson E (1943) Pneumocephalus. Report of a surgical case. Acta Chir Scand 89:81–88
Mifka P (1972) Röntgenologische Differentialdiagnose bei Schädelbrüchen. In: Jonasch E (Hrsg) Verhandl Österr Gesellsch Unfallchir, 7. Tag, 8.–9. Oktober 1971, Salzburg. Hefte Unfallheilkd 111:45–49
Mifka P (1976) Post-traumatic psychiatric disturbances. In: Vinken PJ, Bruyn GW in collaboration with Braakman R (eds) Injuries of the brain and skull, part II. Handbook of clinical neurology, vol 24. North Holland, Amsterdam Oxford, pp 517–574
Mifka P, Scherzer E (1961) Geistesstörungen nach Unfällen ohne Gehirnverletzung. Wien Klin Wochenschr 45:784–786
Mifka P, Scherzer E (1961) Die Bewußtseinsstörung bei der Gehirnverletzung. Wien Med Wochenschr 24:403–408
Mifka P, Scherzer E (1962) Psychotische Zustandsbilder und Unfälle. Z Nervenheilkd 1:76–87
Mifka P, Scherzer E (1963) Klinische Aspekte zerebraler Integration. Wien Klin Wochenschr 75:858–861
Mifka P, Scherzer E (1965) Grenzen und Differentialdiagnose der Commotio cerebri. Wien Klin Wochenschr 13:229–232
Milauskas AT (1969) Diagnosis and management of blow-out fractures of the orbit with clinical, radiological and surgical aspects. Thomas, Springfield
Miles A (1892) On the mechanism of brain injuries. Brain 15:153–189
Miles J, Medlery AV (1974) Posterior fossa subdural haematomas. J Neurol Neurosurg Psychiatry 37:1373–1377
Millar R, Rutherford WH, Johnston S, Malhotra VJ (1975) Injuries caused by rubber bullets: A report on 90 patients. Br Med J 62:480–486

Miller JDR, Jennett WB (1968) Complications of depressed skull fracture. Lancet II:991–995

Miller RH (1971) Cerebrospinal fluid rhinorrhea and otorrhea. Clin Neurosurg 19:263–270

Miller SW, Klemmer RN, Snoke PO (1931) Traumatic pneumocephalus. J Am Med Ass 96:172–173

Milojevic B, Kosovic F (1964) Die Behandlung der rezidivierenden Meningitis nach frontoethmoidalen Verletzungen. Monatsschr Ohrenheilkd 98:451–455

Mincy JE (1966) Post-traumatic cerebrospinal fluid fistulas of the frontal fossa. J Trauma 6:618–622

Mincy JE, Peck FC (1966) Actinomycotic subdural empyema: Survival following surgical draining and antibiotic treatment. New York J Med 66:2155–2157

Missliwetz J (1983) Phänomenologie von Selbsttötungen mit mehrfachen Schußverletzungen. Arch Kriminol 171:143–150

Missliwetz J, Wieser I (1984) Decke als „Schalldämpfer". Beitr Gerichtl Med 42:133–137

Missliwetz J, Wieser I (1985) Medizinische und technische Aspekte der Waffenwirkung. I. Bogen und Armbrust. Beitr Gerichtl Med 43:437–444

Missoni L (1966) Tödliche subdurale Blutung aus Riß der Arteria meningea media. Monatsschr Unfallheilkd 69:506–508

Mitsumoto H, Conomy JP, Regula G (1977) Subdural hematoma. Experience in a general hospital. Cleveland Clin Quart 44:95–99

Mitsumoto H, Conomy JP, Regula G (1977) Ophthalmologic aspects of subdural hematoma. Cleveland Clin Quart 44:101–106

Mittelbach M (1929) Über erworbene Spaltbildungen der Großhirnrinde. Zugleich ein Beitrag zur Frage der pathologischen Markfasergeflechte (Plaques fibromyeliniques) der Rinde. Beitr Pathol Anat 83:445–470

Mittelbach M, Spatz H (1927) Über eine eigenartige Spaltenbildung der Großhirnwindungen („Schizogyrie"). Zentralbl Ges Neurol Psychiatr 47:700

Mittenzweig H (1889) Subdurale Blutungen aus abnorm verlaufenden Gehirnvenen. Neurol Zentralbl 8:193–196

Mittermeyer HJ, Fischer H (1983) Traumatisierung und Überlebenszeit beim tödlichen Verkehrsunfall. Beitr Gerichtl Med 41:249–254

Miyazaki S, Fukushima H, Kamata K, Ishii S (1983) Chronic subdural hematoma after lumbarsubarachnoid analgesia for a cesarean section. Surg Neurol 20:459–460

Miyazuki Y, Kimura H, Hirai H, et al. (1961) Neurosurgical consideration of the foreign body in the cerebral ventricle. Two surgical cases of the foreign body shifting in the cerebral ventricle. Brain Nerve (Tokyo) 13:187–199

Mizukami M, Kin H, Araki G, et al. (1976) Is angiographic spasm real spasm? Acta Neurochir 34:247–259

Mizukami M, Kim H, Araki G, et al. (1976) Surgical treatment of primary intracerebral hemorrhage. Part 1: New angiographic classification. Stroke 7:30–36

Möllhoff G, Mueller B (1975) Suicid, Selbstverteidigung. In: Mueller B (Hrsg) Gerichtliche Medizin, 2. Aufl, Bd 1. Springer Berlin Heidelberg New York, S 305–325

Möllhoff G (1977) Suizid. In: Eisen G (Hrsg) Handwörterbuch der Rechtsmedizin für Sachverständige und Juristen. 3 Bd. Bd 3. Enke, Stuttgart, S 307–312

Mohssenipour I, Twerdy K (1977) Ein Beitrag zur den Stichverletzungen des Gehirns. Wien Klin Wochenschr 89:551–553

Moiel RH, Caram PE (1967) Acute subdural hematomas: A review of eighty four cases – a six year evaluation. J Trauma 7:660–666

Molina F (1955) Einschußöffnung, gebildet von 3 Geschossen. Arch Kriminol 115:56

Mondini S (1938) Le meningitis infortunio. Verona

Money RA, Stoller A (1943) Air in cranial cavity: Critical review with special reference to unusual case. Austr New Zeal J Surg 13:82–97

Montgomory WW (1966) Surgery for cerebrospinal fluid rhinorrhea and otorrhea. Arch Otolaryngol 84:538–550

Montmollin D de (1963) Conduite à tenir en cas de liquorrhée nasale posttraumatique. Pract Oto-Rhinolaryngol 25:58

Moody RA, Mullan S (1968) Factor VIII in haemophilia. Case report. J Neurosurg 29:520–523

Moody WB (1920) Traumatic fractures of the cranial bones; clinical considerations with special reference to extradural hemorrhage. J Am Med Ass 74:511–512

Moore TM, Stern K (1938) Vascular lesions in the brain stem and occipital lobe occurring in association with brain tumors. Brain 61:70–98

Morello G (1949) Sopra alcune infrequenti complicazioni nel trattamento chirurgico dell'idrocefalico ipertensivo. Chirurgia (Milano) 4:129–132

Morgagni GB (1761) De sedibus, et causis morborum per anatomen indagatis libri quinque. 2 vols. Typog Remondiniana, Venetiis

Morgagni JB (1769) The seat and causes of diseases investigated by anatomy: In five books containing a great variety of dissections, with remarks. 3 vols. Translat by B Alexander. Millar & Cadell, Johnson & Payne, London

Mori K, Handa H, Munemitsu H, Oda Y, Hashimoto N, Kojima M (1983) Epidural hematomas of the posterior fossa in children. Child's Brain 10:130–140

Moritsch P, Rummelhardt K (1930) Die Verletzungen beim Skilauf. Wien Med Wochenschr 43:1306–1311

Moritz AR (1942) The pathology of trauma. Kimpton, London

Moritz AR (1954) The pathology of trauma, 2nd edn. Lea & Febiger, Philadelphia u Kimpton, London

Moritz R, Szdzuy D, Moser E (1976) Zur Problematik des angiographischen Nachweises von Subduralempyemen im Interhemisphärenspalt. Zentralbl Neurochir 37:111–118

Morley A, Heatherington A (1957) Traumatic CNS fistulas. Surg Gynecol Obstet 104:88–98

Morley JB, Langford KH (1970) Abnormal brain scan with subacute extradural haematomas. J Neurol Neurosurg Psychiatry 33:679–686

Morsier G de (1937) Les hématomes de la dure-mère. Diagnostic, pathogénie, traitement. Etude portant sur 34 cas verifiés. Rev Neurol 68:665–700

Morsier G de (1943) Les encéphalopathies traumatiques. Schweiz Arch Neurol Psychiatr 50:161–241

Mosberg WH, Sharrett JO (1960) Penetrating wound of skull due to metal axle of collapsible toy cars. J Am Med Ass 173:804–805

Mosberg WH, Smith GW (1952) Calcified solid subdural hematoma. Review of literature and report of an unusual case. J Nerv Mental Dis 115:163–173

Moser F (1954) Seltene Schußverletzungen der Schädelbasis. Arch Ohr-Nasen-Kehlkopfheilkd 165:247–255

Mothersole RD (1928) Case of fracture of skull followed by presence of air in the cranial cavity. Br J Surg 15:514–517

Mühsam R (1912) Stichverletuungen des Gehirns, durch Trepanation geheilt. Berl Klin Wochenschr 49:1231

Müke R, Weickmann F (1964) Hirnabszeßprognose in Abhängigkeit von Diagnostik und Operationsverfahren. Dtsch Gesundheitswes 19:1245–1250

Mueller B (1940) Tod und Gesundheitsbeschädigung infolge Verletzung durch Schuß. In: Neureiter F von, Pietrusky F, Schütt E (Hrsg) Handwörterbuch der gerichtlichen Medizin und naturwissenschaftlichen Kriminalistik. Springer, Berlin, S 843

Mueller B (1961) Schußverletzungen, ihre Beurteilung vom gerichtsärztlich-kriminalistischen Standpunkt. Deutsch Z Ges Gerichtl Med 34:115–135

Mueller B (Hrsg) (1975) Gerichtliche Medizin, 2. Aufl. 2 Bd. Springer, Berlin Heidelberg New York

Müller E (1898) Schädelbrüche in gerichtsärztlicher Bedeutung. Friedreichs Blätter Gerichtl Med 49:397–459

Müller E (1963/1964) Epidurales Hämatom. Deutsch Z Ges Gerichtl Med 54:63–67

Müller E (1965) Über den Todeszeitpunkt nach Verkehrsunfällen. Zentralbl Verkehrsmed 11:25–27

Müller E (1965) Verkehrsunfall und Selbstmord. Arch Kriminol 135:61–69

Müller E (1968) Selbstmord und Selbstmordverhütung nach Verkehrsunfällen. In: Wagner HJ (Hrsg) Handbuch der Verkehrsmedizin. Springer, Berlin Heidelberg New York, S 1067

Müller W (1940) Alter Gehirndurchschuß mit mesenchymaler Vernarbung des Schußkanals und Spätmeningitis. Arch Psychiatr 111:209–212
Müller W (1969) Häufigkeit, Sitz und Ursachen der Gesichtsschädelfrakturen. In: Reidenbach E (Hrsg) Traumatologie im Kiefer-Gesichts-Bereich. Barth, München, S 47–58
Müller-Wiefel H (1966) Schädel-Hirn-Verletzung durch baugewerblichen Bolzenschußapparat. Monatsschr Unfallheilkd 69:598–601
Muir JBG (1938) Pneumatocele capitis. Br J Surg 25:603–607
Muller GE (1975) Classification of head injuries. In: Vinken PJ, Bruyn GW in collaboration with Braakman R (eds) Injuries of the brain and skull part II. Handbook of clinical neurology, vol 23. North Holland, Amsterdam Oxford, pp 1–22
Mullin WV (1932) Circumscribed arachnoid cyst giving symptoms of an acustic neuroma. Transact Am Otol Soc 22:72–101
Munck W (1934) Gerichtsärztliche Kasuistik. 1. Pachymeningitis haemorrhagica interna traumatica. Meningitis tuberculosa traumatica. Ugeskr Laeg 96:9–10
Munck W (1937) Ein Fall von Selbstmord durch Beilhiebe in den Scheitel. Dtsch Z Ges Gerichtl Med 27:308–318
Munoz E (1984) Economic costs of trauma, United States, 1982. J Trauma 24:237–244
Munro D (1934) The diagnosis and treatment of subdural hematomata. A report of sixty-two cases. New Engl J Med 210:1145–1160
Munro D (1938) Cranio-cerebral injuries. Their diagnosis and treatment. University Press, New York Oxford
Munro D (1942) Cerebral subdural hematomas. A study of three hundred and ten verified cases. New Engl J Med 227:87–95
Munro D, Maltby GL (1941) Extradural hemorrhage. A study of forty-four cases. Ann Surg 113:192–203
Munslow RA (1951) Extradural cerebellar hematomas; report of two cases. J Neurosurg 8:542–545
Murphree HC, Broussard WJ (1965) Pneumocephalus associated with injury of the orbit. A case report. J Neurosurg 23:450–451
Murthy JMK, Chopra JS, Gulati DR (1979) Subdural hematoma in an adult following a blast injury. Case report. J Neurosurg 50:260–261
Myers P, Campbell E (1956) Persistent cerebrospinal rhinorrhea originating in a fracture through the petrous bone and cured by muscle graft. Report of a case. J Neurosurg 13:205–213
Naegeli O (1884) Zwei perforierende Hirnschüsse. Mord oder Selbstmord? Vierteljahresschr Gerichtl Med (NF) 41:231–264
Naeve W (1971) Unbemerkt gebliebene Bolzenschußverletzung des Hirnes als Ursache eines plötzlichen Todes. Z Rechtsmed 68:27–32
Naffziger HC (1924) Subdural fluid accumulations following head injury. J Am Med Ass 82:1751–1752
Nagib MG, Rockswold GL, Sherman RS, Lagaard MW (1986) Civilian gunshot wounds to the brain: Prognosis and management. Neurosurgery 18:533–537
Nagy L, Haberland W (1969) Extensionsfraktur der Schädelbasis bei sturzhelmgeschütztem Kopf. Dtsch Z Ges Gericht Med 66:9–12
Nagy L, Sipos I (1983) Eine indirekte Stammhirnverletzung durch einen Knochensplitter der Felsenbeinpyramide. Z Rechtsmed 89:279–282
Nahum AM (1975) The biomechanics of maxillofacial trauma. Clin Plast Surg 2:59–64
Nakazawa S, Yamakawa K (1981) Traumatic posterior fossa epidural hematoma. Neurol Surg 9:401–406
National Center for Health Statistics (1976) Episodes of persons injured. United States, 1975. Advance data No 18. DHEW publication No (PHS) 78-1250. US Department of Health, Education and Welfare, Hyattsville, MD
Naville F (1925) Etude sur trois cas d'hémorrhagie intracraniennes post-traumatiques tardives. Ann Méd Lég 5:147
Nehme AE (1980) Intracranial bullet migrating to pulmonary artery. J Trauma 20:344–346
Neisser E, Pollack K (1904) Die Hirnpunktion, Probepunktion und Punktion des Gehirns und seiner Hülle durch den intakten Schädel. Mitteil Grenzgeb Med Chir 13:807–896

Nelaton A (1844–1859) Elémens de pathologie chirurgicale. 5 vols. Germer-Baillière, Paris
Nelson PB, Rosenbaum AE, Moossy J, et al. (1982) Delayed deterioration in the syndrome of temporal lobe contusion: Evaluation by computed tomography (CT). J Trauma 22:39–42
Nelson SW, Freimanis AK (1963) Angiographic features of convexity subdural hematomas with emphasis on differential diagnosis between unilateral and bilateral hematomas. Am J Roentgenol 90:445–461
Nelson TY (1959) Acute subdural haematoma in the posterior fossa. Med J Aust 2:792–794
Nes von (1897) Über Schädelbasisbrüche. Dtsch Z Chir 44:593–609
Neubert FR (1968) "Nail-gun and masonry accidents", correspondence. Br Med I:511
Neubuerger KT, Braunmühl A von (1930) Hirnverletzungen. In: Bumke O (Hrsg) Handbuch der Geisteskrankheiten. Bd XI/7. Springer, Berlin, S 321–348
Neumann H (1959) Über einen Epileptiker mit klinisch beobachteten 6022 großen Krampfanfällen. Arch Psychiatr Nervenkr 199:472–476
Neuss O (1959) Zur Frage der Latenz rhiogener Spätmeningitiden nach Stirnbeinfrakturen. Z Laryngol 38:465–471
Nichols P, Manganiello LOJ (1953) Traumatic arachnoidal cyst simulating acoustic neurinoma. J Neurosurg 10:538–539
Nicola N, Dietrich U, Seibert HK (1981) Value of computerized tomography in setting the indication for surgical treatment of extradural haematomas with a delayed course (Abstract). Acta Neurochir 56:255
Niedenthal R (1936) Zweifacher Mord und Selbstmord mittels eines Tiertötungsapparates. Dtsch Z Ges Gerichtl Med 26:181–184
Nielsen S, Voldby B, (1977) Epidural haematomas during 30 years. Acta Neurochir 37:294
Niemann A (1859) Gerichtliche Leichenöffnungen. 14. Fall. Z Staatsarzneikunde 77:294
Niemeyer (1845) Fall von Epilepsie durch eine Kugel veranlaßt, welche 6 1/2 Jahre nach dem Schusse im Gehirn gefunden wurde. Med Zeitung 14:31
Nikolai N, Nockemann PF (1961) Der primäre traumatische Pneumencephalus. Beobachtungen an 21 Fällen. Langenbecks Arch Klin Chir 296:493–516
Noack R, Welzker U (1969) Zwei außergewöhnliche Schädelverletzungen bei Säuglingen. Zentralbl Chir 94:582–585
Noete (1915) Über Streifschüsse an der Schädelkapsel. Dtsch Med Wochenschr 41:217–219
Noetzel H (1944) Die Mitbeteiligung des Gehirns bei der traumatischen Leptomeningits. Arch Psychiatr Nervenkr 117:275–308
Noetzel H (1948) Über die Hirnkontusion beim einfachen äußeren Prellschuß. Nervenarzt 19:12–21
Nolte U (1972) Die Versorgung des Schädel-Hirntraumas im mittleren Krankenhaus. In: Jonasch E (Hrsg) Verhandl Österr Gesellsch Unfallchir, 7. Tag, 8.–9. Oktober 1971, Salzburg. Hefte Unfallheilkd 111:222–225
Nora PF, Rosenbluth PR (1957) Chronic extradural hematoma. Am J Surg 94:828–631
Nordlie R (1958) Chronic subdural hematoma with particular reference to the diagnosis. A clinical, roentgenological and electroencephalographic study. Grundt, Oslo
North JB (1970) Nail-gun injuries of the brain. Med J Austr 2:183–185
Northfield DWC (1968) Experimental and neurological surgery. Br Med J IV:471–477
Novotny O (1958) Rezidivierende Meningokokkenmeningitis nach alter Schläfenbeinfraktur. Wien Klin Wochenschr 70:674–675
Nylen CO (1936) Posttraumatic extracerebral pneumatocele. Acta Otolaryngol 24:302–311
Nyström S, Makela T (1964) Das akute, subakute und chronische subdurale Hämatom. Bericht über 100 Fälle. Acta Neurochir 11:565–578
Oberbauer RW, Auer LM (1983) Infratentorial epidural hematomas, in neurotraumatology. In: Villani R, Papo I, Gioanelli M, Gaini SM, Tomei G (eds) Advances in neurotraumatology. Excerpta Medica, Amsterdam Oxford Princeton, pp 245–247

O'Brien PK, Norris JW, Tator CH (1974) Acute subdural hematomas of arterial origin. J Neurosurg 41:435-439
Oehler J (1914) Über die Tangentialschüsse des Schädels und ihre Behandlung. Münch Med Wochenschr 61:2287-2288
Oehmichen M, Eisenmenger W, Raff G (1981) Theoretisch-experimentelle und statistische Grundlagen zur zytomorphologischen Altersbestimmung traumatischer Rindenblutungen. Beitr Gerichtl Med 39:58-72
Oehmichen M, König HG, Staack M (1985) Morphologie des Hirnschusses. Beitr Gerichtl Med 43:55-62
Oehmichen M, Raff G (1980) Timing of cortical contusion – correlation between histomorphologic alterations and post-traumatic interval. Z Rechtsmed 84:79-94
Oeken FW (1966) Spätfolgen nach frontobasaler Schädelverletzung. HNO Wegweiser 14:30
Oeken FW (1967) Spätfolgen nach frontobasaler Schädelverletzung. Wiss Z Univ Leipzig, Math Nat Reihe 16:693
Ogsbury JS, Schneck SA, Lehman RAW (1978) Aspects of interhemispheric subdural haematoma, including the falx syndrome. J Neurol Neurosurg Psychiatry 41:72-75
Oh S, Schmid UD (1983) Schädel-Hirn-Verletzung beim Skifahren und ihre Verhütung. Unfallheilkunde 86:226-229
Oka H, Motomochi Y, Suzuki Y, Ando K (1972) Subdural hygroma after head injury. A review of 26 cases. Acta Neurochir 26:265-273
Oke H, Motomochi M, Suzuki Y, Ando K (1972) Subdural hygroma after head injury. Acta Neurochir 26:265-273
Okonek G (1938) Extracerebrale Arachnoidalzyste der hinteren Großhirnhemisphäre. Zentralbl Neurochir 3:112-118
Okonek G (1950) Spätergebnisse nach operativer Behandlung des subduralen Hämatoms. Zentralbl Neurochir 10:279-280
Okonek G (1950) Spätergebnisse nach operativer Behandlung des chronischen subduralen Hämatoms. Bruns Beitr Klin Chir 180:521-532
Oksche A (1961) Der histochemisch nachweisbare Glykogenaufbau und Abbau in den Astrozyten und Ependymzellen als Beispiel einer funktionsabhängigen Stoffwechselaktivität der Neuroglia. Z Zellforsch 54:307-361
Oldfield M (1962) Industrial bullet wound. Br Med J I:262
Oliver LC (1958) Primary arachnoid cysts. Report of two cases. Br Med J I:1147-1149
Oliver L (1959) Parkinsonism due to midbrain compression. Lancet II:817-819
O'Malley CD, De CM Saunders JB (1948) The "relation" of Andreas Vesalius on the death of Henry II of France. J Hist Med 3:197-213
Opitz A, Scharf W (1981 Ungewöhnlicher Fall einer Gehirnverletzung durch Nageleinschuß aus einem Druckluftnagler. Aktuelle Traumatol 11:93-95
Oppikofer ER (1941) Spätmeningitis nach Schläfenbeinfraktur. Arch Ohrenheilkd 149:156-170
Opolzer R (1931) Ein Fall von Pneumocephalus traumaticus extraduralis. Zentralbl Chir 58:2728-2732
Orgias R (1945) Middle meningeal hemorrhage. New Zeal Med J 44:242-248
Ortner WD, Kollar WAF (1972) Infratentorielle epidurale Hämatome. Münch Med Wochenschr 114:448-450
Osgood CP, Duyovny M, Holm E, Postic B (1975) Delayed post-traumatic subdural empyema. J Trauma 15:916-921
Ott E, Gattinger B (1980) Zum Schweregrad einer zerebralen Mitbeteiligung bei Gesichtsschädelfrakturen. In: Wieck HH (Hrsg) Neurotraumatologie. Derzeitige Schwerpunkte. Thieme, Stuttgart, S 181-183
Ott K, Tarlov E, Crowell R, Papadakis N (1976) Retained intracranial metallic foreign bodies. Report of two cases. J Neurosurg 44:80-83
Overton MC, Calvin TH (1966) Iatrogenic cerebral cortical aneurysm. Case report. J Neurosurg 24:672-675
Paas HR (1931) Über typische Verletzungen der Motorradfahrer. Eine klinische Betrachtung auf Grund 12jähriger Erfahrungen der Unfallabteilung des Bürgerhospitals zu Köln. Arch Klin Chir 166:500-513

Paaw P (1616) Succenturiatus anatomicus, continens commentaria in Hippocratem, de capitis vulneribus. J à Colster, Lyons

Padar SC (1975) Air gun pellet embolizing the intracranial internal carotid artery. J Neurosurg 43:222–224

Pagni CA (1973) The prognosis of head-injured patients in a state of coma with decerebrated posture. J Neurosurg Sci 17:289–296

Paillas JE, Piganiol G (1950) Hematomes sous-duraux (A propos de 25 observations). Marseille Chir 2:35–72

Paillas JE, Sedan R (1959) Les formes atypiques des hématomes extraduraux. Marseille Chir 11:370–373

Paillas JE, Vigouroux R (1951) Rhinorrhées cérébro-spinales. A propos de dix observations. Marseille Chir 3:17–32

Paillas JE, Boudouresques J, Tamalet J (1948) Les hématomes intra-craniens des hémophiles. Sem Hôp (Paris) 24:432–436

Pang D, Horton JA, Herron JM, Wilberger JE, Vries JK (1983) Nonsurgical management of extradural hematomas in children. J Neurosurg 59:958–971

Panjabi MM, White AA, Brand RA (1947) Note on deforming body parts configurations. J Biomech 7:385–387

Pankratz H, Fischer H (1985) Zur Wundballistik des Krönlein-Schusses. Z Rechtsmed 95:213–215

Pankratz H, Steinbach T, Stiefel D (1986) Suizid mit Bolzensetzwerkzeug. In: Eisenmenger W, Liebhardt E, Schuck M (Hrsg) Medizin und Recht. Festschrift für Wolfang Spann. Springer, Berlin Heidelberg New York Tokyo, S 246–250

Paoli (1923) zit nach Devic et al. (1945)

Papadakis N, Safran A, Ramires L, et al. (1976) Traumatic cerebellar hematoma without subdural hematoma. J Am Med Ass 235:530–531

Pape K (1969) Die Frakturen des zentralen Mittelgesichts und ihre Behandlung. In: Reidenbach E (Hrsg) Traumatologie im Kiefer-Gesichts-Bereich. Barth, München, S 313–336

Paracelsus (Theophrastus Bombastus ab Hohenheim) (Aureolus Philippus Theophrastus) (1608) Chirurgia minor vulnerum. Strassburg

Paracelsus (Theophrastus Bombastus ab Hohenheim) (1536) Grosse Wund Artzney von allen Wunden, Stich, Schüssz, Bränd, Bissz, Beynbrüch, und alles was die Wundartzney begreifft. Hans Varnier, Ulm

Paré A (1545) La méthode de traicter les playes faictes par hacquebutes et aultres bastons à feu: et de celles qui sont faictes par flèches, dardz et semblables. Chés Viunt Gaulterot, Paris

Paré A (1561) La méthode curative des playes, et fractures de la teste humaine. J le Royer, Paris

Paré A (1564) Dix livres de la chirurgie, avec la magasin des instrumentes nesessaires à icelle. Imp Jean le Roger, Paris

Paré A (1575) Les oeuvres de M Ambroise Paré ... avec les figures et portraits tant de l'anatomie que des instrument de chirurgie et de plusieurs monstrées. Queyrat, Paris

Parkinson D, Chochinov H (1960) Subdural hematomas. Some observations on their postoperative course. J Neurosurg 17:901–904

Parkinson D, Newry EG, West M (1980) Prognosis in traumatic intracerebral hematoma. In: Pia HW, Langmaid C, Zierski J (eds) Spontaneous intracerebral haematomas. Advances in diagnosis and therapy. Springer, Berlin Heidelberg New York, pp 319–321

Parkinson D, Newry EG, Taylor J (1980) Trauma in intracerebral haematomas. In: Pia HW, Langmaid C, Zierski J (eds) Spontaneous intracerebral haematomas. Advances in diagnosis and therapy. Springer, Berlin Heidelberg New York, pp 71–75

Parkinson D, Reddy V, Taylor J (1980) Ossified epidural hematoma: Case report. Neurosurgery 7:171–173

Paschoud H (1928) Emphysème cérébrale ou pneumocéphale avec syndrome de compression à la suite d'une fracture du frontale gauche. Schweiz Med Wochenschr 9:708–715

Passarge E von (1935) Über traumatischen Pneumocephalus. Zentralbl Chir 62:3014–3019

Passow A (1914/1916) Über Luftansammlung im Schädelinneren. Beitr Anat etc Ohr 8:257–270

Patscheider H (1961) Zur Entstehung von Ringbrüchen des Schädelgrundes. Dtsch Z Ges Gerichtl Med 52:13-21
Patscheider H (1962) Seltene tödliche Komplikation bei Schädel-Hirnverletzten. Monatsschr Unfallheilkd 65:267-273
Patscheider H (1969) Über eine eigenartige Bruchform des Schädels. Beitr Gerichtl Med 25:333-338
Patscheider H (1972) Eine ungewöhnliche Stichverletzung der Brustorgane. Arch Kriminol 150:44-48
Patton JT, Hitchock E (1968) Angiographic feature of falcine subdural empyema. Clin Radiol 19:229-232
Paul NF, Rosenbluth R (1957) Chronic extradural hematoma. Am Surg 94:628-631
Payr E (1916) „Meningitis serosa" bei und nach Schädelverletzungen. Med Klin 12:841
Payr E (1922) Der frische Schädelschuß. In: Schjerning O von (Hrsg) Handbuch der ärztlichen Erfahrungen im Weltkrieg 1914/1918, Bd 1. Barth, Leipzig, S 285-410
Pazzaglia P, Frank G, Frank F, et al. (1979) Clinical course and prognosis of acute posttraumatic coma. J Neurol Neurosurg Psychiatry 38:149-154
Pease DC, Schultz RL (1958) Microscopy of rat cranial meninges. Am J Anat 102:301-321
Pech A, Rouvier P, Borrot Y, Teppa H (1973) Les fractures nasales et paranasales. Cahir Oto-Rhinolaryngol 8:823
Pecker J, Javalet A, Le Menn NG (1959) L'hématome extra-dural. Réflexions sur une série de 111 cas personnels. Neurochirurgie 5:428-449
Pedersen O (1935) Über das traumatische subdurale Hämatom. Dtsch Z Nervenheilkd 138:229-242
Peet MM (1949) Injuries of the brain and spinal cord. William & Wilkins, Baltimore
Peet MM (1949) Extradural hematoma, subdural hematoma, subdural hydroma. In: Brock S (ed) Injuries of the skull, brain and spinal cord, 3rd edn. Williams & Wilkins, Baltimore, pp 136-173
Peiper H (1937) Die Kriegsschußverletzungen des Hirnschädels. In: Borchard-Schmieden (Hrsg) Kriegschirurgie, 3. Aufl. Barth, Leipzig
Penfield WG (1924) The cranial subdural space (A method of study). Anat Rec 28:173-175
Penfield WG, Buckley RC (1928) Punctures of the brain. The factors concerned in gliosis and in cicatricial contraction. Arch Neurol Psychiatr 20:1-13
Percy PF (1798) Manual du chirurgien - d'armée, (instruction de chirurgien militaire sur le traitment des armies, etc.) Paris
Perot P, Ethier R, Wong A (1967) An arterial posterior fossa extradural hematoma demonstrated by vertebral angiography. Case report. J Neurosurg 26:255-260
Perrin M (1878) Les fractures du crâne par contrecoup. Bull Mem Soc Chir (Paris) 4:128
Perron R, et al. (1960) Les traumatiques de la face. A propos de 190 observations recueillies de 1953 a 1958. J Franc Oto-Rhino-Laryng 9:179
Perroudon C, Dumas P, Bochu M, Buffard P, Mansuy L, Girard PF (1972) Les hématomes sous-duraux calcifiés. A propos d'un cas. Ann Radiol 15:719-723
Pertot V, Nemanic G (1962) Caso istruttivo di meningite rinogena recidivante. Arch Ital Otol 73:93-101
Peter R (1940) Ein Beitrag zur Kenntnis des traumatischen Pneumocephalus. Chirurg 12:104-108
Peterfi (1929) zit nach Hallervorden J, Quadbeck G (1957)
Peters G (1942) Die Gehirnveränderungen bei stumpfer Gewalteinwirkung von vorn (auf die Stirn). Luftfahrtmed 7:344-379
Peters G (1943) Über gedeckte Gehirnverletzungen (Rindenkontusion) im Tierversuch. Zentralbl Neurochir 8:172-208
Peters G (1948) Spätveränderungen nach offenen Gehirnverletzungen. Klin Wochenschr 26:115-118
Peters G (1951) Die Pachymeningitis haemorrhagica interna, das intradurale Hämatom und das chronische subdurale Hämatom. Eine klinische, pathologische, pathogeneti-

sche, differentialdiagnostische und versicherungsmedizinische Betrachtung. Fortschr Neurol Psychiatr 19:485–542

Peters G (1951) Spezielle Pathologie der Krankheiten des zentralen und peripheren Nervensystems. Thieme, Stuttgart

Peters G (1955) Die gedeckten Gehirn- und Rückenmarkverletzungen. In: Lubarsch O, Henke F, Rössle R (Hrsg) Handbuch der speziellen pathologischen Anatomie und Histologie, Bd XIII/3. Scholz W (Hrsg) Nervensystem. Springer, Berlin Göttingen Heidelberg, S 84–143

Peters G (1959) Die Veränderungen an Gehirn und Hirnhäuten bei chronischen traumatischen Störungen. Verhandl Deutsch Gesellsch Pathol, 43. Tag, Mannheim, 8.–12. April 1959. Fischer, Stuttgart, S 103–120

Peters G (1962) Ergebnisse vergleichender anatomisch-pathologischer und klinischer Untersuchungen an Hirngeschädigten. In: Paetzoldt F, Dierkes C, Goetz F (Hrsg) Arbeit und Gesundheit. Neue Folge. Heft 74. Thieme, Stuttgart

Peters G (1967) Neuropathologie und Psychiatrie. In: Gruhle HW, Jung R, Mayer-Gross W, Müller M (Hrsg) Psychiatrie der Gegenwart, Bd I/1. Springer, Berlin Heidelberg New York, S 286–324

Peters G (1969) Pathologische Anatomie der Verletzungen des Gehirns und seiner Häute. In: Kessel FK, Guttmann Sir L, Maurer G (Hrsg) Neurotraumatologie mit Einschluß der Grenzgebiete, Bd 1. Schädel-Hirn-Verletzungen. Urban & Schwarzenberg, München Berlin Wien, S 31–91

Peters G (1970) Klinische Neuropathologie. Spezielle Pathologie der Krankheiten des zentralen und peripheren Nervensystems. 2. völl neubearb Aufl. Thieme, Stuttgart

Peters G (1983) Spätfolgen offener Hirnverletzungen. In: Hopf HC, Poeck K, Schliack H (Hrsg) Neurologie in Praxis und Klinik, Bd 1. Thieme Stuttgart New York, pp 3.68–3.69

Peterson F (1967) Über die Aktions- und Handlungsfähigkeit bei schweren Schädeltraumen. Dtsch Z Ges Gerichtl Med 59:259–270

Peterson LG, Peterson M, O'Shanick G, Swann A (1985) Self-inflicted gunshot wounds: Lethality of method versus intent. Am J Psychiatr 142:228–231

Petit JL (1705) L'art de guérir les maladies des os. L'Houry, Paris

Petit (1765) Observation sur un anévrisme qui a produit des effets singuliers. Hist Acad Royal Sci, S 38 u. 480

Petit CH (1875) Fracture de la colonne vertebrale: Fracture indirecte de la base du crane; fracture in complete de la première piece du sternum. Bull Soc Anat (Paris) (Ser 3) 10:62

Petit G, Petit C, Champeiz J (1968) A propos d'un accident mortel par pistolet de scellement. Med Leg Dom Corp 1:139–145

Petit JL (1774) Traite des maladies chirurgicales et des operations qui leur conviennent. 3 vols. Didot le jeune, Paris

Petit-Dutaillis P, Pertuiset B, Verley R (1955) Les hématomes extraduraux subaigues (d'apres 14 cas opérés). Neurochirurgie 1:321–323

Pette H (1936) Die akut entzündlichen Erkrankungen des Nervensystems. Thieme, Leipzig

Pettermand A (1927) Gasbrandinfektion des Gehirns. Dtsch Z Nervenheilkd 96:70–84

Pettinati L, Resetti L, Oribaudo C (1962) The clinical problem of saturnism from retention of bullets. Minerva Med 53:1216

Peyser E, Weissberg D (1961) Post-traumatic arachnoidal cyst. Report of an unusual case. J Neurosurg 18:551–553

Pfeifer W (1943) Über Erscheinungsformen und die Mechanik von Schädelschußverletzungen. Dtsch Militärarzt 8:153–160

Pfeiffer RA (1930) Grundliegende Untersuchungen für die Angioarchitektur des menschlichen Gehirns. Springer, Berlin

Pfeiffer RL (1943) Traumatic enophthalmos. Arch Ophthalmol 30:718–726

Pfeiffer RL (1959) Infratemporal subdural hematoma as a cause of exophthalmus. Arch Ophthalmol 61:274–281

Pfolspeundt H von (1868) Buch der Bündth-Ertznei. Haeser H, Middeldorpf A (Hrsg) Reimer, Berlin

Phelps C (1893) A clinico-pathological study of the injuries of the head, with special reference to lesions of the brain substance. New York Med J 57:29-39

Phelps C (1897) Traumatic injuries of the brain and its membranes. Appleton, New York

Phelps C (1909) Analytical and statistical review of one thousand cases of head injury. Ann Surg 49:449-477, 593-613, 50:511-541 u 655-714

Phillips DG, Azarhiah RGS (1965) Acute intracranial haematoma from head injury: A study in prognosis. Br J Surg 52:218-222

Phillips JP (1967) Epidural hematoma confined to the anterior fossa. A case report. Int Surg 48:442-446

Phonprasert C, Suwanwela C, Hongsaprabhas C, Prichayudh P, O'Charoen S (1980) Extradural hematoma: Analysis of 138 cases. J Trauma 20:679-683

Pia HW (1954) Zur Pathogenese und Frühbehandlung der wachsenden Schädelfraktur des Kindesalters. Deutsch Z Nervenheilkd 172:1-11

Pia HW (1957) Die Schädigung des Hirnstammes bei den raumfordernden Prozessen des Gehirns, ein Beitrag zur Pathogenese, Klinik und Behandlung der Massenverschiebungen des Gehirns. Acta Neurochir (Suppl) 4:51-182

Pia HW (1957) Differentialdiagnose und Therapie der cerebralen Fettembolie. Dtsch Z Chir 287:677-681

Pia HW (1958) Liquorfisteln und Pneumatozelen. Neurochirurgie 3:369-378

Pia HW (1959) Ätiologie und Therapie der subduralen Blutungen im Kindesalter. Zentralbl Neurochir 19:312

Pia HW (1959) Diagnose und Behandlung der spontanen intrazerebralen Massenblutungen. Acta Neurochir 7:425-439

Pia HW (1961) Das traumatische subdurale Hydrom. Zenralbl Neurochir 21:74-84

Pia HW, Abtahi H, Schönmayer R (1978) Epidemiology, classifications and prognosis of severe craniocerebral injuries. In: Frowein RW, Wilcke O, Karimi-Nejad A, Brock M, Klinger M (eds) Advances in neurosurgery, vol 5. Springer, Berlin Heidelberg New York

Piazza G, Gaist G (1960) Occlusion of the middle cerebral artery by foreign body embolus. Report of a case. J Neurosurg 17:172-176

Picken CB (1928) A case of subdural haematoma. Guy's Hosp Rep 78:368-370

Pigray P (1666) Epitomé des préceptes de médecine et chirurgie. Besonge J, Rouen

Pilcher C (1936) Penetrating wounds of the brain. An experimental study. Ann Surg 103:173-198

Pirker E (1965) Zur Diagnostik doppelseitiger intrakranieller extrazerebraler Hämatome mit Hilfe der Carotisangiographie. Fortschr Röntgenstr 102:647-653

Platt ES (1954) Orbitocranial penetrating injuries. Am J Ophthalmol 37:758-763

Plazzoni F (1605) De vulneribus sclopetorum tractatus. Patavia

Plenk JJ (1769) Versuch einer neuen Theorie, die Wirkung der Luftstreifschüsse zu erklären.

Plum FA (1931) Cerebrospinal rhinorrhea. Report of a case with a history of 18 years duration. Arch Otolaryngol 13:84-86

Polis A (1894) Recherches expérimentales sur la commotion cérébrale. Rev Chir (Paris) 14:273-319 u. 645-730

Pollak S (1977) Zur Morphologie der Bolzenschußverletzungen. Z Rechtsmed 80:153-165

Pollak S (1978) Statistik und Phänomenologie kombinierter Selbsttötungen und anderer suizidaler Mehrfachschädigungen im urbanan Bereich. Arch Kriminol 161:20-30 u 68-81

Pollak S, Maurer H (1987) Zur klinischen Bedeutung der Imprimate bei Verletzungen durch Schlachtschußapparate. Acta Chir Austriaca 1:29-37

Pollak S, Mortinger H (1983) Kriminalistische Aspekte der indirekten Orbitadachfrakturen. Arch Kriminol 172:159-165

Pollak S, Reiter C (1981) Über die Entstehung von „Bolzengeschossen" bei Verwendung präparierter Viehbetäubungsapparate. Z Rechtsmed 87:279-285

Poncet E, Trotoux J, Pelisse JM, Meyer B (1972) Méningites purulentes et fistules ostéoméningées de l'étage antérieur du crâne de la base. Ann Otolaryngol 89:557-562

Ponsold A (1967) Lehrbuch der gerichtlichen Medizin. Für Mediziner und Juristen. 3. Aufl. Thieme, Stuttgart

Ponsold A (1967) Stumpfe Gewalt. In: Ponsold A (Hrsg) Lehrbuch der gerichtlichen Medizin. Für Mediziner und Juristen, 3. Aufl. Thieme, Stuttgart, S 338-345

Ponsold A (1967) Scharfe Gewalt. In: Ponsold A (Hrsg) Lehrbuch der gerichtlichen Medizin. Für Mediziner und Juristen, 3. Aufl. Thieme, Stuttgart, S 356–359
Popielski B (1934) Todesfälle beim Boxen. (Polnisch). Polska Gaz Lek 13:293–295. Ref: Deutsch Z Ges Gerichtl Med 5:448
Poppen JL, Strain RE (1952) Chronic subdural hematomas. Surg. Clin North Am 32:791–799
Portugal JR, Brock M (1963) Ossifying subdural hematomas. Zentralbl Neurochir 24:74–88
Potter HE (1919) A case of hydro-pneumo-cranium with air in the ventricles. Am J Roentgenol 6:12–16
Potter JM (1965) Head injury and haemophilia. Acta Neurochir 13:380–387
Poulson CJ (1956) The essentials of forensic medicine, 2nd edn. Pergamon Press, London
Pourpre EP, Tournoux, Rebuffat (1957) Hématome sous-dural de la fosse postérieure. Neurochirurgie 3:200–202
Pouyanne H, Salles M, Leman P, Fenelon J (1965) L'hématome extradural. Samii. Bordeaux
Powers JH (1940) Automobile accidents in a rural area traversed by a transcontinental highway. J Am Med Ass 115:1521–1525
Pozzati F, Frank F, Frank G, Gaist G (1980) Subacute and chronic extradural hematomas: A study of 30 cases. J Trauma 20:795–799
Pozzati E, Gaist G, Servadei F (1982) Traumatic aneurysms of the supraclinoid internal carotid artery. Report of two cases. Neurosurg 57:418–422
Pozzati E, Geist G, Vinci A, Poppi M (1982) Traumatic interhemispheric subdural hematomas. J Trauma 22:241–243
Pozzati H, Grossi C, Padovani R (1982) Traumatic intracerebellar hematomas. J Neurosurg 56:691–694
Prentice CR, Breckenridge RT, Forman WB, Ratnoff OD (1967) Treatment of haemophilia (factor VII defiency) with human antihaemophilic factor prepared by cryoprecipitate process. Lancet I:457–460
Pribilla O, Zöllner K (1963) Chirurgische und pathologische-anatomische Befunde bei Verkehrsunfällen. Dtsch Z Ges Gerichtl Med 54:72–77
Pridiaux E (1882) Penetrating wounds of the orbit, ivnolving the brain. Lancet II:846
Pringle JH (1938) Traumatic meningeal hemorrhage with a review of seventy-one cases. Edinburgh Med J 45:741–760
Pringle JH (1938) Two cases of pneumocranium. Lancet II:724–726
Probst C (1971) Frontobasale Verletzungen. Pathogenetische, diagnostische und therapeutische Probleme aus neurochirurgischer Sicht. Huber, Bern Stuttgart Wien
Probst HW (1970) Besondere Formen des traumatischen subduralen Hygroms, mit einem Fall eines akuten Hygroms in der hinteren Schädelgrube. Neurochirurgie 13:61–67
Prockob LD, Silva-Hunter M (1967) Cephalic mucormycosis (phycomycosis). A case with survival. Arch Neurol 17:379–385
Prokop O (1963) Schriftliche Mitteilung an Sellier K, Unterharnscheidt F
Prokop O, Göhler W (1976) Forensische Medizin, 3. überarb u erweit Aufl. Fischer, Stuttgart New York
Prym P (1919) Spätmeningitis nach Trauma. Münch Med Wochenschr 64:299–300
Pudenz RH, Shelden CH (1946) The lucite calvarium – a method for direct observation of the brain. II. Cranial trauma and brain movement. J Neurosurg 3:487–505
Puech P (1950) Traumatismes cranio-cérébraux. Legrand, Paris
Punt H (1978) Chronic extradural hematoma presenting 33 years after penetrating cranial trauma. J Neurosurg 49:103–106
Puppe G (1908) Atlas und Grundriß der gerichtlichen Medizin. Lehmann, München, S 250–251
Puppe G (1914) Über Priorität der Schädelbrüche. Ärztl Sachverst Z 20:307–309
Purini T (1968) Sulle lesioni da "pistola da macellazione" – A proposito di due casi suicidari. Minerva Med 88:177–182
Purmann MG (1680) Der rechte und warhafftige Feldscher. M Rohrbach, Franckfurt & Leipzig

Purmann MG (1692) Grosser und gantz neu-gewundener Lorbeer-Krantz, oder Wund-Artzney. Francoforti
Purmann MG (1721) Funffzig sonder- und wunderbare Schußwunden Curen. Francoforti
Purvis JT (1966) Craniocerebral injuries due to missiles and fragments. In: Caveness WF, Walker AE (eds) Conf Proc Head Injury. Lippincott, Philadelphia, pp 133–141
Putnam TJ, Cushing H (1925) Chronic subdural hematoma. Its pathology, its relation to pachymeningitis hemorrhagica and its surgical treatment. Arch Surg 11:329–393
Putnam TJ, Putnam IK (1927) The experimental study of pachymeningitis haemorrhagica. J Nerv Ment Dis 65:260–272
Quandt J (1965) Zur Problematik der spurlosen Veränderungen bei Commotio cerebri. In: Proc 8th Internat Kongr Neurol, Wien 5.–10. Sept 1965, Suppl No 5, S 115–118
Queloz JM (1967) L'hématome epidural infantile. Thèse médecine, Université Geneve
Quercetanus (Du Chesne J) (1591) Sclopetarius sive de curandis vulneribus, quae sclopetorum et similium tormentorum idibus acciderunt, liber. Ejusdem antidotarium spagiricum adversus eosdem ictus. Lertout, Lugduni
Queyrat L (1657) Tractatus de vulneribus capitis. Arnaldum Colomerium. Toulouse
Quick AJ (1966) Emergencies in haemophilia. Am J Med Sci 251:409–416
Quist-Hansen S (1961) Fistula of the dura in fractures involving the paranasal sinuses. Complications and treatment. Acta Chir Scand 122:49–56
Raaf J (1948) Massive extradural hematoma. Am J Surg 76:567–577
Raaf J (1967) Posttraumatic cerebrospinal fluid leaks. Arch Surg 95:648–651
Rabe EF, Flynn RE, Dodge PR (1962) A study of subdural effusions in an infant. With particular reference to the mechanisms of their persistence. Neurology 12:79–92
Rahm H (1920) Physikalische Betrachtungen zur Lehre der Commotio cerebri (die Mechanik der Gehirnerschütterung). Bruns Beitr Klin Chir 119:318–334
Rahm H (1928) Pneumatocele cranii. Zentralbl Chir 55:1112–1113
Raikhman V (1970) „Trepanation" des Schädels bei Selbstmördern. Sud Med Exspert 13:51–52, Ref Zentralbl Rechtsmed 2:174, 1970/1971
Raimondi AJ, Samuelson GH (1970) Craniocerebral gunshot wounds in civilian practice. J Neurosurg 32:647–653
Ramamurthi B (1976) Acute subdural haematoma. In: Vinken PJ, Bruyn GW in collaboration with Braakman R (eds) Injuries of the brain and skull part III. Handbook of clinical neurology, vol 24. North Holland, Amsterdam Oxford, pp 275–296
Ramon y Cajal S (1913) Contribución al conocimiento de la neuroglia del cerebro humano. Trab Labor Invest Biol 11:255
Ramon y Cajal S (1928) Degeneration and regeneration of the nervous system. University Press, London Oxford
Rand CW (1927) Chronic subdural hematoma. Report of 7 cases. Arch Surg 14:1136–1165
Rand CW (1930) Traumatic pneumocephalus. Report of eight cases. Arch Surg 20:935–958
Rand CW, Courville CB (1934) Histologic changes in cases of fatal injury to the head. V. Changes in nerve fibers. Arch Neurol Psychiatr 34:527–555
Rand CW, Courville CB (1946) Histologic changes in the brain in cases of fatal injury to the head. VII. Alterations in nerve cells. Arch Neurol Psychiatr 55:79–110
Rand CW, Courville CB (1947) Multinucleation of cortical nerve cells at margins of traumatic lesions of human brain. J Neuropathol Exper Neurol 61:1–14
Ransohoff J, Benjamin MV, Gage EL, Epstein F (1971) Hemicraniectomy in the management of acute subdural hematoma. J Neurosurg 34:70–76
Ranson HD (1965) The air rifle – and potential lethal weapon. New Zealand Med J 64:327–329
Rappaport ZH, Shaked I, Tadmor R (1982) Delayed epidural hematoma demonstrated by computed tomography: Case report. Neurosurgery 10:487–489
Rappaport ZH, Sahar A, Shaket I, Findler G, Tadmor R (1984) Computerized tomography in combat related craniocerebral penetrating missile injuries. Israel J Med Sci 20:668–671
Rapin I (1955) Peut on abaisse la mortalité dans les hématomes juxta-duraux traumatiques. Arch Suisse Neurol Psychiatr 75:180–213

Raskind R (1965) An intracranial arterial aneurysm associated with a recurrent meningeoma. J Neurosurg 23:622–624
Raskind R, Doria A (1966) Cerebrospinal fluid rhinorrhea and otorrhea of traumatic origin. Int Surg 46:223–227
Rasmussen PS (1965) Acute traumatic liquorrhea. Acta Neurol Scand 41:551–556
Rauh C (1967) Geruchsstörungen nach Schädeltraumen. HNO 15:271–273
Rauschke J (1956) Beitrag zur Erkennung von Scherenstichverletzungen. Dtsch Z Ges Gerichtl Med 45:53
Rauschke J zit nach Janssen W, Stieger W (1964)
Ravaton H (1750) Traité des playes d'armes à feu, avec des observations etc. Paris
Ravaton H (1768) Chirurgie d'armée on traité des playes à feu et de armes blandes. Didot le jeune, Paris
Ravaton H (1770) Pratique moderne de la chirurgie
Ravina AF zit nach Shelden et al. (1944)
Ray BS, Bergland RM (1969) Cerebrospinal fluid fistula: Clinical aspects, techniques of localization, and methods of closure. J Neurosurg 30:399–405
Ray BS, Parson H (1943) Subdural abscess complicating frontal sinusitis. Arch Otolaryngol 37:536–551
Read A (1687) Chirurgorum comes: or the whole practice of chirurgery, begun by the learned Dr. Read; continued and completed by a member of the College of physicians in London. Wilkinson, London
Reding R (1985) Verletzungen der Kopfschwarte. In: Lang G, Reding R (Hrsg) Schädel-Hirn- und Mehrfachverletzungen. Barth, Leipzig, S 156–157
Reding R, Lang G (1971) (Hrsg) Schädel-Hirn-Trauma und Kombinationsverletzungen. Barth, Leipzig
Rees TR (1947) Perforating wound of the orbit. Case report. Med Ann District of Columbia 16:548–549
Reeves B (1968) Danger of airguns. Br Med J I:577–578
Reeves DL (1965) Penetrating craniocerebral injuries: Report of two unusual cases. J Neurosurg 23:204–205
Régard GL (1919) Extraction d'une balle située dans le ventricule laterale. Rev Neurol 35:818–824
Reger (1901) Die Krönlein'schen Schädelschüsse. Arch Klin Chir 64:689–695
Reh H (1971) Selbstmord durch zwei Kopfschüsse. Arch Kriminol 148:36–40
Reh H (1979) Selbsttötung mit einem primitiven Schießgerät. Arch Kriminol 163:100–104
Rehberg T (1910) Selbstmord durch Erschießen mit abnormer Einschußöffnung und der Entscheidung, ob Mord oder Selbstmord vorliegt. Vierteljahresschr Gerichtl Med 39:306
Rehrmann A, Koblin I (1971) Die Frakturen der Mittelgesichtsknochen in ihrer Beziehung zur Schädelbasis. Langenbecks Arch Klin Chir 329:548–557
Rehn J (1973) Unfallarten und Unfallgeschehen. In: Zenker R, Deucher F, Schink W (Hrsg) Chirurgie der Gegenwart, Bd 4. Unfallchirurgie. Urban & Schwarzenberg. München Berlin Wien, S 1-1 bis 1-10
Reichardt M (1942) Einführung in die Unfall- und Invaliditätsbegutachtung. Fischer, Jena
Reichert FL, Morrissey EJ (1941) Extradural venous hemorrhage. Ann Surg 113:204–208
Reid JS (1974) Airgun injuries in children. Med J Austral 1:64–66
Reid WL, Cone WV (1939) The mechanism of fixed dilation of the pupil resulting from ipsilateral cerebral compression. J Am Med Ass 112:2030–2034
Reidenbach E (1969) (Hrsg) Traumatologie im Kiefer-Gesichts-Bereich. Barth, München
Reigh EE, Nelson M (1962) Posterior-fossa subdural hematoma with secondary hydrocephalus. Report of case and review of the literature. J Neurosurg 19:346–348
Reigh EE, O'Connell TJ (1962) Extradural hematoma of the posterior fossa with concomitant supratentorial subdural hematoma. Report of a case and review of the literature. J Neurosurg 19:359–364
Reimann W (1961) Zungenbein- und Schildknorpelbrüche beim Verkehrsunfallgeschehen. Dtsch Z Ges Gerichtl Med 52:70–75

Reimann W (1961) Zur Mechanik der Schädelbasis-Ringbrüche. Dtsch Z Ges Gerichtl Med 51:601–608

Reisch O (1938) Der Boxkampf und seine Auswirkungen auf das Nervensystem. Berliner Gesellsch Neurol u Psychiatr, Sitz 12.4.1937. Zentralbl Neurol Psychiatr 90:703–704

Reisinger E (1918) Über intrakranielle, aber extrazerebrale Pneumatocele nach Schußverletzungen. Bruns' Beitr Klin Chir 109:129–138

Reitberger L (1951) Tierschußapparat – eine seltene Mordwaffe. Kriminalistik 5:70–72

Rengachary SS, Szymanski DC (1981) Subdural hematomas of arterial origin. Neurosurgery 8:166–173

Reuter F (1927) Über zentrale traumatische Gehirnblutungen. Dtsch Z Chir 207:92–101

Riccabona A von (1948) Posttraumatischer Stirnhirnabszeß. Monatsschr Ohrenheilkd 82:279–281

Rice DP, MacKenzie EJ, Jones AS, et al. (1989) Cost of injury in the United States: A report to Congress. Institute for Health and Aging, University of California, San Francisco; Injury Prevention Center, Johns Hopkins University

Richards T, Hoff J (1974) Factors affecting survival from acute subdural hematoma. Surgery 75:253–258

Richardson JC, Hyland HH (1941) Intracranial aneurysms; clinical and pathological study of subarachnoid and intracerebral hemorrhage caused by berry aneurysms. Medicine 20:1–83

Richardson K (1970) Nail-gun injuries of the brain Med J Austral 2:754–755

Richling B, Rochowanski E (1976) Schädelschuß durch Schlachtschußapparat, Gasbrandinfektion, intrathekale Gammaglobulintherapie. Acta Chir Austriaca 8:114–115

Richter AG (1772) Observations de sinuum frontalium. Nov. Comentarii Göttingen 111:85–94

Richter AG (1792–1804) Anfangsgründe der Wundarzney-Kunst. 7 Bd. Göttingen

Richter L (1899) Das Hygrom der Dura mater. Med Dissertation, Universität Giessen

Ricker G (1921) Verletzungen der Kopfhöhle und ihres Inhaltes. Die pathologische Anatomie der frischen mechanischen Kriegsschädigung des Hirns und seiner Hüllen. In: Schjerning (Hrsg) Handbuch der ärztlichen Erfahrung im Weltkriege, Bd 7. Barth, Leipzig, S 334–403

Ricker G, Döring G (1955) Commotio cerebri. In: Lubarsch O, Henke E, Rössle R, Uehlinger E (Hrsg) Handbuch der speziellen pathologischen Anatomie und Histologie, Bd 13/3: Scholz W (Hrsg) Nervensystem. Springer, Berlin Göttingen Heidelberg, S 177–230

Rickham PP (1961) Head injuries in childhood. Helv Chir Acta 28:560–575

Riechert T (1957) Die posttraumatische nasale Liquorrhoe. Münch Med Wochenschr 97:654–656

Riedel H (1964) Spätmeningitis nach frontobasaler Fraktur. Dtsch Gesundheitswes 19:1152–1155

Riederer von Paar V (1936) Ein neuer Beitrag zur Frage der Schizogyrie (Windungsspaltbildung) und ihrer traumatischen Entstehung. Arch Psychiatr 106:71–105

Riemann H (1959) Kasuistische Beiträge zum Suizid mittels Bolzenschußapparat. Dtsch Gesundheitswes 14:1952–1956

Riessner D, Zülch HJ (1939) Über die Formveränderungen des Gehirns (Massenverschiebungen, Zisternenverquellung) bei raumbeengenden Prozessen. Dtsch Z Chir 253:1–61

Rigg BM (1979) Chain-saw facial injuries. Can J Surg 22:149–151

Rinder L, Olsson Y (1968) Studies on vascular permeability. Changes in experimental brain concussion. II. Duration of altered permeability. Acta Neuropathol 11:201–209

Rio-Hortega P del, Penfield W (1927) Cerebral cicatrix. The reaction of neuroglia and microglia to brain wounds. Bull Johns Hopkins Hosp 41:278–303

Riser M, Lazorthes G, Lavitry Z (1951) Ecoulement de liquide céphalorachidien après traumatismes. Mesure de l'écoulement. Rev Neurol 84:538–539

Rish BL, Dillon JD, Weis GH (1983) Mortality following penetrating craniocerebral injuries. An analysis of the deaths in Vietnam Head Injury Registry Population. J Neurosurg 59:775–780

Ristow W (1967) Über die indirekten Frakturen des Orbitabodens. „Blow-out" Frakturen. Z Laryngol Rhinol Otol 46:116–126
Ritter C, Adebahr G (1986) Stichverletzung von Schädel und Gehirn. Z Rechtsmed 96:229–234
Rittner C (1980) Über ungewöhnliche Suizidfälle. Arch Kriminol 165:65–75
Roaf F (1967) Posttraumatic cerebrospinal fluid leaks. Arch Surg 95:648–651
Robert A (1847) Memoire sur la nature d'écoulement a queux tres abundant qui accompagne certaines fractures du crane. Mém Soc Chir 1:563–615
Roberts AH (1969) Brain damage in boxers. A study of prevalence of traumatic encephalopathy among ex-professional boxers. Pitman Medical Scientific Publ Co, London
Robertson EG (1949) Cerebral lesions due to intracranial aneurysms. Brain 72:150–185
Robertson JH, Clark WC (1982) Bilateral occipital epidural hematomas. Surg Neurol 17:468–472
Robertson WC, Chun RWM, Orrison WW, Sackett JF (1979) Benign subdural collections of infancy. J Pediatr 94:382–385
Robinson EF, Moiel RH, Gol A (1968) Brain abscess 36 years after head injury. Case report. J Neurosurg 28:166–168
Robinson FR, Johnson MT (1961) Histopathological studies of tissue reactions to various metals implanted in cat brains. Aerospace Medical Laboratory, Wright-Patterson Air Force Base, Ohio, ASD Technical Report 61–397, Oct 1961
Roda JM, Giménez D, Pérez-Higueras A, Blazquez MG, Pérez-Alvarez M (1983) Posterior fossa epidural hematomas: A review and synthesis. Surg Neurol 19:419–424
Roeder-Kutsch T, Scholz-Wölfing J (1941) Schizophrenes Siechtum auf der Grundlage ausgedehnter Hirnveränderungen nach Kohlenoxydvergiftung. Z Neurol 173:702
Roer H (1949) Luftembolie des Herzens – die akute Gefahr des Schädelbasisbruches und der Thoraxkompression. Zentralbl Neurochir 9:237–248
Roer H (1958) Die Luftembolie beim Schädelbasisbruch, zugleich ein Beitrag zur Frage der tödlichen Luftmenge. Therap Berichte Bayer 9:283–288
Roer H, Teichert C (1957) Über den röntgenologischen Nachweis von Luftembolien bei tödlichen Schädelbasisbrüchen. Monatsschr Unfallheilkd 60:257–265
Rössle R (1944) Über die Luftembolie der Capillaren des großen und kleinen Kreislaufes. Virchows Arch Pathol Anat 313:1
Rössle R (1950) Pathology of blast effect. In: German Aviation Medicine World War II, vol 2. Dept of the Air Force, Washington DC, pp 1260–1273
Röttgen P (1959) Impressionsbrüche und akute Hämatome. Beitr Neurochir 1:56–62
Rogers L (1945) Blast injury of the brain. Med J Austr II:209–210
Rokitansky C von (1842–1846) Handbuch der pathologischen Anatomie. Braumüller & Seidel, Wien
Rokitansky C von (1855) Lehrbuch der pathologischen Anatomie, Bd 2, 3. Aufl. Braumüller, Wien
Romano A, Walzer I (1983) Ipsilateral exophthalmos due to subfrontal epidural hematoma. Surg Neurol 19:77–79
Rommeney G (1942) Mehrere Schußverletzungen bei einem Selbstmörder und Kombination mit Erhängen. Dtsch Z Ges Gerichtl Med 36:232–244
Rooks G (1932) Zur Handlungsfähigkeit Kopfschußverletzter. Dtsch Z Ges Gerichtl Med 20:201–206
Rooks G (1935) Die Lage der Einschußwunde bei Selbstmord und Mord. Arch Kriminol 36:156–161
Rose J, Valtonen S, Jennett B (1977) Avoidable factors contributing to death after head injury. Br Med J II:615–618
Rosenbluth PR, Arias B, Quartetti EV, Carney AL (1962) Current management of subdural hematoma. Analysis of 100 consecutive cases. J Am Med Ass 179:759–762
Rosenorn J, Gerris F (1978) Long-term follow-up review of patients with acute and subacute subdural hematomas. J Neurosurg 48:345–349

Rospide HAD, Guelfi AG, San Julian J, Ruvertoni FR (1958) Hematoma extradural de la fosa posterior. Acta Neurol Latinoamer 4:172–183

Rossanda M, Selenati A, Villa C, et al. (1973) Role of automatic ventilation in treatment of severe head injuries. J Neurol Sci 17:265–270

Rossbach R (1910) Über einen eigenartigen Zerstörungsprozeß der Hirnrinde auf arteriosklerotischer Grundlage (Etat vermoulou). Z Ges Neurol Psychiatr 1:94–104

Rossen C van (1965) Acute lead poisoning by lead shot wounds. Nederl Tijdschr Geneesk 108:1110

Rothmann A (1942) Spättod nach Kriegsverletzung. Fischer, Jena

Rousseaux P, Scherpereel B, Bernard MH, et al. (1981) Fractures de l'étage antérieur. Notre attitude thérapeutique à propos de 1254 cas sur un série de 11 200 traumatisms crâniens. Neurochirurgie 27:15–19

Rousseaux R, Midon J, Lepoire J (1951) Les rhinorrhées cérébrospinales d'origine traumatique. Rev Neurol 84:513–519

Roussy G, Lhermitte J (1918) Blessures de la moelle et de la queue de cheval. Masson, Paris

Rowbotham GF (1945) Acute injuries of the head. Livingstone, Edinburgh

Rowbotham GF (1964) The seat and the nature of concussion. Acta Neurochir 12:339–351

Rowbotham GF, Whalley N (1952) Prolonged compression of the brain resulting from an extradural haemorrhage. J Neurol Neurosurg Psychiatry 15:64–65

Rowe NL, Killey HC (1968) Fractures of the facial skeleton, 2nd edn. Livingstone, London

Rowe SN (1958) Infections following acute gunshot wounds of the brain. In: Coates JB (ed) Medical Dept, US Army, Surgery in Wold War II. Neurosurgery, vol 1. Office Surg Gen, Dept Army, US Governm Printing Office, Washington DC, pp 201–213

Rowe SN, Turner OA (1945) Observations on infection in penetrating wounds of the head. J Neurosurg 2:391–401

Rozmaric A (1957/1958) Tödlicher Schuß aus einem Luftgewehr. Dtsch Z Ges Gerichtl Med 46:423

Rudikoff JC, Ferris EJ, Shapiro JH (1968) Intracerebral vascular rupture. Radiology 90:288–291

Rücker G (1881) Experimentelle und kasuistische Beiträge zur Lehre der Höhlenpression bei Schußverletzungen. Med Dissertation, Universität Dorpat

Ruggiero G, Leighton RS, Dettori P et al. (1964) Acute cranial trauma: A preliminary report. Acta Radiol (Stockholm) 2:487–496

Rumbaugh CL, Bergeron RT, Talalla A, Kurze T (1970) Traumatic aneurysms of the cortical cerebral arteries. Radiology 96:49–54

Rusca F (1915) Experimentelle Untersuchungen über die traumatische Druckwirkung der Explosionen. Dtsch Z Chir 132:315–374

Russe O (1960) Bolzenschußverletzungen. Klin Med 15:220–223

Russell CK (1939) Spontaneous subarachnoid haemorrhage following rupture of congenital aneurysm of the anterior communicating artery of the circle of Willis. Transact Am Neurol Ass 65:130–134

Russell DS (1954) The pathology of spontaneous intracranial haemorrhage. Proc Royal Soc Med 47:689–693

Russell JA, Taylor JC (1963) Circumscribed gas-gangrene abscess of the brain. Case report together with an account of the literature. Br J Surg 50:434–437

Russell WR (1932) Brain involvement in head injury; preliminary study of 200 cases. Transact Med-Chir Soc Edinburgh, in Edinburgh Med J, pp 25–36

Russell WR, Nathan PW (1946) Traumatic amnesia. Brain 69:280–300

Saathoff D (1905) Beitrag zur Pathologie der Arteria basilaris. Trauma – Thrombose – Lues – Aneurysma. Dtsch Arch Klin Med 84:384–406

Sabouraut (1778) Memoire sur les contre-coups dans les lésions de la tête. Mem sur les sujets proposes pour le prix de l'Academie Royal de Chirurgie, vol 4. Nouvelle éd. Menard & Desene, Paris, pp 335–518

Sadik AR, Epstein FJ, Ransohoff J (1978) Epidural hematoma of posterior fossa. New York State J Med 78:801–803

Saeki N, Hinokuma K, Uemura K, Makino H (1979) Subacute bilateral epidural hematomas in an infant. Surg Neurol 11:67–69

Salamon G, Moreau JJ, Leban M (1983) Cerebral contusions – correlations between C. T., angiography, and the vascular anatomy of the brain and skull. In: Samii M, Brihaye J (eds) Traumatology of the skull base. Anatomy, clinical and radiological diagnosis, operative treatment. Springer, Berlin Heidelberg New York Tokyo, pp 35–41

Salazar AM, Grafman JH, Vance SC, Weingartner H, Dillon JD, Ludlow C (1986) Consciousness and amnesia after penetrating head injury: Neurology and anatomy. Neurology 36:178–187

Saleeby RG, Le Fever HE, Harmon JM (1954) Acute posterior fossa epidural hematoma. Ann Surg 140:748–751

Salmon JH (1967) Puncture porencephaly: Pathogenesis and prevention. Am J Dis Child 114:72–79

Samii M, Brihaye J (eds) (1983) Traumatology of the skull base. Anatomy, clinical and radiological diagnosis, operative treatment. Springer, Berlin Heidelberg New York Tokyo

Samii M, Schindler E, Hey O (1974) Ein subdurales Hämatom des Interhemisphärenspalts. Acta Neurochir 30:319–326

Samiy E (1963) Chronic subdural hematoma presenting a Parkinsonian syndrome. J Neurosurg 20:903

Samson D, Clark K (1974) A current review of brain abscess. Am J Med 54:201–210

Sanchez JF, Orozco M, Cabanes J (1975) Spontaneous extradural haematomas. J Neurol Neurosurg Psychiatry 38:577–580

Santayana G (1962) The life of reason. Collier Books MacMillan, New York

Satorius K, Humphries SV (1946) Extradural haemorrhage. A study of 20 cases. South African Med J 20:754–760

Saternus KS (1979) Die Verletzungen von Halswirbelsäule und Halsweichteilen. In: Junghanns H (Hrsg) Die Wirbelsäule in Forschung und Praxis, Bd 84. Hippokrates, Stuttgart

Saternus KS (1987) Bruchformen des Condylus occipitalis. Z Rechtsmed 99:95–108

Sattler CH (1920) Beitrag zur Kenntnis des pulsierenden Exophthalmus. Z Augenheilkd 43:543–552

Saucerotte (1819) Mémoire sur les contre-coup dans les lésions de la tête. Mem. sur les sujets proposes pour le prix de l'Academie Royal de Chirurgie, vol 4. Nouvelle éd. Menard & Desene, Paris, pp 29–337

Sauerbruch F (1909) Beitrag zur Pathologie der Commotio und Compressio cerebri nach Schädeltrauma. Monatsschr Psychiatr Neurol 26:140–158

Sautreaux JL, Soichot P, Marchal G, Tremeaux JC, Thierry A (1984) Hématomes extraduraux préfrontaux post-traumatiques. Sem Hôp (Paris) 60:2875–2878

Scarff JF (1940) Primary cortical centers for movements of upper and lower limbs in man. Observations based on electrical stimulation. Arch Neurol Psychiatr 44:243–299

Schachenmayr W, Friede RL (1978) The origin of subdural neomembranes. 1. Fine structure of the dura-arachnoid interface in man. Am J Pathol 92:53–68

Schachenmayr W, Friede RL (1979) The fine structure of arachnoid cysts. J Neuropathol Exper Neurol 38:434–446

Schaltenbrand G (1936) „Hypophysäre" Insuffizienzerscheinungen nach Geschoßwanderung in den 3. Ventrikel. Nervenarzt 9:8–11

Schaps P (1969) Die zerebralen Komplikationen bei Gesichts-Schädel-Verletzungen und ihre Behandlung. In: Reidenbach E (Hrsg) Traumatologie im Kiefer-Gesichts-Bereich. Barth, München, S 445–456

Schardin H (1950) The physical principles of the effects of a detonation. Chap XIV – A. In: German Aviation Medicine, World War II, vol 2. Dept Air Force. US Governm Printing Office, Washington DC, pp 1207–1224

Scharfetter F (1970) Zur Neurochirurgie der Schlachtschußverletzung. Monatsschr Unfallheilkd 73:425–433

Schbath P (1947/1948) Hématomes sous-duraux calcifiés. These médecine, Universität Lyon

Schechter MM, Zingesser LH (1966) Special procedures in the management of traumatic lesions of the head and neck. Radiol Clin North Amer 4:53–74

Scheid W (1961) Klinik der zerebralen Durchblutungsstörungen. Nervenarzt 32:398–400
Scheid W (1963) Lehrbuch der Neurologie, 1. Aufl. Thieme, Stuttgart New York
Scheidegger S (1948) Pathologisch-anatomische Untersuchungen bei posttraumatischen Gehirnveränderungen und Encephalosen. Schweiz Z Pathol Bakteriol 11:225–255
Scheinberg JC, Scheinberg SC (1964) Early description of chronic subdural hematoma. J Neurosurg 21:445–446
Schellmann B (1982) Tödliche Selbstbeschädigung. Beitr Gerichtl Med 40:171–174
Scher S (1941) Air embolism from blast. Br Med J I:797
Scherer E (1935) Über Zystenbildung der weichen Hirnhäute im Liquorraum der Sylvischen Furche mit hochgradiger Deformierung des Gehirns. Z Ges Neurol Psychiatr 152: 787–799
Scherer F, Henning W (1950) Über die seltene Auflösung eines Bleisteckgeschosses. Bruns Beitr Klin Chir 180:243–264
Scherzer E (1965) Isolierte anterograde Amnesie nach Schädeltraumen. Proc 8th Internat Congr Neurol, Vienna 5.–10. IX. 1965, Tom 1, pp 217–222
Schiefer W (1964) Erkennung und Behandlung der epiduralen Hämatome in der hinteren Schädelgrube. Beitr Neurochir 8:139
Schiefer W, Tönnis D (1959) Subdurale Hämatome bei Blutungen aus Aneurysmen und Angiomen. Zentralbl Neurochir 19:329–337
Schiermeyer H (1973) Suizid durch zweimaligen Bolzenschuß in den Kopf. Arch Kriminol 151:87–90
Schifferli E (1939) Ein Fall von Fortbewegung nach schwerer Schußverletzung des Herzens. Dtsch Z Ges Gerichtl Med 31:40–43
Schiller F, Cairns H, Russel RS (1948) The treatment of purulent pachymeningitis and subdural suppuration with special reference to Penicillin. J Neurosurg Psychiatry 11:143–182
Schima E (1961) Die Schädelbasisfraktur und ihre akuten Komplikationen. Erfahrungen an 571 Fällen. Hefte Unfallheilkd 67:1–44
Schinz HR, Baensch WE, Friedel E, Uehlinger E (1952) Lehrbuch der Röntgendiagnostik, 5. Aufl. Thieme, Stuttgart
Schisano G, Schonauer M, Cimino R, Viola L (1977) Space-occupying contusions of cerebral lobes after closed brain trauma. Paper No 606. Internat Congr Series, No 418, Sixth Internat Congr Neurol Surg, Sao Paulo, 16–25 June 1977, Excerpta Medica, Amsterdam, p 231
Schlesinger E (1900) Basisfrakturen des Kopfes und ihre forensische Bedeutung. Vierteljahresschr Gerichtl Med (Suppl) 14:1–44
Schliack H, Schaefer P (1965) Hypoglossus- und Accessoriuslähmung bei einer Fraktur des Condylus occipitalis. Nervenarzt 36:362–364
Schlöndorff G (1968) Unsere Erfahrungen bei der Behandlung der Orbitabodenfrakturen. Z Laryngol Rhinol Otol 47:296–300
Schloffer H (1929) Stichverletzungen des Gehirns durch Taschenmesser. Med Klin 25:1539–1541
Schlueter CF (1970) Some economic dimensions of traumatic injuries. J Trauma 10: 915–920
Schmaus H (1887) Commotio cerebri. In: Lubarsch I, Ostertag R (Hrsg) Ergebnisse der allgemeinen Pathologie und pathologische Anatomie des Menschen und der Tiere. Bergmann, Wiesbaden, S 674–713
Schmechta H, Weinke H (1970) Nahschußzeichen bei baugewerblichen Bolzenschußgeräten. Z Militärmed 11:346–349
Schmechta H, Weinke H, Ziegler M (1973) Gerichtsmedizinische und kriminaltechnische Aspekte bei sogenannten primären Fernschüssen aus baugewerblichen Bolzensetzgeräten. Z Militärmed 4:190–191
Schmidt H (1942) Meningeale Apoplexie infolge traumatischer Zerreißung des Ramus communicans anterior, ohne Gefäßerkrankung und ohne Knochenbruch. Beitr Pathol Anat 107:256–270
Schmidt K, Keck W, Grünbeck O (1964) Tierexperimentelle Untersuchungen zur formalen Pathogenese der Rindenprellungsherde. Acta Neuropathol 4:46–57

Schmidt TC (1973) Underwater blast. Techn Memorandum CRL-T-747. Ocean Systems, Inc, Tarrytown NY

Schmidt V, Göb J (1981) Selbsttötung mit ungewöhnlichen Schußapparaten. Ein kasuistischer Beitrag. Arch Kriminol 167:11–20

Schmitt HP, Sander E (1981) Tödliche basale Subarachnoidalblutung nach „Schlägerei". Ruptur der Vena magna-parva Galeni bei Vorschädigung. Z Rechtsmed 56:149–159

Schmitt WJ (1788) Preisfrage: Welche ist die sicherste und beste Methode, Schußwunden (Vulnera sclopetaria) zu heilen? Graeffer, Wien

Schmitt WJ (1952) Dreifache Stichverletzung des Hirns durch Eintreiben von mehreren Nägeln durch die Schädeldecke. Zentralbl Neurochir 12:97–99

Schneider J (1948) Über die physikalische Analyse und Erklärung der Contrecoup-Verletzungen des Gehirns. Klin Wochenschr 26:43–47

Schneider J (1950) Die stumpfe Hirnverletzung, ein Beschleunigungsproblem. Münch Med Wochenschr 92:1542–1542

Schneider J (1951) Die stumpfe Hirnverletzung im Lichte der Physik. Arch Psychiatr Nervenkrankh 187:353–362

Schneider P (1928) Zerreißung des Bandapparates zwischen Hinterhaupt und Halswirbelsäule. Beitr Gerichtl Med 8:96–104

Schneider RC (1952) Fat embolism. A problem in the differential diagnosis of craniocerebral trauma. J Neurosurg 9:1–14

Schneider RC (1961) Head injuries in infancy and childhood. Surg Clin North Am 41:1255–1269

Schneider RC (1973) Head and neck injuries in football. Mechanisms, treatment and protection. Williams & Wilkins, Baltimore

Schneider RC, Henderson JW (1952) Penetrating orbital wound with intracranial complications. Arch Ophthalmol 47:81–85

Schneider RC, Kriss FC (1969) Decision concerning cerebral concussions in football players. Med Sci Sports 1:112

Schneider RC, Schemm (1961) Vertebral artery insufficiency in acute and chronic spinal trauma; with special reference to the syndrome of acute central cervical cord injury. J Neurosurg 18:348–360

Schneider RC, Kahn EA, Crosby EC (1951) Extradural hematoma of the posterior fossa. Neurology 1:386–393

Schneider RC, Reifel E, Crisler HO, Oosterbaan BG (1961) Serious and fatal football injuries involving head and spinal cord. J Am Med Ass 177:362–367

Schneider RC, Tytus JS (1955) Extradural hemorrhage: Factors responsible for the high mortality rate. Ann Surg 142:938–948

Schneider V (1970) Traumatische Aneurysmen der Schlagadern an der Mantelfläche des Großhirns und ihre Beziehungen zu subduralen Blutungen. Monatsschr Unfallheilkd 73:63–69

Schneider V, Bratzke H (1983) Maligne Hyperthermie nach alter Kopfschußverletzung. Z Rechtsmed 90:71–80

Schneider V, Pietrzak T (1985) Ein neues Zeichen zum Nachweis der Schußabgabe durch eigene Hand? Z Rechtsmed 95:259–264

Schnitker MT (1949) A syndrome of cerebral concussion in children. J Pediatr 35:557–560

Schnitker MT (1950) Encasement of foreign body (bullet) in the third ventricle for nine years. J Neurosurg 7:173–174

Schönbauer L (1937) Zur Frage der Behandlung der chronischen subduralen und intrazerebralen Blutungen. Mitteil Grenzg Med Chir 44:604–611

Schönbauer L, Brunner H (1928) Commotio cerebri. In: Alexander G, Marburg O (Hrsg) Handbuch der Neurologie des Ohres. Bd 2. Urban & Schwarzenberg, S 273–304

Schönbauer L, Brunner H (1928) Schädelbasisbrüche. In: Alexander G, Marburg O (Hrsg) Handbuch der Neurologie des Ohres. Bd 2/I. Urban & Schwarzenberg, Wien, S 327–400

Schönberg S (1928) Über Selbstmord durch Viehschußmaske. Dtsch Z Ges Gerichtl Med 12:213

Schollmeyer W (1962) Zur Frage der Fettembolie bei postmortal Verbrannten. Acta Med Leg Soc 15:77–79

Schollmeyer W (1962) Vortäuschen von Messerstichverletzungen durch vierkantiges Werkzeug. Beitr Gerichtl Med 22:294–297

Schollmeyer W, Disse M (1961) Sechs Selbstmorde und ein Mord mittels Bolzenschußapparats. Arch Kriminol 127:85–96

Scholtz HJ (1965) Oberkieferbruch und Schädelbasis. Monatsschr Ohrenheilkd 99:519–526

Scholz W (1957) Die nicht zur Erweichung führenden unvollständigen Gewebsnekrosen (elektive Parenchymnekrose). In: Lubarsch O, Henke F, Rössle R (Hrsg) Handbuch der speziellen pathologischen Anatomie und Histologie, Bd 13/1. Scholz W (Hrsg) Nervensystem. Springer, Berlin Göttingen Heidelberg, S 1284–1325

Schorstein J (1942) Fatal intracranial venous haematoma following ventricular drainage. J Neurol Psychiatr 5:142–147

Schorstein J (1944) Intracranial haematoma in missile wounds. In: Cairns H (ed) Brit J Surg, War Suppl No 1, Wright, Bristol, pp 96–111

Schrader G (1942) Zur Pathologie des plötzlichen natürlichen Todes. Dtsch Z Ges Gerichtl Med 18:223–231

Schranz J (1881) Untersuchungen über die Entstehung von Schädelbrüchen. Med Jahrb S 291

Schroeder MC (1944) Meningitis due to post-traumatic cerebrospinal rhinorrhea. Arch Otolaryngol 40:206–207

Schröder P (1916) Geistesstörungen nach Kopfverletzungen. Neue Deutsche Chirurgie, Bd 18/III. Enke, Stuttgart, S 211

Schröder WG, Harnisch B, Lippert H (1977) Biomechanik des Schädeldachs. Teil 3. Zugfestigkeit von Lamina externa, Diploe und Lamina interna. Unfallheilkunde 80:335–339

Schröder WG, Harnisch S, Lipperts H (1977) Biomechanik des Schädeldachs. Teil 4. Druckfestigkeit von Lamina externa, Diploe und Lamina interna. Unfallheilkunde 80:341–344

Schröter A (1957) Über die Lebenserwartung hirnverletzter Kriegsopfer des Ersten Weltkrieges. Med Sachverständige 53:7

Schuchardt K (1966) Diagnose und Therapie der Orbitaverletzungen. In: Schuchardt K (Hrsg) Fortschritte der Kiefer- und Gesichts-Chirurgie, Bd XI. Thieme, Stuttgart, S 25

Schuchardt K, Brichetti LM, Schwenzer M (1960) Frakturen des Gesichtsskelettes. Ein statistischer Bericht über 1566 Fälle. Stoma 13:159

Schück (1910) zit nach Koslowski L, Thies W (1964)

Schück F (1928) Kopfverletzungen. Bericht über 300 Fälle. Arch Klin Chir 153:77–93

Schüller A (1919) Fremdkörper im Gehirn. Wien Klin Wochenschr 3:601–604

Schüller A (1920) Fremdkörper des Gehirns. In: Küttner H (Red) Neue Deutsche Chirurgie, Bd 18. Enke, Stuttgart, S 571–607

Schüller A (1935) Haematoma durae matris ossificans. Fortschr Röntgenstr 51:119:124

Schürmann K (1967) Offene Schädel-Hirn-Verletzungen. Chirurg 38:356–360

Schürmann K, Brock M, Becker W (1967) Verletzungen der Arteria carotis interna an der Schädelbasis bei frontobasalen Schädelhirntraumen. Z Laryngol Rhinol Otol Grenzgeb 46:41–48

Schultz RC, Carbonell AM (1975) Midfacial fractures from vehicular accidents. Clin Plast Surg 2:173–189

Schulz A (1912) Verletzungen durch Viehschußapparate. Arch Psychiatr Z Neurol 197:124–147

Schulz A (1942) Demonstration einer seltenen Schußverletzung (mittels Schlachtmaske). Viertelhahresschr Gerichtl Med 43:261–262

Schulz E, Jahn (1983) Ringfrakturen der Schädelbasis. Z Rechtsmed 90:137–145

Schulz G, Schewe G (1978) Todesfälle mit ungewöhnlichen Schußapparaten. Beitr Gerichtl Med 36:415–418

Schulze A (1957) Seltene Verlaufsformen epiduraler Hämatome. Zentralbl Neurochir 17:40–47

Schwab SI, Grenn J (1905) Case of cerebrospinal rhinorrhea with retinal changes. Am J Med Sci 129:774–781

Schwartz HG, Roulhac GE (1948) Penetrating wounds of the cerebral ventricles. Ann Surg 127:58–74

Schwarz F (1970) Der außergewöhnliche Todesfall. Enke, Stuttgart

Schwarz F (1970) Der tödliche Verkehrsunfall des alten Menschen. Schweiz Med Wochenschr 100:1861–1870

Schwarzacher W (1924) Über traumatische Markblutungen des Gehirns. Jahrb Psychiatr Neurol 43:143–164

Schwerd W (1975) Schußverletzungen. In: Schwerd W (Hrsg) Kurzgefaßtes Lehrbuch der Rechtsmedizin für Mediziner und Juristen. Deutscher Ärzte Verlag, Köln, S 58–64

Scott M (1942) Prolonged stupor produced by subdural hygroma. Relief by trephine and drainage. Am J Surg 55:534–536

Scott WW (1940) Physiology of concussion. Arch Psychiatr 43:270–283

Scoville WB, Leventhal H, Polycyn J (1961) Traumatic hematomas of the posterior fossa. Report of seven cases with mention of priapism as a diagnostic sign. Neurochirurgia 4:113–119

Sedan J, Paillas JE (1953) Intraorbitocranial metallic rod six centimeters long. Rev Otoneuroophthalmol 25:401–405

Sedzimir CB (1955) Towards safer angiography. J Neurosurg 12:460–467

Sedzimir CB, Occleshaw JV, Boxton PH (1968) False cerebral aneurysm. Case report. J Neurosurg 29:636–639

Seeger W (1967) Frontobasale Frakturen. Dtsch Med Wochenschr 92:1009–1012

Seelig JM, Becker DP, Miller JD, Greenberg RP, Ward JD, Choi SC (1981) Traumatic acute subdural hematoma: Major mortality reduction in comatose patients treated within four hours. New Engl J Med 304:1511–1518

Seidel BU (1983) Computertomographische Befunde und Verlaufskontrollen bei Schädel-Hirn-Schußverletzungen. Neurochirurgia 26:172–176

Seiferth LB (1944) Über Schußverletzungen der Nasennebenhöhlen. Z Hals-Nasen-Ohrenheilkd 49:378–392

Seiferth LB (1954) Unfallverletzungen der Nase, der Nebenhöhlen und der Basis der vorderen Schädelgrube. Arch Ohr-Nasen-Kehlkopfheilkd 165:1–98

Seiferth LB (1964) Verletzungen der Nase, der Nebenhöhlen und die frontobasalen Verletzungen. In: Berendes J, Link R, Zöllner F (Hrsg) Hals-Nasen-Ohrenheilkunde. Ein kurzgefaßtes Handbuch in drei Bänden. Thieme, Stuttgart, S 197

Selecki BR (1963) The diagnosis and treatment of subdural hematoma: A survey of 125 consecutive cases. Med J Austr 2:944–952

Selecki BR et al. (1971) A spear in the brain. Med J Austr I:138–139

Selecki BR, Gonski L, Gonski A, Blum PW, Matheson JM, Poulgrain P (1978) Retrospective survey of neuro-traumatic admissions to a teaching hospital. Med J Austr II:232–274

Sellier K (1965) Zur Mechanik des Knochenbruchs. Deutsch Z Ges Gerichtl Med 56:341–348

Sellier K (1969) Schußwaffen und Schußwirkungen. Ballistik – Medizin – Kriminalistik. In: Weinig E, Berg S (Hrsg) Arbeitsmethoden der medizinischen und naturwissenschaftlichen Kriminalistik, Bd 8. Schmidt-Römhild, Lübeck

Sellier K (1969) Biomechanik des Schädeltraumas. Hefte Unfallheilkd 99:251–255

Sellier K (1969) Die biologischen Grundlagen des Durchschlagsvermögens eines Geschosses in Beziehung zum neuen Bundeswaffengesetz. Arch Kriminol 143:145–147

Sellier K (1977) Schußwaffen und Schußwirkungen II. Forensische Ballistik – Wundballistik. Schmidt-Römhildt, Lübeck

Sellier K (1982) Schußwaffen und Schußwirkungen I. Ballistik, Medizin und Kriminalistik, 2. Aufl. Schmidt-Römhildt, Lübeck

Sellier K (1984) Unerwartete Wirkung eines Geschosses aus der Patrone 7,65 Browning: Doppeltod. Arch Kriminol 174:87–88

Sellier K (1986) Death: Accident or suicide by use of firearms. Forens Sci Prog 1:92–115

Sellier K (1988) Doppelte Rikochettier-Marken. Z Rechtsmed 98:1–4

Sellier K, Knüpling H (1969) Über die Eindringtiefe von Geschossen in Knochen. Arch Kriminol 144:155–160

Sellier K, Müller R (1960) Die mechanischen Vorgänge bei Stoßwirkung auf den Schädel. Klin Wochenschr 38:233–236

Sellier K, Unterharnscheidt F (1963) Mechanik und Pathomorphologie der Hirnschäden nach stumpfer Gewalteinwirkung auf den Schädel. Hefte Unfallheilkd, Heft 76. Springer, Berlin Göttingen Heidelberg

Sellier K, Unterharnscheidt F (1963) Zur Unfallmechanik der stumpfen Gewalteinwirkung auf den Schädel durch Windschutzscheiben. Zentralbl Verkehrspsychol Luft Raumfahrtmed 9:65–69

Sengupta RP, Hankinson J (1972) Extradural haemorrhage – a hazard of ventricular drainage. J Neurol Neurosurg Psychiatry 35:297–303

Serfontein GL, Stein S (1980) Posterior fossa subdural hemorrhage in the new born. Pediatrics 65:40–43

Shaw MDM, Galbraith S (1977) Penetrating air-gun injuries of the head. Br J Surg 64: 221–224

Shea JJ (1938) Cerebrospinal rhinorrhea with autopsy. Ann Otol 47:253–260

Shealy CN (1968) Subdural hematoma. Arch Neurol 19:543

Shelden CH (1955) Prevention, the only cure for head injuries resulting from automobile accidents. J Am Med Ass 159:981–986

Shelden CH, Pudenz RH, Restarski JS, Craig W McK (1944) The lucite calvarium – a method for direct observation of the brain. I. The surgical and lucite processing techniques. J Neurosurg 1:67–75

Shenkin HA (1982) Acute subdural hematoma. Review of 39 consecutive cases with high incidence of cortical artery rupture. J Neurosurg 57:254–257

Sherman IJ (1960) Brass foreign body in the brainstem. A case report. J Neurosurg 17: 483–485

Sherman RT, Parrish RA (1963) Management of shotgun injuries. A review of 152 cases. J Trauma 3:76–86

Shields CB, Stites TB, Garretson HD (1980) Isodense subdural hematoma presenting with paraparesis. Case report. J Neurosurg 52:712–714

Shimizu N, Hamuro Y (1958) Deposition of glycogen and changes in some enzymes in brain wounds. Nature 181:781–782

Sibayan RQ, Gurdjian ES, Thomas LM (1970) Interhemispheric chronic subdural hematoma: Report of a case. Neurology 20:1215–1218

Sichez JP, Nachanakian A, N'Quyen JP, et al. (1982) Le prognostique des plaies crâniocérébrales par balle en pratique civile. Série de trente-trois cas étudiés par la tomodensitométrie. Sem Hôp (Paris) 58:715–717

Siedschlag WD, Feldmann H (1973) Zur Behandlung von transorbitalen Hirnverletzungen durch Fremdkörpereinwirkung. Zentralbl Neurochir 34:95

Siegel EB, Basbek JV, Mehringer MC, Yee RD (1983) Fatal intracranial extension of an orbital umbrella stab injury. Ann Ophthalmol 15:99–102

Siegmund E (1926) Pneumocysta cerebri. Dtsch Z Chir 198:259–269

Sights WP (1969) Ballistic analysis of shotgun injuries to the central nervous system. J Neurosurg 31:25–33

Sigrist T, Patscheider H (1986) Suizid durch fünf Kopfschüsse. In: Eisenmenger W, Liebhardt E, Schuck M (Hrsg) Medizin und Recht. Festschrift für Wolfgang Spann. Springer, Berlin Heidelberg New York Tokyo, S 317–325

Silverstein A (1960) Intracranial bleeding in hemophilia. Arch Neurol 3:141–157

Silvestri E (1953) Pneumatocele intracranico posttraumatico (caso clinico) Arch Radiol (Napoli) 2:461–468

Simma K (1963) Spontaner Pneumocephalus nach Schädelbasisfraktur. Wien Klin Wochenschr 75:547–548

Simon T (1868) Fremde Körper im Hirn. Ein Beitrag zur Lehre von den Gehirnverletzungen. Vierteljahresschr Gerichtl Med 10:193–206

Simon G (1939) Die tuberkulöse Hirnhautentzündung. Klinischer Teil. Beitr Klin Tuberkul 93:285–306

Simon G (1958) Suizide, Tötungen und Verletzungen durch Viehschußapparate. Arch Psychiatr Nervenkr 197:124–147

Simon G (1959) Schädelverletzungen durch Viehbetäubungsgeräte. Neurochirurgia 2:106–121

Simon G (1964) Die tödlichen Verletzungen durch Viehschußgeräte. Arch Med Leg Soc (Liege) 17:73–77

Simonini G (1941) Considerazioni anatomo-cliniche e medico-legali su un caso di ascesso cerebrale posttraumatico tardivo. Note Riv Psychiatr 70:127–153

Simonsen J (1963) Subarachnoid haemorrhage after small traumatic head injuries in alcohol-intoxicated persons. Nord Med 69:718–722

Simonsen J (1963) Traumatic subarachnoid hemorrhage in alcohol intoxication. J Forensic Sci 8:97–116

Simonsen J (1966) Fatal subarachnoid hemorrhage in relation to minor head injuries. Med Dissertation, University of Kopenhagen

Simonsen J (1967) Fatal subarachnoid hemorrhage in relation to minor head injuries. J Forens Med 14:146–155

Simpson DA, Robson HN (1960) Intracranial haemorrhage in disorders of blood coagulation. Aust New Zeal J Surg 29:287–305

Singer RP, Schneider RC (1962) The successful management of intracerebral and subarachnoid hemorrhage in a hemophiliac infant. Neurology 12:293–294

Sjöquiest O, Kessel FK (1937) Über das subdurale Hämatom. Langenbecks Arch Klin Chir 189:482–485

Sjövall H (1943) The genesis of skull and brain injuries; anatomical and physical study. Acta Pathol Microbiol Scand (Suppl) 48:1

Sjövall H (1966) Selbstmord im Straßenverkehr. In: Gerchow J (Hrsg) An den Grenzen von Medizin und Recht. Enke, Stuttgart, S 167

Skinner EH (1916) Intracranial aerocele. J Am Med Ass 66:954–955

Skoog T (1931) Intrakranielle Luftansammlung nach Schädigung der pneumatischen Räume des Schädels. Acta Chir Scand 68:310–324

Skvortsov FF (1962) Penetrierende Schädelverletzung durch Schilf. (Russisch) Sud Med Ekspert 5:53. Ref. Dtsch Z Ges Gerichtl Med 54:151, 1963/1964

Slater P (1962) Temporal lobe hematoma. Jew Mem Hosp Bull (New York) 6–7:161–166

Slaughter H, Alvis BY (1944) Pneumencephalocele secondary to puncture wound of lid. Am J Ophthalmol 27:617–620

Slemon HV (1945) Forward neurosurgery in Italy. J Neurosurg 2:332–339

Sloan JH, Kellerman AL, Reay DT, Ferris JA, Koepsell T, Rivara FP, Rice C, Gray L, Lo Gerfo J (1988) Handgun regulations, crime, aussaults, and homicide. A tale of two cities. New Engl J Med 319:1256–1262

Small JM (1945) Retained intraventricular foreign body. Br J Surg 32:414–418

Small JM, Turner EA (1947) A surgical experience of 1200 cases of penetrating brain wounds in battle. N W Europe 1944–1945. Br J Surg (War Surg Suppl) No 1:62–74

Smialek JE, Chason JL, Kshirsagar V, Spitz WU (1981) Secondary intracranial subarachnoid haemorrhage due to spinal missile injury. J Forensic Sci 26:431–434

Smith B (1963) Cerebral pathology in subarachnoid haemorrhage. J Neurol Neurosurg Psychiatr 26:535–539

Smith B, Regan WF (1957) Blow-out fracture of the orbit: Mechanism and correction of internal orbital fracture. Am J Ophthalmol 44:733–739

Smith DR, Kempe LG (1970) Cerebral false aneurysm formation in closed head trauma. Case report. J Neurosurg 32:357–359

Smith FP (1959) Cranio-orbital lesions. J Neurosurg 16:277–286

Smith GS, Falk H (1987) Unintentional injuries. Am J Prev Med 3: (Suppl 5) 143–163

Smith JS, Malcolmson PH (1934) Traumatic pneumocephalus. Can Med Ass J 30:650–651

Smith KR, Bardenheier JA (1968) Aneurysm of the pericallosal artery caused by closed cranial trauma. Case report. J Neurosurg 29:551–554

Snyder RG (1973) Impact. In: Parker JF, West VR (eds) Bioastronautics data book, 2nd edn. Nat Aeronautics Space Admin, Washington DC, pp 221–295

Snyder, Le Moyne (1950) Homicide investigation. Thomas, Springfield

Sobotta J, Becher H (1962) Atlas der Anatomie des Menschen, 16. Aufl. Bd 3. Urban & Schwarzenberg, München Berlin Wien

Sohler TP, Lothrop GN, Forbes HS (1941) The pial circulation of normal, non-anaesthetized animals. Part 1. Description of a method of observation. J Pharmacol 71:325–330

Solieri S (1914) Über die Stichwunden des Gehirns von der Schädelbasis. Arch Klin Chir 105:153–169

Sollmann H, Schaake T (1971) Orbito-frontale Verletzungen. Langenbecks Arch Klin Chir 329:557

Som ML, Kramer R (1940) Cerebrospinal rhinorrhea pathological findings. Laryngoscope 33:1167–1177

Spängler H (1970) Frakturen des Hirnschädels. Chirurg 41:442–449

Sparacio RR, Khatib R, Chiu J, Cook AW (1972) Chronic epidural hematoma. J Trauma 12:435–439

Spasik P, Rezic A (1970) Ein Beitrag zur Kenntnis des Entstehungsmechanismus der Schädelbasisringbrüche. Z Rechtsmed 67:324–328

Spatz H (1935) Anatomie des Mittelhirns. In: Bumke O, Foerster O (Hrsg) Handbuch der Neurologie, Bd 1. Springer, Berlin

Spatz H (1935) Über die Beteiligung des Gehirns bei der v. Winiwarter-Buergerschen Krankheit (Thrombo-endangitis obliterans). Dtsch Z Nervenheilkd 136:86–132

Spatz H (1936) Pathologische Anatomie der gedeckten Hirnverletzungen mit besonderer Berücksichtigung der Rindenkontusion. Zentralbl Ges Neurol Psychiatr 78:615–616

Spatz H (1936) Pathologische Anatomie der gedeckten Hirnverletzungen mit besonderer Berücksichtigung der Rindenkontusion. Arch Psychiatr Nervenkr 105:80–83

Spatz H (1941) Gehirnpathologie im Kriege. Von den Gehirnwunden. Zentralbl Neurochir 6:162–212

Spatz H (1943) Anomalien und Erkrankungen der Carotis interna. Zentralbl Ges Neurol Psychiatr 103:38

Spatz H (1950) Die traumatischen Hirnschädigungen. Zentralbl Neurochir 10:350–351

Spatz H, Peters G (o J) Über das Ergebnis der Gehirnuntersuchungen bei 200 Fällen von Flugzeugunfall. Mitt Geb Luftfahrmed

Spencer G (1968) Nail-gun accident. Br Med J I:181

Spencer JA, Yeakley JV, Kaufman HH (1984) Fracture of the occipital condyle. Neurosurgery 15:101–103

Sperling E (1957) Hirnverletzung und Selbsttötung, eine hirnpathologische Fragestellung. Fortschr Neurol Psychiatr 25:179–194

Sperling HJR (1872) Über Pachymeningitis haemorrhagica. Med Dissertation, Universität Königsberg

Spetzler RF (1990) Editorial. Barrow Neurol Inst Quarterly 6:1

Spielmeyer W (1922) Histopathologie des Nervensystems. Springer, Berlin

Spielmeyer W (1929) Über örtliche Vulnerabilität. Z Ges Neurol Psychiatr 118:1–16

Spiessl B, Schroll K, unter Mitarb von Rösli A, Klinger M, Hochstetter A von, Steinemann S (1972) Gesichtsschädel. In: Nigst H (Hrsg) Spezielle Frakturen und Luxationslehre, Bd 1/1. Thieme, Stuttgart, S 2–81

Spiller WG (1921) Aerocele of the brain. Med Clin North Am 5:651–666

Spirig P (1985) Ein Fall einer Condylus-occipitalis-Fraktur. Z Unfallchir Versicherungsmed Berufskrankh 78:119–122

Spiegel EA, Spiegel-Adolf M, Wycis HT (1946) Cerebral concussion; histochemical demonstration of nucleases in cerebrospinal fluid. Arch Pathol 42:175–181

Spiegel EA, Spiegel-Adolf M, Wycis HT (1947) Chromatolytic effect of cerebrospinal fluid following cerebral concussion. Science 105:208

Spiegel EA, Spiegel-Adolf M, Wycis JT, Marks H (1947) Cerebral concussion and convulsive reactivity. Res Publ Ass Nerv Ment Dis 26:84–97

Spitz L (1969) Air rifle injuries in children. South African Med J 43:557–560

Spitz WU, Wilhelm RM (1970) Stud-gun injuries. J Forens Med 17:5–11

Spitz WU, Petty C, Fisher RS (1961) Physical activity until collapse following fatal injury by firearms and sharp pointed weapons. J Forens Sci 6:290–300

Spoerl W (1940) Ein kriminalistisch interessanter Raubmordversuch und Selbstmord des Täters durch drei Pistolenschüsse (7,65 mm) in den Schädel. Med Dissertation, Universität München. Dtsch Z Ges Gerichtl Med 34:53, 1941

Sprengel KPL (1792, 1803) Versuch einer pragmatischen Geschichte der Arzneikunde. 5 Bd. Gebauer, Halle
Staak M, König HG (1977) Handlungsfähigkeit und Verletzungsmuster bei Opfern von tödlichen Schuß- und Stichverletzungen. Beitr Gerichtl Med 34:273–280
Stalpart van der Wiel C (1780) Observations rares de médecine, d'anatomie et de chirurgie. Planque M (Translat). Nyon & La Porte, Paris
Starke W, Straube J (1982) Isolierte traumatische Läsionen der Tabula externa der Schädelkalotte – eine Rarität. Unfallheilkunde 85:30–32
Starkman SP, Brown TC, Linell EA (1958) Cerebral arachnoid cysts. J Neuropathol Exper Neurol 17:484–500
Staudacher FX (1960) Verletzungen mit Bolzenschußgeräten. Monatsschr Unfallheilkd 63:17–24
Steadman J, Graham JG (1970) Head injuries: An analysis and follow-up study. Proc Roentgenol Soc Med 63:23–28
Steegmann AT (1962) Dr. Harlow's famous case: The "impossible accident of Phineas P. Gage." Surgery 52:952–958
Steffen R, Rickenbach M, Wilhelm U, Helminger A, Schär M (1987) Health problems after travel to developing countries. J Infect Dis 156:84–91
Stehbens WH (1959) Medial defects in the cerebral arteries of man. J Pathol Bacteriol 78:179–185
Steindler RA (1980) Air gun pellet penetration. Med Sci Law 20:93–98
Stenger HH (1957) Dauertamponade bei schwerem arteriellem Nasenbluten nach Trauma; zugleich ein Beitrag zum intrakraniellen, extraduralen Carotis-Aneurysma nach Schädelbasisbruch. HNO 6:276–279
Stenger HH (1958) Rezidivierende Pneumokokkenmeningitis als Folge unauffälliger Stirnhöhlenhinterwandfrakturen bei scheinbaren Bagatellverletzungen des Fronto-Basal-Schädels. HNO Wegweiser 7:65–68
Stern WE (1951) Surgery of the craniocerebral infections. In: Walker AE (ed) A history of neurological surgery. Hafner, New York, pp 180–212
Sternberg WCA, Watts C, Clark K (1971) Bullet within the fourth ventricle. Case report. J Neurosurg 34:805–807
Stevenson GC, Brown HA, Hoyt WF (1964) Chronic venous epidural hematoma at the vertex. J Neurosurg 21:887–891
Stewart OW, Russell CK, Cone WV (1941) Injury of the central nervous system by blast. Lancet I:172–174
Stewart WH (1913/1914) Fracture of the skull with air in the ventricles. Am J Roentgenol 2:83–97
Stichnoth G, Brinkmann B (1984) Schädelbasislochfraktur nach Sturz auf das Kinn. Z Rechtsmed 93:49–51
Stieda A (1950) Das subdurale Hämatom. Zentralbl Chir 75:1568
Stiefel D (1984) „Krönlein"-Schüsse bei Flinten? Polizei Verkehr Technik 29:217–219
Stier E (1937) Kopftrauma und Hirnstamm. Arch Psychiatr 106:351–406
Stierlin R (1900) Schädelbasisfraktur mit Lähmungen im Gebiet des X und XII Hirnnerven. Arch Klin Chir 61:130–152
St John J, Dila C (1981) Traumatic subdural hygroma in adults. Neurosurgery 9:621–626
Stochdorph O (1966) Über Verteilungsmuster von venösen Kreislaufstörungen des Gehirns. Arch Psychiatr Nervenkr 208:285–298
Stochdorph O (1985) persönliche Mitteilung
Stochdorph O (1990) mündliche Mitteilung
Störring E (1953) Besinnung und Bewußtsein. Thieme, Stuttgart
Stöwsand D (1967) Transorbitale Messerstichverletzung der linken Großhirnhemisphäre und ihre neurologische Kompensation. Zentralbl Neurochir 28:317–322
Stöwsand D (1971) Ungewöhnliche Kopfverletzungen. Med Welt 22:1643–1646
Stöwsand D, Geile G (1966) Cerebrale Symptome bei Impressionsfrakturen der Schädelkonvexität. Dtsch Z Nervenheilkd 189:330–344
Stöwsand D, Markakis E, Hübner J (1973) Zur Lokalisation traumatischer intrakranieller Hämatome. Beziehungen zu Aufschlagstelle und Schädelbruch. Monatsschr Unfallheilkd 76:227–235

Stone JL, Lang RGR, Sugar O, Moody RA (1981) Traumatic subdural hygroma. Neurosurgery 8:542–550

Stone JL, Rifai MHS, Sugar D, Lang RGR, Oldershaw JB, Moody RA (1983) Subdural hematomas. I. Acute subdural hematoma: Progress in definition, clinical pathology and therapy. Surg Neurol 19:216–231

Stone JL, Schaffer L, Ramsey RG, Moody RA (1979) Epidural hematomas of the posterior fossa. Surg Neurol 11:419–424

Storck T (1945) A study of cerebral concussion. In: Annual report, 33rd General Hospital, zit nach Cramer (1958)

Storm-Mathisen A (1954) Traumatic pneumocrania and subdural spinal fluid. Neurology 4:78–82

Stradone G (1949) Gli ematomi traumatici dell spazio sottodurale (Contributo clinico). Rev Med Aeronaut 12:28–42

Strassmann G (1935) Über Lebensdauer und Handlungsfähigkeit Schwerverletzter. Dtsch Z Ges Gerichtl Med 24:393–400

Straube W (1963) Über „primär geordnete Dämmerzustände" nach Schädel-Hirn-Trauma. Nervenarzt 34:452–456

Straus DC (1948) Intracranial pneumocephalus. Report of a case. Arch Surg 56:766–784

Streli E (1957) Epidurale Hämatome. Klin Med 12:197–201

Streli E (1961) Epidurale Hämatome. Chir Praxis 5:107–120

Stremmel W, Metzel E (1972) Das akute traumatische subdurale Hydrom. Monatsschr Unfallheilkd 75:228–231

Stromeyer GF (1844–1868) Handbuch der Chirurgie. 2 Bd. Herder, Freiburg

Stroobandt G (1963) L'hématome extradural préfrontal. Etude d'une série personnelle. Acta Neurol Psychiatr Belg 63:569–576

Stuck RM, Weatherby FE (1940) Pneumocephalus. Arch Neurol Psychiatr 44:1093–1097

Süsse HJ, Mosler U (1968) Das Pneumatisationsproblem der Stirnhöhlen in dynamischer Sicht. Arch Rhinol Exper Ohr- Nasen-Kehlkopfheilkd 140:183

Sugita K, Doi T, Sato O, Takaoka Y, Mutsuga N, Tsugane R (1969) Sucessful removal of intracranial air-gun bullet with stereotaxic apparatus. Case report. J Neurosurg 30:177–181

Sultan G (1916) Über Zystenbildung im Gehirn nach Schußverletzung. Dtsch Med Wochenschr 42:745–748

Summers TW (1958) Tomahawk head injury. Arch Intern Med 102:820–822

Suter A (1947) Über die Ätiologie und Pathogenese der Pachymeningitis haemorrhagica interna und ihre Beziehungen zur B_1-Hypovitaminose. Monatsschr Psychiatr Neurol 113:257–320

Suwanwela C, Alexander E, Davis CH (1962) Extradural aerocele. J Neurosurg 19:401–404

Suzuki J (1979) (ed) Cerebral aneurysms. Experiences with 1000 directly operated cases. Neuron, Tokyo, pp 35–50

Suzuki J, Hori S, Sakurai Y (1971) Intracranial aneurysms in the neurological clinics in Japan. J Neurosurg 35:34–39

Suzuki J, Sakamoto T, Honma M (1971) Successful removal of a needle in the internal carotid artery by means of a powerful platinum-cobalt magnet. Brain Nerve 23:819–821

Suzuki J, Kusashima Y, Homma M (1968) A cured case, removing a metallic foreign body in the brain by Pr-Co magnet. Brain Nerve (Tokyo) 20:629–632

Svendsen V (1972) Epidural hematoma in children. Excerpta Medica Neurol Neurosurg 25:462–463

Swan KG, Swan RC (1980) Gunshot wounds. Pathophysiology and management. PSG Publishing, Littleton

Swearingen JJ (1965) Tolerances of the human face to crash impact. Fascicle, Fed Aviat Agency, Office Aviat Med, Report AM 65-20

Switz DM, Elmorshidy ME, Deyerle WM (1976) Bullets, joints, and lead intoxication. Arch Intern Med 136:939

Symonds C (1962) Concussion and its sequelae. Lancet I:1–5

Tänzer A (1966) Die Verletzungen des Mittelgesichts und der vorderen Schädelbasis im Tomogramm. Fortschr Kiefer-Gesichtschir 11:843

Taft RB (1931) An unusual case of traumatic pneumocephalus. Am J Roentgenol 25: 800–801

Talalla A, McKissock W (1971) Acute "spontaneous" subdural hemorrhage. An unusual form of cerebrovascular accident. Neurology 21:19–25

Talalla A, Morin MA (1971) Acute traumatic subdural hematoma: A review of one hundred consecutive cases. J Trauma 11:771–777

Talalla A, Halbrook H, Barbour BH, Kurze TH (1970) Subdural hematoma associated with long-term hemodialysis for chronic renal disease. J Am Med Ass 212:1847–1849

Tanaka M (1933) Ein seltener Fall von Gehirngewebeschußverletzung mit einer 27 Jahre lang zurückgebliebenen Flintenkugel im Gehirn. Transact Soc Pathol Jap 23:913–915

Tandon PN, Prakash B, Banerji AK (1978) Temporal lobe lesions in head injury. Acta Neurochir 41:205–221

Tardaguila RF, Rivero AP (1975) Lesiones producidas por proyectiles impulsados por armas de aire o de otro gas comprimido. Rev Espan Med Leg 2:24–34

Taschen B, Kühn E (1951) Selbstmorde und Mord durch Bolzenschußapparate. Kriminalistik 5:95–98

Taveras JM, Ransohoff J (1953) Leptomeningeal cyst of the brain following trauma with erosion of the skull. A study of seven cases treated by surgery. J Neurosurg 10:233–241

Tawfik ME (1976) Subacute extradural haematoma. J Egypt Med Ass 59:551–556

Teachenor FR (1923) Pneumoventricle of the cerebrum following fracture of the skull. Ann 78:561–567

Teachenor FR (1927) Intracranial complications of fracture of skull involving frontal sinus. J Am Med Ass 88:987–989

Teasdale G, Galbraith S (1981) Acute traumatic intracranial hematomas. Progr Neurol 10:252–290

Teasdale G, Galbraith S (1981) Acute traumatic intracranial hematomas. In: Krayenbühl H, Maspes PE, Sweet WH (eds) Craniocerebral trauma. Progress in neurological surgery, vol 10. Karger, Basel München, pp 252–290

Teige K, Wolff J (1977) Zweimaliger Kopfschuß bei nur einem Schußkanal. Arch Kriminol 160:105–114

Teilum G (1936) Meningeoencephalitis tuberculosa traumatica. Dtsch Z Gerichtl Med 27:35–42

Tesar J (1958) Ein Selbstmord mit Hilfe einer Kreissäge. (Tschechisch mit deutscher Zusammenf). Soudni Lek 3:167–171. Ref Dtsch Z Ges Gerichtl Med 49:307, 1959/1960

Tessier (1789) Observation. De trois fractures à la machoire inférieure avec plaie à la levre. J Méd Chir Pharm 79:246–249

Theis FV (1943) Atmospheric and immersion blast injuries. War Med 4:262–269

Thomas (1866) Pneumatocele cranii. Thèse médecine, Universite Paris

Thomas LM, Gurdjian ES (1973) Intracranial haematomas of traumatic origin. In: Youmans (ed) Neurological surgery, vol 2. Saunders, Philadelphia, pp 960–968

Thomas LM, Roberts VL, Gurdjian ES (1966) Impact-induced pressure gradients along three orthogonal axes in the human skull. J Neurosurg 26:316–321

Thomas W, Langfitt MD, Donald McQueen J (1961) Extradural hematoma of the posterior fossa with an associated space-occupying collection of spinal fluid. Case report. J Neurosurg 18:531–534

Thompson CE, Reed JV (1932) Traumatic pneumocephalus. J Am Med Ass 98:981–983

Thompson LW, Spivak J, Bennet E (1970) Management of large scalp defects. J Trauma 10:153–156

Thomson, St Clair (1899) The cerebro-spinal fluid; its spontaneous escape from the nose. Cassel, London

Thoresen S (1984) Tödliche Kopfverletzungen durch Feuerwaffen. Eine Autopsiestudie über 210 Fälle. Z Rechtsmed 93:65–69

Thorman (1828) zit nach Putnam TJ (1925)

Thornstedt H, Voigt GE (1960) Tödliche basale Subarachnoidalblutung nach Trauma. Betrachtungen zur Begutachtung und zur juristischen Beurteilung nach dem schwedischen Strafrecht. Dtsch Z Ges Gerichtl Med 50:254–277

Thum HJ (1959) Pneumocephalus nach nicht erkanntem Schädelbruch. Monatsschr Unfallheilkd 62:14–19
Tiberin P, Beller AJ (1963) Obervations on so-called brain stones or cerebral calculi. Neurology 13:464–476
Tilanus (1888) Jets over commotio cerebri. (Holländisch). Amsterdam
Tillaux PJ (1903) Traité d'anatomie topographique, avec applications à la chirurgie. Asselin & Houzeau, Paris
Tilmann O (1896) Ein Fall von Extraction einer Nadel aus dem Großhirn. Dtsch Med Wochenschr 22:352–353
Tilmann O (1899) Die Theorie der Gehirn- und Rückenmarkserschütterungen. Langenbecks Arch Klin Chir 59:236–259
Tilmann O (1902) Über Hirnverletzungen durch stumpfe Gewalt und ihre Beziehung zu den Brüchen des knöchernen Schädels. Langenbecks Arch Klin Chir 66:750–791
Timperman J, Cnops L (1975) Tandem bullet in the head in a case of suicide. Med Sci Law 15:280–283
Titze A (1955) Zur Zusammenhangsfrage zwischen Unfall und Tuberkulose. Monatsschr Unfallheilkd 58:42–48
Todorow S (1971) Das akute epidurale Hämatom der hinteren Schädelgrube. Med Welt 22:1425–1429
Tönnis W (1942) Anzeigestellung zur Operation bei Steckschüssen des Schädelinneren. Chirurg 14:552–564
Tönnis W (1942) Veränderungen an den Hirnkammern nach Verletzungen des Gehirns. Nervenarzt 15:361–363
Tönnis W (1942) Zur Einteilung der Schußverletzungen des Gehirn. Dtsch Militärarzt 7:225–232
Tönnis W (1950) Beobachtungen an frischen gedeckten Hirnschädigungen. Langenbecks Arch Klin Chir 264–368–374
Tönnis W (1950) Klinische Beobachtungen bei zentralen Störungen der Kreislaufregulation. Dtsch Z Nervenheilkd 162:175
Tönnies W, Friedmann G (1963) Doppelseitige traumatische intracranielle Hämatome. Monatsschr Unfallheilkd 66:138–147
Tönnis W, Frowein RA (1952) Liquorfisteln und Pneumatocelen nach Verletzungen der vorderen Schädelbasis. (Ein Bericht über 31 Fälle eigener Beobachtung). Zentralbl Neurochir 12:323–347
Tönnis W, Loew F (1953) Einteilung der gedeckten Hirnschädigungen. Ärztl Praxis 5: 13–14
Tönnis W, Schiefer W (1959) Zirkulationsstörungen des Gehirns im Serienangiogramm. Springer, Berlin Göttingen Heidelberg
Tönnis W, Friedmann G, Wittkamp ES, Walter W (1963) Die traumatischen intrakraniellen Hämatome. Series Chirurgica. Documenta Geigy, Basel
Tönnis W, Frowein RA, Euler KH (1963) Zur Erkennung der akuten traumatischen intrakraniellen Hämatome. Chirurg 34:145–151
Tomlinson BE (1959) Brain changes in ruptured intracranial aneurysm. J Clin Pathol 12:391–399
Torres H, Mirabile J, Ferguson L (1972) Temporal lobe contusions. Neurochirurgia 15: 62–69
Tovo S (1956) Un nuovo caso di suicido con „pistola" da macellatione. Minerva Med Leg 76:126, Ref: Kriminalistik 10:459
Triska H von (1955) Das chronische subdurale Hämatom. Bericht über 84 Fälle. Wien Z Nervenheilkd 12:221–229
Triska H von (1955) Ein Fall von penetrierenden Stichverletzungen des Schädels. Nervenheilkd 12:110–113
Trendelenburg F (1910) Über Hirnerschütterung. Dtsch Med Wochenschr 36:1–8
Trojanowski T (1982) Experimentelle subarachnoidale Blutung. Ein neuer Weg zur Injektion von Blut in den Subarachnoidalraum bei Katzen. Acta Neurochir 62:171–175
Trotter W (1914, 1915) Chronic subdural hemorrhage of traumatic origin and its relation to pachymeningitis haemorrhagica interna. Br J Surg II:271–291

Trotter W (1924) On certain minor injuries of the brain. Lancet 1:933-939
Trowbridge WV, Porter RW, French JD (1954) Chronic extradural hematomas. Arch Surg 69:824-830
Trube-Becker E (1963) Suicid as a compensatory sequel to an accident. Dtsch Z Ges Gerichtl Med 54:79-86
Trube-Becker E (1966) Kindesmißhandlung mit tödlichem Ausgang. Dtsch Ärztebl 26:1663-1670
Trunkey DD (1983) Trauma. Scientif Am 249:28-35
Tsai FY, Huprich JE (1978) Further experience with contrast enhanced CT in head trauma. Neuroradiology 16:314-317
Tschistowitsch T (1898) Über die Heilung aseptischer traumatischer Gehirnverletzungen. Beitr Pathol Anat 23:321-350
Tulloch AB (1915) Shell shock. Lancet II:575
Tunbridge RE (1945) Cause, effect and treatment of air blast injuries. War Med 7:3-6
Turnbull F (1944) Extradural cerebellar hematoma. A case report. J Neurosurg 1:321-324
Turner D (1736) The art of surgery. 2 vols, 5th edn. Rivington, London
Uffenorde W (1928) Die Verletzung der Nase und ihrer Nebenhöhlen. In: Denker A, Kahler D (Hrsg) Handbuch der Hals-Nasen-Ohrenheilkunde, Bd II/3. Springer & Bergmann, Berlin München, S 468-528
Ulrich K (1926) Verletzungen des Gehörganges bei Schädelbasisbrüchen. Acta Otolaryngol 9 (Suppl) 6:1-150
Ungeheuer E, Wurche H (1960) Die Schädelbasisfraktur und die traumatische Meningitis. Chirurg 31:413-416
Unger HH, Umbach W (1962) Transorbitale Schädelhirntraumen durch Fremdkörper. Klin Monatsbl Augenheilkd 140:269-281
Unger RR (1964) Operativ zu versorgende Komplikationen nach Schädel-Hirn-Verletzungen. Dtsch Gesundheitswes 19:2096-2103
Unger RR (1972) Bemerkungen zur Problematik der frontobasalen Verletzung. In: Jonasch E (Hrsg) Verhandl Österreich Gesellsch Unfallheilkd. Hefte Unfallheilkd 111. Springer, Berlin Heidelberg New York, S 198-201
Ungerecht K (1967) Posttraumatische Veränderungen der Schleimhaut der Nase und der Nasennebenhöhlen. Fortschr Kiefer-Gesichtschir 10:163
Unterberger S (1958) Zur Versorgung frontobasaler Verletzungen. Arch Ohr-Nasen-Kehlkopfheilkd 172:463-484
Unterdorfer H, Umbach P, Wilske J (1979) Epidurale Hämatome atypischer Lokalisation und Genese. Beitr Gerichtl Med 37:265-269
Unterharnscheidt F (1958) Experimentelle Untersuchungen über die Schädigung des ZNS durch gehäufte stumpfe Schädeltraumen. Zentralbl Ges Neurol Psychiatr 147:14
Unterharnscheidt F (1963) Die gedeckten Schäden des Gehirns. Experimentelle Untersuchungen mit einmaliger, wiederholter und gehäufter Gewalteinwirkung auf den Schädel. Monographien aus dem Gesamtgebiet der Neurologie und Psychiatrie, Heft 103. Springer, Berlin Göttingen Heidelberg
Unterharnscheidt F (1963) Syndrome mit synkopalen Anfällen bei Affektionen der Okzipito-Zervikalregion und ihre differential-diagnostische Abgrenzung. In: Schuler B (Hrsg) Rückenmuskulatur, zervikale Syndrome, manuelle Therapie. Junghanns H (Hrsg) Die Wirbelsäule in Forschung und Praxis, Bd 26. Hippokrates, Stuttgart, S 101-111
Unterharnscheidt F (1975) Injuries due to boxing and other sports. In: Vinken PJ, Bruyn GW in collaboration with Braakman R (eds) Injuries of the brain and skull, part I. Handbook of clinical neurology, vol 23. North Holland, Amsterdam Oxford, pp 527-593
Unterharnscheidt F (1983) Neuropathology of the rhesus monkey undergoing −Gx impact acceleration. In: Ewing CL, Thomas DJ, Sances A, Larson SJ (eds) Impact injury of the head and spine. Thomas, Springfield, pp 94-176
Unterharnscheidt F (1983) Traumatic alterations in the rhesus monkey undergoing −Gx impact acceleration. Proc Sixth Meeting, Japan Soc Neurotraumatol. Neurotraumatology (Tokyo) 6:151-167

Unterharnscheidt F (1992) Pathologie des Nervensystems VII. Traumatische Schäden von Rückenmark und Wirbelsäule (forensische Pathologie). In: Doerr W, Seifert G (Hrsg) Doerr, Seifert, Uehlinger, Spezielle pathologische Anatomie, Bd 13. Springer, Berlin Heidelberg New York Tokyo

Unterharnscheidt F (im Druck) Pathologie des Nervensystems VI/B u. C. Traumatische Schäden des Gehirns (forensische Pathologie). In: Doerr W, Seifert G (Hrsg) Doerr, Seifert, Uehlinger, Spezielle pathologische Anatomie, Bd 13. Springer, Berlin Heidelberg New York Tokyo

Unterharnscheidt F, Higgins LS (1969) Pathomorphology of experimental head injury due to rotational acceleration. Acta Neuropathol 12:200-204

Unterharnscheidt F, Sellier K (1966) Traumatische Schäden des Zentralnervensystems bei Boxern. Hefte Unfallheilkd 91:162-168

Unterharnscheidt F, Sellier K (1966) Mechanics and pathomorphology of closed brain injuries. Chap 26. In: Caveness WF, Walker AE (eds) Conf Proc, Head injury. Lippincott, Philadelphia, pp 321-341

Unterharnscheidt F, Sellier K (1970) Mechanik, Pathomorphologie und Klinik der traumatischen Schäden des ZNS bei Boxern. 1. Mitteilung. Med Sport 10:35-45

Unterharnscheidt F, Sellier K (1970) Mechanik, Pathomorphologie und Klinik der traumatischen Schäden des ZNS bei Boxern. 2. Mitteilung. Med Sport 10:111-117

Unterharnscheidt F, Sellier K, (1971) Vom Boxen. Mechanik, Pathomorphologie und Klinik der traumatischen Schäden des ZNS bei Boxern. Fortschr Neurol Psychiatr 39:109-151

Urech E (1931) Emphysème cérébrale posttraumatique. Rev Méd Suisse Rom 51:88-89

US Department of Health, Education, and Welfare, Washington DC (1976) National Center for Health Statistics

US Governm Printing Office (1870-1878) Medical surgical history of War of Rebellion. Washington DC

US National Center for Health Statistics (1980) Monthly Vital Statistics Report: Advance report, final mortality statistics, 1978. Vol 29, No 6 (Suppl) DHHS Publication No (PHS) 80-1120. US Department of Health and Human Services, Hyattsville, MD

Usbeck W (1985) Schädelbrüche. In: Lang G, Reding R (Hrsg) Schädel-Hirn- und Mehrfachverletzungen. Barth, Leipzig, S 158-163

Valazza JL, Arauz LF (1969) Das gerichtsmedizinische Gutachten in Selbstmordsachen – seine Bedeutung in der Kriminalistik. Ref: Kriminalistik 23:443

Valobra M (1969) Su di un caso di morte per scannamento accidentale da frammento die vetro. Minerva Med Leg 89:122-126

Vance BM (1926) Fractures of the skull: Complications and causes of death: A review of 512 necropsies and of 61 cases studied clinically. Arch Surg 14:1023-1092

Vance BM (1928) Pathologic conditions complicating fractures of the skull. Arch Neurol Psychiatr 19:959-962

Vance BM (1950) Ruptures of surface blood vessels on cerebral hemispheres as a cause of subdural hemorrhage. Arch Surg 61:992-1006

Vaquero J (1982) Pneumocephalus after air-rifle wounds of the brain. Neuroradiology 23:161-162

Vara-Lopez R, Solis J (1941) Über intrakranielle Luftansammlungen. Ein Fall von Pneumocephalus intraventricularis und aerogenem Abszeß. Zentralbl Neurochir 6:48-58

Veer JA de, Browder J (1942) Post-traumatic cerebral thrombosis and infarction. Report of a case and discussion of its bearings on the problem of immediate and delayed post-traumatic apoplexy. J Neuropathol Exper Neurol 1:24-31

Venus J (1959) Fortschrittliche Selbstmordmethoden. Arch Kriminol 124:110

Venzlaff U (1959) Über Hirnkomplikationen bei Gesichtsschädelschüssen. Nervenarzt 30:124-129

Verbiest H (1963) Posttraumatic pulsating exophthalmus caused by perforation of a eroded orbital roof by a hydrocephalic brain. J Neurosurg 10:264-271

Verbrugghen A (1937) Extradural hemorrhage. Am J Surg 37:275-290

Verma MK, Repa BS (1983) Pedestrian impact simulation. A preliminary study. In: Soc Automot Engin, Child Injury Restr Conf Proc, P-135, Soc Automot Engin, Warrendale, PA, pp 15–29
Vesin S, Bohutová J (1972) Angiographische Befunde bei entzündlichen intrakraniellen Prozessen. Fortschr Röntgenstr 117:250–261
Vet A de (1952) A case of cerebrospinal otorrhoe. Zentralbl Neurochir 12:3 u 165–167
Vet AC de (1966) Middle fossa traumatic intra- und extracerebral lesions; their treatment and prognosis. Proc 3rd Internat Contr Neurol Surg, Excerpta Medica, Intern Congr Ser No 110, pp 235–241
Vet AC de (1976) Traumatic intracerebral haematoma. In: Vinken PJ, Bruyn GW in collaboration with Braakman R (eds) Injuries of the brain and skull, part II. Handbook of clinical neurology, vol 24. North Holland, Amsterdam Oxford, pp 351–369
Veverka L, Scharfetter H (1968) Das frühe epidurale Hämatom. Schweiz Arch Neurol Neurochir Psychiatr 101:293–312
Vic A de, Paufique GP, Guinet P (1945) Observations anatomo-cliniques d'un syndrome de Parinaud (paralysie volontaire et réflexe). Considerations sur le rôle de la région commissurale. Rev Neurol 77:37–38
Vigo J de (1514) Practica in arte chirurgica copiosa. Stephanum Guillireti et Herculem Bononiensem, Rome
Vigouroux RP, Guillermain P (1981) Posttraumatic hemispheric contusion and laceration. In: Krayenbühl H, Maspes PE, Sweet WH (eds) Craniocerebral trauma. Karger, Basel, pp 49–163
Vigouroux RP, Guillermain P (1981) Post-traumatic hemispheric contusion and laceration. Progr Neurol Surg 10:49–163
Vigouroux R, Sedan R, Choux M, Baurand G, Naquet R, Vigouroux M, Salamon G, Lavieille J (1963) Les hematomes extra-duraux frontaux post-traumatiques. Neurochirurgie 9:197–218
Vigouroux RP, Choux M, Baurand C, Naquet R, Guillermain P, Guidicelli G (1969) Les hematomes extra-duraux occipitaux posttraumatiques. Neurochirurgie 15:91–106
Vigouroux RP, Guillermain P, Maould M (1977) Les oblitérations traumatiques de l'artére sylvienne. Neurochirurgie 23:413–427
Vigouroux RP, Baurand C, Guillermain P, Reynier Y, Gomez A, Lena G, Vincentelli F, Gondim-Oliveira J (1982) Traumatismes cranioencephaliques. Encyclop Med Chir 10:22–24
Villesante JM de, Taveras JM (1976) Computerized tomography (CT) in acute head trauma. Amer J Roentgenol 126:765–778
Villiers JC de (1975) Stab wounds of the brain and skull. In: Vinken PJ, Bruyn GW in collaboration with Braakman R (eds) Injuries of the brain and skull, part I. Handbook of clinical neurology, vol 23. North Holland, Amsterdam Oxford, pp 477–503
Villiers JC de (1975) Unexpected natural death of cerebral origin in medicolegal practice. Forensic Sci 5:11–19
Villiers JN de, Bornman JJ (1963) Vacuum extraction. A review and assessment. South African J Obstet Gynecol 37:574–582
Villiers JC de, Sevel D (1975) Intracranial complications of transorbital stab wounds. Br J Opthalmol 59:52–56
Vilvandre G, Morgan JD (1916) Movements of foreign bodies in the brain. Arch Radiol Electrother 21:22–27
Virchow R (1856) Apoplexie der Neugeborenen. Ges Abhandl Wissenschaftl Med, pp 875–881
Virchow R (1856) Phlogose und Thrombose im Gefäßsystem. Thrombose und Embolie. In: Gesammelte Abhandlungen zur wissenschaftlichen Medizin. Meidinger, Frankfurt, S 219–380
Virchow R von (1856) Über die hämorrhagische Entzündung der harten Hirnhaut. Verhandl Physik Med Gesellsch Würzburg 7
Virchow R (1857) Das Hämatom der Dura mater. Verhandl Physik Med Gesellsch Würzburg 7:134–142

Vizthum HE, Willenberg E, Wiswe I (1983) Zur chronischen Verlaufsform epiduraler Hämatome. Zentralbl Chir 108:900–903

Vlieger M de, Lange SA de, Beks JWF (eds) (1981) Brain edema. Wiley, New York Chichester Brisbane Toronto

Vleuten DF van (1898) Über Pachymeningitis haemorrhagica interna traumatica. Med Dissertation, Universität Bonn

Voe AG de (1950) Ocular fat embolism. A clinical and pathologic report. Arch Ophthalmol 43:857–863

Vogel K (1953/1954) Zur Lokalisation und Behandlung der nasalen Liquorrhoe. HNO 4:159

Vogl A (1926) Über traumatischen Pneumocephalus. Fortschr Röntgenstr 35:587–592

Voigt GE (1961) Tödliche basale Subarachnoidalblutung als Folge eines Arbeitsunfalles. Monatsschr Unfallheilkd 64:21–23

Voigt GE (1962) Zur Mechanik der Ringbrüche der Schädelbasis und der Verletzungen der oberen Halswirbelsäule. Arch Orthop Chir Unfallchir 54:598–611

Voigt GE, Löwenhielm CGP (1974) „Gliding contusions" des Großhirns. Hefte Unfallheilkd 117:329–335

Voigt GE, Löwenhielm CGP, Ljung CBA (1977) Rotational cerebral injuries near the superior margin of the brain. Acta Neuropathol 39:201–209

Voigt GE, Sköld G (1974) Ring fractures of the base of the skull. J Trauma 14:494–505

Volkmann J (1910) Isolierter Bruch der Tabula interna mit schwerer Hirnzertrümmerung bei Nackenstreifschüssen. Dtsch Med Wochenschr 42:1547–1548

Von dem Berge W, Schröder WG, Lippert H (1977) Biomechanik des Schädeldachs. Teil 5. Biegebruchmoment. Unfallheilkunde 80:385–389

Vondra J, Blaha R (1957) Verletzungen der Schädelknochen. Verlag Volk u Gesundheit, Berlin

Voris HC (1941) The diagnosis and treatment of subdural hematomas. Surgery 10:447–456

Voris HC (1947) The surgical treatment of extradural hematoma. J Int Coll Surg 10:655–665

Voss O (1926) Klinische und pathologische Folgeerscheinungen geburtstraumatischer Schädigungen des Felsenbeines. Monatsschr Kinderheilkd 34:568–594

Voss O (1936) Die Chirurgie der Schädelbasisfrakturen. Barth, Leipzig

Voßschulte K (1950) Über die Genese des subduralen Hygroms. Langenbecks Arch Klin Chir 265:419–430

Voßschulte K (1950) Anatomische Untersuchung zur Pathogenese des subduralen Hydroms. Zentralbl Neurochir 10:290

Voth D, Faupel G (1977) Über die Häufigkeit und Bedeutung der Schädel-Hirn-Verletzungen unter Berücksichtigung des Lebensalters. In: Müller E, Peters G (Hrsg) Hirnverletzung und Alter. Klinische und pathologisch-anatomische Befunde. Arbeit u Gesundheit. Neue Folge. Heft 92. Thieme, Stuttgart, S 51–57

Vrabec DP, Hallbeg OE (1964) Cerebrospinal fluid rhinorrhea. Intranasal approach, review of the literature and report of a case. Arch Otolaryngol 80:218–229

Vries J de, Wattendorff AR, Hekster REM (1981) Chronic epidural haematoma with partial rim enhancement. A case report. Neuroradiology 22:167–168

Wackenheim A (1974) Roentgen diagnosis of the cranio-vertebral region. Springer, Berlin Heidelberg New York

Waga S, Sakakura M, Fujimoto K (1979) Calcified subdural hematoma in the elderly. Surg Neurol 11:51–52

Wagstaffe WW, Adie WJ (1918) Notes on a series of one hundred and sixty-one cases of gunshot wounds of the head treated at No 7. General Hospital, May to August, 1916. J Royal Army Med Corps 31:307–315

Wahl E von (1883) Über Frakturen der Schädelbasis. Samml Klin Vorträge Volkmann Nr 228:1945–1970

Wakely CPG, Lyle TK (1934) Problem of extradural hemorrhage; report of 14 cases. Ann Surg 100:39–50

Walcher K (1929) Über Bewußtlosigkeit und Handlungsfähigkeit. Dtsch Z Ges Gerichtl Med 13:313–322

Walcher K (1930) Über Aspiration und Verschlucken von Gehirnstücken als Zeichen intravitaler Entstehung schwerer Verletzungen. Dtsch Z Ges Gerichtl Med 15:398–406

Walcher K (1932) Demonstration eines Schädeldurchschusses. Dtsch Z Ges Gerichtl Med 18:345–349

Walcher K (1950) Leitfaden der gerichtlichen Medizin. Urban & Schwarzenberg, München Berlin

Walcher W (1972) Beurteilung und Behandlung der traumatischen Subarachnoidalblutung. In: Jonasch E (Hrsg) Verhandl Österr Gesellsch Unfallchir, 7. Tag, 8.–9. Okt 1971, Salzburg. Hefte Unfallheilkd 111:82–86

Waldbauer H, Thierauf P (1985) Intrakranielle Spätabszesse nach Granatsplitterverletzungen. Zentralbl Neurochir 46:354–359

Walker AE, Erculei F (1969) Head injured men. Fifteen years later. Thomas, Springfield

Walker AE, Kollros JJ, Case TJ (1944) The physiological basis of concussion. J Neurosurg 1:103–116

Wallace E (1858) Case of fracture of the skull and injury of the brain by a circular saw. North Am Med Surg Rev 2:75

Wallbaum F (1931) Über einen eigenartigen Fall von Selbstmord mittels eines Tiertötungsapparates. Dtsch Z Ges Gerichtl Med 16:174–179

Walsh MN, Shelden CH (1937) Acute subdural hydroma: report of a case. Proc Staff Meet Mayo Clin 12:134–135

Walter CE, Tedeschi LG (1970) Spinal injury and neonatal death. Am J Obstet Gynecol 106:272–278

Walter PF, Stewart JR, Hansen AR, et al. (1986) The potentiating effects of alcohol on driver injury. J Am Med Ass 256:1461–1466

Walter W (1960) Die Commotio cerebri am alternden Gehirn. Klinische und experimentelle Untersuchungen. Monogr Gesamtgeb Neurol Psychiatr, Heft 88. Springer, Berlin Göttingen Heidelberg

Walter W, Bischof W (1966) Die Durchblutungsstörung des Gehirns bei Sinus-Cavernosus-Aneurysmen. Zentralbl Neurochir 27:139–155

Walter W, Schütte W (1965) Zur Klinik und Pathogenese des spontanen intrazerebralen Hämatoms. Dtsch Z Nervenheilkd 187:660–679

Walther G (1970) An unusual repeated gunshot injury of the head. Zentralbl Rechtsmed 1:170

Walton JN (1956) Subarachnoid haemorrhage. Livingstone, Edinburgh London

Wanke R (1948) Pathologische Physiologie der frischen, geschlossenen Hirnverletzung, insbesondere der Hirnerschütterung; klinische, anatomische und experimentelle Befunde. Thieme, Stuttgart

Wannamaker GT (1954) Transventricular wounds of the brain. J Neurosurg 11:151–160

Wannamaker GT (1965) Transventricular wound of the brain. In: Meirowsky AM (eds) Neurological surgery of trauma. Office Surg Gen, Dept Army, US Governm Printing Office, Washington DC, pp 165–181

Wannamaker GT, Pulaski EJ (1958) Pyogenic neurosurgical infection in Korean battle casualities. J Neurosurg 15:512–518

Wappenschmidt J, Grote W (1958) Zur Klinik und Behandlung frontobasaler Liquorfisteln. Chirurg 29:369–376

Ward AA (1958) Physiological basis of concussion. J Neurosurg 15:129–134

Ward AA (1966) The physiology of concussion. In: Caveness WF, Walker AE (eds) Head injury Planning Committee. Conf proc. Lippincott, Philadelphia, pp 203–208

Wasserman SM, Cohen JA (1979) Spontaneous migration of an intracranial bullet fragment. Mount Sinai J Med 46:512–515

Watanabe S, Shimada H, Ishii H, Ishii S (1972) Productions of clinical form of chronic subdural hematoma in experimental animals. J Neurosurg 37:552–561

Watkins SABK (1923) Middle meningeal haemorrhage. Lancet I:646–647

Watts C (1976) The management of intracranial calcified subdural hematomas. Surg Neurol 6:247–249

Weaver D, Pobereskin L, Jane JA (1981) Spontaneous resolution of epidural hematomas. Report of two cases. J Neurosurg 54:248–251

Weber G (1969) Das chronische Subduralhämatom. Schweiz Med Wochenschr 99:1483–1488

Weber G, Heyser J, Rosenmund H, Duckert F (1964) Subdurale Hämatome. Schweiz Med Wochenschr 94:541–548 u 578–582

Weber G, Rosenmund H, Duckert F (1964) Der Inhalt chronischer Subduralhämatome von Erwachsenen und subduraler Hygrome und Ergüsse von Kindern. Schweiz Arch Neurol Neurochir Psychiatr 95:348–373

Weber W (1955) Das akute subdurale Hämatom. Zentralbl Chir 80:1913–1919

Webster JE, Schneider RC, Lofstrom JE (1946) Observation on early type of brain abscess following penetrating wounds of the brain. J Neurosurg 3:7–14

Webster JE, Schneider RC, Lofstrom JE (1946) Observations upon the managament of orbito-cranial wounds. J Neurosurg 3:329–336

Webster JE, Schneider RC, Lofstrom JE (1948) Observations upon patients with penetrating wounds involving the cerebellum. Arch Surg 127:327–337

Weed LH (1920) The cells of the arachnoid. Bull Johns Hopkins Hosp 31:343–350

Weedn VW, Mittleman RE (1984) Stud guns revisited: Report of a suicide and literature review. J Forens Sci 29:670–678

Weedn VW, Mittleman RE (1984) Discussion of "stud guns revisited: Report of a suicide and literature review". J Forens Sci 29:964

Weeds JF (1872) Case of cerebral abscess. Nashville J Med Surg (n.s.) 9:156–171

Weekley AS (1963) More stud-gun injuries. New Engl J Med 269:110–111

Weiler K (1947) Zur Frage des Zusammenhanges von Selbsttötungen mit Körperschäden. Med Monatsschr 1:27

Weimann W (1930) Über Meisselverletzungen des Kopfes. (Ein weiterer Beitrag zu den Stichverletzungen des Gehirns). Dtsch Z Ges Gerichtl Med 15:407–416

Weimann W (1932) Selbstmord oder Tötung auf Verlangen. Arch Kriminol 90:111–118

Weimann W, Prokop I (1963) Atlas der gerichtlichen Medizin. VEB Volk & Gesundheit, Berlin

Weinman DF, Cabraal SA (1969) zit nach Weinman DF, Muttukumaru B (1969)

Weinman DF, Jayamane D (1966) The role of angiography in the diagnosis of extra-dural haematomas. Br J Radiol 39:350–357

Weinman DF, Muttukumaru B (1968) The mortality from extradural haematoma. Austral New Zeal J Surg 38:104–107

Weinman DF, Muttukumaru B (1969) Extradural haematoma. Ceylon Med J 14:60–71

Weisberg LA, Nice C, Katz M (1978) Cerebral computed tomography. Saunders, Philadelphia London Toronto

Weiss RM (1964) Massive epidural haematoma complicating ventricular decompression. J Neurosurg 21:235–236

Welte E (1948) Über die Zusammenhänge zwischen anatomischem Befund und klinischem Bild bei Rindenprellungsherden nach stumpfem Schädeltrauma. Arch Psychiatr Nervenkr 179:243–315

Welte E (1956) Über gedeckte Hirnverletzungen. In: Rehwald E (Hrsg) Das Hirntrauma. Thieme, Stuttgart

Wentsler NE (1936) Microscopic study of the study of the superficial cerebral vessels of the rabbit by means of a permanently installed transparent cranial chamber. Anat Rec 66:423–435

Wepler W (1950) Zur Pathogenese der Pachymeningitis haemorrhagica interna. Zentralbl Neurochir 10:292–299

Wepler W (1954) Zur Pathogenese und Begutachtung des chronischen Hämatoms der Dura mater. Zentralbl Allg Pathol 91:406–412

Wepler W (1958) Krankheiten der Dura mater sowie des Epi- und Subduralraumes. In: Kaufmann E (Hrsg) Spezielle pathologische Anatomie, Bd 3, T I/1. De Gruyter, Berlin, S 25

Wepler W (1959) Chronische Folgen traumatischer Schädigungen an der Dura mater cerebri. Verhandl Deutsch Gesellsch Pathol 43:90–103

Wepler W (1959) Hirn- und Rückenmarkstraumen. In: Kaufmann E (Hrsg) Lehrbuch der speziellen pathologischen Anatomie, 11. und 12. Aufl. Bd 3. De Gruyter, Berlin

Werkgartner A (1922) Subdurale Blutungen aus verborgener Quelle. Beitr Gerichtl Med 5:191–211

Werkgartner A (1935) Gezelteriß durch Boxhieb. Z Gerichtl Med 25:41–44

Werne S (1957) Studies in spontaneous atlas dislocation. Acta Orthop Scand (Suppl) 23:1–150

Werner A, Berney J (1963) Une observation d'hematome sous-dural calcifie. Maroc Med 42:893–895

Wernher O (1873) Pneumatocele cranii, supramastoidea; chronische Luftgeschwulst von enormer Größe durch spontane Dehiszenz der Zellen des Processus mastoideus entstanden. Dtsch Z Chir 3:381–401

Wertheimer P, Dechaume J (1949) Les hématomes sous-duraux calcifiés. Acta Psychiatr Neurol 24:731–742

Wertheimer P, Maret G (1950) Documents et reflexions sur l'hematome extradural traumatique. Rev Chir 69:321–322

Wertheimer P, Mansuy L, Allègre G (1951) A propos des écoulements de liquide céphalorachidien dans les traumatismes craniens. Rev Neurol 84:520–521

Wessely E (1954) Entzündliche Komplikationen nach Nebenhöhlenverletzungen. Arch Ohrenheilkd 165:283–286

WeyrichG (1932) Statistische Untersuchungen über den plötzlichen Tod aus natürlicher Ursache bei Erwachsenen. Beitr Gerichtl Med 12:146

Whalley N (1948) Acute subdural hematoma amenable to surgical treatment. Lancet I:213–214

Whalley N (1949) The problem of localized surface intracranial haemorrhage causing compression of the brain. Br J Surg 37:212–219

Wharton HR (1879) An analysis of three hundred and sixteen cases in which foreign bodies were lodged in the brain. Med Times Reg (Philadelphia) 9:493–500

Wheeler W (1923) Traumatic intracranial aerocele. Lancet I:529–531

Whisler WW, Voris HC (1965) Ossified epidural hematoma following posterior fossa exploration. Report of a case. J Neurosurg 23:214–216

White F (1927) Cerebrospinal rhinorrhea. Laryngoscope 37:541–542

Whitman S, Coonley-Hoganson R, Desai BT (1984) Comparative head trauma experiences in two socioeconomically different Chicago-area communities. A population study. Am J Epidemiol 119:570–580

Whittaker K (1960) Extradural hematoma of the anterior fossa. J Neurosurg 17:1089–1092

Whorton HR (1879) An analysis of three hundred and sixteen cases in which foreign bodies were lodged in the brain. Philadelphia Med Times 9:493–500

Whyte DK (1968) Blow-out fracture of the orbit. Br J Ophthalmol 52:712–728

Wickboldt J, Bockhorn J (1981) Akute Subduralhämatome aus arteriellen Blutungsquellen. Unfallheilkunde 84:282–285

Wiemert KH (1965) Langzeitergebnisse von 48 Patienten mit Rhinoliquorrhoe oder Pneumatocele. Med Dissertation. Universität Freiburg

Wieser F (1963) Schwere otogene Meningitis als Folge einer unversorgten Schädelverletzung vor 8 Jahren. Monatsschr Ohrenheilkd Laryngo-Rhinol 97:61–63

Wiesman R (1969) Über subdurale Empyeme. Acta Neurochir 20:153–193

Wilberger JE, Pang D (1983) Craniocerebral injuries from dog bites. J Am Med Ass 249:2685–2688

Wilkins RH, Goree JA (1970) Interhemispheric subdural empyema: Angiographic appearance. J Neurosurg 32:459–462

Willenberg E, Rosenkranz M (1982) Epidurales Hämatom und gleichseitige traumatische Thrombose der A. carotis interna. Zentralbl Chir 107:1112–1115

Williams B (1971) Subdural haematoma of arterial origin. Lancet I:1074

Williams D, Denny-Brown D (1941) Cerebral electrical changes in experimental concussion. Brain 64:223–238

Willis T (1664) Cerebri anatome: cui accessit nervorum descriptio et usus. Londini, typ J Flesher, imp J Harty & J Alleston

Wilson G, Riggs HE, Rupp C (1954) The pathologic anatomy of ruptured cerebral aneurysms. J Neurosurg 4:128–134

Wilson G, Winkelman NW (1926) Gross pontine bleeding in traumatic and non-traumatic cerebral lesions. Arch Neurol Psychiatr 15:455–470
Wilson JV (1946) Pathology of traumatic injury. Williams & Wilkins, Baltimore
Wilson JV, Salisbury CV (1944) Fat embolism in war surgery. Br J Surg 31:384–392
Wilson JW, Tunbridge RE (1943) Pathological findings in a series of blast injuries. Lancet II:257–261
Wilson PJE (1962) Industrial bullet wound. Br Med J I:341
Winestock DP, Spetzler RF, Hoff JT (1975) Acute posttraumatic subdural hygroma. Natural course with angiographic documentations. Radiology 115:373–375
Winkelman NW, Ekel JL (1934) Brain trauma. Histopathology during the early stages. Arch Neurol Psychiatr 31:956–986
Winkler H (1940) Ungewöhnliche Lage des Geschosses bei Selbsttötung. Dtsch Z Ges Gerichtl Med 32:329–333
Wintemute GJ (1987) Fire arms as a cause of death in the United States, 1920–1982. J Trauma 27:532–536
Wintemute GJ, Teret SP, Kraus JF, Wright MW (1988) The choice of weapons in firearm suicides. Am J Publ Health 78:824–826
Winterstein CE (1937) Head injuries attributable to boxing. Lancet II:719–720
Winterstein O (1930) Über 3 Fälle von Pneumocephalus traumaticus. Langenbecks Arch Klin Chir 159:610–623
Wintzen AR, Tijssen JPG (1982) Subdural hematoma and oral anticoagulant therapy. Arch Neurol 39:69–73
Wirth I, Markert K, Strauch H (1983) Ungewöhnliche Suicide mit Viehbetäubungsgeräten. Z Rechtsmed 90:53–59
Wirtz (Würtz) F (1563) Practica der Wundartzney. Basel
Wiskovsky B (1933) Zwei Fälle von Schädelbasisfraktur. Zentralbl Hals-Nasen-Ohrenheilkd 19:448
Wodarz A (1915) Zur Kasuistik der intrakraniellen Pneumatocele. München Med Wochenschr 62:968–969
Wölkart N (1956) Die Leichenöffnung nach Verkehrsunfällen als Beweismittel. In: Laves W, Bitzel F, Berger E (Hrsg) Der Straßenverkehrsunfall. Enke, Stuttgart
Wojahn H (1964) Über die Letalität des epiduralen Hämatoms. Monatsschr Unfallheilkd 67:150–163
Wolf G (1962) Das subdurale Hämatom und die Pachymeningitis haemorrhagica interna. Monographien aus dem Gesamtgebiet der Neurologie und Psychiatrie. Heft 97. Springer, Berlin Göttingen Heidelberg
Wolf G, Gerberding I (1957) Zur Klinik und Pathogenese der subduralen Hämatome. Dtsch Z Nervenheilkd 177:126–149
Wolff E (1914) Luftansammlung im rechten Seitenventrikel des Gehirns (Pneumocephalus). Münch Med Wochenschr 61:899
Wolff F, Laufer M (1965) Tödliche Kopfschußverletzungen durch Luftgewehr. Arch Kriminol 137:78–83
Wolff F, Laufer M (1965) Über Bolzenschußverletzungen. Dtsch Z Ges Gerichtl Med 56:87–96
Wolff F, Laufer (1965) Das Bolzenschußgerät der Bauindustrie als Selbstmordinstrument. Dtsch Gesundheitsw 20:394–397
Wolff H, Bues E (1957) Pathogenese des traumatischen subduralen Hydroms. (Meningopathie der Hirnkonvexität). Dtsch Z Nervenheilkd 176:40–47
Wolff H, Schmid B (1939) Das Arteriogramm des pulsierenden Exophthalmus. Zentralbl Neurochir 4:241–250 u 310–319
Wolff K (1928) Boxsport und Boxverletzungen. Eine kritische Studie unter Mitteilung eigener Beobachtungen. Dtsch Z Chir 208:397–408
Wolff K (1928) Todesfälle durch Boxkampf. Dtsch Z Ges Gerichtl Med 12:392–401
Wolff K (1928) Traumatische Zerreißung der gesunden Art. vertebralis an der Hirnbasis. Dtsch Z Ges Gerichtl Med 11:464–467
Wolff W (1921) Beiträge zur Frage der Pachymeningitis. Virchows Arch Pathol Anat 230:215–229

Wollschlaeger PW, Wollschlaeger G (1964) The interhemispheric subdural or falx hematoma. Am J Roentgenol 92:1252–1254

Wood H, Sweetzer HB (1946) Punctate hemorrhage following thoracic trauma. US Nav Med Bull 46:51–56

Woodhall B (1967) Osteomyelitis and epi-, extra- and subdural abscess. Clin Neurosurg 14:239–255

Woodhall B, Devine JW, Hart D (1941) Homolateral dilation of the pupil, homolateral paresis and bilateral muscular rigidity in diagnosis of extradural hemorrhage. Surg Gynecol Obstet 72:391–398

Wood-Jones F (1912) The vascular lesions in some cases of middle meningeal hemorrhage. Lancet I:1–12

Woods AH, Meleny FL (1928) Fracture into the frontal sinuses with discharge of cerebrospinal fluid for over a year. Report of a case with death from pneumococcus meningitis. Arch Neurol 19:694–698

Woodward FD (1948) Medical criticism of modern automobile engineering. J Am Med Ass 138:627

Worms G, Didiee J (1930) Pneumatocèle intracranienne posttraumatique de la région frontale. Bull Soc Nat Chir 56:1403–1411

Worster-Drought (1928, 1929) Rifle bullet in the brain for 13 years. Proc Royal Soc Med 22:19–21

Wortzman G (1963) Roentgenologic aspects of extradural hematoma. Am J Roentgenol 90:462–471

Wright JR, Slavin RE, Wagner JA (1965) Intracranial aneurysm as a cause of subdural hematoma of the posterior fossa. J Neurosurg 22:86–89

Wrobel 1920) Die Hiebwunden des Gehirns. In: Neue Deutsche Chirurgie, Bd 18. Verletzungen des Gehirns. Enke, Stuttgart, S 521–540

Wu WQ, Oon CL (1975) Cranio-cerebral injuries from nail-gun used in the construction industry. Surg Neurol 3:83–88

Wüllenweber R, Grote W (1968) Entzündliche Spätkomplikationen der Schädelhirnverletzungen. Chirurg 39:57–61

Wüllenweber R, Schneider V, Grumme T (1977) Computertomographische Untersuchungen bei Schädel-Schußverletzungen. Z Rechtsmed 80:227–246

Wuermeling HB, Struck G (1965) Hirnstammrisse bei Verkehrsunfällen. Beitr Gerichtl Med 23:297–302

Wullstein HL, Wullstein SR (1970) Die Verletzungen der Rhino- und Otobasis unter dem Gesichtspunkt des pneumatischen Systems im Schädel. Chirurg 41:490–494

Wustrow F (1959) Zur Versorgung frontobasaler Frakturen. HNO 8:65–71

Wustrow F (1973) Verletzungen der Nase, des Mittelgesichtes und seiner pneumatischen Räume, sowie der angrenzenden Schädelbasis (frontobasale Frakturen). In: Zenker R, Deucher F, Schink W (Hrsg) Chirurgie der Gegenwart, Bd 4; Unfallchirurgie. Urban & Schwarzenberg, München, Berlin Wien, S 21-1 bis 21-46

Wuttke WD (1964) Pfählungsverletzung des Gehirns bei einem Kleinkind. Z Kinderheilkd 91:99–108

Wutz W, Bartl G, Rodler H, Hitzi H (1980) Frontotransversaler Durchschuß beider Orbitae mit beidseitiger Bulbusberstung bei Suizidversuch. Klin Monatsbl Augenheilkd 176:409–412

Wycis HT (1945) Subdural hygroma. A report of seven cases. J Neurosurg 2:340–357

Wyler AR, Reynolds AF (1977) An intracranial complication of nasogastric intubation. Case report. J Neurosurg 47:297–298

Wynne-Jones G (1979) Cerebral embolisation of a shotgun pellet: Case report. New Zeal Med J 89:253–255

Yamashima T, Friede RL (1984) Why do bridging veins rupture into the virtual subdural space? J Neurol Neurosurg Psychiatry 47:121–127

Yarnell PR, Lynch S (1973) The "ding". Amnestic states in football trauma. Neurology 23:196–197

Yashon D, Jane JA, Martonffy D, White RJ (1972) Management of civilian cranio-cerebral bullet injuries. Ann Surg 38:346–351

Yoganandan N, Pintar F, Sances A, Harris G, Chintapali K, Myklebust J, Schmaltz D, Reinartz J, Kalbfleisch J, Larson S (1988) Steering wheel induced facial trauma. Proc 32nd Stapp Car Crash Conf, Soc Automot Engin, Warrendale, PA, pp 46–69

Yoshimine T, Hayakawa T, Kamikawa K, Ohnishi T, Yamamoto K (1982) Partial hydrocephalus with chronic subdural hematoma. Neurosurgery 11:698–702

Young TW (1972) Chronic extradural haematoma. Br J Chir Pract 26:38–41

Yuhl ET, Estridge MN (1950) Traumatic pneumocephalus. A brief review of a case. Bull Los Angeles Neurol Soc 15:93–97

Zakrzewski A, Konopacki K, Kwaskowski A, Gradzki J (1969) Rupture of the internal carotid artery during fracture of the cranial base. (Polnisch, engl Zusammenf). Otolaryngol Polska 23:685–692

Zander E, Campiche R (1974) Extradural hematoma. In: Krayenbühl H, et al. (eds) Advances and technical standards in neurosurgery, vol 1. Springer, Wien New York, pp 121–139

Zander E, Hofstetter J (1959) L'hematome extradural. Diagnostic et traitement. Rev Med Suisse Romande 79:98–112

Zander E, Oberson R (1967) Diagnostic des fistules de liquide céphalorachidien par la cisternographie radio-isotopique. Neurochirurgia 10:163–169

Zange J (1928) Die chirurgische Behandlung der Meningitis, der gewöhnlichen oto-rhino-pharyngogenen und der traumatischen nach Schädelbasisverletzungen. Langenbecks Arch Klin Chir 52:335–380

Zehnder M (1936, 1937) Die subduralen Hämatome. Zentralbl Neurochir 2:339–553

Zehnder M (1938) Subarachnoidalzysten des Gehirns. Zentralbl Neurochir 3:100–112

Zehnder M (1938) Die subduralen Hämatome. Zentralbl Neurochir 2:339–353

Zelder O, Koch H (1972) Schußverletzungen großer Körperhöhlen und des Schädels. Monatsschr Unfallheilkd 75:168–179

Zenteno Alanis GH, Corvera J, Mateos JH (1968) Subdural haematoma of the posterior fossa as a complication of anticoagulant therapy. Presentation of a case. Neurology 18:1133–1136

Ziegan J (1969) Innenschichtriß einer Hirnbasisschlagader mit nachfolgender tödlicher Thrombose als Folge eines Faustschlages. Monatsschr Unfallheilkd 72:282–294

Ziegler C, Grunwald G, Vieweg C (1970) Die Erstversorgung der Schädel-Hirn-Traumen in der zentralen Rettungs- und Intensivtherapieabteilung (ZRI). Dtsch Gesundheitsw 25:2476–2480

Ziegler M, Weinke H (1973) Umgebautes Luftdruckgewehr als gefährliche Kleinkaliberwaffe. Arch Kriminol 151:109–116

Ziesche HW (1966) Verletzungen durch Bolzenschußgeräte und Möglichkeiten ihrer Verhütung. Monatsschr Unfallheilkd 69:465–469

Zimmerman RA, Bilaniuk LT (1982) Computed tomographic staging of traumatic epidural bleeding. Radiology 144:809–812

Zöch K (1968) Wanderung eines Geschosses im Ventrikelsystem des Prosenzephalon. Wien Med Wochenschr 118:1041–1042

Zollinger F (1926) Tuberkulöse Meningitis und Trauma. Schweiz Med Wochenschr 56:1209–1216

Zuccarello M, Iavicoli R, Pardatscher K, Cervellini P, Fiore D, Mingrino S, Gerosa M (1981) Posttraumatic intraventricular haemorrhages. Acta Neurochir 55:283–293

Zuccarello M, Pardatscher K, Andrioli GC et al. (1981) Epidural hematomas of the posterior cranial fossa. Neurosurgery 8:434–437

Zuccarello M, Andrioli GC, Fiore DL et al. (1982) Traumatic posterior fossa haemorrhage in children. Acta Neurochir 62:79–85

Zuccarello M, Fiore DL, Pardatscher K et al. (1982) Subdural haematoma associated with traumatic middle meningeal artery pseudoaneurysm. Zentralbl Neurochir 43:323–325

Zuccarello M, Fiore DL, Trincia G et al. (1982) Epidural haematoma at the vertex. Acta Neurochir 66:195–206

Zuccarello M, Fiore DL, Trincia G, Andrioli GC (1982) Extradural hematoma: Statistical analysis of 413 cases. In: Villani R, Papo I, Giovanelli M, Tomei G (eds) Advances in neurotraumatology. Springer, Wien New York

Zuccarello M, Fiore DL, Pardatscher K et al. (1983) Chronic extradural haematomas. Acta Neurochir 67:57–66
Zuccarello M, Fiore DL, Zampieri P et al (1983) Epiduralhämatome bei Kleinkindern. Zentralbl Neurochir 44:11–14
Zuckerman S (1940) Experimental studies of blast injury to the lungs. Lancet II:219–224
Zülch KJ (1950) Contusio cerebri nach Bagatelltrauma. Zentralbl Allg Pathol 86:93
Zülch KJ (1950) Diskussionsbemerkung über das subdurale Hämatom. Zentralbl Neurochir 10:305–306
Zülch KJ (1950) Neuromyelitis optica nach Trauma. Zentralbl Allg Pathol 86:93
Zülch KJ (1956) Hirnschäden bei Verletzungen des Gesichtes und Schädels, insbesondere bei Vorliegen von Frakturen. In: Schuchardt K (Hrsg) Fortschritte der Kiefer- und Gesichtschirurgie. Ein Jahrbuch, Bd 2. Thieme, Stuttgart, S 70–76
Zülch KJ (1956) Histologische Untersuchungen bei chronischem subduralem Hämatom. Hefte Unfallheilkd 53:121
Zülch KJ (1956) Biologie und Pathologie der Hirngeschwülste. In: Olivecrona H, Tönnis W (Hrsg) Handbuch der Neurochirurgie, Bd 3. Pathologische Anatomie des raumbeengenden intrakraniellen Prozeß. Springer, Berlin Göttingen Heidelberg, S 1–702
Zülch KJ (1956) Die Hirngeschwülste in biologischer und morphologischer Darstellung, 2. Aufl. Barth, Leipzig
Zülch KJ (1957) Brain tumors, their biology and pathology. Springer, New York
Zülch KJ (1957) Histologische Untersuchungen bei chronischen subduralen Hämatomen. Hefte Unfallheilkd 55:121–123
Zülch KJ (1959) Störungen des intrakraniellen Druckes. Die Massenverschiebungen und Formveränderungen des Hirns bei raumfordernden und schrumpfenden Prozessen und ihre Bedeutung für die klinische und röntgenologische Diagnostik. In: Olivecrona H, Tönnis W (Hrsg) Handbuch der Neurochirurgie, Bd 1/1. Springer, Berlin Göttingen Heidelberg, S 208–303
Zürn L, Enzenbach R (1954) Zur Frage der Wiederbelebung des Herzens durch Elektroschock. Chirurg 25:109
Zwetnow NN, Habash AH et al. (1983) Comparative analysis of experimental epidural and subarachnoid bleeding in dogs. Acta Neurochir 67:67–101

Sachverzeichnis

A. angularis
  Aneurysma, subdurales Hämatom 252, 253
A. basilaris
  Verletzung, Ringfraktur, Schädelbasis 160, 161, 164
    Stichverletzung 646
    subarachnoidale Blutung 330, 332
A. carotis
  Aneurysma, Trauma durch Fremdkörper 603
  Arteriographie, Fremdkörperlokalisation 602
    Hämatom, epidurales 188
      subdurales 284
  Geschoßembolie 499
  Stichverletzungen 646
  Thrombose, epidurales Hämatom 195
    Pfählungsverletzung 147, 148
  Verletzung, Hämatom, subarachnoidalis 331
A. carotis interna
  Verletzung, Aneurysma 156
    Schädelbasisbruch 109, 110, 128, 159, 160
A. cerebelli inferior
  Abriß, Hämatom, subarachnoidales 331
A. cerebri anterior
  Kompression, subdurales Hämatom 269, 272
  Verletzung, Hämatom, intrazerebrales 156
    subarachnoidales 330
A. cerebri media
  Geschoßembolie 499
  Verletzung, Hämatom, subarachnoidales 330, 332
    subdurales 248, 249
    Schädelbasis 164
A. cerebri posterior
  Kompression, Hämatom, epidurales 219, 220
    subarachnoidales 331
A. communicans anterior
  Aneurysma, subdurales Hämatom 257

A. insularis
  Aneurysma, Ruptur, subdurales Hämatom 251
A. meningea media
  Anatomie 209
  Aneurysma, Ruptur 210, 216, 261
  arteriovenöse Fistel, epidurales Hämatom 217
  Blutung, Hämatom, epidurales 173, 182, 183, 191, 208, 212, 214, 216, 217
    subdurales 261
  Pseudoaneurysma, epidurales, Ruptur 216, 217
  Thrombose 217
  Verletzung, Schädelbasisbruch 81, 84, 86, 97, 98, 109, 164, 217
A. meningea posterior
  Blutungsquelle, epidurale 300
A. parietalis
  Riß, subdurale Blutung 251, 252
A. pericallosa
  Kompression, subdurales Hämatom 269, 272
A. vertebralis
  Abriß, Schädelbasisfraktur 160
  Blutungsquelle, epidurale 300
    subarachnoidale 330, 333
Aa. cerebellares
  Kompression, epidurales Hämatom 219, 299
Aa. corporis callosi, pericallosa
  Verletzung, subdurales Hämatom 250
Aa. occipitalis, temporalis
  Verletzung 73
Abflußwege
  Liquorfisteln 122
Abszeß
  epiduraler 124, 228
  Gehirn, Fraktur, frontobasale 119, 126, 130
    Schädelbasis 98, 102, 126, 130, 133
  Fremdkörper 601, 617
  Todesursache 617
  traumatischer 546, 550, 561–568
  tuberkulöser 572

Abszeß, Gehirn
  Verletzungen, Augenlider 155
    Schußverletzungen 133
    transorbitale 158
  Infektion, Kopfplatzwunde 74, 75
  Kontakt-, epiduraler 126
  Peritonsillar-, Sinusthrombose 126
  Stirnhirn, rhinogener 126
Aerozele
  Schädelbasisbruch 108
Ätiologie
  Hämatom, epidurales 175
    subarachnoidales 326
    subdurales, chronisches 279–283
  Hydrom, Hygrom, subdurales 312, 313
  Schädel-, Hirn-, Verletzungen 25
  traumatische Psychosen 632
  Zysten, arachnoidale 340–343
AIDS-Infektion
  Kfz-Unfall 573, 574
„Airblast"-Verletzungen
  Bombenanschläge 660
  Todesfälle, Weltkriege 364–369
Aktinomykose
  subdurales Empyem 298
Alkohol
  Abusus, Suizid 534
  Einwirkung, Commotio cerebri 627, 628
    Messerstichverletzungen mit Todesfolge 650
    tödliche Kreissägeverletzung 658
    Unfall, Hämatom, subarachnoidales 338, 339
    Unfall, Hämatom, subdurales 249, 251, 261
    Verschleierung klinischer Symptome 195
  Konzentration im Blut, Commotio cerebri 627, 628
    Suizid 616
    Unfallursache 31
  Mord, Selbstmord 605
  Rodelfahrt, Kondylenfraktur 166
Alter
  siehe Lebensalter
Amaurose
  N. opticus, Abriß 127
  Verletzung, Hartgummigeschoß 599
amerikanischer Fußball
  Dämmerzustände 626
  Hämatom, subdurales 268
Amnesie
  antegrade, isolierte 624, 625
  Contusio cerebri 357
  Immersion-Blast-Erschütterung 369
  retrograde 622, 623
  traumatische 622

Anämie
  Kindesalter, epidurales Hämatom 206
Anastomosen
  arteriovenöse, Dura mater 304
Anatomie
  A. meningea media 209
  Arachnoidea 304
  Augenhöhle 114, 116, 149
  Dura mater 209, 304
  Epiduralraum 170, 171
  Gehirn, Arterien 476
    Frontallappen 114, 116
  Jochbein 146
  Kopf, Frontalschnitt 116
  Nasennebenhöhlen 111
  Nasopharynx 114, 116
  Orbita 114, 116, 149
    Sagittalschnitt 151
  Rhinobasis 111, 112
  Schädel 76, 79
    Basis 95, 96
  Sinus frontalis 142
  Vv. cerebri superiores 241
Aneurysma
  A. angularis, Ruptur, subdurale Blutung 252
  A. carotis, Trauma 156
    Trauma durch Fremdkörper 603
  A. communicans, Ruptur, subdurales Hämatom 257
  A. insularis, Ruptur, subdurales Hämatom 251
  A. meningea media, Ruptur, Hämatom, epidurales 210, 216
    Hämatom, subdurales 261
  arterio-venosum, Exophthalmus pulsans 128
    Schädelbasisfraktur 74, 98
  Hämatom, epidurales 200, 210, 216
    subarachnoidales 322
    subdurales 156, 249, 251, 252, 257, 261
  Pseudo-, epidurales, Ruptur 216
Angiographie
  A. carotis, chronisches subdurales Hämatom 284
  Hämatom, epidurales 179, 180, 188, 195, 206
    subarachnoidales 325, 326
    subdurales 241
  „tilted gull wing", subdurales Hämatom 269
Angiom
  Ruptur, Hämatom, subarachnoidales 322, 329, 338

Anomalien
  dysontogenetische, arachnoidale
    Zysten 342
    Vorschädigung, Subarachnoidal-
      blutung 337
  Hygrom, subdurales 322
Antikoagulantien
  Therapie, Hämatom subdurales 308
    subgaleales 346
Aquaeductus Sylvii
  Einengung, subdurales Hämatom 269
Arachnoidea
  Anatomie, Embryologie 304
  Riß, Hydrom 314, 316
    Prellschuß 464
    traumatischer, Hirn, Rinden-
      prellung 397, 398, 399
  Subarachnoidalraum, Blutungen 98,
    240, 247, 248, 251, 257, 322–339, 398
    Pathologie 324–327
    Pneumatozele 108, 109
  Zerreißung, subdurales Hämatom 251
  Zyste, Morphologie 305
Arbeitsunfälle
  Bolzenschußgeräte 590
  Frakturen, Gesicht 140
    Kondylen 167
  frontobasale Schädel-, Hirn-
    verletzung 114, 118
  Gehirn, Verletzung 386
  Gesamtzahl, BDR, 1971 27
  Hämatom, epidurales 176
  Häufigkeit 2, 17
  Kosten 2, 5
  Schädel-, Hirn-Verletzungen 25,
    114, 118, 345, 346
  sozioökonomische Situation 5, 6
  Subcommotio cerebri 346
  verletzte Körperregionen 16
Arterien
  Hirn, Blutungen, Rinden-
    prellungsherde 404
  Spasmen, subarachnoidale Blutung
    325, 326
  Verletzungen 72, 81, 84, 86, 109,
    128, 147, 160, 188, 248, 253–256, 646
Arteriographie
  Fremdkörperlokalisation 602
  Hämatom, epidurales 179, 180, 188,
    195, 206
    subarachnoidales 325, 326
    subdurales 261
Arteriosklerose
  Gehirngefäße, Differential-
    diagnose 374
Astronauten
  Beschleunigung beim Start,
    Verzögerung bei der Landung 68

Aufschlagstelle
  Energie, kinetische 462
  Schädel, Hinterkopf 380
  Orbita, Unterblutung 378
  Schläfenlappen, Kontusion 388
Auftreffenergie
  Frakturen, Jochbein 144, 145
  Schädel 83, 93
    Basis, Ringbrüche 161
  Sinus frontalis 142
  Gehirnschäden 344
  Steckschüsse 93
Augen
  Blutungen, intraokuläre 155
  Bulbustiefstand, Orbitaboden-
    fraktur 153, 154
  Enophthalmus, Orbita, Berstungs-
    bruch 150, 152
  erweiterte, lichtstarre Pupille,
    epidurales Hämatom 204
  Exophthalmus, Hämatom, epidurales
    187, 188, 195, 204
    Hämatom, subdurales 234
  pulsans 128
  Hemianopsie, epidurales Hämatom
    204
  Höhle, Anatomie 114, 116
    Bolzenschußverletzung 594
    Emphysem, Siebbeinfraktur 98, 120
    Frakturen 94, 114, 118, 133, 149,
      150, 152, 153, 378
    Hauptstoßrichtungen 378
  Frontalschnitt, Topographie 116
  Schußfraktur 613
  siehe Orbita
  Hutchinson-Pupille, epidurales
    Hämatom 218
  Lider, Emphysem, Nasenfraktur 144
    Siebbeinfraktur 120
  Verletzungen, Schuß-, Stich-,
    Komplikationen 154, 155
  Muskeln, Verletzungen 149
  Mydriasis, epidurales Hämatom
    203, 204, 205, 217
  Nachschußverletzung 610
  Nerven, Verletzung 149
  Protrusio bulbi, Orbita,
    Blutung 121, 131
  Pupille, reaktionslose, Hämatom,
    epidurales 218
    Hämatom, subarachnoidales 337
    Hämatom, subdurales 256, 285
  Schußverletzung, Kugel-
    schreibermine 504
  Stauungspapille, epidurales
    Hämatom 200
  Verletzung, Leuchtspurmunition
    599

Autobombenattentat
  Verletzungsmuster 660
Autopsie
  Blutungen, Kopfschwarte 90
  Empyem, subdurales 294, 296
  Gehirn, maligne Hyperthermie
    nach alter Kopfschußverletzung 540
    Mukormykose 571
    Pfählungsverletzung 148
    Schizogyrien 394
    Schußverletzung 503, 509, 529, 532
    Tuberkulom, Tuberkulose 572
  gerichtsmedizinische, Schuß-
    verletzungen 526, 527
  Hämatom, epidurales, Lokalisation 175,
    181, 182, 186, 190
      raumforderndes, Volumen 215
      subdurales, Volumen 227, 228
    subarachnoidales, Technik nach
      Krauland 325, 326, 335, 336, 337
    subdurales 229, 232, 235, 251, 261
      Lokalisation 234–236
      Psychosen 290
      Technik nach Flechsig 248, 262
  Impressionsschuß 136, 137
  Kontusionssyndrom, Schläfen-
    lappen 389
  Otoliquorrhö, Felsenbeinfraktur 107
  Pachymeningeosis haemorrhagica
    interna 311, 312
  Schädel-, Basisfrakturen, Loch-
    brüche 110
      Luftembolie 103
      Otoliquorrhö 107
      Ringfrakturen 160
      Schußbrüche 132, 136, 137
      Verteilung 97, 99, 100, 101
    Hirnverletzungen, Contusio
      cerebri 97
    Kalottenfrakturen 81
  Schizogyrie 394
  Schrotkugelverletzung 529
  Statistiken, Verkehrsunfälle 9,
    20, 21
  Stichverletzungen 647, 648
  Suizid, mehrfache Kopfschüsse
    611, 615
    Schuß mit Bolzensetzgerät 597
  Technik nach Flechsig, intrakranielle
    Hämatome 248
  Verletzungen, Luftdruckwaffen
    532
  Zysten, arachnoidale 342
Axthieb
  Verletzungen 635

Bagatelltrauma
  Hämatom, subarachnoidales 338
    subdurales 281, 282, 307
  subdurales Hygrom 321
Bakteriologie
  Bolzenschußverletzungen 592
  Gasbrandinfektion 569, 570
  Hirnabszeß 561, 567
Ballistik
  Leuchtspurgeschosse 599
  Luftdruckwaffen 530
  Schüsse senkrecht nach oben 537, 538
  wichtigste Geschosse 482
Begleitkrankheiten
  subdurales Empyem 295, 297, 298
Begleitverletzungen
  Hämatom, epidurales 197–199, 205,
    215, 227, 302
  subdurales 267, 268
  Schädelbasisfraktur 94, 95, 109, 110
Begutachtung
  Pachymeningeosis haemorrhagica
    interna 308, 309
  Suizid, posttraumatischer 621, 631
Behandlung
  Dura mater, Verletzung 107
  Empyem, subdurales 295, 296
  Gehirn, Durchschuß 572
    Steckschuß 510
  Geschoßembolie 499
  Hämatom, epidurales 179, 195,
    200, 206, 207, 298
      Operationsmortalität 221, 222
    intrakranielles, Hämophilie 340
    subdurales 249, 253–256
  Hämophilie 341
  Impressionsfraktur, Schädel 60, 87
  Orbitafrakturen 157
  Otoliquorrhö 107
  Schädelbasisfrakturen 98, 107
  Schußwunden 472, 572
  Verletzungen, Tierbisse 659, 660
    transorbitale 157
  Zyste, arachnoidale 343
Beilhieb
  Verletzungen 635
Berstungsbruch
  Condylus occipitalis 165
  Orbita („blow out fracture") 94, 150
  Schädel, Basis 88, 89, 96, 99, 113
    Experimente 379
    Kalotte, epidurales Hämatom 190
    Unfallmechanismus 83, 86, 88
Beschleunigungstraumen
  Commotio cerebri 352
    Gehirn, gedeckte Verletzung 386
    Kommotionsdosis, Schwellenwert 355

Kopf, Hämatom, epidurales 207
physikalische Gesetze 48, 52–57
Bewußtseinsstörungen
  Amnesie, Commotio cerebri 357
  Blastverletzungen 369
  Bolzenschußverletzungen 583, 590,
    591, 592, 595
  Boxhiebe, „knock-out" 623, 624
  Dämmerzustand 623, 625
  Granatsplitterverletzung, Gehirn 601
  Hämatom, epidurales 196, 201
    216, 220, 222, 223, 224
    subdurales 253–256, 261, 275, 285
  Hygrom, subdurales 318, 320
  Kontusionssyndrom, Schläfen-
    lappen 389
Biegebruchmoment
  Schädelknochen 79
Biegungsbrüche
  Schädel, Basis 96, 99, 113
  Kalotte 79
Biomechanik
  Berstungsfrakturen, experi-
    mentelle Untersuchungen 379
  Blastverletzungen 207, 258,
    362–369, 660
  Blutungsquellen, Lokalisation 251
  Bruchmechanik, Schädelknochen 76
  Commotio, Contusio, Compressio
    cerebri 344, 345, 346
  „Contrecoup-Effekt", Schädelver-
    letzungen, Stoß 43, 56, 61,
    121, 133, 135, 216, 249
  Druck, Berechnung, Stoß 48–51
    Differenz, Stoß-, Gegenpol 49
    dynamischer, statischer, Stoß 50
    Schädel, Stoß 46, 47, 48
    Stöße, Versuchsanordnung 55, 56, 63
  Explosions-, Detonations-
    erschütterungen 362–369
  Frakturen, Berstungs-, Experi-
    mente 379
    Condylus occipitalis 164–168
    Schädel, Schädelbasis 76–123,
      158–164
  Gehirn, Erschütterung 344, 345
    Explosions-, Detonations-
      erschütterungen 362–369
    Perkussionstrauma 61–64
    Verletzungen, „Contrecoup-Effekt"
      43, 46, 61, 121, 133, 135,
      216, 249, 370, 374, 377, 387,
      389, 428, 433
      Rindenprellungsherde 51, 54,
        63, 429–435
      Stoß, Druck am Stoßpol,
        Gegenpol 53, 54, 429–431

Gewalteinwirkung, mechanische,
  Todesfolge 36
  physikalische, Definition 45, 46
  statische, dynamische 36
  Vektorrichtungen 65–69, 158,
    159, 163, 243
Hämatom, epidurales 175, 181, 195
  subdurales 251, 252
Kopfverletzungen 438
Kraft, Stoßzeiten 36
Krönlein, Schußverletzungen 94,
  507, 535–537
Mehrfachverletzungen, Regel von
  Puppe 94, 95
physikalische Grundlagen 37–45,
  51, 52, 54, 65, 69, 76, 77, 344, 355
Prellschüsse 370–372, 460–462,
  540–543
Rhinobasis, Frakturen 111, 120, 123
Schädel, Basis, Frakturen 97
  Bruchformen 82, 83
  Druck, Verhältnisse beim Stoß
    46–51
  Druck-, Zugfestigkeit, Elasti-
    zitätsmodul 79
  Frakturen, Analyse 82
    Entstehungsmechanismus 83, 160,
      162–165
  Hirn-Verletzungen 36–72
    gedeckte, Sellier und
      Unterharnscheidt 458
    Materialeigenschaften 76, 77
    Verletzungen 76, 77, 129, 130
    Klassifizierung 80, 81
Schußverletzungen 7, 32, 81, 84, 94,
  119, 129–137, 370–372, 460–462,
  540–543
Schutzmaßnahmen 43
  Stoß 38–45, 449–452, 454, 456,
    458
  Stoß gegen feste Wand 47
  Stoß gegen Windschutzscheibe
    44
  Translations-(Beschleunigungs-,
    Verzögerungs-)Traumen 48,
    52–57
Schockwellen 362–369
Schwellenwert, Hirnerschütterung 36
Sicherheitsgurt, Wirkung 44, 45
siehe Contrecoup-Effekt,
  Schädel-Hirnverletzungen
Stoß, Druck, Berechnung 48–51
  Differenz, Stoß-, Gegenpol 49
  Verteilung über Stoßachse 48, 52
  physikalische Gesetze 38–45,
    429–433
  Reaktionskräfte 41, 42

Biomechanik
  Toleranzwerte, Körper-, Organ-
    schäden 36
  Trauma, Kompression, Quetschung
    64, 65
    Kopfschwarte 73–75
    Schäden, ZNS 63
    Translations-, lineares Be-
      schleunigungstrauma 48
    Translations-, Rotationstrauma
      58–60
    Vektorrichtungen 65–69
  zeitlicher Verlauf der Beschleu-
    nigung, Stoß 39, 40
Blastverletzungen
  Bombenanschläge 660
  Druckstoß („air blast") 364, 365
  experimentelle Untersuchungen
    367–369
  Hämatom, epidurales 207
    subdurales 258
  Immersions-, Unterwasser-
    detonation 369
  Lunge, Herz 366, 367, 660
  Todesfälle 367
  Wirkungen 366, 660
„Bleistraße"
  Gehirn, Durchschuß, Röntgenbild
    93, 94, 500
Blut
  Alkoholspiegel, tödliche subarachnoidale
    Blutungen 338, 339
    Unfallursache 31, 32
  Druckanstieg, plötzlicher,
    Blastverletzung 366
  Farbstoff, Nachweis, Eisenreaktion 324
  Gefäße, Trauma, Kompression,
    Quetschung 64, 65
    Rotation 58
  Gerinnung, subdurales Hämatom 263
  Hirnschranke, Störung, Rindenprel-
    lungsherde 63
  Sackbildung, subdurales Hämatom
    265, 309
Blutungen
  A. meningea media, Pseudo-
    aneurysma, Ruptur 216, 217
    subdurales Hämatom 248
  A. parietalis, Riß 251
  arterielle, Sektionstechnik 248
  Blastverletzungen 367
  Brückenvenen, Abriß 450
  Bulbus olfactorius 386
  Diploegefäße, Schädelfrakturen
    97, 208, 211, 213
  Duret-Berner 385

  epidurale 84, 110, 170, 181, 182,
    216, 217
    Fehlen von Schädelbrüchen 210
    hintere Schädelgrube 298–302
    Klinik 199–207, 216, 301
    Lokalisation 181–191
    Mortalität 178, 183, 187, 191,
      197, 220–228, 301
    Schußverletzung 466
    siehe Hämatom, epidurales
    subdurale, Verhältnis 132, 172, 180
    Verlaufsformen 193, 194, 197,
      210, 301
    Volumen 227, 228
    zerebelläre (infratentorielle)
      170, 298–302
  Frakturen, frontobasale 120
  Sinus frontalis 141, 142
  Gehirn, diapedetische, Trauma
    71, 72
    Hirnhäute 86, 169, 172, 261, 262
    Schußverletzung 134, 496, 497
  Großhirn, subarachnoidale 336,
    337, 406
    subkortikale 373
  Grundsätzliches, Terminologie
    169
  innere, Früh-, Spättodesfälle 34
  intrakranielle 171, 172, 368
  intraokuläre 155
  Keilbeinhöhle 128
  Kleinhirn, subarachnoidale 336,
    337
  Kopfschwarte 73–75, 90
  lebensbedrohende, Schädel-,
    Hirntrauma 21, 73, 74
  Leptomeningen, Schußverletzung
    134
  Lunge, Blastverletzung 367, 660
  Massen-, Hirnverletzung 511
  Mittelhirn, Haube 388
  Nase, Ohr, Gesichtsschädel,
    Verletzungen 141
  Orbita, Protrusio bulbi 121
  posttraumatische, arachnoidale
    Zysten 342
  Quellen, Arachnoidea,
    Subduralraum 398
    Aufdeckung, Sektionstechnik 262
    Einteilung 250, 251
    Hämatom, epidurales 186, 208,
      212, 213, 300, 301
    subarachnoidales 327, 328,
      330–334, 337
    subdurales 213, 238, 240, 241,
      243, 247, 251
    subdurales, doppelseitiges 262

V. cerebri magna Galeni, Vv.
 cerebri parvae 337
raumfordernde, Stichverletzungen
 645
Schädelbasisfraktur 100–103, 186,
 322–339
Schußkanal 481
siehe Dura mater, Einrisse;
 Hämatom
Sinus sagittalis superior 186, 189
Sinus cavernosus 127, 128
Subarachnoidalraum 257, 263,
 322–339, 397
 Alkoholeinwirkung 338, 339
 dysontogenetische Gefäßschädigung
  337, 338
 Häufigkeit 232, 262, 279, 302,
  324
 Hirn, Rindenprellung, erste erkennbare Veränderung 406
Subduralraum, hintere Schädelgrube 302, 303, 381, 386
 Hirn, Prellungsherde 402
 Historisches 228, 229, 230
 Infektion: Empyem 296
 infratentorielle 302, 386
 Intervall 98, 119, 135, 253–256
 Klinik 238, 239
 Organisationsprozesse 263–266,
  310, 311
 Pathologie 231, 263–273, 386
 Pfählungsverletzung 148
 Prellschüsse 464
 Quellen 213, 238, 240, 241, 243,
  247, 251, 261, 262, 450
 Sektionstechnik 248, 262
 Trauma 228, 229, 378, 386
 Volumen 227, 228
 subpiale, Hirnrindenprellungsherde 401
 tödliche, dysontogenetische Vorschädigung 337
 zerebelläre, infratentorielle,
  epidurale 298–302
Bolzenschußgeräte
 Handhabung 579
 Schädel-, Hirnverletzungen 574,
  575, 578–587
Bombenanschläge
 Verletzungen 660
Boxhiebe
 „knock-out", Kommotionssyndrom
  623, 624
  Rotationstrauma, Kopf, Hämatom, subarachnoidales 338
   subdurales 243, 258
 Stoßrichtung, Commotio cerebri 355

Subcommotio cerebri 347
 traumatischer Dämmerzustand 625
Bradykardie
 Hämatom, epidurales 206
 subdurales 286
Brandwunden
 Leuchtspurgeschosse 599
Brecheisen
 Verletzungen 656
Bruch
 siehe Frakturen
Brückenvenen
 Abriß, subdurales Hämatom 241,
  242, 243, 247, 259, 268, 279
 Thrombose, subdurales Empyem 297
Bulbus olfactorius
 Blutungen 386
 Contrecoupverletzung 392
 Kontusionsverletzung 120, 121,
  133, 386, 392
 Geruchsstörungen 396
Busch
 Wilhelm, Unfallablauf 58, 59

Canalis opticus
 Fraktur 127, 149
 Impression, Frontalhirn 157
Cavum subdurale
 siehe Subduralraum
Cauda equina
 Schußverletzung, subarachnoidales
  Hämatom 336
Chaslin-Marginalsklerose
 Differentialdiagnose 560
Chiasma opticum
 Kontusion 387
 Verletzungen, Schädel Basisfraktur 127
  Kalotte 385, 386
Cisterna venae magnae Galeni
 Subarachnoidalblutung 337
Clivus
 atypisch lokalisiertes, epidurales
  Hämatom 186, 187, 190
Commotio cerebri
 Amnesie 627
 biomechanischer Schwellenwert 36, 344
 Definition 344, 355
 Hämatom, epidurales 200, 216
 Häufigkeit, Schädel-, Hirnverletzungen 97
 Mechanik, klassische, Newton
  453, 454
 Pathophysiologie 354, 355, 453
 Schußverletzungen 479
 Thixotropie 458–460
 Zellveränderungen 355

Commotio, Contusio, Compressio cerebri
Definitionen 344, 345, 346
Computertomographie
siehe Komputertomographie
Condylus occipitalis
Absprengung 162, 164–168
„Contrecoup-Effekt"
Gehirn, experimentelle Untersuchungen 378
Schlag-, Stoß-, Schußverletzungen 43, 56, 61, 121, 133, 135, 216, 249, 370, 374, 377, 387, 389, 428, 433, 438, 442, 445, 449, 452
Theorie von Gromov, Erwiderung von Unterharnscheidt 438–441
Schläfenlappen, Kontusion, Historisches 390–392
Contusio cerebri
Häufigkeit, Schädel-, Hirnverletzungen 97

Dämmerzustand
traumatischer, Boxhiebe 623, 624, 625
Definitionen
„acceleration concussion" 62
Amnesie, retrograde 622
Biegungsbruch 85
Blastverletzungen 363
Blutung 169, 170
„cerebral concussion" 361
chronisches epidurales Hämatom 194
Commotio, Contusio, Compressio cerebri 344, 345, 352, 355, 361
„compound linear/depressed fracture of convexity" 84
Contrecoupregion, Gehirn 434, 442
„direct –", discontinuous fracture" 84
Doppelselbstmord 614
Empyem, subdurales 294
Explosions-, Detonationsverletzungen 363
fazioorbitokranielle Verletzungen 147
Fremdkörper des Gehirns 600
Frontobasis (Rhinobasis) 112, 113
Früh-, Spättodesfälle 34
Geschoßembolie 498
Gewalteinwirkung, Charakterisierung 36
Schädel, Bruchformen 82, 83
Schädel-, Hirn-Verletzungen 45, 442
Vektorrichtungen, Gx-, Gy-, Gz-Achsen 66, 67

Grenzwert, Schädel, Verletzungen 82, 84, 86
Hämatom, epidurales 169
subdurales, Verlaufsformen 231, 236, 312
Hirn, Contrecoupverletzungen 442, 443
Erschütterung 344, 345, 355
Kontusion 398, 442
Rindenprellungsherde 370
Hydrom, Hygrom 312, 313
Koordinatensysteme, Vektorrichtungen 66, 67
Massenblutung 170
Mechanogenese 69
Pathogenese, formale, kausale 69
Perkussionstrauma 61–64
Rhinobasis 111, 112, 113
Schädel, Frakturen, Formen 82, 84, 85
Schwellenwert 82, 84, 86
Schockwellensyndrom 363
Stoßgesetze 38
Subcommotio cerebri 346
Suizide, kombinierte 614
Depression
elektrische Aktivität, Commotio cerebri 354, 355
Detonation
Unterwasser-, Physik 370
Verletzungen 362–370, 473–476, 660
Wirkungen 366, 367, 660
Diagnose
Blutungen, epidurale 175, 188
Commotio, Contusio, Compressio cerebri 345, 357, 362
Dura mater, Verletzungen 105
Gehirn, Erschütterung 345, 357, 362
Kontusion 630
Hämatom, epidurales 188, 195, 215, 299
subdurales 231, 240
Pneumenzephalus 108, 544, 545
Stammhirnkontusion 435
Differentialdiagnose
Apoplexie 347
Hirnverletzung, Spätfolgen 511
Blutungen, subarachnoidale 329
subdurale 311
Commotio, Contusio cerebri 344, 346, 347, 359, 361
Computertomographie 362
Gehirn, Chaslin-Marginalsklerose 560
Contrecoupeffekt 390

hämorrhagische Nekrose 390, 400
Kontusionsherde 467
Massenblutungen 427
Rindenkontusion 400, 426, 427, 467
„Wurmstichigkeit" (état vermoulu)
  374, 375, 415–424
Geruchsfunktion, Störungen 121
glioependymäre Zysten 343
Hämatom, epidurales, Hirntumor 195
  subaponeurotisches 74
  subdurales, Empyem 284
  subgaleales 346
Hirn, Verletzungen, Spätfolgen 511
Hygrom, subdurales 322, 343
Kommotionssyndrom 344, 346,
  347, 359
Leptomeningitis, Meningitis 294
Pachymeningeosis haemorrhagica
  interna 308, 311
Sturz-, Schlagverletzungen,
  „Hutkrempenregel" 441
subdurales Hygrom 322, 343
Zysten, arachnoidale 343
Diploe
  Anatomie 79
  Druck-, Zugfestigkeit, Elastizitäts-
    modul 79
  Gefäße, Blutungsquelle, epi-,
    subdurales Hämatom
    208, 211, 213
  Schädelfrakturen 97
  Venen, Infektionswege nach
    Kopfplatzwunde 75
Drogen
  Verkehrsunfälle mit tödlichem
    Ausgang 31, 32
Druck
  Berechnung, Stoß 48–51
  Differenz, Stoß-, Gegenpol 49, 56
  dynamischer, statischer, Stoß 50
  experimenteller Verlauf, Stoß 56,
    429–435
  Festigkeit, Schädelknochen 79
  Kräfte, Fortleitung, Gesetz von
    Pascal 151
    Schußverletzungen 428
  kritischer, Gehirn, Prellungs-
    herde 433, 434
  Kavitation 382
  Luft-, Waffen, Gehirnver-
    letzungen 530–535, 595
  Messung, mazerierter Schädel,
    frontaler Stoß 57
  Steigerung, Schädel, Hirnabszeß 561
  Stoß, „Contrecoup"-Verletzung,
    tödliche 43, 56
  Stöße, Versuchsanordnung 63

Verteilung, Schußkanal 481
Stoß, flüssigkeitsgefüllte
Welle, Untergrundexplosion 364,
  365
Werte, Hochdruckwelle 365
Zeichen, Gehirn, Hämatom, epidurales
  218, 219, 220
Dura mater
  Abhebung, traumatische, epi-
    durales Hämatom 186, 190, 211, 214
  Anatomie, Embryologie 209, 304
  Defekt, Pneumokranium 108
  Duragrenzzellen („dural border
    cells") 305, 342
  Einrisse, epidurales, subdurales
    Hämatom 208, 217
  Frakturen, Mittelgesicht 140, 141
    Orbita 154
    Schädelkalotte 51
    Sinus frontalis 143
  Kriterium, offene Schädel-
    Hirnverletzungen 87, 88
  Liquorabfluß aus der Nase 121
  Pneumokranium 108, 109
  Ringfrakturen, Schädelbasis
    159–161
  Schußverletzung 135
  Stirnhöhlenfrakturen 143
  subdurales Hämatom 241
  Ein-, Ausschuß 513
  Endost der Schädelkalotte 208
  epiduraler Abszeß 124
  Fistel, rezidivierende
    Meningitis 126
  Gefäßversorgung, Anatomie 304
  Hämatom, epidurales 170, 174,
    181–191, 208
    subdurales 312
  Hirnverletzung, plastische
    Deckung 603
  Histologie, Grenzzellen 305
  Hirnnarben 495, 496
  Hydrom, Hygrom 312–322
  intradurale Läsionen 199, 226
  Kontinuität, Prellschüsse 463
  Narbe, Riß, Liquorrhö
    105–108, 143
    scharfe Gewalteinwirkung 51
  Operation nach Caldwell-Luc,
    Metalldrahtentfernung 603
  Nekrose, Prellschüsse
    463, 466, 468
  Perforation, arachnoidale Zyste 343
    Knochensplitter 261, 460
  Plastik, Bolzenschuß, Ent-
    fernung des Projektils 585
    Fremdkörperentfernung 601

Dura mater
　Ruptur, Schädelbasisfraktur 98,
　　104, 105, 107, 108, 114, 121, 129, 135
　　　Otoliquorrhö 105–107
　　Schußverletzung 133, 135, 460, 594
　Schwarte, subdurales Hämatom 264
　Sinus, Venengeflechte, Anatomie 96, 97
　subdurales Empyem, Organisation 297
　traumatischer Defekt, Pneumatozele 108, 109
　　Tamponade durch Gehirnteile 101
　Verletzungen, Bolzensetzwerkzeuge 594
　　Hundebiß 659
　　Liquorabflußwege 122
　　offene, Schädel-, Hirnverletzungen 118, 121, 129, 460, 524
　　Prellschüsse 460
　　rhinobasale Frakturen 123
　　Schädelbasisfraktur 96, 98,
　　　104–108, 114, 121, 128, 129, 133
　　Schußverletzungen 524
　　Stichverletzungen 624, 645
　Verwachsungen, Gehirn, Rindenprellung 415, 416
　Zerreißung, Behandlung 107, 121

Echoenzephalogramm
　Hämatom, epidurales 206
Einteilung
　arterielle Blutungsquellen 250, 251
　Commotio cerebri 356
　Frakturen, Condylus occipitalis 165
　　Mittelgesicht 138
　　Orbita 149, 150
　Gehirn, gedeckte Schäden 344, 396
　　Rindenprellungsherde 370, 396, 397
　　Verletzungen 362, 475
　　Wunden 477–479
　Hämatom, epidurales 193–195
　　subdurales 236, 237
　Hygrom, subdurales 320
　Liquorfisteln 126
　pathologische Gewebe-, Organveränderungen 70, 71
　Pneumatozele, intrakranielle 108, 109
　Prellschüsse 462, 541
　Schädel, Basis, Frakturen 96, 97
　　Brüche 80, 81, 82
　　Hirnverletzungen 442
　　　Schrotschüsse 528, 529
　　Kalotte, Frakturen 80, 81
　　Stoßrichtungen 375, 376

traumatische Psychosen 632
Zysten, arachnoidale 342
Eiterung
　siehe Empyem
　subarachnoidale 294
Eklampsie
　subarachnoidales Hämatom 329
Elastizitätsmodul
　Schädelknochen 79
Elektroenzephalogramm
　Commotio cerebri 354
　Hämatom, epidurales 206
　　subdurales 239
Elektronenmikroskopie
　Brückenvenen 241, 243
　Zysten, arachnoidale 342
Embryologie
　Arachnoidea, Dura mater 304
　Nasennebenhöhlen 111
Emphysem
　Augenlider, Siebbeinfraktur 120
　Gesichts-, Nasenfrakturen 143
Empyem
　Interhemisphärenspalt, Differentialdiagnose 284, 297
　subdurales 294–298
　　Begleitkrankheiten 297, 298
　　beidseitiges 297
　　Histologie 297
　　Intervall 296
　　neuropathologische Befunde 297
　　raumforderndes 296, 297
Energie
　Absorption, Kopfschwarte 91
　Auftreff-, Frakturen, Jochbein 144, 145
　　Schädel 83, 93, 344, 460, 461, 480
　　Schädelbasis, Ringbrüche 161
　　Gehirnschäden 344, 461, 480
　　Steckschuß 93
　brucherzeugende, Mittelwerte 90, 142
　Fall-, Berechnung 90, 91
　Geschosse, Druckluftwaffen 530
　　Embolie 498
　　Wirkungen 480
　Grenzwerte, häufig benutzte Geschosse 92, 93
　kinetische, Aufschlagstelle 462
　　Kettensäge 658
　　Subcommotio cerebri 346
　Luftdruckwaffen 530
　Maße, Umrechnung 86
　Schuß-, Knochendicke, Durchschlagskraft 135
　siehe Auftreffenergie
Sinus frontalis, Fraktur 142

Enophthalmus
  Orbita, Berstungsbruch 150
Enzephalitis
  Marklager, phlegmonöse 568, 569
  traunsorbitale Verletzungen 158
Entstehungsmechanismus
  Berstungs-, Biegungsbrüche,
    Orbita 149
      Schädelkalotte 83, 379
  Gehirn, Rindenprellungsherde 370
    traumatische Schäden 442–444
  Hämatom, epidurales 175, 207, 209
    subarachnoidales 326
    subdurales 258, 259
  Kondylenfrakturen 166, 168
  Orbita, Frakturen 379, 380
  Schädelbasis, Ringbrüche 159,
    162–164
  Schläfenlappenkontusion 388
Enzephalitis
  nach Schnittverletzung der Kopfhaut
    74, 75
Ependymitis
  Ventrikelsystem, Hirnprolaps
    556–560
Epidemiologie
  Anstieg, Unfallverletzungen,
    alte Menschen 30
  sozioökonomische Situation 5, 6
  Verkehrsunfälle 8–27
  Verletzungen, Formen, Ursachen
    1–5
  vorsätzliche 7, 8
Epiduralraum
  Blutung, Hämatom, akutes,
    chronisches 166, 169–176,
    181–191
  Schußfraktur 132, 175
  siehe Hämatom, epidurales
Epilepsie
  Anfall, Hämatom, epidurales 176,
    177, 207
    subdurales 286, 381
Erhängen
  Kondylenfrakturen 165
  Sektion 585
  Suizid 615, 631
  Zeichen für Erhängen 584, 585
Ersticken
  Todesfälle, Altersgruppen 3
Ertrinken
  Suizid 614
  Todesfälle, Altersgruppen 3, 4, 5
Escher I–IV
  frontobasale Frakturen 113, 116,
    117, 128, 129

Exophthalmus
  Hämatom, epidurales 187, 188,
    195, 204
    subdurales 234
  pulsans, Schädel-, Hirn-
    verletzung 128
experimentelle Untersuchungen
  Bolzenschüsse, Wundmerkmale 587
  Commotio cerebri 354
  Contrecoup-Effekt 378, 379
  Detonation, Explosion 367–369
  Druckgradiententheorie, intrakranielle
    Hydrodynamik 452, 453
  Frakturen, Orbita 379
  Gehirn, Rindenprellung 406,
    429–435
  Schußverletzungen 505
  Geschosse, Infektion, Über-
    tragung 484
  Hämatom, epidurales 193
    subarachnoidales 327
    subdurales 244, 293
  Hohlkugel, flüssigkeitsgefüllte,
    Kavitationseffekt 454
      Stoß 435
  Impressionstrauma, deformierbare
    Hohlkugel 60
  Kavitation 454, 455
    Theorie von Sellier und
      Unterharnscheidt 429, 439
  Kommotionsdosis 354, 355
  Luftdruckwaffen 530
  Orbita, Unterblutungen 378, 379
  „Percussion", „concussion" 63
  Pfeilschüsse 654
  Schädel-Basis, Ringfrakturen
    161
      Hirnpräparate, Rotations-
        versuche 58
      Sturzvorgang 378, 379
  Schmauchhöfe, Schußentfernung 587
  siehe Tiermodell
  Stichwunden 653
  Stoß, Druckverlauf 38, 55, 56,
    63, 65–69, 344, 430, 452
    Gesetze 39, 47, 48, 55, 56,
      449–452, 454, 456
  Stoßwellen, Sichtbarmachung nach
    Schwarzacher 451, 455, 456
    Theorie 449–452
  Verhämmerungsmethoden 360
  Verzögerungstraumen, physikalisches
    Modell 48, 52–57
  Zylinder, Stoß, Druckverlauf 430
Explosion
  Erschütterungen 362–369
  Unterwasser-, Physik 370

Explosion
  Verletzungen, Schädel-, Hirn 373, 376, 539, 660
  Wirkungen 366, 367, 660
Extensionsfrakturen
  HWS, Schädel 163, 164, 167

Fahrradfahrer
  Hämatom, epidurales 216
  prozentuale Beteiligung bei Verkehrsunfällen 20
Faszienplastik
  Dura, Zerreißung 107
Fehlbildungen
  Hygrom, subdurales 322
Fehldiagnose
  röntgenologische, frontobasale Frakturen 118, 119
Felsenbein
  Fraktur, Dura, Zerreißung, Behandlung 107
  forensische Bedeutung 378
  Otoliquorrhö 107
Fettembolie
  Bombenanschläge, Verletzungen 660
Fisteln
  arteriovenöse, epidurales Hämatom 200, 217
  Exophthalmus pulsans 128
  Schädelbasisfraktur 74, 98
  bronchovenöse, Blastverletzungen 367
  Carotis-cavernosus-, Stichverletzungen 646
  Liquor-, Abflußwege 122
    intermittierende 123
    Schädelbasisfraktur 98, 102, 107, 121
    Spätmeningitis 126
Flugzeug
  Absturz, Gehirn, Rindenprellungsherde 406
  Propeller, Verletzungen 638, 639
Foramen occipitale magnum
  Gehirn, Contrecoupverletzung 438
  Ringbrüche 94, 158, 167
  Sprengung 168
Foramen opticum
  Frakturen 149
forensische Traumatologie
  tödliche subarachnoidale Blutungen 338
Forschung
  Grundlagen, Kosten, traumatische Schäden 31–33
Frakturen
  Berstungs-, Biegungs-, Schädel, Basis 96, 113
    Schädel, Kalotte 83, 86, 88, 89, 190

„blow-out fractures", Orbita 149–154
Bruchlinien, Richtung, Verlauf 90
  Typen, Schädelbasisfraktur 100
Canalis opticus 127, 149
Condyli occipitales 162, 164–168
Extensions-, HWS, Schädel 164
faszioorbitokranielle 137, 147–158
Felsenbein, forensische Bedeutung 378
  Otoliquorrhö 107
Foramen occipitale magnum 94, 158, 167, 168
Foramen opticum 149
frontobasale, veröffentlichte Serien 118, 119
Gesichtsschädel 137–141
Guerin, Mittelgesicht 138, 139
Hämatom, epidurales 192, 193, 207, 216
  subdurales 237, 238
Hinterkopf, Hirnverletzung, gedeckte 386
Impressions-, Bruchenergie, minimale 86
  durch Nähnadeln 652
  Hämatom, epidurales 208
    subdurales 251
  Häufigkeit 81, 87
  Jochbein 145, 146
  Lochbruch 92
  Mechanismus, Behandlung 60
  Schädelkalotte 51, 81, 84, 87, 92, 93, 251
  Terassenbruch 93
  Verteilungsmuster 87
indirekte, Paukenhöhle 130
  vordere Schädelgrube 129–137
Jochbein 138, 144, 145
Keilbeinhöhle 121, 128
Kondylusfrakturen 162, 164–168
Lamina cribriformis, Liquorabflußwege 122
Lochbrüche, Schädel 82, 91, 92, 96, 110, 111, 119, 132, 134, 251
Mandibula 137, 140, 146
Mikrofrakturen, Felsenbein, forensische Bedeutung 378
Mittelgesicht 138–141
Nasenbein 138, 140, 143, 144
Oberkiefer 137, 138, 145, 146
Orbita, Berstungsfrakturen 149, 150, 377, 379
  Blutung, forensische Bedeutung 378
  Protrusio bulbi 94, 121
  „Entlastungsbrüche" 377
  gedeckte Hirnverletzungen 377

Infektionswege 150
Mechanismus 379
Varianten 150, 152
„Orbitazeichen" 377
Pyramide 101, 107, 128, 129, 166
Ring-, Schädelbasis 94, 95, 102,
  158–164
Schädel, Auftreffenergie 83
  Basis 80, 88, 89, 90, 94, 95,
    105–107, 114–116
    Begleitverletzungen 95, 96,
      109, 110
    Extensionsbrüche 160
    frontobasale, Häufigkeit 114
    Kalotte, Duraeinrisse 51, 87,
      88, 96, 98, 101, 105–107
    Kompressionsbrüche 162
    Lochbrüche 110, 111, 134
    Otoliquorrhö 105–107
    Ringbrüche 158, 160, 162
    Scharnierbrüche 90, 164, 166
    Schereffekt, Torsionseffekt 162
  Berstungs-, Biegebrüche 83, 85,
    86, 88, 190
  Biegebruchmoment 79
  Bruchmechanik 76, 92, 93
  Durchschlag, Geschoßenergie 86,
    93
  Formen 80–95
  frontobasale 111, 114
  Hämatom, epidurales 207, 208,
    210, 216
    subarachnoidales 228–235
    subdurales 213, 238, 240, 243,
      247, 251, 261, 279
  Häufigkeit 81, 82, 114
  Hygrom, subdurales 321
  Impression, epidurales Hämatom 210
    Expression 60, 61, 62, 81, 87,
      96, 124, 130, 133, 136, 144, 151,
      175, 207, 210
    Hundebiß 659, 660
    Verteilungsmuster 87
  Infektionswege 75
  Kavitationswirkung 88
  Kompressions-(Quetschungs-)
    Trauma 64
  laterobasale 114, 118
  Lochbruch 82, 91, 92, 110,
    111, 658
  Lokalisation 80–82
  meningiakreuzende 81
  offene, geschlossene 82
  Schußfrakturen 81, 460, 461, 462
  Schuß-, Auftreffenergie 83, 462
    Geschoßkaliber 83
    meist gebrauchte Geschosse 83

Nahschüsse 135
Prellfrakturen 460, 461, 462
Stichverletzungen 647
subperiostales Hämatom 74
Terassenbruch 82, 92, 93
Toleranzwerte 79, 80
Trümmerfrakturen 462
Verletzungen, A. cerebri anterior 110
  A. ethmoidalis 110
  A. meningea media 81, 84, 86,
    109, 210
  A. occipitalis 73
  A. temporalis 73
  Sinus sagittalis superior 110
  Zug-, Druckfestigkeit 79
Schuß-, Gesichtsschädel 147
  Hirn, Rindenverletzungen 496, 497
  Impression, Tönnis 135
  Infektionen 136
  Nahschüsse 135, 136
  Prell-, Noetzel 135, 460, 461, 462
  vordere Schädelgrube 129–137
Siebbein 98, 122, 144
Sinus frontalis 141–143
Stirnbein, Sinus sagittalis
  superior, Verletzung 110
Stirnhöhle 113, 128, 129, 141–143, 147
Tränenbein 151
Trümmer-, frontobasale 114, 118,
  128, 129
Unterkiefer 137, 140, 161
Warzenfortsatz 162, 164–168
  epidurales Hämatom 211
Fremdkörper
  Autoradioantenne, orbitokraniale
    Verletzung 156
  Bolzenschüsse 578, 587
  Bombenanschläge 660
  Edelstahl, Gehirnreaktion 653
  Eisenstange, Augenhöhle 157
    Gehirnperforation 373–376
  frontobasale Fraktur 120
  Gehirn, Geschosse 572, 546, 600
    herabgefallener Adler aus
      Messing 601
    Korkenzieher 617
    Literatur 600–604
    metallische, nichtmetallische 600
    Metallnägel, Metalldrähte
      617, 618, 643
    Penetration, Orbita 154, 156,
      157
    Schere 643
    Stilettoabsätze 600
    Tomahawk 600
  Glassplitter 604
    AIDS-Infektion 573

Fremdkörper
  Goldelektroden, Reaktion des
    Hirngewebes 654
  Granatsplittar, Schußfraktur 132, 135,
    250, 251, 546, 601
  Holzsplitter, Orbita, Gehirn 230, 600
  Injektionsnadeln, AIDS-
    Infektion 573
  Knochensplitter, Duraverletzung
    460, 461
  Kopfschwarte, Wunden 73
    Wunden, forensische Bedeu-
      tung 75
  Kugelschreiber, orbitokraniale
    Verletzung 156, 600
    Schußverletzung, Gehirn 504, 600
  Kupferdrähte, Hirngewebe,
    Reaktion 653
  Meningitis 328, 547, 592, 653
  Messerklinge, Orbita 156, 157
  Metallnägel 651
  Näh-, Stricknadeln 600, 652
  nasogastrischer Schlauch,
    Schädelhöhle 141
  Operation, Indikationsstellung
    600, 601, 654
  Orbita 149, 154, 156, 157
  Platin-, Tantaldrähte, Reaktion des
    Hirngewebes 654
  Schädelhöhle 88, 132, 141, 546,
    600, 601
    dislozierter Zahn 129
  Schusterahle 618
  siehe Geschosse
  Silber-, Golddrähte, Gehirnreaktion
    653, 654
  Sinus frontalis 144
  Stahlrohr, Orbita 157
  Stahlstift 651
  Zähne, Verlagerung in das
    Gehirn 640
frontale, epidurale Hämatome
  posttraumatische 187
Frühtodesfälle
  Definition 34
Fußball
  Hämatom, subarachnoidales 329
    subdurales 268
Fußgänger
  Gewalteinwirkung, Vektor-
    richtungen, Gx-, Gy-, Gz-
    Achsen 67
  Verkehrsunfälle, Alkoholeinfluß
    261
    betroffene Körperregionen
      14, 16
    Hämatom, epidurales 175
      subdurales 261

  prozentuale Beteiligung 12, 20
  Schädelbasis, Ringbruch 158, 160
  tödliche 23, 158
  Zahn, Verlagerung in das
    Gehirn 640

Geschlecht
  Hämatom, epidurales 180
  Todesfälle, unfallbedingte 28, 31
    Kindesalter 29
Gehirn
  Abszeß 74, 75, 98, 102, 108, 109, 119,
    124, 126, 130, 133, 158, 228, 546,
    550, 561–568, 617
  AIDS-Infektion 573, 574
  Arterien, Geschoßembolie 498
    Spasmen, subarachnoidale
      Blutung 325, 326
  Arteriosklerose, Differential-
    diagnose 374
  atrophisches, Rotationstrauma 58
  Austritt aus der Nase, Schädelbasis-
    fraktur 98, 102, 105, 114, 121, 130
    Fraktur, frontobasale 114,
      118, 121, 130
    Sinus frontalis 143
  Verletzung durch Eisenstab 474
  Basis, Verletzungen, Präparat 386
  „Cerebral blast concussion" 369
  Chaslin-Marginalsklerose 560
  Commotio, Contusio cerebri 344, 350,
    353, 355, 361
    frontobasale Fraktur 118, 130
    Häufigkeit, Autopsie 97
  „Contrecoup-Effekt" 43, 56, 61,
    121, 133, 135, 216, 249, 345,
    370, 371, 374, 377
  Drainageoperationen, Hämatom,
    epidurales 207
  Druckzeichen, epidurales Hämatom
    218, 219
  Dura mater, Narbe, scharfe Gewaltein-
    wirkung 51
  Durchschuß, „Bleistraße" im
    Röntgenbild 93, 94
    Pathologie, Unfallhergang 512–514
  Erschütterung, Aktionspotentiale 354
    Amnesie 622
    biomechanischer Schwellenwert 36
    Boxhiebe, „knock-out" 623, 624
    Definition 344, 355
    Hämatom, epidurales 216
    Thixotropie 458–460
  Falx cerebri, Schiefstellung,
    subdurales Hämatom 269
  Foramina von Luschka, entzündlicher
    Prozeß 560

Fremdkörper, Penetration durch
  die Orbita 154
  siehe Fremdkörper, Geschosse
Frontotemporalregion, Geschoß-
  entfernung 538
  Hämatom, epidurales 213, 214
  subdurales 236
Gasbrandinfektion 569, 570
gedeckte Schäden 344, 345
Gefäße, Anatomie 477
  Arteriosklerose, Pachy-
    meningitis 311
  dysontogenetische Schädigung 337
  Risse, Rindenprellungsherde 401
  Verletzungen, Bolzenschuß-
    geräte 579
Geschosse, Wanderung 498–501
  Wirkungen 480–483
Gewalteinwirkung, erhöhte Gefäß-
  wandpermeabilität 64
Gewebeschäden, Hämatom, epidurales
  197–199, 205, 215, 227
  subdurales 267–273
Großhirn, Prellschüsse 460, 461
  Rindensyndrom, Commotio
    cerebri 358
  Schizogyrie 394, 395
Hämatom, epidurales, Lokali-
  sation 181–191
Häute, Infektion, Schußver-
  letzungen 463
Herniation, Hämatom, epidurales
  214, 217, 219
  subdurales 269
Pistolenschuß 134
Hinterhauptlappen, Geschoßent-
  fernung 538
  Hämatom, epidurales 213, 214
  subdurales 234, 235
Histologie, Technik 633
Infarkt, traumatischer 388
Interhemisphärenspalt, sub-
  durales Hämatom 235, 236, 259,
  284
intrazerebrale Pneumatozele 108,
  109, 127
Kommotionsdosis 354, 355
Kompression, Hämatom, epidurales
  190, 209, 214, 217–220
  subdurales 249
  Hydrom, subdurales 314
  Wellen, Wirkungen 366, 367
Konservierung, Schußverletzungen,
  Technik 497, 498
Kontusion, frontobasale 130
  „gleitende" 373, 374

Hämatom, epidurales 188, 190,
  194
  subdurales 247, 256
Herde, Hämorrhagien 63
  kortikale 51, 54, 63, 72, 87,
    133, 197, 247, 262, 345, 361,
    369, 370
  Liquorzysten 51
  Schlag-, Stoßverletzung 61
kortikospinale Bahnen, Störung,
  subdurales Hämatom 270
Liquorfisteln, Lokalisation 125
Mantelkantensyndrom, Hämatom,
  epidurales 189
  subdurales 256, 267
Marklager, infizierter Wundkanal 552
Massenverschiebung, Hämatom,
  epidurales 203, 217–220
  subdurales 231, 235, 239,
    242, 267–273
Nekrose, Histologie 71, 72, 401
  Prellschüsse 463, 466, 468
  Rindenprellungsherde 401, 406, 408
Ödem, Commotio cerebri 353
  Hämatom, epidurales 219
  subdurales 267
  perifokales 170
Rindenprellung 409
Störung der Blut-Hirn-Schranken-
  funktion 63
Trauma 71, 72, 86, 87, 344, 353, 386
Parenchymnekrose 71, 72
Parietallappen, Hämatom, epi-
  durales 213, 214
  subdurales 248
Pneumatozele, intrazerebrale,
  intraventrikuläre 108, 109, 127
Prellschüsse, äußere 370–372,
  460–463
  innere 540–543
Prolaps, Fraktur, epidurales
  Hämatom 214
  Sinus frontalis 143
  vordere Schädelgrube 103,
    131, 143
  Fungus cerebri 547–549
  subdurales Hämatom 273
Quetschwunden 477
Rinde, Blutung 373
  Kontaktnekrose 371
  Mantelkantensyndrom 189, 211, 256
Mark, Nekrose, Histologie 72
  Prellungsherde 51, 54, 63, 87,
    88, 133, 247, 262, 345, 370, 371
  Altersbestimmung 424–426
  Commotio cerebri 361
  Differentialdiagnose 427, 428

Gehirn, Mark
　Prellungsherde
　　End-, Defektstadium 415–424
　　erste erkennbare Veränderungen 406
　　Genese 369, 70
　　Hämatom, epidurales 197
　　Hämatom, subarachnoidales 406
　　Hämatom, subdurales 247, 248
　　Histologie 396, 402, 407, 411–414, 419–421, 423–426
　　klinisches, morphologisches Bild, Diskrepanz 435–438
　　Liquorzysten 72
　　Nekrose 401, 406, 408
　　Organisation 409–415
　　Pathologie 383, 384, 396–423, 465
　　Prädilektionsorte 390, 393
　　Prellschüsse 465
　　Stadieneinteilung 397–423, 433, 434
　　„stumme" Regionen 361
　　Thixotropie 458–460
　　Schizogyrien 394, 395
　　Schußverletzungen 496, 497
　Schäden, Auftreffenergie 344
　　gedeckte 344, 345
　　Mechanogenese 442–444
　　primär-, sekundärtraumatische 71, 72
　Schußverletzungen 133, 134, 154–158, 370–372, 460–463, 471–475, 496, 497, 540–543
　　Durchschuß 93, 94, 512–514
　　Computertomographie 505, 506
　　Krönlein 94, 507, 535–537
　　Prellschüsse 370–372, 460–462, 540–543
　　Steckschuß 131, 132, 503
　　um- und selbstgebaute Waffen 504, 505
　siehe A. basilaris, A. cerebri anterior, media, posterior, A. vertebralis
　siehe Hirn, Schädel-Hirnverletzungen
　Stamm, Commotio cerebri 358
　　Kontusion 435
　Stichverletzung, transorbitale 154, 155
　Temporallappen, Kontusion 387–390
　Temporoparietalregion, epidurales Hämatom 182–186
　transtentorielle Hernie 218, 219
　Trauma, Infarkt 388
　　Kompressionswellen 366
　　primäres, sekundäres 71, 72
　　Schizogyrien 387, 394, 395
　　„traumatic encephalomalacia" 387
　Tumoren, Commotio cerebri 361
　　subdurales Hämatom 258
　Ventrikel, Blutung 134, 388
　　Einengung, Hämatom, subarachnoidales 328
　　Hämatom, subdurales 269
　　Infektionen 556–560
　　Pfählungsverletzung 148
　　Pneumatozele 108, 109, 127
　Verletzungen, „acceleration-, compression-, concussion-" 51, 52, 53
　　Contrecoup-Effekt" 43, 56, 61, 121, 133, 135, 216, 249, 370, 371, 374, 377
　　Einteilung 476, 477
　　Frontallappen 132
　　gedeckte, offene 50, 51
　　frontobasale 114
　　Häufigkeit 1, 13, 15, 16, 17, 23, 24, 114
　　Kavitationseffekt 439
　　Kompressionstrauma 64, 65, 366
　　Kontaktnekrose 371, 372
　　Metallnägel 643
　　Näh-, Stricknadeln 652
　　offene 471, 472
　　　Liquorrhö 121, 122
　　Parietotemporalregion 248
　　Pfählungsverletzungen 147, 148
　　Rindenprellung, Liquorzyste 51, 54
　　　subdurales Hämatom 241
　　Rotationstrauma 53
　　Schußverletzungen 460, 461
　　Schuß-, Stichverletzungen 154–158, 641
　　sozioökonomische Situation 5, 6
　　Translationstraumen 51–57
　　transorbitale 154, 155
　　ungewöhnlicher Fall 473–476
　　Vektorrichtungen 65–69
　　Ventrikelsystem 132, 651
　Wunden, Einteilung 477–479
　　Histologie 487, 495, 496, 552
　　Pathologie 485–495, 550, 552
　　Stadieneinteilung 486, 488, 491
　Zähne, Dislokation 640
　zerebrale Dysrhythmie 354
Gerätetypen
　Bolzen-, Kugelschußgeräte, Viehschußmasken 574–576
　Mauer-, Nagelschußgeräte 588
Gerichtsmedizin
　Autopsie, maligne Hyperthermie nach Kopfschuß 540
　Stichverletzungen 647, 648
　Felsenbein, Blutungen 378
　Gehirn, Contrecoupverletzungen 377

Hämatom, subarachnoidales 339
　subdurales 290, 291
Orbita, Unterblutungen 378
Schußverletzungen, Autopsie-
　serien 526, 527
　siehe Rechtsmedizin
Suizid, Bolzensetzgerät 596
　posttraumatischer 621
Verletzungen, intraorbitale 377, 378
　um- und selbstgebaute Waffen
　　504, 505
Geruchsfunktion
　Störungen, Kontusion, Bulbus,
　　Tractus olfactorius 396
　　Rhinobasis, Verletzungen 118, 120
　　Gewalteinwirkung auf den
　　　Hinterkopf 121
Geschichtliches
　siehe Historisches
Geschlecht
　Hämatom, epidurales 180
　　subdurales 232, 279
　Hygrom, subdurales 320
　Pachymeningeosis haemorrhagica
　　interna 306
　Suizid 605
Geschosse
　Alarmpistole 613
　Ballistik 482, 530, 540, 599
　Bleivergiftung 484, 485
　Bolzenschußgeräte 579, 587, 596
　Embolie, Gehirnarterien 498
　Energie, Abgabe, Berechnung 504
　　Durchschlagskraft, Knochen 135
　Gaspistolen 544
　Granatsplitter 480
　　Prellschüsse 541
　Handfeuerwaffen 523
　Hartgummigeschosse 598
　herabfallende, Schädel-, Hirnver-
　　letzungen 537–539
　Hochgeschwindigkeits-, experimentelle
　　Untersuchungen 505
　jahrelang im Gehirn liegende 572
　Kaliber, Schußfrakturen 83, 513
　Leuchtspurgeschosse 599
　Luftdruckwaffen 530
　Mauer-, Nagelschußgeräte 587, 588
　meistgebrauchte 83, 92
　Militärwaffen 480, 516–523
　Pistolen, Lochfraktur 134, 530
　Plastikgeschosse 598
　Platzpatronen 578
　Prellschüsse 543
　Reinblei-, Vollmantel-, Durch-
　　schlagskraft 93
　„Schlangenschrot" 613

Schrotpatronen 527, 528
Sterilität, Temperatur 483, 484
Tandem-, Kopfschüsse 501–503
um- und selbstgebaute Waffen 504,
　505
unerwartete Wirkung 503, 504
Wanderung, intrakranielle 498–501
Wirkung auf Schädel, Gehirn
　480–483
Wundinfektion 484
Zivilwaffen 480
Gesicht
　Furunkel, Sinusthrombose 126
　Pfählungsverletzungen 147, 148
　Schädel, Aufschlag, Autoradio-
　　antenne 602, 603
　　Schädelbasisbrüche 99
　　Frakturen 80, 81, 118, 137–141
　　　Begleitverletzungen 140
　　　fazioorbitokranielle 137, 147–158
　　Hämatom, subdurales 238
　　Hirnbeteiligung 147
　　Jochbein 138, 144, 145
　　Nasenbein 138, 140, 143, 144
　　Schußverletzungen 147, 529
　　Schwellenwert 138
　　siehe Orbita
　Mittelgesicht, Abriß 114,
　　118, 129, 140
　　Frakturen 138–141
　Orbita, Frakturen 94
　　Luftansammlung, Siebbein-
　　　fraktur 98
　Verletzung, Kettensäge 657
　Schrotkugeln 529
Gewalteinwirkung
　Analyse, Schädelbruchformen 82
　biophysikalische Terminologie 65
　Charakterisierung 36
　direkte, indirekte, Schädel-
　　frakturen 82
　ZNS, Vektorrichtungen 65
　Gehirn, Commotio, Contusio,
　　Compressio cerebri 344, 345, 353
　frontaler Stoß 382
　funktionelle Durchblutungs-
　　störungen 64
　gedeckte Schäden 344, 345
　kortikale Prellungsherde 51, 54, 63,
　　72, 87, 133, 197, 247, 262, 345,
　　361, 369, 370
　Psychosen 633
Gesetz von Pascal 151
Gesetz von Puppe 94, 95
Grenzwert, Schädelbrüche 82, 84, 86
Größe, Berechnung 91

Gewalteinwirkung
  Hämatom, epidurales 207–213
    subarachnoidales 339, 340
    subdurales 240, 242, 247, 276, 280
  Hinterkopf, Störung der Geruchsfunktion 121
  Hydrom, Hygrom, subdurales 314
  Kommotionsdosis 354, 355
  Kopf, frontale, Contrecoup-Schädigung 380
    Häufigkeit 280, 281
    okzipitale 380
  mehrfache, Regel von Puppe 94, 95
  Nasennebenhöhlen 113
  parietale, Bewegungen, Schädel, Hirn 448
  Schädel, Blutungen, Kopfschwarte 90
    frei beweglicher, fixierter 51, 52
    Mechanismus der Hirnverletzung 443
    stumpfe, scharfe 51, 52, 154–158, 162, 240
    Zug-, Druckfestigkeit, Elastizitätsmodul 79
  siehe Energie, Frakturen, Geschosse, Verletzungen
  spitze, Hämatom, subdurales 207, 247
    transorbitale, Gehirn 154–158
  Stoßrichtungen 375–377
  stumpfe, Berstungsbruch, Orbita 151
    Schädelbasis 88, 89
    Druckgradient 443
    frontaler Stoß 382, 383
    Hämatom, epidurales 173, 174, 175, 207, 210
      subdurales 241, 242, 247, 258, 280
    Hinterkopf 380
    subdurales Empyem 294
    Terassenbruch 93
  temporale, Bewegungen, Schädel, Hirn 447
  Trauma, Pneumenzephalus 109
    Terminologie 70
  Vektorrichtungen 65–69, 158, 159, 243
  Verzögerungskräfte, Gesichtschädelfrakturen 138
  Whiplash-Verletzungen 236, 242, 243
Gewebeveränderungen
  pathologische, Einteilung 70, 71
Granatsplitter
  Verletzungen, Hämatom, epidurales 175
    Suizid 628
Grenzwert
  Schädel, Frakturen 82, 84, 86, 138

Großhirn
  Frontalschnitt, Rindenprellungsherde 399
    subkortikale Blutung 373
  „gleitende" Kontusion 373, 374
  Hernie, Knochendefekt 548, 549, 550
  Ödem, traumatisches 386, 398
  Prolaps 548, 549, 550
  Rinde, Prellschüsse 460, 461
    Schizogyrie 394, 395
  Verletzung, offene, Meningitis 553–556
Guerin-Fraktur
  Mittelgesicht 138, 139
Gyrus hippocampi
  Einklemmung, Hämatom, epidurales 217

Hämatom
  akutes, intrakranielles 130, 134, 182, 193, 377
  Brillen-, Orbita, Schußverletzung 135, 136, 377
  epidurales, A. meningea media, Aneurysmaruptur 210
    akuter, chronischer Verlauf 193, 194
    Angiographie 179, 180, 188, 206
    Augensymptome 203, 204, 217, 218
    Befunde, typische 206
    Begleitverletzungen 197–199, 205, 215, 227, 302
    Behandlung 179, 195, 200, 206, 207, 215, 221, 222
      Ergebnisse 225, 226, 298
    Bewußtseinsstörungen 196, 201, 216, 220, 222, 223
    bilaterales 191
    Blutungsquellen 186, 208, 212, 213, 248, 300, 301
    clivusnahes 186, 187, 190
    erweiterte, lichtstarre Pupille 204, 216
    Gyrus hippocampi, Einklemmung 217
    hintere Schädelgrube 298–302
    Hirn, Druckzeichen 216, 218, 219, 224, 225
      Durchschuß 512
    Histologie 210, 216
    Intervall 170, 174, 176, 197, 201, 215, 216, 223
    Klinik 199–207, 216, 300, 301
    Komplikationen 206–209, 216, 217

Komputertomographie 175, 179, 180, 195, 197, 216, 228, 300, 301
Lokalisation 181–191, 206, 226
Massenverschiebung 203, 214, 217–220
Mechanogenese 207–213, 299, 300
Morbidität 191, 193, 197, 198, 223, 224
Mortalität 178, 183, 187, 191, 197, 203, 220–228, 301
Mydriasis 203, 204, 217
ohne Schädelbruch 210
Operationsergebnisse 225, 226
Organisationsprozesse 213–215
Pathogenese 207–213
Pathologie 213–215, 218
Raumforderung 183, 189, 195, 210, 217
Schädelfrakturen 192, 193, 209, 210, 211
Schädel-, Hirnverletzungen, Mortalität 224, 225
Schläfenlappenkontusion 387
Sinus sagittalis superior, Verletzungen 186, 210, 211
Symptome, Maskierung 200
Todesursache 173, 206, 211, 216, 228
Überlebenszeiten 223, 225, 226
Unfallmechanismus 207, 209
Verlaufsformen 193–197, 210
„verspätetes" 195–197
Volumen 215, 228
Warzenfortsatzfrakturen 211
Fraktur, frontobasale 119, 120
Schädelbasis, Brillen-, Monokelhämatom 101, 120, 135
Epipharynxhämatom 101
Nasenrachenraumhämatom 121
Raumforderung 97, 119
Gehirnverletzungen 88, 134, 156, 216
Grundsätzliches, Terminologie 169
intrakranielles 130, 134, 171, 186, 197
Stichverletzung 644
zeitliche Einteilung 237
intrazerebrales, typische Befunde 239
kalottennahes 380
Kopfschwarte 73–75
Lokalisation 81, 181–191, 226, 227, 234, 235
Monokel-, ohne Schädelbasisbruch 377
subarachnoidales 169, 257, 322–339
Alkoholeinwirkung 338, 339
Todesursache 330–334
subdurales, Ätiologie 279–283
Anästhesie für Kaiserschnitt 260

Aneurysmen, Ruptur 156, 249, 251, 252, 257
Angiographie 241
Arterienverletzungen 248, 251
Begleitverletzungen 267, 268
Behandlung 249
Komplikationen 258, 259
bilaterales 262, 263, 277, 278, 283
bindegewebige Organisation 263–266
Blutsackbildung 265
Blutungsquellen 213, 238, 240, 241, 243, 247, 248, 249, 251, 261, 262, 279, 450
Brückenvenenabriß 241–243, 247, 259, 268, 279, 450
chronisches 278–284
Koronarschnitt 283
Duraperforation 261
EEG-Veränderungen 239
Einteilung 236, 237
experimentelle Erzeugung 293
Gehirn, Durchschuß 572
Geschlechtsverteilung 280
Größe, klinischer Verlauf 288
Häufigkeit 232, 280, 281
Histologie 251, 252, 256, 261, 263, 265, 267
Historisches 228, 229, 230
iatrogenes 258, 259, 295, 296
Intervall 98, 119, 253–256, 277, 285
Klinik 238–240, 263, 284, 285, 288, 303
Komplikationen 253–256, 270, 271, 285
Komputertomographie 240, 256, 261
Literaturübersicht 253–256
Lokalisation, typische, atypische 234–236, 284
Mortalität 231, 256, 263, 274
nicht traumatisches 307, 308
Operation 249, 258, 259, 274
Indikationen 285, 286
Organisationsprozesse 263–266, 310, 311
osmotische Wirkung 264
Pathogenese 240, 241, 279–283, 286, 287, 303, 448
Pathologie 263–273, 283, 309, 310, 386
Pfählungsverletzung 148
Psychosen 290
Pupillenveränderungen 256, 285
Raumforderung 241, 248, 259, 267–273, 388
Rotationstrauma 242, 243, 247, 252
Schläfenlappenkontusion 387

Hämatom, subdurales
  Sektion 229, 232, 235, 290, 386
    Technik nach Flechsig 248, 262
  Selbstschilderung eines Neurochirurgen 244–246
  Spontanform 280, 282
  typische Befunde 239
  Verkalkungen, Verknöcherungen 264, 292, 293
  Verlaufsformen 236, 237, 265, 285, 310
  Volumen, neurologische Befunde 239, 240
  subgaleales, Trauma 73, 346
  subperiostales (Zephalhämatom) 74
  Ventrikel, Schußverletzung 134
  Zwerchsackhämatom 209
Hämodialyse
  Hämatom, subdurales 308
Hämophilie
  chirurgische Eingriffe 341
  Hämatom, intrakranielles 340
    subdurales 260
Häufigkeit
  AIDS-Infektionen 573
  Arbeitsunfälle 1, 2, 17, 27
  Blutungsquellen 240, 241
  Bruchlinien, Schädel 90
  Contrecoup-Verletzungen 377, 391
  Frakturen, Oberkiefer 145
  frontobasale Schädel-, Hirnverletzungen 115
  Gewalteinwirkung, Kopf 280, 281
  Hämatom, epidurales 174, 195, 298
    Kindesalter 175
    ohne Schädelbruch 210
    intrakranielles 170–172
    subdurales, akutes 232, 262
      chronisches 279
  Haushaltsunfälle 1, 2, 17, 27
  Hirn, Abszeß 563
    Nervenverletzungen 128
  Hygrom, subdurales 317
  Infektionen, Schädelbasisfraktur 103
  Jochbeinfrakturen 145
  KFZ-Unfälle, tödliche, verschiedene Länder 19
  Kondylusfrakturen 165
  Liquorrhö, Schädelbasisfraktur 102, 105
  Otoliquorrhö 106
  Pachymeningeosis haemorrhagica interna 306
  Prellschüsse, innere 541
  Schädel, Frakturen 82
  Schädel-, Basis, Frakturen, Autopsie 97
    Luftembolie 103
  Schädel-, Hirnverletzungen, Commotio, Contusio cerebri 97
    Ursachen 25
  Schläfenbeinbrüche 102
  Schußverletzungen 7, 130
  Stichverletzungen, Schädel, Gehirn 641
  Suizid 4, 5, 17
  tödliche Kraftfahrzeugunfälle 19, 23
    Kinder 28
  Todesfälle, Frakturen, Sinus frontalis 143
    Verkehrsunfälle 9, 18, 19, 23
  Verletzungen, blanke Waffen 634
    fazioorbitale 137, 138, 143
    frontobasale 114, 115, 116
    Gesichtsschädel 137, 138
    Hieb, Stich 634
    intrakranielle 82
    Kopf 1, 15, 16, 17, 80, 81, 82
    orbitokranielle 137, 138
    Schädel-, Hirnverletzungen 1, 9, 15, 16, 17, 21, 23, 30, 31
    Schädel-, Hirn-, frontobasale 119
    Sinus frontalis 143
    Sport 17
    tödliche, Altersgruppe 3
Halbseitenlähmung
  Hämatom, epidurales 204, 205
Halswirbelsäule
  Sidelash-, Whiplashverletzungen 66
Haushalt
  Unfälle, frontobasale Verletzungen 114
    Häufigkeit 2, 17, 27
    Kosten 2, 5, 6
    Risiko für Kinder, Säuglinge 29
    Schädel-, Hirn-, Verletzungen 25, 86, 87, 345, 346
    Schädel, Kalotte, Frakturen 86, 87
    Subcommotio cerebri 346
    Todesfälle 3, 29, 87
    verletzte Körperregionen 16
Haut
  Verletzungen, Schraubenzieher, Morphologie 655
Heilung
  Schädelhirnverletzung, Liquorrhö 107
Hemianopsie
  Hämatom, epidurales 204
Hernie
  Gehirn, Hämatom, epidurales 214, 217, 219
Herz
  Beutel, Tamponade, plötzlicher Tod 603
  Blastverletzungen 367
  Erkrankungen, Kindes-, Jugendalter, Todesursachen 29

Geschoßembolie 499
Luftembolie 367, 545
Schußverletzung, subarachnoidale
  Blutung 336
Hiebwaffen
  stumpfe, Verletzungen 636, 637
Hinterhaupt
  Gewalteinwirkung, epidurales
    Hämatom 189, 190
  Störung der Geruchsfunktion 121
  Knochen, Defekt, Schußfraktur 132
  Ringfrakturen, Vektor-
    richtungen 158
  Schußverletzungen, Suizid 606
Hirn
  Abszeß 74, 75, 98, 102, 108, 109,
    119, 124, 126, 130, 133, 158,
    228, 546, 550, 561–568
  AIDS-Infektion 573, 574
  Aneurysma, Ruptur, subdurales
    Hämatom 308
  Basis, subarachnoidale Blutung 324
  Verletzungen, gedeckte,
    Präparat 386
  Bolzenschußverletzungen 578–587
  Brei, Austritt, offene frontobasale
    Fraktur 114, 121, 130, 143
    Verletzung durch Eisen-
      stange 474
  „cerebral blast concussion" 369
  Chaslin-Marginalsklerose 560
  Commotio, Contusio, Compressio
    cerebri 344, 345, 346, 350, 355,
    361, 362
  „Contrecoup-Effekt" 43, 56, 61, 121,
    133, 135, 216, 249, 345, 370, 371,
    374, 377, 387, 389, 428, 442, 445,
    449, 452
  Dauerschädigung, sekundär-
    traumatische 356
  Druckzeichen, Hämatom, epi-
    durales 216, 219
    subdurales 249, 251, 273
  Hirnprolops 547
  Dura-, Narben, Histologie 495, 496
  Durchschüsse 93, 94, 512–514
  Enthirnungsstarre („decerebrate
    state"), subdurales Hämatom 270
  Erschütterung, Blutung, epi-
    durale 216
    subdurale 249
  Definition 344
  Klinik 358
  Schußverletzungen 479
  Thixotropie 458–460
  „Fenster", permanente 447
  Gasbrandinfektion 569, 570

gedeckte Schäden 344, 345, 386
Gefäße, Arteriosklerose, Pachy-
  meningitis 311
  dysontogenetische Schädigung 337
  gedeckte Hirnschäden 344, 386
  Neubildungen, Hirn-Dura-
    narben 495
  Topographie 477
  Verletzungen, Bolzenschußgeräte 579
Geschoßwirkung 480–483
Gewebe, Reaktion, Elektroden 653, 654
  Stichverletzungen 645, 653
Granatsplitterverletzungen 175, 550,
  551, 628
Großhirnhemisphären, Commotio
  cerebri 358
Durahülle 209
Frontalschnitt, Rindenprellungs-
  herde 399
Kompression, Hämatom, epi-
  durales 189
  subarachnoidales 324, 325,
    327, 335, 336
  subdurales 249, 267–273
Kontusion, „gleitende" 373, 374
Prellschüsse 460, 461
Ödem, gedeckte Verletzung 386, 398
Häute, Arachnoidea, Dura mater,
  Anatomie 304
  blutige Durchtränkung,
    Rindenprellung 397
  Hämatom, epidurales 212
    subarachnoidales 324, 325,
      327, 335, 336
    subdurales 240, 247, 248, 249,
      251, 261, 262
  Hydrom, Hygrom, subdurales
    312–322
  Infektionen 142, 143, 549, 551
    Pathologie 548–556
  Prellschüsse 463
  Prolaps, frontobasale Fraktur 121
  Zysten 215, 305, 312, 315,
    322, 340–343
Herniation, Hämatom, epidurales
  214, 217, 219
  subdurales 269, 273
Hygrom 315
Histologie, Technik 633
Infarkt, traumatischer 388
Interhemisphärenspalt, subdurales
  Empyem 297
  subdurales Hämatom 284
Kleinhirn, subarachnoidale
  Blutungen 336, 337
Kompressionswellen, Wirkungen
  366, 367

Hirn
  Kontaktnekrosen, Hirnrinde 371, 372
      („Kernohan notches"), subdurales,
      epidurales Hämatom 270
  Kontusion, „gleitende" 373, 374
  kortikale Kontusionen 51, 54, 63,
      72, 87, 133, 197, 247, 262, 345,
      361, 369, 370
  Mantelkantensyndrom, Hämatom,
      epidurales 189, 211
      subdurales 248, 256, 262
  Massenblutung, Differential-
      diagnose 427, 511
  Massenverschiebung, Hämatom,
      epidurales 203, 214, 217-220
      subdurales 267-273
  Nekrose, Rindenprellungsherde 401,
      406, 408
      Verletzungsfolgen, Ver-
          schlimmerung 511
  Nerven, Infektion 555
      Kompressionstrauma 64, 65, 128
      Stichverletzungen 646
  Ödem, Commotio cerebri 353
      Hämatom, epidurales 219
      Rindenprellung 398, 409
      subdurales Empyem 297
      traumatisches 71, 72, 86, 87,
          386, 388, 398, 592
  Parietotemporalregion, subdurales
      Hämatom 248
  Pneumatozele, intrazerebrale,
      intraventrikuläre 108, 109, 127, 130
  Prolaps, Frakturen, Sinus frontalis 143
      Fungus cerebri 547-549
      Schußverletzung 131, 134
  Rinde, Prellschuß 465
      Prellungsherde 51, 54, 63,
          72, 87, 133, 197, 247, 262,
          345, 361, 369, 370, 387, 458
          Altersbestimmung 424-426
          Differentialdiagnose 426, 427
          End-, Defektstadium 415-424
          erste erkennbare Ver-
              änderungen 406
          experimentelle Untersuchungen
              429, 431-435
          Histologie 396, 402, 407,
              411-414, 419-421, 423-426
          klinisches, morphologisches
              Bild, Diskrepanz 435-438
          Organisation 409-415
          Pathologie 383, 384, 396,
              397, 416-424
          Prädilektionsorte 390, 393
          Stadieneinteilung 397-423, 433
          Thixotropie 458-460
      Schußverletzungen 496, 497

Schädigung, gedeckte 344, 345, 396
    Geschoßwirkung 480
    Mechanogenese 442-444
Schußverletzungen 460, 461,
    471-475, 496, 497, 504
    Durchschüsse 93, 94, 512-514
    Konservierungstechnik 497, 498
    Krönlein 94, 507, 535-537
    Prellschüsse, äußere 370-372,
        460-462
    innere 540-543
siehe Gehirn, Schädel-, Hirn-
    Verletzungen
Stamm, Blutungen 389
    Commotio cerebri 358
    Einklemmungssyndrom 219
    Einrisse, Ringfrakturen,
        Schädelbasis 160
    Kompression, Hämatom, epi-
        durales 190, 191
        Hämatom, subarachnoidales 324
        Hämatom, subdurales 270,
            271, 288
    Kontusion 435
    Verletzung, Kreissäge 658
        Stahlstift 651
Temporallappen, Kontusion
    387-390
transtentorielle Hernie 218, 219, 269
Tumoren, Commotio cerebri 361
    subdurales Hämatom 258
Ventrikel, Infektionen 556-560
    Verschiebung, subdurales
        Hämatom 269
Verletzung, Folgen, Ver-
    schlimmerung 511, 512
    Hämatom, epidurales 215
        subarachnoidales 328, 329
        subdurales 270, 271
    Kavitationseffekt 439
    Klassifizierung 476, 477
    Minderung der Erwerbs-
        fähigkeit 511, 512
    Näh-, Stricknadeln 652
    offene 471, 472
        Liquorrhö 121, 545
        penetrierende, Pneumen-
            zephalus 545
    Schizogyrie 387, 394, 395
    Steckschuß 93, 130-132, 500, 503,
        509-511, 532, 576, 594, 595
    „traumatic encephalomalacia" 387
    ungewöhnliche, Druckluftnagler 595
Wunden, Einteilung 477-479
    Histologie 487, 495, 496
    Infektionen 549, 550, 551
    Pathologie 485-495
    Stadieneinteilung 486, 488, 491

Histologie
  A. vertebralis, Abrißstelle 335
  Blastverletzungen 367
  dural-arachnoidale Grenzschicht
    305, 324
  Empyem, subdurales 297
  Gehirn-, Bolzenschußverletzung 592
    Duranarben 495, 496
    Gewebereaktion, Edelstahl-
      elektroden 654
    Granatsplitterverletzung
      551, 552, 559
    Koagulationsnekrose 71, 72
    Nissl-Technik 633
    Rindenprellungsherde 372, 374, 396,
      402, 407, 411–414, 419–421,
      423–426
    Schußkanal 612
    Wunden 487, 495, 496
  Großhirn, Infektion, Marklager 559
  Hämatom, epidurales 210, 214, 216
    subarachnoidales 324, 332,
      335, 338
    subdurales 251, 252, 256, 261,
      263, 265, 267, 310
  Hautverletzungen, Schrauben-
    zieher 656
  Holzer, Gliafasertechnik 414
  Hygrom, subdurales 316
  Pachymeningeosis haemorrhagica
    interna 310
  Plexus chorioideus, eitrige Ent-
    zündung 558
  Pyocephalus internus 558
  Ventrikelwand, Entzündung 557, 558
  Zysten, arachnoidale 342
Historisches
  Blutungen, epidurale 298
    subdurale 228
  Commotio, Contusio, Compressio
    cerebri 345, 346, 347–352
  Contrecoup, Hirnrinde 390–392
  Empyem, subdurales 294
  Gehirn, Abszeß 561
    Erschütterung 345, 346
    Prellungsherde 390, 391
    Schußverletzungen 460,
      471–475, 536
    Steckschuß, US-Präsident
      Abraham Lincoln 130, 131
  Hämatom, epidurales 171, 298
    subdurales 228
      Frankreichs König Heinrich II.
        229, 230
  Hydrom, Hygrom 312
  Königliche Akademie der
    Chirurgie, Paris 390, 391, 442

  Krönlein, Schußverletzungen 536
  Liquorfistel, nasale 121
  Pachymeningiosis haemorrhagica
    interna 305, 306
  Pneumenzephalus, traumatischer
    544–546
  Schädel, Basis, Frakturen,
    Begleitverletzungen 95
      Ringbrüche 159
      Schußverletzungen 130, 131
  Schädel-, Hirnverletzungen 441, 442
  Schießpulver 471
  Schußverletzungen 460, 471–475
Hubschrauber
  Rotorblatt, Verletzungen 639, 640
Hundebiß
  tödlicher, Kind 659
Hutchinson-Pupille
  Hämatom, epidurales 218
HWS
  Hyperextensionsverletzungen 159, 163
    subdurales Hämatom 236, 243
  Zugbelastung, Schädelbasisring-
    brüche, Vektorrichtungen 163, 164
Hydrom, Hygrom
  subdurales 312–322
Hydrocephalus
  „external", subdurales Hygrom
    Dandy 314
  internus, entzündlicher 557
  Schizogyrie 394
  Shuntoperationen 211
  subdurale Blutung 303
Hyperextensions-, Hyperreflexions-
  verletzungen
  HWS, Schädel 66, 159, 160, 161, 163,
    164, 167
Hyperthermie
  maligne, Kopfschußverletzungen
    539, 540
Hypertonus
  arterieller, Blastverletzungen 366
    subarachnoidales Hämatom 322

iatrogene Noxen
  Hämatom, subdurales 258, 259,
    295, 296
Immersion-, Blast-Erschütterung
  Unterwasserdetonation 369
Implantation
  Drähte aus verschiedenem Material,
    Gehirnreaktion 653, 654
Impression
  Fraktur, Behandlung 60, 87
  Bolzenschußverletzung 580, 582
  durch Nähnadeln 652
  epidurales Hämatom 208, 210

Impression, Fraktur
  Hundebiß 659
  Jochbein 144, 145
  Mechanismus der Kavitation 61
  Orbitaboden 151
  Schußverletzung 133, 136,
    251, 370-372, 462, 582
  Schuß, oberflächlicher, Tönnis 135
  Volltrefferprellschuß 462
  Trauma, Beschleunigungstrauma,
    Vergleich 62
  Gehirn, Rindenprellungsherde 434
  Hohlkugel, Modell 60
  Schädel, Basis 96
    Bolzensetzwerkzeug 594
    Dach, Schußfraktur 129, 130, 133,
      370, 371, 372, 580, 594
    frontaler Stoß 382, 383
    Gesamtbelastung 84
    Hämatom, epidurales 175,
      207, 210
    Hirnrinde, Prellungsherde
      371, 372
    Loch-, Terassenbruch 91, 92
    subarachnoidae Blutung 330
    Verteilungsmuster 87
Infektionen
  Abszeß, epiduraler 228
  AIDS-Infektionen 573, 574
  Empyem, subdurales 295
  frontobasale Verletzungen 124-129
  Fungus-, Gehirn 570, 571
  Gasbrand 569, 570
  Gehirn, Mukormykose 570, 571
    Verletzung 475
  Hämatom, subdurales 230
  Hiebwunden 637
  iatrogene, subdurales Empyem 295,
    296
  Kleinhirn, Metallnagel, Suizid 618
  Kopfplatzwunde, Ausbreitungswege
    74, 75, 206
  Nasennebenhöhlen, epidurales
    Hämatom 206
  Orbitafraktur 149, 150
  Otitis media, Sinus frontalis,
    Verletzungen 141
  Pyozele, Stirnhöhle 129, 142
  Schädel-, Basisfrakturen 102
  Schädel-, Hirnverletzungen 87,
    546-549
  Schußverletzungen 136, 516
  Sinus cavernosus 126
  Sinus frontalis 142, 143
  subdurale 228
  venöse Sinus 516

Interhemisphärenspalt
  subdurales Hämatom 284
intrakranielle Blutungen
  Hämatom, Ätiologie, Klinik
    170, 171
  siehe Hämatom, epidurales, subdurales
intrakranielle Pneumatozele
  Einteilung 108, 109
Intubation
  nasogastrische, Komplikationen 141
Ischämie
  Nervenzellen, Hirnrindenprellungsherde 407

Jefferson-Typ
  Kondylusfrakturen 165
Jochbein
  Frakturen 138, 144, 145

Karzinom
  Kindes-, Jugendalter, Todesursachen 29
Kavitation
  experimentelle Untersuchung 429,
    439, 454
Keilbein
  Flügel, Impression, Frontalhirn
    157
  Höhle, Fraktur, Abflußwege,
    Liquorrhö 122, 143
    Hämatom 121
Kettensägen
  Kopfverletzungen 657, 658
Kindesalter
  Anämie, epidurales Hämatom 206
  Frontanellen, Perforation durch
    Nähnadel 652
  Fremdkörper des Gehirns 601,
    602, 604
  Hämatom epidurales 175, 180,
    186, 190, 192, 298
    nichtbehandeltes 215, 298
    ohne Schädelfraktur 192
    Shuntoperationen, Hydrozephalus 211
  intrakranielles 170, 171, 298
  subarachnoidale, tödliche 337
  subdurales 246, 253, 263, 267
  Hirn, dysontogenetische Vorschädigung 337
  operative Geschoßentfernung 538
  Rindenprellungsherde 399
  Verletzungen, transorbitale
    155-157

Hydrom, Hygrom, subdurales 313
Mord, Näh-, Stricknadeln 642, 652
Schädel-, Basisfraktur, Oto-
　liquorrhö 107
　　Fraktur, subperiostales Hämatom 74
Schußverletzungen 532, 538, 583, 618
Todesfälle, herabfallende
　Geschosse 538
　Hundebiß 659
　Schußverletzungen 618
　Subarachnoidalblutung 337
　Unfälle 27–30
Tötung, Bolzenschuß 583
Verletzungen, Pfählungsver-
　letzungen 147, 148
　Schädel-, Hirn 20, 22, 29,
　　147, 148, 532
　　Fremdkörper 604
　　Hundebiß 659
　　Liquorrhö 107
Klassifizierung
　Blutungsquellen 250, 251
　Commotio cerebri 356
　Frakturen, Condylus occipitalis 165
　　Mittelgesicht 138–140
　　Orbita 149, 150
　Gehirn, gedeckte Schäden 344
　　Hauptstoßrichtungen 375–377
　　Rindenprellungsherde 370, 396, 397
　　Verletzungen 362, 475
　　Wunden 477–479
　Hämatom, epidurales 193–195
　　subdurales 236, 237
　Hygrom, subdurales 320
　Liquorfisteln 124
　pathologische Gewebe-, Organver-
　　änderungen 70, 71
　Pneumatozele. intrakranielle 108, 109
　Prellschüsse 462
　Schädel, Basis, Frakturen 96, 97
　　Frakturen, Bruchformen 82, 83
　Schädel-, Hirnverletzungen 80, 81
　　Schrotschüsse 428, 429
　　Stoßrichtungen 375, 376, 377
　Zysten, arachnoidale 342
Kleinhirn
　Blutungen, infratentorielle 170,
　　302, 457
　　subarachnoidale 337
　„Erweichungen", Schußver-
　　letzungen 460
　Infektion, Metallnagel 618
　Steckschuß, Bolzensetzwerkzeug 594
　„tonsillar herniation contusion" 457
　Tonsillen, Einklemmung, sub-
　　durales Hämatom 272
　tuberkulöse Abszesse 572

Klinik
　Commotio cerebri 355, 358
　Frakturen, Jochbein 145
　　orbitofrontale 120, 121
　Gehirn, Contrecoupverletzungen
　　377, 387
　　Erschütterung 355, 358
　　Rindenprellungsherde 435–438
　Hämatom, epidurales 199–207, 216,
　　301
　　subarachnoidales 328
　　subdurales 238–240, 284,
　　　285, 303
　Hygrom, subdurales 318
　Pachymeningiosis haemorrhagica
　　interna 306
　Pneumatozele 109
　Schädelbasisfrakturen 101, 102
　Schußverletzungen 523, 524
　Schläfenlappenkontusion 388
Knochen
　Defekte, Gesichtsschädel 156
　Schußfrakturen 132
　Dicke, Steckschuß, Geschoß-
　　energie 93
　Fragmente, Hirn-, Duraverletzung
　　460, 461
　　Verlagerung in die Orbita 130
　Schädel, Materialeigenschaften
　　76, 77
　Splitter, Hirnrinde, Kontakt-
　　nekrose 371
　Verletzung, Prellschüsse 463
Körperregionen
　prozentuale Beteiligung bei Un-
　　fällen 11
　Verletzungen, Fußgänger, Ver-
　　kehrsunfälle 14, 16
　　Hirnschäden 344
　　KFZ-Insassen 15, 17, 23
　　Motorradfahrer 17
Kommotionssyndrom
　Dosis, Tiermodell, Mensch 355
Komplikationen
　Blastverletzungen 368, 369
　Frakturen, frontobasale 124–129
　　rhinobasale 123
　Früh-, Spätliquorrhö 121, 122
　Gesichtsschädel, Frakturen 141
　Hämatom, epidurales 206–209, 216
　　intrakranielles, Hämophilie 340
　　subdurales 253–256, 270, 271
　Hirn, Abszeß 563
　　Verletzungen 511, 512
　Infektionen 549, 550, 551
　Kopfplatzwunde 74, 75
　nasogastrische Intubation 141

Komplikation
  Orbitafrakturen 150, 154
  Otoliquorrhö 105, 106, 121
  Pachymeningeosis haemorrhagica interna 312
  Schädel-, Basis, Fraktur 98, 102–107, 121–129
    Hirnverletzungen 546–549
    Höhle, Insertion eines nasogastrischen Schlauchs 103
  Verletzungen, Augenlider 154, 155
    frontobasale 124–129
    Schädel-Hirn-Verletzungen 87, 121, 124–129
    Schußverletzungen 464, 511, 512
    Stichverletzungen 646
    transorbitale 156–158
Kompressionstrauma
  Kopf, Gehirn 64, 65
Komputertomographie
  Commotio, Contusio cerebri, Differentialdiagnose 356, 362
  Gehirn, Gasbrandinfektion 570
    Schußverletzungen 505, 506, 510
  Geschoßembolie 499
  Hämatom, akutes, Zuverlässigkeit der Diagnostik 240, 301
    epidurales 175, 179, 180, 195, 197, 216, 228, 299, 301
    subarachnoidales 337
    subdurales 240, 256, 261
  Kontusion, Schläfenlappen 389
  Pneumenzephalus 545
Konservierungstechnik
  Gehirn, Schußverletzungen 497, 498
Kontaktschußverletzung
  subarachnoidale Blutung 336
Kontrastmittel
  Extravasate, Hämatom, epidurales 210
    subdurales 243
Kontusion
  Chiasma opticum 387
  Großhirn, „gleitende" 373, 374
  Temporallappen 387–390
  Koordinatensysteme
  Agard-Kommittee 68
  Panjabi (1974) 69
  Vektorrichtungen, Gewalteinwirkungen 65, 243
Kopf
  Aufprall, basaler Scharnierbruch 164
  Beschleunigungs-, Verzögerungstraumen, Hämatom, epidurales 207

Boxhiebe, subdurales Hämatom 243
Druck, Berechnung, Stoß 48–51
  Differenz, Stoß-, Gegenpol 49
Frontalschnitt, Topographie 116
Geschosse, Wanderung 498–501
Gewalteinwirkung, Häufigkeit 280, 281
  Hirnschäden 344
  subarachnoidale Blutung 330, 450
  tangential wirkende 451
Kompressions-(Quetschungs-) Trauma 64, 65
Perforation, Eisenstange, ungewöhnlicher Fall 373–376
Platzwunde, Fremdkörper, forensische Bedeutung 75
  Infektionswege 74, 75
Prellung, Subcommotio cerebri 346
Rotationstrauma, subarachnoidale Blutung 338
Schußverletzungen 130, 501, 527–530
  Durchschüsse 512–514
  Faustfeuerwaffen, Suizid 604–620
  maligne Hyperthermie 539, 540
  mehrfache 607–612
  Nahschüsse 135, 428, 513, 524, 532, 544
  Puppe-Regel 506
  Suizid 605–612
  um- und selbstgebaute Waffen 504, 505
  ungewöhnliche Einschußstellen 606
Schwarte, Blutungen, Ort der Gewalteinwirkung 90
  Energieabsorption 91
  Infektionen, epidurales Hämatom 206
  Prellschüsse 462
  Verletzungen 73–75, 90, 130, 190
    Hämatom, epidurales 201
    Hämatom, Zwerchsackverletzungen 209
  siehe Schädelfrakturen
Sprung in seichtes Wasser, Hämatom, epidurales 175, 190
  subdurales 253
Stoß, Druck, Berechnung 48–51
  dynamischer, statischer 50
  gegen Windschutzscheibe 44
  Rotation 53
  Wellen, Sichtbarmachung nach Schwarzacker 451
  Wirkung, Theorie 449–452
Translations-, Beschleunigungs-, Verzögerungstrauma 48, 52–57
Verletzungen, Axt-, Beilhiebverletzungen 635

Biomechanik 438
Bolzenschußgeräte 578–587,
  594, 595
Brecheisen 656
fernöstliche Waffen 657
Hämatom, epidurales 179, 180,
  188, 193–195, 200, 203–210,
  215–218, 221, 222, 225, 226
  subarachnoidales 322–339
  subdurales 213, 238, 240, 241,
  248, 249, 251, 258, 259
Häufigkeit 1, 15, 16, 17
Hartgummigeschosse 598
Hundebiß 659
Kettensägen 657, 658
Kompressions-(Quetschungs-)
  Trauma 64, 65
Kreissäge 658, 659
Meißel 656
Nunchakus 657
Pfeile 654
Propellerflügel 637–640
prozentuale Beteiligung 11,
  13, 14
Rotorblatt-, Hubschrauber 639
Säbelhieb 634
Schraubenzieher 655
Schrotschußverletzungen 527–530
sozioökonomische Situation 5, 6
Stichverletzungen 650, 651, 657
Vektorrichtungen 65–69
Wurfstern 657
Kosten
  Grundlagenforschung 31–33
  Invalidität durch Unfälle 2, 5, 6
  Vietnam-Konflikt 6
Kraftfahrzeug
  Fahrer, Hämatom, epidurales 176,
    177
    Kondylenfraktur 168
    tödliche Unfälle, Alter der
      Fahrer 26
    Ringbrüche, Schädelbasis 158
  Insassen, Verletzungen, Körper-
    partien 15
    Kopfschwarte 73, 75
    prozentualer Anteil 14, 20
    tödliche, Altersverteilung 12, 14
  Motoren, Propellerflügelver-
    letzungen 638
  Sicherheitsgurt, Wirkung 44
  Unfälle, AIDS-Infektion 573
  siehe Verkehrsunfälle
  Suizid 620, 628–631
Kraniotomie
  Bolzenschuß, Verletzungen 582,
    584, 585, 590, 591, 595

Empyem, subdurales 295, 296
Hämatom, epidurales 200
  subdurales 258, 259
Hämophilie 341
Krebs
  Kindes-, Jugendalter, Todesur-
    sachen 29
Kreissäge
  Verletzungen 658, 659
Kriegsverletzungen
  Abszeß, epiduraler 228
  Blutungen, subdurale 302
  Detonation, Explosion 364–369
  Frakturen, Sinus frontalis 141
  Gehirn, Abszeß 561
    Granatsplitterverletzungen 550, 551
    Konservierungsmethoden 497, 498
    Kontusion 463
    Prolaps 547
    Schußverletzungen 460, 463,
      479, 480, 497, 541
      Handlungsfähigkeit des Ver-
        wundeten 506–511
  Geschoßembolie, Wanderung 498–501
  Gesichtsschädel-, Hirnver-
    letzungen 137
  Hämatom, epidurales 176
    subdurales 250, 302
  Hygrom, subdurales 318
  Kopfschüsse 131, 154, 155, 463
  Schädel-, Hirn-, Komputertomo-
    graphie 506
    Prellschüsse 540, 541
  Schuß-, Stich-, transorbitale 155
  Stichverletzungen, Schädel, Hirn 641
  Suizid 628–631
  Ventrikel, Blutung 463
  1./2. Weltkrieg, Korea, Vietnam,
    Nordirland 516–523
  Wundballistik 479, 480
kriminaltechnische Untersuchungen
  Suizid 610, 611
Krönlein
  Schüsse, Biomechanik, Vorbe-
    dingungen 94, 507, 535–537
Kugel
  deformierbare, Impressionstrauma,
    Modell 60, 90
  Druck, Differenz, Stoß-, Gegen-
    pol 49, 430, 431
  ideale Hohlkugel, Biegebean-
    spruchung 77
  Schußapparate, Schädel-, Hirn-
    verletzungen 574, 575
  Stoß, Druck, Berechnung 48–51,
    430, 431
    dynamischer, statischer 50

Kugel, Stoß
  gegen feste Wand 47
  lineares Beschleunigungstrauma 47, 48, 51–57
  Rotations-, Translationsbeschleunigung 53, 450
  Translations-(Beschleunigungs-, Verzögerungs-) Trauma 48, 52–57

Lamina cribriformis
  Fraktur, Gesichtsschädel 141
  Liquorabflußwege 122
  Lochbruch, Fehldiagnose 119
  Topographie 112, 113
  Verletzungen, Häufigkeit 114
  Schußverletzungen 132
Lamina papyracea
  Orbita, Dachfraktur 152
Lastwagen
  prozentuale Beteiligung bei Verkehrsunfällen 20
Lebensalter
  alte Menschen, Anstieg der Unfallverletzungen 30
  frontobasale Schädel-, Hirnverletzungen 118
  Fußgänger, tödliche Verletzungen 27
  Hämatom, epidurales 180, 299
    epidurales, chronisches 194, 200
    intrakranielles 171, 233
    subdurales 232–234, 263, 280, 285
  Hygrom, subdurales 320, 321
  Kinder, Unfallrisiko 29
  Kraftwagenfahrer, tödliche Unfälle 26
  Normalbevölkerung, Verkehrsunfälle 13
  Pachymeningeosis haemorrhagica interna 306
  tödliche Straßenverkehrsunfälle 12, 26
  Überlebenszeit nach Unfall 35
  Verletzungen, Suizid 7
    tödliche 3, 30, 31
    Kindesalter 29
  Zysten, arachnoidale 342
Le Fort I–III
  Mittelgesichtsfrakturen 138–140
Leichenöffnung,
  gerichtsmedizinische, siehe Rechtsmedizin, Sektion
Leptomeningen
  Blutungen, Schußverletzung 134
  Zysten, traumatische 340–343
Leptomeningitis
  Pfählungsverletzung 148
  Rhinoliquorrhö, Schädelbasisfraktur 104
  traumatische, Ventrikelependym 557
Liposarkom
  subdurales Hämatom 258
Liquor cerebrospinalis
  blutiger, Blastverletzungen 369
  subdurales Empyem 296
  subdurales Hämatom 267
  Fisteln, Abflußwege 122
    Einteilung 124
    Frakturen, Schädelbasis 98, 102, 107, 121, 125
    intermittierende 123
    Lokalisation 125
    orbitokraniale Verletzung 156
    Spätmeningitis, rezidivierende 126
  Fluß, aus Nase, Ohr 102, 104, 105, 107, 119, 121, 122, 125
  Intervall 123, 124
  Schußverletzung, Leuchtspurmunition 599
  Sinus frontalis, Fraktur 143
  Früh-, Spätliquorrhö, frontobasale Frakturen 114, 119, 121
  Otorrhö, Fraktur, Schädelbasis 105–107
  Schußverletzung 524
  „Polster", Sellier und Unterharnscheidt 438
  Zysten, Gehirn, Prellungsherde 51
Lochbruch
  Granatsplitter, akutes subdurales Hämatom 251
  Lamina cribriformis, Fehldiagnose 119
  Schädel, Basis 96, 110, 111
  Grenzwert, Geschoßenergie 82
  Kalotte, Hinterhaupt 132
  Impression 91, 92
  Schußverletzung 134
Lokalisation
  Abszeß, Gehirn 564, 565
  Contrecoupverletzungen 392
  Hämatom, epidurales 181–191, 226, 227
    subdurales 234, 235
    subdurales, atypische 284
  Hygrom, subdurales 316
  Liquorfisteln 125
  Schädel, Bruchformen 80–82
  Schuß, Kanäle, Bolzenschußapparat 579, 580
  Verletzungen 526
  Stichwunden 644, 648, 649
  Ventrikeleröffnung, Kriegsverletzungen 522
  Zysten, arachnoidale 342

Luft
  Druck, Schockwellen, Verletzungen 363–369
  Waffen, „Dieseln" 530
    Suizide 533–535
    Verletzungen 530–535
  Einlagerung, intravaskuläre 545, 546
  Embolie, Schädelbasisfraktur 103, 104
    tödliche 128, 367
  Emphysem, Orbita, Augenlider, Nasenbeinfraktur 143, 144
  Injektionen, iv., Suizid 104
  Pneumenzephalus, Diagnose 545
    Schädelbasisbruch 108, 109, 127
  Schockwelle, Blastverletzungen, Physik 370
  Streifschüsse 460
  subarachnoidale Einführung: Pneumoenzephalographie 545
Lunge
  Blastverletzungen 366, 367
  Embolie, Hirnkontusion 389
  Verletzungen, Bombenanschläge 660

Magen
  Ruptur, Gesichtsschädel, Verletzungen 141
Mandibula
  Frakturen 137, 140, 146
Mantelkantensyndrom
  Großhirnhemisphären, Hämatom, epidurales 189
Massenblutung
  Definition 170
  Gehirn, Ursachen 511
Massenverschiebung
  Gehirn, Hämatom, epidurales 203, 214, 217, 218
  Hämatom, subdurales 268–273
Mastoidzellen
  Frakturen, Schädelbasisbruch 101, 107
Materialeigenschaften
  Schädelknochen 76, 77
  Hirnschäden 344
Maxilla
  siehe Oberkiefer
  Verletzungsmuster 138
Mechanogenese
  Bolzenschußverletzungen 578, 579
  Definition 69
  Frakturen, Orbita 379
  Gehirn, gedeckte Verletzung 386, 427
    Rindenprellungsherde 377, 387, 427–435
  Hämatom, epirdurales 207–213
    subdurales 240–242, 286, 287

Hirnschädigung, traumatische 442–444
Hydrom, Hygrom, subdurales 313, 314
Schläfenlappenkontusion 388
siehe Entstehungsmechanismus
Medulla oblongata
  Abriß, Ringfrakturen, Schädelbasis 159
  Gewalteinwirkung, Vektorrichtungen 65
    von oben 385
  Ruptur, Hämatom, epidurales 190
  Traktionsfrakturen 164
  Verletzungen, Schädelbasisfraktur 102, 159
Meißel
  Verletzungen 656
Meningen
  Verletzung, epidurales Hämatom 212
Meningeom
  subdurales Hämatom 258
Meningitis
  Bolzenschußverletzungen 581, 592
  Frakturen, frontobasale 119, 123, 130, 143
    Sinus frontalis 143
    transorbitale 158
  Gehirn, Abszeß 547, 554–556
  Kopfplatzwunde, Infektion 74, 75
  olfaktogene 124
  pururenta, Fremdkörper 653
  rhinogene, traumatische, nicht-traumatische 124
  Schädelbasisfraktur 98, 102, 107, 108, 123, 130
  Schußverletzung 524
  traumatische 549, 553–556
Mißbildungen
  Hirngefäße, dysontogenetische Schädigung 337, 338
  Zysten, arachnoidale 342
Mittelgesicht
  Frakturen, Le Fort I–III, Wassmund I–IV 138–140
Mittelhirn
  Haube, Blutungen 388
  Kontusion 435
Morbidität
  Hämatom, epidurales 191, 193, 197, 198, 203
Morbus Werlhof
  subarachnoidales Hämatom 329
Mord
  Alkoholeinfluß 605
  Aufklärung, Regel von Puppe 94
  Axt-, Beilhiebverletzungen 635

Mord
  Bolzenschuß 577, 581, 582, 583
  Kinder, Näh-, Stricknadeln 642, 652
  Totschlag, Alkoholeinfluß 32
Morphologie
  siehe Histologie, Pathologie
Mortalität
  Fungusinfektionen 570
  Gehirn, Abszeß 563, 564
    Schußverletzungen 470
  Großhirn, Kontusionssyndrom 389, 470
  Hämatom, epidurales 178, 183, 187,
    191, 197, 203, 220–228, 301
    intrakranielles, Hämophie 340
    subdurales 231, 256, 263, 274
  intradurale Läsionen 199
  Kindes-, Jugendalter, Todes-
    ursachen 29
  Kraftwagenfahrer, Lebensalter 26
  Kriegsverletzungen 518, 519, 520
  Mukormykose, Gehirn 570
  Operation, Hämatom, subdurales 274
  Schädelbasisfrakturen 99
  Schußverletzungen 470
    Bolzenschußapparate 586
    Hartgummigeschosse 598
  siehe Todesfälle
  Stichverletzungen 644
  Suizid, Bolzenschußapparate 586
  Unfälle, Kindes-, Jugendalter 27–30
  Verkehrsunfälle, verschiedene
    Länder 21
  Verletzungen, Unfall 5, 13, 16
  verschiedene Verkehrsteilnehmer
    12, 14, 16
Motorik
  Ausfallserscheinungen, epidurales
    Hämatom 203
Motorradfahrer
  frontobasale Schädel-Hirnver-
    letzungen 118, 160
  Hämatom, epidurales 195
    subdurales 251, 254
  Mortalität, Straßenverkehr 16,
    17, 20, 23
  Schädelbasisfraktur, Ringbruch 160
    Meningitis, Otoliquorrhö 107, 108
  Zahn, Dislokation in die
    Schädelhöhle 129
  Unfall, Verlagerung von Zähnen
    in das Gehirn 640
Mukozele
  Stirnhöhle 129, 142
Mund
  Pfählungsverletzungen 147
Mydriasis
  Hämatom, epidurales 203, 204,
    205, 217

N. abducens
  Schädigung, epidurales Hämatom 203
  Schädelbasisfraktur 127, 168
  Stichverletzungen 646
N. accessorius
  Verletzung, Kondylenfraktur 168
N. hypoglossus
  Verletzung 168
N. infraorbitalis
  Einklemmung, Orbitaboden,
    Fraktur 151, 154
N. oculomotorius
  Schädigung, epidurales Hämatom
    203, 217
N. olfactorius
  Verletzung, frontobasale Fraktur 130
N. opticus
  Abriß, Schädelbasisfraktur 127
  Durchtrennung, Stahlrohr, Or-
    bita 157
  Kompression, frontobasale
    Frakturen 118
  Verletzung, ein-, doppelseitige 130
    Orbitafraktur 149, 154, 155
    Stichverletzung 646
N. trigeminus
  Verletzungen 127, 646
N. trochlearis
  Verletzungen 128, 203
Nahschüsse
  Schädel, Gehirn 428, 513, 524
  Suizid 135, 532
Nase
  Knochen, Frakturen 138, 151
    komplizierte (offene) 143, 144, 151
    Schußverletzung mit Hart-
      gummigeschoß, Liquorrhö 598
  nasogastrische Intubation,
    Komplikationen 141
  Nebenhöhlen, Entwicklung 111
    Infektionen, epidurales
      Hämatom 206
    Verletzungen, Schädelbasis-
      fraktur 101
  Rachenraum, Hämatom, Frakturen,
    mittlere Schädelgrube 121
Nerven
  Gehirn, Infektion 555
    Schädigung, Frakturen,
      frontobasale 118, 127, 128
    Frakturen, Schädelbasis 102
    Stichverletzungen 646
  Läsionen, epidurales Hämatom 203
  System, Halbseitenlähmung, epi-
    durales Hämatom 204, 205
    zentrales, Trauma, funktio-
      nelle Durchblutungsstörungen 63
    Trauma, Vektorrichtungen 65

Zellen, anoxische, hypoxische
  Veränderungen 71
  Commotio cerebri 355
  Holzer, histologische Gliafaser-
    technik 414
  Veränderungen, Hirnrindenprellung
    406, 407, 420, 421
Neugeborene
  Schädel, Translationstrauma 54
  subdurales Hämatom 260
  Zephalhämatom, Geburtsverletzung 74
Neuropathologie
  siehe Pathologie
Neuropsychiatrie
  Forschungsaufwand 32, 33
Nomenklatur
  Amnesie, Dämmerzustand 626
  biophysikalische, Aufprall, Stoß 65
  Blutung, Hämatom 169, 170
  Commotio, Contusio cerebri 360, 396
Notfälle
  Altersverteilung 30, 31
  klinisch-statistische Auswertung 24
  siehe Hämatom, epidurales, sub-
    durales
  siehe Schädel-Hirnverletzungen
Nunchakus
  Schädelfrakturen 657

Obduktion
  Blutungen, Kopfschwarte 90
  Contusio cerebri, Häufigkeit,
    Schädel-, Hirnverletzungen 97
  Empyem, subdurales 294, 296
  Feinsägeverletzung, Verblutung 658
  Gehirn, Pfählungsverletzung 148
    Schußverletzung 503, 509
  Hämatom, epidurales, Lokali-
    sation 175, 181, 182, 186, 190
  epidurales, subdurales, Volumen
    215, 227, 228
    subarachnoidales, Technik nach
      Krauland 325, 328, 335, 336, 337
    subdurales 229, 232, 235, 251,
      261, 311, 312
    Psychosen 290
    Technik nach Flechsig 248, 262
  Impressionsschuß, Schädel 136, 137
  Kopfverletzung, Schraubenzieher 655
  Notwendigkeit nach tödlichen
    Verkehrsunfällen, Begründung 621
  Otoliquorrhö, Felsenbeinfraktur 107
  Pachymeningiosis haemorrhagica
    interna 311, 312
  Schädel-, Basisfrakturen, Loch-
    brüche 110
    Ringbrüche 160

  Schußbrüche 132
    Verteilung 97, 98, 100, 101
  Hirnverletzungen, Kalotten-
    frakturen 81
  Luftdruckwaffen, Suizid 533
  Metallnagel, Suizid 618
Schizogyrie 394
Schrotkugelverletzungen 529
Schußkanal, Rekonstruktion 615
Statistiken, Verkehrsunfälle 9,
  20, 21
Stichverletzungen 641, 648, 649
Temporallappen, Kontusions-
  syndrom 389
Verletzungen mit Luftdruckwaffen 532
Zysten, arachnoidale 342
Oberkiefer
  Frakturen, Auftreffenergie 145
    Schwellenwert 138, 145
    Ursachen 145, 146
  Höhle, Dach, Tamponade 153
    Frontalschnitt, Tumor 116
    Hernie, Orbitaverletzungen
      150, 151, 153
    Verletzungen, Aneurysma,
      A. carotis int. 156
  Häufigkeit 137
Ösophagus
  Ruptur, Gesichtsschädel, Ver-
    letzungen 141
Ohr
  Anatomie, Physiologie 347
  Otitis media, Gesichtsschädel,
    Frakturen 141
  subdurales Empyem 295
  Otobasis, Verletzungen, Häufig-
    keit 114
  Otoliquorrhö, Frakturen,
    Pyramide, Schädelbasis 105–107
  Schußverletzung 524
  Trommelfell, Ruptur, Schädel-
    Hirnverletzungen 128
Operation
  Bolzenschußverletzung 582,
    584, 585, 590, 591
  Empyem, subdurales 295, 297, 298
  Gehirn, Durchschüsse 512
  Geschoß, Embolie 499
    Entfernung 538
    Kontusion 463, 469
  Näh-, Stricknadeln 652
  Steckschuß 510, 535
  Ventrikelverletzung, Stahl-
    stift 651
  Hämatom, epidurales, Ergebnisse,
    Überlebenszeiten 225, 226
    erste, erfolgreiche 298
    Mortalität 221, 222

Operation, Hämatom
  subarachnoidales, Hämophilie 340
  subdurales, Ergebnisse 231,
    253-256, 258, 261
    Indikationen 285, 286
    Mortalität 274
  Hämophilie 341
  Luftgewehrgeschoß, Säugling 535
  nach Caldwell-Luc, Metall-
    drahtentfernung 603
  Nagelextraktion, Verletzung
    durch Nagelsetzgerät 595
  Schußverletzungen, Bolzenschuß-
    geräte 585, 590, 594
    Durchschüsse 512
    Hartgummi-, Plastikgeschosse 598
    Steckschüsse 499, 510, 535,
      538, 598
  Zyste, arachnoidale 343
Orbita
  Anatomie 114, 116, 149
  Blutung, intraossale 133
    Protrusio bulbi 121, 131
  Boden, Fraktur, Impression 151, 153
    N. infraorbitalis, Einklemmung
      151, 154
  Bolzenschußverletzung 594
  Brillenhämatom 135, 136, 377
  Contrecoup-Verletzungen 377
  Dach, Frakturen, Berstungs-
    frakturen 149, 150, 153, 379
    Schußfrakturen 135
  Durchschuß, Suizid 604, 605
  Emphysem, Nasenfraktur 144
  Exophthalmus pulsans 128
  Frakturen, Auftreffenergie 145
    Berstungs-, („blow out fractures")
      149, 150, 379
    Dach 94, 121, 131, 133, 135,
      150, 152, 377
    Entstehungsmechanismus 379, 380
    gedeckte Hirnverletzungen 377
    Gesichtsschädelfrakturen 137, 145
    Impressions-, Hirnrinde,
      Prellungsherde 377, 385
    lateroorbitale 114, 118
    Leuchtspurmunition 599
    ohne Schädelbasisbrüche 378
    Rand 154
    Schußfrakturen 131-137
    Varianten 150, 152, 377
  Frontalschnitt, Topographie 116
  Lanzenverletzung 230
  Luftansammlung, Siebbeinfraktur
    98, 120
  orbitokraniale Wunden 156, 377
  Pfählungsverletzungen 147, 148
  Schußverletzungen 509, 531

siehe Augenhöhle
Unterblutung, Aufschlagstelle 378
Verletzungen, Autoradioantenne 602
  Gehirn, transorbitale 154-158
  Stichverletzungen 644
  Verlagerung von Knochenfrag-
    menten 130
Zeichen, Häufigkeit 379
Organisationsprozesse
  Empyem, subdurales 297
  Gehirn, Rindenprellungsherde
    409-415
  Hämatom, epidurales 213-215
    subdurales 263-266, 310, 311
  Pachymeningeosis haemorrhagica
    interna 310
Organveränderungen
  pathologische, Einteilung 70, 71
Osmose
  Hämatom, subdurales 264
Osteomyelitis
  nach Infektion einer Kopfplatz-
    wunde 74, 75
Otobasis
  Verletzungen, Häufigkeit 114
Otoliquorrhö
  Schädelbasisfraktur 105-107

Pachymengeosis haemorrhagica interna
  chronisches, subdurales Hämatom
    304-312
Pachymeningitis
  subdurales Hämatom 267
Parietalregion
  Frakturen, epidurales Hämatom 210
  Prellschuß 465
Pathogenese
  Empyem, subdurales 295, 297, 298
  formale, kausale 69
  Gehirn, Abszeß 560, 561
    Rindenprellungsherde 427-435
  Hämatom, epidurales 207-213
    subdurales 240, 241, 243, 279-283,
      448
  Hydrom, Hygrom, subdurales 212,
    213, 214
  Krönlein, Schußverletzungen 536
  Zysten, arachnoidale 340-343
Pathologie
  Arachnoidea, Zysten 305
  Blastverletzungen 368
  Hämatom, epidurales 213-215, 218
    subarachnoidales 324-327
    subdurales 231, 263-273, 283,
      309, 310, 311
  Hirn, Basis, Verletzungen, Präparat 386
    Durchschuß 514

Fungusinfektionen 571
Granatsplitterverletzungen
  550, 551
Häute, Infektion 548–556
Impressionsschuß 477, 478
Mukormykose 571
Prolaps 548, 549, 550
Rindenprellungsherde 383,
  384, 388, 396–423
Schizogyrie 395
Verletzung, gedeckte 385, 388
Wunden 485–495
Organveränderungen, Einteilung
  70, 71
Pachymeningeosis haemorrhagica
  interna 304, 311, 312
Schädel, Basis, zerebrale
  Liquorfisteln 125
  Hirnverletzung, offene 524
Schläfenlappenkontusion, Syndrom 388
Schußverletzungen 464, 465, 477,
  478, 479, 514, 524
Pathophysiologie
  Blastverletzungen 368
  Commotio cerebri 354, 355
Paukenhöhle
  Prädilektionsstelle, indirekte
    Frakturen 130
Perkussionstrauma
  Choc cephalorachidien 61
  Schädel, Trepanationsloch 61, 62
Pfählungsverletzungen
  Gesicht 147–149
Phlebographie
  Brückenvenen, subdurales Hämatom
    241
Physik
  Druckgradiententheorie 452, 453
  Energie, kinetische, Aufschlag-
    stelle 462
  Geschosse, Ballistik 479, 480, 482
  Gewalteinwirkung, Vektor-
    richtungen, Gehirnschäden 344
  Terminologie 65
  Grundlagen, Biomechanik 37
  Schädel-, Hirn-, Verletzungen 51, 52
  Hohlkugel, flüssigkeitsgefüllte, Druck-
    verteilung, Stoß, -zeit 435, 452
    Stoß, Translations-, Rotations-
      beschleunigung 450, 451
  Kavitationseffekt 429, 439, 454
  Merkmale, Luftdruckschockwellen 364
  Pathogenese, formale, kausale 69
  Schädelknochen, Materialeigen-
    schaften 76, 77
  Schockwelle 370
  Stoßgesetze 38–45, 53, 54, 355

Stoßwelle 449–452, 456
Unterwasserexplosion 370
Wundballistik 479, 480
Plexus chorioideus
  Infektion, Hirnprolaps 556–560
Pneumatisation
  Schädelbasis, rhinobasaler, oto-
    basaler Bereich 112
Pneumatozele
  intrakranielle, intrazerebrale,
    intraventrikuläre 127, 130
  Schädelbasisfraktur 98, 114, 127
Pneumenzephalozele
  Augenlid, Perforationsverletzung 155
Pneumenzephalus
  Rhinoliquorrhö, Schädelbasis-
    fraktur 104, 109, 110
  traumatischer 544–546
Pons cerebri
  Venen, Abflußbehinderung, epi-
    durales Hämatom 190, 220
  Abriß, subdurales Hämatom
    241–243, 279
Porenzephalie
  Hydrom, Hygrom, subdurales 315
Prellschuß
  äußerer 460, 461, 462
  Gehirn 370, 371, 372
  innerer 540–543
  Geschoßkanal, Varianten 543
Prognose
  Gehirn, Blutung 170
  Hämatom, epidurales 187, 195,
    197, 198, 226
  Verletzungen, Bolzenschußgeräte 589
  Hiebverletzungen 637
  Mauerschuß-, Nagelverletzungen,
    Bolzensetzgeräte 596
Propeller
  Verletzungen 637–640
Pseudoaneurysma
  A. meningea media, Ruptur 216, 217
Psychosen
  Commotio cerebri 359
  endogene, exogene 632
  Hämatom, subarachnoidales 328
  subdurales 290
  Suizid 534, 577, 583, 617,
    618–620, 631, 632
  traumatische 359, 632
Pupille
  Veränderungen, Hämatom, epi-
    durales 204, 218
    subarachnoidales 337
    subdurales 256
  Hygrom, subdurales 321

Puppe
  Regel, Mehrfachverletzungen,
    Reihenfolge 94, 95
  Schußverletzungen, Kopf 506
Pyocephalus internus
  Hirnprolaps 556–560
Pyozele
  Stirnhöhle 129, 142
Pyramide
  Bahnzeichen, epidurales Hämatom 211
  Längs-, Querfrakturen, Duraverletzung, Otoliquorrhö 107, 128, 129, 261
    Schwellenwerte 138
    totale Absprengung 101, 107, 166

Quetschungstrauma
  Gehirn, Schädel 64, 65

Radfahrer
  prozentuale Beteiligung bei Verkehrsunfällen, Mortalität 12, 14, 16, 23
Raumforderung
  Blutungen, Stichverletzungen 645
  Empyem, subdurales 296
  Hämatom, epidurales 183, 189, 195, 210, 215, 217
    Fraktur, frontobasale 119
    Schädelbasis 97
    subarachnoidales 169
    subdurales 169, 241, 248, 259, 267
  Kontusion, Temporallappen 389
  Tumor, Oberkieferhöhle 116
Rechte-Hand-Regel
  Koordinatensystem, Vektorrichtungen 66
Rechtsmedizin
  Autopsie, Hämatom, epidurales 175, 216
    subdurales 232
  Blutung, Hämatom, Terminologie 169
  Duraverletzung, Unterlassung der Naht 120
  Fremdkörper in Kopfplatzwunde, forensische Bedeutung 75
  Hämatom, epidurales, unbeseitigtes 215
    subarachnoidales, tödliches 339
    subdurales 291, 292
  Kondylusfrakturen 165
  Pachymeningeosis haemorrhagica interna, Begutachtung 308, 309
  Regel von Puppe, Mehrfachverletzungen, Reihenfolge 94, 95
  Schädel-, Hirn-Verletzungen, Häufigkeit 21

Schußverletzungen 606
  siehe Gerichtsmedizin
  Suizid 631
Rhinobasis
  Definition 111
  Frakturen, Komplikationen 123–125
  Gehirn, Abszeß 560
  Verletzungen 120, 130
    Sinusthrombose 126
Rhinoliquorrhö
  frontobasale Fraktur 114
Ringbrüche
  Foramen occipitale magnum 94, 158
  Schädelbasis 94, 95, 102, 158–164
Röntgenaufnahme
  Bleiprofile, Schläfenregion 535
  „Bleistraße", Gehirndurchschuß 93, 94, 500
  Bolzenschuß, Projektile 590
  Frakturen, Condyli occipitales 165, 168
    frontobasale 118, 119
  Gehirn, Metallfeder, Metallgriff 601
    Schrotkugeln 499, 529
  Geschoßlokalisation 499, 535, 538, 601
  Hämatom, epidurales 195
  Luftgewehrgeschoß, Epipharynx 535
  Messerklinge, Orbita 156
  nasogastrischer Schlauch in der Schädelhöhle 141
  Pneumenzephalus 108, 545
  Schädel, ausgestanzte Knochenstücke 580, 582
    Basisfraktur 107
    Erosion, arachnoidale Zyste 343
    Geschoßlokalisation 616
    Granatsplitterlokalisation 601
    Impressionsfraktur, Nähnadeln 652
    Metallantenne 602
    Metallnagel 595
    Penetration, Schere 643
    Schlangenschrot 613
    Spiegelbildung, intraventrikuläre Pneumatozele 109
    Steckschuß, Lokalisation 503, 510
  Schrotschußverletzung 499, 529
  Verlagerung eines Zahnes in das Gehirn 640
Rotation
  Beschleunigung, Gehirnschädigung 57
  Theorie, Schädel-, Hirnverletzungen 446–449
  Translations-, Beschleunigung, Unfallablauf 58–60
  Trauma, Schädel, Hirn 442
    Scherkräfte 57, 58
    subdurales Hämatom 242, 243, 247, 252, 258

Rückenmark
  Gewalteinwirkung,
    Vektorrichtungen 65

Säbelhieb
  Verletzungen 634
Säugling
  Fontanellen, Perforation durch
    Nähnadel 652
  Hämatom, intrakranielles 170, 171
  Schädel, Contrecoupeffekt 454
    Stoß, Druck am Stoßpol, Gegenpol
      53, 54
  Schußverletzung 535
  Unfallrisiko 29
Schädel
  Anatomie 76, 79, 95, 96, 125
  Aufschlagstelle, Gewaltein-
    wirkung, Gehirnschäden 344
    Orbita, Unterblutung 378
  Basis, Abriß des Mittelgesichts
    114, 118
    Anatomie 95, 96, 97, 125
    Dura mater, Venengeflechte,
      Topographie 97
    Erosion, arachnoidale Zyste 343
    Frakturen 80, 96
      Begleitverletzungen 94, 95,
        109, 110
      Behandlung 98
      Berstungsbruch 88, 89, 90,
        99, 113
      Blutungen 97, 101, 102, 103
      Diagnostik mit Röntgenauf-
        nahmen 99
      Gesichtsschädel 140
      Keilbein 132
      Klinik 101, 102
      Komplikationen 98, 102–107
      Kontusion, Tractus olfac-
        torius 120
      Längsbrüche 165
      Liquorrhö 104, 105
      Lochbrüche 110, 111, 132
      Luftembolie 103, 104
      Mortalität 99
      Obduktionsergebnisse 97, 99,
        100, 101
      raumfordernde Hämatome 97
    Otoliquorrhö 105–107, 125, 143
    Rhinobasis 120
    Rhinoliquorrhö 104, 105,
      143
    Scharnierbruch 164
    Sella turcica 99
    Sinus frontalis 143
    Typen 99, 101
    Verteilung, Sektion 101

  Hämatom, intrakranielles 340
    subarachnoidales 328–335
  Pneumatisation 112
  Pyramide totale Absprengung
    101, 166
  Querbrüche 90
  Ringfrakturen 94, 95, 102, 158–164
  Scharnierbrüche 90, 164, 166
  Schußfrakturen 497, 524
  Topographie 125
  Verletzungen, frontobasale,
    Definition 112, 113
    Häufigkeit 115
beweglicher, fixierter, Gewaltein-
  wirkung 51, 52
Blutungen, Hämatome, Hämophilie
  340
  siehe Hämatom
Boxhiebe, Hämatom, subarachnoidales
  332
  subdurales 243
Dach, Anatomie 79
  Osteomyelitis, Sinus-
    thrombose 127
  Schußfrakturen 129, 497
Deformation, gewaltsame 76–89
Dekompression, Hydrom, sub-
  durales 314
Druck, Berechnung, Stoß 48–51, 56
  Differenz, Stoß-, Gegenpol 49, 57
Durchschüsse, Bestimmung der
  Schußrichtung 84
Frakturen, Abriß, A. meningea
  media 98
  Auftreffenergie 83
  Berstungs-, Biegebrüche 83,
    85, 89, 90, 96
  Bombenanschläge 660
  Bruchlinien, Richtung, Ver-
    lauf 90
  brucherzeugende Energie 90
  Durchschuß 130, 512–514
  Einrisse der Dura mater 51
  epidurales Hämatom 210
  Formen 80–95
  Expressions-, Impressions-
    frakturen 81
  frontobasale 101
    Definition 111, 112
    Escher, Typ I–IV 114, 115, 116
    Häufigkeit 113
    Trümmerfrakturen 113, 117
  Gesichtsschädel 137–141
  Hämatom, epidurales 192, 193,
    207, 216
    subdurales 237, 238
  Häufigkeit 82, 101
  Hygrom, subdurales 321

Schädel, Frakturen
    Impression, „Dachrinnentyp" 463
    Infektionswege 75, 136
    Kavitationswirkung 88
    Lokalisation 80-82
    meningikakreuzende 81, 84, 86
    minimale Bruchenergie 86
    multiple 81
    Nunchakus 657
    offene, geschlossene 82
    Prellschüsse 463
    Schläfenbein, Häufigkeit 102
    Schußfrakturen 7, 32, 81, 84, 93, 94,
        129, 134, 147, 336, 428, 461, 462,
        503, 513, 579, 580, 594
    Stichverletzungen 647
    subperiostales Hämatom 74
    temporobasale 102, 111, 112
    Toleranzwerte 79, 80, 94
    Traktionsbrüche 164
  frontaler Stoß, Druckmessung 57
  frontomedial, brucherzeugende
    Energie 90
  Geschosse, Wanderung 498-501
    Wirkungen 480-483
  Gesichts-, Frakturen 80, 81,
    129, 137-141
    Verletzungen, Hartgummi-,
        Plastikgeschosse 598, 599
      Kettensäge 657
    Zertrümmerung, Schrotkugeln 529
  Gewalteinwirkung, stumpfe,
    scharfe 51, 210
    tangential ansetzende 451
  Zug-, Druckfestigkeit, Elastizitäts-
    modul 79
  Grube, hintere, Blutungen, epidurale
    298-302
      Blutungen, subdurale 303
      chronisches subdurales Hä-
        matom 287, 288, 302
      Frakturen 130, 167
      Frakturen, Berstungsfrakturen 385
      Foramen occipitale magnum
        94, 158, 167
      Ringfrakturen 158-164
      Geschoßentfernung 538
      Hämatom, epidurales 186, 211,
        218, 219, 298-302
      Hämatom, subdurales 231
      Stahlnagel, Steckschuß 598
    mittlere, Fraktur, Hämatom,
      epidurales 216
      Hämatom, Epipharynx 101
      Hämatom, Nasen-, Rachen-
        raum 121
      Häufigkeit 114
      Schußverletzung 130, 133, 135

Kompressions-(Quetschungs-)
    Trauma 64, 65
  Zertrümmerung, Nachschuß 135
  transtentorielle Hernie 218, 219
  vordere, Anatomie 113, 142
    epidurales Hämatom 186, 187
    Fraktur, Hirnprolaps 103
    Schädelbasisfrakturen 103
    Schußfrakturen 129-137
    Topographic 113, 142
  mittlere, hintere, Fraktur-
    verteilung 101
Gruben, Anatomie 95, 96
Hämatom, intrakranielles 170,
    171, 175
  subarachnoidales 331, 332
Hauptstoßrichtungen 375, 376
Hinterhaupt, Frakturen, Condyli
  occipitales 164-168
    Foramen occipitale magnum
      94, 158, 167
    Längsbrüche 167
    Ringbrüche 158-164
    Schußbrüche 131, 132
  Hämatom, epidurales 186
    subdurales 381
Sturz, Rindenprellungsherde 377
Hirn-, Präparate, Rotationsversuche 58
  Verletzungen, Alkoholeinfluß 32
    Anteil an den gesamten
      Unfallverletzungen 9
    Axt-, Beilhieb 635
    Biomechanik 45
    Blutungen, intrakranielle 233
    Bolzenschußgeräte 574, 575,
      587, 592, 593
    „Contrecoupverletzungen" 43, 56,
      61, 121, 133, 135, 216, 249,
      370, 374, 377, 428, 433, 438,
      442, 445, 450, 451
    Druckgradiententheorie 452, 453
    Einteilung 442
    Empyem, subdurales 295
    experimentelle 505, 587
    Explosion, Gewehrkammer 539
    Flugzeugpropeller 638
    frontobasale, Definition 112, 113
    frontobasale, Exophthalmus
      pulsans 128
    frontobasale, Häufigkeit 115
    gedeckte, Pathologie 385, 386, 387
    gerichtliche Obduktion 21,
      175, 232, 388
    Geschichtliches 441, 442
    Gewalteinwirkung, physikalische,
      Definition 45, 46
    Glassplitter 573, 604

Sachverzeichnis

Hämatom, epidurales 175, 224, 387
Hämatom, subarachnoidales 322
Hämatom, subdurales 231–233, 241, 279, 387
Häufigkeit 1, 15, 16, 17, 25, 282
herabfallende Geschosse 537–539
Hygrom, subdurales 321
Kalottenfrakturen 80, 81
Kinder 20, 29, 147, 148, 532
Komplikationen 546–549
Kraftwellen, Fortleitung 444, 445
Kugelschußapparate 574, 575
Luftdruckwaffen 533–535
Lufteinlagerung, intravaskuläre 545, 546
Mauerschußgeräte 587, 588
Mechanogenese 442
Nagelschußgeräte 578, 587, 588
offene 471, 473
offene, Kriterium: Dura mater 87
offene, ungewöhnlicher Fall 473–476
Rotationstheorie 446–449
Schädelbasis, Beteiligung 99, 107
Schädelbasis, Otoliquorrhö 107
Schüsse senkrecht nach oben 537
Schusterahle 618
siehe Schußverletzungen
siehe Todesfälle, Todesursachen
Sinus cavernosis, Thrombose 128
Skalpierung, Kopfhaut 74
sozioökonomische Situation 5, 6
Stichverletzungen 641, 645
Stoßwellentheorie 449–452
Straßenverkehr, Mortalität 13, 14, 21–24, 35, 137
Subkonkussionsstöße 447, 448
Suizid 4, 5, 7, 17, 131, 135, 156, 336, 504, 507, 510, 513, 533–536, 576, 581, 584, 593, 596–598, 617–620
Suizid, Beurteilung der Kausalität 621
tödliche, subdurale Blutungen 232
Ursachen 25, 442
Vektorrichtungen 65–69
Ventilatorblätter 638
Verkehrsunfälle 1, 9, 15, 16, 17, 137
Vibration 443, 444
„Wurmstichigkeit" (état vermoulu) 374, 375
Höhle, Insertion eines nasogastrischen Schlauchs, Tod 103, 141

penetrierende Verletzungen 88, 156
Zahn, Dislokation 129
Kalotte, bruchérzeugende Energie 90
„compound linear/depressed fracture of convexity" 84
Dicke der Knochen 79, 83
Frakturen, epidurales Hämatom 210
Impression 51, 81, 84, 92
Impression, epidurales Hämatom 208
Impression, Kavitation, Mechanismus 61
Lochbruch 91, 92, 132
Schädel-, Hirnverletzungen 80, 81
Schußfrakturen 131, 133, 135
Terassenbruch 92, 93
Osteomyelitis, Sinusthrombose 127
Zertrümmerung, Unfall 87
Kapsel, Sprengung, Schußverletzung 94
Knochen, bruchérzeugende Energie 90
Bruchmechanik 76, 83
Defekt, Schußfraktur 132, 251, 463
Deformierung, Gehirn, Rindenprellungsherde 427
Kompressionstrauma 64, 76
Druck-, Zugfestigkeit, Elastizitätsmodul 79, 85
Durchschlag, Geschoßenergie 93
Erosion, Zysten 343
Fragmentverlagerung, Orbita 130
Impression, Prellschüsse 463
subdurales Hämatom 251
Loci minoris resistentiae 156
Materialeigenschaften 76, 77, 85
Nahtsprengung 186
Splitterverletzung 460, 461
Steckschuß, Geschoßenergie 93
Zugspannung, kritische 85
Längsberstung 167
epidurales Hämatom 208, 210
mazerierter, Druckmessung, frontaler Stoß 57
Nahtsprengung, epidurales Hämatom 186
okzipitomedial, bruchérzeugende Energie 90
Parietookzipitalregion, Trümmerfraktur 132
Perkussionstrauma 61–64
Pneumokranium 108, 109, 127
Prellung, Definition, Ursachen 346
Säugling, Contrecoupeffekt 454
Scheitelmitte, bruchérzeugende Energie 90
Schläfenschuppe, epidurales Hämatom 191

Schädel, Knochen
   Fraktur, Otoliquorhö 107
   Hämatom, subarachnoidales 331, 332
      subdurales 207, 210
   Spannungsverhältnisse, sagittaler Stoß 77, 78
   Schußfrakturen 81, 92, 119, 130–137, 460, 501
      Bolzenschüsse 578, 587
      Durchschüsse 512–514
      Hartgummigeschosse 598
      Impression, Tönnis Typ I 135
      Krönlein 94, 507, 535–537
      Plastikgeschosse 598, 599
      Prellfrakturen, Noetzel 135, 460
      Tandemgeschosse 501
      Treffstellen, frontale 136, 137
      okzipitale 131, 132
         parietale, temporale 133, 134
   Steckschuß 93, 130, 131, 133, 500, 503
   Stirnbein, Fraktur, Sinus sagittalis superior, Verletzung 110
   Stoß, Druck, Berechnung 48–51, 55, 454, 455, 457
      dynamischer, statischer 50
      Modell 55, 454, 455
         Stoßpol, Gegenpol, Knotenpunkt 55–57
         Gegenpol, Säugling 53, 54, 454
         Verteilung, Knoten-, Äquatorialpunkt 55–57
      frontaler, Deformation, Berechnung 49, 53, 54, 57
      gegen feste Wand 47
      gegen Windschutzscheibe 44, 45, 88
      physikalische Gesetze 38–45, 455
      Richtungen 375, 376
   stumpfe Gewalteinwirkung, Biomechanik 37, 209, 210
   Tangentialschußverletzungen 462
   Temporoparietalregion, epidurales Hämatom 182–186, 191, 210
   Trepanationsloch, Perkussionstrauma 61, 62
   Terassenbruch 82
   Verformung, okzipitaler Stoß 78
   Verletzungen, Circulus arteriosus Willisii 332
      „Contrecoup-Effekt" 43, 56, 61, 121, 133, 135, 216, 249, 370, 374, 377, 387, 428, 433, 438, 442, 445, 449, 452
      Energiegrenzwerte, meist benutzte Geschosse 92, 93
      Hämatom, epidurales 170, 188
         subarachnoidales 321–324, 335

      subdurales 240, 241, 279–283, 286, 287, 303
   Hygrom, subdurales 321
   intrakranielle, Häufigkeit 82
   Kompressions-(Quetschungs-) Trauma 64, 65
   Schußverletzungen, Frakturen 81, 83, 463
      meist gebrauchte Geschosse 83
      Richtung, Bestimmung 84
      Schutzmaßnahmen 43
      siehe Schädel-, Hirnverletzungen
      Steckschuß, Auftreffenergie 83
         oberer Grenzwert 83, 130
      Überlebenszeit 35
   Vertex, Hämatom, epidurales 188, 189
Scharnierbruch
   Schädelbasis 90, 164, 166
Scheitelbein
   Zertrümmerung, epidurales Hämatom 186
   Schußfraktur 133
Schereffekt
   Schädelbasisfrakturen 162
Schizogyrien
   traumatische 387, 394, 395
Schizophrenie
   Schädel-, Hirn-, Verletzungen, Suizidversuch 618
Schläfenlappen
   Kontusionssyndrom 387–390
   Schußverletzungen, Suizid 604, 605
Schlag
   Luxation, Unterkieferköpfchen in der Paukenhöhle 110
   Verletzungen, Hämatom, epidurales 175
   „Hutkrempenregel" 441
   Impressionsfraktur, Schädelkalotte 61
   Kopf, tödlicher Ausgang 75
   Priorität, Regel von Puppe 94, 95
Schleudersitzrettung
   Pilot, +Gz-Vektor 66
Schockwellen
   Physik 370
   Verletzungen 362–369
Schraubenzieher
   Verletzungen 655, 656
Schrotflinten
   Wirkung 528
Schuß
   Frakturen, kinetische Energie 461, 462
      Schädel, tangentiale 462
   Hand, Schmauchspuren 503

Kanal, „Bleistraße", Gehirn-
durchschuß 93, 94
Bolzenschußapparate 579, 580
Durchmesser 134
Verletzungen, alte, maligne
Hyperthermie 539, 540
Bestimmung der Schuß-
richtung 84, 336
Bolzensetzwerkzeuge 594
Druckverhältnisse 428
Empyem, subdurales 294
Gehirn 133, 134, 154–158,
471–475
Böllerschuß 604
Bolzenschußapparate 574,
575, 594
Druckluftwaffen 530, 531
Durchschüsse 512–514
Faustfeuerwaffen, Suizid 604–620
Handlungsfähigkeit von
Opfern 506–511
Kriegsverletzungen 516–523
Kugelschußapparate 574, 575
Prellschüsse 370, 371, 372,
460, 461, 462
Rinde, Blutungen 496, 497
zivile Waffen 523–527
Geschoßwanderung, Vorraus-
setzungen 500
Gesichtsschädel 147, 502
Hämatom, subarachnoidales 336, 337
subdurales 207, 251, 282
Hartgummigeschosse 598, 599
Impression, Tönnis 135
Infektionen 136, 516
Kopf, Nahschüsse 135, 428,
513, 524, 532, 544
Schrotschußverletzungen 527–530
Tandemgeschosse 501
Krönlein-Schüsse 94, 507,
535–537
Kugelschußapparate 574, 575
Mord, Totschlag 573
Alkoholeinfluß 32
Häufigkeit 7
Handlungsfähigkeit 508
Nahschüsse 135, 428, 513,
524, 532, 544
orbitofrontale Fraktur 119,
131, 132, 145
Pfeile 654
Plastikgeschosse 598, 599
Platzpatronen 578
Prellschuß, äußerer 370–372,
460–462
innerer 540–543
Ringbruch 543

Schrotkugelverletzung 527–530
Schußkanäle 93, 94, 134, 579, 580
Steckschuß 93, 130, 131,
133, 500, 503, 509–511, 532,
541, 594
subarachnoidale Blutung 336,
337
subdurales Empyem 294
Suizid 131, 135, 503, 504, 507, 508,
513, 628–631
Tandemgeschosse 501
tödliche, Handlungsfähigkeit
der Opfer 506–511
transorbitale 154–158
Treffstelle, frontale 136, 137
okzipitale 131, 132
parietale, temporale 133, 134
Verletzungsmuster 526
vordere Schädelgrube 129–137
Schädel, Kalotte 81
zivile Waffen 523–527
Schutzmaßnahmen
Schädelverletzungen 43
Schwangerschaft
Eklampsie, subarachnoidales
Hämatom 329
Toxämie, subdurales Hämatom 257
Schwellenwert
Frakturen, Gesichtsschädel 138
Schädel, Basis, Ringbrüche 161
Geschoßenergie 92, 93
Gewalteinwirkung 82, 84,
86, 93, 161
Hochdruckwelle 365
Kommotionsdosis 355
Stoßenergie, Hirnschäden 344
Sektion
Blutungen, Kopfschwarte 90
Contusio cerebri, Häufigkeit,
Schädel-, Hirnverletzungen 97
Empyem, subdurales 294, 296
Gehirn, maligne Hyperthermie
nach alter Kopfschußverletzung 540
Mukormykose 571
Pfählungsverletzung 148
Schizogyrien 394
Schußverletzung 503, 509
Tuberkulom, Tuberkulose 572
Hämatom, epidurales, Lokali-
sation 175, 181, 182, 186, 190
raumforderndes, Volumen 215
subdurales, Volumen 227, 228, 229
subarachnoidales, Technik
nach Krauland 326, 327, 328,
335, 336, 337
subdurales, Granatsplitterver-
letzung 251

Sektion, Hämatom
  subdurales
    Lokalisation 229, 232, 235
    Psychosen 290
    Technik nach Flechsig 248,
      262, 311, 312
    Verkehrsunfall 261
  Impressionsschuß, Schädel,
    parietal 136, 137
  Kopfverletzung, Schraubenzieher 655
  Otoliquorhö, Schläfenbein-
    fraktur 107
  Pachymeningeosis haemorrhagica
    interna 311, 312
  Schädel-, Basisfrakturen, Loch-
    brüche 110
    Ringbrüche 160
    Schußverletzung 132
    Verteilung 97, 98, 100, 101
    Hirnverletzungen, Flugzeug-
      propeller 639
    Kalottenfrakturen 81, 131, 132
    Luftdruckwaffen 532
    Metallnagel 618
    Schrotschuß 529
  Schläfenlappen, Kontusions-
    syndrom 389
  Statistiken, Verkehrsunfälle 9, 20, 21
  Suizid, Schuß mit Bolzensetz-
    gerät 597
  Zysten, arachnoidale 342
Selbstmord
  siehe Suizid
Sella turcica
  Frakturen 99
Sepsis
  subarachnoidales Hämatom 329
Shuntoperationen
  Hämatom, epidurales 207, 208, 211
    subdurales 258
  ventrikulojuguläre 653
Sicherheitsgurt
  Wirkung 44, 45
Sidelash-Verletzungen
  HWS, Lateroflexionsver-
    letzungen, Vektorrichtung 66
Siebbein
  Fraktur, Abflußwege, Liquorrhö 122
    nasofrontale 144
    Orbita, Luftansammlung 98
      Muskelhernie 151
    Schußfraktur 135
  Pfählungsverletzungen 147
  Zellen, Anatomie 111, 112, 114, 116
Sinus cavernosus
  a.-v. Aneurysma, Schädelbasis-
    fraktur 98, 128

Infektion, rhinogene 126
Thrombose 128
Verletzung, arteriovenöse Fistel 128
Sinus ethmoideus
  Hernie, Orbitafrakturen 151
Sinus frontalis
  Anatomie, Topographie 142
  Frakturen, Liquorrhö 113, 141–143
  Mukosa, Verletzungen 142
  Sinusitis, subdurales Empyem 295
  Verletzungen, penetrierende 156
    Pfählung 147
Sinus maxillaris
  Orbita, Berstungsfraktur 151, 152, 153
    Tamponade 153
    Fett, Prolaps 153
  Verletzung, Aneurysma,
    A. carotis interna 156
Sinus petrosus superior
  Abflußbehinderung, epidurales
    Hämatom 220
Sinus sagittalis superior
  Bolzenschußverletzung 593, 594
  Syndrom 211
  Thrombose, Hämatom, epidurales 112
    Osteomyelitis, Schädeldach 127
    Prellschüsse 464
    rhinogene 126
  Verletzung, Hämatom, epidurales
    186, 210, 211
    subdurales 240, 243
  Stirnbein, Escher, Typ I 110
Sinus sigmoideus
  transversus, Verletzung, epi-
    durales Hämatom 186, 189, 190,
    299, 300
Sinus transversus
  Blutungsquelle, epidurales
    Hämatom 208, 211, 299, 300
Sinus venosi
  Verletzungen 127
Ski
  Unfall, Hämatom, epidurales 176
Spätabszeß
  Gehirn, rhinogener 126
Spätkomplikationen
  entzündliche, frontobasale Ver-
    letzungen 124–129
Spätmeningitis
  rhinogene 125
Spättodesfälle
  Definition 34
Spasmen
  zerebrale Arterien, subarachnoidale
    Blutungen 325, 326
Sport
  Unfälle, Subcommotio cerebri 346

Verletzungen, frontobasale 114
  Gesichtsschädel, Frakturen 140
  Häufigkeit 17, 25
Squama occipitalis
  Defekt, Schußfraktur 132
Stadieneinteilung
  Gehirn, Rindenprellungsherde 397–423, 433, 434
  Wunden 486, 488, 491
Statistik
  Altersgruppen, Normalbevölkerung, Verunfallte im Straßenverkehr 13
  unfallbedingte Todesfälle 1, 2, 3, 6, 12, 30, 31
  Verletzungen, Gewalteinwirkung 30, 31
  Arbeitsunfälle 2, 5, 6, 16, 17, 25, 27
  Fahrradfahrer, Anteil an Verkehrsunfällen 18
  frontobasale Verletzungen 116
  Fußgänger, Straßenverkehr, stationäre Behandlung 18
  tödliche Schädel-, Hirnverletzungen 13, 14
  Hämatom, epidurales 174–179, 183–185
  Haushaltsunfälle 2, 3, 5, 6, 16, 17, 25, 27, 29
  Hirnnervenläsionen, frontobasale Schädelhirnverletzungen 128
  KFZ-Unfälle, tödliche, verschiedene Länder 19
  Kindesalter, Unfallrisiko, Todesursachen 20, 22, 27–30
  Körperregionen, Verletzungen im Straßenverkehr 11, 14, 15, 16, 17
  Mortalität, Kindes-, Jugendalter 29
  verschiedene Verkehrsteilnehmer 14, 16
  Motorradfahrer, Mortalität, Straßenverkehr 16, 17
  Notfälle 24, 30, 31
  Schädel-, Hirn-Verletzungen 1, 5, 6, 9, 13–17, 20–24, 115
    Kinder 20, 22
  Suizid 4, 5, 7, 17
  Todesfälle, Kindes-, Jugendalter 29
    unfallbedingte 1, 2, 14, 21, 30
    Ursachen 4, 5, 15
    Verkehrsunfälle 19, 21
    Verletzungen, Altersgruppen 3, 30, 31
  Unfälle, Kosten 2, 5, 6
    Straßenverkehr 8–27
      tödlicher Ausgang 19, 23
      Zahl der zugelassenen Fahrzeuge 10, 11
      zeitliche Zusammenhänge 9
      Ursachen 25

Verkehrsunfälle, Blutalkoholspiegel 31, 32
  Fahrradfahrer 12, 14, 16, 20, 23
  Fußgänger 12, 14, 16, 20, 23
  Kraftfahrzeuginsassen 12, 14, 15, 20, 23
  Trunkenheit am Steuer 31, 32
  Ursachen, Mortalität 1–5, 12, 15–20, 23
  Verletzungen, Körperregionen 11, 14, 15, 16, 17
  Kraftfahrzeuginsassen 15
  rhinobasale 123
  Straßenverkehr, Todesfälle 18, 21
  vorsätzliche 7, 8
  zivile 19, 523–527
Steckbolzenschußapparat
  Funktionsweise 576
Steckschuß
  Bolzensetzwerkzeug 594
  Gehirn, Tod 131, 133, 503
    US-Präsident Abraham Lincoln 130
  Verlauf 509–511, 532
  Geschoßwanderung, Voraussetzungen 500
  Schädelknochen, Dicke, Geschoßenergie 93
Stichverletzungen
  Schädel, Gehirn 641, 642, 650, 651
  subdurales Hämatom 282
  Suizid 651
  transorbitale, Gehirn 154
Stirn
  Verletzung, Küchenmesser 641
Stirnbein
  Fraktur, Sinus sagittalis superior
  Verletzung 110
Stirnhirn
  frontales, epidurales Hämatom 187
  Schußverletzung 508
Stirnhöhle
  Fraktur 113, 128, 129, 142
    Liquorrhö, Abflußwege 124
    offene 128, 129
  Mukozele 129
  Pfählungsverletzungen 147
Stoß
  Achse, Schläfenlappenkontusion 388
  biophysikalische Terminologie 65
  Druck, Berechnung 48–51, 54
  Differenz, Stoß-, Gegenpol 49, 55, 430
  Messung 57, 430
  Verteilung über Stoßachse 48–51
  Fraktur, Berstungs-, Biegungsbruch 88
  Hinterkopf, Hirnverletzung 386

Stoß
  Fußball, Hämatom, subarachnoidales 329
  Gegenstoß, Hirnverletzungen 443, 464
    Prellschüsse 464, 465
    siehe „Contrecoup-Effekt"
  Gehirn, Commotio cerebri 355
    gedeckte Schäden 344
  Gesetze, Experimente 39, 47, 48, 55, 56, 355
    Vektorrichtungen 65–69, 344
  Impressionstrauma, deformierbare Hohlkugel 60
  Kopf gegen feste Wand 47, 344
    gegen Windschutzscheibe 44
  Kugel, Hinterhauptschuppe 76, 77
  okzipitaler, Schädelverformung 78
  Reaktionskräfte, Berechnung 41–45
  Richtungen, Gewalteinwirkung 375–377
  Schädel-, Hirn-Verletzungen 45, 433
    Kalotte, Impressionsfraktur, Hirnkontusion 61
  sagittaler, Schläfenschuppe, Spannungsverhältnisse 77, 78
  Terminologie, biophysikalische 65
  Vektorrichtungen 65–69
  Verletzungen, Kopfschwarte 73–75
  Zeiten, Schädel, Verformung 91, 490
    Verlauf der Beschleunigung 39, 40
Stoßwellen
  Sichtbarmachung, Versuchsanordnung von Schwarzacher 451, 456
  Theorie, Schädel-, Hirnverletzungen 449–452
Sturz
  Blutalkoholspiegel 31
  Dämmerzustand, traumatischer 625
  Fenster-, Suizid 614
  Gehirn, Rindenprellungsherde 401
    „Wurmstichigkeit" (état vermoulu) 374, 375
  Hämatom, epidurales 174, 175, 195, 207
    subarachnoidales 329
    subdurales 244, 250, 253, 261, 282
  Hinterhaupt, Hirn, gedeckte Verletzung 386
    Rindenprellungsherde 377
  Luxation, Unterkieferköpfchen in die Paukenhöhle 110
  Schädelbasis, Ringbruch 158, 162
  Schlagverletzung, „Hutkrempenregel" 441
  Subcommotio cerebri 346, 347
  Verletzungen, Hinterkopf 88, 158
    Hirnödem mit tödlichem Ausgang 86, 87

Kopfschwarte 73–75
  Priorität, Regel von Puppe 94, 95
Schädel-, Hirn 8, 17, 18, 25, 343, 401
Subarachnoidalraum
  Blutung, erste Veränderung bei Hirnrindenprellung 406
  Großhirn, Kleinhirn 336, 337
  Hämatom 322–339
  Pathologie 324–327
  Schußverletzung 135
  spontane 323
  subdurale 247
  traumatische 323, 324
Subcommotio cerebri
  Definition, Ursachen 346
Subduralraum
  Hämatom, Autopsie 229, 232, 234, 248, 251, 260, 290
    Intervall 98
    Raumforderung 169, 170, 241, 248, 259, 267
    Schußfraktur 132
  Hydrom, Hygrom 312–322
  Pneumatozele 108, 109
Suizid
  Alarmpistole 613
  Alkoholeinfluß 605, 616
  Arzneimitteleinnahme 616
  Auspuffgase 629
  Axt-, Beilhiebe 635, 636
  Blausäure 619
  Blutung, subarachnoidale 336, 510
  Bolzenschußgeräte 576, 577, 581, 582, 584, 593, 594, 597
  Bolzensetzgeräte 596–598
  Doppelselbstmord 614
  Erhängen 615
  erweiterter Familiensuizid 618, 619, 620
  Faustfeuerwaffen 604–620
  Fußgänger im Straßenverkehr 620
  Gehirn, Schußverletzungen 504, 509, 513, 536, 593, 596, 597
  Häufigkeit 4, 5, 7, 17
  Handfeuerwaffen 605
  Infanteriegewehr 507, 508, 597
  kombinierter 614, 615, 616
  Kraftfahrzeugunfälle 620, 628–631
  Krönlein-Schuß 536
  Kugelschreiber, orbitokraniale Verletzung 156
  Luftdruckwaffen 533–535
  Luftinjektionen, i.v., Menge 104
  Kopfschuß 131, 135, 503, 504, 513, 526, 536, 596, 597
    mehrfacher 607–612
  Kugelschreibermine 604
  nach Sturz 630, 631

nach Verkehrsunfall 630
Nahschüsse, parietotemporale 135
Orbita, Durchschuß 605
posttraumatischer 621–631
Psychosen 534, 577, 583, 617–620
Schädel-, Hirnverletzung, Beurteilung der Kausalität 621
simulierter 614
Stichverletzungen 651
Tathergang, Rekonstruktion 597, 618, 619, 620
Tötung durch eigene oder fremde Hand? 605
um- und selbstgebaute Waffen 504, 505, 610, 616, 619

Technik
  Bolzen-, Kugelschußapparate 574, 575, 587
  Histologie, Gehirn 633
  Mauer-, Nagelschußgeräte 587, 588
Temporallappen
  Kontusionssyndrom 387–390
Tentorium
  Schlitz, Hernie, Hämatom, epidurales 218, 220
    Hämatom, subdurales 269
Terassenbruch
  Schädel, Schwellenwert 82
    stumpfe Gewalteinwirkung 93
Terminologie
  Amnesie, Dämmerzustand 626
  Beschleunigungsvektoren 68
  biophysikalische, Aufprall, Stoß 65
  Blutung, Hämatom 169
  Commotio, Contusio cerebri 360, 396, 632
  +Gz, −Gz, Vektorrichtungen 66
  Kommotions-, Kontusionspsychose 632
  Trauma 70
Theorien
  Schädel-, Hirnverletzungen, Mechanogenese 442, 443, 444
Therapie
  siehe Behandlung
Thrombophlebitis
  frontobasale Verletzungen 124, 126
Thrombose
  A. carotis, epidurales Hämatom, Behandlung 195
  Pfählungsverletzungen 147, 148
  A. meningea media, Hämatom, epidurales 217
  Brückenvenen, subdurales Empyem 297
  Sinus cavernosus 128
    rhinogene 126

Sinus sagittalis superior, epidurales Hämatom 211
  Fremdkörperinfektion 618
  Prellschuß 464
Tierbisse
  Schädel-, Hirnverletzung 659, 660
Tiermodell
  Commotio cerebri 354, 355
  Gehirn, Rindenprellung 406
  Head-Acceleration Device, Unterharnscheidt und Higgins 450
  „Percussion", „Concussion" 63
  siehe experimentelle Untersuchungen
Todesfälle
  Ablauf in drei Phasen 34, 35
  Alkoholeinwirkung 339
  Axt-, Beilhiebverletzungen 635, 636
  Bolzenschüsse 576, 577
  Commotio cerebri 361
  Frakturen, Sinus frontalis 143
  Früh-, Spät-, Definitionen 34
  Fußgänger, Alter, Geschlecht 27
  Pfählungsverletzung 148
    Rindenprellungsherde 401, 406
    Schußverletzungen 504, 505, 506, 546
  Gesichtsschädel, Frakturen 141
  Gewalteinwirkung, Biomechanik 36
  Blutung, subarachnoidale 339
  Hämatom, epidurales 166, 171, 173, 175, 176, 178, 197, 203, 216, 228
    subarachnoidales 323, 326, 330–334, 338
    subdurales 229
  Infektion, Schußverletzung 136, 137, 546
  Kopf, Platzwunde, Infektion 74
  Kopfverletzung, Schlag 75
    Schraubenzieher 655
  Kraftwagenfahrer, Alter 26
  Kugelschußapparat 576
  Luftembolie 128
  Medulla oblongata, Verletzung, Schädelbasisfraktur 101
  plötzliche, Blastverletzungen 367
    Flugzeugabsturz 406
    Hämatom, epidurales 216
      subdurales 251
    Herzbeutelerguß 603
    Sturz 441
  Prellschüsse, innere 525, 541
  Schädelbasisfrakt 99
    Hämatom, epidurales 216
      subdurales 229, 232, 235, 248
    Luftembolie 103
    Otoliquorrhö 107
    Ringbruch 158, 159, 161, 162
    Schußverletzung 132, 133, 135

Todesfälle
    Schußverletzungen, Luftgewehr 532
        Prellschuß 465, 467, 468
        Schrotschuß 529
        subarachnoidale Blutung 336, 337
    siehe Mortalität
    siehe Suizid
    sozioökonomische Situation 5, 6
    Sturz auf der Treppe 86, 87
    unfallbedingte, Alter, Ge-
        schlecht 1, 5, 8, 9, 12, 18,
        19, 26, 28
        Blutalkoholspiegel 31, 32
        Kindes-, Jugendalter 27–30
        Otoliquorrhö 107
    Verkehrsunfälle 18, 19, 21, 26
        verschiedene Länder 19
    Verletzungen, Altersgruppen 3, 30, 31
    Würgeakt 380, 381
    Zahl der zugelassenen Kraftfahr-
        zeuge 11
    zeitlicher Abstand vom Unfall
        9, 10, 34, 35
Todesursachen
    Blastverletzungen 367
    Bolzenschußverletzungen 582, 583,
        584, 589
    Enzephalitis, Fremdkörper 617
    Gehirn, Abszeß 617
        Schußverletzung 504, 505
    Geschoßembolie 498, 499
    Hämatom, epidurales 206, 211,
        216, 298
            König Karl VIII. von Frankreich
            173
        subarachnoidales 323, 326,
            330–334, 338
            Granatsplitterverletzung 251
            klinischer Verlauf 288
            König Heinrich II. von
            Frankreich 230, 232, 233
    Hämophilie 341
    Klärung durch Obduktion, Be-
        gründung der Notwendigkeit 621
    Lungenembolie 389
    maligne Hyperthermie, nach alter
        Kopfschußverletzung 539
    Schädel-, Hirnverletzungen 30
        Contusio cerebri 98
        Luftembolie 104
        Messerstiche 650
    Schußverletzungen 336, 337, 465,
        467, 468, 498, 541, 589
    Suizid 4, 5, 17, 104, 131, 135, 156,
        336, 337, 465, 467, 468, 498,
        503–510, 605
    Tötung durch eigene oder fremde
        Hand? 605

Verblutung, Feinsägeverletzung 658
Verkehrsunfälle 15
Verletzungen, Gewalteinwirkung 30
    Trunkenheit am Steuer 31, 32
Tötung
    fahrlässige, Kugelschußapparat 576
Topographie
    A. meningea media 209
    Arachnoidea, Dura mater 304
    Augenhöhle 114, 116
    Blutungsquellen, epidurales
        Hämatom 209
    Crista galli 112, 113
    Dura mater, Gefäßversorgung 209, 304
    Gehirn, Frontallappen 114, 116
    Kopf, Frontalschnitt 116
    Lamina cribriformis 112, 113, 116
    Nasennebenhöhlen 111
    Nasopharynx 114, 116
    Orbita 114, 116, 149
    Rhinobasis 111, 112, 113
    Schädel, Basis 96, 97, 116, 125
        Grube, vordere 113
    Siebbeinzellen 114, 116
    Sinus frontalis 142
    Vv. cerebri superiores 241
    zerebrale Liquorfisteln 125
Torsionseffekt
    Schädelbasisfrakturen 162
Tractus olfactorius
    Kontusionsverletzung 120, 121
    Geruchsstörung 396
Tractus opticus
    Anspießung, Knochenfragment 120, 121
Tränenbein
    Fraktur 151
Traktionsverletzungen
    Schädel, Kondylenfraktur 167
    Mechanismus 162, 163
Translation
    Beschleunigung, Hirnschäden 57
    Rotations-, Beschleunigung,
        kombiniertes Auftreten 58–60
    Trauma, Schädeldeformierung 52, 54
Transsudationstheorie
    Hydrom, Hygrom, subdurales 314
Trauma
    „Acceleration", „Concussion",
        Definition 62
    Aneurysma, A. carotis interna 156
    A. meningea media, Ruptur 210,
        216, 217
    arteriovenöses, Kopfhaut 74
    Beschleunigungs-, Commotio
        cerebri 352
        Kommotionsdosis, Schwellen-
        wert 355

subdurales Hämatom 258
Verzögerungs-, Bombenan-
  schläge 660
Blutungen, epidurale, hintere Schädel-
  grube 298
Hämatome, intrakranielle 172, 197,
  199, 210, 253–256, 298
Dämmerzustand 623, 624
Gehirn, Gewebeschädigung, epi-
  durales Hämatom 199
  Mechanogenese 442–444
  primär-, sekundärtraumatische
    71, 72, 442–444
  Kontaktnekrose 371
  Ödem 71, 72, 86, 87
  Prolaps 547–549
  Rinde, Prellungsherde 51, 54, 63, 72,
    87, 133, 197, 247, 262, 345, 361,
    369, 370, 371, 372
Hämatom, epidurales 170, 171, 298
  subarachnoidales 323, 324,
    328–335
  subdurales 228, 229, 249,
    253–256, 280, 281
Impressions-, Beschleunigungs-
  trauma, Hämatom, epidurales 207
deformierbare Hohlkugel 60
Körperschäden, Bombenanschläge 660
Kompressions-, Kopf, Gehirn 64, 65
Kopfschwarte 73–75
Meningitis, rhinogene 124
Perkussions-, Gehirn 61–64
Pneumatozele, intrakranielle 107, 108
Pneumenzephalus 544–546
Poly-, epidurales Hämatom,
  Mortalität 225
posttraumatische Schäden, Gehirn 344
Pyramide, Otoliquorrhö 107
  Totalabsprengung 101
Quetschungs-, Gehirn, Schädel
  64, 65
Rotations-, Kopf 53, 57
  Hämatom, subarachnoidales 338
  Hämatom, subdurales 242,
    243, 247, 252
Schizogyrien 387, 394, 395
siehe Frakturen, Verletzungen,
  Schädel-, Hirn-Verletzungen
Sinus venosus, Abriß, Schädel-
  basisfraktur 98
Stirnbein 110
  Höhle, offene 113, 122, 128, 129
subarachnoidale Blutung 323, 324
Terminologie 70
Translations-, Beschleunigungs-,
  Verzögerungstrauma 48, 52–57, 258
  stumpfe Gewalteinwirkung 47, 48

Verzögerungs-, Commotio cerebri 352
  Kommotionsdosis, Schwellen-
    wert 355
  subdurales Hämatom 258
  Zysten, arachnoidale 340–343
Treffstelle
  Schußverletzungen, frontale 136, 137
  okzipitale 131, 132
  parietale, temporale 133, 134
Trepanation
  Abszeß, epiduraler 228
  Hämatom, epidurales 215
  subdurales 259, 273
  Hämophilie 341
  Hydrom, subdurales 314, 316
  Loch, Perkussionstrauma 61, 62
Trommelfell
  Ruptur, Schädel-, Hirnver-
    letzung 128
Trunkenheit am Steuer
  Blutalkoholspiegel 31, 32
  Schädelbasisfraktur, Zahn,
    Dislokation in die Schädelhöhle 129
  Unfallursache 31, 249
  Zähne, Verlagerung in das
    Gehirn 640
Tuberkulose
  Gehirn 571–573
Tumor
  Gehirn, Commotio 361
  subdurales Hämatom 258
  Oberkieferhöhle 116
  Tuberkulom 572
  Zysten, arachnoidale 342

Überlebenszeiten
  Bolzenschußverletzungen 581
  Hämatom, epidurales 223, 225, 226
  intrakranielles, Hämophilie 340
  subarachnoidales 327
  subdurales 253–256
Unfälle
  Ablauf, Impressionsfraktur,
    Schädelkalotte 61
  nach Wilhelm Busch 56, 58, 59
  Ringfrakturen 162
  Alkoholeinwirkung 31, 166, 195, 249
  Begutachtung, Granatsplitter-
    verletzung 601
  Pachymeningeosis hämorrhagica
    interna 308, 309
  siehe Gerichtsmedizin, Rechts-
    medizin
  Suizid 621
  Biomechanik, Stoßgesetze 36–72
  Bolzenschüsse 581, 589

Unfälle
 Folgen, frontobasale Verletzungen 130
 Forschung, wissenschaftliche 31–33
 Hämatom, epidurales 175, 176
  subdurales 253–256
 Kraftfahrzeug, Suizid 628–631
 Kugelschußverletzung 577, 578
 Liquorfistel 124
 Luftdruckwaffen 532, 533
 Mauerschußapparat 591
 Mechanismus 43–45, 88, 162, 207, 208
  Gehirn, Durchschüsse 512–514
   Kettensägeverletzung 657, 658
  Hämatom, epidurales 207, 209
  Klärung, Suizid 621
  Orbita, Dachfrakturen 94
 Pachymeningeosis haemorrhagica interna 312
 polizeilicher Bericht, Frage des Suizid 621
 prozentuale Beteiligung der Körperregionen 11
 Schädelbasisbruch, Otoliquorrhö 107
 siehe Arbeits-, Haushalts-, Sport-, Verkehrsunfälle
 Todesfälle, Blutalkoholspiegel 31
  Kindes-, Jugendalter 27–30
  Ursachen, Häufigkeit 3
  Verhütung 31
 Verletzungen, Anstieg, alte Menschen 30
  Bolzenschußgeräte 578–587, 587–598
  Ringbrüche 159
  siehe Verletzungen
Untergrundexplosion
 Kraterbildung 365
Unterkiefer
 Frakturen 146, 161
 Verletzungen, Häufigkeit 137
 Verkehrsunfälle 140
Unterwasserdetonation
 Blastverletzungen 369, 370
Urämie
 subarachnoidales Hämatom 329
Ursachen
 Commotio, Contusio, Compressio cerebri 344, 345, 353
 frontobasale Schädel-, Hirnverletzungen 118
 Hämatom, subarachnoidales 322
  subdurales 243
 Handlungsunfähigkeit nach Schußverletzungen 507
 Hirn, Verletzungsfolgen, Verschlimmerung 511

Hydrom, Hygrom, subdurales 314
Orbita, Dach, Frakturen 94

V. angularis nasi
 Infektion des Sinus cavernosus, Gesichtsfurunkel 126
V. cerebri magna Galeni
 Blutungsquelle, subarachnoidale 337, 338
V. meningea media
 Verletzung, epidurales Hämatom 210
V. mesenterica
 Schußverletzung, subarachnoidale Blutung 336
V. ophthalmica
 Kompression, epidurales Hämatom 188
Vv. cerebri parvae
 Blutungsquelle, subarachnoidale 337, 338
Vv. cerebri superiores
 Topographie 241
Vektoren
 Richtungen, Gewalteinwirkung 65–69, 158, 159, 163, 243, 344
Venen
 Blutungen, Hirnrindenprellungsherde 404
 Brücken-, Abriß, Hämatom, subdurales 241, 242, 243, 259, 268, 279, 450
  Thrombose, subdurales Empyem 297
 Diploe, Blutungsquelle, epidurales Hämatom 97, 209, 211, 213
  Infektionswege nach Kopfplatzwunde 75
 Geflechte, Dura mater, Anatomie 96, 97
 Geschosse, Embolie, Wanderung 498
 Pons, Abflußbehinderung, epidurales Hämatom 220
 Schußverletzungen 498–501
 Sinus sagittalis superior, Thrombose 126
  Verletzung, Schädelbasisfraktur 110
 Thrombophlebitis, frontobasale Verletzungen 124
 venöse Sinus, Kriegsverletzungen 521
  offene Verletzungen 516
 Verletzung, epidurales Hämatom 210
Venographie
 Brückenvenen, subdurales Hämatom 241
Ventrikel
 Blutung, Schädel-Hirnverletzung 388, 522
  Schußverletzung 134, 514–516, 522
  subarachnoidale 337
 Einengung, Hämatom, epidurales 214

Eröffnung, Bolzenschußgeräte 579
Lage, Kriegsverletzungen 522
offene Hirnverletzungen 514–516
Erweiterung, Hirnprolaps 547, 550
Infektionen 556–560
intraventrikuläre Fremdkörper,
  Wanderung 500
Pfählungsverletzungen 148
Pneumatozele 109
Pyocephalus internus 556–560
transventrikuläre Schußwunden
  514–516
Ventrikulographie
  Geschoßlokalisation 501
  Hämatom, epidurales 207
  Pneumenzephalus, traumatischer 544
Verbrennungen
  Gesicht, Leuchtspurmunition 599
  Häufigkeit 4, 5
Vergiftung
  Todesfälle, Altersgruppen 3
Verkalkungen
  Hämatom, epidurales 213
    subdurales 264, 292
Verkehrsunfälle
  Abschaffung der Geschwindigkeits-
    begrenzung 10
  Alkoholeinfluß 261
  Biomechanik, Stoßgesetze 36–72
  Blutalkoholspiegel 31, 32
  Epidemiologie 8–27
  Felsenbeinfraktur, Otoliquorrhö 107
  Forschung, wissenschaftliche 31–33
  Hämatom, epidurales 174, 175
    subarachnoidales 329
    subdurales 253–256, 261, 282
  Häufigkeit 9, 11, 12
    Lebensalter der Fahrer 26
  Kindesalter, Schädelbasisfraktur
    107, 399
  Körperregionen, Beteiligung 11, 14, 15
  Kopf, Schwarte, Wunden,
    forensische Bedeutung 73, 75
  Kosten 2, 5, 6
  Mortalität, Lebensalter 1, 3, 12, 15,
    16, 18, 19, 21, 23, 26
  Nasenbeinfrakturen 143
  Pneumenzephalus 545, 546
  Schädel-, Basis, Frakturen,
    Gehirn, Rindenprellungsherde 399
    Otoliquorrhö 107
    Ringbrüche 160, 162
    Frakturen, Zunahme 99
    Hirn-, Verletzungen, fronto-
      basale 118
      Lufteinlagerung, intravaskuläre
        545, 546

tödliche 23, 32
tödliche, Kinder 28
Sicherheitsgurt, Wirkung 44, 45
Stoßgesetze, Biomechanik 38–45
Subcommotio cerebri 346
Todesursachen 15, 31, 32
tödliche, Notwendigkeit der
  Obduktion, Begründung 621
Trunkenheit am Steuer 31, 32, 129
Unfallmechanik 43–45, 162
Verhütung 31, 43
Verkehrsteilnehmer, Mortalität 16
  prozentuale Beteiligung 11, 12
Verlagerung von Zähnen in das
  Gehirn 640
Verletzungen, Gehirn, Rinden-
  prellungsherde 399
  Gesichtsschädel 137–141
  Hämatom, subdurales 399
  Häufigkeit 18
  Jochbein 138, 143, 144
  Körperregionen 15, 17, 137
  Kopfschwarte 73–75, 330
  Pons cerebri, epidurales
    Hämatom 190
  Schädel-, Hirnverletzungen 1, 9, 15,
    16, 17, 137
  sozioökonomische Situation 5, 6
  Sinus frontalis 141
  Subarachnoidalblutungen
    330–334
  zugelassene Fahrzeuge 10, 11
  Zunahme, frontobasale Schädel-,
    Hirnverletzungen 118
Verlaufsformen
  Hämatom, epidurales 193, 194, 197,
    210, 301
    subdurales 236, 237, 310
  Hygrom, subdurales 317, 318
Verletzungen
  A. angularis 252
  A. basilaris 160, 161, 164
  A. carotis interna 109, 110, 128, 159,
    160
  A. cerebri anterior 110, 156
  A. cerebri media 164, 248, 249
  A. ethmoidalis 110
  A. meningea media 81, 84, 86,
    97, 98, 109, 182, 183, 191, 208,
    209, 212, 214, 261
    Aneurysmaruptur 210
    Durariß 261
  A. occipitalis 73
  A. temporalis 73
  A. vertebralis 160
  „Air blast"-Verletzungen
    364–369, 660

Verletzungen
  Altersverteilung 30, 31
  arachnoidale Arterien 249
  Augen, Lider, Pneumenzephalozele 154, 155
    Luftdruckwaffen 531
  Axt-, Beilhiebverletzungen 635, 636
  Begleit-, Schädelbasisbruch 94, 95, 109, 110
  „blast concussion" 207, 258, 362–369
  Blutungen, Hämatome, intrakranielle 171, 172
  Bolzenschußgeräte 579, 580
  Brecheisen 656
  Chiasma opticum 127
  Commotio, Contusio, Compressio cerebri 344, 345, 377
  Detonation 362–369
  Dura mater, Einrisse, Liquorrhö 105
    Schädelbasisbrüche 51, 87, 88, 98, 104–109, 114, 118, 121–123, 129, 133, 135
    Knochensplitter 261
  Explosion 362–369
  faszioorbitokranielle 137, 147–158, 148–159
  Feinsäge 658, 659
  fernöstliche Waffen 657
  Formen, Epidemiologie 1–5
  frontobasale, Anatomie, Klinik 111, 112, 114–117, 118, 130
    Liquorrhö 106
    Pneumenzephalus 109
    Ursachen 114
  Gehirn, Basis, Präparat 386
    „Contrecoup-Effekt" 43, 56, 61, 121, 133, 135, 216, 249, 370, 371, 374, 377, 387, 389, 428, 433, 438, 442, 445, 452
    Erschütterung, Definition 344
    Hämatom, epidurales 215
      subdurales 249, 268
    Kompressionstrauma 64, 65
    Luftdruckwaffen 530, 531
    Perkussionstrauma 61, 62
    Rinde, Prellungsherde, Liquorzysten 51, 54, 63
    Ringfrakturen, Schädelbasis 160
    Tierbiß 634–637
    Vektorrichtungen 65–69
  Gesichtsschädel 137–141, 147–158
    Hämatom, subdurales 238
      Granatsplitter 250
    Brillen-, Monokelhämatom 101
    epidurales 173, 174, 175, 192, 193, 209–211, 224, 225
    Epipharynxhämatom 101
  Kopfschwarte 73–75
  Lokalisation 81, 169, 181, 182
  raumforderndes, Schädelbasisfraktur 97, 241, 248
  subarachnoidales 328–335
  subdurales 241–243, 248, 253–256, 261
    Intervall 98, 169, 170, 237, 238, 251, 253–256
  subgaleales 73
  subperiostales (Zephalhämatom) 74
  Haut, Winkelrisse 655
  Hirn, Einteilung 362
    Kavitationseffekt 439
    Luftdruckwaffen 530, 531
    Nerven 102, 118, 127, 128, 130, 154, 155, 168
    subdurale Blutung 270
  Hundebiß 659, 660
  HWS, Whiplash-, Sidelashverletzungen 66, 159–161, 163, 167
  intrakranielle, Häufigkeit 82
  Jochbein 138, 143, 144
  Kindes-, Jugendalter, Todesursachen 29
  Kopf, Biomechanik 438
    fernöstliche Waffen 657
    Kettensäge 657, 658
    Nunchakus 657
    Pfeile 654
    Platzwunde, Infektionswege 74, 75
    Schraubenzieher 655
    Schwarte 73–75, 130, 462
      Skalpierung 74
    siehe Suizid
    subdurales Hämatom 238
  Kreissäge 658
  Kriegs-, Gehirn 131, 141, 154, 176, 228, 250, 302, 318, 364–369, 460, 463
    Gesichtsschädel 137
  Leuchtspurmunition 599
  Medulla oblongata 65, 102, 159, 164, 190, 385
  Meißel 656
  Muster, Autobombenattentat 660
    Bolzenschußgeräte 578
    Kettensäge 658
    Schuß-, Stichverletzungen 647, 648
    unterschiedliche, Mensch, Tier 387
  N. abducens 127, 168
  N. accessorius 168
  N. hypoglossus 168
  N. infraorbitalis 151, 154
  N. olfactorius 130
  N. opticus 118, 127, 130, 154, 155
  N. trigeminus 127

N. trochlearis 128
Nagelsetzgeräte 587, 595
Nasennebenhöhlen, Schädelbasisfraktur 101
Neugeborene, Zephalhämatom 74
Orbita 94, 98, 114, 118, 120, 121, 130, 131, 149–154
orbitokranielle 137, 147
penetrierende, subdurale Blutungen 302
Pfählung 147–149
Pons cerebri, epidurales Hämatom 190
Propellerflügel 637–640
Rhinobasis 120, 121, 130
Rotations-, subdurales Hämatom 242, 243, 247
Schädel-Basis-Brüche, Einrisse der Dura 51, 114
 frontobasale 114, 115, 116
 Ringbrüche 158–164
 Hirn-, Bolzen-, Kugelschußapparate 574, 575
 Hämatom, epidurales 170, 173, 175, 186, 191, 206, 211, 224, 226, 228
 Hämatom, subdurales 231, 237, 238
 Häufigkeit 1, 634
 Hieb, Stich 634
 Kalottenfrakturen 81
 Kindesalter 28
 Säbelhieb 634
 sozioökonomische Situation 5, 6
 Stoß, Gegenstoß 443
 Tierbiß 634
 Todesfälle, siehe Todesfälle
 Trunkenheit am Steuer 31, 32
 Vektorrichtungen 65–69
 veröffentlichte Serien 118–120
 Kalotte, Impressionsfraktur, Hirnkontusion 61
 Knochen, Dicke 76, 83
 penetrierende 88, 128, 129, 302
 Quetschungstrauma 64, 65
 Schutzmaßnahmen 43
 Steckschuß, Auftreffenergie, Knochendicke 83
 Traktionsschädel 162, 163
 Translations-(Beschleunigungs-, Verzögerungs-)Traumen 48, 52–57
 Zug-, Druckfestigkeit, Elastizitätsmodul 79
Schizogyrien 387, 394, 395
Schlag-, Hämatom, epidurales 176
 subarachnoidales 331, 332
 Kopf, tödlicher Ausgang 75
 Luxation des Unterkieferköpfchens in die Paukenhöhle 110

Priorität, Regel von Puppe 94, 95
Stoß-, Impressionsfraktur, Schädelkalotte 61
Schockwellen 362–369
Schuß-, Explosion, Gewehrkammer 539
 Gehirn 133, 154–158, 370–372, 460, 461, 471–475, 539
 Gesichtsschädel 147
 Hämatom, epidurales 175
  subdurales 282
 Häufigkeit 7, 130
 Impression-, Tönnis, Typ I 135
 Krönlein 94, 507, 535–537
 Nahschüsse 135
 orbitofrontale Fraktur 119, 145
 Prell-, Noetzel 135, 258
 Signalstift 599
 subdurales Empyem 294
  Hämatom 258, 302
 Treffstelle, frontale 136, 137
  okzipitale 131, 132
  parietale, temporale 133, 134
siehe Kriegsverletzungen
siehe Trauma
Sinus cavernosus, Thrombose 127, 128
Sinus sagittalis superior, Hämatom, epidurales 186, 210–212, 299, 300
 subdurales 240, 243, 247
Sinus transversus, epidurales Hämatom 211, 212, 299, 300
Skistockverletzungen 156
Stich-, Schädel, Hirn 641, 642
 subdurales Hämatom 282, 302
Stirnhöhle, offene 128, 129, 156
Stoß, Impressionsfraktur, Hirnkontusion 61
 Kopf gegen Windschutzscheibe 44
Straßenverkehr, Blutalkoholspiegel 31, 32
siehe Verkehrsunfälle
Sturz, Todesfälle, Häufigkeit 3, 5, 31
Subcommotio cerebri, Ursachen, Folgen 346, 347
Tractus olfactorius 120
Tractus opticus 120, 121
Traktions-, Schädel, Mechanismus 162, 163
Translations-, lineares Beschleunigungstrauma 47, 48
Unterwasserdetonation 369, 370
Venen, epidurales Hämatom 210
venöse Sinus 88
vordere Schädelgrube, Ursachen 114
vorsätzliche, selbstbeigebrachte 7, 8
Whiplash-, subdurales Hämatom 236, 242, 243, 258
zivile 19

Verteilung
  Contrecoupverletzungen 392
Verzögerung
  Kräfte, Gesichtsschädel, Frakturen 138
  Traumen, Commotio cerebri 352
    Hämatom, epidurales 207
      subdurales 258
    Kommotionsdosis, Schwellenwert 355
    physikalisches Modell 48, 52–57
Vibration
  Schädel-, Hirnverletzungen 443, 444, 457
Volumen
  Hämatom, epidurales 215, 227, 228
    subdurales 239, 240

Waffen
  fernöstliche, Kopfverletzungen 657
Warzenfortsatz
  Frakturen 162, 164–168
    epidurales Hämatom 211
  Pneumatisation 112
Whiplash-Verletzungen
  +Gz, −Gz, Vektorrichtungen 66
  subdurales Hämatom 236, 242, 243, 258
Wirbelsäule
  Gewalteinwirkung, Vektorrichtungen 65
Wurfstern
  Kopfverletzungen 657
„Wurmstichigkeit" (état vermoulu)
  Schädel-, Hirnverletzungen 374, 375

Zähne
  eigene, fremde, Verlagerung in das Gehirn 640

Zahnwurzelgranulome
  Infektion, Sinusthrombose 126
Zentralnervensystem
  Aktionspotentiale 354, 355
  Gewalteinwirkung, direkte, indirekte, Vektorrichtungen 65
  traumatische Schäden, Dauerschäden 362
    funktionelle Durchblutungsstörungen 63
  Handfeuerwaffen 523
Zephalhämatom
  Geburtsverletzung, Schädelfrakturen 74
Zisternen
  subarachnoidale Blutung 324, 337, 338
Zugfestigkeit
  Diploe, Laminae externa, interna 79
Zugfrakturen
  HWS, Schädel 162, 163
Zwerchsack
  Aneurysma, Ruptur, subarachnoidale Blutung 325
  Hämatom, epidurales 209
    subdurales 265, 309
Zylinder
  Stoß, Druckberechnung 430
Zysten
  arachnoidale, Morphologie 305
    traumatische 340–343
  Gehirn, Nekrose 72
  Hämatom, epidurales 215
  Hydrom, Hygrom, subdurales 312, 314, 315, 318, 322
  leptomeningeale 340–343
  „Leptomeningitis chronica circumscripta cystica" 342
  Liquor-, Gehirnrinde, Prellungsherde 51
  Sinus frontalis 142

MIX
Papier aus verantwortungsvollen Quellen
Paper from responsible sources
FSC® C105338

If you have any concerns about our products,
you can contact us on
ProductSafety@springernature.com

In case Publisher is established outside the EU,
the EU authorized representative is:
Springer Nature Customer Service Center GmbH
Europaplatz 3, 69115 Heidelberg, Germany

Printed by Libri Plureos GmbH
in Hamburg, Germany